B. Runnebaum T. Rabe

Gynäkologische Endokrinologie und Fortpflanzungsmedizin

BAND 1 Gynäkologische Endokrinologie

Unter Mitarbeit von
G. Dallenbach-Hellweg I. Gerhard K. Grunwald U. Heinrich
Th. v. Holst H. Junkermann S. Kellermeier-Wittlinger L. Kiesel
K. Klinga G. Leppien D. Leucht W. Leucht (†) H. W. Minne
T. Rabe B. Runnebaum C. Sohn K. v. Werder C. Wüster
R. Ziegler

Mit 283 überwiegend farbigen Abbildungen und 244 Tabellen

Springer-Verlag Berlin Heidelberg GmbH

Prof. Dr. med. Dr. h.c. Benno Runnebaum
Prof. Dr. med. Thomas Rabe
Universitäts-Frauenklinik
Abteilung Gynäkologische Endokrinologie
und Fertilitätsstörungen
Voßstraße 9, D-69115 Heidelberg

ISBN 978-3-662-07636-1

Die Deutsche Bibliothek – CIP-Einheitsaufnahme
Gynäkologische Endokrinologie und Fortpflanzungsmedizin / B. Runnebaum; T. Rabe.
NE: Runnebaum, Benno [Hrsg.]
Bd. 1. Gynäkologische Endokrinologie: mit 244 Tabellen /
unter Mitarb. von G. Dallenbach-Hellweg
. . . – 1994
ISBN 978-3-662-07636-1 ISBN 978-3-662-07635-4 (eBook)
DOI 10.1007/978-3-662-07635-4
NE: Dallenbach-Hellweg, Gisela

Einbandgestaltung: E. Kirchner, Heidelberg
Herstellung: PRO EDIT GmbH, Heidelberg
Satz: K+V Fotosatz GmbH, Beerfelden

SPIN: 10082240 21/3130-5 4 3 2 1 0 – Gedruckt auf säurefreiem Papier

Vorwort

Seit dem Erscheinen der ersten Auflage sind 7 Jahre vergangen. In der Zwischenzeit wurden auf dem Gebiete der Endokrinologie und Fortpflanzungsmedizin eine Reihe von regulatorisch wirksamen Peptiden (u. a. Wachstumsfaktoren, Zytokine, Inhibine, Aktivine, Enzymsysteme) entdeckt oder weiter untersucht und ihre Wirkungsweisen und die Einflüsse auf endokrine Regelkreise studiert. Manche Signalwege von Hormonwirkungen (z. B. GnRH, Gonadotropine) werden inzwischen umfassender verstanden. Große Bedeutung für das Verständnis von Hormonwirkungen haben parakrine und autokrine Regulationsmechanismen gewonnen. So sind Störungen der Follikelreifung und der Corpus-luteum-Funktion ohne lokale Einflüsse von Wachstumsfaktoren (IGF I und II und deren Bindungsproteine, Tumornekrosefaktor), von Zytokinen (Interleukine) und von follikelregulierenden Proteinen sowie von Prostaglandinen nicht zu verstehen. Die Fortschritte in der Grundlagenforschung und klinische Weiterentwicklungen von Nachweismethoden und Therapieverfahren sowohl in der gynäkologischen Endokrinologie als auch in der Fortpflanzungsmedizin machten es notwendig, das Buch „Gynäkologische Endokrinologie“ der 1. Auflage aus dem Jahre 1987 um einige neue Kapitel zu erweitern. Dadurch nahm der Umfang derart zu, daß die Neuauflage in zwei Bänden erscheint. Im ersten Band „Gynäkologische Endokrinologie“ der Neuauflage wurden zwei neue Kapitel aufgenommen, die sich mit verschiedenen Hormonen hinsichtlich Herkunft, Sekretion, Stoffwechsel, Konzentration, Wirkungen und Klinik befassen sowie mit Therapiemöglichkeiten mit Hormonen. Die meisten Beiträge sind nach heutigen Kenntnissen neu verfaßt worden, wobei die Kapitel *„Physiologie und Pathophysiologie des menstruellen Zyklus“*, *„Kontrazeption“* und *„Klimakterium der Frau“* wegen der großen klinischen Bedeutung sehr ausführlich behandelt wurden. Durch die Auswahl der Autoren wird deutlich, wie stark es sich bei der gynäkologischen Endokrinologie um ein interdisziplinäres Fachgebiet handelt. Hierdurch sind bei der Darstellung mancher Krankheitsbilder, wie dem adrenogenitalen Syndrom, bei hormonaktiven Tumoren oder bei Erkrankungen von Schilddrüse und Nebennieren Überschneidungen und Wiederholungen nicht immer zu vermeiden gewesen.

Im zweiten Band „Fortpflanzungsmedizin“ wurden Beiträge zu morphologischen Veränderungen der weiblichen Genitalorgane unter Einfluß von Sexualhormonen, zu Umweltbelastungen und Infertilität sowie zur Bedeutung der Schilddrüse für die Fertilität neu aufgenommen. Die anderen Kapitel wurden nach heutigem Kenntnisstand und nach aktuellen klinischen Erfahrungen neu geschrieben. Sehr ausführlich wurden die Beiträge *„Sterilität“*, *Assistierte Fortpflanzung“* und *„Endokrinologie der Schwangerschaft“* dargestellt. Die wesentlichen Aspekte der Physiologie und Pathologie der an der Fortpflanzung beteiligten Organe wurden berücksichtigt, wobei die heute einsetzbaren diagnostischen und therapeutischen Maßnahmen, einschließlich derjenigen beim Mann, behandelt werden. Das Konzept des unerfüllten Kinderwunsches des Paares soll in dem Kapitel *„Sterilität“* vermittelt werden, wobei in Ergänzungsbeiträgen psychosomatische und andere somatische Aspekte vertieft werden. Die gleichzeitige Betreuung von Frau und Mann in der diagnostischen und therapeutischen Phase ist außerordentlich wichtig, sie läßt sich jedoch durch die Aufteilung in einzelne Kapitel nicht immer deutlich genug vermitteln.

Die Verfasser danken allen Mitautoren dieser zwei Bände. Sie haben mit ihrem Spezialwissen und mit ihren klinischen Kenntnissen und Erfahrungen zum Gelingen dieser Bücher entscheidend beigetragen. Allen Mitarbeitern der Universitäts-Frauenklinik Heidelberg gilt der besondere Dank der Herausgeber, insbesondere Frau Gärtner und Frau Mahrla für die Erstellung von Manuskripten sowie Herrn Dr. phil. Okyayuz für die Überarbeitung der Manuskripte und Erstellung der Graphiken. Ebenfalls gilt unser Dank dem Springer Verlag, insbesondere Frau Dr. Heilmann und Herrn Schwind, für die Hilfe bei der Drucklegung der Manuskripte und für das großzügige Eingehen auf unsere Gestaltungswünsche.

Heidelberg, im Juli 1994

Benno Runnebaum
Thomas Rabe

Meiner Frau *Hety*
und den Kindern
Ingo, Karsten und *Silke*
gewidmet

(B. Runnebaum)

Inhaltsverzeichnis

Mitarbeiterverzeichnis

Prof. Dr. med. Gisela Dallenbach-Hellweg
Institut für Pathologie
A 2
68159 Mannheim

Prof. Dr. med. Ingrid Gerhard
Universitäts-Frauenklinik
Abt. Gynäkologische Endokrinologie
und Fertilitätsstörungen
Voßstraße 9
69115 Heidelberg

Dr. med. K. Grunwald
Universitäts-Frauenklinik
Abt. Gynäkologische Endokrinologie
und Fertilitätsstörungen
Voßstraße 9
69115 Heidelberg

Prof. Dr. med. U. Heinrich
Universitäts-Kinderklinik
Abt. Pädiatrische Endokrinologie
Im Neuenheimer Feld 150
69120 Heidelberg

Prof. Dr. med. Th. v. Holst
Universitäts-Frauenklinik
Abt. Gynäkologische Endokrinologie
und Fertilitätsstörungen
Voßstraße 9
69115 Heidelberg

Dr. med. H. Junkermann
Universitäts-Frauenklinik
Abt. Gynäkologische Radiologie
Voßstraße 9
69115 Heidelberg

Dr. med. Stefanie Kellermeier-Wittlinger
Universitäts-Frauenklinik
Abt. Gynäkologische Endokrinologie
Voßstraße 9
69115 Heidelberg

Dr. K. Klinga
Universitäts-Frauenklinik
Abt. Gynäkologische Endokrinologie
und Fertilitätsstörungen
Voßstraße 9
69115 Heidelberg

Priv.-Doz. Dr. L. Kiesel
Universitäts-Frauenklinik
Schleichstraße 4
72076 Tübingen

Dr. med. G. Leppien
Universitäts-Frauenklinik
Abt. Gynäkologische Morphologie
Voßstraße 9
69115 Heidelberg

Dr. med. Dagmar Leucht
Universitäts-Frauenklinik
Abt. Allgemeine Gynäkologie und Geburtshilfe
Voßstraße 9
69115 Heidelberg

Dr. med. W. Leucht †
Universitäts-Frauenklinik
Abt. Allgemeine Gynäkologie und Geburtshilfe
Voßstraße 9
69115 Heidelberg

Prof. Dr. med. H. W. Minne
Klinikum „Der Fürstenhof"
Zentrum für Endokrinologie und Stoffwechsel-
krankheiten des Skelettsystems und Gynäkologie
Heiligenangerstr. 6
31812 Bad Pyrmont

Prof. Dr. med. T. Rabe
Universitäts-Frauenklinik
Abt. Gynäkologische Endokrinologie
und Fertilitätsstörungen
Voßstraße 9
69115 Heidelberg

Prof. Dr. med. Dr. h.c. B. Runnebaum
Universitäts-Frauenklinik
Abt. Gynäkologische Endokrinologie und
Fertilitätsstörungen
Voßstraße 9
69115 Heidelberg

Priv. Doz. Dr. med. C. Sohn
Universitäts-Frauenklinik
Sektion für Pränatale Medizin und
Gynäkologischen Ultraschall
Voßstraße 9
69115 Heidelberg

Prof. Dr. med. K. v. Werder
Schloßpark-Klinik
Akademisches Lehrkrankenhaus
der Freien Universität Berlin
Abt. Innere Medizin
Heubnerweg 2
14059 Berlin

Dr. med. C. Wüster
Medizinische Universitätsklinik
Abt. Innere Medizin I
(Endokrinologie – Stoffwechsel)
Ludolf-Krehl-Klinik
Bergheimer Straße 58
69115 Heidelberg

Prof. Dr. med. R. Ziegler
Medizinische Universitätsklinik
Abt. Innere Medizin I
(Endokrinologie – Stoffwechsel)
Ludolf-Krehl-Klinik
Bergheimer Straße 58
69115 Heidelberg

1 Hormone

T. Rabe und B. Runnebaum

1.1 Allgemeines

Hormone sind regulatorische und vielfältig wirksame und signalübertragende Substanzen, mit denen die Homöostase des Körpers trotz unterschiedlicher Umwelteinflüsse und anderer Anforderungen aufrechterhalten wird. Die Wirkungen der Hormone beeinflussen alle lebenswichtigen Funktionen des Körpers wie Stoffwechsel, Fortpflanzung und Reaktionen auf physischen oder psychischen Streß. Hormone stimulieren oder hemmen die Freisetzung anderer Hormone, ermöglichen die Aufnahme von Aminosäuren, Fettsäuren und Glukose in die Zelle und beeinflussen die Proliferation und die Differenzierung der Zellen. Gewöhnlich gelangen Hormone nach der Freisetzung auf dem Blutweg und schließlich durch Diffusion ins Zielgewebe.

Die Zielzellen der jeweiligen Organe bilden entsprechend ihrer Differenzierung (d.h. Alter, Zelltyp, Ernährungszustand) ein spezifisches Muster an Bindungsstellen für die Hormone (Rezeptoren) aus. Durch die Interaktion des Hormons mit dem Rezeptor wird in der Zelle eine Reaktion ausgelöst; die hormonelle Information wird somit in ein intrazelluläres Signal umgewandelt. Dadurch reagiert die Zelle mit der ihr eigenen spezifischen Zellantwort. Die Dauer des Wirkungseintritts von Hormonen ist sehr unterschiedlich. Einige Hormone wirken schon nach Minuten (z.B. GnRH, Vasopressin), andere jedoch erst nach Stunden (Steroidhormone induzieren die Bildung von Proteinen). Die hormonelle Nachrichtenübermittlung ist deswegen langsamer als die nervale.

1.1.1 Sekretion und Transport der Hormone

Die Hormone erreichen durch verschiedene Transportmechanismen das Zielorgan.

Endokrine Sekretion. Hormone (z. B. LH, Östradiol) werden aus einer endokrinen Drüse sezerniert und gelangen über den Blutweg zu den Zielzellen.

Neurosekretion. Der Hormontransport erfolgt über Nervenaxone in Richtung Zielorgan. Neurone bilden das Hormon (z. B. GnRH). Über den axonalen Transport gelangt das Hormon in die Nervenendigungen und wird dort nach Stimulation durch Aktionspotentiale freigesetzt (Abb. 1.1).

Transportproteine. Als Transportvehikel für Hormone im Blut oder in der Extrazellulärflüssigkeit dienen Globuline und Albumine. Lipophile Hormone (z. B. Steroidhormone, Thyroxin) können nur in sehr niedrigen Konzentrationen im Blut ungebunden vorliegen und werden daher an Transportproteine (z. B. Sex-hormone-binding-Globulin, Albumin) gebunden. Die Transportproteine wirken als Hormonspeicher; wird freies Hormon an den Rezeptor gebunden, kann von den Transportproteinen sofort Hormon zur Verfügung gestellt werden.

Diffusion. Passiver Transport einer Substanz in einem Medium bzw. durch eine Membran kann aufgrund von Konzentrationsunterschieden erfolgen. Hormone werden mit dem Blut zum Organ transportiert, passieren die Kapillaren und diffundieren durch die extrazelluläre Flüssigkeit zu den Zielzellen.

Aktiver Transport. Transport einer Substanz entgegen eines Konzentrationsgefälles geschieht unter Energieverbrauch. Elektrolyte (z. B. Kalium, Natrium, Kalzium) werden aktiv in die Zelle und aus der Zelle durch energiebetriebene Ionenkanäle transportiert.

1.1.2 Endokrine, parakrine und autokrine Regulationen

Hormone können an ihrem Bildungsort wirken (autokrin, parakrin) oder erst nach Transport über den Blutweg (endokrin) (Abb. 1.2).

Autokrin

Bildung und Wirkung des Hormons im gleichen Organ; autokrine Hormone beeinflussen die Zellen, in denen sie freigesetzt werden.

Beispiele:
- Östradiol wird von ovariellen Granulosazellen gebildet und stimuliert die Bildung verschiedener Rezeptoren und die Aktivität der Aromatase.
- IGF-1 wird von der Leber gebildet und induziert in den Granulosazellen die Bildung vieler Bindungsproteine für IGF-1.

Parakrin

Bildung und Wirkung des Hormons im gleichen Organ, wobei die Wirkungen von Zelle zu Zelle erfolgen.

Beispiele:
- Testosteron, das in den Leydig-Zellen des Hodens gebildet wird, stimuliert die Spermatogenese in den Sertoli-Zellen des Hodens.
- Im Pankreas sezernieren die D-Zellen Somatostatin (SRIF), das die Freisetzung von Insulin aus den Langerhans-Inseln hemmt.

Endokrin

Freisetzung des Hormons aus einer Drüse und Transport über den Blutweg zu den Zielzellen.

Beispiele:
- LH wird in der Hypophyse synthetisiert und stimuliert im Ovar die Bildung von Progesteron.
- Die Hypophyse sezerniert GH, das die Bildung und Freisetzung von IGF-1 aus der Leber stimuliert.

1.1.3 Informationsübertragung

Die Übertragung von Informationen von einer endokrinen Drüse auf ein Empfängerorgan läßt sich technisch mit der Übertragung einer Information von einem Sender auf einen Empfänger vergleichen (Abb. 1.3). Hierbei kann der Sender Informationen sowohl durch die Grundschwingung als auch durch eine der Grundschwingung überlagerte Oberfrequenz übertragen. Im einfachsten Fall erfolgt die Übertragung durch Veränderung der Grundschwingung, d. h. der Basissekretion der endokrinen Drüse. Weitere Informationen können dadurch übertragen werden, daß pulsweise ein Signal der Grundschwingung überlagert wird. Durch Pulse übertragene Informationen werden durch die Amplitudenhöhe, den relativen Anstieg des Pulses, die Dauer

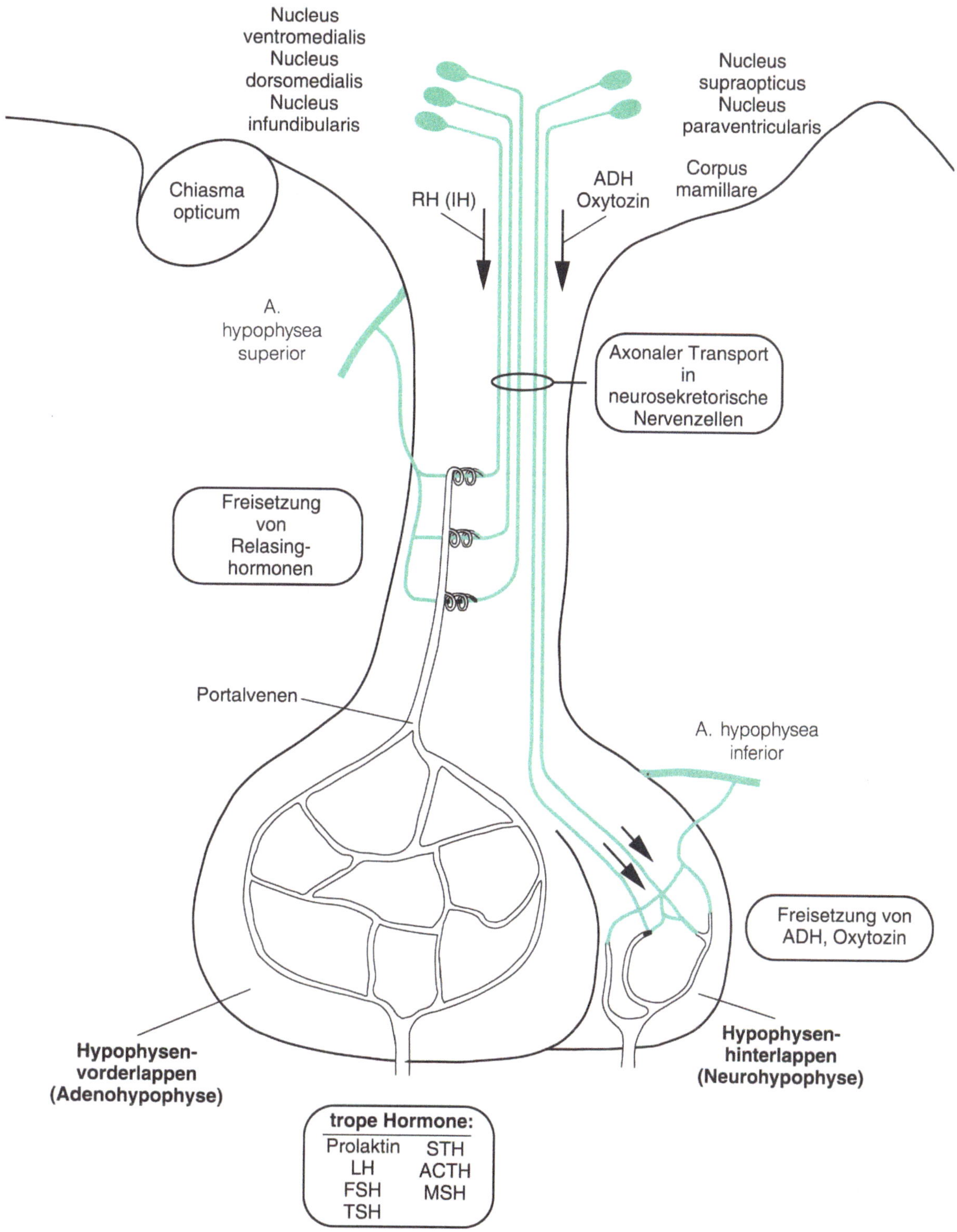

Abb. 1.1. Hormontransport: Beispiel Hypothalamus-Hypophysen-System. *RH* Freisetzungs-(Releasing-) Hormon, *IH* Hemm-(Inhibiting-) Hormon. (Nach Silbernagl und Despopoulos 1983)

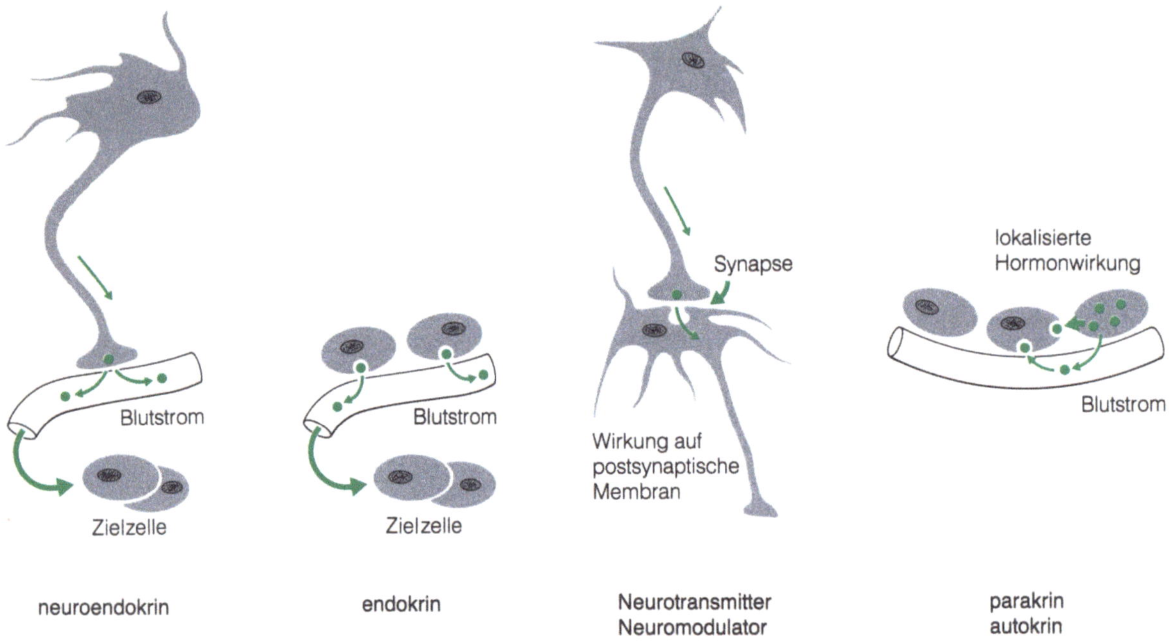

Abb. 1.2. Autokrine, parakrine und endokrine Regulation durch Hormone (Nach Yen und Jaffe 1991)

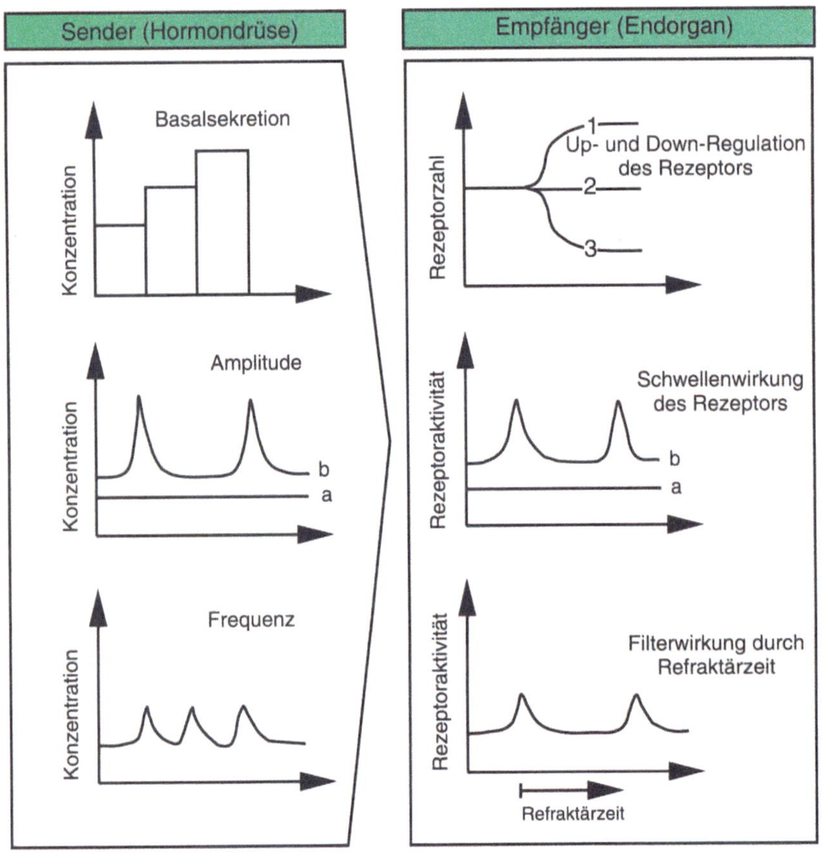

Abb. 1.3 a–b. Modell der Informationsübertragung. **a** Basalsekretion, **b** Pulse. (Nach Rabe 1993)

des Pulses sowie das Intervall zweier aufeinanderfolgender Pulse kodiert. (Abb. 1.3).

Verschiedene Empfänger weisen eine unterschiedliche Empfindlichkeit ihrer Detektoren (Rezeptor: Empfindlichkeitsschwelle) auf, sie erkennen das Signal erst ab einer bestimmten Stärke (Schwellendosis). Außerdem besteht die Möglichkeit, die Anzahl der Detektoren (Rezeptoren) zu verändern. Bei einem starken Signal wird durch eine Downregulierung, d.h. Verminderung der Rezeptorendichte, eine Überstimulierung der Zellen vermieden. Erscheint das Signal über einen längeren Zeitraum nur schwach, dann kann das Empfängerorgan die Anzahl der Rezeptoren erhöhen. Verschiedene Zellen haben zusätzlich die Möglichkeit, ein länger andauerndes Signal mit einer Desensibilisierung zu beantworten, also auf das Signal nicht mehr zu reagieren (s. unten).

1.2 Hormonrezeptoren

1.2.1 Allgemeines

Rezeptoren enthalten 2 wesentliche Funktionseinheiten: die Hormonbindungsstelle und die Effektordomaine. Die Effektordomaine interagiert mit der DNA, mit G-Proteinen oder weist eine enzymatische Aktivität auf.

Aufgrund ihrer Lokalisation werden folgende Rezeptoren unterschieden:

- *Membranständiger Rezeptor:* Die Rezeptoren sitzen in der Zellmembran. Die Hormone binden von außen an die Zelle und müssen nicht in die Zelle eindringen, um zu wirken.
  Beispiel: Rezeptoren für LH und FSH der Granulosazellen des Ovars oder der Leydig-Zwischenzellen des Hodens.
- *Intrazellulärer Rezeptor (DNA-bindender Rezeptor):* Diese Rezeptoren befinden sich innerhalb der Zelle, die Hormone binden daher erst nach der Diffusion durch die Zellmembran an den Rezeptor.
  Beispiel: Androgenrezeptor in der Haut oder im Hoden.

Da die Bindungsfähigkeit (Affinität) der Rezeptoren für die Hormone sehr hoch ist, sind Hormone schon in sehr niedrigen Konzentrationen wirksam.

1.2.2 Spezifität des Hormonrezeptors

Verschiedene Hormone (z.B. Wachstumshormon, Prolaktin) und verschiedene Rezeptoren (β_1-, β_2-adrenerger Rezeptor) weisen untereinander strukturelle Homologien auf. Daher kann ein Ligand mit mehreren Rezeptoren interagieren und ein Rezeptor auf mehrere Liganden reagieren. Der Glukokortikoidrezeptor bindet auch Aldosteron, ein Mineralokortikoid, und der Prolaktinrezeptor neben Prolaktin auch das Wachstumshormon. Für die meisten Hormone ist dennoch die Spezifität gewährleistet, da die Affinität des Rezeptors zum primären Liganden beträchtlich größer ist als zum sekundären Liganden und die Konzentration der Hormone so niedrig ist, daß das entsprechende Hormon nur an seinen Rezeptor bindet. In pathologischen Situationen kann jedoch auch ein sekundärer Ligand einen Rezeptor aktivieren. Beim Diabetes-mellitus-Typ II kann die Insulinkonzentration so hoch sein, daß Insulin den IGF-1 Rezeptor stimuliert.

1.2.3 Rezeptor vermittelte Endozytose

Peptidhormone und Katecholamine binden an Rezeptoren, die in der Plasmamembran lokalisiert sind (s. unten). Wenige Minuten nach der Bindung wird der Hormon-Rezeptor-Komplex internalisiert, d.h. in die Zelle aufgenommen. In der Plasmamembran befinden sich spezialisierte Einstülpungen von 0,1 µm (coated pits), an deren zytoplasmatischer Seite ein Protein (Clathrin) gebunden ist. Rezeptoren sind nicht unbeweglich, sondern können sich seitwärts bewegen. Dadurch werden sie von den „coated pits" eingefangen. „Coated pits" schnüren sich ab und formen intrazelluläre Vesikel. Von diesen Vesikeln löst sich Clathrin ab, und es entstehen die Rezeptosomen, die sich entlang der Mikrotubuli zum Golgi-Apparat bewegen. Der pH-Wert in den Rezeptosomen (Endosomen) ist erniedrigt, so daß Hormon und Rezeptor dissoziieren können. Das Rezeptosom fusioniert mit tubulären Elementen des Golgi-Apparates. Dort erfolgt entweder der Abbau von Hormon und Rezeptor oder der Rezeptor wird wieder zur Plasmamembran transportiert (Recycling; Abb. 1.4).

1.2.4 Intrazelluläre Signalübertragung

Das hormonelle Signal wird entweder durch den Hormon-Rezeptor-Komplex (Steroide) oder über

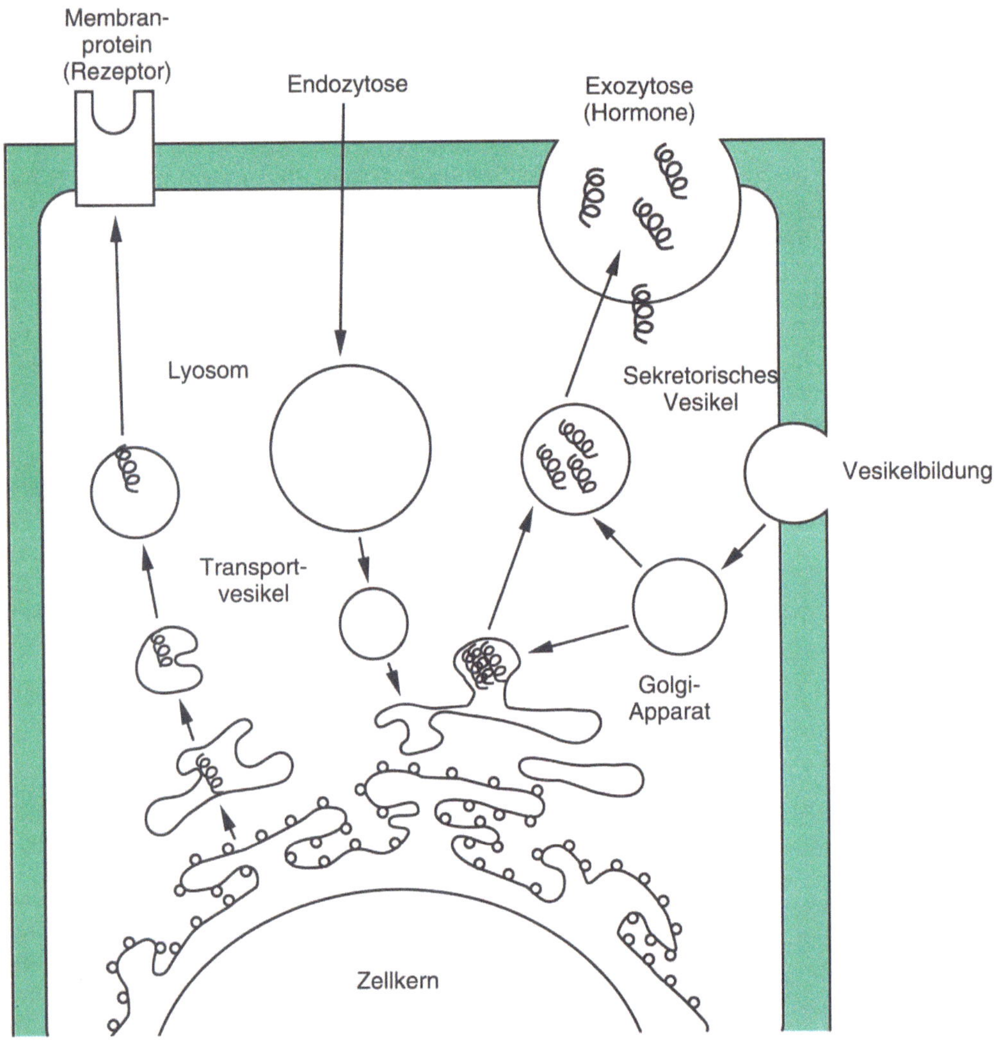

Abb. 1.4. Rezeptor vermittelte Endozytose von Hormonen. (Nach Baulieu u. Kelly 1990)

Second messenger (Peptidhormone) übertragen (Abb. 1.5). Die nachgeschalteten Übertragungsmechanismen sind Verstärkersysteme, um geringe thermodynamische Veränderungen (z. B. Rezeptorbindung mit Konformationsänderung; allosterische Wirkung an Enzymsystemen) in schwächere/stärkere Stoffwechselaktivitäten umzusetzen (vgl. Transistor in der Radiotechnik).

1.2.5 Signalübertragung bei DNA-bindenden Rezeptoren

Aufgrund ihrer guten Lipidlöslichkeit diffundieren die Steroide durch die Zellmembran. In der Zelle binden sie an ihr spezifisches Rezeptorprotein und bewirken eine Konformationsänderung des Rezeptors. Dadurch wird das Heat-shock-Protein (hsp 90) freigesetzt und der Steroid-/Rezeptor-Komplex bindet an die DNA. Steroid-/Rezeptor-Komplexe wirken als Transkriptionsfaktoren, d. h. sie induzieren die Transkription von Genen. Dadurch werden spezifische m-RNAs vermehrt gebildet. Die m-RNA verläßt den Zellkern und bindet im Zytoplasma an die Ribosomen, an denen die Proteinsynthese stattfindet. Die Information der m-RNA wird in die Struktur eines Proteins übersetzt (Translation). Bei den induzierten Proteinen handelt es sich um Enzyme, Substrate von Enzymen, Strukturproteine, und zahlreiche Peptide mit Hormonwirkung. Die gebildeten Proteine üben dann die vielfältigen Hormonwirkungen aus.

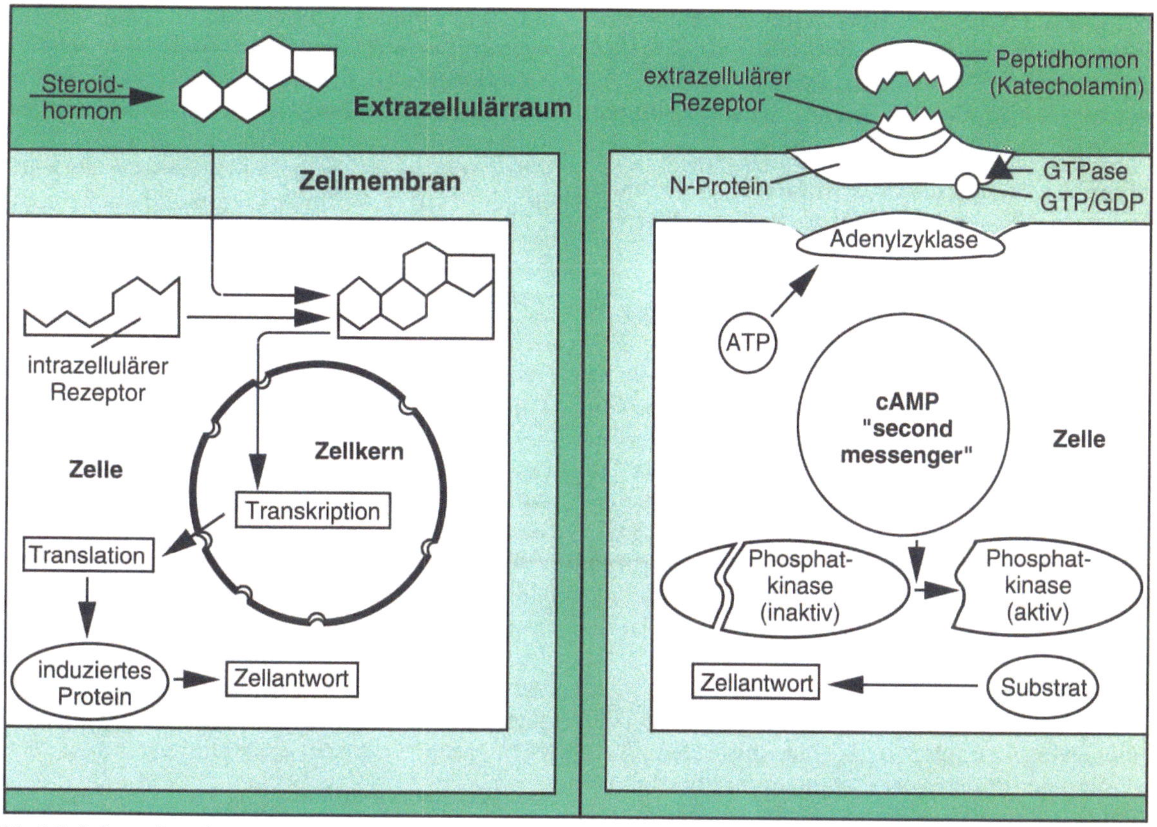

Abb. 1.5. Informationsübertragung in der Zelle: Hormon-/Rezeptor-Komplex (Steroide) oder über Second messenger (Peptidhormone). (Nach Silbernagl u. Despopoulos 1983)

1.2.6 Signalübertragung bei membranständigen Rezeptoren

Während der Steroid-/Rezeptor-Komplex eine direkte genomische Wirkung ausübt, wirkt der Peptidhormon-Rezeptor-Komplex über eine Aktivierung von intrazellulären Signalsubstanzen (Second messenger). Durch die Bindung an den membranständigen Rezeptor lösen Peptidhormone eine Konformationsänderung des Rezeptormoleküls aus. Der dadurch aktivierte Rezeptor überträgt das Signal auf intrazelluläre Second-messenger-Systeme. Bei verschiedenen Systemen sind Proteinkinasen zwischengeschaltet, so daß der Verstärkereffekt der Kaskade vom Hormon-/Rezeptor-Komplex bis zur Zellantwort noch weiter erhöht wird. Es sind verschiedene Second-messenger-Systeme bekannt: Adenylzyklase (cAMP), Phospholipase C (Inositolphosphate, Proteinkinase C), Arachidonsäure und Metabolite, Tyrosinkinaserezeptoren und Kalzium.

Adenylzyklase. Das Hormon bindet extrazellulär an den Rezeptor und bewirkt dadurch eine Konformationsänderung des Rezeptors. Der aktivierte Rezeptor stimuliert über ein G-Protein (Gs) die Adenylzyklase, die dann vermehrt aus Adenosintriphosphat das zyklische Adenosinmonophosphat (cAMP) bildet. cAMP aktiviert die Proteinkinase A (PKA), mit deren Hilfe verschiedene Proteine (Enzyme, Transkriptionsfaktoren oder Membranproteine) phosphoryliert werden. Das Muster der Proteine, die phosphoryliert werden, hängt davon ab, welche Proteine von der speziellen Zelle gebildet werden und welche Proteine Substrate für die Proteinkinase sind. Die phosphorylierten Proteine stellen die spezifische Zellantwort dar. Durch diese Mechanismen wird die Information des Hormons in ein spezifisches Muster von phosphorylierten Proteinen umgesetzt.

cAMP wird durch das Enzym Phosphodiesterase abgebaut. Eine Hemmung des Enzyms durch Methylxanthin (Koffein, Theophyllin) verlängert die Lebensdauer von cAMP und verstärkt somit die Hormonwirkung.

Andere Rezeptoren übertragen das Signal über ein inhibitorisches G-Protein (Gi). Der Hormon-/Rezeptor-Komplex aktiviert Gi und hemmt somit die Adenylzyklase. Dadurch nimmt die Konzentration an cAMP ab (Abb. 1.6).

Beispiele. FSH-Rezeptor der ovariellen Granulosazellen (Gs-Protein), α_2-adrenerge Rezeptoren in der Leber (Gi-Protein)

Phospholipase C. Auch in diesem Second-messenger-System stimuliert der aktivierte Rezeptor über ein G-Protein das zentrale Enzym, die Phospholipase C (PLC). Dadurch kommt es zur Hydrolyse von Phosphoinositiden, und es entstehen Inositoltrisphosphat (IP3) und Diacylglyzerin (DAG). IP3 öffnet Kalziumkanäle im endoplasmatischen Retikulum und erhöht damit die intrazelluläre Kalziumkonzentration. DAG und Kalzium aktivieren ein weiteres Enzym, die Proteinkinase C (PKC). Im inaktiven Zustand befindet sich dieses Enzym im Zytoplasma. Durch die Aktivierung kommt es zur Translokation der PKC zur Plasmamembran. Dort bindet der Komplex aus PKC, Kalzium und DAG noch Phosphatidylserin, das die vollständige Aktivierung der PKC bewirkt. Diese Kinase phosphoryliert wiederum eine Reihe von Proteinen, die die Zellantwort darstellen.

Beispiel. GnRH-Rezeptor in der Hypophyse

Arachidonsäure und Metabolite. Experimentelle Befunde weisen darauf hin, daß auch die Arachidonsäure und ihre Metabolite die hormonelle Information intrazellulär übertragen. Arachidonsäure (AA) wird aus membranständigen Phospholipiden durch verschiedene Lipasen freigesetzt. Die Aktivierung der Lipasen erfolgt auch hier über den aktivierten Rezeptor und ein G-Protein. Durch die aktivierte Phospholipase A2 (PLA2) wird die AA direkt aus Phospholipiden abgespalten. Dagegen sind bei einer Aktivierung des PLC-Systems 2 Lipasen notwendig, um die Arachidonsäure freizusetzen. Die PLC hydrolysiert Phosphoinositide zu DAG, das dann durch die DAG-Lipase zur AA abgebaut wird. Die Arachidonsäure wird schnell durch verschiedene Oxygenasen metabolisiert:

1. Zyklooxygenase: Prostaglandine (PG)
2. Lipoxygenase: Leukotriene (LT)
3. Epoxygenase: Epoxyeicosatriensäuren.

Die Arachidonsäure und ihre Metabolite wirken intrazellulär als Second messenger. Einige der Metabolite (PG, LT) binden jedoch zusätzlich an eigene membranständige Rezeptoren und lösen wiederum ein intrazelluläres Signal aus. Außerdem finden Interaktionen zwischen der Arachidonsäure und anderen Second-messenger-Systemen statt. Die Arachidonsäure stimuliert die Phospholipase C, die Adenylzyklase und eine Subspezies der Proteinkinase C (γ-PKC). Durch diese komplexen Interaktionen können viele intrazelluläre Systeme aktiviert und somit eine Vielzahl von Wirkungen induziert werden.

Tyrosinkinaserezeptoren. Diese Rezeptoren arbeiten nach einem anderen Prinzip als die Adenylzyklase oder die Lipasen. Zwar bindet auch dieser Rezeptor extrazellulär das Hormon, aber im Gegensatz zu den anderen Rezeptoren weist die intrazelluläre Domaine des Rezeptors eine Kinaseaktivität auf. Die Bindung des Hormons an den Rezeptor führt zur Autophosphorylierung der intrazellulären Domaine. Dadurch kommt es zu einer Konformationsänderung des Rezeptors, die eine Aktivierung der Tyrosinkinase bewirkt. Diese rezeptoreigene Kinase phosphoryliert ihre Substrate (Proteinkinasen, Membranproteine) an Tyrosinresten.

Beispiel: Insulinrezeptor

Kalzium. Auch Kalzium dient als regulatorisches Signal. Während extrazellulär Kalzium in einer Konzentration von >1 mM vorliegt, ist die intrazelluäre freie Kalziumkonzentration sehr niedrig (ca. 0,1µM). Diese niedrige Konzentration wird durch Kalziumpumpen aufrechterhalten: eine Ca-H-ATPase und einen Na-betriebenen Ca-Antiporter. Die Aktivität dieser Kalziumpumpen nimmt durch Phosphorylierung mittels Proteinkinasen zu. Kalzium wird intrazellulär in verschiedenen Organellen gespeichert. Der wichtigste Speicher ist das endoplasmatische Retikulum. Daneben akkumulieren auch Mitochondrien und die Plasmamembran Kalzium.

Hormone verursachen einen schnellen Anstieg an zytosolischem Kalzium, indem sie Kalziumkanäle in der Plasmamembran öffnen oder Kalzium aus dem endoplasmatischen Retikulum freisetzen. Kalzium selbst oder gebunden an Calmodulin (Kalzium-Calmodulin-Komplex) aktiviert Proteinkinasen.

Obwohl Hormone so vielfältige Zellfunktionen regulieren, steht jedoch nur ein geringe Anzahl von Systemen für die Signalübertragung zur Verfügung. Daher benutzen verschiedene Hormone das gleiche System. FSH stimuliert die Bildung von cAMP in

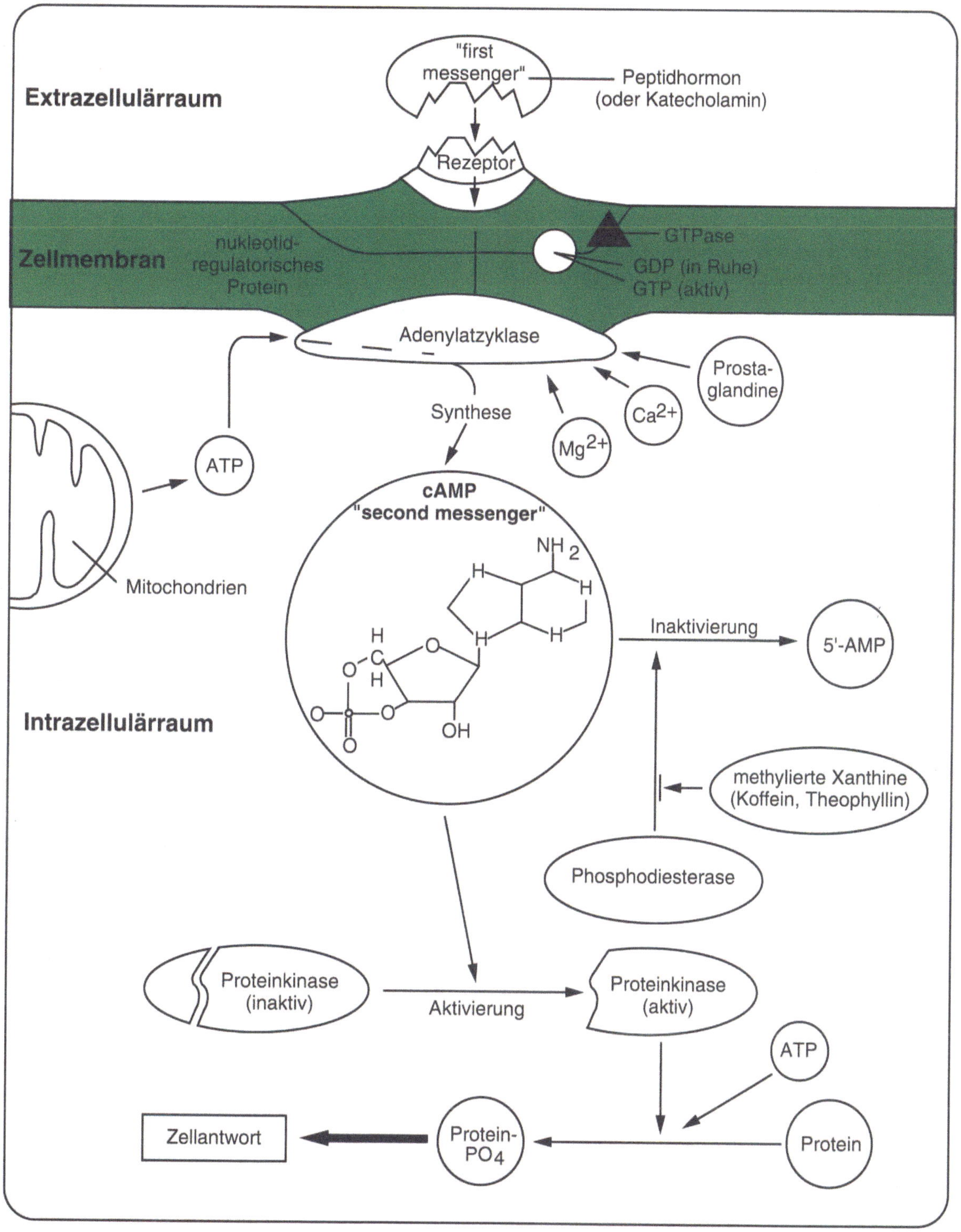

Abb. 1.6. Intrazelluläre Informationsübertragung durch die Adenylzyklase (Nach Silbernagl u. Despopoulos 1983)

den ovariellen Granulosazellen und verstärkt dadurch die Synthese von Steroiden. Wird dagegen die Adenylzyklase in den Follikelzellen der Schilddrüse durch TSH aktiviert, dann werden vermehrt Schilddrüsenhormone gebildet. Die eigentliche Zellantwort hängt von der Differenzierung der Zelle ab.

1.2.7 Hormonelle Kontrolle der Rezeptorenzahl bzw. -aktivität

Die Rezeptoren übertragen nicht nur die hormonelle Information, sie werden auch durch die Hormone in ihrer Aktivität reguliert.

Rezeptor-up-Regulation. Bei einer Up-Regulation nimmt die Zahl der Rezeptoren zu. Östradiol stimuliert die Bildung des Östradiolrezeptors (homologe Regulation) und die Bildung des Progesteronrezeptors (heterologe Regulation). Auch Antagonisten können die Rezeptordichte beeinflussen. β-Blocker erhöhen die Konzentration an β-Rezeptoren. Eine Up-Regulation ist immer durch eine Neusynthese des Rezeptors bedingt.

Rezeptor-down-Regulation. Hormone können auch die Zahl der Rezeptoren verringern. Durch die Bindung an den Rezeptor löst GnRH neben dem intrazellulären Signal auch die Endozytose des Hormon-Rezeptor-Komplexes aus. Der internalisierte Rezeptor wird abgebaut. Das führt z. B. dazu, daß GnRH bei pulsatiler Stimulation die LH-Freisetzung verstärkt, daß aber bei kontinuierlicher Anwesenheit von GnRH die LH-Freisetzung auf den Basalwert zurückgeht. Nur bei pulsatiler Stimulation reicht die Zeit für eine Neubildung des Rezeptors aus. Verschiedene Rezeptoren zeigen eine hormoninduzierte Desensibilisierung. Der Rezeptor wird durch die Proteinkinase PKA oder PKC phosphoryliert. Das führt dazu, daß der Rezeptor nach kurzer Zeit auf das Hormon nicht mehr reagiert. Die Phosphorylierung erfolgt bei 2 Rezeptortypen: bei Rezeptoren, die ein G-Protein aktivieren, und bei Tyrosinkinaserezeptoren. Die Phosphorylierung eines Rezeptors, der ein G-Protein aktiviert (LH-Rezeptor), bewirkt, daß der Rezeptor vom G-Protein entkoppelt wird. Dadurch kann das Signalsystem durch das Hormon nicht mehr aktiviert werden. Wird ein Tyrosinkinaserezeptor (Insulinrezeptor) durch die PKA oder die PKC an Serin- oder Threoninresten phosphoryliert, dann nimmt die Aktivität der rezeptoreigenen Tyrosinkinase ab. Somit wird der Rezeptor inaktiviert. Im Gegensatz dazu bewirkt eine hormoninduzierte Autophosphorylierung von Tyrosinresten eine Aktivierung der Tyrosinkinase (s. oben) und ermöglicht die Übertragung des Signals.

Rezeptormodulation. Das Hormon kann also durch 2 verschiedene Mechanismen die Funktion eines Rezeptors beeinträchtigen:

1. Internalisierung des Hormon-Rezeptor-Komplexes und Abbau des Rezeptors.
2. Phosphorylierung des Rezeptors:
   - Entkopplung des Rezeptors vom G-Protein,
   - Inaktivierung der rezeptoreigenen Tyrosinkinase.

Diese Mechanismen erklären das Auftreten einer Tachyphylaxie oder einer Toleranzentwicklung nach Hormongabe.

1.3 Regelkreise (Feedback)

Die Hormonwirkung kann direkt am Wirkort durch die Anzahl der Rezeptoren und deren intrazelluläre Kopplung an bestimmte Übertragungssysteme in ihrer Intensität und Dauer verändert werden. Weiterhin kann das Erfolgsorgan die Aktivität der endokrinen Drüse durch ein Sekretionsprodukt des Erfolgsorgans kontrollieren. Auf zellulärer Ebene können Feedbackmechanismen (z. B. Hemmung oder Aktivierung) an der Regulation beteiligt sein.

Negative Regelkreise. Die Bildung und Freisetzung eines Hormons wird durch ein anderes Hormon stimuliert. Das erste Hormon wirkt auf die Zellen, die das andere Hormon freisetzen und hemmt dadurch die Sekretion dieses Hormons. Die biochemische Grundlage hierfür liegt z. B. in einer Downregulation der entsprechenden Rezeptoren, Enzymhemmung und der Beeinflußung von Postrezeptormechanismen.

Beispiel: GnRH stimuliert die Freisetzung von LH und FSH aus der Hypophyse. LH und FSH fördern die Bildung von Östradiol im Ovar. Östradiol hemmt die weitere Freisetzung von GnRH aus dem Hypothalamus.

Positive Regelkreise. Wird die Sekretion des Hormons stimuliert, dann verstärkt das Hormon seine eigene Freisetzung.

Beispiel:
- FSH stimuliert die Freisetzung von IGF-1 im Ovar. IGF-1 erhöht die Aktivität der Adenylzyklase in den ovariellen Granulosazellen.
- Anstieg von präovulatorischem Östradiol induziert die Freisetzung von LH.

Je nach Hormonkonzentration kann das gleiche Hormon am gleichen endokrinen Organ bzw. auch an den entsprechenden Enzymen bei niedrigen Konzentrationen z. B. eine positive Rückkopplung und bei hohen Konzentrationen eine negative Rückkopplung induzieren. Meistens sind jedoch mehrere Regelkreise an der Aufrechterhaltung einer Körperfunktion beteiligt. Dies deutet auf die ontogenetische Absicherung der entsprechenden Regulation im Laufe der Evolution hin. Die ursprünglich als einfaches Prinzip angelegten Regelkreise sind bei den verschiedenen endokrinen Organen während der Evolution unterschiedlich stark ausgeprägt und bei den verschiedenen Tierarten zum Teil widersprüchlich. Die hormonelle Steuerung paßt sich manchmal an das Leithormon des jeweiligen endokrinen Organs an, so ist die Cholesterinseitenkettenabspaltung der Nebenniere ACTH- und die des Ovars LH-abhängig. Die ursprünglich angelegten Regelmechanismen, die während der Evolution degeneriert sind, können z. B. bei malignen Erkrankungen genexprimiert und insofern für die Therapie relevant werden, z. B. Wirkung von GnRH -Analoga beim Mammakarzinom über Herabsetzung des Östradiolspiegels und möglicherweise über direkte Beeinflussung der Tumorzellen. Die bei malignen Erkrankungen genexprimierten Bindungsstellen sind nur dann von Bedeutung, wenn zu der jeweiligen Bindungsstelle auch der Postrezeptorenmechanismus, der für die biologische Wirkung verantwortlich ist, gleichzeitig mit genexprimiert wird.

1.4 Hormonwirkungen

Durch die Bindung an den Rezeptor bewirken die Peptidhormone die Phosphorylierung von intrazellulären Proteinen (wie oben beschrieben). Der Steroid-/Rezeptor-Komplex stimuliert über die Bindung an die DNA die Proteinsynthese. Die phosphorylierten und induzierten Proteine üben folgende Wirkungen aus:
- Konfigurationsänderungen an Enzymen (sog. allosterische Mechanismen).
- Hemmung bzw. Förderung (Induktion) der Enzymsynthese.
- Änderung der Substratbereitstellung für enzymatische Reaktionen.
- Änderung der Zellmembrandurchlässigkeit (Permeabilität/z. B. Insulin beeinflußt so die intrazelluläre Bereitstellung von Glukose)

Ein einzelnes Hormon kann verschiedene Wirkungen in einer Zelle hervorrufen; z. B. stimuliert ACTH die Freisetzung von Kortisol (frühe Antwort) und die Proliferation der Zellen der Nebennierenrinde (späte Antwort).

In Tabelle 1.1 sind einige Beispiele angegeben, welche die vielfältigen Wirkungen von Hormonen zeigen.

1.5 Weibliche Sexualhormone und andere Hormone des Hypothalamus-Hypophyse-Ovar-Systems

Die wichtigsten Hormone, die in die Zyklusregulation der Frau eingreifen bzw. während der Gravidität eine Rolle spielen, wurden bereits am Beginn dieses Kapitels zusammengefaßt. In den folgenden

Tabelle 1.1. Hormonwirkungen

Hormonwirkungen	Beispiel
Direkter Einfluß auf das Zellwachstum	Epidermal growth factor
Direkter Einfluß auf den Stoffwechsel	Schilddrüsenhormon auf die Atmungskette
Wirkung nach Rezeptorübertragung	Insulin Oxytozin Prolaktin
Wirkung nach Rezeptorübertragung und Second-messenger-(cAMP-)System	LH- und FSH-Wirkung auf Granulosazelle des Ovars bzw. auf die Leydig-Zwischenzelle des Hodens ACTH, TSH

Tabelle 1.2 Hypothalamische Freisetzungs(Releasing)- und inhibierende(Inhibiting)-Hormone

Hormone	Struktur
Kortikotropinreleasingfaktor (CRF)	Ac-Ser-Tyr-Cys-Phe-His-(Asn,Gln)-Cys-(Pyro,Val)-Lys-Gly-NH_2
Gonadotropinreleasinghormon (GnRH)	pyro-Glu-His-Trp-Ser-Tyr-Gly-Leu-Arg-Pro-Gly-NH_2
Thyreotropinreleasinghormon (TRH)	pyro-Glu-His-Pro-NH_2
Wachstumshormonreleasingfaktor (GRF)	40-44 Aminosäuren
Prolaktininhibitingfaktor (PIF)	Struktur unbekannt
Wachstumshormoninhibitinghormon (Somatostatin)	H-Ala-Gly-Cys-Lys-Asn-Phe-Phe-Trp-Lys-Thr-Phe-Thr-Ser-Cys-OH

Abschnitten werden diese Hormone in der Reihenfolge ihres Syntheseortes beschrieben.

Anmerkung. Alle in diesem Kapitel angegebenen Normalwerte wurden – wenn nicht anders angegeben – in unserem Hormonlabor oder dem Steroidlabor des Pharmakologischen Instituts der Universität Heidelberg ermittelt.

1.5.1 Hypothalamische Hormone

Das hypothalamo-hypophysäre System ist eine zentrale Schaltstelle für die neurale und endokrine Regulation lebenswichtiger Vorgänge. Die neurale Übertragung von Informationen zwischen Hypothalamus und Hypophyse erfolgt durch Neurosekretion verschiedener biogener Amine wie z. B. Azetylcholin, Noradrenalin und Dopamin. Als Neuropeptide sind verschiedene niedermolekulare Peptide im Hypothalamus isoliert worden, die eine stimulierende oder hemmende Wirkung auf die Hormonproduktion der Hypophyse haben. In Tabelle 1.2 sind einige hypothalamische Überträgersubstanzen zusammengestellt.

1.5.1.1 Gonadotropinreleasinghormon (GnRH)

Synonyma. LH/FSH-Releasinghormon(FSH/LH-RH), LH-Releasinghormon (LH-RH); Luliberin; Gonadoliberin.

Isolierung. Das Gonadotropinreleasinghormon wurde von den Arbeitsgruppen Schally und Guillemin (Schally et al. 1971) aus Hypothalami von Schweinen bzw. Rindern isoliert und als Decapeptid charakterisiert.

GnRH ist ein Peptidhormon, das die Neusynthese und Freisetzung von LH und FSH aus dem Hypophysenvorderlappen bewirkt. Die Wirkung auf die LH-Sekretion ist wesentlich ausgeprägter als auf FSH (ca. 4mal stärker).

Bildungsort. Die Synthese erfolgt im Hypothalamus (Nucleus arcuatus), der Transport im Axon per Neurosekretion in den Hypophysenstiel. Das Hormon ist auch im Zytotrophoblast und im villösen Stroma der menschlichen Plazenta sowie in den Inselzellen des Rattenpankreas gefunden worden, wobei die physiologische Bedeutung der extrahypothalamischen GnRH-Bildung noch weitgehend unklar ist.

Chemie. Dekapeptid.

Nachweismethoden
- Quantitativ: Radioimmunoassay.
- Bioassay: In-vitro-Test mit gonadotropen Zellen der Rattenhypophyse.
- Qualitativ: Immunozytochemisch.

Normalwerte
- Die Konzentration von GnRH im hypophysären Portalblut schwankt zwischen 20 und 800 pmol (pmol/ml Serum).
- Normalwerte im Serum sind klinisch nicht aussagekräftig.

Sekretion
- Beeinflußung des GnRH-Pulsgenerators und der hiermit assoziierten GnRH-Pulse durch Neuromodulation.
  - Blockade der α-adrenergen Erregung durch Phentolamin sowie der dopaminergen Aktivität durch Metoclopramid, dies hemmt die Frequenz der Pulse oder unterdrückt sie komplett, was darauf hindeutet , daß ein zentraler katecholaminerger Mechanismus das modulatorische Eingangssystem beeinflußt.

- Morphin und endogene Opioide haben einen Hemmeffekt, der durch die Gabe des Opiatantagonisten Naloxon aufgehoben werden kann.
- Das Kortikotropinreleasinghormon (CRF) führt bei peripherer Gabe sofort zu einer Unterdrückung des GnRH-Pulsgenerators. Der Hemmeffekt durch CRH beruht auf einer Aktivierung der endogenen Opiate.
- Das Neuropeptid Y und Aspartat sind wahrscheinlich stimulierende Neuromodulatoren der GnRH- Freisetzung. Obwohl Aspartat seine Wirkung direkt durch Anstieg des GnRH-Pulsgenerators hervorruft, erfordert das Neuropeptid Y gonadale Steroide für seine Wirkung.
- GnRH kann seine eigene Sekretion durch einen kurzen Autofeedbackmechanismus kontrollieren; die Gabe von GnRH-Agonisten hemmt die endogene Sekretion aus dem Rattenhypothalamus. Bei Rhesusaffen jedoch wird der GnRH-Puls-generator bei ähnlichen Experimenten nicht beeinflußt.
- Elektrische Potentiale des ZNS führen alle 60–120 min zu einer Freisetzung von GnRH, das durch Neurosekretion aus dem Hypothalamus zur Hypophyse transportiert wird und dort die pulsatile Ausschüttung von LH und FSH bewirkt.

Pharmakokinetik

- Die Halbwertszeit von GnRH beträgt ca. 4 bis 8 min.
- Die pharmakologische Wirkung ist von Dosis und Frequenz abhängig.

Rezeptoren

- Bindung an spezifische Rezeptoren der Membran der gonadotropen Zellen des Hypophysenvorderlappens.
- Bei Ratten existieren außer in der Hypophyse GnRH-Rezeptoren auch in Ovar, Testis, Uterus, Niere, Hirnrinde, Hypothalamus.
- Beim Menschen finden sich hochaffine Bindungsstellen für GnRH in der Hypophyse, im Pankreas und nach Genexpression in Karzinomgeweben, (z.B. Mammakarzinom, Ovarialkarzinom).

Metabolismus. Der enzymatische Abbau erfolgt durch Endopeptidasen mit der Spaltung in das C-terminale Oktapeptid und das N-terminale Dipeptid (Pyro-Glu-His), Spaltung zwischen C-6 und C-7.

Wirkung

- Mögliche Intrinsicaktivität von GnRH-Neuronen.
- Einfluß durch elektrische und chemische Koppelung mit anderen Neuronen.
- Durch pulsatile Sekretion von GnRH werden Synthese und Sekretion der gonadotropen Hormone im Hypophysenvorderlappen (LH, FSH) gesteuert. Sekretionsfrequenz und -amplitude verändern sich während des Zyklus. Der ultradiane Rhythmus stellt eine Schlüsselfunktion für die gesamte Fortpflanzung dar.
- Bei pharmakologischer Überdosierung von GnRH oder Anwendung von hochwirksamen GnRH-Agonisten tritt eine Down-Regulation der hypophysären Gonadotropinrezeptoren ein, gefolgt von einer Suppression der Gonadotropinsekretion und einer Hypoöstrogenämie. Dies kann zur Kontrazeption sowie zur Behandlung von Endometriose und Uterus myomatosus genutzt werden. Geeigneter als reines GnRH sind GnRH-Agonisten, die durch Strukturveränderungen in Position 6 und 10 eine wesentlich höhere Affinität zum GnRH-Rezeptor, eine geringere Abbaurate und daher eine längere Wirkdauer besitzen.

Diagnostik

- Der GnRH-Test dient bei der Frau zur Differentialdiagnose von Zyklusstörungen bzw. beim Mann von Spermatogenesestörungen.
- Primäre Ovarialinsuffizienz: Serumkonzentrationen von LH und FSH erhöht, GnRH löst eine überschießende Freisetzung von LH und FSH aus.
- Sekundäre Ovarialinsuffizienz: niedrige Gonadotropinwerte und eine eingeschränkte oder fehlende Stimulierbarkeit der Hypophyse durch GnRH (s. Kap. 2, Band 2).

Klinik

- Pulsatile Therapie mit GnRH (Pumpe) führt zur Ovulationsinduktion bei Patientinnen mit anovulatorischer Amenorrhö oder Patientinnen mit polyzystischen Ovarien (Stein-Leventhal-Syndrom) nach vorausgegangener Behandlung mit GnRH-Agonisten über 6–8 Wochen (1. Gravidität Leyendecker et al. 1980).
- Störungen der GnRH-Sekretion: anovulatorische Amenorrhö.

Therapie

- Eine Unterstützung der Follikelreifung, der Ovulation und der Corpus-luteum-Funktion

durch chronisch-intermittierende Zufuhr von GnRH in Form intravenöser oder subkutaner Einzelinjektionen (5–20 μg) per computergesteuerter Pumpe (Zyklomat) im Abstand von jeweils 90 min ist seit 1980 möglich.
- Die chronische Zufuhr von GnRH-Analoga, z. B. Buserelin (intranasal oder Depotinjektionen subkutan oder intramuskulär) führt zu einer medikamentösen Kastration und kann durch den Östrogenentzug bei hormonabhängigen Tumoren eingesetzt werden (s. Kap. 3).

1.5.1.2 Kortikotropinreleasinghormon

Das Kortikotropinreleasinghormon ist das Freisetzungshormon für das ACTH aus dem Hypophysenvorderlappen.

Synonyma. CRH, CRF, Kortikoliberin.

Bildungsorte
- Hypothalamus; Abgabe an die Hypophyse durch Neurosekretion.
- CRH konnte auch in extrahypothalamischen Gehirnarealen nachgewiesen werden; ein Einfluß von extrahypothalamischen CRH auf die ACTH-Sekretion wurde bisher nicht nachgewiesen.

Chemie
- Peptid aus 41 Aminosäuren.
- CRH kommt in 2 verschiedenen Formen vor
  CRH A: Molekulargewicht 1000 Dalton
  CRH B: Molekulargewicht 2400 Dalton.

Nachweismethoden
- Quantitativ: Radioimmunoassay.
- Qualitativ: Immunzytochemisch.

Normalwerte. Im Serum wenig aussagekräftig.

Sekretion. Rhythmische, zirkadiane Ausschüttung nach Stimulation aus höheren Zentren des Gehirns.

Regulationsvorgänge
- Die CRH-ACTH-Freisetzung steht unter negativer Kontrollregulation durch zirkulierendes Kortisol. Eine Adrenalektomie führt sofort zum kompletten Abfall des hypothalamischen CRH und anschließend zu einem Gleichgewichtszustand mit Parallelveränderungen zwischen CRH, Messenger-RNA-Spiegeln im paraventrikalen Nukleus, nicht aber in anderen Gehirnregionen.
- Die Aktivierung der CRH-Neurone erfolgt unter Streßbedingungen über
  - katecholaminerge Signale in dem paraventrikalen Nukleus (PVN) aus aufsteigenden Hirnstammbahnen,
  - die Amygdala-striaterminale Bahn (limbisches System) kann im Zusammenhang mit anderen Neurotransmittern Gemüt und Verhalten beeinflussen.
  - Interleukin I als Zytokin wirkt als Bindeglied zwischen dem Immunsystem und der CRH-Reaktion auf Streß.
- Hypoglykämischer Streß induziert durch Insulin führt bei der Ratte zu einem Anstieg der CRH-mRNA in den PVN und erreicht einen Gipfel (180%) 2 h nach Streßbeginn.
- Andere Stoffwechselbahnen regulieren die CRH-Aktivität auch
  - Bahnen vom PVN, POMC-Zellen (Proopiomelanokortinzellen) und Opiate unterdrücken die CRF-Freisetzung (hervorgerufen durch Neurotransmitter)
  - Angiotensinonerger Stoffwechselweg von dem subfornikalen Organ in den PVN:

Pharmakokinetik
- Bereits 2–4 min nach Streßsituationen steigt die CRH-Konzentration an.
- Dexamethason hemmt den CRH- und Vasopressineffekt auf ACTH (negatives Feedback).

Rezeptoren. Spezifische CRH-Rezeptoren an der Hypophyse.

Metabolismus Abbau durch Endopeptidasen.

Wirkungen
- CRH stimuliert die hypophysäre Ausschüttung von ACTH (Kortikotropin), welches in der Nebennierenrinde die Synthese von Kortisol und anderen Steroiden auslöst.
- ACTH und Kortisol üben ein negatives Feedback auf CRH- und ACTH-Ausschüttung aus.
- Anstieg der Aktivität des Sympathikus einschließlich der Blutglukose, des Sauerstoffverbrauchs, des Herzzeitvolumens und des Blutdrucks.
- Abnahme der reproduktiven Funktion durch:
  - Hemmung der GnRH-Freisetzung,
  - Abnahme der sexuellen Aktivität.
- Abnahme gastrointestinaler Funktionen:

  - Anorexie,
  - Abnahme der Magensäuresekretion.
- Stimulation der Atmung.
- Veränderung von Immun-/Entzündungsreaktionen:
  - Reaktion auf Interleukine,
  - Antipyretischer Effekt.

Klinik
- Hypothalamische CRH-Überproduktion: die gesteigerte ACTH-Sekretion und damit gesteigerte Kortisolsynthese führt zur Cushing-Symptomatik.
- Hypothalamischer CRH-Mangel: die verminderte ACTH-Sekretion und damit verminderte Kortisolsynthese führt zur Symptomatik der zentralen Nebenniereninsuffizienz.

Diagnostik. Der CRH-Test läßt folgende Interpretationen zu: (vgl. Funktionsteste)
a) Differentialdiagnose eines ACTH-Mangels aufgrund einer hypothalamischen oder hypophysären Insuffizienz:
  - hypothalamische Schädigung: signifikanter Anstieg der ACTH- bzw. Kortisolkonzentration nach CRH-Gabe (evtl. wiederholt zu geben),
  - hypophysäre Schädigung: mangelnder oder fehlender ACTH- und Kortisolanstieg nach Gabe von CRH.

b) Differentialdiagnose des Cushing-Syndroms:
  - hypophysäre ACTH-Überproduktion (ACTH-sezernierende Adenome): es kommt zu einer verstärkten Reaktion auf CRH,
  - ektopische ACTH-Bildung (z. B. Bronchialkarzinome): kein Anstieg von ACTH nach Gabe von CRH.

Therapie. Bisher kein therapeutischer Einsatz von CRH.

1.5.1.3 Thyreotropinreleasinghormon (TRH)

Tripeptid, das die Sekretion und Bildung von TSH reguliert; möglicherweise ist TRH auch ein Freisetzungshormon für Prolaktin.

Synonym. Thyroliberin.

Isolierung. TRH wurde erstmals 1969 isoliert und seine Struktur durch Synthese bestätigt (Boler et al. 1969).

Bildungsort. Hypothalamus.

Chemie. (Tripeptid), Molekulargewicht 3000 Dalton.

Klinik. Keine therapeutische, aber große diagnostische Bedeutung:
- Hohe T3- und T4-Konzentrationen (z. B. Morbus Basedow, autonomes Adenom): durch negatives Feedback niedrige TSH-Spiegel, durch TRH nicht stimulierbar.
- Niedrige T3- und T4-Konzentrationen (z. B. primäre Hypothyreose): hohe TSH- Spiegel, überschießende Reaktion auf TRH.

Nachweismethoden
a) Indirekter Nachweis über Schilddrüsenhormone TBG und TSH sowie durch TRH-Stimulationstest.
b) Direkter Nachweis.
  - Quantitativ: Radioimmunoassay.
  - Qualitativ: Immunhistochemie.

Normalwerte. Im Serum wenig aussagekräftig.

Sekretion. Sekretion ist abhängig vom Schilddrüsenhormongehalt des Blutes; negatives Feedback evtl. auch über TSH-Gehalt der Hypophyse.

Pharmakokinetik
- Nach intravenöser Gabe von TRH (200µg) Beginn der TSH-Ausschüttung durch die Hypophyse bereits nach 2 min; maximale Ausschüttung nach 30 min.
- Nach nasaler Gabe von TRH: maximaler TSH-Anstieg nach 30 min.
- Nach oraler Applikation verzögerter Anstieg mit Maximum nach 3 h.
- Halbwertszeit etwa 4 min.

Rezeptoren
- Hypophysäre TRH-Rezeptoren.
- Unterschiedliche Regulation der TRH-Stimulation bei thyreotropen bzw. laktotropen Zellen, da Somatostatin z. B. die TRH-induzierte TSH-Sekretion hemmt, nicht aber die TRH-induzierte Prolaktinsekretion

Metabolismus. Abbau durch Endopeptidasen.

Wirkungen
- Bindung an einen Membranrezeptor, der ähn-

lich dem Phosphoinositidstoffwechselweg aktiviert wird, wie er auch für die GnRH-Reaktion beschrieben wurde.
- Im Gegensatz zu anderen hypothalamischen Hormonen hat TRH nur eine geringe Wirkung auf die TSH-b-mRNA-Transkription.
- Wichtiger Einfluß auf die posttranslationale TSH-Synthese und die Glykosilierung.

Diagnostik
- Schilddrüsenfunktionstest: Bestimmung von TSH vor und nach TRH-Stimulation.
- Zusatzdiagnostik bei Hyperprolaktinämie: TRH induziert Prolaktinanstieg (TRH-Gabe i.v. oder nasal möglich) (s. Kap. 2, Band 2).

Therapie. Zur Zeit keine Therapie bekannt.

1.5.1.4 Growth hormone releasing hormone (GHRH, G-RH)

Hypothalamisches Releasinghormon, das die Freisetzung des Wachstumshormons (HGH) aus dem Hypophysenvorderlappen bewirkt.

Synonym. Growth hormone releasing factor (GRF).

Bildungsort. Hypothalamus.

Chemie. Polypeptid aus 44 Aminosäuren.

Nachweismethoden
- Quanitativ: Radioimmunoassay.
- Qualitativ: Immunhistochemie.

Normalwerte. Derzeit keine klinische Relevanz.

Sekretion
- Sekretionsreize: Hunger, Hypoglykämie, bestimmte Streßbedingungen, starke körperliche Aktivität, Tiefschlaf.
- Abhängig vom Geschlecht und Entwicklungsphase (Abnahme mit dem Alter).
- Es gibt zahlreiche physiologische Reize für die Wachstumshormonausschüttung. Ob sie vorrangig vermehrt durch GHRH- oder verminderte Somatostatinsekretion zustande kommt ist noch ungeklärt.

Rezeptoren. Hypophyse, Ovar.

Metabolismus. Abbau durch Endopeptidasen.

Wirkungen
- GHRH bewirkt die Ausschüttung des Wachstumshormons (HGH), das zur normalen körperlichen Entwicklung des Kindes und für zahlreiche Funktionen des Körpers wichtig ist.
- Über die Wirkung von HGH kommt es zur Stimulation der Chondrogenese und der Myogenese und zur Beschleunigung des somatischen Wachstums. Wirkung des HGHs erfolgt nur zum Teil direkt, es wirkt auch über die Stimulation von hepatischen Faktoren, bzw. über die Bildung von Somatomedinen in der Leber. Wichtigstes Somatomedin ist das Somatomedin C (IGF-1). Dieses bewirkt eine Vermehrung der Proteinsynthese in allen Körperzellen. Insulin like growth factors (IGFs) mediieren die wichtigsten wachstumsfördernden Wirkungen des HGHs.

Klinik
- Wachstumshormonmangel durch fehlendes GHRH führt zum proportionierten Kleinwuchs.
- Andere krankhafte Formen des Wachstums (d.h. Gigantismus, Akromegalie) sind hauptsächlich durch hypophysäre Störungen der HGH-Sekretion bedingt (tumoröse Proliferationen der Wachstumshormon produzierenden eosinophilen Hypophysenzellen).

Diagnostik
- GRH-Test.
- „Priming mit GRH“ zur Unterscheidung zwischen hypothalamischer und hypophysärer Störung (s. Kap. 2, Band 2).

Therapie. GHRH-Behandlung bei sog. proportioniertem Kleinwuchs (in klinischer Prüfung).

1.5.1.5 Somatostatin

Hypothalamisches Hormon, daß das hypophysäre Wachstumshormon Somatotropin (GH-RH) inhibiert. Somatostatin wird auch in anderen Körperzellen gefunden und wirkt überwiegend inhibitorisch.

Synonym. Somatotropin release-inhibiting hormone (SRIF).

Bildungsort. Hypothalamus und andere Teile des Gehirns, Langerhans'sche Inselzellen des Pankreas,

Gastrointestinaltrakt, Nebennierenmark und Schilddrüse.

Chemie
- Peptid aus 14 Aminosäuren,
- Molekulargewicht: 1640.

Nachweismethoden
- Quantitativ: Radioimmunoassay.
- Qualitativ: Immunhistochemie.

Normalwerte. Im Serum wenig aussagekräftig.

Sekretion. Sekretionsreize: Glukose, Arginin, gastrointestinale Hormone, Tolbutamid.

Pharmakokinetik. Halbwertszeit von exogen verabreichtem Somatostatin: weniger als 3 min.

Rezeptoren. Spezifische Rezeptoren in der Hypophyse, Magen und Pankreas.

Metabolismus. Endopeptidasen.

Wirkung
- Hypophyse: Hemmung des Somatotropins.
- Hemmung der TRH-induzierten TSH-Sekretion.
- Pankreas: parakrine Wirkung, Hemmung der Sekretion von Insulin und Glukagon.
- Extrapankreatische Effekte: Hemmung der Motilität des Magen-Darm-Traktes und der Gallenblase,
- Hemmung der Sekretion von Verdauungssäften,
- insgesamt: Verminderung der Verdauungsaktivität und Verhinderung von zu großen Schwankungen des Blutzuckerspiegels.

Klinik
- Überfunktion: Selten pankreatisches, sog. Somatostatinom.
- Unterfunktion: fraglich.

1.5.2 Hypophysäre Hormone

Die Hypophyse liegt im Schädelinnern in der Sella turcica. Sie ist kein homogenes Organ, sondern besteht aus 3 unterschiedlichen Strukturen:

a) Hypophysenhinterlappen (HHL, Neurohypophyse): Ansammlung von Axonendigungen, deren Perikarya (Somata) im Hypothalamus liegen.
b) Hypophysenvorderlappen (HVL, Adenohypophyse): Konglomerat hormonproduzierender Zellen.
c) Hypophysenzwischenlappen (HZL): Dünne Zellschicht zwischen Hypophysenvorder- und -hinterlappen. Hier finden sich, wie auch im Hypophysenvorderlappen sog. POMC-Zellen (Proopiomelanocortinzellen), die aus einem höher molekularen Vorläufer sowohl das β-Endorphin, das melanozytenstimulierende Hormon (MSH) und das ACTH produzieren können.

1.5.2.1 Hormone des Hypophysenvorderlappens

Der Hypophysenvorderlappen (Adenohypophyse) produziert 6 Hormone, von denen 4 Hormone die Freisetzung weiterer Hormone aus ihnen untergeordneten Drüsen bewirken (glandotrope Hormone) (Tabelle 1.3).

Gonadotropine LH und FSH
Unter Gonadotropinen versteht man Hormone (d.h. das luteinisierende Hormon LH und das Follikelstimulierende Hormon FSH), die synergistisch das Wachstum und die Funktion der Gonaden (Ovarien und Testes) stimulieren und regeln.

Tabelle 1.3. Übersicht über die Hormone des Hypophysenvorderlappens

Hormone des Hypophysenvorderlappens	Wirkung
Somatotropin (STH)	Knochenwachstum; Mobilisierung der Fett- und Glykogenreserven
Melanozytenstimulierendes Hormon (MSH)	Ausbreitung der Melanozyten
Prolaktin	Milchbildung; bei Tieren Brunst
Luteinisierendes und Zwischenzellstimulierendes Hormon (LH/ICSH)	Bildung von Sexualhormonen in Eierstock und Hoden
Follikelstimulierendes Hormon (FSH)	Entwicklung und Reifung der Geschlechtszellen
Thyreotropes Hormon (TSH)	Bildung von Schilddrüsenhormonen
Adrenokortikotropes Hormon (ACTH)	Bildung von Kortikosteroiden in der Nebenniere

FSH

FSH induziert und steuert das Wachstum und die Reifung der Follikel und der Granulosazellen.

Synonyma. Follikelstimulierendes Hormon, Follitropin.

Bildungsort. Synthese in den basophilen Zellen des Hypophysenvorderlappens unter GnRH-Stimulation; Hemmung der Sekretion durch Inhibin.

Chemie

- Proteohormon mit 207 Aminosäuren.
- 2 Untereinheiten: α-Untereinheit identisch mit LH, TSH und hCG; β-Untereinheit hormonspezifisch.
- Kohlenhydratanteil: 15% (wichtig für die biologische Halbwertszeit).
- Ein wichtiger Bestandteil des FSH sind die Sialinsäuren
- Molekulargewicht: 32000 Dalton.

Nachweismethoden. Radioimmunoassay, Enzymassay, Bioassay.

Normalwerte.: (in mE/ml Serum)
Umrechnung von mlE/ml in ng/ml.

1mE = 0,25 – 0,5 ng/ml Serum
(Faktor ist von der Bestimmungsmethode abhängig)

a) Pubertät: 2 – 3 mE/ml
b) Geschlechtsreife: 2 – 15 mE/ml
   - Follikelphase: 2 – 14 mE/ml
   - Lutealphase: 2 – 20 mE/ml
c) Postmenopause: über 40 mE/ml
   (Serumöstradiol gleichzeitig unter 30 pg/ml Serum)

Sekretion

- Kurzzeitschwankungen: FSH wird pulsatil durch die Hypophyse sezerniert; FSH-Pulse haben eine niedrigere Amplitude als die LH-Pulse.
- Anstieg von FSH in der frühen Follikelphase, Abfall in der späteren Follikelphase. Anstieg in Zyklusmitte, postovulatorischer Abfall.
- Die FSH-Ausschüttung wird durch Inhibin, das von den Granulosazellen gebildet wird, gehemmt, ohne daß dadurch die LH-Ausschüttung verändert wird.
- Kohlenhydratrest unter Östrogeneinfluß kürzer und damit biologische Halbwertszeit kürzer.

Pharmakokinetik

- Initiale Halbwertszeit 3 h.

Pharmakokinetik
- Initiale Halbwertszeit 3 h.
- Erst steiler, dann flacher Abfall der FSH-Serumkurve
- Sehr rascher Wirkungseintritt in vivo (<5 min)
- Kohlenhydratanteil ist wichtig für die Halbwertszeit, nicht aber für die biologische Aktivität.

Rezeptoren

- Ovar (Granulosazellen), beim Mann Tubuli seminiferi.
- FSH kann seine eigenen Rezeptoren induzieren.

Metabolismus

- FSH wird durch die Niere ausgeschieden.
- Abbau durch Proteasen, Glykosidasen.

Wirkungen

- Anregung des Wachstums und Reifung der größeren Sekundär- und Tertiärfollikel; zusammen mit LH Stimulierung der Östrogensynthese; LH stimuliert Androgenbildung in den Thekazellen, FSH stimuliert die Aromatisierung der Androgene zu Östrogenen in der Granulosazelle.
- Stimulation der Spermatogenese beim Mann.

Klinik

- Hypogonadotroper Hypogonadismus: FSH- und LH-Spiegel zu niedrig, meist aufgrund mangelnder GnRH-Sekretion vom Hypothalamus oder durch HVL-Insuffizienz infolge Fehlanlage, Tumor oder Nekrose (Kallmann-Syndrom; Sheehan-Syndrom).
- Hypergonadotroper Hypogonadismus: Erhöhte FSH- und LH-Spiegel (Östradiol niedrig) durch primäre oder sekundäre Ovarialinsuffizienz (DD: Climacterium praecox, hyposensitive Ovarien (= gonadotropin-resistant ovary-syndrome).
- In der Geschlechtsreife liegen die Serumkonzentrationen von FSH zwischen 2 – 14 mE/ml; in der Peri- und Postmenopause ansteigende FSH-Spiegel, weil die Hemmung durch Inhibin wegfällt.
- Normalwerte: Auch bei normalen FSH- und LH-Werten sind Follikelreifungsstörungen und Corpus-luteum-Insuffizienz nicht selten. In solchen Fällen finden sich häufig Störungen anderer endokriner Organe wie Schilddrüse oder Nebennieren.

Diagnostik
- Bestimmung der Basalkonzentration von FSH im Serum zusammen mit 17β-Estradiol zur Beurteilung der Hypophyse-Ovar-Achse.
- Bestimmung der FSH-Pulse hat im Gegensatz zur Bestimmung der LH-Pulse keine diagnostische Bedeutung.
- FSH-Funktionstest nicht bekannt.

Therapie
- FSH-Monotherapie: Unterstützung der Follikelreifung bei Sterilitätspatientinnen im Rahmen eines IVF-Programmes, sowie bei Sterilitätspatientinnen mit Hyperandrogenämie oder PCO-Syndrom.
- LH-/FSH-Kombination (HMG) zur Stimulation der Follikelreifung und hCG zur Ovulationsinduktion bei Sterilitätspatientinnen.

LH
Das Glykoprotein LH steuert gemeinsam mit FSH die Follikelreifung, löst die Ovulation aus und fördert in der Gelbkörperphase die Östrogen- und Progesteronbildung.

Synonyma. Luteinisierendes Hormon, Lutropin.

Bildungsort. Basophile Zellen des Hypophysenvorderlappens.

Chemie
- Proteohormon mit 205 Aminosäuren.
- 2 Untereinheiten: α- und β-Untereinheit:
  die α-Untereinheit ist identisch mit FSH, TSH und hCG;
  die β-Untereinheit bestimmt die Hormonspezifität.
- Kohlenhydratanteil: 18% (wichtig für die biologische Halbwertszeit).
- Molekulargewicht: 30000 Dalton.

Nachweismethoden
- Quantitativ: Radioimmunoassay, Bioassay, Enzymimmunoassay.
- Semiquantitativ: Schnelltest mittels Teststäbchen durch LH-Bestimmung aus dem Urin (Clearblue, Clearview, Ovuquick).

Normalwerte. (in mE/ml Serum)
Umrechnung mlE/ml in ng/ml: 1 mlE = 0,5 ng/ml (je nach Bestimmungsmethode)

a) Pubertät:	10 mE/ml
b) Geschlechtsreife:	2–28 mE/ml. (Bei hohen LH-Spiegeln in der Geschlechtsreife an Ovulation denken)
– Follikelphase:	1–10 mE/ml
– Ovulation:	30–80 mE/ml
– Lutealphase:	1–10 mE/ml
c) Postmenopause:	30–60 mE/ml. (Serumöstradiol gleichzeitig unter 30 pg/ml)

Sekretion
- Kurzzeitschwankungen: pulsatile LH-Ausschüttung (Abb. 1.7).
- Zyklusabhängige Schwankungen (vgl. Kap. 4).
- Veränderung der Pulsfrequenz und Pulsamplitude während des menstruellen Zyklus.
- Kohlenhydratrest unter Östrogeneinfluß kürzer und damit biologische Halbwertszeit kürzer.

Pharmakokinetik
- Initiale Halbwertszeit: 1 h.
- Sehr rascher Wirkungseintritt in vivo (5 min nach I.v.-Injektion bereits signifikante Steigerung der Pregnenolonsynthese nachweisbar).
- Kohlenhydratanteil wichtig für Halbwertszeit, nicht aber für die biologische Aktivität.

Rezeptoren
- Bei der Frau: LH-Rezeptoren an den Theka-, Granulosa- und Thekaluteinzellen. Induktion der LH-Rezeptoren an den Thekazellen durch FSH.
- Nach der Rezeptorbindung an Ovar und Testis Aktivierung einer Adenylatzyklase, unklare permissive Rolle von Kalziumionen, im Ovar Stimulation der Progesteronsynthese durch erhöhten Umsatz von Cholesterin in Pregnenolon.
- Beim Mann: LH-Rezeptoren in den Leydig-Zellen des Hodens; nach Aktivierung erhöhte Testosteronbildung.

Metabolismus
- LH-Abbau durch Proteasen in Leber und Niere.
- Ausscheidung über den Urin.

Wirkungen
Frau:
- Steuert zusammen mit FSH die Follikelreifung vom Primär- zum Tertiärfollikel (geringe basale LH-Spiegel notwendig für die Follikelreifung, dominante Kontrolle durch FSH).
- Auslösung des Eisprungs durch LH-Gipfel.

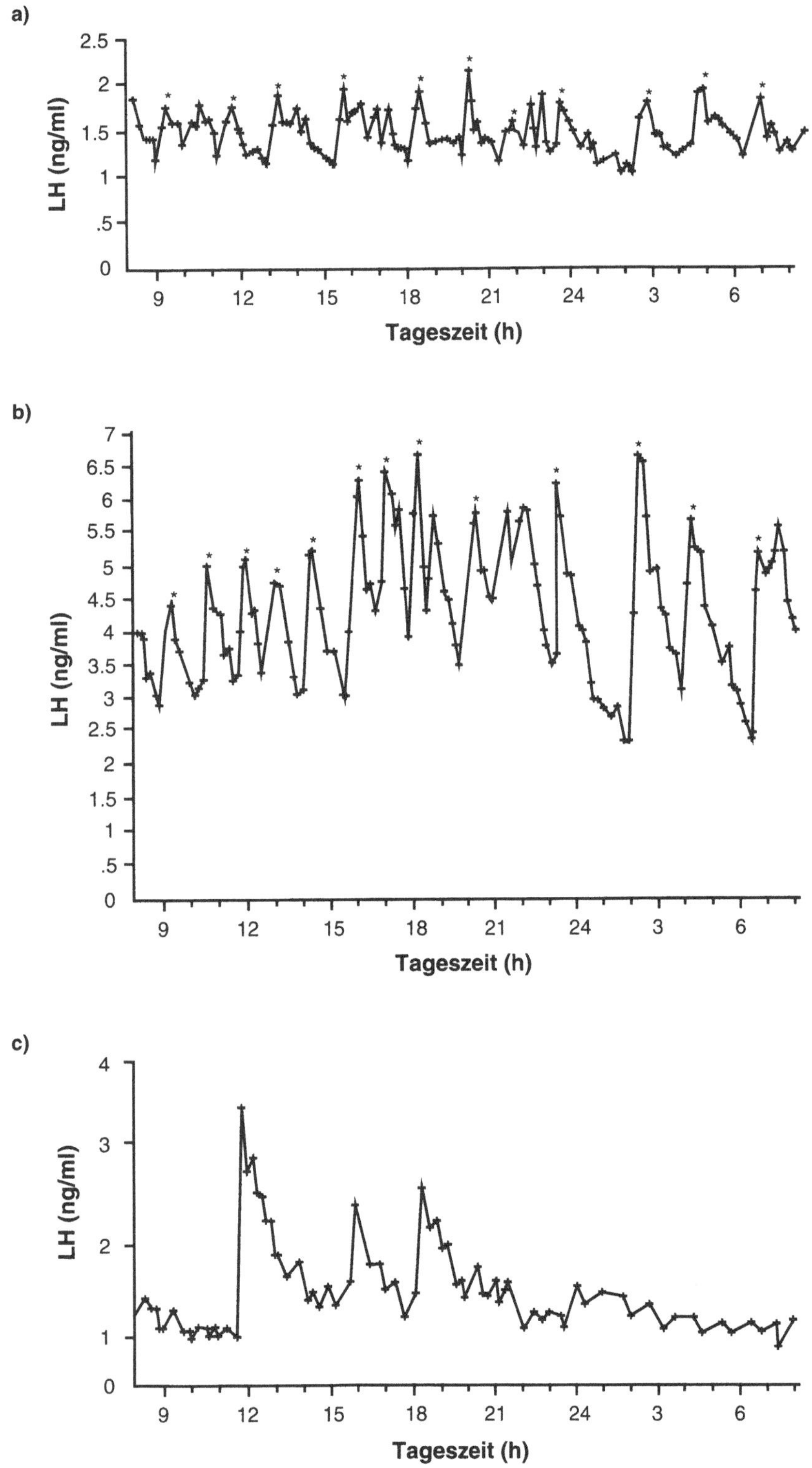

Abb. 1.7 a – c. Pulsatile Freisetzung von LH während des menstruellen Zyklus. **a** Frühe Follikelphase, **b** späte Follikelphase. **c** Lutealphase

- Stimulation der Gestagensynthese im Tertiärfollikel.
- Stimulation der Gestagensynthese im Gelbkörper.

Mann:
- Stimulation der Androgenproduktion in den Leydig-Zellen des Hodens.

Klinik
- Erhöhte LH-Spiegel: vorzeitige Ovarialerschöpfung, Gonadendysgenesie, polyzystisches Ovarialsyndrom (PCO-Syndrom), Postmenopause.
- Erhöhte LH-/FSH-Ratio bei normalen Basalwerten: PCO-Syndrom bei gleichzeitig erhöhten Konzentrationen von Androgenen.
- Vorzeitiger Anstieg: präeovulatorisch: vorzeitige Luteinisierung des Follikels.
- Erhöhte LH-Spiegel in der Follikelphase: niedrigere Schwangerschaftsrate, erhöhte Abortrate.

Diagnostik
- Basale LH-Bestimmung.
- LH-RH-Stimulationstest: bei normaler hypophysärer LH-Bildung und Sekretion normaler LH-Anstieg nach LH-RH-Verabreichung (s. Kap. 2, Band 2).
- Nachweis von LH-Pulsen im Venenblut bei Blutentnahme alle (5), 10 (20) min über 6–24 h.

Therapie
- Kombination mit FSH (HMG) zur Unterstützung der Follikelreifung (nur geringe basale LH-Spiegel notwendig).
- hCG anstelle von LH zur Ovulationsauslösung und zur Unterstützung der Lutealfunktion.

Prolaktin
Proteohormon des Hypophysenvorderlappens mit direktem Einfluß auf die weibliche Brustdrüse und Milchproduktion.

Synonyma. LTH, laktotropes Hormon.

Entdeckung. Prolaktin (PRL) wurde erst 1970 als eigenständiges Hormon erkannt (Frantz u. Kleinberg), da es einerseits gewisse Ähnlichkeit in Wirkung und Struktur mit dem Wachstumshormon hat und andererseits in wesentlich geringerer Konzentration als HGH in der Hypophyse vorkommt.

Bildungsort
- In eosinophilen Zellen des Hypophysenvorderlappens.
- In der Plazenta während der Schwangerschaft.
- Im Endometrium.

Chemie
- Einkettiges Proteohormon mit 198 Aminosäuren.
- Heterogenität des menschlichen Prolaktins sowohl im Plasma als auch in der Hypophyse.
- Unterschiedliche Formen des zirkulierenden Prolaktins
  - „Little“ Prolaktin (Molekulargewicht 23000) entspricht dem nichtglykosilierten monomeren Hormon mit einer höheren Rezeptorbindung, Bioaktivität und voller Immunaktivität.
  - 2 glykosilierte Formen des Prolaktins (Molekulargewicht 25000) unterscheiden sich in den Kohlehydratresten. G1 hPRL und G2 hPRL, beide mit einer verminderten Immunreaktivität und G1 hPRL hat nur ein Viertel der Bioaktivität von G2 hPRL
  - „Big“ Prolaktin (Molekulargewicht 50000) besteht aus einer Mischung von dimeren und trimeren Formen des glykosilierten Prolaktins (G-PRL).
  - „Big-big“ Prolaktin (Molekulargewicht 100000), entspricht möglicherweise dem hPRL gekoppelt kovalent an ein Immunglobulin.

Pharmakokinetik
- Eliminationshalbwertszeit im Plasma: ca. 50 min.

Nachweismethoden. Radioimmunoassay, Enzymimmunoassay.

Normalwerte
Entscheidend ist stets der Verlauf, nicht Einzelwerte
- Erwachsene 70–410 mE/l (Frauen)
  50–210 mE/l (Männer)

Merke. Während der Schlafphase sind die Prolaktinwerte um das 2- bis 3fache erhöht. Eine Ausnahme bilden nur Patientinnen mit prolaktinproduzierenden Hypophysentumoren (sog. Prolaktinome).

Sekretion
- Steuerung durch 2 hypothalamische hypophysiotrope Messenger: PRL-Inhibiting Factor (PIF) und PRL-Releasing-Factor (PRF) (Abb. 1.8a).

<table>
<tr><th>Anatomie</th><th>Physiologie</th><th>Pathophysiologie und Pharmakologie</th></tr>
<tr><td>Zentralnervensystem</td><td rowspan="4">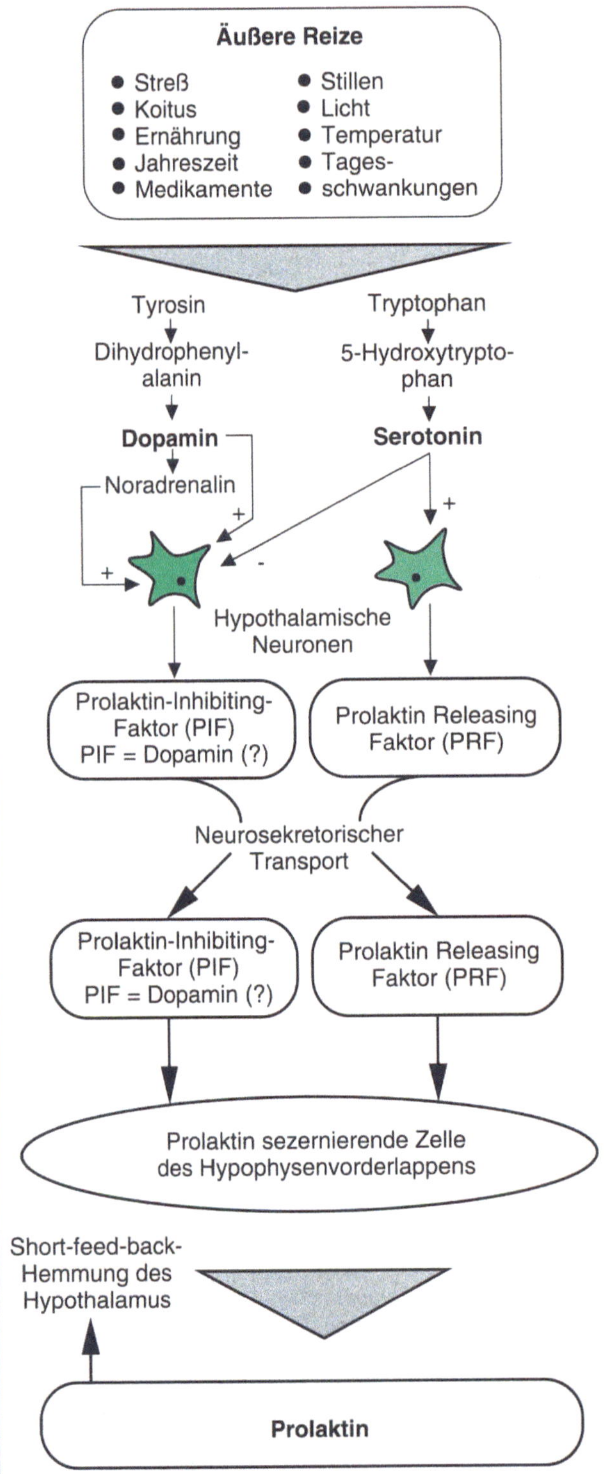</td><td></td></tr>
<tr><td>Hypothalamus</td><td>1. Pharmakologische Beeinflussung der PIF-Bildung: Hemmung durch Bromocriptin
2. Primäre Erkrankung des Hypothalamus mit verminderter PIF-Bildung
3. Erkrankung des Hypothalamus mit vermehrter PRF-Bildung
4. Bildung einer hypothalamischen Substanz mit PRF-Aktivität (z.B. bei Hypotherosa)</td></tr>
<tr><td>Hypophysenstiel</td><td>5. Kompression und Destruktion des Hypothalamus oder des Hypophysenstiels (Transport von PIF gestört)</td></tr>
<tr><td>Hypophyse</td><td>6. Vermehrung der prolaktinbildenden Zellen: Prolaktinom
- Mikroprolaktinom
- Makroprolaktinom
7. Pharmakologische Hemmung der Prolaktinsekretion durch Dopaminagonisten
8. Direkte Stimulierung der prolaktinsezernierenden Zellen durch TRH möglich</td></tr>
<tr><td>Peripherie</td><td>Wirkungen von Prolaktin (physiologisch)
● Corpus-luteum-Funktion: Zusammenspiel von LH, Prolaktin und Hyperprolaktinämie führen zu verminderter Progesteronproduktion
● Brustdrüse: Laktogenese, Galaktopoese, Mamogenese
● Nebennierenrinde: hohe Prolaktinaffinität; Zusammenhang zwischen Prolaktin und Kortikosteroiden noch unklar</td><td>Wirkungen von Prolaktin (pathologisch)
● Amenorrhö
● Galaktorrhö (nicht immer)
● Anovulatorische Zyklen
● Verkürzte Lutealphase
● Ausbleiben der Menarche</td></tr>
</table>

a

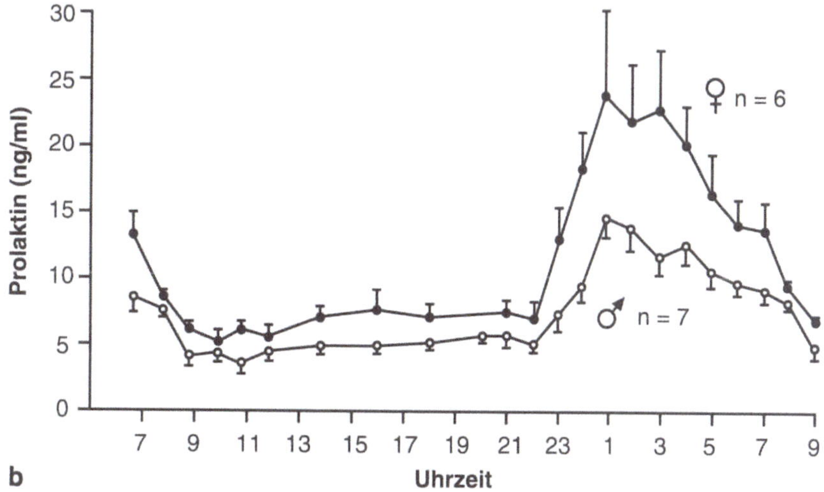

b

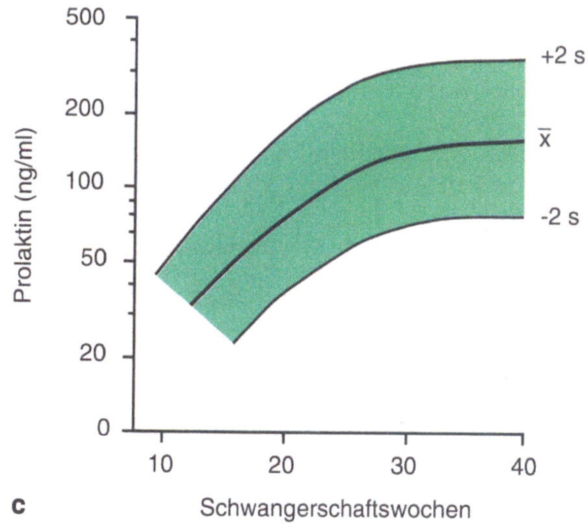

c

Abb. 1.8 a–c. Prolaktin: **a** Regulation, **b** Tagesrhythmik und Geschlechtsabhängigkeit, **c** Serumkonzentrationen im Verlauf einer Schwangerschaft

- PIF wird aus dem Hypothalamus freigesetzt und ist wahrscheinlich z.T. mit Dopamin identisch (Regulation über D1- und D2-Rezeptoren).
- Laktotrope Zellen der Hypophyse unterliegen hauptsächlich inhibitorischen Einflüssen.
- Die Bildung von Prolaktin steigt ab der 8. Schwangerschaftswoche stark an (Abb. 1.8b).
- Nach TRH-Gabe rascher Anstieg von Prolaktin vermutlich aufgrund einer direkten Wirkung auf die Hypophyse (nicht an der physiologischen Steuerung der PRL-Freisetzung beteiligt).
- Zyklusabhängige Schwankungen.
- Tagesrhythmik: Prolaktinanstieg während der Nacht (Abb. 1.8c).
- Kurzzeitschwankungen: pulsatile Sekretion von Prolaktin.
- Physiologische Prolaktinerhöhung in der Schwangerschaft, Stillzeit, bei Streß oder körperlicher Anstrengung, Östrogenwirkung (damit verbunden Geschlechts- und Altersabhängigkeit) (Abb. 1.8c), Stimulation der Mamillen und beim Koitus. Bei nichtstillenden Frauen sinken die Prolaktinspiegel in 1–2 Monaten nach der Geburt ab; bei stillenden Frauen bleiben sie bis zu 2 Jahre erhöht.

Rezeptoren

- Membranständige Prolaktinrezeptoren an den Erfolgsorganen des Prolaktins.
- Aminosäuresequenz zeigt deutliche Übereinstimmung mit dem menschlichen GH-Rezeptoren.
- Beide Rezeptoren bestehen aus einer großen extrazellulären Region (Hormonbindender Bereich), einem einzelnen Transmembransegment und einem großen zytoplasmatischen Anteil.

Metabolismus

- Abbau und Ausscheidung über die Leber (75%); Ausscheidung über die Niere (25%).
- Während der Laktation Ausscheidung über die Milch.

Wirkung

- Beeinflussung der pulsatilen GnRH- und der Gonadotropinsekretion: Einfluß auf die Follikelreifung und auf die Funktion des Corpus luteum.
- Differenzierung der Milchdrüse (zusammen mit Östrogen, Progesteron und Kortisol).
- Auslösung und Unterhaltung der Milchproduktion: Anstieg der Prolaktinkonzentration in der Schwangerschaft unter dem Einfluß der vermehrten Östrogen- und Progesteronkonzentration. Vor der Geburt: Verhinderung der Laktation durch die Östrogene. Nach Ausstoßung der Plazenta: Abfall des Östrogenspiegels und stimulierende Wirkung des Prolaktins führen zur Laktation.
- Durch Mamillenreiz beim Stillen wird wahrscheinlich die Wirkung des hypothalamischen PIF unterdrückt.
- Stoffwechselwirkungen: Retention von Phosphor, Kalium und Stickstoff.

Klinik

- Hyperprolaktinämie: häufig Galaktorrhö und Hypoöstrogenämie mit Uterushypoplasie. Durch die hemmende Wirkung auf die GnRH-Sekretion kommt es zu Zyklusstörungen und Amenorrhö.
  Ursachen:
  - Hypophysentumore meistens als Adenome, die selbst kein Prolaktin produzieren, aber durch ihre Ausdehnung auf den Hypophysenstiel drücken und das hypophysäre Pfortadersystem behindern (PIF kann nicht auf laktotrope Zellen einwirken).
  - Pathologische Prolaktinerhöhung: z. B. bei Tumoren, Verletzungen des Rückenmarks, Hyperthyreoidismus, bei chronischen Nierenerkrankungen und schweren Lebererkrankungen.
  - Latente Hyperprolaktinämie: normale Basalspiegel, aber überschießender Anstieg nach Metoclopramidgabe (Anstieg über 300 ng/ml Serum).
  - Pharmakologische Prolaktinerhöhung: z. B. TRH, Dopaminantagonisten, Opioide, u. a. (Tabelle 1.4)
- Hypoprolaktinämie: pathogenetische Bedeutung zur Zeit unbekannt.

Diagnostik

a) Prolaktinbestimmung im Serum (Normalbereich: <410 mE/l).
   Metoclopramidtest (20.-22. Zyklustag): Prolaktinbestimmung vor und nach Gabe von 1 Amp. à 10 mg Metoclopramid (Paspertin) (s. Kap. 2, Band 2).
   - Metoclopramid hemmt dopaminerge Rezeptoren und stimuliert damit die Prolaktinsekretion.
   - Zur Differentialdiagnose einer latenten oder manifesten Hyperprolaktinämie: Eine manifeste Hyperprolaktinämie liegt vor, wenn der Basalwert um mehr als das 20fache ansteigt.

b) TRH-Test (3.-5. Zyklustag): Prolaktinbestimmung vor und nach TRH-Gabe, 1 Amp. à 200 µg (Relefact, Antepan) (s. Kap. 2, Band 2).
   - Unter TRH-Stimulation kommt es zum Anstieg der Prolaktinkonzentration im Serum (klinisch wenig Bedeutung).

Therapie

- Suppression der Prolaktinsekretion mit dopaminergen Substanzen wie Bromocriptin (Pravidel) und Lisurid (Dopergin) (s. Kap. 3).
- Bei Hyperprolaktinämie evtl. Absetzen von Medikamenten, die einen Einfluß auf den Prolaktinspiegel haben (Tabelle 1.4).

Wachstumshormon (HGH)

HGH stimuliert als anaboles Hormon das Wachstum vieler Organe; es fördert insbesondere das Längenwachstum ohne Beschleunigung des Epiphysenschlusses.

Synonym. Somatotropin; somatotropes Hormon (STH), growth hormone (GH).

Bildungsort. Synthese in den somatotropen Zellen des Hypophysenvorderlappens.

Chemie

- Einkettiges Peptidhormon mit 191 Aminosäuren (AS), über 2 Disulfidbrücken verbunden; Molekulargewicht 22000 Dalton.
- Vorhandensein zahlreicher verwandter Moleküle: 22 KDa-Form mit 191 AS (50%); 20 KDa-Form mit 176 AS (5–15%).
- Homologien zu Prolaktin und HPL (human placental lactogen).
- Hohe Speziesspezifität.

Normalwerte im Serum

- <10 ng/ml

Tabelle 1.4. Medikamente, die zur Hyperprolaktinämie führen. (Nach Leidenberger 1992)

Alphabetisches Verzeichnis prolaktinfreisetzender Medikamente, Chemikalien und Drogen					
Medikamente Handelsname	Wirkung Anwendung	Chemischer Name	Medikamente Handelsname	Wirkung Anwendung	Chemischer Name
Aldometil	Antihypertensivum	Methyldopa	Megaphen	Neuroleptikum	Chlorpromazin
Anafranil	Antidepressivum	Clomipramin	Melleril	Neuroleptikum	Thioridazin
Androcur	Gestagen/ Antiandrogen	Cyproteronacetat	Meresa	Neuroleptikum	Sulpirid
Aolept	Neuroleptikum	Periciazin	Metoclopramid	Magen-Darm-Mittel	Metoclopramid
Aponal	Antidepressivum	Doxepin	Methyldopa stada	Antihypertensivum	Methyldopa
Arminol	Neuroleptikum	Sulpirid	Morphin	Narkoanalgetikum	Morphin
Atosil	Neuroleptikum	Promethazin	Motilium	Magen-Darm-Mittel	Domperidon
Benpon	Neuroleptikum	Flupentixol	Neogama	Neuroleptikum	Sulpirid
Cardibeltin	Kalziumantagonist	Verapamil	Neurocil	Neuroleptikum	Levomepromazin
Catapresan	Antihypertensivum	Clonidin	Nortrilen	Antidepressivum	Nortriptylin
Ciatyl	Neuroleptikum	Clopenthixol	Noveril	Antidepressivum	Dibenzepin
Clonidin	Antihypertensivum	Clonidin		Östrogen	
Dapotum	Neuroleptikum	Fluphenazin	Omca	Neuroleptikum	Fluphenazin
Decentan	Neuroleptikum	Perphenazin	Orap	Neuroleptikum	Pimozid
Droperidol	Neuroleptikum	Dehydrobenzperidol	Orbinamon	Neuroleptikum	Tiotixen
Dilaudid	Narkoanalgetikum	Hydromorphon	Pantrop	Antidepressivum	Amitriptylin
Dipiperon	Neuroleptikum	Pipamperon	Parnate	Antidepressivum	Tranylcypromin
Dixarit	Antihypertensivum	Clonidin	Paspertin	Magen-Darm-Mittel	Metoclopramid
Dogmatil	Neuroleptikum	Sulpirid	Pertofran	Antidepressivum	Desipramin
Dominal	Neuroleptikum	Prothienpendyl	Presinol	Antihypertensivum	Methyldopa
Duraclamid	Magen-Darm-Mittel	Metoclopramid	Promikiddi	Neuroleptikum	Promethazin
Duraperidol	Neuroleptikum	Haloperidol	Protactyl	Neuroleptikum	Promazin
Elaubat	Neuroleptikum	Haloperidol	Repeltin	Antiallergikum	Alimemazin
Esucos	Neuroleptikum	Dixyrazin	Reserpin	Antihypertensivum	Reserpin
Eunerpan	Neuroleptikum	Melperon	Saroten	Antidepressivum	Amitriptylin
Equilibrin	Antidepressivum	Amitriptylin	Sedalande	Neuroleptikum	Fluanison
Eukodal	Narkoanalgetikum	Oxycodon	Sembrina	Antihypertensivum	Methyldopa
Fluanxol	Neuroleptikum	Flupentixol	Serpasil	Antihypertensivum	Reserpin
Gamonil	Antidepressivum	Lofepramin	Sigaperidol	Neuroleptikum	Haloperidol
Gastronerton	Magen-Darm-Mittel	Metoclopramid	Sinquan	Neuroleptikum	Doxepin
Gastrosil	Magen-Darm-Mittel	Metoclopramid	Sostril	Magen-Darm-Mittel	Ranitidin
Gastro-Tablinen	Magen-Darm-Mittel	Metoclopramid	Stangyl	Antidepressivum	Trimipramin
Glianimon	Neuroleptikum	Benperidol	Sylvemid	Antidepressivum	Amitriptylin
Haldol	Neuroleptikum	Haloperidol	Tagamet	Magen-Darm-Mittel	Cimetidin
Haloperidol	Neuroleptikum	Haloperidol	Taractan	Neuroleptikum	Chlorprothixen
Imap	Neuroleptikum	Fluspirilen	Taxilan	Neuroleptikum	Perazin
Impromen	Neuroleptikum	Bromperidol	Theralene	Neuroleptikum	Alimemazin
Inofal	Neuroleptikum	Sulforidazin	Tofranil	Antidepressivum	Imipramin
Insidon	Antidepressivum	Opipramol	Tolvin	Antidepressivum	Mianserin
Isoptin	Kalziumantagonist	Verapamil	Trandate	Antihypertonikum	Labetalol
Jalonac	Neuroleptikum	Trifluoperazin	Triperidol	Neuroleptikum	Trifluperidol
Jatroneural	Neuroleptikum	Trifluoperazin	Truxal	Neuroleptikum	Chlorprothixen
Jatrosom	Neuroleptikum	Trifluoperazin	Zantic	Magen-Darm-Mittel	Ranitidin
Laroxyl	Antidepressivum	Amitriptylin	*Sonstige Substanzen*		
Limbatril	Neuroleptikum	Amitriptylin	Äthanolamin-Sulfat		
Lioresal	Myotonolytikum	Baclofen	Alkohol		
Longopax	Neuroleptikum	Perphenazin	Heroin		
Ludiomil	Antidepressivum	Maprotilin	Mescalin		
Lyogen	Neuroleptikum	Fluphenazin	Psylocybin		
MCP-ratiopharm	Magen-Darm-Mittel	Metoclopramid			

Sekretion

- Stimulation der Sekretion durch Streß, körperliche Arbeit, Hypoglykämie, hohe kalorische Ernährung, Schlaf und Arginin.
- Hemmung der Sekretion durch Glukose.
- Direkte Kontrolle durch 2 hypothalamische Hormone: Die HGH-Freisetzung wird durch GRF (growth hormone releasing factor) stimuliert, Somatostatin (SRIF) hemmt die Sekretion.
- Vermehrte Ausschüttung während des Tiefschlafes (bei Kindern deutlich höher als bei Erwachsenen).
- Episodenhafte Sekretion (3–4 Pulse pro Tag) ohne erkennbaren Auslöser. Anstieg auf 8 Episoden pro 24 h während der Pubertät mit der höchsten Amplitude während des „slow-wave"-Schlafes (Stadium III und IV).
- Die tägliche Sekretionsrate von GH ist altersabhängig und beträgt 90 µg bei präpubertären Kindern, 700 µg bei Adoleszenten und 380 µg bei jungen Erwachsenen.
- Abfall der Sekretionsrate in der Postmenopause bei Frauen.
- Verstärkung der GH-Sekretion durch Östrogene, Testosteron und Schilddrüsenhormone.
- Hemmung durch hohe Spiegel an Glukokortikoiden und bei verlängerter Exposition.
- Die episodische Sekretion von GH unterliegt Kontrollmechanismen durch 2 hypothalamische Peptide wie Somatostatin oder SRIF (Somatotropin-release-inhibiting factor) und GH-releasing factor (GRH), daß in episodischer Weise in das Portalblut sezerniert wird.
- Die pulsatile Natur der GH-Sekretion scheint unter tonischer Hemmung durch das Somatostatin und unter episodischer Stimulation durch GRH zu stehen.
- Rückkopplungsreaktionen erfolgen durch zirkulierende IgF's auf Hypophyse und Hypothalamus, wobei IgF's die Freisetzung von hypothalamischem Somatostatin stimulieren.

Pharmakokinetik

- Halbwertszeit 17–45 min.
- Stoffwechselwirksam allerdings für ca. 4 Tage.

Wirkungen

- Gesteigerter Transport von Aminosäuren in die Zellen und gesteigerte Proteinsynthese.
- GH wirkt diabetogen, zeigt allerdings auch insulinähnliche Wirkungen.
- gesteigerte Lipolyse (Fettsäuren erhöht).
- Hemmung der Glukoseutilisation.
- Hemmung der Glukoseoxidation in den Zellen (Insulinantagonismus). Der Anstieg des Blutzuckerspiegels wird durch verstärkte Insulinausschüttung kompensiert.
- Förderung des Längenwachstums durch wachstumsfördernden Effekt am Knorpel (Synthesesteigerung von Somatomedin-C (IGF-1) in der Leber).
- Phosphatretention; Kalziumausscheidung im Urin gesteigert.
- Stimulation des Immunsystems.
- Übertragung vieler Wirkungen indirekt durch Bildung der Insulin-like growth-factors (IGF-1 und IGF-2) in vielen Geweben.
- Das zirkulierende IGF-1 und IGF-2wird durch spezielle Bindungsproteine gebunden, die von entscheidender Bedeutung sind für die modulatorische IGF-Wirkung sowohl an den Zielorganen, als auch im Hinblick auf die Ausübung einer negativen Feedbackwirkung der GH-Sekretion.
- Die GH-vermittelte Bildung der IGFs scheint eine wichtige Rolle zu spielen bei der menschlichen Ovarialfunktion.

Rezeptoren

- Bindung an Rezeptoren der Plasmamembran von Hepatozyten, Adipozyten, Fibroblasten, Chondrozyten, Granulosazellen (z. B. Follikelreifung).

Ursachen des Wachstumshormonmangels

1. Angeborene Formen:
   - erblich bedingt durch Gendeletion,
   - Fehlbildungen wie Hypophysenagenesie bzw. -hypoplasie, Apallisches Syndrom.
2. Erworbene Formen:
   - Tumoren von Hypothalamus oder Hypophyse,
   - posttraumatisch, postinfektiös oder nach Bestrahlungen,
   - transitorisch bei psychosozialer Deprivation.
3. Idiopathische Formen:
   - ohne erkennbare Ursachen.

Klinik

- Akromegalie: Adenom des Hypophysenvorderlappens; Förderung des Wachstums von Skelett und Weichteilen; durch die insulinantagonistischen Wirkungen des Wachstumshormons Neigung zur Hyperglykämie (latent diabetische Stoffwechsellage).
- Gigantismus: vor Epiphysenfugenschluß Riesenwuchs bei Jugendlichen.

- Minderwuchs: hGH-Mangel; meist kombinierter Mangel mehrerer Hypophysenhormone.
- Pseudohypophysäre Minderwuchsformen:
  - Laronscher Zwergwuchs: verminderte hGH-Rezeptoren an den somatomedinbildenden Hepatozyten.
  - Zwergwuchs der Pygmäen: Mangel an Somatomedin C (IGF I).
  - Funktioneller Wachstumshormonmangel: konstitutionelle Entwicklungsverzögerung (Provokationsteste normal, Basalsekretion erniedrigt).

Diagnostik
- Glukosetoleranztest: Bei Akromegalie lassen sich die erhöhten Serumspiegel nicht unter 5 ng/ml Serum supprimieren.
- Insulintoleranztest (ITT): Gabe von 0,1 E/kg KG Alt-Insulin; durch den Blutzuckerabfall kommt es als Gegenregulation zu einer Sekretion von hGH.
- Arginintest: Infusion von Arginin 0,5 g/kg KG in 10%iger Lösung über 30 min. Blutentnahme bei 0/15/30/45/60/90 min.
- GRF-Test: Growth hormone releasing factor (GRF) setzt hGH spezifisch aus der Hypophyse frei; Blutentnahme bei 0/15/30/45/60/90 min nach Gabe von 1-(2) µg/kg KG GRF i.v.. Liegt kein hGH-Mangel vor, kommt es zu einem Anstieg von über 40 ng/ml Serum; dies ist auch der Fall bei hypothalamischer Störung. Zu einem pathologischen Ausfall des Tests kommt es in 75% der Fälle bei idiopathischem hGH-Mangel.
- Zur Unterscheidung einer hypothalamischen bzw. hypophysären Störung wird ein „priming" mit GRF durchgeführt (über 5 Tage 2mal 10 µg/kg KG GRF s.c.); bei Durchführung des üblichen GRF-Tests kommt es bei hypothalamischer Störung zu einem Ansteigen von hGH über 10 ng/ml.
- Bei normalen basalen Somatomedinspiegeln (v.a. Somatomedin C) ist ein Mangel an hGH weitgehend ausgeschlossen.
- Clonidintest: hGH-Ausschüttung bei Patienten mit ovarieller Insuffizienz.

Therapie
- Behandlung bei Minderwuchs.

Adrenokortikotropes Hormon (ACTH)
Peptidhormon, das unter Kontrolle des Kortikotropinreleasingfaktors und des negativen Feedbacks des peripheren Kortikosteroidspiegels in den basophilen Zellen des Hypophysenvorderlappens gemeinsam mit dem β-Endorphin und dem α-melanozytenstimulierenden Hormon aus einem gemeinsamen Präkursor gebildet wird (Abb. 1.9). Die ACTH-produzierenden Zellen werden deshalb auch Proopiomelanocortinzellen (POMC-Zellen) genannt.

Synonym. Kortikotropin.

Bildungsort. Basophile Zellen des Hypophysenvorderlappens.

Chemie
- Peptidhormon mit 39 Aminosäuren (Abb. 1.10)
- Molekulargewicht 4500 Dalton

Nachweismethode. Immunoassay.

Normalwerte. 0–60 pg/ml Serum.

Sekretion
- Zirkadiane Rhythmik mit den höchsten Konzentrationen am frühen Morgen.
- Die Pulse erfolgen im 60–120 Minutenrhythmus.
- Störungen der Rhythmik durch Streß, Hypoglykämie, Lysin-Vasopressin.

Pharmakokinetik
- Halbwertszeit: 4 min.
- Freisetzung von ca. 8 ng/h.

Rezeptoren. Membranständige Rezeptoren an den Nebennierenrindenzellen.

Metabolismus
- Durch enzymatischen Abbau.

Wirkungen
- ACTH regt die Nebennierenrinde zum Wachstum sowie zur Bildung und Ausschüttung von Kortikosteroiden an.
- Fettstoffwechsel: Freisetzung freier Fettsäuren aus Fettgewebe.
- Kohlenhydratstoffwechsel: Steigerung der Insulinproduktion, dadurch Hypoglykämie; verbessert Glukosetoleranz und Glykogenzunahme im Fettgewebe.

Klinik
- Beim adrenogenitalen Syndrom (AGS) erfolgt durch Absenkung oder Ausfall der Kortisol- und Kortisonbildung eine reaktiv vermehrte hy-

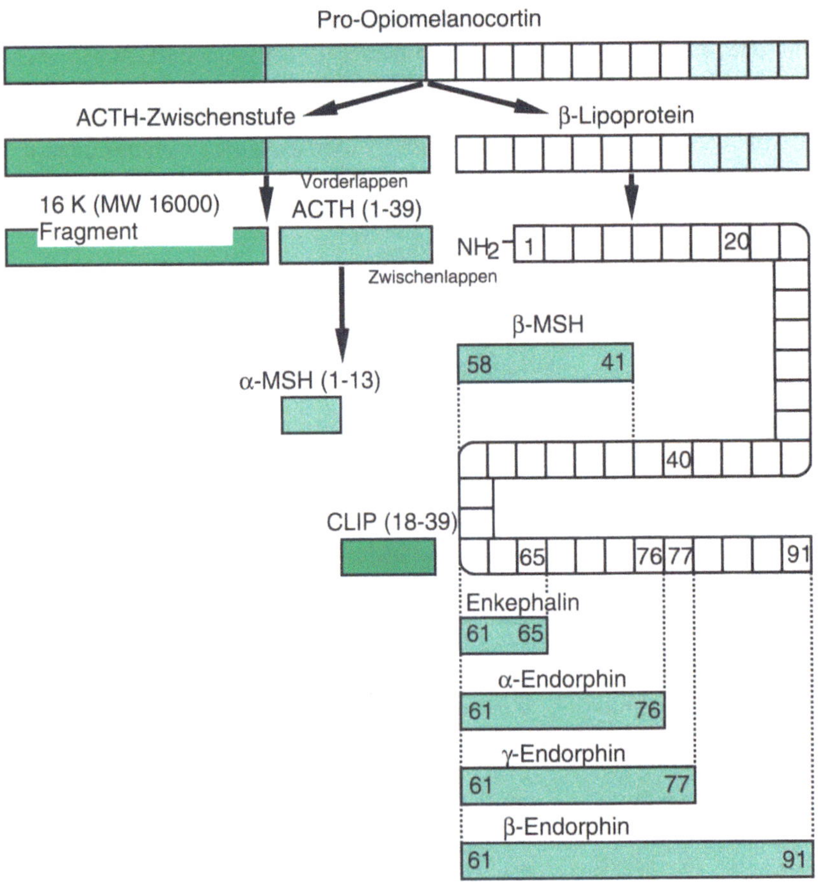

Abb. 1.9. ACTH-Synthese: Aus einem gemeinsamen Hormon entstehende Peptidhormone

1 5 10
H_2N-Ser-Tyr-Met-Glu-His-Phe-Arg-Trp-Gly-Lys-

11 15 20
Lys-Pro-Val-Gly-Lys-Lys-Arg-Arg-Pro-Val-

21 25 30
Lys-Val-Tyr-Pro-Asn-Gly-Ala-Glu-Asp-Glu-

31 35 39
Ser-Ala-Glu-Ala-Phe-Pro-Leu-Glu-Phe-COOH

Abb. 1.10. Adrenokortikotropes Hormon: ACTH

pophysäre ACTH-Sekretion (negatives Feedback).
- Eine verminderte ACTH-Ausschüttung erfolgt bei benigner Nebennierenrindenhyperplasie oder bei Nebennierentumoren (Adenome, Karzinome).
- Erhöhte ACTH-Ausschüttung findet sich bei Streß, Cushing-Syndrom, Nebennierenrindeninsuffizienz und nach Gabe von Metopiron.

Diagnostik
- ACTH-Test: Funktionsprüfung der NNR durch Gabe von ACTH und Kortikoidbestimmung in Plasma oder Urin vor und nach Verabfolgung.
- Metopirontest: Zur Überprüfung der ACTH-Reserve in der Hypophyse; durch Hemmung des Enzyms 11β-Hydroxylase wird die Bildung von Kortisol, Kortikosteron und Aldosteron gehemmt; es kommt zu einem Anstau der Vorstufe 11-Desoxycortisol (DOC). Durch den Kortikosteroidmangel kommt es zur vermehrten Sekretion von CRF und konsekutiv von ACTH. Bei intakter Hypothalamus-Hypophysen-NNR-Achse kommt es zu einem starken Anstieg von ACTH und DOC (s. Kap. 2, Band 2).

Therapie. Therapeutische Anwendung der Kortikoide wie bei NNR-Insuffizienz, Allergie, Kollagenosen, Verbrennungen.

Thyreotropin
Glykoprotein, das in der Schilddrüse die Synthese und Sekretion von Schilddrüsenhormonen bewirkt.

Synonym. TSH (thyreoidstimulierendes Hormon)

Bildungsort. Basophile Zellen des Hypophysenvorderlappens.

Chemie
- Glykoprotein.
- Zwei Untereinheiten:
  - α-Untereinheit: identisch mit anderen hypophysären Glykoproteinen.
  - β-Untereinheit: spezifisch für TSH (110 AS).
  - Kohlenhydratanteil: 15%.
  - MG: 28000.

Nachweismethode
- Quantitativ: Immunoassay.
- Qualitativ: Immunhistochemisch.

Normalwerte. 0,2–4 mE/l Serum.

Sekretion
- Blockade der Sekretion von TSH bei geringfügigem Anstieg der Syntheseprodukte der Schilddrüse (T3 und T4).
- Sekretionsstimulus: Abfall von T4 (Beeinflussung der Synthese von TRH im Hypothalamus durch T3 und T4 noch nicht geklärt).

Pharmakokinetik. Plasmahalbwertzeit 50–60 min.

Rezeptoren. Hypophyse, Schilddrüse.

Metabolismus. Abbau durch Endopeptidasen.

Wirkung. Freisetzung von T3 und T4 aus der Schilddrüse.

Klinik
- Hypothyreose.
- Hyperthyreose.

Diagnose. TRH-Test zur Stimulation von TSH und zur Diagnostik von Schilddrüsenfunktionsstörungen.

Therapie. Keine therapeutische Anwendung.

1.5.2.2 Hormone des Hypophysenhinterlappens

Oxytozin
Hormon, das in neurosekretorischen Neuronen des Hypothalamus gebildet wird, zum Hypophysenhinterlappen transportiert und dort gespeichert wird. Zielorgan des Oxytozins ist das Myometrium sowie das Myoepithel der Brustdrüse.

Bildungsort. Nucleus paraventricularis des Hypothalamus (und Nucleus supraopticus), Corpus-luteum-Zellen des Ovars (wahrscheinlich Beteiligung an der Luteolyse).

Chemie. Oktapeptid, unterscheidet sich von Vasopressin in 2 Aminosäuren (Abb. 1.11).

Nachweismethoden
- Quantitativ: Immunoassay.
- Qualitativ: Immunhistochemie.

Normalwerte
- Nichtschwangere und Schwangere: 1–2 mE/ml Serum.
- Während der Stillzeit 5–15 mE/ml.

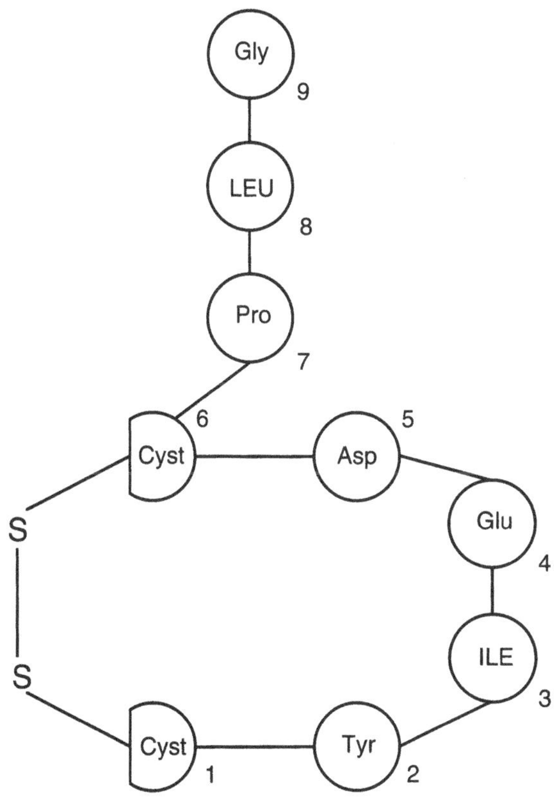

Abb. 1.11. Oxytozin

Sekretion

- Durch Stimulation (v.a. Saugreiz der Mamillen; hohe Dosen PGF2α) wird Oxytozin aus den Neurovesikeln des Hypophysenhinterlappens freigesetzt.
- Für die Freisetzung aus dem Neurophysin-Oktapeptid-Komplex ist Kalzium notwendig.
- Mechanische Reizung der Vagina und der Cervix uteri führen zur vermehrten Ausschüttung von Oxytozin (Ferguson-Reflex).

Pharmakokinetik. Plasmahalbwertszeit weniger als 15 min.

Rezeptoren

- Oxytozinrezeptoren im Myometrium bekannt.
- Anlage in Abhängigkeit vom Gestationsalter.

Metabolismus. Abbau über das Enzym Oxytozinase.

Wirkungen

- Östrogene sensibilisieren das Myometrium für Oxytozin; dadurch kommt es gegen Ende der Schwangerschaft zu einer erhöhten Empfindlichkeit für Oxytozin sowie zu einer Zunahme der Rezeptoren.
- Wehentätigkeit: durch Dehnung von Zervix und Vagina bei Eintritt des Kindes in den Geburtskanal erfolgt eine reflektorische Freisetzung von Oxytozin in die Blutbahn. Dadurch kommt es zu Uteruskontraktionen und zur weiteren Dehnung der Geburtswege mit weiterer Stimulation der Oxytozinrezeptoren, Unterhaltung der Wehentätigkeit und schließlich zur Geburt.
- Laktation: Durch Stimulation der Mamille erfolgt eine reflektorische Sekretion von Oxytozin, dadurch Kontraktion der myoepithelialen Zellen der Milchgänge und Ejektion von Milch.

Vasopressin

Peptidhormon mit diuresehemmender Wirkung. Einfluß auf Blutdruck und Glykogenolyse.

Synonyma. Antidiuretisches Hormon (ADH), Arginin-Vasopressin (AVP).

Bildungsort. Hypothalamus (Nucleus. supraopticus und Nucleus paraventricularis), Bindung an Neurophysin, Transport über den Tractus supraopticohypophysialis in die Neurohypophyse.

Chemie. Oktapaptid (Abb. 1.12).

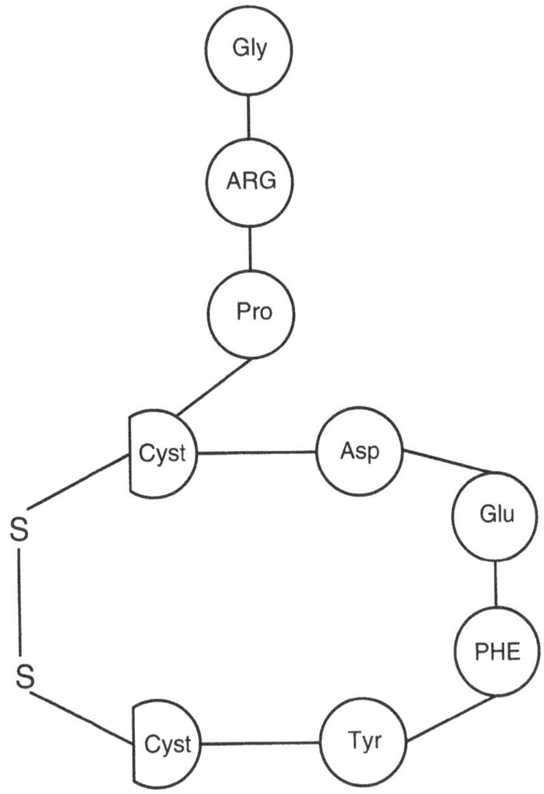

Abb. 1.12. Vasopressin

Nachweismethoden

- Quantitativ: Immunoassay.
- Qualitativ: Immunzytochemie.

Normalwerte. 2–12 pg/ml Serum.

Sekretion

- Der Sekretionsmechanismus ist nicht genau geklärt; Kontrolle üben cholinerge und noradrenerge Neurotransmitter sowie einige Neuropeptide aus.
- Die Freisetzung von Vasopressin ist kalziumabhängig.

Pharmakokinetik

- Halbwertszeit: 24 min.
- Bindung an Neurophysin II, im Blut überwiegend in freier Form, Inaktivierung in der Leber, Ausscheidung über die Niere.
- Schnelle Verteilung im Extrazellulärraum.

Rezeptoren. Zwei Rezeptortypen: V1 und V2.

- V1: Kontraktion der glatten Gefäßmuskulatur.
- V2: Reaktion auf eine Änderung der Plasmaosmolarität (Rezeptoren vermutlich in den von der A. carotis interna versorgten Gehirngebieten).

Metabolismus
- Enzymatischer Abbau.
- Ausscheidung im Urin z.T. ohne vorherige Metabolisierung.

Wirkungen
- Vasokonstriktion und dadurch Blutdruckanstieg.
- Anregung der glatten Muskulatur des Dünndarms.
- Diuresehemmung und Steigerung der Rückresorption von Wasser (Harnkonzentrierung).
- Regulation des osmotischen Drucks in den Körperflüssigkeiten erfolgt über zentrale Osmorezeptoren im Hypothalamus.

Klinik. Bei ADH-Mangel kommt es zum Diabetes insipidus mit Polyurie und Polydipsie. Es existieren 2 Formen:
- Diabetes insipidus centralis: entweder traumatische Schädigung des Hypophysenhinterlappens oder hereditäre (kongenitale) Form.
- Diabetes insipidus renalis: bei fehlender Ansprechbarkeit des distalen Nephrons auf ADH (vasopressinresistent).

Diagnostik. Durstversuch: nach Flüssigkeitskarenz steigt im Normalfall die Plasmaosmolarität, was einen spezifischen Reiz für Osmorezeptoren im Hypothalamus darstellt. Das spezifische Gewicht des Urins und die Osmolarität steigen. Beim Diabetes insipidus bleibt dieser Effekt aus, es kommt zur Exsikkose und zu Gewichtsverlust. Die Diagnose des Diabetes insipidus ist wahrscheinlich, wenn das spezifische Gewicht nicht über 1,008 g/ml Urin steigt bzw. der Patient 3–5% seines Gewichts verliert.

Therapie. Diabetes insipidus centralis: Zufuhr von Vasopressin nasal.

1.5.3 Hormone des Corpus pineale (Zirbeldrüse)

1.5.3.1 Melatonin

Biogenes Amin; (vermutlich wichtigstes Sekretionsprodukt der Zirbeldrüse).

Bildungsort. Corpus pineale, evtl. auch Hypothalamus und andere Organe (nur von geringer Bedeutung).

Chemie. N-acetyl-5-methoxytryptamin.

Normalwerte
- Niedrige Serumspiegel bei Lichtexposition (20 ng/ml).
- Bei Dunkelheit: ca. 200 ng/ml.

Sekretion
- Melatoninblutspiegel sind abhängig von den Lichtverhältnissen: hohe Spiegel während der Dunkelheit. Das Licht hemmt hypothalamische Kerne; die Aktivierung der Zirbeldrüse erfolgt über sympathische Fasern und die Freisetzung von Norepinephrin, das auf β-adrenerge Rezeptoren wirkt.
- Abgabe von Melatonin erfolgt wahrscheinlich auch in die Liquorflüssigkeit, da die Melatoninspiegel in der Liquorflüssigkeit höher sind als im Blut.
- Regulierende Wirkung auf α-adrenerge Rezeptoren, sowie Östradiol- , Progesteron- und Prolaktinrezeptoren.

Wirkungen
- Beeinflussung der Gonadotropinwirkung auf die Ovarien.
- Direkte Hemmung der Biosynthese gonadaler Steroide bei Tieren und beim Menschen.
- Schlafauslösende Wirkung.
- Möglicherweise synchronisierende Wirkung auf zirkadiane hormonelle Rhythmik.
- Antitumorwirkung in einer Reihe von In-vivo-Modellen bei Ratte, Maus und Hamster.

Klinik
- Kombination von Melatonin und Gestagenhormonen kann zur Kontrazeption eingesetzt werden.
- Melatonin wird zur Überwindung des Jet-lags eingesetzt.
- Rolle des Melatonins bei Lichttherapie.
- Serum Melatonin ist bei Patientinnen mit primärem Mammakarzinom erniedrigt, und die Melatoninrhythmen sind stark desynchronisiert; da experimentelle Tumoren im Wachstum gehemmt werden, ist eine therapeutische Anwendung denkbar.

1.5.4 Ovarielle Hormone

1.5.4.1 Steroidhormone

Steroidhormone sind Substanzen, die sich von einem gemeinsamen Grundgerüst, dem Cyclopentaperhydro-phenantren-Ring, ableiten.

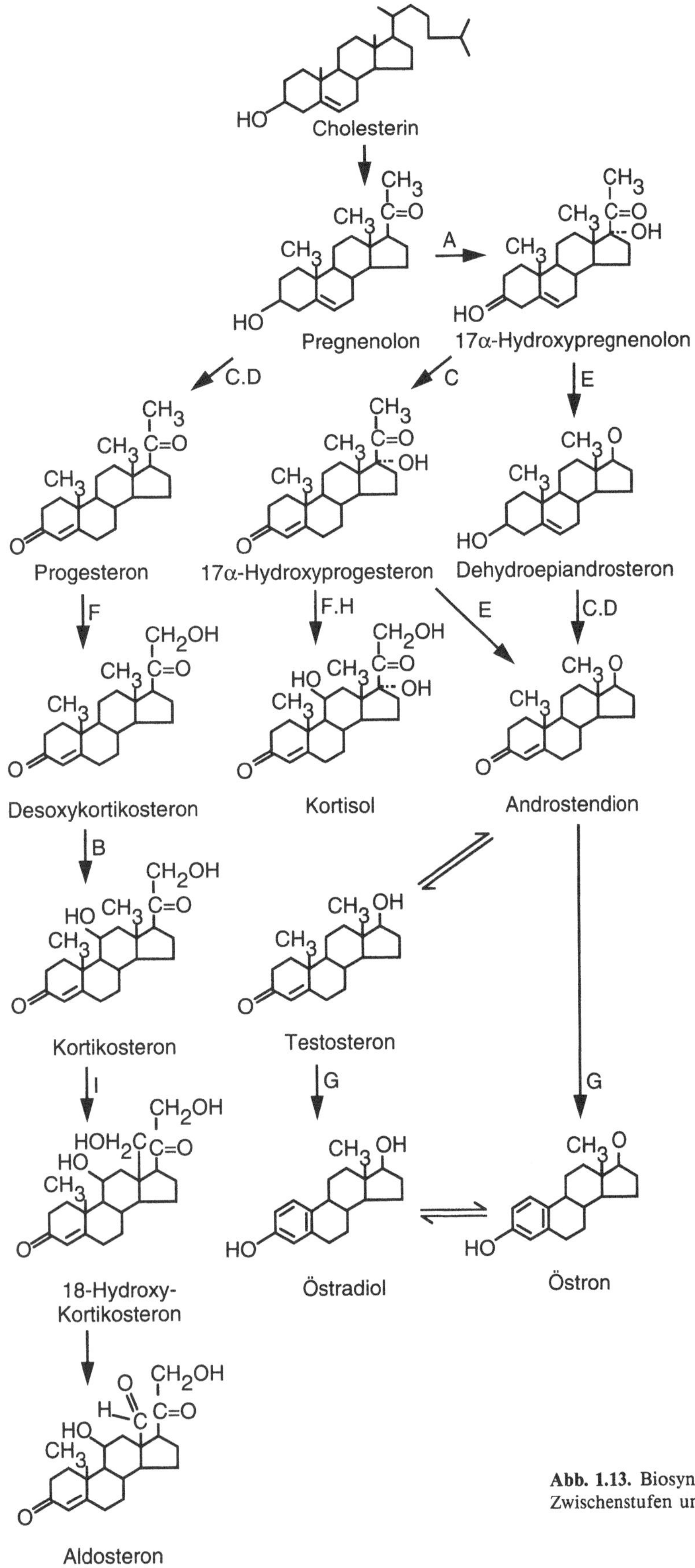

Abb. 1.13. Biosynthese von Steroidhormonen, die wichtigsten Zwischenstufen und ihre Enzymsysteme

Chemie. Steroide haben als Grundgerüst ein Gonan, das aus 3 hydrierten Benzolringen (A, B und C) und einem Zyklopentanring (D) besteht (Abb. 1.13).

Synthese

- Steroidbiosynthese bei der Frau in Ovar und Nebennierenrinde.
- Bildung der weiblichen Sexualhormone in den Follikeln, dem Corpus luteum, den Stroma- und den Hiluszellen des Ovars.
- Vorstufe der weiblichen Sexualhormone im Ovar ist das Cholesterin. Bei der Cholesterinsynthese entsteht durch Kondensation der aktivierten Essigsäure (Acetyl-CoA) zunächst Mevalonat. Nach mehreren Syntheseschritten (Phosphorylierung, Dekarboxylierung, Isomerisierung, Kondensation) wird Squalen, Lanosterin und schließlich Cholesterin gebildet. Aus Cholesterin entstehen Östrogene, Gestagene und Androgene.

Wirkungen. Die wichtigsten Wirkungen der Östrogene und Gestagene auf Organe und Organsysteme sind in Tabelle 1.5 zusammengefaßt.

Neben der zentralen Hemmung von Hypothalamus und Hypophyse und den Wirkungen auf die primären und sekundären Geschlechtsmerkmale kommt es durch die Östrogene und Gestagene zu zahlreichen Veränderungen im Stoffwechsel (Tabelle 1.6).

1.5.4.2 Östrogene

Follikelhormone

Es gibt über 20 verschiedene natürlich vorkommende Östrogene, die zum Großteil aus dem Urin schwangerer Frauen isoliert worden sind. Das biologisch aktivste natürliche Östrogen ist das 17β-Östradiol.

Östrogene sind brunsterzeugende Stoffe, die vor allem im Ovar (Follikel, Corpus luteum) gebildet werden, daneben auch in kleinen Mengen in der Nebennierenrinde und im Hoden. Es sind Steroidhormone mit 18 Kohlenstoffatomen und einem ungesättigtem (aromatischen) A-Ring.

Bildungsorte

- Granulosazellen des Follikels bilden aus Androgenen der Thekazellen durch Aromatisierung (Aromatase) Östrogene; ferner werden Östrogene in der Plazenta sowie im Unterhautfettgewebe gebildet.

Tabelle 1.5. Wirkungen von natürlichen Östrogenen und des Progesterons auf verschiedene Organsysteme

Wirkungsort	Östrogene	Gestagene
Hypothalamus/ Hypophyse	Dosisabhängig: – Positives Feedback auf die LH-/FSH-Sekretion – Hemmung	Dosisabhängig: – Positives Feedback auf die LH-/FSH-Sekretion – Hemmung
Ovarien	Sensibilisierung auf Gonadotropine	Verminderte Ansprechbarkeit auf Gonadotropine
Vagina	Vermehrung der Oberflächenzellen, Glykogeneinlagerung, Karyopyknoseindex nimmt zu	Massenabschilferung von Oberflächen und Intermediärzellen Karyopyknoseindex herabgesetzt
Zervix	Weitstellung von Muttermund und Zervikalkanal Schleim: vermehrt, klar, spinnbar Farnkrautphänomen	Engerstellung von Muttermund und Zervikalkanal Schleim: spärlich, zähflüssig
Endometrium	Proliferation	Sekretorische Transformation, Glykogeneinlagerung
Myometrium	Kontraktilität erhöht, Ansprechbarkeit auf Oxytozin erhöht	Ruhigstellung („Progesteronblock") Ansprechbarkeit auf Oxytozin herabgesetzt
Tuben	Motilität und Sekretion erhöht	Sekretion und Motilität herabgesetzt
Mammae	Wachstum gefördert	Stimulation des tubulo-alveolären Wachstums, synergistisch mit Östrogenen und Prolaktin
Allgemeine Stoffwechselwirkungen	Gesteigerte Durchblutung und Zellpermeabilität, Natrium- und Wasserretention, Wachstum verstärkt, Stimulation der Proteinsynthese, Senkung der Körpertemperatur	Gesteigerter Energiestoffwechsel, Vorübergehend vermehrte Natrium und Wasserausscheidung, Differenzierung bestimmter Gewebe, Erhöhung der Körpertemperatur

Tabelle 1.6. Wirkungen von natürlichen Östrogenen und von Gestagenen auf den Stoffwechsel

Stoffwechsel	Östrogene	Gestagene
Allgemein	Gesteigerte Durchblutung und Zellpermeabilität	Gesteigerter Energiestoffwechsel
	Natrium- und Wasserretention	Vorübergehend vermehrte Natrium- und Wasserausscheidung
	Wachstum verstärkt, Stimulation der Proteinsynthese	Differenzierung bestimmter Gewebe
	Senkung der Körpertemperatur	Erhöhung der Körpertemperatur
Speziell		
Kohlenhydratstoffwechsel	Geringe Wirkung auf Kohlenhydratstoffwechsel (Stoffwechselwirkung hängt von der gleichzeitigen Gestagengabe ab)	Gestagene verschlechtern je nach Struktur, Dosis sowie in Abhängigkeit vom Östrogenanteil der Pille und vom Applikationsweg (oral oder parenteral) den Kohlenhydratstoffwechsel
Fettstoffwechsel	Die Stoffwechselwirkung der synthetischen Östrogene und Gestagene hängt von der Art und Dosis ab	
Cholesterin	Anstieg	Abfall
Triglyzeride	Anstieg (vermehrter VLDL-Metabolismus)	Abfall (vermehrter VLDL-Katabolismus)
Lipoproteine		
a) HDL	Anstieg	Abfall
b) LDL	Anstieg	Abfall
Blutgerinnung	Anstieg der Faktoren I, (VIII)	Anstieg der Antithrombin III

- Beim Mann werden Östrogene in geringem Umfang im Hoden gebildet.
- In der Nebennierenrinde werden aus Androgenen Östrogene gebildet.

Chemie (Abb. 1.14)

- Steroide mit 18 C-Atomen.
- Aromatischer A-Ring.
- Hydroxylgruppen am C-3 (Östron), am C-3 und C-17 (Östradiol), am C-3, C-16 und C-17 (Östriol).

Nachweismethoden

- Klinisch: Nachweis der Östrogenaktivität durch Vaginalzytologie, Spinnbarkeit des Zervixschleims, Zervixindex, Farnkrautphänomen (s. Kap. 2, Band 2).
- Semiquantitativ: immunologischer Objektträgertest für Östriol und Östradiol.
- Quantitativ: Radioimmunoassay, Enzymimmunoassay.
- Bioassay: Nachweis der Östrogenaktivität durch Endometriumtransformation.

Normalwerte im Serum

a) Nichtschwangere:
   - Östron: Geschlechtsreife: über 50 pg/ml (Östronsulfat: 750 pg/ml)
     Postmenopause: unter 40 pg/ml.
   - Östradiol: Pubertät: unter 30 pg/ml
     Geschlechtsreife: 40–300 pg/ml
     Follikelphase: 40–300 pg/ml
     Lutealphase: 30–200 pg/ml
     (2. Östrogenmaximum 8 Tage nach Ovulation)
     Postmenopause: 4–25 pg/ml.

b) Frühschwangerschaft:
   - Östradiol: 2–5 ng/ml.

c) Spätschwangerschaft:
   - Östriol: 8–13 ng/ml (stetiger Anstieg bis Ende der Schwangerschaft).

Sekretion

- Je nach Zyklusphase 100–400 µg täglich; in der Schwangerschaft steigt die Östrogenproduktion etwa tausendfach an.

Pharmakokinetik

- Halbwertszeit ca. 20 min.
- Im Blut Bindung an ein Transportprotein, das sex hormone binding globulin (SHBG).
- 1–3% der Östrogene liegen in freier Form vor und sind biologisch aktiv.

Rezeptoren

- Im Alter Zunahme an Anzahl der freien Östrogenrezeptoren.
- Rezeptorstatus als Indikator für die Hormonabhängigkeit eines Tumors: Mammakarzinome gelten als östrogenrezeptorpositiv bei Rezeptorkonzentrationen über 20 fmol/mg Zytosolprotein.

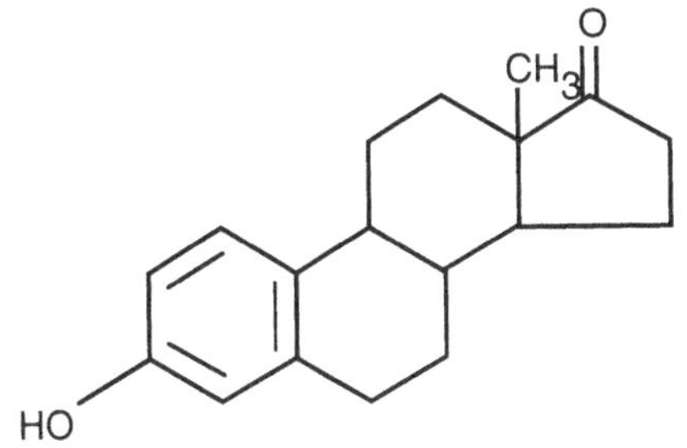

Östron

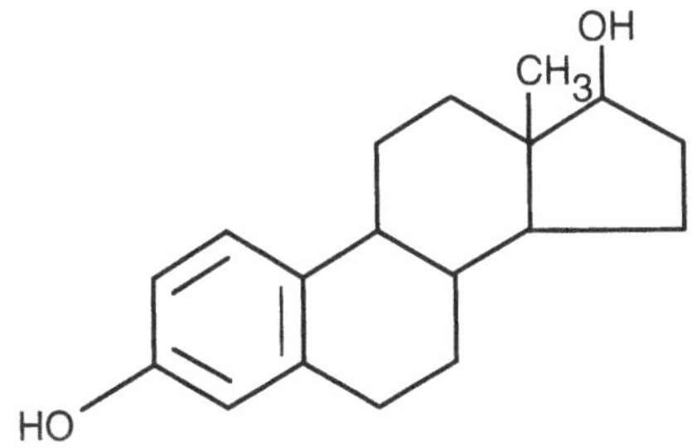

(17β-)Estradiol

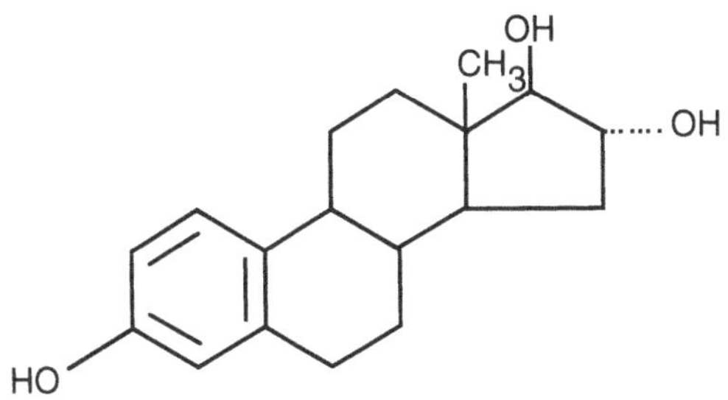

Östriol (-3,16α,17β)

Abb. 1.14. Natürliche Östrogene

Metabolismus. Abbau der Östrogene in der Leber durch Konjugation an Sulfat- oder Glukuronat; dabei entstehen wasserlösliche Verbindungen, die größtenteils über die Niere ausgeschieden werden.

Wirkungen

a) Genitale Wirkung:
   - Anregung des Wachstums von Ovar, Tube, Vagina und Uterus.
   - Uterus: Aufbau einer Schleimhaut im Uterus = Proliferation von Endometriumzellen in der Proliferationsphase, Dickenwachstum der Uterusmuskulatur.
   - Zervix: Öffnung des Muttermunds in der präovulatorischen Phase, Zunahme der Spinnbarkeit und Menge des Zervixsekrets, Abnahme der Viskosität.
   - Vagina: Proliferation des Vaginalepithels, Aufbau bis zur Oberflächenzellschicht (Superfizialzellen mit pyknotischem Kern, eosinophiles Plasma), Karyopyknoseindex: 40–80%.
   - Brustdrüse: Wachstum der Brustdrüse (Drüsenendstücke).

b) Extragenitale Wirkung:
   - Weiblicher Habitus: Beckenform, Fettansatz, Behaarungstyp, sowie Förderung der Entwicklung von subkutanem Fettgewebe.
   - Stimme, psychische Einstellung.
   - Mitosehemmung in sich rasch teilenden Geweben.
   - Natriumretention
   - Stimulation der Osteoblastentätigkeit.

Physiologie

- Biphasische Östrogensekretion während des normalen menstruellen Zyklus; der Abfall der Östrogenkonzentration nach dem 1. Gipfel ist auf die Sekretionsverminderung des gesprungenen Follikels zurückzuführen und der nachfolgende Anstieg auf die zunehmende Sekretion des Corpus luteum.
- In der frühen Follikelphase sind die Östradiolblutspiegel niedrig. In der Mitte der Follikelphase beginnt ein langsamer und später ein schneller Anstieg des Östradiols mit einem Maximum 1 Tag vor dem LH-Anstieg. Nach dem präovulatorischen LH-Anstieg fällt die Östrogenkonzentration rasch ab. .Während der Lutealphase steigt der Östradiolspiegel erneut an mit einem Maximum von einer 1 Woche nach dem Eisprung.
- In der Follikelflüssigkeit liegt die Konzentration von 17β-Estradiol im frühen Tertiärfollikel bei 500 ng/ml und im reifen Follikel bei 1800 ng/ml. Die Tagesproduktion an Östrogenen wird mit 0,1–0,4 mg während des Zyklus errechnet, wobei in der 2. Hälfte insgesamt mehr 17β-Estradiol gebildet wird als in der 1. Hälfte.
- Schwangerschaft: Stimulation des Gelbkörpers durch hCG und zunehmende Aktivität des Trophoblasten führt zum Anstieg der Östrogenkonzentrationen. Das von der Plazenta in großer Menge gebildete Progesteron wird in den fetalen Hoden zu Testosteron und in den fetalen Nebennierenrinden zu Kortikoiden und Dehydroepiandrosteronsulfat umgewandelt. Androgene dienen der Plazenta als Präkursoren für die Bildung von Östrogenen. Durch die zunehmende

Aktivität der fetoplazentaren Einheit kommt es zu einem enormen Anstieg der Östriolkonzentration in der letzten Hälfte der Schwangerschaft.

Klinik

- Östrogenmangelsymptome, z. B. Hitzewallungen, trockene Vagina, Uterushypoplasie.
- Zur Verhinderung der endogenen Östrogenwirkung bei Mammakarzinompatienten mit positiven Östradiolrezeptoren Gabe von Antiöstrogenen (Tamoxifen).

Diagnostik

Hohe 17β-Estradiolspiegel in der Pubertät und Postmenopause bei östrogenbildenden Tumoren (z. B. Granulosazelltumor, Thekazelltumor bildet auch Androgene).

- Niedrige 17β-Estradiolspiegel (Gonadendysgenesie, vorzeitige Ovarialerschöpfung, Status nach Ovariektomie).
- Niedrige Östriolspiegel am Ende der Schwangerschaft bei Störungen der fetoplazentaren Einheit.

Therapie

a) Reine Östrogentherapie:
   - bei Migräne im pillenfreien Intervall.
   - Verbesserung des Zervixschleims.
   - Proliferation des Vaginal- und Portioepithels.
   - Östrogensubstitution in der Peri- und Postmenopause nach Hysterektomie.

b) Östrogen-Gestagen-Therapie:
   - Hormonsubstitution in der Peri- und Postmenopause,
   - Hormonsubstitution bei konstant niedrigem Östrogenspiegle und nach Ovariektomie in der Geschlechtsreife.

1.5.4.3 Gestagene

Progesteron

Steroidhormon mit 21 C-Atomen, das vorwiegend im Gelbkörper und in der Plazenta gebildet wird und am Endometrium eine Transformation hervorruft.

Synonym. Gelbkörperhormon.

Bildungsorte

- Granulosalutein- und Thekaluteinzellen des Gelbkörpers
- Plazenta
- Nebennierenrinde.

Chemie

- Steroide mit 21 C-Atomen (Abb. 1.15).
- Ca. 40 verschiedene Typen natürlicher Gestagene.
- Wichtigste Vertreter sind 17a-Hydroxyprogesteron und 20α-Dihydroprogesteron.

Nachweismethoden

- Quantitativ: immunologischer Test.
- Quantitativ: Radioimmunoassay, Enzymimmunoassay.

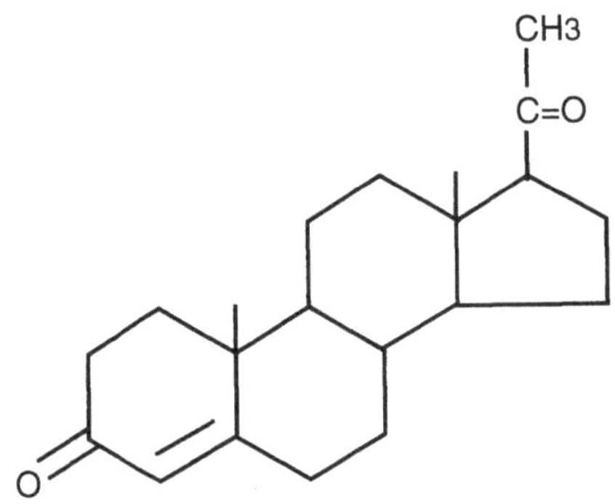

Progesteron

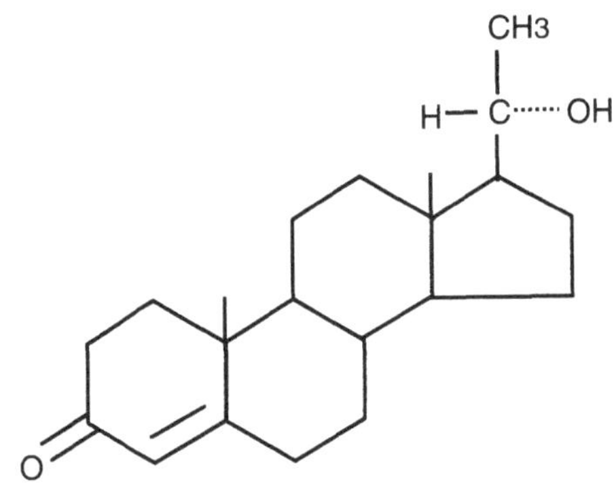

20α-Dihydroprogesteron

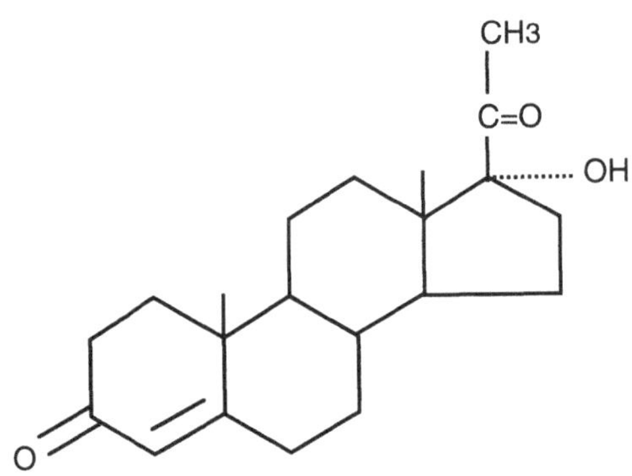

17α-Hydroxyprogesteron

Abb. 1.15. Natürliche Gestagene

Normalwerte im Serum für Progesteron

a) Geschlechtsreife
   - Follikelphase: 0,2–2,0 ng/ml
   - Ovulation: 1–2 ng/ml
   - Lutealphase: >10 ng/ml

b) Postmenopause: <1 ng/ml

c) 1. Schwangerschaftsdrittel: 10–50 ng/ml

d) 2. Schwangerschaftsdrittel: 20–130 ng/ml

e) Letztes Schwangerschaftsdrittel: 70–260 ng/ml

Sekretion

- Während der Follikelphase ist Progesteron kaum nachweisbar.
- Produktionsrate in der präovulatorischen Phase beträgt 2–3 mg/Tag; Anstieg während der Lutealphase auf Werte um 20–30 mg/Tag
- In der Lutealphase glockenförmige Progesteronkurve.

Pharmakokinetik

- Wie Östrogene.
- Im Blut zu 75% Bindung an das kortikosteroidbindende Globulin (CBG), zu etwa 10% Bindung an Albumin.

Rezeptoren

- Spezifische Progesteronrezeptoren des Zytoplasmas und vor allem des Zellkerns in den Zielgeweben für Gestagene.
- Die Progesteronrezeptoren im Mammakarzinom geben zusätzliche Information über die Hormonabhängigkeit des Tumors (Rezeptor positiv >20 fmol/mg Protein).

Metabolismus

- Gestagenstoffwechsel in der Nebennierenrinde und in der Leber; in der Leber Abbau und Konjugation.
- Wasserlösliche Metabolite werden über die Niere ausgeschieden.

Wirkungen

a) Genitale Wirkung:
   - Umwandlung der Uterusschleimhaut in ein drüsenreiches Gewebe (Sekretionsphase), Glykogeneinlagerung in die Drüsenzellen der Schleimhaut, Umwandlung der Stroma zu Deziduazellen, erforderlich für die intrauterine Einnistung der befruchteten Eizelle.
   - Zervix: Muttermund schließt sich wieder, Abnahme der Menge und Spinnbarkeit des Zervixschleims, Zunahme der Viskosität.
   - Vagina: regressive Veränderungen, Aufbau der Intermediärzellschicht (bläschenförmiger Kern, basophiles Plasma), Karyopyknoseindex unter 20%.
   - In der Schwangerschaft Hemmung der Kontraktion des Uterusmuskels (Progesteron = schwangerschaftserhaltendes Hormon).

b) Extragenitale Wirkung:
   - Mobilisierung von Gewebsproteinen und Verwendung für Glukoneogenese.
   - Temperatursteigernde Wirkung auf Zentren im Hypothalamus, dadurch steigt die basale Körpertemperatur nach dem Eisprung um ca. 0,5 C an.
   - Brustdrüse: zusammen mit Östrogenen Förderung von Proliferations- und Sekretionsbereitschaft der Alveoli.

Eine Zusammenfassung der Progesteronwirkungen ist in Tabelle 1.5 aufgeführt.

Klinik

- Niedrige Progesteronspiegel in der Lutealphase bei Corpus-luteum-Insuffizienz (Hyperprolaktinämie ausschließen).
- Niedrige Progesteronspiegel bei Störungen in der Frühgravidität.

Physiologie

- Progesteron wird bei der nichtschwangeren Frau hauptsächlich im Ovar gebildet, nur ein geringer Anteil in der Nebennierenrinde.
- In der Follikelphase sind die Progesteronspiegel im Serum niedrig. Mit dem Beginn des LH-Anstiegs wird auch ein geringer Progesteronanstieg (1–2 ng/ml) beobachtet. Die vermehrte Progesteronsynthese mit raschem Progesteronanstieg findet erst in der Lutealphase statt.
- In der Follikelflüssigkeit steigt die Progesteronkonzentration ab Mitte der Follikelphase an (reifer Follikel: Progesteron 7 μg/ml). Es wird vermutet, daß die Granulosazellen auf LH-Stimulation Progesteron in die Follikelflüssigkeit sezernieren.
- Progesteronanstieg bereits 1 Tag vor der Ovulation; allmählich Plateaubildung mit Werten über 10 ng/ml Serum. Die Progesteronkonzentration korreliert mit der Entwicklung und Rückbildung des Corpus luteum, es bestehen tageszeitliche Schwankungen. Als hauptsächliches Abbauprodukt von Progesteron wird Pregnandiol in der 2. Zyklushälfte mit durchschnittlich 4 mg/24 h im Urin ausgeschieden.

Diagnostik
- Ovulationsnachweis: Progesteronkonzentration im Serum über 10 ng/ml.
- Beurteilung der Lutealphase: Progesteron mehrfach über 10 ng/ml im Serum gilt als normal.

Therapie
- Unterstützung der Corpus-luteum-Funktion durch Progesteronvaginalzäpfchen oder Depotspritze in öliger Form.
- Prophylaxe von habituellen Aborten (siehe Corpus-luteum-Funktion).
- Lokalbehandlung (Creme) bei Mastodynie.

1.5.4.4 Inhibin

Gonadales Glykoprotein, das hemmend auf die FSH-Produktion wirkt, ohne die LH-Sekretion zu beeinflussen.

Bildungsort
- Sertoli-Zellen des Hodens.
- Granulosazellen.

Chemie
- Proteohormon mit 2 Untereinheiten:
  α-Untereinheit,
  β-Untereinheit.
- Molekulargewicht 23000 Dalton.
- Strukturhomologien mit TGF-β, dem Anti-Müller-Faktor, dem Aktivin und dem FSH-releasing-Protein (Abb. 1–16).

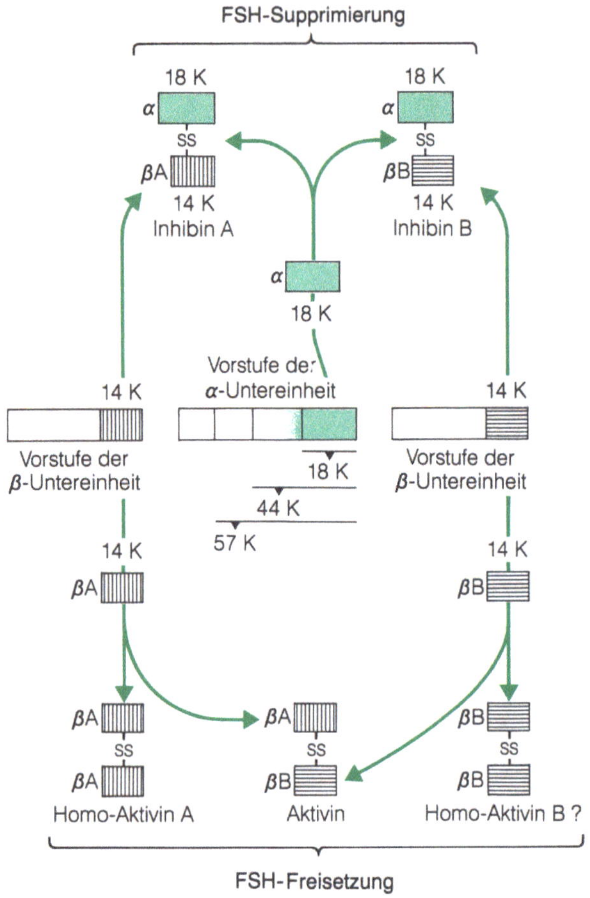

Abb. 1.16. Molekularstruktur von Inhibin und Aktivin. (Nach Medgenix 1990)

Nachweismethoden
- Quantitativ: Radioimmunoassay, Enzymimmunoassay.
- Bioassay: FSH-Hemmtest bei ovariektomierten Ratten; Hemmung der FSH-Sekretion der Hypophysenzellen in der Gewebekultur.

Normalwerte. Nicht bekannt.

Sekretion
- Zyklusabhängig: ständiger Anstieg des intrafollikulären Inhibins sowie des Inhibins im Serum während der Follikelphase (positive Korrelation mit dem Östrogen in der Follikelflüssigkeit).
- Bei Stimulation mit exogenem Gonadotropin (HMG) sogar 4facher Anstieg.
- Höchste Konzentrationen von Inhibin in der präovulatorischen Follikelflüssigkeit.
- Sehr niedrige Konzentrationen in der Flüssigkeit von Follikeln in der Lutealphase sowie von atretischen Follikeln.
- Intrafollikuläres Progesteron hemmt die Inhibinbildung der Granulosazellen; Androgene stimulieren die Inhibinbildung.
- Im peripheren Blut finden sich sehr niedrige Konzentrationen von Inhibin.

Rezeptoren. Ovarien, Hypophyse?

Metabolismus. Proteolytischer Abbau durch Endopeptidasen.

Wirkungen
- Hemmt direkt in der Hypophyse die FSH-Sekretion, ohne die LH-Ausschüttung zu beeinflussen.
- Inhibin besitzt wahrscheinlich ein gemeinsames Ursprungsgen mit:
  - Transforming growth factor-β,
  - Müller-inhibiting-Hormon (MIH): in den Sertoli-Zellen gebildetes Glykoprotein, das die Rückbildung der Müller-Gänge während

der Entwicklung des männlichen Feten verursacht,
  - FSH releasing-Protein (FRP): stimuliert gemeinsam mit TGF-β die Freisetzung von FSH,
  - Aktivin: stimuliert gemeinsam mit TGF-β die Freisetzung von FSH.
- Fragliche parakrine Wirkung des follikulären Inhibins.

Klinik. Der ovarielle Ursprung des Inhibins läßt sich dadurch zeigen, daß nach einer Ovariektomie FSH im Serum sofort ansteigt. Der wegen der Abnahme von Follikeln abnehmende oder fehlende Hemmeffekt des Inhibins in der Peri- bzw. Postmenopause erklärt auch den raschen Anstieg von FSH, obwohl die Konzentrationen der Serumöstrogene noch im Normbereich sein können.

Diagnostik. Bisher keine diagnostische Bedeutung.

Therapie. Bisher kein therapeutischer Einsatz von Inhibin.

1.6 Nebennierenrindenhormone

Die Nebennierenrinde läßt sich morphologisch in 3 verschiedene Zonen einteilen, die jeweils bestimmte Steroide produzieren. Die äußere Schicht, Zona glomerulosa, synthetisiert überwiegend Mineralokortikoide, hauptsächlich Aldosteron, in geringem Maße auch Kortisol. In der mittleren Zone, Zona fasciculata, werden Glukokortikoide gebildet, deren wichtigste Vertreter Kortisol und Kortison sind. Die innerste Schicht, Zona reticularis, ist der Hauptproduktionsort für Androgene.

1.6.1 Androgene

Als Androgene werden Steroidhormone bezeichnet, die physiologischerweise die männlichen Sexualmerkmale fördern. Bei der Frau haben sie die Bedeutung als Vorstufe der Östrogensynthese.

Bildungsorte. Androgene werden im Hoden (Leydig-Zwischenzellen), in der Nebennierenrinde und im Ovar gebildet.

Chemie
- Steroide mit 19 C-Atomen (Abb. 1.17).
- Wichtigste Vertreter sind das Testosteron und das Androstendion.

Nachweismethoden
- Quantitativ: Immunoassay.
- Bioassay: vorwiegend für die Forschung.

Normalwerte im Serum der Frau
- Testosteron (gesamt): 200–600 pg/ml
- Testosteron (frei): 1–6 pg/ml
- DHEA-S: 350–4 300 ng/ml
- DHEA: 0,7–7,0 ng/ml
- Androstendion: 0,8–4,5 ng/ml

Sekretionsverlauf
- Androstendionkonzentration im peripheren Blut; durchschnittlicher Anstieg auf 2 ng/ml (parallel zum LH).
- Durchschnittlicher Serumspiegel von Dehydroepiandrosteron: 5 ng/ml in der Follikelphase, 4 ng/ml in der Lutealphase.
- Testosteronkonzentration: 200–600 pg/ml, Testosteronmaximum in Zyklusmitte.

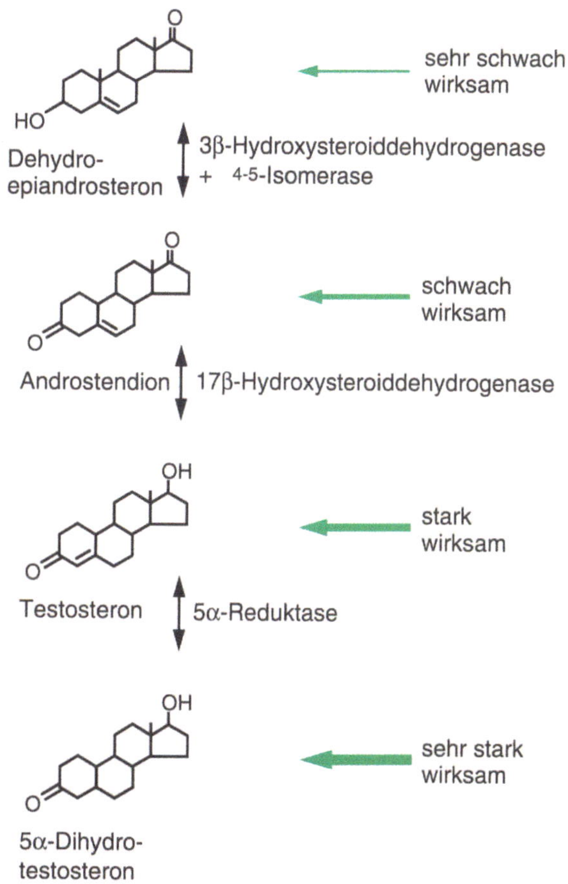

Abb. 1.17. Natürliche Androgene

Pharmakokinetik
- Im Blut Bindung an Transportprotein (SHBG).
- 17-Ketosteroidausscheidung im Harn: bis 15 mg/24 h.

Rezeptoren. Androgenrezeptoren kommen in den verschiedenen Zielorganen vor.

Metabolismus
- Im Unterhautfettgewebe zu Östrogenen, in der Leber zu wasserlöslichen Konjugaten.
- Wasserlösliche Konjugate werden über den Harn ausgeschieden.

Wirkungen
- Entwicklung der männlichen Geschlechtsorgane.
- Embryonal: Entwicklung und Ausbildung der Wolff-Gänge zu Samenleiter und Samenblase.
- Entwicklung der psychischen und physischen männlichen Geschlechtsmerkmale (Haarwuchs, Stimme).
- Anabole Wirkung (hohe Konzentrationen: schneller Epiphysenschluß).
- Virilisierung bei der Frau.

Diagnostik
- Bestimmung der Testosteron- und DHEA-S-Konzentration im Serum.
- Dexamethasontest: Hemmung der hypophysären ACTH-Sekretion und damit der Androgenproduktion in der Nebennierenrinde. Zur Differenzierung einer Nebennierenrindenüberfunktion oder eines ACTH-bildenden Hypophysenadenoms.

Klinik
- Unter physiologischen Bedingungen haben Androgene (Testosteron) in Abhängigkeit von der Ansprechbarkeit des Endorgans (Rezeptoren) eine mehr oder weniger starke androgene Wirkung bei der Frau.
- Bei einer vermehrten Produktion von Androgenen treten je nach Ausmaß Zyklusstörungen und Virilisierungen bei der Frau auf. Als Ursachen für eine erhöhte Androgenproduktion kommen neben Tumoren das adrenogenitale Syndrom (AGS) und polyzystische Ovarien (Stein-Leventhal-Syndrom) in Frage. Beim AGS liegt ein Enzymdefekt vor, der die normale Biosynthese der Steroide in der Nebennierenrinde verändert. Mangel oder Fehlen von 21-Hydroxylase oder 11β-Hydroxylase führt zu erniedrigten Kortisolkonzentrationen. Statt dessen werden vermehrt 17α-Hydroxyprogesteron und andere Androgene gebildet. Das fehlende Kortisol stimuliert die ACTH-Ausschüttung und diese wiederum die Steroidsynthese der Nebennierenrinde. Wegen des Enzymdefekts wird das Verhältnis der Kortikoide zu den Androgenen zugunsten der Androgene verschoben. Hohe Androgenkonzentrationen hemmen die Gonadotropinbildung; eine Ovarialinsuffizienz ist die Folge (s. Kap. 2, Band 2).
- Bei erhöhter Insulinkonzentration bindet Insulin an den IGF-1-Rezeptor und stimuliert die Androgenbildung der Theca-interna-Zellen.
- Beim Syndrom der polyzystischen Ovarien (PCO) liegt ebenfalls eine erhöhte Androgenproduktion vor. Die Hypothalamus-Hypophysen-Ovar-Achse ist gestört, wobei sich Ursache und Wirkung häufig nicht differenzieren lassen. Enzymatische Defekte in der ovariellen Steroidbiosynthese können zu einer vermehrten Bildung von Androstendion und 17α-Hydroxyprogesteron führen. Diese Steroidvorstufen werden in der Theca interna z.T. in Testosteron umgewandelt. Die insgesamt erhöhten Androgenspiegel interferieren mit der Gonadotropinsekretion und verursachen eine verstärkte LH-Ausschüttung bei normalen oder erniedrigten FSH-Konzentrationen (erhöhte LH/FSH-Ratio). Das erhöhte LH steigert wiederum die ovarielle Steroidbiosynthese mit verstärkter Androgenbildung. Neben diesem Erscheinungsbild mit hohen LH-Werten und vergrößerten Ovarien gibt es eine Patientengruppe mit normaler LH-Konzentration und Insulinresistenz.

Als auslösender Faktor für die Entstehung eines PCO-Syndroms kann eine erhöhte adrenale Androgenproduktion in Frage kommen.

Therapie
- Einsatz als Anabolika, vor allem synthetische Verbindungen mit reduzierter geschlechtsspezifischer Wirkung.
- Suppression erhöhter Nebennierenandrogene durch synthetische Steroide wie z. B. Dexamethason oder Prednisolon.

1.6.2 Kortikoide

1.6.2.1 Kortisol

Glukokortikoid, das für die Aufrechterhaltung des Zellstoffwechsels, insbesondere des Kohlenhydrathaushaltes verantwortlich ist, eine geringe mineralokortikoide Wirkung besitzt und für die Stabilisierung des Organismus in Streßsituationen sorgt.

Bildungsort. Zona fasciculata der Nebennierenrinde.

Chemie. Glukokortikoid.

Nachweismethode. Immunoassay.

Normalwerte im Serum
- morgens: 50–250 ng/ml.

Sekretion
- Charakteristischer Tagesrhythmus: Maximum gegen 6 Uhr morgens, Minimum gegen 24 Uhr nachts.
- Episodenhafte Sekretion, die gehäuft während des Schlafes und in den frühen Morgenstunden auftritt.
- Zyklusabhängig.
- Vermehrte Ausschüttung in Streßsituationen (z. B. Verletzungen, Infektionen, extreme Temperaturbelastungen oder Schock).

Rezeptoren. In zahlreichen Zellsystemen.

Metabolismus. Spaltung und Sulfatierung in der Leber.

Pharmakokinetik
- 95% des zirkulierenden Kortisols wird an Transkortin (Corticosteroid-binding-globulin, CBG) gebunden.
- Überführung in einen metabolisch inaktiven Metaboliten.

Wirkungen
- Stabilisierung des Organismus in Streßsituationen.
- Stimulation der Glukoneogenese in der Leber, z. B. Bildung von Kohlenhydraten aus Aminosäuren.
- Eiweißsynthese in Lymphozyten und im Thymus wird gehemmt, daher immunsupressive Eigenschaften der Glukokortikoide
- Entzündungshemmung bei chronischen (rheumatischen) Erkrankungen des Bindegewebsapparates und bei akuten Entzündungen.

Klinik
- Hyperkortisolismus: Morbus Cushing.
- Hypokortisolismus: isoliert (hypophysär); kombiniert mit Mineralkortikoidmangel: Morbus Addison.

1.6.2.2 Aldosteron

Mineralokortikoid der Nebennierenrinde, das den Elektrolythaushalt beeinflußt.

Bildungsort. Zona glomerulosa der Nebennierenrinde.

Chemie. Mineralokortikoid.

Sekretion
- Aldosteron unterliegt weniger der Regulation durch ACTH, sondern wird vom Renin-Angiotensin-System gesteuert, das auf eine Abnahme der Natriumkonzentration oder auf eine verminderte Nierendurchblutung reagiert.
- Zellen der Zona glomerulosa sind durch ACTH nur akut stimulierbar; mehrfache ACTH-Expositionen führen zu abnehmender Aldosteronproduktion (Desensibilisierung der Rezeptoren: Tachyphylaxie).
- Direkte Stimulation der Zona glomerulosa-Zellen durch Natriummangel und Kaliumanstieg im Blut führt zu einer gesteigerten Aldosteronfreisetzung.

Nachweismethoden. Radioimmunoassay (Nachweis der Abbauprodukte des Aldosterons im Blut).

Normalwerte im Serum
- liegend: 2–15 ng/dl
- stehend: 5–30 ng/dl

Wirkungen
- Steigerung der Natriumrückresorption in den distalten Tubuli contorti der Niere, dadurch bedingt Wasserrückresorption.
- Förderung der Kalium- und Protonenausscheidung.
- Ähnliche Wirkungen auf Wasser- und Protonentransport im Darm sowie in den Speichel- und Schweißdrüsen.

Klinik
- Primärer Hyperaldosteronismus:
  - Nebennierenhyperplasie,
  - Nebennierenrindenadenom.
- Sekundärer Hyperaldosteronismus.
- Hypoaldosteronismus:
  - Enzymdefekte der Nebennierenrinde.

Diagnostik. Salzbelastungstest.

1.7 Schwangerschaftshormone

Mit Eintritt einer Schwangerschaft treten endokrinologische Veränderungen ein, wie das Fortbestehen der Gelbkörperfunktion und die Entstehung der fetoplazentaren endokrinen Aktivität. Mit dem Zeitpunkt der Nidation der befruchteten Eizelle und Bildung des Trophoblasten werden schwangerschaftsspezifische Hormone produziert, die sowohl den Nachweis als auch die Verlaufskontrolle zur Überwachung der Schwangerschaft erlauben. Für die Labordiagnostik sind neben den Steroidhormonen Progesteron, 17β-Estradiol und Östiol die Peptide hCG, SP1, HPL und Relaxin, sowie das vom Feten gebildete AFP von großer Bedeutung.

1.7.1 Choriongonadotropin

HCG wird ab der 3.–4. SSW (max. im 2.–3. Monat) in der Plazenta gebildet und ist im Serum und im Harn nachweisbar. Es bewirkt das Wachstum des Gelbkörpers und dessen Umbildung zum Corpus luteum graviditatis mit Aufrechterhaltung dessen Funktion.

Der qualitative Nachweis dient als Schwangerschaftstest. Die quantitative Bestimmung dient der Diagnostik von normaler Gravidität, Blasenmole, Chorionepitheliom, Abort und Tubargravidität.

Entdeckung. Aschheim und Zondek führten 1928 den ersten hormonellen Schwangerschaftstest ein. Grundlage des Testes war die stimulierende Wirkung des damals irrtümlich als Hypophysenvorderlappenhormon bezeichneten Prolan hCG auf das Wachstum von Mäuseovarien. Mit immunologischen Verfahren wurden die Schwangerschaftsteste ständig verbessert und heute ist über die radioimmunologische hCG-Bestimmung bereits 8 Tage nach Konzeption eine Schwangerschaft erkennbar.

Synonym. Humanes Choriongonadotropin (hCG).

Bildungsorte
- Im Synzytiotrophoblast; der differenzierte Zytotrophoblast kann ebenfalls hCG und freie Untereinheiten (überwiegend freie α-Ketten) bilden.
- Bestimmte Tumoren: Blasenmole, Chorionkarzinom, Prostatakarzinom, Nierentumore, Hoden- und manche Ovarialtumore.

Chemie
- Glykoprotein, Molekulargewicht: 37000 Dalton.
- 2 Untereinheiten: α-Untereinheit (92 AS) identisch mit LH, FSH und TSH; die β-Untereinheit (145 AS) ist hormonspezifisch.
- Kohlenhydratanteil bis zu 30%.
- Zahlreiche heterogene Formen mit Unterschieden im Kohlenhydratanteil und im Proteinanteil; proteolytische Fragmente der Untereinheiten und von hCG („nicked hCG"), die z.T. bei der Biosynthese, z. T. erst in der Zirkulation entstehen.

Nachweismethoden
- Semiquantitativ: immunologische Urintests auf hCG bzw. die freie und im Hormon gebundene β-Untereinheit (monoklonal).
- Quantitativ: Radioimmunoassay für hCG oder β-hCG, Enzymimmunoassay für „β-hCG", Bioassay: Rattenprostataassay, cAMP-, Steroidhormonproduktion in gonadalen Zellen, Rezeptorbindungstests (Forschung).
- Anmerkung zum immunologischen Nachweis: da sich hCG und LH stark ähneln, kommt es zu Kreuzreaktionen; um dieses auszuschließen, wird die (biologisch inaktive) β-Untereinheit bestimmt.

Normalwerte im Serum
- Nichtschwangere: hCG nicht nachweisbar.
- Schwangerschaft (Abb. 1.18): hCG-Maximum von 10000 bis 100000 IE/ml zwischen der 9. und 12. SSW.
- Mittleres Schwangerschaftsdrittel: Abfall der hCG-Konzentration auf Werte von 1000 IE/ml.
- Letztes Schwangerschaftsdrittel: hCG-Anstieg auf ca. 10000 IE/ml (Plateau).

Anmerkung. Während der normalen Frühschwangerschaft Verdoppelung der hCG-Konzentration im Serum etwa alle 2 Tage.

Sekretion. Steiler Anstieg und Abfall mit einem Maximum zwischen 80. – 100. Tag post conceptionem.

Pharmakokinetik. hCG-Halbwertszeit abhängig vom Sialinsäuregehalt; zwischen 3 und 45 min für freies, in der Zirkulation befindliches hCG; längere Halbwertszeiten (bis zu 24 h) können sich für rezeptorgebundenes hCG ergeben.

Rezeptoren. hCG reagiert mit den LH-Rezeptoren in Granulosazellen und Testes.

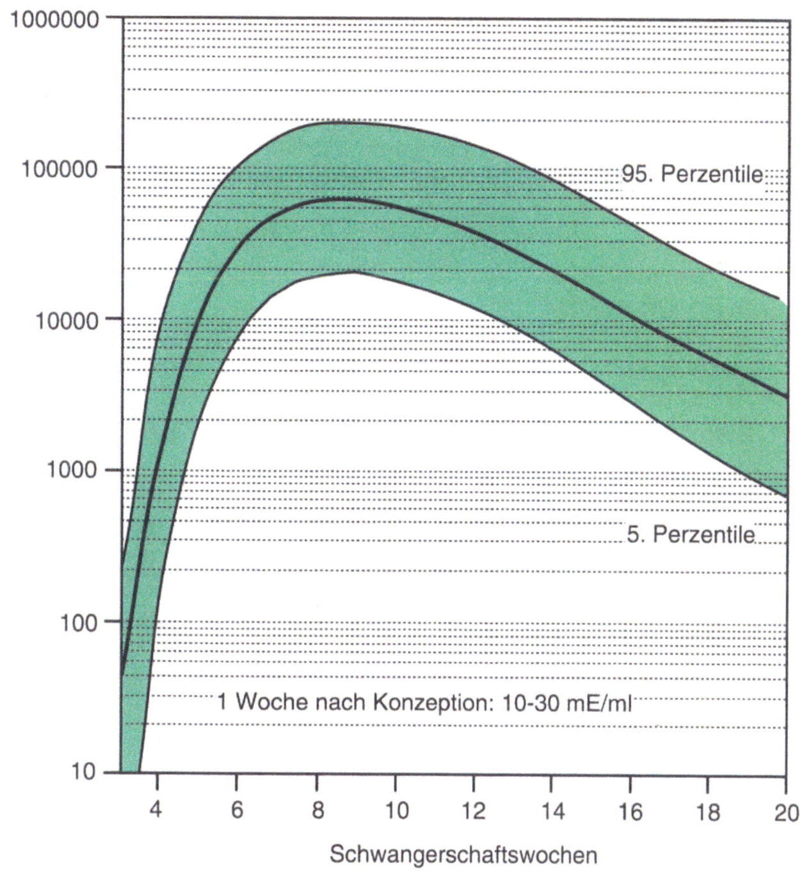

Abb. 1.18. Verlauf der Normalbereiche von hCG in der ersten Schwangerschaftshälfte. (Nach Gerhard u. Runnebaum 1984)

Metabolismus

- Inaktivierung von hCG im Serum und in der Niere; partielle Abspaltung des Kohlenhydratanteils.
- Ausscheidung über den Urin; Bindung von asialo-hCG durch die Leber.

Wirkung

- Stimulation des Corpus luteum in der Frühschwangerschaft; Stimulation der Steroidgenese, bis diese von der fetoplazentaren Einheit übernommen wird.
- Im mittleren Drittel der Schwangerschaft stimuliert hCG die fetale DHEA-Bildung.
- In der 9.–11. SSW produzieren fetale Testes unter hCG-Einfluß in erhöhtem Maße Testosteron. (Selbst im mütterlichen Kreislauf kommt es dadurch zu einem signifikanten Testosteronanstieg.)
- Fragliche immunologische Wirkung.

Klinik

a) Indikationen für eine HMG-/hCG-Therapie: (s. Kap. 11, Band 2)
   - Clomifennegative Patientinnen.
   - Mangelhafte Follikelreifung unter der Therapie mit Antiöstrogenen.
   - Schlechter Zervixfaktor.
   - Lutealphaseninsuffizienz (Gelbkörperschwäche).
   - Hypogonadotrope Ovarialinsuffizienz.

b) Kontraindikationen für eine HMG-/hCG-Therapie: (s. Kap. 11, Band 2)
   - Polyzystische Ovarien (relativ).
   - Ovarialtumoren.
   - Makroadenome der Hypophyse.
   - Allergische Reaktion auf HMG (selten).

Diagnostik

- Schwangerschaftsnachweis.
- Beurteilung eines normalen Schwangerschaftsverlaufs: normale, zeitgerechte hCG-Verdoppe-

lung innerhalb von 2 Tagen; Maximum zwischen dem 80. und 120. Tag.
- Extrauterinschwangerschaft: ausbleibender oder verzögerter hCG-Anstieg.
- Abort: fehlender hCG-Anstieg bzw. Abfall.
- Blasenmole: hohe hCG-Konzentration. Nach Absaugung des Schwangerschaftsprodukts Kontrolle der hCG-Konzentration, die im Falle der Heilung negativ werden muß. Ansonsten Nachkürretage und eingehende klinische Untersuchung (Lungentomographie, Hirn- und Leberszintigraphie) sowie Beckenangiographie.

Therapie
a) Ovulationsauslösung (5000–10000 IE hCG i.m.).
b) Unterstützung der Gelbkörperfunktion (alle 3 Tage 2500 IE, insgesamt 3mal) (Cave: Ovarielle Überstimulierung)

1.7.2 Humanes Plazentalaktogen (HPL)

Proteohormon, das im Synzytiotrophoblast gebildet wird und große Ähnlichkeit mit dem Wachstumshormon aufweist (Die Gene für HPL und HGH liegen beide auf Chromosom 17).

Synonyma. Human chorionic somatomammotropin (HCS).

Bildungsort. Plazenta (Synzytiotrophoblast).

Chemie
- Proteohormon mit 190 Aminosäuren.
- Molekulargewicht 21600 Dalton.
- Aminosäurezusammensetzung in 96% identisch mit dem menschlichen Wachstumshormon.

Nachweismethoden
- Radioimmunoassay.
- Bioassay.

Normalwerte im Serum
- 20–40 Tage nach Fertilisation: 7–10 ng/ml.
- Spätschwangerschaft: bis zu 40 µg/ml (abhängig vom Plazentagewicht) (Abb. 1.19).

Sekretion
- Freisetzung unterliegt keinen tageszeitlichen Schwankungen und wird durch Streß oder andere Stoffwechselvorgänge nur unwesentlich beeinflußt.
- Konzentration im Serum steigt während der Schwangerschaft kontinuierlich an und korreliert gut mit dem Plazentagewicht.

Pharmakokinetik. Halbwertszeit 10–30 min.

Rezeptoren. Bindung mit unterschiedlicher Affinität an „lactogenic and growth promoting receptors" (ebenso wie HGH und PRL).

Metabolismus. In erster Linie Ausscheidung über Leber und Niere (wie Wachstumshormon).

Wirkungen
- Keine Beeinflussung der Milchbildung beim Menschen.
- Einfluß auf die mütterliche Insulinwirkung (antiinsulinäre Wirkung).
- Lipolyse.
- Die von HPL bereitgestellten freien Fettsäuren tragen zur Energiedeckung der Mutter bei, so daß Aminosäuren und Glukose für den Feten zur Verfügung stehen.
- Fördert die fetale Verwertung von Ketonen und Aminosäuren.
- Deckung des Energiebedarfs des Feten zwischen den Mahlzeiten der Mutter.
- Vermehrte Insulinresistenz während der Gravidität induziert durch HPL.
- Beeinflussung der plazentaren Progesteronsynthese.

Klinik
- HPL-Werte unter 4,0 µg/ml nach der 30. SSW sprechen für eine fetale Mortalität von 24% bei Risikoschwangeren (z. B. Hypertonie).
- Niedrige HPL-Konzentrationen im Serum sprechen für Plazentainsuffizienz.

Diagnostik
- HPL-Bestimmung als Funktionstest der fetoplazentaren Einheit.
- Bestimmung der HPL-Spiegel in der 30., 34., 36. und 38. SSW bei Verdacht auf Plazentainsuffizienz.

Therapie. Bisher kein therapeutischer Einsatz von HPL.

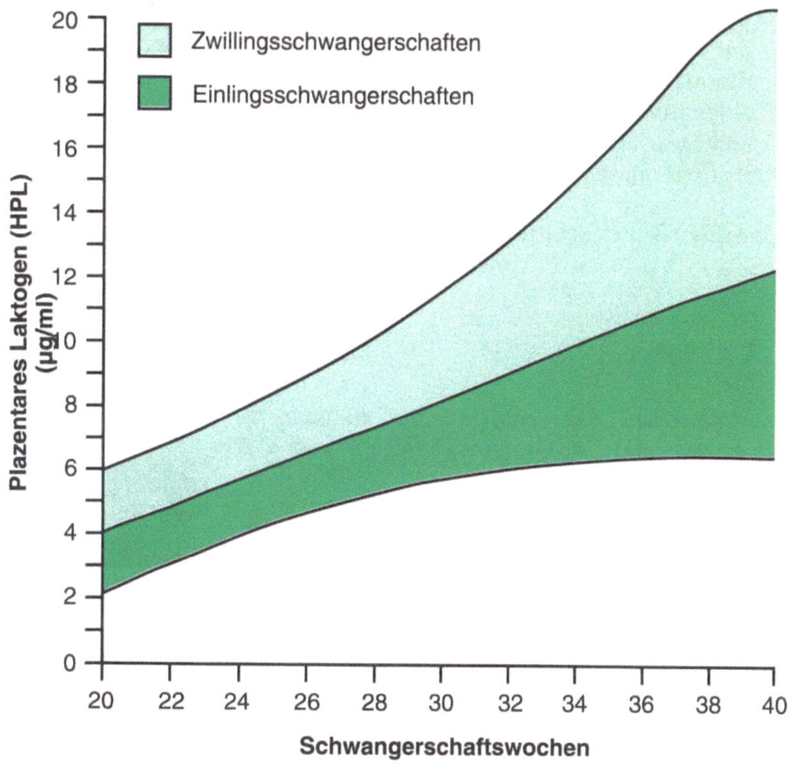

Abb. 1.19. Human placental lactogen (HPL) in der Schwangerschaft

1.7.3 Schwangerschaftsspezifisches Glykoprotein-1

Protein, das bereits in der Frühschwangerschaft von der Plazenta gebildet wird. Mittlerweile konnte es auch außerhalb der Schwangerschaft im Endometrium, in der Follikelflüssigkeit und im Sperma nachgewiesen werden.

Synonym. SP-1.

Bildungsort. SP-1a wird in der Plazenta gebildet; es gelangt in die Blutbahn und wird dort zu SP-1b abgebaut.

Chemie

- Glykoprotein mit einem Kohlenhydratanteil von 28%.
- 2 Isomere
  SP-1a: Molekulargewicht 200000 Dalton,
  SP-1b: Molekulargewicht 90000 Dalton.

Nachweismethoden. Enzymimmunoassay.

Normalwerte im Serum

- Frühschwangerschaft: 0,1 – 1,0 ng/ml.
- 35. SSW (Plateau): maximal 240 ng/ml.

Sekretion

- Zirkardianer Rhythmus mit den niedrigsten Werten zwischen 24 – 4 h.
- Bereits 7 – 10 Tage nach Konzeption nachweisbar.
- Sekretion steigt während der Gravidität kontinuierlich an (parallel zu hCG).
- Nur langsamer Abfall nach der Entbindung.

Pharmakokinetik

- Halbwertszeit von SP-1a: 13 – 21 h.
- Halbwertszeit von SP-1b: 30 – 48 h.

Metabolismus. Nicht detailiert bekannt.

Rezeptoren. Nicht nachgewiesen.

Wirkungen

- Evtl. Transportprotein.
- Bindungsprotein für Eisen.
- Immunsuppressive Wirkung.

Klinik. Es besteht ein Zusammenhang zwischen der Serumkonzentration von SP-1 und dem mütterlichen Gewicht, dem Plazentagewicht und dem Geburtsgewicht des Kindes.

Diagnostik
- Zur Früherkennung einer Schwangerschaft.
- Einsatz als Tumormarker: Trophoblasttumoren, Hodentumoren, Mamma-, Uterus-, Lungen- und Ovarialkarzinomen.
- Beurteilung der Plazentafunktion.

Therapie. Bisher kein therapeutischer Einsatz von SP-1.

1.7.4 Relaxin

Peptidhormon, das hauptsächlich während der Schwangerschaft im Ovar und in der Plazenta gebildet wird.

Bildungsort. Follikel und Corpus luteum; es wird während der Schwangerschaft in den Ovarien, im Uterus und in der Plazenta gebildet.

Chemie. Peptidhormon.

Nachweismethode. Radioimmunoassay.

Normalwerte. Nicht bekannt.

Sekretion
- Relaxin ist im Serum nachweisbar, einige Tage nachdem β-hCG positiv wird. Die Relaxinsekretion wird durch hCG stimuliert.
- Außerhalb der Schwangerschaft wird Relaxin vor der Ovulation vom Follikel und während der späten Lutealphase von den Lutealzellen gebildet.

Pharmakokinetik. Nicht bekannt.

Rezeptoren. Relaxinrezeptoren nachgewiesen.

Metabolismus. Abbau durch Endopeptidasen.

Wirkungen
- Auflockerung der Symphyse und der Iliosakralgelenke.
- Aufsplitterung von Kollagenfasernetzen zur Vorbereitung der Follikelwand für den Eisprung (Aktivierung der follikulären Kollagenaseaktivität vor der Ovulation).
- Stimulation der Zervixreifung (keine Auslösung von uterinen Kontraktionen).
- Einfluß auf die Insulinwirkung während der Gravidität (stimuliert die Insulinbindung an den Rezeptor, gegensätzlicher Effekt zu Prolaktin).
- Verhindert myometrane Kontraktionen.

Klinik. Kein Krankheitsbild durch Relaxinmangel oder-überschuß bekannt.

Diagnostik. Bisher keine diagnostische Bedeutung.

Therapie. Bisher kein therapeutischer Einsatz von Relaxin.

1.7.5 α-Fetoprotein (AFP)

Fetoprotein, das im fetalen Serum und im Fruchtwasser vorkommt.

Bildungsort. Fast ausschließlich in der fetalen Leber (in vitro: Synthese in fetalem Gewebe des Gastro-Intestinal-Traktes und des Dottersackes).

Chemie. Protein, das als Hauptfraktion ein saures Glykoprotein enthält.

Molekulargewicht. 70000 Dalton.

Nachweismethode. Radio- und Enzymimmunoassay.

Normalwerte
- nicht-schwangere Frauen: nicht nachweisbar
- Mütterliches Serum: 15.-20. SS-Woche: 20–70 ng/ml; 31.-35. SS-Woche: 300 ng/ml
- Fruchtwasser: 12.-15. SSW: >20 µg/ml; 15.-20. SSW: ca. 24–100 µg/ml

Sekretion
- Konzentrationsanstieg etwa ab der 8. SSW.
- Maximum im mütterlichen Serum in der 31.-35. Woche.
- Im weiteren Schwangerschaftsverlauf sinkt die Konzentration wieder ab.
- Gestationsalter für die Beurteilung der AFP-Konzentration im Fruchtwasser von entscheidender Bedeutung.
- Bei Zwillingschwangerschaften AFP-Konzentration im mütterlichen Serum ca. doppelter Medianwert und somit oberhalb des Normbereichs.
- Nach der Geburt wird die Synthese in den Leberzellen unterdrückt, und bei gesunden Erwachsenen liegt AFP unter 10 ng /ml (Abb. 1.20).

Pharmakokinetik
- Abfall des AFP nach der Geburt mit einer Halbwertszeit von 3–9 Tagen.

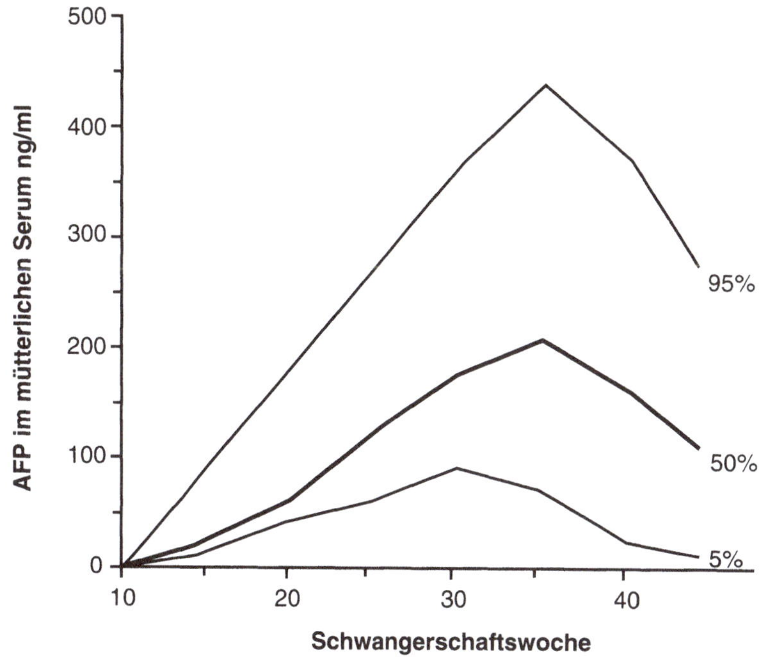

Abb. 1.20. Alpha-Fetoprotein (AFP) in der Schwangerschaft. (Institut für Humangenetik Heidelberg)

- Ausscheidung über den Urin des Feten ins Fruchtwasser, von dort gelangt es durch den transplazentaren Übertritt (via Amnionhäute) ins mütterliche Serum.

Wirkung. Eventuell Vorläufer für das fetale Albumin in der frühen Entwicklungsphase des Feten.

Klinik. Diagnostik von fetalen Neuralrohrdefekten in der Schwangerschaft (bei Spina bifida oder Anenzephalie tritt Liquor cerebralis in das Fruchtwasser und/oder das fetale Serum aus und führt zu einer starken Erhöhung des AFP im Fruchtwasser).

Diagnose
- Amniozentese und Bestimmung des AFP im Fruchtwasser.
- Tumormarkerbestimmung bei bestimmten Tumorerkrankungen im Erwachsenenalter (Leberzellkarzinomen oder Keimzelltumoren).

1.8 Prostaglandine

Prostaglandine gehören zu den Gewebshormonen. Sie wirken vorwiegend auf benachbarte Zellen. Sie spielen bei zahlreichen Körperfunktionen eine wichtige Rolle und verstärken oder inhibieren die Wirkung anderer Hormone.

Prostaglandine sind Abkömmlinge der Prostansäure und werden in verschiedenen Körpergeweben aus Arachidonsäure gebildet. Sie haben bereits in sehr geringen Konzentrationen ein vielfältiges Wirkungsspektrum.

Bildungsort. Überall im Körper.

Chemie. Derivate langkettiger, ungesättigter Fettsäuren; bisher etwa 20 verschiedene Typen isoliert. Wichtigste Vertreter: PGE_2, $PGF_{2\alpha}$, PGD_2, Thromboxane, Prostazykline (Abb. 1.21).

Nachweismethoden
- Quantitativ:
  - Radioimmunoassay für manche Prostaglandine.
  - Massenspektrometrie.
- Bioassay: Forschung.

Sekretion
- Stimulation der Prostaglandinsynthese in der Dezidua und Zervix durch Oxytozin.
- Bereits Dehnung der Uterusmuskulatur führt zur Prostaglandinausschüttung.
- Beeinflussung der Prostaglandinsynthese durch unterschiedliche Konzentrationen von Östrogenen und Progesteron.

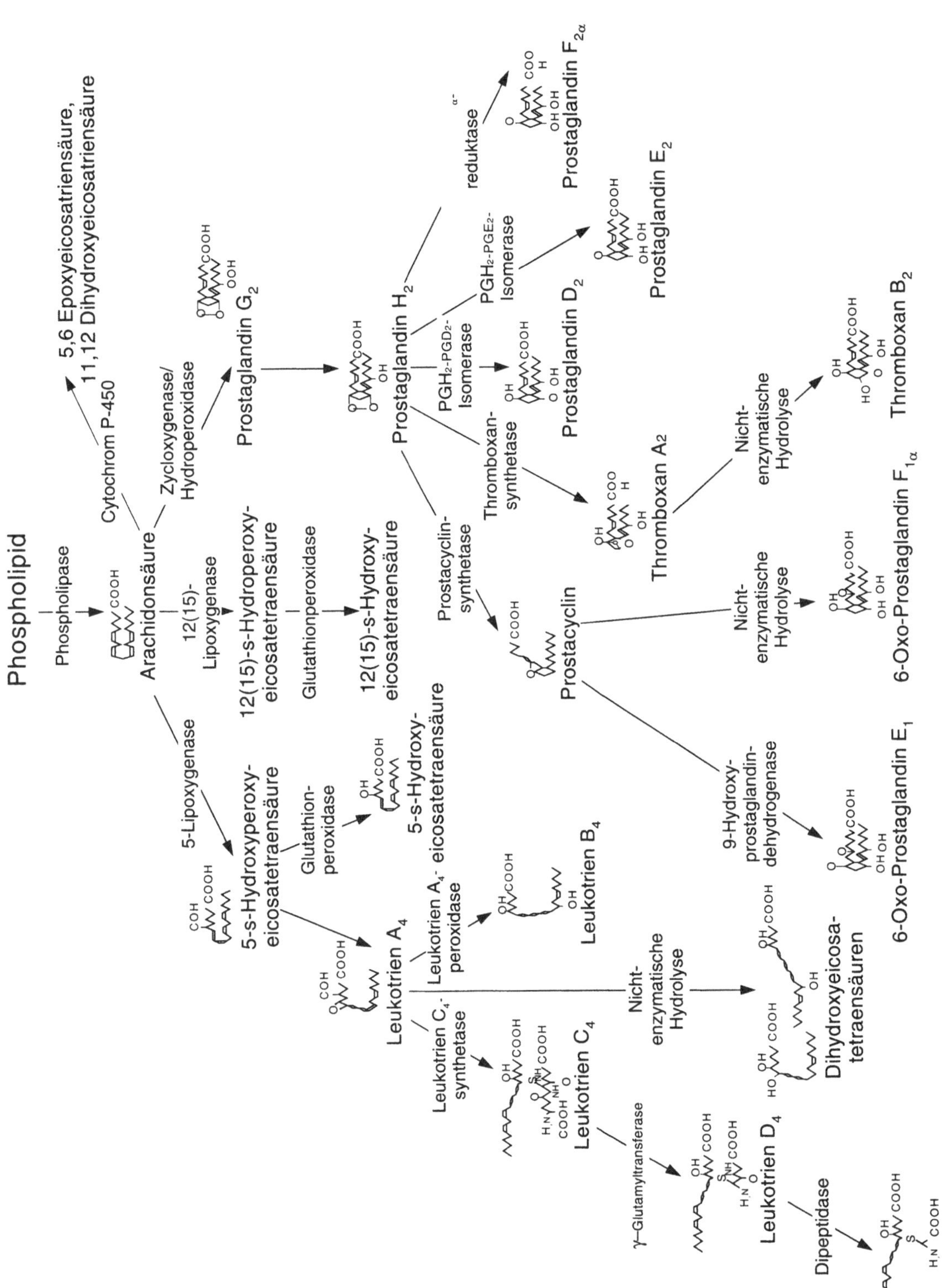

Abb. 1.21. Prostaglandine

Pharmakokinetik

- Natürliche Prostaglandine haben nur eine sehr kurze Halbwertszeit von wenigen Sekunden.
- Prostaglandine können nicht gespeichert werden.

Rezeptoren. Rezeptoren an den Zielorganen der Prostaglandine.

Metabolismus

- Sehr rasche Metabolisierung von PGE_2 und $PGF_{2\alpha}$, daher können peripher nur die stabilen Metabolite PGFM und PGEM bestimmt werden.
- Abbau durch Prostaglandindehydrogenasen in Niere, Milz und vor allem Lunge und eine Reduktase im Fettgewebe.

Wirkungen

a) Genitale Wirkung:
  - Kontraktion der glatten Muskulatur des Uterus und somit Weheninduktion (Geburtsauslösung) durch PGE_2, $PGF_{2\alpha}$.
  - „Reifung bzw. Erweichung" und somit Dilatation der Zervix durch Induktion der Bildung von Kollagenase und Elastase in Fibroblasten und Leukozyten.
  - Beteiligung an der Luteolyse (Abbau des Corpus luteum) durch $PGF_{2\alpha}$.
  - Schmerzauslösung bei IUP-Trägerinnen.

b) Extragenitale Wirkung:
  - Kontraktion glatter Muskulatur (Darm) durch PGE_2, $PGF_{2\alpha}$.
  - Hemmung der Magensekretion durch PGE_2
  - Blutdruck: ↓ PGE_2, ↑ $PGF_{2\alpha}$.
  - Fettstoffwechsel: Hemmung der Fettgewebslipase; PGE_2; Thrombozytenaggregation: ↓ Prostacyclin, ↑ Thromboxan, Förderung des Einstroms von freien Fettsäuren in das Fettgewebe und Einbau in Triglyzeride.
  - Stimulation und Sensibilisierung der Schmerzrezeptoren für adäquate Reize.
  - ZNS: Rolle bei Fieberentstehung.
  - Bronchodilatation beim Menschen durch PGE_2.
  - Bronchokonstriktion durch $PGF_{2\alpha}$.

Klinik. Die Bedeutung eines Prostaglandinmangels oder -überschusses im Hinblick auf die Ätiologie von Krankheitsbildern ist nicht bekannt; die klinische Bedeutung der Prostaglandine liegt auf dem therapeutischen Gebiet.

Diagnostik. Bisher keine diagnostische Bedeutung.

Therapie

- Vor Schwangerschaftsabbrüchen im 1. und 2. Trimester: lokale und systemische Prostaglandingabe.
- Vor Schwangerschaftsabbrüchen im 2. Trimester: lokale, intramuskuläre oder orale Prostaglandingabe.
- Weheneinleitung am Termin: vaginale oder systemische Prostaglandingabe.
- Atonische Nachblutung: Prostaglandine intrauterin und systemisch.

1.9 Literatur

Agarwal MK (1982) Hormone antagonists. De Gruyter, Berlin

Alberts B, Bray D, Lewis J, Raff M, Roberts K, Watson JD (1986) Molekularbiologie der Zelle. VHC, Weinheim

Baulieu EE, Kelly PA (1990) Hormones. Hermann, Paris

Bettendorf G, Breckwoldt M (1989) Reproduktionsmedizin. G. Fischer, Stuttgart

Bohnet HG (1981) Prolaktin und seine Bedeutung für die Frau. Grosse, Berlin

Boler J, Enzmann F, Folkers K (1960) The identity of chemical and hormonal properties of the Thyreotropin releasing hormone and Pyroglutamyl-Histidyl-Prolin amide. Biochem Biophys Res Commun 37; No 4

DeGroot LJ (1989) Endocrinology. Saunders, Philadelphia

Del Pozo, Jaton AL (1981) Prolaktin. Sandoz AG, Basel

Felig P, Baxter JD, Broadus AE, Frohman LA (1980) Endocrinology and metabolism. McGraw-Hill, New York

Frantz AG, Kleinberg DL (1970) Prolactin: evidence that is separate from growth hormone in human blood. Science 170:745–747

Fuchs F, Klopper A (1983) Endocrinology of pregnancy. Harper & Row, New York

Genazzani AR, Volpe A, Facchinetti F (1986) Research on gynecological endocrinology. Panthenon, New York

Gerhard K, Runnebaum B (1984) Hormone patterns in early pregnancy disorders. In: Hafez ESE (ed) Spontaneous abortion. MTP Press, Lancaster

Gold JJ, Josinovich JB (1980) Gynecologic endocrinology. Harper Row, New York

Greenspan FS (eds.) (1991) Basic and clinical endocrinology Prentice-Hall International, Englewood Cliffs/NJ

Grossman A (1992) Clinical endocrinology. Blackwell Scientific, Oxford

Kiesel L, Rabe T, Schweizer M, Schleef J, Klinga K, Runnebaum B (1986) Pulsatile secretory pattern of gonadotropins and steroids during the follicular and luteal phase of the menstrual cycle in women. Proceedings of 3rd Ferring Symposium, Noordwijk, 11.–13.9.1985 Ferring Publication

Kiesel L et al (1987) Unveröffentlicht

Knobil E, Neill JD (1988) The physiology of reproduction. Raven, New York

Leidenberger FA (1992) Klinische Endokrinologie für Frauenärzte. Springer, Berlin Heidelberg New York Tokyo

Leyendecker G, Wildt L, Hansmann M (1980) Pregnancies following chronic intermittent (pulsatile) administration of GnRH by means of portable pump (Zyklomat) a new approach in the treatment of infertility in hypothalamic amenorrhea. J Clin Endocrinol Metab 51:1214

Medgenix (1990) Clinical investigations (Produktinformation). Inhibin Symposium, Brüssel 1990
McLachlan RI, Robertson DM, De Kretser D, Burger HG (1987) Inhibin-a non-steroidal regulator of pituitary follicle stimulating hormone. Bailleres Clin Endocrinol Metab 1:89–112
Mishell DR, Davajan V, Lobo R(1991) Infertility, contraception and reproductive endocrinology, 3rd edn., Blackwell Scientific, Oxford
Rabe T (1993) Modell der Informationsübertragung. Persönliche Mitteilung
Runnebaum B, Rabe T (1987) (Hrsg) Gynäkologische Endokrinologie. Springer, Berlin Heidelberg New York
Runnebaum B, Rabe T, Kiesel L, Merz WE (1984) Secretion and action of gonadotropins. Springer, Berlin Heidelberg New York Tokyo
Schally AV, Arimur AA, Baba Y, Nair RMG, Matsuo H, Redding TW, Debeljuk L (1971) Isolation and properties of the FSH- and LH-releasing hormone. Biochem Biophys Res Commun 43:393–399
Schmidt RF, Thews G (Hrsg) (1987) Physiologie des Menschen. Springer, Berlin Heidelberg New York Tokyo
Silbernagl S, Despopoulos A (1983) Taschenatlas der Physiologie, 2. Aufl. Thieme, Stuttgart
Speroff L, Glass RH, Kase NG (1984) Clinical gynecologic endocrinology and infertility, 3rd edn. Williams & Wilkins, Baltimore
Tausk M, Thijssen JHH, van Wimersma Greidanus TB (1986) Pharmakologie der Hormone, 4. Aufl. Thieme, Stuttgart
Wilson JD, Foster DW (1992) Williams textbook of endocrinology. W. B. Saunders, Philadelphia
Yen SSC, Jaffe RB (1991) Reproductive endocrinology. Saunders, Philadelphia
Ziegler R (1987) Hormon- und Stoffwechselbedingte Erkrankungen in der Praxis. Edition Medizin, Weinheim

2 Bestimmung von Hormonen und Hormonrezeptoren

K. Klinga

Die physiologischen Konzentrationen der meisten Hormone liegen im Serum in der Größenordnung von $10^{-6}-10^{-12}$ g/ml. Diese geringen Konzentrationen stellen hohe Anforderungen an die Analytik und verhinderten lange Zeit die qualitative und quantitative Bestimmung der einzelnen Hormone. Die biologische Aktivität der Hormone hat entscheidend zu ihrer Entdeckung und Isolierung beigetragen, denn mittels einer biologischen Bestimmungsmethode am Tier konnten die Hormone angereichert und schließlich in reinem Zustand erhalten werden.

2.1 Biologische Hormonbestimmungen

Voraussetzung für einen Bioassay ist ein geeignetes Tiermodell, das mit genügender Empfindlichkeit auf die Gabe eines Hormons mit einer meßbaren Veränderung reagiert. Die Reaktion soll möglichst spezifisch sein, also nur von einem bestimmten Hormon ausgelöst werden. Als Endpunkt der Reaktion eignen sich Meßgrößen, die instrumentell erfaßt werden können (Gewichtszunahme, Konzentrationsänderungen), um eine objektive Bewertung zu erhalten. Die Wirkung des Hormons muß reproduzierbar sein und eine Dosisabhängigkeit zeigen. Eine Dosis-Wirkungs-Kurve muß parallel zu der einer Standardpräparation sein. In Tabelle 2.1 sind einige Beispiele von biologischen Hormonbestimmungen angegeben. Die Ergebnisse der biologischen Bestimmungen werden von vielen Faktoren beeinflußt, wie Art und Stamm der Versuchstiere, deren Ernährungszustand, die Verabreichungsform der Hormone und die Versuchsanordnung. Da verschiedene Substanzen der gleichen Hormongruppe (Östrogene, Gestagene usw.) ähnliche Wirkungen am Tier auslösen, kann der Bioassay ohne vorherige Reindarstellung der einzelnen Hormone nicht zwischen einzelnen Stoffen unterscheiden. Einer Verwendung der Bioassays als Routinemethode für die endokrinologische Diagnostik steht der hohe Aufwand an Zeit, Arbeit und Material entgegen.

Für manche Fragestellungen, z. B. die Testung synthetischer Hormone auf ihre biologische Aktivität oder zur Differenzierung zwischen biologischer und immunologischer Wirkung, sind die Bioassays unersetzbar. So ist seit langem bekannt, daß es mehrere Isoformen des hypophysären LH gibt, die sich zwar nicht im Molekulargewicht, jedoch in der elektrischen Ladung der Moleküle unterscheiden. Diese Isoformen haben unterschiedliche biologische Aktivität, während sie sich in immunologischen Assays nicht unterscheiden lassen. Neuere Untersuchungen geben Hinweise darauf, daß sich das Verhältnis von Bio- zu Immunoaktivität bei Krankheit oder bei Behandlung mit Gonadotropinagonisten verändern kann (Ding u. Huhtaniemi 1991; Lindner et al. 1991).

2.2 Chemische Hormonbestimmungen

Mitte der 50er Jahre waren die analytischen Trennverfahren so weit fortgeschritten, daß viele Bioassays durch chemisch-physikalische Meßmethoden ersetzt werden konnten. Das Ziel war, nicht ganze Steroidklassen zu messen, sondern die einzelnen Komponenten zu trennen, zu identifizieren und quantitativ zu bestimmen. Der wesentliche, aber auch arbeitsaufwendigste Schritt der chemischen

Tabelle 2.1. Biologische Hormonbestimmungen

Hormon	Test	Endpunkt	Referenz
Östrogene	Vaginalabstrich von kastrierten Ratten	Bildung von Hornschollen	Allen u. Doisy 1923
	infantiele Mäuse und Ratten	Uteruswachstum	Astwood 1938
Gestagene	Ovarektomierte Mäuse	Transformation des Endometriums	Hooker u. Forbes 1949
Androgene	Kapaunenkammtest	Wachstum des Kammes	MacCullagh et al. 1933
	Prostatatest	Wachstum der Samenblase	Moore u. Gallagher 1930
Gonadotropine	Juvenile Mäuse oder Ratten	Gewichtszunahme des Uterus	Klinefelter et al. 1943, Albert 1959
HCG	Krötentest	Produktion von Sperma	Hon u. Morris 1956
	Infantile Mäuse	Wachstum der Ovarien	Aschheim u. Zondek 1927
Prolaktin	Taubenkropftest	Proliferation des Kropfes	Riddle et al. 1933
ACTH	Hypophysektomierte Ratten	Ascorbinsäuregehalt der Nebennierenrinde	Sayers et al. 1948

Tabelle 2.2. Chemische Hormonbestimmungen

Hormon	Methode	Empfindlichkeit	Referenz
Östrogene	Kolorimetrie	5000 ng/24-h-Urin	Brown 1955
	Fluorimetrie	50 – 300 ng/100 ml Blut 200 ng/24-h-Urin	Preedy u. Aitken 1961
	Gaschromatographie	200 ng/24-h-Urin	Wotiz u. Chattoraj 1965
	Massenspektrometrische Isotopenverdünnung	10 pg	Siekmann et al. 1978
Progesteron	UV-Spektroskopie	50 ng	Zander u. Simmer 1954
	Gaschromatographie	10 ng	Collins u. Sommerville 1964

Bestimmungsmethode ist die Vorreinigung der zu bestimmenden Substanz. Zunächst wird die gewünschte Verbindung aus der biologischen Flüssigkeit extrahiert. Die Wahl des Extraktionsmittels bewirkt wegen der unterschiedlichen Polarität (z.B. Äther, Petroläther, Chloroform) bereits eine gewisse Fraktionierung der Verbindungen. Die weitere Reinigung wird mit den verschiedenen Formen der Verteilungschromatographie (Säulen-, Papier- und Dünnschichtchromatographie, Ionenaustauscher) durchgeführt. Liegt das Hormon in genügend reiner Form vor, so folgt die quantitative Bestimmung. In Tabelle 2.2 sind einige Beispiele chemischer Bestimmungsmethoden für Östrogene und Progesteron angeführt.

Es folgt eine kurze Beschreibung der quantitativen Verfahren:

Kolorimetrie. Die Konzentration einer Lösung wird durch Farbvergleich mit einer Standardlösung derselben Substanz ermittelt. Gemessen wird die Absorption von weißem Licht (Kolorimeter) oder von Licht einer bestimmten Wellenlänge (Photometer). Steroide sind in der Regel farblose Verbindungen. In Gegenwart von Schwefelsäure reagieren die Östrogene mit Phenol unter Bildung eines roten Farbstoffes (Kober-Reaktion). Farbige Verbindungen erhält man auch bei der Umsetzung von Kortikoiden mit Phenylhydrazin in Äthanol-Schwefelsäure (Porter-Silber-Reaktion) oder von 17-Ketosteroiden mit m-Dinitrobenzol in alkalischer Lösung (Zimmermann-Reaktion). Die Intensität dieser Farbstoffe dient dann als Maß für die quantitative Bestimmung der Steroide.

Fluorimetrie. Manche organische Verbindungen senden nach Anregung des Moleküls durch sichtbares oder ultraviolettes Licht (auch Röntgen- oder Elektronenstrahlen) die absorbierte Energie in Form von Strahlung wieder aus. Die Intensität dieser emittierten Strahlung kann zur quantitativen Bestimmung verwendet werden. Die Fluorimetrie hat Anwendung gefunden bei der Bestimmung von Östrogenen, C-19-Steroiden, C-21-Steroiden und 4-3-oxo-Steroiden, da diese Verbindungen beim Erhitzen mit Ameisensäure, Phosphorsäure oder

Schwefelsäure eine starke Fluoreszenz entwickeln. Fluorimetrische Bestimmungen sind etwa 3- bis 5mal empfindlicher als die entsprechenden photometrischen Bestimmungen.

Gaschromatographie. Bei der Gaschromatographie werden gasförmige oder verdampfbare Stoffe aufgetrennt. Das zu analysierende Gemisch wird mit Hilfe eines Trägergases (Stickstoff, Helium) über ein Adsorbens geführt. Dieses Adsorbens ist bei der Gas-Flüssig-Chromatographie eine hochsiedende Flüssigkeit, die sich auf einem indifferenten Träger (Füllmaterial, Wand einer Kapillare) befindet. Die einzelnen Subtanzen des Gemisches passieren die Trennsäule mit unterschiedlicher Geschwindigkeit und werden am Ende der Säule in einem sog. Detektor registriert. Aufgrund der verschiedenen Retentionszeiten können Verbindungen nicht nur getrennt, sondern auch identifiziert werden. Voraussetzung für die gaschromatographische Betimmung ist ein genügend hoher Dampfdruck und thermische Stabilität der zu untersuchenden Substanz. Wenn dies nicht der Fall ist, müssen geeignete Derivate hergestellt werden. Aldosteron kann z.B. als Diazetat oder als 20-Di-O-methyloxim-18-trimethylsilyläther so stabilisiert werden, daß eine Gaschromatographie durchgeführt werden kann. Im allgemeinen werden Säuregruppen verestert, Hydroxy- oder Aminogruppen azetyliert oder in die entsprechenden Trimethylsilyläther überführt. Peptidhormone sind zu hochmolekular und empfindlich, um gaschromatographisch bestimmt werden zu können.

Massenspektrometrie. Beschießt man eine Verbindung im Vakuum mit einem Elektronenstrom, so entstehen durch Elektronenverlust positive Ionen. Diese Ionen werden elektrostatisch beschleunigt und entsprechend ihrem Masse-Ladung-Verhältnis durch magnetische Ablenkung aufgetrennt. Der Beschuß der Verbindungen verursacht neben dem sog. Molekülion ein Aufbrechen von Bindungen, so daß verschiedene Molekülfragmente entstehen. Daraus resultiert im Massenspektrum eine Serie von Linien, die den einzelnen Fragmenten entsprechen. Ein Spektrometer mit hoher Auflösung kann sogar zwischen Molekülen gleicher nomineller Masse, aber verschiedenen Isotopen unterscheiden. Bei der massenspektrometrischen Isotopenverdünnungsanalyse wird der unbekannten Probe eine definierte Menge des zu bestimmenden Steroids als radioaktiv markiertes Isotop zugesetzt. Nach Extraktion, Reinigung und Bildung eines verdampfbaren Derivates wird die Analysenprobe in ein Gaschromatographie-Massenspektrometer-System injiziert. Das Spektrometer wird auf die 2 zu erwartenden Massen eingestellt (Molekülion des Steroids und Molekülion des markierten Steroids). Man erhält 2 Peaks und kann aus dem Peakflächenverhältnis und der bekannten Menge des markierten Steroids die unbekannte Menge der zu bestimmenden Substanz berechnen. Die massenspektroskopische Hormonbestimmung ist eine sehr zuverlässige und empfindliche Methode. Der Anwendungsbereich wird jedoch durch den hohen apparativen und zeitlichen Aufwand eingeschränkt.

2.3 Immunologische Hormonbestimmungen

Körperfremde Proteine (Antigene) induzieren in menschlichen und tierischen Organismen die Bildung von Antikörpern, die ihre Antigene mit hoher Spezifität und Affinität binden. Yalow und Berson (1959) beobachteten, daß radioaktiv markiertes Insulin im Blut von insulinbehandelten Diabetikern an ein Globulin gebunden wird und arbeiteten die erste radioimmunologische Bestimmung aus. Diese Entdeckung war von so grundlegender Bedeutung für die weitere Entwicklung der Hormonforschung, daß sie 1977 mit dem Nobelpreis ausgezeichnet wurden.

2.3.1 Radioimmunoassay (RIA)

Der Radioimmunoassay ist eine Analysenmethode zur Bestimmung kleinster Substanzmengen. Die Nachweisgrenzen liegen im Pikogrammbereich (10^{-12} g). Diese Empfindlichkeit wird einmal durch die Spezifität der Antiseren erreicht und zum anderen durch die gute Meßbarkeit radioaktiver Strahlung. Die Komponenten des RIA sind Antigen, markiertes Antigen und der Antikörper. Läßt man den Antikörper mit dem Antigen reagieren, so stellt sich nach einer gewissen Inkubationszeit ein Gleichgewicht zwischen den Komponenten entsprechend dem Massen-Wirkungs-Gesetz ein. Sowohl das Antigen (Ag) als auch das markierte Antigen (AG*) werden vom Antikörper (Ak) gebunden unter Bildung der entsprechenden Antigen-Antikörper-Komplexe (AgAk und Ag*Ak). Beim kompetitiven RIA wird eine definierte Menge Antikörper mit einer definierten Menge markiertem Antigen umgesetzt. Gibt man nun einen Standard oder eine unbekannte Menge des Antigens zu, so wird das

Gleichgewicht verschoben. Je mehr nichtmarkiertes Antigen zugesetzt wird, desto mehr wird der markierte Antigen-Antikörper-Komplex verdrängt. Nach Messung einer Standardkurve kann also über die Menge des radioaktiven Antigen-Antikörper-Komplexes die Konzentration des unbekannten Antigens bestimmt werden. Dazu muß allerdings der Anteil des freien bzw. gebundenen Antigens von der Inkubationsmischung abgetrennt werden.

Im folgenden soll auf die einzelnen Komponenten des RIA eingegangen werden:

Antigen. Die zu bestimmende Substanz wird in hochreiner Form für die Herstellung der Standards, der radioaktiven Tracer und für die Gewinnung von Antikörpern benötigt. Steroide werden heute synthetisch hergestellt. Proteohormone werden aus biologischem Material extrahiert und gereinigt, wobei die Konzentration der gewonnenen Präparationen meist nicht absolut festgelegt werden kann. Deshalb bezieht man die Proteohormone auf international festgelegte Standardpräparate, die von der Weltgesundheitsbehörde (WHO) oder dem Medical Research Council (MRC), London zur Verfügung gestellt werden.

Markiertes Antigen (Tracer). Bei der Herstellung der Tracer ist darauf zu achten, daß die Einführung der Isotope möglichst keine Veränderung der chemischen, physikalischen und sterischen Eigenschaften der Hormone verursacht. Die Markierung von Steroiden mit C-14 und H-3 kann bereits bei der Synthese der entsprechenden Verbindungen vorgenommen werden. So entsteht z. B. bei der katalytischen Reduktion von Pregna-1,4,6-trien-3,20-dion mit Tritium das (1,2,6,7 – ^{3}H)-Progesteron. Das zur Zeit am häufigsten verwendete Isotop zur Markierung von Peptid- und Proteohormonen ist Jod-125. Tyrosin- und Histidinreste werden mit Jod-125 in der Orthoposition substituiert. Bei der Chloramin-T-Methode (Hunter u. Greenwood 1962) wird Natriumjodid-125 von dem in wäßriger Lösung als starkes Oxidationsmittel wirkendem Chloramin T zum Jodkation oxidiert, das dann in Tyrosin oder Histidin eingebaut wird. Ein Nachteil der Methode ist, daß Chloramin T auch Sulfhydrylgruppen des Antigens angreifen und damit Konformationsveränderungen hervorrufen kann. Diese Nebenwirkungen werden bei der Laktoperoxidasemethode (Marchalonis 1969) vermindert. Hier wird das Natriumjodid vom System Laktoperoxidase/Wasserstoffperoxid oxidiert. Mit dem Bolton-Hunter-Reagenz können auch Proteine ohne Tyrosyl- oder Histidylreste markiert werden (Bolton u. Hunter 1973). Es wird zunächst eine Zwischenverbindung (3-(p-Hydroxyphenyl)-propionsäure-N-hydroxysuccinimidester) mit der Chloramin T-Methode jodiert. Diese wird anschließend in einer zweiten Reaktion mit Aminogruppen des Antigens kondensiert. Auf diese Weise wird das Hormon keinen Oxidationsmitteln ausgesetzt. Nach der Markierung des Antigens ist eine sorgfältige Reinigung und Prüfung der immunologischen Aktivität des Tracers notwendig. Je höher die spezifische Aktivität des Tracers ist, desto empfindlicher kann der Radioimmunoassay gestaltet werden. Eine zu hohe Substitutionsrate mit dem Radionuklid kann jedoch zur Abnahme der immunologischen Affinität führen. Mit steigender Radioaktivität nimmt auch die Stabilität des Tracers ab, da durch Eigenbestrahlung (Radiolyse) das Hormon zerstört wird.

Antikörper. Antikörper gehören größtenteils der IgG-Klasse der Immunoglobuline an. Das IgG-Molekül besteht aus 2 schweren (ca. 450 Aminosäuren) und 2 leichten (ca. 215 Aminosäuren) Ketten, die durch Disulfidbrücken zusammengehalten werden. Am aminoterminalen Ende der Ketten befindet sich eine Region mit variabler Aminosäurezusammensetzung, die für die Bindung des Antigens verantwortlich ist. Die Variabilität dieser Aminosäuren erkärt die hohe Spezifität der Antikörper gegen die Vielzahl der chemisch unterschiedlichen Hormone.

Zur Herstellung von Antikörpern wird das Immunogen als Emulsion in Freund-Adjuvans intradermal an mehreren Stellen der Rückenpartie von Labortieren verabreicht (Vaikutaitis et al. 1971). Die Auswahl der Tiere richtet sich nach den strukturellen Unterschieden zwischen dem zu verabreichenden Hormon und dem eigenen endogenen Hormon des Tieres. Während z. B. Insulin vom Mensch, Kaninchen und Schaf ähnliche Strukturen haben, unterscheidet sich das menschliche Insulin relativ stark von dem des Meerschweinchens. Deshalb eignet sich das Meerschweinchen besonders gut zur Herstellung von Antikörpern gegen menschliches Insulin. Verbindungen mit niedrigem Molekulargewicht haben selbst keine immunogenen Eigenschaften. Werden sie jedoch an hochmolekulare Trägerproteine gekoppelt, können hochspezifische Antikörper erzeugt werden. Steroide mit Hydroxyl- oder Ketogruppen werden in Hemisuccinate bzw. Oxime überführt, die dann mit einem Trägerprotein (Albumin, Thyreoglobulin, Hämozyanin) zu den Konjugaten reagieren. Die Position der Derivatisierung ist entscheidend für die Spezifität der entstehenden Antikörper. Veränderungen der 3- und 17-Hydroxygruppen, oder des Ringes A im Östradiol verursacht einen Verlust der Stereospezifität. Das 6-Keto-Analog induziert dagegen Antikörper mit hoher Spezifität.

Normalerweise haben immunogene Verbindungen mehrere antigene Determinanten, die eine große Zahl von Lymphozyten zur Bildung verschiedener Antikörper stimulieren. Im Serum der immunisierten Tiere existieren deshalb Antikörper mit verschiedenen Spezifitäten und Affinitäten (polyklonale Antikörper). Das Antikörperspektrum variiert von Tier zu Tier und selbst zu verschiedenen Blutabnahmezeiten beim gleichen Tier. Köhler und Milstein (1975) haben ein Verfahren zur Herstellung monoklonaler Antikörper entwickelt. Nach der Immunisierung des Tieres wird nicht das Serum, sondern die Milz des Tieres entnommen. Die Milz enthält verschiedene sensibilisierte B-Lymphozyten, wobei ein Lymphozyt immer nur einen Antikörper einer Spezifität bildet. Die Lymphozyten werden mit Myelomzellen der Maus fusioniert, wobei Hybridzellen entstehen, die die Fähigkeit haben, diese spezifischen Antikörper zu produzieren und als Tumorzelle permanent in Zellkultur zu wachsen. Die Hybridzellen, die den gewünschten Antikörper bilden, werden selektioniert und angezüchtet (Klonierung). Auf diese Weise können Antikörper gegen einzelne Determinanten eines Immunogens in jeder gewünschten Menge mit gleichbleibender Qualität hergestellt werden.

Trennverfahren. Nach Ablauf der immunologischen Reaktion zwischen Antikörper und Antigen bzw. Tracer wird als Endpunktbestimmung des RIA der Anteil des freien oder aber des komplexgebundenen Tracers bestimmt. Dazu sind Verfahren nötig, die eine möglichst komplette Trennung von freiem und gebundenem Antigen erreichen, ohne die primäre Gleichgewichtsreaktion zu beeinflussen. Von den verschiedenen Möglichkeiten seien folgende erwähnt:

Adsorption des freien Antigens: Kohle, Talkum, Florisil, Silikate adsorbieren Steroide und andere niedrigmolekulare Verbindungen. Der antikörpergebundene Anteil des Antigens bleibt in Lösung.

Ausfällung des Antigen-Antikörper-Komplexes: ähnlich wie Proteine wird der Komplex durch Zugabe von Salzen (Ammoniumsulfat) oder organischen Lösungsmitteln (Polyäthylenglykol, Äthanol, Dioxan) ausgefällt.

Doppelantikörpermethode: Der 1. Antikörper (antigenspezifisch) wird durch Zugabe eines 2. Antikörpers (IgG-spezifisch) präzipiert.

Solid-Phase-Technik: Der Antikörper ist an einen unlöslichen Träger wie Sephadex, Zellulose, Glas oder Polystyrol gekoppelt und wird nach der Reaktion abzentrifugiert.

Coated-tubes-Technik: Der Antikörper ist an die Wand des Reaktionsgläschens gekoppelt. Nach der Reaktion wird der freie Anteil des Antigens dekantiert oder abgesaugt.

Der RIA ist die zur Zeit am häufigsten verwendete Methode zur quantitativen Hormonbestimmung. Man kann die meisten Hormone in kleinen Volumina von Untersuchungsmaterial bestimmen. Das Verfahren kann weitgehend automatisiert werden und ermöglicht die Bestimmung von großen Serien. Mit dem Eingang der radioimmunologischen Hormonbestimmungen in die Routinediagnostik hat sich die Industrie der Produktion von Testbestecken (Kits) angenommen. Diese Kits enthalten alle Bestandteile des RIA in gebrauchsfertiger Form, so daß jedes Labor mit entsprechender apparativer Ausrüstung (Beta- bzw. Gammacounter) und einer Umgangsgenehmigung für radioaktive Stoffe Hormonbestimmungen durchführen kann. Die Ergebnisse verschiedener Labors lassen sich leider nur bedingt miteinander vergleichen, da die Art der Antikörper sowie die Standardpräparationen z.B. der Proteohormone nicht einheitlich sind. Die von einem Labor erstellten Normalbereiche lassen sich deshalb nicht auf diejenigen eines anderen Labors übertragen. Man darf nicht vergessen, daß beim RIA nicht absolute Stoffkonzentrationen, sondern eine Immunreaktion gemessen wird. Störungen der Immunreaktion können nur durch intensive interne Qualitätskontrolle und Beteiligung an externen Ringversuchen erkannt und eliminiert werden.

2.3.2 Nichtradioaktive immunologische Methoden

Probleme mit der Entsorgung radioaktiver Abfälle, Strahlenbelastung, behördlicher Auflagen, der kurzen Halbwertszeit mancher Isotope haben die Anwendung der RIA eingeschränkt. Das führte zur Entwicklung alternativer immunologischer Bestimmungen. Bei *Enzymimmunoassay* (Klingler 1982) wird eine Komponente des Assays (Antigen, 1. Antikörper oder 2. Antikörper) mit einem Enzym gekoppelt. Nach der immunologischen Reaktion erfolgt als Endpunktbestimmung die Messung der enzymatischen Aktivität. Es gibt 2 verschiedene Techniken. Der homogene EIA (EMIT, enzyme multiplied immuno assay technique) benötigt keine Trennung der einzelnen Komponenten. Bei der Umsetzung des enzymmarkierten Antigens (aktiv) mit dem Antikörper entsteht ein Komplex, der wegen sterischer Hinderung des Enzyms seine Aktivität verliert. Nach Zugabe des Substrats wird das Antigen photometrisch bestimmt. Der heterogene EIA (ELISA, enzyme linked solid phase assay) enthält einen festkörpergebundenen Antikörper, der nach der Hormon-Antikörper-Reaktion abgetrennt und gewaschen wird. In einer zweiten Reaktion wird dann das Enzym mit seinem Substrat umgesetzt. Als Enzyme werden meist alkalische Phosphatase mit p-Nitrophenyl-Natriumphosphat als Substrat und Meerrettichperoxidase mit o-Phenylendiamin als Substrat verwendet. Da Enzymreaktionen anfällig gegen Temperaturschwankungen und Zeitverschiebungen sind, gab es bei den EIAs anfänglich Schwierigkeiten bei der Reproduktion und Stabilität der Ergebnisse. Durch Einführung von Pipettiergeräten mit automatischer Überwachung von Temperatur und Inkubationszeiten sind jedoch heute die Ergebnisse der EIAs in jeder Hinsicht vergleichbar mit denen der RIAs.

Neben Enzymen können auch andere Substanzen als Detektoren für Immunassays eingesetzt werden. *Lumineszenzassays* verwenden Luminol oder dessen Derivate als Marker (Klingler et al. 1983). Diese Verbindungen emittieren bei der Oxidation zu Aminophtalaten Licht in hoher Quantenausbeute, das in entsprechenden Geräten als Meßsignal registriert wird.

Beim *Fluoreszenzimmunoassay* werden Marker eingesetzt, die durch Licht einer bestimmten Wellenlänge angeregt werden und bei der Rückkehr in den ursprünglichen Zustand Energie in Form von Fluoreszenz abgeben.

2.4 Hormonkonzentrationen

In Tabelle 2.3 sind die physiologischen Konzentrationen einiger für die gynäkologische Diagnostik wichtiger Hormone angegeben. Tabelle 2.4 zeigt die Veränderungen von Hormonkonzentrationen im Verlauf einer normalen Schwangerschaft. Wie schon im Abschnitt „Radioimmunosassay" erwähnt, können die Angaben der Normalbereiche nicht als Absolutwerte betrachtet werden. Wegen der Verwendung verschiedener Antikörper und Standardpräparationen sind die Konzentrationsangaben nicht unbedingt mit denen anderer Labors vergleichbar.

2.5 Bestimmung von Steroidhormonrezeptoren

Zur Bestimmung der Steroidhormonrezeptoren bedient man sich der hohen Affinität des Rezeptors zu seinem entsprechenden Steroid. Man extrahiert den Rezeptor aus dem Gewebe und inkubiert den Extrakt mit dem entsprechenden radioaktiv markierten Hormon. Nach Einstellung des Gleichgewichts erfolgt eine Trennung des rezeptorgebundenen und noch freien Steroids und die Menge des an den Rezeptor gebundenen Anteils wird berechnet. Bei der Auswertung der Rezeptorbindung muß der Anteil der unspezifischen Bindung ermittelt und berücksichtigt werden. Die unspezifische Bindung wird von Gewebs- und/oder Serumproteinen verursacht, die Steroide mit nur geringer Affinität aber unter Umständen mit großer Kapazität binden können. Diese kann gemessen werden, indem in Parallelansätzen das radioaktive Steroid zusammen mit einem mindestens 200fachen Überschuß an entsprechendem nichtmarkierten Steroid inkubiert wird. Unter diesen Bedingungen wird nur die unspezifische Proteinbindung gemessen, da die Rezeptorbindung wegen der geringen Kapazität kompetitiv gehemmt wird.

Als Liganden werden zur Zeit verwendet: für den Östrogenrezeptor ^{3}H- bzw. ^{125}J-Östradiol, für den Progesteronrezeptor ^{3}H-Promegeston (Dimethyl-19-norpregna-4,9-dien-3,20) oder ^{3}H-ORG 2058 (16a-Äthyl-21-hydroxy-19-norpregna-4-en-3,20-dion), für Androgenrezeptoren ^{3}H-Methyltrienolon oder ^{3}H-Dihydrotestosteron, für Glukokortikoidrezeptoren ^{3}H-Dexamethason. Der Einsatz synthetischer anstatt der natürlichen Steroide bringt oft große Vorteile für die quantitative Bestimmung. Progesteron z. B. wird sowohl von seinem Rezeptor als auch von Transkortin gebunden. Promegeston dagegen reagiert nur mit dem Progesteronrezeptor, dissoziiert nicht so schnell wie Progesteron und wird unter den Versuchsbedingungen nicht enzymatisch abgebaut (Philibert u. Raynaud 1974).

Tabelle 2.3. Hormonkonzentrationen

HCG	<10 mE/ml, bei Grenzwerten 10–20 mE/ml 1–2 Tage später nochmals Blut abnehmen. >20 mE/ml: positiv, Konzentration stark abhängig von der Schwangerschaftswoche		
Prolaktin	Frauen:	170 (70–410)	mE/l
	Männer:	110 (50–210)	mE/l
FSH	Frauen/Männer:	4,4 (1–12)	mE/ml
	Postmenopause:	53 (25–95)	mE/ml
LH	Frauen/Männer:	4,2 (1–10)	mE/ml
	Postmenopause:	35 (14–60)	mE/ml
DHEA-S	Frauen:	350–4300	ng/ml
	Männer:	800–5600	ng/ml
DHEA	Frauen/Männer: mit zunehmendem Alter abnehmend	0,7–7,0	ng/ml
Testosteron	Frauen:	180–580	pg/ml
	Männer:	2,0–7,0	ng/ml
Androstendion	Frauen/Männer:	0,8–4,5	ng/ml
	Postmenopause:	0,3–2,0	ng/ml
Östradiol	Frauen:	40–250	pg/ml
	vor der Ovulation:	150–350	pg/ml
	Postmenopause:	4–30	pg/ml
	Männer:	21 (10–45)	pg/ml
	Kinder (bis 10 Jahre):	9 (7–13)	pg/ml
Östron	Follikelphase:	25–120	pg/ml
	Lutealphase:	60–200	pg/ml
	Postmenopause:	<20	pg/ml
	Männer:	20–40	pg/ml
Progesteron	Follikelphase:	0,2–2,0	ng/ml
	Lutealphase:	>10	ng/ml
17-a-Hydroxyprogesteron	Follikelphase:	0,5–2,0	ng/ml
	Lutealphase:	1,0–4,0	ng/ml
Kortisol	Morgens:	70–250	ng/ml
	Abends:	<60	ng/ml
11-Desoxycortisol		1–3	ng/ml
ACTH	Männer/Frauen:	20–70	pg/ml
TSH		0,2–4,0	mE/ml
T3 (Trijodthyronin)		0,7–2,0	ng/ml
T4 (Thyroxin)		40–120	ng/ml
SHBG	Männer	11–71	nmol/l
	Frauen	20–118	nmol/l
	Schwangere	315–500	nmol/l

2.5.1 Aufarbeitung der Gewebsprobe

Wegen der Empfindlichkeit der Rezeptoren kann man zuverlässige Ergebnisse nur erhalten, wenn eine gute Kooperation zwischen dem Operationssaal, dem morphologischen – und dem Rezeptorlabor besteht. Das Gewebe muß sofort nach der Operation gekühlt werden und sollte innerhalb von 30 min beim Pathologen vorliegen. Dieser präpariert das Karzinom aus dem Gewebeblock und friert einen Teil in Trockeneis ein. Bei kleinen Tumoren wird die Klassifikation des Karzinoms am Schnellschnittpräparat vorgenommen. Bei großen Tumoren wird die Klassifizierung an 2–3 verschiedenen Stellen des Gewebes vorgenommen, damit Karzinome von unterschiedlichem histologischem Typ und Differenzierungsgrad morphologisch erfaßt werden. Der Pathologe schickt das Gewebe zur Rezeptorbestimmung ins Labor, wobei die Kühlkette nie unterbrochen werden darf.

Im Rezeptorlabor wird das Tumorgewebe unter Kühlung mit flüssigem Stickstoff homogenisiert

Tabelle 2.4. Hormonkonzentrationen in der Schwangerschaft (5. – 95. Perzentile)

SSW	HCG (mE/ml)		Progesteron (ng/ml)		Östradiol (ng/ml)		HPL (µg/ml)		Östriol (ng/ml)	
4	43	8250	10	35	0,20	1,19				
5	1000	37950	12	34	0,22	1,50				
6	15950	128150	11	32	0,27	1,82				
7	43450	162600	10	30	0,38	2,20				
8	40700	223850	12	32	0,46	2,16				
9	44550	254100	12	35	0,50	2,40				
10	55550	208450	13	40	0,69	2,79				
11	48500	198000	14	43	0,71	3,20				
12	29150	188600	15	48	0,95	3,50				
13	14600	151000	16	51	1,00	4,27				
14	14200	131400	17	55	1,30	4,81	0,1	1,7	0,2	2,0
15	12600	105600	18	59	1,74	5,42	0,1	2,0	0,5	3,0
16	9800	85000	19	62	1,81	6,60	0,2	2,0	0,5	4,0
17	6000	64000	16	60			0,2	2,3	0,5	4,5
18	4400	52000	17	65			0,3	2,8	0,7	5,0
19	3200	44000	20	70			0,4	3,0	0,7	5,5
20	3000	30000	20	78			0,4	3,7	1,0	6,0
21			22	83			0,5	4,0	1,0	7,8
22			25	90			0,6	4,6	1,2	8,0
23			25	95			0,7	5,0	1,3	9,0
24			28	103			0,8	5,6	1,5	10
25			30	110			1,0	6,0	1,5	11
26			33	118			1,2	6,8	1,7	12
27			35	125			1,5	7,4	1,8	12
28			38	132			1,7	8,0	1,9	13
29			40	140			2,0	8,9	2,0	14
30			45	148			2,3	9,7	2,0	15
31			45	155			2,6	10,5	2,2	17
32			50	165			2,9	11,3	2,4	18
33			55	175			3,2	12,0	3,0	19
34			58	185			3,4	12,6	3,5	20
35			63	198			3,5	13,0	4,0	23
36			65	210			3,8	13,8	4,5	24
37			70	225			3,9	14,0	5,0	27
38			75	235			4,0	14,0	6,0	28
39			80	250			4,0	13,9	6,0	32
40			85	262			4,1	13,8	7,0	35

(Mikrodismembrator, Braun Melsungen) und die Rezeptorproteine werden mit Puffer extrahiert. Aus dem Homogenat wird schließlich durch Ultrazentrifugation das sog. Zytosol erhalten, das die löslichen Rezeptoren enthält.

2.5.2 Dichtegradientenzentrifugation

Nach der Inkubation des Zytosols mit dem entsprechenden markierten Steroid wird überschüssiger Tracer, der nicht mit dem Rezeptor reagiert hat, mittels Kohleadsorption entfernt. Das Zytosol wird auf eine Dichtegradientenlösung gelagert. Diese Lösung enthält 5% Zucker im oberen Teil des Zentrifugenröhrchens. Die Zuckerkonzentration steigt bis zum Boden des Röhrchens linear bis auf 30% an. Bei der nun folgenden Zentrifugation sedimentieren die Proteine des Zytosols entsprechend ihrem Molekulargewicht. Nach der Zentrifugation werden Aliquots der Gradientenlösung, beginnend von oben, entnommen und die enthaltene Radioaktivität gezählt. Auf diese Weise erhält man das Sedimentationsprofil des Hormonrezeptorkomplexes. In Abb. 2.1 (Sedimentationsprofile von Östradiolrezeptoren in 2 Mammakarzinomen (A und B), offene Kreise Bindung bei kompetitiver Hemmung mit Diäthylstilbîstrol) sind als Beispiele die Sedimentationsprofile von 2 Östradiolrezeptoren aus Mammakarzinomen gezeigt. Im Beispiel A liegt der Östrogenrezeptor in der 8S-Form vor, in Beispiel B sind sowohl die 8S- als auch die 4S-Form des Rezeptors vorhanden. Der Sedimentationskoeffizient S charakterisiert das Verhalten von Teilchen in ei-

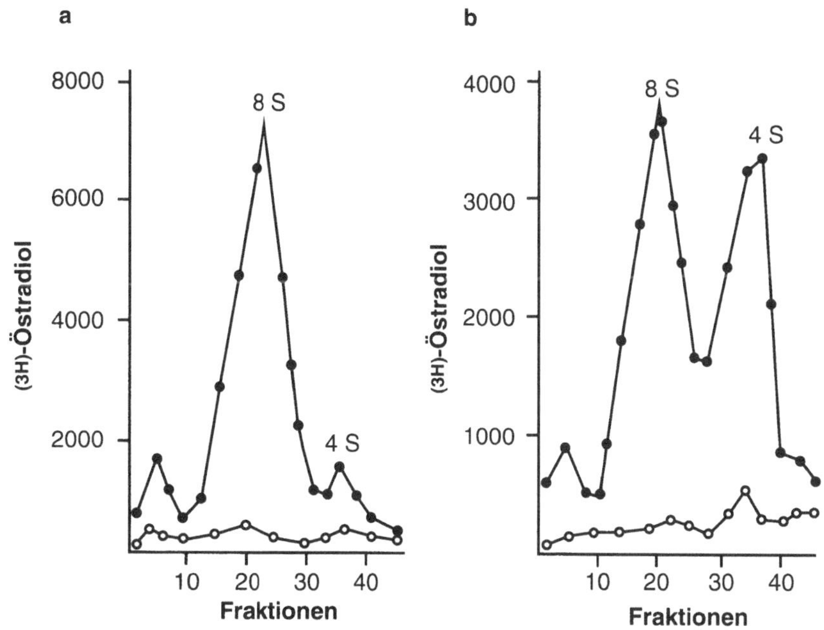

Abb. 2.1 a, b. Sedimentationsprofile von Östradiolrezeptoren in 2 Mammakarzinomen (**a** und **b**) bei der Dichtegradientenzentrifugation. *Geschlossene Kreise:* Bindung von Östradiol an den Rezeptor. *Offene Kreise:* Bindung bei kompetitiver Hemmung mit Diäthylstilböstrol

nem Schwerefeld und wird in der Einheit Svedberg = 10^{-13} s angegeben. Der große Vorteil der Dichtegradientenzentrifugation ist der Nachweis und die quantitative Erfassung der verschiedenen Rezeptorformen. Wittliff et al. (1977) haben Hinweise, daß nur Mammakarzinome mit 8S-Östradiolrezeptoren auf eine Hormontherapie ansprechen.

2.5.3 Kohleadsorptionsmethode

Diese Methode erlaubt bei geringem apparativen Aufwand einen relativ großen Probendurchsatz und ist deshalb die Methode der Wahl für routinemäßige Rezeptorbestimmungen geworden. Um Rezeptoranalysen verschiedener Laboratorien miteinander vergleichen zu können und um eine gewisse Zuverlässigkeit der Ergebnisse zu erreichen, ist in Europa eine in allen Schritten standardisierte Methode vorgeschlagen worden (EORTC: Europäische Organisation zur Erforschung der Krebsbehandlung, EORTC-Breast Cancer Cooperative Group, 1973, 1980). Danach wird die zytosolische Rezeptorlösung mit mindestens 5 verschiedenen Konzentrationen der markierten Steroide inkubiert. Die Konzentrationsbereiche liegen zwischen 0,5 und 10,0 nmol/l (Endkonzentration im Zytosol). In parallelen Ansätzen wird zusätzlich mit überschüssigem Kompetitor inkubiert, um den Anteil der unspezifischen Bindung zu ermitteln. Nach der Gleichgewichtseinstellung wird das ungebundene Steroid mit Dextrankohle adsorbiert und der proteingebundene Anteil des Steroids gemessen. Man erhält eine sog. Titrations- oder Sättigungskurve, wie sie in Abb. 2.2a als Beispiel für eine Östrogenrezeptorbestimmung dargestellt ist. Aus den Daten der Titrationskurve kann nach der Methode von Scatchard (1949) die maximale Bindungskapazität und die scheinbare Dissoziationskonstante berechnet werden, indem das Verhältnis von gebundenem zu freiem Östradiol (B/F) gegen den Anteil spezifisch gebundenen Östradiols (SB) aufgezeichnet wird (Abb. 2.2b). Der Schnittpunkt der erhaltenen Geraden gibt die Bindungsstellen an und aus der Steigung der Geraden wird die Dissoziationskonstante berechnet.

2.5.4 Alternative Rezeptorbestimmungsmethoden

Die Bestimmung der zytosolischen Rezeptoren hat den Nachteil, daß mit Gewebshomogenaten gearbeitet wird. Dabei wird die Heterogenität des Tumors nicht berücksichtigt und es kann nicht ausgeschlossen werden, daß im Homogenat ein großer Anteil an gutartigen Zellen unter Umständen zu ei-

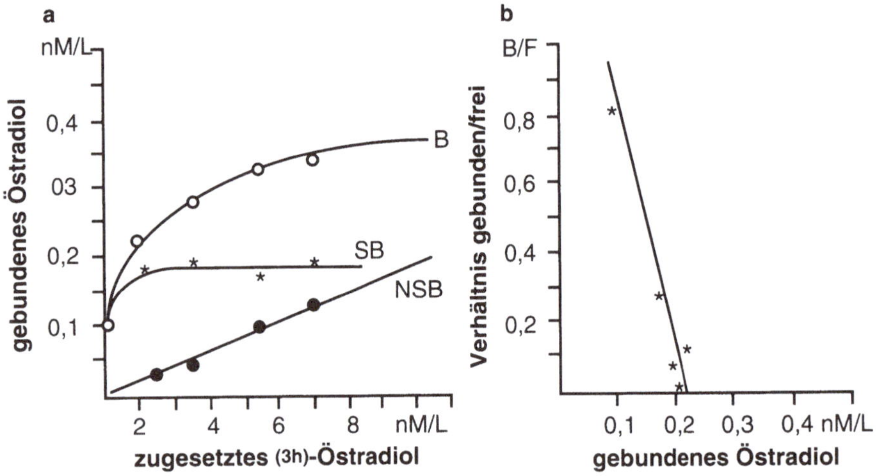

Abb. 2.2 a, b. Östradiolrezeptor in einem Mammakarzinom: Titrationskurve (**a**) und Scatchard-Plot (**b**). *B* proteingebundenes Östradiol, *F* freies Östradiol, *NSB* unspezifische Bindung, *SB* spezifische Rezeptorbindung

ner falsch-negativen Befundung führt. Ferner kann der Radioligand durch Dissoziation, durch Einwirkung von Metallionen oder durch Zerstörung des Rezeptors während der Aufarbeitung freigesetzt werden.

Diese Nachteile werden bei der histochemischen Rezeptorbestimmung vermieden, da morphologisch intakte Gewebsschnitte eingesetzt werden. Die Sichtbarmachung der Rezeptoren erfolgt durch Reaktion des Rezeptors mit Steroiden, die an fluoreszierende Substanzen gekoppelt sind (Pertuschek et al. 1980; Högel et al. 1982). Die Verteilung der Fluoreszenz und dessen Konzentrierung im Tumorzellverband entspricht dann dem Vorkommen der Rezeptoren. Die Spezifität der heutigen histochemischen Rezeptorbestimmung ist jedoch nicht hoch genug, um einem Vergleich mit den biochemischen Methoden standzuhalten.

Jensen (1981) gelang die Darstellung von monoklonalen Antikörpern gegen Östradiolrezeptoren. Mit Hilfe dieser Antikörper kann ein Östrogenrezeptor im Gefrierschnitt eines Tumors ohne Beeinträchtigung durch endogene oder exogene Östrogene oder Antiöstrogene erkannt werden (Press u. Greene 1984). Die Sichtbarmachung des Antigen-Antikörper-Komplexes erfolgt über die Reaktion eines zweiten Antikörpers, der wiederum über ein Peroxidase-Antiperoxidase-System mit Diaminobenzidin-H_2O_2lokalisiert wird. Interessanterweise wurden mit dieser immunozytochemischen Methode der Rezeptorbestimmung bisher nur nukleare aber keine zytoplasmatischen Rezeptoren nachgewiesen. Das würde bedeuten, daß die von den biochemischen Methoden gemessenen Rezeptoren im Zytoplasma als nukleare Extraktionsprodukte angesehen werden müssen. Damit wäre die bisher angenommene Transferfunktion der zytoplasmatischen Rezeptoren in Frage gestellt. Ob die Theorie über den Wirkungsmechanismus von Steroiden in bezug auf die zytoplasmatischen Steroidrezeptoren korrigiert werden muß, kann allerdings erst nach weiteren Untersuchungen entschieden werden.

In Tabelle 2.5 ist die typische Verteilung von Östrogen- und Progesteronrezeptoren in Mammakarzinomen und befallenen Lymphknoten angegeben. 62% der Karzinome und 45% der Lymphknoten sind ER-positiv. Für die Progesteronrezeptoren gelten entsprechend 52% und 37%. Klinisch besonders günstig sind die Fälle, in denen sowohl ER als auch PR nachweisbar sind. Das ist in immerhin 46% der Mammakarzinome der Fall.

Tabelle 2.5. Verteilung von Östrogen- und Progesteronrezeptoren in Mammakarzinomgewebe und in befallenen Lymphknoten. (Klinga u. Kaufmann)

	MaCa	LK
Zahl der ER-Bestimmungen	1575	1107
Zahl der PR-Bestimmungen	1264	905
ER >10 fmol/mg Protein	980 62%	498 45%
PR >20 fmol/mg Protein	655 52%	336 37%
ER + PR +	579 46%	277 31%
ER + PR −	220 18%	132 15%
ER − PR +	74 6%	59 6%
ER − PR −	383 30%	433 48%

2.6 Literatur

Albert A (1959) Symposium on endocrine assays gonadotropins. Fertil Steril 10:60–83

Allen E, Doisy EA (1923) An ovarian hormone: Preliminary report on its localization, extraction and partial purification, and action in test animals. JAMA 81:819–821

Aschheim S, Zondek B (1928) Schwangerschaftsdiagnose aus dem Harn. Klin Wochenschr 7:8–9

Astwood EB (1938) A six-hour assay for the quantitative determination of estrogen. Endocrinology 23:25–31

Bolton AE, Hunter WM (1973) The labeling of proteins to high specific radioactivities by conjugation to a J-125-containing acylating agent. Biochem J 133:529–539

Brown JB (1955) A chemical method for the determination of oestriol, oestrone, and oestradiol in human urine. Biochem J 60:185–193

Collins WP, Sommerville JF (1964) Quantitative determination of progesterone in human plasma by thin-layer and gas-liquid radiochromatography. Nature (Lond) 203:836–839

Ding YQ, Huhtaniemi I (1991) Preponderance of basic isoforms of serum luteinizing hormone (LH) is associated with the high bio/immuno ratio of LH in healthy women and in women with policystic ovarian disease. Human Reproduction 6:346–350

EORTC – Breast Cancer Cooperative Group (1973) Standards for the assessment of estrogen receptors in human breast cancer. Eur J Cancer 9:379–381

EORTC – Breast Cancer Cooperative Group (1980) Revision of the standards for the assessment of hormone receptors in human breast cancer. Eur J Cancer 16:1513–1515

Högel B, Jawny J, Eiermann W (1982) Fluoreszenzmikroskopischer Nachweis von Östrogen- und Gestagenrezeptoren im Mammakarzinom. Tumor Diagnostik 3:6–8

Hon EM, Morris J (1956) Further experience with the tood method of testing for chorionic gonadotropin in normal and disturbed pregnancy. J Clin Endocrinol Metab 16: 1354–1363

Hooker CW, Forbes TR (1949) Specificity of the intrauterine test for progesterone. Endocrinology 45:71–74

Hunter WM, Greenwood FC (1962) Preparation of iodine-131 labeled human growth hormone of high specific activity. Nature 194:495–496

Jensen EV (1981) Hormone dependency of breast cancer. Cancer 47:2319–2326

Klinefelter HF, Albright F, Griswold GC (1943) Experience with a quantitative test for normal or decreased amounts of follicle stimulating hormone in the urine in endocrinological diagnosis. J Clin Endocrinol 3:529–544

Klingler W (1982) Übersicht über biochemische Grundlagen des Enzymimmunoassays. Nuclear Med 21:161–163

Klingler W, Fricke H, Gadow A, Haupt O, Postel G von, Strasburger CJ, Wood WG (1983) Lumineszenz-Immunoassays – Eine Alternative zum Radioimmunoassay. NucCompact 14:90–95

Köhler G, Milstein C (1975) Continuous cultures of fused cells secreting antibody of predefined specificity. Nature 256:495–497

Lindner Ch, Lichtenberg V, Braendle W, Bettendorf G (1991) Bioactivity and immunoreactivity of gonadotropins during GnRH-agonist induced desensitization. Acta Endocrinologica 124, Suppl 1:9, Abstr 18

Marchalonis JJ (1969) An enzymatic method for the trace iodination of immunoglobulins and other proteins. Biochem J 113:299–305

McCullagh EP, McCullagh DR, Hinken NF (1933) Diagnosis and treatment of hypogonadodism in the male. Endocrinology 17:49–63

Moore CR, Gallagher TF (1930) Seminal vesicle and prostata function as a testis hormone indicator. Am J Anat 45:39–69

Pertuschek LP, Tobin EM, Gaetjens E, Carter AC, Degensheim GA, Bloom ND, Brigati DJ (1980) Histochemical assay of estrogen and progesterone receptors in breast cancer. Cancer 46:2896–2901

Philibert D, Raynaud JP (1974) Binding of progesterone and R 5020, a highly potent progestin, to human endometrium and myometrium. Contraception 10:457–466

Preedy JRK, Aitken EH (1961) Column partition chromatography of estrone, estradiol-17β, and estriol in phenolic extracts of urine: fluorescence characteristics of interfering material. J Biol Chem 236:1297–1299

Press MF, Greene GL (1984) Methods in laboratory investigation: an immunocytochemical method for demonstrating estrogen receptor in human uterus using monoclonal antibodies to human estrophilin. Lab Invest 50:480–486

Riddle O, Bates RWD, Dykshorn SW (1933) The preparation, identification and assay of prolactin – a hormone of the anterior pituitary. Am J Physiol 105:191–216

Riondel A, Tait JF, Tait SAS, Gut M, Little B (1965) Estimation of progesterone in human peripheral blood using 35S-Thiosemicarbazide. J Clin Endocrinol 25:229–242

Sayers MA, Sayers G, Woodbury LA (1948) The assay of adrenocorticotrophic hormone by the adrenal ascorbic acid-depletion method. Endocrinology 42:379–393

Siekmann L, Siekmann A, Breuer H (1978) Isotope dilution mass spectrometry of oestriol and oestradiol – an approach to definitive methods. Z Anal Chem 290:122–123

Scatchard G (1949) The attractions of proteins for small molecules and ions. Ann NY Acad Sci 51:660–672

Vaitukaitis JL, Robbins JB, Nieschlag E, Ross GT (1971) A method for producing specific antisera with small doses of immunogen. J Clin Endocrinol Metab 33:988–991

Wittliff JL, Beatty BW, Baker DT, Savlov ED, Cooper RA (1977) Clinical significance of molecular forms of estrogen receptors in human breast cancer. In: Vermeulen A, Jungblut P, Klopper A (eds) Research on steroids VII. Elsevier, North Holland, Amsterdam, pp 393–403

Wotiz HH, Chattoraj SC (1965) In: Lipsett MB (ed) Gas chromatography of steroids in biological fluids. Plenum, New York, p 195

Yalow RS, Berson SA (1959) Assay of plasma insulin in human subjects by immunological methods. Nature 184:1648–1649

Zander J, Simmer H (1954) Die chemische Bestimmung von Progesteron in organischen Substraten. Klin Wochenschr 32:529–534

3 Hormontherapie

T. Rabe, B. Runnebaum und S. Kellermeier-Wittlinger

3.1 Einleitung

Dieses Kapitel beschreibt Hormone sowie deren Antagonisten, die zur Therapie gynäkolgisch-endokrinologischer Krankheitsbilder sowie in bestimmten geburtshilflichen Situationen eingesetzt werden.

Entsprechend den unterschiedlichen Stoffklassen wird die Therapie eingeteilt nach Steroidhormonen, Neuropeptiden, Gonadotropinen, Prostaglandinen und anderen Hormonen.

Die verschiedenen Hormonwirkungen dieser Stoffklassen werden in Kap. 1 „Hormone" dargestellt. Überschneidungen mit den Kap. 5 „Pathophysiologie des Zyklus", 13 „Kontrazeption", 4, Band 2 „Sterilität" und 14 „Klimakterium" lassen sich nicht vermeiden.

Aus Gründen der Übersicht wurden bestimmte Präparatetabellen zur Therapie mit Steroidhormonen (Östrogene/Gestagene), die speziell zur Kontrazeption bzw. zur Therapie im Klimakterium eingesetzt werden, in den entsprechenden Kapiteln besprochen.

3.2 Steroidhormone

3.2.1 Allgemeines

Die Steroidhormone zeichnen sich als Stoffklasse durch das Grundgerüst des Sterans aus. Benennungen erfolgen mit Trivialnamen (nach Herkunft,

Vorkommen, Wirkung) oder als Abkömmlinge des chemischen Grundgerüstes unter Einbeziehung stereochemischer Merkmale, z. B. Konformation der Ringe, oder Substitution (trans = alpha, cis = beta, bezogen auf CH_3 an C-10). Ferner werden sie benannt nach Anzahl der C-Atome, z. B. C_{17}-Steroide (Gonane), C_{18} -Steroide (Östrane; verschiedene natürliche Östrogene), C_{19}-Steroide (Androstane; verschiedene natürliche Androgene), C_{21}-Steroide (Pregnane; natürliche Gestagene, natürliche Kortikosteroide).

3.2.2 Historische Entwicklung der synthetischen Steroidhormone

Die Synthese der Steroidhormone umfaßt wechselweise die Synthese von synthetischen Östrogenen und Gestagenen, so daß diese im folgenden zusammen besprochen werden.

Progesteron
- 1934 Strukturaufklärung des Progesterons durch verschiedene Arbeitsgruppen (Allen u. Winterstein, Butenandt, Westphal u. Cobler, Slotta, Rusching, Fels).
- 1934 Synthese des Progesterons (Fernholz 1934).
- 1935 wird dem Hormon der Name Progesteron (lat.: pro gestationem) gegeben, da er schwangerschaftserhaltend wirkt.
- In den 50er Jahren Synthese von synthetischen Progestagenen; eine dieser Substanzen (Norethinodrel) wurde später von Pincus in 2 Ovulationshemmern eingesetzt.

Ethinylestradiol (Abb. 3.1)
- Synthese aus Östradiol durch Einführung einer Äthinylgruppe in Position C-17, da das Östradiol bei oraler Gabe zu rasch metabolisiert wird (Inhoffen u. Hohlweg 1938).
- Erstes oral wirksames Östrogen.
- In Deutschland erst 1949 im Handel.
- Mestranol (= 3-Methyläther des Ethinylöstradiols) (biologisch inaktiv) muß erst im Körper zu Ethinylestradiol verstoffwechselt werden.

Äthinyltestosteron (Abb. 3.1)
- Einführung der Äthinylgruppe in das Progesteronsteroidskelett im Vergleich zum Äthinylöstradiol in geringfügig anderer Weise (Pregneninolon).
- Trotz Modifikation ist die Substanz ein Testosteronderivat.

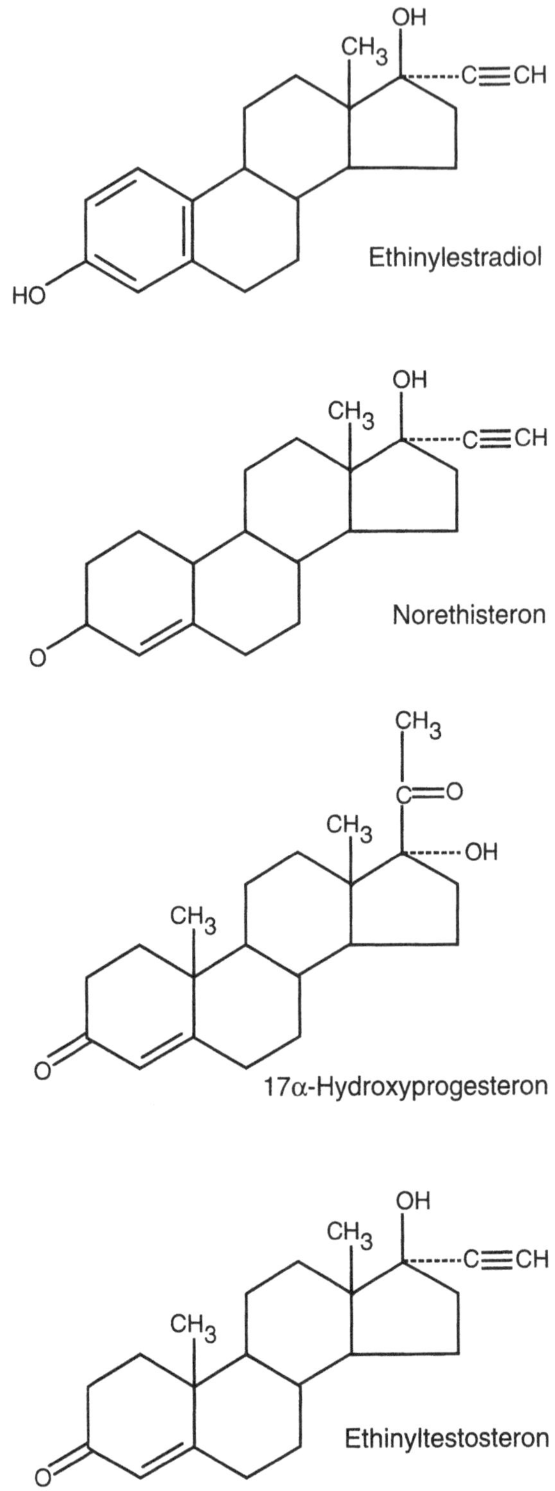

Abb. 3.1. Strukturformeln von Ethinylestradiol, Norethisteron, 17α-Hydroxyprogesteron sowie Äthinyltestosteron

- besitzt bei oraler Anwendung eine gewisse androgenetische Wirkung, aber auch Progestagenaktivität (Inhoffen u. Hohlweg 1938).
- Aufgrund seiner niedrigen Wirksamkeit eignet sich das Ethinyltestosteron nicht als progestagene Substanz für orale Kontrazeptiva.

Norethisteron (Ethinyl-19-Nortestosteron)

- Im Analogieschluß zur Demethylierung des Progesterons kleiner Schritt vom Ethinyltestosteron (Ethisteron) zum Norethisteron: Beide Verbindungen unterscheiden sich jedoch nur durch die Gegenwart bzw. das Fehlen einer einzelnen Methylgruppe in Position C-19.
- Synthese von Ethinyl-19-Nortestosteron oder Norethisteron (Djerassi et al. 1954) (s. Abb. 3.1).
- Entfernung einer ortsständigen (angulär) Methylgruppe in Position C-19 des Progesterons (s. Abb. 3.1).
- Bei subkutaner Anwendung deutlicher Anstieg der Progestagenaktivität (Miramontes et al. 1951).
- Muttersubstanz für eine ganze Serie von Progestagenen, die z.T. noch zur oralen hormonalen Kontrazeption eingesetzt werden (Smith et al. 1964).

17α-Acetoxyprogesteron

- Hemmung der Reduktion der 20-Ketogruppe durch Einführung eines Substituenten in der Nachbarschaft der C-17 Position führte zur Synthese von 17α-Acetoxyprogesteron (s. Abb. 3.1)
- Steroid mit deutlicher oraler gestagener Wirksamkeit (Junkmann 1954).
- Muttersubstanz einer ganzen Substanzgruppe.
- Substitution der Alkyl- oder Halogengruppe (z.B. Methyl- oder Chloringruppe) bzw. Einführung einer zusätzlichen Doppelbindung in Position C-6.
- Versuch der Blockierung der Hydroxylierung von Progesteron in Position C-6 (wichtiger Stoffwechselweg).
- Synthese des Chlormadinonacetats (Brückner et al. 1961) (Doppelbindung in C-6-Atom und Chlorinatom) und des Medroxyprogesteronacetats (Babcock et al. 1958).
- Cyroteronazetat zeigt im Tierversuch (Neumann u. Hamada 1933) und bei der Frau (Hammerstein u. Cupceancu 1962) starke antiandrogene Wirkungen.

Sequentielle Anwendung der Gestagene u. Östrogene

- 1932 im Kaufmann-Schema zur Umwandlung der atrophischen Korpusschleimhaut einer kastrierten Frau (10000 E Östronbenzoat über 21 Tage und anschließend 5 KE Corpus luteum Hormon über 7 Tage) (Kaufmann 1982).
- 1933 Behandlung zweier amenorrhäischen Frauen mit infantilem Genital nach einem 15:5 Schema (Menstruation am 23. Tag, Endometrium nur partiell umgewandelt) (Loosen 1933).

Kombinationstherapie mit Gestagenen und Östrogenen

- 1950 erstes Mischpräparat aus ölgelöstem Östradiolbenzoat und Progesteron.
- 1955 Ölgelöste Depotpräparate mit Östradiolbenzoat oder -valerat + 17α-Hydroxyprogesteroncapronat.
- Ab 1957 orale Östrogen-/Gestagen-Kombinationspräparate mit Äthinylestradiol oder dessen Methyläther (= Mestranol) und der 1954 durch Djerassi entwickelten 19-Norsteroiden.
- 1956 erstes orales Kombinationspräparat in den USA (Norethynodrel + Mestranol) (Rock et al. 1956).
- 1958 in Deutschland erstes Kombinationspräparat aus Norethisteronazetat und Äthinyestradiol zur Hormontherapie und 1961 zur Kontrazeption.
- Ab 1961 Kombinationspräparate mit 17α-Hydroxyprogesteronderivaten.
- Das Prinzip der Kombinationspräparate wurde zum meist verbreiteten Hormonverfahren in der Gynäkologie, sowohl in der Hormontherapie als auch in der Kontrazeption.

3.2.3 Gestagene und Antagonisten

3.2.3.1 Allgemeines

Die Gestagene, eine Substanzklasse deren Exsistenz bereits 1929 durch Corner und Allen vermutet wurde, wurden 1934 in Form des Progesterons (natürliches Gestagen) in der Struktur aufgeklärt und synthetisiert; die Entwicklung der synthetischen Gestagene gelang durch Einführung einer Äthinylgruppe am C-17 des Steroidgerüsts mit der Synthese des Ethisterons (1938).

Die Entwicklung der Progestagene ist im Abschn. 3.2.1.1 dargestellt.

Das erste Antigestagen (RU 486) wurde 1981 durch Baulieu in Frankreich gefunden.

3.2.3.2 Gestagene

Natürliche Gestagene

Chemie: Unter natürlichen Gestagenen versteht man die endogen beim Menschen gebildeten Gestagene. Hierzu zählen das Progesteron sowie zahlreiche hydroxylierte Formen des Progesterons (u.a. 17α-Hydroxyprogesteron, 20α,β-Dihydroprogesteron); das Pregnenolon sowie das 17α-Hydroxypregnenolon. Von diesen Substanzen hat nur das Progesteron eine therapeutische Bedeutung.

Progesteron

Pharmakologie

- Bei oraler Gabe vollständige Metabolisierung in weitgehend biologisch inaktive Metabolite, zum spätesten Zeitpunkt während der Leberpassage.
- Stoffwechsel und Inaktivierung von Progesteron durch Reduktasen, Hydroxylasen, Dehydrogenasen in Position 3, 4, 5, 6, 16 und 20.
- Die Reduktion der 20-Ketogruppe allein führt zu 20-Dihydroverbindungen mit nur sehr schwacher progestagener Wirkung.
- Zur Ovulationshemmung sind bei oraler Gabe 300 mg Progesteron oral notwendig, da Progesteron nach Resorption aus dem Magen-Darm-Kanal während der ersten Leberpassage rasch inaktiviert wird.
- Aldosteronantagonismus.
- Endorphinantagonismus.
- Gefäßkonstruktion.
- Stimmungsäquilibrierend in höherer Konzentration (d.h. sedierend, narkotisierend).

Formulierungen

- Oral (mikronisiert),
- parenteral,
- Depotspritze (in öliger Lösung),
- transdermal (Hormonpflaster) (z.B. klinische Prüfung)
  - Hormonpflaster,
  - Gel (transdermal),
- vaginal (Scheidenring zur Kontrazeption) (z.Z. in klinischer Prüfung),
- intrauterin (Intrauterinspirale).

Eine Übersicht über die unterschiedlichen natürlichen Gestagene gibt die Tabelle 3.1.

Präparateübersicht. Siehe Tabelle 3.1.

Spezielle Indikationen

- Hormonsubstitution mit Gestagenen bei Obstipation und Ödembildung.
- Prämenopausale Beschwerden trotz erfolgter Östrogensubstitutionstherapie und Östradiol-Spiegeln >100.

Tabelle 3.1. Natürliche Gestagene

Substanz	Pharmakologie (Halbwertszeit)	Präparat	Formulierung	Dosierung/ Verfügbarkeit
Progesteron	10–20 min	Vaginalring	Hohlring mit Progesteron	z.Z. klinische Prüfung
		Progestogel (Dr. Kade)	Gel à 10 mg	
		Progesteronampullen (Eifelfango)	1 Amp. à 1 ml enthält 25 mg in Erdnußöl	
		Progesteronampullen (Jenapharm)	1 Amp. à 1 ml enthält 20 mg in Erdnußöl	
		Progesterondepotampullen (Jenapharm)	1 Amp. à 1 ml enthält 250 mg in Erdnußöl mit Benzylalkohol/Benzylbenzoat als Lösungsvermittler	
		Progesteron Vitisamp. (Neopharma)	1 Amp. à 1 ml enthält 10 mg/25 mg in Sesamöl/Lebertran	
		Progesteronvaginalsupp. (NRF-Rezept.)	1 Supp. enthält 25/50/100 mg in Polyethylenglycol 400/6000	
		Progesteron (DAK)	1 Zäpfchen enthält 200 mg	
		Cyclogest (Roussel)	1 Zäpfchen enthält 200/400 mg	
		Utrogestan[a] (Besins-Isco-vesco, France)	1 Kaps. enthält 100 mg mikronisiertes Progesteron	[a] in Deutschland nicht erhältlich

[a] Nur im Ausland verfügbar

- Progesteronsubstitution (transvaginal per Zäpfchen) (Progesterondosis: Serumspiegel 50 mg/die: 1,2±0,8 ng/ml; 100 mg/die: 2,6±0,65 ng/ml; 200 mg/die: 7,2±1,9 ng/ml; 400 mg/die; 13,7±4,1 ng/ml (Huber, 1994 persönliche Mitteilung).
- zur Hormonsubstitutionstherapie sollte der Progesteronspiegel <3 ng/ml liegen, da ansonsten die Mitoserate in der Brust ansteigt.

– Mastodynie

Therapieziel. Abschwächung der Östrogenwirkung, die zur Wassereinlagerung im Gewebe und somit zu den Brustschmerzen führt.

Therapieempfehlung
- lokale Progesterongabe (transdermal, z. B. Progestogel),
- systemisch (oral, z. B. Duphaston vom 19–26. Zyklustag).

Hinweise. Systemische Gabe von synthetischem Progestagen (z. B. 10–20 mg Duphaston vom 19.–26. Zyklustag oder Gabe von Prolaktinhemmern z. B. 2,5 mg Pravidel oder 0,2 mg Lisurid, vgl. Abschn. 3.4.6) sind günstig.

– Therapie der Lutealinsuffizienz

Therapieziel: Ausgleich des Progesteronmangels bei gestörter Gelbkörperfunktion zur Erzielung einer ausreichenden Endometriumtransformation und zur Verbesserung der Implantation.

Therapieempfehlungen
- Progesteron Vaginalovula à 25 mg bzw. 100 mg: 2mal 1, ab dem 2. hyperthermen Tag bis zum Eintreten der Menstruationsblutung.
- Mikronisiertes Progesteron (oral): Utrogestan 2mal 1 Tbl. pro Tag.
- Medroxyprogesteronacetat: Depo- Clinovir 1 Amp. (150 mg) nach der Ovulation.

Prämenopausale Hormontherapie
Therapieziel. Behandlung prämenopausaler Hormonstörungen (z. B. Lutealinsuffizienz, Anonilaktion) (relative Östrogendominanz).

Therapieempfehlungen.
- Zyklische Gestagentherapie (z. B. 16.–25. Zyklustag).

Hinweise
- je nach Klinik Östrogen-/Gestagentherapie als sequentielle Therapie.

Synthetische Gestagene

Definition. Hormone, die durch Bindung an spezifische Progesteronrezeptoren des Zytoplasmas und des Zellkerns in erster Linie die Transformation des proliferierten Endometriums im Sinne der sekretorischen Umwandlung bewirken.

Chemie. Die synthetischen Gestagene umfassen eine Substanzklasse der C21- und C19 -Steroide; sie leiten sich von folgenden Ausgangssubstanzen ab: (Abb. 3.2):
- 19-Nortestosteronderivate (Estrane, Gonane),
- 17α-Hydroxyprogesteronderivate (Pregnane).

Die im folgenden mit *) gekennzeichneten Substanzen werden auch zur oralen hormonalen Kontrazeption eingesetzt; die mit **) gekennzeichneten Substanzen dienen zur parenteralen Kontrazeption (z. B. Depotspritze, Implantat). *** wird zur Zeit in Deutschland nicht zur klinischen Therapie eingesetzt.

1. Derivate des 17α-Hydroxyprogesterons
   Pregnane:
   - Chlormadinonacetat*,
   - Cyproteronacetat*,
   - Dydrogesteron,
   - 17α-Hydroxyprogesteroncapronat,
   - Medroxyprogesteronacetat**,
   - Medrogeston,
   - Megestrolacetat***,
2. Derivate des 19-Nortestosterons
   Estrane:
   - Dienogest*,
   - Ethynodioldiacetat*,
   - Lynestrenol*,
   - Norethisteron*,
   - Norethisteronenantat**,
   - Norethisteronacetat*,
   - Norethynodrel*.

   Gonane:
   - Desogestrel*, **,
   - Gestoden*,
   - Levonorgestrel*, **,
   - Norgestimat*.

Progestagene
- „Progestagene“ sind Substanzen, die nach Metabolisierung zu Gestagenen werden.

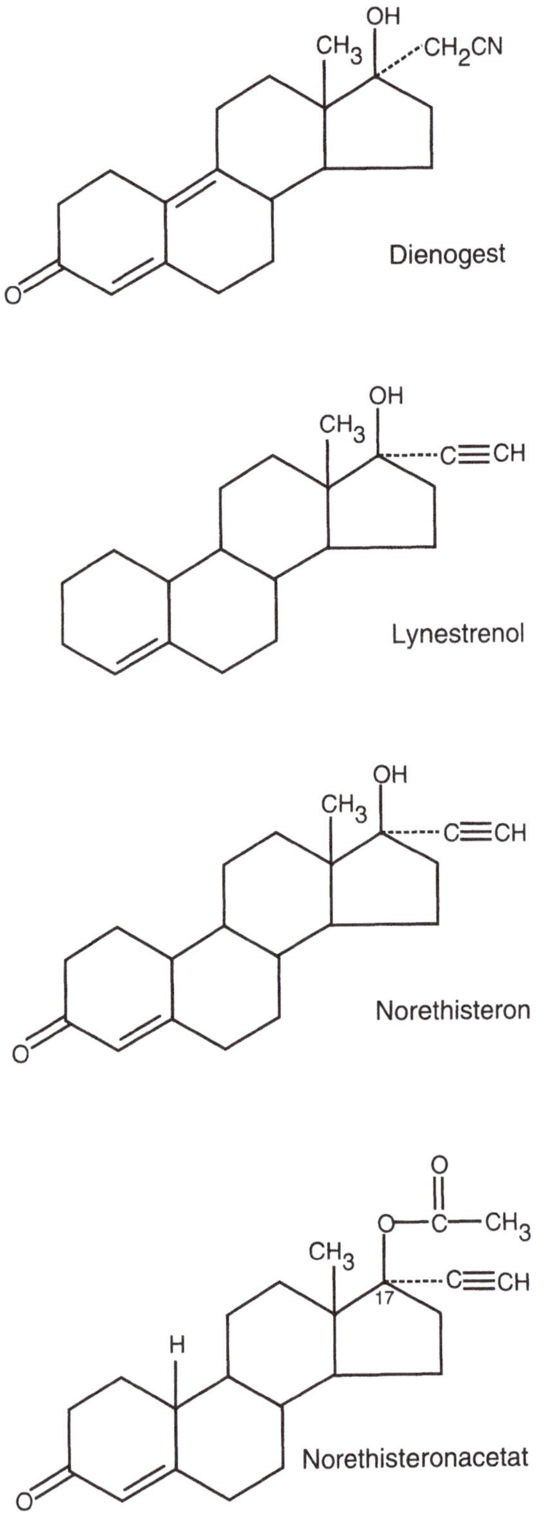

Abb. 3.2. Chemische Grundstruktur der synthetischen Gestagene

- Die individuellen synthetischen Progestagene zeigen eine Vielzahl von Teilwirkungen, die vom Wirkungsprofil des Progesterons abweichen.

Partialwirkung der Progestagene

- Einige der möglichen Wirkungen der Progestagene sind in Tabelle 3.2 zusammengestellt.

Endometrium

- Endometriumtransformation des proliferierten Endometriums im Sinne einer sekretorischen Umwandlung.
- In höherer Dosierung starre Sekretion und Atrophisierung des Endometriums (z. B. erwünscht bei Endometriose, bei bestimmten Therapieformen, d. h. Östrogen-/Gestagenkombinationen in der Postmenopause).

Ovulationshemmung. In Kombination mit synthetischen Östrogenen (z. B. Ethinylestradiol) in ausreichender Dosis Hemmung der Ovulation und kontrazeptive Wirkung.

Weitere Partialwirkungen

- Alle 19-Nortestosteronderivate haben eine androgene Restwirkung, mit Ausnahme des Norethynodrel und geringe östrogene Restwirkungen mit Ausnahme von Levonorgestrel.

Tabelle 3.2. Mögliche Aktivität von Progestagenen. (Nach Neumann 1978)

Gestagenpartialwirkung	Testsystem
Gestagen	Transformation des Endometriums
Östrogen	Positiver Allen-Doisy-Test
Androgen	Stimulation des Prostata- und Samenbläschenwachstums bei kastrierten Nagetieren
Antiöstrogen	Hemmung des östrogeninduzierten Uteruswachstums
Antiandrogen	Hemmung des androgeninduzierten Wachstums von Prostata und Samenblase bei kastrierten Nagetieren
Antigonadotropin	Hemmung der Ovulation
Glukokortikoid	Hemmung der ACTH-Sekretion und der adrenalen Atrophie
ACTH-Stimulation	Anstieg der Glukokortikoidsekretion; Anstieg von Transcortin
Virilisierung von weiblichen Feten	(Androgenwirkung)
Feminisierung von männlichen Feten	(Antiandrogenwirkung)

- Keine dieser Verbindungen hat eine glukokortikoide Wirkung.
- Die Progestagene mit Östrogenaktivität führen eher zu einer ACTH-Stimulation.

Historische Entwicklung und Pharmakologie

- Zur Ovulationshemmung sind bei oraler Gabe 300 mg Progesteron notwendig, da Progesteron nach Resorption aus dem Magen-Darm-Kanal bei der ersten Leberpassage rasch inaktiviert wird.
- Eine wesentlich stärkere Ovulationshemmung haben die synthetischen Gestagene, die sich durch eine Ethinylgruppe am C-17 unterscheiden; hierdurch wird die Abbauzeit in der Leber verlängert.

Norethisteronenantat (= Ester des Norethisterons)

- Norethisteronester mit langsamer Freisetzung nach parenteraler Gabe (i.m. Injektion); geeignet als Depotgestagen.
- 1978 Einführung des Noristerat der Firma Schering als Zweimonatsdepotspritze zur Kontrazeption.
- Einmonatsdepotspritze aus Norethisteronenantat und Östradiolvalerat wird zur Zeit von der WHO geprüft und möglicherweise in absehbarer Zeit zu Verfügung stehen.

Progestagene der 1. Generation

- Norethisteron, Norethisteronacetat, Lynestrenol, Ethinodioldiacetat, Norethinodrel
  - Norethisteronacetat, Lynestrenol, Ethinodioldiacetat müssen nach oraler Gabe erst im Körper zu Norethisteron metabolisiert werden, bevor sie biologisch aktiv werden.

Progestagene der 2. Generation

Norgestrel (Levonorgestrel):

- Synthese durch Substitution der Methylgruppe durch eine Äthylgruppe am C-18 Atom durch Hershel Smith (Smith et al. 1964).
- Norgestrel liegt als Racemat vor.
- Selektive Synthese der biologisch aktiven Form des Norgestrels, des Levonorgestrels (Rufer et al. 1967).
- Norgestrel ist stärker wirksam als Ethinyl-19-Nortestosteron, und zeigt ein günstigeres Wirkungsspektrum.
- Levonorgestrel ist heute noch in Verwendung als progestagene Verbindung in vielen oralen hormonalen Kontrazeptiva.

17α-Hydroxyprogesteronderivate (Acetoxyprogestronderivate) (alkyliert oder halogeniert):

- 17α-Hydroxyprogesteronderivate wurden am Ende der 50er Jahre und zum Beginn der 60er Jahre synthetisiert.
- Die alkylierten oder halogenierten Acetoxyprogestronderivate unterscheiden sich durch das Fehlen von androgenen und östrogenen Wirkungen.
- Diese Substanzen haben antiandrogene Wirkungen, die stärker ausgeprägt sind bei Cyproteronacetat (Neumann u. Steinbeck 1974). Alle in dieser Gruppe zusammengestellten Progestagene, zeigen auch glukokortikoidähnliche Wirkungen, die in extrem hohen Dosen klinisch relevant werden können (Camanni et al. 1963; Girard u. Baumann 1975; von Mühlendahl 1977; Mathews et al. 1971; Sadeghi-Nejad et al. 1971). Aufgrund ihrer antiandrogenen Wirkung besitzen Megestrolacetat, Chlormadinonacetat und Cyproteronacetat dosisabhängig die Fähigkeit, männliche Feten zu feminisieren (Neumann u. Steinbeck 1974; Neumann et al. 1970).
- *Cyproteronacetat:* Die stärkste antiandrogene Substanz der 17α-Acetoxyprogesteronderivate ist das Cyproteronacetat (Wiechert u. Neumann 1965), das als Gestagen und als Antiandrogen wirksam ist. Das Cyproteronacetat ist mehr als 1200mal stärker wirksam als das Hydroxyprogesteronacetat.
- *Medroxyprogesteronacetat:* zeigt dosisabhängig auch androgene Restwirkungen; im Vordergrund stehen starke antigonadotrope und antiöstrogene Wirkungen.

Induktion vom Mammakarzinom bei Beagle-Hunden

- 1970 konnte bei Untersuchungen mit Beagle Hunden gezeigt werden, daß durch Behandlung mit Megelestrolacetat große Brusttumoren entstanden. Diese Beobachtung führte zum Entwicklungsstopp in dieser Substanzklasse, die auch das Chlormadinonacetat und das Medroxyprogesteronacetat mitbetraf.
- Verschiedene Hydroxyprogesteronderivate wie Chlormadinonacetat und Medroxyprogesteronacetat kamen in dieser Hinsicht unter Verdacht.
- Man nahm an, daß der Brusttumor induzierende Effekt eine spezielle (negative) Eigenschaft dieser Progestagene war.
- Es stellte sich heraus, daß die Befunde bei Beagle-Hunden nicht auf den Menschen übertragbar waren.

- Beim Beagle-Hund besteht ein positiver Feed-back zwischen Progesteron und der Sekretion des Wachstumshormons (Stoffwechselweg für den Hund spezifisch).
- Das Wachstumshormon des Hundes wirkt stark mammotroph und führt zu einer chronischen Überstimulation der Brustdrüsenzellen (Beier et al. 1983; Neumann et al. 1986).

Progestagene der 3. Generation

- *Desogestrel* (van den Broek et al. 1975)
  - Selektives , stark antigonadotrop wirkendes Progestagen (etwa 2mal so wirksam wie Levonorgestrel)
  - Muß im Körper in die biologisch aktive Form, das 3-Ketodesogestrel umgewandelt werden.
  - Erhöhung von SHBG, damit Abnahme der Konzentration der freien Androgene.
  - Keine negative Beeinflussung der Leberfunktion.
  - Kein negativer Effekt auf den Fettstoffwechsel.
  - Minimale androgene Restwirkung.
  - Schwache antiöstrogene Wirkung.
- *Norgestimat* (Hahn et al. 1977)
  - Mittelstarke antigonadotrope Wirkung.
  - Sowohl per se wirksam als auch in Form seines Hauptmetaboliten 17-Deacetyl-Norgestimat) (Mc Guire et al. 1990).
  - Minimale androgene Wirkung.
  - Schwache antiöstrogene Wirkung.
- *Gestoden* (Hofmeister et al. 1986)
  - Selektives, stark antigonadotrop wirksames Progestagen; antigonadotroper Effekt 3mal stärker als bei Levonorgestrel.
  - Per se wirksam; mehr als 20 Metabolite.
  - Einziges Progestagen mit schwachem aldosteronantagonistischem Effekt durch hohe Affinität zum Progesteronrezeptor.
  - Minimale androgene Restwirkung.
  - Schwache antiöstrogene Wirkung.
- *Dienogest*
  - starke progestagene Effektivität (vergleichbar mit Chlormadinonacetat, wesentlich stärker als beim Levonorgestrel)
  - antiandrogene, antiovulatorische Wirkung
  - keine androgene Wirkung
  - geringe antigestragene Wirkung

Spezielle Indikationen der Progestagene

Hormontherapie in der Schwangerschaft

- Nur sog. „reine" Progestagene ohne androgene und östrogene Wirkungen sind geeignet für eine Behandlung von Störungen in der Schwangerschaft.
- In diesem Zusammenhang eignen sich 17α-Hydroxyprogesteroncapronat, Dydrogesteron und das reine Progesteron.
- Anmerkung: Bei der versehentlichen Einnahme von Progestagenen in der Frühschwangerschaft besteht keine medizinische Indikation zum Schwangerschaftsabbruch. Nur bei Anwendung von hochdosiertem Cyproteronacetat (50–100 mg/Tag) ist das Risiko der Feminisierung bei männlichen Föten nicht auszuschließen.

Orale hormonale Kontrazeption

- Orale hormonale Kontrazeptiva enthalten eine Kombination von synthetischen Östrogenen (Äthinylöstradiol) sowie synthetischer Gestagene (s. Tabelle 3.6 und 3.7).
- Für die Ovulationshemmung ist hauptsächlich der Gestagenanteil verantwortlich.
- Für die Zykluskontrolle ist vor allem der Östrogenanteil erforderlich.
- Kriterien für die orale hormonale Kontrazeption
  - Ovulationshemmung und gute kontrazeptive Wirkung,
  - gute Zykluskontrolle,
  - gute Verträglichkeit,
  - Stoffwechselneutralität.
- *Moderne Mikro- und Ultralowdose-Pillen*
  - niedrigdosierte Präparate 20–35 µg EE,
  - haben eine gute Zykluskontrolle,
  - haben keine klinisch relevanten Einflüsse auf den Lipid- und Kohlenhydratstoffwechsel sowie auf das Gerinnungssystem.
- *Neuentwicklungen*
  - Ein neues und noch vorteilhafteres Progestagen für die orale Kontrazeption ist zur Zeit nicht in Sicht.
  - Ein Fortschritt wäre in der Weiterentwicklung der 17α-Hydroxyprogesteronderivate zu erwarten.
  - Eine Aufzählung geeigneter Gestagene für die Kontrazeption findet sich in Tabelle 3.3.
  - Eine weitere Dosisreduktion bei den synthtetischen Östrogenen und Gestagenen ist mit den herkömmlichen Substanzen wenig aussichtsreich; die untere Grenze der Ethinylestradioldosis dürfte bei etwa 20 µg Ethinyl-

Tabelle 3.3. Kontrazeption mit Gestagenen (Präparateübersicht)

Progestagene	Handelsname	Formulierung	Dosierung
Levonorgestrel	Microlut (Schering)	Drg. à 0,03 mg	1 Drg./Tag oral vom 1. ZT an
	Micro-30-Wyeth (Wyeth)	Tbl. à 0,03 mg	1 Tbl./Tag oral vom 1. ZT an
Lynestrenol	Exlutona (Organon)	Tbl. à 0,5 mg	1 Tbl./Tag oral vom 1. ZT an
Medroxyprogesteronacetat	Depo-Clinovir (Upjohn)	Inj. à 150 mg	1 Inj. i.m. alle 3 Monate, Beginn: 1–5 ZT
Norethisteron	Micronovum (Cilag)	Tbl. à 0,35 mg	1 Tbl./Tag oral vom 1. ZT an
Norethisteronenantat	Noristerat (Schering)	Inj. à 200 mg	1 Inj. i.m. alle 8–12 Wochen

Tabelle 3.4. Endometriumprotektion durch Gestagene: Ausreichende Gestagendosis zum Schutz vor übermäßiger Endometriumproliferation bei monatlicher Anwendung

Progestagen	Benötigte Dosis	Beobachtungszeitraum [Tage]	Referenz
Dydrogesteron	10 mg	10–12	Lane et al. 1986a, Varma 1985
Levonorgestrel	75 μg	10–12	Whitehead et al. 1986, Varma 1985
Medroxyprogesteron	10 mg	12	Lane et al. 1986b
Norethisteronazetat	1 mg	10–12	Siddle et al. 1982, Varma 1985
Progesteron	200 mg	12	Lane et al. 1986b

estradiol pro Tag liegen; Untersuchungen mit 10 μg und 15 μg Äthinylestradiol pro Tag laufen im Rahmen klinischer Prüfungen.

Hormonsubstitution im Klimakterium

- s. Kap. 14.
- *Endometriumprotektion in der Postmenopause*
  - Die minimale Gestagendosis und die Dauer der Anwendung zur Endometruiumprotektion bei monatlicher Anwendung von Progestagenen zeigt Tabelle 3.4.

Reine Gestagentherapie

Formulierungen

- oral,
- parenteral,
- Depotspritze,
- transdermal (Hormonpflaster, z. Z. in klinischer Prüfung),
- vaginal (Scheidenring zur Kontrazeption, z. Z. in klinischer Prüfung),
- intrauterin (Intrauterinspirale).

Präparateübersicht. Siehe Tabelle 3.5.

Unerwünschte Begleiterscheinungen

- *Haut:* Hyperpigmentation (Chloasma).
- *Nervensystem:* Kopfschmerzen (migräneartig oder ungewohnt stark), Zunahme epileptischer Anfälle, sensorische Ausfälle.
- *Psyche:* Libidoveränderungen, depressive Verstimmungen.
- *Augen:* Kontaktlinsenverträglichkeit beeinträchtigt, akute Sehstörungen.
- *Ohren:* Hörstörungen.
- *Gastrointestinaltrakt:* Magenbeschwerden, Übelkeit, Erbrechen.
- *Leber:* Cholestase, anikterische Hepatitis und generalisierter Pruritus, Lebertumore (sehr selten).
- *Stoffwechsel:* Beeinflussung des Körpergewichts, Natrium- und Wasserretention, Hyperkalzämie, Mastodynie.
- *Herz-/Kreislauf:* Blutdruckanstieg.
- *Gefäße:* selten Thromboembolien.
- *Genitaltrakt:* Pilzerkrankungen der Scheide.
- Androgenisierende Effekte (bei Nortestosteronderivaten).
- *Zyklus:* Zwischenblutungen, Amenorrhö (selten).
- Überempfindlichkeitsreaktionen.

Kontraindikationen

- Schwere Lebererkrankungen,
- Cholestatischer Ikterus,
- Lebertumore,
- Thromboembolien,
- Blasenmole,
- ungeklärte vaginale Blutungen,
- starke Adipositas,
- Cushing Syndrom.

Tabelle 3.5. Synthetische Gestagene[a] (Präparateübersicht)

Substanz	Pharmakologie (Halbwertszeit)	Präparat	Formulierung	Dosierung
Dydrogesteron	18 h	Duphaston	Tbl. à 10 mg	2mal 10 mg
Lynestrenol	17–21 h	Orgametril	Tbl. à 5 mg	1mal 5 mg
		Exlutona	Tbl. à 0,5 mg	als Minipille
Levonorgestrel	2 h und 24 h	Microlut	Tbl. à 0,03 mg	als Minipille
Medrogeston	63 h	Prothil 5	Tbl. à 5 mg	2mal 5 mg
		Prothil 25	Tbl. à 25 mg	
Medroxyprogesteron	24–50 h i.m.: 30–40 Tage	Clinofem	Tbl. à 5 mg	je nach Indikation (s. Text)
		Clinovir 100/200/250/400/500 mg	Tbl. à 100/200/250/400/500 mg	
		Clinovir 500/1000	Suspension à 500/1000 mg	je nach Indikation (s. Text)
		Clinovir	Oralsuspension à 500 mg	
		Depo-Clinovir	Suspension à 150 mg	je nach Indikation (s. Text)
		Farlutal 100/–200/–250/–500	Tbl. à 100/200/250/500 mg	
		Farlutal 500/–1000	Suspension à 500/1000 mg	je nach Indikation (s. Text)
		G-Farlutal	Tbl. à 5 mg	je nach Indikation (s. Text)
Norethisteron	7–9 h	Micronovum	Tbl. à 0,35 mg	0,35 mg pro Tag
Norethisteronacetat	1–3 h und 5–11	Primolut-Nor-5	Tbl. à 5 mg	2mal 5 mg
		Primolut-Nor-10	Tbl. à 10 mg	
17α-Hydroxyprogesteroncaproat	ca. 6 Tage	Proluton Depot	Spritze à 250 mg oder 500 mg	250–500 mg i.m. 1mal pro Woche

[a] Dosierungsempfehlungen abhängig von der Indikation

Interaktionen. Barbiturate, Hydantoine, Phenylbutazonverbindungen und Rifampicin können die Metabolisierung der synthetischen Gestagene beschleunigen und die kontrazeptive Wirkung abschwächen.

Therapieschemata und Indikationen

Niedrigdosierte Dauertherapie

- *Hormonale Kontrazeption:* Minipille: z. B. Levonorgestrel (30 µg/Tag) (Microlut, Micro-30 Wyeth); Lynestrenol 0,5 mg/Tag (Exlutona).
- *Unerwünschte Begleiterscheinung:* Schmierblutungen in 30–40% der Fälle; regelmäßige Einnahme mit Zeitkonstanz von 3 h erforderlich (s. auch Kap. 13), besonders geeignet für Frauen ab 35 Jahren.

Hochdosierte Einmaltherapie

- *Postkoitale Kontrazeption (Interzeption):* 200 µg Athinylöstradiol und 1000 µg Levonorgestrel in Form von 4 Tbl. z. B. Tetragynon, davon 2 Tbl. sofort und 2 12 h später; wirksam innerhalb von 36 h nach ungeschütztem Verkehr. *Unerwünschte Begleiterscheinung:* Flüssigkeitseinlagerung, Kopfschmerzen, Brustspannen, Blutungsstörungen (s. auch Kap. 13).

Hochdosierte Gestagendauertherapie bei

- adenomatöser Hyperplasie des Endometriums,
- adjuvanter Therapie beim Korpuskarzinom,
- metastasierendem hormonabhängigen Mammakarzinom.

Zyklische Gestagengabe

- *Zyklusregulierung:* Gabe von Gestagenen vom 16.-25. Zyklustag, z. B. Portil 5 (Medrogeston 5 mg): 2mal 1; Primolut Nor-5 (Norethisteronacetat 5 mg): 2mal 1; Orgametril (Lynestrenol 5 mg): 2mal 1; Duphaston (Dydrogesteron 10 mg): 2mal 1.
- *Mastopathie und Mastodynie.*
- *Gestagentherapie in der Lutealphase:* wie zyklische Gestagengabe; auch Gabe von Progesteronvaginalzäpfchen sowie Progesteron i.m. Injektionen möglich.

Lokale Gestagenfreisetzung

- Intrauterinpessar (z. B. Levonorgestrel-IUP (Levonova) der Firma Leiras, Finnland, Vertrieb in Deutschland: Pharmacia, z. Z. in klinischer Prüfung).

- Levonorgestrel-Vaginalring (WHO-Ring, z. Z. in klinischer Prüfung).
- Hormonimplantat mit Levonorgestrel (Norplant, Firma Leiras) zur Kontrazeption (z. Z. in Deutschland in klinischer Prüfung, in vielen Ländern bereits zugelassen).
- Hormonimplantat mit 3-Ketodesogestrel (Implanon, Firma Organon) zur Kontrazeption (z. Z. in klinischer Prüfung).
- Hormonpflaster zur transdermalen Gestagenzufuhr (z.Z. in klinischer Entwicklung).

Spezielle Indikationen

Zyklusnormalisierung

Therapieziel: Regelmäßige Gestagenentzugsblutung nach vorheriger Endometriumsproliferation mit Östrogenen.

Therapieempfehlung. Gestagene oral vom 16.-25. Zyklustag.

- Dydrogesteron (Duphaston) (10 mg/Tbl.): 2mal 1.
- Norethisteronacetat (Primolut-Nor-5) (5 mg/Tbl.): 2mal 1.
- Medrogeston (Prothil 5) (5 mg/Tbl.): 2mal 1.
- Cyproteronacetat (Androcur 10) (10 mg/Tbl.) 5 – 10 mg bei Patientinnen mit Akne ohne Kontrazeptionswunsch.

Hinweise
- Dydrogesteron hat keinen thermodynamischen Effekt, d. h. es beeinflußt die Aufwachtemperatur nicht.
- Bei Kontrazeptionswunsch synthetische Östrogen-/Gestagengemische (Ovulationshemmer).
- Bei pathologischen Blutungen Ausschluß von Neoplasien, Entzündungen (z. B. Endomyometritis durch Chlamydien, Mykoplasmen) und einer endokrinen Dysfunktion z. B. Hyperprolaktinämie (s. auch Kap. 5).

Lutealinsuffizienz (Lutealphasendefekt)

Therapieziel. Substitution in der Lutealphase; ätiologisch meistens eine Follikelreifungsstörung, nur in seltenen Fällen besteht eine reine Lutealinsuffizienz.

Therapieempfehlung
- Prolutondepot (17α-Hydroxyprogesteroncaproat) (250 mg/Amp.) am 16. und 21. Zyklustag.
- Dydrogesteron (Duphaston) (10 mg/Tbl.): 2mal 1
  oder
- Progesteronvaginalovula (Eigenherstellung in der Apotheke; Verordnung: Progesteronvaginalzäpfchen) (25 – 100 mg/Vaginalsuppositorium): 2mal 1 vaginal.
  - *Rezeptur (nach Jones):*
    44 g reines Progesteron
    2096 g Polyethylenglycol 400
    1392 g Polyethylenglycol 6000
    = 1760 Zäpfchen à 25 mg.

Hinweise
- Bei Frauen mit Kinderwunsch: Gestagenbeginn 2 Tage nach Ovulationsauslösung oder bei Anstieg der BTK bis zum Eintritt einer regelstarken Blutung.
- Zur Substitution bei Lutealinsuffizienz können auch Progesteronvaginalovula eingesetzt werden (s. S. 77 und Kap. 5).

Endometriose

Therapieziel. Eintrocknung der ektopischen Endometrioseherde durch Gestagentherapie. Durch Hemmung der Follikelreifung und Ovulation kommt es zum Abfall der endogenen Östrogenspiegel und zum antiproliferativen Effekt auf das ektopische Endometrium; damit werden die Beschwerden der Patientin gemildert oder beseitigt.

Therapieempfehlung. Bei Einzelheiten s. Kap. 4, Band 2 und Abschnitt „Endometriose".

- *GnRH Analoga:* s. dort
- *Gestagene:* Entweder zyklische Therapie (5.-24. Zyklustag) oder Gestagendauertherapie für 3 – 6 Monate:
  - Lynestrenol (Orgametril) (5 mg/Tbl.): 5 – 10 mg für 3 – 6 Monate.
  - Medrogeston (Prothil 5) (5 mg bzw. 25 mg/Tbl.): 5 – 25 mg für 3 – 6 Monate.
- *Antigestagene:*
  - Gestrinon 2mal 2,5 mg 3mal pro Woche (in Deutschland noch nicht zugelassen!). In einer Vergleichsstudie Danazol versus Gestrinon bei Endometriosepatientinnen war Gestrinon genauso wirksam wie Danazol (Mettler 1987).

Hinweise
- Alternativtherapie: GnRH-Analoga (z. B. Buserelin, Leuprorelinazetat, Goserelin, Triptorelin); s. Abschn. 3.4.2.2.

- Als Anschlußtherapie bei Frauen ohne Kinderwunsch: gestagenbetonte Pille (z. B. Marvelon, Femovan).
- Zur Endometriosetherapie (s. Kap. 4, Band 2).

Mastopathie

Therapieziel. Verhinderung von proliferativen Veränderungen des Brustdrüsengewebes.

Therapieempfehlung
- Hydroxyprogesteronderivate, z. B. Medrogeston und Norethisteronacetat sind zur Senkung der Östrogenprävalenz und zur Hemmung von Proliferationstendenzen der Brustdrüsen geeignet.
- Ab dem 5., ggf. ab dem 12. Zyklustag bis zum 25. Zyklustag: z. B. 5–10 mg Medroxyprogesteronacetat oder Medrogeston bzw. 2–4 mg Chlormadinonacetat pro Tag.
- Alternativ Danazol per os 100–200 mg pro Tag ab dem 5.–25. Zyklustag.

Prämenstruelles Syndrom

Therapieziel. Vermeidung der psychovegetativen Verstimmung vor der Menstruation.

Therapieempfehlung. Zur Behandlung eignen sich alle oralen Gestagene (außer Allylestrenol):

- 10 mg Dydrogesteron oder 5–10 mg Medroxyprogesteronacetat vom 16. bis 25. Zyklustag 1–2 Tbl./Tag.
- Wirksam sind ferner Ovulationshemmer wie auch Depotgestagene und Danazol.
- Therapieversuch mit Pyridoxin (40–80 mg/Tag) oder Prolaktinhemmern (s. Abschn. 3.4.6)
- Psychopharmaka nur in Ausnahmefällen.

Osteoporoseprophylaxe

Therapieziel. Verhinderung des durch Östrogenmangels in der Postmenopause oder nach Kastration auftretenden Knochenabbaus bei Frauen mit gleichzeitiger Kontraindikation für Östrogene.

Therapieempfehlung
- Norethisteronacetat (Primolut-Nor 5) (5 mg/Tbl.): 1mal 1.
- Medroxyprogesteron (Clinofem, G-Farlutal) (5 mg/Tbl.): 1mal 1.

Hinweise
- Reine Gestagentherapie nur bei Kontraindikationen für Östrogentherapie (z. B. Status nach östrogenabhängigen Tumoren: z. B. Endometriumkarzinom, Mammakarzinom).
- Bei Östrogenintoleranz.
- Standardöstrogen-/Gestagen-Therapie als kombinierte, sequentielle oder Intervalltherapie.

Prämenopausale Hormontherapie

Therapieziel. Behandlung prämenopausaler Hormonstörungen (z. B. Lutealinsuffizienz, Anonilaktion) (relative Östrogendominanz).

Therapieempfehlungen.
- Zyklische Gestagentherapie (z. B. 16.–25. Zyklustag).

Hinweise
- je nach Klinik Östrogen-/Gestagentherapie als sequentielle Therapie.

Postmenopausale Hormonsubstitution

Therapieziel. Behandlung des postmenopausalen Hormondefizits und der hierdurch bedingten Störungen (psychovegetativ, urogenital, Haut und Schleimhäute, kardiovaskulär, Osteoporoseprävention).

Therapieempfehlung. Dosierung s. oben „Osteoporoseprophylaxe".

Hinweise
- Reine Gestagentherapie nur bei Kontraindikation für Östrogene.
- Gewöhnlich Östrogen-/Gestagentherapie als kombinierte, sequentielle oder Intervalltherapie.

Endometriumkarzinom (nach Primärtherapie)

Therapieziel. Hochdosierte Gestagentherapie wirkt antiproliferativ und soll Metastasierung verhindern (adjuvante Initialtherapie).

Therapieempfehlung
- Hochdosiert Gestagene über mindestens 2 Jahre kontinuierlich.
  - *Oral:*
    - 150–400 mg Medroxyprogesteronacetat oral pro Tag oder
    - 160–320 mg Megestrolacetat oral pro Tag.

– *Parenteral:*
– Medroxyprogesteronazetat oder 17α-Hydroxyprogesteroncaproat: Initial 1–3 g/Woche i.m.; Erhaltungsdosis: 400–800 mg/Woche i.m.

Hinweise. Bei hochdosierter Therapie Kontraindikationen für Gestagene beachten!

Endometriumhyperplasie

Therapieziel. Hemmung der Proliferation des Endometriums durch hochdosierte Gestagenbehandlung bei glandulär-zystischer oder adenomatöser Hyperplasie.

Therapieempfehlung

- Ausschluß einer exogenen oder endogenen Östrogenquelle (Östradiol im Serum soll in der Postmenopause unter 30 pg/ml liegen).
- Adenomatöse Hyperplasie = Präkanzerose;
- glandulär-zystische Hyperplasie = „benigne".
- Gestagentherapie über 3 Monate:
  - Medrogeston (Prothil 25/2mal 1 tgl.).
  - Norethisteronacetat (Primolut Nor/30–60 mg tgl.).
  - Lynestrenol (Orgamertril/30–60 mg tgl.).

Hinweis. Nach 3 Monaten ist eine Kontrollabrasio notwendig.

Nachbehandlung eines metastasierenden Mammakarzinoms

Therapieziel. Hochdosierte Gestagentherapie soll die Progression eines metastasierenden Mammakarzinoms verhindern.

Therapieempfehlung

- Medroxyprogesteronacetat: 500–1000 mg/Tag oral (z. B. Clinovir= Farlutal).
- Megestrolacetat: 160–480 mg/Tag oral (z. B. Megestat).

Hinweise. Bei hochdosierter Therapie Kontraindikationen für Gestagene beachten!

Zyklische Migräne

Therapieziel. Unterdrückung der Migräneanfälle bei zyklischer Migräne mit perimenstruellen Anfallserscheinungen.

Therapieempfehlung

- 150 mg Medroxyprogesteronacetat (Depo-Provera) i.m. alle 3 Monate
- Orale Gestagendauerbehandlung (z. B. Minipille).
- „Minipille", (auf die perimenstruelle Phase begrenzt).
- Anmerkung: auch Östrogensubstitution im pillenfreien Intervall bei Therapie mit Ovulationshemmern (z. B. 1–2 mg Östradiovalerat) hilfreich.

Östrogen-Gestagen-Therapie

Östrogen-/Gestagen-Kombinationen werden vor allem zur hormonalen Kontrazeption (vgl. Kap. 13) sowie in der Postmenopause zur Therapie klimakterischer Beschwerden (vgl. Kap. 14) eingesetzt. Die entsprechenden Indikationen werden dort beschrieben.

Im folgenden soll auf die speziellen Indikationen eingegangen werden, die nicht im Rahmen der oben genannten Kapitel abgehandelt werden.

Indikationen (Übersicht)

- Therapeutischer Einsatz oraler hormonaler Kontrazeptiva: Dysmenorrhö, Mastodynie, Ovarialzysten, Androgenisierungserscheinungen.
- Peri- und postmenopausale Hormontherapie (in Kombination mit natürlichen Östrogenen).
- Verschiebung der Periode:
  - Östrogen-, Gestagenpräparate (z. B. Prosiston) oder
  - orale hormonale Kontrazeptiva.
- Normalisierung dysfunktioneller Blutungen besonders in der Pubertät und in der Postmenopause.

Präparateübersicht. Im folgenden werden die Präparate nach unterschiedlichen Gesichtspunkten tabellarisch erfaßt:
- *Kontrazeption:* Kombinations-und Sequenzialpräparate s. Tabelle 3.6.
- *Hormontherapie allgemein:* Mit Gestagenen allein oder als Östrogen-Gestagen-Gemische s. Tabelle 3.7.
- *Hormontherapie im Klimakterium:* Östrogen-Gestagen-Gemische enthalten in den verschiedenen Ein-, Zwei- und Dreiphasenpräparaten s. Tabelle 3.8.

Einphasentherapie

Tabelle 3.6. Orale Kontrazeptiva mit verschiedenen Gestagenen (Kombinations- und Sequenzpräparate; Präparateübersicht)

Gestagene	Handelsnamen Kombinationen Einphasenpräparat	Handelsnamen Sequenzpräparate Zweiphasenpräparate	Handelsnamen Kombinationen Zweistufenpräparat	Handelnamen Kombinationen Dreistufenpräparat
Cyproteronacetat	Diane 35 (Schering)			
Chlormadinonacetat			Neo-Eunomin (Grünenthal)	
Desogestrel	Marvelon (Organon) Lovelle (Organon)	Oviol 22/28 (Nourypharma)		
Gestoden	Minulet (Wyeth) Femovan (Schering)			
Levonorgestrel	Ediwal 21 (Schering) Femranette micro (Efeka) Microgynon (Schering) Neogynon 21 (Schering) Neo-Stediril (Wyeth) Stediril 30 (Wyeth) Stediril-d (Wyeth)		Perikursal 21 (Wyeth) Sequilar 21 (Schering)	Trinordiol (Wyeth) Triquilar (Schering) Tristep (Asche) Triette (Brenner-Efeka) Trisiston (Jenapharm)
Lynestrenol	Lyndiol (Organon) Lyn-ratiopharm (Ratiopharm) Ovoresta/M (Organon) Pregnon 28 (Nourypharma) Yermonil (Geigy) Anacyclin (Ciba)	Lyn-ratiopharm-Sequenz (Ratiopharm) Ovanon/28 (Nourypharma)		
Norethisteron	Conceplan M (Grünenthal) Orth-Novum 1/50 (Cilag) Ovysmen 0,5/35, 1/35 (Cilag)			Synphasec (Grünenthal) TriNovum (Cilag)
Norethisteronacetat	Etalontin 21 (Parke-Davis) Neorlest 21 (Parke-Davis) Orlest 21 (Parke-Davis)	Deposiston (Jenapharm)	Sinovula (Asche)	
Norgestimat	Cilest (Cilag)			Pramino (Cilag)
Norgestrel	Eugynon-21, -28 (Schering)			

Tabelle 3.7. Hormontherapie mit verschiedenen Gestagenen oder Östrogen-Gestagen-Gemischen (Präparateübersicht)

Progestagene	Reines Gestagenpräparat Handelsname	Kombinationspräparate Handelsname
Chlormadinonacetat	Gestafortin (Merck)	Gestamestrol N (Hermal) Menova (Merck)
Cyproteronacetat	Androcur 10/50 (Schering)	
Desogestrel		Cyclosa (Nourypharma)
Dydrogesteron	Duphaston (Duphar)	
Gestonoroncapronat	Depostat (Schering)	
Hydroxyprogesteroncapronat	Proluton Depot (Schering) Progesteron-Depot (Jenapharm)	Gravibinon (Schering) Syngynon (Jenapharm) Primosiston (Schering)
Levonorgestrel		Tetragynon (Schering)
Lynestrenol	Orgametril (Organon)	Nuriphasic (Nourypharma)
Medroxyprogesteronacetat (MPA)	Clinofem (Upjohn) G-Farlutal 5 mg (Farmitalia) Clinovir 100–1000 mg (Upjohn) Farlutal 100–1000 mg (Farmitalia) MPA 250/-500 Hexal	
Megestrolacetat	Megestat 40/160 (Bristol) Niagestin 15 (Novo)	
Medrogeston	Prothil 5/25 (Kali-Chemie)	
Norethisteronacetat	Primolut-Nor 5/10 (Schering) Sovel (Geigy)	Östro-Primolut (Schering) Primosiston Tbl. (Schering) Prosiston (Schering) Progylut (Schering)
Progesteron	Progestogel (Nourypharma)	Jephagynon (Jenapharm)

Tabelle 3.8. Hormontherapie im Klimakterium mit Ein-, Zwei- und Dreiphasenpräparaten (Präparateübersicht)

Gestagene	Einphasenpräparate Handelsnamen	Zweiphasenpräparate Handelsnamen	Dreiphasenpräparate Handelsnamen
Cyproteronacetat Levonorgestrel		Climen (Schering) Cyclo-Menorette (Wyeth) Cyclo-Östrogynal (Asche) Klimonorm (Jenapharm)	
Medrogeston	Prothil 5/25 (Kali-Chemie)	Presomen 1,25 compositum (Kali-Chemie) Presomen 0,6 compositum (Kali-Chemie)	
Norethisteronacetat	Kliogest (Novo)		Trisequens (Novo) Trisequens forte (Novo)
Norgestrel		Cyclo-Progynova (Schering)	
Tibolon[a]	Livial[b] (Organon)		

[a] Zusätzliche östrogene und androgene Partialwirkung.
[b] In Deutschland noch nicht im Handel.

Spezielle Indikationen

Dysfunktionelle Blutungen

Therapieziel. Normalisierung des menstruellen Zyklus.

Therapieempfehlungen
- Insbesondere bei jungen Mädchen und in der Prämenopause 4–6 mg Chlormadinonacetat oder Norethisteronacetat plus 0,03–0,06 mg Äthinylöstradiol/Tag p.o. über 20 Tage (z. B. tgl. 1mal 1 Prosiston oder 2mal 1 Menova oder 1mal 1 Östro-Primolut).
- Bei Blutungen von mehr als 3 Wochen Dauer 10 mg Östradiolvalerat i.m. und anschließend Gestagene für 10–12 Tage zur sekretorischen Umwandlung des Endometriums.
- Syngynon (1 Amp. enth. 250 mg Hydroxyprogesteroncaproat, 10 mg Östradiolbenzoat) einmalig 1 Amp. i.m..

Anmerkung
- Sistiert die Blutung unter der Hormonbehandlung nicht, muß nach einer organischen Blutungsquelle oder einem extragenitalen Blutungsfaktor gesucht werden.
- Siehe Kap. 5

Corpus-luteum-Insuffizienz

Therapieziel
- Substitution einer Corpus luteum-Insuffizienz zur Normalisierung des menstruellen Zyklus sowie zur Sterilitätstherapie.
- Normalisierung der Follikelreifung führt meistens zu ausreichender Lutealfunktion.

Therapieempfehlungen
- vgl. auch Kap. 5.
- Unterstützung der Follikelreifung durch Behebung endokriner Störungen (z. B. Hyperprolaktinämie).
- Therapie von Follikelreifungsstörungen mit z. B. Antiöstrogenen, Gonadotropinen.
- Substitution der Lutealphase bei Sterilitätspatientinnen z. B. Duphaston 2mal 1 (16.–25. Zyklustag) bzw. Progesteronvaginalzäpfchen tgl. 2mal 50 mg, mikronisiertes Progesteron 2mal 100 mg oral (z. B. Utrogestan 2mal 1 Tbl.) bzw. Progesterondepotspritzen.

Anmerkungen
- Bei erhöhtem Serumprolaktin und/oder Galaktorrhö Prolaktinhemmer (vgl. Abschnitt 3.4.6 sowie Kap. 4, Band 2 und Kap. 8).
- Bei erhöhten Konzentrationen von Serumandrogenen Therapieversuch mit Kortikosteroidsuppression (wie bei kongenitalem adrenogenitalem Syndrom), z. B. 5 mg Prednisolon, 25 mg Hydrokortison oder 0,5 mg Dexamethason pro Tag (s. Abschn. 3.7, S. 138).

Menstruationsverschiebung

Indikation
- In begründeten Einzelfällen (z. B. geplante Operation, Badeurlaub, IVF-Behandlung, Sportkämpfe etc.).
- Siehe auch Kap. 4.

Vorverlegung
- Je nach Erfordernis ab 3.–10. Zyklustag Beginn mit 1 Tbl. eines Östrogen-Gestagen-Kombinationspräparates aus Tabelle 3.7 oder einer Kombinationspille für 8–10 Tage.

Hinausschieben der Menses
- Mit Östrogen-Gestagen-Kombinationspräparaten aus Tabelle 3.7 oder mit einer Kombinationspille.
- Beginn 5 Tage vor der erwarteten Menstruation. Verdoppelung der Dosis bei ersten Zeichen einer Durchbruchblutung.

Hypermenorrhö

Definition. Verstärkte Menstruation mit Abgang von Blutkoageln.

Therapieziel. Normalisierung der Blutungsstärke.

Therapieempfehlungen
- Ausschluß lokaler oder systemischer Ursachen,
- Versuch mit einer gestagenbetonten Kombination vom 12.–25. Zyklustag.

Anmerkungen. Ausschluß lokaler oder systemischer Ursachen: z. B.
- uterin: Polypen, Myome, Spirale,
- Störung der Blutgerinnung (z. B. iatrogen bei Marcumartherapie),
- endokrine Störungen (z. B. Schilddrüse, Nebenniere).

Zweiphasentherapie

Spezielle Indikationen

Hormonelle Substitution bei ovariellen Ausfallserscheinungen. s. auch Kap. 5 sowie Kap. 14.

Climacterium praecox

Definition. Östrogenmangel durch vorzeitigen Ausfall der Ovarialfunktion (endogen oder exogen durch Operation bzw. Bestrahlung).

Therapieziel. Östrogensubstitution zur Therapie psychovegetativer Beschwerden, Prävention von Osteoporose und kardiovaskulärer Erkrankungen.

Therapieempfehlungen
- Die Therapie richtet sich bei Malignomerkrankungen nach der Grunderkrankung.
- Eine Hormonsubstitution ist bei Frauen ohne entsprechende Risikofaktoren auch in Form von oralen hormonalen Kontrazeptiva möglich.
- Sequenzpräparate mit Estradiolvalerat bzw. konjugierte Östrogene als Östrogen-Gestagen-Gemische (vgl. Abschn. 3.2.4.2, S. 83).

„Zyklusregulierung"

Therapieziel. Normalisierung des menstruellen Zyklus.

Therapieempfehlungen
- Sequenzpräparate sind bei Zyklustempoanomalien meistens entbehrlich. Die alleinige Gestagentherapie ist oft ausreichend (s. Abschn. 3.2.3.2, S. 66).
- Bei gleichzeitigem Kinderwunsch sind Medikamente zur Ovulationsauslösung (s. Abschn. 3.2.4.4, S. 89 und 3.3, S. 103) anzuwenden.

3.2.3.3 Antigestagene

Allgemeines

Antigestagene sind Substanzen, die das endogene Progesteron vom Rezeptor verdrängen, aber selbst keine Progesteronwirkung besitzen. Bei der Wirkung gibt es erhebliche Substanzunterschiede und Speziesdifferenzen.

Chemie
- Einen Überblick über die zur Zeit in Anwendung (RU 486) bzw. in der Entwicklung befindlichen Antigestagene gibt die Abb. 5.3.
- *RU 486 (Mifepriston):* (Abb. 3.3) 19-Nortestosteronderivat mit Arylsubstitution in Position 11 und einer Propylseitenkette in Position 17.
- *ZK 98.734 (Lilopriston):* Große strukturelle Ähnlichkeit mit RU 486, unterscheidet sich nur durch die Struktur der Seitenkette in Position 17.
- *ZK 98.299 (Onapriston):* Ungewöhnliches Steroid, da beide 17-Hydroxylgruppen und die Methylgruppe zwischen dem C und D-Ring eine α- anstatt einer β-Stellung besitzen.

Pharmakologische Eigenschaften
- antigestagene
- antiglucokorticoide/glucokorticoide
- antimineralokorticoide
- antiandrogene/androgene
- antiproliferative
- antiovulatorische
- funktionelle antiestrogene.

Indikationen
- Abortinduktion in der Frühschwangerschaft (z. Z. die einzige zugelassene Indikation in Frankreich, Großbritanien und Schweden).

Progesteron

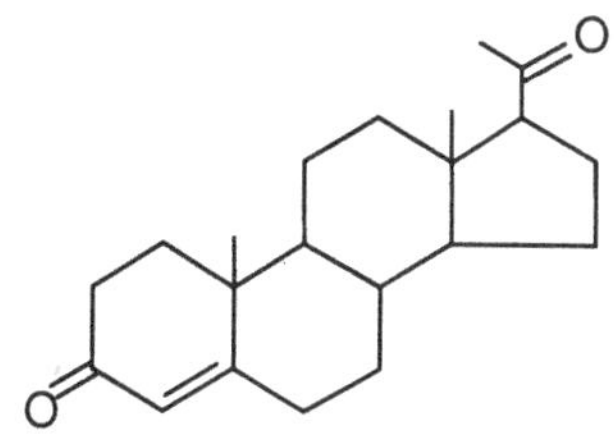

RU-486
(Mifepriston)

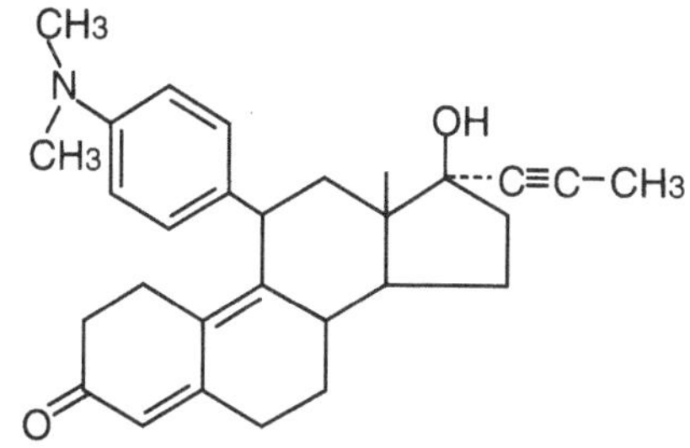

11β-(4-N,N-Dimethylamino-
-phenyl)-17β-hydroxy-17α-
-(3-hydroxy-prop-1(Z)-enyl)-
-4,9(10)-estradien-3-on

ZK 98.734
(Lilopriston)

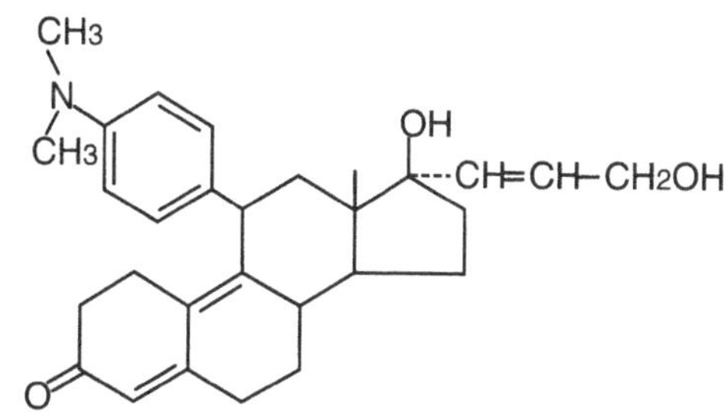

11β-(4-N,N-Dimethylamino-
-phenyl)-17β-hydroxy-17α-
-(3-hydroxy-prop-1(Z)-enyl)-
-4,9(10)-estradien-3-on

ZK 98.299
(Onapriston)

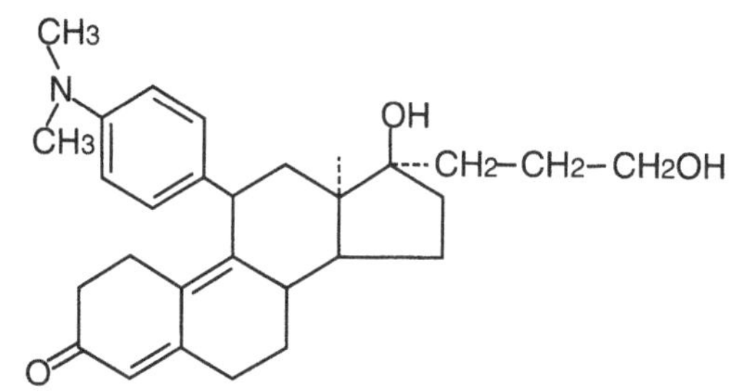

11β-(4-N,N-Dimethylamino-
-phenyl)-17α-hydroxy-17β-
-(3-hydroxy-propyl)-13α-
-methyl-4,9-gonadien-3-on

ZK 112.993

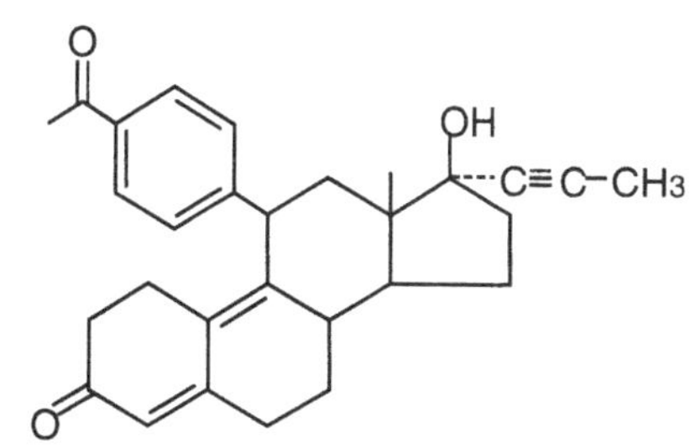

11β-(4-Acetylphenyl)-17β-
-hydroxy-17α-(1-propinyl)-
-4,9-estradien-3-on

Abb. 3.3 Antigestagene (Strukturformeln)

Tabelle 3.9. Antigestagene (Präparateübersicht)

Substanz	Pharmakologie (Halbwertszeit)	Präparat	Formulierung	Dosierung	Kommentar
RU 486	20–30 h	Mifepriston (Roussel Uclaf)	Tbl. à 200 mg	Zum Schwangerschaftsabbruch: 600 mg oral; zusätzlich 0,25 mg Sulproston oder 1 mg Gemeprost per vaginam Kontrazeption: Minipille	 z.Z. in klinischer Prüfung
ZK 98.734	3–6 h	Lilopriston (Schering)		siehe Onapriston	z.Z. in klinischer Prüfung
ZK 98.299	ca. 3–6 h	Onapriston (Schering)		Schwangerschaftsabbruch Zervixdilatation Geburtseinleitung Endometrine Uterus myomatosu Mammakarzinom Korpuskarzinom Meningiom	z.Z. in klinischer Prüfung

HWZ = Biologische Halbwertszeit

- *Zur Zeit laufende klinische Prüfungen*
  - Zervixdilatation und Geburtseinleitung (z. B. bei intrauterinem Fruchttod).
  - Einsatz als Nidationshemmer („Pille danach“).
  - Kontrazeption (z. B. Einmonatspille, Minipille).
- Prae-ovulatorisch
  - Verzögerung der Follikelreifung mit Hemmung der Ovulation.
- Peri/post-ovulatorisch
  - Hemmung der Transformation des Endometriums durch Aufhebung der Implantationsbereitschaft bei Desynchronisierung der Pränidationsphase.
- Zyklusende
  - Menstruationsauslösung.
  - Therapie der Endometriose.
  - Mammakarzinom: adjuvante Therapie bei progesteronabhängigem Mammakarzinom (“Second-line-Therapie„ nach Antiöstrogenbehandlung).
  - Zervixkarzinom: adjuvante Therapie.
  - Therapie des Meningeoms.

Eine Übersicht über die z. Z. in klinischer Prüfung befindlichen Antigestagene gibt Tabelle 3.9.

Formulierung. Tablette

Wirkungsprinzip

- Kompetitive Verdrängung des Progesterons vom Rezeptor des Endometriums und Myometriums mit Störung der Implantation und der Frühschwangerschaft durch Auslösung von Wehen und Blutungen.
- Blockade der Progesteronrezeptoren bei rezeptorpositiven Tumoren und Endometrioseherden.

Unerwünschte Begleiterscheinungen

- Bei Abortinduktion (abhängig vom Gestationsalter), (s. S. 82).
- Unerwünschte Wirkungen bei Antigestagenanwendung (erste Erfahrungen):
  - Bei Mammakarzinompatientinnen (n = 11); Therapie mit Ru 486 (200–400mg pro Tag über 3–4 Wochen): Übelkeit (73%), Müdigkeit (55%), Somnolenz (36%), Gewichtsabnahme (91%), Schwindel (55%), Grand mal Anfall (9%) (Klijn et al. 1989).

Spezielle Pharmakologie

RU 486

Entwicklung

- Synthese durch Roussel-Uclaf-Laboratorien (Paris).
- 1982 erstmals erfolgreicher Einsatz zur Abortinduktion an der Universitäts-Frauenklinik in Genf (Herman et al. 1982).
- Charakterisierung der pharmakologischen und klinischen Wirkungen durch Bauliau (Frankreich).

Chemie. s. Abb. 3.3.

Pharmakokinetik
- Bioverfügbarkeit: ca. 70%,
- Plasmaproteinbindung: 98%,
- maximaler Plasmaspiegel: nach 1–2 h,
- hohe Serumkonzentrationen (bis zu 2,5 μg nach Einnahme von 100–800 mg), Spiegel im Blut nicht proportional zur gegebenen Dosis,
- lange Halbwertszeit von 30 h und mehr.

Pharmakologie
- Sehr hohe Affinität zum Progesteronrezeptor (5mal so stark wie Progesteron), jedoch ohne die biologische Wirkung von Progesteron.
- Antiglukokortikoide Wirkung (Bindung an den Glukokortikoidrezeptor mit 3fach höherer Affinität als Dexamethason), ohne klinische Relevanz, da die antiglukokortikoide Wirkung durch einen gewissen ACTH-und Kortisolanstieg kompensiert wird.
- leichte antiandrogene, androgene oder gestagene Wirkungen,
- antigonadotrope Wirkungen.

Wirkung auf Rezeptorebene
- Dimerisierung des Progesteron-Rezeptors (PR)
  - Partialagonist (in Abwesenheit von Progesteron)
    - Monomere binden nur Antihormon (AH)
  - Antagonist (in Gegenwart von Progesteron)
    - Monomere binden AH und Progesteron.

Klinik
- Durch Kombination von RU 486 mit Prostaglandinen (z.B. Sulproston, Gemeprost) können niedrigere RU-486-Dosen zur Abortinduktion verwendet werden.
- Erfolgsraten sind besser (95% vs 89%) (Ulmann et al. 1992).
- Weitere Wirkungsverbesserung von RU 486 durch Einsatz von natürlichem PGE_2 (oral) bzw. Misoprostol (Swahn et al. 1988a); Misoprostol verursacht weniger Schmerzen im Vergleich zu Sulproston (Aubeny u. Baulieu 1991).

In der Frühschwangerschaft
- Aufhebung der wehenhemmenden Wirkung des Progesterons auf den Uterus.
- Die Erfolgsrate beim Schwangerschaftsabbruch durch RU 486 sinkt mit zunehmender Amenorrhödauer (z.B. ab 7. SSW).
- Es existiert keine dosisabhängige Wirkungsbeziehung für Frauen mit gleicher Schwangerschaftsdauer.
- Angriff an der Dezidua, durch Blutungen und erhöhte Kontraktilität des Myometriums sowie durch Zervixreifung Einleitung eines Abortes.

Menstrueller Zyklus
- Suppression der LH-Sektretion während des normalen Zyklus und Verursachung einer sekundären Lutealinsuffizienz.

Indikationen
- Schwangerschaftsabbruch mit RU 486 bis zur 9. Schwangerschaftswoche möglich; verminderte Wirksamkeit ab der 7. Schwangerschaftswoche; besonders wirksam, wenn der Embryo im Ultraschall kleiner als 10 mm ist. (weitere Indikationen s. S. 82.
- Onkologische Indikation zur Zeit noch in klinischer Prüfung.

Unerwünschte Begleiterscheinungen
- Abortus incompletus 2,7%,
- weiterbestehende Schwangerschaft 1,2%,
- starke Blutungen in 9% der Fälle, in 0,7% Kürettage notwendig,
- Schmerzen waren dosisabhängig! Bei Kombinationstherapie (600 mg RU 486 und 1mg Gemeprost) benötigten 40% der Frauen keine Analgesie, 30% eine einfache Analgesie (z. B. Paracetamol) und 30% stärkere Analgetika (Opiate). Weitere Nebenwirkungen:
  - Übelkeit, Erbrechen und Durchfall (nicht behandlungsbedürftig),
  - 5% Antibiotikabehandlung wegen vermuteter oder nachgewiesener uteriner/vaginaler Infektion.

Kontraindikationen
Die aufgeführten Kontraindikationen sind mit der Patientin zu besprechen und gelten in der Regel als relativ:
- Schwangerschaft älter als 63 Tage,
- Langzeittherapie mit Kortikosteroiden,
- Verdacht auf Extrauteringravidität,
- Nebennierenerkrankungen,
- Gerinnungsstörungen,
- Mißbildungen der Gebärmutter,
- Asthma,
- Patientinnen über 35 Jahre,
- schwere Herzerkrankungen,
- starke Raucherinnen,
- Hypertonie.

Dosierung. (s. auch „Spezielle Indikationen“)

- *Schwangerschaftsabbruch in der Frühschwangerschaft*
- Bis zum Ende der 7. Schwangerschaftswoche
  - 600mg RU 486 (3 Tbl. a 200 mg)
  - Zusätzlich nach 36–48 h i.m. Gabe von 0,25 mg Sulproston.
- *Abortinduktion in der 14.–20. SSW (nur in Frankreich bei intrauterinem Fruchttod zugelassen)*
  - Einmalige Gabe von 600 mg Mifeproston 36 h vor Gabe eines Prostaglandinagonisten (noch in klinischer Prüfung).

Bewertung

- „Die kombinierte Behandlung mit Antigestagenen und Prostaglandinen stellt eine sichere und einfache medizinische Möglichkeit zur Beendigung einer frühen Schwangerschaft dar.“
- Die seltenen unerwünschten Wirkungen sind starke Blutungen, die Gefahr des unvollständigen Aborts und das Risiko eines Weiterbestehens der Schwangerschaft. Deshalb darf dieses Medikament nur unter ärztlicher Aufsicht eingesetzt werden.

Spezielle Indikationen

Abortinduktion

Abortinduktion in der Frühschwangerschaft

Therapieziel. Auslösung von Wehentätigkeit und eines nachfolgenden Aborts in der Frühschwangerschaft bei indiziertem Schwangerschaftsabbruch.

Therapieempfehlung. 600 mg RU 486; zusätzlich 0,25 mg Sulproston i.m. nach 36–48 h (oder zusätzlich 1 mg Gemeprost per vaginam).

Vorteile

- keine allgemeine/lokale Narkose
- keine Perforation
- keine Wundinfektion
- kein stationärer Aufenthalt
- Senkung der Morbidität/Mortalität besonders in der 3. Welt.

Nachteile

- Übelkeit, Erbrechen
- Diarrhoe
- Schmerz
- inkompletter Abort
- Nachkürettage
- Fortbestehen der Gravidität.

Klinischer Ablauf

- Vier Arztbesuche notwendig:
  1. Besuch
     - Diagnose
     - Alter der Gravidität (nicht >49 Tage)
     - Ausschluß EUG
     - Beratung, soziale Hilfen
  2. Besuch nach 8 Tagen
     - 3×1 Tablette RU-486 (insgesamt 600 mg)
  3. Besuch nach 2 Tagen
     - PGE_2-Derivat i.m. oder Vag.-Supp. (4 h-Beobachtung)
  4. Besuch nach 8–12 Tagen
     - Nachuntersuchung (Sono, HCG, Katamnese).

Hinweise. RU 486 in Kombination mit Sulproston ist am wirksamsten bis zur 7. SSW. Die Wirksamkeit nimmt bis zur 9. SSW ab.

Erfolgsrate

- Beim Schwangerschaftsabbruch bis zum 49. Zyklustag lag bei 2000 mit RU 486 behandelten Patientinnen die Erfolgsrate bei 96% (Silvestre et al. 1990). 99,7% der Frauen bekamen Blutungen, die im Mittel 8 Tage anhielten. Bei 3,7% der Frauen wurde die Fruchtanlage innerhalb von 2 Tagen nach der RU-486-Gabe ausgestoßen, so daß kein Prostaglandin verabreicht werden mußte.
- In 90% der kombiniert behandelten Fälle vollständiger und in 2,7% unvollständiger Abort.
- Der Zeitpunkt des Aborts nach der Prostaglandingabe hing von der Dosis, dem Prostaglandintyp und der Darreichungsform ab. Bei etwa 87% der Schwangeren, die mit RU 486 und 0,5 mg Sulproston behandelt wurden, fand der Abort in den ersten 4 h danach statt.
- Mit steigendem Gestationsalter sinken die Erfolgschancen und es wird häufiger ein chirurgischer Eingriff nötig.

Induktion eines Spätaborts (14.–20. Schwangerschaftswoche)

Therapieziel. Auslösung von Wehentätigkeit und eines nachfolgenden Aborts.

Therapieempfehlung. Einmalige Gabe von 600 mg Mifeproston 36 h vor Gabe des Prostaglandinagonisten reduziert dessen Dosis und damit dessen unerwünschte Wirkungen.

Hinweise. Die Abortdauer wird von 11–12 auf 6–7 h durch die kombinierte Therapie verkürzt. Starke Blutungen und Zervixläsionen treten selten auf, und nur in 2,7% der Fälle bleibt der Abort unvollständig.

Kontrazeption (Mittzyklus)

Therapieziel. Unterdrückung der mittzyklischen LH-Ausschüttung und Verhinderung des Eisprungs und somit einer Ovulation.

Therapieempfehlung
- 1mal 600 mg oder 3–4 Tage täglich 200 mg, z.Z. stagniert die Entwicklung einer Mittzykluspille),
- der Einstz von RU 486 als Minipille wird zur Zeit von der WHO geprüft.

Kontrazeption (Lutealphase)

Therapieziel. Verhinderung einer Schwangerschaft durch Unterbrechung der Lutealfunktion und Induktion einer Monatsblutung.

Therapieempfehlung
- 200 mg Mifepriston vom 24.–27. Zyklustag löst menstruationsähnliche Blutungen aus, unabhängig davon, ob eine Schwangerschaft vorliegt oder nicht.
- Die gleiche Wirkung hat die Gabe von 600 mg/die am Tag der erwarteteten Menstruation.

Diese Anwendungsmöglichkeiten werden klinisch weiter geprüft. Die Angaben zur Dosierung stehen noch nicht endgültig fest. Die größten Erfahrungen liegen vor bei der Abortinduktion in der Frühschwangeschaft.

Onapriston (ZK 98.299)

Pharmakologie:
- Starke progesteron-antagonistische (antinidatorische) Aktivität bei Ratte und Meerschweinchen (≥RU-486).
- Kein Hinweis auf progesteron-agonistische Wirkung.
- Geringe antiglucokorticoide Wirkung (3–10× <RU-486).
- Geringe antiandrogene Aktioität (<RU-486).
- Schwache antiovulatorische Wirkung bei nichthumanen Primaten.

Pharmakokinetik:
- Kurze terminale HWZ beim Menschen (ca. 3–6 h).

Wirkungsmechanismus auf Rezeptorebene:
- reiner Antagonist
  - keine Dimerisierung des Progesteron-Rezeptors (PR)
  - keine Bindung des Antihormon (AH)-PR
    - Komplexes an hormon-responsive DNA-Elemente

3.2.4 Östrogene und Antagonisten

3.2.4.1 Allgemeines (natürliche Östrogene)

Östrogene sind (Steroidhormone) Follikelhormone, die im Ovar vor allem im Graaf Follikel und im Corpus luteum szerniert werden. Ebenfalls werden sie in den Nebennieren, extraglandulär im Fettgewebe durch Umwandlung von Androgenen und in der Plazenta gebildet.

Der Einsatz der natürlichen Östrogene wird insbesondere in Kap. 14 dargestellt. Die synthetischen Östrogene werden vor allem zur oralen hormonalen Kontrazeption eingesetzt und in Kap. 13 besprochen.

Auf Östrogen-/Gestagenkombinationen wurde bereits in Abschn. 3.2.3.2) eingegangen.

3.2.4.2 Natürliche Östrogene

Chemie
- Zu den natürlichen Östrogenen zählt das Östron, das 17β-Estradiol, Estriol und die Ester der natürlichen Östrogene.
- C_{18}-Steroide.
- Aromatischer A Ring.
- Unterschiedliche Anzahl von Hydroxylgruppen: Östron = eine Hydroxylgruppe am C-5 , Östradiol = zwei Hydroxylgruppen am C-3, C-17 und Östriol = drei Hydroxylgruppen am C-3, C-16, C-17.

Physiologie
- Im Blut werden die Östrogene hauptsächlich durch Proteine wie SHBG oder Albumin transportiert und am Wirkungsort von Östrogenrezeptoren gebunden.
- Transport durch das Zytoplasma zum Zellkern, wo die Eiweißbiosynthese beeinflußt wird.

- Die Ausscheidung erfolgt vorwiegend durch die Nieren nach Konjugation mit Glukuron- oder Schwefelsäure in der Leber.
- s. auch Kap. 1.

Indikation

- Vaginalbehandlung bei Kolpitis (Estriolester),
- peri- bzw. postmenopausale Hormonsubstitution (parenteral, oral oder per Pflaster),
- Hormonsubstitution nach Ovariektomie in der Geschlechtsreife (kombinierte Östrogen-Gestagen-Therapie).

Östron

- Im Vergleich zum Östradiol sehr viel schwächere Wirkung am Östradiolrezeptor.
- Leithormon in der Postmenopause; Östronbildung im Unterhautfettgewebe.
- Östron hat wenig Einfluß auf das Endometrium.
- Eine reine Östronapplikation spielt im Rahmen der Hormonsubstitution in der Postmenopause keine Rolle.

Östradiol

- Eignet sich zur Substitution bei verschiedenen Östrogenmangelzuständen.
- Zur Vermeidung eines raschen intestinalen und hepatischen Abbaus wurde das Östradiol im Rahmen der oralen und parenteralen Therapie vorwiegend als Ester (s. unten) eingesetzt.
- Die transdermale Östradioltherapie umgeht die primäre Leberpassage und vermeidet die bei oraler Gabe auftretende sägezahnförmige Änderung der Östrogenspiegel im Blut. Durch konstante Hormonabgabe ans Blut kommt man insgesamt mit niedrigeren Östradioldosen aus, als dieses bei der oralen Therapie der Fall ist.
- Die Osteoporose kann wirkungsvoll mit Östradiol behandelt werden; einem proliferativen Einfluß am Endometrium (d.h. Endometriumproliferation mit Blutungen, Endometriumhyperplasie mit der Gefahr der Entwicklung eines Endometriumkarzinoms) kann durch gleichzeitige Gabe von Gestagenen (sequentiell oder kontinuierlich) entgegengewirkt werden.
- Der transdermale, subdermale, transvaginale oder orale Weg führt zur Senkung von LDL-Cholesterin (10–12%) und zu einem geringen Anstieg von HDL (bis 6%).
- Die quantitative Bestimmung von Östradiol im Serum von Frauen unter Östrogensubstitution ist problematisch, da sich nur bestimmte Assays dafür eignen wie Lichtenberg et al. (1992) nachweisen konnten.

Östriol

- Eignet sich zur systemischen oder vaginalen Anwendung bei Genitalatrophie mit Besserung der Urogenitalsymptomatik.
- Effekt auf das Endometrium ist sehr schwach.
- Keine Wirkung hinsichtlich der Prävention von Osteoporose.
- Eignet sich auch bei psychovegetativer Symptomatik.

Östrogenester

- Durch die Veresterung des Östradiols mit einer Karbonsäure wird die Löslichkeit in Öl erhöht, so daß es injiziert werden kann und eine Depotwirkung entfaltet.
- Zu den lang wirksamen Östrogenestern zählen:
- Östradiolbenzoat,
- Östradiolphenylpropionat,
- Östradiolcyclopentylpropionat (= cipionat),
- Östradiolvalerat (= valerianat),
- Östradiobenzoat und -valerat können auch oral gegeben werden,
- der Depoteffekt ist um so anhaltender, je lipophiler die Substanz ist,
- Östradiolcipionat hat längeren Depoteffekt als Östradiolvalerat oder Östradiolbenzoat, so daß der Gipfelwert des Östradiols im Serum niedriger ist und erst mit größerer Verzögerung erreicht wird.
- Die Ester werden im Blut, in der Leber und in den Zielorganen rasch in Östradiol und Fettsäure gespalten.

Im folgenden wird das Östradiolvalerat, als Beispiel für die Gruppe der Östradiolester näher besprochen:

Östradiolvalerat

Pharmakologie

- Orale und parenterale Gabe möglich.
- Vollständige Umwandlung in Östradiol.
- Nach i.m. Injektion von 4 mg Depoteffekt von 2–4 Wochen.
- Um die gleiche Wirkung bei oraler Gabe zu erreichen, müßte man 3 Wochen lang täglich 2 mg (10fache Dosis) anwenden.
- Nach oraler Gabe von 2 mg Östradiolvalerat sind nur etwa 3% der Dosis als Östradiol verfügbar.

Klinische Wirkung

- Endometriumproliferation
  - 2 mg Östradiolvalerat, leichte Proliferation,
  - 4 mg Östradiolvalerat, vollständiger Endometriumaufbau.

- 2 mg Östradiolvalerat reicht jedoch aus, um klimakterische Beschwerden zu beseitigen, das vaginalzytologische Bild zu normalisieren und eine Prävention von Knochenschwund und Atherosklerose in hohem Maße zu gewährleisten.

Konjugierte equine Östrogene

Diese nehmen eine Sonderstellung bei den natürlichen Östrogenen ein, da sie aus dem Urin trächtiger Stuten gewonnen werden und eine Reihe von Metaboliten enthalten, die bei der Frau nicht vorkommen.

Zusammensetzung der konjugierten Östrogene

- Mischung aus 9 strukturell verschiedenen Östrogensulfaten.
- Erheblicher Anteil aus Equilin-, Equilenin- und Dihydroequileninsulfat, die nur beim schwangeren Pferd und nicht im Organismus der Frau vorkommen.
- Sulfate stellen die dominierende Fraktion dar:
  - 50% Östronsulfatnatrium,
  - 25% Equilinsulfatnatrium,
  - 15% 17α-Dihydroequileninsulfatnatrium,

Vaginalepithel

- Konjugierte Östrogene zeigen gute Wirkung auf das Vaginalepithel bei vaginaler Applikation.
- Die vaginale Dosis von 0,3 mg konjugierter Östrogene pro Tag reicht zur Besserung einer atrophischen Kolpitis aus, ohne dabei die Serumproteine oder Gonadotropine zu beeinflussen; dies kann evtl. von Bedeutung sein für Patientinnen mit leberabhängigen Kontraindikationen.

Östrogendosis

Konjugierte Östrogene in einer Dosis von 0,625 mg vermindern oder beseitigen bei 60% der Patientinnen die Hitzewallungen, führen aber zu einer Proliferation des Endometriums, so daß es bei ca. 80% der Frauen in der Pause zu Entzugsblutungen kommt.

Art der Östrogenapplikation

- Konjugierte Östrogene sind bei oraler Applikation im Vergleich zur vaginalen Applikation 6mal wirksamer wenn man die Wirkung auf FSH, die Kalcium-Kreatinin-Ausscheidung, das TBG und das Reninsubstrat betrachtet und 16mal wirksamer, wenn man den Effekt auf

Tabelle 3.10. Natürliche Östrogene (Übersicht)

Substanz	Pharmakologie (Halbwertszeit)	Präparat	Formulierung
Estradiol	ca. 1 h	Estraderm TTS	Hormonpflaster à 50 µg/Tag
		Estraderm TTS 25	Hormonpflaster 25 µg Östradiol/Tag
		Estraderm TTS 100	Hormonpflaster 100 µg Östradiol/Tag
Estradiolvalerat	ca. 24 h	Progynova	20 Trpf. (0,5 ml) enth. 2 mg
		Progynova 21/mite	Drg. à 2 mg/1 mg
		Progynon-Depot-10	Injektionslösung: 1 ml enthält 10 mg
		Progynon-Depot-40	Injektionslösung: 1 ml enthält 40 mg
Estriol	0,5 – 1 h	Gynäsan 350/-1000	Dragees
		Hormomed	Tbl.
		Klimax-E	Tbl.
		Oekolp-Creme	Vaginalcreme: 1 g enthält 1 mg
		Oekolp/-forte	Vaginalzäpfchen à 0,5 mg
		Oekolp	Tbl. à 1 mg
		Oestrilir N	Dragees
		Oestro-Gynaedron M	Vaginalcreme
		Ortho-Gynest	Ovulum à 0,5 mg
		Ortho-Gynest	Vaginalcreme: 5 ml enthalten 0,5 mg
		Ovestin	Creme: 1 g enthält 1 mg
		Ovestin	Ovulum à 0,5 mg
		Ovestin	Tbl. à 1 mg
		Ovo-Vinces 2000	Filmtbl. à 2 mg
		Synapause	Tbl. à 2 mg
Estradiolbenzoat	48 – 120 h	Progynon B oleosum	Injektionslösung: 1 ml enthält 5 mg
Estradiolundecyclat		Progynon-Depot-100	Injektionslösung: 1 ml enthält 100 mg

- Malignes Melanom (für einen bestimmten Zeitraum).

Relativ
- Akute und chronische Lebererkrankungen,
- Gallenblasenerkrankungen,
- Pankreatitis,
- schwerer Diabetes mellitus,
- Hypertriglyzeridämie,
- Endometriumhyperplasie,
- thromboembolische Erkrankungen,
- Endometriose,
- Uterus myomatosus,
- unklare vaginale Blutungen,
- schwere Hypertonie.

Unerwünschte Begleiterscheinungen
- Endometriumproliferation und Kokarzinogenese begünstigt (z. B. Endometriumkarzinom),
- Gallenblasenbeschwerden,
- Übelkeit, Magenbeschwerden, Kopfschmerzen, Wasser- und Salzretention, Brustspannen, Zwischenblutungen, Libidomangel.

Einen Überblick über die Anwendung von natürlichen Östrogenen und deren Dosierung s. Tabelle 3.12

Den Zusammenhang zwischen der täglichen oralen Östrogendosis bei Anwendung in der Postmenopause und der Häufigkeit von Hitzewallungen und dem Auftreten von Endometriumsproliferationen s. Tabelle 3.11

3.2.4.3 Synthetische Östrogene

Definition. Synthetisch hergestelle Substanzen, die sich vom Östradiol ableiten und eine längerdauernde hohe orale Wirksamkeit besitzen.

Chemie
- Synthetische Östrogene leiten sich vom Östradiol ab (Abb. 3.4).
- Wichtigsten Vertreter sind 17α-Ethinylestradiol und der 3-Methyläther, das Mestranol (Mestra-

Tabelle 3.11. Zusammenhang zwischen täglicher Östrogendosis zur Therapie von Hitzewallungen und Endometriumproliferation. (Nach Lauritzen 1975)

	Tägliche Dosis bei Hitzewallungen (mg/Tag)	Volle Proliferationsdosis (mg/14 Tage)
Ethinylestradiol	0,002	1,5
Estradiolvalerat	1,0 bis 2,0	60
Konjugierte Estrogene	0,6 bis 1,25	60
Estradiol, mikronisiert	2	60
Estriol, Estriolsuccinat	2 bis 4	(150)

Tabelle 3.12. Reine Östrogenpräparate sowie deren Anwendungsweg und Dosierung

Östrogen	Dosis/Präparat	Zusammensetzung
Oral		
Konjugiertes equines Östrogen	0,6 – 1,25 mg (z. B. 1 Drg. Conjugen/Tag über 20 Tage)	Kombination von Estron, Equilin, Equilenin und Sulphaten und Estradiol (1 – 2%)
Östradiolvalerat	1,0 – 2,0 mg (z. B. Progynova)	Ester des 17β-Estradiol
17β-Estradiol, Östron, Estriol	17β-Estradiol 0,01 mg Estron 0,003 mg (z. B. 1 Tbl. Ovowop/Tag über 4 Wochen)	Kombination natürlicher Estrogene
Vaginal		
17β-Estradiol	0,025 mg (z. B. Linoladiol)	Tablette
Estriol	0,01/0,1% (z. B. OeKolb), 0,5 mg	Creme, Pessar
Konjugierte equine Estrogene	0,625 mg/g	Creme

nol spielt im Rahmen der klinischen Pharmakologie kaum noch eine Rolle).

Pharmakokinetik

- Biologisch aktive Substanz ist das Ethinylestradiol.
- Ethinylestradiol ist etwa gleich wirksam wie der 3-Methyläther, das Mestranol, das erst zu Ethinylestradiol umgewandelt werden muß.

Die Östrogenrezeptorbindung und der Einfluß der Östrogene auf den Metabolismus der Leber lassen sich aus Tabelle 3.14 und 3.15 entnehmen.

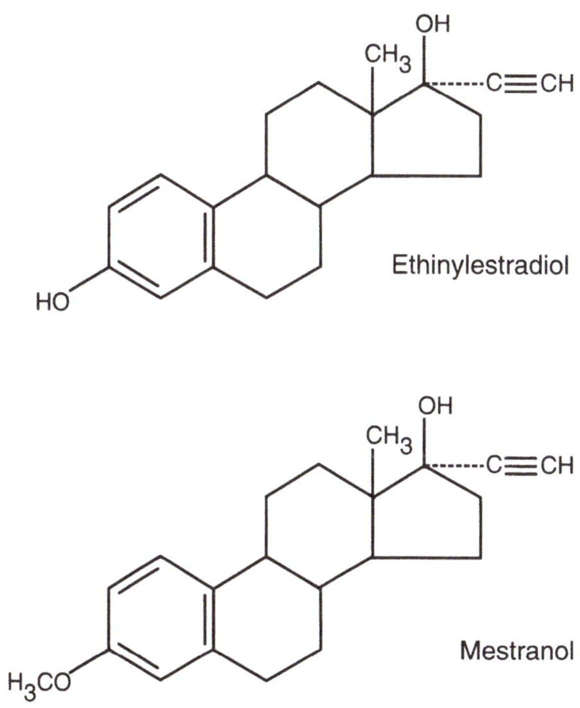

Abb. 3.4. Struktur der synthetischen Östrogene

Präparateübersicht. Siehe Tabelle 3.13.

Formulierungen

- Oral,
- vaginal,
- parenteral: Depotspritze.

Wirkungsprinzip

- Therapie bei Östrogenmangelerscheinungen (z. B. Zyklusstörung),
- Beeinflussung östrogenabhängiger Körperreaktionen (z. B. Endometriumproliferation, Zervixfunktion).

Therapie

Reine Östrogentherapie (Ethinylestradiol)

- Verbesserung des Zervixschleims,
- Zusatzbehandlung zur oralen hormonalen Kontrazeption bei Zwischenblutungen,
- Zusatztherapie bei Endomyometritis.
- hepatische Porphyrie bei genetischer Prädisposition.

Spezielle Indikationen

Hormonsubstitution in der Postmenopause oder nach Ovariektomie (natürliche Östrogene in Kombination mit Gestagenen)

Therapieziel. Behebung der postmenopausalen Beschwerden (z. B. Hitzewallungen, Schweißausbrüche, Verstimmungen), Besserung der Urogenitalsymptomatik, Prävention von Osteoporose sowie Atherosklerose.

Therapieempfehlung

- Estraderm TTS (Hormonpflaster),
- orale Östrogenpräparate.

Tabelle 3.13. Synthetische Östrogene (Präparateübersicht)

Substanz	Pharmakologie (Halbwertszeit)	Präparat (Hersteller)	Formulierung	Dosierung/Verfügbarkeit
Ethinylestradiol	ca. 24 h	Progynon C (Schering) Lyn-ratiopharm-Sequenz (Ratiopharm) Ethinylestradiol 25 (Jenapharm)	Tbl. Kapsel Drg.	20 μg pro Tbl. 3 mg pro Tbl. 1 Drg. enthält 0,025 mg
Ethinylestradiol-propansulfonat	ca. 3 h	Turisteron	Drg.	1 Drg. enthält 1 mg
Mestranol	ca. 50 min	Mestranol 50 (Jenapharm)	Tbl.	1 Tbl. enthält 0,05 mg

Tabelle 3.14. Östrogenrezeptorbindung (E_1 = Estron, E_2 = Estradiol, E_3 = Estriol, EE_2 = Äthinylestradiol)

	Affinität	Nukleare Retention [n]
E_2	$10^{10}\,M^{-1}$	6–8
E_1	$10^{9}\,M^{-1}$	6–8
E_3	$10^{9}\,M^{-1}$	1–4
EE_2	$2-5\times10^{11}\,M^{-1}$	24
Stilbol	$2-5\times10^{11}\,M^{-1}$	24
Tamoxifen	$10^{8}\,M^{-1}$	>48
Clomifene	$10^{8}\,M^{-1}$	>48

Tabelle 3.15. Östrogeneffekte auf den Metabolismus der Leber

Beeinträchtigte Funktion	Mögliche Konsequenzen
Plasmaproteinsynthese	Anstieg der Transporteiweiße im Serum Bluthochdruck
Blutgerinnung	Anstieg von Gerinnungsfaktoren Thromboembolismus
Lipidstoffwechsel	Anstieg der HDL-Fraktion Verringertes Risiko einer ischämischen Erkrankung der Koronarien
Sekretorische Funktion	Verminderter Gallenfluß Gallenweginfektion Schwangerschaftscholestase
Zuckerstoffwechsel	Verminderte Glukosetoleranz Diabetes mellitus
Enzymaktivität	Veränderte Geschlechtsmerkmale Veränderte Pharmakatoleranz
Phagozytose	Erhöhte Phagozytose Immunologische Reaktionen

Hinweise

- Eine reine Östrogentherapie ist mit einem erhöhten Risiko für das Endometriumkarzinom verbunden. Daher sind zyklische Gestagengaben oder kombinierte Östrogen-Gestagen-Anwendungen notwendig.
- Kein Einsatz von synthetischen Östrogenen in der Postmenopause, ausgenommen präklimakterische Patientinnen mit Wunsch nach Kontrazeption (Pille).

Einzelheiten der Hormontherapie in der Prä- und Postmenopause finden sich in Kap. 14.

Verbesserung des Zervikalschleims

Therapieziel. Verbesserung des Zervikalschleims durch systemische Östrogengabe. Hierdurch Verbesserung der Qualität des Zervikalschleims.

Therapieempfehlung

- Progynon C (20 μg Ethinylestradiol) vom 6.–12. Zyklustag 4 Tbl./tägl.
- Bei Durchführung diagnostischer Spermienfunktionsteste (z. B. Sims-Huhner-Test, Kremer-Test) ist der Zervikalschleim nach einer solchen Behandlung gut, die Ovulation tritt gewöhnlich 2–3 Tage später auf.

Hinweis. Bei schlechtem Zervikalschleim besteht möglicherweise eine gestörte Follikelreifung (niedrige Östrogenspiegel!), eine lokale Entzündung (Chlamydien, Mykoplasmen ausschließen) oder eine vorzeitige Luteinisierung.

Zusatztherapie bei Endomyometritis

Therapieziel. Rascher Aufbau des Endometriums bei lokaler Entzündung durch Gabe von Progynon C (oral) bzw. Östradiol in Depotform.

Therapieempfehlungen (alternativ):

- Progynon C (20 μg Ethinylestradiol): 4mal 1 Tbl. tgl.
- Progynon Depot 10 (1 ml = 10 mg Östradiolvalerat),
- Progynon Depot 100 (1 ml = 100 mg Östradiolundecyclat).

Hinweise. Bei Thromboserisiko nur natürliche Östrogene anwenden.

„Aufhellung" des Portioepithels vor zytologischem Abstrich

Therapieziel. Proliferation des Epithels, Verbesserung des bakteriellen Milieus und des pH-Werts, Heilung lokaler Entzündungen.

Therapieempfehlung. Östriol (1 mg Ovestin): tgl. 1mal 1 Vaginalovulum über 10–14 Tage.

Atrophische Kolpitis bzw. Trigonumzystitis

Therapieziel. Proliferation des Vaginal- und Blasenepithels und Besserung der urogenitalen Beschwerden.

Therapieempfehlung. Östriol (1 mg Ovestin): tgl. 2mal 1 Vaginalovulum für 14 Tage, dann tgl. 1mal 1, Erhaltungsdosis wöchentlich 2mal 1.

Hinweise. Östriol hat in dieser Dosierung keinen Einfluß auf das Endometrium und den Knochen.

Vaginale Vorbehandlung vor vaginaler Hysterektomie mitplastischer Korrektur der Scheide

Therapieziel. Proliferation des Vaginalepithels, höhere Wasserretention und bessere Verschieblichkeit des Gewebes, insbesondere bei der plastischen Korrektur der Vagina.

Therapieempfehlung. Östriol (1 mg Ovestin): tgl. 2mal 1 Vaginalovulum für 14 Tage.

Lokaltherapie nach operativer Blasenläsion

Therapieziel. Rasche Proliferation des Blasenepithels zur Wundheilung.

Therapieempfehlung
- Lokale Gabe von Presomen (20 mg konjugierte Östrogene = 2mal 1 Amp.).
  2 Amp. verdünnt in 250–500 ml Blasenspüllösung.
- Progynon-Depot 10: Östradiolvaleriat 10 mg.

Hinweise. *Beachte:* Vorangegangene Thromboembolien sowie weitere Kontraindikationen gegen hohe Östrogengabe.

Endometriumaufbau bei ovariektomierten Frauen für Oocytenspendeprogramm

Therapieziel. Endometriumaufbau vor Embryotransfer mit Donoroozyten.

Therapieempfehlung. Estradiolvalerat (Progynova) (2 mg/Tbl.): Tag 1–5: 2 mg; Tag 6–9: 4 mg, Tag 10–30: 6 mg.

Hinweis. Siehe auch Kap. 11, Band 2.

Postkoitale Kontrazeption

Therapieziel. Verhinderung der Implantation durch Beeinflussung von Eitransport und Endometriumaufbau.

Therapieempfehlung
- Ethinylestradiol (50 µg) in Kombination mit Levonorgestrel (250 µg): 2 Tbl. sofort und 2 Tbl. 12 h später (Yuzpe-Methode).
- Beginn der Behandlung spätestens 36 h nach dem Geschlechtsverkehr.

Ovulationshemmung

Therapieziel
- Durch hochdosierte Gabe von Ethinylestradiol kann die Ovulation zwar verschoben, aber nicht vollständig unterdrückt werden.
- Zur Ovulationshemmung eignen sich synthetische Östrogen-Gestagen-Gemische.
- Zur Ovulationshemmung ist die alleinige Östrogentherapie nicht geeignet.
- Siehe Kap. 13.

3.2.4.4 Antiöstrogene

Allgemeines

Bei den Antiöstrogenen handelt es sich nicht um Steroide, sondern um Stilbenderivate, deren chemische Struktur allerdings Ähnlichkeiten mit der der Östrogene aufweist. Ein Vergleich der Strukturformeln von einigen klinisch wichtigen Antiöstrogenen ist in Abb. 3.5 gegeben. Das Clomifen ist chemisch ein Abkömmling der synthetischen Östrogene TACE (Chlor-trianisen) und Diethylstilbestrol.

Weitere Substanzen mit Wirkungen auf die Follikelreifung und Ovulationsauslösung sind das Epimestrol und das Tamoxifen.

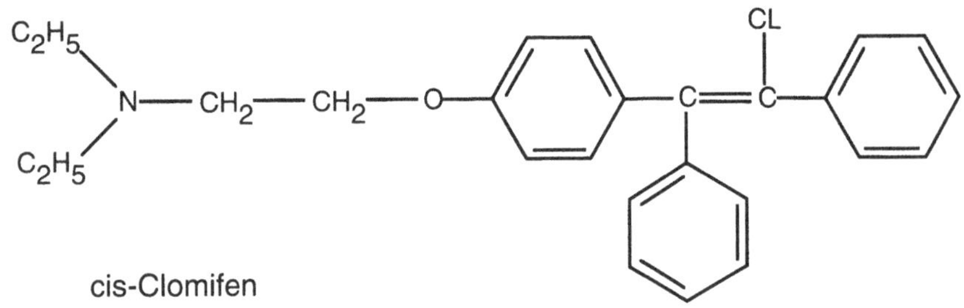

cis-Clomifen

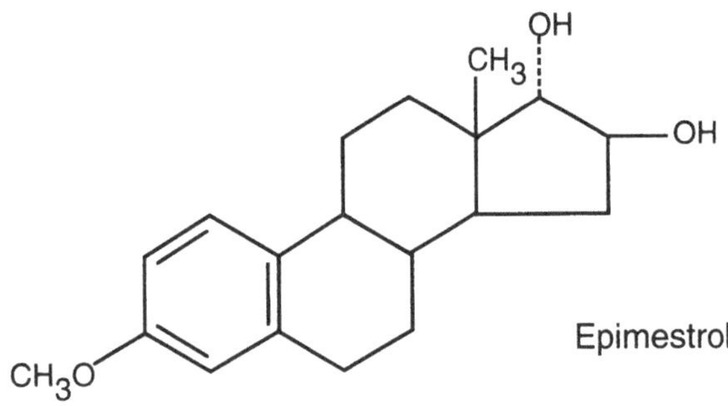

Epimestrol

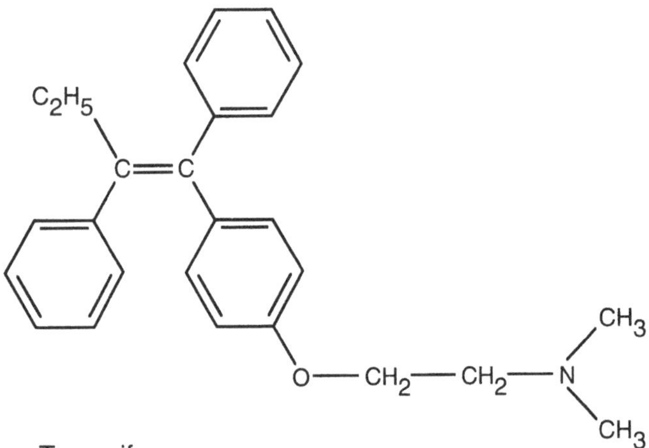

Tamoxifen

Abb. 3.5. Antiöstrogene (Strukturformeln)

Wirkungprinzip

- Antagonisierung des negativen Östrogenfeedbacks am Hypothalamus und der Hypophyse; hierdurch vermehrte GnRH und Gonadotropinsekretion, vermehrte Produktion von Östrogenen durch die Ovarien in Folge von Follikelreifung und Ovulation.
- Periphere Blockierung der Östrogenwirkung an den Östrogenrezeptoren von östrogenabhängigen Geweben (z. B. Mammakarzinom, Endometriumkarzinom).

Eine Übersicht über Antiöstrogenpräparate gibt die Tabelle 3.16 und 3.17.

Indikationen

- Anovulation bei Frauen mit Kinderwunsch.
- Clomifen und sein Derivat Tamoxifen werden auch bei der Chemotherapie des Mamma- und Endometriumkarzinoms eingesetzt.
- Clomifen und Tamoxifen sind wesentlich wirksamer als Epimestrol bei Frauen mit anovulato-

Tabelle 3.16. Antiöstrogene (Präparateübersicht)

Substanz	Pharmakologie (Halbwertszeit)	Präparat	Formulierung	Dosierung
Clomifen	5 Tage	Dyneric (Marion Merrell Dow)	Tbl. à 50 mg	50–100 mg vom 5.–9. (3.–7.) Zyklustag
		Pergotime (Serono)		
		Clomifen-Ratiopharm (Ratiopharm)	Tbl. à 50 mg	
Tamoxifen	7 Tage	Dignotamoxi 10/-20/-30/-40	Tbl. à 15,2/30,4/45,6/60,8 mg	20–40 mg/d über Monate bei der Therapie des Mammakarzinoms
		Duratamoxifen 10/20/30/40	Tbl. à 15,2/30,4/45,6/60,8 mg	
		Kessar 10/-20/-30/-40	Tbl. à 15,2/30,4/45,51/60,68 mg	
		Nolvadex 10/-20/-30,4/-40	Tbl. à 15,2/30,4/45,6/60,8 mg	10 mg/Tag vom 5.–9. Zyklustag zur Ovulationsinduktion
		Nourytam 10/20/30/40	Tbl. à 15,2/30/45,51/60,8 mg	
		Tamofen 10/20/30/40	Tbl. à 15,2/30,4/45,6/60,8 mg	
		Tamoxasta 10/20	Tbl. à 15,2/30,34 mg	
		Tamoxifen 10,-20,-30,-40 (Heumann)	Tbl. à 15,2/30,4/45,6/60,8 mg	
		Tamoxifen 10-,-20,-30,-40 (medac)	Tbl. à 15,2/30,34/45,51/ 60,68 mg	
		Tamoxifen-ratiopharm 10/-20/-30/-40	Tbl. à 15,2/30,4/45,6/60,7 mg	
		Zemide 10,-20,-30,-40	Tbl. à 15,2/30,4/45,51/60,8 mg	
Epimestrol	?	Stimovul (Organon)	Tbl. à 5 mg	Ab 5. Zyklustag 1mal über 10 Tage

Tabelle 3.17. Vergleich der Antiöstrogenwirkung von Clomifen und Tamoxifen

	Clomifen	Tamoxifen
Chemische Substanz	Diethyl-(2-[p-(β-chlorphenyl-styryl)-phenoxy]-ethyl)-amin	(Z)-2-[4-(1,2-Diphenyl-1-butenyl)phenoxy]-N,N-di-methyl-ethyl-amin
Präparat (Hersteller)	Dynerie (Merrell Dow) Pergotime (Serono) Clomifen-Ratiopharm (Ratiopharm)	Nolvadex (Zeneca)
Substanz	Racemat: a: 62% Trans-C b: 38% Cis-C	
Wirkprinzip	Antiöstrogene Wirkung führt zu positivem Feedback am Hypothalamus mit Anstieg der Gonadotropine	Antiöstrogene Wirkung führt zu positivem Feedback am Hypothalamus mit Anstieg der Gonadotropine
Weitere Wirkungen	keine negative Wirkung auf den Knochen	positive Wirkung auf den Knochen
Risiken	Mehrlingsschwangerschaft in 2–10% der Fälle	Mehrlingsschwangerschaft in 2–10% der Fälle
Dosierung	5.–9. ZT: 50–100 (200) mg täglich	Ab 5.–9. ZT 10–20 mg täglich
Unerwünschte Wirkungen	Mehrlingsschwangerschaften, Ovarialzysten, Kopfschmerzen, Hitzewallungen, Sehstörungen, Übelkeit und Erbrechen	Mehrlingsschwangerschaften, Ovarialzysten, Kopfschmerzen, Hitzewallungen, Pruritus vulvae, Übelkeit und Erbrechen

rischen Zyklusstörungen und Corpus luteum-Insuffizienz.

- Antiöstrogene sind bei gestagennegativer Amenorrhö wirkungslos.

Therapieerfolg

- Der Therapieerfolg mit Antiöstrogenen läßt sich in der Sterilitätsbehandlung anhand der Basaltemperaturkurve, der sonographischen Follikelmessung sowie der Anzahl der nachfolgenden Schwangerschaften beurteilen.
- Bei der Graviditätsrate ist zu berücksichtigen, ob der Ovarialfaktor die einzige erkennbare Ursache der Sterilität ist.

Ovulationen

- In 70% der über 1000 Frauen, die mit Clomifen behandelt wurden, traten eine oder mehrere Ovulationen auf (Tabelle 3.18).

Tabelle 3.18. Medikamentöse Ovulationsauslösung bei der Frau. (Ein Vergleich der verschiedenen Therapiemöglichkeiten)

Medikamente	Ovulationsrate [%]	Schwangerschaftsrate [%]	Mehrlingsgravidität [%]	Abortrate [%]
Clomifen	75	30	2–10	15–20
Cyclofenil	50	20	6	15
Epimestrol	40	15	2	15
HMG/HCG	90	40–50	20–40	20–30

- Die meisten Patientinnen, die auf Clomifen ansprachen, reagierten bereits nach dem ersten Behandlungsversuch und die Ovulation erfolgte gewöhnlich zwischen dem 6. und 12. Tag nach Ende der Clomifengabe (Tabelle 3.19).
- Von den Frauen mit polyzystischen Ovarien zeigten 82% nach dem 1. Behandlungszyklus Zeichen für eine Ovulation.

Schwangerschaften

- Bei der Therapie mit verschiedenen Antiöstrogenen tritt mit Clomifen die höchste Ovulationsrate (75%) sowie die höchste Schwangerschaftsrate (30%) auf (s. Tabelle 3.18).
- Mehrlingsschwangerschaften schwanken zwischen 2% (Epimestrol) und 2–10% (Clomifen).
- Die Abortrate nach Antiöstrogentherapie liegt bei ca. 15%.

Kontraindikatonen

- Schwangerschaft,
- Leberfunktionsstörungen,
- unklare uterine Blutungen.

Unerwünschte Begleiterscheinungen

- *Clomifen:* ovarielle Überstimulierung (10–15%): größere Ovarialzysten, sowie Mehrlingsschwangerschaften (2–10%), ferner Sehstörungen (Flimmerskotome, Nachbilder, Verschwommensehen), allgemeine psychovegetative und vasomotorische Begleiterscheinungen verursachen unerwünschte Wirkungen und Hitzewallungen.
- *Epimestrol:* Kann Schwindel, Kopfschmerz, Migräne, Übelkeit, Schlafstörungen, Hitzewallungen, verlängerte Genitalblutungen, und in 2% der Fälle Mehrlingsschwangerschaften auslösen.

Tabelle 3.19. Ovulationsrate nach den jeweiligen Behandlungszyklen mit Clomifen

	Ovulation [n]	Ovulation [%]
Nach dem 1. Behandlungszyklus	935	77,2
Erst nach 2 oder mehr Behandlungszyklen	191	15,8
Unsicher nach den vorliegenden Daten	85	7,0

Spezielle Pharmakologie

Clomifen

Historische Entwicklung. Erste medikamentöse Ovulationsinduktion erfolgte mit dem Stilbenderivat MR 25, das dem Clomifen ähnlich ist, durch Kistner u. Smith (1961) und Tyler (1968). Dieses wurde jedoch wegen toxischer Nebenwirkungen nicht weiter untersucht. Die Entdeckung der Eisprünge auslösenden Wirkung des Clomifens geht auf Untersuchungen von Greenblatt et al. (1961) zurück.

Pharmakologie

- Nichtsteroidale Substanz mit östrogener und antiöstrogener Wirkung (s. Abb. 3.5)
- Mischung von cis- und trans-Isomeren von Clomifen: Cis-Clomifen hat eine ausschließlich antiöstrogene Wirkung, und trans-Clomifen ist ein schwaches Östrogen ohne antiöstrogene Eigenschaften. Cis-Clomifen ist verfügbar, aber es hat die gleiche Ovulationsrate wie das Racemat (70% bei anovulatorischen Frauen).

Präparate. Clomifendihydrogencitrat in Tabletten à 50 mg verfügbar (Pergotime, Dyneric, Clomifen-Ratiopharm).

Wirkungsmechanismus

- Hohe Affinität für die Zielorgane des Östradiols wie Hypothalamus und Hypophse, Uterus, Mammae und viele andere Organe.
- Besetzung der Östrogenrezeptoren und vermehrte Freisetzung des Gonadotropinreleasinghormons (Baier u. Taubert 1969; Boyar 1970).

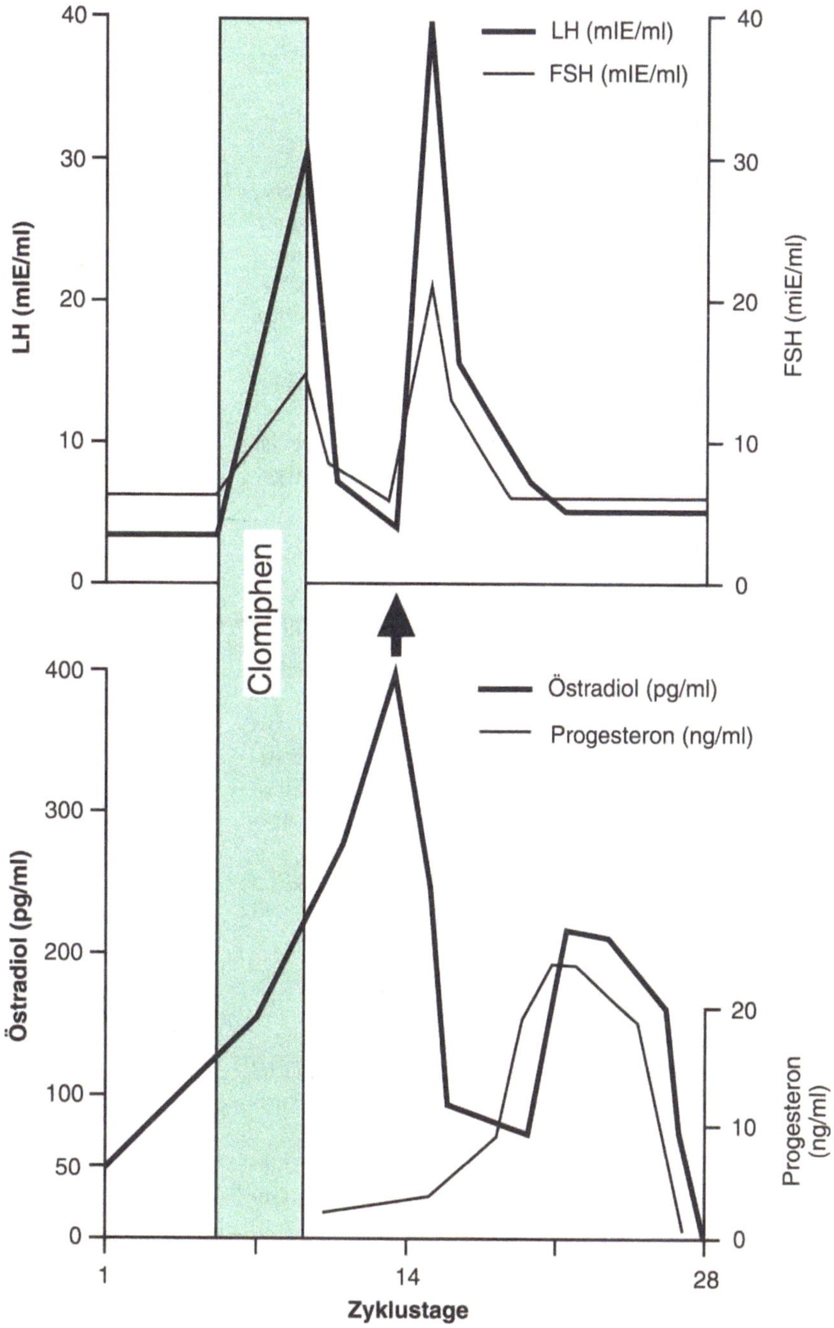

Abb. 3.6. Hormonelle Veränderungen unter und nach Clomifentherapie

- Anstieg der Gonadotropine; Induktion der Follikelreifung mit entsprechendem Östradiolanstieg und nachfolgendem LH-Gipfel (positiver Feedback) (Abb. 3.6).

Dosierung

- Initialdosis von 50 mg (1 Tbl./Tag) vom 5.–9. Zyklustag für 3 Zyklen. Bei Nichteintritt einer Schwangerschaft bzw. Ovulation Dosissteigerung auf 100 mg tgl. vom 5.–9. Zyklustag.
- Andere Therapieschemata beginnen am 1.–4. Tag des Zyklus.
- Höhere Clomifendosen (200 mg/Tag) werden in seltenen Fällen eingesetzt (ungünstiger Effekt auf den Zervixschleim, hohe Rate von Nebenwirkungen, z.T. Sehstörungen).

- Für eine kombinierte Clomifen-Gonadotropin-Therapie im gleichen Zyklus s. Abschn. 3.3.2.2.

Hinweis

- Ein weiterer Clomifenzyklus sollte nicht begonnen werden, wenn die Basaltemperaturkurve noch erhöht ist. Es gibt bisher bei Menschen keine Hinweise, daß Clomifen Mißbildungen des Fetus verursacht. Im Tierversuch sind jedoch Schädigungen von Organen beschrieben worden.
- Eine individuelle Dosisfindung ist für eine adäquate Follikelreifung erforderlich.
- Die Ovulations- und Schwangerschaftsrate ist im allgemeinen Teil dieses Abschnitts dargestellt.

Unerwünschte Begleiterscheinungen

(Siehe Tabelle 3.20)

- *Zentrales Nervensystem (ZNS):* Hitzewallungen, gesteigerte Nervosität, Schlaflosigkeit, Kopfschmerzen und Schwindel (8–10%).
- *Ovar:* Eierstockvergrößerungen (13,6%) bis zum Bild eines ausgeprägten ovariellen Überstimulationssyndroms (weniger als 1% der Fälle); in solchen Fällen ist eine Klinikeinweisung notwendig.
- *Schwangerschaft:* Mehrlingsschwangerschaften sind unter Clomifen häufiger (8%) davon 6,9% Zwillinge.
- *Sonstige unerwünschte Begleiterscheinungen:*
  Gastrointestinaltrakt: Übelkeit, Erbrechen.
  Psyche und ZNS: Erhöhte nervöse Spannung, depressive Verstimmung, Müdigkeit, Schwindel oder Benommenheit, Schlaflosigkeit, Kopfschmerzen.
  Zyklus: Empfindlichkeit der Brust, Hypermenorrhö, intermenstruelle Schmierblutung, Gewichtszunahme.
  Haut: Urtikaria oder allergische Dermatitis, reversibler Haarausfall.

Tabelle 3.20. Unerwünschte Wirkungen von Clomifen (n = 8029). (Nach Hammond 1984)

Nebenwirkungen	[%]
Ovarialvergrößerung	13,6
Hitzewallungen	10,4
Unterleibsschmerzen	5,5
Schwindelgefühl	2,2
Brustspannen	2,0
Sehstörungen	1,5
Mehrlingsschwangerschaft	2–30
Abortrate	15–20

  Urogenitaltrakt: Pollakisurie.
  Auge: Gelegentlich auftretende visuelle Störungen (reversibel). Sie nehmen mit steigender Gesamtdosis an Häufigkeit zu und verschwinden nach dem Absetzen von Clomifen innerhalb weniger Tage oder gelegentlich einiger Wochen.
  Selten: Störungen der Leberfunktion, Oligurie, Hypovolämie und Thromboembolien (March et al. 1976).

Epimestrol

Ist ein synthetisches Derivat des natürlich vorkommenden Östriols.

Präparat. Tabletten à 5 mg (Stimovul).

Dosierung. 5–10 mg/tgl. über 10 Tage, z. B. 1.–10. Zyklustag.

Indikationen

- Ovulationsauslösung,
- Corpus-Luteum-Insuffizienz,
- dysfunktionelle Blutungen bei jungen Frauen (besonders bei Oligomenorrhö).

Kontraindikationen

- Schwangerschaft,
- Lebererkrankungen in der Anamnese.

Unerwünschte Begleiterscheinungen

- Schmierblutungen, Dauerblutungen,
- Unterleibschmerzen,
- Kopfschmerzen,
- Appetitlosigkeit, Übelkeit, Erbrechen,
- Hitzewallungen,
- Schlafstörungen.

Tamoxifencitrat

Das Präparat ist dem Clomiphenzitrat ähnlich, aber im Gegensatz hierzu hat das trans-Isomer ovulationsinduzierende Eigenschaften. Tamoxifen kann eingesetzt werden bei Patientinnen, die nicht auf Clomiphenzitrat reagieren. In hoher Dosierung hat es auch eine östrogene Aktivität. Die Wirkungsweise ist in ähnlicher Weise wie beim Clomiphenzitrat.

Präparate. Tabletten, 10 mg, 20 mg, 30 mg, 40 mg (z. B. Novaldex, Nourytam).

Dosierung

Ovulationsauslösung:

- Orale Dosis von 2mal tgl. 10 mg vom 5.–9. Zyklustag (evtl. auch Beginn am 1.–4. Zyklustag),

- erhöhung der Dosierung auf 2mal 20 mg/Tag ist möglich.

Therapie des Mammakarzinoms:

- 30 mg oral (20–40 mg als Langzeittherapie) pro Tag.

Kontraindikationen. Schwangerschaft und Stillzeit, Lebererkrankungen, schwere Leukopenie, Thrombopenie und Hyperkalzämie.

Indikationen

- Patientinnen mit anovulatorischer Infertilität, die nicht auf Clomifen ansprechen (hierfür jedoch noch nicht zugelassen).
- Adjuvante Therapie des Mammakarzinoms, insbesondere bei postmenopausalen Patientinnen mit positivem Östradiolrezeptornachweis.
- Bei Männern mit Störungen der Spermatogenese.

Unerwünschte Begleiterscheinungen

- Überstimulierung,
- Mehrlingsschwangerschaften,
- Hitzewallungen,
- gastrointestinale Beschwerden,
- Zwischenblutungen,
- Pruritus vulvae,
- Kopfschmerzen.
- *Bei Langzeiteinnahme zusätzlich:*
  - Flüssigkeitsretention und
  - vorübergehender Thrombozyten- und Leukozytenabfall,
  - Gefahr der Retinophatie

Frauen mit Mammakarzinom in der Postmenopause

Therapieziel. Ausschaltung von Östrogeneffekten.

Therapieempfehlung. 30 mg Tamoxifen/Tag in Tablettenform für 2–3 Jahre bei Frauen mit rezeptorpositiven Tumoren.

Endometriumkarzinomrisiko

- 4- bis 8fach erhöhtes Risiko für die Entwicklung eines Endometriumkarzinoms.
- 1,9% Endometriumkarzinome unter Therapie mit 30 mg Tamoxifen/Tag über 48 Wochen im Vergleich zu 0,3% bei unbehandelten Patientinnen (Andersson et al. 1992).
- Ursache hierfür ist der paradoxe agonistische, östrogene Effekt des Tamoxifens.
- Deshalb sind regelmäßige Vaginalultraschalluntersuchungen zur Beurteilung der Endometriumdicke und Endometriumstruktur erforderlich (Indikation zur Kürettage in der Literatur uneinheitlich: ab 4–7 mm Endometriumdicke.
- Prophylaktische Gestagengabe alle 2–3 Monate.

3.2.5 Androgene und Antagonisten

3.2.5.1 Allgemeines

Als Androgene werden männliche Keimdrüsenhormone (d.h. Substanzen mit virilisierender Wirkung) bezeichnet.

Eine Therapie mit Androgenen hat in der Gynäkologie kaum eine Bedeutung, sie wird lediglich bei der Behandlung der Craurosis vulvae (Lichen sclerosus atrophicans) mit testosteronhaltiger Salbe sowie bei der anabolen Therapie mit Testosteronderivaten in der Geriatrie angewandt. Androgene werden in Form von Östrogen-/Androgengemischen nur bei bestimmter Indikation zur Therapie in der Postmenopause eingesetzt (allgemeine Schwäche, Antriebslosigkeit, starker Libidomangel).

Aufgrund der chemischen Zugehörigkeit zu den Androgenen wird in dieser Substanzgruppe auch das Danazol besprochen, daß eine wichtige Therapieform der Endometriose darstellt (s. Kap. 4, Band 2).

Antiandrogene hingegen werden häufig zur Therapie von Androgenisierungserscheinungen (d.h. Akne, Seborrhö, Hirsutismus) insbesondere in der Prämenopause eingesetzt (s. Kap. 15).

3.2.5.2 Androgene

Allgemeines

Chemie

- Androgene gehören zu den C_{19}-Steroiden (Androstanabkömmlinge)
- Wichtigster Vertreter ist das Testosteron (17β-Hydroxy-4-androsten-3-on), Androstendion, Dehydroepiandrosteron sowie dessen Sulfat.
- Siehe Kap. 15.

Physiologie

- Synthese in den Leydig-Zwischenzellen des Hodens, der Nebennierenrinde und im Eierstock.
- Das Enzym 5α-Reduktase reduziert Testosteron zu 5α-Dihydrotestosteron.
- In den meisten Zielorganen ist die reduzierte Form das 5α-Dihydrotestosteron, das biologisch wirksamste Androgen.

Pharmakologie
- Im Blut sind die Androgene zu 98% an das steroidhormonbindende Globulin (SHBG) gebunden.
- Abbau in der Leber und Ausscheidung im Harn als Sulfatester.
- Plasmahalbwertszeit von Testosteron: ca. 10–20 min.

Natürliche sowie synthetische Androgene. Das einzige natürliche Androgen, daß zur Therapie in der Gynäkologie eingesetzt wird ist das Testosteron; als synthetisches Androgen wird das Danazol zur Therapie der Endometriose verwandt.

Substanzen. Einen Überblick über die Struktur von Testosteron sowie der in der Therapie eingesetzten Androgene gibt die Abbildung 3.7.

Natürliche Androgene
- Testosteron,
- Androstendion,
- Dehydroepiandrosteron,
- Dehydroepiandrosteronsulfat.

Synthetische Androgene
- Testosteronpropionat,
- Metenolonacetat,
- Testosteronenantat,
- Mesterolon,
- Danazol (s. „Spezielle Pharmakologie")

Präparateübersicht. Siehe Tabelle 3.21.

Formulierungen
- oral (Kapseln),
- lokal (Salbe),
- parenteral (Depotspritzen).

Wirkungsprinzip
- anabole Wirkung,
- Hemmung der Endometriose (Danazol),
- lokale Wirkung (Salbe) bei der Craurosis vulvae.

Unerwünschte Begleiterscheinungen
- Abhängig von Grundsubstanz sowie Anwendungsart (oral, lokal, Depotspritze).
- Bei systemischer Anwendung je nach Dosis:
  - Virilisierung,
  - tiefe Stimme,
  - Klitorishyperplasie,
  - Mammahypoplasie,
  - Lipidveränderungen.

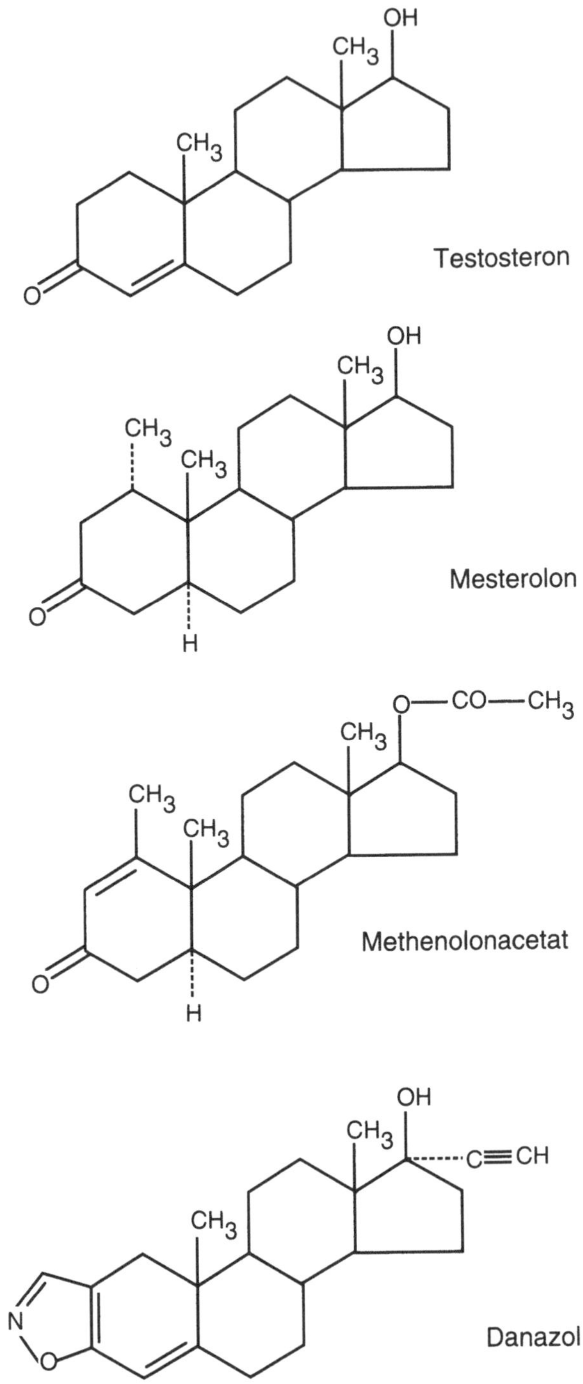

Abb. 3.7. Therapeutisch angewandte Androgene (Strukturformeln)

Tabelle 3.21. Natürliche und synthetische Androgene (Präparateübersicht)

Substanz	Pharmakologie (Halbwertszeit)	Präparat (Hersteller)	Formulierung	Dosierung
Testosteronundecanoat	2,5 – 5 h	Andriol (Organon)	Kapseln à 40 mg	3 – 4 Kps. tgl. für 2 – 3 Wochen
Testosteronpropionat	1, 2 Tage	Testosteron propionat „Eifelfango“ (Eifelfango)	Injektionslösung	10 – 50 mg i.m. 2- bis 3mal pro Woche
		Testoviron-Depot-50/-100 (Schering)	Injektionslösung	
Testosteronenantat	ca. 8 Tage	Testoviron-Depot-250 (Schering)	Injektionslösung	250 mg i.m. alle 2 – 3 – 4 Wochen
			Salbe 2%	Lokale Anwendung bei Craurosis vulva
Metenolonacetat	ca. 24 h	Primobolan (Schering)	Depotspritze à 100 mg	1 Amp. i.m. alle 2 Wochen, später alle 3 – 4 Wochen
		Primobolan S (Schering)	Tbl. à 25 mg	2 – 3 mg/kg/Tag
Mesterolon	ca. 7 – 8 h	Proviron-25 (Schering)	Tbl. à 25 mg	50 – 100 mg/Tag
Danazol	5 h	Winobanin (Sanofin Winthrop)	Tbl. à 100/200 mg	3mal 200 mg tgl.

Craurosis vulvae (Lichen scelerosus atrophicans)

Therapieziel. Beseitigung des Pruritus.

Therapieempfehlung. Anwendung von Testosteronpropionat-(2%)-haltigen Salben.

Hinweis. Je nach klinischem Krankheitsbild Ausschluß einer Präkanzerose (Biopsie).

Anabole Wirkung bei kachektischen Patientinnen

Therapieziel. Eiweißaufbau durch anabole Nebenwirkung der Androgene.

Therapieempfehlung. (s. Lehrbücher der Inneren Medizin).

Hinweis. Nur in seltensten Fällen indiziert, Therapieüberwachung durch den Internisten.

Spezielle Pharmakologie

Danazol

Präparate. Winobanin 100 bzw. 200 mg pro Kapsel.

Chemie. Danazol ist die internationale Kurzbezeichnung für 17α-Pregna-2,4-dien-20-ino(2,3-d) isoxazol-17-ol (=17α-Ethinyltestosteron-isooxazol-17-ol-Derivat) (Abb. 3.7).

Wirkungsmechanismus
- *Zentral-hypothalamisch-hypophysäre Wirkung:* Unterdrückung der pulsatilen GnRH-Freisetzung und der Gonadotropinsekretion, Hemmung des mittzyklischen LH/FSH-Anstiegs.
- Unterdrückung der ovariellen Steroidbiosynthese durch Hemmung von Enzymen.
- Senkung der Plasmaprolaktinspiegel.
- *Antiöstrogene Wirkung:* Hemmung der Follikelentwicklung und damit Senkung der Östrogensynthese, direkt durch Enzymhemmung, indirekt durch Abfall der Gonadotropinsekretion.
- *Androgene Wirkung:* Verdrängung des Testosterons vom SHBG, Senkung des SHBG-Spiegels und dadurch Erhöhung der Konzentration des freien Testosterons; Zunahme der Knochendichte.
- *Progestagene Wirkung:* Induktion von Progesteronrezeptoren und Affinität zu diesen Rezeptoren, damit gestagene Wirkungen von Danazol auf Endometrium und Brustgewebe.

Indikationen
- Endometriose,
- proliferative Mastopathia cystica et fibrosa,
- hereditäres Angioneurotisches Ödem (HANE).

Kontraindikationen
- Bestehende Schwangerschaft. Falls während der Therapie mit Winobanin eine Schwangerschaft festgestellt wird, ist die Behandlung abzubrechen.
- Leber- oder Nierenerkrankungen.
- Schwere Herzinsuffizienz.

- Ikterus oder schwerer Pruritus gravidarum in der Anamnese.
- Rotorsyndrom (selten), Dubin-Johnson-Syndrom (selten), Porphyrien.
- Androgenabhängige Tumoren, Hyperlipoproteinämien.

Unerwünschte Begleiterscheinungen

- Unerwünschte Wirkungen treten vorwiegend bei hoher Dosierung auf und beruhen auf der antigonadotropen sowie auf der androgenen Wirksamkeit von Winobanin.
- Gelegentlich treten auf: Fettige Haut, Akne, geringer Hirsutismus, Hitzewallungen, vermehrtes Schwitzen, Ödeme, Gewichtszunahme, Müdigkeit, Kopfschmerzen, Kleinerwerden der Brüste, Ausfluß, atrophische Vaginitis, Durchbruchsblutungen (vgl. Tabelle 3.22).
- Selten werden Nausea, Benommenheit, Vitiligo, Nervosität, Stimmungsschwankungen, Muskelspasmen und ein tiefer werden der Stimme (etwa 2%, u.U. nicht reversibel) beobachtet.

Dosierung

- Endometriose 3mal 200 mg tgl., meistens für 6 Monate.
- Mastopathie: 100–400 mg tgl. über 3–6 Monate.
- Heriditäres Angioneurotisches Ödem (HANE): 50–600 mg tgl. lebenslang.

Tabelle 3.22. Unerwünschte Begleiterscheinungen unter Therapie mit Danazol

Nebenwirkungen	Häufigkeit[a] [%]
Kleinerwerden der Brüste	4,4
Hitzewallungen	3,7
Schwitzen	2,7
Veränderung der Libido	2,0
Vaginitis	1,6
Akne	13,4
Hirsutismus	5,8
Ödeme	5,7
Gewichtszunahme	2,8
Tieferwerden der Stimme	2,8
Seborrhö	1,8
Allgemeine Nebenwirkungen	
auf das zentrale Nervensystem	7,2
auf den Magen-Darm-Trakt	4,8
Muskelspasmen	4,0
Hautexantheme	2,8

[a] Insgesamt traten bei 101 Frauen Nebenwirkungen auf (= 14,3%). Die Tagesdosis von Winobarin betrug 800 mg.

3.2.5.3 Antiandrogene

Allgemeines

Antiandrogene sind Gestagene, die tierexperimentell und beim Menschen eine antiandrogene Wirkung besitzen und auch antigonadotrop wirksam sind.

Chemie

- Einen Überblick über die Antiandrogene gibt die Abb. 3.8.

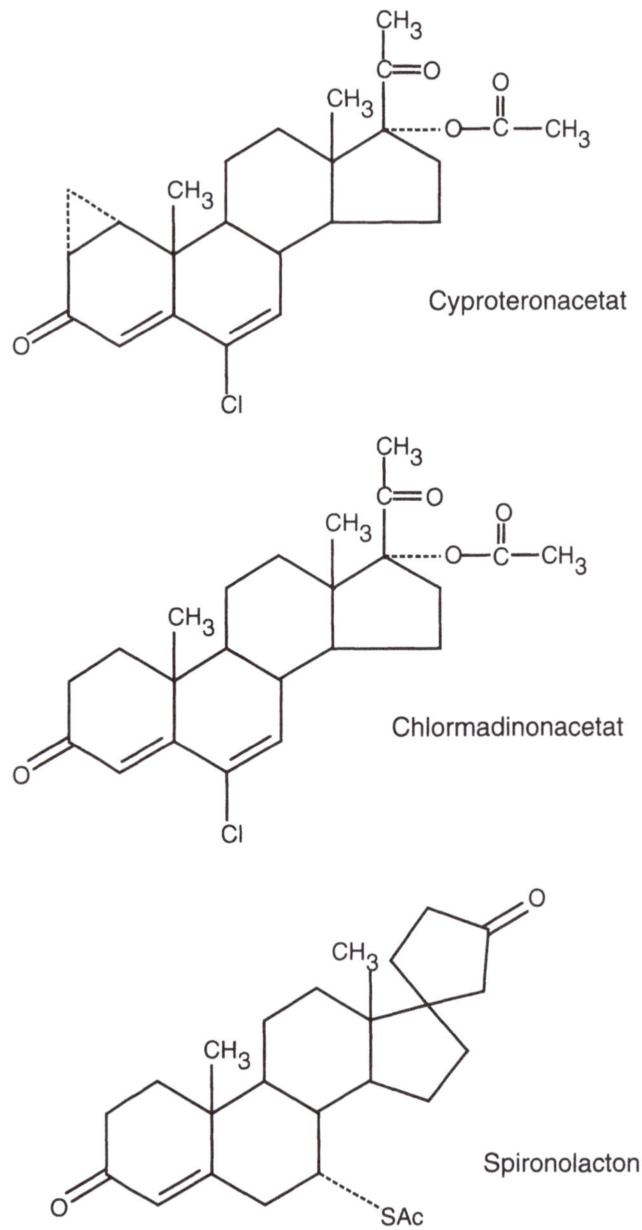

Abb. 3.8. Andiandrogene (Strukturformeln)

- Die beiden z. Z. verfügbaren Antiandrogene das Chlormadinonacetat und das Cyproteronacetat (Abb. 3.8) sind Derivate des 17α-Hydroxyprogesterons.

Weitere steroidale Antiandrogene (nach Oettel, 1994)
- Megestrolacetat
- Win 49596
- TPZ 4238
- Dienogest
- 17α-Propylmesterolon (SH 434); Entwicklung gestoppt
- Spironolaceton (Antimineralkortikoid)
- Iconoteronacetat (RU 38882; 3-Ringsystem).

Weitere nichtsteroidale Antiandrogene:
- Flutamid
- Casodex (ICI 176, 334)
- Nilutamid (RU 23908, Anadron)
- RU 22930 (Entwicklung eingestellt)
- RU 58841
- Steroidbiosyntheseblocker z. B. Ketoconazol sowie andere Imidazole die die Cytochrom P-450-abhängigen steroidbildenden Enzyme hemmen
- 5α-Reductasehemmer
- Aromatasehemmer
- H_2-Blocker z. B. Cimetidin (Ulkustherapeutikum), das vom Androgenrezeptor kompetitiv gebunden wird.

Klinische Wirksamkeit. Die Wirkungen der Antiandrogene lassen sich auf verschiedene Weise objektivieren (Ebling et al. 1979):

- Qualitative Bestimmung der Zahl und Ausdehnung von Aknepusteln in bestimmten prädisponierten Hautarealen.
- Messung der Wachstumsgeschwindigkeit androgenabhängiger Haare.
- Messung des mittleren Haardurchmessers vor und unter einer Therapie.
- Quantifizierung der Talgdrüsen.
- Fotodokumentation von Lokalbefunden vor und nach Therapie.
- Nachlassen des androgenbedingten Haarausfalles und Nachwachsen des Kopfhaares.

Präparateübersicht. Siehe Tabelle 3.23.

Formulierungen
- oral (Tablette),
- Depotspritze.

Wirkungprinzip
- Kompetitive Verdrängung der Androgene vom Rezeptor des Zielorgans.
- Siehe Einzeldarstellung „Spezielle Pharmakologie" für Cyproteronacetat und Chlormadinonacetat.

Unerwünschte Begleiterscheinungen. Siehe Einzelsubstanzen „Spezielle Pharmakologie".

Spezielle Indikationen

Antiandrogentherapie bei Hirsutismus

Therapieziel. Abnahme der vermehrten Körper- und Gesichtsbehaarung bei Frauen.

Therapieempfehlung
- Cyproteronacetat (Androcur): 50–100 mg vom 5.–14. Zyklustag;
- zusätzlich Cyproteronacetat 2 mg/35 µg Ethinylestradiol (Diane35) vom 1.–21. Zyklustag.
- Einzelheiten s. Kap. 15.

Tabelle 3.23. Antiandrogen wirksame Substanzen

Substanz	Pharmakologie (Halbwertszeit)	Präparat (Hersteller)	Formulierung	Dosierung
Cyproteronacetat	48 ± 10 h	Androcur	Tbl. à 10 mg	50–100 mg vom 5.–14. ZT
		Androcur (Schering)	Tbl. à 50 mg	+40 µg EE 5.–25. ZT
		Androcur-Depot	Amp. à 300 mg	1 Amp. i.m. alle 14 Tage
		Diane 35 (Schering)		2 mg + 35 µg EE 1.–21. ZT
Chlormadinonacetat	46–54 h	Gestafortin (Merck)	Tbl. à 2 mg	5.–25. ZT 2 mg[a]
		NeoEunomin (Grünenthal)		1 Tbl. tgl. 1.–21. ZT
Spironolacton	8–10 h	Aldactone (Boehringer)	Tbl. à 50 mg	tgl. 50–100 mg[b] 1.–21. ZT

Antiandrogene; [a] evtl. in Kombination mit 40 µg Progynon C vom 5.–25. Zyklustag;
[b] evtl. in Kombination mit Diane 35 (Präparateübersicht).

Antiandrogentherapie bei Akne

Therapieziel. Abnahme der Akne bei Frauen.

Therapieempfehlung. Antiandrogentherapie wie bei Hirsutismus:
- Cyproteronacetat 2 mg/35 µg Ethinylestradiol (Diane 35) für 6–12 Monate.

Hinweise. Siehe auch Kap. 15.

Antiandrogentherapie bei androgenetischer Alopezie

Therapieziel. Sistieren des Haarausfalls bzw. Neuwachstum von Haaren (fraglich).

Therapieempfehlung
- Niedrig bis mittelhoch dosierte Therapie mit Cyproteronacetat: 2–25 mg Cyproteronacetat in Kombination mit Östrogenen, z. B. als Diane 35 (2 mg Cyproteronacetat/35 µg Ethinylestradiol).
- Oder 2 Tbl. Progynon C (40 µg EE) für 21 Tage und zusätzlich 1 Tbl. Androcur 10 (10 mg Cyproteronacetat) (Tag 1–10) oder 1/2 Tbl. Androcur (25 mg) vom 1.–10. Tag.
- Therapie mit Chlormadinonacetat 2 mg und 50 µg Ethinylestradiol (Neo-Eunomin).

Hinweis. Siehe auch Kap. 15.

Antiandrogentherapie bei männlichen Triebtätern

Therapieziel. Dämpfung des Sexualtriebs, hiermit verbunden Abnahme von Sexualdelikten.

Therapieempfehlung
- Anfangsdosis: Cyproteronacetat (Androcur 50 mg), 2mal 1 Tbl. Erhöhung auf 2mal 2 oder 3mal 2 Tbl. evtl erforderlich.
- Erhaltungsdosis: 2mal 1/2 Tbl. (50 mg) über längere Zeit.

Hinweise. Entsprechende Therapie muß zusammen mit dem Psychiater eingeleitet werden. Bei Therapieende ist ein Ausschleichen der Therapie erforderlich.

Diagnostische und therapeutische Empfehlungen bei Patientinnen mit Androgenisierungserserscheinungen finden sich in der Übersicht von Rabe et al. 1992.

Spezielle Pharmakologie

Cyproteronacetat

Präparate. Androcur, Androcur 10, Diane 35.

Chemie
- Derivat des 17α-Hydroxyprogesteronacetats,
- spezielle Chemie: vgl. Abb. 3.8.

Wirkungsmechanismus
- Kompetitive Verdrängung der Androgene vom Rezeptor des Zielorgans, so daß diese den Zellkern nicht erreichen können (Bruchowsky 1979).
- Antiandrogene bilden aufgrund ihrer sterischen Konfiguration nur suboptimal mit dem Androgenrezeptor einen Komplex (Krieg 1992). Aufgrund des Massenwirkungsgesetzes besetzen sie jedoch anstelle des 5α-Dihydrotestosterons (DHT) die Androgenrezeptorbindungsstellen, sobald sie gegenüber dem Androgen in ausreichender Konzentration vorliegen. Die sterische Blockade der Zinkfinger der DNA-Bindungsdomäne wird jedoch nicht „entblockt". Cyproteronacetat hemmt die Zytochrom-P-450-abhängige Reaktion im Rahmen der Steroidogenese.

Wirkungen
- Antiandrogene wirken an allen Zielorganen der Androgene. Dabei handelt es sich um sexualspezifische Wirkungen, wie die Feminisierung bei der männlichen Sexualdifferenzierung, sowie um weniger sexualspezifische, wie die Hemmung der Talgdrüsenfunktion.
- Cyproteronacetat (CPA) hemmt die Freisetzung von FSH und LH aus der Hypophyse (Hammerstein et al. 1992).
- Ovulationshemmdosis von CPA als Monosubstanz wird bei oraler Verabreichung mit etwa 1 mg/Tag angegeben (Neumann et al. 1979; Neumann 1988).
- Cyproteronacetat ist im Vergleich zum Chlormadinonacetat das stärkere Antiandrogen.
- Bei oraler Gabe der sog. Ovulationshemmdosis (d. h. 1 mg/Tag) von CPA wird die Follikelreifung nicht vollständig gebremst.
- Neben dem antiandrogenen Effekt kann Cyproteronacetat dosisabhängig einen Glukokortikoideffekt zeigen und die ACTH-Synthese hemmen.
- An der Haut führt CPA zu einer signifikanten Senkung der Hautoberflächenlipide (Fanta 1978).

Pharmakologie

- Nach oraler Anwendung (vollständig bioverfügbar) ist mehr Cyproteronacetat im Blut nachweisbar als vergleichsweise bei parenteraler Anwendung.
- Bei adipösen Frauen wird Cyproteronacetat zum Teil im Fettgewebe gespeichert und protrahiert freigesetzt. Hier durch verzögert sich häufig die Entzugsblutung. Bei diesen Patientinnen kann die Einnahmedauer von Cyproteronacetat von 10 auf 8 Tage pro Zyklus verkürzt werden.
- Maximale Plasmaspiegel: Werte zwischen 100 und 600 ng/ml.
- Zwei biologische Halbwertszeiten: 3–4 h bzw. 2 Tage.
- CPA und seine Metabolite werden zu 30% über die Nieren und zu 70% über die Leber ausgeschieden.
- Nach oraler Verabreichung wird das Cyproteronacetat in einen biologisch aktiven Metaboliten, das 15β-Hydroxycyproteronacetat, umgewandelt.
- Übertritt in die Muttermilch beträgt 0,2%.

Bisher ist es nicht gelungen eine topisch sicher wirksame Applikationsform von CPA zu entwickeln.

Dosierung

- Bei der Behandlung mit CPA ist die Indikation (Hirsutismus, Akne, Alopezie) und der Schweregrad der Hyperandrogenämie wichtig. Die gleichzeitige Gabe von Östrogenen ist zur Zykluskontrolle notwendig (Ausnahme: hysterektomierte Patientin).
- Als Östrogen kann bei der Therapie mit Cyproteronacetat (2–100 mg Androcur) entweder das Kombinationspräparat Diane 35 (2 mg Cyproteronacetat/35 µg Ethinylestradiol) gegeben werden oder 2 Tbl. Progynon C (40 µg Ethinylestradiol) oder auch 2 mg Östradiolvalerat (Progynova) kombiniert mit unterschiedlichen Cyproteronacetatdosen.
- Bei oraler Unverträglichkeit besteht die Möglichkeit, daß die Östrogene als Depotform gespritzt werden (z. B. 10 mg Östradiolvalerat) (Abb. 3.9).
- Siehe auch Kap. 15.

Unerwünschte Begleiterscheinungen

- Im Vordergrund stehen Appetit- und Gewichtszunahme, Übelkeit, Kopfschmerzen und Mastodynie (s. Tabelle 3.24).
- Die objektiven und subjektiven unerwünschten Wirkungen bei Cyproteronacetat/Ethinylestra-

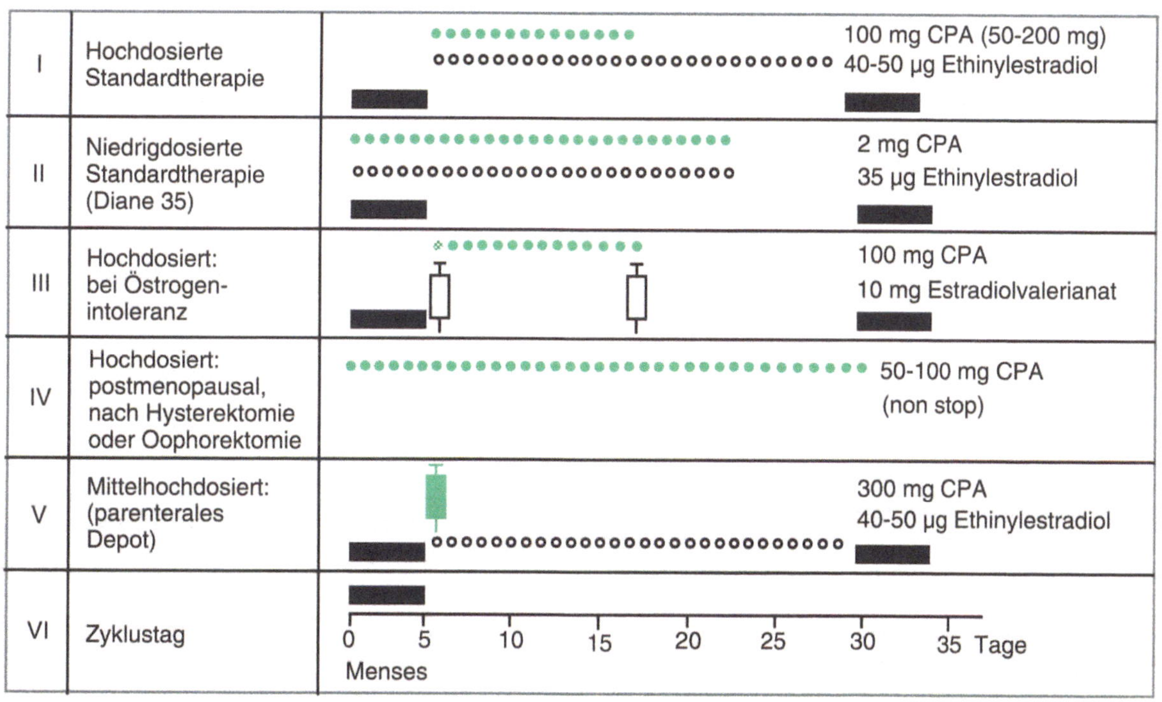

Abb. 3.9. Behandlungsmöglichkeiten von Androgenisierungserscheinungen mit Hilfe von Cyproteronacetat. (Nach Hammerstein et al 1975)

Tabelle 3.24. Vergleich einer niedrigdosierten Cyproteronacetat-/Ethinylestradioltherapie/hochdosierten Cyproteronacetat-/Ethinylestradioltherapie. (Hammerstein et al. 1992)

	CPA/EE_2 niedrigdosiert [%]	CPA/EE_2 hochdosiert [%]
Objektive Beschwerden		
Durchbruchblutungen	3	4
Schmierblutungen	8	4
Gewichtszunahme >2 kg	5	8
Subjektive Beschwerden		
Müdigkeit	13	42
Leistungsminderung	3	15
Kopfschmerzen/Migräne	10	7
Mastodynie	18	5
Libidoverminderung	9	16
Depressionen	2	5

diol sind abhängig von der Dosis (Hammerstein et al. 1992) (s. Tabelle 3.24).

Spironolacton

Spironolacton gehört zur Gruppe der Aldosteronantagonisten und ist ein Diuretikum, das bei primärem Hyperaldosteronismus und essentieller Hypertonie eingesetzt wird. Außerdem besitzt es eine antiandrogene Wirkung.

Präparat. Siehe Abb. 3.8: Spironolacton (Strukturformel).

Chemie. Siehe Abb. 3.8.

Wirkungsmechanismus

- Kompetitiver Antagonismus mit 5α-Dihydrotestosteron (5α-DHT) an dem intrazellulären Androgenrezeptor.
- Hemmung der Bindung von 5α-DHT an seinen spezifischen 8S-Rezeptor im Zytoplasma (Corvol et al. 1975).
- Hemmung der mikrosomalen Zytochrom P-450-abhängigen 17α-Hydroxylase, die für die enzymatische Umwandlung von Progesteron in das 17α-Hydroxyprogesteron verantwortlich ist.
- Kompetitive Hemmung der Bindung von Aldosteron an dessen zytoplasmatischen Rezeptor.
- In den Testes hemmt Spironolacton dosis- und zeitabhängig die Bildung von Zytochrom P-450. Dieses Enzymsystem wird beim Mann sowohl in den Testes als auch in der Nebenniere supprimiert (Menard et al. 1975).
- Der antiandrogene Wirkungsmechanismus von Spironolacton ist noch nicht vollständig aufgeklärt.

Pharmakologie

- Biologische Halbwertszeit (Serum): 8–10 h.
- Plasmaproteinbindung: ca. 98%.
- Abbau und Ausscheidung durch: Leber und Niere.

Dosierung

- 21 Tage 2mal täglich 50 mg, dann 7 Tage Pause, oder kontinuierliche Einnahme in gleicher Dosierung.
- Da Spironolacton keine kontrazeptive Wirkung besitzt, kann bei Frauen mit Kontrazeptionswunsch gleichzeitig Diane 35 genommen werden.
- Von Nielsen (1983) wurde die lokale Applikation von Spironolacton getestet, die bei leichtem Hirsutismus im Gesichtsbereich in 63% der Fälle zu einem Rückgang geführt haben soll. Die folgende Übersicht zeigt ein Beispiel für die Rezeptur einer Spironolactoncreme (z. B. 5 Flaschen Spironolacton-ratiopharm 200).

  Rezeptur: 1,0 Kalium canrenoat
  q. s. Aqua dest.
  1,0 Acid. lactic.
  30,0 Neribas-Creme 1 OP à 30 g
  M. F. crem
- Die lokale Anwendung ist nur dann zu empfehlen, wenn parenterale Gaben nicht indiziert sind.

Unerwünschte Begleiterscheinungen. Siehe Tabelle 3.25.

Flutamid

Chemie. Nicht-steroidales Antiandrogen.

Biologisch aktive Form. Hydroxy-Flutamid.

Wirkungsmechanismus. Im Gegensatz zu CPA hemmt Flutamid die Translokation des Cytosol-Androgenrezeptorkomplexes in den Zellkernen und vermindert somit die Konzentration von DHT im Zellkern.

Rezeptorbindung. Bindungsaffinität am Prostata-Androgenrezeptor unterschiedlich ausgeprägt (ID-50) (µmol/l): CPA (0,073) > Casodex (0.04) > Nilutamid (0,63) > Hydroxyflutamid (1,0).

Halbwertszeit. Flutamid: 5,2 Stunden.

Dosierung

- Prostatakarzinom: 500 bis 750 mg pro Tag (oral).
- Hirsutismus: 250 bis 750 mg pro Tag (oral).

Tabelle 3.25. Vergleich der Wirkungen und Nebenwirkungen von Cyproteronacetat und Spironolacton

Parameter	Spironolacton	Cyproteronacetat
Wirkungseintritt	früher	später
Therapieerfolg	6–12 Monate	6–12 Monate
Nebenwirkungen	seltener, schwächer Kreislaufstörungen Müdigkeit Zyklusstörungen	 Übelkeit Gewichtszunahme Depressionen
Indikationen	Leichter bis mittelschwerer Hirsutismus Kontraindikationen für hormonale Kontrazeption Adipöse Patientinnen oder solche mit Angst vor Gewichtszunahme Adrenaler Hirsutismus Kinderwunsch	Schwere Formen des Hirsutismus Keine Kontraindikation für hormonale Kontrazeption Normalgewichtige Patientinnen Adrenaler oder ovarieller Hirsutismus Kontrazeptionswunsch
Kontraindikationen	Elektrolytstörungen Hypotonie	Kontraindikationen wie bei hormonalen Kontrazeptiva
Vorteil	– keine Gewichtszunahme, eher Gewichtsabnahme – keine weiblichen Sexualsteroide	– sichere Kontrazeption
Nachteil	– keine Kontrazeption – fragliche Neigung zu Hyperkaliämie (?) – Neigung zu Hypotonie	– z.T. Pillenamenorrhö – z.T. Magenunverträglichkeit

Indikationen (vorgesehen)
- Prostatakarzinom,
- Hirsutismus.

Verfügbarkeit. zur Zeit klinische Prüfung; in Deutschland bisher noch nicht verfügbar.

Casodex
Chemie. Nicht-steroidales Antiandrogen.

Halbwertszeit. 7–10 Tage.

Rezeptorbindung. siehe Flutamid.

Dosierung. Prostatakarzinom: 50 mg pro Tag.

Indikationen (vorgesehen). Prostatakarzinom.

Anmerkung. Casodex passiert die Bluthirnschranke nicht; daher ist bei Patienten mit Prostatakarzinom bei voller antiandrogener Wirkung in der Peripherie (Prostata) die Libido erhalten.

Verfügbarkeit. Zur Zeit klinische Prüfung; in Deutschland bisher noch nicht verfügbar.

Nitulamid
Chemie. Nicht-steroidales Antiandrogen.

Halbwertszeit. 43 Stunden.

Rezeptorbindung. Siehe Flutamid.

Dosierung. Z. Zeit Dosisfindungsstudien.

Indikationen (vorgesehen). Prostatakarzinom.

Verfügbarkeit. Zur Zeit klinische Prüfung; in Deutschland bisher noch nicht verfügbar.

3.3 Gonadotropine

3.3.1 Luteinisierendes Hormon (LH) und follikelstimulierendes Hormon (FSH)

Historische Entwicklung
- Die Abhängigkeit der Ovarialfunktion von der Gonadotropinsekretion der Hypophyse wurde von Zondek u. Aschheim (1927) sowie Smith u. Engle (1927) beschrieben.
- 1930 Präzipitation und Reinigung der Gonadotropine aus dem Serum schwangerer Stuten (Cole u. Hart 1930). Erfolgreicher Einsatz von PMSG (pregnant mare serum gonadotropin) zur Induktion der Ovulation bei Labortieren und Menschen.
- 1945 Anwendung von PMSG in Kombination mit HCG bei anovulatorischen Frauen zur Ovu-

Tabelle 3.26. Gonadotropine (Präparateübersicht)

Substanz	Präparat (Hersteller)	Formulierung	Dosierung
LH/FSH	Pergonal (Serono)	Trockensubstanz (75 IE LH u. 75 IE FSH)	je nach Indikation, s. unterschiedliche Therapieschemata
	Humegon (Organon)	Trockensubstanz (75 IE LH u. 75 IE FSH)	s. oben
	Menogon (Ferring)	Trockensubstanz (75 IE LH u. 75 IE FSH)	s. oben
FSH	Fertinorm-HP (HP = hochgereinigtes FSH) (Serono)	Trockensubstanz (75 IE FSH)	je nach Indikation, s. unterschiedliche Therapieschemata
	Fertinorm (Serono)	Trockensubstanz (75 IE FSH)	s. oben
hCG	Pregnesin (Serono)	Trockensubstanz (250/500/1000/2500/5000 IE hCG)	je nach Indikation (Ovulationsauslösung bzw. Unterstützung der Lutealfunktion)
	Primogonyl (Schering)	Trockensubstanz (250/500/1000/5000 IE hCG)	s. oben
	Predalon (Organon)	Trockensubstanz (500/5000 IE hCG)	s. oben
	Choragon (Ferring)	Trockensubstanz (1500/5000 IE hCG)	s. oben

lationsauslösung (Hamblen et al. 1945). PMSG erwies sich jedoch als immunreaktiv und die klinische Anwendung wurde abgelehnt (Buxton 1953).
- 1958 erste erfolgreiche Follikelreifung nach Stimulation mit Gonadotropinen, die aus menschlichen Hypophysen extrahiert wurden; Ovulationsauslösung mit Choriongonadotropin (Gemzell et al. 1958).
- 1960 berichteten Lunenfeld et al. über die erfolgreiche Induktion einer Ovulation mit nachfolgender Schwangerschaft durch die kombinierte Behandlung mit HMG und HCG; seitdem werden Gonadotropine zur Ovulationsinduktion weltweit angewandt (Kotz u. Hermann 1961).

Präparateübersicht. Siehe Tabelle 3.26. Einen Überblick über die Herkunft und Eigenschaften der unterschiedlichen Gonadotropine gibt Tabelle 3.27.

Zusammensetzung
- *HMG Präparat aus menschlichem postmenopausalen Urin:*
  Unterschiedlicher LH/FSH-Gehalt; 97% Proteinanteil.
- *Gonadotropine aus Postmenopausenurin:*
  - Möglicherweise nicht identisch mit Gonadotropinen (LH und FSH) während der Reproduktionsphase, da die Östrogenkonzentration im Serum die Länge der Kohlenhydratkette beeinflußt.

Pharmakologie
- *LH-Schwellendosis:*
  - Minimale LH-Menge ist zur Follikelreifung und Ovulationsinduktion mit FSH notwendig, in den meisten Fällen endogen vorhanden.
  - LH-Schwellenwert variiert von Patientin zu Patientin und hängt von der endogen gebildeten LH-Menge ab (Jacobson u. Marshall 1969).
- *Hormonstimulation mit reinem FSH:*
  - Bei eindeutig hypogonadotropen Patientinnen ist keine Aktivierung der ovariellen Steroidogenese und Follikelreifung durch reines FSH möglich (Jewelewicz et al. 1971).
  - Bei polyzystischem Ovarialsyndrom (normale oder erhöhte LH-Spiegel) ist eine Ovarialstimulation mit reinem FSH sinnvoll (Raj et al. 1977; Schoemaker et al. 1978).

Indikationen für eine Gonadotropinbehandlung
- *Follikelreifungsstörungen:*
  - hypogonadotrope Patientinnen,
  - mangelhafte Follikelreifung nach Antiöstrogentherapie.
- *Störung der Lutealfunktion:*
  - Lutealinsuffizienz trotz Clomifen-/HCG-Therapie.
- *Assistierte Reproduktion:*
  - Im Rahmen der Behandlung durch assistierte Fortpflanzung wird eine Überstimulierung der Ovarien angestrebt (s. Kap. 11, Band 2).
- Siehe auch Abschn. „HMG, FSH und HCG".

Kontraindikationen
- Ovarialzysten (Vergrößerung).
- allergische Reaktion auf Gonadotropine (selten!).

Tabelle 3.27. Vergleich der unterschiedlichen Gonadotropine

	Urogonadotropine [Stute]	Urogonadotropine [Mensch]	Synthetische Gonadotropine	Urogonadotropin [Mensch]
Herkunft	Gonadotropine aus Harn schwangerer Stuten	Gonadotropine aus menschlichem Postmenopausenurin 50 IU FSH und LH aus 1 l Urin Donini (1949)	Gentechnologisch hergestelltes FSH (LH und hCG)	Gonadotropin aus menschlichem Schwangerenurin
Abkürzung	PMUG (Pregnant mare Urogonadotropin)	HMG Humanes menopausales Gonadotropin	Reines FSH	hCG humanes Choriongonadotropin
Klinische Bedeutung	Heutzutage keine Bedeutung mehr	Klinischer Einsatz	Klinische Prüfung	Klinischer Einsatz
Problematik	Tierspezies, Gonadotropine in Gravidität möglicherweise chemisch modifiziert (z. B. Estrogeneinfluß auf Kohlenhydratketten)	Humangonadotropine, Gonadotropine in Postmenopause möglicherweise chemisch modifiziert	Kohlenhydratkette nach Rekombination evtl. nicht identisch mit natürlichem Hormon	
Nebenwirkungen	Allergie durch artfremdes Eiweiß	Humanes Eiweiß	Synthetisches Produkt	Humanes Eiweiß
		Kontamination mit Viren?	Kontamination mit Trägerbakterien?	Kontamination mit Viren?
	Immunisierung Ovarielle Überstimulierung	Immunisierung Ovarielle Überstimulierung	Immunisierung Ovarielle Überstimulierung	Immunisierung Ovarielle Überstimulierung
Kontraindikationen	Bekannte allergische Reaktionen bei früherer Anwendung Schwangerschaft kontraindiziert Östrogenabhängige Tumoren	Bekannte allergische Reaktionen bei früherer Anwendung Schwangerschaft kontraindiziert Östrogenabhängige Tumoren	Bekannte allergische Reaktionen bei früherer Anwendung Schwangerschaft kontraindiziert Östrogenabhängige Tumoren	Bekannte allergische Reaktionen bei früherer Anwendung Schwangerschaft kontraindiziert Östrogenabhängige Tumoren

Dosierung

- Richtet sich nach dem Ansprechen (Follikelzahl und -durchmesser) in Abhängigkeit vom Zyklustag (ZT).
- Bei mehr als 1 Amp. HMG pro Tag Verteilung der HMG-Dosen auf eine Morgen- und eine Abenddosis.
- HMG bzw. reines FSH oder auch HCG wird intramuskulär (selten s.c.) appliziert.
- FSH-HP (highly purified) kann auch subkutan gegeben werden.
- Siehe auch Abschn. „HMG, FSH, HCG".

Gesetzliche Bestimmungen

Inseminationen

- „Maßnahmen zur künstlichen Befruchtung nach diesen Richtlinien dürfen nur ermächtigte Ärzte in der Praxis oder in entsprechenden Einrichtungen erbringen, denen die zuständige Behörde gemäß § 121 a SGBV eine Genehmigung zur Durchführung dieser Maßnahmen erteilt hat. Dies gilt bei Inseminationen nur dann, wenn sie nach ovarieller Stimulationsbehandlung durchgeführt werden, bei denen dadurch ein erhöhtes Risiko auf Mehrlingsschwangerschaften besteht."
- „Homologe Inseminationen sollen – von medizinisch begründeten Ausnahmefällen (z. B. bestimmte Formen der Subfertilität des Mannes) nur durchgeführt werden, wenn nicht mehr als drei Follikel gereift sind." (Richtlinien des Bundesausschusses der Ärzte und Krankenkassen über Maßnahmen zur künstlichen Befruchtung gemäß 5. Buch SGB V).
- „Homologe Inseminationen mit und ohne vorangegangene Stimulationsbehandlung dürfen nur von Frauenärzten durchgeführt werden." (Bundesausschuss der Ärzte und Krankenkassen).

In-vitro-Fertilisierung

- Aus rechtlicher Perspektive enthält das Embryonenschutzgesetz keine näheren Bestimmungen zur Stimulationstherapie. Unter Anwendung allgemeiner strafrechtlicher Grundsätze und Normen erfüllen jedoch alle mit einer Sterilitätsbehandlung verbundenen Eingriffe nach der Rechtsprechung den Tatbestand der Körperverletzung (§§ 223 ff., 230 StGB). Sie sind daher nur nach entsprechender umfassender Aufklärung und Einwilligung der Patientin sowie einem Vorgehen lege artis rechtmäßig. Da bei einer Stimulationsbehandlung die Reifung mehrerer Follikel erwünscht ist, kann der Arzt daher in Konflikt mit dem Strafrecht geraten, wenn es infolge einer unsachgemäßen, etwa einer zu hoch dosierten Stimulation, zu einem Überstimulationssyndrom oder zu einer höhergradigen Mehrlingsschwangerschaft kommt (Hülsmann 1993).

Patientenaufklärung bei Gonadotropinstimulation

- Risiko der ovariellen Überstimulierung mit der Möglichkeit einer starken Eierstockvergrößerung, Aszitesbildung, Hämokonzentrierung, Thromboembolierisiko, evtl. Notwendigkeit einer (länger dauernden) stationären Aufnahme mit entsprechender Infusionstherapie sowie medikamentösen Behandlung (z.B. Heparinisierung)
- Möglichkeit einer Mehrlingsschwangerschaft und dem hiermit verbundenen Risiko für Mutter und Kind.

3.3.2 HMG/HCG

Anwendungshinweise

- Indikationsstellung ist abhängig von der hormonellen Ausgangssituation:
  - *Normogonadotrope Frauen:* Unterschiedliche Reaktion auf Gonadotropine (Dosisfindungsproblem).
  - *Hypogonadotrope Frauen:* Sie benötigen häufig eine höhere Gonadotropindosis, die Follikelreifung ist günstiger und die Ovulations- und Schwangerschaftsraten sind wesentlich höher.
  - Je nach Indikationsstellung evtl. Zusatzbehandlung mit Kortikoiden (z.B. bei adrenaler Hyperandrogenämie) oder Dopaminagonisten (z.B. bei Hyperprolaktinämie) möglich.

Unerwünschte Begleiterscheinungen von HMG

- Mehrlingsschwangerschaften (nach Insler u. Potashnik 1983)
  - Zwillinge unter Gonadotropinterapie: 25% (spontan: 1,05% – 1,35%)*.
  - Drillinge unter Gonadotropinterapie: 5% (spontan: 0,01% – 0,017%)*.

*Anmerkung: Seit der Durchführung von Ultraschalluntersuchungen zur Follikeldiagnostik nimmt die Häufigkeit von Mehrlingsschwangerschaften bei HMG/HCG-Therapie deutlich ab. Aufgrund des Embryonenschutzgesetzes sind Inseminationen bei gleichzeitiger Stimulationstherapie nur möglich, wenn ein anderer Frauenarzt das Ehepaar über mögliche Komplikationen aufklärt.

Tabelle 3.28. Häufigkeit des ovariellen Überstimulationssyndroms infolge von HMG-HCG-Behandlung. (Schenker u. Weinstein 1979)

Autoren	Anzahl der Behandlungszyklen	Leichte Überstimulierung [%]	Schwere Überstimulierung [%]
Brown	222	3,2	?
Caspi	343	6	1,2
Ellis	322	5	0,6
Spandoni	225	4,4	1,8
Thompson	2798	–	1,3
Lunenfeld	3646	3,1	0,25
Total	11343	3,4	0,84

- *Mißbildungen:* nicht vermehrt.
- *Ovarien:*
  - Eine ovarielle Überstimulation durch HMG führt häufig zur Vergrößerung der Ovarien mit Zystenbildung.
  - Bei starker Überstimulation kann es zur Ruptur der Ovarien, zu intraabdominellen Blutungen und zu Aszites im Bauch- und Thoraxbereich kommen (s. unten; vgl. „Ovarielles Überstimulationssyndrom" Kap. 11, Band 2).
- *Hypophyse.* Nach einer Behandlung mit HMG kann es zu einer Vergrößerung bereits vorhandener Hypophysentumoren kommen.
- *Allergische Reaktionen.* Eine Überempfindlichkeit gegen HMG ist selten.
- *Überstimulationssyndrom.* Die Häufigkeit der ovariellen Überstimulation nach HMG-/HCG-Behandlung schwankt bei einer milden Überstimulation zwischen 8 und 23%, bei einer mäßigen Überstimulation zwischen 6 und 7% und bei einer starken Überstimulation zwischen 1–2% der behandelten Zyklen (s. Tabelle 3.28, vgl. Kap. 11, Band 2). Bei schwerer Überstimulierung können als Symptome starke Schmerzen im Unterleib, Aszites, Pleuraerguß, Oligurie, Hypotonie, sowie arterielle Thromboembolien auftreten. In sehr seltenen Fällen sind Todesfälle beschrieben worden.
- Therapie des ovariellen Überstimulationssyndroms: s. unten.

3.3.2.1 Reine HMG/HCG-Stimulation

Indikationen. Siehe „Allgemeine Indikationen" S. 104.

Behandlungsschema

- *Sterilitätstherapie*
  - Hypogonotrope Gruppe: Stimulation ab 3. Zyklustag mit 2mal 1 Amp. HMG.

Tabelle 3.29. Schwangerschaftsrate bei sterilen Frauen mit Kinderwunsch nach HMG/HCG-Therapie. (Lunenfeld et al. 1982)

Autoren (Jahr)	Patienten	Zyklen	Anzahl	Schwangerschaften Zyklen [%]	Patienten [%]
Butler (1970)	134	438	31	7,1	23,1
Gemzell (1970)	228	463	101	21,8	44,3
Thompson u. Hansen (1970)	1190	2798	334	11,9	28,1
Caspi et al. (1974)	101	343	62	18,1	61,4
Spadoni et al. (1974)	62	225	26	11,5	41,9
Ellis u. Williamson (1975)	77	332	43	13,3	55,8
Tsapoulis et al. (1978)	320		163		50,9
Healy et al. (1980)	40	159	33	20,7	82,5
Australian Department of Health (1981)	1056	4008	552	13,8	52,3
Bettendorf et al. (1981a)	756	1585	224	14,1	29,6
Goldfarb et al. (1982)	442	1098	118	10,7	26,7
Kurachi (1983)	2166	6096	523	8,6	24,2
Lunenfeld et al. (1985)	1107	3646	424	11,6	38,3
Tuang (1985)	95	320	72	22,5	75,8
Potashnik et al. (1986)	262	580	85	14,6	32,4
Total	8036	>22000	2791		34,7

- Normogonadotrope Gruppe: Stimulation ab 3. Zyklustag mit 1–2 Amp. HMG.
- Hypergonadotrope Gruppe (z.B. hyposensitive Ovarien): Behandlung mit hohen Gonadotropindosen (4–8 Amp./Tag); erfolgreichere Therapie nach Vorbehandlung mit zyklischer Östrogen-Gestagen-Applikation.
- *Reproduktionsmedizin*
  - Für eine In-vitro-Fertilisierung wird eine Überstimulation der Ovarien angestrebt. Hierzu Stimulation vom 3.–7. Zyklustag mit 2mal 1 Amp. HMG, danach Dosiserhöhung auf 3mal 1 Amp. HMG; weitere Steigerung je nach Follikelwachstum (vgl. Kap. 11, Band 2).
  - Häufig Gabe von HMG in Kombination mit Gonadotropinreleasinghormonanaloga.
  - Erster Ultraschall zur Follikulometrie am 8. Zyklustag, danach je nach Follikelwachstum am 11. und 13. Zyklustag (evtl. weiter alle 1–2 Tage); gleichzeitig Serumöstradiol am 8. und 13. Zyklustag.

Therapieerfolg. Die Schwangerschaftsraten bei HMG-/HCG-Behandlungen sind in Tabelle 3.29 zusammengestellt. In neueren Arbeiten werden Schwangerschaftsraten um 50% erreicht.

3.3.2.2 Kombination von Clomifen und Gonadotropinen

Indikationen. Siehe „Allgemeine Indikationen" S. 104.

Behandlungsschema
- *Sterilitätstherapie:*
  - *Sequentiell:* Clomifen 50–100 mg vom 5.–9. Zyklustag; 1–2 Amp. HMG vom 10.–14. Zyklustag (Anmerkung: Hierdurch Vermeidung des negativen Clomifeneffekts auf den Zervikalschleim).
  - *Kombiniert:* s. Kap. 11, Band 2; Vermeidung einer ovariellen Überstimulierung durch niedrige HMG-Dosen (z.B. 1, maximal 2 Amp.).
- *Reproduktionsmedizin (assistierte Befruchtung):*
  - Es werden Clomifen vom 3.–7. Zyklustag täglich 50 oder 100 mg und gleichzeitig 1–2 Amp. HMG gegeben.
  - Die HMG-Therapie wird danach mit 1–2 Amp. HMG bis zur Follikelreife fortgesetzt.
  - Durch diese Kombination läßt sich bis zu 50% der HMG-Dosis einsparen (March et al. 1976).
  - Ultraschall zur Follikulometrie am 12. Zyklustag, wenn der Leitfollikel größer als 18 mm und nicht mehr als 3 Follikel vorhanden sind, Beendigung der HMG-Stimulation und Ovulationsauslösung mit HCG (5000–10000 IE i.m.).

Anmerkung
- Patientinnen mit erhöhten LH-Werten in der Follikelphase haben eine erniedrigte Schwangerschafts- und erhöhte Abortrate (vgl. Kap. 11, Band 2).

- Patientinnen mit hoher endogener Östrogenbildung reagieren schlecht auf Clomifen (Kistner 1966).

3.3.3 FSH

Physiologie (vgl. Kap. 4)

- Verantwortlich für die Entwicklung und Reifung des Follikels.
- Hauptwirkung von FSH bei der Frau: Stimulation der Östrogenbildung (Aromatase) in den Granulosazellen des Graaf-Follikels.
- Bindung an spezifische FSH-Rezeptoren der Granulosazellen im Ovar.
- FSH vermag die Bindung seiner eigenen Rezeptoren zu induzieren.

Pharmakologie

- Zur Zeit sind 3 verschiedene Präparate verfügbar:
  - *gereinigtes FSH:* Durch Immunabsorption von LH kann aus LH-FSH-Gemischen das LH entfernt und eine reine FSH-Präparation hergestellt werden
    - Fertinorm mit 3% FSH-Anteil, 97% Fremdprotein
    - Fertinorm HP (highly purified) mit 97% FSH-Anteil
  - *gentechnologisch hergestelltes FSH:* (Metrodin).

Marktübersicht

- Reines FSH wird z.Z. von der Firma Serono (Fertinorm und Fertinorm HP) und der Firma Searle angeboten.
- Rekombinantes FSH ist (s. Tabelle 3.26) von der Firma Serono erhältlich.

Indikationen

- *Sterilitätstherapie:*
  - Follikelreifung und Ovulationsauslösung bei
    - Frauen mit normogonadotropen Zyklusstörungen,
    - Frauen mit PCO-Syndrom (polyzystische Ovarien).
- *Assistierte Fortpflanzung.* Kontrollierte Überstimulation

Kontraindikationen

- Hypothalamische Insuffizienz (z. B. Kallmann-Syndrom),
- Hypophyseninsuffizienz (z. B. Sheehan-Syndrom).

Unerwünschte Wirkungen

- Ovarialzysten,
- Überstimulationssyndrom (s. HMG-/HCG-Therapie),
- Mehrlingsschwangerschaften.

Dosierung

- *Sterilitätstherapie:*
  - Das reine FSH kann wie das HMG dosiert werden.
- *Assistierte Fortpflanzung:*
  - *Reine FSH-Stimulation:* Vom 3.–9. Zyklustag werden täglich 2 Amp. FSH, ab dem 10. Zyklustag 2–3 Amp./Tag gegeben (Diedrich et. al. 1987); entsprechend der Ovarialantwort ist die Therapie anzupassen.
  - *Kombinierte FSH-HMG-Stimulation:* zusätzlich zur HMG-Stimulation kann FSH vom 3.–7. Zyklustag (2 Amp.) zur gezielten Überstimulation im Rahmen der In-vitro-Fertilisierung eingesetzt werden.
  - Inwieweit eine reine FSH-Therapie bei erhöhtem LH-/FSH-Quotient (größer 2) (z. B. bei Patientinnen mit polyzystischen Ovarien oder Hyperandrogenämie) Vorteile bringt, kann noch nicht endgültig beurteilt werden.
  - *Kombinierte Therapie mit GnRH-Analoga und FSH:* s. Kap. 11, Band 2.

3.3.4 HCG

Chemie

- Das Schwangerschaftshormon HCG (humanes Choriongonadotropin) ist in seiner Struktur dem LH ähnlich.
- Beide Hormone sind Proteohormone aus 2 verschiedenen Untereinheiten:
  - hormonspezifische β-Untereinheit,
  - hormonunspezifische α-Untereinheit.
- siehe Kap. 1.

Physiologie

- Das menschliche Choriongonadotropin ist ein physiologischer Stimulus der Lutealfunktion.
- Obgleich das HCG den LH-Peak in Zyklusmitte ersetzen, die Lutealfunktion steigern und die Lutealphase verlängern kann, wird die Regression des Corpus luteum durch exogenes HCG nur verzögert, sie kann dadurch nicht verhindert werden.

Pharmakologie

- HCG-Konzentrationen im Serum (24 h nach i.m. Injektion von HCG) (Gerhard u. Runnebaum 1984):

  - 120 mIE/ml β-HCG nach Gabe von 5000 IE HCG,
  - 240 mIE/ml β-HCG nach Gabe von 40000 IE HCG,
  - 500 mIE/ml β-HCG nach Gabe von 80000 IE HCG.
- Halbwertszeit (Serum): initiale Halbwertszeit 5,6 h; 2. Halbwertszeit 23,9 h (Rizkallah et al. 1969).

Anmerkung. Nach Abort oder Schwangerschaftsabbruch kann die β-HCG-Konzentration im Serum bis 4 Wochen nach dem Eingriff noch nachweisbar sein (große individuelle Schwankungen).

Indikationen
- Ovulationsauslösung,
- Unterstützung der Gelbkörperfunktion.

Kontraindikationen
- Beginnendes Überstimulationssyndrom nach HMG-Behandlung,
- allergische Reaktion auf HCG.

Unerwünschte Wirkungen. Überstimulationssyndrom.

Therapieziel. Auslösung der Ovulation nach ausreichender Follikelreifung.

Dosierung
- *Ovulationsauslösung:*
  - Zur Ovulationsauslösung werden 5000–10000 IE HCG i.m. verabreicht (z.B. 2 Amp. Pregnesin 5000).
  - Intramuskuläre Injektion von 10000 IE HCG führt zu einem initialen Blutspiegel, der ca. 20mal höher ist als der maximale LH-Peak während einer spontanen Ovulation.
- *Unterstützung der Lutealfunktion*:
  - Nach der Injektion zur Ovulationsauslösung hält der hohe HCG-Spiegel einige Tage an und stützt die Funktion des Corpus luteum.
  - Zur Therapie einer Lutealinsuffizienz kann HCG im Abstand von 2–3 Tagen in einer Dosis von 2500–5000 IE nach der Ovulation (insgesamt 3mal) gegeben werden.

Hinweise
- Indikation zur Ovulationsauslösung
  - hängt ab von der Art der Hormonstimulation,
  - Richtwerte nach Leitfollikelgröße und Hormonstimulation:
    - unstimulierter Zyklus: 18–22 mm,
    - Clomifenstimulierter Zyklus: 18–20 mm,
    - HMG stimulierter Zyklus: 16–18 mm.

3.3.5 Therapie bei ovariellem Überstimulationssyndrom

Prophylaxe
- Rechtzeitige Erkennung eines Risikokollektivs:
  - Patientinnen mit PCO-Syndrom (polyzystische Ovarien, Hyperandrogenämie, LH/FSH Quotient >2),
  - Patientinnen mit Überstimulation im Vorzyklus,
  - überschießendes Follikelwachstum und exzessiver Östradiolanstieg (>2000 pg/ml) unter Gonadotropinstimulation.
- Vermeidung eines Überstimulationssyndroms bei Symptomatik.
  a) Keine Ovulationsinduktion mit hCG.
  b) Keine Gabe von HCG zur Substitution in der Lutealphase bei nachgewiesener ovarieller Überstimulation.
  c) Punktion aller Follikel bei ovarieller Überstimulation (bei TVF-Behandlung).

Therapie bei klinisch manifestem Überstimulationssyndrom

Basistherapie
- Flüssigkeitsbilanzierung,
- Körpergewichtskontrolle,
- weiteres Vorgehen je nach Schweregrad (siehe Kap. 11, Band 2)

  Schweregrad I:
  - Ambulante klinische Kontrolle unter Aufklärung der Patientin.
  - Labor als Ausgangswerte: Blutbild, Hk, Elektrolyte, Gerinnung (PTT, Quick, Fibrinogen).
  - Wiedervorstellung alle 2–3 Tage.
  - 2–3 l orale Flüssigkeit.
  - evtl. Albumin.
  - Verhaltensmaßregeln: Sofortige Wiedervorstellung bei akuter Schmerzsymptomatik

  Schweregrad II:
  - Bei beginnender Hämokonzentrierung auf einen Hämatokrit von 40–45 periphere Braunüle und Volumen- und Proteinsubstitution/Elektrolytausgleich.
  - Bei einem Hämatokrit von über 45 zentraler Weg, Protein/Elektrolytsubstitution, Flüssigkeitsausgleich, Heparintherapie 3mal 7500 IE subkutan.

Aszites
- Ohne klinische Symptomatik (Spannungsgefühl, Zwerchfellhochstand, Dyspnö: Abwarten, tägliche Kontrolle des Bauchumfangs).
- Bei entsprechender klinischer Symptomatik: Aszitespunktion unter Ultraschallkontrolle.
- Meist reicht Aszitespunktion aus (2–3 l einmalig möglich, ansonsten sequentiell pro Tag, z. B. 1000 ml, Eiweiß- und Elektrolytkontrolle sowie entsprechender Ersatz erforderlich).

Pleuraerguß
- Bei persistierendem Pleuraerguß: Pleurapunktion, evtl. Drainage (Borenstein et al. 1989).

Heparinisierung
- bei stationärer Aufnahme wegen leichtem Überstimulationssyndrom: 3mal 5000 IE Heparin subkutan,
- bei Hämokonzentrierung 40–45 Hk: 3mal 5000 IE Heparin, (evtl. ambulant)
- bei Hämokonzentrierung über 45 Hk: stationäre Aufnahme, 3mal 7500 E bis 30 000 IE Heparin per Perfusor/24 h.

Therapie der Oligurie und Entwässerung
- Mannitolgabe (Osmofundin 125–250 ml als Kurzinfusion),
- evtl. in Kombination mit Diuretika,
- niedrig dosiertes Dopaminpräparat.

Indikation zur Laparoskopie bzw. Laparotomie
- Verdacht auf intraabdominelle Blutung durch Zystenruptur,
- Ovarialtorsion.

Zusatzbehandlung
- Prostaglandinsynthetasehemmer: Indomethacin (2mal 100 mg/Tag) (umstritten)
- Die Behandlung kann bei schwerer Überstimulierung unabhängig davon durchgeführt werden, ob eine Schwangerschaft besteht oder nicht, auch nach Abklingen des Überstimulationssyndroms.
- evtl. Therapie mit Progestin (300–600 mg pro Tag vaginal) nach Therapie mit GnRH-Analoga
- vgl. Kapitel 11, Band 2.

3.4 Neuropeptide

3.4.1 Gonadotropinreleasinghormon (GnRH)

3.4.1.1 Allgemeines

Bei den Gonadotropinreleasinghormonen spielt sowohl das natürliche GnRH wie auch die synthetischen Gonadotropinreleasinghormone (Analoga) für die Therapie eine Rolle.

Natürliches Gonadotropinreleasinghormon (GnRH)

Chemie. pGlu-His-Trp-Ser-Tyr-Gly-Leu-Arg-Pro-Gly-NH_2.

Pharmakologie
- Das Gonadotropinreleasinghormon ist bei allen untersuchten Säugetieren (Schaf, Schwein, Pavian, Hund und Mensch) ein Dekapeptid mit identischer Aminosäuresequenz (s. Abb. 3.10).
- Die 2. und 3. Aminosäure Histidin und Tryptophan sind entscheidend für die Aktivierung des Second-messenger-Systems.
- Pyroglutaminsäure in Position 1 und Glyzin in Position 6 und 10 sind verantwortlich für die Konformation und das Bindungsverhalten.
- Inaktivierung von GnRH erfolgt durch enzymatische Spaltung der Bindung zwischen Aminosäuren 6 und 7.
- Halbwertszeit von GnRH: 2–8 min.
- Die pharmakologische Wirkung von GnRH hängt ab von der Dosis und Häufigkeit der Verabreichung.

Präparateübersicht. Siehe Tabelle 3.30.

Formulierungen (vgl. Tabelle 3.30).
- Flüssigkeitsdepot für Hormonpumpe,
- Injektionslösung.

Wirkungsprinzip
- Stimulation der hypophysären Gonadotropinsekretion (Test),

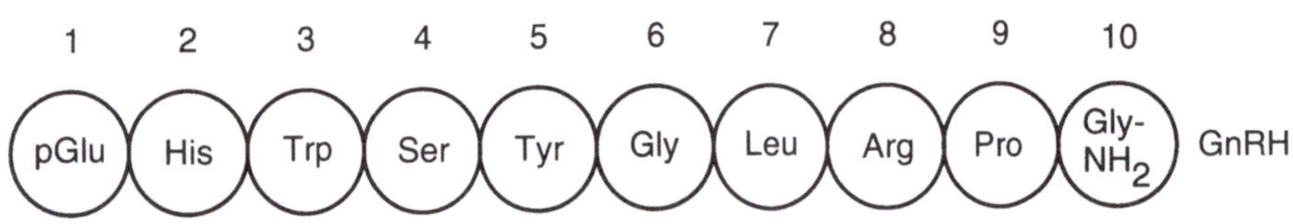

Abb. 3.10. GnRH (Strukturformel)

Tabelle 3.30. GnRH (Präparateübersicht)

Substanz	Pharmakologie (Halbwertszeit)	Präparat (Hersteller)	Formulierung	Dosierung
Gonadorelin	2–8 min	GnRH-Serono 25/100 µg (Serono)	Trockensubstanz + Lösungsmittel	100 µg i.v.
		Kryptocur (Hoechst)	Lösung zum Einsprühen in die Nase	2 Sprühstöße 3mal pro Tag
		LH-RH (Ferring)	Trockensubstanz + Lösungsmittel	25–100 µg i.v.
		Lutrelef 0,8/3,2 mg (Ferring)	Trockensubstanz + Lösungsmittel	5–20 µg pro Puls alle 90 min per Zyklomat
		Relefact LH-RH 0,025/0,1 mg (Hoechst)	Injektionslösung	100 µg i.v.

– pulsatile Hormonstimulation zur Follikelreifung.

Unerwünschte Begleiterscheinungen

– Lokale Reizung (Rötung, Entzündung) im Bereich der Einstichstelle,
– ovarielle Überstimulierung (äußerst selten).

Indikationen

– GnRH-Stimulationstest der Hypophyse (s. Kap. 2, Band 2)
– Pulsatile GnRH-Therapie zur Ovulationsinduktion s. „Spezielle Indikationen".

3.4.1.2 Spezielle Indikationen

Pulsatile GnRH-Therapie

Pulsatile GnRH-Behandlung zur Ovulationsinduktion

Therapieziel. Induktion der Follikelreifung und Ovulation bei bestimmten Formen der hypothalamischen Amenorrhö (s. „Indikationen").

Physiologie

– Grundlagen der pulsatilen GnRH-Therapie zur Ovulationsinduktion s. Kap. 4 u. 4, Band 2.
– Seit 1978 gelang es bei Frauen mit hypothalamisch bedingter Amenorrhö durch chronisch-intermittierende Zufuhr von GnRH Ovulationen auszulösen.
– In Form intravenöser oder subkutaner GnRH-Injektionen konnten per computergesteuerter Pumpe im Abstand von jeweils 90 min Follikelreifung, Ovulation und Corpus-luteum-Bildung erreicht werden.
– Mit dem zu diesem Zweck entwickelten „Zyklomat" (Ferring GmbH, Kiel) wurde 1979 die erste Schwangerschaft erreicht (Behandlungen mit GnRH zur Ovulationsauslösung werden in Tabelle 3.31 dargestellt).
– Erfolge werden auch bei Frauen mit polyzystischen Ovarialerkrankungen durch Vorbehandlungen mit GnRH-Agonisten und anschließender GnRH-Pumpen- oder HMG-Therapie erreicht.
– Nach Leyendecker u. Wildt (1986) kann bei richtiger Indikation und ausreichender Dosierung von GnRH mit einer hohen Ovulationsrate (annähernd 100%) gerechnet werden (Abb. 3.11).
– Die intravenöse Zufuhr ist der subkutanen Zufuhr im Hinblick auf die Ovulationsrate überlegen (98 versus 85% Ovulationsrate bei hypothalamischer Amenorrhö).

Tabelle 3.31. Pulsatile GnRH-Behandlung bei Patientinnen mit hypothalamischer Amenorrhö

	Leyendecker et al. (1980)	Schoemaker et al. (1981)	Miller et al. (1983)	Berg et al. (1984)
µg/Puls	2,5, 5, 10, 15, 20	10, 20	1,5	5,20
Intervall (min)	89	90–120	96–120	90
Anwendung	intravenös	intravenös	intravenös	intravenös
Zyklen	26	24	6	172
Ovulationen	26	21	6	146 (84,9%)
Schwangerschaften	6	6	7	37 (21,5%)

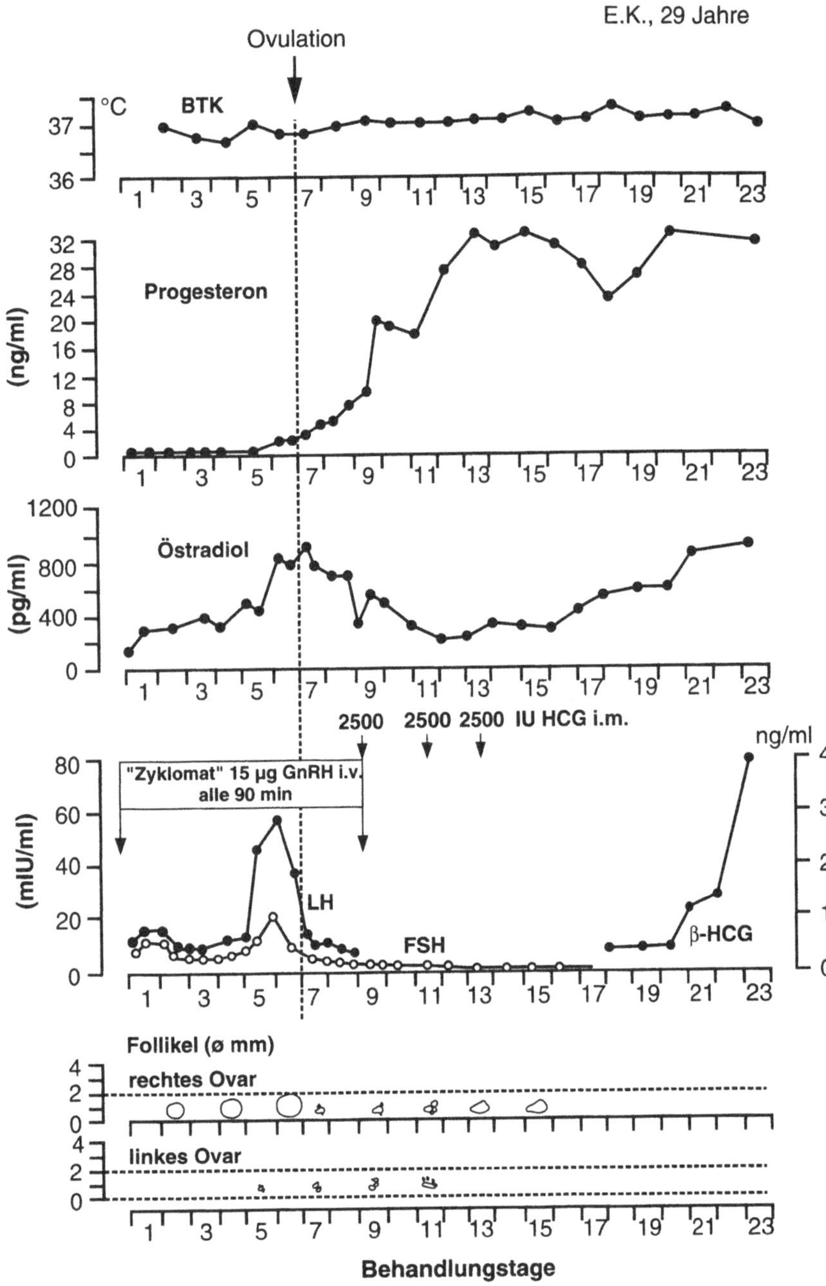

Abb. 3.11. Behandlungszyklus einer Patientin mit einer schweren hypothalamischen Amenorrhö (Gruppe 3a). (Leyendecker et al 1981)

Indikationen

Hypothalamische Amenorrhö unterschiedlichen Schweregrades (Klassifikation nach Leyendecker u. Wildt 1986):

Die Erfolge hinsichtlich Ovulations- und Schwangerschaftsrate sind vom jeweiligen Reaktionstyp abhängig.

Kontraindikationen. Schwangerschaft

Dosierung

- Dosierungen der pulsatilen GnRH-Therapie sind aus Tabelle 3.22 zu ersehen.
- 15–30 µg GnRH pro 90 min i.v. oder s.c. reichen zur Ovulationsinduktion.
- Bei Gabe von 2,5–5 µg GnRH/Puls i.v. entsprechen die Östradiolspiegel denen eines normalen Zyklus.

Unerwünschte Begleiterscheinungen. Abhängig vom Applikationsweg (intravenös oder subkutan):

- Lokale Hautreizung, Venenentzündung.
- Intravenöse Applikation: Risiko einer Thrombophlebitis oder einer Bakteriämie; in seltenen

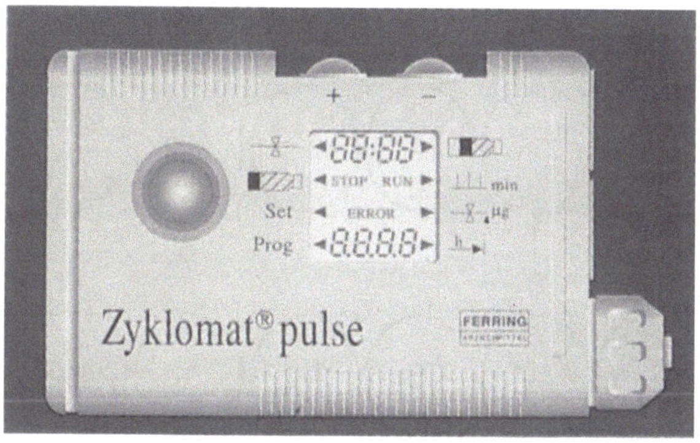

Abb. 3.12. GnRH-Pumpe. (Zyklomat der Fa. Ferring, Kiel)

Fällen Bildung von Ovarialzysten. Die unerwünschten Wirkungen sind rückläufig nach Entfernen der Injektionskanüle (Schoemaker et al. 1982).

Subkutane Applikation

Computergesteuerte tragbare Pumpe mit subkutaner Applikation von GnRH:

- Ferring GmbH, Kiel, Postfach 2145, Wittland, Modell – Zyklomat (Abb. 3.12).
- Auto Syringe, INC., Londonderry Turnpike, Hooksett, New Hampshire, Modell AS-2C und AS-BH

3.4.2 Synthetische Gonadotropin-releasinghormonanaloga

3.4.2.1 Allgemeines

Unter GnRH-Analoga versteht man chemisch modifizierte GnRH-Moleküle, die entweder als GnRH-Agonisten oder GnRH-Antagonisten wirken. Sie haben eine stärkere Affinität zum hypophysären Gn-RH-Rezeptor und eine wesentlich längere Halbwertszeit als das natürliche GnRH.

Chemie

- Die GnRH-Analoga unterscheiden sich durch einige Aminosäuren von der Struktur des natürlichen GNRH. Um die Bindungsaffinität zu erhöhen und den Abbau des Moleküls durch Peptidasen zu verzögern, wurden Änderungen der Aminosäuresequenz meistens in Position 6 und 10 vorgenommen. Durch den Einbau einer D-Aminosäure in Pos. 6 und Änderungen an Pos. 10 entstehen die neuen Agonisten (Abb. 3.13). Die GnRH-Antagonisten unterscheiden sich von der natürlichen GnRH-Struktur durch Einfügen anderer Aminosäuren in Position 2 und 3 (Abb. 3.13).
- Eine Übersicht der unterschiedlichen GnRH-Analoga gibt die Abb. 3.13.

Wirkungsprinzip

- Die GnRH-Agonisten führen zunächst zu einer Erhöhung der Rezeptorenzahl der Hypophyse (Up-Regulation) und zum Anstieg der Gonadotropine und der ovariellen Steroidsekretion.
- Eine prolongierte Gabe von GnRH-Agonisten bewirkt jedoch eine Abnahme der GnRH-Rezeptorzahl (Downregulation) durch Desensitivierung des Rezeptors und Beeinflussung von Postrezeptormechanismen. Den Wirkungsmechanismus der GnRH-Analoga auf zellulärer Ebene zeigt die Abb. 3.14.

Tabelle 3.32. Vergleich von GnRH-Agonisten und Antagonisten

	GnRH-Agonisten	GnRH-Antagonisten
Wirkungsprinzip	Überstimulation der GnRH-sensiblen Zellen mit nachfolgender Downregulation	Kompetitive Verdrängung von GnRH vom GnRH-Rezeptor der Hypophyse
Wirkungseintritt	Stimulation: sofort Hemmung: nach etwa 1–2 Wochen	Hemmung: sofort
Passagere Stimulierung der Gonadotropinsynthese	ja	nein
Wirkungsdauer	Stunden (nasal) 4 Wochen (Depotspritze)	Wochen
Unerwünschte Wirkungen	Hitzewallung, Schweißausbruch, Libidoverminderung, Depression, Rötungen an der Einstichstelle (vorübergehend) Keine histaminergen Nebenwirkungen	Hypoöstrogene Nebenwirkungen (siehe Agonisten) Ferner: Histaminerge Nebenwirkungen (nur bei Antagonisten der 1. u. 2. Generation, Antagonisten der 3. Generation kaum noch histaminerge Nebenwirkungen)
Applikationsformen	Nasal Parenteral/s.c., i.m.	oral, nasal, s.c.

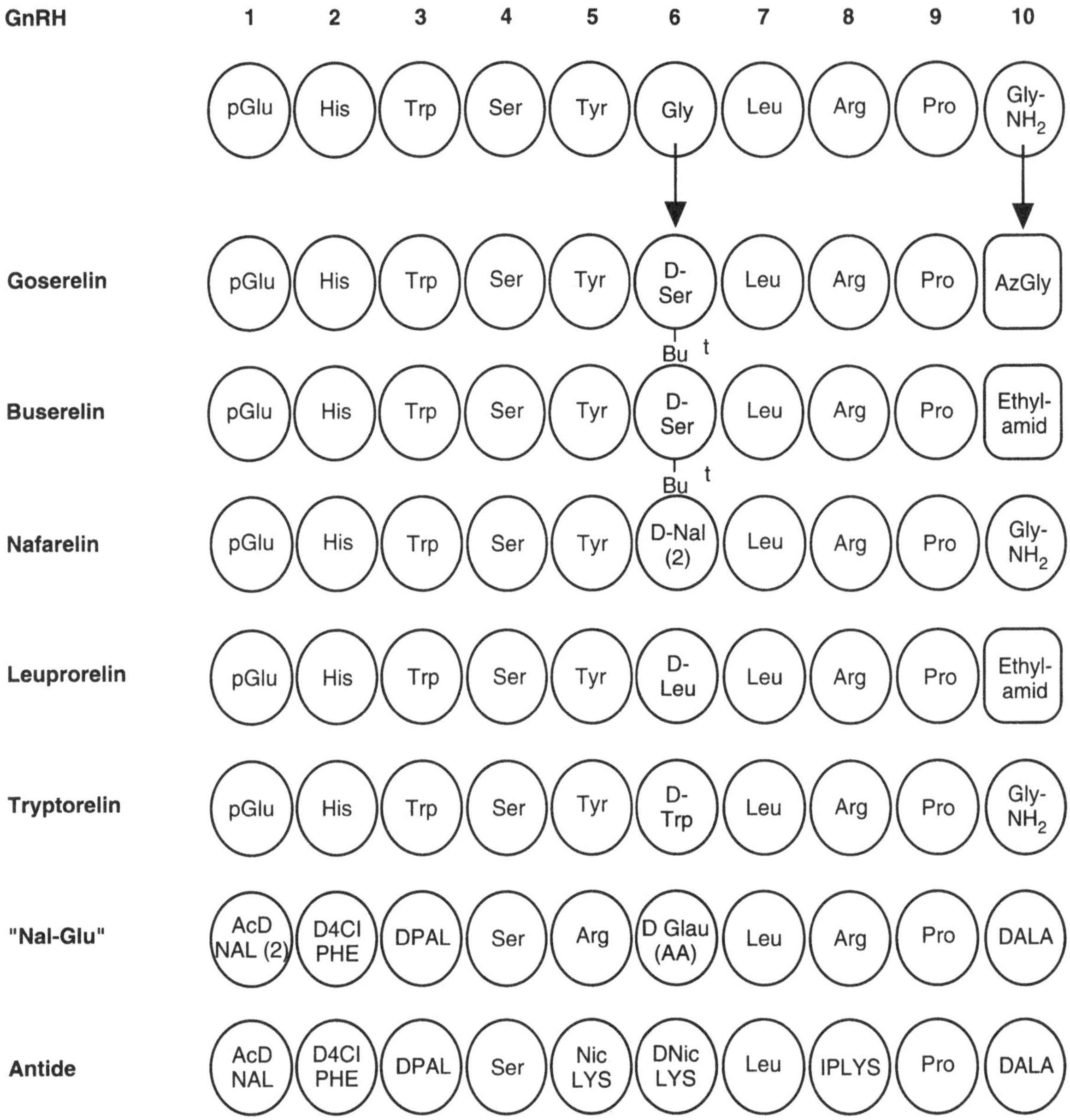

Abb. 3.13. GnRH-Analoga (chemische Struktur)

- Die GnRH-Antagonisten besetzen kompetitiv den GnRH-Rezeptor der Hypophyse ohne diesen zu aktivieren (auf die Unterschiede zwischen GnRH-Agonisten und -antagonisten geht die Tabelle 3.32 ein).

Formulierungen

- wäßrige Lösungen,
- intravaginal, bukkal, rektal oder perkutan,
- intranasal,
- Depotpräparate.

Unerwünschte Begleiterscheinungen. Nebenwirkungen aufgrund eines Östrogenmangels treten bei GnRH-Agonisten wie auch bei den GnRH-Antagonisten auf. Histaminabhängige Nebenwirkungen treten nur bei den Antagonisten der 1. und 2. Generation auf, nicht mehr bei den Antagonisten der 3. Generation.

Nebenwirkungen infolge des Östrogenmangels

- Hitzewallungen (häufig),
- Insomnia (gelegentlich),
- Trockenheit der Vagina (häufig),
- Dyspareunia (gelegentlich),
- Abgeschlagenheit (gelegentlich),
- Kopfschmerzen (gelegentlich),

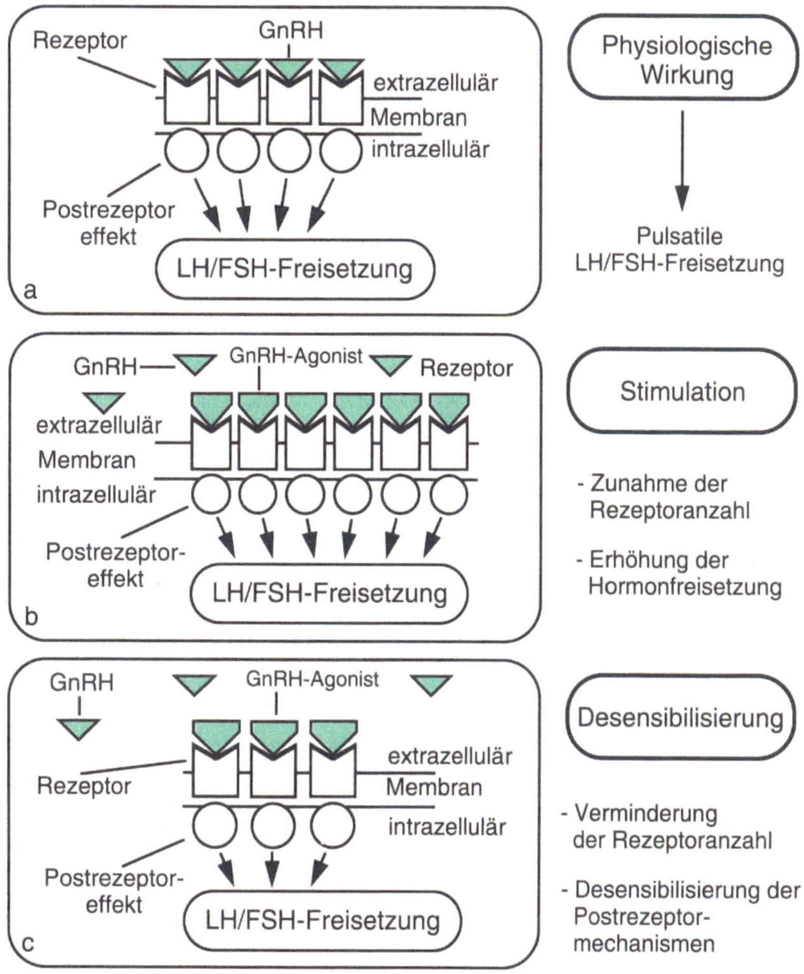

Abb. 3.14 a – c. Mechanismus der GnRH-Analoga auf zellulärer Ebene der Hypophyse. **a** Die physiologische Wirkung von GnRH erfolgt durch pulsatile Stimulation etwa alle 90 min. **b** GnRH-Analoga stimulieren kurzfristig die hypophysäre Gonadotropinsekretion (wenige Tage). **c** Die Langzeiteinwirkung von GnRH-Analoga hemmt (d. h. desensitiviert) die Hypophyse. (Nach Kiesel und Runnebaum 1990)

- Gewichtszunahme (gelegentlich),
- lokale Rekationen (selten).

(Prozentangaben s. Übersichtstabelle 3.35 der verschiedenen Substanzen)

Endokrine Veränderungen

- Hypogonadotropismus; bei GnRH Agonisten erfolgt zuerst eine kurzzeitige (etwa 1–2 Wochen) Stimulation der Gonadotropinfreisetzung („Flare up") bis Downregulation der Hypophyse einsetzt mit Abfall der Gonadotropin- und Östradiolkonzentrationen.
- Hypoöstrogenismus (Postmenopausale Östrogenspiegel).

Indikationen

- Symptomatische, durch Bauchspiegelung gesicherte Endometriose (falls primär eine ausreichende chirurgische Therapie nicht möglich ist).
- Symptomatischer Uterus myomatosus in der Prämenopause.
- Vorbehandlung bei Störungen der Follikelreifung im Rahmen der Therapie durch assistierte Befruchtung (z. B. IVF).
- Pubertas praecox.
- Maligne Erkrankungen (Prostata-, Mamma- und Ovarialkarzinom).

Kontraindikationen

- Schwangerschaft,
- Stillzeit,
- Überempfindlichkeitsreaktionen.

3.4.2.2 GnRH-Agonisten

Chemie. Synthetische GnRH- Derivate, die sich vom natürlichen GnRH durch Austausch der D-Aminosäure in Pos. 6 und Änderungen in Pos. 10 unterscheiden (s. Tabelle 3.13).

Wirkungsprinzip

- Die prolongierte Bindung der GnRH-Agonisten erfolgt aufgrund ihrer viel höheren Affinität (bis zu 200fach höher) als die des natürlichen GnRH sowie aufgrund der Resistenz gegenüber dem enzymatischem Abbau.
- Rezeptorverlust durch Internalisierung kann durch Rezeptorneusynthese nicht so rasch kompensiert werden; daher Abnahme der Rezeptoren (Downregulation).
- Nach anfänglicher (oft unerwünschter) Verstärkung der Wirkung kommt es zur Verminderung der Gonadotropinausschüttung und damit zur Abnahme der Östradiolsekretion; diese Suppression der Hypophysen-Gonaden-Achse ist reversibel.
- Aufgrund des antigonadotropen Effektes mit starkem Abfall der Östrogenkonzentrationen eignen sich die GnRH-Agonisten zur medikamentösen Therapie verschiedener benigner und maligner hormonabhängiger Erkrankungen.
- In-vivo-Untersuchungen zeigen, daß die GnRH-Agonisten die biologische Aktivität der Gonadotropine beeinflussen können.
- Es wird auch ein direkter Angriffspunkt der GnRH-Analoga an den Gonaden diskutiert.

Präparateübersicht. Siehe Tabelle 3.33.

3.4.2.3 GnRH-Antagonisten

Chemie

- GnRH-Antagonisten sind Strukturanaloga des hypothalamischen GnRH mit Änderung der Aminosäuresequenz (Position 1, 2, 3, 6, 10 und andere).
- Seit der Entdeckung des natürlichen GnRH sind mehrere hundert Antagonisten synthetisiert worden, von denen der erste, der bei Menschen eingesetzt wurde, die Struktur (D-Phe2, D-Trp3, D-Phe6)-GnRH hatte.

Wirkungsprinzip. Die GnRH-Antagonisten binden an den gleichen hypophysären Rezeptor wie GnRH und lösen keine Gonadotropinsekretion aus, sondern führen zu einer sofortigen und langanhaltenden Blockade der Hypophyse gegenüber dem natürlichen GnRH.

Pharmakologie

- GnRH-Antagonisten konnten bisher klinisch nicht eingesetzt werden, da durch ihre Verabreichung allergische Reaktionen unterschiedlichen Ausmaßes (Erytheme bis hin zum generalisierten Ödem) auftreten. Der Grund für diese allergische Reaktion wird auf das Vorhandensein von GnRH-Rezeptoren auf histaminspeichernden Mastzellen zurückgeführt.
- Bei den GnRH-Antagonisten der 3. Generation (z. B. Antide SB 75, Hol 013 etc.) sind die allergischen Reaktionen minimal.
- Die GnRH-Antagonisten unterdrücken die Gonadotropinsekretion für mehrere Wochen nach einer einzigen Injektion; der Mechanismus der Langzeitwirkung, insbesondere von Antide, ist noch nicht bekannt.
- Die Unterdrückung von LH und FSH ist unterschiedlich stark bei Einsatz der verschiedenen Antagonisten.

Substanzen. Alle GnRH-Antagonisten befinden sich noch in klinischer Prüfung und haben z. T. noch keinen Handelsnamen (Tabelle 3.34).

3.4.2.4 Spezielle Indikationen für GnRH-Analoga

Endometriose

Therapieziel: Eintrocknung der Endometrioseherde durch Östrogenentzug.

Therapieempfehlung

- Enantone Gyn Depot: 1 Spritze pro Monat über 6 Monate.
- Zoladex Gyn: 1 Spritze pro Monat über 6 Monate.
- Buserelin (100 µg pro Sprühstoß): 900–1200 µg pro Tag (= 3–4mal 3 Sprühstöße) über 6 Monate.
- Decapeptyl: 1 Spritze pro Monat über 6 Monate.
- Synarella: 400–800 µg pro Tag (2–4 Sprühstöße) als Nasenspray.

Hinweise

- Therapiedauer meistens 6 Monate (in Einzelfällen 3 Monate),
- **cave:** Osteoporoserisiko bei Langzeitanwendung (im 1. Halbjahr etwa 5–6% Verlust an Knochenmasse, was zum Teil reversibel ist).

Tabelle 3.33. GnRH-Analoga (Agonisten). (Präparateübersicht)

Substanz	Pharmakologie (Halbwertszeit)	Präparat (Hersteller)	Formulierung	Dosierung
Buserelin	GnRH-Agonist 120mal so potent wie LH-RH HWZ: 70 – 80 min	Suprefact (Hoechst)	Nasenspray	1200 µg pro Tag als Nasenspray; je nach Indikation auch 600 – 900 µg
Buserelinacetat	GnRH-Agonist 100mal so potent wie LH-RH	Suprecur (Hoechst)	Nasenspray	900 µg pro Tag als Nasenspray; 3mal tgl. 300 µg
Leuprorelinacetat	GnRH-Agonist 50 – 80mal so potent wie LH-RH HWZ: 3 h	Enantone Gyn Depot (Takeda)	Depotspritze mit 3,75 mg (Fertigspritze)	1 Amp./Monat
		Enantone uno (Takeda)	Injektionslösung mit 1 mg/0,2 ml	je nach Indikation
Goserelin	GnRH-Agonist 100mal so potent wie LH-RH HWZ: 12 h	Zoladex Gyn (Zeneca)	Implantat 13·1,2 mm 3,6 mg Goserelin subkutane Applikation mit Fertigspritze	alle 28 Tage
Triptorelin	GnRH-Agonist D-Trp-6-LH-RH HWZ:	Decapeptyl (Ferring)	Depotspritze mit 3,75 mg (Fertigspritze)	1 Amp./Monat Tgl. Freisetzungsrate 100 µg für 21 – 30 Tage
		Decapeptyl 0,5 mg/0,1 mg (Ferring)	Fertigspritze mit 0,5 mg/0,1 mg/ml	je nach Indikation
Nafarelinacetat	GnRH-Agonist 200mal so potent wie LH-RH HWZ: 2 – 4 h	Synarella (Syntex)	Nasenspray	400 – 800 µg pro Tag als Nasenspray

Tabelle 3.34. GnRH-Antagonisten (Präparateübersicht)

Präparate der 1. Generation Ersatz der His[2] und/oder Trp[3] Aminosäure	Präparate der 2. Generation Ersatz der D-Arg[6] Aminosäure	Präparate der 3. Generation Ersatz mehrerer Aminosäuren
Nal-Arg u.a.	Nal-Glu Detirilix, u.a.	Ganirelix Antide (Nal-Lys), Azaline, u.a.

Uterus myomatosus

Therapieziel. Präoperative Volumenreduktion und Besserung einer Anämie, Myomverkleinerung und Amenorrhö bei perimenopausalen Frauen und je nach späterem Verlauf mit und ohne Operation.

Häufigkeit. Nach dem 30. Lebensjahr bei etwa 30% aller Frauen; etwa 80% aller Myome finden sich bei Frauen zwischen dem 35. und 55. Lebensjahr.

Vorteile der GnRH-Analoga

- Behebung einer präoperativen Anämie (verlängerte und verstärkte Blutungen durch die Myome) vor einer Hysterektomie durch die Begleitamenorrhö.
- Verkleinerung der Myomgröße ist vorteilhaft bei konservativen Myomoperationen (z.B. Patientinnen mit Kinderwunsch).
- Reduzierung der Myomgröße und dadurch Möglichkeit der vaginalen Hysterektomie (evtl. laparoskopisch assistiert).
- Reduzierung der Myomgröße kann eine günstigere Schnittführung bei abdominal-chirurgischem Vorgehen ermöglichen.

Therapieempfehlung

- Enatone Gyn Depot: 1 Depotspritze monatlich für 3 Monate,
- Decapeptyl Depot: 1 Depotspritze monatlich für 3 Monate,
- Zoladex Gyn: 1 Depotspritze monatlich für 3 Monate,
- Buserelin-Nasenspray 4mal 300 µg tgl. für 3 Monate.

Hinweise

- Therapiedauer 3 – 6 Monate, wobei die größte Volumenverkleinerung nach ca. 3 Monaten erreicht ist und danach nur noch eine geringe (Schindler 1989) oder keine weitere Regression mehr eintritt (Friedmann et al. 1987).
- Nach Absetzen der Therapie setzt ein erneutes Wachstum der Myome ein. Meistens ist nach etwa 24 Wochen die alte Größe wieder erreicht.

Mammakarzinom

Therapieziel. Hemmung des Tumorwachstums durch Suppression der körpereigenen Östrogenproduktion (sog. medikamentöse Kastration).

Therapieempfehlung

- Goserelin-Depot-Implantat (Zoladex): 1mal alle 28 Tage für 2 Jahre, (adjuvant) bzw. fortgesetzte Therapie bis zur Progression (palliativ).
- Letztlich sind alle bei Endometriose genannten Präparate in gleicher Weise geeignet.

Therapieerfolg

- Etwa 1/3 aller Patientinnen mit metastasierendem Mammakarzinom spricht auf eine endokrine Behandlung an.
- Das Ansprechen scheint mit dem Gehalt an Steroidrezeptoren im Tumorgewebe zu korrelieren.
- In der Zoladex-Multicenterstudie (palliative Therapie des metastasierenden Mammakarzinoms, Kaufmann 1989) korrelierte die Ansprechrate mit einem positiven Östrogenrezeptorstatus. Der gleichzeitige Nachweis von Östrogen- und Progesteronrezeptoren verstärkte diese Korrelation nicht. Allerdings wurde auch bei Patientinnen mit Östrogenrezeptor negativem Mammakarzinom ein Ansprechen auf GnRH-Analoga beobachtet.
- Der Nachweis von GnRH-Rezeptoren im Mammakarzinomgewebe läßt auf einen direkten Antitumoreffekt schließen (Kiesel et al. 1988).
- Bei der Therapie des frühen (nichtmetastasierenden) Mammakarzinoms ist der Einsatz von GnRH-Analoga (adjuvant) noch in klinischer Prüfung.

Vorbehandlung mit GnRH-Analoga vor einer in-vitro-Fertilisierung mit Embryotransfer

Therapieziel. Suppression der Gonadotropinsekretion (besonders LH) und gleichzeitige Substitution mit Gonadotropinen (FSH oder HMG) zur Induktion einer adäquaten Follikelreifung.

Therapieschemata. Die unterschiedlichen Behandlungsschemata mit GnRH-Analoga lassen sich in ein „ultra- short protocoll“, in ein „short protocoll“ und ein „long protocoll“ einteilen.

Ultra-short-Protokoll

Therapieziel. Ausnutzung der stimulatorischen Wirkung von GnRH-Analoga auf die hypophysäre Gonadotropinsekretion während der Eireifungsphase, d.h. erhöhte endogene Gonadotropinspiegel zwischen dem 4. und 7. Zyklustag. Es handelt sich hierbei um die Phase, in der die Follikelrekrutierung erfolgt.

Durchführung

- Beim Ultrakurz-Protokoll erhält die Patientin nur während der ersten 3 Zyklustage das GnRH-Analogon (z.B. 3mal 200 µg/Tag Buserelin intranasal);
- Die Gonadotropine (HMG) werden vom 2. oder 3. Zyklustag an gegeben (Howles et al. 1987b; Sharma et al. 1988).

Short-Protokoll

Therapieziel. Ausnutzung des gonadotropinstimulierenden „flair-up-Effektes“ der GnRH-Analoga während der ersten Anwendungstage; dieser Effekt dauert einige Tage an und führt zu einer Stimulation der Gonadotropinfreisetzung und kann hierdurch die Follikelrekrutierung unterstützen.

Durchführung

- Das GnRH-Analogon in niedriger Dosierung (z.B. 3mal 200 µg/Tag Buserelin intranasal) wird vom 1.–3. Zyklustag beginnend bis zum Tag der Ovulationssinduktion mit HCG gegeben.
- Die Gonadotropinbehandlung beginnt am 3. Zyklustag (Frydmann et al. 1988a, b)(HMG/reines FSH).
- Siehe auch Kap. 11, Band 2 bzw. Abschn. 3.3.2.1.

Long-Protokoll

Therapieziel. Suppression der körpereigenen Gonadotropinsekretion durch Unterdrückung der Gonadotropine bereits im Vorzyklus. Nach ca. 3 Wochen stellt sich eine ausreichende Downregulation der Gonadotropinrezeptoren ein; danach Gabe von exogenen Gonadotropinen (HMG) zur Follikelreifung.

Durchführung

- GnRH-Analogongabe (z.B. Buserelin 3mal 300 µg/Tag intranasal) entweder zu Beginn der Follikelphase oder in der Mitte der Lutealphase des Vorzyklus.
- Es dauert mindestens 14 Tage bis eine ausreichende Suppression der Gonadotropine erreicht wird (Urbancsek et al. 1991). Erst danach er-

folgt die Stimulation mit Gonadotropinen (Wildt et al. 1986; Smitz et al. 1987) wobei die GnRH-Analogongabe bis zur Ovulationsinduktion beibehalten wird.

- Bei der GnRH-Analogongabe ab Mitte der Lutealphase erfolgt die ovarielle Suppression schneller (Beginn: ca. 19.–22. ZT) (Ron-El et al. 1990; Urbancsek et al. 1991).
- Die GnRH-Analoga können nur parenteral oder intranasal verabreicht werden. Neben der oben erwähnten intranasalen Applikation des Buserelins ist auch die subkutane Applikation dieser Substanz (2mal 300 µg/Tag) (Neveu et al. 1987) oder anderer GnRH-Analoga, wie Leuprorelinacetat (1 mg/Tag; Serafini et al. 1988) und Decapeptyl (500 µg/Tag; Schmutzler et al. 1988) möglich. Das Decapeptyl wird auch zu Beginn der Lutealphase in Depotform in einer Dosis von 3,75 mg i.m. gegeben (Zorn et al. 1988). Eine Gabe von Zoladex-Gyn ist ebenfalls möglich (Vauthier et al. 1990).

Pubertas praecox

Therapieziel. Suppression der Gonadotropinfreisetzung bei Mädchen mit Pubertas praecox und Rückbildung der beschleunigten Entwicklung der sekundären Geschlechtsmerkmale, Bremsung der beschleunigten Knochenreifung und damit Verzögerung des Epiphysenschlusses.

Therapieempfehlung
- Dosierung ist je nach klinischer Ansprechrate zu individualisieren (vaginaler Reifeindex, Plasmaöstradiol, Plasmatestosteron bei Jungen).
- Das Plasmaöstradiol (Serum) sollte bei Mädchen unter 75 pg/ml und das Plasmatestosteron (Serum) bei Jungen unter 1 ng/ml Serum liegen Rappaport et al. (1987), Drop et al. (1987).

Buserelin
- 400–1800 µg pro Tag intranasal oder 6–30 µg/kg Körpergewicht subkutan.
- Bei zu geringer Ansprechrate kann die Dosierung auf 60 µg/kg Körpergewicht pro Tag subkutan erhöht werden.

Nafarelin
- 800–1200 µg pro Tag intranasal (z. Z. in klinischer Prüfung)

Leuprorelin
- 20–40 mg/kg/Tag führten in laufenden Studien zu einer Suppression der Gonadotropinsekretion (Kappy et al. 1989; Parker et al. 1989).

Allgemeine Hinweise zur Anwendung von GnRH-Agonisten

Schwangerschaftsausschluß
- Zur Sicherheit sollten im ersten Monat der Behandlung andere Maßnahmen zur Verhütung einer Schwangerschaft durchgeführt werden, insbesondere, wenn in der Lutealphase (20. Zyklustag) begonnen wird.
- Normalerweise sollte die Behandlung am 1.–3. Tag der Menstruation beginnen (Endometriosebehandlung), um eine bestehende Schwangerschaft weitgehend auszuschließen und Blutungsstörungen zu vermeiden.
- Die Durchführung eines Schwangerschaftstests wird empfohlen.
- Bei Behandlung mit monatlichen Injektionen oder Nasenspray ist nach einem Monat mit dem Ausbleiben der Menstruationen zu rechnen.
- Bei Schwangerschaften unter GnRH-Analoga sind bisher noch keine Mißbildungen beobachtet worden (Wilchine et al. 1993).

Therapiedauer
- Die Dauer der Anwendung richtet sich nach der Indikation und ist meistens auf einen Zeitraum von 3–6 Monaten zu begrenzen.
- Wiederholungsbehandlungen sind nach sorgfältiger Nutzen-Risiko-Abwägung zu entscheiden, evtl. in Kombination mit Gestagenen.

Knochendichte
- Bei Patientinnen mit Osteoporoserisiko ist die Bestimmung der Knochendichte vor Beginn der Therapie sinnvoll, damit eine spätere Verlaufskontrolle möglich wird.
- Knochendichtebestimmungen sind nur bei Langzeitapplikation sinnvoll (z. B. onkologische Patientinnen).
- Bei Patientinnen mit Endometriose, Uterus myomatosus oder Sterilität sind sie nicht erforderlich.
- Auf unerwünschte Begleiterscheinungen unter Therapie mit GnRH-Analoga weist die Tabelle 3.35 hin.

3.4.3 Melatonin

Bildungsort. Corpus pineale (evtl. auch Hypothalamus und andere Organe).

Chemie
- Biogenes Amin; (wichtigstes Sekretionsprodukt der Zirbeldrüse); N-acetyl-5-methoxytryptamin (Abb. 3.15).

Tabelle 3.35. Unerwünschte Nebenwirkungen unter Therapie mit verschiedenen GnRH-Analoga

Betroffenes Körpersystem	Art der unerwünschten Nebenwirkung	Präparate			
		Buserelin[a] [%]	Goserelin[b] [%]	Leuprorelin[c] [%]	Nafarelin[d] [%]
Endokrine Veränderungen (durch Östrogenmangel bedingte Nebenwirkungen)	Hitzewallungen	78	63	86	90
	Trockenheit der Vagina	19		9	18
	Libidoverlust			5	20
	Libidoverminderung	12			
	Schwitzen	6			
	Mastodynie	13	1		
	Knochenmasseverlust	2–6			
	Schwitzen	5			
	Prämenstruelles Syndrom	13			
	Depression/Gefühlslabilität	10		38	
	Depression		3		3
	Bauchschmerz	7			
	Müdigkeit	6			
	Kopfschmerzen	34		38	18
	Schwindel			9	
	Gewichtsverlust			1	1
	Schlaflosigkeit		1	40	
Androgene Nebenwirkungen	Akne	5			12
	Akne, unreine Haut			?	
	Trockene Haut	5			
	Veränderung der Körperbehaarung			8	
	Verkleinerung der Brust				10
	Ödeme		1		8
	Seborrhö				8
	Hirsutismus				4
Lokale Nebenwirkungen	Irritation der Nasenschleimhaut bei transnasaler Applikation	2			
	Irritation an der Einstichstelle	15			
	Reizung der Nasenschleimhaut			10	10
	Rötungen an der Einstichstelle			ja	
Fettstoffwechsel	Verringerung der LDL/HDL-Ratio	ja			
	Leichte Erhöhung des Gesamtcholesterin/Triglyzeride/HDL			ja	
Gastrointestinaltrakt	Übelkeit/Erbrechen/Hunger/Gewichtszunahme	17	3	23	
Bewegungsapparat	Arthralgien			11	
	Rückenschmerzen			ja	
	Verstärkte Knochenschmerzen bei Knochenmetastasen eines Mammakarzinoms		1		
	Steife Hände		1		
	Myalgien	18			
Blut	Hyperkalzämie bei Behandlungsbeginn bei Mammakarzinompatientinnen mit Knochenmetastasen		ja		

[a] Buserelin 900–1200 µg/Tag intranasal bis zu 15 Monaten bei n = 300 Patienten mit Endometriose oder Uterus myomatosus.
[b] Goserelin 3,6 mg Implantat alle 4 Wochen bis zu 6 Monaten bei Patientinnen mit Mammakarzinom.
[c] Leuprorelin 3,75 mg Depot alle 4 Wochen bis zu 6 Monaten bei Patienten mit Endometriose oder Uterus myomatosus.
[d] Nafarelin 400 µg/Tag intranasal bis zu 6 Monaten bei Patienten mit Endometriose.

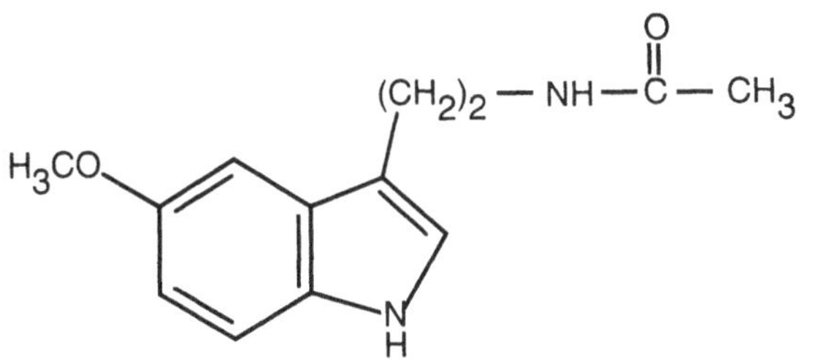

Abb. 3.15. Melatonin (Strukturformel)

- Melatonin wird unter dem Einfluß des melanozytenstimulierenden Hormons (MSH) gebildet und antagonisiert die Wirkung dieses Hormones bei Amphibien.

Pharmakologie
- Melatonin wird nach oraler Gabe resorbiert,
- Halbwertszeit: ca. 30 min.

Physiologie
- Siehe auch Kap. 1.
- Melatoninblutspiegel sind abhängig von der Lichtexposition: hohe Spiegel während der Dunkelheit (100 pg/ml). Das Licht hemmt hypothalamische Kerne (z.B. Nucleus suprachiasmaticus); die Aktivierung der Zirbeldrüse erfolgt über sympathische Fasern und die Freisetzung von Noradrenalin, das β-adrenerge Rezeptoren stimuliert; beteiligt sind auch α-adrenerge Rezeptoren.
- Abgabe von Melatonin erfolgt wahrscheinlich auch in die Liquorflüssigkeit, da die Melatoninspiegel in der Liquorflüssigkeit höher sind als im Blut.
- Schlafauslösende Wirkung.

Wirkungsprinzip
- Steuerung der Fertilität in Abhängigkeit von der Jahreszeit (z.B. Schafe).
- Antigonadotroper Effekt bei Tieren und beim Menschen durch Hemmung der LH-Produktion (Fraschini et al. 1968).
- Melatonin stimuliert den Nucleus arcuatus und damit die Abgabe von GnRH (Cardinali et al. 1974).
- 24-h-Rhythmik (lokalisiert im Nucleus suprachiasmaticus), synchronisierende Wirkung auf zirkadiane Hormonschwankungen.
- Antitumorwirkung in einer Reihe von In-vivo-Modellen bei Ratte, Maus und Hamster.

Indikationen
- Kontrazeption bei der Frau (z.Z. in Entwicklung, bisher unzureichende kontrazeptive Sicherheit).
- Mammakarzinomprävention (z.Z. in Entwicklung).

Normalwerte. Keine Normalwerte im Serum bekannt.

Unerwünschte Begleiterscheinungen. Bei Gabe an Kinder ist eine Wachstums- und Pubertätsverzögerung möglich.

Dosierungen
Kontrazeption bei der Frau:
- 75 mg Melatonin in Kombination mit 0,3 mg, 0,5 mg, 0,75 mg und 1,0 mg Norethisteron täglich. Diese Kombinationen führten bei 36 Frauen zur Ovulationshemmung (Alberda et al. 1990), die Zykluskontrolle ist abhängig von der Dosiskombination.
- 75 mg Melatonin und 0,5 mg Norethisteron vom Tag 1–23 führten zu einer verläßlichen Kontrazeption und guten Zykluskontrolle (Alberda et al. 1990).
- 300 mg Melatonin in Kombination mit 0,75 mg Norethisteron führte zu signifikant erniedrigten LH- und E_2-Spiegeln nach 4 Monaten im Vergleich zu einer unbehandelten Kontrollgruppe (Voordouw et al. 1992). Diese Ergebnisse sprechen für einen additiven synergistischen Effekt zwischen Melatonin und Norethisteron.
- die alleinige kontrazeptive Wirkung von Metatonin bei der Frau muß noch gezeigt werden.

Vorteile
- Östrogenfreie Kombinationspille zur Ovulationshemmung.
- Schutzwirkung hinsichtlich Brustkrebs (umstritten).
  - Melatoninspiegel bei Frauen mit primärem Mammakarzinom niedriger als beim Kontrollkollektiv (Bartsch et al. 1991).
  - Die jahreszeitliche Bestimmung des Melatoninspiegels (Serum) im Winter korrelierte mit einer schlechteren Prognose bei Patientinnen, die den Brustkrebs im Winter entdeckten (Holdaway et al. 1991).

Nachteil. Zur Kontrazeption ist eine Gestagengabe erforderlich.

Kontraindikationen. Bisher nicht bekannt.

3.4.4 Hypophysenhinterlappenhormone

3.4.4.1 Oxytozin

Chemie. Hypophysenhinterlappenhormon, vgl. Kap. 1.

Präparateübersicht. Siehe Tabelle 3.36.

Indikationen
- Geburtseinleitung am Termin,
- Wehenschwäche,
- Sectio caesarea,
- Atonie post partum,
- Plazentaretention,
- Laktationsstörungen,
- Mastitisprophylaxe.

Dosierung bei den speziellen Indikationen
- Geburtseinleitung bei primärer und sekundärer Wehenschwäche: 1 IE in 100 ml 5%iger Glukoselösung.
- In der Nachgeburtsperiode bei atonischen Blutungen: 5–10 IE i.m. oder 5 I.E. langsam i.v.
- Nach Sectio caesarea: 5 I.E. in den Uterusmuskel nach Extraktion des Kindes.
- Laktationsstörungen und Mastitisprophylaxe: Anwendung von Syntocinon-Spray: 5 min vor dem Stillen oder Abpumpen eine Spraydosis (ca. 4 I.E.) in die Nasenhöhle.
- Siehe Lehrbücher „Geburtshilfe".

Kontraindikationen
Je nach Applikationsart:
- schwere Gestose,
- Dauerkontraktion des Uterus,
- drohende Uterusruptur,
- mechanisches Geburtshindernis, Lageanomalien,
- vorzeitige Plazentalösung,
- Placenta praevia,
- Hydramnion.

Unerwünschte Begleiterscheinungen
Je nach Applikationsart:
- Dauerkontraktion des Uterus,
- Tachykardie,
- pektanginöse Beschwerden,
- Übelkeit, Schwindel,
- Kopfschmerzen.

Wechselwirkungen
- Wirkungsverstärkung durch gleichzeitige Gabe von Prostaglandinen.
- Blutdrucksenkung durch gleichzeitige Anwendung von Inhalationsnarkotika.

Hinweise
- Bei höheren i.v. Dosen flüchtige Vasodilatation und Hypotonie möglich.
- Vorsicht bei Asthmatikerinnen!
- Keine gleichzeitige parenterale Anwendung.

3.4.4.2 Vasopressin

Chemie. Decapeptid (Strukturformel s. Kap. 1).

Pharmakologie
- Halbwertszeit: 1 min.
- Abbau und Ausscheidung durch Leber und Niere.

Wirkprinzip
- In physiologischen Dosen nur Antidiurese.
- In pharmakologischen Dosen auch Vasokonstriktion.

Tabelle 3.36. Oxytozin (Präparateübersicht)

Substanz	Pharmakologie (Halbwertszeit)	Präparat (Hersteller)	Formulierung	Dosierung
Oxytozin	15 min	Orasthin/-„stark" (Hoechst)	Injektionslösung 1 ml enth. 3 I.E./10 I.E.	s. spezielle Indikationen
		Oxytocin Horm/forte (Nycomed)	Injektionslösung 1 Amp. enth. 3 I.E./10 I.E.	
		Oxytocin 3 I.E. (Ferring)	Injektionslösung 1 Amp. enth. 3 I.E./10 I.E.	
		Oxytocin-Noury 3 I.E./10 I.E. (Nourypharma)	Injektionslösung 1 Amp. enth. 3 I.E./10 I.E.	
		Pitocin Buccal (Parke-Davis)	Tbl. à 200 I.E.	
		Syntocinon 3 I.E./10 I.E.	Injektionslösung i.v., i.m., i.m.	
		Syntocinon (Sandoz)	Spray: 1 ml enth. 40 I.E.	

Indikationen
- Vasopressin wird bei gynäkologischen Operationen durch lokale Anwendung in hoher Verdünnung zur Blutstillung bzw. Ischämieinduktion eingesetzt. (z. B. vordere Kolporrhaphie, endoskopische Operation der Extrauteringravidität, Myomenukleation).
- Ösophagusvarizenblutungen (s. Lehrbücher der Inneren Medizin).

Präparate
- Pitressin-Injektionslösung (s.c., i.m., i.v.),
- Por-8 Sandoz/25 I.E.

Präparateübersicht. Siehe Tabelle 3.37.

Dosierung. Siehe Tabelle 3.37.

Unerwünschte Begleiterscheinungen
- In hoher Dosierung kann bei Schwangeren die Blutversorgung des Uterus beeinträchtigt werden.
- Anzeichen einer möglichen Wasserretention beachten.
- Gesteigerte Darmperistaltik bei höheren Dosen.
- Arrythmien.
- Kammerflimmern.
- In Einzelfällen Herzstillstand.
- Sehr selten Lungenödem.

Hinweise
- Die Wirkung einer einmaligen i.m.-Injektion hält beim Pitressin gewöhnlich 36–72 h an.
- Es sind Todesfälle nach intravasaler Gabe beschrieben worden!

Kontraindikationen
- Pulmonal-respiratorische Erkrankungen.
- Überempfindlichkeit gegen Vasopressin.
- Anästhesien im Endarterienbereich (insbesondere Finger, Zehen, Nasenspitze).
- Spinalanästhesie, einschließlich Periduralanästhesie.
- Patientinnen mit EPH-Gestose (auch post partum).

Wechselwirkungen. Gleichzeitige Anwendung mit anderen Vasokonstriktoren und Sympathomimetika vermeiden.

3.4.5 Thyreotropinreleasinghormon

Chemie. Peptidhormon mit 3-Aminosäuren (Pyroglu-His-Pro-NH2).

Wirkung
- Neuropeptid des Hypothalamus, das über Neurosekretion die Hypophyse erreicht und dort die TSH-Sekretion steuert.
- TSH der Hypophyse ist wichtig für den Schilddrüsenstoffwechsel (s. Kap. 1 und 5, Band 2).

Präparateübersicht. Siehe Tabelle 3.38.

Pharmakologie
- Nach intravenöser Gabe max. Serumspiegel: nach 2 min.
- Nach nasaler Gabe max. Serumspiegel: nach 10 min.
- Nach intravenöser Gabe Halbwertszeit: 7 min.

Indikationen
- *Diagnostik.* TRH-Stimulationstest zur Diagnostik der Hypo- und Hyperthyreose (Durchführungsanleitung und Auswertung s. Kap. 2, Band 2).
- *Therapie.* Keine Bedeutung.

Tabelle 3.37. Vasopressin (Präparateübersicht)

Substanz	Pharmakologie (Halbwertszeit)	Präparat (Hersteller)	Formulierung	Dosierung
Argipressin	6 min	Pitressin (Parke-Davis)	Injektionslösung s.c., i.m., i.v. 1 ml enth. 20 I.E.	Ischämieinduktion 10–20 I.E. s.c., i.m. Ösophagusvarizen 10–20 I.E. i.v.
Ornipressin	?	Por-8-Sandoz (Sandoz)	Injektionslösung zur lokalen Applikation 0,5 ml enth. 2,5 I.E.	Ischämieinduktion 0,1 I.E. verdünnt mit 1 ml NaCl Steigerung bis max. 0,5 I.E./1 ml
		Por-8 Sandoz 25 I.E. (Sandoz)	1 Amp. enth. 5 ml = 25 I.E.	Osphagusvarizen 80 I.E./ 24 h i.v. 0,06 I.E./min

Tabelle 3.38. Thyreotropinreleasinghormon (Präparateübersicht)

Substanz	Pharmakologie (Halbwertszeit)	Präparat (Hersteller)	Formulierung	Dosierung[a]
TRH (Protirelin)	7 min	Antepan 200/400 (Henning)	1 Amp. (1 ml) enth. Protirelin 200 μg/400 μg	1 Amp. i.v. über 1 min
		Antepan oral (Henning)	1 Tbl. enth. 40 mg Protirelin	1 Tbl. morgens nüchtern
	20 min	Antepan nasal-Lösung (Henning)	1 Sprühstoß (0,09 ml) enth. 1 mg Protirelin	1 Sprühstoß in jedes Nasenloch
	7 min	Relefact TRH 200/400 (Hoechst)	1 Amp. (1 ml) enth. 0,2/0,4 mg Protirelin	1 Amp. i.v.
	20 min	Relefact TRH nasal (Hoechst)	1 Sprühstoß (1 mg Protirelin)	1 Sprühstoß in jedes Nasenloch

[a] Die Blutentnahmen für die TSH-Bestimmung:
1. Blutabnahme: Vor Beginn des Tests zur Bestimmung der Basalwerte,
2. Blutabnahme: 30 min nach intravenöser oder intranasaler Gabe von TRH, 3–5 h nach oraler Gabe von TRH

Unerwünschte Begleiterscheinungen

- Je nach Art der Anwendung können diese unterschiedlich stark ausgeprägt sein (i.v. schwer, nasal mittelschwer, oral leicht).
- Gelegentlich leichte Übelkeit, Harndrang Schwindelgefühl, Kopfschmerzen, Wärme- und Hitzegefühl, Abdominalkrämpfe, Mundtrokkenheit, Asthmaanfälle bei Asthmatikern, Blutdruckschwankungen, in Einzelfällen hypotone Kreislaufstörungen, Prolaktinausschüttung, Amaurose bei Patienten mit Hypophysentumoren, die unter Strahlenbehandlung stehen, sehr selten anaphylaktischer Schock.

Dosierungen. Siehe Tabelle 3.38.

Kontraindikationen

- Überempfindlichkeitsreaktion gegenüber TRH in der Vorgeschichte,
- akuter Herzinfarkt,
- instabile Angina pectoris,
- erhöhte Krampfbereitschaft,
- ausgeprägte Bronchialobstruktion.

3.4.6 Prolaktin: Dopaminagonisten und -antagonisten

3.4.6.1 Allgemeines

Prolaktin ist ein Peptidhormon (198 Aminosäuren), das hauptsächlich im Hypophysenvorderlappen gebildet wird; in geringerem Umfang entsteht es auch in der Dezidua (von Golander et al. 1978); nähere Einzelheiten s. Kap. 1.

Hauptwirkungen von Prolaktin

- Postpartal: Steuerung der Milchbildung,
- wahrscheinlich Kontrollfunktion der Follikelreifung und Lutealfunktion.

Regulation der Prolaktinsekretion

- Hemmung durch Dopamin (PIF= Prolaktin inhibierender Faktor),
- Stimulation durch TRH.

Therapeutisch kommt eine Behandlung bei folgenden Funktionsstörungen in Betracht:

- Hyperprolaktinämie,
- Galaktorhö,
- Hypoprolaktinämie, meistens keine klinische Relevanz.

Hypoprolaktinämie

Eine verminderte Prolaktinsekretion ist extrem selten, sie kann vor kommen bei folgenden Patientinnen:

- bei Frauen mit Anorexia nervosa,
- Frauen mit Sheehan-Syndrom bei teilweise oder völligem Ausfall der Hypophysenfunktion,
- bei Übersuppression mit Dopaminagonisten (Bohnet et al. 1977).

Eine Hypoprolaktinämie kann zu einer Gelbkörperinsuffizienz und zu Laktationsstörungen führen. Eine medikamentöse Behandlung ist nicht erforderlich.

Hyperprolaktinämie

Unter pathologischen Hyperprolaktinämien versteht man eine permanente Bereitschaft, auf ein Reizsignal in supraphysiologischer Höhe Prolaktin (PRL) auszuschütten (latente Form) und/oder die dauerhafte Erhöhung des Serum-PRL (manifeste Form) außerhalb von Schwangerschaft und Laktation. Als Folge treten vornehmlich Zyklusstörungen, Galaktorrhö und Sterilität auf. Die Gonadotropinsekretion ist bei Zuständen mit erhöhter Prolaktinsekretion herabgesetzt (s. auch Kap. 1 und 4, Band 2).

Eine Hyperprolaktinämie kann durch verschiedene Erkrankungen und auch Medikamente verursacht werden:

- Hypothalamische Erkrankungen, wie Enzephalitis, Meningitis oder granulomatöse oder tumoröse Infiltration (herabgesetzte hypothalamische Dopaminsekretion).
- Strangförmige Läsionen, die den Transport von Dopamin über das Portalsystem zum Hypophysenvorderlappen behindern.
- Hypophysäre Tumore können PRL produzieren (Prolaktinome). 20–30% der Fälle mit Akromegalie (Corenblum et al. 1976) und 5–10% der Fälle mit Cushing Syndrom sind hyperprolaktinämisch. In einigen Fällen von nichtendokrin aktiven Hypophysentumoren ist die Tumorgröße selbst der Grund für eine Hyperprolaktinämie durch Veränderungen des portalen Blutflusses und damit einhergehenden verminderten Dopaminspiegeln.
- Zustand nach Thorakotomie, Mastektomie, Herpes zoster (Herman et al. 1982).
- Primärer Hypothyreodismus; als Wirkmechanismus wird ein Abfall des hypothalamischen Dopamins und/oder ein Anstieg der TRH-Sekretion vermutet (Fleek et al. 1980; Contreras et al. 1981).
- Bei chronischem Nierenversagen ist eine Hyperprolaktinämie vergesellschaftet mit der Abnahme der metabolischen Clearance von Prolaktin und einer erhöhten Produktionsrate (Frohman et al. 1981).
- Verschiedene pharmakologische Substanzen wirken hyperprolakti-nämisch, wie z. B. Reserpine, Methyldopa (Verringerung des hypothalamischen Dopamins); Phenothiazine, Butyrophenone und Metoclopramid (Dopaminrezeptorblockade) (Del Pozzo et al. 1976).

Eine Normalisierung eines zu hohen Prolaktinspiegels kann in den meisten Fällen mit Dopaminagonisten erzielt werden.

Chemie. Eine Übersicht über die Prolaktinantagonisten gibt die Abb. 3.16

Prolaktinagonisten (= Dopaminantagonisten)

Zahlreiche Pharmaka führen zu einem Anstieg der Prolaktinsekretion. Welche therapeutische Bedeutung diese sog. Prolaktinagonisten haben, ist nicht bekannt.

Prolaktinantagonisten (= Dopaminagonisten)

Eine Reihe von Substanzen hemmt die Prolaktinsekretion. Eine davon ist die Aminosäure GABA (gamma-amino-butyric-acid), welche in hoher Konzentration in der Eminentia mediana gefunden wurde. GABA-Rezeptoren wurden auch auf hypophysären Zellmembranen isoliert (Racagni et al. 1979; Grandison et al. 1982). Obwohl die exakte physiologische Rolle von GABA in der Regulation der Prolaktinsekretion noch nicht geklärt ist, scheint es nicht über das dopaminerge System zu wirken.

Andere Substanzen, wie Katecholmine, Agonisten des cholinergen Systems und Prolaktin selbst wirken als Inhibitoren des dopaminergen Systems

Tabelle 3.39. Dopaminagonisten mit unterschiedlichem Wirkungsprofil (Präparateübersicht)

Substanz	Pharmakologie (Halbwertszeit) [h]	Präparat (Hersteller)	Formulierung	Dosierung
Bromocriptin	4–8	Pravidel 5–10 mg (Sandoz) Pravidel (Sandoz)	Kps. à 5 bzw. 10 mg Tbl. à 2,5 mg	2,5–5 mg/Tag
Lisurid	2	Dopergin (Schering)	Tbl. à 0,2 mg	0,2–0,6 mg/Tag
Metergoline[a]	?			2–24 mg/Tag
Pergolide	7–16	Parkotil (Lilly)	Tbl. à 50 g/250 µg, 1 mg	50–400 µg/Tag
Cabergoline[a]	?	(Farm Italia)		0,3–0,6 mg/Tag
Quinagolide[a]	11,5	Norprolac (Sandoz)	Tbl. à 25/50 µg	75–150 µg/Tag

[a] Die entsprechenden Substanzen befinden sich in der klinischen Prüfung und sind z. Z. nur über die Firmen zum Zwecke klinischer Studien verfügbar.

Bromocriptin

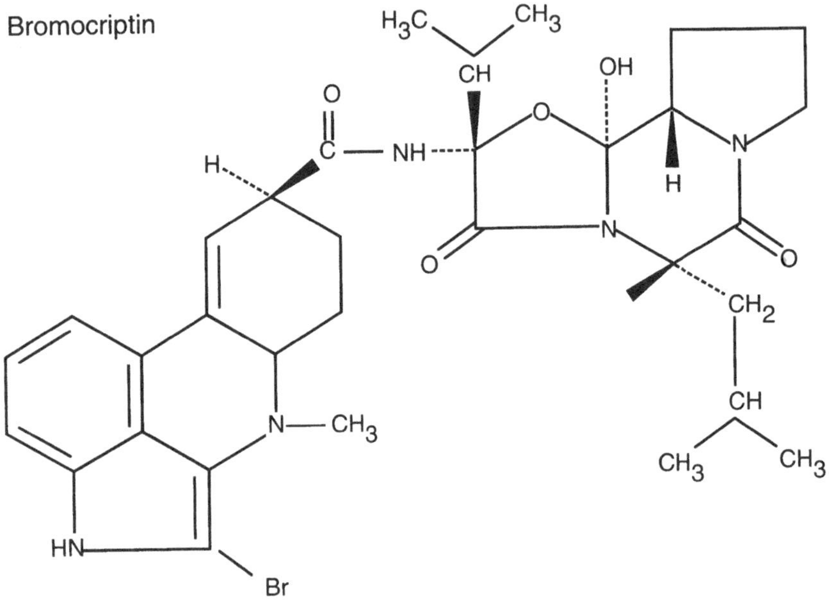

Lisurid

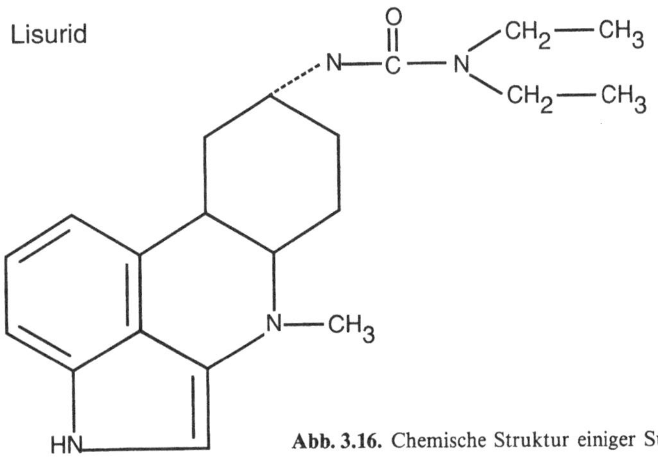

Abb. 3.16. Chemische Struktur einiger Substanzen, die die Prolaktinfreisetzung hemmen

des Tuberoinfundibulartraktes. Die Indikation für Prolaktinantagonisten ist die Hyperprolaktinämie verschiedener Genese und unterschiedlicher Krankheitsmanifestation (siehe Tab. 3.41)

Präparateübersicht. Siehe Tabelle 3.39.
Die Therapie von Mikro- und Makroprolaktinomen durch Dopaminagonisten ist in Tabelle 3.40 dargestellt.

Eine zusammenfassende Bewertung der therapeutischen Empfehlungen bei hyperprolaktinämischen Patientinnen gibt die Tabelle 3.41.

Indikationen. Eine Zusammenstellung der Indikationen zur Therapie der Hyperprolaktinämie mit den Dopaminagonisten Bromocriptin und Lisurid gibt die Tabelle 3.42.

Dosierung. Eine Übersicht über die Indikationen und Dosierungen der Dopaminagonisten Bromocriptin und Lisurid gibt die Tabelle 3.42.

Die Kontraindikationen, unerwünschten Begleiterscheinungen, Wechselwirkungen und der Therapieerfolg der beiden Medikamente werden in Tabelle 3.43 dargestellt.

Schwangerschaft

- In der Schwangerschaft nimmt das Hypophysenvolumen durch eine Hyperplasie und Hypertrophie der laktotrophen Zellen zu.

Pergolid

Metergolin

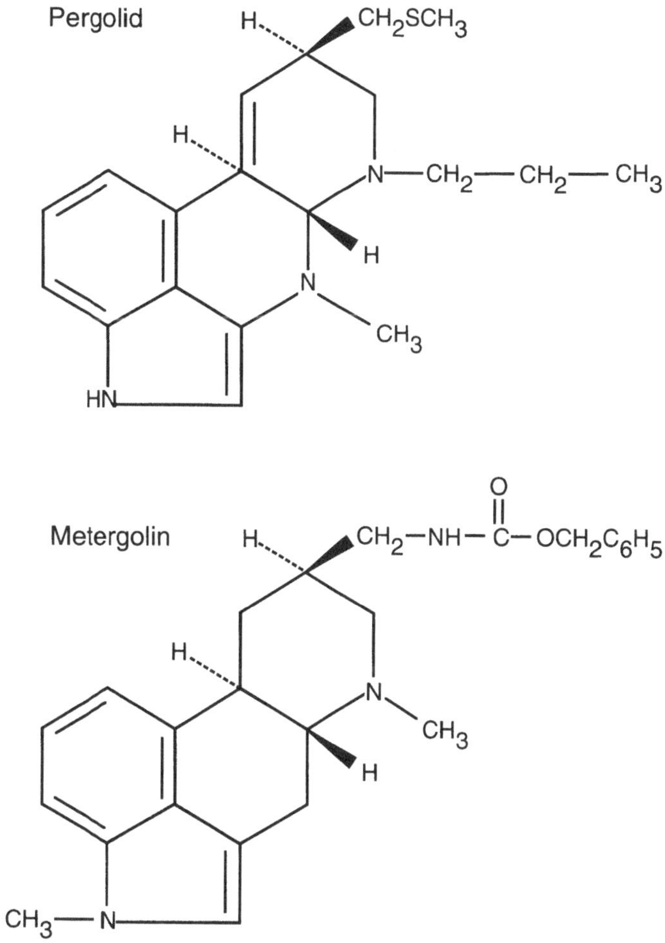

Abb. 3.16 (Fortsetzung)

- Gewöhnlich wird die Bromocriptintherapie abgesetzt, wenn eine Schwangerschaft festgestellt wird.
- Bei der Patientin mit einem Makroprolaktinom ist im Einzelfall zu entscheiden, ob in der gesamten Gravidität die Bromocriptintherapie fortgesetzt werden soll.

Hinweise

- Bei Hyperprolaktinämie sollte eine Gesichtsfelduntersuchung und eine Computertomographie der Sella turcica durchgeführt werden, um einen hypophysären Tumor auszuschließen. Falls ein Kernspintomograph zur Verfügung steht, sollte diese Methode bevorzugt werden. Bei Nachweis eines Hypohysentumors sollte die Überweisung an einen Spezialisten erfolgen.
- Normalwerte von Prolaktin schwanken zwischen den verschiedenen Labors, deshalb sollten 3 Werte bestimmt werden (v. Werder 1992a)
- Viele Medikamente beeinflussen die Sekretion von Prolaktin (vgl. Kap. 1).

3.4.6.2 Spezielle Pharmakologie

Bromocryptin

Chemie. Bromocriptin gehört zu der Gruppe der zyklischen Peptide der Lysergsäurederivate. Von seiner Konformation ähnelt das Bromocriptin dem Dopamin (s. Abb. 3.16).

Pharmakologie

- Nach oraler Gabe werden 40–90% der Dosis aus dem Gastrointestinaltrakt resorbiert (Parkes 1977; Metha u. Tolis 1979).
- Spitzenwerte im Blut treten 1,5 h nach der Medikamenteneinnahme auf.
- Nach einer Gabe von 5 mg Bromocriptin ist es im körperlichen Gewebe mindestens noch 5 Tage nachweisbar (Parkes 1977; Mehta u. Tolis 1979).
- Obgleich die Halbwertszeit von Bromocriptin im Blut 4–8 h beträgt, wird der Prolaktinspiegel für ca. 20–30 h gesenkt (Thorner et al. 1980).

- Bei Patientinnen, die täglich mit 7,5 mg Bromocriptin behandelt werden, liegen die Serumspiegel bei ca. 1–2 nM (etwa 1 ng/ml) (Schran et al. 1979).
- Die extreme Hydrophobie von Bromocriptin führt dazu, daß die Konzentration des Medikamentes im Gehirn (lipidreich) erheblich höher liegt als im Serum.
- Bromocriptin wird in der Leber zu mehr als 30 verschiedenen Metaboliten abgebaut (Parkes 1977; Mehta u. Tolis 1979). 90% des metabolisierten Medikamentes werden im Stuhl und 10% im Urin ausgeschieden.

Tabelle 3.40. Klinische Aspekte bei kleinen und großen Prolaktinomen. (v. Werder 1992b)

	Kleine Adenome „Mikroadenome"	Große, invasiv wachsende Adenome „Makroadenome"
Geschlechtsverteilung	vornehmlich Frauen	Frauen und Männer
Proliferation	langsam	rasch, progredient
Prolaktinspiegel	mäßig erhöht	deutlich, zum Teil extrem erhöht
Chiasma-Syndrom	nicht vorhanden	häufig
Neurologische Anfälle	fehlen	gelegentlich nachweisbar
Operative Therapie	60–90% erfolgreich, bis zu 50% Rezidive!	keine Normalisierung der PRL-Spiegel
Therapie mit Dopaminagonisten	fast immer erfolgreich	in der Regel erfolgreich
Antiproliferativer Effekt der Dopaminagonistentherapie	vorhanden, oft schwierig nachzuweisen	in der Regel erfolgreich

Indikationen. Indikationen, Dosierungen und Nebenerscheinungen sind aus den Tabellen 3.42 und 3.43 zu ersehen.

Hinweise

- Einnahme nach dem Essen.
- Aufklärung der Patientin über die Möglichkeit einer Synkope in 0,2% der Fälle bei Ersteinnahme.

Anwendungswege

- Oral (s. oben),
- vaginal,
- parenterale Depotform (s. unten).

Intravaginale Anwendung

- Bei der intravaginalen Anwendung von Bromocriptin wird dies rasch resorbiert und senkt wirkungsvoll den Prolaktinspiegel bei den meisten Patientinnen mit Oligomenorrhö oder sekundärer Amenorrhö (Kretzky u. Vermesh 1989).
- Das Ausmaß der Medikamentenabsorption ist unabhängig von der Durchblutung der Vagina.
- Die intravaginale Anwendung von Bromocriptin ist zu bevorzugen bei Frauen, die starke gastrointestinale Beschwerden bei oraler Behandlung haben, in der Regel hat sich die Applikation von 2,5 mg/Tag als ausreichend erwiesen (Spinola et al. 1985).
- Längere Wirkdauer als bei oraler Gabe, das Medikament muß nur 1mal täglich angewandt werden.
- Die orale Anwendung von Bromocryptin erfordert bis zu 20 mg täglich für die gleiche Wirkung.

Tabelle 3.41. Empfehlungen bei hyperprolaktinämischen Patientinnen mit Prolaktinom. (Nach v. Werder 1992b)

Maßnahme	Intraselläre Adenome	Supraselläre extendierende invasive Makroadenome
Beobachtung	Möglich, wenn keine klinischen Beschwerden bestehen (Östrogenmangel, Osteoporose)	Nicht indiziert
Dopaminagonisten	Therapie der Wahl	Sollte in jedem Fall versucht werden, in 60–90% Dauertherapie
Chirurgische Therapie	Generell nicht indiziert, außer bei Dopaminagonistenunverträglichkeit bzw. Größenzunahme des Tumors unter medikamentöser Therapie (extrem selten)	Vor einer Schwangerschaft, bei Unverträglichkeit der Dopaminagonisten bzw. fehlendes Ansprechen, bei rascher Progredienz von Virusdefekten
Radiotherapie	Nicht indiziert	Bei Versagen der medikamentösen Therapie und operativen Behandlung, vor einer Schwangerschaft

Tabelle 3.42. Indikationen und Dosierungen der Dopaminagonisten Bromocryptin und Lisurid

Indikationen	Bromocryptin (Pravidel) Tbl. à 2,5 mg	Lisurid (Dopergin) Tbl. à 0,2 mg
Amenorrhö/Galaktorhö/Ovulationsstörungen/Sterilität	(1/2 Tbl.) abends ab 2. Tag 2- bis 3mal 1/2 Tbl. Dosiserhöhung auf 2- bis 3mal 1 Tbl. möglich	1/2 Tbl. abends für 2 Tage 2mal 1/2 Tbl. dann 3mal 1/2 Tbl. Dosiserhöhung auf 2- bis 3mal 1 Tbl. möglich
Prämenstruelle Beschwerden	ab 14. Zyklustag 1/2 Tbl. Dosissteigerung um je 1/2 Tbl. bis zu 2mal 1 Tbl. tgl. Bei Menstruationsbeginn Absetzen der Therapie	1/2 Tbl. abends dann 2mal 1/2 Tbl. Dosiserhöhung auf 2mal 1 Tbl. tgl. möglich. Bei Menstruationsbeginn Absetzen der Therapie
Primäres und sekundäres Abstillen/Hemmung der Laktation	je 1 Tbl. morgens und abends für 14 Tage	2- bis 3mal 1 Tbl./Tag für 14 Tage
Milchstau nach der Geburt	1 Tbl., falls notwendig nach 6–12 h 1 weitere Tbl.	
Beginnende Mastitis	3mal/Tag 1 Tbl. für 3 Tage, dann 2mal 1 Tbl. für 2 Tage evtl. in Kombination mit einem staphylokokkenspezifischen Antibiotikum	3mal 1 Tbl. für 3–5 Tage evtl. in Kombination mit einem staphylokokkenspezifischen Antibiotikum
Parkinsonismus	2mal 1 Tbl., langsame Erhöhung auf max. 3- bis 6mal 4 Tbl. tgl.	2mal 1 Tbl., langsame Erhöhung auf max. 3- bis 6mal 4 Tbl. tgl.
Prolaktinome	1–2 Tbl./Tag je nach Prolaktinspiegel	1–3 Tbl./Tag je nach Prolaktinspiegel
Mastitis nonpuerperalis	1–2 Tbl./Tag bei Rezidivtherapie für 3–6 Monate	2–5 Tbl./Tag je nach Befund

Tabelle 3.43. Therapieerfolg, unerwünschte Begleiterscheinungen, Wechselwirkungen und Kontraindikationen unter Therapie mit Bromocriptin und Lisurid

	Parameter	Bromocriptin (Pravidel)	Lisurid (Dopergin)
Kontraindikationen			
relativ	Chronische Hypotonie	+	+
	In der Vorgeschichte psychische Störungen nach der Geburt oder im Wochenbett	+	+
absolut	Überempfindlichkeit auf Ergoline	+	+
Unerwünschte Begleiterscheinungen (dosisabhängig)	Orthostatische Hypotonie	gelegentlich	selten
	Übelkeit, Erbrechen, Magen-Darm-Beschwerden, Appetitlosigkeit, Verstopfung	gelegentlich	gelegentlich
	Schwindel, Müdigkeit, Unruhe, Schlafstörungen	gelegentlich	gelegentlich
	Sehstörungen, Kopfschmerzen	gelegentlich	nicht bekannt
	Halluzinationen, Psychosen	selten	selten
	Gefühl der verstopften Nase, Mundtrockenheit	gelegentlich	nicht bekannt
	Ödeme und Krämpfe in den Beinen	selten	nicht bekannt
	Allergische Hautreaktionen	möglich	möglich
	Miktionsbeschwerden	selten	selten
	Synkope bei Ersteinnahme (Parkes 1980)	0,2%	nein
Wechselwirkungen	Wirkungsbeeinträchtigung von Antiepileptika und Psychopharmaka	+	
	Wirkungsverminderung durch Alkohol	+	+
	Wirkungsverminderung durch Dopaminantagonisten (z.B. Sulpirid, Metoclopramid)	+	+
Therapieerfolge	Normalisierung des Prolaktinspiegels	80–90%	64%
	Wiedereinsetzen ovulatorischer Zyklen	80%	61%
	Schwangerschaftsraten	50–80%	38%
	Tumorreduktionsrate bei Prolaktinom	60–75%	

Tabelle 3.44. Unerwünschte Begleiterscheinungen von Bromocriptin. (Nach Hammond 1984; n = 226)

Nebenwirkung	Häufigkeit [%]
Übelkeit	51
Kopfschmerzen	18
Müdigkeit	8
Bauchkrämpfe	7
Benommenheit	6
Erbrechen	5
Nasenbluten	5
Obstipation	3
Diarrhö	3

Depotform von Pravidel (Parodel LAR):

- Parlodel LAR ist eine langwirkende Form von Bromocriptin, bei der D,L-polyactid-co-glycolid-glucose als Trägermaterial verwendet wurde und das als Spritze gegeben werden kann (Ciccarelli et al. 1989).
- Gesamtabbauzeit: < als 3 Monate.
- Das Präparat wird 1mal monatlich intramuskulär gespritzt.
- Therapie der ersten Wahl zur Verkleinerung von großen Prolaktinomen vor Radiotherapie. Es ist weiterhin eine Therapiealternative für Patientinnen, die orale Dopaminagonisten nicht vertragen (Tabelle 3.44).

Lisurid (Dopergin)

Chemie. Lisurid ist ein 8-amino-ergolin, das 1960 von Semonski synthetisiert wurde (s. Abb. 3.16)

Entwicklung

- Zunächst untersuchte man Lisurid bei Frauen mit Migräneattacken im Sinne eines peripheren Serotoninantagonisten des Ergolintyps (Podvalovà u. Dlabač 1972).
- Später wurde Lisurid als ein starker Dopaminagonist mit prolaktinsenkenden Eigenschaften bei Tier und Mensch erkannt. (Gräf et al. 1976; Hardt et al. 1979; Horowski 1979).

Pharmakologie

- Pharmakologische Wirkungen von Lisurid entsprechen denen des Bromocryptins.
- Lisurid hat jedoch eine höhere Bindungsaffinität für dopaminerge Rezeptoren und kann deshalb für einen vergleichbaren Effekt erheblich niedriger dosiert werden.
- Im Vergleich zum Dopamin hat Bromocriptin eine etwa 1000fach und Lisurid sogar eine etwa 20000fach höhere Affinität für die Dopaminrezeptoren des Hypophysenvorderlappens.
- Die Dopaminagonisten werden spezifisch an prolaktinsezernierende Zellen im Hypophysenvorderlappen gebunden. Die Konzentration für Lisurid ist in der Hypophyse ca. 5- bis 10mal höher als im Blut und wirkt deshalb langanhaltend und selektiv.
- Normale oder erhöhte Serumprolaktinspiegel werden bei einmaliger Gabe von Lisurid für 6–10 h gesenkt.
- Wiederholte Gabe verstärkt die Wirkung durch Akkumulation an den Rezeptoren der prolaktinproduzierenden Zellen.

Präparate. Eine Tbl. Dopergin enthält 0,2 mg Lisurid.

Indikationen. Siehe Tabelle 3.42.

Hinweis. Keine erhöhte Inzidenz von Fehlgeburten, Mißbildungen und Unterschieden im Geburtsverhalten (Scholz u. Horowski 1985).

Andere Dopaminagonisten

Metergolin

Ein Ergolinderivat, das zuerst mit dem Ziel eines Antiserotonins entwickelt wurde.

Wirkungsmechanismus

- Wahrscheinlich wirkt das Medikament durch Serotoninantagonismus auf der Ebene der Hypophyse (Ferrari 1976, 1980).
- In höheren Dosen besitzt Metergolin zusätzlich dopaminagonistische Effekte.

Therapieerfolg

- Ovulationsrate: 40–72%,
- Schwangerschaftsrate: 10–24%.

Pergolid

Ein Ergolinderivat mit langanhaltender dopaminagonistischer Wirkung.

Indikationen

- Morbus Parkinson (hierfür bereits zugelassen),
- Hyperprolaktinämie und Prolaktinom.

Dosierung. Eine Einzeldosis von 100–400 µg senkt den Prolaktinspiegel für mehr als 24 h (Lemberger u. Crabtree 1979), andere Autoren empfehlen niedrigere Dosierungen von 50–100 µg pro Tag.

Therapieerfolg
- Klinische Studien bestätigten die gute Wirksamkeit des Medikamentes bei der Wiedererlangung ovulatorischer Zyklen (Callaghan et al. 1981; Franks et al. 1981). Ähnliche Ergebnisse wurden von Blackwell et al. (1983) berichtet.
- Volumenreduktion von Makro-und Mikroadenomen (Kleinberg et al. 1983).
- Volumenabnahme von Adenomen beträgt 33–75% je nach Tumorgröße, das Wiederauftreten von regelmäßigen Menstruationen wird mit 50–100% angegeben.

Unerwünschte Begleiterscheinungen
- Ähnliche Nebenwirkungen wie Bromocryptin (Kleinberg et al. 1983; Grossmann et al. 1985).
- Zusätzlich sind Leberenzymerhöhungen bei einigen Patientinnen beobachtet worden, die sich nach Absetzen des Medikamentes wieder normalisierten (Kleinberg et al. 1983).

Cabergolin
Ein Ergolinderivat mit der am längsten anhaltenden dopaminagonistischen Wirkung.

Dosierung. In einer Dosierung von 0,3–0,6 mg wird der Prolaktinspiegel für mindestens 5 Tage unterdrückt (Ferrari et al. 1986; Mattei et al. 1988).

Therapieerfolg
- Ovulationsrate: 68%; Normalisierung des Prolaktins jedoch nur in 50% der Fälle (Mattei et al. 1988).
- Gilt als Alternative für Bromocryptin und Lisurid (Ferrari et al. 1986; Mattei et al. 1988; Pontiroli et al. 1987; Melis et al. 1987).

Unerwünschte Begleiterscheinungen. Die typischen Nebenwirkungen der Dopaminagonisten treten nur selten auf.

CV 205–502 (Quinagolid)

Chemie. Neuer Dopaminantagonist der Firma Sandoz, der als einziger nicht aus der Gruppe der Ergoline stammt, sondern ein Octahydrobenzoquinolin ist.

Pharmakologie
- Proteinbindung ca. 90%,
- Halbwertszeit von ca. 11,5 h.

Wirkungsmechanismus
- Quinagolid wirkt über einen Agonismus am Dopamin$_2$-Rezeptor.
- Unterdrückung der Prolaktinspiegel innerhalb von 2 h nach Einnahme bis zu 24 h (Rasmussen et al. 1987).
- Kein suppresiver Effekt auf andere Hypophysenhormone (Gaillard u. Brownell 1989)

Dosierung
- Anfangsdosis: 25 µg/Tag für 3 Tage, dann 50 µg/Tag für weitere 3 Tage, ab 7. Tag 75 µg/Tag.
- Erhaltungsdosis: Je nach Höhe des Prolaktinspiegels zwischen 75–150 µg/ Tag bis maximal 300 µg/Tag.

Kontraindikationen. Allergie.

Unerwünschte Begleiterscheinungen
- Bei Therapiebeginn sind hypotone Reaktionen möglich.
- Vorsicht bei Patienten mit Psychose in der Anamnese.

3.5 Prostaglandine und Antiprostaglandine

3.5.1 Prostaglandine (PG)

3.5.1.1 Allgemeines

Den Namen „Prostaglandin" verdankt die Substanzgruppe V. Euler (1935), der annahm, Prostaglandine würden ausschließlich in der Prostata gebildet (s. auch Kap. 1).

Physiologie. Prostaglandine kommen in allen Organen und Gewebsflüssigkeiten vor und regulieren zahlreiche Stoffwechselprozesse.

Chemie
- Prostaglandine stellen eine Gruppe chemisch verwandter, zyklischer ungesättigter Fettsäuren dar, die aus Arachidonsäure gebildet werden.
- Da die Prostaglandine Metabolite von C-20-Fettsäuren sind, werden sie auch als Eicosanoide (griechisch: eikosi = 20) bezeichnet.

Pharmakologie
- *Kurze Wirkungsdauer:* Sekunden bis wenige Minuten infolge rascher metabolischer Inaktivierung durch prostaglandinspezifische Dehydrogenasen am Ort ihrer Bildung.
- *Weitere Abbauwege:* Gelangen Prostaglandine ins Blut, so werden sie zu über 90% während

einer einmaligen Passage durch die Lunge abgebaut und verlieren rasch ihre Wirkung (Samuelsson et al. 1978).

Prostaglandinwirkung während der Schwangerschaft

- Bei verschiedenen Spezies, z. B. beim Rind führt die Injektion von $PGF_{2\alpha}$ zur raschen Hemmung der Produktion von Progesteron und zur Regression des Corpus luteum. Dadurch wird beim Rind eine frühe Schwangerschaft unterbrochen.
- Die auch beim Menschen vorhandene abortauslösende Wirkung von PG scheint jedoch nicht durch einen solchen Mechanismus, sondern durch eine primäre Stimulation der Uterusmuskulatur bedingt zu sein.
- Induktion von Wehen am Termin.

Natürliche Prostaglandine

- Prostaglandin $PGF_{2\alpha}$,
- Prostaglandin E_2,
- sie haben wesentliche Nachteile im Hinblick auf ihre therapeutische Anwendung:
- Sehr kurze Wirkungsdauer durch chemische Instabilität und raschen Abau in inaktive Metabolite,
- Auftreten von zahlreichen unerwünschten Begleiterscheinungen.

Synthetische Prostaglandine

- Sulproston (Nalador),
- Gemeprost (Cergem),
- synthetische Prostaglandinanaloga sind stärker und länger wirksam und wesentlich stabiler und zeigen wesentlich weniger unerwünschte Begleiterscheinungen (im Vergleich zu den natürlichen Prostaglandinen) (Robert et al. 1974).

Formulierungen

- Gel,
- Vaginalsuppositorium,
- Trockenampulle für intravenöse Applikation.

Substanzen

- *Prostaglandin E und seine Analoga:*
  - Prostaglandin E_2 (Dinoproston, Minprostin E_2, Sulproston),
  - Prostaglandin E1-Analogon (Gemeprost).
- *Prostaglandin F und seine Analoga:*
  - Prostaglandin $PGF_{2\alpha}$ (Minprostin$_{2\alpha}$).

Wirkungsprinzip

In der Gynäkologie und Geburtshilfe eingesetzte Prostaglandine:

- Zervixpriming,
- Auslösung von Wehen am Uterus,
- Lösung der Plazenta post partum,
- Steigerung der Tubenkontraktilität.

Kontraindikationen

- Prostaglandinallergie,
- Colitis ulcerosa,
- Asthma bronchiale,
- Glaukom,
- Epilepsie,
- dekompensierte Herzinsuffizienz,
- schwere Leber- und Niereninsuffizienz,
- dekompensierter Diabetes mellitus,
- Erkrankungen des rheumatischen Formenkreises,
- akutes Ulcus ventriculi/duodeni.

Allgemeine Hinweise

- Keine lokale Prostglandinanwendung bei Infektionen der Geburtswege!
- Bei der intravenösen Infusion von Prostaglandinen ist eine engmaschige klinische Überwachung der Patientin erforderlich!
- Bei schweren postpartalen Blutungen kann die lebensbedrohliche Situation die Kontraindikation relativieren!

Kontraindikationen für Prostaglandinanwendung in der Schwangerschaft

- Placenta praevia, fetopelvines Mißverhältnis, geburtsunmögliche Kindslage, akute Gefahrensituationen für Mutter oder Kind, die eine sofortige Geburtsbeendigung erfordern.
- Ungeklärte vaginale Blutungen.
- Multiparität (6 oder mehr vorausgegangene Schwangerschaften).
- Zustand nach Sectio caesarea oder nach anderen Operationen am Uterus (relative Kontraindikation), **cave** Uterusruptur!

Unerwünschte Begleiterscheinungen

- In der Schwangerschaft: Uterine Überstimulation möglich mit Folgen für das Kind,
- Gastrointestinaltrakt: Übelkeit, Erbrechen, Diarrhö,
- vaginale Blutungen und Schmerzen des Uterus,
- Kopfschmerzen, Müdigkeit, Muskelschwäche, Störung der zentralen Temperaturregulierung (Fieber),
- Herzfrequenzerhöhung (Herzklopfen), Blutdruckabfall,
- Bronchokonstriktion (Atemnot),
- Rücken- und Brustschmerzen,

Tabelle 3.45. Natürliche und synthetische Prostaglandine (Präparateübersicht)

Substanz	Pharmakologie (Halbwertszeit)	Präparat (Hersteller)	Formulierung	Dosierung
Dinoproston (Prostaglandin E_2)	< 1 min	Cerviprost (Nourypharma)	Fertigspritze mit Trockensubstanz, Lösungsmittel	0,5 mg pro Dosis intrazervikal
Gemeprost (Prostaglandin E_1)	verlängert	Cergem (Nourypharma)	Vaginalovulum	1 mg pro Dosis
Dinoproston (Prostaglandin E_2)	< 1 min	Prepidil-Gel (UpJohn)	Fertigspritze à 2,5 ml	0,5 mg pro Dosis intrazervikal
Dinoproston (Prostaglandin E_2)	< 1 min	Minprostin E_2 0,5 ml (UpJohn)	Sterile Lösung	0,5 mg pro Dosis i.v. oder extraannial
		Minprostin E_2 0,75 ml (UpJohn)	Sterile Lösung	0,75 mg pro Dosis i.v.
		Minprostin E_2	Vaginaltabletten	1 mg pro Dosis intravaginal
Dinoprost (Prostaglandin $F_{2\alpha}$)	1 – 5 min	Minprostin $F_{2\alpha}$ (UpJohn)	Sterile Lösung mit und ohne Verdünnungsmittel	1 Amp. = 5 mg = 1 ml pro Dosis i.v. od. intracavitär
Sulproston (Prostaglandin E_2)	< 1 min	Nalador 100 (Schering)	1 Amp. Trockensubstanz à 100 µg	25 – 100 µg pro Dosis intramural-zervikal oder extraannial
		Nalador 500 (Schering)	Amp. à 500 µg	500 µg pro Dosis i.v. in 250 ml NaCl

- Erhöhung des Augeninnendruckes,
- Erhöhung der Leukozytenzahl.

Wechselwirkungen

- Oxytozin kann frühestens 6 h später eingesetzt werden, um eine nicht berechenbare Wirkungsverstärkung zu vermeiden.
- Bei zu starker kontraktionsauslösender Wirkung von Prostaglandinen können Tokolytika wie z. B. Betasympatomimetika (Fenoterol) wirksam sein.

In Tabelle 3.45 sind die zur Zeit verfügbaren Prostaglandinpräparate in der Gynäkologie und Geburtshilfe zusammengestellt.

Prostaglandinanwendung zur Abortinduktion

Hinweise zur Aufklärung der Patientinnen vor einer Prostaglandintherapie über unerwünschte Nebenwirkungen

- *Schriftliche Aufklärung.* Bei Prostaglandintherapie ist eine schriftliche Aufklärung der Patientin über den geplanten Eingriff (s. unten) und eine Aufklärung über Prostaglandinnebenwirkungen erforderlich.
- *Zervixpriming.* Aufklärung der Patientin darüber, daß Wehen auftreten können und daß dies zu einer Öffnung des Muttermundes führt.
- *Schwangerschaftsabbruch im 2. Trimester.* Aufklärung der Patientin über mögliches Risiko einer Uterusruptur (weniger als 1% der Fälle) und einer wenn auch sehr selten notwendig werdenden Gebärmutterentfernung.

Seltene unerwünschte Begleiterscheinungen unter Prostaglandinbehandlung:

- *Bronchospasmus (sehr selten).* Bei Therapie mit Prostaglandinen Berotec-Aerosol-Spray (Wirkstoff Fenoterol) oder Partusisten-Ampullen (Wirkstoff Fenoterol) bereithalten.
- *Temperaturanstieg.* In 0,5% der Fälle entzündlich bedingter Temperaturanstieg bis 40° C möglich.
  - Prophylaktische antibiotische Abschirmung sinnvoll, da Ammioninfektsyndrom nicht sicher auszuschließen ist.
  - Urindauerkatheter und Überwachung der Nierenfunktion.
  - Heparinisierung.
  - Eine rasche operative Beendigung der Schwangerschaft ist notwendig.

Im folgenden wird auf einige Anwendungen von Prostaglandinen in der Gynäkologie eingegangen. Die Anwendung der Prostaglandine in der Geburtshilfe muß in der entsprechenden Fachliteratur eingesehen werden.

3.5.1.2 Anwendungsgebiete in der Gynäkologie

Nichtschwangere Patientinnen: Intrauterin Eingriffe

Behandlungsziel. Zervixdilatation.

Indikationen
- Hysteroskopie,
- Uterusanomalien,
- Zervixstenose.
- *Weitere fakultative Indikationen:*
- Hämatometra,
- Pyometra,
- Afterloading-Therapie,
- Radiumeinlage.

Dosierung. Gemeprost (Cergem) 1 mg vaginal einmalig 3 h präoperativ.

Therapieerfolg. Sowohl bei der fraktionierten Kürettage als auch beim Schwangerschaftsabbruch im 1. Trimester führt die vorherige Gabe von Cergem zu einer deutlichen Zervixdilatation, mit sehr viel einfacherer Dilatation (Rabe et al. 1985).

Schwangere Patientinnen

1. Anwendung von Prostaglandinen zum Priming der Zervix bei Missed abortion
- Bei Missed abortion wird ein Prostaglandinpriming abhängig von der Parität und der Öffnung des Zervikalkanals durchgeführt.
- Muttermund geschlossen: PG-Priming
  - Nullipara: PG-Priming indiziert,
  - Multipara: PG-Priming fakultativ.

2. Abortinduktion: Frühabort bis zur vollendeten 14. SSW p.m.

Behandlungsziel. Präoperative Zervixerweichung (cervical softening).

Indikationen
Abortinduktion bis zur vollendeten 14. SSW post menstruationem
- *Multipara:* kein Prostaglandinpriming,
- *Nullipara und Patientinnen mit einer Geburt:* Prostaglandinpriming.

Dosierungen
- Gemeprost (Cergem) 1 mg vaginal einmalig 3 h präoperativ, bei stärkeren Blutungen während des Eingriffs Sulproston (Nalador) 1,0–8,3 µg/min i.v. (ggf. max. 16,6 µg/min i.v.); nach der Ausräumung Sulproston (Nalador) bis 100 µg/h i.v. postoperativ. *Sonderfall Blasenmole:* Gemeprost (Cergem) 1 mg vaginal einmalig. 3 h präoperativ oder Sulproston (Nalador) bis 100 µg/h i.v. präoperativ.
- Prostaglandinpriming mit Prepidil-Gel oder Cerviprost-Gel (PGE_2) am Vorabend, wobei das Gel in den vorderen Abschnitt des Zervikalkanals (= vor den inneren Muttermund) appliziert werden sollte.
- Bei tiefer retroamnialer Gabe kann eine schmerzhafte Ausstoßung erfolgen.
- Bei nicht erfolgtem Priming mit Prepidil oder Cerviprost kann am Morgen der Operation zwischen 6 und 7 Uhr durch Einlage eines Cergem-Zäpfchens in das hintere Scheidengewölbe dies nachgeholt werden. Ein Priming mit Cergem am Vorabend wird nicht empfohlen, da bei 1/3 der Patientinnen eine Abortausstoßung in der Nacht erfolgt.

3. Abortinduktion: Spätabort 15.–24. SSW p.m. (Abruptio aus medizinischer/eugenischer Indikation)

Behandlungsziel. Abortus completus/incompletus, Nachkürettage notwendig.

Therapievorschlag
Die Induktion des Abortes nach der 14. SSW erfolgt in 2 Schritten:
- Zervixreifung und danach,
- Weheninduktion bis zur Ausstoßung der Frucht.

Zervixreifung:
- Gemeprost (Cergem) 1 mg vaginal, Wiederholung alle 3 h bis Hegar 12 erreicht ist (max. 5 mg Gemeprost/24 h).
- PGE_2-Gel (Cerviprost, Prepidil) 0,5 mg intrazervikal alle 6 h bis Hegar 12 erreicht ist.

Bei starker Wehentätigkeit: (**Cave:** Uterusruptur) weiteren Geburtsfortschritt abwarten; vorerst keine Prostaglandine. Bei nachlassender Wehentätigkeit ist die Cergem-Gabe zu wiederholen.

Weheninduktion
- Sulproston (Nalador) 1,0–8,3 µg/min i.v. (max. 1500 µg/Tag).
- Die i.m. Applikation von Nalador ist aufgrund von unerwünschten, schwerwiegenden systemischen Nebenwirkungen nicht mehr erlaubt. Es

kann nur noch zur i.v.-Applikation unter strenger Beachtung der Dosierungsrichtlinien eingesetzt werden.
- **Cave:** Die Sensibilität des Myometriums auf Prostglandine steigt mit zunehmender Schwangerschaftsdauer.

Bei Nichtansprechen auf Prostaglandine kommen folgende Möglichkeiten in Betracht:
- Prostaglandincharge inaktiv (z. B. Kühlkette unterbrochen), Präparat wechseln.
- Nichtansprechen der Patientin auf das spezielle Prostaglandin (Ursachen für unterschiedliche Ansprechbarkeit nicht bekannt).
- Bei Nichtansprechen auf verschiedenene Prostaglandine Einlegen eines Ballonkatheters (50 ml) mit Zug (250 ml Infusionsflasche).

4. Behandlung der Tubargravidität durch intramuskuläre oder lokale Injektion von Prostaglandinen (in klinischer Prüfung)

Die Gabe von Prostaglandinen bei Tubargravidität befindet sich derzeit noch in klinischer Prüfung.

Folgende Vorgehensweise wird von Goeschen empfohlen:

a) HCG (Serum): <600–800 mIE/ml
- I.v. Injektion von 500 µg Sulproston 2mal tgl. im Abstand von 4 h über 3 Tage.
- Entlassung aus stationärer Behandlung nach Abfall der HCG-Werte in den Nullbereich.
- Nach 3 Monaten Überprüfung der Tubendurchgängigkeit mittels Hysterosalpingographie.
- Bei Persistenz oder Wiederanstieg der HCG-Werte weitere Sulprostongaben (2mal 500 µg pro Tag).
- Kommt es in den nächsten Tagen nicht zum eindeutigen Abfall der HCG-Werte oder tritt eine abdominelle Symptomatik auf, ist eine Laparoskopie erforderlich.

b) HCG (Serum): 800–3000 mIE/ml
- Laparoskopie mit Klärung der Situation (blutende Tubargravidität).
- Injektion von 5–10 mg $PGF_{2\alpha}$-Lösung in die Tubenwand.
- Entsprechende operative Versorgung.
- Zusätzlich i.m. Injektion von 500 µg Sulproston 2mal pro Tag an den ersten 3 postoperativen Tagen.
- Entlassung aus stationärer Behandlung nach Abfall der HCG-Werte in den Nullbereich.
- Nach 3 Monaten Überprüfung der Tubendurchgängigkeit mittels Hysterosalpingographie.
- Bei Persistenz oder Wiederanstieg der HCG-Werte weitere Sulprostongaben (2mal 500 µg pro/Tag).
- Kommt es in den nächsten 5 Tagen nicht zum eindeutigen Abfall der HCG-Werte oder tritt eine abdominelle Symptomatik auf, ist eine Laparoskopie und evtl. Laparotomie erforderlich.

Bewertung
- PG-Applikation bei ampullär lokalisierter Extrauteringravidität möglich.
- Schlechte Erfolge bei intramuraler oder isthmischer EUG; hier ist kein PG-Behandlungsversuch indiziert.
- Bei frühem EUG-Rezidiv ohne größere intraabdominelle Blutung oder bei primärer Lokalisation im intramuralen Abschnitt der Tube wird von amerikanischen Autoren eine Methotrexatbehandlung empfohlen.

3.5.1.3 Spezielle Pharmakologie

Prostaglandin E und seine Analoga

Der Wirkstoff kann in Form von Gel oder Scheidenzäpfchen zum Zervix- priming vor einem Schwangerschaftsabbruch eingesetzt werden. Früher wurde er zur intra- und extraamnialen Instillation bei intrauterinem Fruchttod eingesetzt. Auch als intravenöse Infusion wird die Substanz bei Blasenmole, Missed abortion oder intrauterinem Fruchttod angewandt.

Präparate
- Gel (Prepidil, Cerviprost)
  0,5 mg/ml Dinoproston in Cellulosegel
- Vaginaltabletten (Minprostin E2)
  3 mg Dinoproston
- Ampullen (Minprostin E_2)
  0,5 ml mit 5 mg Dinoproston für extraamniale Instillation,
  0,75 ml mit 0,75 mg Dinoproston für intravenöse Infusion.

Präparat. Minprostin E2 Vaginaltabletten.

Anwendungsgebiet. Geburtseinleitung bei Patienten mit ausreichender Geburtsreife der Zervix, bei denen parenterale Applikation von Dinoproston nicht angezeigt ist.

Präparat. Prepidil Gel

Darreichungsform. Fertigspritze, Prepidilgel mit 3 g Gel (2,5 ml) enthält 0,5 mg Dinoproston (Prostaglandin E_2).

Anwendungsgebiet. Medizinisch indizierte Geburtseinleitung bei Schwangeren mit unreifer Zervix (Bishop Score bis zu 5).

Präparat. Cerviprost Gel

Darreichungsform. Fertigspritze enthält 0,5 mg Dinoproston in 500,5 mg Trockensubstanz sowie 2 ml Lösungsmittel.

Anwendungsgebiete. Medizinisch indizierte Geburtseinleitung bei Schwangeren mit unreifer Zervix (Bishop-Score bis einschließlich 5).

Präparat. Minprostin $F_{2\alpha}$ Sterile Lösung.

Darreichungsform. 1 Amp (1 ml) enthält 5 mg Dinoprost-Trometamol Salz.

Anwendungsgebiete
- Atonische Nachblutungen nach Ausräumung des Uterus oder nach der Geburt.
- Vorbeugung einer Uterusatonie bei Mehrlingsschwangerschaften nach der Geburt oder bei Blasenmole nach Ausstoßung der Tumormassen.

Präparat. Cergem-Vaginalzäpfchen

Darreichungsform. 1 Vaginalzäpfchen enthält 1 mg Gemeprost.

Anwendungsgebiete. Zervixerweichung und Zervixerweiterung als Vorbereitung für gynäkologische Eingriffe im Uteruskavum wie z. B.:
- Kürettage,
- Vakuumaspiration,
- Hysteroskopie,
- Radiumeinlagen.

Präparat. Nalador – 500

Darreichungsform. 1 Amp enthält 500 μg Sulproston zur i.v. Infusion mit 250 ml Natriumchloridlösung.

Anwendungsgebiete
- Zur Vorbereitung einer instrumentellen Ausräumung des Uterus, Abortinduktion bei: intakter Schwangerschaft, Missed abortion und Blasenmole.
- Geburtseinleitung bei intrauterinem Fruchttod.
- Behandlung postpartaler atonischer Blutungen.

Präparat. Nalador-100

Darreichungsform. 1 Amp mit 100 μg Sulproston.

Anwendungsgebiete
a) Zur Vorbereitung einer instrumentellen Ausräumung des Uterus:
   - Zervixdilatation bei Schwangeren,
   - Abortinduktion bei intakter Schwangerschaft oder Missed abortion.
b) Geburtseinleitung bei intrauterinem Fruchttod.

3.5.2 Antiprostaglandine

Einige antirheumatisch wirksame Präparate wirken als Antiprostaglandine. Zu diesen gehören Aspirin, Indomethacin und Mefenaminsäure.

Indikationen
- Behandlung leichter bis mittelschwerer Schmerzzustände verschiedener Genese,
- Fiebersenkung,
- Entzündungshemmung,
- Erkältungskrankheiten,
- rheumatische Erkrankungen,
- Vorbeugung von Schlaganfällen (Aspirin),
- Prophylaxe von Thrombosen der Koronargefäße nach Herzinfarkt (Aspirin).

Aspirin (Azetylsalizylsäure)

Präparate. z. B.
- Aspirin 100 (Tbl. à 100 mg)
- Aspirin 300 (Tbl. à 300 mg)
- Aspirin Direkt Kautabletten (Tbl. à 500 mg)
- Aspirin plus C Brausetabletten u. a. (Tbl. à 400 mg plus 240 mg Ascorbinsäure)

Dosierung. Orale Gabe von 1–3 Tbl. alle 4 h.

Kontraindikationen
- Magen- und Duodenalulzera,
- Allergie auf Aspirin,
- Grey-Syndrom in der Anamnese.

Unerwünschte Begleiterscheinungen
- Auslösung eines Bronchospasmus bzw. Asthma bronchiale,
- gastrointestinale Blutungen,
- Verstärkung einer Antikoagulantienwirkung.

Indomethacin

Präparate. z. B.
- Indomethacin 25/50 (Kapseln à 25 mg, 50 mg)
- Indomethacin 50/100 (Zäpfchen à 50/100 mg)

Dosierung. Orale Gabe von 25 mg alle 6 h für 48–72 h oder 100 mg Zäpfchen alle 6 h für 48–72 h.

Kontraindikationen
- Magen- und Duodenalulzera,
- Allergie auf Indomethacin.

Unerwünschte Begleiterscheinungen
- Übelkeit,
- Erbrechen,
- Darmkrämpfe, rektale Blutung,
- Exantheme, Juckreiz.

Mefenaminsäure
Mefenaminsäure ist ein Analgetikum mit antiinflammatorischer, antipyretischer und Antiprostaglandinwirkung.

Präparate
- Parkemed (Kps. à 250 mg)
- Ponalar (Tbl. à 500 mg)

Dosierung. Orale Gabe von 3mal 500 mg tgl.

Kontraindikationen
- entzündlichen Darmerkrankungen,
- Magen- oder Duodenalulzera,
- renale oder hepatische Störung.

Unerwünschte Begleiterscheinungen
- Verstärkung einer gleichzeitigen Antikoagulantientherapie,
- Diarrhö bei Therapiebeginn,
- Exantheme,
- allergische Glomerulonephritis,
- Thrombozytopenie (selten),
- reversible hämolytische Anämie und vorübergehender Abfall der Leukozyten,
- Bronchospasmus bei Asthma bronchiale oder allergischen Erkrankungen,
- Schwindel und Benommenheit.

Spezielle Hinweise. Mefenaminsäure eignet sich für Patientinnen mit Dysmenorrhö und Hypermenorrhö besonders gut.

3.6 Schilddrüsenhormone und ihre Hemmstoffe

3.6.1 Allgemeines

Chemie
- Es handelt sich um Derivate des T_3 und T_4 (Abb. 3.17)
- Wichtigste Vertreter: Levothyroxin und Liothyronin.

Präparateübersicht. Siehe Tabelle 3.46.

Indikationen. (s. auch Lehrbücher der Inneren Medizin)

a) Substitution bei Hormonmangelzuständen (primäre oder sekundäre Hypothyreose).
b) Kombinationstherapie bei Hyperthyreose (zusammen mit Thyreostatika, jedoch erst nach Einsetzen einer euthyreoten Stoffwechsellage).

Kontraindikationen
- Überempfindlichkeit,
- frischer Herzinfarkt, akute Myokarditis,
- unbehandelte Nebenniereninsuffizienz.

Unerwünschte Begleiterscheinungen. *Hyperthyreosezeichen:* wie z. B. Tachykardie, Rhythmusstörungen, Durchfälle, Tremor, innere Unruhe, Schlaflosigkeit, Gewichtsabnahme, Hyperhidrosis, pektanginöse Zustände (bei Symptomen der Überdosierung ggf. Absetzen des Medikamentes und Gabe eines Betablockers notwendig).

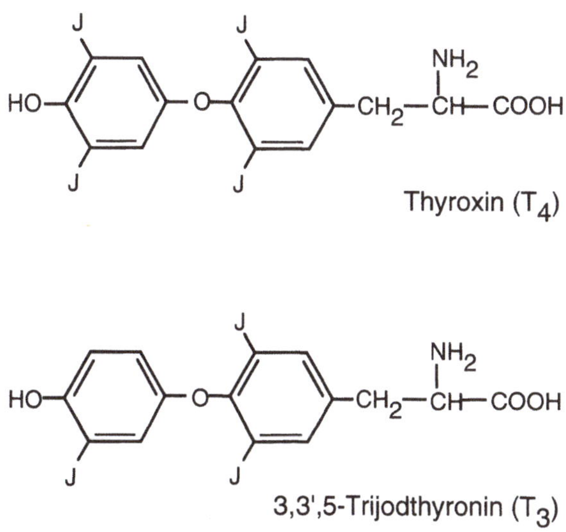

Abb. 3.17. Schilddrüsenhormone

Tabelle 3.46. Schilddrüsenhormone (Präparateübersicht)

Substanz	Pharmakologie (Halbwertszeit)	Präparat (Hersteller)	Formulierung	Dosierung
Levothyroxin-Natrium	6–8 Tage	Eferox 25, 50, 75, 100, 125, 150 (Wyeth)	Filmtbl. à 25/50/75/100/125/150 µg	Bei Hypothyreose: Beginn mit 25–50 µg Levothyroxin nach 1–2 Wochen Erhöhung auf 100 µg und später evtl. 150 µg Zusatztherapie bei thyreostatisch behandelter Hyperthyreose: Anfangsdosis: 25–50 µg Levothyroxin/Tag
		Euthyrox 25/50/75/100/125/150/175/200/300 (Merck)	Tbl. à 25/50/75/100/125/150/175/200/300 µg	
		L-Thyroxin 1 mg (Henning) L-Thyroxin 25/50/75/100/125/150/200 (Henning)	Tbl. à 1 mg Tbl. à 25/50/75/100/125/150/175/200 µg	
		L-Thyroxin-inject. (Henning)	1 Flasche (0,5 mg)	Erhaltungsdosis: 50–100 µg Levothyroxin/Tag
		Thevier 50/Thevier 100 (Glaxo)	Tbl. à 50/100 µg	
Kombination Liothyronin/ Levothyroxin		Novothyral/75/mite (Merck)	Tbl. à 100/75/25 µg Levothyroxin u. 20/15/5 µg Liothyronin	Hypothyreose: Anfangsdosis: 1/2 Tbl. mite, Erhaltungsdosis: 1–2 Tbl. mite durchschnittlich 1 Tbl. tgl.
		Thyroxin-T3 (Henning)	Tbl. à 0,1 mg Levothyroxin u. 0,02 mg Liothyronin	

3.6.2 Spezielle Indikationen

(siehe auch Lehrbücher der Inneren Medizin)

Hypothyreose

Therapieziel. Substitution des Hormonmangels.

Therapieempfehlung. Z. B. Thyroxin Henning 100 oder Euthyrox (Merck) (genaue Dosierung s. Tabelle 3.48.)

Hinweise

- Stufenweise Dosiserhöhung,
- wochenweise Dosiserhöhung um 25 µg/Tag, manchmal auch 50 µg/Tag,
- danach Dauertherapie mit z. B. 150 µg/Tag.
- Klinische Kontrolle, evtl. TRH-Test mit TSH-Bestimmung.

Hyperthyreose

Therapieziel

- Suppression der Schilddrüsenhormonsynthese mit Thyreostatika,
- Blockade der Hormonfreisetzung durch Jod oder Lithium,
- bei Erreichen der euthyreoten Stoffwechsellage zusätzliche Gabe von Levothyroxin in individueller Dosierung.

Therapieempfehlung. Siehe Tabelle 3.48 und Lehrbücher der Innneren Medizin.

Therapie mit Schilddrüsenhormonen in der Schwangerschaft

- Steigender Bedarf an Schilddrüsenhormonen bedingt durch die Zunahme des thyroxinbindenden Globulins (TBG) und der damit vermehrten Bindungskapazität.
- Erhöhte renale Jodclearance (Hoff et al. 1982). dadurch Verstärkung eines latenten Jodmangels.
- Eine Levothyroxintherapie sollte auf keinen Fall abgesetzt werden, evtl. Dosiserhöhung um 25–50 µg.
- Eine latente Hypothyreose kann manifest werden bzw. eine Jodmangelstruma entstehen, deshalb ist eine Jodprophylaxe mit tgl. 200 µg sinnvoll.
- Schilddrüsenhormone sind nicht plazentagängig, somit keine direkte Auswirkung auf den Feten; Therapie orientiert sich an den Bedürfnissen der Mutter (s. auch Kap. 5, Band 2).

3.7 Glukokortikoide in der Gynäkologie

3.7.1 Allgemeines

Synthetische Kortikoide

Definition. Synthetische Derivate des Kortisons, die eine stärkere glukokortikoide Aktivität bei abgeschwächter bzw. fehlender Mineralkortikoidwirkung gegenüber den natürlichen Kortikoiden haben.

In Tabelle 3.47 sind die relativen mineralokortikoiden Wirkungen einiger Kortikoide aufgeführt.

Pharmakologie. Synthetische Kortikoide können unterteilt werden in kurz wirksame, wie Prednisolon und Prednison, und lang wirksame (überwiegend fluorierte) Glukokortikoide wie Dexamethason und Betamethason (Abb. 3.18).

Präparateübersicht. Siehe Tabelle 3.48.

Formulierungen
- Tabletten,
- Ampulle für intravenöse, intramuskuläre und subkutane Injektion,
- Cremes.

Wirkungsprinzip
- Substitution von Mangelzuständen mit natürlichen Kortikoiden (Kortison, Hydrokortison),
- Hemmung einer adrenalen Überfunktion, vorzugsweise mit niedrig dosierten, lang wirksamen Kortikoiden,
- Immunsuppression.

Tabelle 3.47. Relative mineralokortikoide Wirkung verschiedener Steroide

Steroid	Relative mineralokortikoide Potenz	Steroid	Relative mineralokortikoide Potenz
Kortisol	1	6a-Methylprednisolon	–
Kortison	0,8	Fluocortolon	–
Prednison	0,6	Triamcinolon	–
Prednisolon	0,6	Paramethason	–
		Betamethason	–
		Dexamethason	–

Indikationen
- Hemmung der adrenalen Androgenbildung bei Hyperandrogenämie,
- immunsuppressive Wirkung bei immunologischen Sterilitätsproblemen,
- Substitution mit Glukokortikoiden bei Mangelzuständen,
- bestimmte Formen der Allergien und Hauterkrankungen.

Kontraindikationen

Absolute Kontraindikationen
- Kortikoidallergie,
- chronisch-aktive Hepatitis
- Parasitosen, systemische Mykosen

Relative Kontraindikationen
- Ulcus ventriculi/duodeni, Diabetes mellitus, Osteoporose, kortikoidinduzierte Psychose,

Tabelle 3.48. Glukokortikoide (Präparateübersicht)

Substanz	Pharmakologie (Halbwertszeit) [h]	Präparat (Hersteller)	Formulierung	Dosierung
Betamethason	5	Betamethason-Wolff (Wolff) Betnesol-WL (Glaxo) Celestamine (Essex Pharma) Celestan solubile (Essex Pharma)	Creme: 100 g enth. 0,1 g Tbl. (wasserlöslich) à 0,5 mg Tbl. à 0,5 mg 1 Amp. à 4 mg	(s. spezielle Indikationen)
Kortison	0,5–2	Kortison CIBA (CIBA)	Tbl. à 25 mg	
Dexamethason	3–5	Dexamethason 0,5 mg (Jenapharm) Dexamonozon 0,5/0,75/1,5 mg (Medice) Fortecortin 0,5/1,5/4 mg (Merck)	Tbl. 0,5 mg Tbl. à 0,5/0,75/1,5 mg Tbl. à 0,5/1,5/4 mg	
Hydrokortison	1,5	Hydrokortison (Hoechst)	Tbl. à 10 mg	
Methylprednisolon	?	Urbason (Hoechst)	Tbl. à 4/8/16/40 mg	
Triamcinolon	?	Volon-A-Creme, Volon A Kristallsuspension 10/40 (Sqibb-Heyden)	1 g enth. 1 mg, 1 ml 10/40 mg	

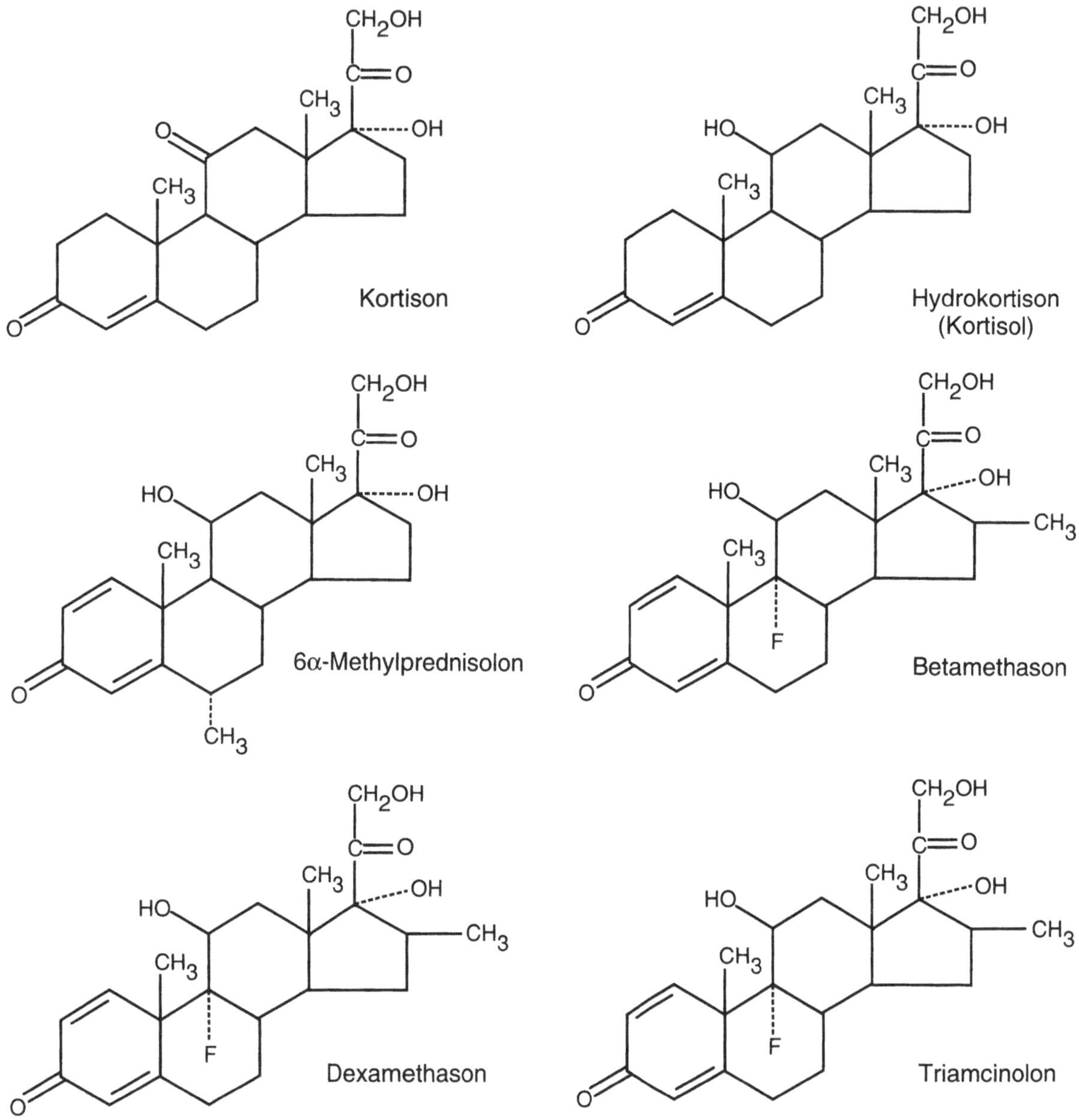

Abb. 3.18. Struktur einiger synthetischer Kortikoide

Glaukom, Wachsstumsstörungen bei Kindern, Infektionen.

Hinweis. Diese Kontraindikationen gelten hauptsächlich für die Langzeittherapie.

Unerwünschte Begleiterscheinungen

- Iatrogenes Cushing-Syndrom,
- Hypertonie,
- iatrogene Nebennierenrindeninsuffizienz,
- Wachstumshemmung bei Kindern,
- Osteoporose, Myopathien,
- Wundheilungsstörungen,
- Hyperglykämie, Fettstoffwechselstörungen,
- Steroidakne, Hautatrophie,
- Magen-, Darmulzera,
- Infektionen,
- Kortikoidkatarakt, Glaukom.

Allgemeine Hinweise

- Zirkadiane Therapie (nach Möglichkeit einmalige Gabe morgens),
- Cushing-Schwelle beachten: Präparate spezifisch! liegt etwa bei 30 mg Hydrokortison, 7,5 mg Prednisolon und 0,75 – 1 mg Dexamethason.

3.7.2 Spezielle Indikationen in der Gynäkologie

Adrenale Hyperandrogenämie

Therapieziel. Reduktion des adrenalen Androgenanteiles durch Antagonisierung nächtlicher Androgenspitzen.

Therapieempfehlung. Dexamethason 0,25–0,5 mg (je nach Körpergewicht; >75 kg 0,5 mg): abends (22 Uhr).

Hinweise. Abendliche Gabe der Glukokortikoide notwendig zur Suppression des nächtlichen ACTH-Anstiegs.

Adrenogenitales Syndrom

Therapieziel. Substitution der fehlenden oder mangelhaften Kortisonsekretion.

Therapieempfehlung
- *Postnatale Behandlung:*
  - morgens: gegen 7 Uhr 10 mg Hydrokortison,
  - mittags: 5 mg Hydrokortison,
  - abends: 10–15 mg Hydrokortison.
- *Pränatale Behandlung.* Bei Diagnosestellung Gabe eines plazentagängigen Glukokortikoids an die Mutter z. B. Dexamethason 4mal 0,25–0,5 mg oral.

Hinweise
- Wenn das Renin erhöht ist, muß zusätzlich ein Mineralokortikoid substituiert werden (Fludrokortison 0,05–0,3 mg/Tag).
- Kontrolle des Therapierfolges anhand klinischer und hormoneller Parameter (Renin, 17a-Hydroxyprogesteron, Dehydroepiandrosteron, Androstendion, ACTH).

Immunologische Sterilität
Vorkommen bei etwa 4% aller Paare mit unerfülltem Kinderwunsch. Es werden von einem der Partner Antikörper gegen Spermien gebildet. Gekreuzte Penetrationstests zeigen auf welcher Seite des Paares die Antikörper zu suchen sind.

Therapieziel. Verringerung der Antikörpertiter, optimierte Konzeption.

Therapieempfehlung. (Schneider et al. 1987)
- Beim Mann: Kopplung der Therapie an den Zyklus der Partnerin, vom 21–28 Zyklustag 100 mg Methylprednisolon (Urbason).
- Bei der Frau: Vom 21–28 Zyklustag 100 mg Methylprednisolon (Urbason).

Hinweise. Außer der Kortikoidtherapie werden von verschiedenen Autoren die intrauterine Insemination mit aufbereitetem Sperma und die In-vitro-Fertilisierung empfohlen.

Vulvadystrophien

Therapieziel. Reduktion des Pruritus bei trophischen Veränderungen der Vulva wie z. B. Lichen sclerosus atrophicans.

Therapieempfehlung
- Perkutane Applikation von Triamcinolon-Acetonid (z. B. Volon- A-Creme 0,1%).
- Unterspritzung des Hautareals mit Volon-A-Kristallsuspension (40–60 mg pro Seite auf 4–6 ml verdünnt).

3.8 Aromataseblocker

Aromataseblocker hemmen die Biosynthese auf adrenaler Ebene, dadurch erfolgt ein reflektorischer ACTH-Anstieg, der durch gleichzeitige Gabe von Glukokortikoiden blockiert werden kann.

Chemie. Siehe Abb. 3.19 und Tabelle 3.49.

Formulierungen. Tabletten

Wirkung
- Hemmung der Aromatase.
- Hemmung der adrenalen Steroidogenese durch Blockierung der Cholesterinseitenkettenabspaltung und Suppresssion der Kortikoidsekretion.
- Hemmung der Umwandlung von Androstendion bzw. Testosteron, das bei der postmenopausalen Frau in der Nebennierenrinde, Muskulatur, Fettgewebe sowie Brustdrüsengewebe gebildet wird, zu Östradiol.
- Die Östrogensynthese ist somit herabgesetzt.

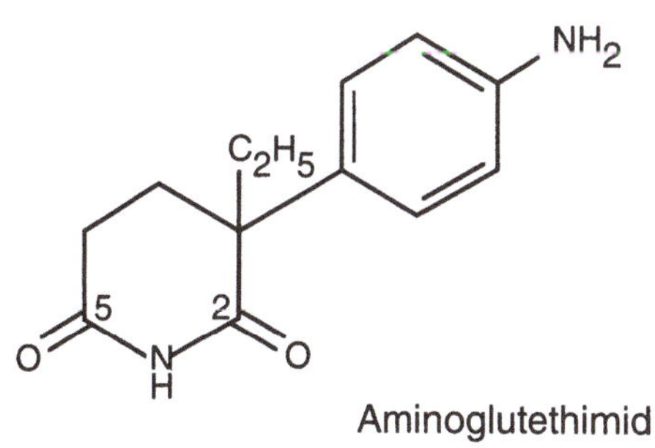

Abb. 3.19. Aromataseblocker (Strukturformel)

Tabelle 3.49. Aromataseblocker (Präparateübersicht)

Substanz	Pharmakologie	Präparat (Hersteller)	Formulierung	Dosierung
Formestan	Selektiv wirksam	Lentaron (Ciba)	über internationale Apotheke erhältlich (England)	
Aminoglutethimid	Unspezifisch wirksam	Orimeten (Ciba)	Tbl. à 250 mg	2- bis 4mal 1 Tbl./Tag

Indikationen

- Metastasierendes Mammakarzinom (besonders postmenopausal bei positivem Östrogenrezeptor).
- Knochenmetastasen beim Mammakarzinom (gute Schmerzbekämpfung).
- Cushing-Syndrom bei inoperablen Patienten.

Kontraindikationen

- Bekannte schwere Überempfindlichkeitsreaktionen auf Aminoglutethimid (s. Beipackzettel),
- induzierbare Porphyrien,
- Schwangerschaft und Stillzeit.

Unerwünschte Begleiterscheinungen

- *Häufig:* Müdigkeit, Benommenheit, Anstieg der Gamma-GT.
- *Gelegentlich:* Depressive Verstimmung, Adynamie, Alpträume.
- *Bei hohen Dosen:* Ataxie, Magen-Darm-Beschwerden, Sehstörungen.
- *Vereinzelt:* Allergische Alveolitis, Hypothyreose, Leukopenie, Agranulozytose.

Elimination und Wechselwirkungen

- Wirkungsverminderung durch gleichzeitig verabreichte Glukokortikoide, Medroxyprogesteronace tat, Digitoxin und Theophylin.
- Beschleunigter Abbau von Kumarinderivaten und oralen Diabetika.
- Verminderte Sicherheit bei gleichzeitiger Anwendung oraler hormonaler Kontrazeptiva.

Dosierungen

- Einschleichende Dosierung von 250 mg/Tag auf max. 1000 mg/Tag per os (durchschnittlich 500 mg/Tag).
- Gleichzeitig Glukokortikoidsubstitution, z.B.: 2mal 20 mg Hydrokortison/Tag.

Neuentwicklungen

- Bezüglich der Aromtasehemmung befinden sich verschiedene neue Wirkstoffe im Entwicklungsstadium, von denen man sich eine stärkere Wirksamkeit bei höherer Selektivität und weit weniger Nebenwirkungen verspicht (siehe Beispiele unten).
- Pyridoglutethimid, eine Substanz, die durch Strukturmodifizierung vom Aminoglutethimid entsteht, scheint frei zu sein von den sedativen Eigenschaften auf das ZNS (Perez und Borja 1992, Yamamoto et al 1991).
- Fadrozole (CGS 16949A) ist selektiver und 200–400 mal potenter als Aminoglutethimid und befindet sich in Phase II der klinischen Prüfung (Perez und Borja 1992).
- CGS 20267 hat keinen Einfluß auf die adrenenale Steroidogenese und befindet sich in Phase I der klinischen Prüfung (Perez und Borja 1992, Bhatnagar et al 1990).
- R 76713 und Enantiomere (z.B. 4-Hydroxyandrostendione) ist ein selektiver, nichtsteroidaler Inhibitor der Cytochrom P450-abhängigen Östrogensynthese, ist signifikant stärker wirksam als Aminiglutethimid und besser verträglich. Die starke Wirksamkeit scheint auf der Affinität zum mikrosomalen Cytochrom P450 zu beruhen (Vanden-Bossche et al 1990).
- N-n-octanoylnornikotin (Bestandteil des Zigarettenrauchs) inhibiert kompetitiv die mikrosomale Aromatase der menschlichen Plazenta durch Beeinflussung der Aromatisierung des Androstendions. Diese Studie läßt einen eventuellen Zusammenhang zwischen Bestandteilen des Zigarettenrauchs und einem direkten Effekt auf die Östrogenbiosynthese vermuten, was für die Entwicklung nicht-steroidaler Antitumormittel von Bedeutung sein könnte (Bullion et al 1991).

3.9 Literatur

Andersson M, Storm H-H, Mouridsen HT (1992) Carcinogenic effects of adjuvant tamoxifen treatment and radiotherapy for early breast cancer. Acta Oncol 31/2:259–263

Aubeny E, Baulieu E-E (1991) Activité contragestive de l'association au RU 486 d'une prostaglandine active par voie orale C R Acad Sci, Paris [III]:539–545

Babcock JC, Gutsell ES, Herr ME, Hogg JA, Stucki JC, Barnes LE, Dulin WE (1958) 6-Alpha-methyl-17 alphahydroxy-progesterone-17-acylates; a new class of potent progestines. J AM Chem Soc 80:2904

Baier H, Taubert HD (1969) Effect of clomiphene upon plasma FSH-activity and hypothalamic FSH-RF content in ovariectomized estrogen-progesterone blocked rats. Endocrinology 84:946–952

Bartsch C, Bartch H, Lippert TH (1991) Importance of the pineal gland in reproduction and gynaecological tumours. Geburtshilfe-Frauenheilkunde 51/1:1–8

Beier S, Düsterberg B, El Etreby MF, Elger W, Neumann F, Nishino Y (1983) Endocrine effecxts of contraceptive steroids given in excessive doses. In: Benagiano G, Diczfalusy E (eds) Endocrine Mechanisms in Fertility Regulation. Raven, New York

Berg, D, Mickan H, Rjosk HK, Zander J (1984) Die Behandlung anovulatorischer Patientinnen durch pulsatile Gabe von Gonadotropin-Releasing-Hormon. Geburtshilfliche Frauenheilkunde 44/11:715–718

Bhatnagar AS et al (1990) Novel aromatase inhibitors. J Seroid Biochem Mol Biol 37/3:363–367

Blackwell RE, Bradley EL, Kline LB et al (1983) Comparison of dopamine agonists in the treatment of hyperprolactinemic syndromes: a multicenter study. Fertil Steril 39:744–748

Bohnet HG, Mühlenstadt D, Hanker JPF, Schneider HPG (1977) Prolactin oversuppression. Arch Gynäkol 223:173

Borenstein R, Elhalah U, Lunenfeld B et al (1989) Severe ovarian hyperstimulation syndrome: A reevaluated therapeutic approach. Fertil Steril 51/5:7691–7695

Boyar RM (1970) Effects of clomiphene citrate on pituitary FSH, FSH-RF and release of LJ in immature and mature rats. Endocrinology 86:629–633

Brückner K, Hampel B, Johnsen U (1961) Darstellung und Eigenschaften monohalogenierter 3-Keto-4.6-diensteroide Chem Ber 94:1225

Bruchowsky N (1979) Molekulare Wirkung von Androgenen und Antiandrogenen, 7–21. In: Hammerstein J, Lachnit-Fixon U, Neumann F, Plewig G (Hrsg) Androgenisierungserscheinungen bei der Frau. Excerpta Medica, Amsterdam, S 7–21

Bullion K, Ohnishi S, Osawa Y (1991) Competitive inhibition of human placental aromatase by N.n. octanoylnornicotine and other nornicotine derivatives. Endocr Res 17/3–4: 409–419

Butenandt A, Westphal U, Hohlweg W (1934) Über das Hormon des Corpus luteum. Hoppe-Seylers Z Physiol Chem 227:84–98

Buxton CL (1953) The pitfalls of clinical research. J Clin Endocrinol Metab 13:231–233

Callaghan JT, Clearly RE, Crabtree R et al (1981) Clinical response of patients with galactorrhea to pergolide, a potent long-acting dopaminergic ergot derivative. Life Sci 28:95

Camanni F, Massara F, Molinatti GM (1963) The cortisonelike effect of 6alpha-methyl-17alpha-acetoxyprogesterone in the adrenalectomized man. Acta Endocrinol (Copenh) 43:477

Cardinali DP, Nagle CA, Rasner JM (1974) Metabolic fate of androgens in the pineal organ: uptake binding to cytoplasm proteins and conversion of testosteron into 5 α-reduced metabolites. Endocrinology 95:174

Ciccarelli E et al (19-1789) Long-term treatment with a new repeatable injectable form of bromocriptine, parlodel lar in patients with tumorons hyperprolactinaemia. Fertil Steril 52:930

Cole HH, Hart GH (1930) The potency of blood serum of mares in progressive stages of pregnancy in effecting the sexual maturity of the immature rat. Am J Physiol 93:57–68

Contreras P, Generini G, Michelsen H et al (1981) Hyperprolactinemia and galactorrhea: spontaneous versus iatrogenic hypothyroidism. J Clin Endocrinol 53:1036

Corenblum B, Pairaudenau N, Shewchuk AB (1976) Prolactin hypersecretion and short luteal phase defects. Obstet Gynecol 47:486–488

Corner GW, Allen WM (1929) Physiology of the corpus luteum. II. Production of a special uterin reaction (Progestational proliferation) by extracts of the corpus luteum. Am J Physiol 88:326

Corvol P, Houde M, Lardoux H (1975) Therapeutique antialdosterone (Antialdosteron therapy). Sem Hop Ther 51/10:547–548

Del Pozzo E, Flueckiger E, Lancranjan I (1976) Endogenous control of prolactin release and its modification by drugs. In: Charro A, Fernandez R, Lopez del campe G (eds) Basic applications clinical use of hypothalamic hormones. Excerpta Medica, Amsterdam, p 137

Deutsche Gesellschaft für Endokrinologie (1994) Einführung in die Endokrinologie und Reproduktionsmedizin für die frauenärztliche Praxis. In: Intensivkurs Teil 2

Donini P, Puzzuoli D, Montezeniola R (1964) Purification of gonadotropins from human menopause urine. Acta Endocrinol Metab (Copenh) 45:321–328

Djerassi C, Miramontes L, Rosenkranz G, Sandheimer F (1954) Synthesis of 19-nor-17-alpha-ethyltestosterone and 19-nor-17-alpha-methyltestosterone. J Am Chem Soc 76:4092

Drop SLS, Odink RJH, Rouwè C et al (1987) The effect of treatment with an LH-RH agonist (buserelin) on gonadal activity, growth and bone maturation in children with central precocious puberty. Eur Pediatr 146:272–278

Ebling et al (1979) Einfluß von Cyproteronacetat auf die Aktivität der Haarfollikel und Talgdrüsen beim Menschen. In: Lachnit-Fixon U, Hammerstein J, Neumann F, Plewig G (Hrsg) Androgenisierungserscheinungen bei der Frau. Exerpta Medica, Amsterdam, 243–249

Fanta D (Hrsg) (1978) Akne. Klinische und experimentelle Grundlagen zur Hormontherapie. Springer, Vienna New York

Fanta D (1992) Hormonale und nichthormonale Therapie der Akne Vulgaris

Fleek CM, Sawers JSA, Brown NS et al (1980) Influence of thyroid status on dopaminergic inhibition of thyrotropin and prolactin secretion: evidence for an additional feedback mechanism in the control of thyroid hormone secretion. J Clin Endocrinol Metab 51:585

Fernholz E (1934) Zur Synthese der Corpus luteum-Hormons (Vorläufige Mitt.). Ber Dtsch Chem Ges 67:1855

Ferrari C, Paracchi M et al (1976) Effect of two serotonin antagonists on prolactin and thyrotropin secretion in men. Clin Endocrinol 5:575

Ferrari C, Reschini E, Peracchi M et al (1980) Endocrin profile and therapeutic employment of a new prolactin lowering drug, metergoline. Gynecol Obstet Invest 11:1

Ferrari C, Barbiere C, Caldar E et al (1986) Longlasting prolactin-lowering effect of cabergoline, a new dopamin agonist, in hyperprolactinemic patients. J Clin Endocrinol Metab 63:941–945

Franks SD, Horrocks PM, Lynch SS et al (1981) Treatment of hyperprolactinemia with pergolide mesylate acute effects and preliminary evaluation of long-term treatment. Lancet 2:659

Fraschini F, Mess B, Martini L (1968) Pineal gland, melatonin and the control of luteinizing hormone secretion. Endocrinology 82:919

Friedmann AJ et al (1987) Treatment of leiomyomata with intranasal or subcutaneous leuprolide, a gonadotropin-releasing hormone agonist. Fertil Steril 48:560–564

Frohman LA, Berelowitz M, Gonzales C et al (1981) Studies of dopaminergic mechanism in hyperprolactinemic states. In: Crosignani PG, Rubin BL (eds) Endocrinology of human infertility: new aspects. Academic Press, New York, p 39. Serono Clinical Colloquia on Reproduktion vol 2. London

Frydman R, Belaisch-Allart J, Perneix I, Forman R, Forman R, Hazout A, Testart J (1988a) Comparison between flare up and down regulation effects of luteinizing hormone-releasing hormone agonists in an in vitro fertilization program. Fertil Steril 50:471–475

Frydman R, Parneix I, Belaish-Allart JC, Forman R, Hazout A et al (1988b) LHRH agonists in IVF: different methods of utilization and comparison with previous ovulation stimulation treatments. Hum Reprod 3:559–561

Frydmann R et al (1988c) Mifepristone (RU 486) and therapeutic late pregnancy termination, a double blind study of two different doses. Hum Reprod 3:803–806

Gaillard RC, Brownell J (1989) Hormonal effects of CV 205–502, a novel octa hydrobenzo(g)quinoline with potent dopamine agonist properties. In: Brownell J, Flückiger E (eds) CV 205–502: Clear progress in dopamin agonist therapy (vol 1) Medicom

Gemzell CA, Diszfalusy E, Tillinger KG (1958) Clinical effect of human pituitary follicle stimulating hormone. J Clin Endocrinol Metab 18:1333–1348

Gerhard I, Runnebaum B (1984) Evaluation of lutal insufficiency by hormone load tests. In: Taubert H-D, Kuhl H (ed): The inadequate luteal phase. MTP Press, Lancaster, pp 123–141

Girard J et al (1978) Cyproterone acetate and ACTH adrenal function. J Clin Endocrinol Metab 47:581

Girard J, Baumann JB (1975) Hemmung des CRF ACTH Nebennierenrindensystems durch Cyproteronacetat. Klin Wochenschr 53:933

Golander von A, Hurley T, Barret J et al (1978) Prolactin synthesis by human chorion decidual tissue. A possible source of prolactin in the amniotic fluid. Science 202:311

Graef KJ, Neumann F, Horowski R (1976) Effect of the ergot derivative lisuride hydrogen maleate on serum prolactin concentrations in female rats. Endocrinology 98:598–605

Grandison L, Cavagnini F, Schmid R et al (1982) Aminobutyric acid and benzodiazepine binding sites in human anterior pituitary tissue. J Clin Endocrinol Metab 54:597

Greenblatt RB et al (1961) Induction of ovulation with MRL/41. Preliminary report. JAMA 168:101–104

Grossmann A, Bouloux PMG, Loneragan R et al (1985) Comparison of the clinical activity of mesulergin and pergolide in the treatment of hyperprolaktinemia. Clin Endocrinol 22:611–616

Hahn DW, Allen GO, McGuire JL (1977) The pharmacological profile of norgestimate, a new orally active progestin. Contraception 16:541

Hamblen EC, Davis CD, Durham NC (1945) Treatment of hypoovarianism by the sequential and cyclic administration of equine and chorionic gonadotropins – so called one-two cyclic gonadotropic therapy. Am J Obstet Gynecol 50:137–146

Hammerstein J, Cupceancu B (1969) Behandlung des Hirsutismus mit Cyproteronacetat. Dtsch Med Wschr 94:829

Hammerstein J et al (1975) Use of cyproterone acetate (CPA) in the treatment of acne, hirsutism and virilism. J Steroid Biochem 6:827–836

Hammerstein J, Hofmeister, Annen K, Laurent H, Petzoldt K (1992) Zwei Jahrzehnte Therapie mit Antiandrogenen bei der Frau

Hammond MG (1984) Anovulation and ovulation induction. In: Aiman J (ed) Infertility. Diagnosis and Management. Springer, Berlin Heidelberg New York Tokyo, pp 101–121

Hardt W, Schmidt-Gollwitzer M, Horowski R (1979) Suppression of lactation with lisuride. Gynaecol Obstet Invest 10:95–105

Heinonen PK, Pystynen PP (1983) Primary infertility and uterine anomalies. Fertil Steril 40:311–316

Herman D et al (1982) The effect of an antiprogesterone steroid in women, interruption of the menstrual cycle and of early pregnancy. CRA cad. Sci 294:933–938

Hoff HG, Windeck R, Reinwein D (1982) Die Behandlung von Schilddrüsenerkrankungen während der Schwangerschaft. Therapiewoche 32/8: 1028–1039

Hofmeister H, Annen K, Laurent H et al (1986) Synthese of gestoden. Forschungslaboratorien der Schering Aktiengesellschaft, Berlin-West/Bergkamen, Germany. Arzneim-Forsch/Drug-Res 36/5:781–783

Holdaway IM, Mason BH, Gibbs EE et al (1991) Seasonal changes in swerum melatonin in women with previous breast cancer. Br J Cancer 64/1:149–153

Horowski R (1979) Hypothermic action of lisuride in rats and differences to bromocryptine in the antagonistic effect of neuroleptics. Naunyn Schmiedeberg's Arch Pharmacol 306:147–151

Howles CM, Macnamee MC, Edwards RG (1987b) Short term use of an LHRH agonist to treat poor responders entering an in-vitro fertilization programme. Hum Reprod 2:655–656

Inhoffen HH, Hohlweg W (1938) Neue per os wirksame weibliche Keimdrüsenhormonderivate: 17-Äthinyloestradiol and Pregnen-in-on-3-ol-17. Naturwissenschaften 26:96

Jacobson A, Marshall JB (1969) Ovulatory response rate with human menopausal gonadotropins of varying FSH/LH ratios. Fertil Steril 20:171–175

Jewelewicz R, Warren M, Dyrenfurth I, Vande Wiele RL (1971) Physiology studies with purified human pituitary FSH. J Clin Endocrinol Metab 32:688–691

Junkmann K (1954) Über protrahiert wirksame Gestagene. Naunyn-Schmiedeberg's Arch Exp Pathol Pharmacol 223:244

Kappy M et al (1989) Suppression of gonadotropin secretion by a long-acting gonadotropin-releasing hormone analog (leuprorelide acetate, lupron depot) in children with precocious puberty. J Clin Endocrinol Metab 69/5:1087–1089

Kaiser R (1993) Gestagen-Östrogen-Kombinationen in der Gynäkologie. Zur Geschichte, Dosierung und Anwendung eines Hormonprinzips. Geburtshilfe-Frauenheilkd. 5317 (503–513)

Kaufmann C (1932) Umwandlung der Uterusschleimhaut bei der kastrierten Frau aus dem atrophischen Stadium in das der sekretorischen Funktion durch Ovarialhormone. Zbl-Gynäk 34:2058

Kaufmann M (1989) Zoladex in the treatment of premenopausal metaatatic breast cancer patients. Horm-Res 32/Suppl I:202–205

Kaufmann M, Jonat W, Schachner-Wünschmann E, Bastert G, Maass H (1991) The depot GnRH analogue goserelin (Zoladex) in the treatment of premenopausal patients with metastatic breast cancer. A 5-year experience and further endocrine therapies. Onkologie 14/1:22–30

Kiesel L et al (1988) Therapie der Endometriose. Arch Gynecol Obstet 245 1–4:937–940

Kiesel L, Runnebaum B (1990) Neuroendocrine mechanismus of gonadotropin-releasing hormon action. In: Brosens I, Jacobs HS, Runnebaum B (eds) LHRH analogues in gynaecology Parthenon, New Jersey, pp 7–16

Kistner RW (1966) Use of clomiphene citrate, human chorionic gonadotropin and human menopausal gonadotropin for induction of ovulation in human female. Fertil Steril 17:569–583

Kistner RW, Smith OW (1961) Observations on the use of a nonsteroidal estrogen antagonist: MER-25. Fertil Steril 12:121–141

Kleinberg DL et al (1983) Pergolide for treatment of pituitary tumors secreting prolactin or growth hormone. N Engl J Med 309:704

Klinj et al. (1989) Antiprogestins, a new form of endocrine therapy for human breast cancer. Cancer Res 49:2851

Kotz HL, Hermann W (1961) A review of the endocrine induction of human ovulation. IV. Cortisone. Fertil Steril 12:299–308

Kletzky OA, Vermesh M (1989) Effectiveness of vaginal bromocriptine in treating women with hyperprolactinemia. Fertil Steril 51:269–272

Krieg M (1992) Molekulare Wirkung der Androgene und Antiandrogene

Lane G, Siddle NC, Ryder TA et al. (1986a) Effects of dydrogesterone on the oestrogenized postmenopausal endometrium. Br J Obstet Gynecol 93/1:55–62

Lane G, Siddle NC, Ryder TA et al. (1986b) Is Provera the ideal progesterone for addition of postmenopausal estrogen therapy? Fertil Steril 45/3:345–352

Lauritzen C (1975) Erfolge der hormonalen Therapie klimakterischer Beschwerden. Dtsch Ärztebl 9:575–580

Lemberger L, Crabtree RE (1979) Pharmacological effects in man of a potent, long-acting dopamin receptor agonist. Science 205:1151

Leyendecker G, Wildt L (1986) Pulsatile Therapie mit Gonadotropin-Releasing-Hormon. Speculum 1:19–22

Leyendecker G, Struve T, Plotz EJ (1980) Induction of ovulation with chronic intermittent (pulsatile) administration of LH-RH in women with hypothalamic and hyperolactinemic amenorrhea. Arch Gynecol 229/3:177–190

Leyendecker G, Struve T, Wildt L, Nocke W, Hansmann M (1981) Treatment of infertility in hypothalamic amenorrhea with chronic intermittent (pulsatile) administration of Gn-RH using a portable computerized pump. In: Insler V, Bettendorf G (eds): Advances in diagnosis and treatment of infertility. Elsevier, New York, pp 11–20

Lichtenberg V, Schulte-Baukloh A, Lindner CH, Braendle W (1992) Die Bestimmung von 17b-Östradiol (E2) im Serum von Frauen unter einer Östrogen-Substitutionstherapie liefert discrepante Ergebnisse mit verschiedenen Immunoassay-Kits. Lab Med 16:412–418

Loeser A (1933) Künstliche Menstruation durch Zuführung von Ovarialhormon bei einem Fall von hypoplastischem Genitale mit primärer Amenorrhoe. Zbl Gynäk 57:1704

Lunenfeld B, Menzi A, Volet B (1960) Clinical effects of a human postmenopausal. Rass Clin Ter Sci Affini 59:213

Lunenfeld B, Eshkol A, Tikotzky D et al. (1982) Induction of ovulation: huam gonadotrophins. In: Flamigni C, Givens JR (eds) The gonadotrophins: basic science and clinical aspects in females. Academic Press, London Proceedings of the Serono Symposia, vol 42

March CM, Tredway DR, Mishell DR (1976) Effect of clomiphene on amount and duration of HMG therapy. Am J Obstet Gynecol 125:699–704

Mathews JH, Abrams CAL, Morishima A (1971) Pituitaryadrenal function in ten patients receiving medroxyprogesterone acetate for true precocious puberty. J Clin Endocrinol 30:653

Mattei AM, Ferrari C, Baroldi P et al (1988) Prolactin lowering effect of acute and once weekly repetitive oral administration of cabergoline at two dose levels in hyperprolactinemic patients. J Clin Endocrinol Metab 66:193–198

Mc Guire J et al (1990) Am J Obstet Gynecol 163:2127–2131

Mehta AE, Tolis G (1979) Pharmacology of bromocriptine in health and disease. Drugs 17:313–325

Melis AB, Gambacciani M, Paoletti AM et al (1987) Dose-related inhibitory effect of the new long-acting dopamine receptor agonist cabergoline in normal cycling, puerpera, and hyperprolactinemic women. J Clin Endocrinol Metab 65: 541–545

Menard RH, Stripp B (1975) Spironolacton (I) and cytochrome P450: inhibition of steroid hydroxylation in adrenal and testis. Pharmacologist 16(2):745

Mettler L (1987) Vergleich der medikamentösen Behandlung der Endometriosis genitalis externa mit Gestrinon, Lynestrenol und Danazol im Rahmen der Drei-Stufen-Behandlung. Fertilität 3:133–139

Miller DS, Reid RR, Cetel et al (1983) Pulsatile administration of low-dose gonadotropin-releasing hormone. Ovulation and pregnancy in women with hypothalamic amenorrhea. J Am Med Assoc 250/21:2937–2941

Miramontes L, Rosenkranz G, Djerassi C (1951) The synthesis of 19-norprogesterone. J Am Chem Soc 73:3540

Nielsen PG (1983) Treatment of female acne vulgaris with a cream containing the antiandrogen Canrenone. Dermatologica 166:275–276

Neumann F, Hamada (1933) Intrauterine Feminisierung männlicher Rattenfeten durch das stark gestagenwirksame Chlormethylen-Hydroxyprogesteronazetat. 10. Symp Dtsch Ges Endokrin Wien, Springer, Berlin S. 301

Neumann F, von Berswordt-Wallrabe, Elger W, Steinbeck H, Hahn JD, Kramer M (1970) Aspects of androgen-dependent events as studied by antiandrogens. Recent Prog Horm Res 26:337

Neumann F, Gräf KJ, Elger W (1974) Hormone-induced disturbances in sexual differentiation. In: Raspe G (ed) Hormones and embryonic development. Pergamon, Oxford (Advances in the biosciences 13, p 71)

Neumann F, Steinbeck H (1974) Antiandrogens. In: Eichler O, Farah A, Herken H, Welch AD (eds) Handbook of experimental pharmacology, vol 35/2, chapt VI, pp 235. Springer, Berlin Heidelberg New York

Neumann F (1979) Antiandrogene Grundlagen und experimentelle Befunde an der Haut. In: Orfanos CE (Hrsg) Haar und Haarkrankheiten. Fischer, Stuttgart, S 961–1009

Neumann F, Elger W, El Etreby MF (1986) Experimental endocrinology and pathology of mammogenesis. In: Bässler R, Hübner K (eds) Pathology of neoplastic and endocrine induced diseases of the breast. Fischer, Stuttgart

Neumann F (1986) Grundlagen der hormonalen Kontrazeption. In: Hammerstein J (ed) 25 Jahre hormonale Kontrazeption. Excerpta Medica, Amsterdam

Neumann F (1988) Pharmakologische Aspekte von Cyproteronacetat

Neumann F (1992) Pharmakologie von Antiandrogenen

Neveu S, Hedon B, Bringer J et al (1987) Ovarian stimulation by a combination of a gonadotropin-releasing hormone agonist and gonadotropins for in vitro fertilization. Fertil Steril 47:639–643

Parker K et al (1989) Depot leuprolide acetat for treatment of precious puberty. J Clin Endocrinol Metab 69/3:689–691

Parkes JD (1977) Bromocriptine. In: Harper N, Simmond A (eds) Recent advances in drug research. Academic Press, New York, p 247

Podvalovà I, Dlabac A (1972) Lysenyl, a new antiserotonin agent. Res Clin Sud Headache 3:325–334

Pontiroli AE, Cammelli L, Baroldi P et al (1987) Inhibition of basal metoclopramide-induced prolactin release by cabergoline, an extremely long-acting dopaminergic drug. J Clin Endocrinol Metab 65:1057–1059

Rabe T et al (1985) Anwendung eines neuen Scheidenzäpfchens: Prostaglandin-E 1-Analog Gemeprost zur Cervixreifung vor Schwangerschaftsabbrüchen im ersten Trimester. Geburtshilfe und Frauenheilkd 45:393–401

Rabe T et al (1992) Differenzialdiagnostische Abklärung androgenbedingter Krankheitsbilder. In: Breckwoldt M (Hrsg) Diagnostik und Therapie von Androgenisierungserscheinungen bei der Frau. Diesbach, Berlin

Racagni G, Apud JA, Locatelli V et al (1979) GABA of CNS origin in the rat anterior pituitary inhibits prolactin secretion. Nature 281:575

Raj SG, Berger MJ, Grimes EM, Taymor ML (1977) The use of gonadotropins for the induction of ovulation in women with polycystic ovarian disease. Fertil Steril 28:1280–1284

Rappaport R, Fontoura R, Brauner R (1987) Treatment of central precious puberty with an LHRH agonist (buserelin): effect on growth and bone maturation after three years of treatment. Horm Res 28:149–154

Rasmussen C et al (1987) Long term treatment with oral single administration of bromocriptine in patients with hyperprolactinemia. J Endocrinol Invest 10:51

Rasmussen C, Bergh T, Wide L, Brownell J (1987) CV 205–502: a long-acting drug for inhibition of prolactin hypersecretion. Clin Endocrinol 26:321–326

Rizkallah R, Gurpide E, van de Wiele RL (1969) Metabolism of hCG in man. J Clin Endocrinol Metab 29:92–100

Robert A, Nylander B, Andersson S (1974) Marked inhibition of gastric secretion by two prostaglandin analogs given orallyto man. Life Sci 14:533–538

Ron-El R, Herman A, Golan A, Bahar R, Weinraub Z, Soffer Y, Caspi E (1990) Ultrashort luteinizing hormone releasing hormone agonist protocol in ovarian hyperstimulation for IVF. Abstracts of the II. Joint ESCO-ESHRE Meeting, Milan 1990, pp 114–115

Rufer C, Kosmol H, Schröder E, Kieslich K, Gibian H (1967) Totalsynthese optisch aktiver Steroide. III. Totalsynthese von optisch aktiven 13-Äthylgonan-derivaten. Liebigs Ann Chem 702:141

Sadeghi-Nejad A, Kaplan SL, Grumbach MM (1971) The effect of medroxyprogesterone acetate on adrenocortical function in children with precocious puberty. J Pediatr 78:616

Samuelsson B, Dalen S-E, Lindgren JA, Ronzer CA, Serhan CN (1978) Leukotrienes and iripoxins: structures, biosynthesis and biological effects. Science 237:1171

Schenker JG, Weinstein D (1979) Ovarian hyperstimulation syndrome: a current survey. In: Wallach EE, Kempers RD (eds) Modern Trends in Infertility and Conception Control

Schindler AE (1989) Anwendungsmöglichkeiten von GnRH-Analoga in der Gynäkologie I. Behandlung der Endometriose. Der Frauenarzt 30:823–825

Schmutzler RK, Reichert C, Diedrich K et al (1988) Combined GnRH-agonist/gonadotropin stimulation for in-vitro fertilization. Hum Reprod 3 (Suppl 2):29–33

Schoemaker J, Wentz CA, Jones GS, Dubin NH, Sapp K (1978) Stimulation of follicular growth with "pure" FSH in patients with anovulation and elevated LH levels. Obstet Gynecol 51:270–277

Schoemaker J, Simons AHM, Van-Osnabrugge GJC et al (1981) Pregnancy after prolonged pulsatile administration of luteinizing hormone-releasing hormone in a patient with clomiphene-resistant secondary amenorrhea. L Clin Endocrinol Metab 52/5:882–885

Schoemaker J, Simons AHM, Burger DM, Delemarre HA, van Kessel H (1982) Induction of ovulation with LHRH. In: Rolland R (ed) Follicular maturation and ovulation. Excerpta Medica, Amsterdam, pp 373–388

Scholz A, Horowski R (1985) Wirkungen von Lisurid auf die Frühschwangerschaft. In: Schneider HPG (Hrsg) Dopergin in Kliniken und Praxis – Neue Erkenntnisse. Symposium Düsseldorf

Schran HF, Schwarz HJ, Talbot KC, Loeffler LJ (1979) Specific radioimmunoassay of ergot peptide alkaloids in plasma. Clin Chem 25:1928–1933

Schwarzt U, Hammerstein J (1974) The oestrogenic potency of various contraceptive steroids as determined by their effects on transcortin-binding capacity. Acta Endocrinol (Copenh) 76:159

Serafini P, Stone B, Kerin J, Batzofin J, Quinn P, Marrs RP (1988) An alternate approach to controlled ovarian hyperstimulation in "poor-respondres": pretreatment with a gonadotropin-releasing hormone analog. Fertil Steril 49:90–95

Sharma V, Williams J, Collins W, Riddle A, Mason B, Whitehead M (1988) The sequential use of a luteinizing hormone releasing hormone (LH-RH) agonist and human menopausal gonadotropin to stimulate folliculogenesis in patient with resistant ovaries. J In Vitro Fertil Embryo Transf 5:38–42

Siddle NC, Townsend PT, Young O et al (1982) Dose-dependent effects of synthetic progestins on the biochemistry of the estrogenized post-menopausal endometrium. Acta Obstet Gynecol Scand 61/Suppl 106:17–22

Silvestre L et al (1990) Voluntary interruption of pregnancy with mifepristone (RU 486) and a prostaglandin analogue. N Engl J Med 322:645

Smith PE, Engle ET (1927) Experimental evidence regarding the role of anterior pituitary in the development and regulation of the genital system. Am J Anat 40:159–217

Smith H, Hughes GA, Douglas GH et al (1964) Totally synthetic steroid hormones. Part II: 13β-alkylgona-1.3 5(10)-trienes, 13β-alkylgon-4-en-3-ones, and related compounds. J Chem Soc:4472

Smitz J, Devroey P, Braeckmans P et al (1987) Management of failed cycles in an IVF-GIFT programme with the combination of an GnRH analogue and HMG. Hum Reprod 2:309–314

Spinola PG (1985) Vaginal administration of bromocriptine to treat inappropriate hyperprolactinemia. Ctre Rech Endoc Molec C.H.U.L., Ste-Foy, Que., Canada

Swahn MI et al (1988 a) The effect of R.U. 486 administered during the proliferative and secretory phase of the cycle on the bleeding pattern, hormonal parameters and the endometrium. Hum Reprod 5(4):402–408

Swahn MI, Bygdeman M (1988 b) The effect of antiprogestin RU 486 on uterin contractility and sensitivity to prostaglandin and oxytocin. Br J Obstet Gynaecol 95/2:126–134

Taubert H-D, Kessler R, Busch G, Werner H-J (1970) The effect of clomiphen and cyclofenil upon pituitary LH and hypothalamic LH-releasing-factor content in the female rat. Experientia 26:97–98

Thorner MO, Schran HF, Evans WS, Rogol AD, Morris JL, MacLeod RM (1980) A broad spectrum of prolactin suppression by bromocriptine in hyperprolactinemic women: a study of serum prolactin and bromocriptine levels after acute and chronic administration of bromocriptine. J Clin Endocrinol Metab 50:1026–1033

Tyler ET (1968) Treatment of anovulation with menotropins. JAMA 205:86–92

Ulmann A et al (1992) Medical termination of early pregnancy with mifepristone (RU 486) followed by a prostaglandine analogue: study in 16,369 women. Acta Obstet Gynecol Scand 71/4:278–283

Urbancsek J, Rabe T, Gör Ü, Schulte B, Grunwald K, Papp Z, Runnebaum B (1991 a) Wirkung des GnRH-Analogons Buserelin auf die Serum-Spiegel von Sexualhormonen in Abhängigkeit von Behandlungsbeginn und Behandlungsdauer. Geburtshilfe Frauenheilkd 51:617–625

Varma TR (1985) Effect of long-term therapy with estrogen and progesteron on the endometrium of postmenopausal women. Acta Obstet Gynecol Scand 64/1:41–46

Vauthier D et al (1990) Use of goserelin (zoladex) for a long protocol of ovarian stimulation in an IVF program

Vanden-Bossche H et al (1990) R 767 13 and enantiomers: Selective, nonsteroidal inhibitors of the cytochrom P450-dependent oestrogen synthesis. Biochem Pharmacol 40/8:1707–1718

van den Broek AJ, van Bokhoven C, Hobbelen PMJ, Leemhuis J (1975) Alkylidene steroids in the 19-nor series. Rec Trav Chim 94:35

Whitehead MI (1986) Prevention of endometrial abnormalities. Acta Obstet Gynecol Scand 65/Suppl 134:81–91

Wiechert R, Neumann R (1965) Gestagene Wirksamkeit von 1-Methyl- und 1,2-Alpha-Methylen-Steroiden. Arzneim Forsch/Drug Res 15:244

Wiechert R (1986) Synthesen von Gestoden. Arzneim Forsch/Drug Res 36:781

Wildt L, Diedrich K, Van Der Ven H, Al-Hasani S, Hübner H, Klasen R (1986) Ovarian hyperstimulation for in-vitro fertilization controlled by GnRH agonist administered in combination with human menopausal gonadotrophins. Hum Reprod 1:15–19

Wilshire G-B, Emmi A-M, Gagliardi C-C, Weiss G (1993) Gonadotropin-releasing hormone agonist administration in early human pregnancy is associated with normal outcomes. Fert-Steril, Vol 60. No 6

von Mühlendahl KE (1977) Cyproteronacetat and adrenocortical function. Lancet I:1160

von Werder K (1992a) Diagnostik der Hyperprolaktinämie. Dtsch Med Wochenschr 117/51–52:1925–1927

von Werder K (1992b) Therapie der Hyperprolaktinämie. Dtsch Med Wochenschr 117/50:1967–1977

Voordouw BCG, Euser R, Verdonk RER, Alberda BT et al (1992) Melatonin and melatonin-progestin combinations alter pituitary-ovarian function in women and can inhibit ovulation. J Clin Endocrinol Metab 74/1:108–117

Yamamoto T et al (1991) Antitumor effect of pyridoglutethimid, an aromatase inhibitor, on 7,12 Dimethylbenz(a)anthracene-induced mammary tumors of rat. Anticancer-Res 11/6:1999–2002

Zondek B, Ascheim S (1927a) Hypophysenvorderlappenhormon und Ovarialhormon im Harn von Schwangeren. Klin Wschr 6:1332

Zondek B, Ascheim S (1927b) Das Hormon des Hypophysenvorderlappens. Klin Wschr 6:248–252

Zorn JR, Barata M, Brami C, Epelboin S, Natham C et al (1988) Ovarian stimulation for in vitro fertilization combining administration of gonadotropins and blockade of the pituitary with D-Trp6-LHRH-microcapsules: pilot studies with two protocols. Hum Reprod 3:235–239

4 Physiologie des menstruellen Zyklus

K. Grunwald, T. Rabe, L. Kiesel und B. Runnebaum

4.1 Einleitung

Nach dem Darwin-Prinzip überleben jeweils die Individuen, die der Umwelt am besten angepaßt sind; die entsprechende Spezies überlebt. Da nur über eine ausreichende Anzahl von Individuen die Arterhaltung gewährleistet werden kann, zumal die Evolution durch das Überleben von zufällig besser angepaßten Individuen voranschreitet, kommt dem Fortpflanzungssystem zwangsläufig einen zentrale Stellung zu.

Spezies mit einem fehlerhaften Fortpflanzungssystem konnten nicht überleben. Demgemäß verfügen die heute lebenden Spezies über das den jeweiligen Umständen entsprechend beste Fortpflanzungssystem. Es bestehen für alle Regelkreise multiple Einflußmöglichkeiten, so daß bei Ausfall eines Systems gewöhnlich die Funktionen durch ein anderes übernommen werden können. Der Mensch, als das vorläufige Endprodukt der Evolution, weist in seiner Ontogenese viele Spuren der phylogenetischen Schritte in der Entwicklung zu seinem jetzigen Fortpflanzungssystem auf; dies betrifft sowohl die Organsysteme als auch die Regulationsmechanismen.

Tierexperimentelle Untersuchungen sind nur mit Einschränkungen auf den Menschen übertragbar. Regulationskreise, die bei Tieren von großer Bedeutung sind, können zwar auch beim Menschen nachgewiesen werden, sind jedoch dort möglicherweise von untergeordneter oder keiner Bedeutung.

So entwickelte sich die Zirbeldrüse aus dem lateralen Parietalauge der Reptilien zu einem Organ, das weiterhin Lichteinflüsse zur Modifikation der reproduktiven Vorgänge nutzt. Beim Menschen scheint es jedoch keine notwendige Funktion für die Fortpflanzung zu haben.

Allgemein nehmen an der Regulation der Fortpflanzung in erster Linie Hypothalamus, Hypophyse und die Ovarien teil. Nach derzeitigem Wissenstand hat die hypothalamische Pulsgeneratorfunktion eine zentrale Stellung für den ovulatorischen Zyklus. Die pulsatile Ausschüttung von GnRH in das Portalvenensystem ist eine notwendige Voraussetzung um metabolische Prozesse in Gang zu halten, die in der monatlichen Bereitstellung von reifen Eizellen münden (Abb. 4.1). Ohne periphere Einflüsse durch die ovarielle Steroidproduktion und die anderer Substanzen sowie Einflüssen aus höheren und niedrigeren Gehirnzentren ist allerdings ein normaler Menstruationszyklus nicht möglich. Die Regulation der Eireifung, die Festlegung des Ovulationszeitpunktes, die Lutealphasenfunktion und die Luteolyse wird von den Ovarien durch multiple Rückkopplungsmechanismen gesteuert. Durch steroidale und nicht steroidale Einflüsse auf hypothalmische und hypophysäre Funktionen wird eine dem Bedarf der Ovarien (im Sinne einer optimalen Eizellreifung) angepaßte Gonado-

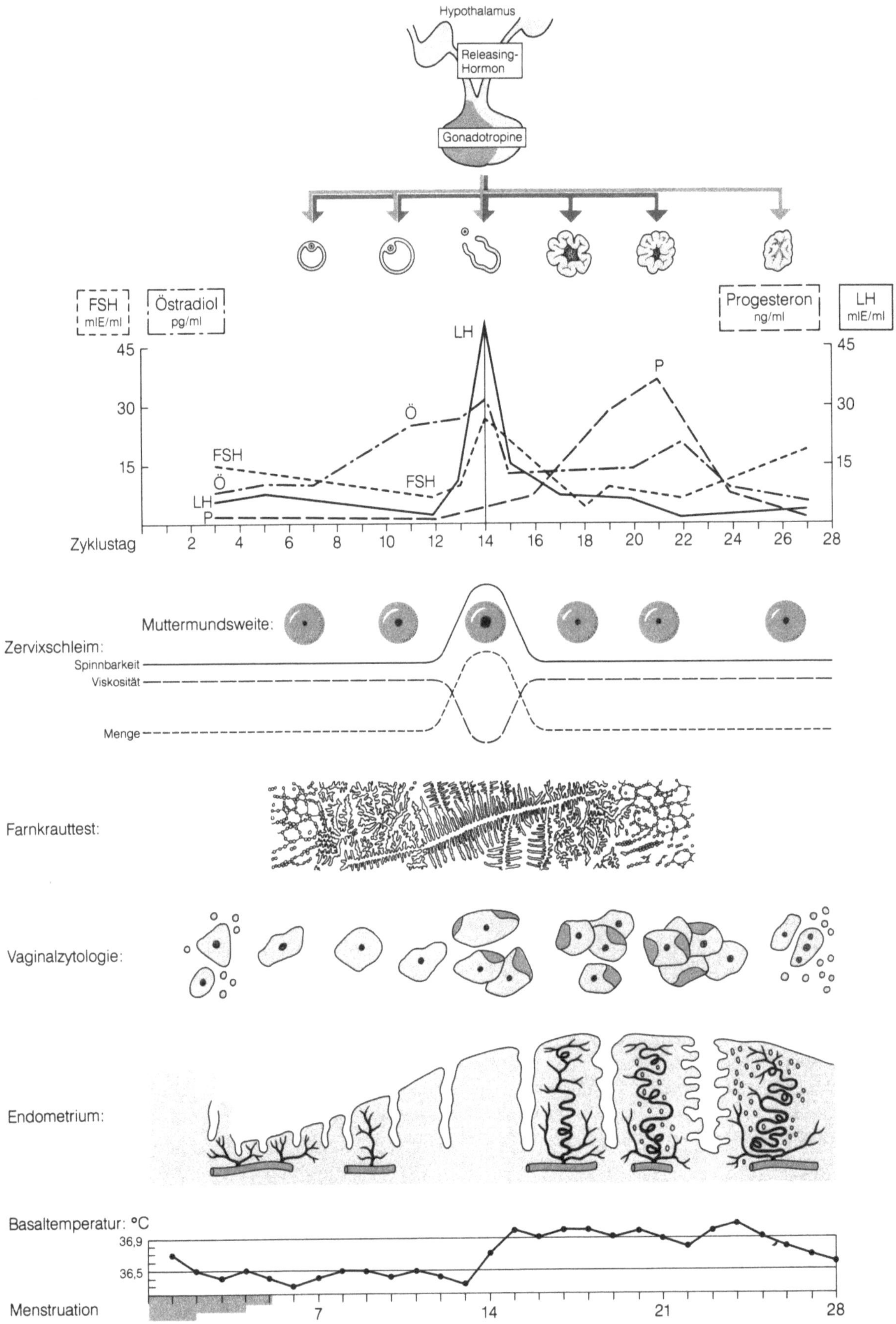

Abb. 4.1 Die zyklischen Veränderungen der Sexualhormone im Blut und deren biologische Wirkung. (Nach Schmitt-Mathiesen 1991)

tropinfunktion möglich. Ebenso wird die pulsatile Ausschüttung der Gonadotropine hinsichtlich Frequenz und Amplitude von den Ovarien moduliert. Damit sind die Ovarien für den Menstruationszyklus auch hinsichtlich der Regulation die zentralen Organe und schaffen sich die für eine optimale Eireifung erforderlichen Voraussetzungen.

Die Bedeutung der im folgenden Kapitel dargestellten Verbindungen zwischen anderen Hirngebieten und dem Hypothalamus ist häufig im Hinblick auf deren physiologische Funktion für die Regulation des menstruellen Zyklus beim Menschen unklar. Aus teleologischer Sicht stellen sie eine Möglichkeit dar, das Fortpflanzungspotential in Abhängigkeit von der durch die Sinnesorgane erfaßten Umwelt zu vermindern oder zu vermehren. Die Fähigkeit, günstige Umweltbedingungen hinsichtlich Temperatur, Licht, Nahrungsgegebenheiten und andere Faktoren, zu erfassen und den günstigsten Moment, im Sinne einer optimalen Überlebenschance für schutzbedürftige Nachkommen zu finden, ist entscheidend für das Überleben der Art. In welchem Umfang diese Mechanismen beim Menschen noch physiologische Bedeutung haben und nicht nur Relikte der Phylogenese sind, bleibt offen. Möglicherweise sind Umweltbelastungen durch toxische Substanzen aller Art die heutigen Faktoren, die zu einer neuen Art von Selektion führen.

Im folgenden werden die verschiedenen aktiv und passiv an der Reproduktion beteiligten Organe hinsichtlich Anatomie, Morphologie und Funktion dargestellt.

Die an der menschlichen Fortpflanzung beteiligten Organe werden in kranio-kaudaler Richtung beschrieben. Im einzelnen wird auf Lokalisation, Makro- , Mikroanantomie, humorale und neuronale Verbindungen und Bedeutung für die Zyklusregulation eingegangen. Biochemie und Metabolismus der sezernierten Substanzen wird – soweit wie für das Verständnis notwendig ist – beschrieben; Details können im Kap. 1 nachgeschlagen werden. Im letzten Abschnitt wird der Ablauf des menstruellen Zyklus unter Berücksichtigung der wichtigsten Regelkreise dargestellt.

4.2 Beteiligte Organsysteme

Die neuroendokrine Regulation der Fortpflanzungsvorgänge erfolgt durch Hypothalamus, Hypophyse und die Ovarien. Die Existenz eines Neuro- (Hypothalamus) -Endokrine (Adenohypophyse)-Chemotransmittersystem wurde erstmals von Green u. Harris postuliert (Green u. Harris 1949).

An den zyklischen hormonellen Veränderungen nehmen jedoch viele andere Organe und Gewebe aktiv oder passiv teil. Hierzu zählen in erster Linie Vagina, Cervix uteri, Endometrium, Tuben und Mammae. Individuell unterschiedlich können durch die Veränderungen der Hormonkonzentrationen Auswirkungen auf Psyche, Befindlichkeit und das Vegetativum auftreten.

Umgekehrt kann das Reproduktionspotential durch Umwelteinflüsse (Tag/Nacht-Verhältnis) über das Sensorium beeinflußt werden; Streßsituationen üben einen direkten Einfluß auf die Steuerung des Reproduktionszyklus durch Modulation der Hypothalamusfunktion aus.

4.2.1 Zentrales Nervensystem (ZNS)

Das zentrale Nervensystem nimmt auf vielfältige Weise Einfluß auf das Reproduktionssystem. Hierzu zählen Regulationen durch direkte nervöse Verbindungen und durch humorale Steuerung. Als Integrator der neuronalen und endokrinen Funktionen des zentralen Nervensystems dient der Hypothalamus; er reguliert unter Feedbackkontrolle u.a. den Appetit, die Osmoregulation, die sekundäre sexuelle Entwicklung und die reproduktiven Funktionen. Im folgenden soll detailliert auf die verschiedenen Regulationsmechanismen des menstruellen Zyklus auf der Ebene des ZNS eingegangen werden.

4.2.1.1 Hypothalamus

Bezüglich der Zyklusregulation stellt der Hypothalamus das Bindeglied zwischen Großhirn und Adenohypophyse (Hypophysenvorderlappen) dar, d.h. zwischen nervöser und humoraler, hormoneller Regulation. Darüber hinaus bestehen zahlreiche afferente (= vom Hypothalmus ausgehende) und efferente (= auf den Hypothalamus wirkende) Verbindungen zu anderen Teilen des Gehirns.

Die Weitergabe neuronaler Impulse durch den Hypothalamus erfolgt durch die Freisetzung der 5 hypophysiotropen Hormone – Thyreotropes-Releasing-Hormon (TRH), Gonadotropes-Releasing-Hormon (GnRH), kortikotropes-Releasing-Hormon (CRF), Wachstumshormon-Releasing-Hormon (GRH), Somatostatin (SS) – die in das Portalvenensystem in der Eminentia mediana (ME) ausgeschüttet werden.

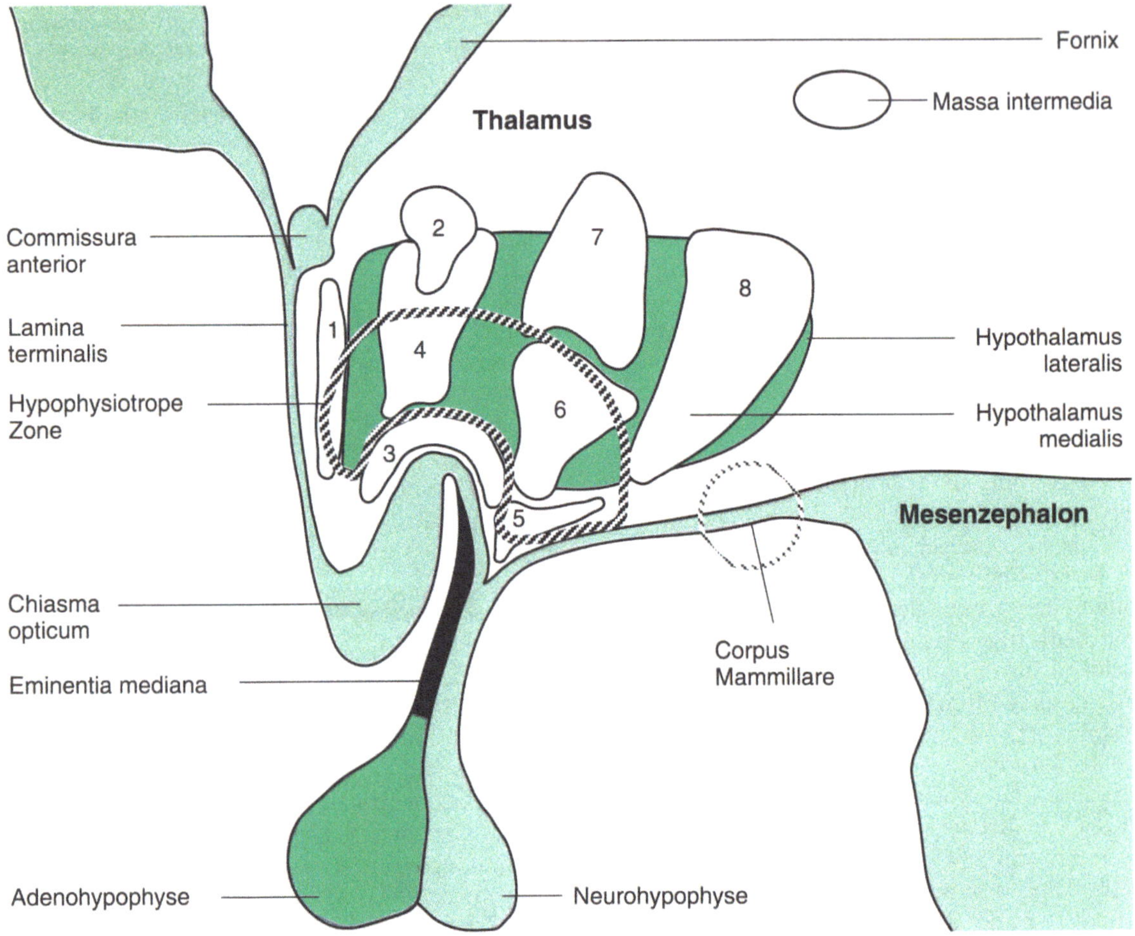

Abb. 4.2 Anatomie des Hypothalamus und Kerngebiete. Sagittalschnitt durch den 3. Ventrikel. *1* Nucleus praeopticus (Area praeoptica), *2* Nucleus paraventricularis, *3* Nucleus supraopticus, *4* Nucleus anterior (Area anterior), *5* Nucleus infundibularis, *6* Nucleus ventromedialis, *7* Nucleus dorsomedialis, *8* Nucleus posterioris (Area posterior)

Makroanatomie

Lokalisation. Der Hypothalamus als der ventrale Anteil des Dienzephalon (Zwischenhirn) ist ein ca. 5 g schwerer nur unscharf begrenzter Teil des Gehirns. Er liegt oberhalb der Hypophyse zentral im Gehirn und wird durch folgende Hirnstrukturen begrenzt: kaudal: Mesenzephalon; rostral: Lamina terminalis, Commissura anterior, Chiasma opticum; lateral: Tractus optici, Capsulae internae, subthalamische Strukturen (Abb. 4.2).

Eminentia mediana. Von großer funktioneller Bedeutung ist die an der Vorderseite des Hypophysenstiels im medialen Hypothalamus lokalisierte Eminentia mediana. Von vielen Neuronen der Regio praeoptica, der Regio hypothalamica anterior, der Nuclei ventromedialis und infundibularis d.h. dem hypophysiotropen Areal gehen Axone aus, die in der Eminentia mediana enden und dort die Releasinghormone in den Portalkreislauf zur Adenohypophyse sezernieren (Abb. 4.3, Abb. 4.4)

Mikroanatomie

Hypothalamuszonen. Innerhalb des Hypothalamus kann man morphologisch 3 Zonen unterscheiden:

- die mediale Zone
- die laterale Zone
- die perventrikuläre Zone

Die periventrikuläre Zone ist dünn um den 3. Ventrikel organisiert und der medialen Zone ähnlich. Im medialen Hypothalamus findet man konzentrierte Gruppen von Neuronen, die je nach Neuronendichte als Kerne (Nuclei) oder als Areale bezeichnet werden (s. Abb. 4.2). Im folgenden werden die Unterschiede in den hypothalamischen Zonen dargelegt.

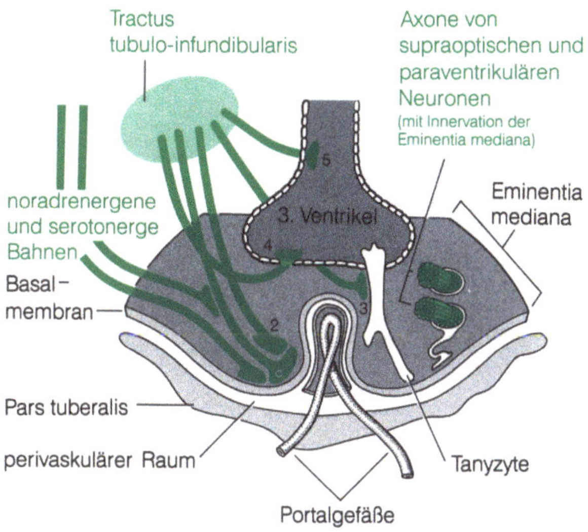

Abb. 4.3. Anatomische Verhältnisse im Bereich der Eminentia mediana. (Schematisierte Darstellung; modifiziert nach Yen 1991 b)
a Zahlreiche neurosekretorische Nervenfasern enden im Eminentia mediana ohne Blut-Hirn-Schranke; **b** dopaminerge und peptiderge Neuronen des tubuloinfundibuläre Traktes enden meist an kapillären Schlingen (*1*); es finden sich viele axo-axonale und terminale Synapsen (*2*); **c** die direkte Diffusion aus der Eminentia mediana in den 3. Ventrikel wird durch sog. „tight junctions", der ependymalen Zellen. Tanyzyten (*T*) stellen eine Verbindung zwischen dem 3. Ventrikel und dem äußeren Teil der Eminentia mediana her. Peptiderge Neuronen stehen in Kontakt mit Tanyzyten (*3*), und innervieren die ependymale Schicht (*4*, *5*), wodurch eine Neurosekretion in die zerebrospinale Flüssigkeit möglich ist; **d** Axone aus supraoptischen und paraventrikulären Neuronen laufen quer durch die Eminentia mediana (Querschnitte dargestellt). Einige dieser Neurone enden hier und sezernieren Vasopressin, Oxytozin und Neurophysine in das Protalgefäßsystem; **e** die dopaminergen Neuronen sind im tubuloinfundibulären System lokalisiert; noradrenerge und serotoninerge Bahnen in der Eminentia mediana stammen aus dem Hirnstamm

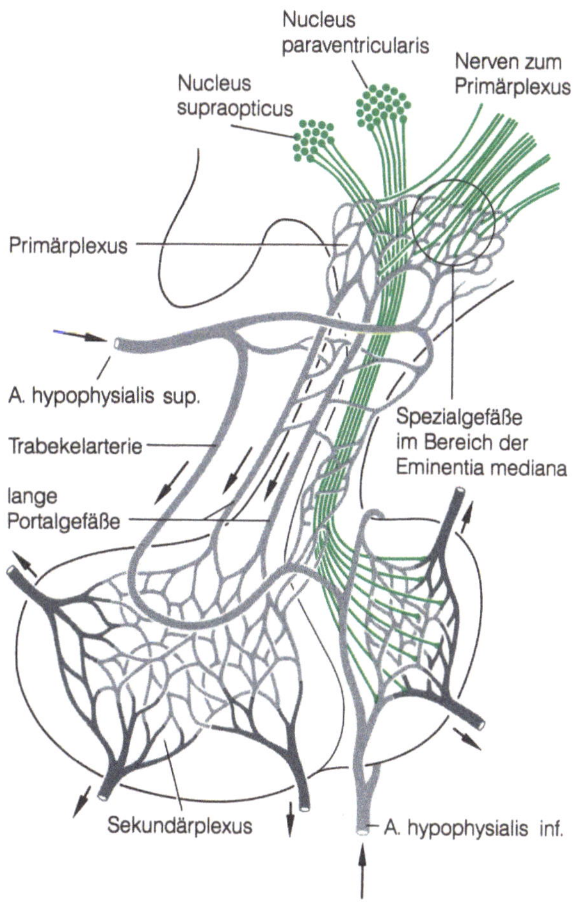

Abb. 4.4. Vaskuläre und neurale Verbindungen zwischen Hypothalamus und Hypophyse. (Nach Breckwold et al. 1993)

Laterale Zone des Hypothalamus

Bedeutung. In der lateralen Zone des Hypothalamus kann man keine Kerngebiete unterscheiden. Die laterale Zone ist die Relaisstation für neuronale Verbindungen. Bei den neuronalen Verbindungen unterscheidet man je nach Ziel bzw. Ursprung zwischen extra- und intrahypothalamischen Nervenbahnen, d.h. Verbindungen die Gebiete des Hypothalmus untereinander verbinden und solchen die Verbindungen zu anderen Gehirnarealen darstellen.

Intrahypothalamische Verbindungen. Die intrahypothalamischen Projektionen verbinden *reziprok* den lateralen mit dem medialen bzw. periventrikulären Hypothalamus und stellen somit die Verbindung zwischen extrahypothalamischen Gehirngebieten und den medialen und periventrikulären Regionen dar.

Extrahypothalamische Verbindungen. Bei den extrahypothalamischen Verbindungen wird zwischen afferenten (in den Hypothalamus führenden) und efferenten (aus dem Hypothalamus führenden) Verbindungen unterschieden. Weiterhin kann man diese in absteigende (niedrigere Hirnareale betreffende) und aufsteigende (höhere Hirngebiete betreffende) Bahnen einteilen. Da die efferenten Verbindungen ihren Ursprung in Kerngebieten im medialen und periventrikulären Hypothalamus haben, werden sie dort beschrieben, obwohl diese Bahnen zum Teil den lateralen Hypothalamus durchlaufen. Die Vielfalt von neuronalen Verbindungen zeigt, daß dieses Hirngebiet ein wichtiges Integrationszentrum für somatische, vegetative und endokrine Funktionen ist (Abb. 4.5).

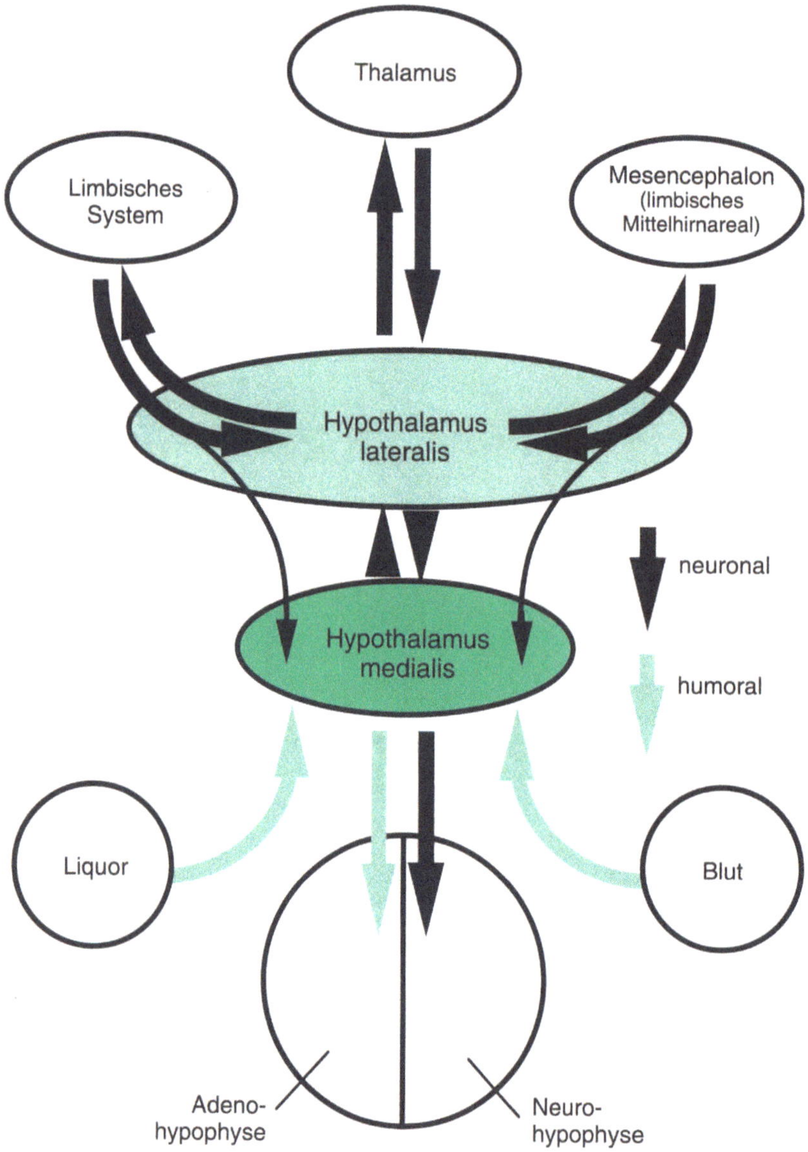

Abb. 4.5. Afferente und efferente Verbindungen zum Hypothalamus. (Schematische Darstellung; modifiziert nach Jänig 1980)

Neuronale Verbindungen des lateralen Hypothalamus

Aufsteigende Verbindungen. Neurone, die in die laterale Zone des Hypothalamus einstrahlen, sind auf allen Ebenen des Hirnstamms zu finden, angefangen von der kaudalen Medulla bis zum rostralen Mesenzephalon. Je nach Neurotransmitter lassen sich verschiedene Bahnen unterscheiden.

Noradrenerge Bahnen. Noradrenalin und Adrenalin haben eine stimulierende Wirkung auf die GnRH-Sekretion (Knobil et al. 1980). Es existieren 2 große noradrenerge Bahnen:

- das eine Bündel entspringt in den lateralen tegmentalen Zellgruppen von Medulla und Pons und bildet terminale Komplexe in dem medialen präoptischen Areal, dem vorderen Hypthalamusareal, dem paraventrikulären Nukleus, dem ventralen tubulären Areal, in der gesamten periventrikulären Region einschließlich der Arcuatuskomponente und den internen und subependymalen Schichten der Eminentia mediana.
- Die zweite, kleinere Bahn entspringt aus dem pontinen Locus ceruleus und innerviert Zielneuronen im periventrikulären System, dem dorsomedialen Nukleus und dem Nukleus supraopticus.

Serotonerge Bahnen. Neuronen der Mittelhirnraphe projizieren rostral durch die ventrale Tegmentregion in das mediale Vorderhirnbündel, wo sie den medialen Hypothalamus innervieren. Hier erreichen sie den Nukleus periventricularis, den Nukleus arcuatus und den Nukleus suprachiasmaticus.

Monoaminerge Projektionen. Monoaminerge Neuronen führen zusammen mit adrenergen Neuronen aus der kaudalen Medulla in das periventrikuläre Areal. Zusätzlich laufen dopaminerge Neuronen, die in der grauen Masse periaquäduktal und periventrikulär lokalisiert sind, rostral in den Hypothalamus. Andere Hirnstammenbahnen aus der Formatio reticularis und der Substantia nigra erreichen den lateralen Hypothalamus als Teil des Vorderhirnbündels und enden fast ausschließlich in Neuronen im lateralen Hypothalamus.

Absteigende Verbindungen. Zahllose Vorderhirnregionen, insbesondere aus dem sog. limbischen System, haben Verbindung zu dem lateralen Hypothalamus. Die dichtesten Nervenbahnen kommen aus dem basalen Vorderhirn, dem Tuberculum olfactorium, dem Septum, dem piriformen Kortex, der Nuclea Amygdalae und dem Hypocampus; ebenso bestehen direkte neokortikale Verbindungen zum Hypothalamus.

Bemerkenswert ist die retinohypothalamische Bahn, die die Retina direkt mit dem Nukleus suprachiasmaticus im Hypothalamus verbindet. Hiermit wird Verbindung zwischen dem Fortpflanzungssystem und visuellen Eindrücken geschlossen (s. Abschnitt: Epipyhse).

Mediale und periventrikuläre Zone des Hypothalamus. Hier findet man mehrere Kerngebiete, die vom vorderen bis zum hinteren Hypothalamus angeordnet sind. Die Regio praeoptica gehört entwicklungsgeschichtlich zum Endhirn, wird jedoch dem medialen Hypothalmus zugeordnet. Vom ventromedialen Bereich des Hypothalamus entspringt der Hypophysenstiel (Infundibulum) mit Adeno- und Neurohypophyse (Abb. 4.2).

Bedeutung. Die mediale und die periventrikuläre Zone des Hypothalamus enthalten die Mehrzahl aller Strukturen und Bahnen der zentralen endokrinen Regulation. Die Kerngebiete, die die Neurone enthalten, die Releasinghormone sezernieren, werden unter dem Begriff hypophysiotrope Zone zusammengefaßt (s. Abb. 4.2). Man unterscheidet im wesentlichen 2 Gruppen von neurosekretorischen Kernen: Großzellige Kerne wie der Nukleus supraopticus und Nukleus paraventricularis sezernieren Oxytozin und Vasopressin. Die kleinzelligen Kerne, wie z. B. der Nukleus ventromedialis und der Nukleus arcuatus sezernieren die hypophyseotropen Releasing- und Inhibitinghormone.

Afferente Verbindungen der medialen und periventrikulären Zone

Die mediale und periventrikuläre Zone erhält fast keine extrathalamischen Afferenzen; es bestehen lediglich reziproke Verbindungen zur lateralen Zone des Hypothalmus. Intrahypothalamische Verbindungen kommen vorwiegend aus dem rostralen, medialen, präoptischen und anterioren Hypothalamus und entsenden Axone in das hypophysiotrope Areal. Es können jedoch noch weitere Verbindungen nachgewiesen werden, deren genaue Bedeutung noch nicht ausreichend geklärt ist.

Efferente Verbindungen der medialen und periventrikulären Zone

Aus den Neuronen der Kerngebiete der hypophysiotropen Zone verlaufen Axone in die Neurohypophyse, die Eminentia mediana, das Infundibulum und den neurointermediären Lappen der Hypophyse. Die wichtigsten Nervenbündel sind die beiden folgenden (Abb. 4.6):

- Das *magnozelluläre (großzellige) neurosekretorische System* entstammt aus den Zellen des Nukleus supraopticus und paraventricularis. Diese Nuclei und verstreute Neuronengruppen zwischen ihnen sezernieren Oxytozin und Vasopressin. Axone aus diesen Kerngebieten bilden den supraoptisch-hypophysären Trakt, der teilweise in die intermediäre Zone des Eminentia mediana eintritt und die Neurohypophyse bildet.
- Das *parvizelluläre (kleinzellige) neurosekretorische System* führt Axone aus einer Reihe von Nuclei im mediobasalen Hypothalamus und dem lateralen Hypothalamus. Es enthält 2 Komponenten, die direkt mit dem Reproduktionssystem in Verbindung stehen:
  - *das tubulohypophysäre dopaminerge Neuronensystem*
  - *die Gonadotropin Releasinghormon-Neuronen (GnRH-System)*

  Darüber hinaus enthält es Axone der CRH, TRH, GRH und SS bildenden Neurone.

Tubulohypophysäre dopaminerge Neurone. Das *hypothalamische Dopaminsystem* projiziert rostral in die periventrikuläre Region des dorsalen Hypo-

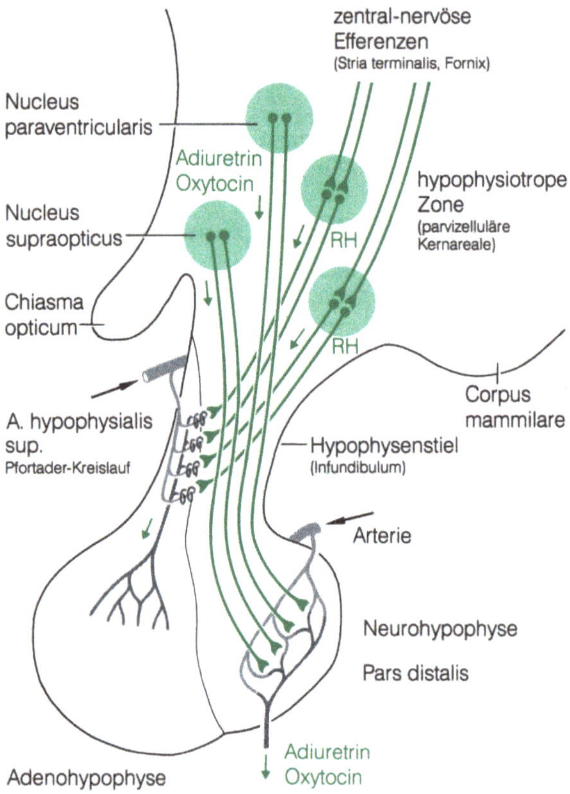

Abb. 4.6. Wichtige Verbindungen zwischen Hypothalamus und Hypophyse: das magnozelluläre (Oxytozin, Vasopressin) und das parvizelluläre neurosekretorische (Releasing-Hormone) System. (Schematische Darstellung; modifiziert nach Brück 1980)

thalamus und überlappt dort mit den GnRH-Neuronen, mit denen es in engem funktionellen Zusammenhang steht.

Neuronen des GnRH-Systems. GnRH-Neurone werden im vorderen Hypothalamus gefunden (interstitieller Nukleus der Stria terminalis und der medialen präoptischen Region) und im Nukleus arcuatus und periventricularis des tubulären Hypothalmus. Von hier aus entsenden sie Axone in die Eminentia mediana und in geringem Umfang auch in die Neurohypophyse.

Bedeutung der Verbindungen des Hypothalamus zu höheren und tieferen Hirnregionen. Die physiologische Funktion der einzelnen Bahnen ist zum Großteil noch unklar. Ihre Existenz zeigt jedoch, daß wesentliche Funktionszentren des Stammhirns und höherer Hirnareale (limbisches System) auf das neuronale System des Hypothalamus Einfluß nehmen und umgekehrt vegetative Funktionen und Verhaltensmuster durch den Hypothalamus mitbeeinflußt werden können. Der Hypothalamus ist als neuroendokrines Interface (= Zwischenstation, Signalumsetzer) zu betrachten, d. h. hier werden neurale Impulse durch die Sekretion von Releasinghormonen (RH; Freisetzungshormone) weitergegeben. Das Grundelement der neuroendokrinen Kopplung ist das RH-freisetzende Neuron in der hypophysiotropen Zone (Abb. 4.7)

Hypothalamische hypophysiotrope Hormone

Die hormonelle Kontrolle des Hypophysenvorderlappens durch den Hypothalamus wurde zunächst durch Untersuchungen mit Gehirnextrakten belegt (Guillemin u. Rosenberg 1955) und durch die Identifizierung der hypothalamischen Releasinghormone nachgewiesen: Thyreotropin-Releasinghormon TRH (Burgus et al. 1970), Gonadotropin-Releasinghormon GnRH (Schally et al. 1971; Matsuo et al. 1971) Kortikotropin-Releasinghormon CRH (Vale et al. 1981) und Wachstumshormon-Releasinghormon GRH (Guillemin et al. 1982). Erst in den vergangenen Jahrzehnten ermöglichte die Entwicklung der Nachweismethoden für Steroid- und Peptidhormone eine genauere Erforschung der zugrundeliegenden Mechanismen. Durch molekularbiologische Methoden ist es inzwischen möglich, die Gene der meisten Releasinghormone und Hypophysenhormone zu isolieren und die Steuerung der Transkription und Translation zu untersuchen.

Das neuronale GnRH-System

Die Regulation der hypophysären LH- und FSH-Sekretion erfolgt durch die Stimulation durch das Gonadotropin-Releasinghormon (GnRH).

Biosynthese, Speicherung und Metabolismus des Gonadotropin Releasinghormons (GnRH)

Biochemie. GnRH ist ein Dekapeptid, das aus einem großen Präkursormolekül Prä-Pro-GnRH (92 Aminosäuren) ensteht. Die letzten 56 Aminosäuren werden als GnRH-associated-Peptid (GAP) bezeichnet, das eine Prolaktinhemmung bewirken kann. Die Enstehung des GnRH entspricht dem klassischen Syntheseweg aus hochmolekularen Polypeptidvorstufen. Die GnRH-Gensequenzierung gelang Seeburg u. Adelman (1984) (Abb. 4.8) (s. auch Kap. 1).

Metabolismus. Die biologische Aktivität des GnRH ist mit einer Halbwertszeit von 4–6 min sehr kurz. Der Abbau erfolgt durch Spaltung der Peptidbindungen an den Positionen 6 und 7, wobei

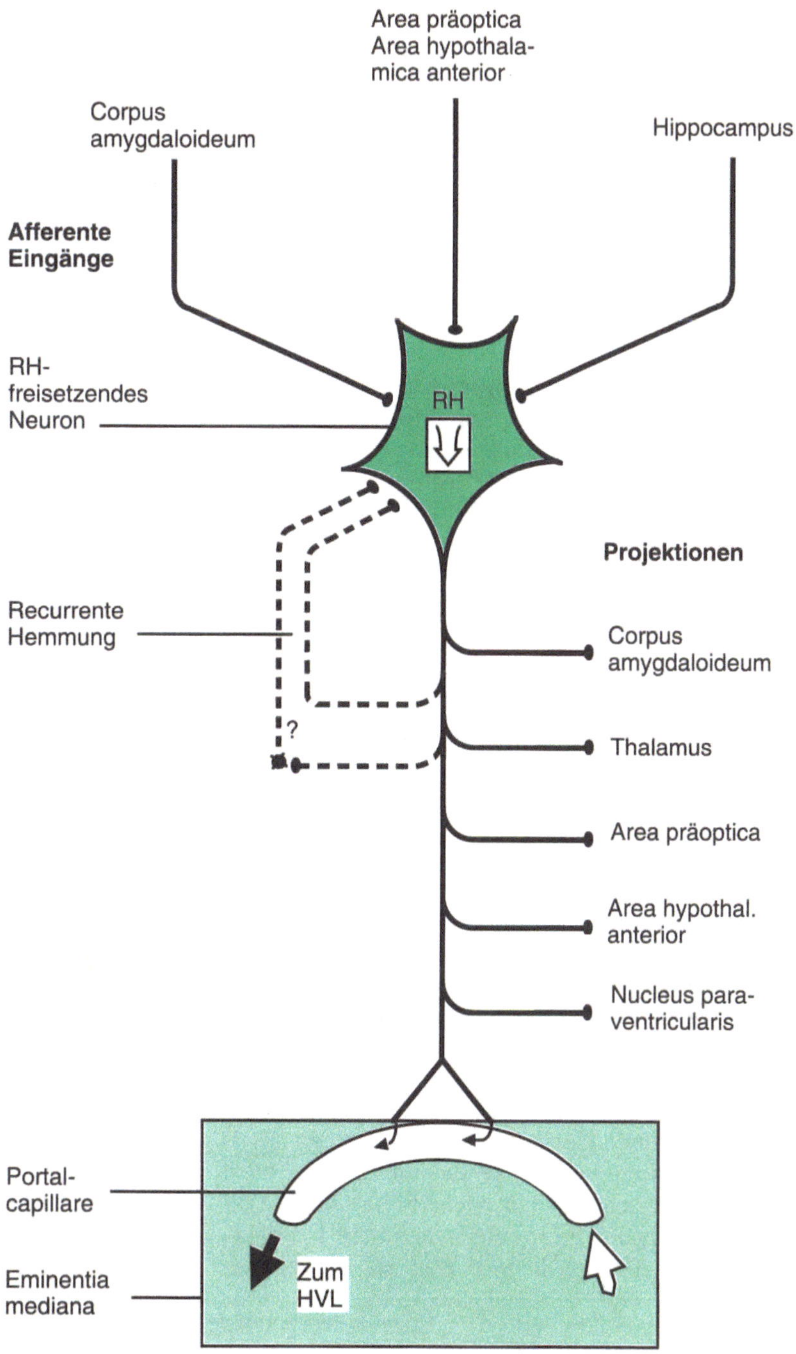

Abb. 4.7. Releasinghormon (RH)freisetzendes Neuron aus der hypophysiotropen Zone als Grundelement der neuroendokrinen Kopplung im Hypothalamus. (Modifiziert nach Jänig 1980)

die enstehenden Peptide biologisch inaktiv sind. Der Abbau erfolgt durch spezifische Peptidasen, deren Aktivität durch Steroide und freigesetztes LH reguliert wird (Abb. 4.8)

Speicherung und Sekretion. Die GnRH-sezernierenden Zellen wurden als Neurone im Nukleus arcuatus identifiziert, deren Axone in der Eminentia mediana des mediobasalen Hypothalamus zusammenlaufen. In den Neuronen wird GnRH synthetisiert und in Granula gespeichert; durch die neuralen Axone erfolgt der Transport zu den Kapillaren des Portalkreislaufs.

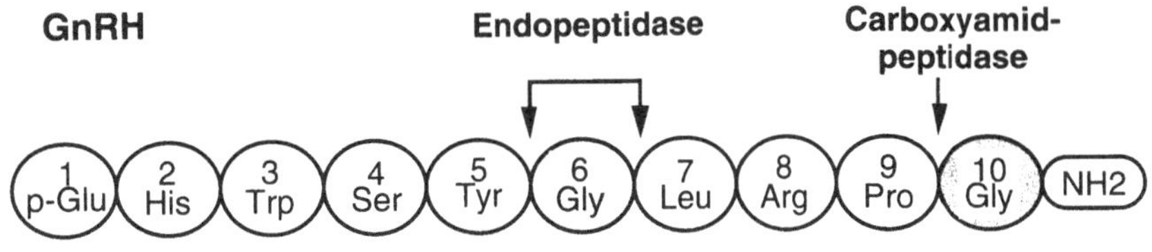

Abb. 4.8. GnRH-Molekül und die Hauptangriffstellen für spezifische Endopeptidasen

GnRH-Sekretion während des Lebens

Fetalperiode. GnRH kann im fetalen Hypothalamus zwischen der 14.–16. Schwangerschaftswoche nachgewiesen werden. Darüber hinaus konnte in vitro gezeigt werden, daß der isolierte mediobasale Hypothalamus des menschlichen Fetus zwischen der 20. bis 23. Schwangerschaftswoche GnRH pulsatil sezerniert (Rassmussen et al. 1989). Außerdem ist der fetale Gonadotroph (LH und FSH sezernierde Zelle in der Hypophyse) zu diesem Zeitpunkt in vivo und in vitro imstande auf GnRH-Stimulation mit einer Ausschüttung von LH zu reagieren (Rossmanith et al. 1990). Dies bedeutet, daß bereits in der Mitte der Schwangerschaft beim Fetus eine funktionierende hypothalamisch-hypophysäre Einheit besteht, die imstande ist, eine Gonadotropinsekretion aufrechtzuerhalten.

Während der fetalen Entwicklung ist die GnRH-Sekretionsleistung im männlichen und weiblichen fetalen Hypothalamus vergleichbar; dennoch sind während des 2. Trimenons die Konzentrationen von LH in der Hypophyse und im Serum bei weiblichen menschlichen Feten signifikant höher als bei männlichen (Reyes et al. 1974). Eine mögliche Erklärung könnte auf eine negative Rückkopplung durch Hormone aus dem fetalen Testis zurückzuführen sein. Untersuchungen an fetalen Hypophysen zeigten, daß wiederholte GnRH-Pulsen bei weiblichen Feten eine 6mal höhere hypophysäre LH-Freisetzung hervorriefen als bei männlichen Feten.

Neugeborenenperiode. Bereits während der Neugeborenenperiode erfolgt die Sekretion von GnRH pulsatil. In den ersten Jahren der Kindheit nimmt die hypophysäre Sensitivität auf exogenes GnRH ab.

Kindheit. In der frühen Kindheit beträgt die GnRH-Frequenz bei Jungen etwa 1 Puls/h, bei Mädchen dagegen 1 Puls/ 3–4 h. Der Serumspiegel der Gonadotropine (insbesondere der von LH) sinkt in dieser Zeit langsam ab und bleibt in dem ersten Jahrzehnt auf niedrigem Niveau bei einem erhöhtem FSH/LH Quotienten. Während dieser Zeit ist die Ansprechbarkeit der Hypophyse auf exogene GnRH-Gaben vermindert.

Pubertät. Eine erneute Zunahme der GnRH-Sekretion, die mit einer Änderung des Opioidtonus einhergeht, erfolgt mit Einsetzen der Pubertät. Die Frequenz und Amplitude der GnRH-Pulse nimmt zu, wobei dies zunächst während der Schlafphase und später während des ganzen Tages geschieht. Welche Mechanismen zu dieser Änderung führen, ist weitgehend unklar. Es wurde anhand von Tierversuchen vermutet, daß eine Abnahme der endogenen Opioidkonzentrationen hierfür verantwortlich ist. Dies ist jedoch beim Menschen ungesichert, zumal Opiatantagonisten bei präpubertären Kindern keine Zunahme der LH-Sekretion verursachen.

Ein weitere wichtige Entwicklung während der Pubertät spiegelt sich in der veränderten Sensibilität des Neuroendokriniums auf steroidale Einflüsse wider. Zunächst bewirkt die gesteigerte GnRH-Sekretion während der Schlafphase eine Erhöhung der FSH-Freisetzung, die durch die zunehmende Östrogenproduktion unterdrückt wird. Die weitere Zunahme der Frequenz und Amplitude der GnRH-Pulse bewirkt bevorzugt eine Steigerung der LH-Sekretion. Die vermehrte Östrogenbildung erhöht weiter die LH-Freisetzung über eine vermehrte Sensibilität der Hypophyse gegenüber GnRH-Pulsen. In der frühen Pubertät vermag das Östradiol nicht die GnRH-Pulsfrequenz zu vermindern.

Reproduktive Lebensphase. Während der reproduktiven Lebensphase unterliegt die GnRH-Sekretion den zyklischen Einflussen der ovariellen Steroide und anderer Faktoren (s. Abschn. Ovarien).

Postmenopause. Mit dem Erliegen der Ovarialfunktion kommt es zur Enthemmung der GnRH-Sekretion und damit zum Ansteigen von Frequenz und Amplitude der LH- und FSH-Sekretion (Abb. 4.9)

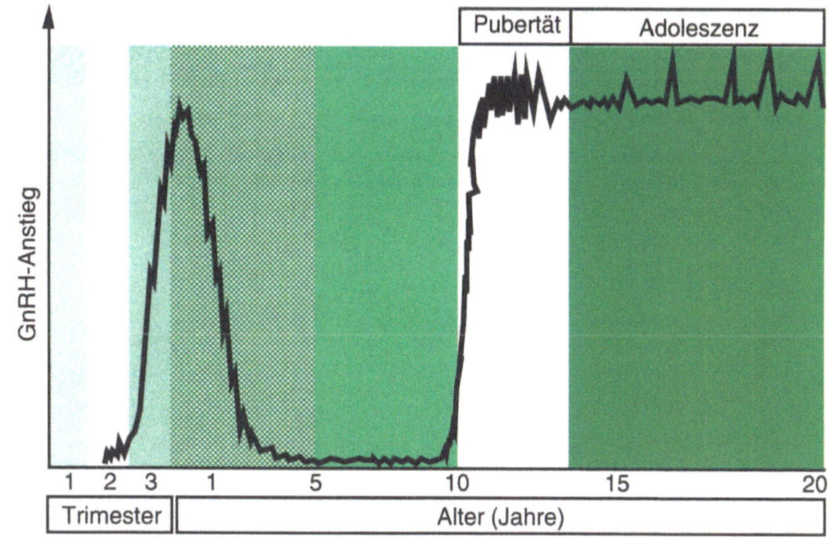

Abb. 4.9. GnRH-Sekretion während des Lebens. (Modifiziert nach Yen 1988)

Pulsgenerator

Lokalisation. Durch eine Reihe von Untersuchungen konnte Knobil (Knobil et al. 1980; Wilson et al. 1984; Knobil 1989) zeigen, daß von GnRH-Neuronen im mediobasalen Hypothalamus (MBH) rhythmische elektrische Impulse abzuleiten waren. Zwischen diesen Entladungen und sowohl der GnRH-Ausschüttung in das Portalsystem als auch den peripheren LH-Pulsen besteht eine ausgeprägte Synchronität.

Elektrophysiologischer Taktgeber. Der Taktgeber für die rhythmischen Aktionspotentiale sitzt mit großer Wahrscheinlichkeit im oder in der Nähe des Nukleus arcuatus im mediobasalen Hypothalamus (MBH). Versuche an Primaten, bei denen der Nukleus arcuatus durch stereotaktische Eingriffe zerstört wurde, führten zum raschen Erliegen der pulsatilen GnRH- und Gonadotropinsekretion (Wildt et al. 1981). Allerdings ist noch unklar, ob die rhythmischen elektrophysiologischen Entladungen eine intrinsische Eigenschaft der GnRH-Neuronen sind oder im Zusammenhang mit benachbarten Neuronen auf noch unbekannte Weise entstehen.

Pulsatile Sekretion

- Die elektrophysiologischen Aktionspotentiale im MBH treten etwa alle 60–90 min auf.
- Infolge der rhythmischen Aktivität im mediobasalen Hypothalamus und der GnRH-Entspeicherung aus neuralen Sekretionsgranula in den Portalkreislauf finden sich nachfolgend Spitzenkonzentrationen an Gonadotropinen im Serum.
- Die Bedeutung der pulsatilen LH- und FSH-Sekretion für die Ovarien ist ungeklärt, denn die ovarielle Steroidsekretion bleibt auch unter kontinuierlicher Gonadotropingabe erhalten.
- Möglicherweise sind geringere Gonadotropinmengen bei pulsatiler Sekretion erforderlich, um die gleiche Steroidmenge zu bilden wie bei tonischer Gonadotropinsekretion (Rossmanith et al. 1987).

GnRH-Frequenz. Veränderungen der Frequenz der GnRH-Ausschüttung und damit der Gonadotropinpulse führen zur Unterbrechung des normalen Ablaufs eines ovulatorischen Menstruationszyklus:

- Hohe GnRH-Pulsfrequenzen führen bevorzugt zur Expression von LH-α-mRNA, jedoch nicht LH-β- oder FSH-β-mRNA.
- Niedrige GnRH-Pulsfrequenzen induzieren selektiv die Expression von FSH-β-mRNA.
- Nur bei physiologischen GnRH-Pulsmustern erfolgt die Synthese beider Gonadotropine im Gonadotrophen.
- Die Zunahme als auch die Abnahme der Pulsfrequenz führt zu einer Unterbrechung der physiologischen menstruellen Funktion (Abb. 4.10).

Sezernierte GnRH-Menge. Offenbar ist die Sekretion von Gonadotropinen auch abhängig von der GnRH-Konzentration im Portalvenenblut: hohe Konzentrationen stimulieren die Sekretion, wohingegen niedrige Konzentrationen nur einen Primingeffekt erzeugen. Dies bedeutet, daß durch niedrige GnRH-Amplituden nach einer Latenzzeit von ca. 4 h (GnRH-induzierte Rezeptor-Up-Regulation) ei-

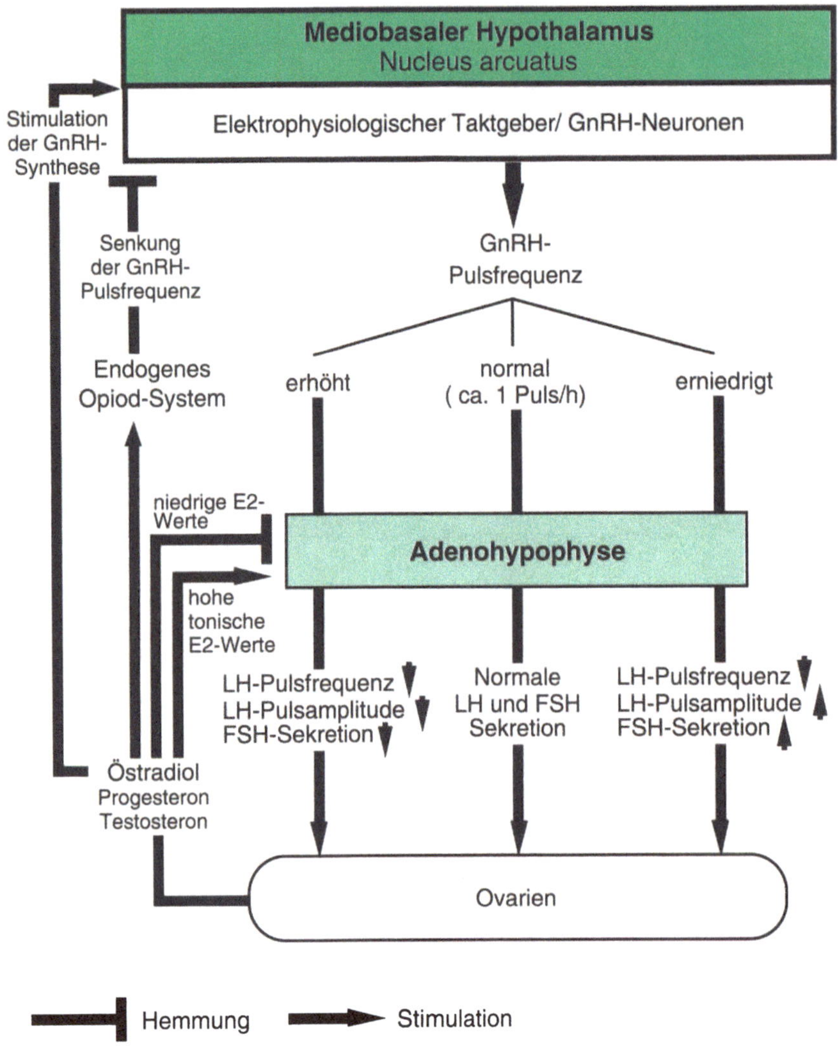

Abb. 4.10. GnRH-Pulsfrequenz: Einfluß auf die LH- und FSH-Sekretion. Die LH- und FSH-Sekretion steht under den modulierenden (meist suppressiven Wirkung) der Steroide, so daß die Effekte einer alleinigen GnRH-Wirkung auf die Hypophyse in vivo praktisch nicht zu beobachten sind. Die erhöhte LH und FSH-Sekretion in der Postmenopause ist auf die fehlende Steroidsuppression zurückzuführen

ne Vermehrung der GnRH-Rezeptoren induziert wird, die eine Auslösung von LH-Pulsen mit großer Amplitude ermöglicht.

Funktion. Der Pulsgenerator kontrolliert die GnRH-Sekretion und damit die Gonadotropinsekretion; er hat jedoch nur eine permissive Funktion bezüglich des menstruellen Zyklus, wobei der Regulation der Frequenz und möglicherweise der Amplitude der GnRH-Sekretion durch ovarielle Steroide die entscheidende Bedeutung zukommt. Darüber hinaus sind eine Vielzahl von Faktoren an der Modulation der GnRH- und Gonadotropinausschüttung beteiligt.

Pulsfrequenzen bei anderen Spezies. Rhythmische Kurzzeitschwankungen von LH mit Auftreten von LH-Pulsen weisen bei unterschiedlichen Tierspezies unterschiedliche Frequenzen auf. Der Abstand zwischen 2 Pulsen beträgt (Knobil 1974):

- Ratte: 20 min
- Affen: 60 min
- Mensch: ca. 90 min

Auf dieser Beobachtung basiert auch die intermittierende Substitution mit GnRH bei Mangelerscheinungen und in der Sterilitätstherapie.

Regulation der GnRH-Sekretion

Bezüglich der Modulation der Gonadotropinsekretion ist die direkte Beeinflussung der Frequenz des Pulsgenerators eine Möglichkeit in die Gonadotropinsekretion einzugreifen. Die Modulation der Reaktion der GnRH-Neurone im Hinblick auf Speicherung und Sekretion von GnRH auf Generatorimpulse ist eine zweite Ebene. Weitere Angriffspunkte sind die Freigabe des GnRH in die Portalgefäße (negativer Short-Loop-Feedback durch die erhöhten Konzentrationen im Portalkreislauf), der GnRH-Rezeptor auf dem Gonadotrophen, Postrezeptormechanismen, die Expression der verschiedenen Gonadotropinuntereinheiten, Speicherung und Sekretion der Gonadotropine in den Kreislauf.

Modulatorisch wirkende Substanzen sind Neurotransmitter (z. B. α-adrenerge, serotoninerge und dopaminerge Neurone), das endogene Opiatsystem, welches von verschiedenen anderen Neuromodulatoren stimuliert und inhibiert werden kann, und vor allem die Steroide (Östrogene, Progesteron und Androgene), die permissive, indirekte und direkte Wirkungen auf die Pulsfrequenz des GnRH und auf die Gonadotropinfreisetzung auf verschiedenen Ebenen haben (Abb. 4.11). Drei große Klassen der neurochemischen Signalträger sind bekannt:

- Biogene Amine (z. B. Noradrenalin, Adrenalin, Dopamin, Serotonin)
- Aminosäuren (z. B. γ-Aminobuttersäure, Glycin)
- Neuropeptide (z. B. Opioide, Neuropeptid Y)

α-adrenerge Modulation

Tierversuche weisen darauf hin, daß Noradrenalin als Neurotransmitter bei der Stimulation der hypothalamischen GnRH-Neurone eine wesentliche Rolle spielt. Der GnRH-Pulsgenerator wird durch das α-adrenerge System stimuliert und durch α-adrenerge Inhibitoren blockiert (Knobil 1989). Es bestehen direkte aufsteigende Verbindungen zwischen α-adrenergen Hirnstammneuronen (Locus coeruleus) zu GnRH-Neuronen. Es ist noch unklar, ob dieses α-adrenerge System bei der Regulation und insbesondere bei der Auslösung des mittzyklischen LH-Anstieges beim Menschen eine Bedeutung hat (Abb. 4.12).

Endogene Opioide

Das hypothalamische Opioidsystem ist ein wohldefiniertes neuronales Netzwerk innerhalb des mediobasalen Hypothalamus und steht in engem anatomischen und funktionellem Kontakt mit den GnRH-Neuronen (s. Abb. 4.12). Endogene Opioide spielen eine zentrale Rolle für die Gonadotropinsekretion, indem sie hemmend auf die hypothalamische GnRH-Sekretion wirken (Yen et al. 1985).

Biochemie. Endogene Opioide sind alle natürlich vorkommenden Peptide, deren Sequenzen eine der beiden folgenden Enkephalin-Pentapeptide enthalten (Sherman et al. 1989):

- Tyr-Gly-Gly-Phe-Met: Met^5
- Tyr-Gly-Gly-Phe-Leut: Leu^5

Genetische Untersuchungen haben gezeigt, daß 3 verschiedene Gene 3 Klassen von endogenen Opioiden kodieren: das Pro-Opiomelanokortin-Gen, Pro-Enkephalin-Gen, Pro-Dynorphin-Gen (s. Kap. 1).

Man bezeichnet diese Gruppe von Substanzen als die Opioid-Peptidfamilie. Aufgrund der sequentiellen Übereinstimmunen entfalten Opioide an bis zu 3 Rezeptorbindungsstellen ihre Aktivität:

- Bindungsstelle μ: Stärkste Wirkung des Morphins
- Bindungsstelle δ: Stärkste Wirkung der Enkephalin-Peptide
- Bindungsstelle κ: Stärkste Wirkung der Dynorphinderivate

Wirkung. Endogene Opioide können die hypothalamische GnRH-Pulsfrequenz hemmen. Die Wirkung des Opioidsystems kann jedoch nicht unabhängig von dem Steroidmilieu betrachtet werden, da seine Aktivität durch Steriode, insbesondere Östradiol und Progesteron, reguliert wird (Melis et al. 1988). Der Gehalt des Hypothalamus an β-Endorphin und Prae-Pro-opiomelanocortin-Messenger-RNA ändert sich mit Veränderungen der Steroidkonzentrationen: niedrige Opioidkonzentrationen in der frühen Follikelphase (bei niedrigen Östradiolkonzentrationen) und hohe Konzentrationen in der Lutealphase (Wehrenberg et al. 1982).

Entsprechend führt eine Blockade der endogenen Opioide in der späten Follikel- und in der Lutealphase zur Stimulation der Gonadotropinfreisetzung; diese Wirkung ist bei niedrigen Östrogenspiegeln (frühe Follikelphase und Postmenopause) nicht nachweisbar.

Während des menstruellen Zyklus führten Rossmanith et al. (1988) mit Hilfe von Opiatantagonisten Untersuchungen der endogenen Opiataktivität durch. Sie beobachteten durch 8stündige Naloxoninfusionen (Opiatantagonist) folgende Wirkungen:

Frühe Follikelphase: Keine Veränderung der GnRH-und LH-Sekretion über Tag; Blockade des pysiologischen nächtlichen Abfalls der GnRH-Sekretion.

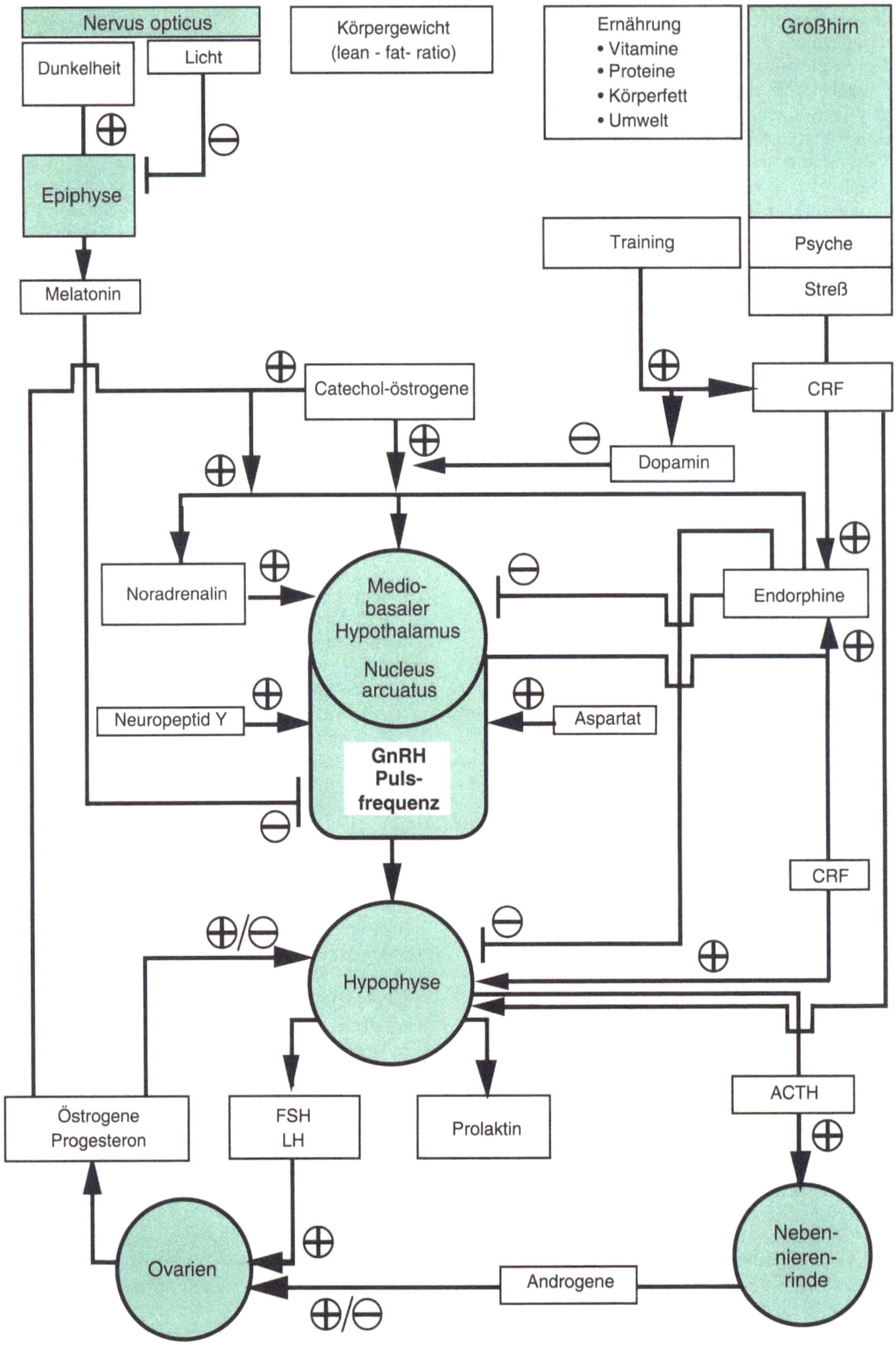

Abb. 4.11. Einflüsse auf die pulsatile GnRH-Sekretion

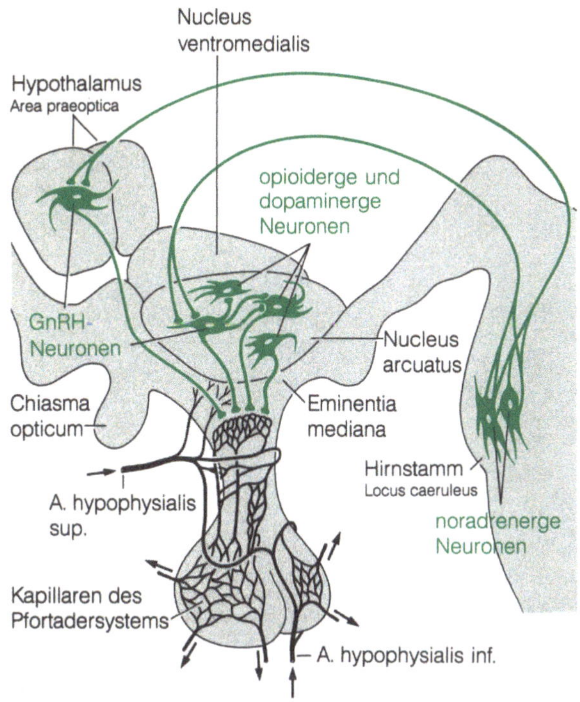

Abb. 4.12. Neuroanatomische Beziehung der noradrenergen (α-adrenergen), dopaminergen, opioidergen und GnRH-Neuronen im Gebiet des Nucleus Arcuatus, der Eminentia mediana und in der vorderen, präoptischen Hypothalamusregion: *1* vorderes präoptisches Hypothalamusgebiet, *2* Nucleus ventromedialis, *3* Eminentia mediana, *4* A. hypophysaria superior, *5* Hirnstamm (Locus coeruleus), *6* hypophysäre Portalgefäßschlingen, *7* A. hypophysaria inferior. (Nach Yen 1991 b)

Späte Follikelphase: Anstieg von Pulsfrequenz, und -amplitude von LH und FSH.

Mittlere Lutealphase: Keine Veränderung der Frequenz, Anstieg der Amplitude von LH.

Die Blockade der endogenen Opioide in der späten Follikel- und in der Lutealphase führt zur Stimulation der Gonadotropinfreisetzung. Außerdem steigt die Empfindlichkeit der Gonadotropinfreisetzung auf endogene Opiatblockade von der frühen Follikelphase zur Lutealphase an.

Es konnte gezeigt werden, daß die intravenöse Infusionen von β-Endorphin die Serumkonzentrationen von LH in der mittleren Follikelphase signifikant senkten (Reid et al. 1981); bei postmenopausalen Frauen ist dies nicht möglich. Dies deutet darauf hin, daß die Östrogene und Gestagene nicht nur die Expression der Opioide regulieren, sondern darüber hinaus auch die Opioidrezeptoraktivität steuern können.

Nächtliche GnRH-Frequenz. Physiologischerweise fällt die LH-Pulsfrequenz durch Schlaf in der frühen Follikelphase nachts ab. In der frühen Lutealphase haben Opiatantagonisten keinen Einfluß auf die Pulsfrequenz im wachen Zustand tagsüber; Naloxon, ein Opiatantagonist, kann jedoch die nächtlichen Veränderungen der LH-Pulscharakteristik aufheben (Rossmanith et al. 1987). Möglicherweise besteht, wie bei Ratten gezeigt werden konnte (Jacobson et al. 1986), eine tageszeitliche Rhythmik der Opioidbindungsstellen als Ursache dieses Effekts.

Mittzyklischer LH-Anstieg. Möglicherweise ist das endogene Opioidsystem auch an der Auslösung des mittzyklischen LH-Anstiegs beteiligt. Es wird angenommen, daß mittzyklisch eine Verminderung der opioidergen Aktivität eintritt, wodurch eine Freigabe der LH- und FSH-Sekretion erfolgt. Eine 24-stündige Infusion von Naloxon führt zu einem Anstieg der pulsatilen LH- und FSH-Sekretion, der dem spontanen LH-Peak entspricht (Rossmanith et al. 1988). Es bleibt jedoch unklar, ob eine Verminderung opioiderger Aktivität auf eine verminderte Rezeptoraktivität bzw. -dichte oder auf verminderte Opioidkonzentratioen an neuronalen Regulationsorten zurückzuführen ist (Jacobson u. Kolra 1989).

Opiatneuronen besitzen Östradiolrezeptoren, so daß eine Rückkopplung der ovariellen Steroide auf Hypothalamus und Hypophyse durch eine Veränderung der endogenen Opiataktivität bewirkt wird.

Dopaminerge Modulation

Trotz umfangreicher Untersuchungen bleibt die Rolle, die Dopamin bei der Regulation der GnRH-Sekretion spielt, kontrovers. Je nach den experimentellen Bedingungen hat Dopamin einen stimulatorischen oder inhibitorischen Einfluß auf die GnRH-Sekretion.

Biochemie. Dopamin wird aus der essentiellen Aminosäure Thyrosin, dem Praekursor aller Katecholamine, in katecholaminergen Neuronen des tuberoinfundibulären Dopaminystems (TIDA) synthetisiert. Die Synthese erfolgt durch die Thyroxinhydroxylase zu L-Dihydroxyphenylalanin (DOPA) (Abb. 4.13); die Aktivität dieses Enzyms wird durch Produkthemmung reguliert. DOPA wird schnell durch L-Aminosäuredecarboxylase zu Dopamin umgewandelt. Der Abbau des Dopamin erfolgt durch die Monoaminooxidase in einen inaktiven Metaboliten der Dihydroxyphenylessigsäure. Im Gegensatz zu den anderen Katecholaminen wird sezerniertes Dopamin nicht durch die Katechol-O-Methyl-Transferase (COMT) weitermetabolisiert;

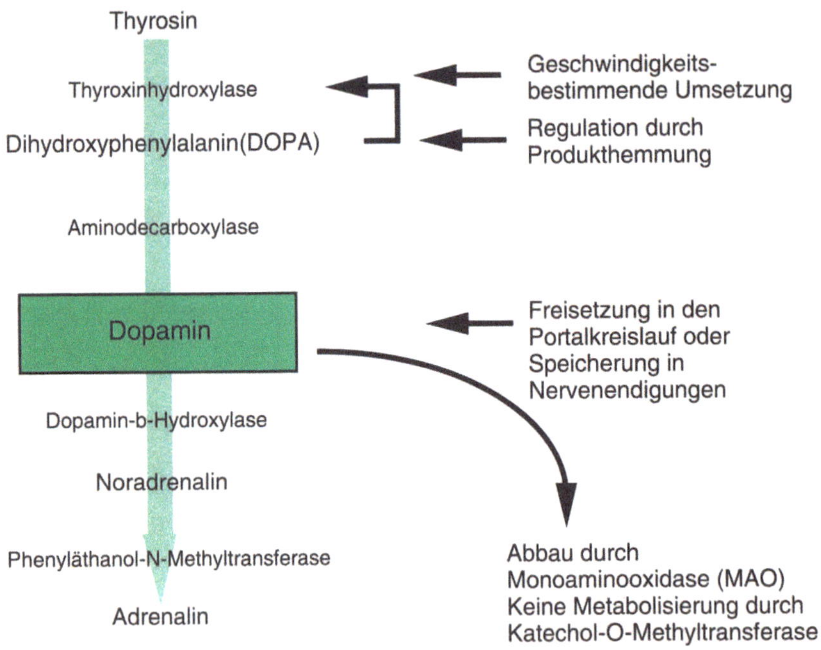

Abb. 4.13. Metabolismus des Dopamin

darüber hinaus existieren keine lokalen Autorezeptoren, so daß kein negativer Feedback im Bereich des TIDA-Systems durch Dopamin selbst ausgeübt werden kann (s. Kap. „Kap. 1).

Anatomie. Es besteht eine anatomische Verknüpfung dopaminerger und GnRH-sezernierender Neuronen. Die enge Nachbarschaft des tubuloinfundibulären dopaminergen Systems mit den GnRH-haltigen Neuronen im Nukleus arcuatus deutet auf eine funktionelle Kopplung der beiden Systeme hin. Axone dopaminerger Neurone reichen in der Eminentia mediana an GnRH-haltige Axone heran. Die wichtigsten Bahnen dopaminerger Neurone zeigt Abb. 4.14. Ein Fehlen von Dopamin im Bereich der Substantia nigra führt zum Morbus Parkinson.

Wirkung. Die Bedeutung des Dopamin als der Prolaktininhibierende Faktor (PIF) ist gesichert. Darüber hinaus hemmt Dopamin die GnRH-Sekretion wie Studien mit prä- und postmenopausalen Frauen (Yen et al. 1979) und verschiedene in-vitro-Experimenten (Ramirez et al. 1984) zeigen.

Diese Befunde stehen im Gegensatz zu Untersuchungen mit perifundierten humanen mediobasalen Hypothalami in vitro (Rasmussen et al. 1986) und elektrophysiologisch abgeleiteten ovarektomierten Affen in vivo (Kaufmann et al. 1985), die stimulierende Wirkungen von Dopamin auf die GnRH-Sekretion nachwiesen.

Dopamin stimuliert die hypothalamische Freisetzung von β-Endorphin, welches wiederum die Freisetzung dopaminerger Substanzen aus dem Hypothalamus hemmt (Wilkes u. Yen 1980). Daher wird vermutet, daß Dopamin und Endorphin in einem regulativen Gleichgewicht die GnRH-Sekretion mitkontrollieren (Rasmussen et al. 1983, 1987).

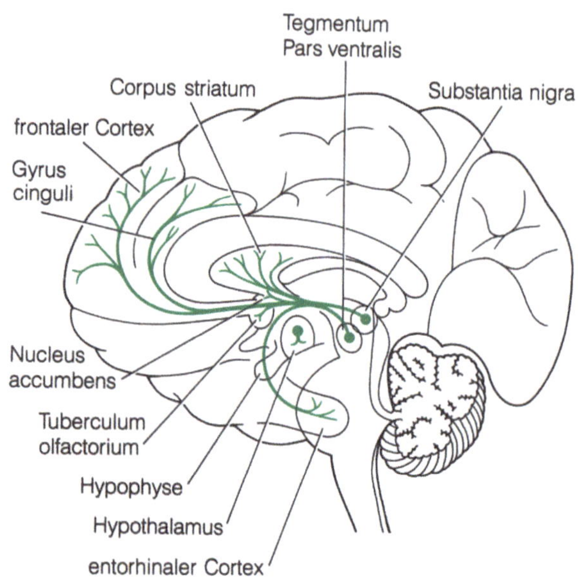

Abb. 4.14. Hauptbahnen dopaminerger Neurone im menschlichen Gehirn. (Nach Christie 1987)

Die Gabe eines Dopaminagonisten (Bromoergocryptin) bei postmenopausalen Frauen stellt die Wirkung von Opiatantagonisten auf die LH-Freisetzung wieder her (Melis et al. 1988). Darüber hinaus spricht die Lokalisation von Östradiol und Dopamin in katecholaminergen Neuronen für die Bedeutung dieser Steroide bei der Änderung dopaminerger Aktivität.

Letztlich ist die genaue Bedeutung des Dopamins bei der Regulation der GnRH-Freisetzung ungeklärt.

Zusammenfassung. Folgende Wirkungen des Dopamin sind nachgewiesen:

- Hemmung der Prolaktinausschüttung.
- Stimulation der β-Endorphin-Ausschüttung und damit indirekte Hemmung der GnRH-Sekretion.
- β-Endorphine hemmen die Dopaminfreisetzung im Hypothalamus.
- Kontroverse Befunde bzgl. des Einflusses auf die GnRH-Frequenz; möglicherweise besteht eine direkte stimulierende und eine indirekte hemmende Wirkung (Opioid-vermittelt) auf den Pulsgenerator.

Steroide

Steroide sind wichtige Modulatoren der pulsatilen Aussschüttung von GnRH.

Östrogene

Rezeptoren. Östrogenbindende Neurone sind vor allem in der präoptischen und hypothalamischen Region des Gehirns zu finden. Die größte Dichte an Bindungsstellen für Östradiol findet sich in der periventrikulären Region zwischen dem präoptischen Areal und dem kaudalen Nukleus arcuatus. Allerdings enthält nur jedes 500. GnRH-Neuron Östrogenrezeptoren (Shivers et al. 1983) (Abb. 4.15)

Wirkung. Im Tierexperiment können Östrogene je nach Dosis und Dauer der Einwirkung die GnRH-Sekretion steigern (Rudenstein et al. 1979) oder hemmen (Gross 1980). Es gibt Hinweise, daß eine geringe stimulatorische Östrogenwirkung über die direkte Steuerung des GnRH-Gens durch Östrogene erfolgen kann (Pfaff 1986). Wahrscheinlicher ist jedoch, daß Östrogeneffekte indirekt durch benachbarte Neurone, die z.B. γ-Aminobuttersäure (GABA), Opioide, Dopamin oder adrenerge Substanzen sezernieren, vermittelt werden.

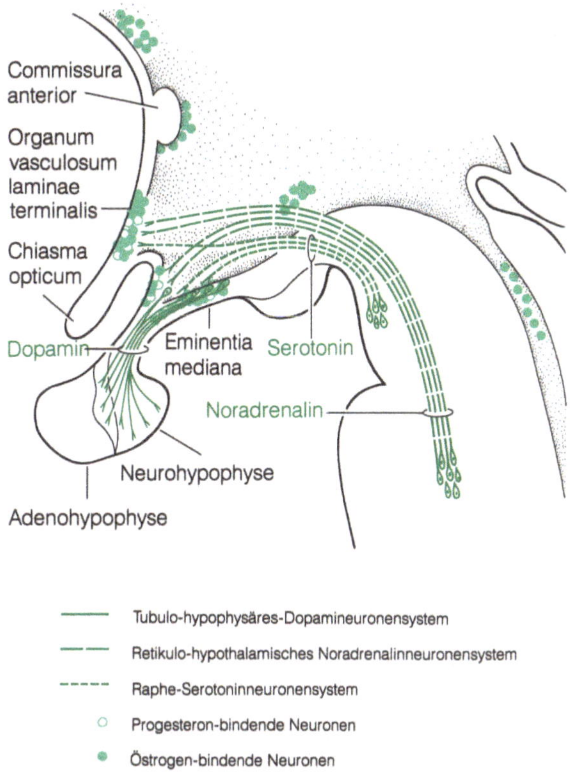

Abb. 4.15. Östrogen- und Progesteronbindende Neuronen im Gehirn des Primaten. (Nach Bloom 1991)

Ein Steroideffekt über opioiderge Neurone wird dadurch belegt, daß ein signifikanter Teil der opioidergen Neurone Rezeptoren für Östradiol (ca. 20%) und Progesteron (ca. 30%) besitzen. Die dopaminergen Neuronen enthalten zu 20% Östrogenrezeptoren und zu 90% Progesteronrezeptoren (Sar 1984; Romano et al. 1989; Fox et al. 1990; Hoffman et al. 1990). Wie in anderen Geweben können Östrogene Progesteronrezeptoren auf Neuronen des mediobasalen Hypothalamus induzieren.

Zusammenfassung. Folgende Wirkungen der Östrogene auf die hypothalmische GnRH-Sekretion sind bekannt:

- Aktivierung der Sekretion von β-Endorphin.
- Aktivierung des dopaminergen Systems.
- β-Endorphine inhibieren sowohl die Dopamin- als auch GnRH-Sekretion.
- Dopaminerge Aktivierung inhibiert die Sekretion von GnRH durch Aktivierung des β-Endorphine.
- Da Neuropeptide stärkere und längerdauernde Wirkungen als Amine ausüben, überwiegt meist der β-Endorphin-vermittelte suppressive Einfluß (Rasmussen et al. 1987).

- Östradiol kann die Bildung von Progesteronrezeptoren in Neuronen des mediobasaler Hypothalamus induzieren (Romano et al. 1989).
- GnRH-Neurone im Nukleus arcuatus haben keine oder nur eine sehr geringe Konzentration an Progesteron- und Östradiolrezeptoren (Fox et al. 1990)

Gestagene

Rezeptoren. Eine Progesteronbindung ist im mediobasalen Hypothalamus und der Region um die Eminentia mediana zu finden. Auf GnRH-Neuronen im Nukleus arcuatus konnten bisher keine Progesteronrezeptoren nachgewiesen werden. Dagegen weisen Dopaminneuronen im Nukleus arcuatus zu ca. 90% und β-Endorphinneurone zu ca. 30% Progesteronezeptoren auf (s. Abb. 4.20)

Wirkungen. Ebenso wie Östrogene können auch Gestagene in Abhängigkeit ihrer Konzentration und des Zeitpunktes ihrer Einwirkung stimulierend oder inhibierend auf die neuroendokrine Achse wirken. Diese Wirkung erfolgt nicht direkt über GNRH-Neuronen, sondern erfolgt indirekt und abhängig von der Östradiolkonzentration. Sowohl dopaminerge als auch opioiderge Neurone haben axoaxonale Synapsen mit GnRH-Neuronen und können somit den GnRH-Pulsgenerator beeinflussen.

Andererseits bewirkt Progesteron in der Lutealphase oder nach Östrogenvorbehandlung eine Verminderung der LH-Pulsfrequenz und eine Zunahme der Pulsamplitude. Progesteron vermag GnRH aus dem Hypothalamus freizusetzen und seinen Abbau zu hemmen. Auch dieser Effekt ist durch das Opioidsystem vermittelt; zu den Neuromediatoren, die die Progesteronwirkung vermitteln gehören das b- Endorphin, Noradrenalin und neuerdings auch das Neuropeptid-Y.

Zusammenfassung. Gesichert sind folgende Wirkungen:

- Progesteron stimuliert sowohl dopaminerge als auch opioiderge Neurone im Nukleus arcuatus des MBH mit der Folge:
  - β-Endorphin inhibiert sowohl die Dopamin- als auch die GnRH-Sekretion.
  - Dopamin stimuliert sowohl die β-Endorphin- als die GnRH-Ausschüttung.

Somit erfolgt die Regulation der Progesteronwirkung am Hypothalamus mit Hilfe der autoregulatorischen Dopamin und Opioidsekretion, die gegenteilige Wirkungen auf die GnRH-Sekretion ausüben.

Androgene

Bindungsstellen im Gehirn. Eine Bindung von Androgenen werden in der größten Dichte im Hypothalamus, in der Amygdala und, wenn auch in geringerem Umfang, im Septum und dem Hippocampus nachgewiesen.

Bedeutung. Im Vergleich zu den Östrogenen sind die Konzentrationen von Androgenen in allen Hirnarealen niedriger; es wird angenommen, daß ein signifikanter Anteil der zirkulierenden Androgene in Östrogene aromatisiert wird und somit Effekte über die Östrogenwirkung entfalten. Untersuchungen weisen daraufhin, daß die morphologische Differenzierung des männlichen Gehirns zum Teil von der Fähigkeit, Androgene im Hypothalamus und Vorderhirn zu aromatisieren abhängig sind.

Zusammenfassung. Insgesamt ist die Bedeutung der Androgene im Hinblick auf die GnRH-Sekretion unklar. Durch die Aromatisierung im Gehirn unterstützen sie möglicherweise Östrogen-vermittelte Wirkungen; darüber hinaus bestehen wahrscheinlich Östradiol-analoge Wirkungen am Hypothalamus.

Kortikotropin Releasinghormon (CRH)

Lokalisation. Das CRH-bildende Neuronensystem findet man sowohl in verschiedenen hypothalamischen und extrahypothalamischen Regionen als auch außerhalb des Gehirns. Von Bedeutung sind 3 Hauptsekretionsstellen mit den folgenden Wirkungen:

- Bahnen vom Nucleus paraventricularis (PVN) zur Eminentia mediana.
  Bedeutung: Diese Neurone kontrollieren die hypophysäre Sekretion des adrenokortikotropen Hormons (ACTH). Die CRH-Neurone des Nukleus paraventricularis stehen in engem anatomischen und vermutlich funktionellem Kontakt mit Oxytozin- und Vassopressin-sezernierenden Neuronen. Der Nukleus paraventricularis enthält mehr CRH- als Vasopressin- und oxytozinhaltige Neurone.
- Bahnen vom Nukleus paraventricularis zum Hirnstamm und zum Rückenmark. Hier werden Bildung und Sekretion sowohl von CRH als auch von Vasopressin und Oxytozin reguliert. Der PVN ist von noradrenergen und adrenergen Fasern innerviert, wobei die Nervenfasern in enger Assoziation mit CRH-Neuronen stehen; au-

ßerdem sind hier adrenerge Rezeptoren nachgewiesen worden (Plotsky et al. 1989).
Bedeutung. Durch diese Nervenbahnen werden in Stressituation autonome und vegetative Reaktionen beeinflußt.
- CRH-Neurone finden sich im Kortex, in Arealen des limbischen Systems und in der Stria terminalis.

Bedeutung. Es wird angenommen, daß CRH auch als stimuliernder Neurotransmitter fungiert. Auf diese Weise könnte das CRH-System wesentlich zur Verbindung der Gehirn-Hypophysen-Nebenieren-Achse einerseits und Streßabhängigen autonomen Reflexen und Verhalten wie z. B. Schmerzempfindung, Erregung und Motivation anderseits beitragen.

Wirkungen auf das Fortpflanzungssystem

- CRH induziert die Ausschüttung von b-Endorphinen und hat somit einen supprimierenden Einfluß auf den GnRH-Pulsgenerator.
- CRH hat einen direkten suppressiven Effekt auf die elektrophysiologische Aktivität des Pulsgenerators.

Zusammenfassung. Die Wirkungen von CRH sind im folgenden zusammengefaßt:

- Aktivierung der Hypophysen-Nebenieren-Achse (hypophysäre ACTH-Ausschüttung).
- Vermehrte Aktivität des sympathischen Nervensystems:
  - Erhöhung der Blutglukose,
  - Zunahme des Sauerstoffverbrauchs,
  - Anstieg des Herzeitvolumen,
  - Blutdruckerhöhung.
- Verminderte Aktivität des Fortpflanzungssystems:
  - Suppression der GnRH-Sekretion,
  - Verminderte sexuelle Aktivität.
- Verminderte Funktion des Gastro-Intestinal-Traktes:
  - Anorexie,
  - Verminderte Magensäuresekretion.
- Stimulation der Atmung:
- Veränderte immunologische und entzündliche Reaktionen:
  - Antipyretische Wirkung.
- Verhaltensänderung (Erregung, lokomotorische Aktivität):

Somatostatin (SS) und Growth-Hormone-Releasinghormon (GRH)

Sekretion. Die episodische Sekretion des hypophysären Wachstumshormons (GH) steht unter der Kontrolle von 2 hypothalmischen Peptiden:

- Somatostatin (SS) (Synonym: Somatotropin-Release-Inhibiting-Factor (SRIF))
- Growth-Hormone-Releasinghormon (GRH)

Die pulsatile Ausschüttung von hypophysärem Wachstumshormon resultiert aus der wechselweisen Ausschüttung von SS und GRH, wobei SS eine inhibierende und GRH eine stimulierende Wirkung ausübt (Tannenbaum u. Ling 1984).

GRH

Lokalisation. GRH wird aus Axonen von Neuronen, die im mediobasalen Hypothalamus, besonders posteriorer Anteil des Nukleus arcuatus, lokalisiert sind, in die Eminentia mediana in das portale Gefäßsystem sezerniert. Zusätzlich bestehen stimulatorische Verbindungen zu den Neuronen des Somatostatin im Sinne eines negativen Feedbacks.

Wirkungen. Das GRH reguliert lediglich die Sekretion des Wachstumshormons. Darüber hinaus wurde es in anderen intra- oder extrazerebralen Geweben lediglich bei ektoper GRH-Bildung im Rahmen der Akromegalie gefunden. Zirkulierende Insulin-like-Growth-Faktoren, deren Ausschüttung durch das GH induziert wird, üben eine negative Long-Loop-Feedbackwirkung auf die GRH-Sekretion aus.

Bedeutung für die Zyklusregulation. Das GRH selbst hat keine bekannte physiologische Funktion im Rahmen der Zyklusregulation. Die Wirkungen von GRH-induziertem IGF-I wird im entsprechenden Abschnitt dargestellt.

Somatostatin

SS wird in Neuronen im vorderen Anteil des Nukleus periventricularis und paraventricularis synthetisiert und ebenfalls in der Eminentia mediana in das Portalvenensystem ausgeschüttet. Es ist ansonsten sowohl innerhalb und außerhalb des Hypothalmus im ZNS als auch im Gastrointestinaltrakt, Pankreas und Plazenta lokalisiert.

Wirkungen. Im einzelnen werden dem SS folgende Funktionen zugeordnet:

- Physiologischer Inhibitor der hypohysären Thyroidea-Stimulating Hormone (TSH) Ausschüttung.
- Physiologischer Inhibitor der Wachstumshormonausschüttung der Hypophyse.
- Ausschüttung von SS steht unter der stimulatorischen Wirkung zirkulierender IGF-I, welches gleichzeitig die GRH-Sekretion hemmt (negativer Long-Loop-Feedback).
- Funktion als Neurotransmitter in ZNS-Neuronen.
- Inhibierung der Sekretion von gastrointestinalen Hormonen:
  - inhibierende Wirkung auf Blutfluß des Darms,
  - Motilität des Darms,
  - Nahrungsabsorption.
- Suppressiver Effekt auf das Immunsystem.

Bedeutung für die Zyklusregulation. Ebenso wie für das GRH ist eine physiologische Wirkung des SS auf die Zyklusregulation nicht bekannt.

Thyreotropin-Releasinghormone (TRH)

Lokalisation. TRH-sezernierende Neurone sind im Hypothalamus im Nukleus paraventricularis (PVN) lokalisiert. Ihre Axone projizieren in die Eminentia mediana, wo die Ausschüttung von TRH in das Portalvenensystem erfolgt. Zusätzlich wird TRH an vielen Stellen des Gehirns und des Gastrointestinaltraktes gefunden.

Wirkungen. TRH bewirkt die Ausschüttung von TSH aus dem Hypophysenvorderlappen. Es steht unter negativer Feedbackkontrolle der Schilddrüsenhormone und des SS. Es bewirkt zudem die Ausschüttung von Prolaktin aus dem Hypophysenvorderlappen. Andere Funktionen des TRH insbesondere an anderen Stellen des Gehirns sind nicht bekannt (zur Bedeutung des TRH-TSH-System für die Reproduktion siehe Kap.„Kap. 11, Band 2).

Bedeutung für den Zyklus. Eine physiologische Wirkung des TRH auf die Zyklusregulation ist nicht bekannt.

4.2.1.2 Epiphyse

Das Sekretionsprodukt der Epiphyse ist das Melatonin, welches abhängig vom Lichteinfall sezerniert wird. Es hat suppressive Wirkung auf den GnRH-Pulsgenerator. Jahreszeitliche Veränderungen im Reproduktionsystem sind bei Tieren eine wichtige Adaptation an eine lebensfeindliche Umwelt.

Makroantomie

Die ca. 1 cm lange Epiphyse (Zirbeldrüse, Corpus pineale) wächst aus dem Dach des Dienzephalons (Zwischenhirn) und bleibt mit ihm durch die Habenulae verbunden. Das Organ ist phylogenetisch ein Rest des Parietalauges der Reptilien.

Mikroanatomie

Es gibt 3 Haupttypen von Zellen in der Epiphyse: Pinealzellen (Pinealozyten), Gliazellen und Nervenendigungen. Die Nervenenden kommen aus dem sympathischen Ganglion cervicale superior; sie liegen in enger Beziehung zu Ausläufern von Pinealzellen.

Endokrine Funktion

Das Hauptprodukt der Epiphyse ist das Melatonin (5-Methoxy-N-Acethylserotonin), das ausgehend vom Tryptophan dort synthetisiert wird. Die Sekretion von Melatonin folgt bei allen Säugetieren einschließlich dem Menschen einer eindeutigen Tagesrhythmik mit einem Maximum während der Nacht. Die Stimuli für die Tagesrhythmik sind von endogenen Mechanismen und Licht abhängig. Lichteinfall hemmt die Melatoninsekretion, während Lichtentzug zur Sekretion führt.

Melatonin wirkt dem Melanozytenstimulierenden Hormon (MSH) der Hypophyse an der Haut entgegen und führt zur Depigmentierung der Haut.

Bahnen. Es wird angenommen, daß die Information über Lichteinfall über den Tractus retino-hypothalamicus via Nukleus suprachiasmaticus zu dem Nukleus paraventricularis weitergeleitet wird. Axone von Neuronen des Nukleus paraventricularis enden im Ganglion cervicale superior. Im Dunkeln aktivieren sympathische Neurone aus diesem Ganglion die Sekretion der Epiphyse.

Bedeutung für den menstruellen Zyklus

Melatonin wirkt supprimierend auf den GnRH-Pulsgenerator, im Sinne einer Verminderung der GnRH-Pulsfrequenz und führt damit zu einer Verminderung des Fertilitätspotentials bei Tieren und Menschen (Dailey u. Neill 1981; Hutz et al. 1985).

Dies zeigt sich deutlich bei Schafen, wo die Brunftzeit so beginnt, daß die Geburt der Lämmer zu einem Zeitpunkt stattfindet, wenn die Überlebenschancen am besten sind.

Die Bedeutung der lichtabhängigen Beeinflussung des GnRH-Pulsgenerators beim Menschen unterliegt starken individuellen Schwankungen. Eine eindeutige saisonabhängige Häufung der Geburten kann nicht nachgewiesen werden.

Melatonin wird z. Z. hinsichtlich seiner kontrazeptiven Wirksamkeit und seiner Bedeutung für das Mammakarzinom untersucht.

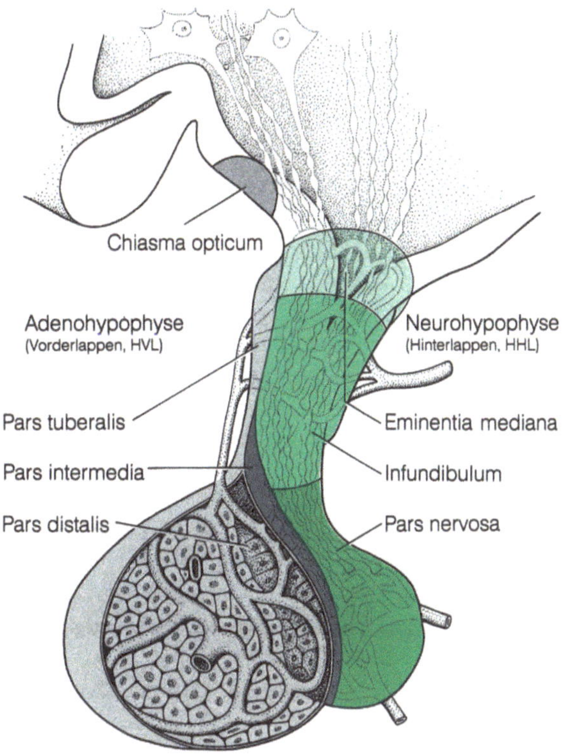

Abb. 4.16. Anatomie der Hypophyse. (Nach Breckwoldt et al. 1993)

4.2.1.3 Hypophyse

Die ersten Überlegungen zur Bedeutung der Hypophyse stammen aus dem 2. Jahrhundert von Galen. Nach seiner Vorstellung sammeln sich „Abfallprodukte" des Gehirns in der Hypophyse und werden als Schleim gefiltert in die Nase abgegeben. Diese Überzeugung hat sich bis in die Neuzeit gehalten, von der die englische Bezeichnung pituitary („Schleim" gr. lat.: phlegma, pituita) heute noch zeugt.

Allgemeines

Die Hypophyse befindet sich auf dem Boden des Schädels in einer sattelförmigen Ausbuchtung, der Sella turcica, die einen Teil des Os sphenoidale bildet. Die Abmessungen der Hypophyse betragen ca. $10 \times 13 \times 6$ mm mit einem Volumen von etwa 600 mm^3. Das Gewicht beträgt 0,5–0,7 g und ist bei Frauen etwas größer als bei Männern.

Der Blutfluß erfolgt durch die Portalgefäße, wobei die arterielle Zufuhr von der A. carotis interna über Aa. hypophysealis superior und inferior zu der Hypophyse gelangt. Der Blutfluß zum Hypophysenvorderlappen, der die höchste Durchflußrate von Säugetiergeweben aufweist, beträgt etwa 0,8 ml/g/min.

Die Hypophyse besteht aus 2 funktionell und anatomisch unterschiedlichen Teilen (Abb. 4.16):

1. Adenohypophyse (Lobus anterior): unterteilt in
   - Pars distalis (Prähypophyse): nimmt den größten Teil ein.
   - Pars intermedia : schmale Grenzzone zur Neurohypophyse.
   - Pars infundibularis (Pars tuberalis, Trichterlappen).
2. Neurohypophyse (Lobus posterior): ist durch das Infundibulum (Hypophysenstiel) mit dem Hypothalamus verbunden.

Der glanduläre Anteil der Hypophyse, die Adenohypophyse (Hypophysenvorderlappen), nimmt etwa 80% der gesamten Hypophyse ein.

Die Adenohypophyse (Hypophysenvorderlappen)

Die Adenohypophyse reagiert auf die hypothalamischen Releasinghormone mit der Ausschüttung der entsprechenden glandotropen Hormone Thyreotropin (TSH), luteinisierendes Hormon (LH) und follikelstimulierendes Hormon (FSH), adrenokortikotropes Hormon (ACTH), melanozytenstimulierendes Hormon (MSH). Über verschiedene Wege der Feedbackhemmung bzw. -Stimulation wird sowohl die Ausschüttung der Releasinghormone als auch die Synthese, Ausschüttung und Speicherung der entsprechenden glandotropen Hormone reguliert.

Mikroanatomie

Zelltypen. Die früher übliche Einteilung in chromophobe, azidophile und basophile Zellen, die auf dem Verhalten der Sekretionsprodukte der Zellen auf verschiedenen Färbungen beruhte, ist heute nicht mehr ausreichend. Die Zellen lassen sich hinsichtlich ihrer Sekretionsleistung aufgrund elektronenoptisch nachweisbarer Sekretionsgranula sowie vor allem nach der spezifischen Immunfluoreszenz einteilen. Heute sind folgende Zelltypen gesichert: kortikotrophe, somatrophe, laktotrophe, thyreotrophe und gonadotrophe Zellen.

Gonadotrophe Zellen. Die Gonadotrophzellen wurden außer mit histochemischen und ultrastrukturellen Methoden auch mit immunhistochemischer Färbung, die selektive Antisera für intakte Hormone bzw. deren Untereinheiten benutzt, untersucht.

Die Glykoproteinstruktur von LH und FSH ist verantwortlich für die Darstellung der Granula in Gonadotrophen aufgrund kohlenhydratreaktiver Substanzen. In der menschlichen Hypophyse gibt es Gonadotrophzellen, die LH und FSH, und andere, die nur eines von beiden produzieren. In der Ratte wurden zyklusabhängige Verschiebungen der verschiedenen Gonadotrophzelltypen beobachtet (Childs et al. 1983). Die Gonadotropinzelltypen des Hypophysenvorderlappens weisen komplexe morphologische und zytologische Eigenschaften auf, mit Unterschieden bei männlichen und weiblichen Individuen (s. auch Kap. „Kap. 1).

Embryonale Entwicklung

Die beiden Teile der Hypophyse sind unterschiedlichen Ursprungs. Die Adenohypophyse entsteht frühzeitig aus der Rathke-Tasche und hinterläßt dort häufig eine stecknadelkopfgroße Rachendachhypophyse; die Neurohypophyse ist eine Ausstülpung des III. Ventrikels. Die fetale Hypophysenanlage ist bereits bei einem Gestationsalter von 4–5 Wochen erkennbar, und der immunchemische Nachweis von Hormonen ist bereits in der 7. Schwangerschaftswoche möglich.

Hormonsekretion der Adenohypophyse

Im Hypophysenvorderlappen werden die Hormone Thyreotropin (TSH), luteinisierendes Hormon (LH) und follikelstimulierendes Hormon (FSH), Adrenokortikotropin (ACTH) und melanozytenstimulierendes Hormon (MSH) sezerniert.

Gonadotropine

Gonadotropinsynthese. LH und FSH haben viele chemische und strukturelle Gemeinsamkeiten. Es sind Dimere, die aus 2 glykosilierten Polypeptiduntereinheiten (α- und β-Untereinheiten) bestehen. Die α-Untereinheit ist gleich für LH, FSH, TSH und hCG; die β-Untereinheit jedes Hormons hat eine spezifische Aminosäurensequenz, welche über die Hormonaktivität entscheidet (s. Kap. „Kap. Nr. Hormone").

Untersuchungen des LH-Gehalts von menschlichen Hypophysen zeigten niedrige Werte zu Beginn der Follikelphase, einen kontinuierlichen Anstieg bis zur Ovulation, gefolgt von einem schnellen Abfall und einen erneuten Wiederanstieg. Einen ähnlichen, wenn auch weniger ausgeprägten Verlauf ergab sich für FSH.

Die LH-Reaktion auf GnRH-Infusionen ist biphasisch:

- initiale Freisetzung von LH mit Maximum nach 30 min
- Zweitanstieg nach 90 min und einer Dauer von 4 h.

Dieser biphasiische Verlauf weist auf 2 Kompartimente von LH in der menschlichen Hypophyse hin (Naor et al. 1982). Das Ausmaß des 2. LH-Anstiegs wird durch Östradiol gesteigert, wohingegen nach Östrogenvorbehandlung Progesteron sowohl den 1. als auch den 2. Anstieg steigert.

Im Gegensatz zu diesem biphasischen Verlauf weist die FSH-Freisetzung nur den 2., späteren Anstieg auf.

GnRH-Rezeptoren

Das hypothalamische GnRH gelangt über den hypophysären Kreislauf an die Hypophysenzellen und bindet an spezifische membranständige Rezeptoren (Clayton u. Catt 1981). Die Besetzung dieser Rezeptoren führt zur Mikroaggregation der GnRH-Rezeptoren und zu ihrer Aktivierung.

Bindungsstellen. Die Hypophysenzellmembran besitzt zwei Bindungsstellen für das GnRH-Molekül, wobei die hochaffinen Bindungsstellen für das GnRH die eigentlichen Rezeptoren sind, während die niedrigaffinen Bindungsstellen Endopeptidasen entsprechen. Der GnRH-Rezeptor ist ein Glykoprotein mit 60 kD, welches Sialsäurereste enthält.

Es wird angenommen, daß Rezeptoren gleichmäßig auf der Zelloberfläche verteilt sind. Sobald eine Bindung eingetreten ist, findet eine Wanderung entlang der Zellmembran statt (laterale Migration). Die laterale Migration endet an einer Stelle die „coated pit" genannt wird. Unter „coated pits" versteht man Lipidvesikel, die korbartig an spezifische gitterartige Proteine gebunden sind. Es sind ca. 500–1500 solche Stellen auf der Zelloberfläche zu finden. Durch die laterale Migration werden mehrere Rezeptorhormonkomplexe an einer Stelle zusammengeführt; dieser Vorgang ist die Mikroag-

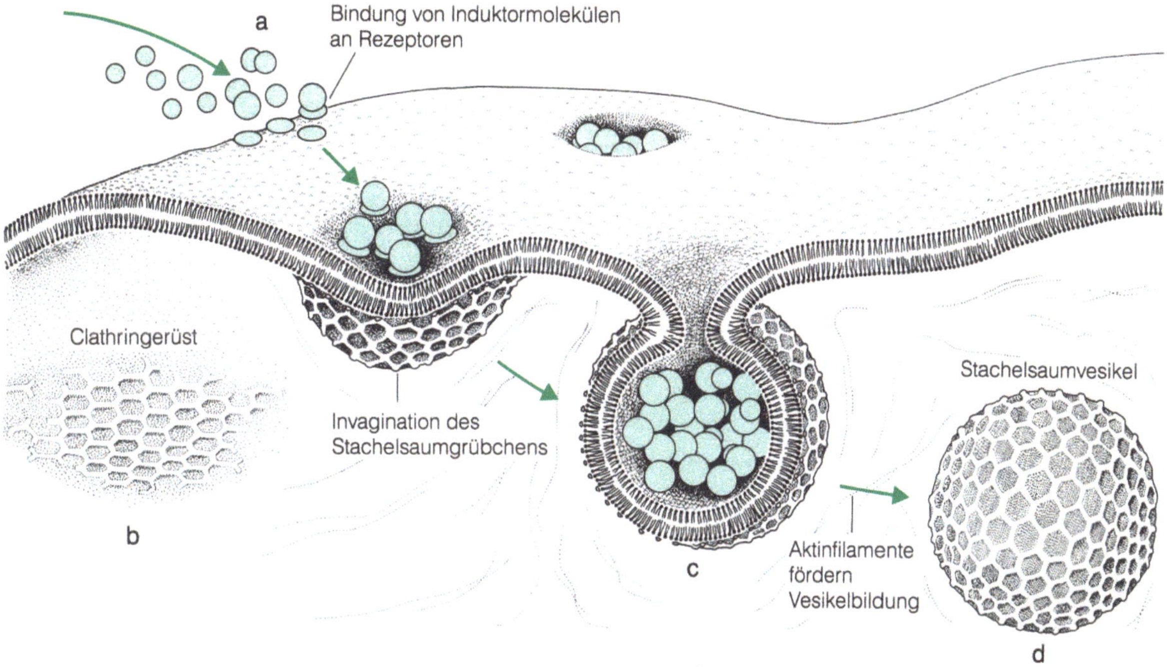

Abb. 4.17 a – d. Internalisierung des Rezeptors: Ablauf eines Endozytosevorgangs in schematisierter Form. (Nach Breckwold et al. 1993); **a** Bindung der GnRH-Moleküle an Rezeptoren; **b** Aktivierung intrazellulärer Eiweißmoleküle und Bildung eines netzartigen Gebildes (Clathringerüst); **c** Einsinken der Zellmembran, wobei die Clathringerüste die Zellmembran vor Defekten schützen; **d** Verschluß der Zellmembran bei vollständigem Eintreten des gebildeten Vesikels

gregation oder das „Clustering"; letzlich erfolgt die Internalisierung über einen Endozytosevorgang. Die Rezeptoren werden zum Teil in Lysosomen abgebaut, zum Teil an die Zellmembran zurückgeführt (Abb 4.17).

Rezeptorzahl. Die Rezeptorzahl unterliegt einer physiologischen Regulation, wobei die Rezeptorkonzentration vor dem mittzyklischen LH-Anstieg ihren höchsten Wert erreicht (Clayton u. Catt 1981). Im Alter und in der Laktationsperiode sind die Rezeptoren vermindert, während die Ovarektomie die Rezeptorkonzentration erhöht.

Regulation der Rezeptorzahl. Nach Bindung des GnRH-Moleküls an seinen hochspezifischen Rezeptor erfolgt eine Mikroaggregation, Aktivierung der Rezeptorproteine und Internalisierung des Hormonrezeptorkomplexes. Danach erfolgt eine Degradation des Hormonrezeptorkomplexes; ein signifikanter Teil der Rezeptoren wird schnell an die Zelloberfäche zurück gebracht. Dieser Retransfer an die Zelloberfläche ist ursächlich auf die Fähigkeit des GnRH zurückzuführen, seine Rezeptoren hochzuregulieren.

Positive oder negative Regulation von Rezeptoren wird als Up- und Down-Regulation bezeichnet. GnRH kann den Gehalt seiner Zellmembran-Rezeptoren selbst im Sinne einer Zunahme induzieren.

- Up-Regulation. Über den Mechanismus der Up-Regulation ist wenig bekannt. Vermutet wird eine beschleunigte Rückführung von internalisierten Rezeptoren (Hazum u. Conn 1988) und Synthese von Rezeptoren.
- Down-Regulation. Der GnRH-Polypeptidrezeptor scheint 2 Bindungsstellen zu haben: eine externe Stelle für das Polypeptidhormon, eine interne, die bei der Internalisierung eine Rolle spielt. Durch Internalisierung werden die Rezeptoren in die Zelle gebracht, wo sie in Lysosomen abgebaut werden (Abb. 4.18).

Second messenger der Gonadotropinsekretion

Die Bindung des GnRH-Moleküls an Rezeptoren der Gonadotrophzelle führt zur Stimulation der Biosynthese , Sekretion und Speicherung der hypophysären Gonadotropine. Der GnRH-Rezeptor ist ein sog. Typ I-Rezeptor, d. h. die Reaktion der Zelle erfolgt ohne Eintritt des Rezeptor-Hormonkomplexes in die Zelle. Zusätzlich findet am Gonadotrophen eine Internalisierung des Hormonrezeptor-

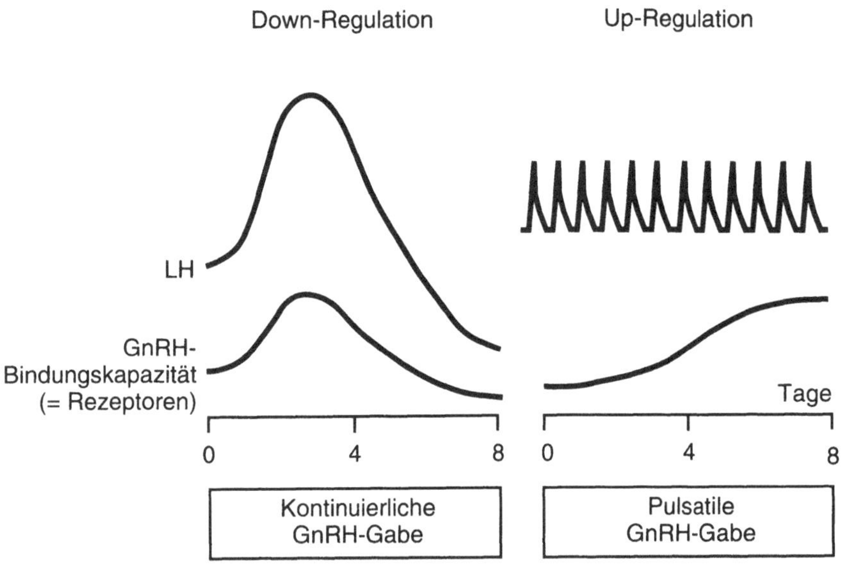

Abb. 4.18. Up- und Down-Regulation der LH-Sekretion und der GnRH-Bindungskapazität bei kontinuierlicher und tonischer GnRH-Gabe (GnRH-BK = GnRH-Bindungskapazität. (Schematische Darstellung; modifiziert nach Yen 1991 a)

komplexes statt, von der jedoch die Wirkung nicht abhängt.

Postrezeptormechanismen. Die Bindung von GnRH an den Rezeptor löst eine komplexe Serie von Reaktionen aus, die zur Sekretion von Gonadotropinen, zur Biosynthese von α- und β-Untereinheiten für LH und FSH und zur Dimerisierung und Glykosilierung dieser α- und β-Untereinheiten führt. Die Gonadotropinfreisetzung wird zum einen durch Stoffwechselwege, die von extrazellulärem Kalzium abhängig sind und zum anderen von Stoffwechselwegen, die von extrazellulärem Kalzium unabhängig sind, induziert (Kiesel u. Catt 1984; Kiesel et al. 1984a,b).

Kalzium. Nach GnRH-Bindung an den membranständigen Rezeptor erfolgt eine Rezeptoraggregation, in deren Folge es zum Kalziumeinstrom aus dem Extrazellulärraum und zu einer enzymatischen Second-messenger-Kaskade kommt. Der Kalziumeinstrom führt zu einer erhöhten intrazellulären Kalziumkonzentration, die die Freisetzung von sekretorischen Granula, die LH und FSH enthalten, durch Exozytose bewirken. Die Wirkung des Kalziums auf die Gonadotropinfreisetzung wird durch Bindung an Calmodulin, einem intrazellulärem Kalziumbindungsprotein, vermittelt.

Die Weitergabe des GnRH-Signals erfordert die sequentielle Interaktion von 3 membrangebundenen Proteinen:

- Rezeptoren für die extrazelluläre Bindung
- ein GTP-bindendes Protein (G-Protein), das den Austausch von fest gebundenem cGDP (inaktiver Ligand) gegen cGTP (aktiver Ligand) zuläßt,
- das cGTP gebundene G-Protein aktiviert die Phospholipase-C.

Das G-Protein ist ein in die Zellwand integriertes Heterotrimer, das funktionell als Signalkopplungsprotein zu verstehen ist. Es hat die Fähigkeit zur GTP-Bildung und ist an der Übertragung eines Hormon- oder Neurotransmittersignals von einem membrangebundenen Rezeptor an ein Enzym oder Ionenkanal beteiligt. Dieses Protein vermittelt die Aktivierung der Phospholipase-C, wodurch die Hydrolyse des Membranphospholipids Phosphatidyl-inositol-(4,5)-biphosphat (PIP_2) in zwei synergistisch wirkende Second messengers induziert wird:

- Diacylglycerol (DAG): DAG aktiviert die Proteinkinase-C (PK-C), welche vom Zytosol zur Zellmembran transloziert wird, wodurch die Proteinphosphorylierung und Gentranskription in Gang gesetzt wird.
  Ein Produkt des DAG, die Phosphatidylsäure (PA) stellt die Arachidonsäure zur Verfügung, welche durch die Lipoxygenase weiter zu Leukotrienen verstoffwechselt wird. DAG dient als eine Speicherform der freien Arachidonsäure, wobei die Phospholipase A2 aus Membranpho-

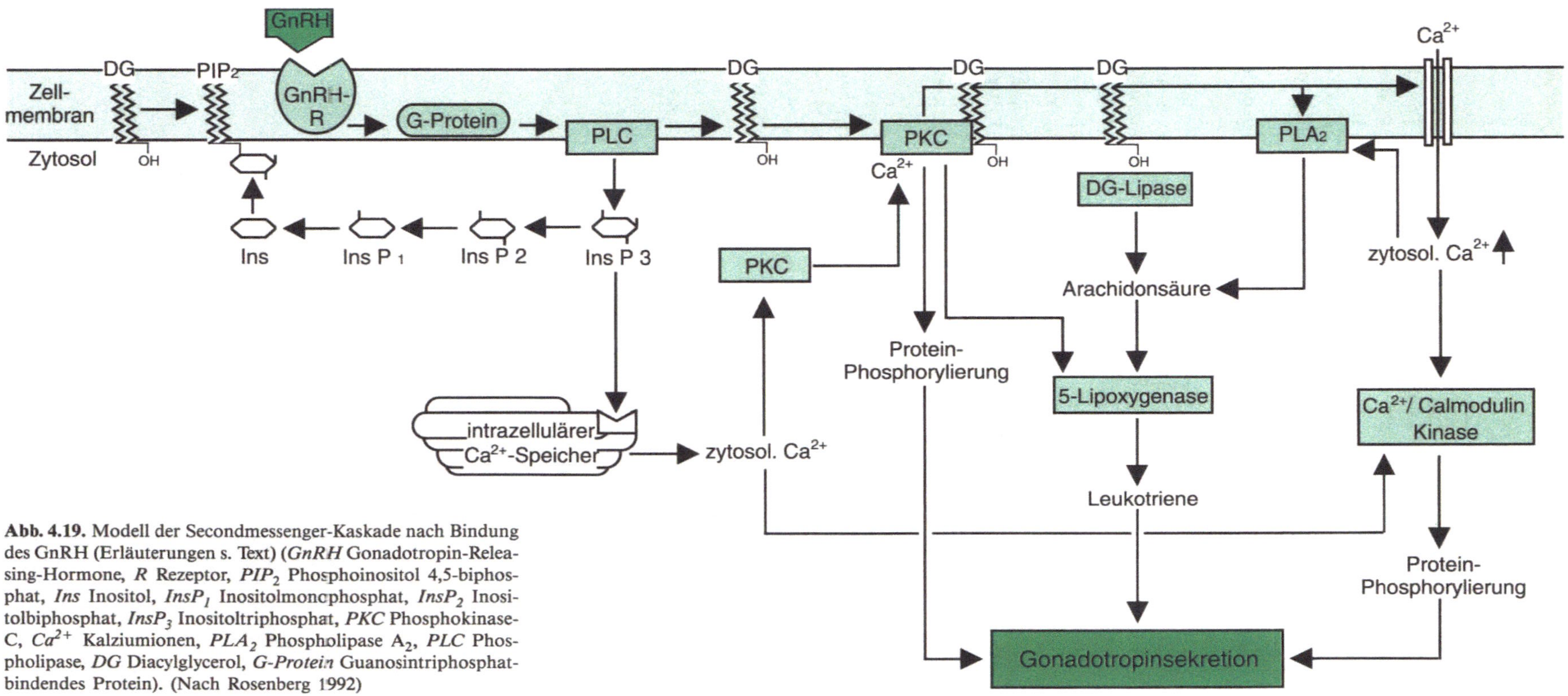

Abb. 4.19. Modell der Secondmessenger-Kaskade nach Bindung des GnRH (Erläuterungen s. Text) (*GnRH* Gonadotropin-Releasing-Hormone, *R* Rezeptor, PIP_2 Phosphoinositol 4,5-biphosphat, *Ins* Inositol, $InsP_1$ Inositolmonophosphat, $InsP_2$ Inositolbiphosphat, $InsP_3$ Inositoltriphosphat, *PKC* Phosphokinase-C, Ca^{2+} Kalziumionen, PLA_2 Phospholipase A_2, *PLC* Phospholipase, *DG* Diacylglycerol, *G-Protein* Guanosintriphosphat-bindendes Protein). (Nach Rosenberg 1992)

pholipiden ebenfalls Arachidonsäure freisetzen kann.

- Leukotriene (LT). Diese hochpotenten Fettsäuren sind in der Lage, die Gonadotropinsekretion in der Zellkultur stärker als GnRH zu stimulieren. Die Leukotriene sind zusätzlich auch Modulatoren der GnRH-Wirkung. Experimentelle Daten weisen darauf hin, daß eine hohe Leukotrienkonzentration in der Zelle die GnRH stimulierte Gonadotropinfreisetzung blockieren kann.

- Inositol-1,4,5-triphosphat (IP_3): IP_3 induziert die Mobilisation von intrazellulären Kalziumionen aus dem endoplasmatischen Retikulum durch Bindung an Calmodulin und öffnet die Kalziumkanäle der Zellmembran. Der Anstieg von intrazellulärem Kalzium führt zur Entleerung von intrazellulären Gonadotropinspeichern durch Exozytose.

Zusammenfassung. Vier Mechanismen führen letztlich zur Sekretion der Gonadotropine (Abb. 4.19):

- Einstrom von extrazellulären Kalziumionen führt zur Entleerung von Gonadotropinspeichern.
- Inositoltriphosphat (IP_3) aktiviert intrazelluläres Kalzium: Entleerung von Gonadotropinspeichern.
- Arachidonsäuremetaboliten: Leukotriene führen zur Sekretion von Gonadotropinen.
- Proteinkinase C: Proteinphosphorilierung führen zur Synthese und Sekretion von Gonadotropinen.
- Die unterschiedlichen Mechanismen wurden während der Evolution angelegt und sind wichtig für die Arterhaltung, da bei Ausfall eines Stoffwechselweges die anderen dessen Rolle übernehmen können.

Regulation der Gonadotropinsekretion

Rückkopplungsmechanismen an der Hypophyse. Die Regulation der Sekretionsleistung der Hypophyse erfolgt wie bei allen biokybernetischen Systemen durch unterschiedliche Formen der Feedbackkontrolle. Hierbei unterscheidet man 3 Typen der Rückkopplung, wobei jede Form inhibierende oder stimulierende Wirkung haben kann (Abb. 4.20):

- Long-Loop-Feedback-Mechanismen
- Short-Loop-Feedback-Mechanismen
- Ultrashort-Loop-Feedback-Mechanismen

Langer Rückkopplungsmechanismus (Long-Loop-Feedback). Signalübertragung von Ovar an den Hypothalamus und die Hypophyse durch im Blut zirkulierende Steroide des Ovars. Positiv wirkende Rückkopplungen sind der mittzyklische Ein-

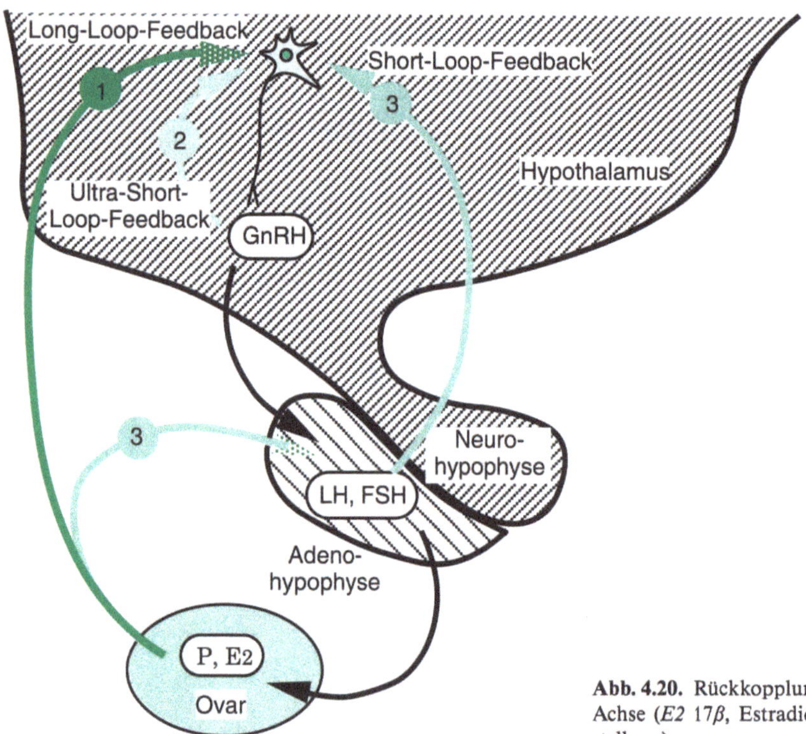

Abb. 4.20. Rückkopplungswirkungen an der neuroendokrinen Achse (*E2* 17β, Estradiol, *P* Progesteron). (Schematische Darstellung)

fluß von Östradiol (und Progesteron) auf die hypophysäre LH-Sekretion; ein Beispiel für die negative Rückkopplung ist der Einfluß von Inhibin auf die FSH-Ausschüttung der Hypophyse.

Kurze Rückkopplungsmechanismus (Short-Loop-Feedback). Rückkopplung der Gonadotropine auf die Hypophysensekretion von LH und FSH. Die Regulation erfolgt zwar ebenfalls über die Blutbahn, jedoch ohne einen weiteren stimulierenden oder inhibierenden Faktor zu involvieren. Auch hier existieren sowohl positive als auch negative Rückkoppelungen, wobei meist negative Wirkungen gefunden werden. Die Relevanz der Short-Loop-Feedbackkontrolle von LH und FSH muß noch weiter untersucht werden. Die Gabe von HMG (human menopausal gonadotropin) bei ovarektomierten Frauen hemmt die Ausscheidung der endogenen Gonadotropine (Szontagh 1973).

Ultrakurze Rückkopplungsmechanismus (Ultrashort-Loop-Feedback-Mechanismen). Als 3. Feedbackkontrolle der hypothalamischen Releasinghormonsekretion bezeichnet man die Ultrashort-Feedback-Regulation. Hierbei wird die Synthese, Speicherung und Freisetzung der hypothalamischen Releasinghormone von der freigesetzten Releasinghormonmenge selbst (negativ) beeinflußt (Abb. 4.21).

Darüber hinaus üben hypophysäre autokrine und parakrine Faktoren eine modulierende Funktion aus.

Frequenz und Amplitude. Die Regulation von Frequenz und Amplitude der Gonadotropinsekretion erfolgt sowohl über den Hypothalamus d.h. über die GnRH-Sekretion als auch durch Beeinflußung der hypophysären Produktion, Sekretion und Speicherung der Gonadotropine. Die Gonadotropinpulsamplitude hängt sowohl von der Menge GnRH, die auf eine Gonadotrophzelle einwirkt, als auch von der Empfindlichkeit der Gonadotrophzelle ab. Entscheidend für Puls und Amplitude der Gonadotropinsekretion ist die gonadale Funktion, wobei verschiedene Substanzen modulierend eingreifen können (Abb. 4.21).

Eumenorrhoische ovulatorische Frauen weisen in der Follikelphase eine hohe LH-Pulsfrequenz und eine niedrige Amplitude auf. Die Pulsamplitude nimmt während der Follikelphase zur Zyklusmitte hin zu, wohingegen die Frequenz abnimmt. Während der Lutealphase sind die Pulsamplituden unterschiedlich, so daß man von großen und kleinen LH-Pulsen spricht. Die Pulsamplituden sind in der späten Lutealphase höher als in der frühen. Die Frequenz ist niedrig (Abb. 4.22).

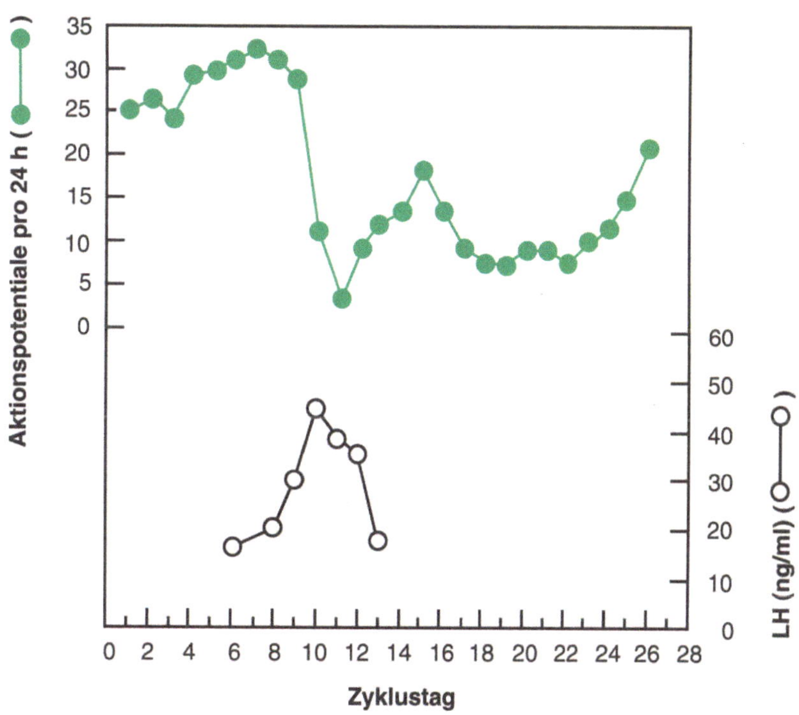

Abb. 4.21. GnRH-Puls-Generatorfrequenz (telemetrische Messungen beim Rhesusaffen) und LH-Serumkonzentrationen während des menstruellen Zyklus. (Nach Yen 1991)

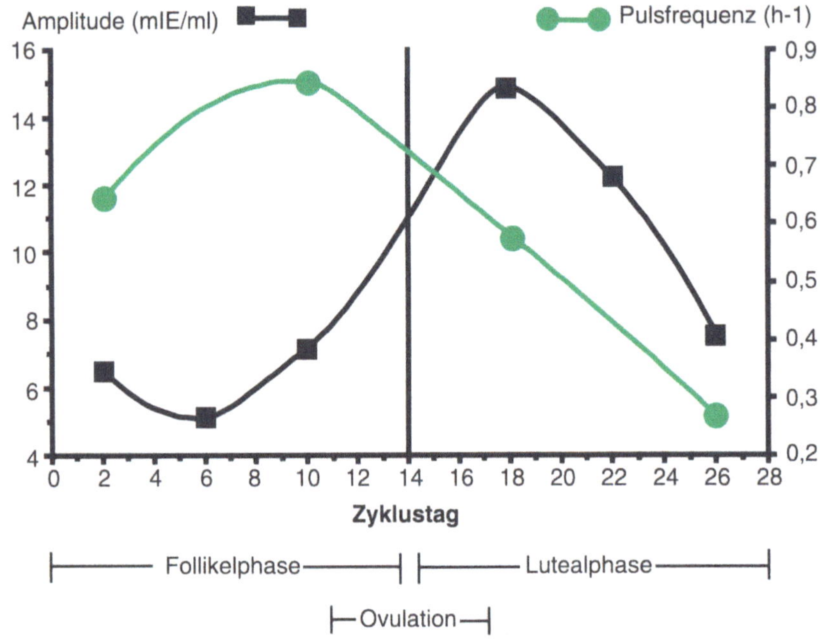

Abb. 4.22. Veränderungen der LH-Pulsfrequenz während des Zyklus. (Nach Daten aus Speroff et al. 1989)

LH-Peak. Der mittzyklische präovulatorische LH-Anstieg ist selbst pulsatil und enthält LH-Pulse, mit hohen Amplituden im Vergleich zu den LH-Pulsen während der präovulatorischen Phase. Die Frequenz der LH-Ausschüttung ändert sich in der präovulatorischen und während des LH-Peaks nicht (Abb. 4.23).

Es wird derzeit angenommen, daß die hypophysäre Empfindlichkeit gegenüber GnRH zur Zyklusmitte hin stark erhöht ist (auch gegenüber exogen verabreichtem GnRH); es ist jedoch nicht ausgeschlossen, daß erhöhte Mengen an GnRH durch das GnRH-neuronale System zu diesem Zeitpunkt freigesetzt werden.

Steroide

Östrogene

Östradiol übt sowohl stimulierende als auch inhibierende Wirkungen auf die hypophysäre LH und FSH-Sekretion und Speicherung aus (Knobil 1980).

Positives Feedback. Ein positives Feedback von Östrogenen auf die LH-Sekretion beobachtet man sowohl in präpuberalen wie auch erwachsenen (normalen und ovarektomierten) Tieren und Menschen (Knobil 1974; Yen u. Tsai 1972). Dieser positive Effekt von Östrogenen spielt eine physiologische Rolle bei der Induktion der weiblichen Pubertät wie auch bei der Auslösung des präovulatorischen LH-Anstiegs.

Der positive Feedback-Mechanismus tritt bei der Frau etwa bei einer Östradiolserumkonzentration von 250–300 pg/ml ein. Unter experimentellen Bedingungen konnte künstlich durch Zuführung von exogen verabreichtem Östradiol über 3 Tage ein Gonadotropinanstieg bei Frauen im hypogonadalen Zustand erreicht werden (Liu u. Yen 1983).

Es gibt Hinweise, daß dieser positive Feedbackmechanismus sowohl Ansatzpunkte am Hypothalamus als auch an der Hypophyse hat. An der Hypophyse bewirken Östrogene in adäquater Konzentration und Dauer eine erhöhte Ansprechrate der Hypophyse auf GnRH-Stimulation.

Negatives Feedback. Die negative Feedback Wirkung von Östrogenen wird insbesondere nach Kastration und in der Postmenopause beobachtet. Östrogene sind die potentesten Inhibitoren der Gonadotropinsekretion, hierbei läßt sich FSH meist leichter als LH unterdrücken (Zanisi u. Martini 1975a, b). Östrogen bewirkt in der Follikelphase an der Hypophyse eine Verminderung der Sekretion und eine Zunahme der Synthese und Speicherung der Gonadotropine. So wird mit zunehmenden Östradiolspiegeln im Verlauf der Follikelphase ein Gonadotropinvorrat aufgebaut, der mittzyklisch entleert werden kann. Auf die hypothalamische GnRH-Sekretion wirken Östrogene überwiegend hemmend.

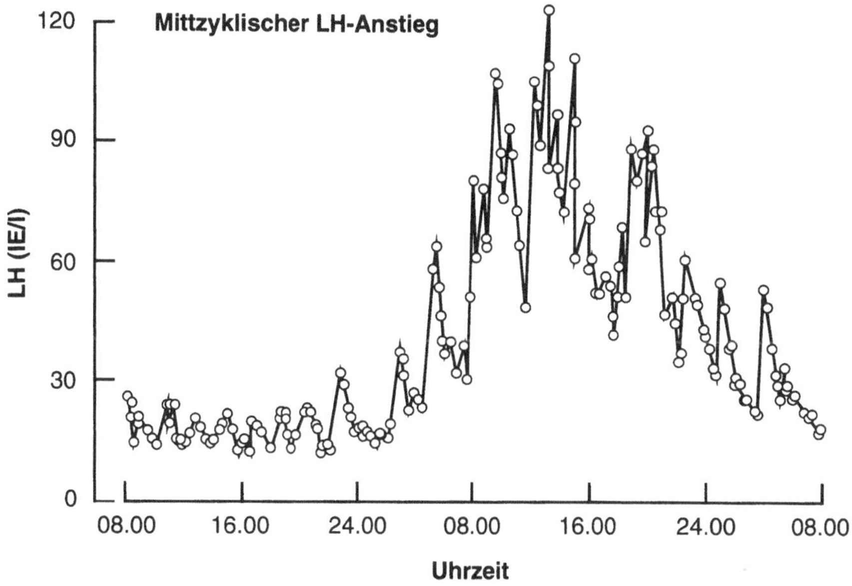

Abb. 4.23. Mittzyklische Pulsatilität des LH. LH-Serumkonzentrationen wurden während eines ovulatorischen Zyklus in 15minütigen Abständen (*Kreise*) über 24 h während des mittzyklischen LH-Anstieges gemessen (* signifikante Pulse). (Nach Roseff et al. 1989)

Zusammenfassung. Folgende Wirkungen der Östrogene an der Hypophyse sind bekannt:

- Positiver Feedback: Auslösung des mittzyklischen LH-Anstiegs durch höhere Östradiolkonzentrationen über einen längeren Zeitraum; hierbei werden Gonadotropinspeicher entleert.
- Negativer Feedback: Niedrige Östrogenkonzentrationen üben einen negativen Effekt auf die Sekretion der Gonadotropine und einen positiven Effekt auf Synthese und Speicherung der Gonadotropine aus.

Progesteron

Für Progesteron existiert ebenfalls ein positiver und ein negativer Feedbackmechanismus an der Hypophyse.

Positiver Feedback. Der LH-Anstieg in ovarektomierten Ratten, die mit Östrogen vorbehandelt worden sind, folgt nach Progesterongabe. Dieser positive Feedbackmechanismus von Progesteron erfolgt wahrscheinlich zum Teil auch über den Hypothalamus und nur nach Östradiolvorbehandlung.

Negativer Feedback. Die systemische Verabreichung von Progesteron allein vermag die LH- und FSH-Spiegel nicht zu unterdrücken (Zanisi u. Martini 1975 b). Dagegen kann dieser Effekt durch den Synergismus mit Östrogenen erreicht werden. Der negative Feedbackeffekt von Progesteron erfolgt am Hypophysenvorderlappen und indirekt am Hypothalamus.

Zusammenfassung

- Progesteron übt synergistische Wirkungen mit Östrogenen auf die Gonadotropinsekretion der Hypophyse aus.
- Im einzelnen sind die Wirkungen von Progesteron und Östradiol auf die Hypophyse noch nicht bekannt.

Inhibine und Aktivine

Inhibine haben sowohl eine regulatorische Wirkung über die hypothalamisch-hypophysäre Achse auf die FSH-Sekretion als auch autokrine und parakrine Wirkungen im Ovar. Die physiologische Bedeutung der Aktivine hinsichtlich des menstruellen Zyklus ist noch unklar, da keine Veränderungen der Serumkonzentrationen während des Zyklus festgestellt werden konnten (Batista et al. 1993). Eine Vielzahl von Wirkungen der Aktivine und Ihibine außerhalb des Ovars sind bekannt (Vale et al. 1990) (Abb. 4.24). Auf die para- und autokrine Wirkung von Inhibin und Aktivin wird im Rahmen der Ovarialregulation eingegangen. Biochemie s. Kap. 1.

Wirkung. Inhibine sind in Vitro und in Vivo sehr potente und selektive Inhibitoren der hypophysären

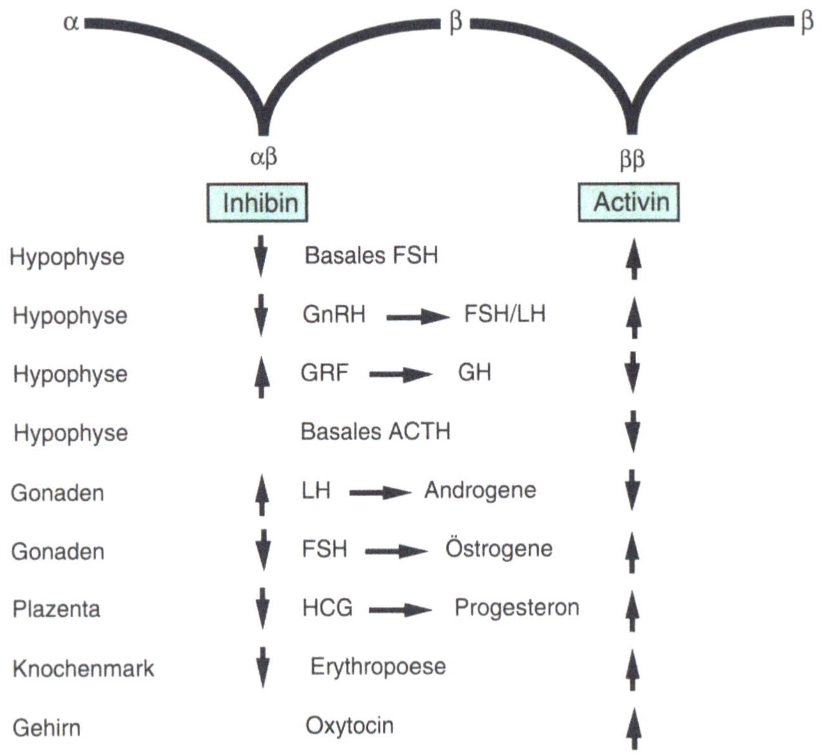

Abb. 4.24. Biologische Wirkungen von Inhibin und Aktivin in verschiedenen Zielgeweben. Zusätzlich zu ihren endokrinen, parakrinen, und autokrinen Fortpflanzungsorganen haben diese Peptide regulative Funktionen hinsichtlich der Sekretion des Wachstumshormons (*GH*), der Erythropoese und der Oxytozinsekretion. (*FSH* follikelstimulierendes Hormon; *GnRH* Gonadotropin-Releasing Hormone; *LH* Luteinisierendens Hormon; *GRF* Growth hormone-Releasing Factor; *ACTH* adrenokortikotropes Hormon; HCG Humanes Choriongonadotropin. (Nach Vale et al. 1990)

FSH-Synthese und -Sekretion, wobei jedoch eine Latenzzeit von mehreren Stunden beobachtet wurde; der maximale Effekt der Suppression zeigt sich 8–24 h nach Inhibingabe.

Die Wirkung von Inhibin an der Hypophyse erfolgt über eigene Rezeptoren unabhängig von den GnRH-Rezeptoren.

Aktivin hat in vitro eine ebenso starke stimulierende Wirkung auf die Hypophyse, allerdings scheint ihm in vivo bei der FSH-Regulation keine Bedeutung zuzukommen (Demura et al. 1993), da die peripheren Aktivinspiegel sich während des Zyklus nicht ändern.

Beide Substanzen zeigen keine Wirkung auf die LH-β mRNA Expression. (Gharib et al. 1990).

Zusammenfassung. Gesicherte endokrine In-vivo-Wirkung von Inhibin an der Hypophyse:

- Hemmung der hypophysären FSH-Sekretion über eigene Rezeptoren (negatives Long-Loop-Feedback)
- Autokrine und parakrine Wirkungen werden im Absch. 4.2.2 beschrieben.

Parakrine und autokrine Modulatoren

Die Zellen des Hypophysenvorderlappens stehen nicht nur unter der Kontrolle von hypothalamischen Hormonen und den Hormonen der Zielorgane (Steroide, Schilddrüsenhormone), sondern werden auch von Substanzen beeinflußt, die in der Hypophyse gebildet werden. Ein Zelltyp sezerniert eine Substanz, die dann die benachbarte Zelle (parakrine Regulation) oder die eigene Zelle (autokrine Regulation) beeinflußt.

Verschiedene Peptide des ZNS und des Gastrointestinaltraktes (z. B. Dynorphin, Angiotensin II, Vasopressin, Gastrin, Substanz P, Motilin) und Wachstumsfaktoren (z. B. EGF, FGF, IGF), die als parakrine und/oder autokrine Faktoren wirken können, wurden in Hypophysenzellen nachgewiesen. Es ist möglich, daß Hypophysenzellen mit Hilfe von parakrinen Substanzen über eine interzelluläre Kommunikation verfügen. Über die Sekretion von autokrin wirksamen Substanzen können die Hypophysenzellen ihre Sekretion von Hormonen oder ihre eigenen Rezeptoren für hypothalamische Hormone beeinfussen. Im folgenden können nur die möglichen Wirkungen der nachgewiesenen Substanzen dargestellt werden; ob und in welchem Umfang diese Substanzen Bedeutung für die Physiologie des Zyklus haben, ist meist noch unklar.

Angiotensin II. Laktotrophe (prolaktin-bildende) und gonadotrope (LH- und FSH-bildende) Zellen werden oft in enger Nachbarschaft gefunden. In vivo wurde eine GnRH-bedingte Freisetzung von Prolaktin aus den Laktotrophen festgestellt, obwohl die Laktotrophen keine GnRH-Rezeptoren aufweisen. In den Gonadotropen wurden Renin, das Angiotensin-Converting-Enzyme (ACE) und Angiotensin II nachgewiesen (Saint-Andre et al. 1986). Möglicherweise wird die Prolaktinsekretion durch Angiotensin II bewirkt, welches ein starker Stimulator der Prolaktin-freisetzung (Schramme u. Denef 1983) ist. Darauf weist auch die Tatsache hin, daß durch Saralasi, einem spezifischen Antagonisten für Angiotensin II, die GnRH-stimulierte Sekretion von Prolaktin gehemmt werden kann.

Bedeutung. Diese Befunde weisen darauf hin, daß Angiotensin II in den Gonadotrophen gebildet wird und als parakriner Faktor die GnRH-stimulierte Freisetzung von Prolaktin aus den Laktotrophen vermittelt.

Vasoactive Intestinal Peptide (VIP). Die Sekretion von Prolaktin wird auch durch das vasoactive intestinal polypeptid (VIP) verstärkt. Studien an hypophysären Einzelzellen zeigten, daß VIP in den Laktotrophen gebildet wird und als autokriner Faktor die Freisetzung von Prolaktin stimuliert (Nagy et al. 1988). Diese autokrine Stimulation der Prolaktinfreisetzung könnte zum Teil die hohe basale Sekretion von Prolaktin erklären. Die Expression von VIP in der Hypophyse steht unter der Kontrolle von Östrogenen (Koves et al. 1990).

Motilin. Auch somatotrophe (GH-bildende) Zellen und Gonadotrophe unterliegen einer autokrinen Regulation. Somatotrophe bilden Motilin, das die GH-Freisetzung stimuliert (Samson et al. 1984).

Activin. Erste Ergebnisse zeigen, daß Activin als autokriner Faktor der Gonadotrophen die FSH-Freisetzung stimuliert (Vale et al. 1990).

Opioide. Wahrscheinlich vermitteln hypophysäre Opioide als parakrine Substanzen die CRF-bedingte Hemmung der LH-Freisetzung. Kortikotropin Releasinghormon (CRF) hemmt die Freisetzung von Gonadotropinen aus perifundierten fetalen Hypophysenfragmenten. Autoradiographisch konnte jedoch gezeigt werden, daß Gonadotrophe keine CRF-Rezeptoren bilden. Die CRF-bedingte Hemmung wird durch Naloxon – einem Opiatantagonisten- und durch Antisera gegen Endorphin aufgehoben. Außerdem enthalten Gonadotrophe Opiatrezeptoren. CRF scheint zu bewirken, daß β-Endorphin aus den kortikotropen (ACTH-bildenden) Zellen freigesetzt wird. β-Endorphin hemmt als parakriner Faktor die LH-Sekretion.

Wechselwirkungen zwischen Gonadotroph- und Somatotrophzellen. Gonadotrophe stehen unter der parakrinen Regulation von somatotropen Zellen. Angereicherte Somatotrophe sezernieren in vitro einen oder mehrere Faktoren, die die LH-Freisetzung stark stimulieren. GnRH wirkt mit diesem parakrinen Faktor synergistisch auf die LH-Freisetzung. Das Wachstumshormon GF (GR) scheint die Sekretion dieses parakrinen Faktors zu hemmen.

Während die Somatotrophen einen stimulierenden Einfluß auf die gonadotrophen Zellen ausüben, wirken die Gonadotrophen hemmend auf die Somatotrophen. GnRH vermindert die angiotensininduzierte GH-Freisetzung. Diese GnRH-bedingte Hemmung wird durch einen Opioidantagonisten aufgehoben. Gonadotrophe bilden das Opioid Dynorphin, dessen Freisetzung durch GnRH stimuliert wird. Dies deutet darauf hin, daß GnRH die Freisetzung von Dynorphin als parakrinen Faktor stimuliert. Dynorphin wiederum hemmt die angiotensinstimulierte GH-Sekretion.

Folliculo-stellate-Zellen. Die physiologische Bedeutung der sog. Folliculo-stellate Zellen ist noch unklar. Sie sezernieren keine Hormone und enthalten keine sekretorischen Granula. Studien weisen darauf hin, daß die Follikulo-stellate-Zellen an der parakrinen Regulation der Hypophyse beteiligt sind. Sie bilden den Wachstumsfaktor basic Fibroblastic Growth Factor (bFGF) (Gospodarowicz u. Ferrara 1989). bEGF stimuliert die Freisetzung von LH, Prolaktin und GH.

Prolaktin (Prl)

Biochemie. Das Prolaktinmolekül ist ein Polypeptid, das 198 Aminosäuren enthält; das Molekulargewicht beträgt 22000 Dalton (s. Kap. 1).

Laktotroph. Die prolaktinsezernierende Zelle in der Hypophyse ist der Laktotroph. Studien weisen daraufhin, daß sowohl GH als auch Prl von einer einzigen Zelle sezerniert werden (Zimmermann et al.

1974). Dies steht in Einklang mit einer gemeinsamen Präkursorzelle sowohl für somatrophe als auch laktotrophe Zellen (Melmed et al. 1983, Lloyd et al. 1988). In der menschlichen Hypophyse beträgt der Anteil der Laktotrophen ca. 40–50% der gesamten Zellpopulation (Lloyd et al. 1988).

Rezeptoren. Der Prolaktinrezeptor der Ratte wurde 1988 (Boutin et al. 1988) cloniert und hat sehr große Ähnlichkeit mit dem humanen GH-Rezeptor, was auf die enge Verbindung zwischen den beiden Hormonen hinweist.

Spezifische Rezeptoren für Prolaktin wurden bei der Frau in der Leber, der Lunge, der Nebenniere, den Mammae und den Ovarien gefunden. Die hepatischen Prolaktinrezeptoren zeigen eine deutliche Steroidabhängigkeit, wobei sie durch Östrogene und Prolaktin selbst induziert und durch Androgene vermindert werden. Diese Rezeptoren werden als laktogene Rezeptoren bezeichnet, da sie Prolaktin, plazentares Laktogen und Wachstumshormon binden, welches ebenfalls laktogene Aktivität entfaltet und unterscheiden sich von GH-Rezeptoren, die nur GH und nicht Prolaktin binden und auch nicht Steroid-abhängig sind.

Sekretion. Die Synthese und Freisetzung von Prolaktin erfolgt durch Einwirkung von inhibierenden (Prolaktin-inhibiting-Factor = PIF) und stimulierenden (Prolaktin-releasing-Factors = PRF) Faktoren auf hypothalamischer und hypophysärer Ebene. Die pysiologische Prolaktinsekretion erfordert im Gegensatz zu den meisten anderen endokrinen Hormonsekretionen eine ständige Suppression.

Die Sekretion erfolgt pulsatil, wobei Pulse unterschiedlicher Amplitude einer konstanten Basalsekretion überlagert werden. Es finden sich höhere Prl-Serumkonzentrationen während des Schlafs im Vergleich zum Wachzustand, wobei die Ursache für den Prl-Tagesrhythmus noch unklar ist.

Hemmung. Dopamin ist der wichtigste Inhibitor der Prolaktinsekretion auf hypothalamischer Ebene. Seine Wirkung wird durch Dopaminrezeptoren auf der laktotrophen Zelle vermittelt. Verschiedene Beobachtungen weisen daraufhin, daß γ-Aminobuttersäure ein weiterer Hemmfaktor für die Prolaktinsekretion ist, wobei Dopamin die weitaus stärkere Wirkung ausübt (Vincent et al. 1982; Gudelsky et al. 1983; Melis et al. 1988).

Stimulierung. Das hypothalamische Thyreotropin Releasinghormon übt eine starke stimulatorische Wirkung auf die Freisetzung von Prolaktin aus. Weiterhin sind Vasopressin und das vasoaktive gastrointestinale Peptid (VIP) Stimulatoren der Prolaktinsekretion (Abe et al. 1985; Said u. Porter 1979). VIP stimuliert die Sekretion von PRL, vermittelt durch die Freisetzung von Oxytozin (OT) (Samson et al. 1989). Darüber hinaus scheint VIP eine autokrin stimulierende auf die Prl-Sekretion des Laktotrophen zu haben. Weitere Substanzen mit stimulatorischer Wirkung auf die Prolaktinsekretion sind: Angiotensin II, Serotonin, endogene Opioide, Histamin, Neurotensin und Substanz P. Physiologische Zustände mit erhöhten Prolaktinsekretionen sind in Tabelle 4.1 dargestellt.

Regulation. Die Sekretion von Prolaktin wird nicht durch negative Rückkopplung aus peripheren Zielorganen gesteuert. Die Regulation erfolgt durch Short-Loop-Feedback-Mechanismen auf hypothalamischer Ebene, d.h. durch retrograde Wirkung von sezerniertem Prl auf hypothalamischen Prl-Rezeptoren. Die Ausschüttung von Prl in den Portalgefäßkreislauf bewirkt einen lokalen Anstieg der Dopaminkonzentration und eine Verminderung der Vasopressinausschüttung (Gudelsky u. Porter 1980; Sarkar 1989).

Auf parakrinem Mechanismus kann GnRH die Ausschüttung von Prl gleichzeitig mit LH pulsatil stimulieren; diese Interaktion ist durch die enge anatomische Assoziation der laktotrophen und der gonadotrophen Zellen in der Hypophyse begünstigt.

Tabelle 4.1. Zustände mit physiologischen Prolaktinerhöhungen

Zustand	Prolaktinveränderungen
Menstruationszyklus	Erhöht in der späten Follikel- und während der Lutealphase
Koitus	Ausgeprägte Prl-Erhöhung beim Orgasmus
Schwangerschaft	10fach erhöht um den Geburtstermin
Fruchtwasser	Spitzenwert im 2. Trimenon
Wochenbett	Erhöht in den ersten 3–4 Wochen
Stillen	Kurzzeitige Erhöhungen
Fetus	Prolaktinwerte höher als bei der Mutter um den Geburtstermin
Neugeborenes	erhöht 2–3 Wochen nach der Geburt
Schlaf	Endogener Rhythmus; Anstieg beginnt 10–60 min nach Einschlafen
Nahrungsaufnahme	Proteinreiches Essen, besonders zur Mittagszeit
Sport	Mechanismus unklar

Wirkungen. Das 3. Gonadotropin, Prolaktin übt vielfältige Wirkungen auf den Gesamtmetabolismus aus; dies betrifft die Osmoregulation, den allgemeinen Stoffwechsel und die Fortpflanzung aus. Es ist ein wichtiger Modulator der Fertilität und der Laktation.

Mammae. Die mammären Wirkungen des Prolaktin umfassen die Förderung des Brustdrüsenwachstums, die Initiierung der Milchsekretion und -stimulation bereits begonnender Milchsekretion. Diese Wirkungen werden als laktogen, mammogen und galaktopoetisch bezeichnet. Beim Menschen ist Prolaktin essentiell für die Milchproduktion.

Ovarielle Funktion. An den Ovarien wirkt Prolaktin luteotrop und luteolytisch bei Nagetieren und verschiedenen anderen Spezies. Beim Menschen besteht noch Unklarheit bezüglich der Wirkung von Prolaktin auf das Ovar.

Die Beobachtung, daß bei Galaktorrhö und etwa bei einem Drittel aller Frauen mit funktioneller sekundärer Amenorrhö häufig erhöhte Prolaktinspiegel gefunden wurden, weist daraufhin, daß pathologisch erhöhte Prolaktinspiegel reproduktive Funktionen beeinflussen können.

Die suppressive Wirkung der Hyperprolaktinämie auf die Gonadenfunktion ist in erster Linie auf eine verminderte Gonadotropinsekretion zurückzuführen. Es wird angenommen, daß diese durch die Dopaminsekretion im Hypothalamus gesteuert wird, welche zu einer verminderten GnRH-Sekretion führt. Die prompte Normalisierung des Menstruationszyklus nach Gabe von Bromoergocryptin und der direkte inhibitorische Effekt von Prolaktin auf die Progesteronproduktion der humanen Granulosazelle läßt vermuten, daß Prolaktin regulatorische Einflüsse auf die hypophysär-ovarielle Achse ausübt.

Wachstumshormon (GH)

Sekretion. Die tägliche Sekretionsmenge von GH ist alterabhängig und liegt bei präpubertären Kindern bei 90 µg, bei Adolezenten bei 700 µg und bei Erwachsenen um 380 µg mit einem weiteren Abfall bei postmenopausalen Frauen. Die Halbwertszeit von GH liegt zwischen 17 und 45 min.

GH wird episodisch sezerniert, wobei die Anzahl der sekretorischen Phasen zwischen 4 und 6 pro 24 h liegt; in der Pubertät werden bis zu 8 Sekretionsepisoden/24 h beobachet. Die höchsten Amplituden werden während der Nacht erreicht.

Die GH-Sekretion wird durch Östrogene, Testosteron und Schilddrüsenhormonen verstärkt; eine Suppression kann durch hohe und langandauernde Gaben von Glukokortikoiden erzielt werden.

Stimulierung. Die Ausschüttung von hypophysärem Wachstumshormon erfolgt nach verschiedene Stimuli:

- Körperliche Anstrengung,
- physischer und emotionaler Streß,
- Mahlzeiten mit hohem Proteingehalt,
- Hypoglykämie,
- Schlaf.

Wirkung. Die Wirkungen von GH werden über die IGFs vermittelt und auch dort beschrieben. Ob GH eigene Wirkungen, d.h. ohne die Vermittlung über IGFs ausübt, ist unklar.

Thyreotropes Hormon (TSH)

Die Bedeutung der TRH-TSH-Schilddrüsenachse wird im Kap. 4, Band 2, dargestellt. Eine physiologische Funktion des TRH bezüglich des menstruellen Zyklus ist unbekannt.

Melanozytenstimulierendes Hormon (MSH)

Wie ACTH entsteht das MSH aus dem Praekursormolekül Proopiomelanocortin. Man unterscheidet zwischen dem α-MSH und dem β-MSH. MSH bewirkt die Pigmentierung der Haut und wird durch epiphysäres Melatonin antagonisiert. Eine physiologische Rolle bei der Zyklusregulation ist unbekannt.

Neurohypophyse

Anatomie. Die Neurohypophyse (Hypophysenhinterlappen) ist als Verlängerung des Hypothalamus über den Hypophysenstiel zu sehen und enthält die neurosekretorischen Axone von Neuronen des Nukleus paraventricularis (PVN) und des Nukleus supraopticus (SON) zur Freisetzung von Vasopressin (VP) und Oxytozin (OT). Die Axone des magnozellulären PVN-neurohypophysären Systems führen die neuronalen Bahnen.

Sekretion. Die Neurone des PVN und des SON synthetisieren neben den Hormonen Vasopressin und Oxytozin die Transportproteine Neurophysin I und Neurophysin II. Beide Hormone gelangen durch die Eminentia mediana in den Hypophysenhinterlappen, wo sie in die Blutzirkulation aber auch in den Liquor und das Portalgefäßsystem sezerniert werden. Die Konzentrationen von beiden

Hormonen im Portalgefäßsystem liegen ca. 50fach über den peripheren Konzentrationen. OT und VP sind die einzigen Peptidhormone die zusammen synthetisiert, zusammen in Granula gespeichert und zusammen in einem festen Verhältnis mit spezifischen Trägerproteinen sezerniert werden.

Bindungsproteine. Die bekannte physiologische Funktion der Neurophysine ist der axonale Transport der beiden Hormone. Neurophysin I scheint spezifisch Oxytozin und Neurophysin II und Vasopressin zu binden.

Hormonsekretion der Neurohypophyse

Vasopressin (VP)

Vorkommen. Vasopressin konnte außer im ZNS auch im Ovar (Follikelflüssigkeit), in den Tuben und den Nebennieren nachgewiesen werden. Im ZNS findet sich vorwiegend im Vorderhirn ein ausgedehntes Netzwerk von VP-Bahnen.

Funktion. Vasopressin hat in erster Linie die Aufgabe die Blutosmolarität und das Blutvolumen zu regulieren. Es wirkt stark vasokonstriktorisch und antidiuretisch. Eine Zunahme der Blutosmolarität stimuliert die Vasopressinfreisetzung, wobei die Aufnahme großer Flüssigkeitsmengen zu seiner Hemmung führen. Zusätzlich wird es bei psychogenen Stimuli wie Schmerz und Angst sezerniert. Angiotensin II bewirkt ebenfalls eine Vasopressinfreisetzung. Osmorezeptoren sind im Hypothalamus, Volumenrezeptoren im linken Vorhof, Aortenbogen und Karotissinus lokalisiert.

Darüber hinaus wirkt Vasopressin synergistisch mit CRH und steigert die ACTH-Freisetzung auf ca. das fünffache (Liu u. Yen 1983).

VP kann über Bindungsstellen im Gehirn sowohl Verhalten als auch Lernvermögen und Gedächtnisfunktion im Sinne einer Verbesserung beeinflussen (Weingartner et al. 1981).

Wirkungen auf das Fortpflanzungssystem. Aufgrund des Vorkommens von Vasopressin in Fortpflanzungsorganen wird angenommen, daß es dort para- oder autokrine Funktionen ausübt. Es wird angenommen, daß die vasokonstriktorischen Eigenschaften des VP zusammen mit anderen vasoaktiven Peptiden und Wachstumsfaktoren bei der Regulation der ovariellen Mikrozirkulation eine Rolle spielen. Ob dem VT darüber hinaus eine endokrine physiologische Funktion zukommt ist unklar.

Oxytozin (OT)

Vorkommen. Oxytozin wird außer im ZNS auch im Ovar (Follikelflüssigkeit), in den Tuben und den Nebennieren nachgewiesen. Im ZNS findet man Oxytozinneurone in ausgedehnten neuronalen Netzwerken vorwiegend im kaudalen Hirnstamm und im Rückenmerk. Die Konzentration von OT in Follikelflüssigkeit erreicht das 4000fache der peripheren Zirkulation. Außerdem sind 6mal höhere OT-Konzentrationen in Ovarien mit einem Corpus luteum im Vergleich zu Ovarien ohne Corpus luteum gefunden worden (Schaeffer et al. 1984; Tan et al. 1982). Bemerkenswerterweise finden sich 250mal höhere OT-mRNA-Konzentrationen im Corpus luteum als im Hypothalamus (Ivell u. Richter 1984)

Funktion. OT stimuliert die Kontraktionen des Uterus und myoepitheliale Zellen der Brust. Überwiegend besteht die Ansicht, daß es für den Wehenbeginn bei der Frau keine Rolle spielt, da die Serumkonzentrationen bis zur Austreibungsphase gleich bleiben (Fisher 1983). Der primäre Stimulus für die OT-Sekretion scheint die Dehnung der Vagina bzw. der Ferguson-Reflex zu sein (Stimulation der Zervix). Ebenso führt die Stimulation der Brustwarze zur Oxytozinausschüttung.

Die Aktivierung endogener Opioide führt zur Hemmung der Oxytozinsekretion, was eine Verminderung des Milchflusses im Wochenbett bei Streßituationen erklären kann.

Bei Frauen führt sexuelle Erregung zur OT-Ausschüttung, wobei ein Maximum bei Erreichen des Orgasmus nachgewiesen wurde (Carmichael et al. 1987).

Bedeutung für den Zyklus. Oxytozin kann die hCG-stimulierte Progesteronsekretion von humanen Corpus-luteum-Zellen in vitro hemmen. Oxytozin induziert die uterine Prostaglandin- $F2\alpha$-Sekretion, woduch ein Anstieg der intraovariellen Oxytozinkonzentrationen bewirkt wird. Möglicherwiese besteht ein selbstverstärkender Mechanismus, der die Kontraktilität der Tuben verstärkt; darüber hinaus spielt Oxytozin eine noch nicht hinreichende geklärte Rolle bei der Luteolyse (s. Abschn. 4.3: Ablauf des menstruellen Zyklus). Die Bedeutung der Expression neurohypophysärer Hormone in den Organen des Fortpflanzungssystems ist noch unklar.

4.2.2 Die Ovarien

4.2.2.1 Morphologie des Ovars

Makroanatomie. Die Ovarien sind paarig angelegte Organe, deren Größe ca. 3×2×2 cm beträgt. Ein Ovar ist durch das Mesovar mit dem Lig. latum und durch die Ligg. Suspensorium ovarii und ovarii proprii mit der seitlichen Beckenwand verbunden.

Mikroanatomie. Die Ovarien sind von einem einschichtigen Peritonealepithel überzogen; darunter folgt die aus Kollagenfasern gebildete Tunica albuginea. In der Rindenzone findet sich in Wirbeln verlaufendes Bindegewebe neben Follikeln unterschiedlichen Reifegrades. Die unscharf begrenzte Markzone weist stark gewundene Blutgefäße, Nerven und Lymphgefäße auf (Abb. 4.25).

Hinsichtlich der Fortpflanzungsfunktion der Ovarien sind 3 morphologisch und funktionell unterschiedlichen Kompartimente von Bedeutung:
- das Granulosazellkompartiment
- das Thekazellkompartiment
- das 3. Kompartiment: Immunsystem.

Granulosazellkompartiment

Das Granulosazellkompartiment ist als polyfunktionelles heterogenes System zu betrachten. Die Oozyte und die sie umgebenden Granulosazellen sind durch eine Basalmembran von dem umgebenden Stroma und dem Thekazellkompartiment getrennt. Es besteht keine direkte vaskuläre Versorgung der Granulosazellschicht (zumindest bis wenige Stunden vor Ovulation). Die Kommunikation und der Austausch zwischen den Zellen dieses Kompartimentes findet durch zahlreiche Gap-junctions statt. Zusätzlich bilden die Granulosazellen durch zytoplasmatische Ausstülpungen Gap-junction-ähnliche Verbindungen zur Plasmamembran der Oozyte.

Granulosazellen. Granulosazellen sind funktionell und morphologisch sehr heterogen. Man kann 3 Schichten von Granulosazellen um die Oozyte unterscheiden: murale –, antrale – und Kumuluszellen.

Die muralen Zellen, d. h. die der Basalmembran am nächsten liegenden, weisen die höchste metabolische Aktivität auf, wie an 3β-Hydroxysteroiddehydrogenase-, Glukose-6-Phosphat-Dehydrogenase- und Zytochrom P-450-Aktivität gezeigt werden konnte (Zoller u. Weisz 1979a, b). Darüber hinaus weisen die muralen Granulosazellen reichlich LH-Rezeptoren auf.

Dagegen findet sich in Cumuluszellen keine Zytochrom-P-450-Aktivität und somit keine Aromataseaktivität. Die Tasache, daß der LH-Rezeptorbe-

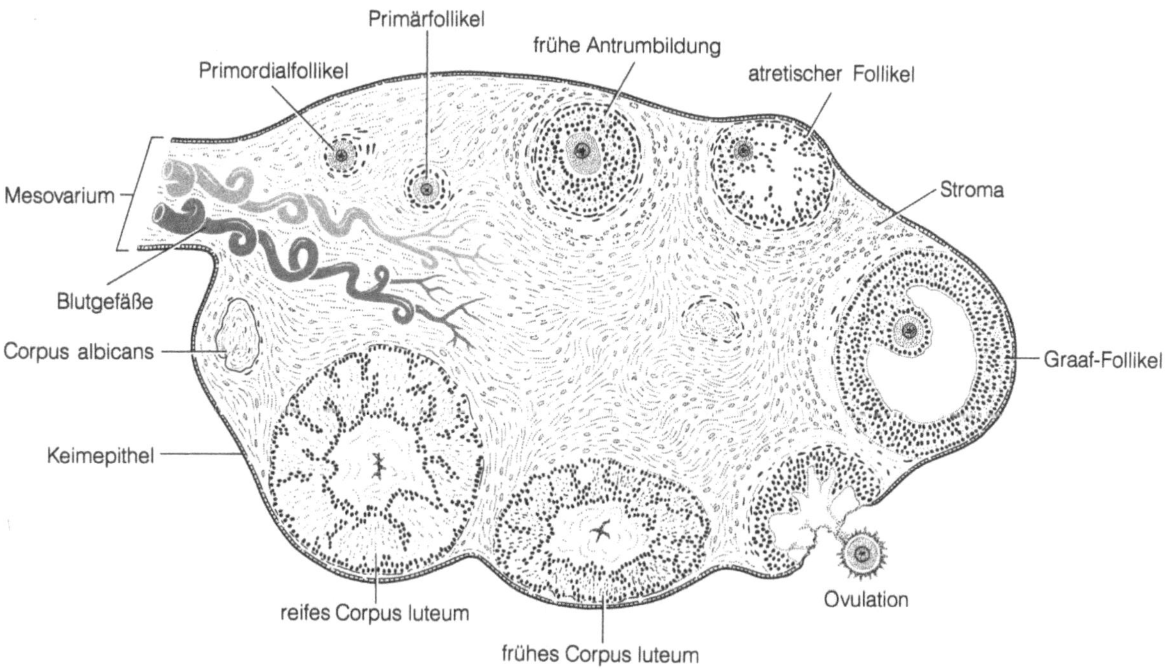

Abb. 4.25. Morphologie und zyklische Veränderungen des Ovars. (Nach Adashi et al. 1991)

satz und die Reaktivität auf LH bei Kumulus-Zellen gegenüber muralen Granulosazellen erheblich vermindert ist, weist daraufhin, daß die Cumulus-Granulosa-Zellschicht möglicherweise als Stammzellreservoir dient. Diese Hypothese wird dadurch unterstützt, daß Cumulus-Granulosa-Zellen sich in sehr undifferenziertem Zustand vermehren. Antrale Zellen sind diejenigen Zellen, die dem Antrum am nächsten liegen. Eine spezielle Funktion ist nicht bekannt.

Das Thekazellkompartiment

Die Fähigkeit der Thekazellschicht zur Androgenproduktion ist zuerst von Falck et al. (1962) gezeigt worden. Nachfolgende Untersuchungen bestätigten die Eigenschaft der Thekazellen, Androgene de novo zu synthetisieren (Ryan u. Petro 1966; Rice u. Savard 1966).

Androgenproduzierende Zellen finden sich im lockeren Bindegewebe des Kortex und der Medulla ovarii.

Eine Klassifizierung der interstitiellen Zellen in 4 Gruppen wurde durch Erickson et al. (1979) vorgenommen:

1. *Primäre interstitielle Zellen.* Sie stellen eine Zellpopulation dar, die nur vorübergehend zwischen der 12. und 20. intrauterinen Lebenswoche im medullären Kompartiment des fetalen Ovars gefunden werden. Ihre Bedeutung ist unklar. Morphologisch sind sie fetalen testikulären Leydigzellen ähnlich; diese Zellen verfügen nicht über die Fähigkeit der Androgen-de-novo-Synthese, können aber in kleinerem Umfang aus Steroidpräkursoren Androgene bilden.
2. *Theka-interstitielle-Zellen.* Diese Zellen umgeben alle Follikel ab Sekundärfollikel und stellen den Hauptteil des Androgen-produziereden System des Ovar dar.
3. *Sekundäre interstitielle Zellen.* Diese Zellen stellen hypertrophierte Reste der Theka interna von atretisch gewordenen Follikeln dar. Diese Zellen sind Endpunkte der ovariellen noradrenergen Innervation.
4. *Hilus (sympathikotrope oder perineurale) interstitielle Zelle.* Vorgefunden im Hilus ovarii sind diese Zellen strukturell und funktionell den testikulären Leydig-Zellen ähnlich. Beide Zelltypen weisen ein hexagonales kristallines Gitterwerk auf. Auffällig ist die enge Assoziation der hilus-interstitiellen Zellen mit unmyeliniserten sympathischen Nervenfasern. Die Bedeutung dieser Verbindung ist allerdings unklar, wie auch die genaue physiologische Bedeutung dieser Zellen. Ihre verstärkte Ausprägung während der Pubertät, während der Schwangerschaft und um die Menopause spricht für eine besondere sekretorische Funktion.

Das dritte Kompartiment

Makrophagen bilden ein weiteres zelluläres Kompartiment im menschlichen Ovar (Hume et al. 1984). Sie sind ständig vorhanden und zeigen keine Zyklusabhängigkeit. Obwohl die Bedeutung dieses 3. Kompartiments noch unklar ist, weisen Untersuchungen daraufhin, daß durch die Makrophagen eine weitere lokale Regulation durch die Sekretion von Zytokinen (Interleukin-1 (IL-1), Tumor-Nekrose-Faktor-α (TNF-α)) erfolgen könnte (Adashi 1989). Darüber hinaus können Makrophagen Wachstumsfaktoren wie Basic-Fibroblast-Factor, Transforming-Growth-Factor-α und -β (TGF-α, TGF-β) sezernieren. Diese Substanzen werden von Granulosazellen gebildet und können auto- und parakrine Wirkungen ausüben.

Außer den Makrophagen sind in der frühen Phase der follikulären Entwicklung kaum oder keine weiteren Bestandteile der weißen Blutzellreihe vorhanden. Dies ändert sich schnell, wenn in der präovulatorischen Phase eine massive Infiltration des Stroma ovarii durch Leukozyten stattfindet (Parr 1974).

Nachgewiesen wurden Mastzellen, deren Anzahl in der späten Follikelphase rasch zunimmt, um dann mit dem LH-Gipfel zu degranulieren (Krishna u. Terranova 1985; Murdoch u. Cavendar 1987). Die hieraus resultierende follikuläre Hyperämie (Szego u. Pitin 1964; Krishna et al. 1986) scheint nicht nur eine Rolle in der nachfolgenden Lutealphase zu spielen (Cavendar u. Murdoch 1988), sondern leitet eine Sequenz von Vorgängen ein, die einer akute Entzündungsreaktion ähnlich sind (Espey 1980). Entsprechend findet ein Einstrom von Eosinophilen und T-Lymphozyten statt. Die vielfach beobachtete follikuläre Hyperämie wird durch Histamin (Morikawa et al. 1981) ausgelöst und durch Prostaglandin E2 (PGE2) verstärkt. Durch beide Substanzen kommt es zu einer verstärkten Vasodilatation und – permeabilität.

In Tierversuchen konnte gezeigt werden, daß das Corpus luteum eine chemotaktische Substanz sezerniert, die die Infiltration von eosinophilen Leukozyten anzieht (Murdoch 1987; Murdoch u. Cormick 1989). Murdoch et al. (1988) beschreibt die Möglichkeit einer immunologischen Auslösung der Luteolyse durch die Sekretion von Zytotoxinen durch eosinophile Leukozyten, die auf die Zellen des Corpus luteum wirken und somit dessen Untergang bewirken.

Die meisten Beobachtungen, die bzgl. von Zellen des immunologischen System gemacht werden, deuten daraufhin, daß diese Zellen ein deutliches Potential haben, regulierend, auslösend und modulierend auf die Vorgänge während des menstruellen Zyklus einzuwirken. Umgekehrt ist sehr wahrscheinlich, daß diese Zellen Ziele für steroidale und peptiderge Einflüsse sind. Darüber hinaus konnte in Tierversuchen gezeigt werden, daß z. B. Makrophagen Steroide synthetisieren und somit in den Steroidstoffwechsel eingreifen können (Reynolds et al. 1981; Milewich et al. 1982).

Heutige Erkenntnisse sprechen dafür, daß endokrinologische Vorgänge nicht getrennt von immunologischen Veränderungen gesehen werden können; offenbar bestehen deutliche gegenseitige Beeinflussungen auch bei physiologischen Regelvorgängen.

4.2.2.2 Entwicklung der Ovarien

Embryonale Entwicklung. Die Primordialzellen stammen aus dem Entoderm des Dottersackes am kaudalen Ende des Embryo. In dieser Lokalisation können sie durch Färbetechniken bereits in der 3. Schwangerschaftswoche nachgewiesen werden (Baker 1963). Die Wanderung dieser Zellen zur Genitalleiste erfolgt durch amöboide Bewegungen mit Hilfe von Pseudopodien (Witschi 1948). Die genauen Mechanismen, die diese gerichtete Wanderung steuern, sind weitgehend unklar.

Keimzellen scheinen jedoch außerhalb der Genitalleiste nicht existieren zu können; dies scheint die einzige Körperregion zu sein, die zur Ausbildung von Gonaden befähigt ist. Darüber hinaus sind die Keimzellen unabdinglich für die Induktion der Bildung von Gonaden, d. h. in Abwesenheit von Keimzellen entstehen keine Gonadenanlagen.

Keimzellzahl im Verlaufe der Entwicklung. Bei Ankunft der prämeiotischen Keimzellen in der Genitalleiste um die 5. Schwangerschaftswoche bezeichnet man diese Zellen als Oogonien (Baker u. Franchi 1962). Während der folgenden 2 Wochen („indifferentes Stadium") besteht die Gonadenanlage nur aus einer Vorwölbung im medialen Teil der Urogenitalleiste; sie entsteht aus proliferierendem Keimepithel, aus Mesencheym und durch Oogonienteilung; in der 6./7. Schwangerschaftswoche sind ca. 10000 Oogonien in der Gonadenanlage vorhanden. Die Vermehrung der Oogonien erfolgt ausschließlich durch Mitose. In dieser Phase zeigen sich erste Strukturen der späteren Gonade: der gonadale Kortex und die Medulla zeichnen sich ab.

Um die 8. Schwangerschaftswoche beträgt die Oogonienzahl ca. 600000 (Ohno et al. 1962). Von diesem Zeitpunkt an hängt das Schicksal der Keimzellen von 3 gleichzeitig ablaufenden Prozessen ab: Mitose, Meiose und Oogonienatresie. Das heißt, der Beginn von Oogonienmeiose und -atresie überlagert sich mit mitotischen Teilungen. Eine maximale Anzahl an Keimzellen wird in der 20. Schwangerschaftswoche mit 7 Mio. Zellen erreicht. Von da an nimmt die Mitoserate kontinuierlich bis zum 7. Schwangerschaftsmonat ab; von diesem Zeitpunkt an findet keine mitotische Teilung mehr statt. Gleichzeitig nimmt die Oogonienatresie zu und erreicht einen Höchstwert um den 5. Monat; um den 7. Schwangerschaftsmonat endet die Oogonienatresie; von diesem Zeitpunkt werden keine Oogonien mehr im Ovar gefunden. Alle Oogonien, die überleben, treten in die Meiose ein und es entwickeln sich Primordialfollikel. Zu diesem Zeitpunkt tritt die Follikelatresie an die Stelle der Oogonienatresie.

Durch Follikelatresie verringert sich die Anzahl der Keimzellen bis zum Zeitpunkt der Geburt auf 1–2 Mio.

Bis zur Pubertät, d. h. zum Beginn der reproduktiven Lebensphase, findet eine weitere Verminderung der Keimzellen auf ca. 300000 statt. Das weibliche Neugeborene verliert demnach bereits intrauterin 80% seiner Keimzellen.

Letztlich kommen nur etwa 400–500 Eizellen zur Ovulation, d. h. weniger als 1% der ursprünglich vorhanden Keimzellen (Tabelle 4.2).

Zellteilungen. Die Meiose beginnt um die 8. interauterine Lebenswoche, wobei die Zellen, die nun als primäre Oozyten bezeichnet werden, in der Prophase der Meiose I stehenbleiben. Ein Primordialfollikel besteht somit aus einer Oozyte, die von einer einreihigen Granulosazellschicht umgeben ist und in der Prophase der Meiose arretiert ist. Die genaue Ursache für die Arretierung der Meiose ist weitgehend unbekannt; man nimmt jedoch an, daß eine Substanz, die von den Granulosazellen gebildet wird (Meiosis Inhibitor (MI)) hierfür verantwortlich ist. Diese Hypothese basiert auf der Beobachtung bei IVF-Behandlungen, daß Eizellen, die von den umgebenden Granulosazellen befreit wurden, spontan die Meiose fortsetzen.

Der Beginn der Meiose findet nicht gleichzeitig bei allen Oogonien statt und bietet einen Schutz vor dem Untergang durch Oogonienatresie. Man unterscheidet zwischen der Oogonienatresie und der Follikelatresie, wobei die Entwicklung zum Primor-

Tabelle 4.2. Keimzellenzahl vom Embryonalstadium bis zur Pubertät

Gestationswoche	Veränderungen	Zahl der Keimzellen	Autor
3/4	Primordiale Keimzellen im Entoderm des Dottersacks		Baker et al. 1963
5–6	Prämeiotische Zellen: Oogonien	~10000	Baker u. Franchi 1962
8	Vermehrung durch Mitose	600000	Ohno et al. 1962
8–20	Mitose, Meiose, Atresie, Maximum 20. Schwangerschaftswoche	6–7000000	
20–40	Verminderung von Oozyten (Verlust von 80% der Keimzellen)	1–2000000	Himelstein-Braw et al. 1976
Geburt bis Pubertät	Weiterer Oozytenverlust durch Atresie	300000	Franchi et al. 1962
Nur 400–500 Oozyten gelangen während der reproduktiven Lebensphase der Frau zur Ovulation			

Tabelle 4.3. Follikulogenese: Definitionen (Nach Gougeon 1986)

Bezeichnung	Größe (mm)	Entwicklungsstadium
Primordiale Keimzelle		Ursprungszelle aus dem Entoderm (nachweisbar ab 3. Schwangerschaftswoche) wandert zur Genitalleiste (Ankunft ca. 5. Schwangerschaftswoche)
Oogonie		Bei Ankunft in der Genitalleiste (5. Schwangerschaftswoche)
Primordialfollikel und Oozyte	0,03–0,06	Eintreten der Oogonie in die Meiose I (Oozyte) und Ausbildung einer einlagigen Epithelzellschicht um die Oozyte
Primär-/Sekundärfollikel	0,06–0,12	Differenzierung der einlagigen Epithelzellschicht in eine einreihige kubische Granulosazellschicht
Präantraler Follikel (Klasse 1)	0,12–0,2	Ausbildung einer mehrlagigen Granulosazellschicht durch mitotische Aktivität und Beginn der Differenzierung der epitheloiden Theca interna; Beginn der Wirkung von Gonadotropinen
– Antrumbildung		Ausbildung einer flüssigkeitsgefüllten Höhle: Antrum (Liquor folliculi)
Früher Antralfollikel (Klasse 2)	0,2–0,4	Allmähliche Entstehung des randständigen Cumulus oophorus und Größenzunahme des Antrums
Follikelklasse 3	0,4–0,9	Weitere Entwicklung von Theka- und Granulosazellschicht und des Antrums
Follikelklasse 4	0,9–2	Weitere Entwicklung von Theka- und Granulosazellschicht und des Antrums
Follikelklasse 5	2–5	Weitere Entwicklung von Theka- und Granulosazellschicht und des Antrums
Follikelklasse 6	5–10	Größe der Follikel zum Zeitpunkt der Rekrutierung in der späten Luteal-/frühen Follikelphase
Follikelklasse 7	10–16	Dominanter präovulatorischer Follikel
Follikelklasse 8	16–20	Ovulatorischer Follikel

dialfollikel vor der Oogonienatresie schützt. Dieser Schutz ist jedoch nur vorübergehend; mit der Meiose kommt es zur Ausbildung von Granulosazellen um die primäre Oozyte und damit zum Primordialfollikel, deren Zahl durch Follikelatresie weiter reduziert wird. Oogonien, die bis zum 8. intrauterinen Monat nicht in die Meiose eingetreten sind, fallen der Atresie anheim, so daß in adulten Ovarien keine Oogonien mehr gefunden werden können.

Entwicklung vom Primordialfollikel bis zum sprungreifen Follikel. Nach Gougeon (1986) können die Follikel nach der Anzahl der Granulosazellen in unterschiedliche Klassen eingeteilt werden (Tabelle 4.3, Abb. 4.26), die den verschiedenen Entwicklungsstadien entsprechen. Weiterhin konnte gezeigt werden, daß Follikel jeder Größe und Granulosazellgehaltes zu jedem Zeitpunkt des Zyklus gefunden werden können. Untersuchungen der Anzahl präantraler Follikel haben gezeigt, daß diese relativ konstant ist; hieraus wird geschlossen, daß der Eintritt in diese Klasse in einer Folge von Wellen oder Kohorten geschieht.

Die Entwicklung von Oozyten im Ovar findet zum Teil gonadotropinabhängig und zum Teil gonadotropinunabhängig statt. Die gonadotropinunabhängige Entwicklung endet mit der Differenzierung der epitheloiden Zellschicht um den Follikel in

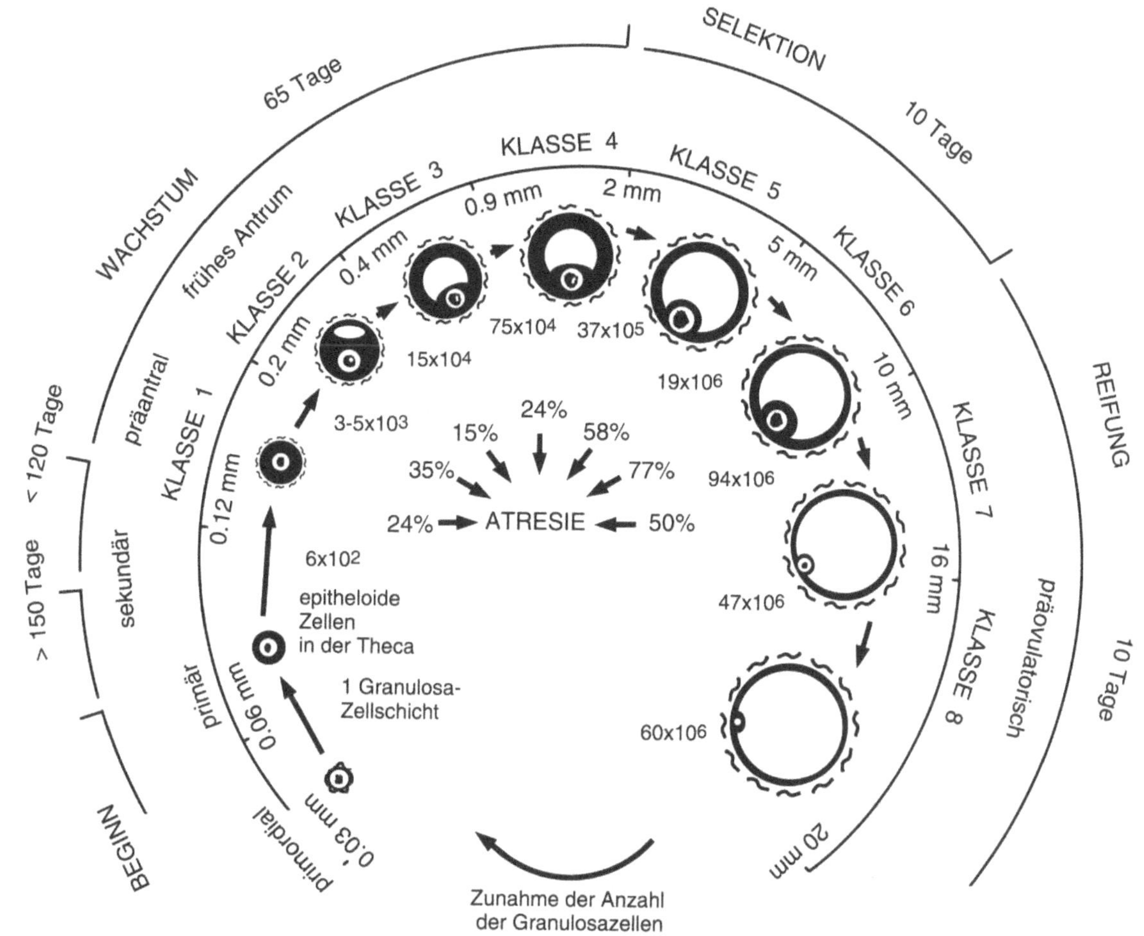

Abb. 4.26. Follikulogenese: Entwicklung vom Primordialfollikel bis zum sprungreifen Follikel. Einteilung der Follikel in 8 verschiedene Klassen anhand der Anzahl an Granulosazellen (*gz* Granulosazellen). (Nach Gougeon 1986)

die Theka interna und kennzeichnet den Übergang des Sekundärfollikels zum Praeantralfollikel. Durch die Entstehung der Thekazellschicht wird der Follikel der Gonadotropinwirkung zugänglich und unterliegt von da an den zyklischen Gonadotropinveränderungen und deren Konsequenzen.

Dieser Übertritt zum Präantralfollikel (Klasse 1) findet in der frühen Lutealphase (Tag 15–19) einige Tage nach Ovulation nach hohen mittzyklischen Serumkonzentrationen der Östrogene und Gonadotrophine statt. Es ist bekannt, daß die Differenzierung der Theka interna durch diese Hormone gefördert wird (Rao et al. 1978).

25 Tage später, zwischen dem 11. und 14. Zyklustag erfolgt der Übergang dieser Follikelkohorte in die Klasse 2 (0,2–0,4 mm), wobei gleichzeitig das Antrum sich zu bilden beginnt. Dieser Übergang findet in beiden Ovarien gleichzeitig statt. Erhöhte Östradiol- und FSH-Serumkonzentrationen fördern den Beginn der Antrumbildung (Goldenberg et al. 1972, Richards 1975).

Nach diesem Stadium wird das weitere Follikelwachstum komplizierter, da Unterschiede zwischen dem Ovar, das das Corpus luteum des vorangegangenen Zyklus trägt, und dem kontralateralen Ovar auftreten. Der Übertritt in die nächste Klasse findet aufgrund des höheren mitotischen Indexes im ovulatorischen Ovar (Gougeon 1986) dort ca. 5 Tage früher (späte Lutealphase 25.-28. Tag) als im anderen Ovar statt (frühe Follikelphase: 1.-5. Tag). Somit benötigen Follikel im ovulatorischen Ovar 20 Tage, die im anderen Ovar ca. 25 Tage. Dies stellt eine Erklärung für die alternierend im rechten und linken Ovar stattfindenden Ovulationen dar.

Die weiteren Entwicklungschritte finden zeitgleich in beiden Ovarien statt: Klasse 3 (0,3–0,9 mm): 15 Tage, Klasse 4 (0,9–2,0 mm): 10 Tage, Klasse 5 (2–5 mm): 5 Tage, Klasse 6 (6–10 mm): 5 Tage; Klasse 7 (10–16 mm): 5 Tage. Die Follikelkohorte ereicht die Klasse 5 in der späten Lutealphase (25.- 28. Tag), wo sie dann in den Zyklus eintreten, in dem einer der Follikel dieser

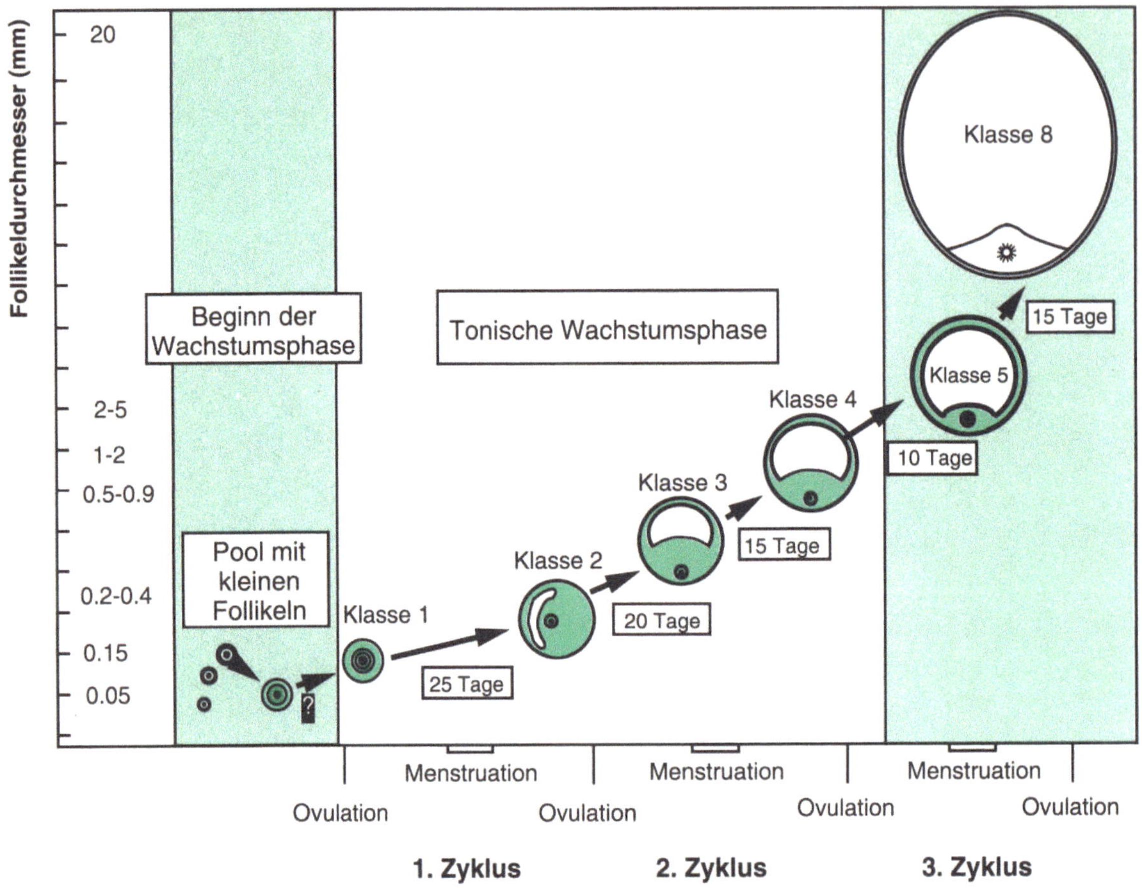

Abb. 4.27. Follikulogenese: Die Entwicklung von dem Präantralfollikel bis zum sprungreifen Follikel erfolgt über 3 menstruelle Zyklen, wobei der Übertritt von einer Klasse zur nächsten immer in bestimmten Zyklusabschnitten stattfindet. Dargestellt ist eine einzige Kohorte von Follikeln, wobei tatsächlich in jeden Zyklus eine Kohorte in die Wachstumsphase eintreten; dies erklärt, warum bei histologischen Untersuchungen von prämenopausalen Ovarien Follikel aller Entwicklungstufen (Klassen) gefunden werden (*Ovul* Ovulation, *m* Menstruation). (Nach Gougeon 1986)

Kohorte zum dominanten Follikel wird und schließlich ovuliert. Der weitere Ablauf der Rekrutierung, Selektion und Dominanz wird im letzten Abschnitt dieses Kapitels beschrieben (Abb. 4.27).

Oozyte. Die primäre Oozyte verbleibt in der Prophase der Meisose I bis zum LH-Anstieg vor der Ovulation. Durch den LH-Anstieg ausgelöst erfolgt die Beendigung der ersten Reifeteilung mit Abschnüren des ersten Polkörpers. Dies ist der Übergang von der primären zur sekundären Oozyte.

Ovulation. Zum Zeitpunkt der Ovulation wird die Eizelle mit dem umgebendem Granulosazellmantel ausgestoßen und von der Tube aufgenommen. Ausgelöst durch die Penetration eines Spermiums tritt die Oozyte in die zweite meiotische Teilung ein. Nach Abschnüren des zweiten Polkörpers entsteht die eigentliche haploide Eizelle, deren genetisches Material den weiblichen Pronukleus (Vorkern) bildet.

4.2.2.3 Regulation der ovariellen Aktivität

Die Selektion eines einzigen Follikels für die Ovulation steht in engem Zusammenhang mit seiner Fähigkeit zur gonadotropininduzierten Östrogenbiosynthese (Hillier et al. 1981). Die Integrität dieser follikulären Östrogenbildung hängt von der Wechselwirkung zwischen Theka- und Granulosazellen ab; die Funktion beider Zelltypen wird durch endokrine, parakrine und autokrine Mechanismen geregelt (Erickson 1982; Hsueh et al. 1983). Als tropische Hormone besitzen LH und FSH die Fähigkeit, den Zeitverlauf von Wachstum und Reifung sowie die damit im Zusammenhang stehende Mikroumgebung im Ovar zu ändern (Goodman u. Hodgen 1983).

Zweizelltheorie

Die Zweizell- oder Zweikompartimenttheorie stellt die Wechselwirkung zwischen Theka-interstitieller und Granulosazelle bzgl. Gonadotropinen und Steroiden richtig dar, ist jedoch unvollständig, da sie verschiedene parakrine und autokrine Faktoren, die im Laufe der letzten Jahre entdeckt wurden, nicht einschließt. Im folgenden soll dieses Modell um die verschiedenen neuen Regulatoren erweitert werden. Das sog. 3. Kompartiment, das aus Elementen des Immunsystems besteht und eine Verbindung zwischen endokrinologischen Prozessen und dem Immunsystem schafft, wird zur Zeit noch untersucht.

Das Ziel von FSH ist ausschließlich die Granulosazelle; im Gegensatz dazu hat LH abhängig von der Zyklusphase mehrere Angriffspunkte: Theka-, Stroma- und Granulosa- sowie Lutealzellen (Erickson 1982).

Die ovarielle Follikelentwicklung erfordert ein synergistisches Zusammenwirken von Gonadotropinen (FSH und LH), Steroiden (Androgenen und Ostrogenen), autokrinen und parakrinen Faktoren, die an Theka- und Granulosazellen durch spezifische Rezeptoren ihre Wirkung entfalten (Abb. 4.28).

FSH-Wirkungen

FSH und Granulosazellen

Die FSH-Wirkung ist am stärksten am Ende des vorangegangenen Zyklus und in den ersten Tagen der Follikelphase. Die Granulosazellen der Follikel im Ovar besitzen Rezeptoren für FSH. Die Bedeutung von FSH für das Follikelwachstum beruht auf verschiedenen gleichzeitigen Wirkungen:

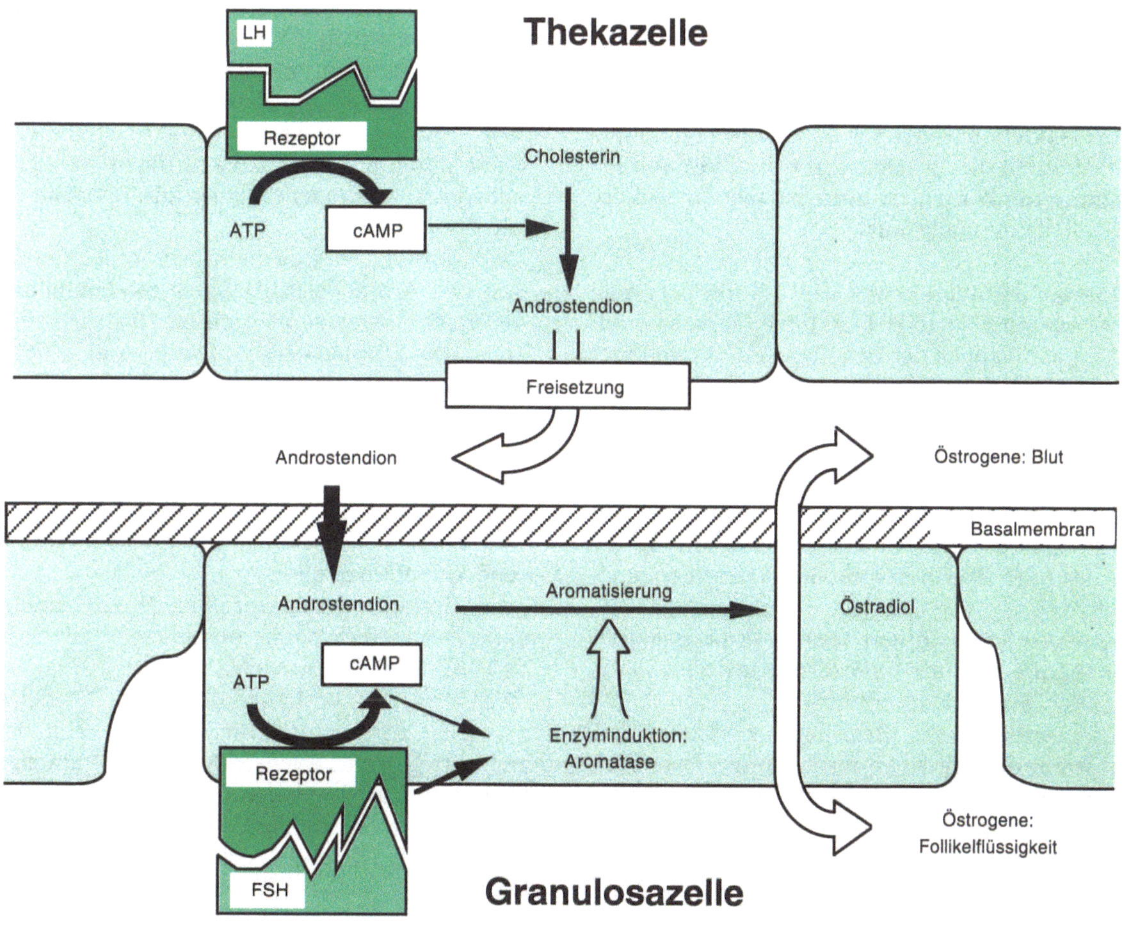

Abb. 4.28. Zweizellmodell des Ovars. (Nach Erickson 1982)

- Hauptwirkung des FSH: Induktion der Aromataseaktivität der Granulosazelle (Dorrington et al. 1975), wodurch es in Anwesenheit von aromatisierbaren Androgenen (Androstendion, Testosteron) zu einem Anstieg der Östradiolkonzentration zunächst im Follikel, dann auch im peripheren Blut kommt.
- Ansteigende intraovarielle und periphere FSH-Konzentrationen führen zu einem Anstieg der FSH-Rezeptorenzahl (Dorrington u. Armstrong 1979) der Granulosazellen (positive Rückkopplung).
- Förderung der Teilung von Granulosazellen (Peluso u. Steger 1978), wobei allerdings das unter FSH-Einfluß ansteigende Östradiol die stärkste mitogene Wirkung auf Granulosazellen ausübt. Hierdurch kommt es zu einem weiteren Anstieg der Gesamtaktivität der Aromatase und zu dem exponentiellen Anstieg der peripheren Östradiolkonzentrationen.
- Induktion der Bildung von LH-Rezeptoren auf den Granulosazellen (Erickson et al. 1979). Diese Wirkung wird durch Östradiol, Progesteron, Testosteron, Androstendion und LH verstärkt (Rani et al. 1981). Der LH- Rezeptor benötigt das ständige Vorhandensein von FSH.
- Die Sekretion von FSH durch die Hypophyse wird durch die ansteigenden Östradiol- und Inhibinserumkonzentrationen reguliert (negativer Feedbackmechanismus).

Östradiol. Östradiol bewirkt auf parakrinem Weg das Ansteigen aller FSH-Funktionen (Hsueh et al. 1983), einschließlich der Erhöhung der Aromataseaktivität (Adashi u. Hsueh 1982).

Anfangs stimuliert FSH einen fortschreitenden Anstieg der FSH-Rezeptorenzahl, übt aber keine Wirkung auf LH-Rezeptoren aus. Nachdem jedoch FSH-Rezeptoren einer ansteigenden Konzentration von endogenem Östradiol ausgesetzt sind, steigt die Zahl der FSH-Rezeptoren rascher. Darauf folgt eine verzögerte, aber deutliche Induktion von LH-Rezeptoren. Somit fördert Östradiol die Fähigkeit des FSH, die Zahl der FSH-Rezeptoren und später der LH-Rezeptoren zu erhöhen.

Die synergistische Beziehung zwischen FSH und Östradiol stellt einen positiven intraovariellen autoregulatorischen Mechanismus dar, der für die Stimulation einer schnellen Teilung von Granulosazellen und damit für das Follikelwachstum verantwortlich ist.

LH-Wirkungen

LH und Thekazelle

LH ist für alle Phasen des Zyklus von Bedeutung. In der Follikelphase werden durch die LH- Wirkung Androgene als Substrat für die Östrogenbildung durch die Thekazellen sezerniert. Tierexperimentelle Studien zeigen, daß LH für die Entwicklung kleiner antraler Follikel in das präovulatorische Stadium notwendig sind (Richards et al. 1980; Richards u. Bogvich 1982). Mittzyklisch löst der rasche LH- Anstieg die Vollendung der Meiose I der Eizelle aus; nach dem LH-Peak hält LH die Progesteronproduktion des Corpus luteum aufrecht (Abb. 4.27).

Wirkungen von LH auf die Thekazelle

- Die Theka interna hat nur für LH spezifische Rezeptoren, jedoch nicht für FSH.
- Aktivierung der Steroidogenese über LH-Rezeptoren der Thekazelle zur Bildung von vornehmlich Androgenen (Androstendion, Testosteron), wobei analog dem ACTH in der Nebennierenrinde durch LH die Seitenkettenabspaltung am Cholesterinmolekül katalysiert wird.
- Induktion der Schlüsselenzyme der Steroidogenese: 17α-Hydroxylase und 17,20-Desmolase.
- Diese durch das Thekakompartiment vermehrt gebildeten Androgene dienen als Substrat für die Aromatisierung.
- Diffusion der Androgene in die Follikelflüssigkeit und Aromatisierung durch die Granulosazellen zu Östrogenen (Erickson 1982; Dorrington u. Armstrong 1979; McNatty et al. 1979a). Eine minimale Aromatisierung kann auch in den Thekazellen erfolgen.
- Eine Östrogensekretion kann jedoch nur durch das Zusammenspiel der beiden Zelltypen erfolgen (McNatty et al. 1979a; Ryan u. Petro 1966).

LH und Granulosazellen

Die auf Granulosazellen vorhandenen LH-Rezeptoren sind für die Progesteronbildung verantwortlich (Welsh et al. 1983; McNatty et al. 1979a).

Während bei Vorhandensein von Östradiol durch FSH die Rezeptoren für FSH und LH in den Granulosazellen der wachsenden Follikel ansteigt, führt LH in Zusammenhang mit dem Luteinisierungsvorgang zu einem Abfall der Zahl der Rezeptoren für FSH, LH und Östradiol (Richards et al. 1976).

Regulatoren der ovariellen Funktion

Östrogene und Androgene

Die Androgene in der Granulosazelle werden entweder aromatisiert oder 5α-reduziert. Im Follikel scheint die Interaktion zwischen Granulosa- und Thekazellkompartiment, die eine beschleunigte Östrogenbildung zur Folge hat, erst im späten Stadium der Antralentwicklung voll ausgebildet zu sein. Granulosazellen von menschlichen präantralen Follikeln weisen eine höhere Aktivität der 5α-Reduktase als der Aromatase auf, so daß überwiegend 5α-reduzierte Androgenmetabolite (z. B. 5α-Dihydrotestosteron) entstehen (McNatty et al. 1979b). Granulosazellen aus großen Antralfollikeln besitzen hingegen eine deutliche Aromataseaktivität.

Die Entstehung eines östrogenbetonten intrafollikulären Mikromilieus scheint ein wesentlicher Faktor bei der Autoregulation des Follikels zu sein. Insbesondere bei der Selektion und Erhaltung des dominanten Follikels ist die Fähigkeit eines Follikels Östrogene zu bilden, entscheidend für sein Schicksal (McNatty et al. 1979b, c; Hillier et al. 1980) (Abb. 4.29).

Selektion des dominanten Follikels. Durch die zunehmende Östrogenproduktion wird die FSH-Sekretion supprimiert und dadurch die Reifung anderer Follikel behindert (Zeleznik 1981). Zu diesem Zeitpunkt ist die Anzahl an FSH-Rezeptoren pro Zelle und die Anzahl an Granulosazellen und damit die Fähigkeit eines Follikels Östrogene zu sezernieren, von entscheidender Bedeutung für sein weiteres Wachstum. Einer der rekrutierten Follikel wird zufällig einen Wachstumsvorteil (mehr FSH-Rezeptoren, höhere Aromatisierungskapazität) erlangen und durch höhere Östrogen- und Inhibinsekretion sowie andere parakrine und endokrine Faktoren intraovarielle hormonelle Verhältnisse bewirken, die für die übrigen Follikel infolge geringer Aromatisierung Atresie zur Folge hat.

Regulationsmechanismen. Die weitergehende Östrogensekretion des dominanten Follikels bei Abfall der peripheren FSH-Konzentration mag aus einer kompensatorischen Fähigkeit des intrafollikulären Östrogens resultieren, die FSH-induzierte Aromataseaktivität zu steigern.

Diese autoregulatorische Rolle des Östrogen beruht größtenteils auf Ergebnissen von In-vitro-Studien und zeigt, daß Follikelöstrogene über einen parakrinen Effekt wirken. Von besonderer Bedeutung ist das lokale positive Feedback der Östrogene, die ihre eigene Produktion vergrößern und dadurch die Dominanz des ausgewählten Follikels erhalten (Hsueh et al. 1983).

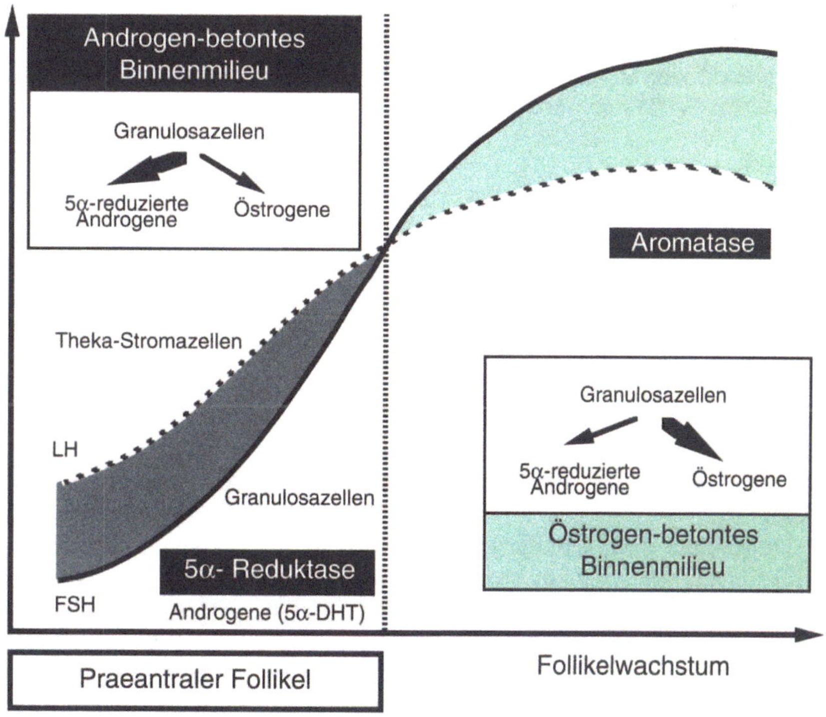

Abb. 4.29. Intrafollikulärer Östrogen-Androgen-Shift in der Follikelphase

Androgene spielen bei der frühen Follikelentwicklung eine komplexe Rolle. Da die nichtaromatisierten Androgene wie 5α-Dihydrotestosteron die Aromataseaktivität hemmen (Hillier et al. 1980), bewirkt ein höheres androgenes Milieu die Atresie in einem Teil der rekrutierten Follikel. Somit ist das Schicksal der präantralen Follikel von der Balance der lokalen Androgen- und Östrogenkonzentrationen entscheidend abhängig, welche von dem Verhältnis der Aktivität der 5α-Reduktase und der Aromatase bestimmt wird.

Androgene. Außer ihrer Bedeutung als Substrat für die Aromatisierung üben Androgene eine Reihe von rezeptorvermittelten Wirkungen auf die Granulosazellen aus.

- Niedrige Androgenkonzentrationen können die FSH-vermittelte Induktion der Aromatase verstärken (Daniel u. Armstrong 1980; Hillier u. DeZwart 1981).
- Hohe intrafollikuläre Konzentrationen 5α-reduzierter Androgene wirken als potente Inhibitoren der Aromataseaktivität (Hillier et al. 1980).
- In-vitro- oder In-vivo-Gabe von 5α-Dihydrotestosteron hebt die Fähigkeit von FSH auf, LH-Rezeptoren zu induzieren (Farookhi 1980).
- Begünstigung der Progesteronbiosynthese durch Androgene (Armstrong u. Dorrington 1976, Lucky et al. 1977).

Insgesamt spielen Androgene eine wichtige regulatorische Rolle im Rahmen der Follikelentwicklung, wobei jedoch zum heutigen Zeitpunkt noch nicht ausreichend geklärt, ist in welcher Weise die verschiedenen Wirkungen erzielt werden.

Progesteron

Vor dem präovulatorischen LH-Anstieg sind die Progesteronkonzentrationen im Serum gering. Eine Progesteronsekretion ist in den effluenten Ovarialvenen um den 10. Zyklustag nachweisbar. Mit dem Beginn des LH-Anstieges wird auch ein geringer Progesteronanstieg beobachtet. Der präovulatorische Progesteronsanstieg unterstützt nicht nur den positiven Rückkopplungseffekt der Östrogene auf die LH-Sekretion, sondern ist auch verantwortlich für den mitzyklischen FSH-Anstieg (Batista et al. 1993).

Obwohl der periphere Progesteronspiegel in der Follikelphase konstant ist, steigt die Progesteronkonzentration in der Follikelflüssigkeit ab Mitte der Follikelphase an. Es wird vermutet, daß die Granulosazellen auf LH-Stimulation Progesteron in die Follikelflüssigkeit sezernieren. Dieses führt zu keiner Änderung des peripheren Progesteronspiegels vor der Ovulation. In der Flüssigkeit des Tertiärfollikels werden 290 ng/ml und in der des reifen Follikels etwa 7000 ng/ml Progesteron gefunden (Breitenecker et al. 1978).

Die periphere Konzentration von Progesteron beginnt 1 Tag vor der Ovulation anzusteigen; sie bildet anschließend ein breitbasiges Maximum während der Lutealphase mit Werten von mehr 10 ng/ml Serum. Damit liegt sie um mehr als das 20fache höher als die mittlere Basiskonzentration in der Follikelphase.

Die Serumwerte spiegeln die Entwicklung und Rückbildung des Corpus luteum genau wider und unterliegen tageszeitlichen Schwankungen (Runnebaum et al. 1972). Die Konzentrationen von 17α-Hydroxyprogesteron und 20α-Dihydroprogesteron im peripheren Serum liegen in der Lutealphase höher als in der Follikelphase.

Insulin-like-Growth-Faktors

Biochemie. Insulin-like-Growth-Factors-I und II sind 2 homologe, einkettige Polypeptide mit niedrigem Molekulargewicht. Es bestehen bemerkenswerte strukturelle und funktionelle Übereinstimmungen mit Insulin (s. Kap. „Nr. Kap. Hormone").

Syntheseorte. IGF-I wird unter der Kontrolle von Wachstumshormon in der Leber synthetisiert; allerdings findet man es auch in vielen extrahepatischen Geweben, wie z. B. in den Ovarien. Die Sekretion von IGF-I aus der Leber konnte durch klinische Untersuchungen beim Menschen nachgewiesen werden (Takano et al. 1977; Bala et al. 1981). Ein wachstumshormonabhängiger Syntheseort für IGF-II ist bisher nicht nachgewiesen worden.

In menschlicher Follikelflüssigkeit konnte IGF-I und IGF-II nachgewiesen werden (Geisthoevel et al. 1989, 1990). Verschiedene Studien lassen vermuten, daß menschliche Granulosazellen IGF-I, -II und Bindungsproteine synthetisieren, Rezeptoren aufweisen und auch als Wirkort der IGFs fungieren (Geishovel et al. 1990, Voutilainen u. Miller 1987; Suikkari et al. 1989 a,b; Koistinen et al. 1990).

Humane präovulatorische Granulosazellen scheinen nur IGF-II, jedoch nicht IGF-I zu exprimieren (Geisthövel et al. 1990), wohingegen Thekazellen IGF-I synthetisieren (Hernandez et al. 1988).

Proteinbindung. Sowohl IGF-I als auch IGF-II sind an spezifische, hochaffine Proteine (BP = Bindungsprotein) gebunden, die ihre Bioverfügbarkeit regulieren. Von mindestens 4 Bindungsprotei-

nen ist sind die Sequenzen bekannt; die wichtigsten sind die folgenden:
- hIGF-BP-1 (GH-abhängig):
  - Synthese abhängig von Wachstumshormon,
  - Molekulargewicht 28–40 KDa,
  - nachgewiesen in Amnionflüssigkeit, Plazenta, Endometrium, Granulosazellen (Koistinen et al. 1990),
  - tageszeitliche Schwankungen der peripheren Serumspiegel,
  - negative Regulation durch Insulin (Suikkari et al. 1989a).
- hIGF-BP-2:
  - Synthese unabhängig von Wachstumshormon,
  - Molekulargewicht 30 kDa,
  - Synthese von großen Mengen im Gehirn,
  - Haupt-BP in der zerebrospinalen Flüssigkeit,
  - hohe Affinität zu IGF-II.
- hIGF-BP-3:
  - Synthese abhängig von Wachstumshormon ausschließlich in der Leber,
  - Molekulargewicht von 150 kDa,
  - Hauptbindungsprotein (85% der IGFs),
  - Synthese ist koordiniert mit der von IGF-I (Hardouin et al. 1989).
- hIGF-BP-4:
  - Synthese unabhängig von Wachstumshormon,
  - 237 Aminosäurenpeptid,
  - hohe Expression in der Leber, jedoch auch in anderen Geweben,
  - physiologische Bedeutung ist unklar.

Wahrscheinlich wird die Modulation der IGF-Wirkung im Ovar vorwiegend durch Veränderung der BP-Konzentrationen erreicht.

Rezeptoren. In menschlichen Ovarien sind sowohl IGF-I-, IGF-II als auch Insulinrezeptoren nachgewiesen worden (Poretsky u. Kalin 1987). IGFs kreuzreagieren untereinander und mit Insulin.

IGF-I-Rezeptoren. IGF-I-Rezeptoren haben heterotetramere Struktur und haben große Ähnlichkeit mit Insulinrezeptoren. Sie binden daher sowohl IGFs als auch Insulin, wobei die Affinität von IGF-I über IGF-II zu Insulin abfällt. IGF-I-Rezeptoren konnten auf humanen Granulosa- und Thekazellen nachgewiesen werden (Balboni et al. 1987).

Regulation der Rezeptorzahl. In vitro konnte an Rattengranulosazellen gezeigt werden, daß IGF-I-Rezeptoren durch FSH und β-adrenerge Agonisten hochreguliert werden (Adashi et al. 1988a). Die FSH-vermittelte Induktion von IGF-I-Rezeptoren konnte auch in vivo bei Ratten nachgewiesen werden (Adashi et al. 1988b). Die Beobachtung, daß die Aktivierung von IGF-I-Rezeptoren die Induktion der Prostaglandinsynthese nach sich zieht, legt die Vermutung nahe, daß eine PGE_2-induzierte Hochregulierung der IGF-I-Rezeptoren einen weiteren Prozeß der Automodulation darstellt (Geisthövel et al. 1990).

IGF-II-Rezeptoren. IGF-II-Rezeptoren weisen deutliche Unterschiede in der Bindung zu IGF-I- und Insulinrezeptoren auf; entsprechend binden sie IGF-II mit deutlicher höherer Affinität als IGF-I und Insulin fast nicht. IGF-II-Rezeptoren sind auf Granulosazellen von Ratten nachgewiesen worden (Massague u. Czech 1982). Darüber hinaus gibt es noch wenig Erkenntnisse über Bindung und Bedeutung des IGF-II bei Thekainterstitiellen und Granulosazellen beim Menschen.

Serumkonzentrationen. Die Plasmakonzentrationen von IGF-I (150–200ng/ml) sind abhängig von GH, wobei deutliche Erhöhungen bei Akromegalie und Erniedrigungen bei Hypopituitarismus gefunden werden (Hardouin et al. 1989). Die Plasmakonzentrationen von IGF-II sind ca. 3mal so hoch wie die von IGF-I (600–800 ng/ml) und sind etwa 1000mal höher als die des Insulins.

Regulation. Die Serumkonzentrationen von IGF-I unterstehen der hypophysären Kontrolle durch das Wachstumshormon, wobei die Bioverfügbarkeit durch Bindungsproteine reguliert wird. Zum Teil werden die Bindungsproteine gleichzeitig mit den IGFs, zum Teil unabhängig von den IGFs synthetisiert. Im Gegensatz zu IGF-I konnte für IGF-II eine wachstumshormonabhängige Sekretion nicht nachgewiesen werden (Zapf et al. 1981).

Allgemeine Wirkungen. Die Hauptwirkung des IGF-I ist die Vermittlung von GH-Wirkungen. Hierzu zählt die Stimulation von Skelett- und Muskelwachstum, die Regulation der Lipolyse und die Förderung der zellulären Aufnahme von Aminosäuren durch Bindung an IGF-I- und Insulinrezeptoren (Salomon et al. 1989). Das GH ist über IGF-I am Knorpel wirksam. Das normale Wachstum erfordert die gemeinsame Wirkung von Sexualsteroiden, Wachstumshormon und IGF-I. Die Wirkung des IGF-I läßt sich anhand des ausbleibenden Wachstumsschubs bei den afrikanischen Pygmäen zeigen, bei denen das IGF-I fehlt.

Exogen zugeführtes Wachstumshormon kann die intraovariellen IGF-I-Konzentration in menschlichen Ovarien erhöhen (Davoren u. Hsueh 1986; Barreca et al. 1990).

Die Fähigkeit von rekombinantem humanem IGF-I eine Hypoglykämie zu erzeugen, beträgt ca. 6% derer von Insulin. Somit hat die Gesamtmenge der zirkulierenden IGFs etwa das 50fache Potential des Insulins, eine Hypoglykämie zu erzeugen (Guler et al. 1987). Möglicherweise wirken die Bindungsproteine als Puffer, um den überschüssigen Effekt der IGFs auf die Blutglukosespiegel abzufangen (Hardouin et al. 1989).

Wirkungen auf die Zyklusregulation. IGFs können auf endokrinem, parakrinem und autokrinem Weg Wirkungen am Ovar ausüben.

Endokrine Wirkungen. In der Leber synthetisiertes wachstumshormonstimuliertes IGF-I kann über Rezeptoren auf Granulosa- und Thekazellen wirken. (Geisthövel et al. 1990). Die Wirkung der IGFs im Ovar wird durch lokal produzierte IFG-BPs reguliert.

Autokrine und parakrine Wirkungen der IGFs. Nach vorliegenden Untersuchungen (Geisthövel et al. 1990) wird angenommen, daß IGF-I vorwiegend eine endokrine Bedeutung hat, und IGF-II endokrine, parakrine und autokrine Wirkungen ausübt.

Die IGF-I-Wirkungen in menschlichen Granulosazellen wird durch die Bindung an Insulin- und IGF-I-Rezeptoren vermittelt (Poretsky u. Kalin 1987). IGFs haben folgende Wirkungen an Theka- und Granulosazellen (Erickson et al. 1989, Zhiwen et al. 1987, Geisthövel et al. 1990) (Abb. 4.30):

- Verstärkung der FSH-induzierten Vermehrung von LH-Rezeptoren auf der Granulosazelle,
- Verstärkung der Aromataseaktivität der Granulosazelle,
- Verstärkung der Progesteronsynthese der Granulosazelle direkt,
- Verstärkung der Inhibinsekretion der Granulosazelle.

FSH und LH können ferner eine IGF-I-Rezeptorvermehrung bei Rattengranulosazellen bewirken (Adashi et al. 1991). Weiterhin kann das menschliche Ovar IGF-I-Bindungsproteine synthetisieren, woraus geschlossen wird, daß BPs auch im Ovar eine regulatorische Funktion ausüben (Suikkari et al. 1989a).

IGF-I und IGF-II aus Granulosazellen können direkt die P-450-Aktivität der Thekazellen induzie-

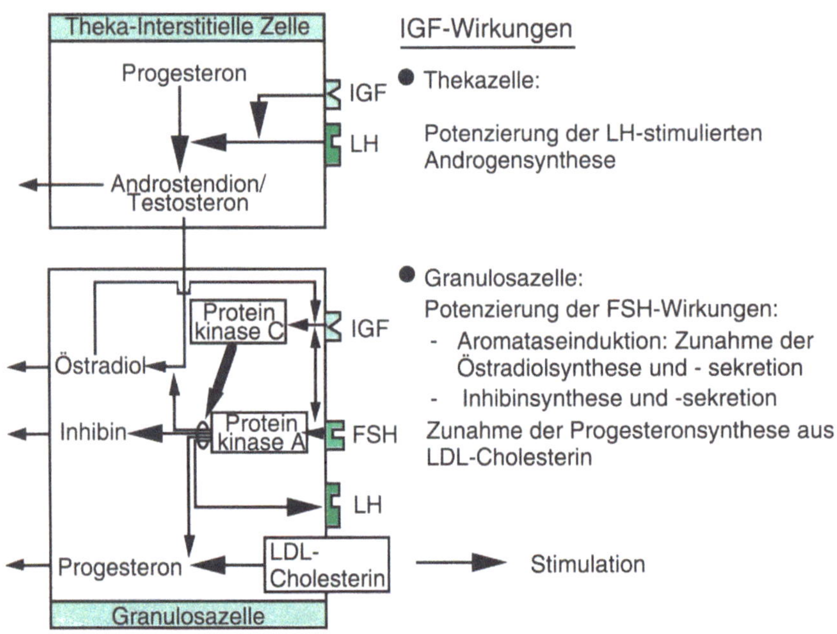

Abb. 4.30. IGF-Wirkungen an Theka-Granulosa-Zellen von Ratten oder Schweinen. (Nach Geisthövel et al. 1990)
Thekazelle: IGF verstärkt die LH-stimulierte Produktion von Androgenen
Granulosazelle: IGF verstärkt alle FSH-Wirkungen, beginnend mit der Induktion der Proteinkinasen A und C. In der Folge kommt es zur Aromatisierung der Androgene in Östrogene, zur verstärkten Sekretion von Inhibin, zur Synthese von Progesteron aus LDL-Cholesterin und zur Induktion von LH und IGF-I-Rezeptoren

ren; sie verstärken außerdem die LH-Wirkung bezüglich der Induktion von p-450- und 17α-Hydroxylase/C_{17-20}-Lyase- Aktivität in menschlichen thekainterstitiellen Zellen (Voutilainen u. Miller 1987; Magoffin et al. 1990). Diese verstärkende Wirkung entspricht der von Insulin bei der LH-induzierten Androgenbiosynthese (Poretsky u. Kalin 1987)

Somit können IGFs aus Granulosazellen auf parakrinem Weg die Androgensynthese in Thekazellen modulieren und den Substratbedarf bei wachsenden Follikeln anpassen.

Zusammenfassung. Allgemein bewirken die IGFs eine Verstärkung sowohl der FSH- als auch LH-vermittelten Wirkungen an Granulosa- und Thekazellen.

Fast alle vorliegenden Studien haben sich mit Ratten- oder Schweinegranulosazellen befaßt; ob und in welchem Umfang die Ergebnisse dieser Studien (in vitro-Studien) auf den Menschen übertragbar sind, bleibt offen. Weiterhin ist noch nicht geklärt, ob eine IGF-Wirkung für eine normale Fortpflanzungsfunktion erforderlich ist. Bei einem bestimmten Typ des Zwergwuches (Laron-Dwarfismus), der durch eine fehlende IGF-Sekretion bei normalen Wachstumshormonkonzentrationen verursacht wird, findet sich trotzdem ein normaler Zyklusablauf.

Weitere nichtsteroidale Modulatoren im Ovar

In den letzten Jahren sind eine Vielzahl an möglichen intraovariellen Modulatoren isoliert und charakterisiert worden. Die wesentlichen dieser nichtsteroidalen Substanzen sind in Tabelle 4.4 zusammengefaßt. Es wird vermutet, daß eine autokrine und/oder parakrine Regulation der Zelldifferenzierung und Hormonsekretion im Ovar durch diese Modulatoren erfolgt.

Es soll an dieser Stelle auf das Kap. 1 verwiesen werde, wo ausführlicher auf die einzelnen Modulatoren der Ovarialfunktion eingegangen wird.

4.3 Ablauf des menstruellen Zyklus

Der menschliche menstruelle Zyklus kann auf der Basis von morphologischen und hormonellen Veränderungen in vier funktionelle Abschnitte unterteilt werden.

4.3.1 Follikelphase

Die erste Hälfte des Zyklus (Follikelphase) ist durch einen progressiven Anstieg von FSH, Östradiol und Inhibin gekennzeichnet.

4.3.1.1 Follikelrekrutierung

Die Follikelentwicklung beginnt in der späten Lutealphase des vorangegangenen Zyklus. Zu diesem Zeitpunkt, ca. 2 Tage vor Menstruationsbeginn, ermöglicht der rasche Niedergang des Corpus luteum und der damit verbundene rasche Abfall des Progesterons, Östradiols und des Inhibins und dadurch des Wegfalls der inhibitorischen Wirkungen auf Hypothalamus/Hypophyse einen Anstieg des FSH (McLachlan et al. 1990; Roseff et al. 1989). Gleichzeitig fallen die hemmenden Wirkungen des Opioidsystems weg (Abb. 4.31).

Begleitend steigt die LH-Pulsfrequenz wieder an. Durch den Anstieg des FSH bei hohen LH-Pulsfrequenzen kommt es zur Follikelrekrutierung in den ersten 4–5 Tagen des menstruellen Zyklus. Diesen Zeitraum bezeichnet man als das sogenannte FSH-Fenster (Hodgen et al. 1982) (Abb. 4.32, Abb. 4.33)

4.3.1.2 Selektion des dominanten Follikels

Von Tag 5 bis 7 erfolgt die Selektion eines einzelnen Follikels, der in den folgenden Tagen bzgl. Wachstum und Hormonsekretion dominant wird (Tag 8–12). Derjenige Follikel der trotz supprimierte FSH-Konzentrationen (durch steigende Östradiolserumkonzentrationen) eine Aromataseaktivität und somit ein östrogenbetontes intrafollikuläres Mikromilieu aufrechterhalten kann, wird sich zum dominanten Follikel w eiterentwickeln. Hierzu ist die Anzahl an FSH-Rezeptoren und Granulosazellen, die zum Zeitpunkt des FSH-Abfalls bereits ausgebildet sind, von entscheidender Bedeutung. In der frühen Follikelphase überwiegt die Metabolisierung der Androgene durch die 5α-Reduktase. 5α-reduzierte Androgene können nicht aromatisiert werden und hemmen zudem die Aromatase. Durch den zunehmenden Einfluß von FSH erfolgt die Induktion der Aromatase, die Induktion von FSH-Rezeptoren und die Proliferation von Granulosazellen, so daß im dominanten Follikel letztlich mehr Östrogene als Androgene intrafollikulär entstehen (Abb 4.34).

Durch Kauterisierung des größten Follikels zwischen dem 8. und 12. Zyklustag wird der präovulatorische Gonadotropinanstieg verzögert (Goodman

Tabelle 4.4. Nicht-steroidale Regulatoren des Menstruationszyklus

Inhibin und Aktivine	isoliert aus	Nachweis der Synthese in	Wirkung auf (Nachweise durch In-vitro Versuche an Ratten)
			allgemeine Wirkungen: – Beeinflussung der Follikelrekrutierung und -reifung – Wirkung auf Steroidogenese nur zusammen mit Gonadotropinen
Inhibin – Glykoprotein – Heterodimer aus 2 Untereinheiten – MG des Schweineinhibins: 32 kDa MG des Rinderinhibins: 32 kDa/56 kDa	Schweine- u. Rinderfollikelflüssigkeit (Robertson et al. 1985/1987; Fukuda et al. 1986; Ling et al. 1986; Rivier et al. 1986)	Rattengranulosa- u. Ovarialzellen	Hypophysenzellen: FSH Freisetzung/ FSH Synthese ↓ Granulosazellen: Aromataseaktivität (Ying 1988) ↓ Progesteronsekretion ↓ Thekazellen: Androgensynthese (Hsueh et al. 1987) ↓
Aktivin (βa/βb) – Heterodimer aus 2β-Untereinheiten des Inhibins A u. B. – MG: 24 kDa	Schweinefollikelflüssigkeit (Vale et al. 1986)		Hypophysenzellen basale FSH-Sekretion (Ling et al. 1986) ↑ Granulosazellen: Aromataseaktivität ↑ Progesteronsekretion (Hutchinson et al. 1987) ↓ Thekazellen Androgensynthese (Hsueh et al. 1987) ↑
Follistatin – Glykoprotein einkettiges Polypeptid – 2 Formen: a. MG: 35 kDa b. MG: 32 kDa	Schweinefollikelflüssigkeit (Ueno et al. 1987)		Hypophysenzellen: FSH-Freisetzung (Ying et al. 1987) ↓ Granulosazellen Aromataseaktivität (Ying 1988) ↓
Wachstumsfaktoren	**isoliert aus**	**Nachweis der Synthese in**	**Wirkung auf (Nachweise durch In-vitro Versuche mit verschiedenen Tierspezies)**
Epidermal Growth Factor (EGF) – einkettiges Polypeptid – MG: 6000 Da – Strukturanalogon: TGF	Unterkieferdrüse der Maus	Rattenthekazellen (Skinner et al. 1987)	Granulosazelle: – Differenzierungsgrad ↓ – Mitoserate (Skinner et al. 1987) ↑
Transforming Growth Factor-β (TGF-β) – Homodimer eines Polypeptid des – 30%ige Übereinstimmung in der AS-Sequenz mit der β-Untereinheit des Inhibins – MG: 25 kDa	Blutplättchen	Rattenthekazellen	Granulosazelle: – Differenzierungsgrad ↑ – Mitoserate (Adashi et al. 1988a, b) ↓ – Eizelle: Differenzierungsgrad (Knecht et al. 1986) ↑
Insulin-like Growth Factor (IGF-)I/II – einkettige Polypeptidkette – MG: 7500 Da	menschliches Plasma (Adashi et al. 1985)	Rattengranulosazelle (Olivier et al. 1988)	Granulosazelle: – Differenzierungsgrad ↑ – Mitoserate (Adashi et al. 1985) ↑ Thekazelle: – Differenzierungsgrad ↑ – Mitoserate (Hernandez et al. 1988) ↓

Tabelle 4.4 (Fortsetzung)

Wachstumsfaktoren	isoliert aus	Nachweis der Synthese in	Wirkung auf (Nachweise durch In-vitro Versuche mit verschiedenen Tierspezies)
Platelet Derived Growth Factor (PDGF) – Glykoprotein – Heterodimer aus zwei Polypeptidketten – 2 Formen: PDGFI-MG: 31 kDa PDGFII-MG: 28 kDa	Blutplättchen		Granulosazelle: – Differenzierungsgrad ↑ – Mitoserate (Knecht u. Catt 1983) ?
Fibroblast Growth Factor (FGF) – einkettiges Polypeptid – MG: 16 – 17 kDa	Rinderhypophyse (Gospodarowicz 1989)		Granulosazelle: – Mitoserate (Gospodarowicz u. Bialecki 1979) ↑
Wachstumsfaktoren	**isoliert aus**	**Nachweis der Synthese in**	**Wirkung auf (Nachweise durch in-vitro Versuche an Schweinen)**
Follicle Regulatory Protein (FRP)			allgemeine Wirkungen: – vermutliche Rolle bei der Follikelselektion und Atresieentwicklung (Wirkung des FRP besonders auf Steroidogenese weniger reifer antraler Follikel) – Rolle als Tumormarker bei Granulosazelltumoren (Rodgers et al. 1990)
hitze- und trypsinlabiles Protein MG: 15 kDa	Follikelflüssigkeit der Frau Follikelflüssigkeit des Schweines (Ueno et al. 1986)	Granulosazellen a. des Menschen b. des Schweines (Tonetta et al. 1988, 1990) (di Zerega et al. 1983, 1987)	Granulosazellen (präantraler und antraler Follikel) – Aromataseaktivität ↓ – LH-Rezeptorinduktion ↓ – Progesteronproduktion ↓ biphasischer Effekt: – niedere Dosis: Synthese ↑ – hohe Dosis: Synthese (Ledwitz-Rigby et al. 1977) ↓
Relaxin	**isoliert aus**	**Nachweis der Synthese in**	**Wirkung auf (Nachweise an Rattengranulosazellen in-vitro)**
ähnlich wie Insulin, Aufbau aus zwei Peptidketten MG: 6 kD	Reproduktionssystem des Menschen Reproduktionssystem vieler Tierspezies: z. B. Schweine	Corpus luteum des Schweines (Ali et al. 1986) Schweinefollikelflüssigkeit Lutealzellkulturen des Menschen (Schmidt et al. 1986) Granulosazellen des Menschen Follikelflüssigkeit des Menschen	Stimulation von Enzymen, die das Bindegewebe verändern: – Plasminogenaktivator – Kollagenase – Proteoglykanase (Too et al. 1984; Too u. Greenwood 1981)

Prostaglandine	Nachweis im Ovar in	Wirkung im Ovar
Allgemein: Derivate einer hypothetischen C-20 Carbonsäure, der Prostansäure	Follikelflüssigkeit des Menschen (Heinonen et al. 1988) Granulosazellen des Menschen (Feldman et al. 1986) Lutealzellen des Menschen (Ichikawa et al. 1990)	Beteiligung an der Follikelruptur durch (Morales et al. 1983): a. Kontraktion der glatten Muskulatur b. Gefäßdilatation c. Proteasenaktivierung

Tabelle 4.4 (Fortsetzung)

Leukotriene	Nachweis im Ovar in	Wirkung im Ovar
LTB4 (Hydrolyseprodukt des LTA4)	– menschlicher Follikelflüssigkeit (Heinonen et al. 1988)	– vermutlich beteiligt an der Follikelruptur – beim Menschen: unklar ist, welche Lipoxygenaseprodukte beteiligt sind und wo sie angreifen
LTC4 (mit Glutathiontuiertes LTA4) Derivate des LTC4: LTD4, LTE4, LTF4	– Rattenovarien in vitro (Espey et al. 1981) – menschlichen Granulosazellen: Identifikation von Produkten dreier Lipoxygenasen (Feldman et al. 1986)	– bei Ratten: durch Förderung von Entzündungsvorgängen (Espey et al. 1989), wie z. B. subsubsti-Steigerung der Permeabilität von Gefäßen oder chemotaktische Wirkung auf Leukozyten (Cavender u. Murdoch 1988)

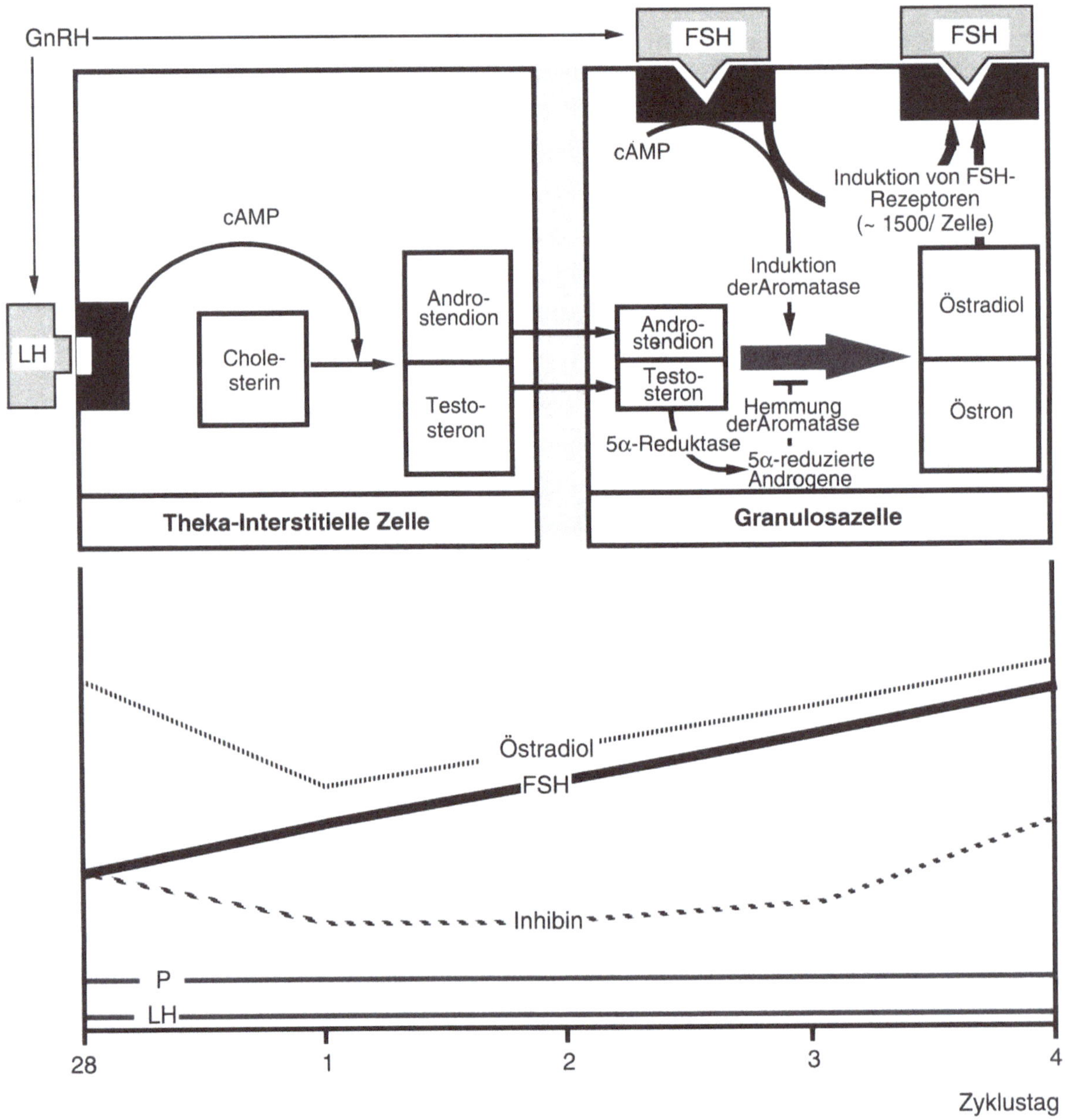

u. Hodgen 1979). Entfernung des Corpus luteum in der mittleren Lutealphase führt zu einem verfrühten Einsetzen der Menstruation. Die Befunde bestätigen die entscheidende Rolle, die die Ovarien und insbesondere der dominante Follikel für den Zyklusablauf spielt. Der dominante Follikel determiniert die Länge der Follikelphase, das Corpus luteum die Länge der Lutealphase.

4.3.2 Die Ovulationsphase

4.3.2.1 Östradiolanstieg

Die Auslösung des mittzyklischen LH-Peaks geschieht, wenn der Östradiolspiegel einen Schwellenwert über einen bestimmten Zeitraum (ca. 50 h über 200 pg/ml) überschreitet.

4.3.2.2 LH-Anstieg

Der Beginn des mittzyklischen LH-Gipfels charakterisiert einen relativ präzisen Referenzpunkt, um hormonelle Abläufe bzw. intrafollikuläre Veränderungen zu beschreiben.

Während der letzten 2 Tage vor Beginn des mittzyklischen LH-Gipfels steigen die Östradiolserumkonzentrationen exponentiell an (Verdopplungszeit 61,3 h); parallel erfolgt der Anstieg von Inhibin, 17α-Hydroxyprogesteron (17α-OHP) und Progesteron.

Der Anstieg des Progesterons reflektiert die Luteinisierung der Granulosazellen nach Ausbildung von LH-Rezeptoren und die damit verbundene Fähigkeit der Granulosazellen, Progesteron und 17α-Hydroxyprogesteron zu sezernieren.

Der präovulatorische Progesteronanstieg ist offenbar nicht nur für die Erleichterung des LH-Anstiegs durch Verstärkung des positiven LH-Feedbacks verantwortlich, sondern auch für den mittzyklischen FSH-Anstieg (Batista et al. 1992). Darüberhinaus scheint der Progesteronanstieg die Dauer des LH-Anstiegs zu verlängern.

Der Beginn des LH- und FSH-Anstiegs erfolgt abrupt (LH-Verdopplungszeit 2 h), gleichzeitig mit

Abb. 4.31. Serumkonzentrationen von LH, FSH, Inhibin und Progesteron; intrazelluläre Mechanismen in Theka- und Granulosazelle: Luteofollikulärer Übergang und frühe Follikelphase

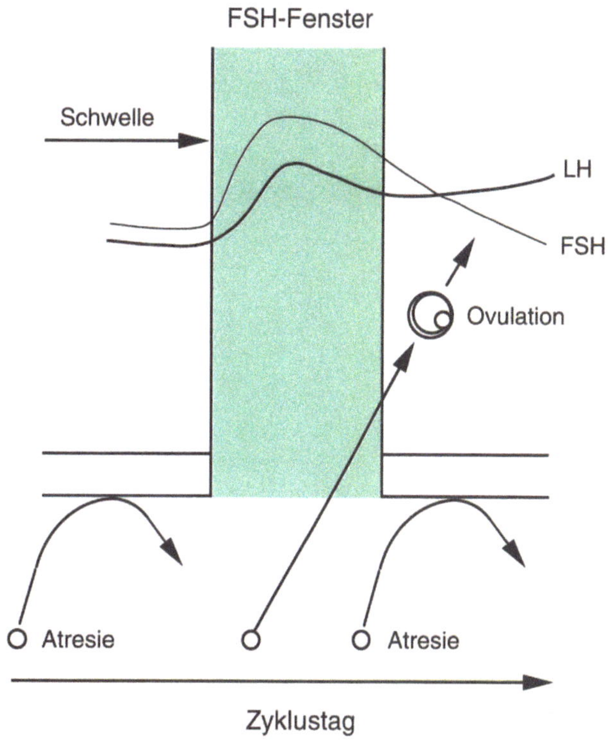

Abb. 4.32. Rekrutierung von Follikeln: das FSH-Fenster. (Nach Hodgen 1982)

dem Erreichen eines kurzzeitigen Spitzenwerts für Östradiol. Die mittlere Dauer des LH-Anstiegs beträgt 48 h mit einem steilen Anstieg (Verdoppelungszeit 5.2 h) über 14 h. Die Gonadotropinsekretion bleibt über ca. 14 Stunden auf hohem Niveau konstant.

Der folgende Abfall der Gonadotropine dauert ca. 20 Stunden und ist mit einem zweiten schnellen Anstieg der Progesteronserumwerte und einem Abfall der 17α-OHP- , Östradiol- und Inhibinserumwerte (Beginn 36 Std. nach Beginn des LH-Anstiegs bzw. 12 Std. vor Ende des LH-Peaks) verbunden. Die Spitze der Progesteronserumkonzentration wird erst 12 Std. später erreicht.

Mit dem Anstieg der LH-Konzentrationen erfolgt ein Abfall der Östradiol- und 17α-Hydroxyprogesteronkonzentrationen und ein persistierender Anstieg der Inhibinkonzentrationen. Die Ursachen für den Gonadotropinanstieg begleitenden Inhibinanstieg sind unklar (Abb. 4.35, Abb. 4.36).

Stoffwechselumstellung. Die Umstellung auf vermehrte Progesteronsekretion ist wahrscheinlich auf eine Zunahme der p-450 17α-Hydroxylaseaktivität im präovulatorischen Follikel zurückzuführen (Sano et al. 1981).

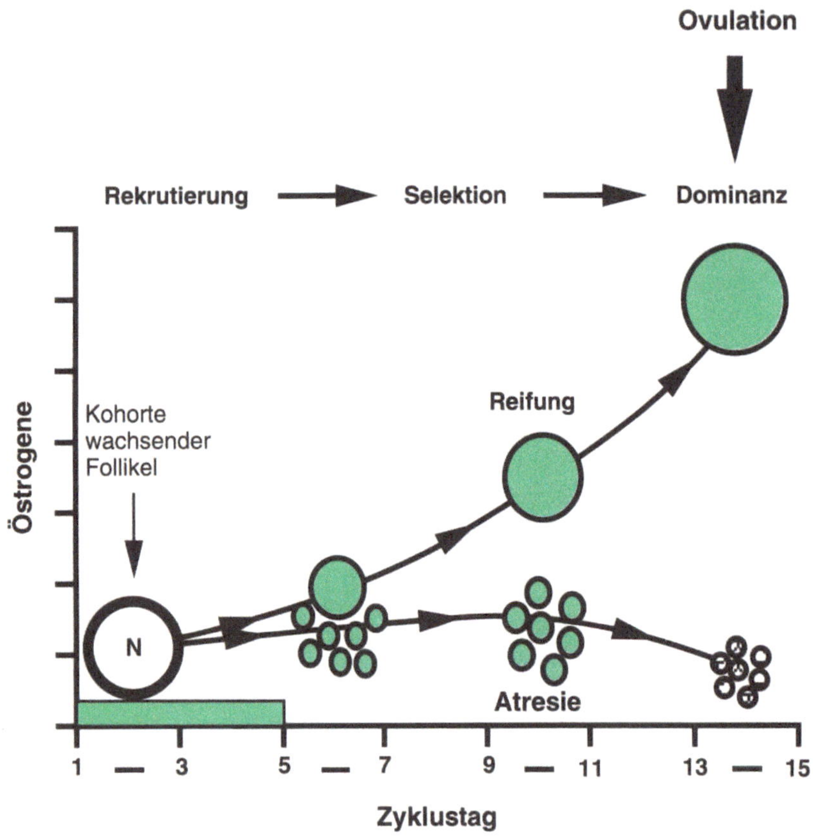

Abb. 4.33. Der Ablauf von Follikelrekrutierung, Selektion und Ovulation des dominanten Follikels; Atresie der übrigen Follikeln. (Modifiziert nach Hodgen 1982)

4.3.2.3 Ovulation

Heutige Befunde sprechen dafür, daß die Ovulation 1–2 h vor der Endphase des Progesteronanstiegs bzw. 35–44 h nach dem Beginn des LH-Anstiegs stattfindet.

Mechanisch besteht der Vorgang der Ovulation aus einer schnellen Größenzunahme des Follikels, der dann aus der Oberfläche des Ovars ragt (Bildung des Stigma). Letzlich erfolgt ein sanftes Ausstoßen des Oozyten-Kumulus-Komplexes mit antraler Flüssigkeit. Direkte Messungen des Follikelbinnendrucks konnten zeigen, daß der Follikel nicht unter hohem Druck steht (Blandau u. Rumery 1963)

Mechanismus der Ovulation. Bezüglich der Ursachen der Öffnung der Follikelwand werden verschiedene Mechanismen diskutiert (Abb. 4.37).

Prostaglandine. Es gibt eine Reihe von Befunden, die auf eine Beteiligung der Prostaglandine an der Follikelruptur hinweisen:

- Prostaglandinsyntheseblocker inhibieren die Ovulation,
- Neutralisierung von Prostaglandinen durch Antiseren blockieren die Ovulation,
- Im präovulatorischen Follikel bestehen erhöhte intrafollikuläre Prostaglandinkonzentrationen,
- LH stimuliert die ovarielle Prostaglandinsynthese, so daß angenommen wird, daß die Prostaglandine bei der Auslösung der Ovulation eine Rolle spielen.

Plasminogenaktivator. Weitere Faktoren, die an der Ovulation beteiligt sind, scheinen proteolytische Enzyme zu sein, insbesondere das Plasminogenaktivator-System. Möglicherweise wird die Stigmabildung und die Ruptur der Follikelwand durch proteolytische Enzyme verursacht.

Studien konnten zeigen, daß Proteaseinhibitoren, die in die Antralflüssigkeit instilliert wurden, die Ovulation verhinderten (Espey et al. 1974). Plasminogenaktivator wurde in ansteigenden Konzentrationen in der Wand von sprungreifen Follikeln bei Ratten gefunden (Beers 1975). Plasminogenaktivator katalysiert die Bildung von Plasmin aus Plasminogen, einem proteolytischen Enzym. Die Produktion von Plasminogenaktivator ist FSH abhängig.

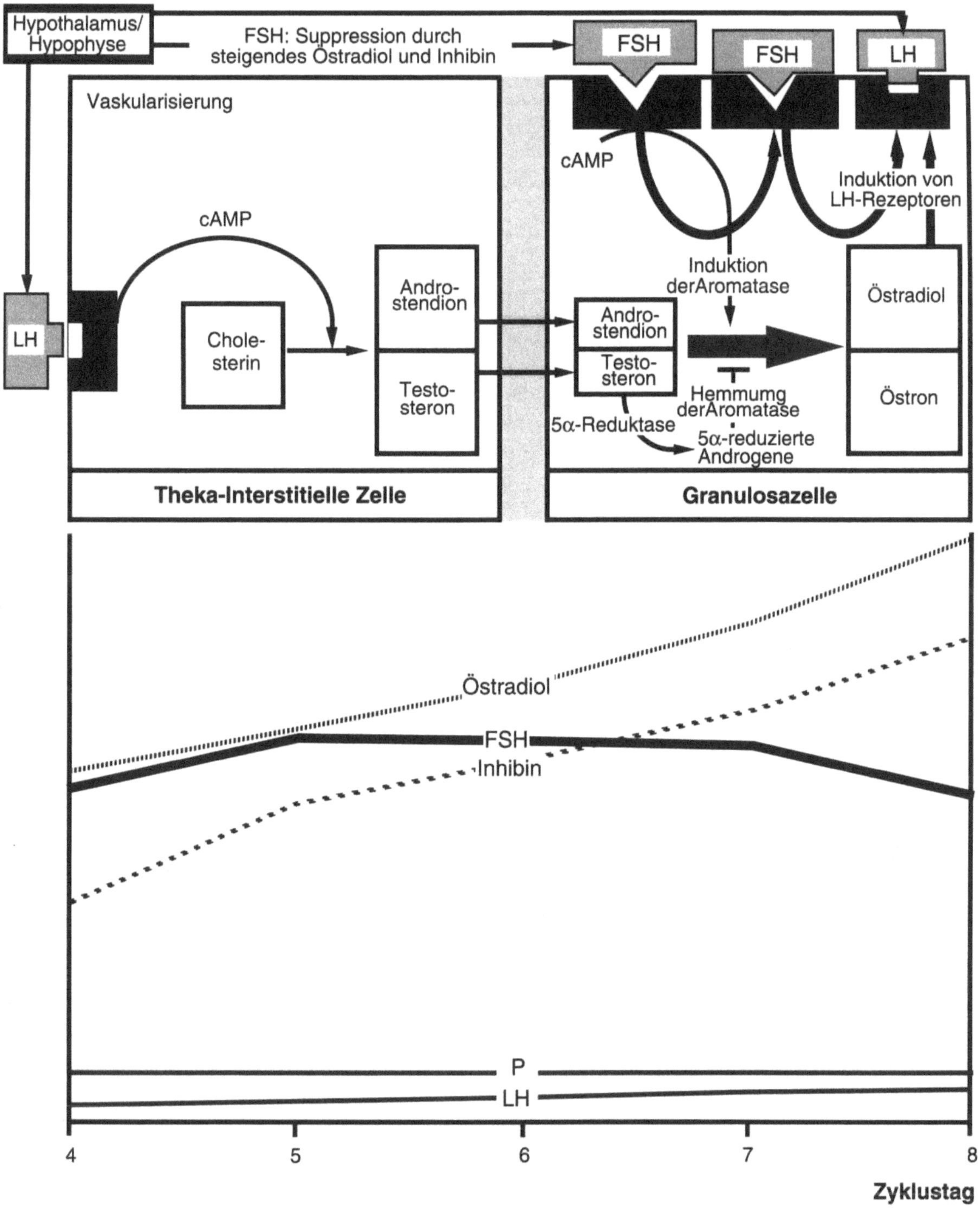

Abb. 4.34. Selektion des dominanten Follikels

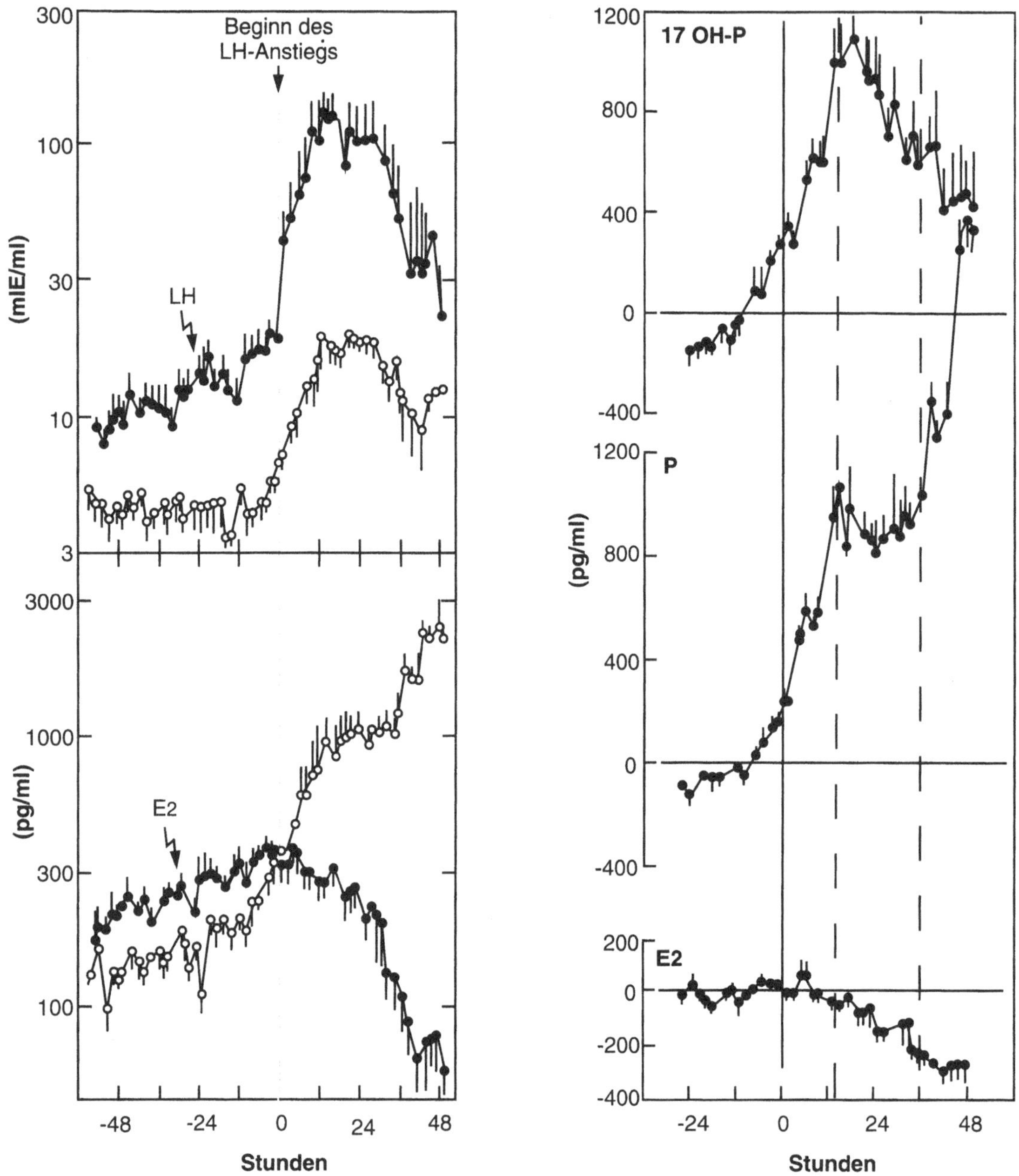

a

b

Abb. 4.35a, b. Mittzyklische Hormonverläufe
a LH, FSH, Östradiol und Progesteron: Konzentrationen im Serum (Mittelwerte); 2stündliche Messungen über 5 Tage in 7 Studien. Nullpunkt ist der Beginn des LH-Anstieges; **b** 17α-Hydroxyprogesteron, Progesteron und Östradiol vor und während des LH-Anstieges. Nullpunkt ist der Beginn des LH-Anstieges. (Nach Hoff et al. 1983)

4.3.3 Lutealphase

Das Kennzeichen der Lutealphase ist der Shift von der Östrogen- zur Progesterondominanz.

Nach der Luteinisierung des Theka-Granulosa-Zellsystems werden in den Lutealzellen ein Überschuß an P-450 steroidogenen Enzymen gefunden (Sano et al. 1981), wodurch große Mengen Progesteron und in geringerem Umfang Östradiol gebildet werden (Abb. 4.36)

Auf welche Weise es zu der vermehrten Expression der die Progesteronsynthese begünstigenden Enzymen kommt, ist unklar.

Durch den Einfluß von Progesteron und Östra-

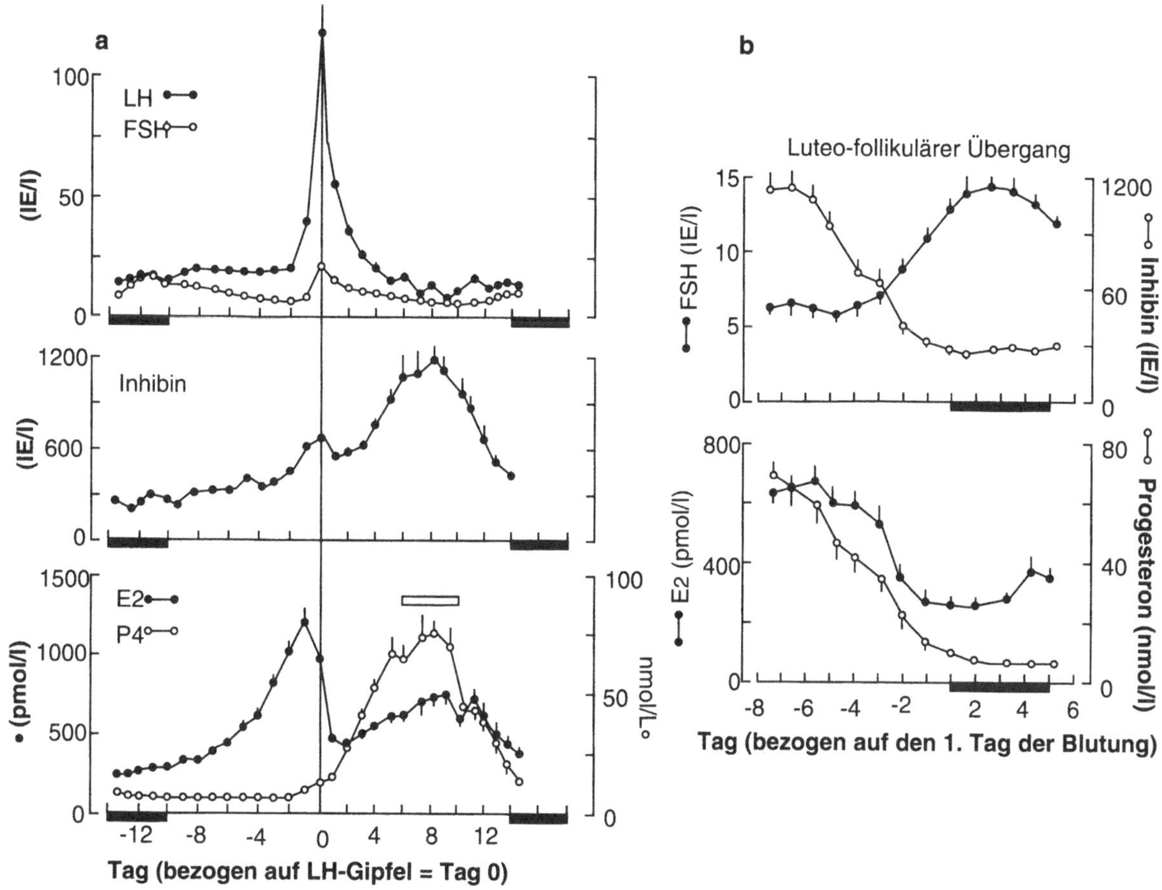

Abb. 4.36. **a** LH, FSH, Östradiol, Progesteron und Inhibin im Serum während des menstruellen Zyklus. Der Zeitpunkt der Ovulation ist durch einen Pfeil gekennzeichnet, das offene Rechteck kennzeichnet den optimalen Zeitraum für die Implantation; **b** FSH, Inhibin, Progesteron und Östradiol in der prämenstruellen Phase (Niedergang des Corpus luteum und luteofollikulärer Übergang). (Nach Roseff et al. 1989)

diol wird das Endometrium auf die Implantation vorbereitet. In der mittlutealen Phase ergibt sich ein sog. wenige Tage dauerndes Fenster, in dem das Endometrium optimale Voraussetzungen für eine Implantation bietet.

Der Anstieg der Basalkörpertemperatur (BKT) steht zeitlich in Beziehung mit der zentralen des Progesterons auf das Thermoregulationszentrum in der präoptischen Region des Hypophysenvorderlappens.

Obwohl Inhibin zu diesem Zeitpunkt ein Maximum erreicht, scheint es keinen Einfluß auf die Implantation zu haben. Gemeinsam mit Östradiol und Progesteron führt es zu einer maximalen Suppression der FSH-Serumkonzentrationen, wodurch eine erneute Follikulogenese verhindert wird.

Die sekretorische Aktivität und Lebensdauer des Corpus luteum ist abhängig von einer entsprechenden pulsatilen LH-Sekretion (McLachlan et al. 1990; Roseff et al. 1989).

Die Funktion des Corpus luteum (CL) ist, wenn keine Schwangerschaft eintritt, auf ca. 14 Tage begrenzt. Die größte Aktivität des Corpus luteum wird am 7.–8. Tag nach dem LH-Gipfel erreicht; die Progesteronsekretion erreicht zu diesem Zeitpunkt ein Maximum mit einer täglichen Produktionsrate von 25 mg. Gleichzeitig kommt es zu einem Anstieg der 17α-Hydroxyprogesteron-, Östradiol- und Östronwerte.

Die funktionelle Aktivität des CL endet 2–3 Tage vor Beginn der Menses (Luteolyse). Wachstum und Rückbildung des Corpus luteum sind mit gleichzeitigen Veränderungen der Vaskularisation und somit des Blutflusses gekoppelt. Follikelwachstum setzt nach Rückbildung des Corpus luteum ein. Mit steigenden Progesteron- und Östrogenspie-

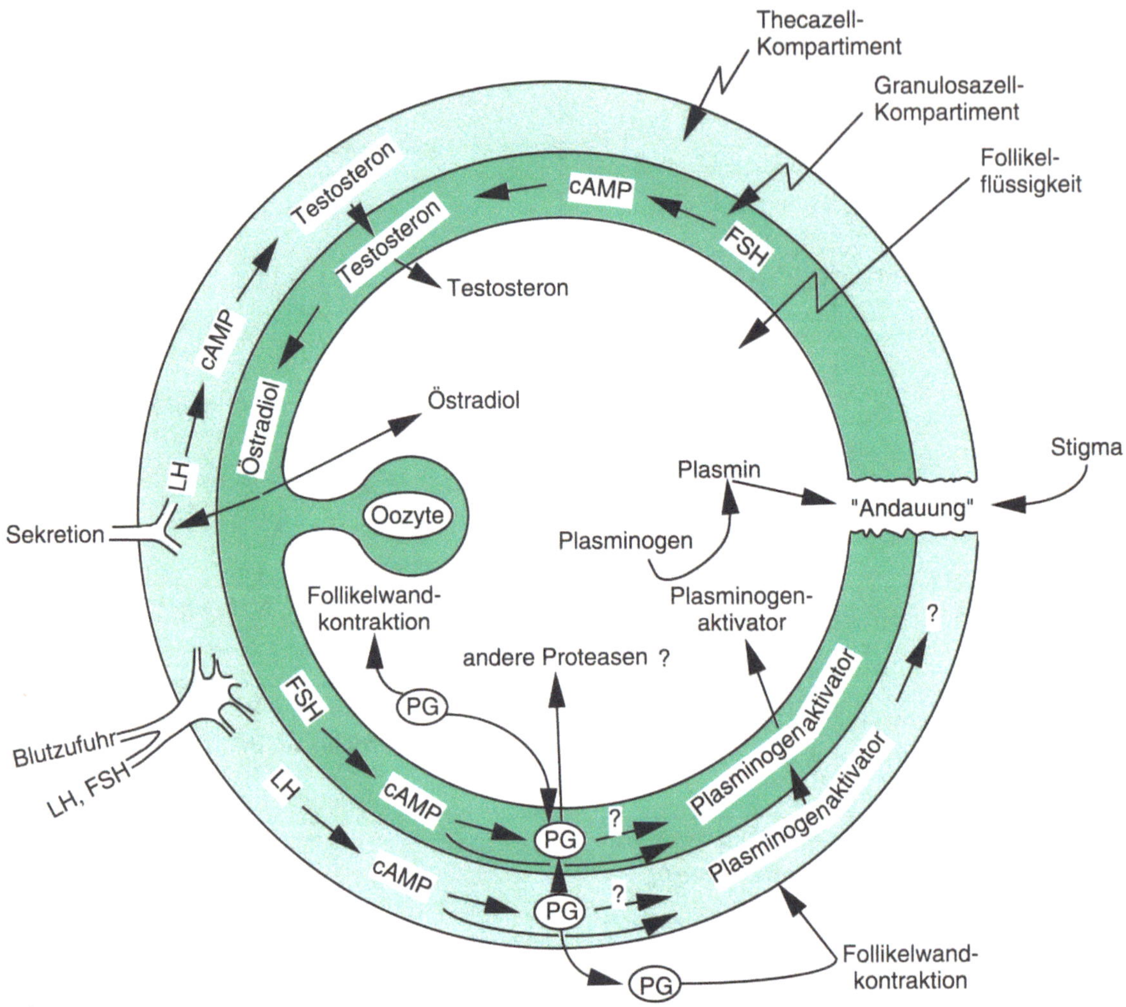

Abb. 4.37. Faktoren bei der Follikelruptur: Prostaglandine und Proteasen. Die follikuläre Produktion von Prostaglandinen wird durch LH und FSH stimuliert und ist von cAMP, jedoch nicht von Steroiden, abhängig. (Nach Behrman u. Romero 1991)

geln sinken die Plasma-LH- und FSH-Werte während der Lutealphase.

Relativ zu seiner Größe ist das Corpus luteum das hormonaktivste und gefäßreichste Gewebe im Körper.

Endokrine Merkmale der Lutealzelle. Die funktionelle Aktivität der Lutealzellen ist von verschiedenen Faktoren abhängig:

1. Eine intakte vorhergehende Follikelreifung mit Erwerb einer optimalen Zahl von LH-Rezeptoren an den Granulosazellen des präovulatorischen Follikels (Goodman u. Hodgen 1983). Letzteres ist für den Luteinisierungsvorgang und die über LH vermittelte Progesteronsynthese von Bedeutung. Dieser Vorgang ist FSH-abhängig, d.h. eine experimentelle selektive Unterdrückung von FSH während der Follikelphase hat niedrigere präovulatorische Östradiolwerte zur Folge, sowie eine zu niedrige Progesteronbildung in der mittleren Lutealphase.
2. Das ausreichende Vorhandensein von Low-density-Lipoprotein (LDL) als Quelle für die Biosynthese von Progesteron ist ein entscheidender Faktor für eine normale Lutealfunktion (Carr et al. 1981). Lipoprotein wurde in der menschlichen Follikelflüssigkeit gefunden. Während High-density-Lipoprotein (HDL), welches ein schlechtes Substrat darstellt, in hoher Konzentration vorhanden ist, ist die LDL-Konzentration in der Follikelflüssigkeit niedrig (Simpson et al. 1981). Dieser Unterschied beruht auf der mangelnden Blutzufuhr und der geringen Permeabilität der Basalmembran des Follikels für

Substanzen mit einem Molekulargewicht von 1000000 und höher. (LDL – 2200000 Dalton – und HDL – 200000 Dalton). Die Vaskularisation des Corpus luteum führt dazu, daß das LDL-Cholesterol Zugang zu den luteinisierten Granulosazellen gewinnt, wo spezifische LDL-Bindungsstellen nachgewiesen wurden (Ohashi et al. 1982). Ein entscheidender Faktor für den Beginn der LH-abhängigen und über cAMP vermittelten Progesteronbiosynthese nach der Ovulation ist somit die Exposition der Zelle in ein LDL-angereichertes Milieu. Der Beweis einer deutlich verminderten Progesteronbildung in der Lutealphase bei einer Patientin mit homozygoter Hypobetalipoproteinämie bestätigt die Notwendigkeit des Vorhandenseins von LDL für die Progesteronsynthese im Corpus luteum (Illingworth et al. 1982).

3. Eine Pulsatile LH-Sekretion ist für den Erhalt der Corpus-luteum-Funktion notwendig. Fallende LH-Werte nach Verabreichung eines potenten GnRH-Agonisten oder Antagonisten führen zu einem sofortigen Abfall von Progesteron und zu einem vorzeitigen Einsetzen der Menses (YEN 1983). Darüber hinaus wird eine durch exogenes Gonadotropin herbeigeführte Ovulation bei hypophysektomierten Frauen von einer verminderten Progesteronausschüttung und einer kurzen Lutealphase gefolgt, die allerdings durch wiederholte Gabe von LH normalisiert werden kann (Vande Wiele et al. 1970). Die Ansprechbarkeit auf LH ist während der Implantation (Mitte der Lutealphase) am größten. (Sheehan et al. 1982; Kazer et al. 1985)

4.3.4 Luteolyse

Die Regression des Corpus luteum beruht auf seiner eigenen Östradiolproduktion und auf einem letztlich noch unbekannten luteolytischen Effekt. Mit der Atresie des Corpus luteum sinkt die Progesteronsekretion rasch auf geringe Werte ab (kleiner als 1 ng/ml Serum) (Aedo et al. 1980).

Die funktionelle Lebensdauer des Corpus luteum beim Primaten ist „vorprogrammiert". Obwohl die genauen Mechanismen für die Rückbildung des Corpus luteum unbekannt sind, dürften die ständig fallende LH-Pulsfrequenz während der 2. Hälfte der Lutealphase eine entscheidende Rolle beim Rückgang der Steroidproduktion der Lutealzellen spielen. Die Fähigkeit des Lutealgewebes zur Progesteronsynthese kann durch hCG aufrecht erhalten werden, entweder aufgrund der Embryoimplantation oder als Folge einer exogenen hCG-Verabreichung.

Die im Corpus luteum nachgewiesenen hohen Konzentrationen von Oxytozin und Vasopressin können ebenfalls eine Rolle bei der Autoregulation der Lutealfunktion spielen (Schaeffer et al. 1984)

4.4 Zyklische Veränderung hormonabhängiger Organe

4.4.1 Endometrium

Funktion. Das Endometrium stellt im Rahmen der generativen Funktion der Frau ein Erfolgsgewebe der Gonaden dar, das in Abhängigkeit vom menstruellen Zyklus unter Östrogen- und Gestageneinfluß rhythmische Struktur- und Funktionsveränderungen durchmacht. Die Veränderungen des Endometriums sind derart, daß optimale Voraussetzungen für die Implantation des Embryos zum richtigen Zeitpunkt vorliegen.

Mikroanatomie. Am Endometrium unterscheidet man eine beständige Schicht (Pars basalis) von einer kurzlebigen (Pars functionalis). Die schmale, gegen das Myometrium grenzende Pars basalis des Endometriums macht diese zyklischen Veränderungen kaum mit. Sie fungiert als Regenerationsboden, aus dem sich die Pars functionalis nach ihrer Abstoßung zyklisch neu aufbaut. An der Pars functionalis erfolgt in der ersten Zyklusphase unter dem Einfluß von Östrogenen eine Proliferation und in der postovulatorischen Phase unter dem kombinierten Einfluß von Östrogenen und Gestagenen die funktionelle Ausreifung (= Sekretion). Dieser Phase folgt im Falle der Befruchtung und Implantation die Dezidualisation oder, bei Ausbleiben einer Konzeption, die den Zyklus beendende Menstruation. Demnach können 2 wesentliche Phasen im menstruellen Zyklus unterschieden werden:

Proliferationsphase. Zu Beginn der präovulatorischen Phase kommt es unter stetig steigendem Östrogeneinfluß zu einer Proliferation der Schleimhaut. Die Funktionalis beginnt sich auf der Basalis zu entfalten. Histologisches Kriterium dieser Proliferation ist eine gesteigerte Mitosetätigkeit. Ferner kommt es zu einer kontinuierlichen Zunahme der Durchblutung und zu einer Flüssigkeitsaufnahme in das Stroma und damit auch zu einer Erhöhung der Schichtdicke. Die von der Funktionalis hochsteigenden Drüsenschläuche verlaufen zunächst gestreckt und nehmen fortan an Dicke zu. Da der Wachstumsschub der Drüsenschläuche nicht einförmig von der Basalis her erfolgt, sondern gleichförmig durch Zellteilungen im gesamten Drüsenbereich, resultiert ein Wachstumsstau und die Drüsenschläuche beginnen sich zu winden.

Sekretionsphase. Kurz nach der Ovulation kommt es unter der massiv einsetzenden Progesteronwirkung am Endometrium zu einer Reihe von morphologischen Veränderungen. Die Proliferation des Endometriums kommt zum Stillstand und die sekretorische Umwandlung beginnt. Neben einer geringfügigen Schrumpfung der Schleimhaut beginnt durchschnittlich 24 bis 36 h nach der Ovulation die Glykogenbildung in den basalen Zellabschnitten der Drüsenepithelien. Sie erreicht ihr Maximum am 4. Tag post ovulationem. 4 bis 5 Tage nach der Ovulation beginnt neben dem Glykogen Schleim in großen Mengen in die Drüsenlichtungen auszutreten. Dieser Prozeß erreicht etwa am 7. Tag nach der Ovulation sein Maximum. Die Flüssigkeitsaufnahme im Stroma erreicht bis zum 8. Tag ihren Höhepunkt. Das Drüsenepithel hat die charakteristischen sägeblattartigen Konturen entwickelt. Im Stroma entwickeln sich die Spiralarterien, die die gesamte Mukosa durchziehen.

Um diese Gefäße treten am 9. Tag post ovulationem große glykogenhaltige Stromazellen auf (pseudodeziduale Reaktion), welche der echten dezidualen Reaktion in der Schwangerschaft sehr ähnlich sind. Bis zum 10. und 11. Tag breiten sie sich bis unter die Epitheloberfläche aus.

Menstruation. Bei Ausbleiben einer Befruchtung kommt es gegen Ende der 4. Zykluswoche zum starken Absinken der Steroidproduktion. Dieser Hormonentzug bewirkt am Endometrium eine Änderung des Stoffwechsels und eine Störung der Mikrozirkulation, die nach einer geweblichen Regression schließlich in einer Rupturblutung und einer Proteolyseaktivierung endet. In kurzer Zeit zerfallen große Bereiche der Funktionalis und werden abgestoßen.

Die Menstruation wird initiiert durch den starken Abfall der Serumprogesteronkonzentrationen, jedoch ist noch unklar, ob und welche Mediatoren die Veränderung an der Schleimhaut und letztlich das Abbluten bewirken.

Mechanismen. Diskutiert werden folgenede Mechanismen:

- Etwa 4–24 h vor Beginn der Menstruationsblutung kommt es zu einer ischämischen Phase, die durch Vasokonstriktion der Arteriolen und Venen hervorgerufen wird. Diese Ischämie könnte direkte Folge der abrupt abfallenden Progesteronserumkonzentrationen sein.
- Das Aufbrechen von lysosomalen Membranen als Folge von fallenden Progesteronkonzentrationen führen zur Freigabe von Hydrolasen und von lysosomalen Phospholipasen, die über die Arachidonsäure die Bildung von $PGF_{2\alpha}$ induziert.
- Durch Hemmung endometrialer 15-Hydroxyprostaglandindehydrogenaseaktivität erfolgt eine Verminderung des Prostaglandinabbaus und damit einen Veränderung der biologischen Halbwertszeit.
- In welcher Weise die Prostaglandine an der Abstoßung der Pars functionalis teilnehmen, ist noch nicht vollständig geklärt.

4.4.2 Vagina

Mikroanatomie. Im Vaginalabstrich lassen sich die Effekte der Hormone an morphologischen und färberischen Kriterien (Karyopyknose, Zellform, Lagerung und Azidophilie bzw. Zyanophilie) ablesen und erlauben so eine Beurteilung des Östrogen- und Gestageneffekts und die Diagnose der Zyklusphase.

Das Vaginalepithel proliferiert unter Östrogeneinfluß und wird durch die Gestagene regressiv verändert. In die Zellen wird Glykogen eingelagert. Im Vaginalabstrich kann man die Östrogenwirkung an den ausgebreitet liegenden, eosinophilen Superfizialzellen erkennen. Für den Progesteroneinfluß ist die starke Zellentfaltung charakteristisch. Es treten vorwiegend Intermediärzellen auf, die in Haufen zusammenliegen.

4.4.3 Zervix

Follikelphase. Unter zunehmender Östrogenwirkung öffnet sich der Muttermund in der präovulatorischen Periode bis zu einer durchschnittlichen Weite von 4,5 mm mittzyklisch.

Mittzyklisch. Die Produktion des Zervixschleims durch die Zylinderepithelien nimmt bis zum 10fachen der Ausgangsproduktion zu. Der Schleim wird transparent, verliert an Viskosität und wird bis zu einer Länge von 8–12 cm spinnbar. Nach Lufttrocknung auf dem Objektträger kristallisiert er in farnkrautähnlichen Mustern auf dem Objektträger

(Farnkrautphänomen). Dieses Phänomen ist ca. ab dem 8. Tag nachweisbar und findet zur Zeit des höchsten Östrogenspiegels um die Ovulation ihr Maximum. Das Kristallisationsvermögen beruht auf einer erhöhten Konzentration von Salzen, besonders von NaCl und Proteinen im Zervixsekret.

Lutealphase. Unter Progesteronwirkung schließt sich der Muttermund wieder. Menge, Transparenz und Spinnbarkeit des Zervixschleims nehmen ab. Das Farnkrautphänomen erlischt etwa um den 22. Zyklustag.

4.4.4 Tuben

Auch die Tuben unterliegen zyklusabhängigen Veränderungen. In der Follikelphase überwiegen die Flimmerzellen in der Tube, während in der Corpus-luteum-Phase mehr die sezernierenden Epithelien vorherrschen. Nahe der Ovulation kommt es unter dem Anstieg der Östrogenspiegel zu einer maximalen Entwicklung der zilientragenden Zellen des Tubenepithels. Die Tubenmuskulatur und Zielienbewegungen zeigen in der Östrogenphase eine Bewegungsbeschleunigung, in der Gestagenphase eine Verlangsamung. Die Muskulatur der Tuben wird somit in ihrer Motilität durch die Östrogene (und Prostaglandine) gefördert, durch die Gestagene gehemmt.

4.4.5 Vegetativum und Psyche

Während der im menstruellen Zyklus ablaufenden hormonalen Veränderungen kommt es physiologischerweise zu einer mit den Östrogen- und Gestagenwirkungen gleichlaufenden Änderung im körperlichen Befinden als auch im seelisch-emotionalen Verhalten der Frau.

Sensorium. Mehrere Studien berichten, daß Sinnesempfindungen (Geschmack, Geruch, Gehör, Tastsinn, Empfindlichkeit der Diskriminierung von 2 tastbaren Punkten) während der Follikelphase deutlicher sind, als während der Lutealphase. Die deutlichsten Veränderungen betrafen den Geruchssinn (Henkin 1974; Vierling u. Rock 1967). Insgesamt liegen jedoch alle Veränderungen im Bereich des Normalen.

Die Veränderungen des Sensoriums, insbesondere des Geruchssinns, in der östrogendominierten Phase des Zyklus ähneln denen, die bei niedrigeren Spezies gefunden wurden; hier spielt der Geruchssinn (Spheromone, Lockstoffe) eine wesentliche Rolle für die Fortpflanzung (Kaverne u. de la Riva 1982, Dluzen u. Ramirez 1989).

Vegetativum. Die präovulatorische Phase zeichnet sich durch ein Übergewicht des Parasymphatikus, die postovulatorische Phase durch ein Symphatikusübergewicht aus.

Stimmung und Verhalten. Eine Reihe von Studien haben zyklusabhängige Veränderungen von Stimmung, Verhalten und Leistungsfähigkeit der Frau gezeigt. In der Lutealphase und vor allem in der prämentruellen Phase fand man eine Neigung zu Depression, Gereiztheit und Verminderung des Antriebes, assoziert mit körperlichen Symptomen wie Empfindlichkeit der Brüste, Geblähtheit, Kopfschmerzen und Müdigkeit (Dennerstein u. Abraham 1982). Außerdem ergaben sich in der Lutealphase bei Streßexposition höhere Adrenalin- und Noradrenalinausscheidungen im Serum und Urin als in der Follikelphase (Collins et al. 1983). Gleichzeitig wurde eine erhöhte sprachliche und feinmotorische Leistungsfähigkeit in der späten Follikelphase festgestellt (Hampson 1990).

Neurere Studien konnten zwar die Veränderungen hinsichtlich der Ernährungsgewohnheiten und somatischen Symptome bestätigen, fanden jedoch keinen Zusammenhang zwischen Hormonschwankungen und affektiven Veränderungen in der praemenstruellen Phase. (Laessle et al. 1990; Olasov u. Jackson 1987).

Diesbezügliche Studien weisen Mängel sowohl hinsichtlich der Auswahl der Probandinnen (selektierte Untergruppe der Gesamtpopulation), als auch aufgrund von Erwartungen auf und sind somit zurückhaltend zu beurteilen (Olasov u. Jackson 1987).

Stärke Stimmungs- und Verhaltensschwankungen in Relation zu der Zyklusphase sind bei den meisten Frauen nicht anzunehmen. Prämenstruelle somatische Symptome sind bei unterschiedlicher subjektiver Bewertung bei den meisten Frauen zu finden.

Nahrungsaufnahme und Körpergewicht. Veränderungen des Körpergewichts und der Eßgewohnheiten in Abhängigkeit von der Zyklusphase sind seit Jahrhunderten beobachtet worden. Studien ergaben, daß die Nahrungsmengen, die während der Lutealphase aufgenommen werden, signifikant größer sind als in der Follikelphase (Gong et al. 1989; Pliner u. Fleming 1983). Allerdings ist gleichzeitig eine Erhöhung des Grundumsatzes und des täglichen Energieverbrauches festzustellen, so daß keine Zunahme des Körpergewichts hieraus resultiert (Rosenblatt et al. 1980).

Wasserhaushalt. Als pathogenetische Faktoren der vermehrten extrazellulären Wassereinlagerung werden ein gestörtes Östrogen-Gestagen-Verhältnis, eine Hyperprolaktinämie, eine Erhöhung der kapillaren Permeabilität für Proteine, der antidiuretischen Aktivität und der Aldosteronsekretion in Betracht gezogen.

4.4.6 Mammae

Klinik. Die Brustdrüse der geschlechtsreifen Frau ist vom zyklischen Geschehen der Ovarialfunktion abhängig. Oft wird von Frauen angegeben, daß die Brust vor der Menstruation anschwillt, spannt und gelegentlich sogar einige Tropfen eines wäßrigen Sekrets sich aus den Mamillen entleeren.

Morphologische Veränderungen. Während der präovulatorischen Phase besteht für die Mammae eine inaktive Phase (sog. Ruhephase). Hier ist das Volumen auf ein Minimum abgesunken. Nach der Ovulation setzt eine kontinuierliche Vergrößerung der Brust ein, die bis zur Menstruation andauert (sog. Proliferationsphase). Sie ist gekennzeichnet durch eine zunehmende Hyperämie und Bindegewebsverdickung mit dem Aussprossen kleinerer Drüsengänge und der Differenzierung der Drüsenfelder vom Stroma. Die Ausführungsgänge erweitern sich. Begleitet werden diese Vorgänge von einer Sekretanreicherung und Wassereinlagerung. Die Volumenzunahme erreicht etwa 7–3 Tage vor der Menstruation ihr Maximum. Einzelheiten s. Kap. 16.

Endokrine Veränderungen. Untersuchungen der mititischen Aktivität und der DNA-Synthese weisen daraufhin, daß maximale Epithelproliferation nach den mittzyklischen Progesteron- und Östradiolanstiegen einsetzt (Longacre u. Bartow 1986; Going et al. 1988) Im Gegensatz zum Effekt auf das Endometrium hat Progesteron an der Brust keinen entscheidenden inhibitorischen Effekt auf die östrogenvermittelte Proliferation und kann sogar den Östrogeneffekt verstärken (Longacre u. Bartow 1986).

Weitere lokale Faktoren sind die Insulin-like-Growth-Faktoren. In der Mamma ist eine deutliche lokale Produktion von IGF-I, IGF-I-Bindungsstellen und -proteinen nachgewiesen. IGF-I mammären Progesteronrezeptoren unabhängig von Östrogenen induzieren. Allerdings steht die lokale IGF-I Produktion unter Kontrolle von Östrogenen.

4.5 Literatur

Abe H, Engleer D, Molitch ME, Bollinger-Gruber J, Reichlin S (1985) Vasoactive intestinal peptide is a physiological mediator of prolactin release in the rat. Endocrinolgy 116:1383

Adashi EY The ovarian cycle (1991) In: Yen SCC, Jaffee RB (eds) Reproductive endocrinology. Saunders, Philadelphia, pp 181–237

Adashi EY (1989) Cytokine-mediated regulation of ovarian function: encounters of a third kind. Endocrinology 124:2043–2045

Adashi EY, Hsueh AJ (1981) Stimulation of β2-adrenergic responsiveness by follicle-stimulating hormone in rat granulosa cells in vitro and in vivo. Endocrinology 108:2170

Adashi EY, Hsueh AJW (1982) Estrogens augment the stimulation of ovarian aromatase activity by follicle-stimulating hormone in cultured rat granulosa cells. J Biol Chem 257:6077

Adashi EY, Resnick CE (1986) Antagonistic interactions of transforming growth factors in the regulabon of granulosa cell differentiation. Endocrinology 119:1243

Adashi EY, Resnick CE, D'Ercole AJ, Svoboda ME Van Wyk JJ (1985) Insulin-like growth factors as intraovarian regulators of granulosa cell growth and function. Endocr Rev 6:400

Adashi EY, Resnick CE, Croft CS, May JV, Gospodarowicz D (1988a) Basic fibroblast growth factor as a regulator of ovarian granulosa cell differentiation: a novel non-mitogenic role. Mol Cell Endocrinol 55:7–14

Adashi EY, Resnick CE, Hernandez ER, May JV, Purchio AF, Twardzik DR (1988b) Ovarian transforming growth factor-d (TGF-β): cellular sites(s), and mechanism(s) of action. Mol Cell Endocrinol 61:247

Aedo AR, Pederson PH, Pederson SG, Diczfalusy E (1980) Ovarian steroid secretion in normally menstruating women. II. The contribution of the corpus luteum. Acta Endocrinol 95:222–231

Ali SM, McMurtry JP, Bagnell CA, Bryant Greenwood GD (1986) Immunocytochemical localization of relaxin in corpora lutea of sows throughout the estrous cycle Biol Reprod 34:139–143

Armstrong DT, Dorrington JH (1976) Androgens augnent FSH-induced progesterone secretion by cultured rat granulosa cells. Endocrinology 99:1411

Baker BL, Jaffe RB (1975) The genesis of cell types in the adenohypophysis of the human fetus as observed with immunocytochemistry. Am J Anatomy 143:137

Baker TG (1963) A quantitative and cytological study of germ cells in human ovaries. Proc R Soc Lond (Biol) 158:417

Baker TG, Franchi LL (1962) The fine structure of oogonia and oocytes in human ovaries. J Cell Sci 2:213

Bala RM, Lopatka J, Leung A, McCoy E, McArther RG (1981) Serum immunoreactive somatomedin levels in normal adults, pregnant women at term, children at various ages, and children with constitutionally delayed growth. J Clin Endocrinol Metab 52: 508–512

Balboni GC, Vannelli GB, Barni T, Orlando C, Serio M (1987) Transferrin and somatomedin C receptors in the human ovarian follicles. Fertil Steril 48:796–801

Barreca A, Minuto F, Volpe A et al (1990) Insulin-like growth factor-I (IGF-I) and IGF-I binding protein in the follicular fluids of growth hormone treated patients. Clin Endocrinol 32:497

Batista MC, Cartledge TP, Zellmer AW, Nieman LK, Merriam GR, Loriaux DL (1993) Evidence for a critical role of progesterone in the regulation of the midcycle gonadotropin surge and ovulation. J Clin Endocrinol Metab 74:565–570

Beers WH (1975) Follicular plasminogen and plasminogen activator and the effect of plasmin on ovarian follicular wall. Cell 6: 379

Behrman HR, Romero RJ (1991) Prostaglandins and prostaglandin-like product in reproduction: eicosanoids, peroxides and oxygen radicals In: Yen SCC, Jaffee RB (eds) Reproductive endocrinology. Saunders, Philadelphia, pp 238–272

Blandau R, Rumery R (1963) Measurements of intrafollicular pressure in ovulatory and preovulatory follicles in the rat. Fertil Steril 14:330

Bloom FE (1991) Neuroendocrine mechanisms: cells and systems. In: Yen SCC, Jaffee RB (eds) Reproductive endocrinology. Saunders, Philadelphia, pp 1–25

Boutin JM, Jolicoeur C, Okamura H et al (1988) Cloning and expression of the rat prolactin receptor, amember of the growth hormone/prolactin receptor family. Cell 53:69

Breckwoldt M, Neumann F, Bräuer H (1993) Exempla endokrinologica: Bildatlas zur Physiologie und Morphologie des endokrinen Systems. Schering AG, Berlin

Breitenecker G, Friedrich P, Kemeter P (1978) Maturation and degeneration of human ovarian follicles and their oocytes. Fertil Steril 29:336–341

Brown JB (1955) A chemical method for the determination of oestriol, oestrone and oestradiol in human urine. Biochem J 60:185–190

Brück K (1980) Funktionen des endokrinen Systems In: Schmidt RF, Thews G (Hrsg) Physiologie des Menschen, 20. Aufl., Springer, Berlin Heidelberg New York, pp 772

Bulmer D (1964) The histochemistry of ovarian macrophages in the rat. J Anat 98:313

Burger HG, Findlay IK (1989) Potential relevance of inhibin to ovarian physiology. Semin Reprod Endocrinol 7:69

Burgus R, Dunn TF, Desiderio D, Ward DN, Vale W, Guillemin R (1970) Nature (London) 226:321–325

Burgus R, Butcher M, Amoss M, Ling N, Monahan MW, Rivier J, Fellows R, Blackwell R, Vale W, Guillemin R (1972) Primary structure of the ovine hypothalamic luteinizing hormone-releasing factor (LRF). Proc Natl Acad Sci USA 69:278–282

Carmichael MS, Humbert R, Dixen J, Palmisano G, Greenleaf W, Davidson JM (1987) Plasma oxytocin increases in the human sexual response. J Clin Endocrinol Metab 64:27

Carr BR, Sadler RK, Rochelle DB, Stalmach MA, MacDonald PC, Simpson ER (1981) Plasma lipoprotein regulation of progesterone synthesis by human corpus luteum tissue in organ culture. J Clin Endocrinol Metab 62:875

Catt JC, Dufau ML (1991) Gonadotropic hormones: biosynthesis, secretion, receptors and actions. In: Yen SCC, Jaffee RB (eds) Reproductive endocrinology. Saunders, Philadelphia, pp 105–155

Cavender JL, Murdoch WJ (1988) Morphological studies of the microcirculatory system of periovulatory ovine follicles. Biol Reprod 39:989

Childs GV, Hyde C, Naor Z, Catt RJ (1983) Heterogenous luteinizing hormone and follicle-stimulating hormone storage patterns in subtypes of gonadotropes separated by centrifugal elutriation. Endocrinology 113:2120–2128

Christie JE (1987) Classical transmitters and neurotransmitters. In: Flückinger E, Müller EE, Thorner MO (eds) Transmitter molecules in the brain. Part II: Function and dysfunction. Springer, Berlin Heidelberg New York, Tokyo, pp 46–54

Clayton RN, Catt KJ (1981) Gonadotropin-releasing hormone receptors: characterization, physiological regulation and relationship to reproductive function. Endocr Rev 2:186–209

Collins A, Eneroth P, Lalldgren B-M (1983) Psychoneuroendocrjne stress responses and mood as related to the menstrual cycle. Psychosom Med 47:512

Dailey RA, Neill JD (1981) Seasonal variation in reproductive hormones of rhesus monkeys: anovulatory and short luteal phase menstrual cycles. Biol Reprod 25:560

Daniel SAJ, Armstrong DT (1980) Enhancement of folliclestimulating hormone-induced aromatase activity by androgens in cultured rat granulosa cells. Endocrinology 107:1027

Davoren JB, Hsueh AJW (1986) Growth hormone increases ovarian levels of immunoreactive somatomedin C/insulin-like-growth factor I in vivo. Endocrinology 118:888–890

Demura R, Suzuki T, Tajima S, Mitsuhashi S, Odagiri E, Demura H, Ling N (1993) Human plasma free activin and inhibin levels during the menstrual cycle. J Clin Endocrinol Metab 76:1080–1082

Dennerstein L, Abraham SF (1982) Affective changes and the menstrual cycle. In: Beumont PJV, Burrows GD (eds). Handbook of psychiatry and endocrinology. Amsterdam, Elsevier, pp 367–400

DiZerega GS, Mam RP, Roche PL, Campeau JD, Kling DR (1983) Identification of protein(s) in pooled human follicular fluid which suppress follicular response to gonadotropins. J Clin Endocrinol Metab 56:35

DiZerega GS, Tonetta SA, Westhof G J (1987) A postulated role for naturally occurring aromatose inhibitors in follicle selection. Steroid Biochem 27/1–3:375–383

Dluzen DE, Ramirez VD (1989) Receptive female rats stimulate norepinephrine release from olfactory bulbs of freely behaving male rats. Neuroendocrinology 49:28

Dorrington JH, Armstrong DT (1975) Follicle-stimulating hormone stimulates estradiol-17β synthesis in cultured Sertoli cells. Proc Natl Acad Sci USA 72:2677

Dorrington JH, Armstrong DT (1979) Effects of FSH on gonadal functions. Rec Prog Horm Res 39:301

Erickson GF (1982) Follicular maturation and atresia. In: Flamigni C, Givens JR (eds) The gonadotropins: basic science and clinical aspects in females. Academic, New York, pp 171–186

Erickson GF, Hseuh AJW (1978) Secretion of "inhibin" by rat granulosa cells in vitro. Endocrinology 103:1960

Erickson GF, Wang C, Hsueh AJW (1979) FSH induction of functional LH receptors in granulosa cells cultured in a chemically defined medium. Nature 279:336

Erickson GF, Garzo VG, Magoffin DA (1989) Insulin-like-growth-factor-I regulates aromatase activity in human granulosa and granulosa luteal cells. J Clin Endocrinol Metab 69:716

Espey L (1974) Ovarian proteolytic enzymes and ovulation. Biol Reprod 10:216

Espey L (1980) Ovulation and an inflammatory reaction – a hypothesis. Biol Reprod 22:73

Espey L, Coons PJ, Marsh JM, LeMaire WJ (1981) Effect of indomethacin on preovulatory changes in the ultrastructure of rabbit Graafian follicles. Endocrinology 108:1040–1048

Falck B, Menander K, Nordanstedt O (1962) Androgen secretion by the rat ovary. Nature 193:593

Farookhi R (1980) Effects of androgen on induction of gonadotropin receptors and gonadotropin-stimulated adenosine 3',5'-monophosphate production in rat ovarian granulosa cells. Endocrinology 106:1216

Feldman E, Haberman S, Abisogun AO (1986) Arachidonic acid metabolism in human granulosa cells: evidence for cyclooxygenase and lipoxygenase activity in vitro. Hum Reprod 1:353–356

Fisher DA (1983) Maternal-fetal neurohypophyseal system. Clin Perinatol 10:695

Fox SR, Harlan RE, Shivers BD (1990) Pfaff DW. Chem ical characterization of neuroendocrine targets of progesterone in the female rat brain and pituitary. Neuroendocrinology 51:276

Franchi LL, Mandl AM, Zuckerman S (1962) The development of the ovary and the process of oogenesis. In: Zuckermann S, Mandl AM, Eckstein P (Hrsg.) The ovary. London, Academic Press, 1–88

Fukuda M, Miyamoto K, Hasegawa Y, Normura M, Igarashi M, Kangawa K, Matsuo H (1986) Isolation of bovine follicular fluid inhibin of about 32 kDA. Mol Cell Endocrinol 44:55

Geisthövel F, Moretti-Rojas I, Asch RH, Rojas FJ (1990) Expression of insulin-like-growth-factor-II (IGF-II)-messenger ribinucleic acid (mRNA), but not IGF-I-mRNA, in human preovulatory granulosa cells. Hum Reprod 4:899–902

Gemzell CA, Li CH (1958) Estimation of growth hormone content in a single human pituitary. J Clin Endocrinol 18:146

Gharib SD, Wierman ME, Shupnik MA, Chin WW (1990) Molecular biology of the pituitary gonadotropins. Endocr Rev 11:177

Going JJ, Anderson TJ, Battersby S, MacIntyre CCA (1988) Proliferative and secretorv activity in human breast during natural and artificial menstrual cycles. Am J Pathol 130:193

Goldenberg RL, Vaitukaitis JL, Ross GT (1972) Estrogen and follicle stimulating hormone interactions on follicle growth in rats. Endocrinology 90:1492–1498

Gong EJ, Garrel D, Calloway DH (1989) Menstrual cycle and voluntary food intake. Am J Clin Nutr 49:252

Goodman AL, Hodgen GD (1979) Between-ovary interaction in the regulation of follicle growth, corpus luteum function, and gonadotropin secretion in the primate ovarian cycle. Effects of luteectomy and hemiovariectomy during the luteal phase in cynomolgus monkeys. Endocrinology 104:1310

Goodman AL, Hodgen GD (1983) The ovarian triad of the primate menstrual cycle. Rec Prog Horm Res 39:1

Gospodarowicz D (1989) Fibroblast growth factor: involvement in early embryonic development and ovarian function. Semin Reprod Endocrinol 7:21

Gospodarowicz D, Bialecki H (1979) Fibroblast and epidermal growth factors are mitogenic agents for cultured granulosa cells of rodent, porcine, and human origin. Endocrinology 104:757

Gospodarowicz D, Ferrara NJ (1989) Fibroblast growth factor and the control of pituitary and gonad development and function. Steroid Biochem 32:183–191

Gougeon A (1986) Dynamics of follicular growth in the human: a model from preliminary results. Hum Reprod 1:81–87

Green ID, Harris GW (1949) Observation of the hypophyseal-portal vessels in the living rat. J Physiol (London) 108:359

Gross DS (1980) Effect of castration and steroid replacement on immunoreactive gonadotropin-releasing hormone in the hypothalamus and preoptic area. Endocrinology 106: 1442–1450

Gudelsky GA, Porter JC (1980) Release of dopamine from tuberoinfundibular neurons into pituitary stalk blood after prolactin or haloperidol administration. Endocrinology 106:526

Gudelsky GA, Apud JA, Masotto C, Locatelli V, Cocchi D, Racgani G, Muller EE (1983) Ethanolamine-O-sulfate enhances a-aminobutyric acid secretion into hypophysial portal blood and lowers serum prolactin concentrations. Neuroendocrinology 37:397

Guillemin F (1978) Peptides in the brain: the new endocrinology of the neuron. Science 202:390

Guillemin R, Rosenberg B (1955) Humoral hypothalamic control of anterior pituitary a study of combined tissue cultures. Endocrinology 57:599–607

Guillemin R, Brazeau P, Böhlen P, Esch F, Ling N, Wehrenberg WB (1982) Growth hormone-releasing factor from a human pancreatic tumor that caused acromegaly. Science 218:585–587

Guillemin R, Brazeau P, Bohlen P (1984) Somatocrinin the growth hormone releasing factor. Recent Prog Horm Res 40:233

Guler HP, Zapf J, Froesch ER (1987) Short term metabolic effects of recombinant human insulin-like growth factor-I in healthy adults. N Engl J Med 317:137

Hampson E (1990) Estrogen-related variations in human spatial and articulatory-motor skills. Psychoneuroendocrinology 15:97

Hardouin S, Gourmelen M, Noguiez P (1989) Molecular forms of serum insulin-like growth factor (IGF-)-binding proteins in man: relationship with growth hormone and IGFs and physiological significance. J Clin Endocrinol Metab 69:1291

Hazum E, Conn PM (1988) Molecular mechanism of gonadotropin releasing hormone (GnRH) action: 1. The GnRH receptor. Endocr Rev 9:379

Heinonen PK, Metsa Ketela T (1988) Prostanoids and cyclic nucleotides in malignant and benign ovarian tumors. Med Oncol Tumor Pharmacother 5:11–15

Henkin RI (1974) Sensory changes during the menstrual cycle. In: Ferin M, Halberg F, Richart RL, Vande Wiele RL (eds) Biorhythms and human reproduction. John Wiley & Sons, New York, pp 277–285, 169

Hernandez ER, Jimenez IL, Payne DW, Adashi EY (1988) Adrenergic regulation of ovarian androgen biosynthesis is mediated via β-adrenergic theca-interstitial cell recognition sites. Endocrinology 122:1592–1602

Hillier SG, DeZwart FA (1981) Evidence that granulosa cell aromatase induction/activation by follicle-stimulating hormone is an androgen receptor-regulated process in vitro. Endocrinology 109:1303

Hillier SG, van den Boogaard AMJ, Reichert LE, van Hall EV (1980) Intraovarian sex steroid hormone interactions and the regulation of follicular maturation: aromatization of androgens by human granulosa cells in vitro. J Clin Endocrinol Metab 50:640

Hillier SG, Reichert LE Jr, Van Hall EV (1981) Control of preovulatory follicular estrogen biosynthesis in the human ovary. J Clin Endocrinol Metab 52:847

Himelstein-Braw R, Byskow AG, Peters H, Faber M (1976) Follicular atresia in the infant ovary. J Reprod Fertil 46:55

Hodgen GD (1982) The dominant ovarian follicle. Fertil Steril 38:281–300

Hoff JD, Quigley ME, Yen-SSC (1983) Hormonal dynamics at midcycle: A reevaluation. J Clin Endocrinol Metab 57:792–796

Hoffman GE, Lee W-S, Attardi B. Yann V, Fitzsimmons MD (1990 Luteinizing hormone-releasing hormone neurons express c-fos antigen after steroid activation. Endocrinology 126:1736

Hsueh AJW, Jones PBC, Adashi EY, Wang C, Zhuang L-Z, Welsh TH Jr (1983) Intraovarian mechanisms in the hor-

monal control of granulosa cell differentiation in rats. J Reprod Fertil 69:325
Hsueh AJW, Dahl KD, Vaughan I, Tucker E, Rivier J, Bardin CW, Vale W (1987) Heterodimers and homodimers of inhibin subunits have different paracrine action in the modulation of luteinizing hormone-stimulated androgen biosynthesis. Proc Natl Acad Sci USA 84:5082
Hume DA, Halpin D, Charlton H, Gordon S (1984) The mononuclear phagocyte system of the mouse defined by immunohistochemical localization of antigen F4t 80: macrophages of endocrine organs. Proc Natl Acad Sci USA 81:4174
Hutchinson LA, Handlay IK, Devos FL, Robertson DM (1987) Effects of bovine inhibin, transforming growth factor-β and bovine activin-A on granulosa cell differentiation. Biochem Biophys Res Commun 146:1405
Hutz RJ, Dierschke DJ, Wolf RC (1985) Seasonal effects on ovarian folliculogenesis in rhesus monkeys. Biol Reprod 33:653
Ichikawa F, Yoshimura Y, Oda T et al (1990) The effects of lipoxygenase products on progesterone and prostaglandin production by human corpora lutea. J Clin Endocrinol Metab 70:849–855
Illingworth DR, Corbin DK, Kemp ED, Keenan EJ (1982) Hormone changes during the menstrual cycle in abetalipoproteinemia: reduced luteal phase progesterone in a patient with homozygous hypobetalipoproteinemia. Proc Natl Acad Sci USA 79:6685
Ivell R, Richter D (1984) The gene for the hypothalamic peptide hormone oxytocin is highly expressed in the bovine corpus luteum: biosynthesis, structure and sequence analysis. EMBO J 3:2351
Jacobson W, Kalra SP (1989) Decreases in mediobasal hypothalamic and preoptic area opioid ([3H]naloxone) binding are associated with the progesterone-induced luteinizing hormone surge. Endocrinology 124:199
Jacobson W, Wilkinson M (1986) Association of diurnal variations in hypothalamic but not cortical opiatenaloxone binding sites with the ability of naloxone to induce LH release in the prepubertal female rats. Neuroendocrinology 44:132
Jänig W (1980) Das vegetative Nervensystem. In: Schmidt RF, Thews G (eds) Physiologie des Menschen, 20. Aufl. Springer, Berlin Heidelberg New York, 142–144
Kaufman JM, Kesner JS, Wilson RC, Knobil E (1985) Electrophysiological manifestations of luteinizing hormone-releasing hormone pulse generator activity in the rhesus monkey: influence of adrenergic and dopaminergic blocking agents. Endocrinology 116:1327
Kaverne EB, de la Riva C (1982) Pheromones in mice: reciprocal interaction between the nose and brain. Nature 296:148
Kazer R, Mais V, Cetel N, Rivier J, Vale W, Yen SSC (1985) Inhibition of follicular maturation and induction of luteolysis by an antagonistic analog of GnRH in normal cycling women. Society for Gynecologic Investigation. Phoenix, April 9, 1985 (Abstract No 237)
Kiesel L, Catt KJ (1984) Phosphatidic acid and the calcium-dependent actions of gonadotropin-releasing hormone in pituitary gonadotrophs. Arch Biochem Biophys 231:202–210
Kiesel L, Loumaye E, Catt KJ (1984a) Receptors and action of gonadotropin releasing hormone (GnRH) in the anterior pituitary. In: Runnebaum B, Rabe T, Kiesel L, Merz WE (eds) Secretion and action of gonadotropins. Springer, Berlin Heidelberg New York Tokyo
Kiesel L, Rabe T, Hauser G, Runnebaum B (1984b) Stimulation of luteinizing hormone release by phospholipases and melittin in rat pituitary cells. Acta Endocrinol [Suppl 267]108: 9–10
Knecht M, Catt KJ (1983) Modulation of cAMP-mediated differentiation in ovarian granulosa cells by epidermal growth factor and platelet-derived growth factor. J Biol Chem 258:2789
Knecht M, Feng P, Catt KJ (1986) Transforming growth factor-beta regulates the expression of luteinizing hormone receptors in ovarian granulosa cells. Biochem Biophys Res Commun 139:800
Knobil E (1974) On the control of gonadotropin secretion in the rhesus monkey. Recent Prog Horm Res 30:146
Knobil E (1989) The electrophysiology of the GnRH pulse generator. J Steroid Biochem 33:669
Knobil E, Plant TM, Wildt L et al (1980) Control of the rhesus monkey menstrual cycle: permissive role of hypothalamic gonadotropin-releasing hormone. Science 207:1371–1373
Koistinen R, Kalkkinen N, Huhtala ML, Seppala M, Bohn H, Rutanen EM (1986) Placental protein 12 is a decidual protein that binds somatomedin and has an identical N-terminal amino acid sequence with somatomedin-binding protein from human amniotic fluid. Endocrinology 118:1375–1378
Koistinen R, Suikkari AM, Tiitinen A, Kontula K, Seppala M (1990) Human granulosa cells contain insulin-like growth factor-binding protein (IGF BP-1) mRNA. Clin Endocrinol. 32:635–640
Koves K, Gottschall PE, Gorcs T, Scammell JG, Arimura A (1990) Presence of immunoreactive vasoactive intestinal polypeptide in anterior pituitary of normal male and long term estrogen-treated female rats: a light microscopic immunohistochemical study. Endocrinology 126:1756–1763
Krishna A, Terranova PF (1985) Alterations in mast cell degranulation and ovarian histamine in the proestrous hamster. Biol Reprod 32:1211
Krishna A, Terranova PF, Maneri RL, Papkoff H (1986) Histamine and increased ovarian blood flow mediate LH-induced superovulation in the cyclic hamster. J Reprod Fertil 76:23
Laessle RG, Tuschl RJ, Schweiger U, Pirke KM (1990) Mood changes and physical complaints during the normal menstrual cycle in healthy young women. Psychoneuroendocrinology 15:131
Ledwitz-Rigby F, Rigby BW, Gay VL, Stetston M, Young I, Channing CP (1977) Inhibitory action of porcine follicular fluid upon granulosa cell luteinization in vitro. J Endocrinol 74:175
Ling N, Ying SY, Ueno N, Shimasaki S, Esch F, Hotta M, Guillemin R (1986) Pituitary FSH is released by a heterodimer of the β-subunits from the two forms of inhibin. Nature 321:779
Liu JH, Yen SSC (1983) Induction of midcycle gonadotropin surge by ovarian steroids in women A critical evaluation. J Clinical Endocrinol Metab 57:797
Lloyd RV, Anagnostou D, Cano M, Barkan AL, Chandler WF (1988) Analysis of mammosomatotropic cells in normal and neoplastic human pituitary tissues by the reverse hemolytic plaque assay and immunocytochemistry. J Clin Endocrinol Metab 66:1103
Longacre TA, Bartow SA (1986) A correlative morphologic study of human breast and endometrium in the menstrual cycle. Am J Surg Pathol 10:382
Lucky AW, Rebar RW, Rosenfield RL, Roche-Bender N, Helke J (1977) Reduction of the potency of luteinizing hormone by estrogen. N Engl J Med 12:720–729
Magoffin DA, Kurtz KM, Erickson GF (1990) Insulin-like growth factor-I selectively stimulates cholesterol side-chain cleavage expression in ovarian thekal interstitiel cells. Mol. Endocrinol 4:489

Massague J, Czech MP (1982) The subunit structures of two distinct receptors for insulin-like growth factor I and II and their relationship to the insulin receptor. J Biol Chem 257:5038–5045

Matsuo H, Baba Y, Nair RM, Arimura A, Schally AV (1971) Structure of the porcine LH- and FSH-releasing hormone. I. The proposed amino acid sequence. Biochem Biophys Res Commun 43:1334–1339

McDonough PG Molecular Biology in reproductive endocrinology (1991) In: Yen SCC, Jaffee RB (eds) Reproductive endocrinology. Saunders, Philadelphia, pp 65–104

McLachlan RI, Cohen NL, Dahl KD, Bremner WJ, Soules MR (1990) Serum inhibin levels during the the periovulatory interval in normal women throughout the menstrual cycle. Clin Endocrinol 32:39

McNatty KP, Makris A, DeGrazia C, Osathanondh R, Ryan KJ (1979a) The production of progesterone, androgens, and estrogens by granulosa cells, thecal tissue, and stromal tissue from human ovaries in vitro. J Clin Endocrinol Metab 49:687–699

McNatty KP, Makris A, Reinhold VN, DeGrazia C, Osathanondh R, Ryan KJ (1979b) Metabolism of androstenedione by human ovarian tissues in vitro with particular reference to reductase and aromatase activity. Steroids 34:429

McNatty KP, Smith DM, Makris A, Osathanondh R, Ryan KJ (1979c) The microenvironment of the human antral follicle: interrelationships among the steroid levels in antral fluid, the population of granulosa cells, and the status of the oocyte in vivo and in vitro. J Clin Endocrinol Metab 49:851

McQueen JK (1987) Classical transmitters and neurotransmitters. In: Flückinger E, Müller EE, Thorner MO (eds) Transmitter molecules in the brain. Part I: biochemistry of transmitter molecules. Springer, Berlin Heidelberg New York Tokyo, pp 7–26

Melis GB, Cagnacci A, Gambacciani M, Paoletti AM, Caffi T, Fioretti P (1988) Chronic bromocryptine administration restores luteinizing hormone reponse to naloxone in postmenopausal women. Neuroendocrinology 47:159

Melmed S, Braunstein GD, Horvath E, Ezrin C, Kovacs K (1983) Pathophysiology of acromegalie. Endocr Rev 4:271

Milewich L, Chen G, Lyons C, Tucker T, Uhr J, MacDonald P (1982) Metabolism of androstenedione by guinea-pig peritoneal macrophages: synthesis of testosterone and 5a-reduced metabolites. J Steroid Biochem 17:61

Morales TI, Woessner JF Jr, Marsh JM, LeMaire WJ (1983) Collagen, collagenase and collagenolytic activity in rat graafian follicles during follicular growth and ovulation. Biochim Biophys Acta 756:119–122

Morikawa H, Okamura H, Takenaka A, Morimoto K, Nishimura T (1981) Histamine concentration and its effect on ovarian contractility in humans. Int J Fertil 26:283

Murdoch WJ, McCormick RJ (1989) Production of low molecular weight chemoattractants for leukocytes by periovulatory ovine follicles. Biol Reprod 40:86

Murdoch WJ (1987) Treatment of sheep with prostaglandin F2alpha enhances production of a luteal chemoattractant for eosinophils. Am J Reprod Immunol Microbiol 15:52

Murdoch WL, Cavender IL (1987) Mechanism of ovulation. Adv Contra Delv Sys 3:353

Murdoch WJ, Steadman LE, Belden EL (1988) Immunoregulation of luteolysis. Med Hypotheses 27:197

Nagy G, Mulchaney JJ, Neill JD (1988) Autocrine control of prolactin secretion by vasoactive intestinal peptide. Endocrinology 122:364

Naor Z, Katikineni M, Loumaye E, Garcia Vela A, Dufau ML, Catt KJ (1982) Compartmentalization of luteinizing hormone pools: dynamics of gonadotropin releasing hormone action in superfused pituitary cells. Mol Cell Endocrinol 27:213–220

Ohashi M, Carr BR, Simpson ER (1982) Lipoprotein binding sites in human corpus luteum membrane fractions. Endocrinology 110:1477

Ohno S, Klinger H, Atkin N (1962) Human oogenesis. Cytogenetics 1:42

Olasov B, Jackson J (1987) Effects of expectancies on women's reports of moods during the menstrual cycle. Psychosom Med 49:65

Parr EL (1974) Histological examination of the rat ovarian follicle wall prior to ovulation. Biol Reprod 11:483

Peluso IJ, Steger RW (1978) Role of FSH in regulating granulosa cell division and follicular atresia in rats. J Reprod Fertil 54:275

Pfaff DW (1986) Gene expression in hypothalamic neurons: luteinizing hormone-releasing hormone. J Neurosci Res 16: 109–115

Pliner P, Fleming AS (1983) Food intake, body weight, and sweetness preferences over the menstrual cycle in humans. Physiol Behav 30:663

Plotsky PM, Cunningham ET Jr, Widmaier EP (1989) Catecholaminergic modulation of corticotropin-releasing factor and adrenocorticotropin secretion. Endocr Rev 10:437

Poretsky L, Kalin MF (1987) The gonadotropic function of insulin. Endocr Rev 8:132

Ramirez VD, Feder HH, Sawyer CH (1984) The role of brain catecholamines in the regulation of LH secretion: a critical inquiry. In: Martini L, Ganong WF (eds) Frontiers in neuroendocrinology, vol 8. Raven, New York, p 27

Rani CSS, Salhanick AR, Armstrong DT (1981) Follicle stimulating hormone induction of luteinizing hormone receptor in cultured rat granulosa cells: An examination of the needs for steroids in the induction process. Endocrinology 108:1379

Rao MC, Midgley AR, Richards JS (1978) Hormonal regulation of ovarian cellular proliferation. Cell 14:71–78

Rasmussen DD, Liu JH, Wolf PL, Yen SSC (1983) Endogenous opioid regulation of gonadotropin-releasing hormone release from the human fetal hypothalamus in vitro. J Clin Endocrinol Metab 57:881

Rasmussen DD, Liu JH, Swartz WH, Tueros VS, Yen SSC (1986) Human fetal hypothalamic GnRH neurosecretion: dopaminergic regulation in vitro. Clin Endocrinol (Oxf) 25:127

Rasmussen DD, Liu JH, Wolf PL, Yen SSC (1987) Neurosecretion of human hvpothalamic immunoreactive β-endorphin: in vitro regulation by dopamine. Neuroendocrinology 45:197

Rasmussen DD, Gambacciani M, Swartz W, Tueros VS, Yen SSC (1989) Pulsatile gonadotropin-releasing hormone release from the human mediobasal hypothalamus in vitro: opiate receptor-mediated suppression. Neuroendocrinology 49:150

Reid RL, Hoff JD, Yen SSC, Li CH (1981) Effects of exogenous β-endorphin on pituitary hormone secretion and its disappearance rate in normal human subjects. J Clin Endocrinol Metab 52:1179

Reyes RI, Boroditsky RS, Winter JSD, Faiman C (1974) Studies on human sexual development: II. Fetal and maternal serum gonadotropin and sex steroid concentrations. J Clin Endocrinol Metab 38:612

Reynolds H, Nathan P, Srivastava L, Hess E (1982) Release of estradiol from fetal bovine serum by rat thymus spleen, kidney, lung and lung macrophage cultures. Endocrinology 110:2213

Rice BF, Savard K (1966) Steroid hormone formation in the human ovary. IV. Ovarian stromal compartment; formation of radioactive steroids from acetate-l-'4C and action of gonadotropins. J Clin Endocrinol Metab 26:593

Richards JS (1975) Estradiol receptor content in rat granulosa cells during follicular development; modification by estradiol and gonadotrophins. Endocrinology 97:1174–1184

Richards JS, Bogvich K (1982) Effects of human chorionic gonadotropin and progesterone on follicular development in the immature rat. Endocrinology I 1 1:1429

Richards JS, Ireland JJ, Rao MC, Bernath GA, Midgley AR Jr, Reichert LE Jr (1976) Ovarian follicular development in the rat: Hormone receptor regulation by estradiol, follicle-stimulating hormone and luteinizing hormone. Endocrinology 99:1562

Richards JS, Jongssen JA, Kersey KA (1980) Evidence that changes in tonic luteinizing hormone secretion deter mine the growth of preovulatory follicles in the rat. Endocrinology 107:641

Rivier C, Rivier J, Vale W (1986) Inhibin-mediated feedback control of follicle-stimulating hormone secretion in the female rat. Science 234:205

Robertson DM, Foulds LM, Leversha L (1985) Isolation of inhibin from bovine follicular fluid. Biochem Biophys Res Commun 126:220

Robertson DM, Klein R, Vos FLD et al (1987) The isolation of polypeptides with FSH suppressing activity from bovine follicular fluid which are structurally different to inhibin. Biochem Biophys Res Commun 149:744

Rodgers KE, Marks JF, Ellefson DD et al (1990) Follicle regulatory protein: A novel marker for granulosa cell cancer patients. Gynecol Oncol 37:381–387

Romano GJ, Krust A, Pfaff DW (1989) Expression and estrogen regulation of progesterone receptor mRNA in neurons of the mediobasal hypothalamus: an in situ hybridization study. Mol Endocrinol 3:1295

Roseff SJ, Bangah ML, Kettel LM, Vale W, Rivier J, Burger HG, Yen SSC (1989) Dynamic changes in circulating inhibin levels during the the luteal-follicular transition of the human menstrual cycle. J Clin Endocrinol Metab 69:1033

Rosenberg B (1992) Postrezeptormechsnismen der GnRH-induzierten Gonadotropinsekretion und ihre Interaktionen. Promotionsarbeit, Abt. Gynäkologische Endokrinologie und Reproduktionsmedizin, Universitäts-Frauenklinik Heidelberg, Universität Heidelberg

Rosenblatt H, Dyrenfurth L, Ferin M, Vande Wiele RL (1980) Food intake and the menstrual cycle in rhesus monkeys. Physiol Behav 24:447

Rossmanith WG (1990) Neuroendokrine Steuerung der menschlichen Reproduktion: Regulation der Gonadotropinfreisetzung durch Neurotransmitter und ovarielle Steroide. Habilitationschrift.

Rossmanith WG, Laughlin GA, Mortola JF, Johnson ML, Veldhuis JD, Yen SSC (1990) Pulsatile cosecretion of estradiol and progesterone by the midluteal phase corpus luteum: Temporal link to luteinizing hormone pulses. J Clin Endocrinol Metab 70:990

Rossmanith WG, Mortola JF, Yen SSC (1988) Role of endogenous opioid peptides in the initiation of the midcycle luteinizing hormone surge in normal cycling women. J Clin Endocrinol Metab 61:695

Rossmanith WG, Yen SSC (1987) Sleep-associated decrease in LH pulse frequency during the early follicular phase of the menstrual cycle: evidence for an opioidergic mechanism. J Clin Endocrinol Metab 65:715

Rudenstein RS, Bigdeli H, McDonald MH, Snyder PJ (1979) Administration of gonadal steroids to the castrated male rat prevents a decrease in the release of gonadotropin-releasing hormone from the incubated hypothalamus. J Clin Invest 63:262–267

Runnebaum B, Rieben W, Bierwirth – v. Münstermann AM, Zander J (1972) Circadian variations in plasma progesterone in the luteal phase of the menstrual cycle and during pregnancy. Acta Endocrinol 69:731–738

Ryan KJ, Petro Z (1966) Steroid biosynthesis by human ovarian granulosa and thecal cells. J Clin Endocrinol Metab 26:46

Said SI, Porter JC (1979) Vasoactive intestinal polypeptide; Release into hypophysial portal blood. Life Sci 24:227

Saint-Andre JP, Rohmer V, Alhenc-Gelas F, Menard J, Bigorgne JC, Corvol P (1986) Presence of renin, angiotensinogen- and converting enzyme in humanpituitary lactotroph cells and prolactin adenomas. J Clin Endocrinol Metab 63:231

Salomon F, Cuneo RC, Hesp R, Sonksen PH (1989) The effects of treatment with recombinant human growth hormone on body composition and metab olism in adults with growth hormone deficiency. N Engl J Med 321:1797

Samson WK, Bianchi R, Mogg RJ, Rivier J, Vale W, Melin P (1989) Oxytocin mediates the hypothalamic action of vasoactive intestinal peptide to stimulate prolactin secretion. Endocrinology 124:812

Sano Y, Suzuki K, Okinaga S, Taaoki BI (1981) Changes in enzyme activities related to steroidogenesis in human ovaries during the menstrual cycle. J Clin Endocrinol Metab 52:994

Sar M (1984) Estradiol is concentrated in tyrosine hydroxylase containing neurons of the hypothalamus. Science 223:938

Sarkar DK (1989) Evidence for prolactin feedback actions on hypthalamic oxytocin, vasoactive intestinal peptide and dopamine secretion. Neuroendocrinology 36:27

Schaeffer JM, Liu J, Hsueh AJ1V, Yen SSC (1984) Presence of oxytocin and arginine-vasopressin in human ovary, oviduct and follicular fluid. J Clin Endocrinol Metab 59:970

Schally AV, Arimura A, Baba Y et al (1971) Isolation and properties of the FSH and LH-releasing hormone. Biochem Biophys Res Commun 43:393–399

Schmidt CL, Black VH, Sarosi P, Weiss G (1986) Progesterone and relaxin secretion in relation to the ultrastructure of human luteal cells in culture: effects of human chorionic gonadotropin. Am J Obstet Gynecol 155:1209–1219

Schmidt-Mathiesen (1991) Lehrbuch für Gynäkologie und Geburtshilfe

Schramme C, Denef C (1983) Stimulation of prolactin release by angiotensin II in superfused rat anterior pituitary cell aggregates. Neuroendocrinology 36:483

Seeburg PH, Adelman JP (1984) Characterization of cDNA for precursor of human luteinizing hormone releasing hormone. Nature 311:666

Sheehan KL, Casper RF, Yen SSC (1982) Introduction of luteolysis by luteinizing hormone releasing factor (LRF) agonist: sensitivity, reproducibility and reversibility. Fertil Steril 37: 209

Sherman TG, Akil H, Watson SJ (1989) The molecular biology of neuropeptides. Geneva. Fondation pour l'Etude du Systeme Nerveux. Elsevier, Amsterdam, Vol Vl, No. 1

Shivers BD, Harlan RE, Morell JI, Pfaff DW (1983) Absence of oestradiol concentration in cell nuclei of LHRH-immunoreactive neurones. Nature 304:345–347

Simpson ER, Rochelle DBJ Carr BR, MacDonald PC (1981) Plasma lipoproteins in follicular fluid of human ovaries. J Clin Endocrinol Metab 51:1469

Skinner MK, Keski-Oja J, Osteen KG, Moses HL (1987) Ovarian thecal cells produce transforming growth factor-β which can regulate granulosa cell growth. Endocrinology 121:786

Sommer B (1983) How does menstruation affect cognitive competence and psychophysiological response? In Gotub S (ed)

Lifting the curse of menstruation. Hawthorne, New York, pp 53–90

Speroff L, Glass RH, Kase NG (1989) Neuroendokrinologie In: Bohnet H (Hrsg) Gynäkologische Endokrinologie u. steriles Paar. Diesbach, Berlin, S 49–85

Suikkari AM, Jalkanen J, Koistinen R, Butzow R, Ritvos O, Ranta T, Seppala M (1989a) Human granulosa cells synthesize low molecular weight insulin-like growth factor-binding protein. Endocrinology 124:1088

Suikkari AM, Ruutiainen K, Erkkola R, Seppala M (1989b) Low levels of of low molecular weight insulin-like growth factor-binding protein in patients with polycystic ovarian disease. Hum Reprod 4:136–139

Szego CM, Pitin ES (1964) Ovarian histamine depletion during acute hyperaemic response to luteinizing hormone. Nature 201:682

Szontagh FE (1973) Short-loop („internal") pituitary-hypothalamus gonadotropin feedback in the human. Endocrinol Exp 7:65

Takano K, Hizuka N, Shizume K, Hayashi N, Motoiko Y (1977) Serum somatomedin peptides measured by somatomedin, a radioreceptor assay in chronic liver disease J Clin Endocrinol Metab 45: 828–832

Tan GJS, Tweedale R, Biggs JSG (1982) Oxytocin may play a role in the control of corpus luteum. Endocrinology 95:65

Tannenbaum GS, Ling N (1984) The interrelationship of growth hormone (GH)-releasing factor and somatostatin in generation of the ultradian rhythm of GH secretion. Endocrinology 115:1952

Tonetta SA, DeVinna RS, diZerega GS J (1988) Effects of follicle regulatory protein on thecal aromatase and 3 beta hydroxysteroid dehydrogenase activity in medium- and large-sized pig follicles. Reprod Fertil 82:163–171

Tonetta SA, Stone BA, Marrs RP, DiZerega GSJ (1990) Concentrations of follicle regulatory protein, steroids and gonadotrophins in antral fluids from women stimulated with metrodin and hCG. Reprod Fertil 88:389–397

Too CKL, Bryant Greenwood GD, Greenwood FC (1984) Relaxin increases the release of plasminogen activator, collagenase, and proteoglycanase from rat granulosa cells in vitro. Endocrinology 115:1043–1050

Too KLC, Greenwood FC (1981) The effect of relaxin on rat uterine collagenase activity. Biol Reprod 24:267

Ueno N, Lins N, Yins SY, Esch F, Shimasaki S, Guillemin R (1987) Isolation and partial characterization of follistatin: a single-chain Mr 35,000 monomeric protein that inhibits the release of follicle-stimulating hormone. Proc Natl Acad Sci USA 84:8282

Vale W, Spiess J, Rivier C (1981) Characterization of a 41-residue ovine hypothalamic peptide that stimulates secretion of corticotropin an β-endorphin. Science 213:1394

Vale W, Rivier J, Vaughan J et al (1986) Purification and characterization of an FSH releasing protein from porcine ovarian follicular fluid. Nature 321:776

Vale W, Hsueh A, Rivier C, Yu J (1990a) The inhibin/activin family of hormones and growth factors. In: Sporn MB, Roberts AB (eds) Peptide growth factors and their receptors II. Springer, Berlin Heidelberg New York Tokyo, pp 211–248

Vale W, Hsueh A, Rivier C, Yu J (1990b) The inhibin/activin family of hormones and growth factors. In: Sporn MB, Roberts AB (eds) Peptide growth factors and their receptors 11. Springer, Berlin Heidelberg New York Tokyo, pp 248

VandeWiele R, Bogumil J, Dyrenfurth I et al (1970) Mechanisms regulating the menstrual cycle in women. Rec Prog Horm Res 26:63–92

Vierling JS, Rock J (1967) Variations in olfactory sensitivity to exaltolide during the menstrual cycle. J Appl Physiol 22:311

Vincent S, Hokfelt T, Wu JY (1982) GABA neuron systems in the hypothalamus and the pituitary gland. Neuroendocrinology 34:117

Voutilainen L, Miller WL (1987) Coordinate tropic hormone regulation if mRNAs for insulin-like-growth factor II and the cholesterol side-chain cleavage enzyme P450scc, in human steroidogenic tissues. Proc Natl Acad Sci USA 84:1590

Wehrenberg WB, Ling H, Bohlen P, Esch F, Bra zeau P, Guillemin R (1982) Physiological roles of somatocrinin and somatostatin in the regulation of growth hormone secretion. Biochem Biophys Res Commun 109:562

Weingartner H, Gold P, Ballenger JC et al (1981) Effects of vasopressin on human memory function. Science 211:601

Welsh TH Jr, Zhuang L-Z, Hsueh AJW (1983) Estrogen augmentation of gonadotropin-stimulated progestin biosynthesis in cultured rat granulosa cells. Endocrinology 112:1916

Wildt L, Hausler A, Marshall G, Hutchison IS, Plant TM, Belchetz PE, Knobil E (1981) Frequency and amplitude of gonadotropin-releasing hormone stimulation and gonadotropin secretion in the rhesus monkey. Endocrinology 109:376

Wilkes MM, Yen SSC (1980) Reduction by β-endorphin of efflux of dopamine and DOPAC from superfused medial basal hypothalamus. Life Sci 27:1387

Witschi E (1948) Migration of the germ cells of human embryos from the yolk sac to the primitive gonadal folds. Contrib Embryol 32:67

Yen SSC (1983) Pituitary hormone release in response to food ingestion: evidence for neuroendocrine signals from gut to brain. J Clin Endocrinol Metab 57:1111

Yen SCC (1988) Reproductive strategies in women: neuroendocrine basis of endogenous contraception. In: Roland R (ed) Neuroendocrinology of reproduction. Excerpta Medica, Amsterdam, pp 231–239

Yen SCC (1991a) The human menstrual cycle: Neuroendocrine regulation. In: Yen SCC, Jaffee RB (eds) Reproductive endocrinology. Saunders, Philadelphia, pp 273–308

Yen SCC (1991b) The hypothalamic control of pituitary hormone secretion. In: Yen SCC, Jaffe RB (eds) Reproductive endocrinology. Saunders, Philadelphia, pp 1–25

Yen SSC, Rebar RW (1979) Endocrine rhythms in gonadotropins and ovarian steroids with reference to reproductive processes. In: Krieger DT (ed) Endocrine rhythms. Raven, New York

Yen SSC, Tsai CC (1972) Acute gonadotropin release induced by exogenous estradiol during the mid-follicular phase of the menstrual cycle. J Clin Endocrinol Metab 34:298–305

Yen SSC, Quigley ME, Reid RL, Cetel N S (1985) Neuroendocrinology of opioid peptides and their role in the control of gonadotropin and prolactin secretion. Am J Obstet Gynecol 152:485

Ying SY (1988) Inhibins, activins, and follistatins: gonadal proteins modulating the secretion of follicle-stimulating hormone. Endocr Rev 9:267

Ying SY, Becker A, Swanson G et al (1987) Follistatin specifically inhibits pituitary follicle stimulating hormone release in vitro. Biochem Biophys Res Commun 149:133

Zanisi M, Martini L (1975a) Effects of progesterone metabolites on gonadotrophin secretion. J Steroid Biochem 6:1021

Zanisi M, Martini L (1975b) Differential effects of castration on LH and FSH secretion in male and female rats. Acta Endocrinol 78:683

Zapf J, Walter H, Froesch ER (1981) Radioimmunological determination of insulin-like growth factors I and II in normal subjects and in patients with growth disorders and extra-pancreatic tumor hypoglycemia. J Clin Invest 68: 1321–1330

Zhiwen Z, Carson RS, Herington AC, Lee VWK, Burger HG (1987) Follicle stimulating hormone and somatomedin-C stimulate inhibin production by rat granulosa cells in vitro. Endocrinology 120:1633

Zimmermann EA, Defendini R, Frantz AG (1974) Prolactin and growth hormone in patients with with pituitary adenomas: a correlative study of hormone in tumor and plasma by immunoperoxidase technique and radioimmunoassay. J Clin Endocrinol Metab 38:577

Zoller LC, Weisz J (1979a) A quantitative cytochemical study of glucose-6-phosphate dehydrogenase and / ~ 53β-hydroxysteroid dehydrogenase activity in the membrana granulosa of the ovulable type of follicle of the rat. Histochemistry 62:125

Zoller LC, Weisz J (1979b) Identification of cytochrome P450, and its distribution in the membrana granulosa of the preovulatory follicle using quantitative cytochemistry. Endocrinology 103:310

5 Pathophysiologie des menstruellen Zyklus

B. Runnebaum und T. Rabe

5.1 Einteilung von Zyklusstörungen

Die Einteilung der Störungen des menstruellen Zyklus kann nach verschiedenen Gesichtspunkten erfolgen. Aus klinischer Sicht bietet sich das Blutungsmuster (z. B. Blutungsstärke, Blutungsintervall, Blutungsdauer) zur Unterteilung der Zyklusstörungen an. Bei der Diagnostik fällt jedoch bald auf, daß die Symptomatik von dem Ausmaß der Störung abhängt und durch recht unterschiedliche pathogenetische Mechanismen (Chromosomenaberration, Enzymdefekte, Erkrankungen eines bestimmten Organs) bedingt sein kann. Daraus ergibt sich, daß ein Symptom wie die sekundäre Amenorrhö lediglich ein Zeichen für eine bestimmte Organerkrankung bzw. für eine Funktionsstörung sein kann und die Ursache abgeklärt werden muß. Wenn man bestimmte ätiologisch einheitliche Störungen des menstruellen Zyklus zusammenfaßt, so ergeben sich hinsichtlich der beteiligten Organe Überschneidungen. Deshalb sollen verschiedene Möglichkeiten zur Einteilung der Zyklusstörungen aufgezeigt werden, und zwar nach der Lokalisation der Störung, nach den Symptomen, nach den ermittelten Hormonwerten und nach der Ätiologie.

5.2 Ätiologische Einteilung

5.2.1 Hypothalamus

Im Verlaufe des menstruellen Zyklus ändert sich Frequenz und Amplitude der pulsatilen Gonadotropinreleasinghormon (GnRH)-Sekretion des Hypothalamus, wie in Kap. 4 dargestellt ist. Eine bestimmte pulsatile GnRH-Freisetzung ist für die Funktion der Hypophyse Voraussetzung. Falls die GnRH-Sekretion vermindert ist, so resultiert eine sog. hypothalamische Zyklusstörung; diese darf als Hilfsdiagnose nur festgestellt werden, wenn andere endokrine Störungen ausgeschlossen sind.

Physiologisch ist die hypothalamische Funktion in der Pubertät, während der Laktation und in der Lutealphase des Zyklus unterdrückt. In Frage kommende Störfaktoren der hypothalamischen Funktion unterdrücken die pulsatile GnRH-Sekretion. Als Störfaktoren kommen psychischer Streß (Peters et al. 1982), eine Hyperprolaktinämie (Rjosk et al. 1984; Taylor 1981), erhöhte Androgenspiegel (Geisthövel et al. 1983) sowie Tumoren in Frage. Ferner sind Erkrankungen oder Störungen anderer endokriner Organe auszuschließen, wie eine Hypo- und Hyperthyreose, ein Morbus Cushing sowie ein Diabetes mellitus. Die in der Tabelle 5.1 aufgeführten Ursachen führen gewöhnlich zu einer verminderten oder fehlenden Sekretion von GnRH aus dem mediobasalen Hypothalamus. Da das GnRH heute noch nicht zuverlässig im peripheren Blut gemessen werden kann, ist eine Einteilung nach Schweregrad dieser Sekretionsstörung nicht möglich. Der Grad der hypothalamischen Funktionsstörung kann nur indirekt durch Funktionsteste, wie sie in der Tabelle 5.1 angegeben sind, ermittelt werden.

Ein indirekter Funktionstest ist der Gestagentest, der über 10 Tage mit täglich 2mal 5–10 mg eines Gestagens (Prothil, Duphaston, Clinovir oder Gestanon) durchgeführt wird. Kommt es zu einer Entzugsblutung, so ist die Prognose der Zyklusstörung günstig. Es ist sinnvoll, den Clomifentest mit täglich 100 mg für 5 Tage anzuschließen. Ist der Gestagentest negativ, so ergibt sich die Indikation für den GnRH-Test mit 100 µg GnRH i.v. Steigt die LH-Konzentration im Serum um das 3- bis 5fache an, so ist mit einer normalen hypophysären Reaktion zu rechnen. Die differenzierte Einteilung der hypophysären Reaktionstypen nach GnRH-Gabe ist von Leyendecker et al. (1981) angegeben. Entsprechend dem Ausmaß und der Dauer der Funktionsstörung ist der Clomifentest häufiger negativ. Es ist versucht worden, entsprechend der Reaktion auf Gestagen- und Clomifengaben verschiedene Schweregrade der zentralen Zyklusstörung einzuteilen. Diese können lediglich orientierenden Wert für die Klinik bezüglich der Therapie haben (Tabelle 5.1).

5.2.2 Hypophyse

Die Ursache einer hypophysären Unterfunktion ist häufig in einer unzureichenden hypothalamischen GnRH-Sekretion zu sehen. Wegen dieser engen Wechselwirkungen zwischen Hypothalamus und Hypophyse ist eine entsprechende hypothalamische Ausschlußdiagnostik notwendig. Bei den hypophysär bedingten Störungen spielen Tumore und traumatische Veränderungen eine wichtige Rolle. Zum Ausschluß eines prolaktinproduzierenden Hypophysentumors ist die Bestimmung des Prolaktins zwingend notwendig. Je nach Größe und Aktivität des Tumors treten Zyklusstörungen im Sinne einer Oligomenorrhö bis zur sekundären Amenorrhö auf. Als Begleitsymptom findet sich häufig eine beidseitige Galaktorrhö. Eine röntgenologische Abklärung der Sella turcica durch eine Computertomographie oder eine Kernspintomographie ist notwendig. Falls ein Tumor nachgewiesen wird, ist eine ophthalmologische Untersuchung mit Bestim-

Tabelle 5.1. Hypothalamische Ovarialinsuffizienz

Ursachen	Pathophysiologie	Symptome	Funktionsdiagnostik
Psychogener Streß Anorektische Reaktionen, Anorexia nervosa	GnRH-Sekretion vermindert, gestörtes pulsatiles Muster	Oligoamenorrhö (Gelbkörperinsuffizienz), sekundäre Amenorrhö, Gewichtsschwankungen (Gewichtsabnahme)	1. Klinische Teste: a) Gestagentest positiv, Clomifentest positiv: Grad 1 b) Gestagentest positiv, Clomifentest negativ: Grad 2 c) Gestagentest negativ, Clomifentest negativ: Grad 3
Tumoren (Kraniopharyngeom) Traumatische Läsionen	Neurosekretion vermindert, Prolaktininhibitingfaktor vermindert, Releasingfaktor (PRF) vermehrt?	Kopfschmerzen, Schwindel, Sehstörungen	2. Laborteste a) Basalwerte von Prolaktin, FSH, LH und 17β-Estradiol b) GnRH-Test c) Messung von LH alle 10 min über 4 h
Kallmann-Syndrom (Olfakto-genitale Dysplasie)	GnRH-Sekretion vermindert	Primäre Amenorrhö, Riechstörungen, röntgenologische Schädeldeformität, Spaltmißbildungen	

Tabelle 5.2. Ursachen der hypophysär bedingten Zyklusstörungen

Ursachen	Pathophysiologie	Hormone	Funktionsteste
1. HVL-Insuffizienz „idiopathisch", Streß, Psychopharmaka, selläre Raumforderung, Nekrose (Sheehan)	Verminderte Hormonsekretion, gestörte Pulsation von LH und FSH	FSH, LH, Prolaktin, TSH, ACTH, STH, 17β-Estradiol	Gestagen, Clomifen, GnRH, 10minütige Messung von LH über 3–4 h
2. Prolaktinome	Prolaktinsekretion meist erhöht; Sekretion anderer Hormone oft vermindert	Prolaktin sowie die oben genannten Hormone	TRH, Metoclopramid
3. Akromegalie (Adenom)	STH erhöht	STH sowie die oben genannten Hormone	Arginin, Insulin, GRF
4. Morbus Cushing (Adenom)	Gestörter Kortisolrhythmus, ACTH erhöht	Kortisol, ACTH, DHEA-S, Testosteron	Kortisoltagesprofil, Metopiron, Dexamethason

mung der Gesichtsfelder und eine Funktionsdiagnostik der verschiedenen hypophysären Partialfunktionen sinnvoll (s. Kap. 8). Einige Ursachen der hypophysär bedingten Zyklusstörungen sind in der Tabelle 5.2 zusammengestellt. Wenn sich aus der Anamnese und aufgrund der klinischen Untersuchungsbefunde Hinweise auf eine bestimmte endokrine Störung ergeben, so ist eine entsprechende Hormondiagnostik einschließlich der Funktionsteste durchzuführen, wie sie in Tabelle 5.2 angegeben ist.

5.2.3 Ovar

Die Funktion der Ovarien hängt von einem intakten Hypothalamus-Hypophysen-System ab. Es können aber eine Reihe von Störungen oder Veränderungen der Eierstöcke selbst zu Zyklusstörungen führen. Es gilt zunächst dysgenetische und hypoplastische Ovarien zu erkennen. In solchen Fällen besteht meistens eine primäre oder eine frühzeitige sekundäre Amenorrhö. Die Gonadotropinwerte sind stark erhöht (FSH über 50 mE/ml Serum) und die Östrogenspiegel (Östradiol unter 20 pg/ml) niedrig. In manchen Fällen mit sog. Ovarialhypoplasie liegt eine verminderte Ansprechbarkeit der Ovarien auf die Gonadotropine vor (hyposensitive Ovarien). Bei diesem auch sog. Syndrom der gonadotropinresistenten Ovarien handelt es sich um ein Krankheitsbild mit primärer oder sekundärer hypergonadotroper Amenorrhö. Die Gonadotropinwerte (LH und FSH) sind erhöht, die primären und sekundären Geschlechtsmerkmale sind normal ausgeprägt und es fehlen Hinweise auf eine begleitende Autoimmunerkrankung. Die Pathogenese dieses Syndroms ist noch unklar, wobei möglicherweise die Gonadotropinresistenz auf einen Defekt des FSH-Rezeptors oder des Adenylzyklasesystems zurückzuführen ist. Auf diese Situation wird man häufig durch Gonadotropinbestimmungen (FSH) mit gleichzeitigen Östrogenbestimmungen aufmerksam. Die Östrogenwerte können bei diesem Syndrom erheblich schwanken.

Als weitere ovarielle Störung ist das Syndrom der polyzystischen Ovarien zu nennen. Die Häufigkeit der wichtigsten Symptome ist in Tabelle 5.3 angegeben.

An der Entwicklung von polyzystischen Ovarien sind verschiedene endokrine Systeme beteiligt:

1. Hypothalamus-Hypophyse (d. h. eine veränderte Pulsatilität von GnRH führt zu einer veränderten hypophysären Gonadotropinsekretion mit Erhöhung von LH und damit zur vermehrten ovariellen Androgenbildung)
   - primär hypothalamische Ursachen (vermehrteSekretion der Gonadotropinreleasinghormone),
   - primär hypophysäre Ursachen (vermehrte Gonadotropinsekretion).

Tabelle 5.3. Syndrom der polyzystischen Ovarien: Häufigkeiten von Symptomen bei dem Syndrom der polyzystischen Ovarien. Befunde aus 1079 veröffentlichten Fällen (187 Referenzen) (Goldzieher u. Green 1962)

Symptom	Fallzahl [n]	Mittelwert [%]	Range [%]
Adipositas	600	41	16–49
Hirsutismus	819	69	17–83
Virilisierung	431	21	0–28
Zyklische Blutungen	395	12	7–28
Funktionelle Blutungen	547	29	6–25
Amenorrhö	640	51	15–77
Dysmenorrhö	75	23	
Biphasische Körpertemperatur	238	15	12–40
Corpus luteum bei OP	391	22	0–71
Infertilität	596	74	35–94

2. Ovar (Enzymdefekte der Steroidogenese führen zur vermehrten Bildung von Androgenen; Androgene hemmen intraovariell die Follikulogenese mit vermehrter Follikelatresie; Hinweise auf Dysregulation des Zytochroms P450 17α). Inhibin ist möglicherweise beteiligt, es wurden erhöhte Werte im Serum gefunden
   – primär ovarielle Ursachen.
3. Erhöhte periphere Konversion von Androstendion, einschließlich Leber- und Hautmetabolismus.
4. Nebennierenrinde (Enzymdefekte in der NNR führen zum Anstieg von Androgenen im Serum).
5. Leber, Pankreas und andere Gewebe, die den zentralen Metabolismus kontrollieren (Insulinresistenz mit der Folge von Stimulation der Ovarien durch Insulin über IGF-I-Bindungsproteine; Hyperinsulinämie als Folge der Hyperandrogenämie mit weiterer Stimulation der ovariellen Androgensekretion).

Bei Zyklusstörungen ist der Arzt ganz wesentlich auf anamnestische Angaben, körperliche Befunde, Ultraschall und Hormonbestimmungen bzw. Funktionsteste angewiesen. Jedoch ergeben sich auch mit der Definition durch Serumhormone einige Probleme. Die LH/FSH-Ratio wurde z. B. von einigen Untersuchern als Kriterium zur Definition des Syndroms der polyzystischen Ovarien vorgeschlagen. Es gibt jedoch eine Reihe von praktischen Einwänden gegen diese Definition:

1. Die pulsatile Ausschüttung von LH macht es schwierig, einen gültigen Wert der LH-/FSH-Ratio zu erhalten. Eine kontinuierliche Messung von LH über mehrere Stunden ist klinisch meist nicht durchführbar.
2. Es gibt Frauen mit Adipositas, Amenorrhö, Hirsutismus und polyzystischen Ovarien, die eine LH-/FSH-Ratio kleiner als 2 aufweisen und häufig eine Insulinresistenz haben.

Selten kommen steroidhormonproduzierende Ovarialtumore vor, wobei die androgenproduzierenden eine Sonderrolle einnehmen (MOLTZ et al. 1984). In diesen Fällen kommt es gewöhnlich zur abrupten Androgenisierung mit Virilisierung und zur sekundären Amenorrhö (Tabelle 5.4).

5.2.4 Schilddrüse

Erkrankungen der Schilddrüse können Ursache von Zyklusstörungen sein (Scott u. Mussey 1964; Akande u. Anderson 1975; Anderson 1966; Hembree u. Van de Wiele 1978; Potter 1980; Oberdisse et al. 1980). Befunde, die bei Hypo- und Hyperthyreose gefunden werden, sind in der Tabelle 5.5 aufgeführt.

Tabelle 5.4. Ovariell bedingte Zyklusstörungen

Ursache	Pathogenese	Hormone	Test
Gonadendysgenesie	Meistens genetischer Defekt (chromosomal)	FSH, LH erhöht, β-Estradiol sehr niedrig	(GnRH), Chromosomenanalyse
Hypoplasie	Follikel häufig verbraucht (chromsomal)	FSH, LH erhöht, β-Estradiol schwankt bzw. niedrig	Gestagen, HMG in steigenden Dosen, Chromsomenanalyse, Ultraschall, Laparoskopie mit Ovarialbiopsie
Hyposensitive Ovarien	Gonadotropinrezeptoren vermindert, (immunologisch?)	FSH, LH erhöht, β-Estradiol schwankt bzw. niedrig	Ultraschall, Laparoskopie mit Ovarialbiopsie, Östrogen-Gestagen-Gemische
Polyzytische Ovarien	Steroidogenese gestört, (periphere- und zentrale Störung)	LH/FSH-Ratio erhöht, Testosteron und Androstendion erhöht, Prolaktin erhöht	Ultraschall, GnRH-Agonisten (Buserelin), Östrogen-Gestagen-Gemische, Laparoskopie mit Ovarialbiopsie
Tumore	Autonome Steroidhormonsekretion	Testosteron und Androstendion erhöht, Dehydroepiandrosteron erhöht bis normal	Dexamethason, Steroide, GnRH-analoga, Ultraschall, Computertomographie, Katheterisierung der Organvenen (Nebenniere, Ovar) mit selektiver Blutentnahme zur Steroidanalyse

Tabelle 5.5 Laborbefunde bei Hypo- bzw. Hyperthyreose

Parameter	Hypothyreose	Hyperthyreose
TSH	Normal oder erhöht	Erniedrigt
TSH nach TRH	Starker Anstieg	Kein Anstieg
T3 und T4	Erniedrigt	Erhöht
Prolaktin	Häufig erhöht	Normal
SHBG	Erniedrigt	Erhöht
Freies Testosteron	Erhöht	Erhöht
Freies β-Estradiol	Erhöht	Erhöht

Bei Frauen mit Hypothyreose ändern sich Typ und Stärke der menstruellen Blutung und die Zyklusintervalle. Anovulatorische Zyklen und dysfunktionelle Blutungen nehmen zu. Wenn es ohne Therapie zur Schwangerschaft kommt, ist die Abortrate deutlich erhöht (mittlere Abortrate 30%) (Hembree u. Van de Wiele 1978; Potter 1980). Manchmal sind bei der Hypothyreose mit Zyklusstörungen erhöhte Prolaktinspiegel zu finden. Diese können durch eine vermehrte TRH-Sekretion bedingt sein. Beweiskräftig ist der TRH-Test mit 200 µg TRH i.v. oder einer entsprechenden Dosis als Nasenspray für die Erkennung der Dysfunktion. Wie in der Tabelle 5.5 aufgeführt, ist bei der Schilddrüsenunterfunktion die TSH-Konzentration erhöht, die SHBG-Konzentration häufig erniedrigt und die Konzentrationen der freien Steroide sind erhöht (Akande u. Anderson 1975). Letztere sind durch eine beschleunigte enzymatische Konversion der Steroidhormone bedingt. Durch die erhöhten Konzentrationen der freien Steroide kann es zu einer Suppression der GnRH- und Gonadotropinsekretion und dadurch zu Follikelreifungsverzögerungen mit Zyklusstörungen kommen.

Frauen mit Hyperthyreose haben häufig Hypomenorrhö und Oligomenorrhö, die später in eine sekundäre Amenorrhö übergeht. Die Fertilität ist bei Hyperthyreose im Gegensatz zur Schilddrüsenunterfunktion kaum gestört, allerdings sind Abortrate im 1. Trimester, Frühgeburtenrate und Gestosehäufigkeit erhöht. Deshalb ist vor Beginn der Gravidität unbedingt eine entsprechende Behandlung notwendig (Hembree u. Van de Wiele 1978; Potter 1980; Oberdisse et al. 1980). Bei der Hyperthyreose ist das SHBG erhöht. Dieses führt häufig zu einer erhöhten metabolischen Clearancerate von Androgenen und Östrogenen mit erhöhten Konzentrationen von freiem Testosteron und Östradiol. Die erhöhten Steroidkonzentrationen führen zu Störungen der Regulation der Ovarialfunktion wie bereits erwähnt. Nach Therapie der Hypo- bzw. Hyperthyreose kommt es gewöhnlich zur Normalisierung der Zyklusfunktion. Zu den Schilddrüsenerkrankungen wird in Kap. 3, Band 2, näher Stellung genommen.

5.2.5 Nebenniere

Eine Dysfunktion der Nebennierenrinde führt meistens zu Zyklusstörungen. Am häufigsten kommt es zu einer vermehrten adrenalen Androgenproduktion. Je nach Ausmaß der Androgenbildung kommt es zu Androgenisierungserscheinungen wie sie in Kap. 15 dargestellt sind. Bei Tumoren der Nebennierenrinde setzt die Androgenisierung meistens abrupt ein und führt schnell zu einer sekundären Amenorrhö. Die Ursachen der adrenalbedingten Zyklusstörungen finden sich in der Tabelle 5.6.

Wenn die Hormonkonzentrationen für DHEA-S über 7,0 µg/ml und für Testosteron über 2,0 ng/ml Serum betragen, so besteht Verdacht auf einen androgenproduzierenden Tumor, der, wie in der Tabelle 5.6 angegeben, ausgeschlossen werden muß. Zur Differenzierung zwischen Hyperplasie und Tumor sind abgestufte Dexamethasonteste notwendig. Mit Hilfe von Ultraschall, Computertomographie und der selektiven Katheterisierung können meistens auch kleine Tumore erfaßt werden (Moltz et al. 1984); s. hierzu Kap. 9.

Wie bereits erwähnt, können Geschwülste im Hypothalamusbereich eine primäre oder sekundäre Amenorrhö verursachen. Zu diesen Tumoren zählen das Kraniopharyngyeom, Dermoidzysten und supraselläre Meningiome, die eine verminderte GnRH-Sekretion bewirken. Entsprechend zeigt sich endokrinologisch eine hypogonadotrope Ovarialinsuffizienz. In Zusammenarbeit mit dem Internisten, Radiologen und Ophthalmologen sind solche Tumore zu diagnostizieren oder auszuschließen. Im Bereich des Hypophysenvorderlappens findet sich in der Gynäkologie am häufigsten das Prolaktinom (s. Kap. 8 und 4, Band 2). Allerdings wird eine meistens durch ein Adenom bedingte Hypersekretion des Wachstumshormons mit diskreten Zeichen der Akromegalie oft lange übersehen. Diese Tumore gehen gewöhnlich mit Zyklusstörungen einher (etwa 40–50% sekundärer Amenorrhö) und manchmal mit einer Begleithyperprolaktinämie (Franks et al. 1976). Die Verdachtsdiagnose ergibt sich aus der typischen Akrenvergrößerung, Neigung zu vermehrtem Schwitzen und Karpaltunnelsyndrom. Das Wachstumshormon ist erhöht und läßt sich unter Glukosebelastung nicht supprimieren. Ferner führt das Cushing-Syndrom bei Frauen

Tabelle 5.6. Ursachen der adrenal bedingten Zyklusstörungen

Ursachen	Pathophysiologie	Hormone	Test
Cushing-Syndrom	Gestörter Kortisolrhythmus	ACTH erhöht, Kortisol erhöht	Kortisoltagesprofil Dexamethason
ACTH-produzierender Tumor mit Nebennierenhyperplasie	Autonome Hormonsekretion	Kortisol erhöht, ACTH erhöht, DHEA-S und Testosteron erhöht	Dexamethason
Adrenogenitales Syndrom (AGS) (Enzymdefekte der Nebenniere) – kongenital – postpubertal – idiopathisch	Kortisolsekretion vermindert Durch Enzymmangel erhöhte Hormonspiegel vor Enzymdefekt und niedrige Hormonspiegel nach Enzymdefekt	11-Desoxycortisol, 17α-Hydroxyprogesteron, 21-Desoxycortisol, 17α-Hydroxypregnenolon, DHEA, Andrastendion und Testosteron je nach Enzymdefekt normal oder erhöht	ACTH
Tumore – Karzinom – Adenom	Autonom vermehrte Steroidhormonsekretion	Kortisol, Testosteron und DHEA-S erhöht, ACTH, FSH, LH und β-Estradiol meistens niedrig	Dexamethason, Ultraschall, Computertomographie, Angiographie, Katheterisierung der Organvenen und selektive Blutentnahme zur Steroidanalyse

mit vermehrter Nebennierensekretion in mehr als 90% zu Zyklusstörungen bzw. zu einer sekundären Amenorrhö; die typischen Zeichen wie Vollmondgesicht, Büffelnacken, Stammfettsucht, Hypertonie und Androgenisierungserscheinungen führen zu dieser Diagnose. Differentialdiagnostisch ist der zentralbedingte Cushing zu trennen von dem Nebennierenadenom und von ektopisch ACTH-produzierenden Tumoren. Beim zentralen Cushing sind die ACTH-Spiegel erhöht und beim Nebennierentumor meistens erniedrigt. Beim ektopisch ACTH-produzierenden Tumor, der mit ACTH-bedingten Symptomen und starker Virilisierung einhergehen kann, ist die ACTH-Konzentration extrem erhöht. Die weitere Diagnostik hierzu ist in den Kapiteln 8 und 2, Band 2, zu lesen. Zu erwähnen bleibt noch die primäre oder sekundäre Nebennierenrindeninsuffizienz, der Morbus Addison. Diese Erkrankung führt trotz Kortisolsubstitution nur in einem Teil der Fälle zur Beseitigung der Ovarialinsuffizienz. Im Rahmen einer Autoimmunerkrankung werden bei dieser Krankheit auch gegen steroidproduzierende Zellen der Ovarien Antikörper gebildet wie gegen Theca-interna- und Granulosazellen. Diese Begleitumstände können zur vorzeitigen Ovarialinsuffizienz und zu einer Sterilität führen.

Beim Diabetes mellitus sind Zyklusstörungen nicht so selten. Häufig ist erst nach sorgfältiger Einstellung des Insulinspiegels ein biphasischer Zyklus erreichbar. Dieses ist in den Fällen um so wichtiger, wenn mit der Zyklusnormalisierung gleichzeitig eine Schwangerschaft erreicht werden soll. Die präkonzeptionelle Diabeteseinstellung und eine sorgfältige Überwachung in den ersten 3 Schwangerschaftsmonaten ist wesentlich für die Gesundheit des Kindes (niedrige Mißbildungsrate). Es bleibt in diesem Zusammenhang anzumerken, daß der menstruelle Zyklus ganz allgemein einen sensiblen Indikator für somatische und psychische Störungen der Frau darstellt. So können manche Herzvitien, Störungen im Blutgerinnungssystem, chronische Lebererkrankungen, bestimmte Darmerkrankungen und psychische Erkrankungen eine Vielfalt von Zyklusstörungen verursachen.

5.3 Klinische Einteilung der Zyklusstörungen

5.3.1 Blutungsmuster

5.3.1.1 Allgemeines

Die Beurteilung des Blutungsmusters ist anhand eines Menstruationskalenders möglich. Hierbei wird nach Tempoanomalien, Variationen der Blutungsstärke sowie nach dem Auftreten von Zwischenblutungen gefragt. Das Blutungsmuster eines menstruellen Zyklus läßt sich aus dem Kaltenbach Schema leicht ablesen, wie es in der Abb. 5.1 aufgezeigt ist.

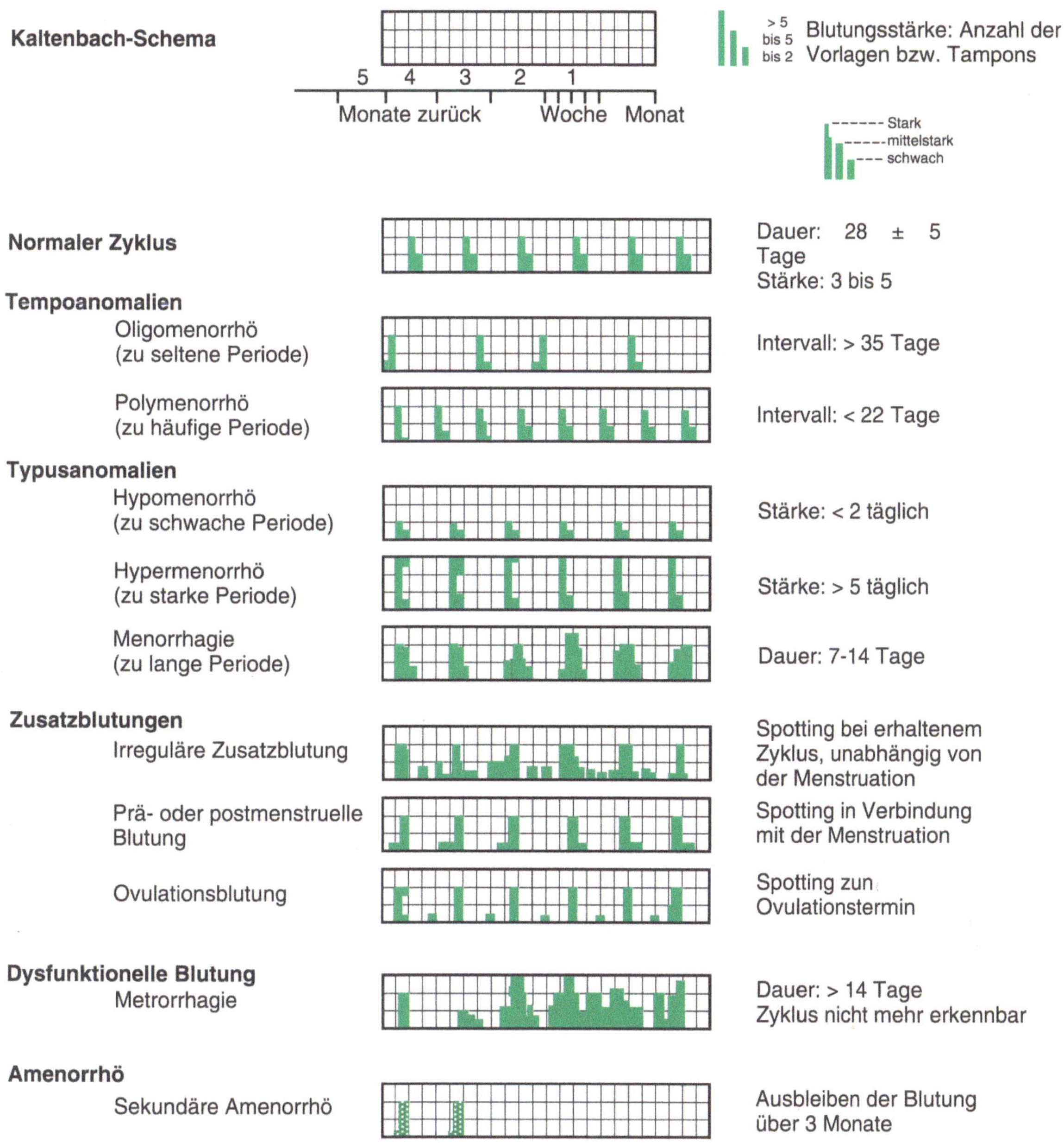

Abb. 5.1. Einteilung der unterschiedlichen Blutungsmuster anhand des Menstruationskalenders

5.3.1.2 Tempoanomalien

Abweichungen vom normalen etwa 28tägigen Rhythmus des menstruellen Zyklus mit Intervallen von weniger als 25 Tagen bezeichnet man als Polymenorrhö und von mehr als 35 Tagen als Oligomenorrhö (Tabelle 5.7).

Wenn die menstruellen Blutungen länger als 3 Monate ausbleiben, so spricht man von sekundärer Amenorrhö.

Das Fehlen der menstruellen Blutungen bis zur Vollendung des 16. Lebensjahres wird als primäre Amenorrhö bezeichnet (Tabelle 5.8).

Polymenorrhö

Eine Polymenorrhö liegt dann vor, wenn das blutungsfreie Intervall weniger als 25 Tage beträgt.

Ätiologie. Bei der Polymenorrhö ist die Blutungsstärke meistens normal. Sie tritt häufiger nach dem

Tabelle 5.7. Verschiedene Intervalle der menstruellen Blutung, Ätiologie und Möglichkeiten der Therapie (*ZT* Zyklustag)

Parameter	Begriff	Definition	Ätiologie	Therapie
Blutungsintervall	Eumenorrhö	Tage: 25–31	Normale Follikel- und Corpus-luteum-Phase	Keine Therapie
	Polymenorrhö	Tage: <25	Verkürzte Follikelphase	Östrogen-Gestagen-Gemische, z. B. Cyclo-Progynova oder Progynon C 2mal 1 vom 4.–10. ZT, häufig keine Therapie
			Verkürzte Corpus-luteum-Phase	Östrogen-Gestagen-Gemische z. B. Prosiston 1mal 1 für 10 Tage Beginn: 5 Tage vor erwarteter Menstruation
	Oligomenorrhö	Tage: >35	Verlängerte Follikelphase, Corpus-luteum-Persistenz. Hyperprolaktinämie und Hyperandrogenämie ausschließen	Östrogen-Gestagen-Gemische z. B. Cyclo-Progynova, Trisequens

Tabelle 5.8. Verschiedene Formen der Amenorrhö, Ätiologie und Therapiemöglichkeiten (*ZT* Zyklustag)

Parameter	Begriff	Definition	Ätiologie	Therapie
Blutungsintervall	Amenorrhö	Ausbleiben der Periode für länger als 90 Tage	Ursache abklären bei Normoprolaktinämie	Östrogen-Gestagen-Gemische z. B. Cyclo-Progynova, Trisequenz Nach 3–4 Monaten: Gestagentherapie: vom 19.–26. ZT z. B. Duphaston 2mal 1 In manchen Fällen: 6. ZT: Progynon-Depot 10 mg 16. ZT: Proluton-Depot 250 mg
	Primär	Kein Einsetzen einer Regelblutung ohne vorherige Hormongaben	Enzymdefekte, Intersexualität, genitale Fehlbildung, Gonadendysgenesie, Chromosomenaberration, Leistungssport	Meistens Östrogen-Gestagen-Gemische z. B. Cyclo-Progynova, Trisequenz
	Sekundär	Amenorrhö nach bereits eingetretener Regelblutung	Hyperprolaktinämie, Hyperandrogenämie, vorzeitige Ovarialerschöpfung, Leistungssport	Je nach Ursache bzw. basalem Östradiolspiegel, Östrogen-Gestagen-Gemische

35. Lebensjahr auf. Als Ursache kommen verkürzte Follikelreifungsphasen (Gonadotropine relativ erhöht) mit meistens normaler Gelbkörperphase, mit verkürzter Lutealphase und anovulatorische Zyklen in Frage. Die im Einzelfall vorliegende Ursache ist in den verschiedenen endokrinen Systemen zu suchen.

Diagnostik. Als Grundlage ist die Aufwachtemperaturkurve über 2–3 Monate zu führen. Vor Beginn jeder Therapie von Zyklusstörungen ist eine subtile Diagnostik notwendig, damit möglichst eine ätiologische und nicht nur eine symptomatische Behandlung durchgeführt wird. Wichtige Hinweise über Dauer und Ausmaß der Zyklusstörung ergeben sich aus der Anamnese, der Messung der Aufwachtemperaturen sowie aus den Bestimmungen von Hormonen. Vor Therapiebeginn ist es auch wichtig, Allgemeinerkrankungen, psychische Störungen, starke Gewichtsschwankungen sowie Erkrankungen, welche eine relative oder absolute Kontraindikation für eine Hormontherapie darstellen, zu erfassen.

Therapie. Falls die häufigen Blutungen zu einer Anämie führen, ist eine Therapie notwendig. Eine

Abrasio ist selten erforderlich, da diese Normvariante meistens funktionell bedingt ist. Die kurze Follikelphase kann durch Östrogene oder Antiöstrogene vom 5.-9. Zyklustag täglich 40–60 µg Ethinylestradiol oder 50–100 mg Clomifen behandelt werden. Nach 2–3 Monaten Therapiedauer stabilisiert sich häufig der menstruelle Zyklus. Bei Hinweisen auf Gelbkörperunterfunktion kann ebenfalls mit Clomifen und/oder zusätzlich mit Gestagenen in der Zeit vom 16.-25. Zyklustag behandelt werden.

Oligomenorrhö

Von einer Oligomenorrhö spricht man, wenn das blutungsfreie Intervall länger als 35 Tage beträgt.

Ätiologie. Die Oligomenorrhö ist meistens Ausdruck einer gestörten Ovarialfunktion bzw. einer beginnenden Ovarialinsuffizienz. Die Ursachen sind verschiedenartig wie in Abschnitt 5.2 abgehandelt ist. Eine primäre Oligomenorrhö findet sich häufig bei dem sog. polyzystischen Ovarialsyndrom (Stein-Leventhal-Syndrom). Sekundäre Oligomenorrhöen, die etwa 70% dieser Zyklusstörungen ausmachen, finden sich als Vorstadien mit Übergang in eine sekundäre Amenorrhö oder nach Wiederbeginn der zyklischen Ovarialfunktion nach sekundärer Amenorrhö. Anhand der Aufwachtemperaturkurven ist eine verlängerte Follikelreifungsphase zu beobachten, wobei es mindestens in einem Drittel der Fälle nicht zur Ovulation kommt. Einblick in die Zyklusstörung bieten bei der Oligomenorrhö Bestimmungen der basalen Hormonkonzentrationen wie sie unter Amenorrhö angegeben sind. Funktionsteste sind meistens nicht notwendig. Die Östradiolkonzentrationen können bei der Oligomenorrhö erheblich schwanken, entsprechende Bilder finden sich bei der Endometriumbiopsie. In etwa 40% der Fälle ist das Endometrium nicht ausreichend proliferiert bzw. unvollständig transformiert, in 15% findet sich ein hyperplastisches Endometrium und in etwa 15% der Fälle ein funktionsloses (atrophisches) Endometrium. In 30% der Fälle wird das Endometrium als normal beurteilt.

Diagnostik. Einen ersten Einblick in den Zyklusablauf bei Oligomenorrhö gibt die Aufzeichnung der Basaltemperaturen. Wenn es sich um eine biphasische Oligomenorrhö handelt, ist die Prognose günstig. Sie ist nicht behandlungsbedürftig, wenn der unregelmäßige Zyklus nicht als Störung empfunden wird und wenn kein Kinderwunsch vorliegt. In dem Falle der anovulatorischen Oligomenorrhö ist die diagnostische Abklärung vorzunehmen wie in den Tabellen 5.1 und 5.2 angegeben.

Therapie. Die Oligomenorrhö ist gewöhnlich dann behandlungsbedürftig, wenn Kinderwunsch vorliegt. Als Ursachen finden sich neben den zentralen Funktionsstörungen (Psyche, Streß) gelegentlich eine Hyperprolaktinämie bzw. eine vermehrte Androgenbildung. Bei Sterilität bietet sich zunächst eine ätiologisch orientierte Behandlung an, wie sie in Kap. 4, Band 2, aufgezeigt ist. Wenn kein Kinderwunsch vorliegt, ist häufig eine gute Zyklusregulation mit der Gestagentherapie möglich, und zwar werden vom 16.-25. Zyklustag täglich 10–20 mg Gestagene über 3–6 Monate gegeben. Der therapeutische Nutzen einer solchen Behandlung ist ebenfalls in einer Minderung der Östrogeneffekte auf das Endometrium zu sehen. Durch solche Behandlungen tritt allerdings selten eine Dauerregulierung des Zyklus nach Absetzen der Therapie ein.

Amenorrhö

Die Amenorrhö ist die extreme Form der Oligomenorrhö, wobei die Menstruation länger als 3 Monate ausbleibt. Man unterscheidet die primäre Amenorrhö, bei der ohne Hormontherapie keine Menstruation auftritt, von der sekundären Amenorrhö, bei der die Periodenblutung nach bereits etabliertem Zyklus ausbleibt (Tabelle 5.8).

Primäre Amenorrhö

Das Symptom der primären Amenorrhö wird heute unterschiedlich definiert. Manche Autoren sprechen von einer primären Amenorrhö, wenn bis zur Vollendung des 16. Lebensjahres keine spontane Blutung auftritt. Andere Autoren fordern für dieses Symptom die Vollendung des 18. Lebensjahres.

Ätiologie. Bei der primären Amenorrhö finden sich häufig chromosomale Aberrationen, Formen der Intersexualität, genitale Fehlbildungen sowie eine Gonadendysgenesie. Dagegen sind bei der sekundären Amenorrhö Dysfunktionen im zentralen Bereich häufig, wobei Über- und Unterfunktionen der verschiedenen endokrinen Systeme bzw. Tumore in diesen Bereichen eine Rolle spielen (Tabelle 5.9).

Als Ursache der primären Amenorrhö findet sich sehr selten eine Gonadenagenesie (-aplasie). Diese kann chromosomal oder häufiger durch eine lokale Noxe bedingt sein. Die Differenzierung der Geschlechtswege und des äußeren Genitale läuft dann immer in weiblicher Richtung ab. Die gonadale Entwicklung kann vor oder mit Beginn der

Tabelle 5.9. Erkrankungen, die zu einer primären oder manchmal sekundären Amenorrhö führen können

Organ	Erkrankung
Hypothalamus	Kallmann-Syndrom, Anorexia nervosa
Hypophyse	Panhypopituitarismus, Tumoren, Kraniopharyngeom, Laurence-Moon-Biedl-Bardet-Syndrom
Ovar/Testis	Gynatresien, Gonadendysgenesie, reine (46 XX), Ullrich-Turner-Syndrom (45 XO), Gonadendysgenesie (46 XY), Swyder-Syndrom, Mayer-von-Roktiansky-Küster-Syndrom, Testikuläre Feminisierung
Nebenniere	Androgenitales Syndrom, 17α-Hydroxylasemangel

Gonadendifferenzierung gestört werden. Eine solche Blockierung vor Eintritt der Gonadendifferenzierung nennt man eine Gonadendysgenesie und nach einer gewissen ovariellen Differenzierung spricht man von einer ovariellen Dysgenesie. Diese Übergänge sind fließend. Eine klassische Form der Gonadendysgenesie stellt das Turner-Syndrom (Typus 45, X 0) dar. Eine nur auf die Gonaden beschränkte Hemmißbildung ist die sog. reine Gonadendysgenesie. Eine chromosomale Störung ist meistens nicht feststellbar, die Ätiologie ist noch unklar. Man findet bei der Laparoskopie oder bei der Laparotomie reine Streakgonaden, wobei die Entwicklung weiblich ist. Die Körperlänge der Patientinnen mit reiner Gonadendysgenesie ist normal. Die sekundären weiblichen Merkmale und Mißbildungen des Körpers wie bei dem Turner-Syndrom fehlen. Von der ovariellen Dysgenesie bestehen fließende Übergänge zu der sog. ovariellen Hypoplasie, wo es kurzfristig zu Follikelreaktionen und zu Luteinisierungen kommen kann. In solchen Fällen ist die Diagnose nur durch Ovarialbiopsie zu sichern.

Diagnostik. Die diagnostische Abklärung bei der primären Amenorrhö ist aus der Abb. 5.2 zu ersehen.

Überlegungen zur Therapie. Bei den Gonadendysgenesien mit Chromosomenaberration stellt sich zunächst die Frage, ob etwa ab dem 9. Lebensjahr eine Behandlung des Minderwuchses eingeleitet werden soll. Allen Formen der Gonadendysgenesie mit Minderwuchs liegt ein Mangel an Wachstumshormon zugrunde, der häufig erst im Stimulationstest mit Arginin, Insulin oder Releasinghormon (GRF) deutlich wird. Eine Behandlung mit Wachstumshormon kann eine Verbesserung des Längenwachstums von 5–10 cm ausmachen. Eine solche Therapie gehört in die Hand eines pädiatrischen Endokrinologen; s. Kap. 3.

Nach Abschluß des Wachstums ist eine östrogenbetonte Therapie mit Östrogen-Gestagen-Gemischen einzuleiten. Dabei soll eine ausreichende Entwicklung der sekundären Geschlechtsmerkmale erreicht werden. Als Präparate kommen Cyclo-Progynova oder Trisequenz in Frage. Wenn diese Therapie keine ausreichende Brustentwicklung in Gang setzt, so kann zwischenzeitlich für eine Dauer von 6–12 Monaten mit Neoeunomin oder Trisequenz forte behandelt werden. Ebenfalls kann über 3 Wochen täglich mit 40–60 µg Ethinylestradiol sowie zusätzlich für die letzten 10 Tage mit 10–20 mg Gestagen behandelt werden, wobei den konjugierten und natürlichen Östrogenen der Vorzug gegeben wird. Die Östrogentherapie sollte mit Gestagenen kombiniert werden, da auf diese Weise einem Endometriumkarzinom vorgebeugt werden kann. Die Substitutionstherapie ist mindestens bis zu dem 52. Lebensjahr durchzuführen, wegen der Gefahr einer frühzeitig entstehenden Osteoporose mit ihren Folgen (Holzer et al 1992). Es ist nicht zu vergessen, daß durch die Substitutionstherapie auch die Lebensqualität der Patientinnen entscheidend verbessert wird.

Einige Therapieziele, Symptome und mögliche Folgen bei Zyklusstörungen sind in Tabelle 5.11 zusammengefaßt.

In den folgenden Übersichten werden Krankheitsbilder mit Zyklusstörungen dargestellt, wobei insbesondere auch die Symptomatik, Diagnostik und Therapie berücksichtigt werden. Durch diese Form der Darstellung soll dem Arzt in der Praxis das Wesentliche der Krankheitsbilder in Kürze aufgezeigt werden.

Hypothalamische Erkrankungen

Kallman-Syndrom: Klinik, Diagnostik und Therapie. (Nach Jänicke et al. 1983) (↓ = niedrig)

Definition und Ätiologie	Olfakto-genitales-Syndrom Hypogonadotroper Hypogonadismus – hervorgerufen durch eine verminderte oder fehlende Sekretion des hypothalamischen GnRH, kombiniert mit Anosmie – verursacht durch Aplasie des Bulbus olfactorius

Häufigkeit	Seltenes Krankheitsbild
Symptome 1. Verschiedene	1. Primäre Amenorrhö 2. Anosmie (Hyposmie) 3. Schädeldysplasie 4. fehlende oder gering ausgebildete sekundäre Geschlechtsmerkmale (5. Epilepsie) (6. psychomotorische Entwicklungsverzögerung)
2. Mammae	Aplastisch – hypoplastisch
3. Genitalbefund	Hypoplasie des äußeren und inneren Genitale
Diagnostik 1. Gonadotropine	FSH (↓) LH (↓)
2. Chromosomenanalyse	Normales Karyogramm: 46, XX
3. Röntgendiagnostik	(Sella-turcica-Aufnahme)
4. Varia	1. 17β-Estradiol (↓) 2. Prolaktin normal 3. DHEA-S (meistens ↓) normal 4. Testosteron (↓) 5. Geruchssinnprüfung 6. evtl. Laparoskopie
Therapie	Ohne Kinderwunsch: Östrogen-Gestagen-Gemisch
Mit Kinderwunsch:	HMG/HCG; GnRH-Pumpe

Erkrankungen des Zentralnervensystems

Kraniopharyngeom: Klinik, Diagnostik und Therapie (↓ = niedrig)

Definition und Ätiologie	Hormonell inaktiver, gutartiger, zystischer Tumor aus Resten des embryonalen Hypophysenganges (Rathke-Tasche), der meist im Kindesalter auftritt (teils supra-, teils intrasellär)
Häufigkeit	2–4% der Hypophysentumoren bei Frauen mit primärer Amenorrhö
Symptome 1. Verschiedene	1. Pubertätsverzögerung 2. verlangsamte Größenentwicklung – Minderwuchs 3. primäre Amenorrhö 4. kann zu Symptomen des Hypopituitarismus führen (s. dort) 5. Chiasma-Syndrom (Sehstörungen)
2. Mammae	Aplastisch – hypoplastisch
3. Genitalbefund	Retardierte Entwicklung – infantiles Genitale
Diagnostik 1. Gonadotropine	FSH normal oder (↓) LH normal oder (↓)
2. Chromosomenanalyse	Normales Karyogramm: 46, XX
3. Röntgendiagnostik	1. Sella-turcica-Aufnahme (oft kalzifizierte Tumoren) 2. Computertomographie bzw. Kernspintomographie
4. Varia	1. Gesichtsfeldprüfung 2. STH normal oder (↓) 3. Insulintest (kein STH-Anstieg) 4. Prolaktin (zur DD: Prolaktinom) 5. Östrogene normal oder (↓) 6. DHEA-S normal oder (↓) 7. Testosteron normal oder (↓)
Therapie	STH-Präparat (solange die Epiphysenfugen offen sind) Substitution mit Sexualsteroiden nach Abschluß des Wachstums

Anorexia nervosa: Klinik, Diagnostik und Therapie (↓ = niedrig) (Abb. 5.3)

Definition und Ätiologie	Psychoneurose oder eine psychoendokrine Kachexie in der Adoleszentenperiode
Symptome 1. Verschiedene	1. Gewichtsverlust – Untergewicht – Kachexie = „Magersucht" 2. Widerwillen gegen Nahrungsaufnahme 3. Obstipation 4. Akrozyanose 5. Untertemperaturen 6. Hypotonie
2. Mammae	Meist gering entwickelt
3. Genitalbefund	1. Amenorrhö (primäre, sekundäre) 2. normale – verminderte Schambehaarung 3. Hypoplasia uteri
Diagnostik 1. Psychogramm	
2. Gonadotropine	FSH (normal – leicht ↓), LH (leicht ↓) GnRH-Stimulation (↓)
3. Chromosomenanalyse	Entfällt
4. Röntgendiagnostik	Entfällt
5. Varia	1. Gewichtskontrollen 2. 17β-Estradiol (↓) in 3monatigen Abständen 3. DHEA-S im Serum (↓) 4. Testosteron im Serum (↓) 5. Prolaktin (normal) 6. Kontrolle des GnRH-Testes
Therapie	1. Psychotherapie 2. eiweißreiche Kost (mind. 2600 kcal) 3. Vitamine und Mineralien 4. Östrogen-Progestagen-Mischpräparat In manchen Fällen je nach Höhe der endogenen Östrogenbildung Langzeittherapie (Osteoporoseprophylaxe)

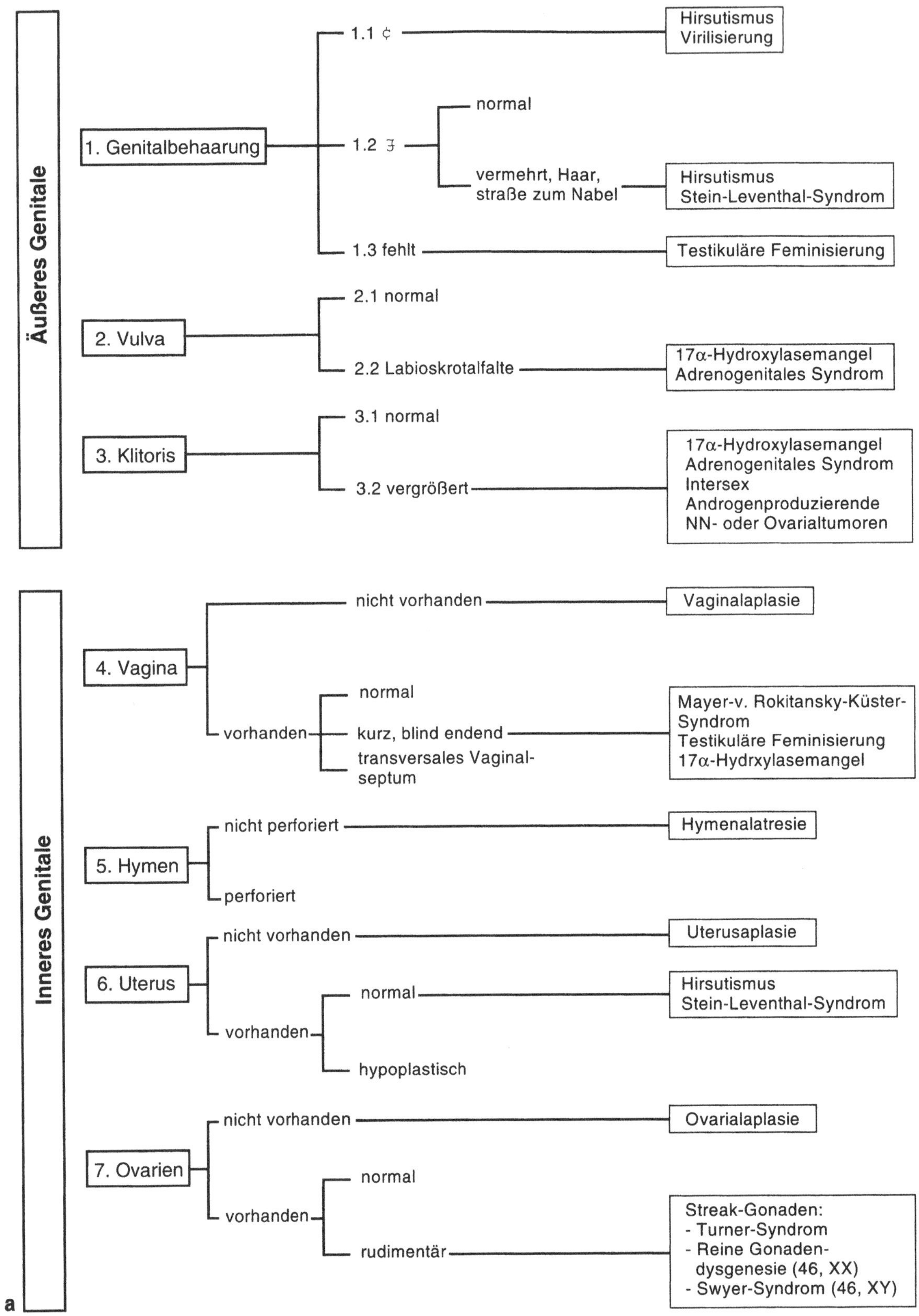

Abb. 5.2a, b. Flußdiagramm zur differentialdiagnostischen Abklärung bei Patientinnen mit primärer Amenorrhö

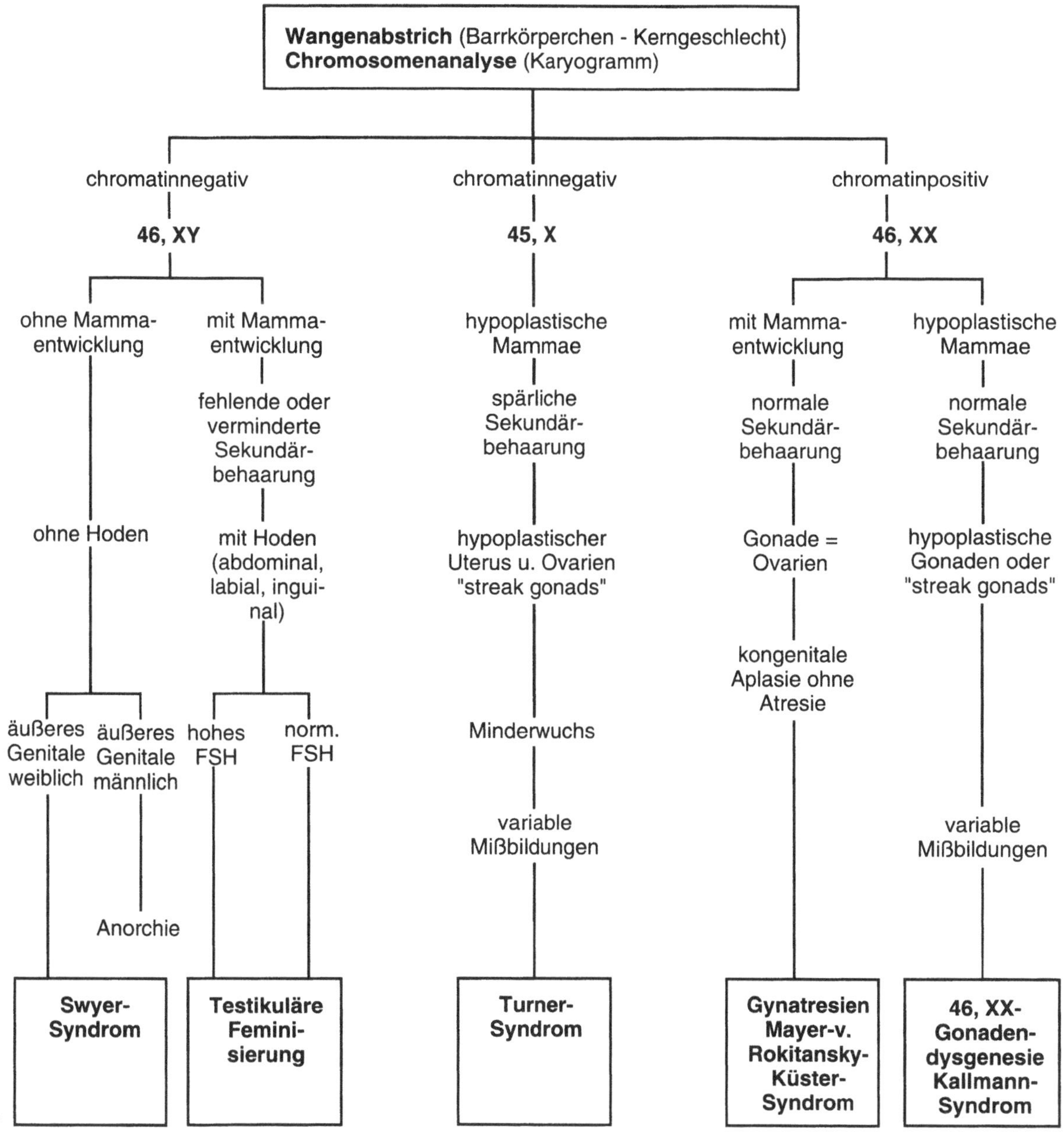
Wangenabstrich (Barrkörperchen - Kerngeschlecht)
Chromosomenanalyse (Karyogramm)
chromatinnegativ
46, XY
ohne Mamma-entwicklung
ohne Hoden
äußeres Genitale weiblich
äußeres Genitale männlich
Anorchie
Swyer-Syndrom
mit Mamma-entwicklung
fehlende oder verminderte Sekundär-behaarung
mit Hoden (abdominal, labial, inguinal)
hohes FSH
norm. FSH
Testikuläre Feminisierung
chromatinnegativ
45, X
hypoplastische Mammae
spärliche Sekundär-behaarung
hypoplastischer Uterus u. Ovarien "streak gonads"
Minderwuchs
variable Mißbildungen
Turner-Syndrom
chromatinpositiv
46, XX
mit Mamma-entwicklung
normale Sekundär-behaarung
Gonade = Ovarien
kongenitale Aplasie ohne Atresie
Gynatresien Mayer-v. Rokitansky-Küster-Syndrom
hypoplastische Mammae
normale Sekundär-behaarung
hypoplastische Gonaden oder "streak gonads"
variable Mißbildungen
46, XX-Gonaden-dysgenesie Kallmann-Syndrom

b

Abb. 5.2b

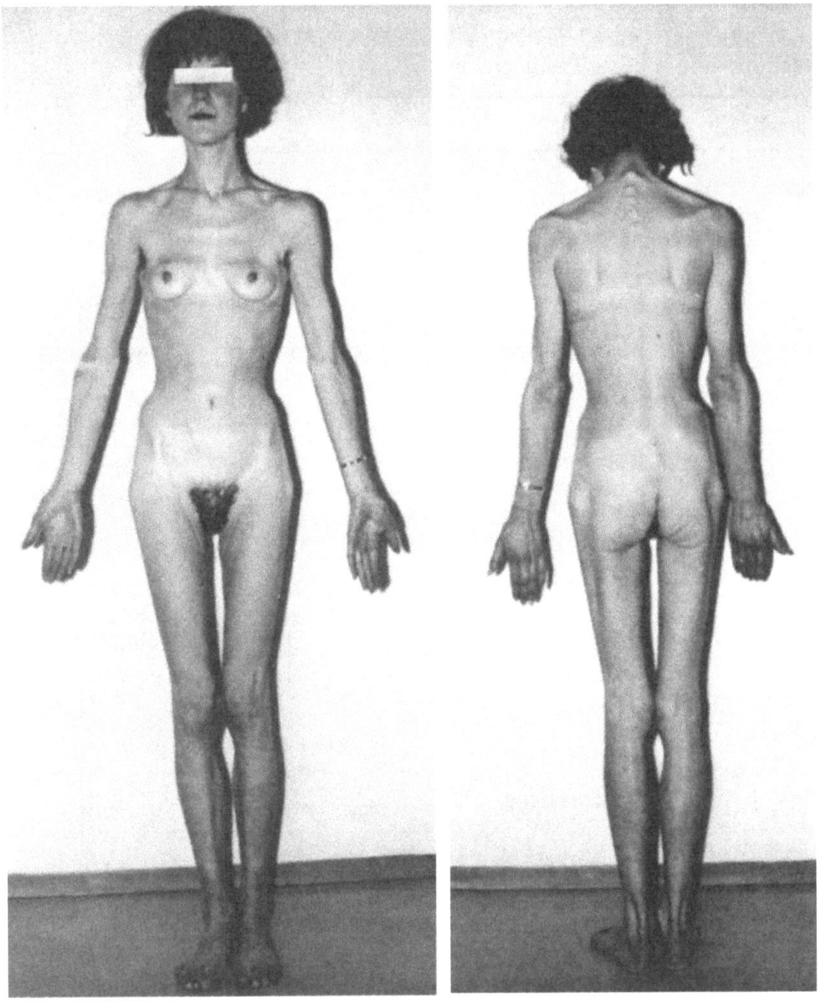

Abb. 5.3. Patientin mit Anorexia nervosa (26 Jahre, 44 kg, 168 cm)

Panhypopituitarismus: Klinik, Diagnostik und Therapie

Definition und Ätiologie	Vollständiger Ausfall des Hypophysenvorderlappens und konsekutiver Mangel an den dort produzierten Hormonen mit daraus resultierenden Folgeerscheinungen
Häufigkeit	1 : 5000 weibliche Lebendgeborene
Symptome	
1. Verschiedene	Kälteempfindlichkeit, Müdigkeit, Adynamie, Schwäche, Schlafsucht, Antriebslosigkeit, Apathie, Sprachstörungen, Bewußtseinstrübung, Oligurie, hypophysäres Koma, dünne und blasse Haut, reduzierte Pigmentierung, verminderte Schweiß- und Talgsekretion, trockene und schüttere Haare, teilnahmsloser Gesichtsausdruck, Hypoglykämie, bei Kindern: Minderwuchs
2. Mammae	Thelarche fehlt, wenn der Panhypopituitarismus vor der Pubertät eintritt (Agalaktie)
3. Genitalbefund	1. Oligo-, Amenorrhö = erste klinische Symptome, 2. verminderte oder fehlende Sekundärbehaarung, 3. hypogonadotroper Hypogonadismus

Diagnostik	
1. Gonadotropine	FSH (↓) LH (↓)
2. Chromosomenanalyse	Entfällt
3. Röntgendiagnostik	Sella-turcica-Aufnahme (evtl. Computertomographie)
4. Varia	1. Gesichtsfeldbestimmung 2. T_3, T_4, TSH basal, TSH nach TRH 3. GnRH-Test (Reaktion +: intakte Zellen des Hypophysenvorderlappens vorhanden) 4. ACTH-Test 5. DHEA-S im Serum (↓) 6. Prolaktin (↓) 7. Östradiolspiegel (↓)
Therapie	1. Substitution der Schilddrüsenhormone 2. Substitution der Nebennierenrindenhormone 3. Östrogen-Gestagen-Kombinationspräparat

Genitalerkrankungen

Gynatresien:: Klinik:, Diagnostik und Therapie. (Abb. 5.4)

Definition und Ätiologie	Fehlen der weiblichen Geschlechtsöffnung oder Verschluß der Mündungen einzelner Geschlechtsorgane z.B.: Hymenal-, Vaginal-, Zervix- oder Uterusatresie
Häufigkeit	Hymenalatresie: 6%, Vaginal-, Zervix- und Uterusatresie: 4% der Frauen mit primärer Amenorrhö
Symptome	
1. Verschiedene	– Primäre Amenorrhö – Molimina menstrualia (= ab der Zeit der Menarche monatlich an Stärke zunehmende kolikartige Schmerzen im Unterleib, Übelkeit, Kopfschmerzen, allgemeines Krankheitsgefühl)
2. Mammae	Normal entwickelt
3. Genitalbefund	Hymenalatresie: Hymenalöffnung fehlt, Hymen vorgewölbt, rektale Tumortastung (Hämatokolpos, evtl. Hämatometra oder Hämatosalpinx), Vaginal- u. Zervixatresie: Hämatometra oder (und) Hämatosalpinx, Uterusatresie: keine Blutung
Diagnostik	
1. Gonadotropine	Entfällt, da normal
2. Chromosomenanalyse	Entfällt, da normal
3. Röntgendiagnostik	Entfällt, da normal
4. Varia	Ultraschall (Palpation in Narkose)
Therapie	Hymenalatresie: quere Inzision und Dehnung des Hymen (unter Asepsis und Antibiotikaschutz). Sonstige Gynatresien: – Abfluß schaffen bei Hämatometra, – Scheidenplastik bei Vaginalatresie, – Laparotomie bei Hämatosalpinx.

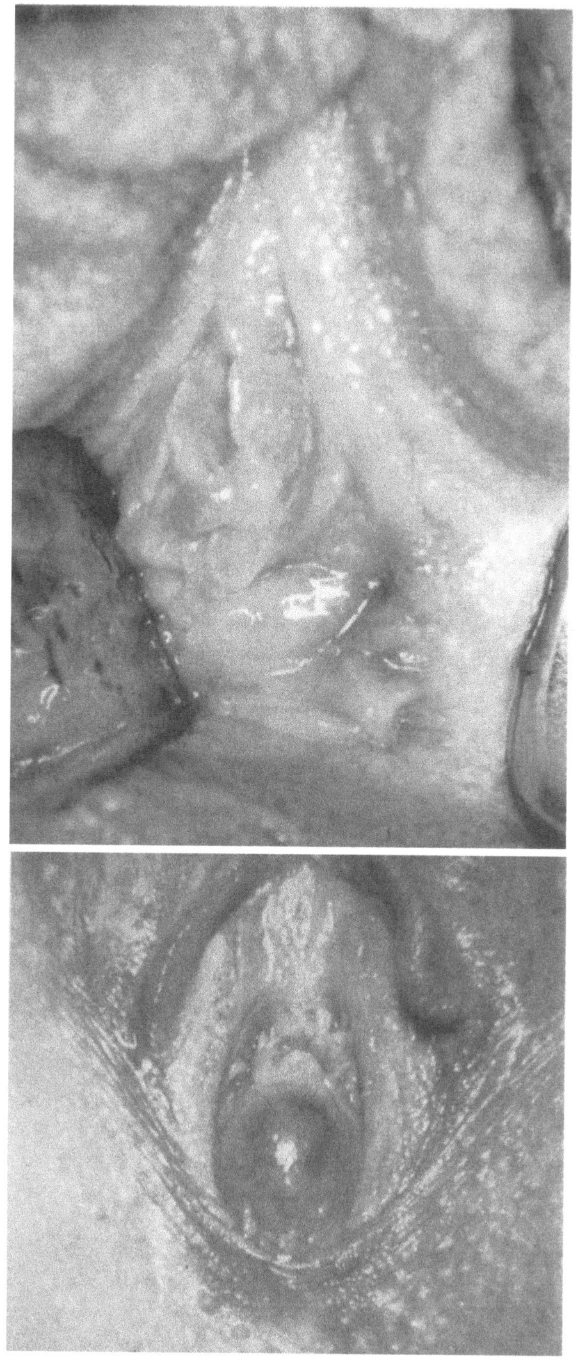

a

b

Abb. 5.4a, b. Patientin mit Hymenalatresie. **a** ohne Hämatokolpos, **b** mit Hämatokolpos. (Aus: Beischer)

Ovarielle Erkrankungen

Reine Gonadendysgenesie: Klinik, Diagnostik und Therapie. (↑ = Hoch; ↓ = Niedrig). Abb. 5.5 und 5.6)

Definition und Ätiologie	Eine Gruppe von genetischen oder peristatischen Entwicklungsstörungen der Gonaden. REINE = Isolierte Gonadendysgenesie ohne zusätzliche Mißbildungen
Häufigkeit	Familiär gehäuft
Symptome	
1. Verschiedene	1. Primäre Amenorrhö 2. normale Größe 3. normales weibliches Aussehen 4. keine Turner-Syndrom-Stigmata
2. Mammae	Hypoplastisch
3. Genitalbefund	1. Äußeres Genitale: infantil 2. inneres Genitale: Unterentwicklung des Uterus, sog. Streakgonaden
Diagnostik	
1. Gonadotropine	FSH (↑) LH (↑)
2. Chromosomenanalyse	Kerngeschlecht: chromatinpositiv, Karyogramm: 46, XX
3. Röntgendiagnostik	Knochenalter: verspäteter Epiphysenfugenschluß
4. Varia	1. 17β-Estradiol im Serum (↓) 2. Ultraschall 3. Laparoskopie mit Biopsie beider Ovarien
Therapie	Östrogen-Gestagen-Substitution nach Abschluß des Wachstums als Dauertherapie.

Mayer-v.-Rokitansky-Küster-Syndrom: Klinik, Diagnostik und Therapie. (Abb. 5.7 und 5.8)

Definition und Ätiologie	Charakteristische Hemmungsmißbildung der Müller-Gänge, die im Laufe des 2. Embryonalmonates entsteht: Uterus „bipartitus solidus rudimentarius" mit Vaginalhypoplasie oder -aplasie (obere 2/3 der Vagina betroffen)
Häufigkeit	9–12% der Patientinnen mit primärer Amenorrhö
Symptome	
1. Verschiedene	1. Primäre Amenorrhöe 2. Kohabitationsunfähigkeit 3. normale Pubarche 4. Genitalmißbildung oft kombiniert mit Mißbildungen der Nieren und der ableitenden Harnwege 5. biphasische Basaltemperaturkurve 6. primäre Sterilität 7. andere Mißbildungen: kongenitale Aortenaneurysmen, unvollständige Rotation des Mesokolons, Skelettdeformitäten
2. Mammae	Normale Thelarche, Mammae normal entwickelt
3. Genitalbefund	1. Äußeres Genitale: Hypoplasie, Muldendamm, fehlender Introitus (evtl. 1–2 cm) 2. Inneres Genitale: Vaginalhypoplasie- oder aplasie; Uterus bicornis rudimentarius; Variation der Mißbildungen; Tuben oft hypoplastisch; Ovarien normal
Diagnostik	
1. Gonadotropine	FSH (normal) LH (normal)
2. Chromosomenanalyse	Normales Karyogramm: 46, XX
3. Röntgendiagnostik	I.v.-Pyelogramm (Pyelourethrozystographie), (Mißbildungen im uropoetischen System)
4. Varia	1. Ultraschall 2. 17β-Estradiaol (normal) (3. Laparoskopie).
Therapie	Operation: Bildung eines Hohlraumes zwischen Rektum und Blase: 1. Tunnelbildung (Kirchhoff) 2. Scheidenplastik nach unterschiedlichen Operationsmethoden (z. B.: McIndoe, Davidow, Terruhn o. ä.)

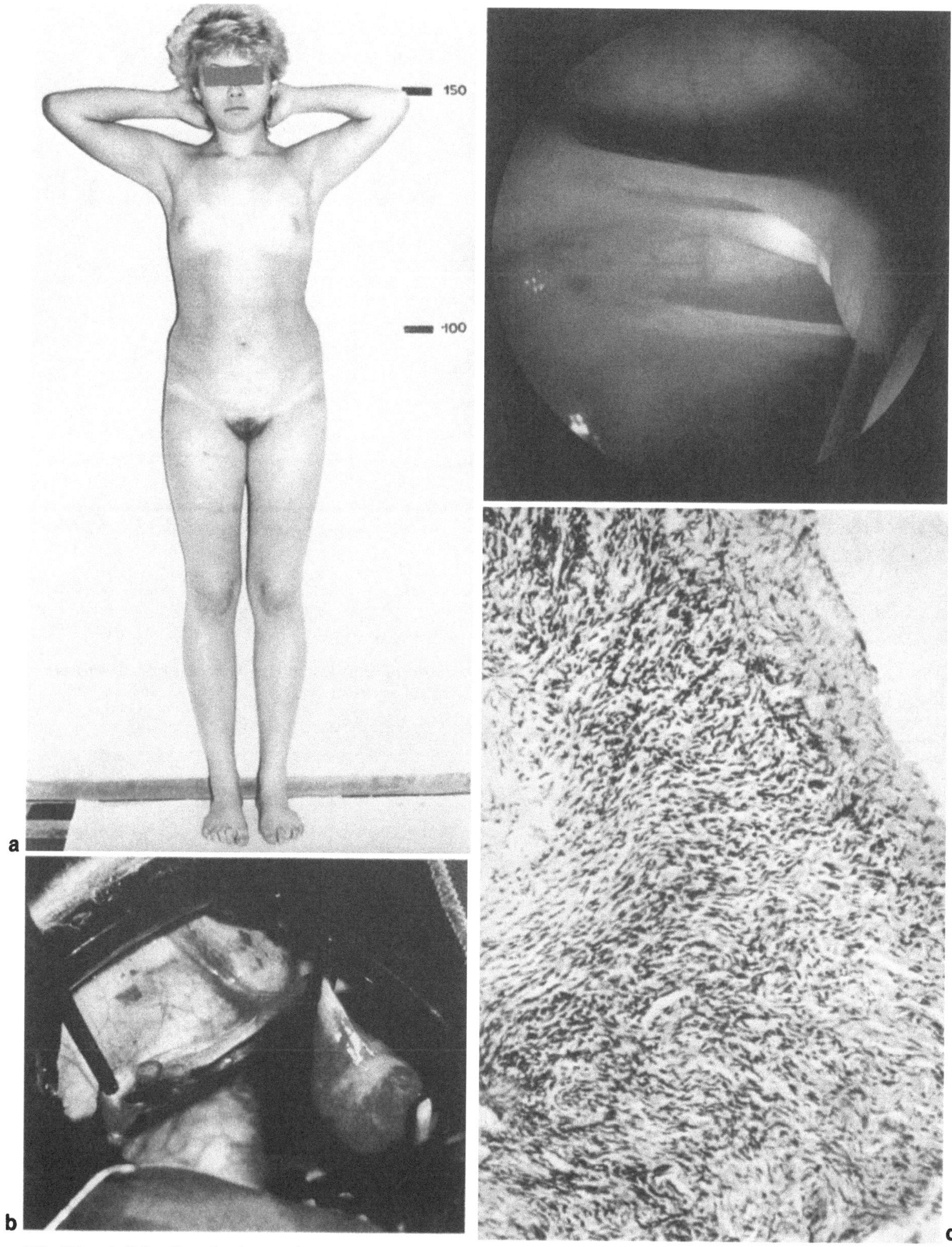

Abb. 5.5a–d. Reine Gonadendysgenesie. **a** Patientin mit reiner Gonadendysgenesie (N.K., 19 Jahre; Kariotyp 46 XX) (Abb. freundlicherweise von Herrn Prof. László aus Budapest zur Verfügung gestellt). **b** Laparoskopisches Bild einer Streakgonade bei einer anderen Patientin mit Gonadendysgenesie. **c** Operationssitus bei einer Patientin mit Gonadendysgenesie: Darstellung der Streakgonade zwischen beiden Pinzetten. **d** Histologischer Schnitt aus der Streakgonade: Ovarialstroma ohne Primordialfollikel

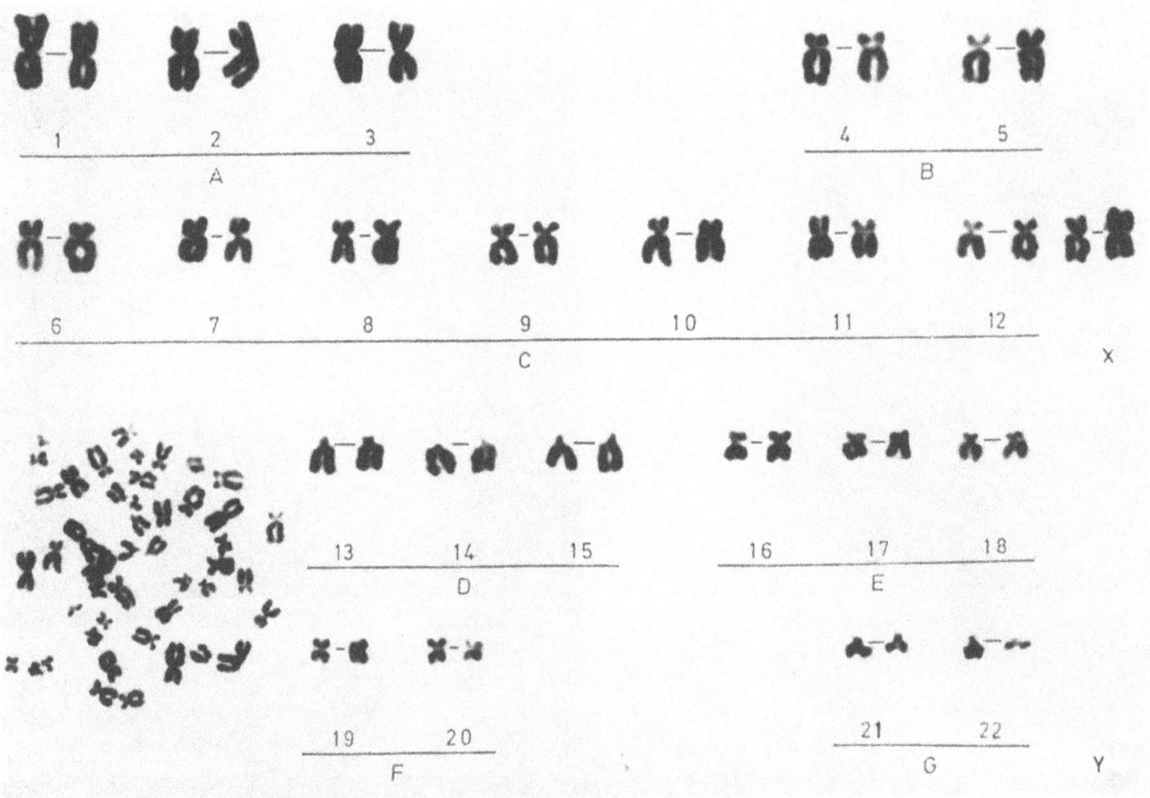

Abb. 5.6. Reine Gonadendysgenesie: Chromosomenanalyse (R.M.; 8.8.63) (46 X, isoX). (Freundlicherweise von Frau Prof. Schroeder-Kurth, Institut für Humangenetik, Heidelberg zur Verfügung gestellt)

Syndrom der gonadotropinresistenten Ovarien: Klinik, Diagnostik und Therapie (↑ = hoch; ↓ = niedrig)

Definition und Ätiologie	Ansprechbarkeit der Ovarien auf Gonadotropine herabgesetzt, unklare Ätiologie; wahrscheinlich eine Gonadotropinresistenz als evtl. Folge eines Defekts auf der Ebene des Zielorgans (Defekt des FSH-Rezeptors oder des Adenylzyklasesystems)
Häufigkeit	Seltenes Krankheitsbild
Symptome	
1. Verschiedene	1. Primäre oder sekundäre hypergonadotrope Amenorrhö 2. Infertilität 3. normale sekundäre Geschlechtsmerkmale
2. Mammae	Mammae normal entwickelt
3. Genitalbefund	1. Äußeres Genitale: unauffällig 2. Inneres Genitale: unauffällig
Diagnostik	
1. Hormonanalyse	FSH (↑) LH (↑) Östradiol (variabel, aber zumeist ↓)
2. Chromosomenanalyse	Normales Karyogramm: 46, XX.
3. Röntgendiagnostik	---
4. Varia	1. Ultraschall 2. Laparoskopie mit Biopsie (histologisch nachweisbare Primordialfollikel) 3. Ausschluß einer Autoimmunendokrinopathie, keine Autoantikörper gegen anderes endokrines Gewebe im Blut
Therapie	1. Substitution mit Östrogen-Gestagen-Präparaten über 3–6 Monate, dann Auslaßversuch 2. Ovulationsinduktion bei Schwangerschaftswunsch durch a) zyklische Östrogen-Gestagen-Therapie als Vorbehandlung, danach b) Behandlung mit (extrem) hohen Gonadotropindosen

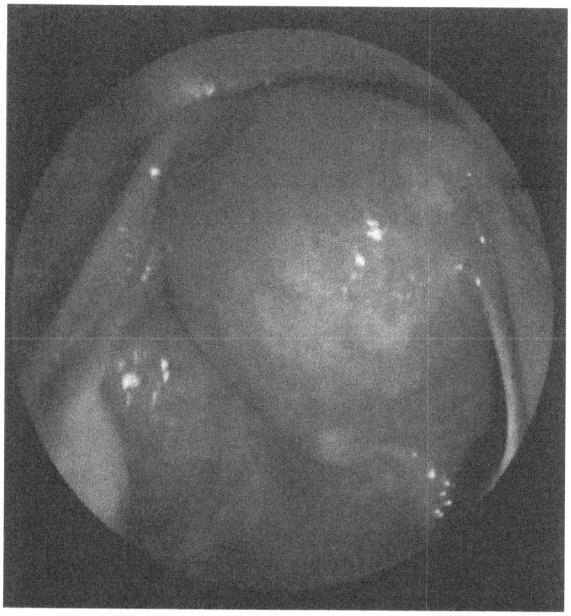

a

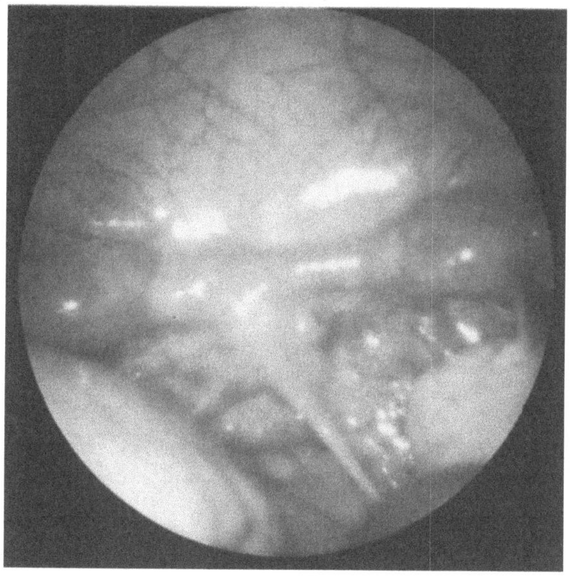

b

Abb. 5.7a, b. Laparoskopische Befunde bei normalem Genitalbefund bei einer gesunden Kontrollpatientin (**a**). Man erkennt den Uterus und den Abgang beider Tuben. **b** Patientin mit Mayer-von-Rokitansky-Küster-Syndrom. Lichtreflex in der Bildmitte zeigt Fundushypoplasie und Vaginalaplasie; beidseits sind 2 hypoplastische Uterushörner zu erkennen. Die Ovarien sind normal groß und makroskopisch unauffällig

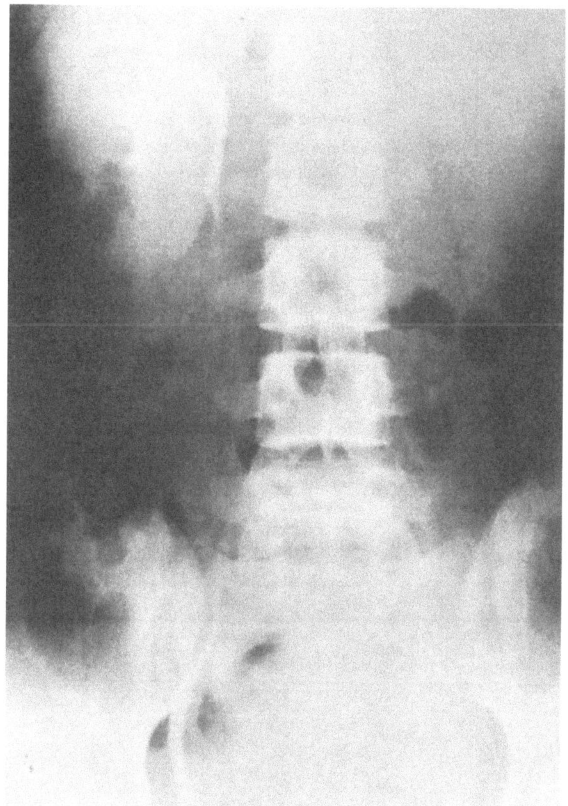

Abb. 5.8. Mayer-von-Rokitansky-Küster-Syndrom: Infusionspyelogramm mit Nierenaplasie links

Testikuläre Feminisierung: Klinik, Diagnose und Therapie. (↓ = niedrig). (Abb. 5.9 und 5.10)

Definition und Ätiologie	Pseudohermaphroditismus masculinus mit weiblichen Sekundärmerkmalen hervorgerufen durch Androgeninsensitivität verschiedener hormonabhängiger Gewebe
Häufigkeit	1 : 20000 weibliche Lebendgeborene
Symptome 1. Verschiedene	 1. Fehlen der Axillar- und Schambehaarung 2. normal weiblicher äußerer Habitus 3. primäre Amenorrhö und Sterilität 4. häufig Leistenhoden tastbar 5. Hochwuchs, lange Extremitäten, große Hände und Füße
2. Mammae	Gut entwickelt
3. Genitalbefund	1. Äußeres Genitale: rein weiblich, Vagina, blind endend, kurz bis normal lang 2. Inneres Genitale: fehlender Uterus; Abdominal-, Inguninal- oder Leistenhoden mit vermehrten Leydig-Zellen und infantilen Tubuli seminiferi ohne Spermatogenese
Diagnose 1. Gonadotropine	 FSH (meist normal) LH (leicht erhöht gegenüber FSH)
2. Chromosomenanalyse	Kerngeschlecht: chromatinnegativ, Karyogramm: 46, XY
3. Röntgendiagnostik	– – –
4. Varia	17β-Estradiol (↓) Testosteron-, Dihydrotestosteron- und DHEA-S-Konzentrationen im Serum wie bei Männern (unterer Normbereich), Ultraschall, Laparoskopie
Therapie	1. Nach der Pubertät: möglichst Entfernung der Gonaden (da hohes Entartungsrisiko besteht), danach Substitution mit einem Östrogen-Gestagen-Gemisch 2. Bei Vaginalaplasie (oder zu kurzer Vagina): Bildung einer Neovagina

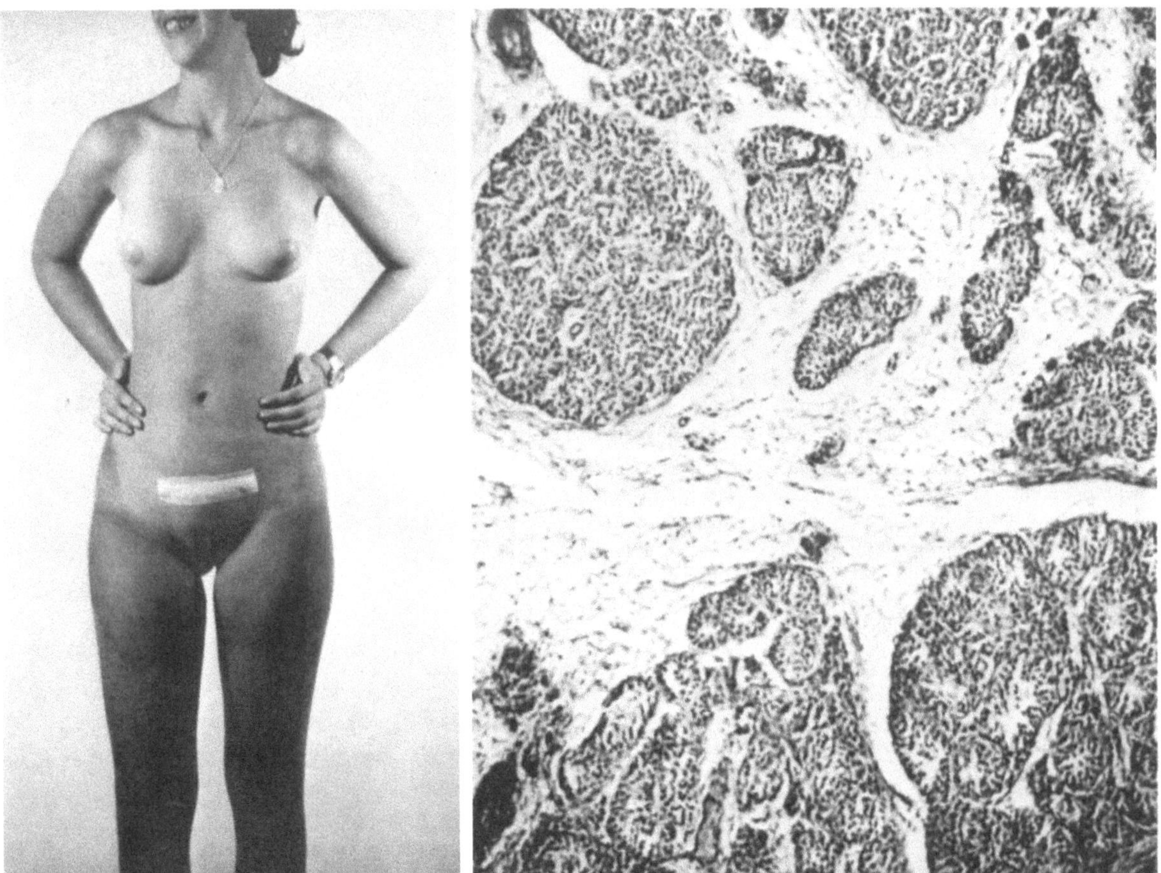

a b

Abb. 5.9 a, b. Testikuläre Feminisierung. **a** Phänotyp. **b** Histologischer Befund nach Extirpation der Gonaden

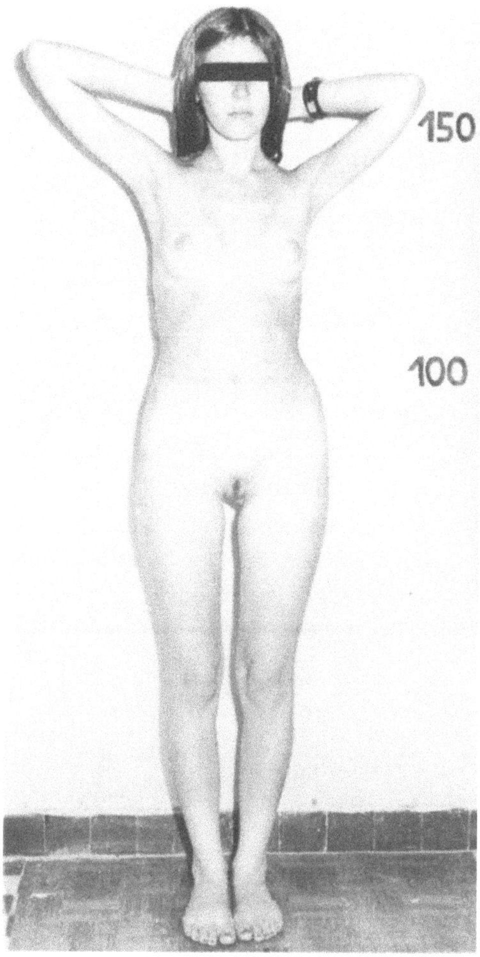

a

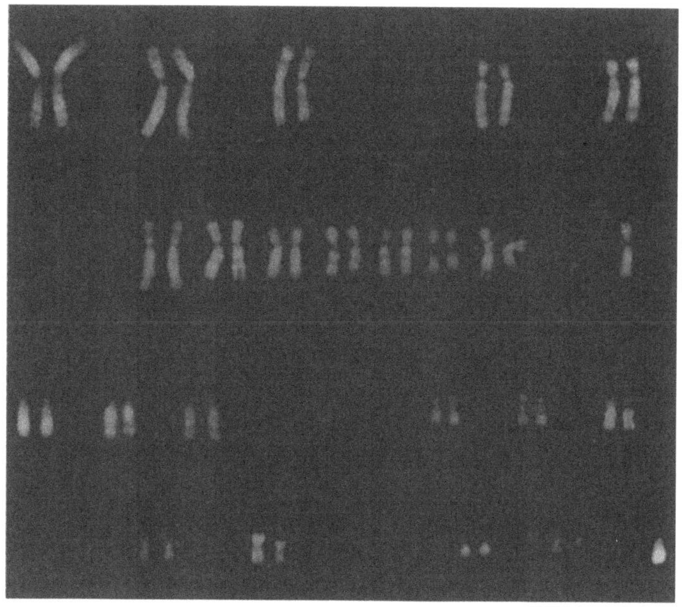

b

Abb. 5.10a, b. Testikuläre Feminisierung (G.E., 30 Jahre). **a** Genotyp. **b** Chromosomenanalyse (Kariotyp 46, XY). (Abbildung wurde freundlicherweise von Prof. Lászlo aus Budapest zur Verfügung gestellt)

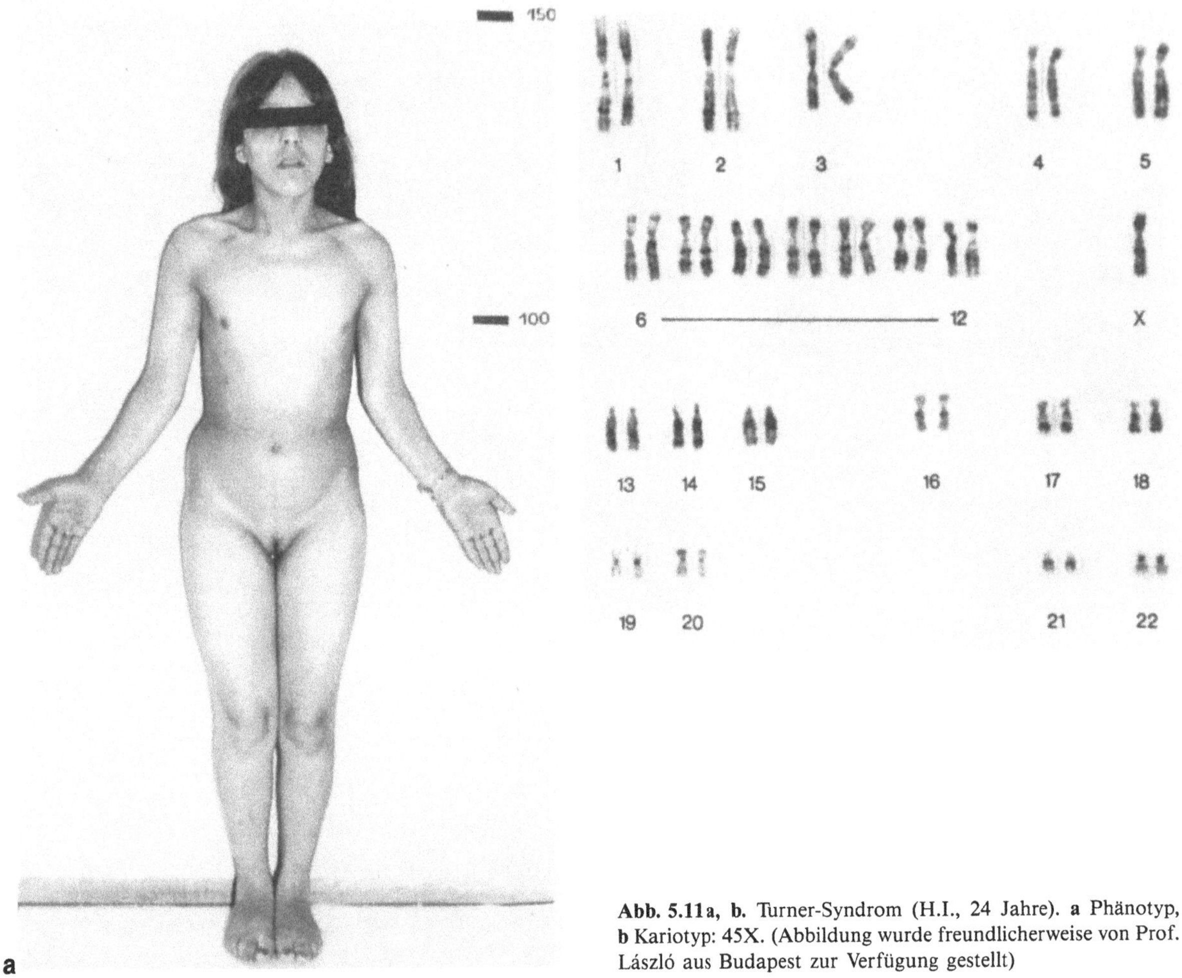

a b

Abb. 5.11a, b. Turner-Syndrom (H.I., 24 Jahre). **a** Phänotyp, **b** Kariotyp: 45X. (Abbildung wurde freundlicherweise von Prof. László aus Budapest zur Verfügung gestellt)

Ullrich-Turner-Syndrom: Klinik, Diagnostik und Therapie (↑ = hoch; ↓ = niedrig). (Abb. 5.11)

Definition und Ätiologie	Intersexform mit Chromosomenaberration (gonosomale Monosomie) und multiplen Mißbildungen
Häufigkeit	1 : 2500 – 7500 weibliche Lebendgeborene, 7% der Spontanaborte
Symptome 1. Verschiedene	*Konstant:* 1. Wachstumsstörungen – Minderwuchs, 2. Gonadendysgenesie – primäre Amenorrhö Variabel: Pterygium colli, tiefer Haaransatz im Nacken, „Sphinx"-Gesicht bei kleinem Hirnschädel, Mißbildungen der Nieren und der ableitenden Harnwege, Anomalien der Wirbelsäule, breiter Thorax (schildförmig), Finger- und Zehenmißbildungen, überstreckbare Finger, vermehrte Pigmentnaevi, Lymphödeme im Säuglingsalter
2. Mammae	Hypoplastisch, hypoplastische Mamillen
3. Genitalbefund	Infantil, Uterus hypoplastisch, „Streakgonaden" oder hypoplastische Gonaden
Diagnose 1. Gonadotropine	FSH (↑) LH (↑)
2. Chromosomenanalyse	Bei reiner Form: Kerngeschlecht chromatinnegativ, Karyogramm: 45, XO; bei Mosaikformen häufig: Karyogramm: 45, XO/46, XX;/45, XO/46, XY
3. Röntgendiagnostik	1. I.v.-Pyelogramm 2. Handaufnahme: Knochenalter 3. Thorax- und Wirbelsäulenaufnahme
4. Varia	1. 17β-Estradiol im Serum (↓) 2. Ultraschall 3. Laparoskopie
Therapie	1. Wachstumsförderung, Wachstumshormon und z. B. bestimmte anabole Steroide 2. kombinierte Östrogen-Gestagen-Therapie – evtl. menstruationsähnliche Blutungen 3. Laparoskopie bei Verdacht auf ein Gonadoblastom (besonders bei Mosaikformen mit 46, XY)

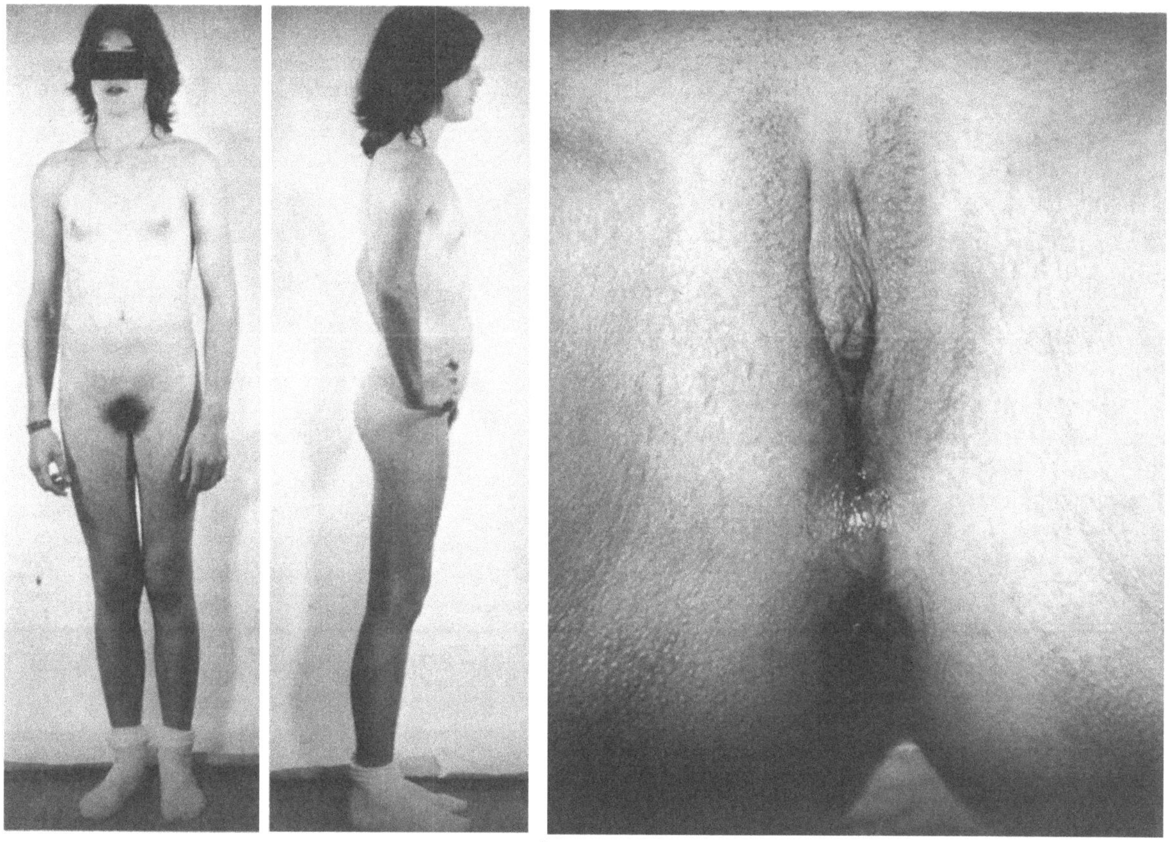

a b

Abb. 5.12a, b. Swyer-Syndrom. **a** Phänotyp, **b** infantiles Genitale

Gonadendysgenesie (46, XY) – Swyer-Syndrom: Klinik, Diagnostik und Therapie. (↑ = hoch, ↓ = niedrig). (Abb. 5.12)

Definition und Ätiologie	Genetische und ausschließlich die Gonaden betreffende Entwicklungsstörungen (ohne zusätzliche Mißbildungen und ohne Wachstumsstörungen)
Häufigkeit	Seltenes Krankheitsbild
Symptome	
1. Verschiedene	1. Primäre Amenorrhö 2. Primäre Sterilität 3. Hypoplasie oder Fehlen der Scham- und Axillarbehaarung
2. Mammae	Nicht oder unterentwickelt, kleine, schwach pigmentierte Mamillen mit großem Abstand
3. Genitalbefund	1. Äußeres Genitale: Klitorishypertrophie, sonst Vulva normal bis hypoplastisch 2. Inneres Genitale: Hypoplasie des Uterus; „Streakgonaden"; Gonadentumoren in 2–30%

Diagnostik	
1. Gonadotropine	FSH (↑) LH (↑)
2. Chromosomenanalyse	Kerngeschlecht: chromatinnegativ Karyogramm: 46, XY
3. Röntgendiagnostik	Knochenalter: verspäteter Epiphysenfugenschluß, I.v.-Ausscheidungsurogramm
4. Varia	1. 17β-Estradiol im Serum (↓) 2. Testosteron (manchmal erhöht) 3. Ultraschall 4. Laparoskopie bzw. Laparotomie
Therapie	Operation: Entfernung der rudimentären Gonaden (und falls vorhanden der Gonadentumoren), da maligne Entartung in 20% der Fälle beobachtet wurde. Östrogen-Gestagen-Dauersubstitution

Adrenale Erkrankungen

Adrenogenitales Syndrom (AGS): Klinik, Diagnostik und Therapie. (↑ = hoch, n = normal, ↓ = niedrig)

Definition und Ätiologie	Enzymmangel, der zu einer Überproduktion von Nebennierenandrogenen führt: 1. kongenitales AGS (schwerer Enzymdefekt) 2. peripubertär symptomatisches AGS (leichterer Enzymdefekt)
Betroffene Enzyme	21-Hydroxylase (etwa 95% der kongenitalen AGS-Fälle) 11β-Hydroxylase (2–5% der kongenitalen AGS-Fälle) 3β-Hydroxysteroiddehydrogenase (< 1% der kongenitalen AGS-Fälle)

21-Hydroxylasedefekt		
Häufigkeit	Schwerer Enzymdefekt:	1:5000 weibliche Neugeborene
	Leichterer Enzymdefekt:	20–30% der Frauen mit Androgenisierungserscheinungen

Klinik	
Schwere Form	1. Intersexgenitale bei weiblichen Neugeborenen mit Klitorishypertrophie und Scrotum bipartitum 2. Pubertas praecox (beschleunigtes Körperwachstum mit vorzeitigem Schluß der Epiphysenfugen und Minderwuchs, tiefe Stimme durch Kehlkopfwachstum, verstärkte Körperbehaarung) 3. Zum Teil Salzverlustsyndrom
Leichte Form	1. Peripubertäre Androgenisierungserscheinungen (Hirsutismus, Akne, Alopezie, Seborrhoe) 2. Selten Klitorishypertrophie, tiefe Stimme

Diagnostik	
Schwere Form	1. Genitalbefund beim Neugeborenen 2. Elektrolyte (Salzverlust) 3. 17α-Hydroxyprogesteron (Leithormon) ↑ 4. Androstendion ↑ 5. Testosteron ↑ 6. Kortisol ↓ 7. Pregnantriol im Urin ↑ 8. ACTH ↑
Leichte Form	1. 17α-Hydroxyprogesteron (Leithormon) nach ACTH-Stimulation ↑

Therapie	
Schwere Form	– Substitution des Kortisolmangels durch Hydrokortison (20–30 mg tgl.) – in manchen Fällen Mineralokortikoidsubstitution – operative Korrektur des Genitale (bei Mädchen)
Leichte Form	– Glukokortikoide (z. B. Dexamethason 0,25–0,5 mg tgl.) – Antiandrogene (Cyproteronazetat, Chlormadinonazetat)

Eine Falldarstellung bei einer Patientin mit androgenitalem Syndrom findet sich in Kap. 7.

11β-Hydroxylasedefekt: Klinik, Diagnostik und Therapie (↓ = niedrig, n = normal, ↑ = hoch)

Häufigkeit	Schwerer Enzymdefekt:	2–5% der kongenitalen AGS-Fälle
	Leichterer Enzymdefekt:	selten nachgewiesen

Klinik	
Schwere Form	1. Intersexgenitale bei weiblichen Neugeborenen mit Klitorishypertrophie und Labienfusion (Scrotum bipartitum) 2. Pubertas praecox (beschleunigtes Körperwachstum mit vorzeitigem Schluß der Epiphysenfugen und Minderwuchs, tiefe Stimme durch Kehlkopfwachstum, verstärkte Körperbehaarung) 3. Hypertonie 4. Beeinträchtigung der ovariellen Funktion (Entwicklung polyzystischer Ovarien)
Leichte Form	1. Selten nachgewiesen 2. Peripubertäre Androgenisierungserscheinungen (Hirsutismus, Akne, Alopezie, Seborrhoe) 3. Selten Klitorishypertrophie, tiefe Stimme

Diagnostik	
Schwere Form	1. Genitalbefund beim Neugeborenen 2. Elektrolyte (Hypokaliämie) 3. Hypertonus 4. 11-Desoxykortisol (Leithormon) ↑ 5. Desoxykortikosteron ↑ 6. Kortikosteron ↓ 7. Kortisol ↓ 8. ACTH ↑
Leichte Form	1. 11-Desoxykortisol (Leithormon) nach ACTH-Stimulation ↑ 2. Desoxykortikosteron nach ACTH-Stimulation ↑

Therapie	
Schwere Form	– Substitution des Kortisolmangels durch Hydrokortison (20–30 mg tgl.) – in manchen Fällen Antihypertensiva – operative Korrektur des äußeren Genitales (bei Mädchen)
Leichte Form	– Glukokortikoide (z. B. Dexamethason 0,25–0,5 mg tgl.) – Antiandrogene (Cyproteronazetat, Chlormadinonazetat)

3β-Hydroxysteroiddehydrogenasedefekt: Klinik, Diagnostik und Therapie (↓ = niedrig, n = normal, ↑ = hoch)

Häufigkeit	Schwerer Enzymdefekt:	sehr selten (< 1% der kongenitalen AGS-Fälle)
	leichterer Enzymdefekt:	etwa 20% der Patientinnen mit Androgenisierungserscheinungen
Klinik Schwere Form		1. Gering ausgeprägtes Intersexgenitale bei weiblichen Neugeborenen mit Klitorishypertrophie; selten Labienfusion 2. Pubertas praecox (beschleunigtes Körperwachstum mit vorzeitigem Schluß der Epiphysenfugen und Minderwuchs, tiefe Stimme durch Kehlkopfwachstum, verstärkte Körperbehaarung; insgesamt geringere Symptomatik als bei den beiden anderen Enzymdefekten) 3. zum Teil Salzverlustsyndrom 4. Beeinträchtigung der ovariellen Funktion (Entwicklung polyzystischer Ovarien)
Leichte Form		1. Peripubertäre Androgenisierungserscheinungen (Hirsutismus, Akne, Alopezie, Seborrhoe) 2. Regelstörungen
Diagnostik Schwere Form		1. Genitalbefund beim Neugeborenen 2. 17α-Hydroxypregenolon/17α-Hydroxyprogesteron ↑ 3. DHEA/Androstendion ↑ 4. DHEAS ↑ 5. Testosteron ↓ 6. Kortisol ↓ 7. ACTH ↑
Leichte Form		1. 17α-Hydroxypregenolon/17α-Hydroxyprogesteron nach ACTH-Stimulation ↑ 2. DHEA/Androstendion ↑
Therapie Schwere Form		– Substitution des Kortisolmangels durch Hydrokortison (20–30 mg tgl.) – in manchen Fällen Mineralokortikoide – operative Korrektur des Genitale (bei Mädchen)
Leichte Form		– Glukokortikoide (z. B. Dexamethason 0,25–0,5 mg tgl.) – Antiandrogene (Cyproteronazetat, Chlormadinonazetat)

11β-Hydroxylasedefekt: Klinik, Diagnostik und Therapie (↓ = niedrig, n = normal, ↑ = hoch)

Definition und Ätiologie	Störung der Nebennierenfunktion mit der Folge einer Anhäufung von DOC (Hypertonie, Hypokaliämie) und einem Mangel an Testosteron (fehlende Ausreifung der Wolfgänge und der äußeren Genitalien)
Häufigkeit	Sehr selten
Symptome 1. Verschiedene	1. Primäre Amenorrhö 2. fehlende sekundäre Geschlechtsmerkmale 3. phänotypisch weibliche Individuen 4. hypokaliämische Alkalose 5. Hypertonie
2. Mammae	Hypoplastisch
3. Genitalbefund	1. Äußeres Genitale: bei 46, XX: normal bei 46, XY: weiblich Genitale Pseudohermaphroditismus 2. Inneres Genitale: bei 46, XX: normal bei 46, XY: blind endende Vagina, Leistenhoden
1. Gonadotropine	FSH ↑ LH ↑
2. Chromosomenanalyse	Normales Karyogramm: entweder 46, XX oder 46, XY.
3. Röntgendiagnostik	– – –
4. Varia	1. Kalium ↓ 2. Blutdruck ↑ 3. 17β-Estradiol ↓ 4. Testosteron ↓ 5. Kortisol ↓ 6. ACTH ↑ 7. Kortikosteron ↑ 8. DOC ↑ 9. Ultraschall 10. Laparoskopie
Therapie	1. Glukokortikosteroide: Hydrokortison 10–20 mg oder Dexamethason z. B. 0,5 mg tgl. 2. evtl. Antihypertensiva

Sekundäre Amenorrhö

Eine sekundäre Amenorrhö liegt dann vor, wenn Menstruationen länger als 3 Monate nicht mehr spontan aufgetreten sind. Manche Autoren sprechen dann erst von sekundärer Amenorrhö, wenn spontane Blutungen länger als 6 Monate nicht mehr auftreten.

Ätiologie. Physiologisch liegt eine Amenorrhö in der Kindheit, in der Schwangerschaft, meistens während der Stillzeit und in der Postmenopause vor. Von der primären Amenorrhö ist die sekundäre Amenorrhö zu trennen, da die Ursachen zum Teil völlig unterschiedlich sind. Einzelheiten zu den Ursachen der sekundären Amenorrhö finden sich in dem Abschnitt 5.2.

Bei dem Symptom der sekundären Amenorrhö ist es für die Gesundheit der Frau von entscheidender Bedeutung, die Ursache differentialdiagnostisch abzuklären. Dabei können sich Störungen bzw. Erkrankungen verschiedener endokriner Organe, schwere Allgemeinerkrankungen oder Veränderungen des Erfolgsorganes ergeben, die jeweils unterschiedlich zu behandeln sind (Tabelle 5.10).

Diagnostik. Die diagnostische Abklärung der sekundären Amenorrhö ist in Abb. 5.13 zusammengefaßt.

Therapie. Bei der Behandlung der sekundären Amenorrhö ist es wichtig, die Störfaktoren der sekundär eingetretenen Ovarialinsuffizienz zu erkennen (Tabelle 5.10). Vorrangiges Ziel der Behandlung ist es, entweder durch ätiologisch orientierte Behandlung oder durch Substitutionstherapie den Östrogenmangel auszugleichen. Das klinische Vorgehen wird in den folgenden Abschnitten behandelt.

Tabelle 5.10. Ursachen der sekundären Amenorrhö

1. Zentralhypothalamisch hypophysäre Formen:
   a) hypogonadotrop
   b) hyperprolaktinämisch
2. Gonadale Formen:
   a) hyperandrogenämisch (PCO-Syndrom, Tumoren)
   b) hypergonadotrop (Gonadendysgenesie, Ovarhypoplasie, hyposensitive Ovarien)
3. Adrenale Formen:
   a) hyperandrogenämisch (AGS, Adenom, Karzinom)
   b) Insuffizienz (Morbus Addison)
4. Erkrankungen anderer endokriner Organe:
   a) Schilddrüse (Hypo-, Hyperthyreose),
   b) Pankreas (Diabetes mellitus)
5. Schwere konsumierende Erkrankungen (Karzinome, Tuberkulose, Immunerkrankung)

Wenn bei der Therapie der sekundären Amenorrhö der Kinderwunsch im Vordergrund steht, so ist die Behandlung in erster Linie auf die Wiederherstellung eines ovulatorischen Zyklus ausgerichtet. Entsprechende Behandlungsvorschläge finden sich in Kap. 3.

Bei der Behandlung der zentralbedingten Zyklusstörung ist eine genaue Bestandsaufnahme des psychischen Umfeldes (Beruf, Streß, Konflikte, Partnerschaft) wichtig. Eine erste Information über die ovarielle Östrogenbildung gibt der Gestagentest. Treten nach Gestagentherapie keine Entzugsblutungen auf, so ist die Bestimmung von FSH und 17β-Estradiol wichtig. In manchen Fällen ist das Ausmaß der Störung genauer beurteilbar, wenn zusätzlich ein GnRH-Test durchgeführt wird. Falls psychische Störungen im Vordergrund stehen, so sollte unmittelbar eine geeignete Psychotherapie eingeleitet werden. Falls es in 6 Monaten nicht zum Anstieg der Östrogenspiegel kommt (über 40 pg/ml Serum), ist eine begleitende Östrogen-Gestagen-Therapie notwendig wegen der Gefahr einer Osteoporose. Bei positivem Gestagentest kann eine reine Gestagentherapie von 10 Tagen 1mal im Monat oder auch alle 3 Monate durchgeführt werden. Wenn eine Hyperprolaktinämie die sekundäre Amenorrhö verursacht (20% der Fälle), dann ist ein Hypophysenadenom mit den heute zur Verfügung stehenden Methoden auszuschließen (s. Kap. 4 und 8). Bei ungeklärter Hyperprolaktinämie oder auch bei Mikroadenomen (unter 1 cm Tumorgröße) ist der basale Östrogenspiegel wichtig für das therapeutische Vorgehen. Bei ausreichendem Östrogenspiegel kann monatlich oder auch 3monatlich eine Gestagentherapie durchgeführt werden, bei Östrogenmangel bietet sich eine Östrogen-Gestagen-Therapie (Cyclo-Progynova, Trisequenz) an. In allen diesen Fällen kann auch mit prolaktinhemmenden Präparaten (Pravidel oder Dopergin) behandelt werden, wobei gelegentlich die Spiegel von Prolaktin und 17β-Estradiol zu überprüfen sind. Ob eine Langzeittherapie mit Prolaktinhemmern Vorteile hat (Regression des Adenoms, Verhinderung der Osteoporose) gegenüber einer Behandlung mit Sexualsteroiden, kann noch nicht endgültig entschieden werden.

Wenn im Rahmen ovarieller Erkrankungen eine sekundäre Amenorrhö zu behandeln ist, so spielen die polyzystisch vergrößerten Ovarien eine besondere Rolle. Falls die Androgenisierungserscheinungen nicht im Vordergrund stehen, so bietet sich eine monatliche Gestagenbehandlung von 10 Tagen mit 10–20 mg Gestagenen an, da die Östrogenspiegel meistens normal oder erhöht sind. Bei Störungen

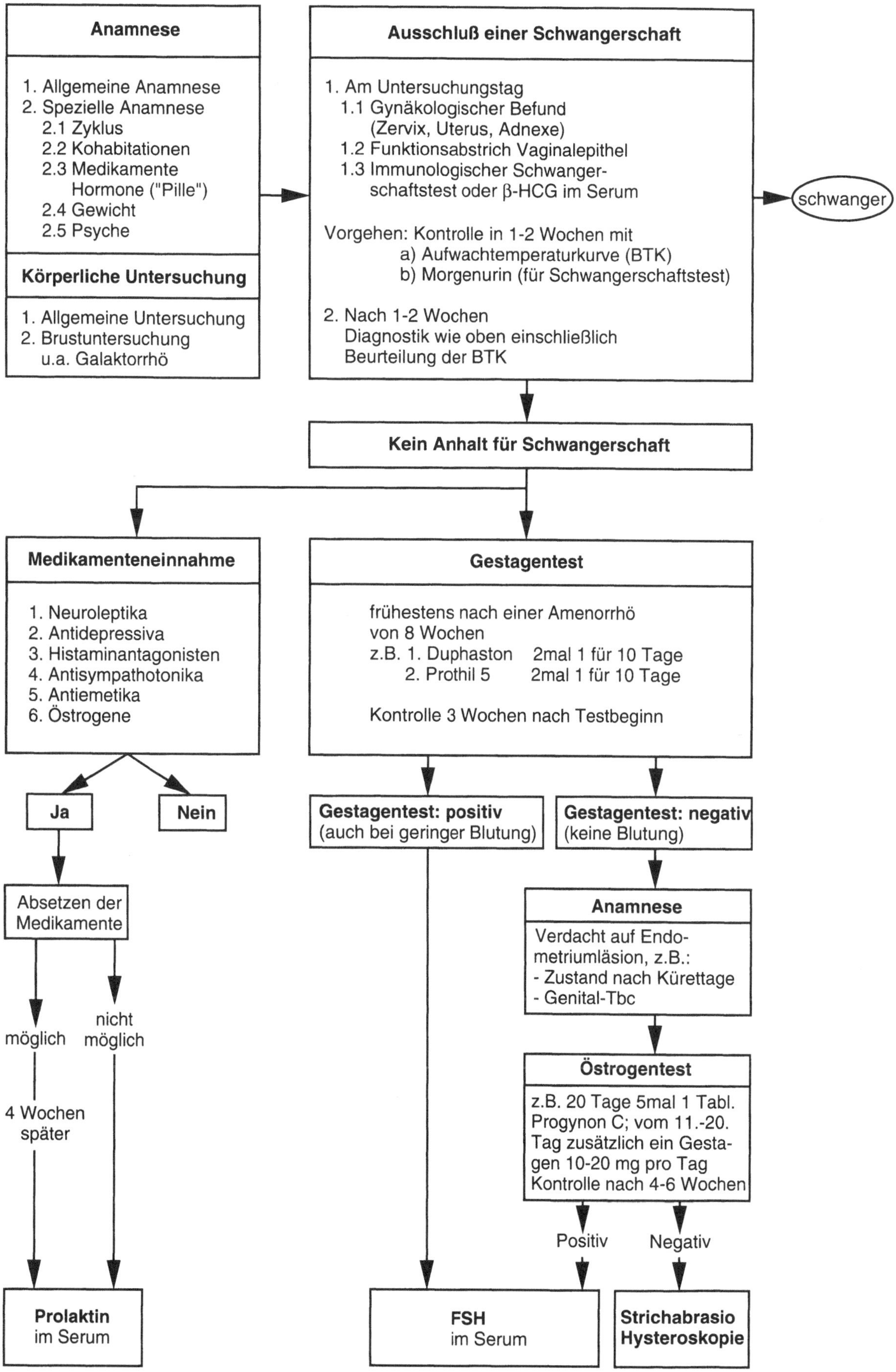

Abb. 5.13. Abklärungsschema bei Patientinnen mit sekundärer Amenorrhö

wie Hirsutismus sind antiandrogen wirksame Kombinationen (z. B. Diane 35, Neo-Eunomin, Gestamestrol) einzusetzen. Bei der hypergonadotropen sekundären Amenorrhö ist eine Östrogen-Gestagen-Kombination mindestens bis zum 50. Lebensjahr oder länger anzusetzen, da die Östrogenspiegel meistens unter 20 pg/ml Serum liegen. Bei Vorliegen eines Ovarialtumors oder auch eines Nebennierentumors ist zunächst die chirurgische Entfernung notwendig und eine spätere Substitution abhängig von den Hormonspiegeln (s. Kap. 3). Bei Frauen mit adrenogenitalem Syndrom oder Morbus Addison ist die subtile Einstellung mit Kortikosteroiden Voraussetzung dafür, ob zusätzlich eine Behandlung mit Sexualhormonen notwendig ist. Bei der Behandlung der sekundären Amenorrhö im Rahmen von Erkrankungen anderer endokriner Organe steht die spezifische Therapie z. B. der Schilddrüse, des Diabetes mellitus im Vordergrund. Auch bei konsumierenden Erkrankungen ist die Behandlung der Grundkrankheit vorrangig und je nach Situation eine geeignete Substitution mit Östrogen-Gestagen-Gemischen zu wählen.

5.3.1.3 Blutungsstärke

Bei der Abweichung vom normalen Blutungstypus unterscheidet man die zu starke Menstruationsblutung (Hypermenorrhö) von der zu schwachen Blutung (Hypomenorrhö) (Tabelle 5.11).

Hypomenorrhö

Die Hypomenorrhö wird als eine zu schwache Menstruationsblutung definiert. Sie erfordert im allgemeinen weniger als 2 Vorlagen pro Tag, und die Blutungsdauer ist häufig auch verkürzt.

Ätiologie. Die Hypomenorrhö kann Symptom einer beginnenden Ovarialinsuffizienz sein. Es sind Störungen der verschiedenen endokrinen Systeme auszuschließen. Hinweissymptome wie z. B. eine Galaktorrhö oder Zeichen einer Androgenisierung sind zu beachten.

Diagnostik. Zur Beurteilung der Hypomenorrhö ist die Messung der Aufwachtemperatur wichtig. Falls es regelmäßig zu Ovulationen kommt, ist im

Tabelle 5.11. Verschiedene Typen der Menstruationsblutung

Parameter	Begriff	Definition	Ätiologie	Therapie
Blutungsstärke	Normal	Vorlagen-/Tamponverbrauch: 2–5/Tag	Normale Zyklusfunktion	Keine Therapie
	Hypermenorrhö	Vorlagen-/Tamponverbrauch: ≥5/Tag	Organische Störungen ausschließen: – Endometritis – Uteruspolyp – Myom – Endometriose – Karzinom	Je nach Alter zunächst fraktionierte Abrasio dann: Östrogen-Gestagen-Gemische (s. Tabelle 5.14) für 2–3 Monate
			Corpus-luteum-Insuffizienz	
			Östrogenmangel	Östrogen-Gestagen-Gemische
	Hypomenorrhö	Vorlagen-/Tamponverbrauch: ≤2/Tag	Endometriumanomalie	Keine Therapie erforderlich
Blutungsdauer	Normal	Tage: 3–5	Normale Zyklusfunktion	Keine Therapie
	Menorrhagie	Dauerblutung	Organische Ursache z. B. Uterus myomatosus, Karzinom	Fraktionierte Abrasio, dann: je nach Ätiologie Operation oder Östrogen-Gestagen-Gemische
	Metrorrhagie	Dauerblutung	Organische Ursache z. B. Uterus myomatosus, Karzinom	Fraktionierte Abrasio, dann: je nach Ätiologie Operation oder Östrogen-Gestagen-Gemische
	Brachymenorrhö	Tage: ≤3	Endometriumanomalie	Keine Therapie erforderlich
	Menometrorrhagie	Lang andauernde und verstärkte Menstruation, z. B. in der Perimenopause	s. Menorrhagie bzw. Metrorrhagie	

allgemeinen keine weitere diagnostische Abklärung notwendig.

Therapie. Eine Hypomenorrhö ist selten behandlungsbedürftig. Falls ein biphasischer Zyklus vorliegt und keine weiteren Hinweissymptome für andere Erkrankungen sichtbar sind, so ist die Patientin über die vorliegende Normvariante des menstruellen Zyklus aufzuklären. In der Mehrzahl der Fälle wird sich die Patientin damit zufrieden geben.

Hypermenorrhö

Ätiologie. Die zu starke Menstruationsblutung ist meistens durch eine organische Ursache bedingt. Ebenfalls können Erkrankungen vorliegen wie Bluthochdruck, chronisches Nierenleiden sowie Blutgerinnungsstörungen. Eine hormonelle Ursache ist selten, trotzdem sollte eine Follikelreifungsstörung mit Corpus-luteum-Insuffizienz ausgeschlossen werden.

Diagnostik. Außer bei der juvenilen Hypermenorrhö sollte immer zunächst eine vaginale Sonographie bzw. eine fraktionierte Abrasio vorgenommen werden, da in etwa 80% ein organischer Prozeß vorliegt. Nähere Informationen über den Ablauf des Zyklus können nach der Abrasio aus Messungen der Aufwachtemperatur erhalten werden.

Therapie. Nach der Ausschabung tritt häufig eine Spontanheilung ein. Bei Neigung zur Anämie und zur Prophylaxe ist es sinnvoll über 2–3 Monate nach dem Eingriff Östrogen-Gestagen-Gemische zu geben (z.B. tgl. 1 Tbl. Östro-Primolut vom 16.-25. Zyklustag).

5.3.1.4 Zwischenblutungen

Bei den sog. dysfunktionellen Blutungen ohne erkennbare organische Ursache kommt es ebenfalls zu verstärkten und verlängerten Blutungen, die in Dauerblutungen übergehen können (Tabelle 5.12). Die Ursache für diese Blutungsanomalie ist in den verschiedenen endokrinen Systemen zu suchen. Vor dem Hintergrund einer gestörten Ovarialfunktion kommt es auch zu Störungen im Aufbau und in der Funktion des Endometriums. So findet sich bei längerer Follikelpersistenz ein unterschiedliches Bild des Endometriums, wie unregelmäßige Poliferationen sowie glandulärzystische Hyperplasien. Nach Abklärung der Ursache besteht die Therapie meistens in der Behandlung mit Östrogen-Gestagen-Gemischen, anfangs zyklusgerecht und später etwa vom 16.-25. Zyklustag. Wegen der Rezidivgefahr ist die Behandlung 3–4 Monate durchzuführen. Eine andere Form der Zyklusstörung ist die Ovulationsblutung. In Zyklusmitte kommt es zu schwachen sog. Östrogenentzugsblutungen infolge eines Absinkens der Östrogenproduktion. Diese ist gewöhnlich nicht behandlungsbedürftig. Falls sie als störend empfunden wird, so kommt eine Behandlung mit Östrogenen, z.B. 20 µg Ethinylestradiol (Progynon C) vom 10.–16. Zyklustag in Frage. Ferner können prämenstruell Blutungen von unterschiedlicher Dauer auftreten, die als Vorblutungen

Tabelle 5.12. Verschiedene Störungen des menstruellen Zyklus (*ZT* Zyklustag)

Parameter	Begriff	Definition	Ätiologie	Therapie
Zwischenblutung	Prämenstruelle Schmierblutung	Schmierblutung am Ende des Zyklus vor Einsetzen der Periode	Corpus-luteum-Insuffizienz als Folge einer mangelhaften Follikelreifung	Zyklische Gestagentherapie: 16.–25. ZT je 1–2 Tbl. (vgl. Tabelle 5.15) – z.B. Primolut-Nor, Duphaston Bei erfolgloser Gestagentherapie: Östrogen-Gestagen-Gemische (vgl. 5.16) 16.–25. ZT 1 Tbl.
	Postmenstruelle Schmierblutung	Schmierblutung am Anfang der Periode nach Beendigung der normalen Menstruationsblutung	a) Organische Veränderung b) mangelnde Reaktionsbereitschaft des Endomeriums c) relativer Östrogenmangel d) verzögerte Abstoßung des Endometriums	Ausschluß organischer Ursachen ab 2. ZT. 7 Tage lang 20–40 µg Ethinylestradiol (Progynon C) oder Therapie wie beim prämenstruellen Spotting
	Mittelblutung	Schmierblutung vom 10.–15. ZT	Relativer Östrogenmangel zur Zyklusmitte	20–40 µg Ethinylestradiol (Progynon C) 10.–16. ZT

bezeichnet werden. Hier finden sich häufig Störungen im Aufbau des Endometriums, welches vorzeitig oberflächlich abgestoßen wird. Nach Ausschluß einer organischen Ursache kann eine Substitution mit Gestagenen- oder Östrogen-Gestagen-Gemischen vom 16.–25. Zyklustag für 3 Zyklen durchgeführt werden. Außerdem bietet sich eine Stimulationsbehandlung mit Antiöstrogenen (z. B. Clomifen) in der Follikelphase an. Ähnliche Störungen können der sog. postmenstruellen Nachblutung zugrunde liegen. In diesen Fällen kommt es ebenfalls zu einer unvollkommenen Transformation des Endometriums; diese kann ovariell bedingt sein sowie auch nach Endometritis postpartum und nach Abrasiones auftreten. Die Behandlung kann wie bei der prämenstruellen Blutung erfolgen.

Wie bereits erwähnt, können die Symptome der Zyklusstörungen verschiedenartige Ursachen haben, die im hypothalamischen, hypophysären, ovariellen und uterinen Bereich zu suchen sind. Auch ist an die Erkrankung anderer endokriner Drüsen sowie an Allgemeinerkrankungen zu denken.

Prämenstruelle Blutungen

Wenn Schmierblutungen vor Beginn der Menstruation einsetzen, spricht man von prämenstruellen Blutungen.

Ätiologie. Prämenstruelle Blutungen treten dann auf, wenn aufgrund einer gestörten Gelbkörperfunktion der Progesteronabfall verzögert erfolgt bei normalem oder vorzeitigem Absinken der Östrogene.

Diagnostik. Einen ersten Einblick in die Diagnostik ergibt die Messung der Aufwachtemperaturen. Unter Umständen ist die Ursache der Gelbkörperunterfunktion zu klären, wie in Tabelle 5.19 angegeben ist.

Therapie. Zunächst bietet sich eine Behandlung mit Östrogen-Gestagen-Gemischen (Cycloprogynova, Trisequenz) oder mit Gestagenen an (s. Tabelle 5.13 und 5.14). Ferner kann bei Frauen mit Kinderwunsch eine Stimulation der Follikelreifung mit Antiöstrogenen (z. B. Clomifen 50–100 mg vom 5.–9. Zyklustag) versucht werden mit gleichzeitiger Stimulation mit Choriongonadotropinen, z. B. 2500 IE i.m., am 17., 20. und 23. Zyklustag.

Postmenstruelle Blutungen

Wenn nach einer Menstruationsdauer von 5 Tagen unterregelstarke Blutungen andauern, so spricht man von postmenstruellen Blutungen.

Tabelle 5.13. Zusammenstellung einiger Gestagenpräparate zur Zyklusregulation

Handelsname	Chemischer Name	Dosierung (mg/die)
Clinovir	Medroxyprogesteronacetat 5 mg/Tbl.	10
Duphaston	Dydrogesteron 10 mg/Tbl.	10–20
Gestafortin	Chlormadinonacetat 2 mg/Tbl.	4
Orgametril	Lynestrenol 5 mg/Tbl.	5–10
Primolut-Nor	Norethisteronazetat 5 mg/Tbl.	5–10
Prothil	Medrogeston 5 mg/Tbl.	10

Ätiologie. Postmenstruelle Nachblutungen sind häufig Folge einer unzureichenden Östrogensekretion während der Follikelreifung und einer hieraus resultierenden mangelhaften Endometriumproliferation bzw. späteren Transformation. Ferner kann es ein Symptom nach Endometritis, nach Abrasio oder nach einer Geburt sein.

Diagnostik. Die Diagnostik erfolgt wie bei den prämenstruellen Blutungen.

Therapie. Grundsätzlich kann die Therapie wie bei der prämenstruellen Blutung vorgenommen werden.

Mittzyklusblutung (Mittelblutungen)

Als Mittelblutung bezeichnet man Blutungen, die in der periovulatorischen Phase auftreten.

Ätiologie. Eine Mittzyklusblutung wird durch den Östrogenabfall nach der Ovulation ausgelöst. Dieses Symptom spiegelt die Hormonempfindlichkeit des Endometriums wieder.

Diagnostik. Wiederholtes Auftreten von Schmierblutungen in Zyklusmitte, die im Zusammenhang mit der Ovulation stehen, zeigen diesen Typus der Blutung an. Der Nachweis erfolgt mit Hilfe der Aufwachtemperaturkurve.

Therapie. Bei diesen Patientinnen kann periovulatorisch vom 10.–16. Tag 1–2 Tabletten Progynon C (20–40 μg Ethinylestradiol) gegeben werden. Hierdurch wird der relative Östrogenmangel nach der Ovulation ausgeglichen.

Die verschiedenen Typen und Formen der Blutungsanomalien im Rahmen von Zyklusstörungen erfordern häufig eine symptomatisch ausgerichtete Hormontherapie. Die Tabellen 5.11 und 5.12 geben eine Übersicht verschiedener Typen und Formen

Tabelle 5.14. Östrogen-Gestagen-Gemische zur Behandlung von Zyklusstörungen

Östrogen-Gestagen-Gemische	Präparat	Art der Zyklusstörung
Monophasisch:		
50 µg EE – 4 mg Norethisteronacetat	Östro-Primolut tgl. 1	Formen der Hypermenorrhö, je nach Symptomatik kann östrogen- oder gestagenbetont behandelt werden (stark antigonadotrop)
20 µg EE – 2 mg Chlormadinonacetat	Menova tgl. 2×1	
Biphasisch:		
11 Tage nur Östrogene		
10 Tage Östrogene + Gestagene		
50 µg EE – 2 mg Norethisteronacetat	Progylut	Bei verschiedenen Zyklusstörungen (z. B. Poly-, Oligomenorrhö); auch bei Ovarialinsuffizienz (mäßig antigonadotrop)
50 µg EE – 2 mg Nortehisteronacetat	Norgestakliman	
50 µg EE – 2 mg Lynestrenol	Nouryphasic	
2 mg Estradiolester – 0,5 mg Norgestrel	Cyclo-Progynova	Bei dysfunktionellen Zyklusstörungen sowie als Langzeittherapie bei allen Formen der Ovarialsuffizienzen (leicht bis mäßig antigonadotrop)
Dreiphasisch:		
Wie zweiphasisch, aber 4. Woche 1 mg Östradiol	Trisequens	
Doppelte Dosis	Trisequens forte	

Tabelle 5.15. Möglichkeiten der Menstruationsverschiebung

Menstruationsverschiebung	Tage	Therapie
Vorverlegung	3	Absetzen von Ovulationshemmer 3 Tage vor dem Zeitpunkt der gewünschten Blutung. **Cave:** Nicht mehr als 1/3 der Packung weglassen bei Zwei- oder Dreiphasenpräparat: Therapie der 2. Phase nicht kürzer als 5 Tage
	6	Patientin ohne Pilleneinnahme: Kombinationspräparat vom 5.–19. Zyklustag
Hinausschieben	<7	Kombinationspräparat z. B. Pille 3–5 Tage vor erwarteter Menstruation täglich 1 Tbl., selten auch 2. Das Präparat wird 3 Tage vor dem Termin der erwünschten Blutung abgesetzt.
	>7	Injektion von Östrogen-Gestagen-Depotpräparat – am 25. Zyklustag. Frauen, die die Pille nehmen: – Kombinationspräparat: weitere Einnahme der Pille für eine Woche – Zweiphasenpräparat: weitere Einnahme der Pillen der 2. Phase

von Blutungsstörungen mit Angaben zur Therapie. Eine Zusammenstellung von Östrogen-Gestagen-Gemischen zur Behandlung solcher Zyklusstörungen finden sich in Tabelle 5.14.

Medikamentöse Therapie bei Zyklusstörungen

Die in Tabelle 5.13 und 5.14 zusammengestellten Medikamente können zur Therapie bei Zyklusstörungen eingesetzt werden, wobei die reine Gestagentherapie immer dann den Vorzug hat, wenn ausreichend Östrogene gebildet werden.

Menstruationsverschiebung

Eine Menstruationsverschiebung ist im Sinne einer Vorverlegung sowie eines Hinausschiebens der zu erwartenden Monatsblutung möglich. Eine entsprechende Menstrationsverschiebung wird beispielsweise von Sportlerinnen sowie im Rahmen der Urlaubsplanung (z. B. Badeurlaub) von Patientinnen gewünscht. Das praktische Vorgehen ist in Tabelle 5.15 zusammengefaßt.

5.3.2 Zeitliches Auftreten der Zyklusstörung

5.3.2.1 Pubertät

Ätiologie. Wenn Zyklusstörungen in der Pubertät auftreten, sind folgende Faktoren zu berücksichtigen:

- frühe Menarche,
- normale Menarche,
- späte Menarche.

Einzelheiten zur Pubertät sind in Kap. 6 nachzulesen. Meistens handelt es sich um Dysfunktionen im hypothalamisch-hypophysären Bereich, wobei die basalen Gonadotropinkonzentrationen im Blut meistens im Normbereich liegen (Lauritzen 1983).

Diagnostik. Je nach Art der Zyklusstörung wird die Patientin angewiesen, einen Blutungskalender zu führen. Bei einer monophasischen Oligomenorrhö sind eine Prolaktinbestimmung und je nach Symptomatik weitere Hormonbestimmungen durchzuführen. Falls es sich um eine primäre Amenorrhö handelt, so ist das diagnostische Vorgehen und die Behandlung in Kap. 3 und 4, Band 2, beschrieben.

Therapie. Dysfunktionelle Blutungen in der Pubertät ohne erkennbare organische Ursache werden mit Östrogen-Gestagen-Gemischen (z. B. Cyclo-Progynova Trisequenz) für 3–4 Monate behandelt. Zur Stabilisierung kann danach noch einige Monate mit der reinen Gestagentherapie fortgesetzt werden, wobei vom 16.–25. Zyklustag täglich 10–20 mg Gestagene gegeben werden (s. Tabelle 5.13).

5.3.2.2 Junge bis ältere Frauen

Ätiologie. Grundsätzlich kommen eine Vielzahl von Zyklusstörungen unterschiedlicher Pathogenese in Frage, die verschiedenartige Blutungsstörungen verursachen können.

Diagnostik. Je nach Art der Zyklusstörung ist eine entsprechende Diagnostik einzuleiten. Differentialdiagnostisch muß bei der älteren Frau eine Neoplasie der Zervix und des Corpus uteri ausgeschlossen werden. Deswegen steht häufig am Anfang der Diagnostik die Sonographie bzw. die fraktionierte Abrasio. Danach ergeben sich meistens Hinweise, ob eine weitere Hormondiagnostik notwendig ist.

Therapie. Falls wegen Blutungsanomalien bei der älteren Frau eine Abrasio durchgeführt werden muß, tritt meistens danach eine Normalisierung ein. Wenn sich die Indikation für eine Hormontherapie ergibt, so kommen Östrogen-Gestagen-Gemische (s. Tabelle 5.14) oder bei ausreichender Östrogenproduktion nur Gestagene in Frage. Wie bereits ausgeführt, kommen bei den jungen Frauen meistens primär Östrogen-Gestagen-Gemische zur Anwendung.

5.3.2.3 Perimenopausal

Ätiologie. Prä- und perimenopausale Zyklusstörungen sind Ausdruck der nachlassenden Eierstockfunktion. In der Reihenfolge der zeitlichen Entwicklung einer Ovarialinsuffizienz treten Corpus-luteum-Insuffizienz, anovulatorische Zyklen und schließlich eine Amenorrhö auf. Diese Symptome gehen einher mit einem Anstieg der Gonadotropine und einem Abfall der Östrogenkonzentrationen.

Diagnostik. Die Diagnostik in der Perimenopause basiert auf einer gleichzeitigen Bestimmung von FSH und von 17β-Estradiol. Bei einem Anstieg von FSH über 50 mE/ml Serum und einem Abfall des Serumöstradiols unter 20 pg/ml empfiehlt sich unabhängig von der klinischen Symptomatik eine Östrogen-Gestagen-Substitution (s. Kap. 14). Allerdings hat bei Blutungsanomalien in dieser Lebensphase immer zunächst eine Abrasio zu erfolgen, bevor eine Hormontherapie begonnen wird.

Therapie. Bei noch vorhandener Östrogenbildung genügt häufig eine Östrogen-Gestagen-Substitution vom 16.–25. Zyklustag (Tabelle 5.14). In manchen Fällen reicht auch eine reine Gestagentherapie aus.

5.3.3 Störungen der Ovulation

5.3.3.1 Anovulation

Ätiologie. Die Ursachen anovulatorisch verlaufender Zyklen sind verschiedenartig. Häufig sind hypothalamisch-hypophysäre Dysfunktionen einschließlich einer Hyperprolaktinämie im Spiel. Die verschiedenen Ursachen, welche zu einer Anovulation führen können, sind in Kap. 4, Band 2, aufgeführt.

Diagnostik. Die anovulatorische Zyklusstörung kann sich als Poly- oder Oligomenorrhö oder auch als sekundäre Amenorrhö äußern. Zur Diagnostik von anovulatorischen Zyklen sind folgende Untersuchungen notwendig:

- Bestimmung von Prolaktin im Serum; je nach Symptomatik ist auch die Bestimmung der Gonadotropine, des 17β-Estradiol und der Androgene (Testosteron, DHEA-S) erforderlich.
- Messung der Aufwachtemperaturen über 2–3 Monate.
- Ultraschalluntersuchungen der Ovarien und Nachweis von Follikeln (Luteinisierung eines unrupturierten Follikels).

Therapie. Die Therapie von anovulatorischen Zyklusstörungen richtet sich nach der Ätiologie und

Zielsetzung. Frauen mit Kinderwunsch werden meistens mit Antiöstrogenen zur Unterstützung der Follikelreifung behandelt, während bei Frauen ohne Kinderwunsch häufig eine Gestagentherapie in der 2. Zyklushälfte ausreicht. Einzelheiten zur differenzierten Therapie sind bei den entsprechenden Symptomen abgehandelt. Es ist zu beachten, daß bei anovulatorischen Zyklen häufig aufgrund des relativen Östrogenüberangebots und des Mangels an Progesteron glandulärzystische Hyperplasien des Endometriums auftreten, die potentiell ein Risiko für die Entstehung des Endometriumkarzinoms darstellen.

5.3.3.2 Früh- oder Spätovulationen

Ätiologie. Früh- und Spätovulationen sind Ausdruck einer gestörten Follikelreifung. Nach Abklärung der Ursache, läßt sich eine ätiologische Therapie einleiten, falls diese für erforderlich gehalten wird.

Diagnostik. Zur Diagnostik kommt die Messung der Aufwachtemperaturen, die Bestimmung des Prolaktins sowie anderer Hormone (FSH-/LH-Ratio, Androgene) in Frage. In manchen Fällen sind Ultraschalluntersuchungen und Östradiolbestimmungen zur Kontrolle der Follikelreifung notwendig. Aus den Ergebnissen dieser Untersuchungen ergeben sich Hinweise für die entsprechende Therapie.

Therapie. Eine Behandlung des zu frühen oder zu späten Eisprunges ist meistens nur bei Kinderwunsch notwendig. Möglichkeiten zur Regulierung der Follikelreifung und zur Festlegung des Ovulationstermins sind in dem Kap. 3 dargestellt.

5.3.3.3 Dysmenorrhö

Das Symptom Dysmenorrhö (Algomenorrhö) kennzeichnet eine stark schmerzhafte Menstruationsblutung. Die Schmerzen treten krampfartig auf und gehen häufig mit anderen Symptomen wie Kopfschmerzen, Übelkeit und Brechreiz einher. Diese Beschwerden beginnen prämenstruell und erreichen am 1. und 2. Blutungstag einen Höhepunkt.

Ätiologie. Als Ursachen einer primären Dysmenorrhö (seit der Menarche bestehend) finden sich am häufigsten:

- ausgeprägte Uterushypoplasie,
- Lageanomalien des Uterus (z. B. Retroflexio),
- Mißbildungen des Uterus,
- abnorme und vermehrte Prostaglandinbildung im Endometrium,
- psychische Faktoren.

Die genannten anatomischen Ursachen für eine Dysmenorrhö werden häufig überbewertet und sind nicht selten Begleitbefunde. Eine größere Bedeutung scheint eine vermehrte Prostaglandinbildung im Endometrium zu haben. Hierdurch kommt es zu einer Hyperaktivität des Uterusmuskels, welche zu krampfartigen Schmerzen führt. Auf eine psychische Ursache weisen häufig Begleitsymptome hin.

Bei der sekundär entstehenden Dysmenorrhö spielen meistens somatische Befunde eine Rolle. Allerdings können auch bei der erworbenen Dysmenorrhö psychische Konfliktsituationen beteiligt sein.

Ursachen der sekundären Dysmenorrhö sind z. B. Endometriosen (Adenomyosis uteri interna, Endometriosis externa und extragenitalis) sowie andere Erkrankungen des Uterus und der Adnexe:

- Entzündliche Erkrankungen des Uterus (Endometritis, Salpingitis) und deren Folgen z. B. Adhäsionen,
- Uterus myomatosus,
- Polyposis des Endometriums,
- Stenose des Zervikalkanals nach Operationen oder Entzündung.

Vor Einleitung einer Therapie sollte eine genaue Diagnostik erfolgen, da der Erfolg der Therapie entscheidend von der Ursache der Dysmenorrhö abhängig ist.

Diagnostik. Im Rahmen der Diagnosestellung ist die genaue Anamnese besonders wichtig. Ferner kommen die gynäkologische Untersuchung, der Ultraschall, evtl. eine Abrasio von Zervix und Uterus und insbesondere die Hysteroskopie und Laparoskopie zur Anwendung.

Therapie. Bei der funktionell bedingten Dysmenorrhö ohne erkennbare organische Ursache steht die psychische Führung der Patientin im Vordergrund. Falls sich im Rahmen der psychischen Analyse ein auslösender Faktor für dieses Symptom ergibt, so wird eine entsprechende Behandlung eingeleitet. Im Rahmen dieser Therapie werden häufig Spasmolytika sowie Analgetika eingesetzt, die je nach Wahl des Medikamentes eine Hemmung der Prostaglandinsynthese bewirken (Aspirin, Voltaren). Auch krankengymnastische und physikalische Maßnahmen haben häufig gute Erfolge.

Bei der Behandlung der organisch bedingten Dysmenorrhö richtet sich die Behandlung nach dem Grundleiden. Eine Uterushypoplasie sowie eine Lageanomalie des Uterus ist selten mit Hormonen zu behandeln, insbesondere dann nicht, wenn ein biphasicher Zyklus vorliegt. Allerdings können sich in der 2. Zyklusphase Behandlungen mit Östrogen-Gestagen-Gemischen oder auch mit Gestagenen (z. B. Duphaston tgl. 20 mg) als günstig erweisen.

Die Therapie der Endometriose richtet sich nach der Größe der Herde, nach dem Sitz und nach der Umgebungsreaktion. Wenn Endometrium in die Gebärmuttermuskulatur einwächst, so spricht man von Adenomyosis uteri interna. Ferner können Endometriumanteile zur Stenose der Eileiter oder zu Veränderungen der Tuben führen. Falls die Endometriose außerhalb der Uterushöhle im kleinen Becken auftritt, so nennt man sie Endometriosis externa. Häufige Lokalisationen sind der Douglas, das Blasendach und die Ovarien. Ebenfalls können extragenital Endometrioseherde im gesamten Bauchraum, in den Lungen und sogar an der Körperoberfläche (z. B. Nabel, Achselhöhle, Vulva) auftreten. Nach der Größe der Herde, nach dem Sitz und nach der Umgebungsreaktion werden verschiedene Schweregrade der Endometriose eingeteilt, die erst möglich wurden nach großzügigem Einsatz der Laparoskopie mit gleichzeitiger Biopsie.

Die erste therapeutische Maßnahme ist häufig die Koagulation oder operative Entfernung größerer Endometrioseherde. Als medikamentöse Maßnahme kommt primär oder sekundär die Ausschaltung der endogenen Östrogenproduktion in Frage. Dieses kann durch eine hochdosierte Gestagentherapie oder durch Ausschaltung der zyklischen Regulation mittels GnRH-Agonisten bzw. -Antagonisten erfolgen. Als Gestagene kommen häufig Danazol (Winobanin 400–800 mg tgl.) zur Anwendung. Diese Behandlung ist zunächst über eine Zeit von 6 Monaten durchzuführen. Etwa 2 bis 3 Monate nach Therapieende erfolgt meistens eine Kontrollaparoskopie zur Überprüfung des Therapieerfolges. Mit der Gestagentherapie kann etwa in 70–80% der Fälle ein Verschwinden der Endometrioseherde und Beschwerdefreiheit erreicht werden. Ähnliche Therapieerfolge sind mit den GnRH-Agonisten erreichbar. Es werden täglich 3- bis 4mal je 300 µg Buserelin per Nasenspray verabreicht (Suprecur). Falls nach dieser Therapie kein Kinderwunsch besteht, empfiehlt sich je nach Situation eine Nachbehandlung mit gestagenbetonten Ovulationshemmern.

Heute stehen ebenfalls GnRH-Analoga mit Langzeitwirkung als monatliche i.m.-Depotpräparate zur Verfügung wie z. B. Enantone-Gyn Depot oder Zoladex. Einzelheiten hierzu finden sich bei Runnebaum u. Breckwoldt (1992).

Zwischen dem Auftreten einer Endometriose und dem LUF-Syndrom scheint ein Zusammenhang zu bestehen (Dmowski et al. 1980). Weiterhin bestehen Zusammenhänge zwischen der Fruchtbarkeit einer Frau und dem häufigen Auftreten von Endometriose (Muse u. Wilson 1982; Seibel et al. 1982).

5.3.4 Klinische Funktionsteste

Die klinischen Funktionsteste mit Gestagenen, Östrogenen, GnRH, TRH, Metoclopramid, ACTH, Dexamethason, Arginin, Glukose und andere werden in Kap. 2, Band 2, besprochen.

5.4 Laborchemische Einteilung der Zyklusstörungen

Die Einteilung von Zyklusstörungen nach Hormonkonzentrationen, die von der Norm abweichen, erlaubt häufig Hinweise auf die Pathogenese der Störung. Deshalb kann eine Einteilung der Zyklusstörungen nach den verursachenden Störfaktoren zweckmäßig sein, da sich aus dieser Diagnose eindeutige Rückschlüsse auf die therapeutische Maßnahme ergeben. Eine solche Einteilung der Zyklusstörungen nach ihrer Pathogenese mit Hinweisen auf den Sitz der Störung und erste Maßnahmen zur Diagnostik sind in Tabelle 5.16 angegeben.

In den folgenden Abschnitten wird auf den Aussagewert von erhöhten oder niedrigen Konzentrationen von Hormonen eingegangen. Dabei haben manche Stimulations- und Belastungsteste die Bedeutung, den Grad der Funktionsstörung eines endokrinen Organs oder eine bestimmte metabolische Störung deutlich zu machen.

5.4.1 Prolaktin

5.4.1.1 Allgemeines

In verschiedenen endokrinen Systemen, wie Schilddrüse, Nebennieren und Ovarien kann es zu metabolischen Störungen kommen, die ohne Funktionsteste häufig nicht erkennbar sind (latente Hypothy-

Tabelle 5.16. Einteilung der Zyklusstörungen nach Laborbefunden

Pathogenese	Lokalisation der Störung	Diagnostik
Hypogonadotrop-normoprolaktinämisch	Vorwiegend hypothalamisch, seltener hypophysär	Gestagentest, Clomifentest, GnRH-Test, Prolaktin, FSH, LH, 17β-Estradiol
Sog. normogonadotrope-normoprolaktinämische	Häufig mehrere Organe beteiligt	Gestagentest, Clomifentest, Prolaktin, FSH, LH, 17β-Estradiol
Hyperprolaktinämisch	Nebennierenrinde, Ovarien, ektopisch	Testosteron, DHEA-S, Prolaktin, Dexamethasontest, ACTH-Test, Ultraschall, Kernspintomographie
Hypergonadotrop (chromosomal, angeboren)	Gonadale Anomalien: Agenesie, Dysgenesie, Hypoplasie, hyposensitive Ovarien	FSH, LH, 17β-Estradiol, Chromosomenanalyse, Laparoskopie mit Ovarbiopsie
Dysfunktion endokriner Symsteme außerhalb der gonadalen Achse	Schilddrüse, Pankreas, Nebennierenrinde	TSH, TRH-Test, Glukosetagesprofil, ACTH, Kortisol, Dexamethasontest

reose, leichte Hyperprolaktinämie und Hyperandrogenämie). Solche Störungen können die pulsatile GnRH-Sekretion hemmen und zu Zyklusstörungen führen. Da in dieser Gruppe der Gestagen – und Clomifentest meistens positiv sind, ist die Prognose hinsichtlich der Ovulationsinduktion und der Zyklusstörung günstig. Bezüglich einer geeigneten Therapie ist es sinnvoll, mittels der Funktionsdiagnostik (GnRH-, TRH-, Dexamethasontest) ätiologische Hinweise zu erhalten, wobei quantitative Bestimmungen der Basiskonzentration von Prolaktin, FSH, LH, 17β-Estradiol, Testosteron und Dehydroepiandrosteronsulfat erforderlich sind.

5.4.1.2 Hyperprolaktinämie

Ätiologie. Über die Ursachen, die zu einer Hyperprolaktinämie führen, ist viel berichtet worden (Schneider u. Bohnet 1981). Trotzdem bleibt die Ursache der Hyperprolaktinämie häufig ungeklärt. In einigen Fällen kann ein bestimmtes Medikament oder ein Hypophysenadenom dafür verantwortlich gemacht werden. Einzelheiten zu den ätiologischen Faktoren, welche eine Hyperprolaktinämie verursachen können, werden in Kap. 8 und 4, Band 2, erwähnt.

Diagnostik. Frauen mit Hyperprolaktinämie kommen meistens wegen Zyklusstörungen oder wegen Kinderwunsch in die Sprechstunde. Als weitere unspezifische Symptome werden öfters Beschwerden im Sinne des prämenstruellen Syndroms sowie eine Galaktorrhö angegeben. Selten äußern die Patientinnen mit Hypophysentumor spezifische Symptome, wie Kopfschmerzen und Gesichtsfeldausfälle. Bei dem prämenstruellen Syndrom kommt es in 70% der Fälle zu Spannungsschmerzen in den Brüsten sowie zu Ödemen mit Gewichtszunahme, in 50% der Fälle zu Kopfschmerzen und Abdominalsymptomen mit Blähungen und Obstipation. Häufig treten psychische Begleitsymptome (80%) wie Reizbarkeit, Angstzustände und Depressionen auf. Es finden sich meistens eine erhöhte Prolaktinsekretion und eine verminderte Progesteronbildung des Gelbkörpers (Sitruk-Ware et al. 1977 , 1979; Ayers u. Gidwani 1983), was eine erhöhte Aldosteronsekretion und eine Elektrolytverschiebung zur Folge haben kann. Das Symptom der Galaktorrhö bedarf der genauen diagnostischen Abklärung. Wenn der Milchfluß beidseitig ist, kommt selten eine Erkrankung der Brustdrüse in Frage. Es sollte jedoch eine Mammographie sowie eine zytologische Untersuchung des Sekretes erfolgen. Die Galaktographie hat beim beidseitigen milchigen Sekretfluß selten zusätzlich diagnostischen Wert. In einem unausgewählten gynäkologischen Patientengut findet sich eine Galaktorrhö in etwa 1% der Fälle, wobei die Hälfte dieser Frauen Zyklusstörungen haben (Bohnet 1978). Bei Frauen mit Galaktorrhö fand sich in 20% der Fälle ein Hypophysentumor (Kleinberg et al. 1977) und bei Galaktorrhö-Amenorrhö in 30% der Fälle (L'Hermite et al. 1977; Bohnet 1978). Die Basisdiagnostik stellen mehrere Prolaktinbestimmungen sowie die Röntgentomographie der Sella turcica (Computertomographie, Kernspintomographie) dar. Die Prolaktinkonzentration im Serum steht in Beziehung zum Grad der Zyklusstörung, wobei die Follikelreifungsverzögerung mit Gelbkörperunterfunktion die geringste Störung darstellt. Bei höheren Prolaktinkonzentrationen kommt es zu einer anovulatorischen Oligomenorrhö und sekundären Amenorrhö. Erste Hinweise der Corpus-luteum-Insuffizienz ergeben sich aus einer Reihe von Basaltemperaturkurven sowie aus niedrigen Progesteronkonzentrationen im Serum und aus einem nicht zeitgerechten Endometriumsaufbau (Biopsie am 26. Zyklustag).

Bei den Symptomen der sekundären Amenorrhö findet sich in 20% der Fälle eine Hyperprolaktinämie (Rjosk u. von Werder 1983). Bei radiologisch unauffälliger Sella ist in erster Linie eine hypothalamische Dysfunktion anzunehmen. Bei schwankenden Prolaktinkonzentrationen mit Verdacht auf eine latente Hyperprolaktinämie führt ein Stimulationstest mit 200 µg TRH i.v. oder mit Metoclopramid (5 mg Paspertin i.v.) bereits nach 25–30 min zu einer überschießenden Prolaktinsekretion (Ayers u. Gidwani 1983). Für therapeutische Überlegungen ist die Klärung der Ursache der Hyperprolaktinämie notwendig, da ein Hypophysentumor, eine Hypothyreose, ein chronisches Nierenleiden sowie die Einnahme bestimmter Medikamente ausgeschlossen werden müsssen. In diesen Fällen richtet sich die Therapie nach der Ätiologie.

Therapie. Bei Hyperprolaktinämie wird generell eine Normalisierung der Prolaktinspiegel durch Dopaminagonisten wie Bromocriptin (Pravidel) oder Lisurid (Dopergin) angestrebt. Falls die Hyperprolaktinämie durch ein Prolaktinom bedingt ist, so ist die radiologische Bestimmung von Größe und Sitz des Tumors notwendig. Die Höhe der basalen Prolaktinspiegel steht in positiver Korrelation zur Tumorgröße. So finden sich bei Prolaktinkonzentrationen von 50–250 ng/ml Serum häufig Mikroadenome und bei Konzentrationen von über 250 ng/ml Makroadenome.

Hinweise zur Therapie von Mikro- und Makroprolaktinomen finden sich bei von Werder (1991).

Bevor eine medikamentöse Therapie zur Zyklusregulierung eingesetzt wird, ist zu klären, z. B. ob vor einer Schwangerschaft eine transsphenoidale Tumorentfernung in Frage kommt. Die oft befürchteten durch Tumorwachstum bedingten Komplikationen in der Schwangerschaft sind selten (Visusausfall, Blutungen mit Kompressionssymptomen). Diese kommen häufiger vor bei vorwiegend suprasellärem Sitz sowie bei stark hormonaktiven Tumoren (1–2% der Fälle). Allerdings werden von manchen Autoren zur Vermeidung von Komplikationen Frauen mit Prolaktinom im gesamten Verlauf der Schwangerschaft mit Prolaktinhemmern behandelt. Es gibt bis heute keine Hinweise, daß Bromocriptin oder Lisurid teratogen wirksam sind (s. Kap. 8) (von Werder 1991). Die Therapiefestsetzung in graviditate hat individuell zu erfolgen, wobei selten von der 5.–12. Schwangerschaftswoche mit Prolaktinhemmern behandelt wird.

Bei Unverträglichkeit von Bromocryptin können orale und injizierbare langwirkende Präparationen von Bromocriptin eingesetzt werden (Merola et al. 1991; Maraschini et al. 1991) oder ein neuer langwirkender Dopaminagonist wie das Cabergolin (Melis et al. 1989, Ferrari et al. 1992). Bromocriptin ist auch vaginal anzuwenden (Ginsburg et al. 1992).

5.4.1.3 Hypoprolaktinämie

Ätiologie. Über die Ursachen einer Hypoprolaktinämie ist wenig bekannt. Infolge von Läsionen im Hypothalamus-Hypophysen-Bereich kann es zu einer verminderten Prolaktinsekretion kommen.

Diagnostik. Zur Diagnostik kommen Prolaktinbestimmungen im Serum in Frage. Ferner kann die hypophysäre Prolaktinreserve durch einen Metoclopramidtest (mit 5 oder 10 mg Paspertin) überprüft werden.

Therapie. Für die Therapie von Zyklusstörungen hat die Hypoprolaktinämie bis heute keine Konsequenz.

5.4.2 Luteinisierendes Hormon (LH)

5.4.2.1 Allgemeines

Das Hypophysenhormon LH kann sowohl in abnormer Konzentration (hypo-, normo- oder hypergonadotrop) als auch in verändertem Rhythmus auftreten. Ferner kann das Verhältnis von LH zu FSH zugunsten von LH verschoben sein, wie z. B. beim polyzystischen Ovarialsyndrom. Dadurch kommt es im Stroma ovarii zu einer vermehrten Androgenbildung, welche die Follikelreifung stören kann.

5.4.2.2 Hypergonadotrop

Ätiologie. Erhöhte LH-Konzentrationen im Blut können auf folgende Faktoren beruhen:

- Vorzeitige Ovarialerschöpfung,
- polyzystisches Ovarialsyndrom,
- periovulatorische LH-Bestimmung.

Nur in sehr seltenen Fällen sind gonadotropinsezernierende Tumoren in der Literatur beschrieben worden.

Diagnostik. Zum Ausschluß einer hypergonadotropen Situation sollte gleichzeitig neben dem LH das FSH und das 17β-Estradiol bestimmt werden. Normale LH-, FSH-Konzentrationen (2–10 mE/ml Serum) sowie ein Östradiolspiegel von über 40 pg/ml Serum schließen eine hypergonadotrope Situation mit großer Sicherheit aus.

Im Hinblick auf das polyzystische Ovarialsyndrom ist das Verhältnis zwischen LH und FSH von Interesse. Ein Hinweis auf ein polyzystisches Ovarialsyndrom ist neben der charakteristischen klinischen Symptomatik (Adipositas, Hirsutismus, Anovulation), der ultrasonographische Nachweis mikro- bzw. makrozystischer Ovarien (s. Kap. 11). Bei der Laparoskopie finden sich typische vergrößerte Ovarien mit verdickter Tunica albuginia. Die Androgenspiegel (Testosteron, Androstendion) im Blut sind meistens deutlich erhöht.

Ein erhöhter LH-Wert kann durch Bestimmung in Zyklusmitte gemessen werden. Zum Ausschluß einer hypergonadotropen Situation ist eine gleichzeitige Bestimmung des 17β-Estradiol notwendig oder in Zweifelsfällen eine Kontrolle zwischen dem 3. bis 5. Zyklustag.

In seltenen Fällen kann die Patientin bei erhöhten LH- und FSH-Werten anovulatorische oder ovulatorische Zyklen haben. Dabei kann es sich um das seltene Syndrom der hyposensitiven Ovarien handeln.

Therapie. Die Substitutionstherapie der hypergonadotropen Ovarialinsuffizienz wurde unter primärer Amenorrhö abgehandelt. Welche begrenzten Möglichkeiten es bei unerfülltem Kinderwunsch gibt, ist in dem Kap. 3 nachzulesen.

5.4.2.3 Hypogonadotrop

Ätiologie. Ätiologische Faktoren, welche eine hypogonadotrope Ovarialinsuffizienz bewirken können, sind in Abschn. 5.2.1 und 5.2.2 (Hypothalamus-Hypophyse) dieses Kapitels abgehandelt. Somit können niedrige LH-Spiegel bei einer Hypophyseninsuffizienz, die entweder zentral bedingt oder angeboren ist oder auch postpartal eintritt, vorkommen. Weiterhin finden sich hypogonadotrope Situationen nach teilweiser Hypophysektomie sowie bei prolaktinbildenden Tumoren.

Diagnostik. Wenn noch Menstruationen auftreten, sind LH-Bestimmungen zwischen dem 3. und 5. Zyklustag durchzuführen. Es ist sinnvoll, gleichzeitig FSH und 17β-Estradiol mitzubestimmen. Bei niedrigen Östradiolwerten (unter 20 pg/ml Serum) und auch bei negativem Gestagentest ist ein GnRH-Test 100 µg indiziert, um die Gonadotropinreserve der Hypophyse beurteilen zu können.

Therapie. Zur Auslösung von Ovulationen sind bei eindeutig hypogonadotroper Situation Behandlungen mit HMG-/HCG-Präparationen sowie mit der GnRH-Pumpe notwendig. Diese Form der Behandlung wird gewöhnlich nur bei Frauen mit Kinderwunsch durchgeführt. Bei den anderen Frauen ist die Höhe der Östradiolspiegel entscheidend für die Frage, ob eine Substitutionsbehandlung mit Östrogen-Gestagen-Gemischen oder reine Gestagenbehandlungen vorgenommen werden sollten. Bei andauernder hypogonadotroper Ovarialinsuffizienz ist bei niedrigen Östrogenwerten eine Östrogen-Gestagen-Behandlung notwendig zur Vermeidung einer vorzeitig entstehenden Osteoporose.

5.4.2.4 LH-Spiking

Ätiologie. Pulsatile, etwa alle 90–180 min erfolgende Ausschüttungen von LH-RH des Hypothalamus führten in der Hypophyse zu einer Ausbildung von LH-Pulsen. Die Pulsfrequenz ändert sich von der Follikel- (alle 90 min) zur Lutealphase (alle 3–4 h) (eigene Beobachtungen).

Diagnostik. Die Bestimmung von LH im Serum alle 10 min, mindestens über 4 h, gibt Auskunft über die rhythmische Aktivität des Hypothalamus, welche für die normale Hypophysenfunktion notwendig ist.

Therapie. Bei anovulatorischen Zyklusstörungen mit fehlendem LH-Spiking kann eine pulsatile Applikation von GnRH zur Induktion der Ovulation bei Frauen mit Kinderwunsch erfolgreich eingesetzt werden (Leyendecker et al. 1981; Leyendecker u. Wildt 1982; Berg et al. 1984, Kenigsberg u. Collins 1991). Bei Frauen ohne Kinderwunsch ist eine solche Behandlung nicht indiziert.

5.4.3 Follikelstimulierendes Hormon (FSH)

5.4.3.1 Allgemeines

Das follikelstimulierende Hormon der Hypophyse kann in unterschiedlicher Konzentration (hyper-, normo- oder hypogonadotrop) vorkommen. Wesentliche pulsatile Schwankungen des FSH im Verlaufe des menstruellen Zyklus wurden nicht beobachtet.

Ätiologie. Erhöhte FSH-Spiegel können entweder Ausdruck einer primären oder sekundären Ovarialinsuffizienz oder eines beginnenden Klimakteriums sein. Ferner ist FSH zusammen mit LH in Zyklusmitte häufig leicht erhöht.

Diagnostik. Bei Verdacht auf erhöhte FSH-Spiegel ist die Bestimmung von FSH und 17β-Estradiol im Serum mehrfach vorzunehmen. Durch die Östradiolbestimmung kann differenziert werden, ob die hypergonadotrope Situation zu einem Östrogenmangel geführt hat.

Therapie. Die Behandlung der hypergonadotropen Ovarialinsuffizienz wurde bei der primären Amenorrhö abgehandelt.

5.4.3.2 Hypergonadotrop

Ätiologie. Die Ursachen der hypergonadotropen Ovarialinsuffizienz sind in dem Abschn. 5.4.2.2 besprochen. Es kommen vorwiegend chromosomale Störungen und Hemmißbildungen der Gonaden in Frage.

Diagnostik. Wenn bis zum Ende des 16. Lebensjahres bei den Mädchen keine spontanen Menstruationen auftreten, so empfiehlt sich eine gynäkologische Abklärung, wobei neben der klinischen Untersuchung die Hormonkonzentrationen von Prolaktin, FSH und 17β-Estradiol bestimmt werden sollen. Liegt eine hypergonadotrope Situation vor, dann sind in diesem Alter die Östradiolspiegel gewöhnlich extrem niedrig (unter 20 pg/ml Serum) und es besteht der Verdacht auf eine Gonadendysgenesie. Von großer Bedeutung in diesem Zusammenhang ist die subtile klinische Untersuchung mit dem Blick auf Mißbildungen (Kopf-Hals-Bereich, Extremitäten) und die Bestimmung des Knochenalters. In jedem Falle sollten die Bestimmung von FSH und 17β-Estradiol in 3–4 Wochen wiederholt werden. Falls sich die hohe FSH-Konzentration bestätigt, so ist eine Chromosomenanalyse sowie ein intravenöses Ausscheidungsurogramm zum Ausschluß von Mißbildungen im uropoetischen System anzuschließen.

Besonderheiten zu dem Themenkreis Gonadendysgenesie sind in Kap. 4, Band 2, und primärer Amenorrhö abgehandelt (s. dort). Den genannten ovariellen Störungen liegen infolge von Chromosomenaberrationen minderwertige Gonadenanlagen meistens ohne Follikelapparat zugrunde. Es gibt jedoch auch Patientinnen, die aufgrund von Chromosomendefekten Ovarien mit einer noch geringen Anzahl Follikel besitzen. Diese Frauen werden zwangsläufig vorzeitig in eine Ovarialinsuffizienz kommen. Auch bei diesen Frauen, meistens mit sekundärer Amenorrhö, fällt die erhöhte FSH-Konzentration auf, wobei die Östradiolspiegel über längere Zeit erheblich schwanken können. In diesen Fällen sollten die Gonadotropinspiegel (FSH) sowie das 17β-Estradiol mehrmals in monatlichen Abständen gemessen werden. Während dieser Zeit können die Chromosomenanalyse und insbesondere bei den Frauen mit schwankenden Östrogenspiegeln die Laparoskopie mit Ovarialbiopsien durchgeführt werden. In einem Teil dieser Fälle liegt das Syndrom der hyposensitiven Ovarien (gonadotropinresistentes Ovarsyndrom) vor, d.h. die Ovarien sprechen trotz vorhandener intakter Follikel nicht auf die erhöhten Gonadotropinspiegel an. Nach neueren Untersuchungen kann man folgende Störungen unterscheiden: Gonadotropinrezeptor- oder Postrezeptordefekt, defekte Gonadotropinsynthese oder 17-Hydroxylasedefekt. Die Erfolge hinsichtlich der Ovulationsauslösung sind ungünstig und nur gelegentlich läßt sich mit hohen Gonadotropindosen (HMG-HCG) eine Ovulation und nur ganz selten eine Gravidität erreichen (s. Kap. 11, Band 2). In manchen Fällen kann durch Östrogentherapie z.B. für 3 Monate Cycloprogynova oder Trisequens forte ein ovarieller Response erreicht werden mit Spontanovulation und sehr selten eine Gravidität.

Therapie. Die Behandlung der hypergonadotropen Ovarialinsuffizienz richtet sich auch nach dem Alter der Patientin. Im allgemeinen ist eine Langzeitbehandlung mit Östrogen-Gestagen-Gemischen durchzuführen, wie bereits bei der primären Amenorrhö beschrieben.

5.4.3.3 Hypogonadotrop

Ätiologie. Unter den verschiedenen Ursachen der hypogonadotropen Ovarialinsuffizienz kommt in erster Linie eine eingeschränkte oder fehlende Sekretion von GnRH aus dem Hypothalamus in Frage. Da das GnRH aus dem peripheren Blut nicht zuverlässig meßbar ist, kann diese Diagnose nur durch Ausschluß anderer Erkrankungen, insbesondere der Hypophyse gestellt werden. Insgesamt dürfte die hypothalamisch bedingte Zyklusstörung etwa 25% betragen.

Diagnostik. Diagnostische Hinweise ergeben sich aus der Anamnese sowie aus den niedrigen Konzentrationen von FSH und LH. Ferner ist die Fluktuation der LH-Sekretion vermindert oder aufgehoben. Eine GnRH-Behandlung zeigt meistens die Ansprechbarkeit der Hypophyse. Seltener kommen Erkrankungen der Hypophyse mit hypogonadotroper Ovarialinsuffizienz vor. Hier sind in erster Linie die Hypophysentumore sowie traumatische und ischiämische Läsionen zu nennen. Infolge der Verminderung der gonadotropinbildenden Zellen sind die Konzentrationen für FSH und LH niedrig und nur wenig oder nicht durch GnRH stimulierbar. Die durch Tumor oder Nekrose bedingte Hypophyseninsuffizienz kann partiell oder selten total sein. Bei der postpartalen Hypophyseninsuffizienz (Sheehan-Syndrom) ist die Anamnese charakteristisch (starke Blutungen, Kreislaufkollaps, Agalaktie). Die Abgrenzung vom Prolaktinom ist durch die Bestimmung von Prolaktin in der Mehrzahl der Fälle leicht möglich. Das Ausmaß der Ovarialinsuffizienz läßt sich am besten vom Östradiolspiegel im Serum ablesen.

Therapie. Je nach Ätiologie, Alter der Patientin und Höhe der Östrogenspiegel ist eine Stimulations- oder Substitutionsbehandlung einzuleiten, wie bei sekundärer Amenorrhö behandelt ist.

5.4.4 Androgene

Ätiologie. Dauer und Stärke von Androgenisierungserscheinungen stehen in Beziehung zur Häufigkeit von Zyklusstörungen (Schwartz et al. 1981, Rabe et al. 1992). Als Quellen der vermehrten Androgenbildung kommen verschiedene endokrine Systeme in Frage wie sie in den Tabellen 5.4 und 5.6 angegeben sind. Eine vermehrte periphere, adrenale oder ovarielle Androgenproduktion kann in der Ausprägung der Androgenisierungserscheinungen abhängig sein von einem beschleunigten Androgenmetabolismus in der Haut. Hier entstehen aus Testosteron und Androstendion das Dihydrotestosteron und das Androstan-3β-17β-diol.

Das Endorgan Haut kann auch eine erhöhte Ansprechbarkeit (Dichte und Empfindlichkeit der Rezeptoren) auf die Androgene besitzen. Bei der Entstehung eines Hirsutismus kann auch ein veränderter Androgenstoffwechsel in der Haut beteiligt sein.

Diagnostik. Bei Frauen mit Androgenisierung ist durch die Bestimmung von Testosteron und Dehydroepiandrosteronsulfat zunächst ein androgenproduzierender Tumor der Nebennierenrinde und der Ovarien auszuschließen. Ein Verdacht ergibt sich meist aus der Anamnese und dann, wenn die Konzentration von Testosteron über 2 ng/ml Serum und die von Dehydroepiandrosteronsulfat über 7,0 µg/ml Serum liegt. Durch spezielle Funktionsteste und durch Sonographie und Tomographie läßt sich meistens der Tumor ausschließen. Sonderformen des adrenogenitalen Syndroms (AGS) und das Cushing-Syndrom sind abzugrenzen und entsprechend zu beurteilen. Lassen sich die Androgenspiegel durch eine Langzeitkortikoidtherapie (tgl. 0,5–0,75 mg Dexamethason oder 5–7,5 mg Prednisolon) nicht um die Hälfte unterdrücken, handelt es sich häufig um eine ovarielle Form. Sehr vielschichtig und bis heute nicht ausreichend hinsichtlich der Pathogenese erklärbar, ist das bereits eingangs erwähnte polyzystische Ovarialsyndrom (PCO-Syndrom = Stein-Leventhal-Syndrom). Die konstant erhöhten Androgen- und Östrogenspiegel führen zur vermehrten LH-Sekretion, wobei das LH die Thekazellen zur vermehrten Androgenbildung anregt. Dadurch können die Granulosazellen des Follikels sich nicht ausreichend entwickeln, so daß es vorzeitig zur Follikelatresie kommt. Folge der durch Androgene gestörten Follikelreifung sind Zyklusstörungen mit Oligomenorrhö und Gelbkörperinsuffizienz bzw. Anovulation mit sekundärer Amenorrhö. In einer Zusammenstellung von Goldzieher und Green (1962) wurden von verschiedenen Autoren bei polyzystischem Ovarialsyndrom in 15–77% der Fälle eine Amenorrhö und in 35–94% eine Sterilität beobachtet. Hinsichtlich der Zyklusstörungen ist von Interesse, daß etwa die Hälfte der Frauen mit PCO-Syndrom eine meistens nicht ausgeprägte Hyperprolaktinämie hat bzw. nach Stimulation eine erhöhte Sekretion von Prolaktin, die als Folge der konstant erhöhten Östrogenspiegel anzusehen ist (Luciano et al. 1984). Diese ist bei therapeutischen Überlegungen mit einzubeziehen, deshalb sind bei Frauen mit Androgenisierungserscheinungen Bestimmungen von Prolaktin, LH, FSH, Testosteron und Dehydroepiandrosteronsulfat sinnvoll.

Ebenfalls sind Erkrankungen oder Dysfunktionen der Nebennierenrinde durch die Bestimmung von Kortisolprofilen, 17α-Hydroxyprogesteron, Testosteron und DHEA-S sowie durch Funktionsteste (abgestufter Dexamethasontest, ACTH-Test) zu erfassen. Überfunktionen der Nebennierenrinde gehen häufig mit Zeichen der Androgenisierung und mit Zyklusstörungen einher. Vor der medikamentösen Behandlung sollte immer der Ausschluß eines Tumors stehen.

Therapie. Bei der Behandlung von Frauen mit Zyklusstörungen und Androgenisierungserscheinungen stellt sich die Frage, ob der Hirsutismus, eine rezidivierende Akne oder die Zyklusstörung vorrangig behandelt werden soll. Falls ein Tumor die Hyperandrogenämie verursacht, so ist zunächst dieser zu entfernen.

Ferner lassen die ermittelten Hormonwerte eine gewisse Differenzierung zwischen einer vorwiegend adrenal oder ovariell vermehrten Androgenbildung zu. Entsprechend diesen Befunden ist eine Zyklusregulierung durch Suppression der Nebennierenrinde mit Dexamethason (z. B. tgl. 0,5 mg) oder eine Therapie mit Sexualsteroiden einzusetzen (Diane-35, Gestamestrol). Bei Kinderwunsch ist die Induktion von Ovulationen mit den zur Verfügung stehenden Medikamenten niedrigdosiert und vorsichtig anzugehen, da es leicht zu Überstimulationen kommt. Einzelheiten zur Therapie der Androgenisierungserscheinungen bei der Frau sind in dem entsprechenden Kap. 15 abgehandelt. Zwecks Auslösung von Ovulationen bei diesen Patientinnen finden sich nähere Angaben in dem Kap. 4, Band 2.

5.4.5 Schilddrüsenhormone

Ätiologie. Erkrankungen der Schilddrüse und der Nebennieren können durch Über- oder Unterfunktion die Ovarialfunktion stören und zu unterschiedlichen Zyklusstörungen bzw. zur sekundären Amenorrhö führen.

Diagnostik. Es ist zunächst eine Schilddrüsendysfunktion, insbesondere eine Hypothyreose, durch einen TRH-Test auszuschließen, da diese neben anderen hormonellen Verschiebungen zu einer Hyperprolaktinämie führen können (s. auch Kap. 2, Band 2 und Kap. 5, Band 2). Wenn bei der Abklärung von Zyklusstörungen keine klinischen Symptome einer Schilddrüsendysfunktion vorliegen, findet sich verhältnismäßig selten eine Schilddrüsenstörung, die therapiebedürftig ist.

Therapie. Die Therapie richtet sich nach den diagnostischen Befunden. Die Behandlung sollte möglichst gemeinsam mit dem Internisten durchgeführt werden.

5.5 Ablauf der allgemeinen klinischen Diagnostik bei Frauen mit Zyklusstörungen

5.5.1 Anamnese

Das Alter bei der ersten Menstruation (Menarche) und der Primärzyklus scheinen von Bedeutung zu sein. Frauen mit Spätmenarche haben häufiger Zyklusstörungen. Hinsichtlich der Diagnostik und auch der Prognose ist von vorneherein zwischen primärer und sekundärer Amenorrhö zu unterscheiden.

Bei der Anamnese spielen die Lebensumstände der Patientin, die psychische Situation, Allgemeinerkrankungen sowie bisher vorliegende gynäkologische Befunde eine wichtige Rolle. Ebenfalls ist die Medikamentenanamnese wichtig bei der Beurteilung von Zyklusstörungen, insbesondere Behandlungen mit Hormonpräparaten, die entweder zur Diagnostik oder Therapie eingesetzt wurden. Für therapeutische Überlegungen ist es von Bedeutung, ob die Patientin Kinderwunsch hat oder nur eine Abklärung und Behandlung der Zyklusstörung wünscht.

Aufgrund eines Blutungskalenders sowie aufgrund von Aufwachtemperaturkurven kann eine erste Analyse des menstruellen Zyklus erfolgen. Daraus und aus der Anamnese ergeben sich im allgemeinen Hinweise, ob eine weitere Diagnostik zur Abklärung der Zyklusstörung notwendig ist.

5.5.2 Klinik

Das therapeutische Vorgehen bei Zyklusstörungen richtet sich nach dem Alter der Patientin, nach der Art der Zyklusstörung und nach dem Ziel, welches mit der Behandlung erreicht werden soll. Bei jungen Mädchen mit dysfunktionellen Blutungen (Poly-, Hypermenorrhö) ist nach einer gynäkologischen Untersuchung sofort mit einer Östrogen-Gestagen-Therapie zwecks Stillung der Blutungen und zur Zyklusregulation zu beginnen. Dazu sind für 20 Tage täglich 30 bis 50 μg Ethinylestradiol und ein entsprechendes Gestagen notwendig. Zur Rezidivprophylaxe bei dysfunktionellen Blutungen wird die Behandlung über 3–4 Monate fortgeführt, und zwar vom 16.–25. Zyklustag, (s. Tabelle 5.12). Bei Frauen über 30 Jahre ist gewöhnlich eine organische Ursache durch eine vaginale Sonographie oder durch Abrasio auszuschließen, bevor eine Hormontherapie in Frage kommt.

5.5.3 Labor

Im Rahmen der laborchemischen Untersuchungen sind zum Ausschluß einer Hyperprolaktinämie sowie erhöhter Gonadotropinwerte Bestimmungen von Prolaktin, FSH und 17β-Estradiol notwendig. Bei Hinweisen auf eine vermehrte Androgenbildung ist ebenfalls eine Testosteron- und Dehydroepiandrosteronsulfatbestimmung erforderlich. Bei Verdacht auf Schilddrüsendysfunktion ist ein TRH-Test vorzunehmen.

Verschiedene diagnostische Untersuchungen, die im Rahmen der Zyklusabklärung bei der Frau je nach Situation durchgeführt werden, sind in Tabelle 5.17 zusammengestellt. In Tabelle 5.18 sind die therapeutischen Aspekte bei dysfunktionellen Blutungen aufgeführt.

Falls die Aufwachtemperaturen deutlich verlängerte Follikelphasen oder typische Zeichen der Gelbkörperunterfunktion zeigen, so können diese Störungen durch Methoden wie sie in Tabelle 5.19 angegeben sind, näher analysiert werden. Weitere Informationen sind in Kap. 2, Band 2, zu lesen.

In der Praxis läßt sich die hormonelle Diagnostik bei Patientinnen mit gestörtem biphasischen Zyklus an 2 Tagen während des gleichen Zyklus durchführen (Tabelle 5.20). Die ersten Teste werden in der frühen Follikelphase zwischen dem 3. und 5. Zyklustag durchgeführt, während die weiteren Teste zwischen Tag 19 und Tag 22 in der Lutealphase erfolgen. Zwei Tage vor der erwarteten Monatsblutung kann eine Endometriumbiopsie erfolgen, die über die sekretorische Qualität des Endometriums sowie über den Zeitpunkt der Zyklusphase Aufschluß gibt.

Auf die Bedeutung der einzelnen Untersuchungsmethoden und Hormonbestimmungen wird im folgenden eingegangen.

Tabelle 5.17. Diagnostik von Zyklusstörungen mit verschiedenen Ursachen

Funktionsstörung	Klinik	Diagnostik	
		Untersuchung	Bewertung
Überprüfung der hypothalamisch-hypophysären Achse	Anorexie, Psyche, Streß, Tumor	Prolaktin – TRH-Test LH/FSH-Quotient LH-RH-Test LH-spiking	3–20 ng/ml unter 2 Anstieg 3- bis 5fach Follikelphase: alle 90 min Lutealphase: alle 3–4 h
Kontrolle der Östrogenproduktion		17β-Estradiol LH FSH Gestagentest	30–400 pg/ml 1–6 ng/ml 1–5 ng/ml Entzugsblutung
Hyperprolaktinämie	Galaktorrhö, Zyklusstörungen – Corpus-luteum-Insuffizienz – Oligomenorrhö – Amenorrhö	Prolaktin Metoclopramidtest (5 mg) – Prolaktin (30 min p.i.) Meteoclopramidtest (10 mg) – Prolaktin (30 min p.i.) Röntgen-Sella Kernspintomographie	Über 30 ng/ml Unter 200 ng/ml Unter 300 ng/ml Vergrößerung, Doppelkontur, Tumorgröße
Hyperandorgenämie	Hirsutismus, Akne, Alopezie, Seborrhö	Testosteron Dehydroepiandrosteronsulfat 17α-Hydroxyprogesteron ACTH-Test Dexamethasontest Ultraschall (Ovar)	 Erhöht Überschießender Steroidanstieg vor Enzymblock, Steroidabfall nach Enzymblock schlechte Supprimierbarkeit der Androgene Polyzystische Ovarien
Hyperthyreoidismus	Struma, Tachykardie, motorische Unruhe, Tremor, Gewichtsabnahme, Haarausfall	TSH (basal) TSH nach TRH-Test	Erniedrigt unter 2 mE/ml
Hypothyreoidismus	Bradykardie, Wachstumsstörungen, Verlangsamung, myxödematöse Haut, trockenes Haar, Haarausfall	TSH (basal) TSH nach TRH-Test	Erhöht über 20 mE/ml

Tabelle 5.18. Therapeutische Überlegungen bei dysfunktionellen Blutungen

Ursache	Folge	Therapie
1. Zentrale Funktionsstörungen (Aussetzen der zyklischen Funktion, z. B. Streß, Leistungssport)	Anovulation, Corpus luteum-Insuffizienz, atypischer Aufbau des Endometriums	10 Tage Östrogen-Gestagen-Gemische, danach: Rezidivprophylaxe für 3–4 Monate
2. Ovarielle Störung oder Erschöpfung (z. B. Ovarialhypoplasie, PCO-Syndrom)	z. B. mangelhafte Proliferation des Endometriums, glandulärzystische Hyperplasie	Je nach Ursache Maßnahme als Langzeittherapie, z. B. Östrogen-Gestagen-Gemische
3. Dysfunktion anderer endokriner Organe (z. B. Schilddrüse, Nebennieren)	Anovulation, Corpus-luteum-Insuffizienz	z. B. Dexamethason, L-Thyroxin

Tabelle 5.19. Diagnostik zur Erkennung von Follikelreifungsstörungen und einer Gelbkörperdysfunktion

Diagnostisches Ziel	Test
Follikelreifung	Klinische Untersuchung: Ovarialgröße, Zervixindex Östradiol: 300 pg/ml Serum pro reifer Follikel Ultraschall: reifer Follikel 17–20 mm ∅ Laparoskopie
Erkennung der Ovulation	LH-Anstieg im Serum (2- bis 6fach) bzw. im Urin, Ultraschall, Laparoskopie
Gelbkörperfunktion	Aufwachtemperatur, Progesteron mehrfach (10 ng/ml) Prolaktin (basal und nach Metoclopramid), Endometriumbiopsie 26. Tag
Qualität des Endometriums	Endometriumbiopsien

Der 1. Schritt bei der Beurteilung des menstruellen Zyklus ist die Messung der Aufwachtemperatur. Aufgrund der spezifischen klinischen Symptome sowie der Laborbefunde sollten eine Hyperprolaktinämie, eine Schilddrüsenstörung (TSH vor und nach TRH-Stimulation) sowie eine adrenale Überfunktion (DHEA-S, Testosteron) ausgeschlossen werden.

Als Hilfe für die Abklärung und mit Hinweis für die spätere Therapie kann eine modifizierte Einteilung der WHO (Abb. 5.14 und Tabelle 5.21) dienen.

Auch bei biphasischem Zyklus ist die Bestimmung von Prolaktin (Normalbereich 5–20 ng/ml) im Serum notwendig. Eine Hyperprolaktinämie (Prolaktin mehrfach über 30 ng/ml) ist eine häufige Ursache von menstruellen Zyklusstörungen. Eine funktionelle Begleithyperprolaktinämie kann bei Behandlung mit zahlreichen dopaminergen Substanzen (einschließlich Epileptika, Neuroleptika, Antidepressiva, Antihypertensiva, Antimimetika und Antihistaminika) beobachtet werden. Bei manchen Frauen ist eine übermäßige nächtliche Erhöhung der Prolaktinsekretion verantwortlich für ein atypisches Follikelwachstum und damit für Gelbkörperanomalien. Dieser Typ der latenten Hyperprolaktinämie ist oft gekennzeichnet durch normale Basalprolaktinspiegel und einen verstärkten

Tabelle 5-20. Zeitlicher Ablauf der Diagnostik von Zyklusstörungen

Zyklustag	Test	Hormonbestimmung		Bewertung (normal)
3–5	Hormontest 1	LH		1–6 ng/ml
		FSH		1–5 ng/ml
		Prolaktin	(basal)	3–15 ng/ml
		TSH	(basal)	1–6 mE/ml
			(nach TRH)	2–20 mE/ml
		DHEA-S		2–5 μg/ml
		Testosteron		200–700 pg/ml
19–22	Hormontest 2	Progesteron		über 10 ng/ml
		Prolaktin	(basal)	bis 20 ng/ml
			(nach Metoclopramid) (5 mg i.v.)	unter 200 ng/ml
26	Endometriumbiopsien			Keine Abweichung zum zeitgerechten Aufbau von mehr als 2 Tagen

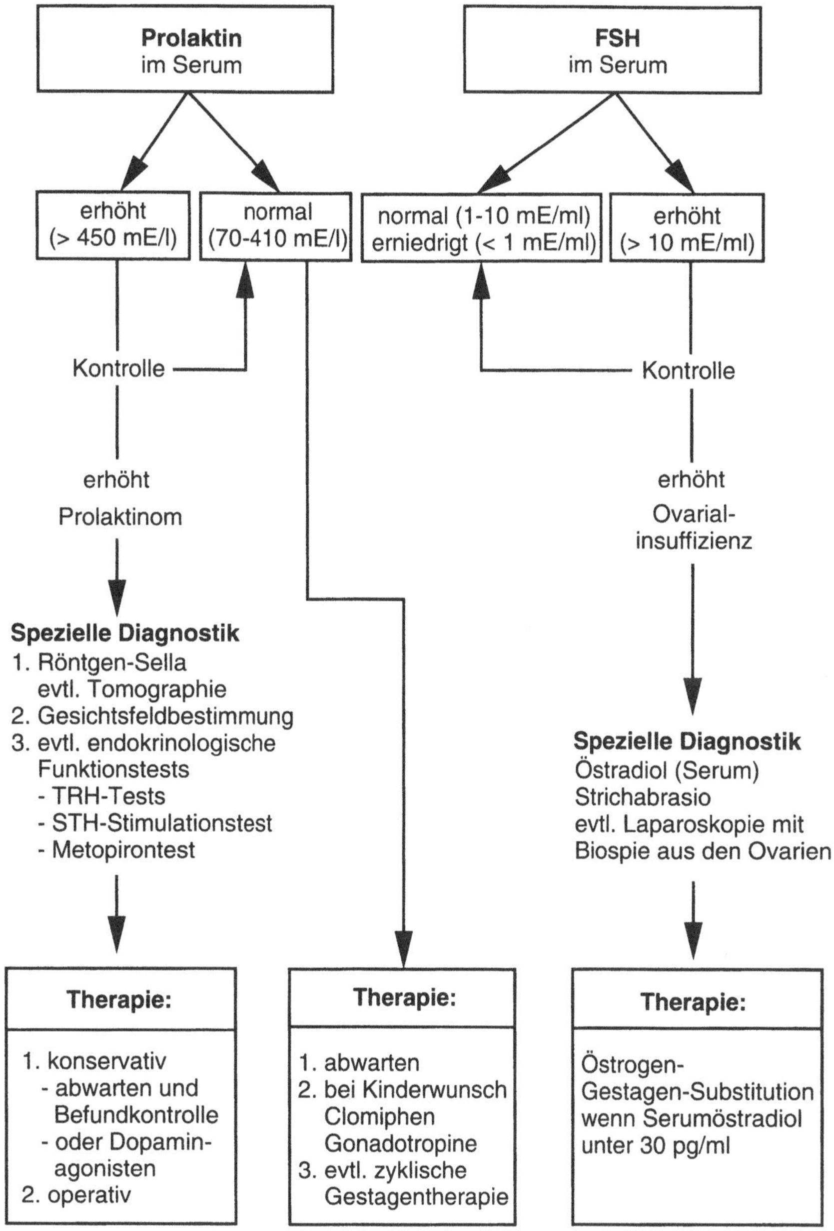

Abb. 5.14. Die Beurteilung von Störungen des menstruellen Zyklus nach der WHO (s. Tabelle 5.21)

Prolaktinanstieg nach Metoclopramidstimulation (Prolaktin über 200 ng/ml, 30 min nach 5 mg Metoclopramid i.v.). Nach Ausschluß einer medikamenteninduzierten Hyperprolaktinämie sollte eine Röntgenuntersuchung (Computertomographie) der Sella durchgeführt werden, um ein Mikro- oder Makroprolaktinom der Hypophyse auszuschließen. Weiterhin sind bei Prolaktinum andere endokrine Funktionen der Hypophyse neben der Prolaktinsekretion zu überprüfen, um Ausfälle z. B. präoperativ zu erkennen. Daher sind in diesen Fällen verschiedene Hormonstimulationsteste der Hypophyse durchzuführen: Metoclopramid (Prolaktinsekretion), Argininhydrochloridstimulationstest (STH-Sekretion), TRH-Test (TSH-Sekretion), und Metopirontest (ACTH-Sekretion). Ebenfalls ist eine Untersuchung des Gesichtsfeldes zum Ausschluß einer Kompression des Chiasma opticum erforderlich. Bei Patientinnen mit geringer bis mäßiger Hyperprolaktinämie (Prolaktin 30–250 ng/ml) und intrasellärem Tumor bis 1 cm Durchmesser bietet sich eine Behandlung mit Dopaminagonisten an (Bromocriptin oder Lisurid). Hierbei sind vierteljährlich Prolaktinkontrollen durchzuführen und etwa alle 2 Jahre eine Röntgenkontrolle. Eine latente Hyperprolaktinämie kann vermutet werden, wenn

Tabelle 5.21. Einteilung, Ätiologie und Therapievorschläge von Zyklusstörungen nach einem modifizierten WHO-Schema. Antiöstrogene sind Clomifen und Tamoxifen; Dopaminagonisten sind Bromocriptin, Lyserid und Meserelid

WHO-Gruppe	Diagnose	Ätiologie	Behandlung
I	Hypogonadotrope Amenorrhö	Hypothalamisch-hypophysäre Insuffizienz	Antiöstrogene, Antiöstrogene + HCG, GnRH-Pumpe, HMG + HCG
II	Hypothalamisch-hypophysäre Dysregulation (Amenorrhö, anovulatorische Oligomenorrhö)	Rückkopplungsstörungen, polyzystische Ovarien	Antiöstrogene, Antiöstrogene + HCG, GnRH-Pumpe, Antiöstrogene + HMG + HCG
III	Hypergonadotrope Amenorrhö	Ovarielle Insuffizienz, Gonadendysgenesie (chromosomal), hyposensitive Ovarien	Kombinierte Östrogen-Gestagen-Behandlung, Immunsuppression (Kortikosteroide), HMG + HCG, Östrogen-Gestagen-Gemische
IV	Normogonadotrope Amenorrhö	Endometriumstörung, kongenitale Anomalien, Synechien, Dysfunktion	Spezifische Therapie, operativ, hochdosiert Östrogene
V	Hyperprolaktinämische Amenorrhö	Hypophysenadenome (Prolaktinome), funktionell, medikamentös	Operation, Dopaminagonisten
VI	Amenorrhö	Unbekannt (psychisch)	Dopaminagonisten, Psychotherapie
VII	Hypogonadotrope Amenorrhö	Hypothalamisch-hypophysäre Insuffizienz (Tumor)	Operation, GnRH-Pumpe, HMG-HCG

Prolaktin über 200 ng/ml 30 min nach 5 mg Metoclopramidstimulation ansteigt. Diese Patientinnen können oft mit Bromocriptin (Pravidel) (2,5 – 5 mg) oder Lisurid (Dopergin) (0,1 – 0,2 mg) als Abendgabe günstig behandelt werden.

Vielfach ist eine Hyperprolaktinämie durch Medikamente bedingt. Bei Patientinnen mit konstanten Prolaktinwerten über 30 ng/ml Serum sollte immer ein Prolaktinom der Hypophyse ausgeschlossen werden. Wenn gleichzeitig Hyperprolaktinämie und Kinderwunsch vorliegt, so ist eine Behandlung mit Dopaminagonisten wie Bromocriptin (Pravidel) oder Lisurid (Dopergin) notwendig. Normoprolaktinämische Frauen können entsprechend ihres menstruellen Zyklus in verschiedene Gruppen eingeteilt werden. Bei Patientinnen mit Amenorrhö ist es wichtig zu unterscheiden, ob sie primär oder sekundär aufgetreten ist. Eine primäre Amenorrhö ist oft mit Mißbildungen der Gonaden und der inneren Genitalorgane verbunden. Bei Frauen mit Amenorrhö sollte zunächst ein Gestagen- und evtl. ein kombinierter Östrogen-Gestagen-Test erfolgen. Der Gestagenentzugstest gibt Informationen über die vorhandene basale Östrogensekretion, wohingegen durch den kombinierten Östrogen-Gestagen-Entzugstest der Nachweis eines funktionsfähigen Endometriums erbracht werden kann. Weiterhin sind die Gonadotropine (FSH) und 17β-Estradiol im Serum zu bestimmen, um eine hypergonadotrope Situation infolge einer Ovarialinsuffizienz sicher zu erkennen. Bei normogonadotropen Patientinnen mit einer hypothalamisch-hypophysären Dysfunktion kann zunächst eine Stimulation der Follikelreifung durch Antiöstrogene (Clomifen) erfolgen. Bei erfolgloser Behandlung mit Antiöstrogenen ist meistens eine Behandlung mit Gonadotropinen zur Induktion der Ovulation einzuleiten.

Bei Frauen mit biphasischem Zyklus kann die Follikelreifung zunächst durch Aufwachtemperaturkurve und anhand der Änderungen der Schleimsekretion der Zervix (z. B. Zervixindex nach Insler, 1977) untersucht werden. Genaue Informationen auch bezüglich des Zeitpunktes der Ovulation liefern Ultraschalluntersuchungen sowie Östradiolbestimmungen im peripheren Blut. Zur Beurteilung der Corpus-luteum-Funktion sind Progesteronbestimmungen im Serum am 5., 7. und 9. Tag nach Anstieg der Aufwachtemperatur bzw. am 19., 22. und 24. Zyklustag hilfreich. Eine normale Funktion des Gelbkörpers kann angenommen werden, wenn die Progesteronserumspiegel mehrmals über 10 ng/ml liegen, wobei erhebliche Tagesschwankungen und von Tag-zu-Tag-Schwankungen der Progesteronsekretion des Corpus luteum zu berücksichtigen sind. Zur Behandlung von Follikelreifungsstörungen (anovulatorische oder ovulatorische Zyklen) können Antiöstrogene (Clomifen) sowie Gonadotropine oder Kombinationen beider eingesetzt werden.

In etwa 25% der Fälle mit anovulatorischen Zyklen beruht die Störung auf einem Fehlen oder Mangel der pulsatilen Sekretion des Gonadotropinreleasinghormons (LH-RH) durch den Hypothalamus. Bei Patientinnen mit dem Verdacht auf hypothalamische Störungen kann die pulsatile Ausschüttung von LH in Blutproben, die alle 10 min zu entnehmen sind, überprüft werden. Diese Störung läßt sich durch eine zyklische intravenöse oder subkutane Behandlung mit LH-RH günstig beeinflussen. Mit Hilfe spezieller Pumpen (Leyendecker et al. 1981; Berg et al. 1984, Kenigsberg u. Collins 1991) werden etwa alle 90 min 12 µg LH-RH (5–25 µg) intravenös oder subkutan zugeführt, und zwar gewöhnlich vom 2. bis 22. Zyklustag.

Bei Patientinnen mit gestörter Follikelreifung sowie ohne Ruptur des Tertiärfollikels kann ein LUF-Syndrom (Luteinisierung des ungesprungenen Follikels) durch Ultraschall oder Laparoskopie erkannt werden. Hierbei zeigen die Ovarien in der frühen Lutealphase keine Zeichen (Stigma) eines gesprungenen Follikels, und gewöhnlich findet sich keine Flüssigkeit im Douglas; falls aus dem luteinisierten Follikel Flüssigkeit durch Punktion aspiriert werden kann, ist die Konzentration von Östradiol und Progesteron mehrfach höher als im peripheren Blut. Bei einer Studie von Kerin et al. (1983) trat ein LUF-Syndrom bei 66 Frauen mit regelmäßigen Zyklen in 4,9% der Fälle auf. Über die Ätiologie sowie über Behandlungsmöglichkeiten beim LUF-Syndrom gibt es zur Zeit in der Literatur keine einheitlichen Stellungnahmen.

5.5.4 Teste

Zur Beurteilung von Zyklusstörungen können klinische sowie laborchemische Teste angewandt werden.

Zu den klinischen Testen zählt der Gestagen-, Östrogen- und der Clomifentest, zu den laborchemischen Testen der LH-RH-, TRH-, Metoclopramid-, ACTH-, Metopiron-, Arginin- und der Dexamethasontest (s. Kap. 2, Band 2).

Die Indikation zur Durchführung der Funktionsteste bei Zyklusstörungen ergibt sich aus den basalen Hormonkonzentrationen im Verein mit dem klinischen Bild.

5.6 Literatur

Akande EO, Anderson DG (1975) Role of sex hormone binding globulin in hormonal changes and amenorrhoea in thyrotoxic women. Br J Obstet Gynaecol 82:557–561

Anderson DG (1966) Role of the thyroid in amenorrhoea. In: Collins JC (ed) Management of amenorrhoea. Thomas, Springfield, pp 148–150

Ayers JWT, Gidwani GP (1983) The "luteal breast": hormonal and sonographic investigation of benign breast disease in patients with cyclic mastalgia. Fertil Steril 40:779–784

Beischer NA, Mackay EV (1981) Colour atlas of gynaecology. Saunders, Sydney, p 100

Berg D, Mickan H, Rjosk H-K (1984) Die Behandlung anovulatorischer Patientinnen durch pulsatile Gabe von Gonadotropin-Releasing Hormon. Geburtshilfe Frauenheilkd 44:715–718

Bohnet HG (1978) Prolaktin und weibliche Fortpflanzung. Habilitationsschrift, Westfälische Wilhelms-Universität Münster

Dmowski WP, Rao R, Scommegna A (1980) The luteinized unruptured follicle syndrom and endometriosis. Fertil Steril 33:30–34

Ferrari C, Paracchi A, Mettei AM, de Vincentiis S, D'Olberton A, Crosignani PG (1992) Cabergoline in the long-term therapy of hyperprolactinemic disorders. Acta Endocrinol 126:489–494

Franks S, Jacobs HS, Nabarro JDN (1976) Prolactin concentrations in patients with acromegaly: clinical significance and response to surgery. Clin Endocrinol 5:63–69

Geisthövel F, Zabel G, Skubsch U, Schillinger H, Breckwoldt M (1983) Sonographic and hormonal studies of hyperandrogenaemic ovarian insufficiency. Acta Endoc [Suppl.] 253:134

Ginsburg J, Hardiman P, Thomas M (1992) Vaginal bromocriptine – clinical and biochemical effects. Gynecol Endocrinol 6:119–126

Goldzieher JW, Green JA (1962) The polycystic ovary – I. Clinical and histological features. J Clin Endocrinol Metab 22:325–338

Hembree WC, Van deWiele RL (1978) Female reproductive system. In: Werner S, Ingbar S (eds) The thyroid. Harper & Row, Hagerstown, pp 914–918

Holzer G, Metka M, Heytmanek G, Knogler W, Huber J (1992) Knochendichte vor und nach Hormontherapie bei jungen Frauen mit hypergonadotroper hypogonader Amenorrhoe. Dtsch Med Wochenschr 117:283–286

Insler V, Bernstein D, Glezerman M (1977) Diagnosis and classification of the cervical factor of infertility. In: Insler V, Bettendorf G (eds) Cervix in reproduction. Thieme, Stuttgart

Jänicke F, Rjosk H-K, Berg D, Gloning K (1983) Pulsatile GnRH-Substitution beim Kallmann-Syndrom der Frau. Geburtshilfe Frauenheilkd 43:351–354

Kenigsberg D, Collins RL (1991) Pulsatile Gonadotropin-Releasing hormone for ovulation induction. In: Collings R. L., (ed) Ovulation induction. Springer, Berlin Heidelberg New York Tokyo, pp 92–102

Kerin IF, Kirkby C, Morris D, McEvoy M, Ward B, Cox LW, (1983) Incidence of the luteinized unruptured follicle phenomenon in cycling women. Fertil Steril 40:620–626

Kleinberg DL, Noel GL, Frantz AG (1977) Galactorrhea: a study of 235 cases including 48 with pituitary tumors. N Engl J Med 296:589–600

Lauritzen C (1983) Diagnostik und Therapie der Zyklusstörungen während Pubertät und Adoleszenz. Gynäkologe 16:32–47

Leyendecker G, Wildt L (1982) Die pulsatile Therapie mit Gonadotropin-Releasing Hormon (GnRH). Geburtshilfe Frauenheilkd 42:689–699

Leyendecker G, Wildt L, Plotz EJ (1981) Die hypothalamische Ovarialinsuffizienz. Gynäkologe 14:84–103

L'Hermite M, Cauffriez A, Robyn C (1977) Pathophysiology of human prolactin secretion with special reference to prolactin secreting pituitary adenomas and isolated galactorrhea. In: Crosignani PG, Robyn C (eds) Prolactin and human reproduction. Academic Press, London, p 179

Luciano AA, Chapler FK, Sherman BM (1984) Hyperprolactinemia in polycystic ovary syndrome. Fertil Steril 41:719–725

Maraschini C, Moro M, Masala A, et al (1991) Chronic treatment with Parlodel LAR of patients with prolactin-secreting tumours. Different responssiveness of micro- and macroprolactinomas. Acta Endocrinol (Copenh) 125:494–50170

Melis GB, Gambacciani M, Paoletti AM, Mais V, Sghedoni D, Fioretti P (1989) Reduction in the size of prolactin-producing pituitary tumor after Cabergoline administration. Fertil Steril 52:412–415

Merola B, Colao A, Caruso E, et al (1991) Oral and injectable long-lasting bromocriptine preparations in hyperprolactinemia: comparison of their prolactin lowering activity, tolerability and safety. Gynecol Endocrinol 5:267–276

Moltz L, Pickartz H, Sörensen, R, Schwartz U, Hammerstein J (1984) Ovarian and adrenal vein steroids in seven patients with androgen-secreting ovarian neoplasms: selective catheterization findings. Fertil Steril 42:585–593

Muse KN, Wilson EA (1982) How does mild endometriosis cause infertility? Fertil Steril 38:145–152

Oberdisse K, Klein E, Reinwein D (1980) Die Hyperthyreose. In: Oberdisse K, Klein E, Reinwein D (Hrsg) Die Krankheiten der Schilddrüse. Thieme, Stuttgart, S 282–289

Peters F, Richter D, Breckwoldt M (1982) Interactions between psychosomatic conflicts and gonadotropinsecretion. Acta Obstet Gynecol Scand 61:439–443

Potter JD (1980) Hypothyroidism and reproductive failure. Surg Gynecol Obstet 150:251–255

Rabe T, Grunwald K, Runnebaum B (1992) Differentialdiagnostische Abklärung endokriner Krankheitsbilder. In: Breckwoldt M (Hrsg) Diagnostik und Therapie von Androgenisierungserscheinungen bei der Frau. Diesbach, Berlin, S 24–90

Rjosk HK, von Werder K (1983) Die hyperprolaktinämische Ovarialinsuffizienz und ihre Behandlung In: Zander J (Hrsg) Die Sterilität. Urban & Schwarzenberg, München, S 29–38

Rjosk HK, Berg D, von Werder K (1984) Hyperprolaktinämische Ovarialinsuffizienz. Wien Med Wochenschr 17:388–392

Runnebaum B, Breckwoldt M (Hrsg.) (1992) Leuprorelinacetat – Ein neues GnRH-Analogon. Springer, Berlin Heidelberg New York Tokyo

Scott JC Jr, Mussey E (1964) Menstrual pattern in myxedema. Am J Obstet Gynecol 90:161–165

Seibel MM, Berger MJ, Weinstein FG, Taymor ML (1982) The effectiveness of danazol on subsequent fertility in minimal endometriosis. Fertil Steril 38:534–537

Sitruk-Ware LR, Sterkers N, Mowszowicz J, Mauvais-Jarois P (1977) Inadequate corpus luteal function in women with benign breast diseases. J Clin Endocrinol Metab 44:771–774

Sitruk-Ware LR, Sterkers N, Mauvais-Jarois P (1979) Benign breast disease I. Hormonal investigation. Obstet Gynecol 53:457–460

Schneider HPG, Bohnet HG (1981) Die hyperprolaktinämische Ovarialinsuffizienz. Gynäkologe 14:104–118

Schwartz U, Moltz L, Hammerstein J (1981) Die hyperandrogenämische Ovarialinsuffizienz. Gynäkologe 14:119–130

Taylor S (1981) High resolution of direct coronal CT of the sella: diagnosis of prolactinomas. Neuroendocrinol Lett 3, 325

von Werder K (1991) Therapie von Mikro- und Makroprolactinomen. Dtsch Med Wochenschr 116:25–27

World Health Organization Scientific Group Report (1976) Agent stimulating gonadal function in the human. The WHO Consultation on the Diagnosis and Treatment of Endocrine Forms of Female Infertility, Chaired by B Lunenfeld. WHO Tech Rep Ser 514

6 Die Pubertät und ihre Störungen

I. Gerhard und U. Heinrich

6.1 Normale weibliche Pubertät

6.1.1 Definition

Mit Pubertät bezeichnet man den Lebensabschnitt, in dem sich das Kind zum Erwachsenen entwickelt. Er ist charakterisiert durch einschneidende hormonelle Veränderungen, die zur Ausprägung der sekundären Geschlechtsmerkmale bis hin zur vollständigen sexuellen Reife (Fertilität) führen. Diese Phase läßt sich auch einteilen in den Abschnitt der frühen Adoleszenz, der mit der ersten Menstruation beginnt und mit der ersten Ovulation endet, und den Abschnitt der späten Adoleszenz, der mit der ersten Ovulation beginnt und mit der Reife der Frau endet.

6.1.2 Pathomechanismus und Hormonveränderungen

Bis heute ist nicht klar, welches der eigentliche Auslöser für die Pubertätsentwicklung ist. Da bei nichtparenchymatösen Tumoren im Bereich der Zirbeldrüse eine vorzeitige Pubertätsentwicklung und bei parenchymalen Tumoren eine verzögerte Pubertät mit hypogonadotropem Zustand beobachtet wird, sieht man in diesem Organ ein wesentliches Steuerzentrum der Pubertät. In tierexperimentellen Untersuchungen wurde festgestellt, daß das Melatonin, das in negativer Abhängigkeit von retinalen Lichtreizen in der Epiphyse synthetisiert wird, hemmend auf die Gonadenfunktion wirkt (Lang et al. 1983). Während Silman und Mitarbeiter (1979) bei Knaben einen signifikanten präpubertären Melatoninabfall beobachteten, der den entsprechenden Mädchen fehlte, konnten andere Autoren kein altersabhängiges Sekretionsmuster bestimmen (Tetsuo et al. 1982). In neueren Arbeiten wird sogar ein Melatoninanstieg durch eine erhöhte pulsatile Sekretionsamplitude beschrieben, die u. U. durch Östrogene stimuliert wird (Penny 1985). Es ist anzunehmen, daß im Bereich der Epiphyse noch andere Substanzen existieren, die die Bildung und Sekretion von GnRH im Hypothalamus beeinflussen. Auch gibt es enge Zusammenhänge zwischen der Prolaktin- und Melatoninsekretion (Webley et al. 1988).

Weitere hormonelle Veränderungen während der Pubertät lassen sich am ehesten durch die Gonadostathypothese erklären (Grumbach et al. 1974). Sie geht davon aus, daß ein Rückkopplungsmechanismus zwischen Hypothalamus, Hypophyse

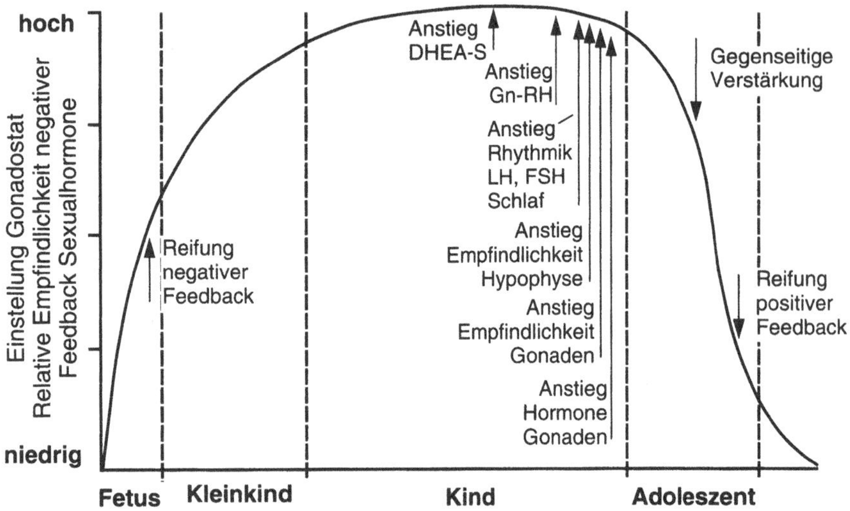

Abb. 6.1. Gegenwärtiges Konzept der Gonadostattheorie mit biphasischer Entwicklung der relativen Empfindlichkeit der negativen Rückkopplung (Feedback) der Sexualhormone im Hypothalamus. (Rosenfield 1982)

und Ovar besteht, dessen Niveau durch die biologische Reifung auf hypothalamischer Ebene verändert wird (Abb. 6.1).

Bereits intrauterin entwickelt der Fetus ein negatives Feedbacksystem, indem durch die höheren Konzentrationen der plazentaren Östrogene die Gonadotropinbildung blockiert wird. Nach der Geburt fallen die plazentaren Östrogene und Gestagene weg, so daß durch die herabgesetzte Hemmung des GnRH vermehrt Gonadotropine freigesetzt werden. Dieses kann bei Kindern zwischen der 2. und 6. Lebenswoche zusammen mit erhöhten endogenen Prolaktinspiegeln zu einer Brustentwicklung führen. In den ersten 2 Lebensjahren treten nächtliche LH-Pulse durch pulsatile LHRH-Ausschüttung auf. Es kann in dieser Zeit bei Mädchen durch erhöhte endogene Östrogenkonzentration zu vaginalen Blutungen kommen. Im weiteren Verlauf bildet sich ein negativer Feedbackmechanismus durch die Gonadenhormone aus, so daß die GnRH-Freisetzung gebremst wird. In diesem Alter reichen offenbar die geringen Sexualsteroidmengen aus, um die Hypothalamus-Hypophysen-Achse zu supprimieren, oder es hemmen noch unbekannte hypothalamisch wirksame Suppressionssubstanzen die GnRH-Freisetzung (Leidenberger 1992).

Durch zunehmende biologische Reifung während der Kindheit nimmt zu Beginn der Pubertät die Sensibilität der hypothalamischen Zentren gegenüber Sexualhormonen ab (Stolecke 1982b). Dies führt zu einer vermehrten Sekretion von GnRH, wodurch die Hypophyse und schließlich die Ovarien zur Sekretion größerer Hormonmengen stimuliert werden. Durch pulsatile GnRH-Infusionen läßt sich eine normale Pubertät mit ovulatorischen Zyklen induzieren (Wildt et al. 1980). Die gesteigerte ovarielle Steroidproduktion greift ihrerseits in den Feedbackmechanismus ein. Ab Pubertätsmitte reichen niedrige Konzentrationen an endogenen Östrogenen als Mediatoren für die Reifung der hypothalamisch-hypophysären Achse aus, die Sensitivität auf GnRH wird gesteigert, und ein positiver Feedbackmechanismus des Hypothalamus und der Hypophyse entwickelt sich. Höhere Östrogenspiegel lösen später den mittzyklischen LH-Peak aus und ermöglichen den ovulatorischen Menstruationszyklus.

6.1.2.1 Adrenarche

Zur Adrenarche kommt es durch die selektive Änderung der adrenalen Biosynthese durch Entwicklung der Zona reticularis mit zunehmender Bildung von Dehydroepiandrosteron (DHEA) und DHEA-S. Die ersten meßbaren Veränderungen finden sich im Alter von 5–6 Jahren. Ein bis zwei Jahre später steigen auch die Androstendionkonzentrationen an (Abb. 6.2). Bis zum Alter von 11,9 Jahren ist der freie Androgenindex bei Knaben und Mädchen gleich. Trotz zunehmender Pubesbehaarung steigt er bei Knaben stärker an als bei Mädchen, so daß eine erhöhte Androgensensitivität der Haare bei den Mädchen angenommen wird. Für den Wachstumsschub bei den Mädchen spielen die Androgene kaum eine Rolle. Der empfindlichste Parameter zur Bestimmung der beginnenden Pubertät ist die Mes-

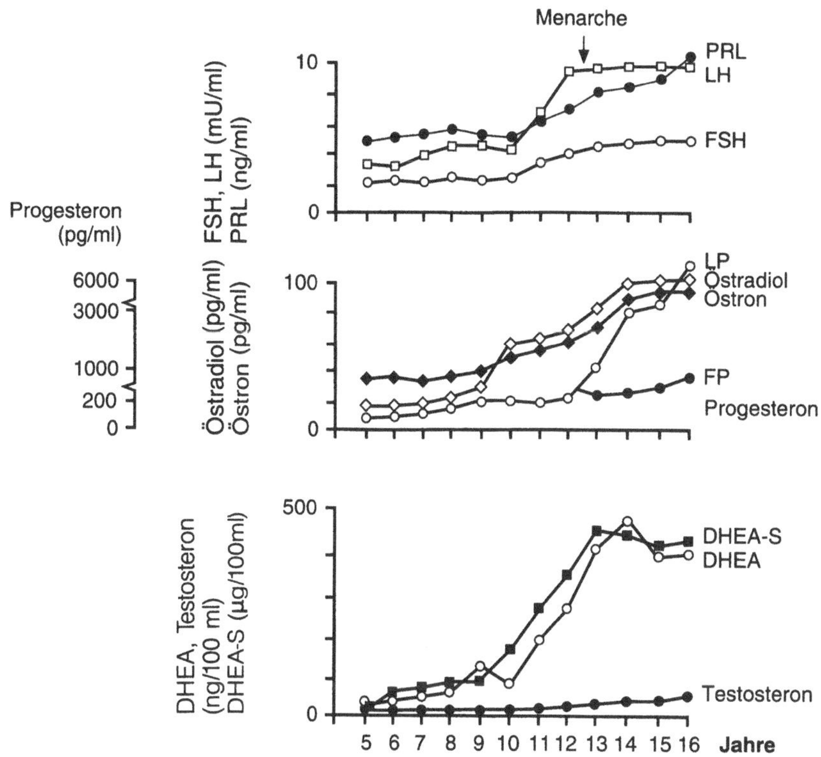

Abb. 6.2. Plasmaspiegel von LH, FSH, Prolaktin, Progesteron, Östron, Östradiol, Dehydroepiandrosteronsulfat (DHEA-S), Dehydroepiandrosteron und Testosteron bei Mädchen in Abhängigkeit vom chronologischen Alter. FP = Follikelphase; LP = Lutealphase (Sizonenko 1978)

sung der peripheren DHEA-Konzentrationen. Liegen sie unter 150 ng/dl Serum, so ist in der nächsten Zeit die Pubertät nicht zu erwarten. Bei Werten über 150 ng/dl Serum kann man davon ausgehen, daß die Pubertät begonnen hat (Korth-Schütz et al. 1976). Statt des freien DHEA kann auch DHEA-S gemessen werden, das geringere Schwankungen aufweist. Es steigt durchschnittlich von 35 µg/dl im Alter von 5–6 Jahren auf 120 µg/dl im Alter von 7–9 Jahren an und erreicht in fortgeschritteneren Pubertätsstadien (Ps) 400 µg/dl. Mit zunehmendem Alter wird das Verhältnis von DHEA zu DHEA-S signifikant kleiner.

Bis zum 16. Lebensjahr läßt sich der Anstieg dieser Androgene verfolgen, da sich gleichzeitig die Kortisol- und ACTH-Spiegel verändern. Man nimmt an, daß die erhöhten Androgenspiegel die Achsel- und Schambehaarung induzieren und aufrechterhalten, wobei durch die ansteigenden Gonadenhormone ein positiver Feedbackmechanismus über hypothalamische Zentren möglich erscheint. Prinzipiell verlaufen Adrenarche und Gonadarche unabhängig voneinander, weshalb z. B. auch bei agonadalen Kindern eine Adrenarche eintritt, bzw. trotz Nebenniereninsuffizienz die Pubertät normal einsetzt.

DHEA und DHEA-S werden überwiegend in der Zona reticularis, der inneren Zone der NNR, gebildet. Da die adrenale Blutversorgung von der Kortex zur Medulla verläuft, finden sich in der Zona reticularis die höchsten Konzentrationen von Steroidpräkursoren für die DHEA-S-Synthese. Durch ansteigende Kortisolkonzentrationen wird die Aktivität der 17–20-Desmolase gesteigert und die der 3β-ol-Dehydrogenase gehemmt, so daß hierdurch die Differenzierung und Reifung der Zona reticularis gesteuert werden kann. DHEA seinerseits kann die 17–20-Desmolase-Aktivität hemmen und die Steroidsulfotransferase stimulieren. Östrogene, Testosteron und Dihydrotestosteron (DHT) haben die entgegengesetzte Wirkung.

ACTH stimuliert die verschiedenen NNR-Enzyme. Während der gesamten Pubertät ändern sich die basalen und durch CRF stimulierten ACTH- und Kortisolspiegel nicht, während basale und stimulierte DHEA-Spiegel mit Ablauf der Pubertät ansteigen (Attanasio et al. 1987). Es wurde deshalb bereits seit vielen Jahren ein hypophysäres Adre-

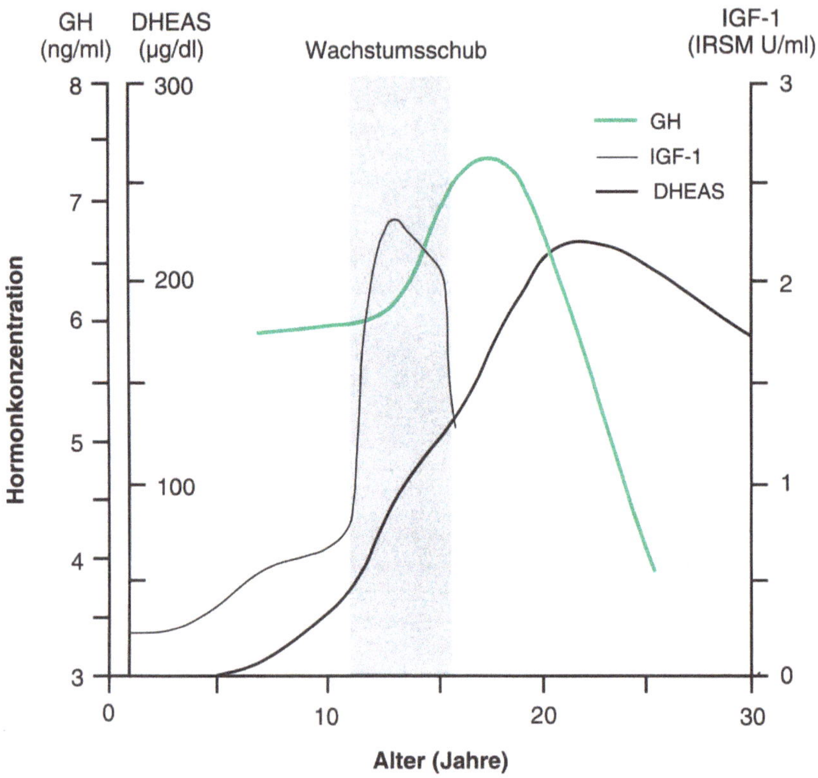

Abb. 6.3. Konzentrationsveränderungen von Insulin Growth Factor (IGF 1), Wachstumshormon (*GH*) und DHEA-S während der Pubertät. (Hubert u. Carson 1990)

narchehormon postuliert. Kürzlich wurde das Cortical Adrenal Stimulating Hormone (CASH) identifiziert. Es handelt sich dabei um ein 18 Aminosäuren umfassendes Peptid, welches mit einem Teil des „joining peptide" des hypophysären Proopiomelanocortin (POMC) identisch ist. Es schließt sich als Scharnierpeptid am N-terminalen Ende des POMC an ACTH an (Parker et al. 1989).

Parallel zu DHEA steigen während der Pubertät auch die Betaendorphin- und Lipotropinkonzentrationen an, so daß sie u. U. auch auf die adrenale Steroidproduktion Einfluß nehmen. Naloxon induziert jedoch erst in der späten Pubertätsphase (wie bei der erwachsenen Frau präovulatorisch und in der Lutealphase) einen LH-Anstieg (Petraglia et al. 1986). Die Plasmaspiegel der insulinähnlichen Wachstumsfaktoren (Insulin-like-Growth Factors = IGF) korrelieren ebenfalls mit der Androgenproduktion während der Adrenarche, während Insulin in vitro die DHEA-Produktion supprimiert (Abb. 6.3). In der Pubertät nimmt die Insulinsensitivität ab, die negativ mit dem Körpermassenindex, DHEA-S und IGF 1 korreliert, was durch eine erhöhte Insulinsekretion kompensiert wird (Bloch et al. 1987; Caprio et al. 1989). Schließlich können auch Katecholamine in die adrenale Steroidproduktion eingreifen. Indirekt wirkt sich das Körpergewicht aus: Adipöse Patientinnen weisen erhöhte Androgene bei normalem Kortisol auf. Durch Fasten sinkt die Aktivität der Steroidsulfotransferase, so daß die DHEA-S-Konzentrationen abfallen. Durch Veränderung der Bindungsproteine (BP) wird die Bioverfügbarkeit der Androgene beeinflußt: Sexualhormonbindendes Globulin (SHBG) und IGFBP 1 fallen im Laufe der Pubertät ab. SHBG korreliert negativ mit Insulin und IGFBP 1, positiv mit den Androgenen (Holly et al. 1989).

6.1.2.2 Gonadarche

Im Alter von 8 bis 10 Jahren steigen die FSH- und LH-Konzentrationen im Serum an. Ihnen geht eine Änderung der GnRH-Freisetzung voraus, wobei es sich um Reifungsprozesse des Zentralnervensystems handelt. Zunächst verschiebt sich die Relation von FSH zu LH. Bereits in der frühen Mittpubertät wird eine pulsatile LH-Ausschüttung meßbar, die nachts eine größere Amplitude aufweist (Jakacki et al. 1982; Chipman et al. 1981)

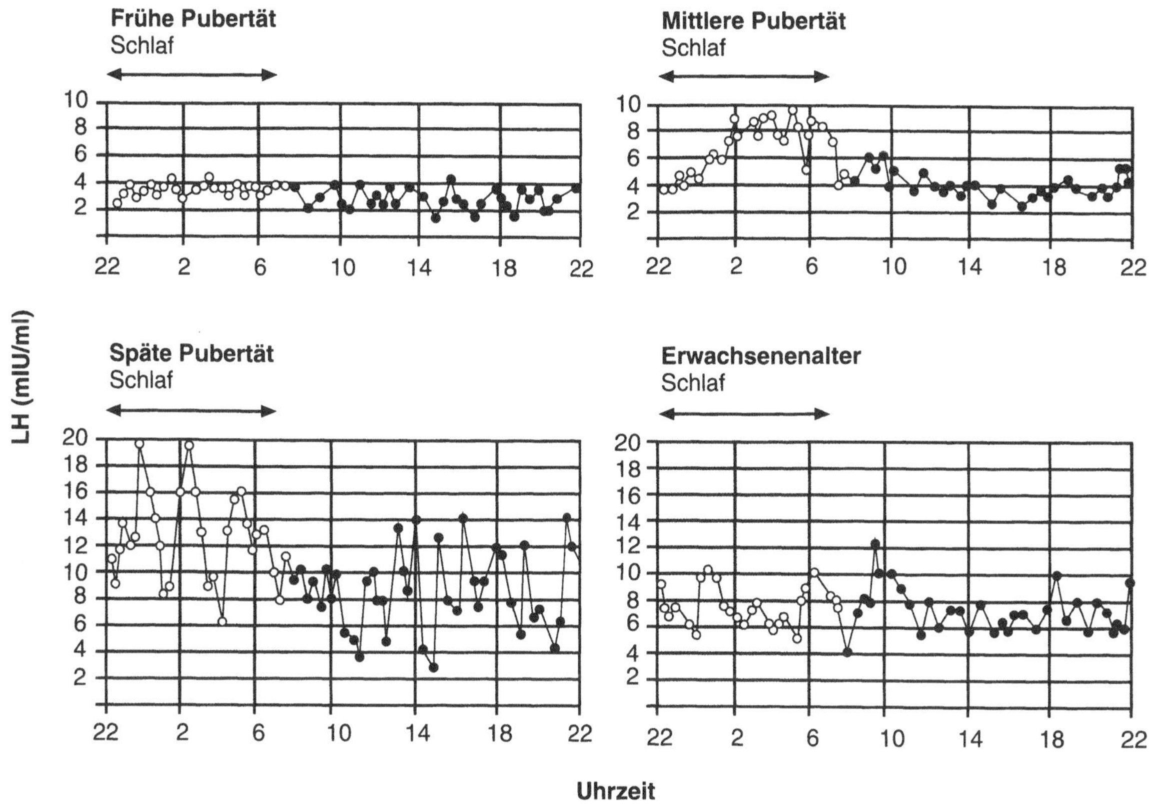

Abb. 6.4. Serumkonzentrationen von LH in früher, mittlerer und später Pubertät sowie im Erwachsenenalter bei Mädchen und Frauen. Die Blutentnahmen erfolgten in 20minütigen Abständen über 24 h. (Eisenberg 1981)

(Abb. 6.4). Gegen Ende der Pubertät sind die schlafinduzierten pulsatilen Sekretionsmuster nicht mehr vorhanden. Es kommt zur Erhöhung der tonischen Sekretion und einer Amplitudenerhöhung der pulsatilen Ausschüttung, die von der Tageszeit unabhängt. Durch Stimulation mit GnRH läßt sich mit fortschreitender Pubertät eine zunehmend stärkere LH-Freisetzung erreichen (Abb. 6.5). Die Gonadotropinreaktion auf GnRH ist direkt abhängig von den endogenen GnRH- und Östradiolkonzentrationen (Marshall et al. 1983). Sie ist am höchsten bei hohen Östrogenkonzentrationen und sinkt mit zunehmender Progesteronproduktion in der Lutealphase wieder ab (Lemarchand-Beraud 1982). Parallel zum Gonadotropinanstieg steigt auch Inhibin an (Burger et al. 1988).

6.1.2.3 Ovarielle Hormone

Während in den ersten beiden Lebensjahren die Östradiolkonzentrationen zum Teil höher als bei präpubertären Mädchen liegen, sind in der Kindheit Konzentrationen unter 10 pg/ml Serum zu finden (Abb. 6.6). Falls Werte über 15–20 pg/ml Serum gefunden werden, so kann man davon ausgehen, daß die Pubertät im Gange ist. Ab Pubertätsstadium P 3 (s. Abb. 6.10) nimmt die Sekretion von Östradiol durch den reifenden Follikel stärker zu als die von Östron.

In den Granulosazellen bewirkt der pubertäre FSH-Anstieg die Bildung von FSH-Rezeptoren und die Synthese der Aromatase. In der Theca interna und dem Stroma entwickeln sich LH-Rezeptoren. Durch den pubertären LH-Anstieg wird in den Zellen der Theca interna die Bildung von Testosteron und Androstendion stimuliert. Androstendion wird ebenfalls vom Stroma ovarii gebildet. Die Androgene werden mit Hilfe der Aromatase in Östrogene umgewandelt.

In den ersten Zyklen nach der Menarche bestehen von Beginn des Zyklus an erhöhte Androgenspiegel. Mit zunehmender Ausreifung des menstruellen Zyklus werden die Testosteronkonzentrationen in der Follikelphase niedriger. Bei normalen biphasischen Zyklen kommt es schließlich präovulatorisch zu einem Testosteron- und Progesteronanstieg, wobei die Testosteronkonzentrationen positiv mit den postovulatorischen Progesteronwerten korrelieren.

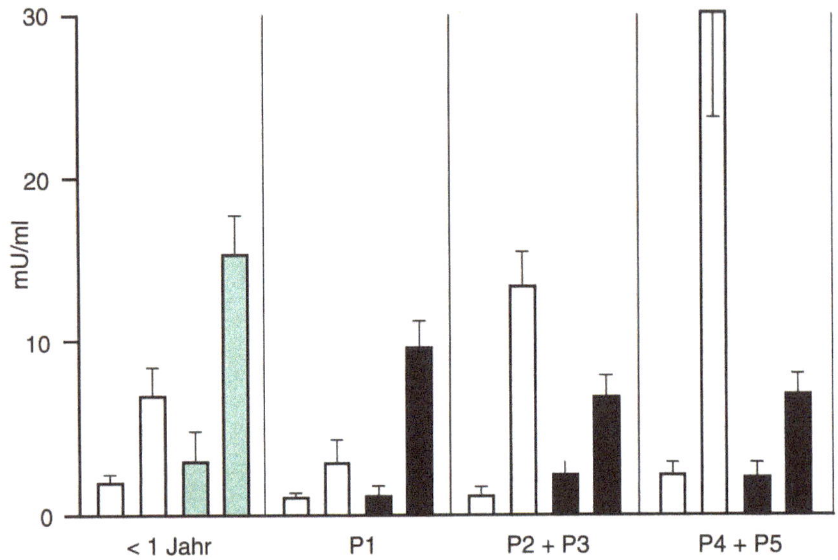

Abb. 6.5. Basalwerte und stimulierte Maximalwerte von LH und FSH bei Mädchen im GnRH-Test nach Gabe von 0,1 mg/m^2 in Abhängigkeit vom Reifegrad der Pubes 1–5. Mittelwerte±SEM (*leerer Balken* LH, *grüner Balken* FSH) (Job et al. 1977)

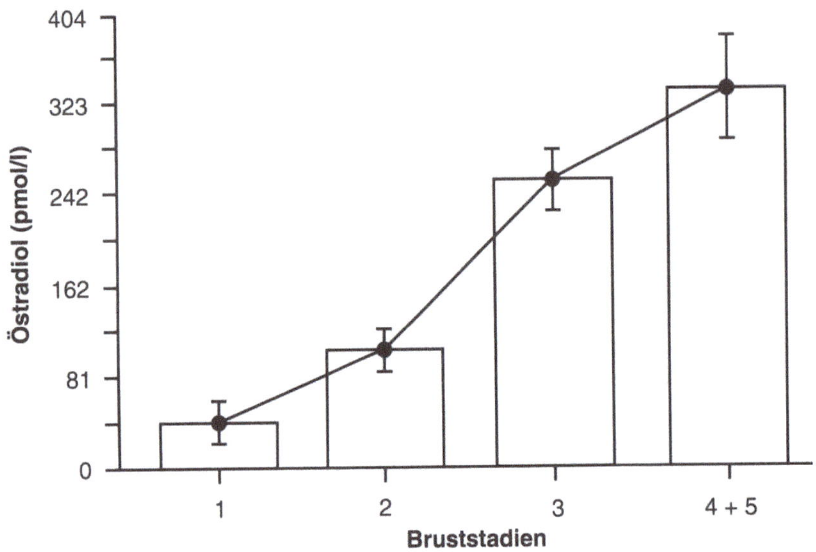

Abb. 6.6. Östradiolspiegel in Abhängigkeit vom pubertären Entwicklungsstadium. (Nach Warren u. Brooks-Gunn 1989)

In Tabelle 6.1 sind die Konzentrationen der Gonadotropine und verschiedener ovarieller und adrenaler Steroide in Abhängigkeit vom Pubertätsstadium zusammengestellt (Winter et al. 1978).

6.1.2.4 Wachstumshormon

Der hypophysäre Wachstumshormon(hGH)-Gehalt ist über die verschiedenen Lebensalter relativ konstant. Bildung und Sekretion erfolgen über das hypothalamische Wachstumshormon-Releasing-Hormon (hGRH), die Ausschüttung wird gehemmt durch das Somatostatin (GHRH), ein Tetradekapeptid aus der Eminentia media. Beide Peptide werden beeinflußt durch verschiedene Neurotransmitter (z. B. Dopamin, Epinephrin, Histamin u. a.) und Stoffwechselprodukte (freie Fettsäuren, Glukosespiegel u. a.). An den Zielorganen wirkt das Wachstumshormon zum Teil direkt, zum Teil über die Somatomedine – Eiweißhormone, die vorwiegend in der Leber gebildet werden. Somatomedine heißen auch Insulin-like-Growth Faktoren 1 und 2

Tabelle 6.1. Vergleich von Proteo- und Steroidhormonkonzentrationen (Mittelwerte) und Pubertätsentwicklung beim Mädchen. (Nach Winter et al. 1978)

Hormon	Pubertätsentwicklung nach Tanner			
	P_1	P_2	P_3	P_4
FSH µg LER 907/dl	8,2	9,4	14,2	19,5
LH µg LER 907/dl	2,1	2,1	3,7	7,6
Östradiol ng/dl	0,8	1,3	2,5	7,6
Östron ng/dl	1,4	2,0	3,0	4,9
Progesteron ng/dl	10	16	23	161
17α-Hydroxy-Progesteron ng/dl	35	45	62	114
Dehydroepiandrosteron ng/dl	75	293	465	471
Dehydroepiandrosteronsulfat µg/dl	35	100	140	210
Androstendion ng/dl	26	60	70	130
Testosteron ng/dl	7	17	30	38
Dihydrotestosteron ng/dl	5	8	14	16

(IGF 1 und 2), da sie insulinähnliche Wirkung haben. Sie binden an einen eigenen, aber auch an den Insulinrezeptor. Sie steigen rapide unter dem Einfluß von hGH-Infusionen an, werden nicht durch Insulinantikörper unterdrückt und steigern das Körpergewicht und die Körpergröße. Vor der Pubertät sind die IGF 1-Serumkonzentrationen niedrig, in der Pubertät steigen sie an mit Spitzen bei 13–15 Jahren und fallen danach wieder ab (Abb. 6.3). Es existiert ein GHRH-hGH-IGF 1-Rückkopplungsmechanismus, jedoch werden auch erhöhte Wachstumshormonkonzentrationen ohne gleichzeitigem IGF 1-Anstieg gefunden. Östrogene und Androgene stimulieren die IGF 1-Bildung. IGF 1 ist nötig für den pubertären Wachstumsschub: Kinder mit vorzeitiger Pubertät haben hohe IGF 1-Spiegel. Bei hochwüchsigen Mädchen, die erfolgreich hormonell behandelt werden, geht eine Abnahme der Wachstumsgeschwindigkeit mit einem Absinken der IGF 1-Konzentration einher. Pygmäen fehlt der Wachstumsschub, sie haben erniedrigte IGF 1-Spiegel in der Pubertät bei normalen Wachstumshormon- und Steroidkonzentrationen (Merimee et al. 1987).

Das Wachstumshormon wirkt kohlenhydrateinsparend, eiweißaufbauend und fettabbauend. Es wird pulsatil ausgeschüttet und stimuliert das enchondrale Knochenwachstum (über Somatomedin und direkt) durch Steigerung der Bildung von Epiphysensäulenknorpel (Krabbe et al. 1982). Wachstumshormon hat zwar einen Effekt auf das Parathyreoidealhormon (PTH) und die Vitamin-D_3-Bildung, diese Beziehung ist jedoch nicht von zentraler Bedeutung. Die gonadalen Steroide haben einen stimulierenden Einfluß auf die Frequenz und Amplitude der spontanen nächtlichen GHRH-Pulse. Hierüber wird eine gesteigerte hGH-Sekretion induziert. Der pubertäre Wachstumshormonanstieg läuft parallel zur ansteigenden Androgenproduktion, aber der Abfall von hGH im Verlaufe des Lebens beginnt bereits 10 Jahre bevor die adrenale Androgenproduktion nachläßt. Die Östrogene haben einen dualen Effekt: niedere Konzentrationen stimulieren die Wachstumshormonsekretion um den Faktor 2 bis 3, höhere Konzentrationen scheinen durch eine direkte Wirkung am Endorgan und auch durch eine Hemmung der Somatomedinbildung die Wachstumshormonwirkung zu bremsen. Bei Adoleszenten werden durchschnittliche hGH-Konzentrationen von $5{,}6 \pm 3{,}6$ ng/ml Serum gefunden, die beim Erwachsenen auf $3 \pm 1{,}6$ ng/ml absinken. Auch die schlafinduzierte Amplitude ist bei Adoleszenten am größten.

6.1.2.5 Prolaktin

Das Prolaktin ist ein dem Wachstumshormon nahe verwandtes Hypophysenvorderlappenpeptid. Seine Bedeutung für die Brustentwicklung des Mädchens ist unsicher, nachgewiesen ist die Bedeutung nur für die Laktation. Medikamentös veränderte Prolaktinspiegel beeinflußten im Tierversuch den Pubertätsablauf nicht. Physiologische Prolaktinkonzentrationen sind für eine normale ovarielle Funktion notwendig. Die Prolaktinkonzentrationen steigen in der Pubertät leicht an. Ab 9. Lebensjahr finden sich keine größeren Schwankungen mehr. Die Normalbereiche liegen bereits wie bei Erwachsenen zwischen 5 und 15 ng/ml Serum.

6.1.3 Körper- und Organveränderungen

6.1.3.1 Körperwachstum

In der Pubertät kommt es zu einem Anstieg der Wachstumsgeschwindigkeit (= Längenwachstum in Zentimeter pro Jahr), deren Maximum bei Mädchen etwa bei 12 Jahren liegt (Abb. 6.7). Dieser Wachstumsschub beginnt nach der Thelarche, dauert etwa 2 Jahre lang und bedingt auf der Höhe des Spurts ein durchschnittliches Wachstum von 8 cm/Jahr. Zum Zeitpunkt der Menarche ist noch mit einem Größenzuwachs von 7 cm zu rechnen. Durch zunehmende Wirkung der Östrogene kommt es einige Zeit später zum Verschluß der Epiphysenfugen. Verglichen mit dem Längenwachstum än-

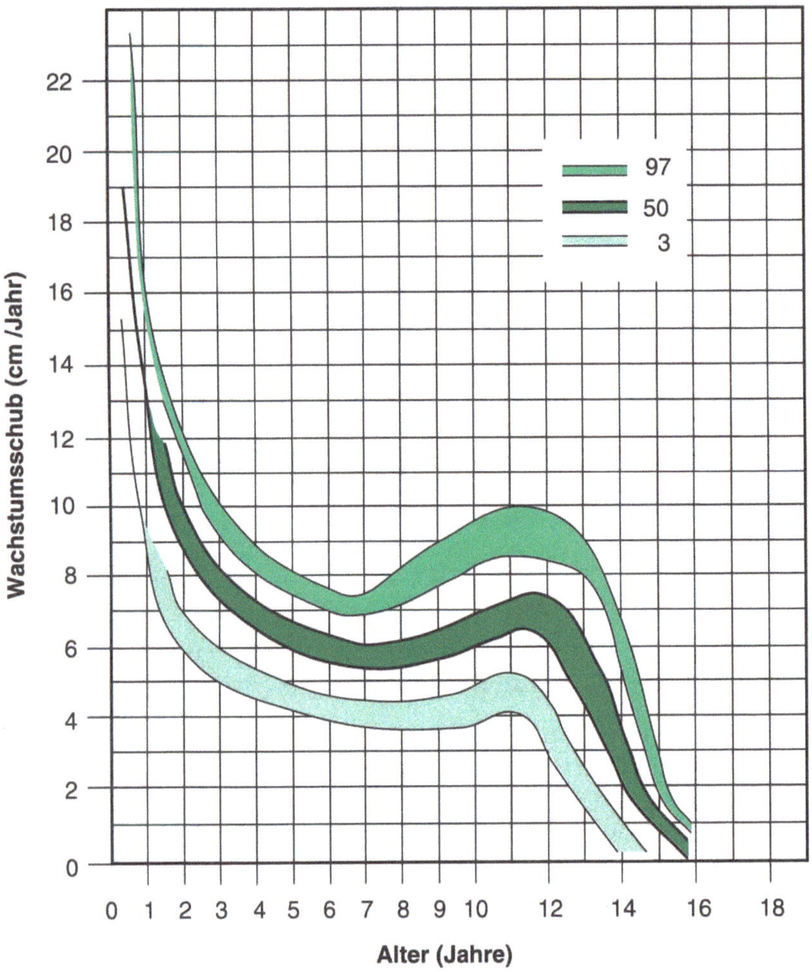

Abb. 6.7. Perzentilendiagramm für die Wachstumsrate bei Mädchen. (Nach Tanner u. Whitehouse 1976)

dern sich die Maße des kleinen Beckens langsamer, so daß die Ausreifung des Geburtskanals später vollendet ist als das Längenwachstum. Parallel zum Längenwachstum ändert sich die Breite der Knochen, es kommt zur Zunahme der Muskulatur und des Fettgewebes, wobei sich bei Mädchen die typische Fettverteilung an Hüften, Brüsten, Armen und Oberschenkeln ausbildet.

Zur Dokumentation der Längen- und Gewichtsveränderungen bietet sich die Darstellung in Somatogrammen oder die Einteilung in Perzentilen an.

Im Somatogramm (Abb. 6.8) wird der altersentsprechende Normalbereich (Mittelwert mit 2facher Standardabweichung) erfaßt, so daß definitionsgemäß 96% einer normal verteilten Gruppe darin enthalten sind.

Die Darstellung in Perzentilen (Abb. 6.9) berücksichtigt den Median und ist besser geeignet, den Wachstumsverlauf eines Individuums zu charakterisieren, wobei ein „Perzentilensprung" im Wachstums- oder Gewichtsverhalten zu sorgfältiger Untersuchung Anlaß geben muß. Entsprechend der Einteilung in Perzentilen lassen sich Abweichungen von der Norm korrekter definieren, z. B. bedeutet

- Kleinwuchs: ein aktuelles Längenmaß unter der 3. Perzentile.
- Hochwuchs: ein aktuelles Längenmaß über der 97. Perzentile.

Unter Längenalter versteht man das Alter, bei dem die aktuelle Länge auf der 50. Perzentile liegt. Je nach Entwicklungsstand und Pubertätsstadium kann das Längenalter dem chronologischen Alter voraus sein (z. B. bei Pubertas praecox durch den zu frühen hormonell induzierten Wachstumsschub) oder hinter dem chronologischen Alter nachhinken, z. B. bei konstitutioneller Entwicklungsverzögerung.

In den letzten 10 Jahren wurde bei deutschen Mädchen eine signifikante Zunahme des Körpergewichts beobachtet, die nicht ausschließlich auf das zunehmende Körperhöhenwachstum zurückzufüh-

Mädchen

Alter	Länge (cm)	Gewicht (kg)
14,0	162	53,5
	161	52,2
	160	50,9
13,0	159	50,1
	158	48,9
	157	47,9
	156	46,9
	155	45,9
12,0	154	44,8
	153	43,8
	152	42,7
	151	42,1
	150	41,2
	149	40,0
	148	39,3
11,0	147	38,5
	146	37,4
	145	36,9
	144	36,2
	143	35,4
	142	34,5
10,0	141	33,6
	140	33,0
	139	32,4
	138	31,6
	137	31,1
	136	30,5
9,0	135	29,8
	134	29,0
	133	28,6
	132	28,0
	131	27,4
8,0	130	27,1
	129	26,4
	128	25,7
	127	25,3
	126	24,8
	125	24,3
7,0	124	24,0
	123	23,6
	122	23,0
	121	22,6
	120	22,2
	119	21,7
6,0	118	21,3
	117	20,8
	116	20,5
	115	20,0
	114	19,6
	113	19,3
	112	18,9
5,0	111	18,6
	110	18,5
	109	18,1
	108	17,8
	107	17,4
	106	17,1
	105	16,8

Alter	Länge (cm)	Gewicht (kg)
4,0	104	16,6
	103	16,3
	102	15,9
	101	15,6
	100	15,4
	99	15,1
	98	14,9
3,0	97	14,7
	96	14,4
	95	14,2
	94	14,0
	90	10,7
	92	13,5
	91	13,2
	90	13,0
	89	12,8
	88	12,7
2,0	87	12,4
	86	12,1
	85	12,0
	84	11,8
	83	11,7
	82	11,5
	81	11,3
	80	11,1
	79	10,8
	78	10,6
	77	10,4
	76	10,2
1,0	75	9,9
	74	9,6
	73	9,3
	72	9,1
	71	8,7
	70	8,4
	69	8,2
	68	8,0
	67	7,7
0,5	66	7,5
	65	7,2
	64	6,9
	63	6,7
	62	6,4
	61	6,0
	60	5,7
	59	5,5
	58	5,2
	57	5,0
	56	4,7
	55	4,5
	54	4,2
	53	4,0
	52	3,7
	51	3,5
	50	3,3

Jungen

Alter	Länge (cm)	Gewicht (kg)
14,0	165	52,7
	164	51,9
	163	51,0
	162	50,2
	161	49,3
	160	48,5
	159	47,3
13,0	158	46,6
	157	45,7
	156	45,0
	155	44,2
	154	43,5
	153	42,7
12,0	152	41,8
	151	40,8
	150	40,0
	149	39,2
	148	38,3
	147	37,7
11,0	146	36,9
	145	36,2
	144	35,4
	143	34,8
	142	34,1
10,0	141	33,3
	140	32,5
	139	32,0
	138	31,2
	137	30,6
9,0	136	30,0
	135	29,5
	134	28,9
	133	28,5
	132	28,0
8,0	131	27,3
	130	26,8
	129	26,3
	128	25,8
	127	25,3
	126	24,9
7,0	125	24,2
	124	23,8
	123	23,4
	122	23,0
	121	22,6
	120	22,2
	119	21,7
6,0	118	21,4
	117	21,0
	116	20,7
	115	20,2
	114	19,9
	113	19,6
5,0	112	19,3
	111	19,0
	110	18,6
	109	18,2
	108	18,0
	107	17,6

Alter	Länge (cm)	Gewicht (kg)
4,0	106	17,3
	105	17,0
	104	16,7
	103	16,4
	102	16,2
	101	15,8
	100	15,6
	99	15,3
	98	15,0
3,0	97	14,8
	96	14,5
	95	14,3
	94	14,0
	93	13,8
	92	13,6
	91	13,4
	90	13,2
2,0	89	13,0
	88	12,8
	87	12,7
	86	12,4
	85	12,2
	84	12,0
	83	11,9
	82	11,6
	81	11,4
	80	11,2
	79	11,0
	78	10,8
1,0	77	10,5
	76	10,3
	75	10,1
	74	9,8
	73	9,5
	72	9,2
	71	8,9
	70	8,5
	69	8,2
	68	7,9
	67	7,7
	66	7,4
0,5	65	7,1
	64	6,8
	63	6,5
	62	6,2
	61	5,9
	60	5,6
	59	5,3
	58	5,1
	57	4,8
	56	4,6
	55	4,3
	54	4,1
	53	3,9
	52	3,6
	51	3,4
	50	3,0

Abb. 6.8. Somatogramme nach Reinken et al. (1980)

ren war (Ostersehlt u. Danker-Hopfe 1991 b). Während in den unteren Altersklassen ein säkularer Trend zur Gewichtszunahme bei Mädchen auftrat, die relativ groß waren, kehrte sich diese Tendenz in höheren Altersklassen um. In der Altersklasse, in denen das Körperhöhenwachstum abgeschlossen war, wurde eine säkulare Gewichtszunahme besonders bei Frauen mit niedriger Körpergröße beobachtet.

Während der Pubertät finden sich häufig Wachstumsabweichungen, die Eltern und Kinder beunruhigen. Wichtig ist deshalb die Berechnung der Wachstumsprognose aus Elterngröße, aktuellem Längenmaß und Knochenalter. Die Endgröße ist vor allem genetisch bedingt und wird von der Elterngröße erheblich beeinflußt. Die Berechnung der Zielgröße (ZG) für Mädchen erfolgt nach der Formel (Tanner 1978)

$$\frac{(\text{Größe des Vaters} - 12{,}5) + \text{Größe der Mutter}}{2}.$$

Für die Bestimmung des Knochenalters wird eine posteriore/anteriore Aufnahme der gesamten linken Hand einschließlich des Handgelenks angefertigt. Die Skelettaltersbestimmung kann nach den Methoden von Greulich und Pyle (1959) oder Tanner (1978, et al. 1983) vorgenommen werden. Die Vorausberechnung der prospektiven Endgröße er-

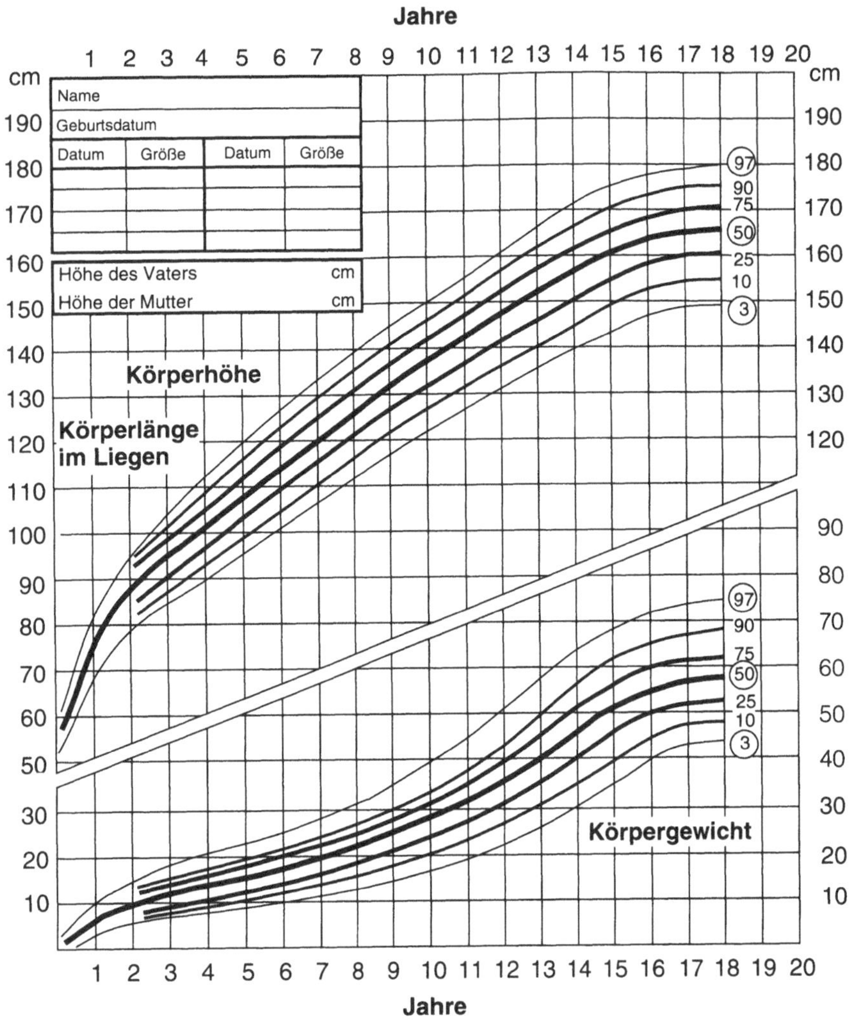

Abb. 6.9. Perzentilendiagramme für Körperlänge und -gewicht bei Mädchen. (Nach Brandt 1986)

folgt mittels verschiedener Methoden (Bayley u. Pinneau 1952; Tanner et al. 1975; Tanner et al. 1983; Roche et al. 1975). Zuverlässige Ergebnisse sind allerdings nur bei endokrinologisch und internistisch gesunden Kindern zu erzielen. Die Fehlerbreite der Endgrößenbestimmung liegt zwischen ±3 und ±5 cm, kann jedoch in Einzelfällen weit darüber hinausgehen (Hoepfner et al. 1990).

Die Pubertätsentwicklung korreliert besser mit dem Knochenalter als mit dem chronologischen Alter, die Körpergröße oder dem Körpergewicht. Eine Dissoziation zwischen chronologischem und biologischem Alter von bis zu einem Jahr ist bei älteren Kindern durchaus physiologisch.

6.1.3.2 Sekundäre Geschlechtsmerkmale

Während der Pubertät kommt es zur Entwicklung der Brüste (Thelarche), die nach Tanner (1969) in 5 Stadien eingeteilt wird. Eine ähnliche Stadieneinteilung bezieht sich auf die Entwicklung der Sekundärbehaarung (Abb. 6.10). Sowohl die Brustentwicklung als auch die Pubesbehaarung beginnen durchschnittlich zwischen 10 und 11 Jahren.

6.1.3.3 Genitalorgane

Zu Beginn der Pubertät verdickt sich der Mons pubis, die großen Labien füllen sich auf, die kleinen Labien runden sich ab, das Hymen wird dicker und die Vagina wird länger. Das Vaginalepithel baut sich unter dem Östrogeneinfluß mehrschichtig auf.

Das Uteruswachstum setzt später als das Wachstum der Vagina ein. Das Gewicht nimmt von 3 auf 40 g zu. Das Corpus uteri nimmt stärker an Größe zu als die Zervix, so daß die Korpus-Zervix-Relation von 1 : 2 auf 1 : 1, bzw. 2 : 1 ansteigt. Die Abknickung des Uterus erfolgt. Die Portio ent-

Brustentwicklung

B 1 Keine palpable Drüse
B 2 Brustknospe: Warzenhof vergrößert, Drüse vorgewölbt im Bereich des Warzenhofes
B 3 Drüse größer als Warzenhof
B 4 Weitere Vergrößerung der Drüse, der Warzenhofbereich hebt sich gesondert von der übrigen Drüse ab
B 5 Reife Brust: Zurückweichen der Warzenhofvorwölbung in die allgemeine Brustkontur

Pubesbehaarung

PH 1 Keine Behaarung
PH 2 Wenige Schamhaare an Labia majora
PH 3 Kräftigere Behaarung von umschriebener Ausdehnung
PH 4 Kräftige Haare wie beim Erwachsenen, aber geringe Ausdehnung
PH 5 Ausdehnung wie beim Erwachsenen, kräftige Behaarung, nach oben horizontal begrenzt

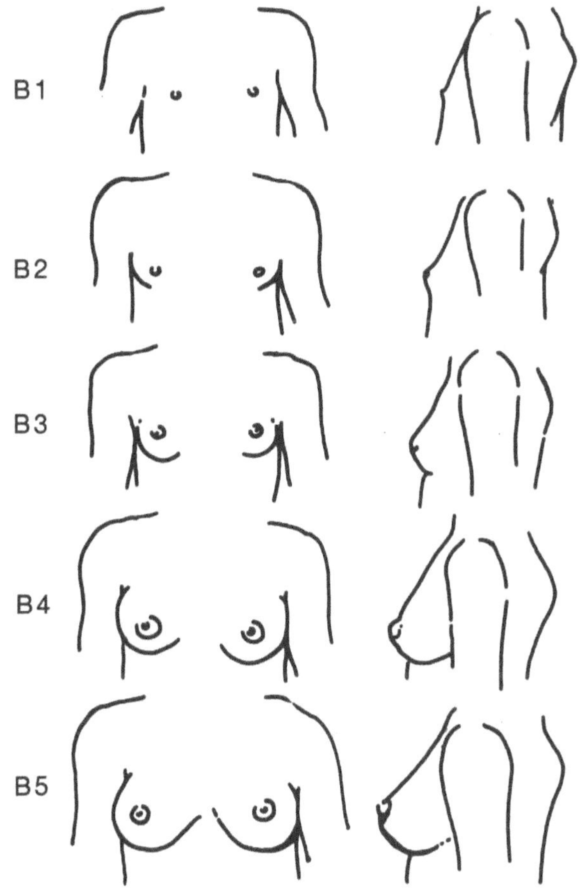

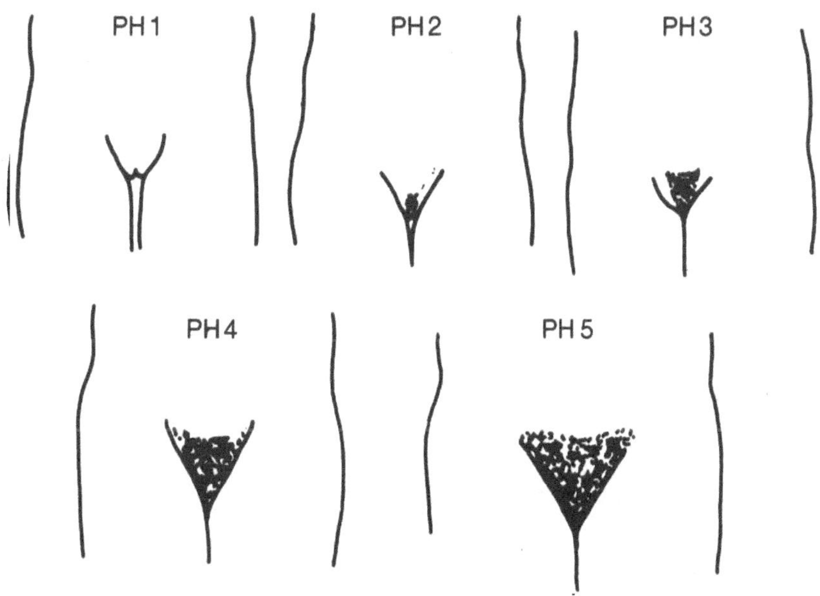

Abb. 6.10. Beurteilung der sekundären Geschlechtsmerkmale nach Tanner 1969

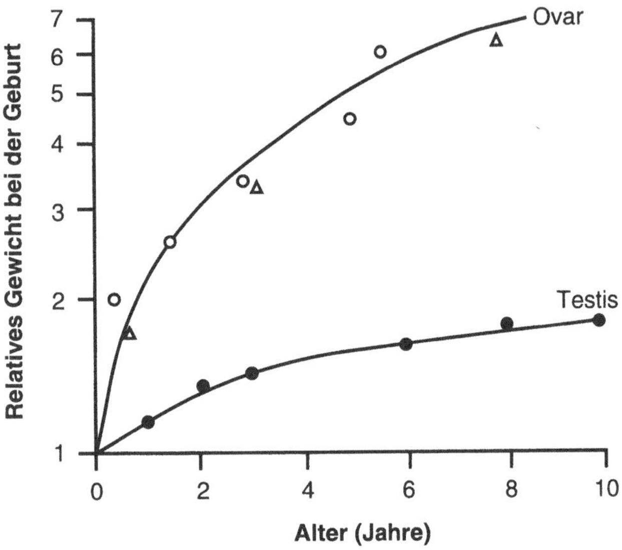

Abb. 6.11. Relatives Gewicht von Ovar und Hoden bezogen auf das Organgewicht bei der Geburt = 1. (Faiman u. Winter 1971)

wickelt sich zapfenförmig mit zentraler Fältelung. An der Portio kommt es zur Eversion des Drüsenfeldes mit Absonderung von glasigem Schleim. Gegen Ende der Pubertät verschwindet die zentrale Fältelung und das Ektropium nimmt zu.

Die Tuben nehmen an Länge zu. Durch die Östrogene kommt es in der Pubertät zu einer Erweiterung des Lumens, zur Bildung von Zilien, zur Sekretion und peristaltischen Bewegungen.

An den Ovarien finden sich auch in der Kindheit morphologische Veränderungen mit Reifung von Oozyten und Atresie. Das Gewicht der Ovarien steigt an durch Zunahme des Bindegewebes und Volumenzunahme der Follikel, die zunächst heranreifen, dann jedoch atretisch werden (Abb. 6.11). Bei der Menarche gibt es noch etwa 300000–400000 Oozyten, das Ovargewicht beträgt 6–7 g. Die Oberfläche des Ovars ist uneben. Mit der Menarche beginnt eine zyklische Follikelreifung, nebenher laufen immer Prozesse, die zur Atresie führen. In den ersten postpubertären Jahren weisen die Ovarien sonographisch häufig eine Struktur auf, wie sie für polyzystische Ovarien charakteristisch ist und die auch ähnliche Hormonmuster haben kann (Venturoli et al. 1987b). Diese Zeichen verlieren sich meistens im Verlauf der weiteren Entwicklung. Während der Pubertät machen der Uterus und die Ovarien einen Wachstumsschub durch, der ultrasonographisch nachweisbar ist und der zur Bestimmung der Pubertätsstadien herangezogen werden kann (Abb. 6.12) (Cabrol et al. 1981; Ivarsson et al. 1983). Der Quotient zwischen Ovar-

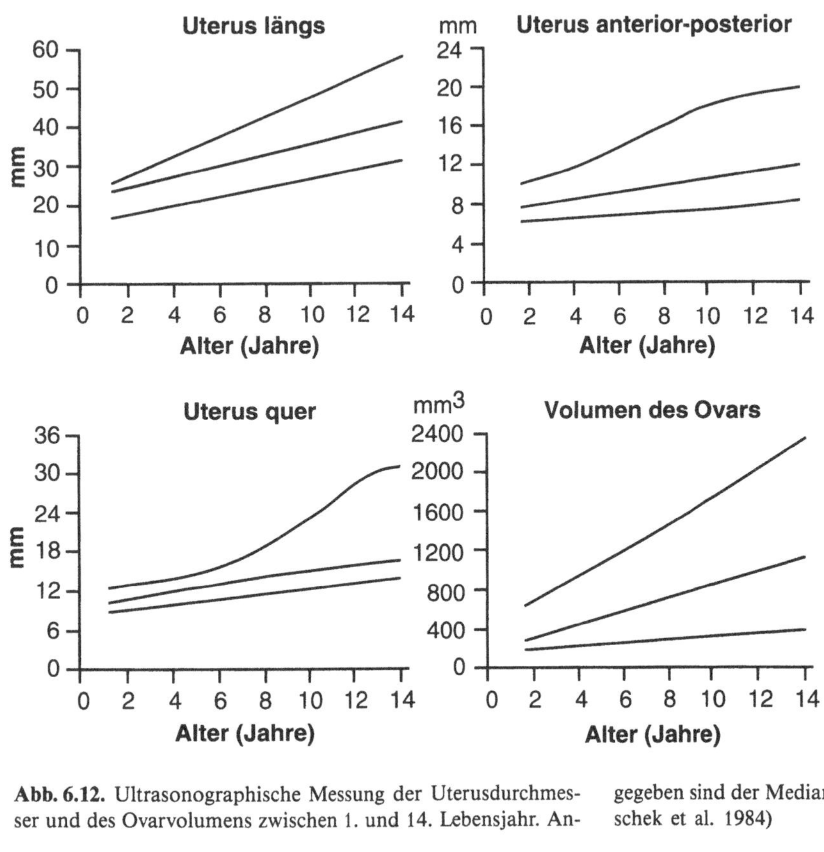

Abb. 6.12. Ultrasonographische Messung der Uterusdurchmesser und des Ovarvolumens zwischen 1. und 14. Lebensjahr. Angegeben sind der Median und die 10. und 90. Perzentile. (Bernaschek et al. 1984)

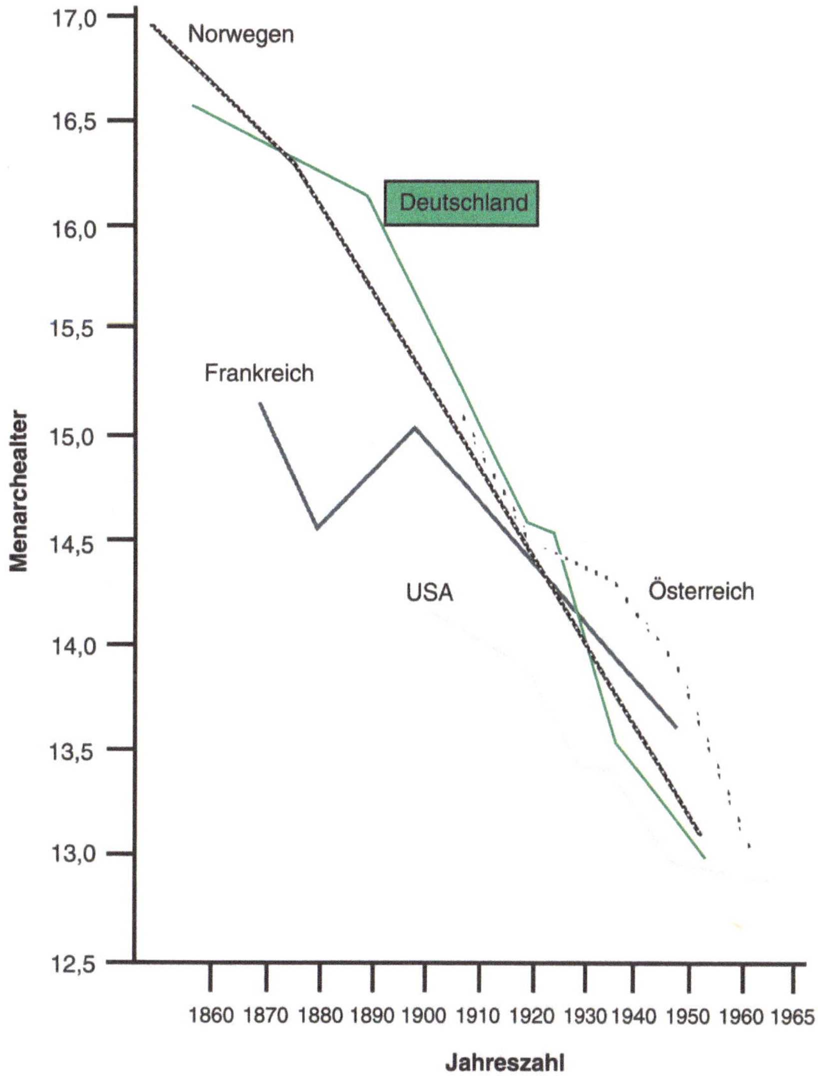

Abb. 6.13. Der „säkulare Trend", das Absinken des Menarchealters in einigen Ländern zwischen 1860 und 1965. (Huber u. Hiersche 1977)

und Uterusgröße nimmt nach der Menarche kontinuierlich ab. Jedoch hat das sonographisch gemessene Uterusvolumen noch 6 Jahre nach der Menarche (18 Jahre chronologisch) die Erwachsenengröße nicht erreicht (Porcu et al. 1989).

6.1.3.4 Menarche

Die Menarche ist die erste uterine ovariell gesteuerte Blutung im Leben einer Frau. In den Jahren 1860 bis 1965 sank das Menarchealter in den zivilisierten Ländern pro Dekade um 3 Monate ab (Abb.6. 13). Man spricht vom „säkularen Trend". Neueste Daten aus einer norddeutschen Großstadt wiesen einen weiteren Abfall des Menarchealters in der letzten Dekade von 0,29 Jahren nach (Ostersehlt u. Danker-Hopfe 1991 a). Die rascheste Verschiebung erfolgte in Skandinavien, die langsamste in Frankreich (Wyshak u. Frisch 1983). Dagegen bleibt ein deutliches Nordwest-Südost-Gefälle in Europa bestehen mit relativ späterer Menarche in den nördlichen Ländern und relativ früher in den südöstlichen, wofür überwiegend genetische Faktoren verantwortlich gemacht werden (Danker-Hopfe 1986). Offenbar spielen Ernährung und Umweltfaktoren, soziale und psychische, zur Zeit nur noch eine untergeordnete Rolle. Die Unterschiede zwischen Land- und Stadtbevölkerung verschwanden im 20. Jahrhundert. Inzwischen liegt das Menarchealter in der Bundesrepublik Deutschland bei 13,0 Jahren (Streuung 8 bis 16 Jahre).

6.1.4 Zusammenspiel zwischen Körper-, Organ- und Hormonveränderungen

Bei den meisten Mädchen sind erste sichtbare Zeichen der Pubertät die beginnende Pubesbehaarung (Tabelle 6.2), bei einem Drittel der Mädchen setzt sie gleichzeitig mit der Brustentwicklung ein. Die Dauer der Brustentwicklung zieht sich über 0,5 bis 7 Jahre hin, die der Genitalentwicklung über 1,5 bis 7 Jahre. Die Menarche stellt ein spätes Zeichen der Pubertät dar. Sie tritt erst nach dem Wachstumsschub ein (Tabelle 6.3).

Während zunächst ein kritisches Körpergewicht von 45 bis 48 kg postuliert wurde (Frisch u. Revelle 1971), sind andere Autoren eher der Ansicht, daß eine kritische Fettmasse (22% des Körpergewichts) erforderlich ist, um einen Zyklus zu gewährleisten (Frisch u. McArthur 1974; Frisch 1987, Abb. 6.14). Allerdings ist die Berechnung des Körperfetts zu ungenau. Nach Parra u. Mitarb. (1981) zeigen die mittleren LH-Konzentrationen einen steilen Anstieg ab einem Körpergewicht von 40 kg, Östradiol steigt ab 40 kg steil an, FSH steigt allmählich ab 31 kg an und erreicht ein Plateau bei 40 kg. Bezogen auf die Fettmasse wurden Anstiege für FSH bei 5 kg, LH bei 8 kg und Östradiol bei 12 kg festgestellt. Der Androgenanstieg korreliert gut mit der Körperoberfläche; erste signifikante Androgenanstiege sind bei Mädchen mit einer Körperoberfläche von 1 m^2 nachweisbar. Burmeister (1984) berechnete einen Reifequotienten aus Körperzellmasse und -oberfläche von 16,8 kg/m^2, den Mädchen im Alter von 14 Jahren bei Eintritt der Menarche erreichen und der bis zum Klimakterium konstant bleibt. Hieraus ließe sich ableiten, daß ein bestimmter Energieumsatz pro Oberflächeneinheit gegeben sein muß, um Ovulationen und damit Graviditäten zu ermöglichen.

Tabelle 6.2. Häufigkeit des Auftretens erster sekundärer Geschlechtsmerkmale. (Largo 1982)

Mädchen	[%]
Pubesbehaarung	53
Brustentwicklung, Pubesbehaarung	29
Brustentwicklung	18
Menarche	0
Menarche, Brustentwicklung, Pubesbehaarung	0

Tabelle 6.3. Pubertätsentwicklung. (Largo 1982)

Mädchen	Mittelwert [Jahre]	Standardabweichung [Jahre]
Brustentwicklung		
B 2	10,9	1,2
B 3	12,2	1,2
B 4	13,2	0,9
B 5	14,0	1,2
Pubesbehaarung		
PH 2	10,4	1,2
PH 3	12,2	1,2
PH 4	13,0	1,1
PH 5	14,0	1,3
Menarche	13,4	1,1
Gipfel des pubertären Wachstumsspurts	12,2	1,0

Offenbar spielt aber auch die Fettverteilung eine Rolle: Mädchen, deren Fett überwiegend an den Hüften lokalisiert war, wiesen die höchsten Steroid- und Gonadotropinkonzentrationen auf, während Mädchen mit abdominalem Fettansatz erhöhte Östradiolspiegel und eine niedrigere Androgen-/Östrogen-Ratio hatten, wahrscheinlich bedingt durch eine verstärkte Aromatisierung im Bauchfett (de Ridder et al. 1990).

Als Akzeleration wird die früher eintretende Pubertät mit Vorverlegung der Menarche und gleichzeitiger Zunahme der mittleren Endgröße bezeichnet. Neben besseren Ernährungsbedingungen und weniger kindlicher körperlicher Arbeit spielen die bessere ärztliche und medikamentöse Versorgung und die günstigeren hygienischen Verhältnisse eine Rolle. Da in der Pinealdrüse Substanzen vermutet werden, die den Anstoß zur Pubertätsentwicklung geben, und ebenfalls lichtabhängige hormonelle Prozesse ablaufen, wäre auch ein Zusammenhang mit der Verbreitung des künstlichen Lichts denkbar.

Eine Zusammenfassung der Veränderungen der körperlichen Merkmale während der weiblichen Pubertät gibt Tabelle 6.4. Dieser über etwa 10 Jahre laufende Prozeß mündet in die volle körperliche sexuelle Reife. Nach der Menarche, die meistens ohne vorherige Ovulation eintritt, kann es bis zu 10 Jahre dauern, bis die volle endokrinologische Reife erreicht ist. Es besteht kein Zusammenhang zwischen dem Zeitpunkt des Pubertätsbeginns und der Dauer der Pubertät. Also kann ein früher oder später Pubertätsbeginn sowohl mit einer langen als auch kurzen Dauer der Pubertät verbunden sein. In Tabelle 6.5 sind die Reifekriterien zusammengefaßt. Wesentlich hierfür ist der Nachweis von ovulatorischen Zyklen bei abgeschlossenem Knochenwachstum.

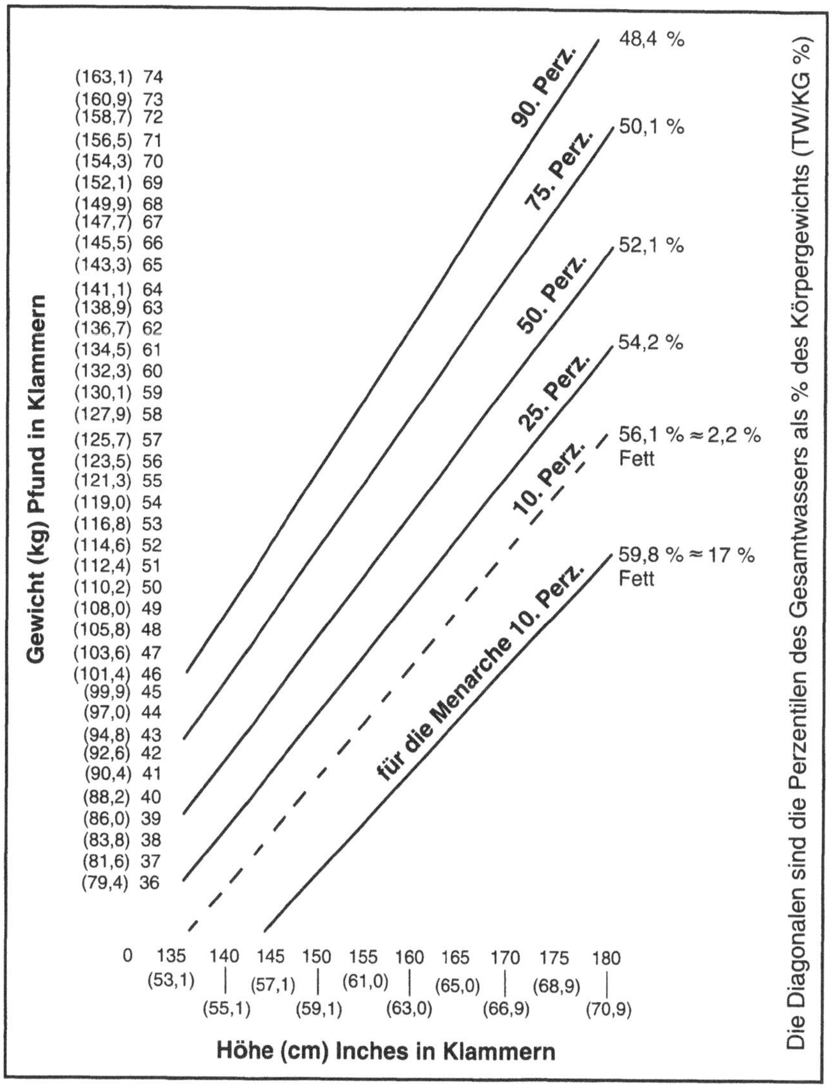

Abb. 6.14. Nomogramm, das angibt, wieviel eine Frau bei gegebener Körpergröße wiegen muß, um einen normalen Menstruationszyklus zu haben. (Frisch 1987)

6.1.5 Psychosoziale Aspekte

Im Zusammenhang mit den ansteigenden Östrogenspiegeln konnten signifikante Änderungen in der Affektkontrolle, der Stimmungslage und der Psychopathologie nachgewiesen werden (Warren u. Brooks-Gunn 1989). Es besteht die Neigung, jede körperliche Veränderung zunächst als störend oder häßlich zu empfinden, was bei Jugendlichen zwischen dem 12. und 16. Lebensjahr statistisch am deutlichsten ist (Canestrari et al. 1980) (Abb. 6.15). Befürchtungen, die mit der Körpergröße, dem Gewicht, dem Aussehen und der Stimme zusammenhängen, die den tatsächlichen pubertären Veränderungen entsprechen, werden mit zunehmendem Alter ersetzt durch Ängste über Eigenarten, die den sozialen Kontakt beeinflussen (Akne, Erröten) und eine Bedeutung für die Sexualität haben (Haare, Schambehaarung, Augenfarbe, Wirbelsäule).

Folgende psychosoziale Merkmale sind für das Jugendalter charakteristisch (Hurrelmann u. Lösel 1990): Es treten in schneller Folge körperliche und psychische Veränderungen ein. Die psychische Ablösung vom Elternhaus tritt in ihre kritische Phase. Der schulische Bewährungs- und Leistungsdruck wird größer. Die Unsicherheit des Berufsübergangs und die nur schwer kalkulierbare Konstruktion der späteren Berufslaufbahn werden deutlich. Die soziale Integration in die Gleichaltrigen- und Freundesgruppe wird kritisch. Es kommt zu erheblichen psychischen und ethischen Orientierungs- und Wertproblemen; der Sinnhunger ist groß. Der Bedarf nach Erlebnis, Erfahrung und Grenzüberschreitung wächst. Die Gefährdungen der ökologi-

Tabelle 6.4. Pubertätsentwicklung bei Mädchen. (Huber u. Hiersche 1977)

Alter (Jahre)	Körperliche Merkmale
unter 8	Infantile Verhältnisse
8–10	Zunahme des Größenwachstums, Hüftrundung, Becken nimmt weibliche Formen an, Uterus vergrößert sich, beginnendes Follikelwachstum, Brustknospe (Thelarche)
10–11	Knospenbrust, Reifung der Vaginalschleimhaut, erstes Daumensesambein (etwa 2 Jahre später Menarche zu erwarten)
11–12	Auftreten der Schambehaarung (Pubarche), Wachstum des äußeren und inneren Genitales
12–13	Pigmentation der Brustwarze, Entwicklung des äußeren Drüsenkörpers, stärkeres Längenwachstum, Auftreten der Axillarbehaarung (Adrenarche), Zunahme der Schambehaarung, „physiologischer" Fluor
etwa 13	Menarche, dabei noch unregelmäßige anovulatorische Zyklen
13–16	Langsamer Übergang zu regelmäßigen ovulatorischen Zyklen, Abschluß der weiblichen Beckenformung
16–17	Epiphysenschluß, Abschluß des Wachstums (Die volle endokrine Reife wird manchmal erst 10 Jahre nach der Menarche erreicht.)

Tabelle 6.5. Reifekriterien junger Mädchen. (Nach Lauritzen 1983)

Kriterien	Quantifizierung	Erklärung
Gynäkologisches Alter	3(–5) Jahre	Jahre nach Menarche
Zyklus	28±6 Tage	keine längeren Oligo-Amenorrhö-Episoden
Ovulation	ist aufgetreten	Basaltemperaturanstieg, hypertherme Phase >10 Tage
Gelbkörperbildung		Progesteron >2 ng/ml
Knochenalter	13,6 Jahre	97,5% des Wachstums beendet
Tanner-Stadien	B 3, P 3	Achselhaar vorhanden

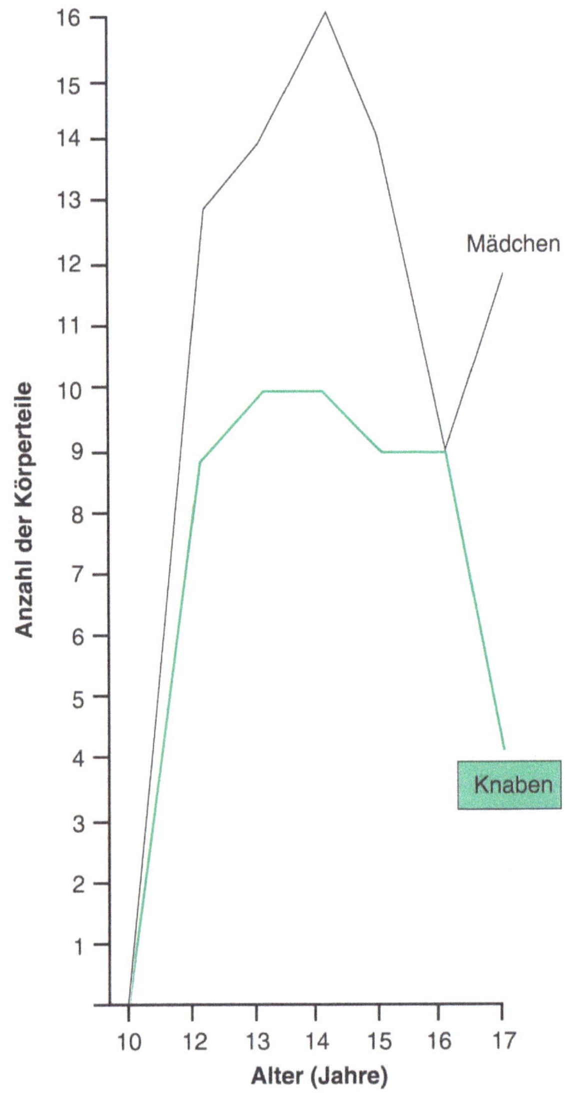

Abb. 6.15. Angaben von Knaben und Mädchen über die Häufigkeit „häßlich" empfundener Körperveränderungen. *Ordinate:* Anzahl der Körperteile, die mit einer Häufigkeit von über 20% als häßlich bezeichnet werden. (Canestrari et al. 1980)

schen Umwelt werden subjektiv stark empfunden. Hieraus resultiert, daß objektiv gesundheitsgefährdendes Verhalten zum Alltag von Jugendlichen gehört: relativ hohe Raten von unfallbedingten Todesfällen, Konsum von Zigaretten (67% der 16- bis 17jährigen), Alkohol (bis zu 80%) und Rauschgift (10% der 16- bis 17jährigen). Besonders dem Rauchen kommt dabei eine deutliche soziale Funktion der Selbstwertstützung zu, z. B. bei schwer zu bewältigenden schulischen Anforderungssituationen: 47% der schwachen Schüler rauchen gegenüber 22% der Schüler mit überdurchschnittlichen Leistungen (Engel u. Hurrelmann 1989).

Während in der frühen Pubertät die Mädchen sich an gleichgeschlechtlichen Freundinnen und Cliquen orientieren, entwickeln sich etwa ab dem 13. Lebensjahr erste heterosexuelle Zweierbeziehungen. Ein Drittel der 14- bis 15jährigen hat Pettingerfahrung. Bis zum ersten Geschlechtsverkehr (Kohabitarche) vergehen Monate bis Jahre (Abb. 6.16). Das Durchschnittsalter beim ersten Geschlechtsverkehr liegt bei etwa 14,5 Jahren (Oswald u. Pforr 1991). Je niedriger das Kohabitarchealter, desto kürzer ist die präkoitale Phase heterose-

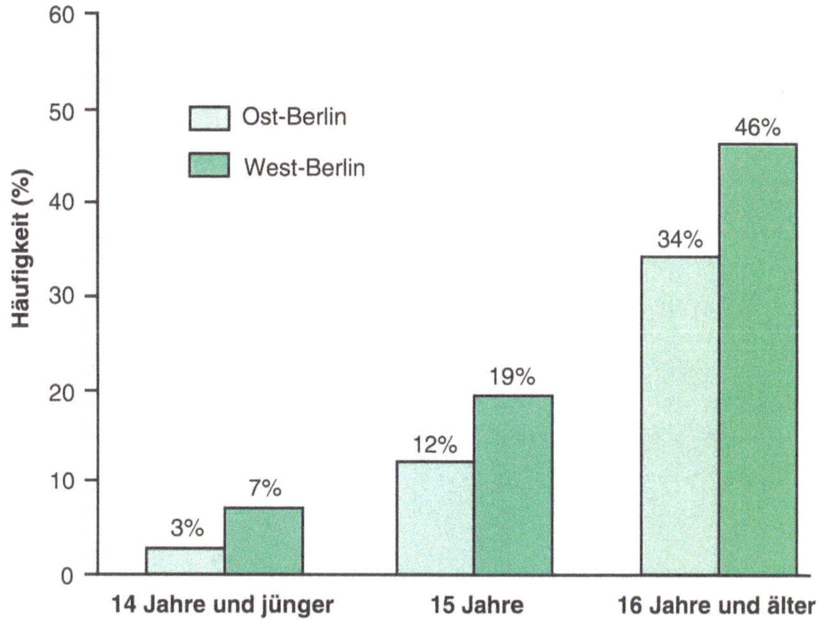

Abb. 6.16. Anteil der koituserfahrenen Jugendlichen nach Alter im Ost-West-Vergleich (n = 882, nach Oswald u. Pforr 1991)

xuellen Kontaktes mit dem ersten Partner (Tabelle 6.6). Ferner ist bei früher Koituserfahrung der Partner seltener gut bekannt als beim späteren Koitus (Tabelle 6.7). Obwohl bei einer repräsentativen Umfrage in Berlin die koituserfahrenen Mädchen mit 2,3 Partnern geschlafen hatten, hatten über die Hälfte nur einen Partner gehabt (Abb. 6.17; Oswald u. Pforr 1991). Bei der Mehrzahl der Mädchen war Sexualität eng mit Liebe, Treue und einer festen Beziehung verbunden. Die übliche Form des Partnerwechsels besteht bei ihnen in der Aufeinanderfolge fester Liebesbeziehungen und nicht in Promiskuität.

Gerade jüngere Jugendliche gehen erste Koituserfahrungen häufig ohne antikonzeptionelle Maßnahmen ein (Tabelle 6.8). 10–20% der sexuell besonders aktiven Jugendlichen benutzen keine Kontrazeptiva bzw. Verhütungsmaßnahmen für sexuell übertragbare Krankheiten. Etwa die Hälfte der Jugendlichen gibt an, beim ersten, etwas seltener beim letzten Geschlechtsverkehr, ein Kondom benutzt zu haben, nur 15–20% verhüten regelmäßig damit (Oswald u. Pforr 1991). Mit zunehmender sexueller Erfahrung nehmen Kriterien, die für das Kondom sprechen, in der Meinung der Jugendlichen ab, und Kriterien, die für die Pille sprechen, zu. Aufgrund des Wissens über die Sexualgewohnheiten Jugendlicher hat eine antikonzeptionelle Beratung frühzeitig einzusetzen unter Berücksichtigung der besonderen physiologischen Voraussetzungen in der Pubertät (Gerhard 1992).

Tabelle 6.6. Intervall: Austausch erster Zärtlichkeiten bis zum Koitus mit dem ersten Geschlechtspartner bei Mädchen in Abhängigkeit vom Kohabitarchealter. (Nach Schmid-Tannwald u. Urdze 1982)

Kohabitarchealter (Jahre)	Maximal einige Tage [%]	Maximal einige Wochen [%]	Länger als einige Wochen [%]
<16 (n = 127)	17	61	39
16 (n = 96)	11	37	62
≥17 (n = 33)	3	33	67

Tabelle 6.7. Bekanntheitsgrad des ersten Geschlechtspartners in Abhängigkeit vom Alter der Mädchen beim ersten Koitus. (Nach Schmid-Tannwald u. Urdze 1982)

Bekanntheitsgrad	Alter beim ersten Koitus (Jahre)			
	13–14 (n = 47) [%]	15 (n = 81) [%]	16 (n = 96) [%]	17 (n = 33) [%]
Kaum bekannt	17	10	7	0
Gut bekannt	28	30	21	27
Fester Freund, verlobt oder verheiratet	55	60	72	73

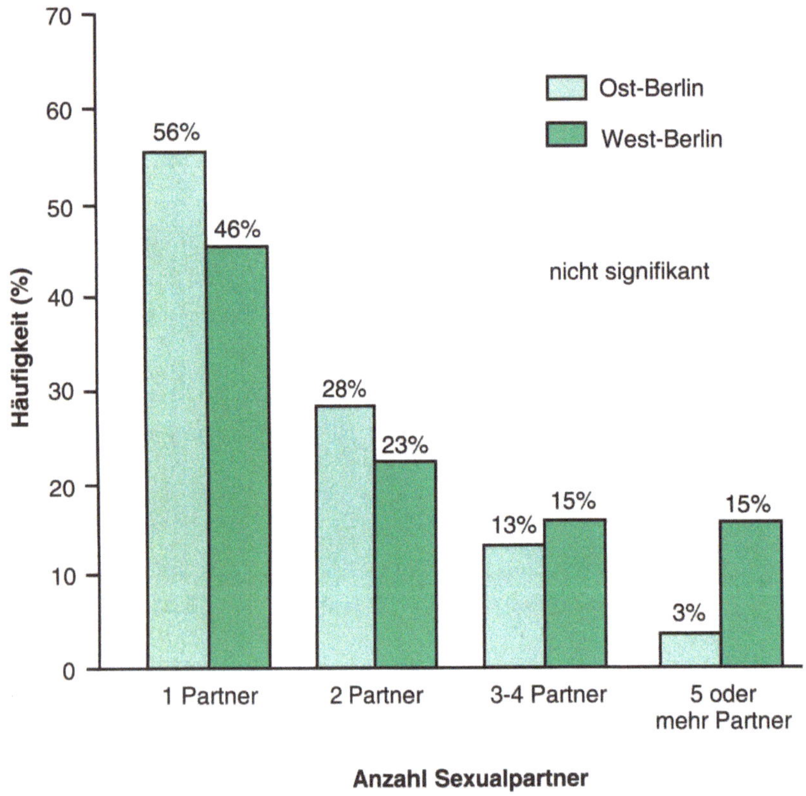

Abb. 6.17. Anzahl der Sexualpartner von koituserfahrenen Mädchen im Ost-West-Vergleich (n = 105, nach Oswald u. Pforr 1991)

Tabelle 6.8. Kontrazeption der Mädchen beim ersten Koitus in Abhängigkeit vom Kohabitarchealter und Vorbereitung auf den Zeitpunkt des ersten Koitus. (Nach Schmid-Tannwald u. Urdze 1982)

Kontrazeption der Mädchen beim ersten Koitus in Abhängigkeit vom Kohabitarchealter		
	Kohabitarchealter (Jahre)	
	15 (n = 127) [%]	16 (n = 128) [%]
Ja	63	80
Nein	33	15
„Weiß nicht"	4	5
Vorbereitung auf den Zeitpunkt des ersten Koitus		
	Mädchen (n = 255) [%]	Jungen (n = 80) [%]
Nicht damit gerechnet	21	26
Geahnt, dennoch überrascht	40	35
Vorausgewußt	39	39

6.2 Störungen der Pubertät

6.2.1 Konstitutionelle Normalvarianten

Ehe auf die eigentlichen Störungen der Pubertät eingegangen wird, sollen einige Varianten der Entwicklung besprochen werden, die häufig als pathologisch mißgedeutet werden können.

Die *konstitutionelle Akzeleration* oder Verzögerung von Pubertät und Wachstum bezieht sich auf Kinder, deren Entwicklung außerhalb der zweiten Standardabweichung der Gleichaltrigen verläuft. In bezug auf das Knochenalter ist die Entwicklung jedoch zeitgerecht. Von der ersten Lebenszeit an verlaufen Wachstum und Geschlechtsreifung entweder beschleunigt (Zeitraffertempo) oder verlangsamt (Zeitlupentempo), jedoch harmonisch (im Gegensatz dazu die Pubertas praecox). Meist finden sich in der Familie weitere Fälle von Akzeleration oder Verzögerung. Ein therapeutisches Eingreifen zur Verzögerung oder Beschleunigung der Pubertät kann gelegentlich aus psychosozialen Gründen erforderlich sein.

Bei der *prämaturen Adrenarche* entwickelt sich eine Axillarbehaarung bereits vor dem 8. Lebensjahr, ohne daß gleichzeitig weitere Symptome der Pubertät oder Virilisierungserscheinungen bestehen. In der Literatur werden prämature Adrenarche und prämature Pubarche häufig als Synonyme gebraucht. DHEA und DHEA-S sind in der Regel erhöht (Kaplowitz et al. 1986). Durch ACTH-Stimulation kann eine verminderte Aktivität der 3β-Hydroxysteroiddehydrogenase (Toscano et al. 1989) oder der 21-Hydroxylase mit überschießender Reaktion von 17-OH-Progesteron (Granoff et al. 1985; Morris et al. 1989; Hawkins et al. 1992) nachweisbar sein.

Bei der *prämaturen Pubarche* tritt eine vorzeitige (vor dem 8. Lebensjahr) Behaarung der Labia maiora und des Mons pubis auf, in der Regel jedoch nicht der Axillen. Häufig handelt es sich um Kinder mit zerebralen Schäden, die auch eine vorzeitige Adrenarche aufweisen können, oder um Kinder mit Fettsucht. Die Gonadotropine sind normal, DHEA, DHEA-S, Androstendion und Testosteron liegen im oberen Normbereich, wie man sie beim Tanner-Stadium 2 findet, Östradiol weist frühpubertäre Konzentrationen auf. Während einige Autoren adrenale Enzymdefekte durch den ACTH- oder CRF-Test ausschlossen (Morris et al. 1989; Ghizzoni et al. 1989), gaben andere bei fast 50% ihrer Patienten partielle Enzymdefekte an (21-Hydroxylase- oder 3β-Hydroxysteroiddehydrogenase-Defekte, Temeck et al. 1987; Siegel et al. 1992). Durch die prämature Pubarche kommt es zur vorübergehenden Beschleunigung des Wachstums und des Knochenalters, jedoch sind Pubertätsbeginn und -verlauf, Menarchealter und die Endgröße normal (Ibanez et al. 1992). Eine Therapie dieser Störung ist weder notwendig noch möglich.

Die *prämature Thelarche* findet sich nicht selten schon im späten Säuglings- und frühen Kleinkindesalter. Sie geht ohne Verzögerung und Pigmentation der Brustwarzen einher. Sie kann sich spontan zurückbilden oder bis zum Zeitpunkt des normalen Pubertätseintritts erhalten bleiben. Man findet gelegentlich erhöhte DHEA-Konzentrationen und ein östrogenstimuliertes Vaginalepithel. Wahrscheinlich dient DHEA als Präkursor für die Konversion zu Östrogenen an den Zielorganen Mammae und Vagina. Möglicherweise spricht auch das Drüsengewebe verstärkt auf Hormone an. Im Unterschied zur Pubertas praecox lassen sich bei Mädchen mit prämaturer Thelarche die LH-Konzentrationen mit GnRH weniger stimulieren als die FSH-Werte, die stimulierte LH/FSH-Ratio (30′ nach 100 µg GnRH i.v.) ist unter 1 (Pescovitz et al. 1988; Partsch et al. 1989), während sie bei fast allen Fällen von Pubertas praecox mehr als 1 beträgt. Die biologische Aktivität von FSH ist in beiden Gruppen gleich (Wang et al. 1990). Sonographisch sind Uterus- und Ovargrößen altersentsprechend und damit deutlich kleiner als bei Mädchen mit vorzeitiger Pubertät. Wachstum, Menarchezeitpunkt und Fertilität sind unauffällig (Van Winter et al. 1990). Eine Therapie ist nicht erforderlich.

Die *Anisomastie* ist in kleinerem Ausmaß häufig anzutreffen. Sind die Unterschiede beider Brüste sehr groß, muß ein Tumor ausgeschlossen werden. Eine hormonelle Therapie ist in diesen Fällen nicht möglich, sondern es müssen die Brüste nach Abschluß der Entwicklung operativ angeglichen werden (Reduktion bzw. Augmentation).

Die *Hypo-* und *Hypermastie* sind in der Regel konstitutionell bedingt. Während bei bestimmten Formen der Hypermastie eine Operationsindikation (Reduktionsplastik) gegeben ist (Haltungsschäden, Druckulzera durch einschnürende Kleidung), kann man die Hypomastie versuchsweise hormonell behandeln. Durch Zufuhr hoher Östrogen- und Gestagendosen im Sinne einer Pseudogravidität läßt sich eine vor allen Dingen auch subjektiv befriedigende Brustvergrößerung bei 2/3 der jungen Frauen erzielen. Man injiziert wöchentlich eine Mischspritze von 40 mg Östradiolvalerat (Progynon Depot) und 250–500 mg Hydroxyprogesteroncapronat (Proluton Depot) (Lauritzen 1981 b). Die Behandlung sollte über 10–16 Wochen aufrechterhalten werden. Wenn die hormonelle Therapie nicht den gewünschten Erfolg bringt, können bei sorgfältiger Indikation operative Methoden ergriffen werden (subpektorale Augmentationsplastik).

Die Labia minora entwickeln sich in der Pubertät sehr unterschiedlich. Wenn sie sehr groß werden, können sie von den Mädchen als Mißbildung empfunden werden. Operative Eingriffe sind jedoch zu vermeiden, da eine Herabsetzung der Sensibilität und damit der sexuellen Erlebnisfähigkeit die Folgen sein können.

Besonderheiten zu den Zyklus- und Blutungsstörungen sollen wegen der Häufigkeit und klinischen Relevanz getrennt besprochen werden (s. Abschn. 6.2.8).

6.2.2 Pubertas praecox

Definition: Auftreten der sekundären Geschlechtsmerkmale bei einem Knochenalter, das nicht der normalen Pubertätsentwicklung entspricht. Definiert man die Frühreife als unterhalb der 2,5fachen Standardabweichung von der Norm liegend, so entspräche dies einem Alter von 8 Jahren. (Wählt man die Grenzen noch weiter, bis 99,9% der Norm, so sinkt das Alter auf 6 Jahre ab.)

Die echte Pubertas praecox (Pubertas praecox vera) beruht auf einer vorzeitigen Aktivierung der Hypothalamus-Hypophysen-Ovar-Achse, wobei die physiologischen Abläufe der normalen Pubertät zeitlich vorverlegt auftreten. So konnten unter anderem das typische LH-Spiking und erhöhte LH-Werte nachts nachgewiesen werden.

Bei der Pseudopubertas praecox handelt es sich um eine vorzeitige Geschlechtsentwicklung, die zwar auf Änderungen der Hormonkonzentrationen beruht, jedoch nicht auf einer Aktivierung der Hypothalamus-Hypophysen-Ovar-Achse. Heterosexuelle Merkmale wie z. B. Klitorishypertrophie sind häufig. Bei allen diesen Formen findet sich eine vorzeitige Knochenreifung. Die Ursachen sind in Tabelle 6.9 zusammengefaßt.

Am häufigsten ist die zerebral-funktionelle Form der Pubertas praecox vera (70% der Mädchen), die jedoch immer eine Ausschlußdiagnose ist (Kaplan u. Grumbach 1990; Pescovitz et al. 1986). Mit den in Tabelle 6.13 aufgeführten Maßnahmen müssen organische Ursachen abgeklärt werden. Unabhängig von den Ursachen der Pubertas praecox bedingen die Sexualhormone einen vorzeitigen beschleunigten Wachstumsschub, so daß die Mädchen zunächst größer sind als ihre Altersgenossinnen. Durch vorzeitigen Schluß der Epiphysenfugen resultiert jedoch eine geringere Endgröße, so daß ein sekundärer Klein- oder Minderwuchs entsteht (Abb. 6.18 und 6.19).

Bei der neurologischen Anamnese achtet man besonders auf Zwischenhirnsymptome (gesteigerte Eßlust, Polydipsie, Kreislaufstörungen) und Zeichen gesteigerten Hirndrucks (Tabelle 6.10). Nach Auswertung klinischer und tierexperimenteller Befunde führen Zerstörungen im hinteren Dienzephalon und in der Nähe des 3. Ventrikels zur Elimination von Nervenbahnen, die eine hemmende Funktion auf das Sexualzentrum ausüben. Kleinere Tumoren, wie Hamartome oder hyperplastische Neubildungen des Tuber cinereum, sind heute durch Computertomogramme oder MRT mit gleichzeitiger Kontrastmittelgabe häufiger nachzuweisen, so daß seltener idiopathische Formen diagnostiziert werden (Cacciari et al. 1983; Pescovitz et al. 1986).

Bei Mädchen mit unbehandelter primärer Hypothyreose kann es zu einer vorzeitigen Pubertätsentwicklung mit Galaktorrhö kommen. Die Prolaktinerhöhung aufgrund der erhöhten TRH-Stimulation erklärt jedoch nicht, warum auch GnRH vermehrt produziert wird. Man spricht auch vom „Pituitary-overlap-Syndrom", das sich nur mit der Vorstellung gemeinsamer Prohormone erklären läßt, die auf hypothalamischer Ebene mehrere Hypophysenvorderlappenhormone steuern.

Bei dem McCune-Albright-Syndrom, für das ein Gendefekt verantwortlich ist, finden sich neben der Frühreife eine polyostische fibröse Dysplasie, Pigmentierung großer segmental angeordneter Hautareale und verschiedene endokrine Überfunktionen (Struma, eosinophile Adenome, Cushing, etc.). Die Ursache der Frühreife beruht auf einer exzessiven Östrogenproduktion von einzelnen oder multiplen Ovarialzysten.

Hormonal aktive Ovarialtumoren gehören zu den seltenen Ursachen der Pseudopubertas prae-

Tabelle 6.9. Ursachen der Pubertas praecox

- I. Pubertas praecox vera
  - 1. Zerebral-funktionell
    - komplett
    - inkomplett (prämature Thelarche, Adrenarche)
  - 2. Zerebral-organisch
    - kongenitale Anomalien
    - Tumoren im Bereich des Hypothalamus
    - Hamartom des Tuber cinereum
    - Pinealoblastome
    - Postentzündliche Schäden
    - Hydrozephalus
    - Trauma
    - Schwere primäre Hypothyreose
    - Neurofibromatosis
    - tuberöse Sklerose
  - 3. Peripher
    - gonadotropinsezernierende Tumoren
    - Chorionkarzinome
    - Teratome
    - Hepatoblastome
- II. Pseudopubertas praecox
  - 1. McCune-Albright-Syndrom
  - 2. Ovarialtumoren (Granulosa-Thekazelltumoren)
  - 3. NNR-Tumoren (feminisierende Adenome oder Karzinome)
  - 4. Kongenitale NNR-Hyperplasie (AGS)
  - 5. Exogene Östrogen- oder Androgenzufuhr

Tabelle 6.10. Diagnostisches Vorgehen bei Pubertas praecox

1. Klinische Untersuchung mit Dokumentation des geschlechtlichen Entwicklungsstandes
2. Rektale Untersuchung mit Palpation des kleinen Beckens
3. Vaginalzytologie
4. Endokrinologische Untersuchungen (FSH, LH, Prolaktin, DHEA-S, Östradiol-17β, evtl. Belastungstests)
5. Sonographie der NN, der Ovarien, des Uterus
6. Neurologischer Status
7. Augenärztliche Untersuchung
8. MRT (CT) Schädel
9. EEG

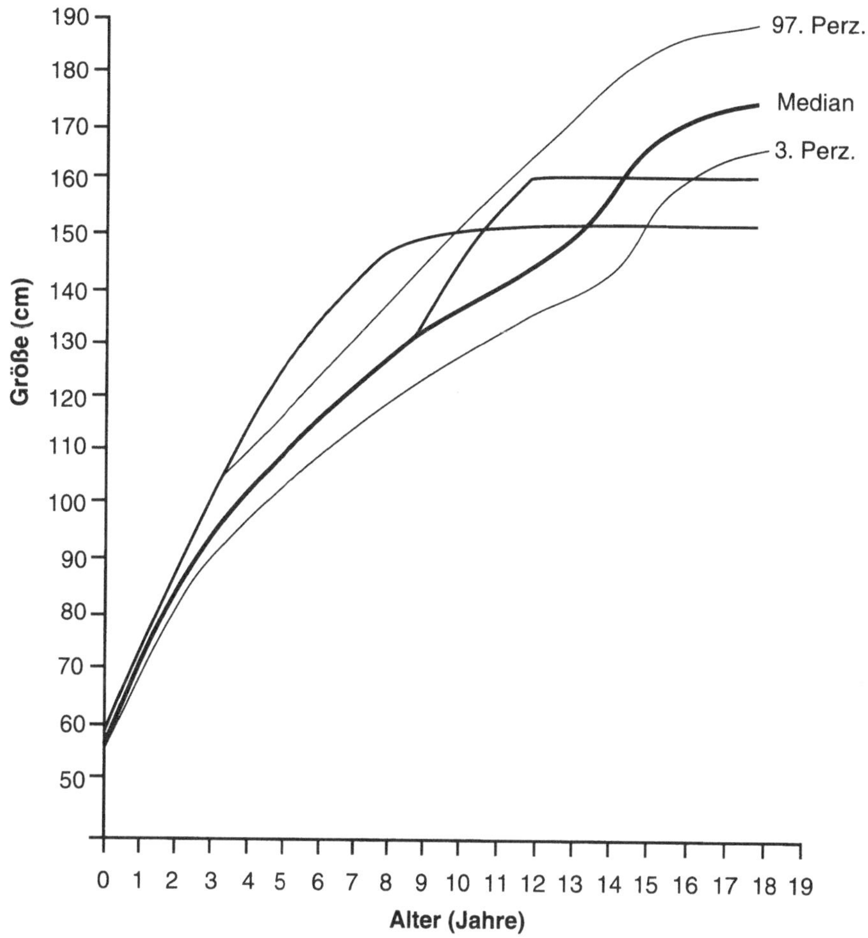

Abb. 6.18. Wachstum bei echter und bei Pseudopubertas praecox: Frühform (z. B. sehr frühe echte Pubertas praecox oder kongenitales-androgenitales Syndrom) und Spätform (z. B. Sexualsteroide-produzierende Tumoren). (Prader 1983)

cox. Meist handelt es sich um kombinierte Granulosa-Theka-Zelltumoren, die in der Kindheit extrem selten maligne entarten. Ein solches Ovar muß operativ entfernt und histologisch so aufgearbeitet werden, daß auch umschriebene Stellen einer malignen Entartung gefunden werden können. Ebenso wie funktionelle Ovarialzysten können auch Kystome sonographisch leicht nachgewiesen werden. Am bekanntesten ist die Erscheinung der Pseudo-Pubertas praecox bei Mädchen mit unbehandeltem adrenogenitalem Syndrom (AGS), die sich heterosexuell entwickeln. Schließlich muß an die Möglichkeit exogener Sexualsteroidzufuhr gedacht werden. Gelegentlich sieht man Kinder mit Brustentwicklung oder Virilisierung, die durch unsachgerechte Verabreichung von Medikamenten oder Kosmetika verursacht wurde. Auch pflanzliche Östrogene, die z. B. als Metaboliten bei Pilzbefall von Mais auftreten, können über die Tierfütterung und den Fleischverzehr in den kindlichen Organismus gelangen. Zeitlich und geographisch begrenzte Epidemien von vorzeitiger Brustentwicklung stehen möglicherweise damit in Zusammenhang (Comas 1982; Rodriguez u. Toro-Sola 1982).

Während bei der Pseudopubertas praecox eine kausale Therapie möglich ist, versucht man bei Pubertas praecox vera die gonadotrope Funktion der Hypophyse zu hemmen. In den vergangenen Jahren wurden zunächst Gestagene mit starker antigonadotroper und fehlender Androgen- bzw. Östrogenwirkung angewandt (Medroxyprogesteronacetat, Chlormadinonacetat, Cyproteronacetat mit antiandrogenem Zusatzeffekt). Diese Präparate konnten die vorzeitigen Pubertätserscheinungen unterdrücken und die beschleunigte Skelettreifung bremsen. Allerdings läßt sich bei langfristigen Kontrollen keine Verbesserung der Wachstumsprognose erzielen. Als Nebenwirkung bestand im wesentlichen eine dosisabhängige Suppression der Nebennierenrinden. In Amerika wurde hauptsächlich

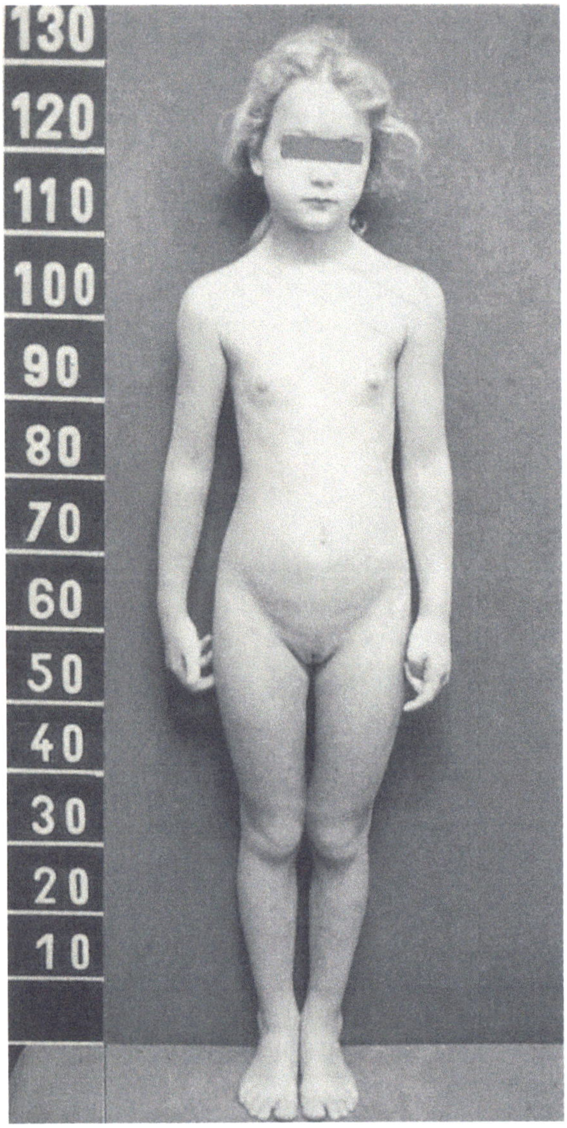

Abb. 6.19. Sechsjähriges Mädchen mit Pubertas praecox

Danazol (19-Nor-Testosteron-Derivat) eingesetzt, das jedoch androgene Eigenschaften besitzt.

Die Behandlung mit GnRH-Agonisten ist heute die Therapie der Wahl bei zentral und kombiniert zentral-peripher bedingter vorzeitiger Pubertät (s. Tabelle 6.11). Nach anfänglicher Überstimulation der Gonadotropinsekretion wird eine Desensibilisierung der Hypophyse bewirkt und die Sexualsteroide auf Kastrationsniveau gesenkt (Boepple et al. 1986; Kaplan u. Grumbach 1989; Kauli et al. 1990; Lee u. Page 1989; Lahlou et al. 1987; Roger et al. 1986). Unter der Therapie sinken auch die Wachstumshormonspiegel signifikant ab (Harris et al. 1985; Mansfield et al. 1988). Die IGF-Konzentrationen, die bei Kindern mit Pubertas praecox signifikant höher liegen als es dem chronologischen Alter entspricht, fallen nur geringfügig ab (Pescovitz et al. 1986). Die nächtlichen Plasmamelatoninspiegel sind unverändert (Berga et al. 1989), Osteokalzin, das vor der Therapie erhöht ist, sinkt unter der Therapie deutlich ab und gibt eine gute Aussage über die Behandlungseffizienz in bezug auf das Knochenwachstum (Johansen et al. 1988). DHEA-S bleibt konstant bzw. steigt altersentsprechend an, so daß sich die Adrenarche unabhängig von der Therapie mit GnRH-Analoga vollzieht (Wierman et al. 1986). Ultrasonographisch läßt sich unter der Suppressionsbehandlung eine Verkleinerung von Uterus und Ovarien auf präpuberales Niveau nachweisen. Ist eine rasche Suppression erforderlich, so ist Depotpräparaten der Vorzug zu geben (Partsch et al. 1991; Holland et al. 1986). 12 und 18 Monate nach Therapiebeginn unterscheiden sich die Effekte zwischen lang- und kurzwirkenden GnRH-Analoga bei vergleichbarer Dosierung nicht mehr. Innerhalb von 1–2 Monaten nach Absetzen der Therapie kommt die Pubertätsentwicklung wieder in Gang. Innerhalb von 1 Jahr haben über 75% der Mädchen ihre Menstruation (Manasco et al. 1988; Sippell et al. 1991). Allerdings gibt es bisher wenige Langzeituntersuchungen. Manasco et al. (1988) beschrieben eine durchschnittliche Verbesserung der Endgröße um 5 cm durch die GnRH-Analogontherapie.

Tabelle 6.11. GnRH-Agonisten für die Therapie der Pubertas praecox vera. (Nach Grumbach u. Kaplan 1990)

GnRH-Agonist	Applikation	Dosis
Buserelin	s.c.	20–40 µg/kg/Tag
	intranasal	1200–1800 µg/Tag
Nafarelinacetat	s.c.	4 µg/kg/Tag
	intranasal	800–1600 µg/Tag
Leuprorelinacetat	s.c.	30–50 µg/kg
	Depot i.m.	300 µg/kg alle 4 Wochen
Decapeptyl	s.c.	20–40 µg/Tag
	Depot i.m.	60 µg/kg alle 4 Wochen

Verschiedene internationale und nationale Studien (Kauli et al. 1982; Luder et al. 1984; Drop et al. 1987; Crowley et al. 1981; Mansfield et al. 1983; Donaldson et al. 1984) sprechen für eine gute Wirksamkeit der GnRH-Analoga (Kontrolle der sekundären Geschlechtsmerkmale, Sistieren der Menses, Verlangsamung der Skelettreifung mit daraus resultierender Verbesserung der prospektiven Endgröße), insbesondere bei frühem Therapiebeginn und noch nicht ausgeprägter Skelettakzeleration. Erstmals konnte in einer multizentrischen Studie eine Verbesserung des Kleinwuchses von 159 auf 165 cm durch durchschnittlich 4 Jahre lange Behandlung erreicht werden (Sippell et al. 1991).

Die erhöhte Östrogenproduktion eines McCune-Albright-Syndroms oder bei Mädchen mit rezidivierenden Ovarialzysten läßt sich durch Medroxyprogesteron behandeln. Besser ist u. U. die Therapie mit dem Aromatasehemmer Testolakton (Fludestin), der die Synthese von Östradiol blockiert und damit die beschleunigte Skelettreifung verhindert (Feuillan et al. 1986). Die sexuelle Frühreife bei Schilddrüsenunterfunktion normalisiert sich unter ausreichender Levothyroxinsubstitution.

6.2.3 Pubertas tarda

Wenn bei einem Mädchen zum durchschnittlich zu erwartenden Zeitpunkt von 11+2=13 Jahren (Mittelwert+2SD) noch keine geschlechtsspezifischen Pubertätszeichen (Brustentwicklung Stadium 2 nach Tanner entsprechend einer Brustknospe) zu beobachten sind, darf man von einer verspäteten Pubertät (Pubertas tarda) sprechen. Grundsätzlich kommen mehrere Ursachen in Frage: die hypothalamisch-hypophysäre Unterfunktion oder Reifungsverzögerung und die primäre Ovarialinsuffizienz. Die Differentialdiagnose zwischen hypothalamisch-hypophysärer Reifungsverzögerung und echter Unterfunktion bereitet oft größere Schwierigkeiten, während sich durch Östrogen- und Gonadotropinbestimmung eine primäre Ovarialinsuffizienz meist problemlos abgrenzen läßt. Erst durch eine zusätzliche Untersuchung der LH- und FSH-Spontansekretion und einem GnRH-Stimulationstest gelingt in vielen Fällen eine Abgrenzung. In Tabelle 6.12 sind die Ursachen, die dieser Unterscheidung Rechnung tragen, zusammengestellt (Reindollar et al. 1981).

Tabelle 6.12. Einteilung von 252 Patientinnen mit verzögerter Pubertät. (Reindollar et al. 1981)

	Gesamtgruppe	Anzahl	[%]
Hypergonadotroper Hypogonadismus			
Chromosomal inkompetente Ovarialinsuffizienz	69		27
Chromosomal kompetente Ovarialinsuffizienz	40		16
46-XX		34	14
46-XY		6	2
Gesamt	109		43
Hypogonadotroper Hypogonadismus			
Reversibel	48		19
Physiologische Verzögerung		35	14
Gewichtsverlust/Anorexia nervosa		6	2
Primäre Hypothyreose		3	1
Kongenitale Nebennierenhyperplasie		3	1
Cushing-Syndrom		1	0,5
Irreversibel	29		12
Kongenitale Mangelsyndrome			
Isolierter Mangel an Gonadotropinreleasingfaktor		13	5
Formen des Hypopituitarismus		6	2
Kongenitale Defekte des Zentralnervensystems		2	1
Erworbene anatomische Veränderungen			
Prolaktinbildendes Adenom		3	1
Unklassifiziertes Hypophysenadenom		2	1
Kraniopharyngeom		1	0,5
Unklassifiziertes Hypophysenmalignom		1	0,5
Postoperativer Hypopituitarismus		1	0,5
Gesamt	77		31
Eugonadismus			
Anatomisch	46		18
Rokitansky-Syndrom		37	15
Vaginales Querseptum		7	3
Hymen imperforatus		2	1
Ungenügende positive Rückkopplung	17		7
Androgenunempfindlichkeitssyndrom	3		1
Gesamt	66		26

Bei der Pubertas tarda finden sich am häufigsten hypergonadotrope Ovarialinsuffizienzen (20–40%). Neben dem bekannten Ullrich-Turner-Syndrom mit seinen typischen Merkmalen kommt auch die reine Gonadendysgenesie mit Streak-Gonaden vor.

Für eine hypothalamische Ursache der physiologischen Pubertätsverzögerung (konstitutionelle Reifungsverzögerung) sprechen mehrere Indizien: auch die Wachstumshormonspontansekretion ist gegenüber Gleichaltrigen verringert und normalisiert sich mit Ablauf der Pubertät; die nächtliche LH- (und FSH-) Pulsatilität normalisiert sich spontan im Verlauf der Pubertät; die Wachstumshormonausschüttung z. B. nach L-Dopa ist präpubertär vermindert und steigt pubertär an (Saggese et al. 1992). Als Begleiterkrankung kann die verzögerte Pubertätsentwicklung bei verschiedenen Allgemeinerkrankungen, Gewichtsverlust, Unterernährung, Leistungssport, Anorexia nervosa und diversen Endokrinopathien auftreten. Ein irreversibler Hypogonadismus liegt vor beim isolierten GnRH-Mangel, der in der hereditären Form in Kombination mit Anosmie als Kallmann-Syndrom bezeichnet wird. Schließlich gibt es verschiedene Neubildungen im Bereich der Hypophyse (Prolaktinome, Kraniopharyngeome), die durch Schädigung der gonadotropinbildenden Zellen oder Unterbrechung der hypothalamisch-hypophysären Achse den hypogonadotropen Zustand hervorrufen. Selten finden sich bei verzögerter Pubertät normale Gonadotropinkonzentrationen. Hierbei handelt es sich in der Mehrzahl der Fälle um Mädchen mit normaler Brustentwicklung und Sekundärbehaarung. Es ist lediglich die Menarche bis zum 16. Lebensjahr nicht eingetreten (= primäre Amenorrhö).

Das diagnostische Vorgehen bei Pubertas tarda ist in Abb. 6.20 dargestellt.

Die Therapie bei Mädchen mit Hypogonadismus hat zum Ziel, den Mädchen ein weibliches Aussehen mit normaler Brust und Sekundärbehaarung zu verschaffen. Dabei ist das Östrogendefizit zu beheben, da auf Dauer gesehen schwerwiegende Folgen (Osteoporose) auftreten würden. Ist eine ursächliche Therapie (Behandlung einer der Pubertätsverzögerung zugrundeliegenden Organerkrankung, wie z. B. Operation eines Hypophysentumors, Substitution mit Schilddrüsen- oder Nebennierenhormon) nicht möglich, so werden zyklisch Östrogene und Gestagene verabreicht. Man versucht dabei, den natürlichen Pubertätsverlauf so gut wie möglich nachzuahmen, um einen normalen pubertären Wachstumsschub zu erzielen. Bewährt hat sich dabei der Einsatz konjugierter Östrogene (z. B. Presomen) in Anfangsdosen von zunächst 0,3 mg/die, maximal 6–12 Monate ohne Gestagenzusatz, im weiteren Verlauf 0,6 mg/die mit zyklischem Zusatz eines Gestagens vom 15.–25. Tag (z. B. Medroxyprogesteronacetat 10 mg/die). Meist kann nach 2 Jahren auf eine Substitution mit z. B. Cycloprogynova übergegangen werden. Unter der zyklischen Östrogen-/Gestagenzufuhr treten regelmäßig Abbruchblutungen ein. Eine Fertilität ist bei den hypergonadotropen Formen nur durch Oozytenspende möglich. Bei hypogonadotropem Hypogonadismus besteht im Gegensatz zur primären Ovarialinsuffizienz auch die Möglichkeit, die Pubertät mit einer GnRH- oder Gonadotropinbehandlung einzuleiten. Die Effizienz beider Verfahren ist gut belegt, allerdings steht die GnRH-Therapie heute ganz im Vordergrund (Leitner et al. 1986; Leyendecker u. Wildt 1984). Von Pädiatern werden diese Therapiemodalitäten, welche letztendlich auf eine Fertilität abzielen und die für die jugendlichen Patienten eine große psychosoziale Belastung durch sehr häufige Injektionen oder das jahrelange Tragen einer Injektionspumpe darstellen, mehrheitlich abgelehnt.

6.2.4 Kleinwuchs

Unter Kleinwuchs versteht man eine Körperlänge, die unterhalb der 3. Größenperzentile liegt.

In der Mehrzahl der Fälle führt der Kleinwuchs der Kinder primär zum Pädiater. Es soll jedoch in diesem Zusammenhang eine ätiologisch ausgerichtete Einteilung nach Bierich (1972) (Tabelle 6.13) gegeben werden. Die Hauptrolle spielt eine konstitutionelle Entwicklungsverzögerung (40%), gefolgt von Störungen der Schilddrüsenfunktion mit 12% und der hypothalamisch-hypophysären Insuffizienz mit 10% (Bierich u. Schönberg 1980).

In Tabelle 6.14 sind die diagnostischen Schritte zusammengefaßt, die bei Wachstumsretardierung erfolgen sollten. An eine konstitutionelle Entwicklungsverzögerung ist zu denken, wenn in der Familie mehrere „Spätentwickler" bekannt sind. Ursache ist eine genetisch bedingte Verlangsamung der biologischen Reife gegenüber dem chronologischen Alter, die in Extremfällen bis zu 5 Jahre betragen kann. Insgesamt handelt es sich um eine harmonische Verzögerung sämtlicher Parameter. Entsprechend ihrem retardierten Knochenalter haben die Patientinnen gegenüber den gleichaltrigen Mädchen einen längeren Zeitraum für das Wachstum zur Verfügung, so daß nach der verspäteten Pubertät eine normale Erwachsenengröße resultiert.

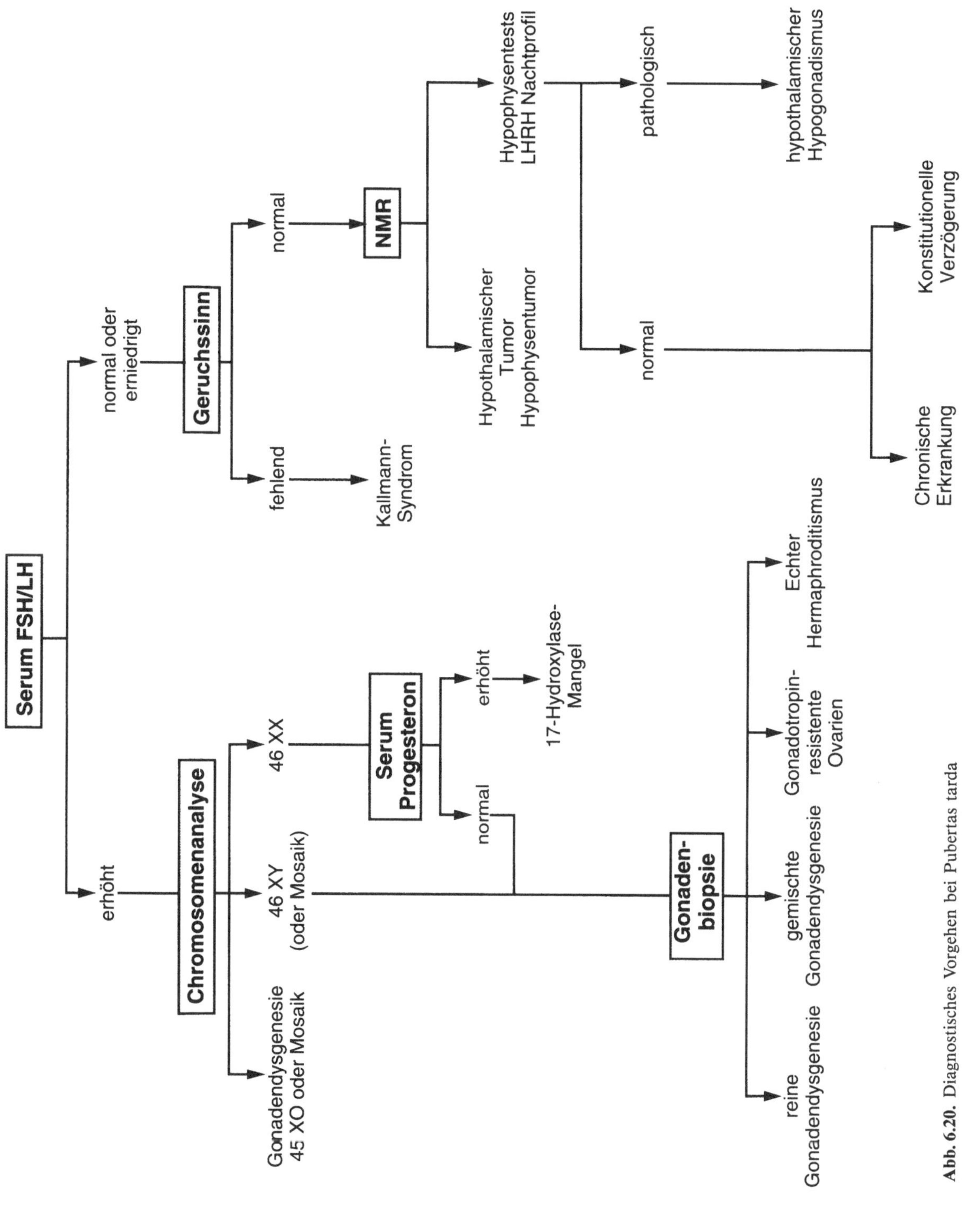

Abb. 6.20. Diagnostisches Vorgehen bei Pubertas tarda

Tabelle 6.13. Differentialdiagnose des Kleinwuchses

A – Primäre Wachstumsstörungen
1. Skelettdysplasien
2. Chromosomale Störungen:
   - Down-Syndrom,
   - Ullrich-Turner-Syndrom
3. Angeborene Stoffwechselstörungen:
   - Mukopolysaccharidosen,
   - Mukolipoidosen
4. Intrauterine Wachstumsstörungen:
   - Fetale Infektionen,
   - Toxine (Alkohol, Nikotin, Drogen, Medikamente etc.),
   - Substratmangel,
   - schwere mütterliche Erkrankungen,
   - unbekannte Ursachen
5. Primäre Kleinwuchssyndrome:
   - Progerie,
   - Silver-Russell-Syndrom,
   - Seckel-Syndrom,
   - Bloom-Syndrom,
   - Noonan-Syndrom
6. Genetischer (familiärer) Kleinwuchs

B – Sekundäre Wachstumsstörungen
1. Malnutrition
2. Darmerkrankungen
3. Nierenerkrankungen
4. Herz- und Kreislauferkrankungen
5. Psychosoziale Deprivation
6. Störungen des Kohlehydrat-, Lipid- und Proteinstoffwechsels
7. Chronische Infektionen
8. Medikamente
9. Störungen des hämatopoetischen Systems
10. Chronische Lungenerkrankungen
11. Andere chronische Krankheiten
12. Störungen des Endokrinums
13. konstitutionelle Entwicklungsverzögerung

Obwohl die konstitutionelle Entwicklungsverzögerung als seltene Normvariante aufzufassen ist, lassen sich einige hormonelle Veränderungen nachweisen. So wurde in den ersten 5,5 h des Nachtschlafs eine verminderte Spontansekretion des Wachstumshormons beobachtet. Auch IGF 1 war erniedrigt und ließ sich unter Wachstumshormongabe normalisieren. Man nimmt an, daß es sich um einen transitorischen partiellen Wachstumshormonmangel handelt, der zwar mit Wachstumshormon- oder Sexualhormongaben günstig beeinflußt werden kann, dessen Behandlungsbedürftigkeit jedoch umstritten ist.

Ein Ausfall des hypophysären Wachstumshormons kann sich gelegentlich auch erst in der Pubertät bemerkbar machen. Hierbei handelt es sich immer um Tumoren, vor allen Dingen um Kraniopharyngeome.

Die Diagnose muß sich auf Provokationstests der verschiedenen Hypophysenachsen und radiologische Methoden stützen. Steigt nach Arginin- oder Insulinstimulation das GH auf mehr als 10 ng/ml an, so ist ein absoluter Wachstumshormonmangel ausgeschlossen. Die Stimulation der Wachstumshormonausschüttung mit GHRH erlaubt in der Regel keine genaue Unterscheidung zwischen idiopathischer Wachstumsverzögerung und echtem Wachstumshormonmangel (Gelato et al. 1986).

Tabelle 6.14. Diagnostisches Vorgehen bei Mädchen mit Wachstumsstörungen

1. Anamnese
   a) Größe Familienmitglieder
   b) Maße bei Geburt, Besonderheiten der Geburt
   c) frühere Erkrankungen (ZNS, Traumen, Entzündung)
   d) chronische Erkrankungen (Diabetes mellitus, Mukoviszidose, Herzfehler, Nierenkrankheiten, Morbus Crohn)
   e) Krampfanfälle (Hypokalzämie?)
   f) psychomotorisch-intellektuelle Entwicklung
   g) psychosoziale Situation (Heimkind?)
2. Klinische Untersuchung
   2.1 allgemein
      a) Proportionen
      b) Fettverteilung
      c) sichtbare Auffälligkeiten (Pigmentierung?, Tumorzeichen?)
      d) Herzfehler?, Lebervergrößerung?, Lungenfunktion?, Urinstatus?
   2.2 Entwicklungsstand
      a) Istlänge und Perzentile
      b) Istgewicht und Perzentile
      c) Längengewicht
      d) Knochenalter (Rö linke Hand)
      e) Pubertätsstadium (Tanner)
3. Berechnungen
   a) Wachstumsrate
   b) Zielgröße
   c) Wachstumsprognose
4. Labor-Screeningdiagnostik
   BKS, Blutbild, Serumchemie
   Urinstatus
   T_3, T_4, TSH
   u. U. freies Kortisol im Urin
   IGF 1/IgFBP-3
   Karyotyp (obligat!)
   Gonadotropine
5. Hypophysenstimulationstests bei Verdacht auf hormonelle Störungen
   LHRH→LH, FSH
   TRH→TSH
   Arginin→GH
   Insulintoleranztests→GH, Kortisol
   Clonidin→GH

Funktionelle Wachstumsstörungen finden sich bei qualitativer oder quantitativer Mangelernährung (z. B. Kwashiorkor, Anorexia nervosa usw.) und beim sogenannten Deprivationssyndrom (psychosoziale Wachstumsstörung). Bei Unterernährung dient das Wachstumshormon in erster Linie vitalen metabolischen Funktionen, so daß die anabole über IGF 1 ablaufende Wachstumsstimulation limitiert wird. Aus diesem Grund kann Wachstumshormon im Serum basal erhöht sein, die IGF 1 jedoch erniedrigt. Bei normaler Ernährung normalisieren sich die Werte.

Psychosoziale Wachstumsstörungen lassen sich aufgrund der Anamnese annehmen. Seelische Vernachlässigung kann ein normales Gedeihen verhindern. Die Wachstumshormonkonzentrationen sind häufig erniedrigt und lassen sich nicht adäquat stimulieren. Die Gesamtthyroxinkonzentrationen sind bei normalem TSH erniedrigt, ebenso wie die Kortisolkonzentrationen und die ACTH-Stimulierbarkeit der Nebennierenrinde. Läßt sich die psychosoziale Konfliktsituation beheben, bilden sich die endokrinologischen Veränderungen spontan zurück und das Wachstum wird aufgeholt.

Schließlich sollte bei minderwüchsigen Mädchen immer an eine Chromosomenanomalie gedacht werden, die auch ohne Dysmorphiezeichen vorliegen kann. Eine Chromosomenanalyse und Bestimmung der Gonadotropine sichern die Diagnose. In Tabelle 6.15 sind die Zusammenhänge zwischen Skelettalter, Längenalter und chronologischem Alter bei verschiedenen Wachstumsstörungen zusammengestellt.

Die Therapie des Kleinwuchses sollte frühzeitig einsetzen. Bei Kindern mit nachgewiesenem Wachstumshormonmangel, die bereits Pubertätszeichen hatten, war trotz der Therapie mit Wachstumshormon die erreichte Endgröße unbefriedigend (Hibi et al. 1989), da durch die gonadalen Steroide der Verschluß der Epiphysenfugen relativ zu früh eintrat. Bei gleichzeitigem Wachstumshormon- und Gonadotropinmangel konnten in Abhängigkeit von Beginn und Dauer der Therapie bessere Endgrößen erreicht werden. Deshalb wird in einigen Studien versucht, die gonadale Funktion so lange mit GnRH-Analoga zu unterdrücken, bis unter Wachstumshormontherapie die jährliche Größenzunahme weniger als 2 cm beträgt (Hibi et al. 1989; Toublanc et al. 1989). Die übliche Dosierung beträgt heute 12–14 E/m^2/Woche in 7 Einzeldosen. Besteht außer dem Wachstumshormonmangel noch ein Gonadotropinmangel, so muß bei Mädchen mit niedrigen Östrogendosen die Pubertät eingeleitet werden, jedoch keinesfalls vor dem 13. Lebensjahr. Bei der konstitutionellen Entwicklungsverzögerung besteht keine Indikation zur Wachstumshormonbehandlung, da eine normale Endgröße erwartet wird.

Tabelle 6.15. Relation zwischen chronologischem Alter (*CA*), Längenalter (*LA*) und Skelettalter (*SA*) bei Wachstumsstörung

CA = LA = SA:	Normalfall
(SA = LA) < CA:	konst. Entwicklungsverzögerung
LA < (SA = CA):	„primordialer" Minderwuchs, Turner-Syndrom
SA < LA < CA:	Hormonmangel (Hypothyreose)
LA < SA < CA:	hypophysärer Minderwuchs
CA > LA > SA:	Pubertas praecox, Pseudopubertas praecox

6.2.5 Hochwuchs

Unter Hochwuchs versteht man eine Körperlänge, die oberhalb der 97. Größenperzentile liegt.

Die verschiedenen Ursachen des Hochwuchses sind aus Tabelle 6.16 zu ersehen. Der hypophysäre Riesenwuchs, bedingt durch eosinophile Adenome des Hypophysenvorderlappens, die große Mengen von GH produzieren, tritt selten bereits in der Kindheit auf. Entwickeln sich die Adenome in der Pubertät, so überwiegen die Zeichen der Akromegalie. Bei der Pubertas praecox, der Pseudopubertas praecox, der frühnormalen Pubertät, der Hyperthyreose und dem Wiedemann-Beckwith-Syndrom tritt der Hochwuchs vor dem 10. Lebensjahr auf, so daß das Wachstum bereits abgeschlossen ist, wenn die chronologisch Gleichaltrigen ihren Wachstumsschub bekommen. Auch der Adiposogigantismus und der metabolisch bedingte Hochwuchs fallen bereits während der Kindheit auf.

Viel häufiger als die genannten Störungen ist der konstitutionelle oder familiäre Hochwuchs. In der Regel sind ein Elternteil oder beide Eltern übergroß, häufig sind die Mädchen schon als Neugeborene übergroß. In allen Altersperioden sind die Kinder ihren Altersgenossinnen an Länge voraus. Im Gegensatz zur echten Frühreife und frühnormalen

Tabelle 6.16. Einteilung des Hochwuchses bei Mädchen. (Bierich 1983b)

I.	Endokriner Hochwuchs	
	Hypophysärer Riesenwuchs (eosinophile Adenome)	
	Pubertas praecox, Pseudopubertas praecox	
	Frühnormale Pubertät	nur temporärer Hochwuchs
	Hyperthyreose	
	Wiedemann-Beckwith-Syndrom	
II.	Adiposogigantismus	
III.	Metabolisch bedingter Hochwuchs	
	Homozystinurie	
	Marfan-Syndrom u.a.	
IV.	Familiärer Hochwuchs	
V.	Zerebraler Gigantismus (Sotos-Syndrom)	

Geschlechtsentwicklung zeigen die Mädchen ein mit dem chronologischen Alter übereinstimmendes Skelettalter. Sämtliche endokrinen Parameter sind normal, lediglich überwiegend erhöhte IGF 1-Werte wurden beschrieben.

Da die Durchschnittsgröße erwachsener Frauen in der BRD 166,5 cm beträgt und die um die 3fache Standardabweichung erhöhte Durchschnittsgröße 182,3 cm, wird eine prospektive Größe von mehr als 183 – 185 cm von vielen Kinderendokrinologen als behandlungswürdig angesehen. Die medikamentöse Wachstumsbremsung hochwüchsiger Mädchen sollte jedoch unseres Erachtens nur Extremfällen vorbehalten bleiben. Man sollte sich nicht dazu verleiten lassen, aufgrund elterlicher (meist mütterlicher) Befürchtungen zu therapieren und die generelle Akzeleration des Wachstums bei den Beratungen stets im Auge behalten. Nur ausnahmsweise bei schwerwiegenden Gründen (Skoliose) kann auch bei einer kleineren prospektiven Endgröße eine Behandlung erforderlich sein. Für die zuverlässige Voraussage ist eine exakte Beurteilung des Knochenalters wichtig. Nach Möglichkeit sollten 2 Berechnungen im Abstand von 1 Jahr vorgenommen werden.

Um das potentielle Längenwachstum zu verkürzen, nützt man die wachstumsbremsende Wirkung hochdosierter Östrogengaben aus. Die Östrogene fördern die Skelettreifung und hemmen direkt das Knorpelwachstum. Inwieweit eine Reduktion der Somatomedinspiegel eine Rolle spielt, ist bislang nicht eindeutig erwiesen.

Zur Erzielung optimaler Therapieerfolge müssen relativ hohe Östrogendosen verwendet werden. Während man früher sehr hohe Östrogendosen verwandte (7,5 mg konjugierte Östrogene, Presomen, oder Äthinylöstradiol 0,3 – 0,5 mg), haben neuere Studien gezeigt, daß auch mit kleineren Dosen (3,75 mg Presomen, 0,1 mg Äthinylöstradiol, Progynon M, eine fast vergleichbare Wachstumsbremsung zu erzielen ist) (Grüters et al. 1989; Normann et al. 1991; Schamback u. Nitschke 1985). Zur Vermeidung einer glandulär zystischen Hyperplasie des Endometriums werden im letzten Drittel jedes „Zyklus“ 10 Tage lang Gestagene verabreicht (z. B. Medroxyprogesteronacetat 10 mg oder Norethisteronacetat 10 mg). Dadurch kommt es trotz kontinuierlicher Östrogentherapie zu regelmäßigen Abbruchblutungen. Von manchen Autoren wird der Behandlung mit konjugierten Östrogenen der Vorzug gegeben, da sie unter Äthinylöstradiol häufig Kopfschmerzen und Übelkeit beobachtet haben.

Die Wachstumseinsparung hängt weniger von der Östrogendosis als vom Zeitpunkt des Therapiebeginns ab. Mit zunehmendem Knochenalter verringert sich der therapeutische Spielraum. Es wird deshalb empfohlen, möglichst bei einem Knochenalter von 12 Jahren, also vor dem Pubertätswachstumsspurt und vor dem Eintritt der Menarche zu beginnen. Dann kann eine Endgrößenreduktion von etwa 5 – 6 cm erreicht werden. Die Behandlung erstreckt sich meist über 1,5 bis 2 Jahre. Durch die Hormongabe kann mit einem Skelettzuwachs von 1 Jahr in 6 Monaten gerechnet werden. Die Behandlung kann bei einem Knochenalter von 15,5 Jahren beendet werden, wenn das Wachstumspotential nur noch 0,7% der Endgröße, d. h. ca. 1,3 cm, beträgt.

Die Nebenwirkungen der Therapie sind auch bei Verwendung der sehr hohen Dosen erstaunlich gering. Vorübergehend kann über Übelkeit, orthostatische Beschwerden, Kopfschmerzen und Wadenkrämpfe geklagt werden. Zachmann et al. (1984) konnten zeigen, daß unter dieser Therapie die Serumkonzentrationen von Kortisol ansteigen, was für die Striaebildung verantwortlich sein kann, die im eigenen Kollektiv bei etwa 30% der 51 Mädchen zu beobachten war. Gleichzeitig fallen die adrenalen Androgene ab, wobei eine gesteigerte periphere Aromatisierung durch Zunahme des Körperfettes diskutiert wird. Aus diesem Grund wird die Akne immer günstig beeinflußt. Gewichtszunahmen durch östrogenbedingte Wassereinlagerungen und gesteigerten Appetit sind möglich (in etwa 20% der Fälle). Durch ausführliche Diät- und Verhaltensanweisungen vor Beginn der Therapie läßt sich diese Nebenwirkung jedoch in vertretbaren Grenzen halten. Auf den vermehrten Fluor (bei 10% der Mädchen) müssen die Patientinnen hingewiesen werden.

Die Hauptbefürchtungen bezüglich der hochdosierten Östrogentherapie bei den jungen Mädchen betreffen eine Thrombosegefährdung, eine Leberschädigung, ein Karzinomrisiko und eine mögliche Infertilität nach Absetzen der Therapie. Die Thrombosegefahr beruht auf den östrogenbedingten Veränderungen der Blutgerinnung, wobei besonders das Antithrombin III unter hohen Äthinylöstradioldosen signifikant abfällt. Trotzdem treten Thrombosen bei den jungen und gesunden Mädchen praktisch nicht auf. Offenbar spielen das Alter und das Fehlen zusätzlicher Risiken (Rauchen, Hyperlipidämie) eine entscheidende Rolle. Die Triglyzeride steigen vorübergehend an und normalisieren sich nach Beendigung der Therapie wieder (Hinkel et al. 1985). Eine Leberschädigung konnte bisher nicht nachgewiesen werden.

Eine Karzinomgefährdung wurde aus der gesteigerten Mitoserate des Endometriums und der Vaginalschleimhaut unter Östrogenen abgeleitet sowie aus dem vermehrten Vorkommen von Endometriumkrebs bei Frauen nach jahrelanger hochdosierter reiner Östrogentherapie im Klimakterium. Allerdings spielt für das Krebsrisiko Dauer und Dosis der Östrogenverabreichung und das Alter der Frau eine wesentliche Rolle. Dieses Risiko steigt nicht an, wenn regelmäßig Abbruchblutungen durch Gestagengaben erzeugt werden. Da bei den jungen Mädchen die Östrogentherapie mit Entzugsblutungen durch Gestagene kombiniert wird, gibt es kein erhöhtes Karzinomrisiko.

Unter Östrogentherapie sinken die Gonadotropine auf sehr niedrige Werte ab, mit GnRH läßt sich keine LH-Ausschüttung provozieren. In über 90% der Fälle treten spontane Blutungen innerhalb von 3 Monaten nach Therapieende auf. Während der ersten 2 Jahre haben 90% der Mädchen bereits wieder einen regelmäßigen Zyklus von 4 ± 1 Woche (Kaiser et al. 1987). Bei Mädchen, die nach einer solchen Therapie heiraten, ist die Fertilität nicht eingeschränkt (Wettenhall et al. 1975; Prader u. Zachmann 1978).

6.2.6 Fettsucht

Wenn das Körpergewicht (KG) bezogen auf die Körperlänge über der 97. Perzentile liegt, spricht man von Adipositas, wenn es zwischen 75. bis 97. Perzentile liegt, von Übergewicht. Eine weitere Definition richtet sich nach dem Sollgewicht: liegt das Körpergewicht mehr als 20% über dem auf die Körperlänge bezogenen Sollgewicht, so spricht man von Adipositas, liegt es 10–20% darüber, ist es ein Übergewicht. Durch Messung des Mitteloberarmumfangs läßt sich rasch der Ernährungszustand objektivieren (Voorhoeve 1990).

Fettsucht ist die häufigste chronische Ernährungsstörung des Kindes und des Jugendlichen. Man schätzt, daß in der BRD etwa 20% der Kinder und Jugendlichen adipös sind, wobei Mädchen häufiger betroffen sind als Knaben. Bereits das Gewicht der Neugeborenen ist signifikant positiv mit dem mütterlichen Gewicht korreliert (Gerhard et al. 1990). Auch besteht eine deutliche Abhängigkeit vom sozialen Status, da Mädchen aus niedrigerem sozialen Milieu mehr zu Adipositas neigen als Mädchen aus höherem sozialen Milieu. Während der Anteil der Säuglinge, die auch später zu dick bleiben, mit 20% angenommen werden muß, liegt das Risiko eines adipösen Schulkindes, als Erwachsener dick zu sein, bei 60–80%. Zur Diagnosestellung der Fettsucht verwendet man Gewicht- und Längentabellen und die Bestimmung der Hautfaltendicke mit dem Harpenden-Caliper.

Bei 99% aller fettsüchtigen Jugendlichen handelt es sich um eine durch Überernährung bedingte Fettsucht. Entgegen der früheren Anschauung, daß sich nur in der Kindheit die Zahl der Fettzellen vermehrt (hyperplastischer Fettsuchttyp) und bei Jugendlichen lediglich das Fettzellenvolumen ansteigt (hypertrophischer Fettsuchttyp), muß man heute davon ausgehen, daß eine Vermehrung von Präadipozyten das ganze Leben über möglich ist (Kather u. Simon 1980). Genetische Faktoren, die zur Fettsucht prädisponieren, sind bereits bei diesen Vorstufen der reifen Fettzellen nachweisbar. Ätiologisch liegt eine gesteigerte Nahrungszufuhr und/oder ein verminderter Energieverbrauch zugrunde. Ursache der gesteigerten Nahrungszufuhr können Störungen des erlernten oder anerzogenen Appetitverhaltens sein, ungünstige Eßgewohnheiten, Konflikte in der Eltern-Kind-Beziehung oder einschneidende Veränderungen der Lebenssituation. In der Pubertät lassen sich bei dicken Jugendlichen erhöhte basale β-Endorphinspiegel nachweisen, deren Tagesrhythmik weniger ausgeprägt ist als bei normalgewichtigen Kindern (Genazzani et al. 1986). Da die Betalipotropin- und Kortisolkonzentrationen unverändert sind, werden extrahypophysäre Bildungsstätten für Betaendorphin angenommen und eine endorphininduzierte Hyperphagie. Sämtliche endokrinologischen und metabolischen Veränderungen, die man bei Adipösen findet, verschwinden, wenn das Normalgewicht erreicht ist.

Insgesamt finden sich häufig im Serum erhöhte Konzentrationen von Glukose, freien Fettsäuren und Triglyzeriden. Es wird ein Hyperinsulinismus beobachtet, eine gesteigerte Nebennierenrindenfunktion und eine vermehrte Glukagonsekretion. In der Pubertät ist der schlafinduzierte Wachstumshormonanstieg reduziert, während die IGF-1-Konzentrationen normal sind. Der pubertäre Wachstumsschub ist deutlich geringer als bei schlanken Jugendlichen (Minuto et al. 1988). Für eine hormonelle Ursache der Adipositas sprechen außerdem Minderwuchs, herabgesetzte Wachstumsraten und eine Skelettretardierung. Die Schilddrüsenfunktion ist normal. Aufgrund verminderter Konzentration von SHBG ist der Anteil von freien Steroiden, insbesondere von Östradiol, erhöht. Weitere Informationen kann der interessierte Leser der Darstellung von Hürter (1980) entnehmen.

Differentialdiagnostisch kommen das Cushing-Syndrom in Frage (charakteristische Fettverteilung,

Hypertonie, Striae, Polyglobulie, Osteoporose), Nebennierenrindenadenome und -karzinome und ganz selten Läsionen im Bereich des Hypothalamus (Tumoren, Zysten, Leukose, Entzündungen), die zu ausgeprägter Hyperphagie führen.

Wesentlich für die Behandlung der alimentären Adipositas sind eine Reduktionsdiät und psychotherapeutische Maßnahmen. Die besten Erfolge sind von einer kalorienarmen, abwechslungsreichen Mischkost zu erwarten, wobei die Kalorienmenge je nach Alter zwischen 600 und 1200 kcal pro Tag betragen sollte. Eine Nulldiät ist bei Kindern und Jugendlichen abzulehnen, ebenso wie einseitige Diäten. Auch medikamentöse Behandlungen sind nicht indiziert. Die Familie der Jugendlichen muß in die Bemühungen um die Gewichtsabnahme einbezogen werden. Im Einzelfall ist zu entscheiden, ob eine Einzelpsychotherapie, eine Familien- oder Gruppentherapie erfolgen sollte. Unterstützend wirkt in jedem Fall eine Bewegungstherapie, die das körperlich-seelische Wohlbefinden erhöht und zur Stärkung des Selbstbewußtseins beiträgt. Mit allen diesem Maßnahmen können gute Erfolge bei der hypertrophen Form der Adipositas erwartet werden, während die Prognose bei der hyperplastischen Form der Adipositas wesentlich schlechter ist.

6.2.7 Magersucht (Anorexia nervosa)

Bei der Magersucht handelt es sich um eine psychische Störung, die sich in einer krankhaften Haltung gegenüber der Nahrungsaufnahme und dem Körpergewicht ausdrückt. Hierbei kommt es durch selbstauferlegten massiven Gewichtsverlust zur Mangelernährung mit sekundären organischen Störungen.

Symptome: Amenorrhö (bei 80% bereits vor dem massiven Gewichtsverlust auftretend), schwere Obstipation (Laxantienabusus), Hypotonie, Bradykardie, Hypothermie, Leukopenie, Azetonämie und endokrine Störungen.

Die diagnostischen Kriterien sind nach Feighner et al. (1972) in Tabelle 6.17 zusammengefaßt.

Der Gynäkologe wird häufig wegen der ausbleibenden Menstruation konsultiert. Neben der Amenorrhö klagen die Mädchen über Obstipation und Appetitlosigkeit, wobei die erzwungene Nahrungsaufnahme mit Ekel und selbstinduziertem Erbrechen beantwortet wird. Meist sind die Mädchen sehr ehrgeizig und überaktiv, was in starkem Gegensatz zu den objektiven pathologischen Organbefunden steht. Hinter dem vordergründigen Leitbild des „schönen" mageren Körpers verbirgt sich eine

Tabelle 6.17. Diagnostische Kriterien bei Anorexia nervosa. (Nach Feighner et al. 1972)

1. Beginn der Erkrankung vor dem 25. Lebensjahr
2. Magersucht durch Verlust von mindestens 25% des Körpergewichts
3. Gestörte Einstellung gegenüber Nahrungsaufnahme
4. Störung der Körperwahrnehmung (extrem dünner Körper ist Schönheitsideal)
5. Fehlende internistische Erkrankungen
6. Ausschluß anderer psychiatrischer Krankheiten
7. Mindestens 2 der folgenden organischen Störungen sollten zusätzlich nachweisbar sein
   a) Amenorrhö
   b) Lanugobehaarung
   c) Bradykardie (ständig Puls <60/min)
   d) Hypothermie
   e) Hyperaktivität
   f) Bulimie
   g) Obstipation
   h) Laxantienabusus

tiefe existenzielle Lebensangst. Der familiäre Hintergrund ist häufig in charakteristischer Weise gestört: besonders enge Mutter-Tochter-Beziehung, wobei die Mütter durch extreme Selbstaufopferung, dienende Haltung und Wehrlosigkeit auffallen. Die Mütter stehen selbst in einem unbewußten Ambivalenzkonflikt, da ihre eigene Opferhaltung Ressentiments gegenüber den Töchtern erzeugt. Eine positive Identifikation ist deshalb für die Mädchen kaum möglich.

Die Mütter, die es nicht ertragen können, daß ihre Töchter in der Pubertät selbständig werden, induzieren bei den Mädchen einen dauernden Konflikt zwischen Symbiose und Trennung. Die Mädchen, die sich selbst als schutzlos, uneigenständig und insuffizient empfinden, machen den Körper zu ihrem Sklaven. Indem sie für sich und die Umwelt demonstrieren, daß sie von der Nahrungsaufnahme unabhängig sind, erlangen sie Sicherheit und Beruhigung.

Der Vater wird als sympathisch, aber insuffizient und zu schade für die Mutter betrachtet. Auch durch einen als enttäuschend erlebten Vater kann das Mädchen in der Phantasie sexuell stimuliert werden. Sie fühlt sich u. U. als Ersatzfrau und Komplizin frustriert, weil sie erkennen muß, daß sie die Mutter beim Vater nicht ersetzen kann, und reagiert ihre sexuellen Impulse durch Erbrechen ab.

Im Hinblick auf die Familiendynamik gibt es jedoch deutliche Unterschiede zwischen Anorexia-nervosa- und Bulimiepatientinnen (Kirchgässner 1992): Während Bulimiepatientinnen Konflikte innerhalb der Herkunftsfamilie wahrnehmen und diese auch für die Entstehung ihrer Eßstörungen verantwortlich machen, erkennen Anorexia-nervosa-Patientinnen keine dysfunktionalen Interaktionsmuster innerhalb ihrer Familien. Letztere sehen eher kurzfristig einwirkende Faktoren in Form von lebensverändernden Ereignissen als Ursache für die Eßstörung.

6.2.7.1 Endokrine Veränderungen

Die Konzentrationen von FSH und LH sind signifikant erniedrigt. Die Östradiolkonzentrationen liegen gewöhnlich unter 30 pg/ml Serum. Katz et al. (1978) konnten nachweisen, daß bei Mädchen mit einem Gewichtsverlust von 23 bis 40% unter das ideale Körpergewicht das pulsatile LH-Muster eines Erwachsenen stufenweise auf das präpubertale Muster zurückging (s. Abb. 6.4). Bei Gewichtszunahme und Besserung der psychischen Symptomatik änderte sich das präpubertale LH-Sekretionsmuster wieder zum Erwachsenentyp hin und spontane Blutungen traten wieder ein. Obwohl das Körpergewicht ein wesentlicher Faktor bei der Normalisierung der hypothalamisch-hypophysären Funktion war, wurde auch beobachtet, daß die alleinige Gewichtszunahme ohne gleichzeitige Normalisierung der Psychopathologie keine endokrine Besserung erbrachte. Bei Athletinnen mit Anorexia nervosa trat schon eine Amenorrhö vor dem eigentlichen Gewichtsverlust ein, ihre Gonadotropine waren noch niedriger und sie benötigten längere Zeit, um nach Gewichtsnormalisierung regelmäßig zu menstruieren (Litt u. Glader 1986).

Durch Stimulation mit GnRH fanden sich in Abhängigkeit vom Schweregrad der Erkrankung FSH- und LH-Reaktionen, wie sie in den verschiedenen Pubertätsphasen beschrieben wurden (Sherman et al. 1975). Die Zufuhr von Östradiol, die normalerweise nach initialem LH-Abfall mit einem signifikanten LH-Anstieg beantwortet wird, führte bei Mädchen mit Anorexia nervosa zu einer Erniedrigung der LH-Konzentration ohne nachfolgenden positiven Feedbackmechanismus, wobei wahrscheinlich die hypophysären LH-Reserven leer waren (Wakeling et al. 1977). Fishman et al. (1975) konnten bei Anorexia nervosa einen veränderten Östrogenmetabolismus nachweisen. Das 2-Hydroxyestron, ein Katecholöstrogen, war im Blut der Patientinnen signifikant erhöht. Dieses Katecholöstrogen hat eine hohe Affinität zum Östradiolrezeptor, jedoch nur 0,1% seiner biologischen Aktivität, so daß es wie ein Antiöstrogen wirkt. Außerdem hemmt 2-Hydroxyestron direkt die LH- und FSH-Ausschüttung. Schließlich hemmen die Katecholöstrogene 2 wichtige Enzyme, die in die Biosynthese der Neurotransmitter eingreifen.

Im Liquor von Patientinnen mit Anorexia nervosa wurden erhöhte Konzentrationen von Kortikotropinreleasingfaktor (CRF) gemessen, was zu erhöhten peripheren Kortisolspiegeln führte (Kaye et al. 1987; Hotta et al. 1986, Krause et al. 1988). Die Kortisol-/Kreatinin-Clearance im Urin ist bei Anorexiepatientinnen signifikant höher als bei gesunden Frauen, was neben dem Östrogenmangel mit für die Reduktion der Knochenmasse verantwortlich ist, die man bei diesen Mädchen findet (Newman u. Halmi 1989; Biller et al. 1989). Im Tierversuch konnte gezeigt werden, daß durch Nahrungsmittelreduktion Hyperaktivität induziert wird, die mit Veränderungen der Neurotransmitter einhergeht, mit einem Anstieg der Kortikosteroidsekretion und einer Suppression von LH und Testosteron (Brooks et al. 1989).

Durch die Mangelernährung werden bei Anorexia nervosa zu wenig Präkursoren aufgenommen, die das Gehirn zur Bildung von Neurotransmittern benötigt. Die zentrale dopaminerge Aktivität wird erhöht, was viele der psychischen Symptome bei Anorexia nervosa erklärt. Durch die erhöhten Katecholöstrogene wird die Synthese von Neurotransmittern zusätzlich negativ beeinflußt, was die Verfügbarkeit von GnRH einschränkt. Durch pulsatile GnRH-Infusion kann auch bei Patientinnen mit Anorexia nervosa eine vorübergehende Ausreifung der Hypophysen-Ovar-Achse erreicht werden. Aus den oben beschriebenen endokrinen Veränderungen ergibt sich, daß es sich bei der Anorexia nervosa um eine durch Gewichtsabfall und psychische Veränderungen ausgelöste vorwiegend hypothalamische Störung handelt.

Differentialdiagnostisch ist der alleinige Gewichtsverlust ohne psychologische Störungen von der Anorexia nervosa abzugrenzen. Knuth u. Friesen (1983) zeigten im Rattenversuch, daß eine Restriktion der Nahrungszufuhr um 50% innerhalb von 16 Tagen bei allen Ratten zum Anöstrus führte. Das Körpergewicht sank in dieser Zeit um 13–17% ab. Das Hypophysengewicht sank, der Hypophysen-LH-Gehalt war unverändert, der von FSH erhöht. Im Serum war ebenfalls FSH erhöht, LH erniedrigt, nach Stimulation mit GnRH stieg LH nur wenig an. Die gleichen Gonadotropinveränderungen wurden von den Autoren auch bei amenorrhöischen untergewichtigen Mädchen beobachtet. Insgesamt sind die endokrinologischen Veränderungen bei den lediglich untergewichtigen Mädchen ähnlich wie bei den Mädchen mit Anorexia nervosa, jedoch weniger häufig und weniger ernst (Vigersky et al. 1977).

6.2.7.2 Therapie

Falls keine unmittelbare internistische Behandlung erforderlich ist, muß die Therapie der Anorexia nervosa zunächst rein psychotherapeutisch orientiert sein, wobei eine Familientherapie eingeschlossen sein sollte. Steinhausen u. Glanville (1984) konnten keine unterschiedliche Effizienz verschiedener Therapiekonzepte nachweisen. Leidet die Patientin unter der Amenorrhö, so soll man sie zur Gewichtszunahme ermutigen, was in 36% dazu führt, daß spontane ovulatorische Zyklen auftreten. Wenn die alleinige Gewichtszunahme nicht zu einer Zyklusnormalisierung geführt hat, prüft man durch Zufuhr von Gestagenen, ob die endogene Östrogenproduktion bereits ausreichend ist. Bekommt die Patientin eine Abbruchblutung, so können diese regelmäßig durch Gestagengaben induziert werden, was gleichzeitig eine Endometriumhyperplasie verhindert. Wegen des erhöhten Risikos einer Osteoporose sollte nach Vorlage einer Knochendichtemessung und längerer Amenorrhö frühzeitig mit Östrogen-Gestagen-Gabe substituiert werden. Auch die regelmäßige Einnahme eines Kontrazeptivums ist möglich, wenn man die Patientin darüber aufklärt, daß nach Absetzen der Medikamente nicht mit spontanen Zyklen zu rechnen ist. Bei Kinderwunsch ist besonders behutsam vorzugehen, es gelten grundsätzlich dieselben Regeln wie in Kap. 1, Band 2, besprochen. Jedoch sollte sinnvollerweise mit einer Schwangerschaft gewartet werden, bis sich die Eßstörung in Remission befindet, da es sonst häufig in der Schwangerschaft zu verstärkter Symptomatik kommen kann und die Neugeborenen ein erhöhtes Risiko von Frühgeburtlichkeit, Wachstumsretardierung und schlechtem Apgar-Score haben (Stewart et al. 1987).

Häufig ziehen sich die Behandlungen über Jahre hin. In jeweils 30% der Fälle ist mit Spontanheilung, Chronifizierung oder deutlicher Besserung zu rechnen, während 10% psychotisch entgleisen oder durch interkurrente Infekte letal enden. Suizide sind selten (Vogt-Heyder 1983, 1984). Günstig ist die Prognose, wenn die Erkrankung vor dem 23. Lebensjahr begonnen und der Gewichtsverlust weniger als 30% des Körpergewichts betragen hat. Steinhausen u. Glanville (1984) wiesen aufgrund einer Verlaufskontrolle von anorektischen Mädchen nach, daß die ungünstigste Prognose bei hohem initialem Gewichtsverlust bestand, bei Rehospitalisationen und besonders negativer Einstellung zu Sexualität. Nach 9 Jahren hatten noch 86% der nachuntersuchten Frauen ein gestörtes Eßverhalten, 62% Menstruationsanomalien, und 19% eine Amenorrhö. In fester Partnerbeziehung lebende Frauen waren deutlich in der Minderheit. Die Frauen klagten vermehrt über Befindlichkeitsstörungen, erhöhte Depressivität und negative soziale Resonanz.

6.2.8 Zyklusstörungen

Der Eintritt der Menarche, d. h. das sichtbare Zeichen der Blutung, ist für die Jugendliche wesentlich für ihre Identifikation mit der weiblichen Rolle. Mütter und Töchter sind beunruhigt, wenn bis zum 14. Lebensjahr keine spontane Menstruation eingetreten ist. Das durchschnittliche Menarchealter beträgt in der Bundesrepublik Deutschland etwa 13 Jahre, so daß bis zum 16. Lebensjahr 97% aller Mädchen menstruieren. Man wird mit einer Abklärung bis zu diesem Alter zurückhaltend sein, wenn auch die Pubertätsmerkmale verzögert aufgetreten sind. Wenn ein Mädchen mit 16 Jahren noch keine Blutung hat, spricht man von primärer Amenorrhö.

6.2.8.1 Primäre Amenorrhö

Die Ursachen können prinzipiell alle jene Faktoren sein, die auch eine verzögerte Pubertät bedingen (s. Abschn. 6.2.3). Die Häufigkeit der einzelnen Ursachen gibt Tabelle 6.18 wider. In 78% findet man organische Störungen. Bei einer zeitgerechten Pubertätsentwicklung ist besonders auf Fehlanlagen im Bereich des Genitale zu achten (Hymenal-Vaginal-Uterus-Atresien).

In Tabelle 6.19 ist das schrittweise Vorgehen bei der Diagnostik der primären Amenorrhö zusammengestellt. Werden bereits bei der gynäkologischen Untersuchung Mißbildungen gefunden, so erübrigt sich in der Regel die Bestimmung von Hormonen. Bei zeitgerechter Entwicklung der sekundären Geschlechtsmerkmale sollten auf jeden Fall die Konzentrationen der Gonadotropine, des Prolaktins und des TSH gemessen werden. Stellt man einen guten Östrogeneinfluß im Vaginalsekret fest, so kann zunächst der Gestagentest erfolgen. Die psychische Exploration zur Aufdeckung einer beginnenden Anorexia nervosa ist besonders wichtig. Bei der Anamneseerhebung sollten Mangelernährungen durch einseitige Diäten und Leistungssport (Verlust von Körperfett zugunsten von Muskelmasse, erhöhte Endorphine bei erniedrigtem LH) ausgeschlossen werden. Sind die sekundären Geschlechtsmerkmale retardiert, so erfolgt die Abklärung wie bei Pubertas tarda (Abschn. 6.2.3) beschrieben.

Tabelle 6.18. Häufigkeit (in %) der verschiedenen Ursachen bei der primären Amenorrhö in einer gynäkologischen Ambulanz (ohne die physiologischen Amenorrhöen). (Nach Lauritzen 1983)

Primäre Amenorrhö (>16 Jahre)
Vorwiegend organische Ursachen (78%)
Zentral bedingt
10% zerebrale, dienzephale, pineale Prozesse, entzündlich oder tumorös
12% Pubertas tarda
5% HVL-Tumoren
2% Hypophysärer Minderwuchs
Ovariell bedingt
8% Ovarielle Hypoplasie
1% Ovarialtumoren
Adrenal bedingt
9% Kongenitale adrenale Hyperplasie (AGS)
Genetisch bedingt
21% Gonadendysgenesie
9% testikuläre Feminisierung
5% reine und gemischte Gonadendysgenesie, Mosaike
1% echter Hermaphroditismus
1% Agonadismus
1% Kallman-Syndrom
1% Superfemale
Genital bedingt
10% Vaginalatresie
5% Hymenalatresie
1% Zervikalatresie, Uterusatresie u. ä.

Tabelle 6.19. Basisdiagnostik bei primärer Amenorrhö

A Sekundäre Geschlechtsmerkmale entwickelt (>B2, >P2 nach Tanner, 1969)
1. Gynäkologische Untersuchung
2. Hormonbestimmungen: FSH, LH, Prolaktin, TSH nach TRH
3. Gestagentest
4. Psychische Exploration
5. bei Hirsutismus: Testosteron- u. DHEA-S-Bestimmung

B Sekundäre Geschlechtsmerkmale retardiert (<B2, <P2 nach Tanner, 1969)
1. Knochenalter (Rö Handwurzel)
2. gynäkologische Untersuchung
3. Hormonbestimmungen: FSH, LH, Prolaktin, 17β-Estradiol, TSH nach TRH
4. Chromosomenanalyse

Die Therapie richtet sich nach der Ursache der Störung und wird in Tabelle 6.20 wiedergegeben. Bei genetisch bedingten Störungen hängt es davon ab, ob ein Y-Chromosom vorhanden ist. In diesen Fällen müssen die funktionslosen Gonaden wegen des Entartungsrisikos exstirpiert werden, sobald das Knochenwachstum abgeschlossen ist. Anschließend erfolgt ebenso wie bei den Mädchen mit Gonadendysgenesie die Substitution mit Östrogen-/Gestagen-Gemischen bis mindestens zum 50. Lebensjahr.

Tabelle 6.20. Therapie der primären Amenorrhö

1. Gonadendysgenesie ohne Y-Chromosom: Substitution mit Östrogen-Gestagen-Gemischen mindestens bis zum 50. Lebensjahr mit Y-Chromosom: Gonadektomie und Substitution (s. oben)
2. Organisch hormonelle Störungen: gezielt

(Hyperprolaktinämie	– Dopaminagonisten)
(Hypothyreose	– Thyroxin)
(AGS, angeb. u. erworben,	– Hydrokortison bis zum Abschluß des Knochenwachstums, evtl. anschließend Dexamethason)
(NNR-Adenome	– OP)
(HVL-Tumoren	– OP usw.)

3. Genitalmißbildung: OP (Vaginalplastik erst bei regelmäßiger Kohabitation)
4. Hypothalamische Störung:

bei normalen Östrogenen	– zyklische Gestagensubstitution
bei erniedrigten Östrogenen	– zyklische Östrogen-Gestagen-Gabe, evtl. Pille

Wenn organische Erkrankungen des Hypophysenvorderlappens, der Nebennierenrinden oder der Schilddrüse gefunden wurden, wird entsprechend gezielt behandelt. Genitalmißbildungen werden soweit möglich operiert. Es sollte jedoch mit einer Scheidenplastik so lange gewartet werden, bis das Mädchen psychisch reif ist und einen männlichen Partner hat. Bei der Uterusatresie ist keine operative Therapie möglich. Sind die peripheren Serumkonzentrationen von FSH und Östradiol normal, braucht nicht hormonell behandelt zu werden.

Ist eine hypothalamische Regulationsstörung für die Amenorrhö verantwortlich, so kann bei positivem Ausfall des Gestagentests regelmäßig mit Gestagenen zur Induktion von Abbruchblutungen behandelt werden. Bei erniedrigten Östrogenkonzentrationen und negativem Ausfall des Gestagentests sollte zur Verhütung von Östrogenmangelerscheinungen mit Östrogen-/Gestagen-Gemischen substituiert werden. Orale Kontrazeptiva in kombinierter oder Sequenzform sind nur in Ausnahmefällen als Langzeittherapie einsetzbar.

6.2.8.2 Anovulatorische Zyklen

Im ersten Jahr nach der Menarche haben 80% aller Mädchen anovulatorische Zyklen (Tabelle 6.21, Lauritzen 1983). Bis zu 5 Jahre nach der Menarche

Tabelle 6.21. Häufigkeit anovulatorischer Zyklen in den Jahren nach der Menarche. (Lauritzen 1983)

Gynäkologisches Alter [Jahre]	Zahl der Zyklen [n]	Anovulatorische Zyklen [%]	Corpus-luteum-Insuffizienz [%]	Ovulations Zyklen [%]
0–1,9	152	82	11	7
2–3,9	167	40	20	40
4–5,9	175	31	19	50
6–7,9	226	20	10	70
Alle Altersgruppen (20–45 Jahre)	543	7	11	81

finden sich noch wesentlich häufiger anovulatorische Zyklen und Zyklen mit Corpus-luteum-Insuffizienz als bei reifen Frauen. Bezogen auf das chronologische Alter steigt der Anteil ovulatorischer Zyklen von 11% bei 12jährigen auf 64% bei 16jährigen an. Nach dem 20. Zyklus konnte bei über 50% der Mädchen eine Ovulation nachgewiesen werden (Borsos et al. 1988). Nach Matsumoto et al. (1963) sind 50% dieser anovulatorischen Zyklen regelmäßig, 28% länger als 35 Tage und 22% kürzer als 21 Tage.

Hormonuntersuchungen zeigten, daß sich nach der Menarche 2 Gruppen von anovulatorischen Mädchen unterscheiden lassen: solche mit hohen basalen LH-Konzentrationen, die im Laufe des Tages eine hohe Pulsamplitude mit kurzem Pulsintervall und höchsten Werten nachmittags zeigten, und solche, deren LH-Pulsatilität derjenigen erwachsener Frauen entsprach mit höchsten Werten in den frühen Morgenstunden (Porcu et al. 1987). Erstere weisen gleichzeitig erhöhte Androgen- und Östrogenwerte auf, vergrößerte und polyzystische Ovarien (Venturoli et al. 1987a, b). Während in der Gruppe mit den niedrigen LH-Werten die Ausreifung im Hinblick auf einen normalen Zyklus rasch voranschreitet, ist bei der Gruppe mit den hohen LH-Werten noch nicht geklärt, wie häufig und unter welchen Bedingungen eine persistierende hypothalamische Fehlregulation in das Krankheitsbild der polyzystischen Ovarien mündet.

6.2.8.3 Tempoanomalien

Die Tempoanomalien sind sehr häufig, sie werden von etwa 1/4 aller Mädchen mit Menstruationsstörungen angegeben.

Die Polymenorrhö (Blutungen mit Intervallen von weniger als 25 Zyklustagen) ist meist durch einen monophasischen Zyklus bedingt, seltener durch eine zu kurze Follikel- und verkürzte Lutealphase. Die Oligomenorrhö (Blutungen mit Intervallen von mehr als 35 Tagen) ist in den ersten Jahren des Zyklus eher normal. Meistens sind die Zyklen anovulatorisch, selten ist die Follikelphase verlängert bei normaler oder verkürzter Lutealphase. Beide Tempoanomalien sind, wenn die Blutungsstärke nicht übermäßig ist, nicht unbedingt behandlungsbedürftig. Ist das Mädchen beunruhigt, wird man eine Aufwachtemperaturkurve führen lassen, um den Schweregrad der Störung beurteilen zu können. Wenn Ovulationen aufgrund eines prämenstruellen Temperaturanstiegs wahrscheinlich sind, wird man in der Regel die Mädchen von der Harmlosigkeit dieser Störung überzeugen können. Bei Anovulation sollte eine Hyperandrogenämie, eine Hyperprolaktinämie und eine Schilddrüsenstörung ausgeschlossen werden (Bestimmung von Prolaktin, Testosteron, DHEA-S, TSH nach TRH). Die Therapie ist in Kap. 2, Band 2, beschrieben. Wenn das junge Mädchen eine sichere Kontrazeption benötigt, so können niedrigdosierte Kontrazeptiva verordnet werden (s. Kap. 13). Bei schwerer Akne und Hirsutismus sind Präparate mit Cyproteronacetat oder Chlormadinonacetat zu empfehlen.

6.2.8.4 Anomalien der Blutungsstärke

Die zu schwache Blutung, Hypomenorrhö, ist bei jungen Mädchen selten. Zeigt die Basaltemperaturkurve Biphasik, braucht sie nicht weiter abgeklärt und behandelt zu werden. Bei monophasischen Zyklen muß dieselbe Diagnostik wie bei der primären Amenorrhö erfolgen.

Die Hypermenorrhö ist bei jungen Mädchen häufiger als bei der geschlechtsreifen Frau. Während im fortgeschrittenen Alter organische Ursachen die Hauptrolle spielen, sind sie bei jungen Mädchen hormonell bedingt. Selbstverständlich müssen aber auch in jungen Jahren Gerinnungsstörungen, gestörte Schwangerschaften, Tumore und Entzündungen in Erwägung gezogen werden. Therapeutisch ist nach Ausschluß organischer Ursachen zunächst ein Versuch mit zyklischer Gestagentherapie oder mit Östrogen-Gestagen-Gemischen zu machen. Fibrinolyseinhibitoren können in manchen Fällen unterstützend wirken (z. B. Epsilon-Aminocapronsäure). Besteht eine deutliche Uterushypoplasie, so ist die Östrogen-Gestagen-Kombinationstherapie vorzuziehen.

Die verlängerte Blutung (Menorrhagie) kommt in den ersten 2 Jahren nach der Menarche gehäuft vor. Bedingt durch die Anovulation wird das Endometrium verzögert abgestoßen oder durch zu langsame Follikelreifung verzögert aufgebaut. Die Basaltemperaturkurve gibt Auskunft darüber, ob es sich überwiegend um ein prämenstruelles Vorschmieren oder postmenstruelles Nachschmieren handelt. Liegt Vorschmieren vor, so verabreicht man ein Gestagen vom 16.–25. Zyklustag. Besteht Nachschmieren, so gibt man zu Beginn des Zyklus niedrige Östrogenmengen, z. B. 20–40 µg Äthinylöstradiol (Progynon C 1–2 Tbl.) über 3–6 Tage. Es können auch in diesen Fällen Kombinationspräparate eingesetzt werden.

6.2.8.5 Juvenile dysfunktionelle Blutung

Die juvenile dysfunktionelle Blutung ist eine verlängerte, verstärkte, azyklische Blutung, die häufig auf einer Störung der hypothalamisch-hypophysären Achse beruht. Die GnRH-Sekretion ist unregelmäßig und vermindert; die Gonadotropinsekretion reicht, um das Follikelwachstum anzuregen, jedoch bleibt der normale positive Feedbackmechanismus aus, der die Ovulation induziert. Eine Follikelpersistenz ist eine häufige Folge. Das Endometrium zeigt zunächst eine hohe Proliferation, durch zunehmende Östrogenwirkung entsteht das histologische Bild einer glandulär-zystischen Hyperplasie. Diese nichttransformierte Schleimhaut bricht schließlich zusammen und wird langsam unter Dauerblutungen abgestoßen. Durch die erhöhten Östrogenkonzentrationen kommt es zu einer vermehrten und veränderten Synthese der Prostaglandine: PGE_2, das vasodilatatorische und antithrombotische Eigenschaften hat, ist im Menstruationsblut erhöht, während $PGF_{2\alpha}$, das die Konstriktion der Spiralarterien im Endometrium bewirkt, vermindert ist. Die starken langanhaltenden Blutungen können lebensbedrohliche Anämien verursachen.

Die Diagnose ergibt sich aus dem Verlauf und Blutungstyp anhand eines Regelkalenders. Wenn sich aufgrund der Untersuchungsbefunde Hinweise für eine endokrine Störung ergeben, dann sind bestimmte Hormonspiegel (Schilddrüse, Prolaktin, Nebennierenrinde) zu prüfen. Bestimmungen der Gonadotropine und des Östradiols sind meistens nicht notwendig. Differentialdiagnostisch müssen organische Ursachen ausgeschlossen werden (gestörte Schwangerschaft, Tumoren, Entzündungen, Fremdkörper, hämatologische Systemerkrankungen).

Die Therapie richtet sich nach der klinischen Symptomatik, der Dauer der Störung und der Höhe der Hämoglobinwerte (Tabelle 6.22). Ist die Störung leicht und hat sie keine Veränderung des Hb bewirkt, so reicht die Aufklärung der Patientin über den vorübergehenden Charakter der Störung. Eiweiß- und vitaminreiche Kost sollte verordnet werden. Unter Umständen kann die verstärkte Blutung mit Antifibrinolytika (z. B. Epsilon-Aminocapronsäure) und Antiprostaglandinen (Aspirin, Indomethacin) symptomatisch behandelt werden.

Tabelle 6.22. Therapie der juvenilen dysfunktionellen Blutungen in Abhängigkeit von der klinischen Symptomatik. (Nach Huber u. Hiersche 1977)

1. Menstruation leicht verlängert, etwas verstärkt und etwas häufiger, Hämoglobin normal:
   a) Aufklärung, Diätanweisungen (eiweiß- und vitaminreich), 3 Monate abwarten;
   b) Antifibrinolytika, Antiprostaglandine
2. Menstruation stark verlängert, verstärkt und häufiger, Hämoglobin erniedrigt, aber >9 g%:
   a) Fe-Substitution
   b) Gestagentherapie über 10 Tage (z. B. Prothil-5, Duphaston) oder Östrogen-Gestagen-Gemisch über 10 Tage (z. B. Prosiston)
   c) Rezidivprophylaxe über 0,5 Jahre mit Gestagenen vom (16.) 20.–25. Zyklustag
   d) evtl. niedrigdosierte Pille
3. Starke Dauerblutungen, Hämoglobin <9 g %:
   a) stationäre Aufnahme, evtl. Bluttransfusionen
   b) Östrogenpräparat i.m., i.v., anschließend Gestagenpräparat oder Sequentialpräparat über 21 Tage
   c) Rezidivprophylaxe mit Östrogen-Gestagen-Gemischen
   d) Fe-Substitution

Ist die Menstruation stark verlängert und verstärkt und der Hb bereits abgefallen, aber nicht unter 9 g%, so muß neben der Eisensubstitution eine hormonelle Therapie eingeleitet werden. Zunächst wird über 10 Tage ein Östrogen-Gestagen-Gemisch (Prosiston) verabreicht. Hierdurch wird die Schleimhaut sekretorisch umgewandelt und die Blutung kommt nach 2–3 Tagen zum Stillstand. Nach Absetzen der Tabletten blutet das Endometrium wie bei der Menstruation ab. Zur Rezidivprophylaxe muß über etwa ein halbes Jahr regelmäßig vom 16. (20.)–25. Zyklustag mit einem Gestagen oder manchmal Östrogen-Gestagen substituiert werden. Auch eine niedrigdosierte Pille kann in manchen Fällen verordnet werden.

Sind die Blutungen noch gravierender, muß die Patientin stationär aufgenommen werden. Nach sehr starken langanhaltenden Dauerblutungen, die meist zu einem Hb-Abfall unter 9 g% führen, findet man histologisch eine abgeblutete atrophische Schleimhaut, bei der aus Mangel an Östrogenen keine Blutstillung eintritt. In diesen Fällen verabreicht man eine Östrogendepotinjektion (z. B. Progynon Depot 40 mg i.m. oder Presomen 20 mg i.v., sowie manchmal 1, 6 und 12 h später 10 mg i.v.) und baut anschließend mit einem Kombinationspräparat (z. B. Prosiston) die Schleimhaut weiter auf. Die Rezidivprophylaxe erfolgt mit Östrogen-Gestagen-Gemischen. Generell ist bei nicht ausreichend langer Behandlung die Rezidivgefahr der dysfunktionellen Blutung groß. Sind die Zyklen nach Absetzen der Medikamente weiter anovulatorisch, kann auch längerfristig mit Gestagenen behandelt werden. Die Gabe von Antiöstrogenen zur Ovulationsauslösung kann in der Adoleszenz nicht empfohlen werden, da zum einen die Gefahr ungewollter Schwangerschaften besteht und zum anderen nach Absetzen der Präparate die Zyklusstörung meistens unverändert bestehen bleibt.

6.2.8.6 Dysmenorrhö

Die in der Adoleszenz auftretende Dysmenorrhö ist meistens funktionell bedingt. Sie setzt häufig erst 2–3 Jahre nach der Menarche ein, wenn in regelmäßigen Abständen biphasische Zyklen nachweisbar sind. Daraus kann man schließen, daß hormonelle Faktoren, wie eine Corpus-luteum-Insuffizienz, eine Rolle spielen. Progesteron beeinflußt den Prostaglandinstoffwechsel günstig. Erhöhte Prostaglandinspiegel können zu Gefäßspasmen im Bereich der Uterusmuskulatur führen und damit zu schmerzhaften ischämischen Kontraktionen. Daneben spielen neurovegetative Veränderungen und die psychische Einstellung eine große Rolle.

Bei der gynäkologischen Untersuchung sind unbedingt organische Ursachen auszuschließen, z. B. Entzündungen, Adnextumoren, Uterusmißbildungen und Endometriose. Differentialdiagnostisch besondere Schwierigkeiten bereitet der Uterus bicornis, wenn ein Uterushorn keine Verbindung zur Vagina hat, so daß es bei der normal erscheinenden Menstruation zur retrograden Blutung aus dem zweiten Uterushorn in das Abdomen kommt. Denkt man an diese Störungen, so kann durch ultrasonographische Untersuchung des Genitale und die kombinierte röntgenologische (HSG) und laparoskopische Diagnostik die Situation geklärt werden.

Obwohl 25% der Jugendlichen keine Therapie benötigen, kann die Behandlung gelegentlich recht schwierig werden. Wichtig ist es, möglichst rasch durch Entspannungs- und Psychotherapie und geeignete Schmerzmittel eine psychische Fixierung auf die Dysmenorrhö zu verhindern (Tabelle 6.23). Zur Schmerztherapie geeignet sind Prostaglandin-Synthesehemmer. Durch hormonelle Therapie (Gestagen oder Östrogen-Gestagen-Gemische) kann in den meisten Fällen relative Beschwerdefreiheit erreicht werden. Auch Akupunktur, geeignete Phytopharmaka und transkutane elektrische Nervenstimulation sind in bis zu 80% der Fälle erfolgreich (Helms 1987; Dawood u. Ramos 1990; Gerhard u. Postneek 1992; Steinberger 1981).

Tabelle 6.23. Therapie der „Teenager-Dysmenorrhö"

1. Entspannungs- und Psychotherapie
2. Kombination Analgetikum-Spasmolytikum
3. β-Sympathomimetika, z. B. Isoxsuprin (Duvadilan) 30–40 mg/die ab 3 Tage vor Menstruationsbeginn
4. PG-Synthesehemmer, z. B. 1- bis 2mal 1 Amuno-Retard-Kapsel ab 1 Tag vor Menstruationsbeginn
5. Gestagentherapie, z. B. 5.–24. Zyklustag 2mal 1 Tbl. Duphaston
6. Ovulationshemmer (niedrigdosiertes Kombinationspräparat)
7. Naturheilverfahren (Akupunktur, Phytopharmaka)
8. TENS (Transkutane elektrische Nervenstimulation)

6.3 Literatur

Attanasio A, Rosskamp R, Bernasconi S, Terzi C, Ranke MB, Giovanelli G, Gupta D (1987) Plasma adrenocorticotropin, cortisol, and dehydroepiandrosterone response to corticotropin-releasing factor in normal children during pubertal development. Pediatr Res 22:41–44

Bayley M, Pinneau S (1952) Tables for predicting adult height from skeletal age. J Pediatr 40:423–441

Berga SL, Jones KL, Kaufmann S, Yen SS (1989) Nocturnal melatonin levels are unaltered by ovarian suppression in girls with central precocious puberty. Fertil Steril 52:936–941

Bernaschek G, Lubec G, Schaller A (1984) Sonographische Untersuchungen über das Wachstum von Uterus und Ovarien zwischen dem 1.–14. Lebensjahr. Geburtshilfe Frauenheilkd 44:727–730

Bierich JR (1972) Wachstumsstörungen im Kindesalter. Fortschr Med 90:961, 1051

Bierich JR (1983a) Diagnostik und Therapie der Frühreife beim Mädchen. Gynäkologe 16:61–71

Bierich JR (1983b) Diagnostik und Therapie des Hochwuchses bei Mädchen. Gynäkologe 16:72–79

Bierich JR, Schönberg D (1980) Wachstumsstörungen. In: Kuhlencordt F, Bartelheimer HS (Hrsg) Knochen, Gelenke, Muskeln. Springer, Berlin Heidelberg New York (Handbuch der Inneren Medizin VI/1B, S 921–956)

Biller BMK, Saxe V, Herzog DB, Rosenthal DI, Holzman S, Klibanski A (1989) Mechanisms of osteoporosis in adult and adolescent women with anorexia nervosa. J Clin Endocrinol Metab 68:548–554

Bloch CA, Clemons P, Sperling MA (1987) Puberty decreases insulin sensitivity. J Pediatr 110:481–487

Boepple PA, Mansfield MJ, Wierman MF et al (1986) Use of a potent long-acting agonist of gonadotropin-releasing hormone in the treatment of precocious puberty. Endocr Rev 7:24–33

Borsos A, Lampe L, Balogh A, Csoknyay J, Ditroi F, Szekely P (1988) Ovarian function after the menarche and hormonol contraception. Int J Gynaecol Obstet 27:249–253

Brandt I (1986) Human growth. A comprehensive treatise, vol 1, 2nd edn. Plenum, New York

Brooks A, Liu J, Pirke KM (1989) Semistarvation-induced hyperactivity affects the circadian pattern of central neurotransmitter turnover and of LH, testosterone and corticosterone secretion. Acta Endocrinol (Copenh) 120 [Suppl 1]:168

Burger HG, McLachlan RI, Bangah M et al (1988) Serum inhibin concentrations rise throughout normal male and female puberty. J Clin Endocrinol Metab 67:689–694

Burmeister W (1984) Über den Zusammenhang von Menarchetermin und Fertilitätsperiode mit der oberflächenbezogenen Körperzusammensetzung. Geburtshilfe Frauenheilkd 44:724–726

Cabrol S, Haseltine FP, Taylor KJ, Viscomi G, Genel M (1981) Ultrasound examination of pubertal girls and of patients with gonadal dysgenesis. J Adolesc Health Care 1/3: 185–192

Cacciari E, Fréjaville E, Cicognani A et al (1983) How many cases of true precocious puberty in girls are idiopathic? J Pediatr 102:357–360

Canestrari R, Picard L, Magri T (1980) Clinical observations on conflict in adolescence. In: Cacciari E, Prader A (eds) Pathophysiology of puberty. Academic Press, London, pp 107–116

Caprio S, Plewe G, Diamond MP, Simonson DC, Boulware SD, Sherwin RS, Tamborlane WV (1989) Increased insulin secretion in puberty: a compensatory response to reductions in insulin sensitivity. J Pediatr 114:963–967

Chipman JJ, Moore RJ, Marks JF, Fevre M, Segel T, Ramsey J, Boyar RM (1981) Interrelationship of plasma and urinary gonadotropins: correlations for 24 h, for sleep/wake periods, and for 3 h after luteinizing hormone-releasing hormone stimulation. J Clin Endocrinol Metab 52:225–230

Comas AP (1982) Precocious sexual development in Puerto Rico. Lancet 1:1299–1300

Crowley WF Jr, Comite F, Vale W, Rivier J, Loriaux DL, Cutler GB Jr (1981) Therapeutic use of pituitary desensitization with a long-acting LH RH agonist: a potential new treatment for idiopathic precocious puberty. J Clin Endocrinol Metab 52/2:370–372

Danker-Hopfe H (1986) Menarcheal age in Europe. Yearbook Physic Anthropol 29:81–112

Dawood MY, Ramos J (1990) Transcutaneous electrical nerve stimulation (TENS) for the treatment of primary dysmenorrhoea: a randomized crossover comparison with placebo TENS and ibuprofen. Obstet Gynecol 75:656–660

Donaldson MDC, Stanhope R, Lee TJ, Price DA, Brook CGD, Savage DCL (1984) Gonadotropin responses to GnRH in precocious puberty treated with GnRH analogue. Clin Endocrinol 21:499

Drop SLS, Odink RJH, Rouwé C et al (1987) The effect of treatment with an LH-RH agonist (buserelin) on gonadal activity growth and bone maturation in children with central precocious puberty. Eur J Pediatr 146:272–278

Eisenberg E (1981) Toward an understanding of reproductive function in anorexia nervosa. Fertil Steril 36/5:543–550

Engel U, Hurrelmann K (1989) Psychosoziale Belastung im Jugendalter. Berlin

Faiman C, Winter JSD (1971) Sex differences in gonadotrophin concentrations in infancy. Nature 232:130

Feighner JP, Robins E, Guze SB, Woodruff RA Jr, Winckur G, Munoz R (1972) Diagnostic criteria for use in psychiatric research. Arch Gen Psychiatry 26:57–63

Feuillan PP, Foster CM, Pescovitz OH et al (1986) Treatment of precocious puberty in the McCune-Albright syndrome with the aromatase inhibitor testolactone. N Engl J Med 315:1115–1119

Fishman J, Boyar RM, Hellman L (1975) Influence of body weight in estradiol metabolism in young women. J Clin Endocrinol Metab 41:989–991

Frisch RE (1987) Body fat, menarche, fitness and fertility. Hum Reprod 2:521–533

Frisch RE, Revelle R (1971) Height and weight at menarche and a hypothesis of menarche. Arch Dis Child 46:695–701

Frisch RE, McArthur JW (1974) Menstrual cycles: fatness as a determinant of minimum weight for height necessary for their maintenance or onset. Science 185:949–951

Gelato MC, Malozowski S, Caruso-Nicoletti M, Ross JL, Pescovitz OH, Rose S, Loviaux DL, Cassorla F, Merriam GR (1986) Growth hormone (GH) responses to GH-releasing hormone during pubertal development in normal boys and girls: comparison to idiopathic short stature and GH deficiency. J Clin Endocrinol Metab 63:174–179

Genazzani AR, Facchinetti F, Petraglia F, Pintor C, Corda R (1986) Hyperendorphinemia in obese children and adolescents. J Clin Endocrinol Metab 62:35–40

Gerhard I (1992) Oral contraceptives in adolescent women. Current Research on Gynecology and Obstetrics. Parthenon, Casterton Hall

Gerhard I, Postneek F (1992) Die Wirksamkeit der Ohrakupunktur bei der Behandlung hormonell bedingter weiblicher Fertilitätsstörungen. Akupunktur 20:80–91

Gerhard I, Metzner C, Runnebaum B, Kubli F, Linderkamp O (1990) Entwicklungsstand vierjähriger Kinder. III. Somatische Entwicklung. Sozialpädiatrie 12:446–452

Ghizzoni L, Virdis R, Ziveri M, Lamborghini A, Alberini A, Volta C, Bernasconi S (1989) Adrenal steroid, cortisol, adrenocaticotropin, and beta-endorphin responses to human corticotropin-releasing hormone stimulation test in normal children and children with premature pubarche. J Clin Endocrinol Metab 69:875–880

Granoff AB, Chasalow FI, Blethen SL (1985) 17-Hydroxyprogesterone responses to adrenocorticotropin in children with premature adrenarche. J Clin Endocrinol Metab 60:409–415

Greulich WW, Pyle SJ (1959) Radiographic atlas of skeletal development of the hand and wrist, 2nd edn. Standford University Press, Standford

Grüters A, Heidemann P, Schlüter H, Stubbe P, Weber B, Helge H (1989) Effect of different oestrogen doses on final height reduction in girls with constitutional tall stature. Eur J Pediatr 149:11–13

Grumbach MM, Kaplan SL (1990) The neuroendocrinology of human puberty: an ontogenic perspective. In: Grumbach MM, Sizonenko PC, Aubert ML (eds) Control of the onset of puberty. Williams & Wilkins, Baltimore, pp 1–68

Grumbach MM, Roth JC, Kaplan SC, Kelch RP (1974) In: Grumbach MM, Grave GD, Mayer FE (eds) Control of the onset of puberty. Wiley & Sons, New York, pp 115–166

Harris DA, Van Vliet G, Egli CA, Grumbach MM, Kaplan SL, Styne DM, Vainsel M (1985) Somatomedin-C in normal puberty and in true precocious puberty before and after treatment with a potent luteinizing hormone-releasing hormone agonist. J Clin Endocrinol Metab 61:152–159

Hawkins LA, Chasalow FI, Blethen SL (1992) The role of adrenocorticotropin testing in evaluating girls with premature adrenarche and hirsutism/oligomenorrhea. J Clin Endocrinol Metab 74:248–253

Helms JM (1987) Acupuncture for the management of primary dysmenorrhoea. Obstet Gynecol 69:51–56

Hibi I, Tanaka T, Tanae A, Kagawa J, Hashimoto N, Yoshizawa A, Shizume K (1989) The influence of gonadal function and the effect of gonadal suppression treatment on final height in growth hormone (GH)-treated GH-deficient children. J Clin Endocrinol Metab 69:221–226

Hinkel GK, Hanefeld M, Jaross W, Leonhardt W, Truebsbach A (1985) Effects of high doses of oestrogens and androgens on lipoproteins: observations in the treatment of excessive growth with sexual hormones. Exp Clin Endocrinol 86:17–25

Hoepffner W, Kahleyss S, Keller E, Willgerodt H (1990) Differentialdiagnose und Probleme bei der Behandlung des konstitutionellen Hochwuchses bei Mädchen. Pädiatr Grenzgeb 29:129–136

Holland FJ, Fishman L, Costignan DC, Luna L, Leeder S (1986) Pharmacokinetic characteristics of the gonadotropin-releasing hormone analog D-Ser(TBU)-6EA-10luteinizing hormone-releasing hormone (buserelin) after subcutaneous and intranasal administration in children with central precocious puberty. J Clin Endocrinol Metab 63:1065–1070

Holly JM, Smith CP, Dunger DB et al (1989) Relationship between the pubertal fall in sex hormone binding globulin and insulin-like growth factor binding protein-I. A synchronized approach to pubertal development? Clin Endocrinol (Oxf) 31:277–284

Hotta M, Shibasaki T, Masuda A (1986) The responses of plasma adrenocorticotropin and cortisol to corticotropin-releasing hormone (CRH) and cerebrospinal fluid immunoreactive CRH in anorexia nervosa patients. J Clin Endocrinol Metab 62:319–324

Huber A, Hiersche HD (1977) Praxis der Gynäkologie im Kindes- und Jugendalter. Thieme, Stuttgart

Hubert GD, Carson SA (1990) Adrenarche. Adolesc Pediatr Gynecol 3:3–14

Hürter P (1980) Adipositas. In: Stolecke H (Hrsg) Endokrinologie des Kindes- und Jugendalters. Springer, Berlin Heidelberg New York, S 527–546

Hurrelmann K, Lösel F (1990) Health hazards in adolescence. Berlin

Ibanez L, Virdis R, Potau N et al (1992) Natural history of premature pubarche: an auxological study. J Clin Endocrinol Metab 74:254–257

Ivarsson SA, Nilsson KO, Persson PH (1983) Ultrasonography of the pelvic organs in prepubertal and postpubertal girls. Arch Dis Child 58:352–354

Jakacki RI, Kelch RP, Sauder SE, Lloyd JS, Hopwood NJ, Marshall JC (1982) Pulsatile secretion of luteinizing hormone in children. J Clin Endocrinol Metab 55:453–458

Job JC, Chaussain JC, Garnier PE (1977) The use of luteinizing hormone-releasing hormone in pediatric patients. Horm Res 8:171–187

Johansen JS, Giwercman A, Hartwell D, Nielsen CT, Price PA, Christiansen C, Skakkebaek NE (1988) Serum bone Gla-protein as a marker of bone growth in children and adolescents: correlation with age, height, serum insulin-like growth factor I, and serum testosterone. J Clin Endocrinol Metab 67:273–278

Kaiser R, Kloppenburg W, Ehmke H, Schwenk H (1987) Menstruationszyklus nach hormonaler Wachstumshemmung bei Mädchen. Geburtshilfe Frauenheilkd 47:410–413

Kaplan SL, Grumbach MM (1989) True precocious puberty: treatment with GnRH-agonists. In: Delemarre-van de Wall HA (ed) Control of the onset of puberty III. Elsevier, Amsterdam, pp 357–373

Kaplan SL, Grumbach MM (1990) Clinical review 14. Pathophysiology and treatment of sexual precocity. J Clin Endocrinol Metab 71:785–789

Kaplowitz PB, Cockrell JL, Young RB (1986) Premature adrenarche. Clinical and diagnostic features. Clin Pediatr (Phila) 25:28–34

Kather H, Simon B (1980) Neue Aspekte in der Pathogenese der Fettsucht. Dtsch Ärzteblatt 16:1031–1034

Katz JC, Boyar R, Roffwarg H, Hellman L, Weiner H (1978) Weight and circadian luteinizing hormone secretory pattern in anorexia nervosa. Psychosom Med 40:549

Kauli R, Ben-Zeev Z, Comaru-Schally AM, Schally AV, Laron Z (1982) Treatment of precocious puberty with D-TRP-6-LH-RH in combination with cyproteronacetate (CA). Pediatr Res 16:894 (abstract 50)

Kauli R, Kornreich L, Laron Z (1990) Pubertal development, growth and final height in girls with sexual precocity after therapy with the GnRH analogue D-TRP-6-LHRH. Horm Res 33:11–17

Kaye WH, Gwirtsman HE, George DT, Ebert MH, Jimerson DC, Tomai TP, Chrousos GP, Gold PW (1987) Elevated cerebrospinal fluid levels of immunoreactive corticotropin-releasing hormone in anorexia nervosa: relation to state of nutrition, adrenal function, and intensity of depression. J Clin Endocrinol Metab 64:203–207

Kirchgässner U (1992) Zur Differenzierung von Anorexia nervosa und Bulimie – eine familienorientierte Untersuchung. Dissertation, Heidelberg

Knuth UA,; Friesen HG (1983) Starvation induced anoestrus: effect of chronic food restriction on body weight, its influence on oestrous cycle and gonadotrophin secretion in rats. Acta Endocrinol (Copenh) 104:402–409

Knuth UA, Hull MGR, Jacobis HS (1972) Amenorrhea and loss of weight. Br J Obstet Gynecol 84:801

Korth-Schütz S, Levine LS, New MI (1976) Serum androgens in normal prepubertal and pubertal children and in children with precocious adrenarche. J Clin Endocrinol Metab 42:117

Krabbe S, Transbol I, Christiansen C (1982) Bone mineral homeostasis, bone growth, and mineralisation during years of pubertal growth: a unifying concept. Arch Dis Child 57:359–363

Krause U, Velten A, Lehnert H, Manz B, Oppermann D, Beyer J (1988) Hormonal responses to hCRF in patients with anorexia nervosa. Acta Endocrinol (Copenh) 117 [Suppl 297]: 100

Lahlou N, Roger M, Chaussain JL et al (1987) Gonadotropin and alpha-subunit secretion during long term pituitary suppression by D-Trp6-luteinizing hormone-releasing hormone microcapsules as treatment of precocious puberty. J Clin Endocrinol Metab 65:946–953

Lang U, Aubert ML, Rivest RW, Bradtke JC, Sizonenko PC (1983) Daily administration of melatonin during the early pubertal period delays sexual maturation in the male rat. 14. Acta Endocr. Kongreß, Satellite Symposium, Stockholm 1983 (Abstract 12)

Largo RH (1982) Pubertätsentwicklung bei Schweizer Kindern. Fortschr Med 34:1564–1567

Lauritzen C (1981 a) I. Europäisches Symposium für Kinder- und Jugendgynäkologie. München 19.–21.03.81

Lauritzen C (1981 b) Kinder- und Jugendgynäkologie. Notabene Medici 11:98–106

Lauritzen C (1983) Diagnostik und Therapie der Zyklusstörungen während Pubertät und Adoleszenz. Gynäkologe 16:32–47

Lee PA, Page JG (1989) Effects of leuprolide in the treatment of central precocious puberty. J Pediatr 114:321–324

Leidenberger FA (1992) Klinische Endokrinologie für Frauenärzte. 7. Endokrinologie der Kindheit und der Pubertät. Springer, Berlin Heidelberg New York Tokyo, S 91–100

Leitner C, Happ J, Kollmann F, Althoff PH (1986) Einleitung der Pubertät durch pulsatile Luteinisierungshormon-Releasinghormon (LHRH)-Therapie bei einem Jungen mit Kallmann-Syndrom. Monatsschr Kinderheilkd 134:138–141

Lemarchand-Béraud T, Zufferey MM, Reymond M, Rey J (1982) Maturation of the hypothalamo-pituitary-ovarian axis in adolescent girls. J Clin Endocrinol Metab 54:241–246

Leyendecker G, Wildt L (1984) Pulsatile Therapie der hypothalamischen Amenorrhoe mit Gonadotropin-Releasing-Hormon. Dtsch Med Wochenschr 109:462–465

Litt IF, Glader L (1986) Anorexia nervosa, athletics, and amenorrhea. J Pediatr 109:150–153

Luder AS, Holland FS, Costigan DC, Jenner MR, Wielgosz G, Fazekas AT (1984) Intranasal and subcutaneous treatment of central precocious puberty in both sexes with a long-acting analogue of luteinizing hormone-releasing hormone. Clin Endocrinol Metab 58:966–972

Manasco PK, Prescovitz OH, Feuillan PP et al (1988) Resumption of puberty after long term luteinizing hormone-releasing hormone-releasing hormone agonist treatment of central precocious puberty. J Clin Endocrinol Metab 67:368–372

Mansfield MJ, Beardsworth DE, Loughlin JS et al (1983) Long-term treatment of central precocious puberty with a long-acting analogue of luteinizing hormone-releasing hormone. N Engl J Med 309:1286–1290

Mansfield MJ, Rudlin CR, Crigler JF Jr, Karol KA, Crawford JD, Boepple PA, Crowley WF Jr (1988) Changes in growth and serum growth hormone and plasma somatomedin-C levels during suppression of gonadal sex steroid secretion in girls with central precocious puberty. J Clin Endocrinol Metab 66:3–9

Marshall JC, Case GD, Valk TW, Corley KP, Sauder SI, Kelch RP (1983) Selective inhibition of follicle-stimulating hormone secretion by estradiol. Mechanism for modulation of gonadotropin responses to low dose pulses of gonadotropin-releasing hormone. J Clin Invest 71:248–257

Matsumoto S, Igarashi M, Satos S (1963) Studies on menstrual disorders: Anovulatory cycle, corpus luteum insufficiency and irregular ovulatory cycle. J Jpn Obstet Gynecol Soc 10:35

Merimee TJ, Zapf J, Hewlett B, Cavalli-Sforza LL (1987) Insulin-like growth factors in pygmies. The role of puberty in determining final stature. N Engl J Med 316:906–911

Minuto F, Barreca A, Del Monte P, Fortini P, Resentini M, Morabito F, Giordano G (1988) Spontaneous growth hormone and somatomedin-C/insulin-like growth factor-I secretion in obese subjects during puberty. J Endocrinol Invest 11:489–495

Morris AH, Reiter EO, Geffner ME, Lippe BM, Itami RM, Mayes DM (1989) Absence of nonclassical congenital adrenal hyperplasia in patients with precocious adrenarche. J Clin Endocrinol Metab 69:709–715

Newman MM, Halmi KA (1989) Relationship of bone density to estradiol and cortisol in anorexia nervosa and bulimia. Psychiatr Res 29:105–112

Normann EK, Trygstad O, Larsen S, Dahl-Jörgensen K (1991) Height reduction in 539 tall girls treated with three different dosages of ethinyloestradiol. Arch Dis Child 66:1275–1278

Ostersehlt D, Danker-Hopfe H (1991a) Changes in age at menarche in Germany: evidence for a continuing decline. Am J Human Biol 3:647–654

Ostersehlt D, Danker-Hopfe H (1991b) Analysen säkularer Veränderungen des Gewichts in Relation zur Körperhöhe. Ergebnisse einer Untersuchung zum säkularen Trend im Wachstum Bremerhavener Mädchen. Wiss Z Humboldt-Univ Berlin R Med 40:72–77

Oswald H, Pforr P (1991) Sexualität und AIDS – Einstellungen und Verhaltensweisen Jugendlicher aus Ost- und West-Berlin. In: Jäger (Hrsg) AIDS und HIV-Infektionen. VIII-5 Jugendliche, 7. Erg.Lfg. 9/91, 1–10

Parker L, Lifrak E, Shively J et al (1989) Human adrenal gland cortical androgen stimulating hormone (CASH) is identical with a portion of the joining peptide of pituitary pro-opiomelanocortin (POMC). Endocrinology 124 (Abstract 299)

Parra A, Cervantes C, Sanchez M et al (1981) The relationship of plasma gonadotrophins and steroid concentrations to body growth in girls. Acta Endocrinol (Copenh) 98:161–170

Partsch CJ, Hümmelink R, Lorenzen F, Sippell WG und die deutsche Decapeptyl-Depot-Studiengruppe (1989) Bedeutung und Charakteristika des LHRH-Testes in der Diagnostik der vorzeitigen Pubertätsentwicklung bei Mädchen: Der stimulierte LH/FSH-Quotient differenziert zwischen zentraler Pubertas praecox und prämaturer Thelarche. Monatsschr Kinderheilkd 137:284–288

Partsch CJ, Hümmelink R, Sippell WG, Oostdijk W, Odink RJH, Drop SLS (1991) Complete versus incomplete gonadotropin suppression in girls with central precocious puberty: impact on growth and final height prediction. Horm Res 35:15 (Abstract 57)

Penny R (1985) Episodic secretion of melatonin in pre- and postpubertal girls and boys. J Clin Endocrinol Metab 60:751–756

Pescovitz OH, Comite F, Hench K et al (1986) The NIH experience with precocious puberty: diagnostic subgroups and response to short-term luteinizing hormone releasing hormone analogue therapy. J Pediatr 108:47–54

Pescovitz OH, Hench KD, Barnes KM, Loriaux DL, Cutler GB (1988) Premature thelarche and central precocious puberty: the relationship between clinical presentation and the gonadotropin response to luteinizing hormone-releasing hormone. J Clin Endocrinol Metab 67:474–493

Petraglia F, Bernasconi S, Iughetti L et al (1986) Naloxone-induced luteinizing hormone secretion in normal, precocious, and delayed puberty. J Clin Endocrinol Metab 63: 1112–1116

Porcu E, Venturoli S, Magrini O et al (1987) Circadian variations of luteinizing hormone can have two different profiles in adolescent anovulation. J Clin Endocrinol Metab 65: 488–493

Porcu E, Venturoli S, Fabbri R et al (1989) Uterine development and endocrine relationships after menarche. Am J Obstet Gynecol 161:174–177

Prader A (1983) Pathologische Pubertät. Monatsschr Kinderheilkd 131(6):330–337

Prader A, Zachmann M (1978) Treatment of excessively tall girls and boys with sex hormones. Pediatrics 62:1202–1210

Reindollar RH, Byrd JR, McDonough PG (1981) Delayed sexual development: a study of 252 patients. Am J Obstet Gynecol 140:371–380

Reinken L, Stolley H, Droese W, van Oost G (1980) Longitudinale Körperentwicklung gesunder Kinder. II. Größe, Gewicht, Hautfettfalten von Kindern im Alter von 1,5–16 Jahren. Klin Pädiatr 192:24–33 deRidder CM, Bruning PF, Zonderland ML et al (1990) Bodyfat mass, bodyfat distribution, and plasma hormones in early puberty in females. J Clin Endocrinol Metab 70:888–893

Roche AF, Wainer H, Thissen D (1975) Predicting adult stature for individuals. Karger, Basel (Monographs in Paediatrics, vol 3)

Rodriguez CAS, Toro-Sola MA (1982) Anabolic steroids in meat and premature telarche. Lancet 1:1300

Roger M, Chaussain JL, Berlier P et al (1986) Long-term treatment of male and female precocious puberty by periodic administration of a long-acting preparation of D-Trp^6-luteinizing hormone-releasing hormone microcapsules. J Clin Endocrinol Metab 62:670–677

Rosenfield RL (1982) The ovary and female sexual maturation. In: Kaplan SA (ed) Clinical paediatric and adolescent endocrinology. Saunders, Philadelphia, pp 217–268

Saggese G, Cesaretti G, Giannessi N, Bracaloni C, Cinquanta L, Cioni C (1992) Stimulated Growth Hormone (GH) secretion in children with delays in pubertal development before and after the onset of puberty: relationship with peripheral plasma GH-releasing hormone and somatostatin levels. J Clin Endocrinol Metab 74:272–278

Schamback H, Nitschke U (1985) Die Behandlung des konstitutionellen Hochwuchses bei Mädchen mit physiologischen Östrogendosen in der Präpubertät. Monatsschr Kinderheilkd 133:32–37

Schmid-Tannwald J, Urdze A (1982) Zum Sexual- und Kontrazeptionsverhalten minderjähriger Mädchen. Internationales Symposium Aktuelle Aspekte der hormonalen Kontrazeption. Excerpta Medica, Berlin, S 1–6

Sherman BM, Halmi KA, Zamudio R (1975) LH and FSH response to gonadotropin-releasing hormone in anorexia nervosa: effect of nutritional rehabilitation. J Clin Endocrinol Metab 41:135–142

Siegel SF, Finegold DN, Urban MD, McVie R, Lee PA (1992) Premature pubarche: etiological heterogeneity. J Clin Endocrinol Metab 74:239–247

Silman RE, Leone RM, Hooper RJL (1979) Melatonin, the pineal gland and human puberty. Nature 282:301–303

Sippell WG, Partsch CJ, Hümmerlink R, Lorenzen F (1991) Langzeittherapie mit dem Retard-LHRH-Agonisten Decapeptyl-Depot bei Mädchen mit Pubertas praecox vera. Gynäkologe 24:108–113

Sizonenko PC (1978) Endocrinology in preadolescents and adolescents. I. Hormonal changes during normal puberty. Am J Dis Child 132:704–712

Steinberger A (1981) The treatment of dysmenorrhea in acupuncture. Am J Clin Med 71:3743–3745

Steinhausen HCh, Glanville K (1984) Der langfristige Verlauf der Anorexia nervosa. Nervenarzt 55:236–248

Stewart DE, Raskin J, Garfinkel PE, MacDonald OL, Robinson GE (1987) Anorexia nervosa, bulimia, and pregnancy. Am J Obstet Gynecol 157:1194–1198

Stolecke H (1982a) Gestörte Pubertätsentwicklung. In: Stolecke H (Hrsg) Endokrinologie des Kindes- und Jugendalters. Springer, Berlin Heidelberg New York, S 437–456

Stolecke H (1982b) Physiologie und klinischer Ablauf der Pubertät. In: Stolecke H (Hrsg) Endokrinologie des Kindes- und Jugendalters. Springer, Berlin Heidelberg New York, S 419–435

Tanner JM (1969) Growth and endocrinology in the adolescent. In: Gardner L (ed) Endocrine and genetic diseases of childhood. Saunders, Philadelphia, pp 19–60

Tanner JM (1978) A correction to the TW2 RUS based tables for predicting adult height. Ann Hum Biol 5:491

Tanner JM, Whitehouse RH (1976) Clinical longitudinal standards for height, weight, height velocity, weight velocity, and stages of puberty. Arch Dis Child 51:170–179

Tanner JM, Whitehouse RH, Marshall WA, Healey MJR, Golcdstein H (1975) Assessment of skeletal maturity and prediction of adult height (TW2 method). Academic Press, London

Tanner JM, Landt KW, Cameron N, Carter BS, Patel J (1983) Prediction of adult height from height and bone age in childhood. A new system of equations (TW mark II) based on a sample including very tall and very short children. Arch Dis Child 58:767–776

Temeck JW, Pang SY, Nelson C, New MI (1987) Genetic defects of steroidogenesis in premature pubarche. J Clin Endocrinol Metab 64:609–617

Tetsuo M, Poth M, Markey SP (1982) Melatonin metabolite excretion during childhood and puberty. J Clin Endocrinol Metab 55/2:311–313

Toscano V, Balducci R, Adamo MV, Mangiantini A, Cives C, Boscherini B (1989) Changes in steroid pattern following acute and chronic adrenocorticotropin administration in premature adrenarche. J Steroid Biochem 32:321–326

Toublanc JE, Couprie C, Garnier P, Job JC (1989) The effects of treatment combining an agonist of gonadotropin-releasing hormone with growth hormone in pubertal patients with isolated growth hormone deficiency. Acta Endocrinol (Copenh) 120:795–799

Van Winter JT, Noller KL, Zimmermann D, Melton LJ (1990) Natural history of premature thelarche in Olmsted County, Minnesota 1940 to 1984. J Pediatr 116:278–280

Venturoli S, Porcu E, Gammi L, Magrini O, Fabbri R, Paradisi R, Flamigni C (1987a) Different gonadotropin pulsatile fashions in anovulatory cycles of young girls indicate different maturational pathways in adolescence. J Clin Endocrinol Metab 65:785–791

Venturoli S, Porcu E, Fabbri R et al (1987b) Postmenarchal evolution of endocrine pattern and ovarian aspects in adolescents with menstrual irregularities. Fertil Steril 48:78–85

Vigersky RA, Andersen AE, Thompson RH, Loriaux DL (1977) Hypothalamic dysfunction in secondary amenorrhea associated with simple weight loss. N Engl J Med 297:1241

Vogt-Heyder B (1983) Die magersüchtige Patientin. Sexualmedizin 12:408–410

Vogt-Heyder B (1984) Die magersüchtige Patientin. Sexualmedizin 13:17–21

Voorhoeve HWA (1990) Zur Früherkennung von Adipositas bei Kindern. Sozialpädiatrie 12:379–380

Wakeling A, De Souza V, Beardwood CJ (1977) Effects of administered estrogen on luteinizing hormone release in subjects with anorexia nervosa in acute and recovery stages. In: Vigersky RA (ed) Anorexia nervosa. Raven, New York, p 199

Wang C, Zhong CQ, Leung A, Low LC (1990) Serum bioactive follicle-stimulating hormone levels in girls with precocious sexual development. J Clin Endocrinol Metab 70:615–619

Warren MP, Brooks-Gunn J (1989) Mood and behaviour at adolescence: evidence for hormonal factors. J Clin Endocrinol Metab 69:77–83

Webley GE, Böhle A, Leidenberger F (1988) The positive relationship between the nocturnal concentrations of melatonin and prolactin and a stimulation of prolactin after melatonin administration in young men. J Pineal Res 5:19

Wettenhall HN, Cahill C, Roche AF (1975) Tall girls: a survey of 15 years of management and treatment. J Pediatr 86:602–610

Wierman ME, Beardsworth DE, Crawford JD et al (1986) Adrenarche and skeletal maturation during luteinizing hormone releasing hormone analogue suppression of gonadarche. J Clin Invest 77:121–126

Wildt L, Marshall G, Knobil E (1980) Experimental induction of puberty in the infantile rhesus monkey. Science 207:1373–1375

Winter JSD, Fainnau C, Reyes FJ (1978) Normal and abnormal pubertal development. Clin Obstet Gynecol 21:67–86

Wyshak G, Frisch RE (1983) Säkularer Verschiebungstrend der Menarche. Schw Med Wochenschrift 113:964

Zachmann M, Manella B, Eiholzer U, Bucher H, Prader A (1984) Influence of oestrogen in high and low doses on plasma steroid concentrations in girls with tall stature and Turner syndrome. Acta Endocrinol (Copenh) 106:368–373

7 Intersexualität

U. Heinrich und I. Gerhard

7.1 Genitalentwicklung

7.1.1 Normale Geschlechtsdifferenzierung

Die Geschlechtsdifferenzierung ist ein komplexer Vorgang, der sich auf 3 Ebenen abspielt: der chromosomalen Determinierung, der Gonadendifferenzierung und der phänotypischen Differenzierung (Jost 1947, 1971). Das Geschlecht ist normalerweise durch die beiden Geschlechtschromosomen (Gonosomen) bestimmt: 2X-Chromosomen bestimmen das weibliche, ein X- und ein Y-Chromosom bestimmen das männliche Geschlecht. Die Geschlechtschromosomen müssen komplett vorliegen, um die Entwicklung einer normalen, voll funktionsfähigen Gonade zu ermöglichen. Ein partielles oder vollständiges Fehlen eines Gonosomen bewirkt die Entwicklung einer strukturell und funktionell abnormen Gonade. Ein 250 Basenpaare messendes Segment des kurzen Armes des Y-Chromosoms stellt nach neuesten Erkenntnissen einen Teil des oder das komplette Gen dar, welches die Ausbildung einer männlichen Gonade steuert (SR-Y: sexdeterminierende Region auf dem Y-Chromosom). Man nimmt an, daß dieses SR-Y ein spezifisches Protein kodiert, welches im Bereich der Urgonaden die Ausbildung von Hoden bewirkt (Sinclair et al. 1990; Gubbay et al. 1990). Die Rolle des HY-Antigens (Histokompatibilitätsantigen-Y), eines ebenfalls gonadenspezifischen Antigens, welches längere Zeit als entscheidend für die Gonadendifferenzierung angesehen wurde (Jacobs u. Ross 1966; Wachtel et al. 1975) ist nicht geklärt. Ob und auf welche Weise das X-Chromosom die Gonadendifferenzierung steuert, ist unbekannt. Normale Ovarien können sich jedoch nur ausbilden, wenn 2 X-Chromosomen vorhanden sind. Das Fehlen eines X-Chromosoms oder eines Teils desselben hat eine Gonadendysgenesie zur Folge. Die Beobachtung, daß auch Feten mit einem Karyotyp 45 X Primordialfollikel aufweisen, welche später verschwinden (Singh u. Carr 1966), deutet darauf hin, daß 2 X-Chromosomen für das Follikelüberleben erforderlich sind. Die Zytosol- und Kernrezeptoren für Androgene, welche ihrerseits für die Differenzierung der äußeren und inneren männlichen Genitalien notwendig sind (Keenan et al. 1974; Imperato-McGinley u. Peterson 1976) werden X-chromosomal kodiert.

Die Anlage der Gonaden wird bei menschlichen Embryonen von etwa 4 mm Länge in Form der Genitalleiste an den medialen Seiten der Urniere sichtbar. Diese Anlage ist zunächst nicht scharf gegen die Anlage der Nebennierenrinde abgrenzbar. Das Zölomepithel ist in ihrem Bereich erhöht. In die Gonadenanlage wandern bei 3 Wochen alten Feten aus der Dottersackwand stammende Urkeimzellen ein. Sie wandern aktiv mit Pseudopodien das Mesenterium entlang und werden von der Keimleiste durch chemotaktische Reize angezogen. Durch das Eindringen der Urkeimzellen werden die Keimleisten in ihrer Entwicklung zu undifferenzierten, sexuell bipotenten Gonaden stimuliert. Ihr somatischer Anteil besteht aus dem vom Zölomepithel stammenden Oberflächenepithel, aus Mesenchym und Zellen, die von der Urniere abstammen. Die Gonade erstreckt sich zunächst über eine beträchtliche Strecke (6. Thorakal- bis 2. Sakralsegment), ist allerdings nie in allen Abschnitten gleichzeitig differenziert. Eine progressive Entwicklung erfährt die Gonade nur im Bereich von 3–4 Segmenten des kaudalen Abschnitts.

Der Wolff-Gang (Ductus mesonephricus, primärer Harnleiter) entwickelt sich aus dem Tubulus des ersten Nephron der Vorniere im Zervikalbereich. Er wächst nach distal und hat beim 6 mm langen Embryo die Kloake erreicht. Bei Embryonen von 12–14 mm Scheitel-Steiß-Länge findet sich lateral vom Wolff-Gang im Bereich des 3.–5. thorakalen Segments eine weitere Verdickung des Zölomepithels. Diese Epithelknospe wächst nach distal und entspricht der Anlage des Müller-Ganges (Ductus paramesonephricus). Das Epithel bleibt immer in Verbindung mit dem Wolff-Gang. Die kranialen Abschnitte erhalten rasch ein Lumen, woraus zunächst der Fimbrientrichter der Tuben entsteht, später, nach Verschmelzung mit den distalen Abschnitten des Wolff-Ganges der Canalis uterovaginalis. Das Bindegewebe der beiden Plicae urogenitales wird im Laufe der Entwicklung erweitert und durch Rotation und Verschmelzung zum Septum urogenitale, das die dorsal gelegene Excavatio rectouterina und die ventral gelegene Excavatio vesicouterina trennt. Am ventralen Ende der Kloakenmembran werden durch Bindegewebsvermehrung die Kloakenhöcker aufgebaut, aus denen später die Genitalhöcker werden. Nach distal entstehen die beiden longitudinalen Geschlechtswülste. Ventral vom Septum urorectale bildet sich aus dem kranialen Teil der Kloake die Harnblase und Urethra aus dem distalen Teil mit Mündung der Wolff-Gänge der Urogenitalsinus.

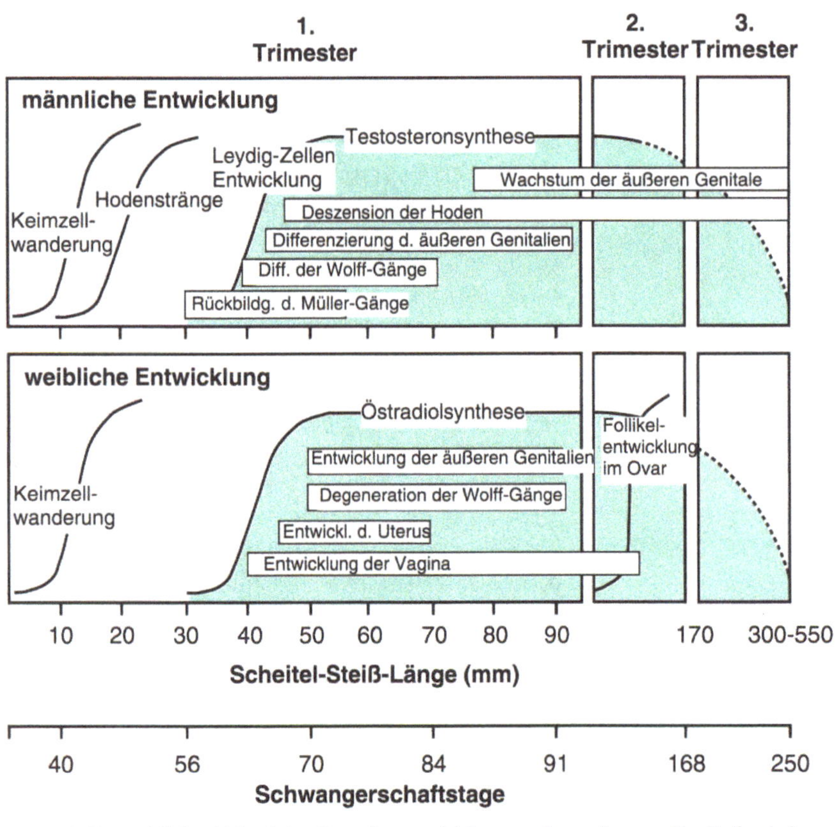

Abb. 7.1. Der zeitliche Ablauf der Gonadenentwicklung, endokriner Gonadenfunktion und anatomischer Differenzierung der inneren Genitalien beim menschlichen Embryo. (Nach Wilson et al. 1981)

7.1.1.1 Männliche Geschlechtsdifferenzierung (Abb. 7.1)

Die männliche Geschlechtsdifferenzierung ist ein aktiver Prozeß, das Ergebnis der Wirkung testikulärer Hormone, während für die Ausbildung des weiblichen Phänotyps Hormone des fetalen Ovars nicht benötigt werden. Im Hoden läßt sich ab der 6. Embryonalwoche eine Trennung des Keimepithels von den Keimsträngen durch Ausbildung der Tunica albuginea testis morphologisch erkennen. Es erscheinen Leydig- und wenig später auch Sertoli-Zellen in den primitiven Samenkanälchen. Drei Hormone kontrollieren die Ausbildung des männlichen Phänotyps (George u. Wilson 1986): Müllerian Inhibiting Hormone (MIH), Testosteron und Dihydrotestosteron (DHT). Zwei dieser Hormone sind sekretorische Produkte des fetalen Hodens: Müllerian Inhibiting Hormone (MIH) und Testosteron. MIH ist ein großes Glykoprotein, welches in den Sertoli-Zellen des fetalen und Neugeborenen-Hoden gebildet wird (Josso 1986; Donahoe et al. 1987). Es bewirkt eine Regression der Müller-Gänge, wahrscheinlich in Zusammenwirkung mit Testosteron, und verhindert damit die Ausbildung von Uterus und Tuben beim Manne. Testosteron ist das Hauptandrogen, welches im fetalen und adulten Testis gebildet wird (Siiteri u. Wilson 1974). Seine Sekretion setzt kurz vor dem Beginn der Virilisierung des männlichen Embryos ein (vor der 8. Embryonalwoche entsprechend einer Scheitel-Steiß-Länge von 20–30 mm). Hohe Testosteronkonzentrationen wurden von Klinga et al. (1978) jedoch bereits bei Feten von 7–15 mm Scheitel-Steiß-Länge in der Nabelschnurarterie gemessen. Die Faktoren, welche die embryonale Testosteronsekretion steuern, sind unbekannt, viele Daten sprechen dafür, daß für die frühe Leydig-Zellfunktion Gonadotropine keine Rolle spielen (Catt et al. 1975; George et al. 1979), möglicherweise jedoch ein plazentares GnRH. Im 2. und 3. Trimester sinken die Testosteronspiegel wieder auf ein Niveau ab, welches dem des weiblichen Feten entspricht (Reyes et al. 1973; Siiteri und Wilson 1974). Hypophysäres LH und FSH des Feten ist für die Aufrechterhaltung der Testosteronproduktion in der zweiten Gestationshälfte erforderlich (Clements et al. 1976; Wilson et al. 1981). Nach der Geburt wird zwischen dem 1. und 3. Lebensmonat ein zweiter Gipfel der Leydig-Zellaktivität beobachtet (Forest et al. 1974). Zwischen der 8. und 13. Embryonalwoche differenzieren unter dem Einfluß hoher Testosteronkonzentrationen die Wolff-Gänge in Nebenhoden, Samenleiter und Samenbläschen (Abb. 7.2). Der Einfluß von MIH setzt etwa gleichzeitig ein. Testosteron und MIH erfordern hohe lokale Konzentrationen und üben deshalb ihren Effekt streng unilateral aus.

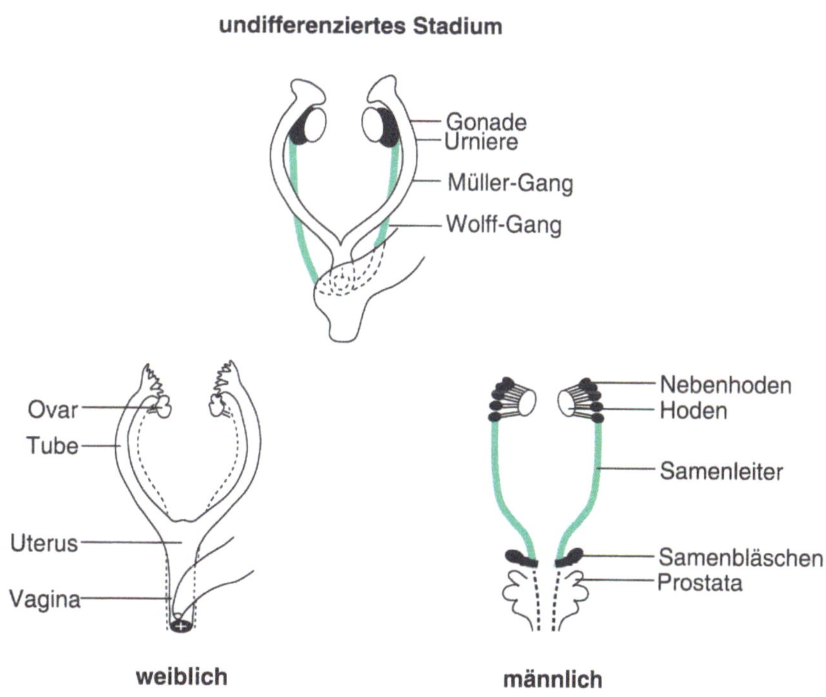

Abb. 7.2. Die Differenzierung der inneren Genitalien bei weiblichen und männlichen Embryonen. (Nach Prader 1954)

Die Differenzierung der äußeren Genitalien in der 9.–13. Woche geschieht vorwiegend unter dem Einfluß des Dihydrotestosteron, welches durch die Aktivität der 5-α-Reduktase in den äußeren Genitalgeweben aus dem Testosteron entsteht (Abb. 7.3 und Tabelle 7.1). Durch eine Verschmelzung der Urethralfalten schließt sich die ursprüngliche Urethralöffnung, es bilden sich die Corpora cavernosa aus und umschließen die männliche Urethra. Die Geschlechtswülste verschmelzen zum Skrotum und der Ventralseite des Penis. Der Genitalhöcker bildet Penisschaft, Corpora cavernosa und Glans penis. Prostata, Bulbourethraldrüsen und Utriculus prostaticus entwickeln sich aus Gewebsanteilen des Sinus urogenitalis.

7.1.1.2 Weibliche Geschlechtsdifferenzierung (Abb. 7.1)

Die Umwandlung der indifferenten Gonaden zu Ovarien erfolgt später als die Testesdifferenzierung. Zwischen 6. und 11. Embryonalwoche vergrößern sich die Urgeschlechtszellen aus dem Entoderm innerhalb der Zölomepithelien der Gonaden und werden zu Oogonien. Aus diesen entstehen Oozyten. Erst in diesem Entwicklungsstadium wird die Gonade als Ovar erkennbar. Zwischen 20. und 25. Woche werden die Oozyten von Granulosazellen umgeben und bilden Urfollikel, welche vereinzelt zu Primärfollikeln ausreifen. Die Differenzierung der Müller-Gangsysteme (Abb. 7.2) ist unabhängig von der Gonadendifferenzierung. Allein entscheidend ist das Fehlen androgener Einflüsse. Zwischen 10. und 13. Embryonalwoche tritt eine spontane Regression der Wolff-Gänge und eine Differenzierung der Müller-Gänge ein in Tuben, Uterus und oberes Vaginalsegment. Dieser Prozeß ist bereits abgeschlossen, wenn die Ovarialdifferenzierung beginnt. Die äußeren Genitalien sind bis zur 7. Embryonalwoche bei männlichen und weiblichen Embryonen identisch. Aus diesem Urzustand tritt beim weiblichen Geschlecht nur eine geringe Veränderung ein (Abb. 7.3 und Tabelle 7.1). Die Genitalhöcker bleiben klein und bilden die Klitoris. Die Urethralfalten verschmelzen nicht und bilden die Labia minora, die Geschlechtswülste bilden hingegen die Labia majora, ein vesikovaginales Septum trennt Vagina und Urethra. Die distalen 2/3 der Vagina, welche sich vom Urogenitalsinus herleiten, finden Anschluß an das obere Vaginalsegment, welches sich aus den Müller-Gängen herleitet.

Äußere und innere Genitalstrukturen haben eine Tendenz, in weiblicher Richtung auszudifferenzieren, wenn keine Störfaktoren einwirken. Wenngleich die mütterlichen Östrogene keine Rolle für die Genitaldifferenzierung zu spielen scheinen, gibt es Hinweise darauf, daß sie wichtig für die Implantation und das Überleben des Embryos sind (Nalbandov 1971; George u. Wilson 1978).

7.2 Störungen der Geschlechtsdifferenzierung

Die möglichen Störungen der Geschlechtsdifferenzierung sind in der folgenden Übersicht zusammengefaßt:

1. Gonadale und/oder chromosomale Störungen:
   - Echter Hermaphroditismus,
   - gemischte Gonadendysgenesie,
   - Ullrich-Turner-Syndrom,
   - XY-Gonadendysgenesie,
   - XX-Gonadendysgenesie,
   - Triplo-X-Frauen,
   - Klinefelter-Syndrom.
2. Maskulinisierung genetisch weiblicher Individuen (weiblicher Pseudohermaphroditismus):
   - AGS:
     - 21-Hydroxylasemangel,
     - nichtklassische Variante des 21-Hydroxylasemangels,
     - 11-β-Hydroxylasemangel,
     - 3-β-Hydroxysteroiddehydrogenasemangel.

   Transplazentare Virilisierung.
3. Gestörte Virilisierung genetisch männlicher Individuen (männlicher Pseudohermaphroditismus)
   - Testosteronsynthesedefekte:
     - 20,22-Desmolasemangel,
     - 17-α-Hydroxylasemangel,
     - 17,20-Desmolasemangel,
     - 17-βHydroxysteroiddehydrogenasemangel.
   - Androgenresistenz:
     - 5-α-Reduktasemangel,
     - Störungen des Androgenrezeptors:
       - testikuläre Feminisierung,
         - komplette Form,
         - inkomplette Form,
       - Reifenstein-Syndrom,
       - männliche Infertilität.
   - Rezeptorpositive Androgenresistenz.
4. Hemmungsmißbildungen der Derivate der Müller-Gänge ohne chromosomale oder hormonale Störung.
5. Psychische Intersexualität.

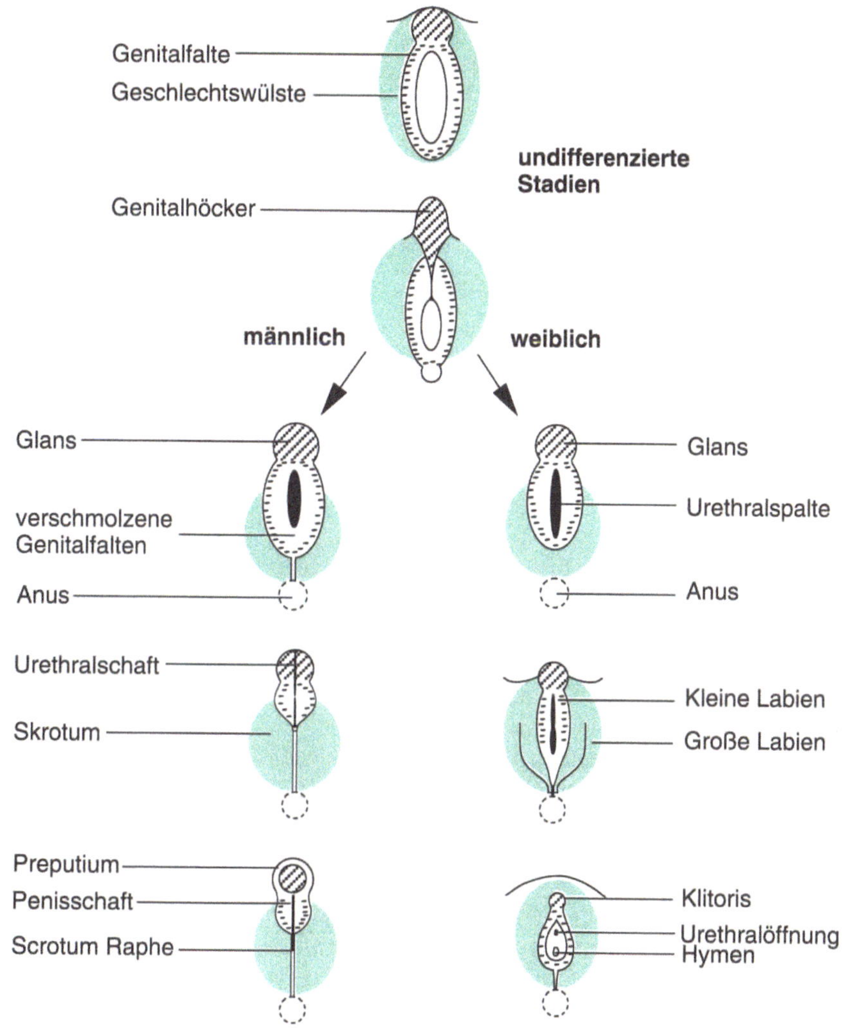

Abb. 7.3. Die Differenzierung der äußeren Genitalien bei weiblichen und männlichen Embryonen. (Nach Prader 1954)

Tabelle 7.1. Aus identischen fetalen Strukturen hervorgehende Anteile des männlichen und weiblichen äußeren Genitales

Ursprung	♂	♀
Sinus urogenitales	Utriculus prostaticus Prostata Cowper-Drüsen	Vagina Paraurethraldrüsen Bartholini-Drüsen
Tuberculum genitale	Penis Corpora cavernosa Glans penis	Clitoris Corpora cavernosa Glans clitoridis
Urethralfalten	Corpus cavernosum Urethra	Labia minora
Geschlechtswülste	Skrotum	Labia majora

Die Entwicklung des intersexuellen äußeren Genitales läßt sich in 5 Haupttypen nach Prader einteilen (Abb. 7.4) mit fliessenden Übergängen von der weiblichen zur männlichen Form. Da die Gonadenanlage doppelseitig ist, können auch einseitige intersexuelle Abwandlungen erfolgen.

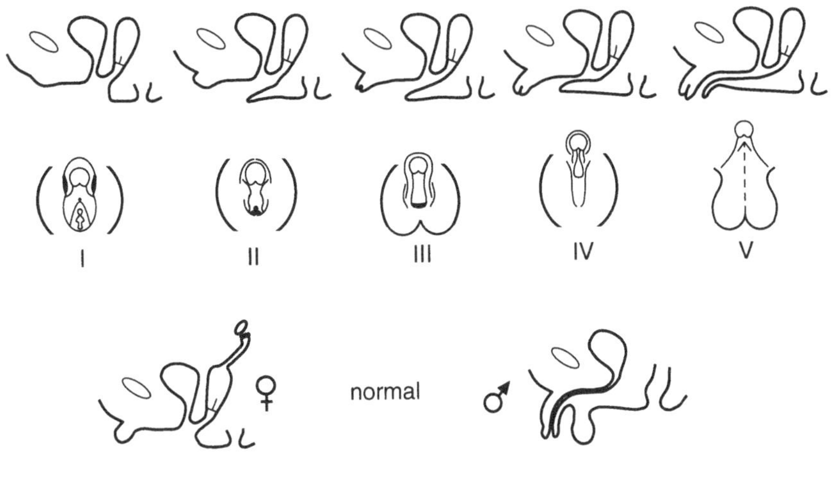

Abb. 7.4. Haupttypen des Urogenitalsystems bei Intersexualität im Übergang von der rein weiblichen zur rein männlichen Form. (Nach Prader 1954)

7.2.1 Gonadale und/oder chromosomale Störungen

Echter Hermaphroditismus, die sog. gemischte Gonadendysgenesie, das Ullrich-Turner-Syndrom, die XY-Gonadendysgenesie (Swyer-Syndrom) und die reine Gonadendysgenesie gehören in diese Kategorie. Das gemeinsame Problem ist die falsche genetische Steuerung der Ausbildung normaler, gepaarter Gonaden. Zum Teil kann man den Irrtum bereits zytogenetisch nachweisen. In anderen Fällen ist der Defekt des Gonosomen erst mit Hilfe spezifischer Gensonden zu diagnostizieren. In manchen Fällen können die äußeren Genitalien rein männlich oder weiblich aussehen, zumeist zeigt sich jedoch ein mehr oder weniger intersexuelles Bild. Im Gegensatz zu anderen Intersexformen (Gruppe 2 und 3) können Müller- und Wolff-Gangstrukturen bei ein und derselben Person gleichzeitig vorkommen. Keimzellentwicklung, Hormonfunktion der Gonaden und das Risiko zu maligner Entartung der dysgenetischen Gonaden sind sehr unterschiedlich einzuschätzen.

7.2.1.1 Echter Hermaphroditismus (Abb. 7.5)

Zytogenetik. Die Ursache des echten Hermaphroditismus ist unklar. Bei einem Karyotyp 46-XY liegt wahrscheinlich ein unerkannter Mosaizismus oder Chimärismus vor. Bei einem Karyotyp 46-XX (50% der Fälle) werden verschiedene Ursachen diskutiert, wie Geschlechtschromosomenmosaik, XY-Austausch, Y-autosomale Translokation oder Mutation eines Genes (Wachtel et al. 1976). Ein immunologischer Nachweis von HY-Antigen bei einem XX-Hermaphroditen spricht für einen XY-Austausch oder eine Y-autosomale Translokation, zumal Wachtel et al. (1976) bei 2 Patienten eine singuläre zusätzliche Bande auf dem kurzen Arm des X-Chromosoms nachweisen konnten. Page et al. (1987) konnten jedoch mit Hilfe molekularbiologischer Methoden bei keinem ihrer Patienten mit XX-Hermaphroditismus Y-spezifische Gensequenzen nachweisen und folgern daraus, daß eine testikuläre Differenzierung auch bei Abwesenheit der Testes determinierenden Region des Y-Chromosoms (TDF) stattfinden kann. In diesen Fällen könnte die Testesdifferenzierung durch Mutation autosomaler oder X-chromosomaler Gene zu erklären sein.

Klinik. Der echte Hermaphroditismus ist charakterisiert durch eine Koexistenz von ovariellem und testikulärem Gewebe. Beide Elemente können als getrennte Strukturen oder sog. Ovotestis kombiniert in einer Gonade vorliegen. Die häufigsten Gonadenkonstellationen sind Ovar-Testis oder Ovotestis-Ovar (van Niekerk 1976, 1981). Die Phallusentwicklung ist bei Patienten mit Hermaphroditismus verus meist recht gut, gewöhnlich mit Chordabildung und Sinus urogenitalis. Brustentwicklung und Menarche sind ebenso möglich wie eine pubertäre Virilisierung. Der Ovotestis findet sich zumeist auf der rechten Seite und kann intraabdominell, inguinal und labioskrotal gelegen sein. Testikulärer und ovarieller Gonadenanteil liegen am häufigsten als End-zu-End-Struktur vor und sind dann bereits makroskopisch zu unterscheiden. Testikuläres Gewebe kann jedoch in der Hilusregion des vermeintlichen Ovars verborgen liegen und ist dann nur histologisch nachweisbar.

Während der ovarielle Gonadenanteil zumeist eine normale Differenzierung aufweist und zum Pubertätszeitpunkt mit Ovulationen zu rechnen ist, wird eine Spermatogenese bei Ovotestis praktisch

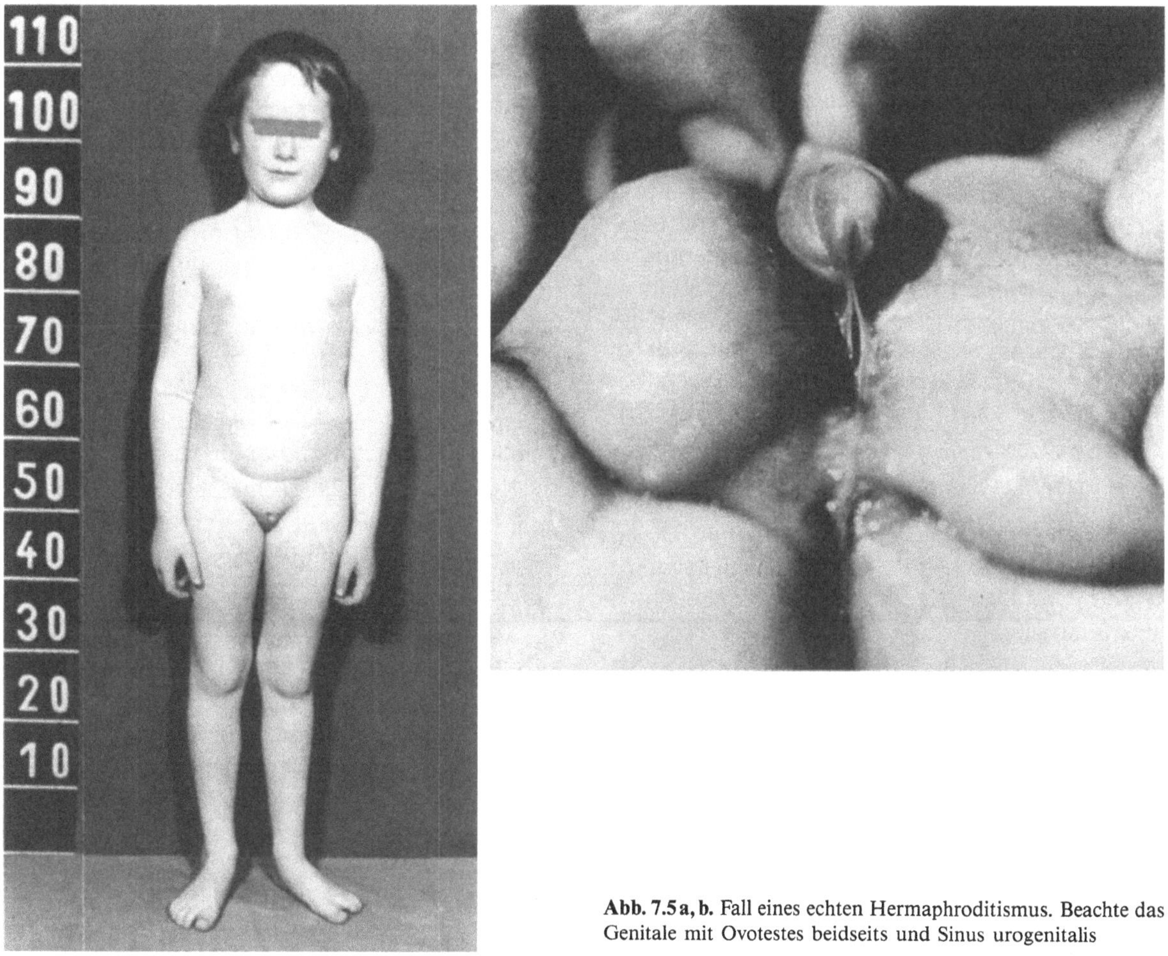

a b

Abb. 7.5 a, b. Fall eines echten Hermaphroditismus. Beachte das Genitale mit Ovotestes beidseits und Sinus urogenitalis

nicht beobachtet. Je nach Differenzierungsgrad der Mischgonade finden sich Tuben und Ductus deferens. Liegen Ovar und Testis als getrennte Organe vor, zeigt das Ovar eine normale histologische Differenzierung und ist von einer normal differenzierten Tube mit Fimbrien begleitet. Meist ist ein Uterus vorhanden, welcher häufig hypoplastisch oder asymmetrisch ausgebildet ist.

Diagnostik. Neben der Chromosomenanalyse muß die histologische Untersuchung beider Gonaden zur Diagnosestellung herangezogen werden. Hierzu muß in der Regel eine Laparoskopie durchgeführt werden. Sind die Fimbrien in der Nachbarschaft eines makroskopisch normalen Ovars nicht normal ausgebildet, spricht dies für testikuläres Gewebe, zumeist im Hilusbereich des Ovars.

Therapie. Die Geschlechtszuordnung sollte sich auf den äußeren Genitalaspekt stützen. In den meisten Fällen ist die Wahl des weiblichen Geschlechts vorzuziehen, zumal sich eine funktionsfähige Vagina wesentlich leichter chirurgisch konstruieren läßt als ein funktionsfähiger Penis (van Niekerk 1976, 1981; Nihoul-Fekete 1981). Die Chance auf eine normale weibliche Geschlechtsfunktion im Erwachsenenalter ist gut, Fertilität bei Erhalt einer Gonade und bei ausreichendem Differenzierungsgrad möglich. Beim Nachweis von Testisgewebe (Schnellschnitt) sollte die Gonade vollständig entfernt werden, um eine spätere gegengeschlechtliche Pubertätsentwicklung zu verhindern. Bei Durchgängigkeit der Zervix kann der Uterus belassen werden. Bei sehr ausgeprägter pränataler Maskulinisierung der äußeren Genitalien oder in Fällen, wo das Kind bereits als Knabe aufgezogen wurde, kommen aufbauend-maskulinisierende Operationen zum Tragen (Penisschaftaufrichtung, Harnröhrenplastik). In solchen Fällen muß ovarielles Gewebe entfernt werden und, wegen der Gefahr einer malignen Entartung, die intraabdominell gelegenen männlichen Gonaden. Die Inzidenz gonadaler Tumoren bei echtem Hermaphroditismus wird auf ca. 2% geschätzt. Meist handelt es sich dabei um Dysgerminome und Gonadoblastome.

7.2.1.2 Gemischte Gonadendysgenesie (Abb. 7.6)

Zytogenetik. Der klassische Karyotyp bei gemischter Gonadendysgenesie ist 45X/46XY. Die 45 X-Linie ist für die in über 50% vorhandenen Turner-Stigmata verantwortlich, die XY-Zellinie für die unilaterale Differenzierung eines Testis mit daraus resultierenden Zeichen der Maskulinisierung der äußeren und inneren Genitalien und für die zumeist männliche Pubertätsentwicklung. Andere Geschlechtschromosomen, Mosaike, welche in die nosologische Einheit der gemischten Gonadendysgenesie eingeordnet werden, sind 45X/47XXY; 45X/47XYY; 45X/46XYp-; 45X/46XY/46XX; 45X/46XY/47XXY und 45X/46XY/47XYY. Trotz erheblicher klinischer Variabilität kann von einem ätiologisch einheitlichen Krankheitsbild gesprochen werden, da allen Fällen ein Nebeneinander einer XO-Zellreihe und einer Y-haltigen Zellreihe gemeinsam ist.

Klinik. Charakterisiert ist die gemischte Gonadendysgenesie durch einen Seitenunterschied der Gonadenentwicklung, z. B. findet sich auf einer Seite ein Testis oder ein rudimentärer Testis, auf der Gegenseite eine Streakgonade. Die Maskulinisierung der äußeren Genitalien ist gewöhnlich inkomplett, zumeist ist der phänotypische Aspekt eher weiblich mit unterschiedlich ausgeprägter Klitorishypertrophie und Labienfusion. Das fast obligatorische Vorhandensein von Uterus und häufig bilateralen Tuben, auch in Nachbarschaft des (rudimentären) Testis sprechen für ein Fehlen von MIH. Zuweilen kann auf der testikulären Seite ein Nebenhoden und Ductus deferens nachgewiesen werden. Eine abdominale, inguinale und skrotale Lage der Gonaden und Adnexe ist möglich.

Diagnostik. Neben der Chromosomenanalyse muß die laparoskopische Inspektion des inneren Genitales erfolgen. Die histologische Untersuchung des Gonadengewebes ist erforderlich.

Therapie. Meist legt der äußere Genitalaspekt bei Patienten mit gemischter Gonadendysgenesie eine weibliche Geschlechtszuordnung nahe. Um eine Virilisierung in der Pubertät und eine maligne Entartung zu vermeiden, sollten Testes und kontralaterale Streakgonade entfernt werden.

In denjenigen Fällen, in welchen man sich aufgrund des äußeren Genitalaspekts zu einer männlichen Geschlechtszuordnung entschlossen hat, soll auf jeden Fall die Streakgonade entfernt werden. Da eine Fertilität nicht zu erwarten und die pubertäre Virilisierung zumeist inkomplett ist, ist wegen des hohen Entartungsrisikos jedoch auch die Entfernung des kontralateralen Testis anzuraten.

Die Häufigkeit gonadaler Tumoren bei Patienten mit gemischter Gonadendysgenesie liegt mit 25% im Alter von 15 Jahren und 75% mit 26 Jahren besonders hoch (Schellhas et al. 1971). Der Tumor kann sowohl von der Streakgonade als auch dem Testis seinen Ausgang nehmen (Scully 1970;

a

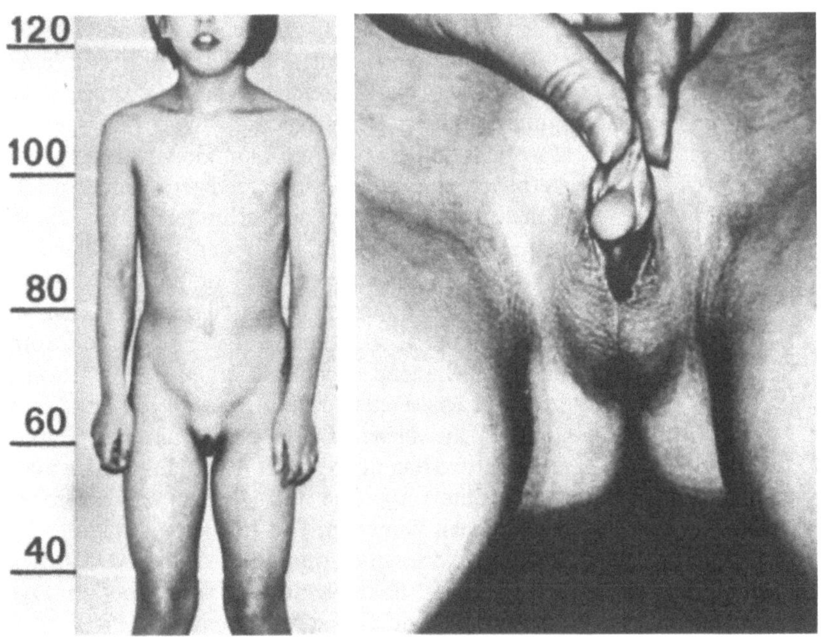

b

Abb. 7.6 a, b. Fall eines 13jährigen Individuums mit gemischter Gonadendysgenesie

Manuel et al. 1976) und bereits bei der Geburt bestehen (Donahoe et al. 1979). Der häufigste Tumor ist ein Gonadoblastom, aus dem sich maligne Seminome und Dysgerminome entwickeln können.

7.2.1.3 Ullrich-Turner-Syndrom (Abb. 7.7)

Ullrich beschrieb im Jahre 1930 ein 8jähriges Mädchen mit Minderwuchs, Lymphödemen des Halses, der Hände und Füße, Flügelfell, Cubitus valgus und einer Reihe weiterer phänotypischer Auffälligkeiten. 1938 erschien Turners Veröffentlichung über 7 Frauen, deren Phänotyp durch folgende Triade gekennzeichnet war: 1. Minderwuchs mit Unterentwicklung der sekundären Geschlechtsmerkmale, 2. Flügelfellbildung beidseits, 3. Cubitus valgus.

Polani et al. (1954) und Wilkins et al. (1954) fanden, daß die meisten Frauen mit dem klinischen Bild des Turner-Syndroms chromatinnegativ waren, Ford et al. (1959), Fraccaro et al. (1959) und Tijo et al. (1959) erkannten die Chromosomenkonstellation 45X in chromatinnegativen Zellen von Frauen mit Turner-Syndrom. Die Häufigkeit eines partiellen und totalen Verlustes eines X-Chromosoms wird mit 1:2500 bis 1:3000 für lebendgeborene Mädchen angegeben (de la Chapelle 1983). In spontan abortierten Feten findet sich ein partieller oder totaler X-Verlust jedoch in 4%, so daß anzunehmen ist, daß diese Karyotypen zu einer erhöhten Spontanabortrate prädisponieren.

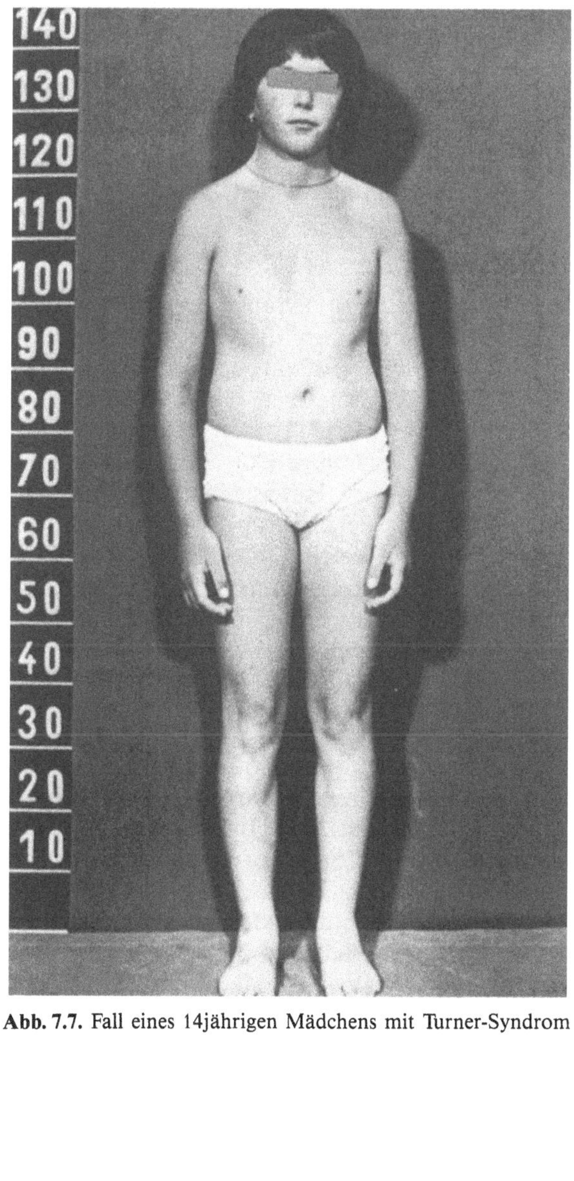

Abb. 7.7. Fall eines 14jährigen Mädchens mit Turner-Syndrom

Zytogenetik. Die Häufigkeit eines Mosaizismus bei lebendgeborenen Mädchen mit Ullrich-Turner-Syndrom liegt in verschiedenen Untersuchungsserien bei 31–82% (Hook u. Warburton 1983). Es ist extrem schwierig, einen Mosaizismus im einzelnen auszuschließen, ohne eine sehr große Anzahl von Mitosen in verschiedenen Geweben zu untersuchen (Hook 1977). Müller et al. (1987) entdeckten mit Hilfe einer Y-spezifischen Gensonde bei einer Patientin eine klinisch nicht vermutete 46XY-Zellinie. Von Hook wurde bereits 1983 diskutiert, ob nicht alle lebendgeborenen Mädchen mit Ullrich-Turner-Phänotyp ein Gonosomenmosaik aufweisen und daß dies ihr Überleben in der Schwangerschaft erklärt (Hook u. Warburton 1983). Das Vorkommen von Y-chromosomalem Material im Chromosomenmosaik von Patienten mit klinischem Ullrich-Turner-Phänotyp wird mit etwa 7% angegeben (Simpson 1976; Nielsen u. Sillesen 1983) und dürfte in Wahrheit noch höher liegen. Die modernen Methoden der Genanalytik mittels spezifischer Gensonden stellen hier eine sinnvolle Ergänzung der Chromosomenanalyse dar. Eine zweite normale weibliche Zellinie könnte eine bessere Prognose in bezug auf Wachstum und Fertilität bedeuten (de la Chapelle 1983), eine zweite männliche Zellinie oder ein Y-Fragment könnte eine Bedeutung für die Frage der Gonadektomie wegen erhöhter Entartungsgefahr gewinnen (Connor u. Loughlin 1989).

Klinik. Die wichtigsten klinischen Symptome sind in Tabelle 7.2 zusammengefaßt.

Skelettsystem

Einzig konstantes Symptom ist der Minderwuchs. Die durchschnittliche Geburtslänge und das Geburtsgewicht liegen deutlich unter dem gesunder Neugeborener (Lippe 1982: 47,07 cm gegenüber 49,9 cm; Nielsen u. Sillesen 1983: 48,8 cm gegenüber 50,7 cm; Ranke et al. 1983: 48,3 cm). Die

Tabelle 7.2. Klinische Symptome bei Turner-Syndrom. (Relative Häufigkeit in %)

Minderwuchs	annähernd 100
Schildthorax	80
Hypoplastische Finger- und Fußnägel	77
Cubitus valgus	65
Flügelfell	55
Multiple Pigmentnaevi	52
Kardiovaskuläre Anomalien	30
Aortenisthmusstenose	20
Nierenfehlbildungen	35
Lymphödeme Hand- und Fußrücken	39

durchschnittliche Erwachsenengröße liegt nach Lippe (1982) bei 143,34 cm, nach Nielsen u. Sillesen 1983 und Ranke et al. (1983) bei 147,8 cm. Die Skelettveränderungen sind im Sinne einer generalisierten Skelettdysplasie aufzufassen. Lange und kurze Röhrenknochen und Wirbelsäule sind unterschiedlich betroffen: der Thorax ist kurz und breit, wobei ein weiter Mamillenabstand vorgetäuscht wird (Collins 1973), der kurze Hals ist in vielen Fällen durch eine Hypoplasie eines oder mehrerer Zervikalwirbel zu erklären (Felix et al. 1974). Das Wachstum der langen Röhrenknochen scheint stärker beeinträchtigt als das Wirbelsäulenwachstum, was zu dem typisch dysproportionierten Phänotyp mit relativ kurzen Beinen und langem, jedoch plumpem Rumpf beiträgt (Neufeld et al. 1978). Als weitere sehr häufige Anomalie wird eine Verkürzung des 4., z. T. auch des 5. Os metacarpale beobachtet, welche sich klinisch bei Faustschluß durch Grübchenbildung in dieser Region äußert. Ähnliche Veränderungen sind auch am Fuß beschrieben. Seltener findet sich durch eine Lateral- und Dorsalverbiegung des Radius mit gleichzeitiger Dorsaldislokation oder Subluxation der distalen Ulna das sog. Bajonettzeichen, eine erstmals von Madelung im Jahre 1878 beschriebene Deformität. Die medialen Tibia- und Femurkondylen sind häufig verplumpt, die Epiphysenfugen deformiert (Levin 1962). Die charakteristische Facies mit Mikrognathie, antimongoloider Lidachsenstellung und Epikanthus, häufig als „Sphinxgesicht" bezeichnet, ist ebenfalls zum Teil durch die generalisierte Knochendysplasie zu erklären. Die Knochen, insbesondere die kleinen Röhrenknochen, weisen eine vergröberte Spongiosastruktur („Fischnetz") auf, welche zur Diagnosestellung beitragen kann (Bercu et al. 1976).

Lymphgefäßsystem

Die augenfälligste Folge einer Entwicklungsstörung des lymphatischen Abflusses im Bereich der Mündung der V. jugularis interna ist das Flügelfell, welches als fakultatives Symptom bei vielen Frauen mit Ullrich-Turner-Syndrom beobachtet wird (Ullrich 1949). Diese Verbindung zwischen jugularem Lymphsack und V. jugularis interna entwickelt sich normalerweise in der 5.–6. Gestationswoche. Eine Störung oder Verzögerung dieser Kommunikation führt zu einer Erweiterung der Lymphgefäße im Nackenbereich (van der Putte 1977; Smith 1981). Ödeme der Hand- und Fußrücken bei Geburt, welche auch im späteren Leben, z. T. rezidivierend, nachweisbar sein können, sind ebenfalls im Sinne einer nicht vollkommen intakten Lymphdrainage aufzufassen.

Kardiovaskulärer Bereich

Bei etwa 20% der Patientinnen mit 45 X-Turner-Syndrom ist eine Aortenisthmusstenose, zumeist vom präduktalen, adulten Typ, nachweisbar. Die Fehlbildung scheint insbesondere Patientinnen mit dem Karyotyp 45X zu betreffen, die gleichzeitig ein Pterygium colli aufweisen. Dies deutet auf einen möglichen Zusammenhang der Gefäßfehlbildung mit der oben beschriebenen Lymphgefäßobstruktion hin. Zweizipflige Aortenklappen und Mitralklappen kommen gehäuft vor, Rechtsherzdefekte sind eine ausgesprochene Seltenheit.

Niere

Die Inzidenz von Fehlbildungen der Niere und des Nierengefäßsystems wird in den verschiedenen Publikationen mit 35–70% angegeben (Reveno u. Palubinskas 1966; Uson et al. 1970; Matthies et al. 1971; Litvak et al. 1978). Am häufigsten finden sich ein- oder beidseitige Doppelnieren oder Doppelureteren, eine sog. Hufeisenniere, d. h. eine Fusion der distalen Nierenpole, oder Rotationsstörungen der Niere. Aberrierende Gefäße, welche den oberen Nierenpol kreuzen und eine partielle Kelchobstruktion verursachen können, lassen sich als häufigste Gefäßanomalie nachweisen.

Genitale

In die Gonadenleiste wandern zunächst im Rahmen der Entwicklung Keimzellen ein, die jedoch zugrundegehen. In der Regel findet man nur Streakgonaden. Die Müller-Gänge bleiben erhalten und verschmelzen medial, ohne daß eine Reifung des Uterus eintritt. Von dem kleinfingerdicken Uterus gehen lange zarte Tuben aus. Die Scheide ist eng, das äußere Genitale erscheint weiblich infantil mit oft spärlicher Schambehaarung.

Gastrointestinale Störungen

Gastrointestinale Blutungen wurden erstmals von Lisser et al. (1947) beschrieben. Inzwischen umfaßt die Literatur etwa 30 Fälle, die Häufigkeit wird mit 7% angegeben (Passarge 1968; Burge et al. 1981). Es wurden intestinale Hämangiome, Teleangiektasien oder erweiterte Venen und Venolen beobachtet, wobei allerdings eine klare Abgrenzung aufgrund der Kasuistiken nicht möglich ist. Die Blutungen treten zumeist vor dem 20. Lebensjahr auf und können lebensbedrohlich verlaufen. Von den von Passarge (1968) beschriebenen 20 Patientinnen starben 2 an einer akuten intestinalen Blutung im Kindesalter. Der Nachweis der Gefäßveränderungen kann schwierig sein und ist am ehesten durch Laparoskopie oder Kuldoskopie zu erbringen. In vielen Fällen, insbesondere bei perakutem Blutungsverlauf, wird eine Probelaparotomie nicht zu umgehen sein. Eine Darmresektion sollte jedoch bei streng lokalisierten Gefäßveränderungen oder als Notfallmaßnahme bei lebensbedrohlicher Blutung in Erwägung gezogen werden.

Eine weitere Ursache einer gastrointestinalen Blutung und gastrointestinaler Störungen stellen entzündliche Darmveränderungen dar. Verschiedene Autoren haben über eine erhöhte Inzidenz von Morbus Crohn und Colitis ulcerosa bei Ullrich-Turner-Syndrom berichtet (Arnlanatham et al. 1980). Patientinnen mit strukturellen Anomalien des X-Chromosoms scheinen hier besonders gefährdet zu sein (Weinrieb et al. 1976). Da eine Wachstumsstörung Kardinalsymptom des Turner-Syndroms sowie der chronischen Darmerkrankungen darstellt, sollte unbedingt bei Minderwuchs mit gastrointestinalen Beschwerden an die Möglichkeit dieser Syndromkombination gedacht werden.

Endokrinologische Ausfälle

Ovar. Durch einen pränatalen Oozytenverlust und eine fortschreitende Fibrose der Ovarien kommt es bei Patientinnen mit 45 X-Karyotyp (inkonstant auch bei partieller X-chromosomaler Deletion, bei Ringchromosomenbildung oder bei Mosaiken) zur Ausbildung sog. Streakgonaden. Nach einer initialen Differenzierungsphase, die sich nicht von der normaler weiblicher Embryonen unterscheidet, tritt nach der 14.–18. Woche eine Degeneration der Ovarien mit beschleunigten Oozytenverlust und Fibrose ein. Dieser Prozeß ist jedoch nicht absolut, so daß einige Patientinnen mit Turner-Syndrom zum Zeitpunkt der Pubertät eine Ovarrestfunktion aufweisen können. Diese Östrogensekretion kann bei 10% der Patientinnen eine beginnende Brustentwicklung, in seltenen Fällen auch Menstruationen erlauben. Ovulatorische Zyklen und Schwangerschaft sind jedoch eine große Seltenheit (Reyes et al. 1976; King et al. 1978). Persistenz einer Restovarialfunktion wird besonders bei Chromosomenmosaik beobachtet, ist jedoch auch bei einem reinen 45X-Karyotyp beschrieben worden (Philip u. Sele 1976). Bei Nachkommen fertiler Patientinnen mit X-chromosomalen Anomalien scheint ein erhöhtes Fehlbildungsrisiko, insbesondere für eine Trisomie-21, zu bestehen (Kind u. Magenis 1977; Dewhurst 1978).

Der Funktionsverlust der Gonaden äußert sich im Neugeborenenalter in extrem hohen FSH-(geringer auch LH-)Spiegeln, welche bis zum Ende des 2. Lebensjahres allmählich abfallen und sich bis zum 9. Lebensjahr nicht von denen normaler Mädchen unterscheiden. Erst ab 10.–11. Lebensjahr wird ein erneuter Anstieg von FSH und LH beobachtet (Conte et al. 1975; Apter et al. 1981). Die Ursache dieses biphasischen Verhaltens der Gonadotropinsekretion ist bisher nicht geklärt. Auch in der Phase normaler Gonadotropinspiegel kann durch Gonadotropin-Releasing-Hormon (GnRH) eine vermehrte LH- und FSH-Sekretion stimuliert werden (Illig et al. 1975). Reaktive Vergrößerungen der Sella turcica bei lang bestehender LH- und FSH-Überproduktion wurden beschrieben.

Schilddrüse. Patientinnen mit Turner-Syndrom, insbesondere diejenigen mit strukturellen Anomalien des X-Chromosoms haben ein erhöhtes Risiko, eine Schilddrüsenerkrankung bereits während der Kindheit oder Adoleszenz zu entwickeln. Pai et al. fanden 1977 bei 3 von 10 Patientinnen mit strukturellen Anomalien des X-Chromosoms eine behandlungsbedürftige Hypothyreose. Im Jahre 1963 fanden Sparkes und Motulsky bei 2 erwachsenen Patientinnen mit einem Iso-X-Turner-Syndrom eine Hashimoto-Thyreoditis. Williams et al. (1964) wiesen unter 25 Patientinnen mit Gonadendysgenesie bei 2 Iso-X-Turner-Patientinnen ebenfalls eine Hashimoto-Thyreoiditis nach. Engel und Forbes (1965) fanden bei ihren Patientinnen eine erhöhte Inzidenz von Schilddrüsenantikörpern. Da eine Wachstumsstörung ein konstantes Symptom des Turner-Syndroms darstellt, sollte unbedingt die Schilddrüsenfunktion und der Schilddrüsenantikörperstatus im Rahmen der Abklärung und bei den Verlaufskontrollen überprüft werden.

Diabetes mellitus. Bei über 40% der Patientinnen mit Turner-Syndrom läßt sich durch orale Glukosebelastung eine Kohlenhydratintoleranz nachweisen

(Forbes u. Engel 1963; Nielsen et al. 1969). Insulinspiegel im Serum wurden hoch, normal oder leicht erniedrigt gefunden. Insgesamt entspricht das Bild am ehesten einem Typ II-Diabetes (Polychronakos et al. 1980). Ein Defekt des Insulinrezeptors bei Patientinnen mit Gonadendysgenesie wird diskutiert (Neufeld et al. 1980).

Wachstumshormon. Eine erhöhte Inzidenz eines Wachstumshormonmangels bei Patientinnen mit Turner-Syndrom liegt nach bisherigen Erkenntnissen nicht vor. Brook (1978) und Butenandt (1980) beschrieben jeweils einen Einzelfall einer Patientin mit Gonadendysgenesie und Wachstumshormonmangel.

Psychointellektuelle Entwicklung

Es gilt heute als gesichert, daß Patientinnen mit Ullrich-Turner-Syndrom normal intelligent sind. So konnte Garron (1977) zeigen, daß sich Patientinnen nicht von ihren gesunden Geschwistern bezüglich ihrer Gesamtintelligenz unterschieden. In bestimmten Intelligenzbereichen (Perzeption, visuo-motorische Koordination, motorisches Lernen) wurden jedoch in unterschiedlicher Häufigkeit Auffälligkeiten beschrieben (Nyborg u. Nielsen 1977; Waber 1979). In ihrem psychosexuellen Verhalten unterscheiden sich Patientinnen mit Ullrich-Turner-Syndrom nicht von gesunden Frauen (Garron u. van der Stoep 1969).

Diagnostik. Es besteht Einigkeit darüber, daß grundsätzlich bei allen minderwüchsigen Mädchen ein Ullrich-Turner-Syndrom ausgeschlossen werden sollte. Bei weiblichen Neugeborenen mit Flügelfell und Ödemen der Hand- und Fußrücken, bei Mädchen mit multiplen konstitutionellen Auffälligkeiten, mit Aortenisthmusstenose oder Fehlbildungen der ableitenden Harnwege muß an das Vorliegen dieses Syndroms gedacht werden. Bei Nachweis einer X-chromosomalen Monosomie, einer Mosaikkonstellation oder von strukturellen Anomalien des X-Chromosoms ist eine weitergehende Diagnostik angezeigt:

- T4, TSH, Schilddrüsenantikörper.
- LH, FSH, 17β-Östradiol.
- Sonographie der Nieren, u. U. intravenöse Pyelographie.
- Sonographie der Beckenorgane (insbesondere bei Nachweis eines Y-Chromosoms oder bei Nachweis von ovarieller Restaktivität).
- EKG, u. U. Echokardiographie oder Angiokardiographie.
- Röntgenuntersuchung des Handskeletts.
- Audiometrie bei entsprechendem Verdacht (z. B. sprachliche Entwicklungsverzögerung).

Therapie. Der Einsatz synthetischer Androgene in niedriger Dosis (Oxandrolon, Fluoxymesteron) zur Wachstumsbeschleunigung hatte große Verbreitung gefunden (Urban et al. 1979; Joss 1988; Naeraa et al. 1990). Es ist jedoch weiterhin umstritten, ob damit die Endgröße tatsächlich signifikant verbessert werden kann. Es scheint wichtig zu sein, die Therapie bereits zu einem frühen Zeitpunkt (7.–8. Lebensjahr) zu beginnen und so lange fortzusetzen, bis eine Östrogensubstitution beginnt. Die empfohlenen Dosen liegen für Oxandrolon bei 0,0625–0,125 mg/kg/Tag. Nur in Ausnahmefällen ist dabei mit diskreten Virilisierungszeichen zu rechnen (Stimmlageveränderung, Behaarung, Klitorishypertrophie). Therapiestudien der letzten Jahre haben gezeigt, daß Wachstumshormon allein und in Kombination mit Oxandrolon das Wachstum von Mädchen mit Ullrich-Turner-Syndrom über längere Zeit zu beschleunigen vermag. Dabei scheint die Kombination der Monotherapie überlegen zu sein (Rosenfeld et al. 1988). Die letzten Ergebnisse der noch laufenden amerikanischen Multicenterstudie lassen erwarten, daß sich mit Wachstumshormon oder dem kombinierten Einsatz von Wachstumshormon und Oxandrolon tatsächlich die Endgröße vieler Frauen mit Ullrich-Turner-Syndrom deutlich verbessern läßt. Ein weiterer Vorteil einer solchen Behandlung dürfte sein, daß sie es ermöglicht, zu einem früheren Zeitpunkt mit einer Östrogensubstitution beginnen zu können. Meist ist es möglich, im Alter von 13–14 Jahren (Knochenalter 12 Jahre) parallel zum Wachstumshormon mit einer Östrogensubstitution einzusetzen. Wir fangen mit einer Dosis von 5 µg Äthinylöstradiol täglich an und steigern nach 6–12 Monaten auf 10 µg unter Zugabe eines Gestagens (Medroxyprogesteronazetat). Durchbruchsblutungen unter kontinuierlicher, niedrig dosierter Behandlung mit Äthinylöstradiol wurden nie beobachtet. Nach 12-monatiger, niedrig dosierter Östrogen/Gestagen-Substitution kann gewöhnlich auf ein Kombinationspräparat (z. B. Cyclo-Progynova) übergegangen werden. Jährliche gynäkologische Untersuchungen einschließlich Vaginalsmear und Ultraschall sollten ab 18. Lebensjahr, bei sexuell aktiven Frauen bereits früher durchgeführt werden. Eine operative Entfernung der Streakgonaden muß nur bei Frauen mit einer Y-haltigen Zellinie diskutiert werden.

7.2.1.4 XY-Gonadendysgenesie

In diese klinisch wichtige, ätiologisch jedoch heterogene Krankheitsgruppe gehören Patienten mit einem normalen Karyotyp 46XY, weiblichem Phänotyp, bilateralen Streakgonaden, rudimentärem Uterus und unvollständiger, häufig fehlender, weiblicher Pubertätsentwicklung. Dysmorphiemerkmale, wie bei Turner-Syndrom, kommen nicht vor.

Bei einigen XY-Frauen ließ sich eine kleine Deletion der geschlechtsbestimmenden Region des kurzen Armes des Y-Chromosoms durch Hybridisierung nachweisen (Disteche et al. 1986). Man kann HY-Antigen-positive und HY-Antigen-negative Frauen unterscheiden (Ghosh et al. 1978; Wolf 1979; Passarge u. Wolf 1981). Eine autosomal-dominante und Y-chromosomal-rezessive Vererbung wird angenommen. Die Neigung zu maligner Entartung der Gonadenrudimente bei der HY-Antigen-positiven Form beträgt im Alter von 40 Jahren 80% (Manuel et al. 1976; Donahoe et al. 1979). Ein erhöhtes Tumorrisiko besteht nicht bei der HY-Antigen-negativen Form (Passarge u. Wolf 1981; Simpson et al. 1981). Heslop et al. (1989) postulieren, daß HY-Antigen eine wachstumsregulierende Rolle für die Gonadendifferenzierung hat und möglicherweise das erhöhte Tumorrisiko erklärt. Eine Gonadenentfernung sollte bei der HY-Antigen-positiven Form wegen der Möglichkeit der Virilisierung zum Pubertätszeitpunkt (Leydig-Zellreste in den Streakgonaden) und der Gefahr der malignen Entartung durchgeführt werden.

7.2.1.5 XX-Gonadendysgenesie (reine Gonadendysgenesie)

Auch hier fehlen die typischen klinischen Zeichen des Ullrich-Turner-Syndroms. Die betroffenen Mädchen sind von normaler Größe. Die inneren und äußeren Genitalien sind weiblich, als Gonadenrudimente finden sich beidseitige Streaks. Der Vererbungsmodus ist autosomal-rezessiv, in einigen Familien findet sich eine Kombination mit einer Innenohrschwerhörigkeit. Im Gegensatz zur XY-Gonadendysgenesie, bei welcher infolge von vereinzelten Interstitialzellen in der Streakgonade eine minimale pränatale oder potentielle pubertäre Virilisierung möglich ist, tritt keinerlei spontane Pubertätsentwicklung auf. Das Risiko, gonadale Tumoren zu entwickeln, ist niedriger als bei der XY-Form. Es wird diskutiert, ob familiäre Fälle des „Syndroms der rudimentären Ovarien" inkomplette Formen der XX-Gonadendysgenesie darstellen (Sohval 1965; Simpson 1972).

7.2.1.6 Triplo-X-Frauen

Die Trisomie des X-Chromosoms wird bei 1,5‰ aller Frauen gefunden. In psychiatrischen Anstalten sollen sogar 4,5% der Frauen diese Besonderheit zeigen. Außer der reinen Triplo-X-Form wurden auch Mosaike beschrieben: XXX/XX,XXX/XO,XXX/XX/XO. In der Regel sind die Frauen körperlich und geistig unauffällig. Allerdings sollen primäre und sekundäre Amenorrhöen und Sterilität häufig sein. Die Mosaikfälle können dem Ullrich-Turner-Syndrom ähneln, z.T. sind polyzystische Ovarien beschrieben.

7.2.2 Maskulinisierung genetisch-weiblicher Individuen

Hier handelt es sich um Individuen mit normalem, weiblichem Karyotyp (46 XX) und normalen Ovarien. Da keine testikulären Strukturen vorhanden sind, wird MIH nicht gebildet und eine Involution der Müller-Strukturen tritt nicht ein. Damit ist immer mit einer normalen Differenzierung der inneren weiblichen Genitalien (Uterus, Tuben, proximales Vaginalsegment) zu rechnen. Durch Androgeneinflüsse kommt es aber zu einer mehr oder weniger ausgeprägten Maskulinisierung der äußeren Genitalien.

7.2.2.1 Adrenogenitales Syndrom (AGS)

Ein Mangel verschiedener für die Kortisol- und Aldosteronsynthese erforderlicher Enzyme der Nebennierenrinde führt zu einer vermehrten Androgensynthese (Abb. 7.8). 21-Hydroxylase-Mangel, 11-β-Hydroxylasemangel und 3-β-Hydroxysteroiddehydrogenasemangel bewirken bei weiblichen Feten eine pränatale Maskulinisierung und unbehandelt eine fortschreitende Virilisierung während der Kindheit. Die intersexuelle Fehlbildung der äußeren Genitalien kann, abhängig vom Schweregrad des Enzymdefektes, unterschiedlich ausgeprägt sein (Prader Grad I–V, s. Abb. 7.8), die inneren Genitalien sind immer normal weiblich, Wolff-Strukturen fehlen.

Die häufigste Form des adrenogenitalen Syndroms ist der 21-Hydroxylasemangel (90% aller Fälle) mit oder ohne begleitendem Salzverlust. Seine Häufigkeit wird für Mitteleuropa mit ca. 1:10000 angegeben. 3-β-Hydroxysteroiddehydrogenase- und 11-β-Hydroxylasemangel machen jeweils 5% der beobachteten Fälle aus (Prader 1958; Mauthe et al. 1977).

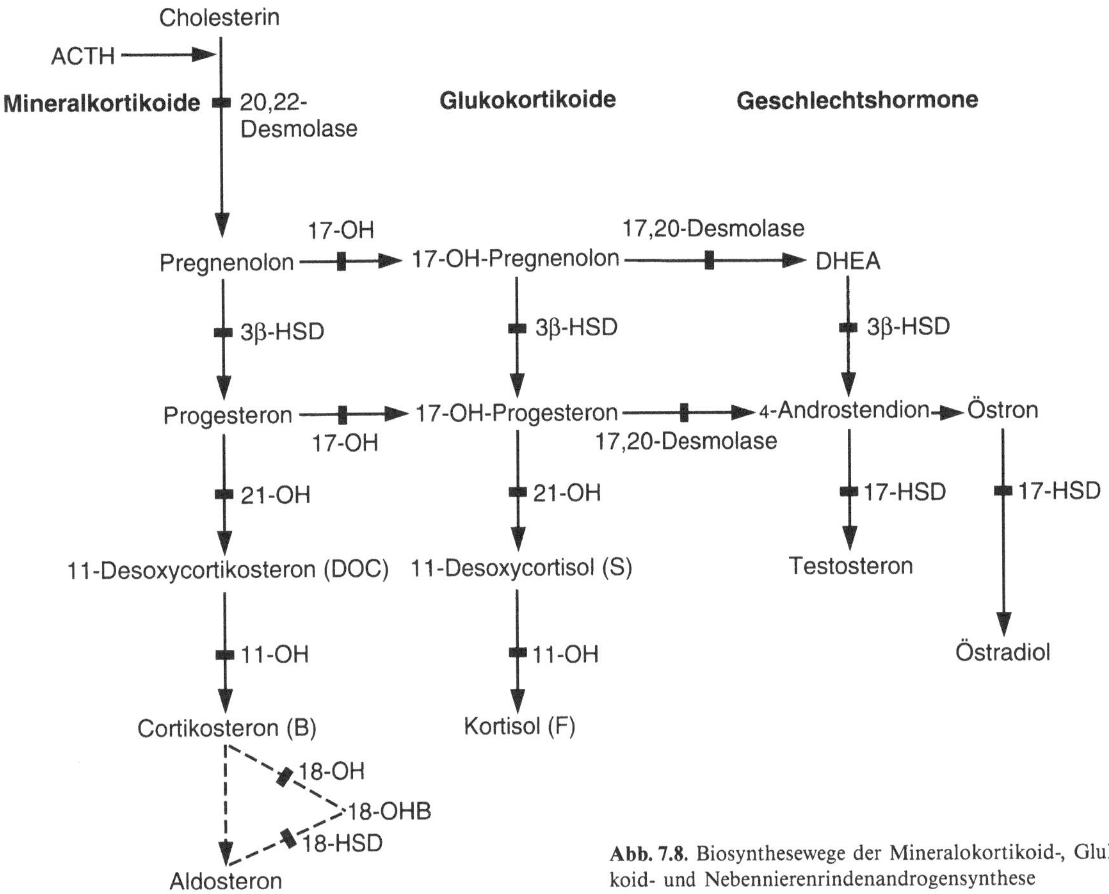

Abb. 7.8. Biosynthesewege der Mineralokortikoid-, Glukokortikoid- und Nebennierenrindenandrogensynthese

21-Hydroxylasemangel

Vererbung und Formen. Der Vererbungsmodus ist autosomal-rezessiv, beide Eltern sind als obligatheterozygote Merkmalsträger aufzufassen. Das defekte Gen liegt auf dem Chromosom 6 nahe dem HLA-B und D-Locus. Neben dem aktiven Gen CYP-21-B wurde ein Pseudogen CYP-21-A gefunden. Nur Defekte des B-Gens gehen mit dem Krankheitsbild einher.

Neben dem klassischen 21-Hydroxylasemangel mit und ohne Salzverlust sind atypische Varianten beschrieben worden. Bei der Spätform scheint es sich um allele Varianten des klassischen 21-Hydroxylasemangels zu handeln. Genotypisch können bei der Spätform homozygote Erbmalsträger einer milden Variante oder Compound-Heterozygote, d. h. Heterozygote einer milden und der klassischen Krankheitsvariante vorkommen. Beim klassischen 21-Hydroxylasemangel mit Salzverlust findet sich eine Assoziation zu den HLA-Haplotypen Bw60, B40, Bw47 und DR7, bei der klassischen Variante ohne Salzverlust zum Haplotyp Bw51 und bei der Spätform, dem Hapotyp B14 und DR1 (Pollack et al. 1981; Höller et al. 1985).

Klinik (Tabelle 7.3). Eine unterschiedlich ausgeprägte Maskulinisierung findet sich bei weiblichen Feten (Abb. 7.9). Männliche Feten haben keine Genitalfehlbildungen, fallen jedoch unter Umständen bei der Geburt durch ein relativ großes und pigmentiertes äußeres Genitale auf. Bei der klassischen Variante mit Salzverlust manifestiert sich dieser zumeist in der 2.–3. Lebenswoche durch Erbrechen und Schock. Der Salzverlust ist nach gegenwärtiger Auffassung durch eine Imbalanz von relativ insuffizienter Aldosteronbildung und bisher nicht eindeutig differenzierten natriuretischen Hormonmetaboliten zu erklären. Postnatal schreitet die Virilisierung fort. Bereits im Kindesalter tritt Scham- und Axillarbehaarung auf. Vermehrtes Wachstum und beschleunigte Knochenreifung führen zu Hochwuchs im Kindesalter und reduzierter Endgröße im Erwachsenenalter. Akne, Hirsutismus und Haarausfall vom männlichen Typ sind weitere Symptome des unbehandelten adrenogenitalen Syndroms.

Tabelle 7.3. Klinik des virilisierenden adrenogenitalen Syndroms (AGS)

Enzymdefekt	Neugeborene mit intersexuellem Genitale weiblich	Neugeborene mit intersexuellem Genitale männlich	Salzverlust	Hochdruck	Virilisierung postnatal	Virilisierung pubertär
21-Hydroxylase						
– Salzverlust	+	o	o	o	+	+
+ Salzverlust	+ +	o	+	o	+	+
11β-Hydroxylase	+ +	o	o	+	+	+
3β-Hydroxysteroid-dehydrogenase	+	+	+	o	o	+

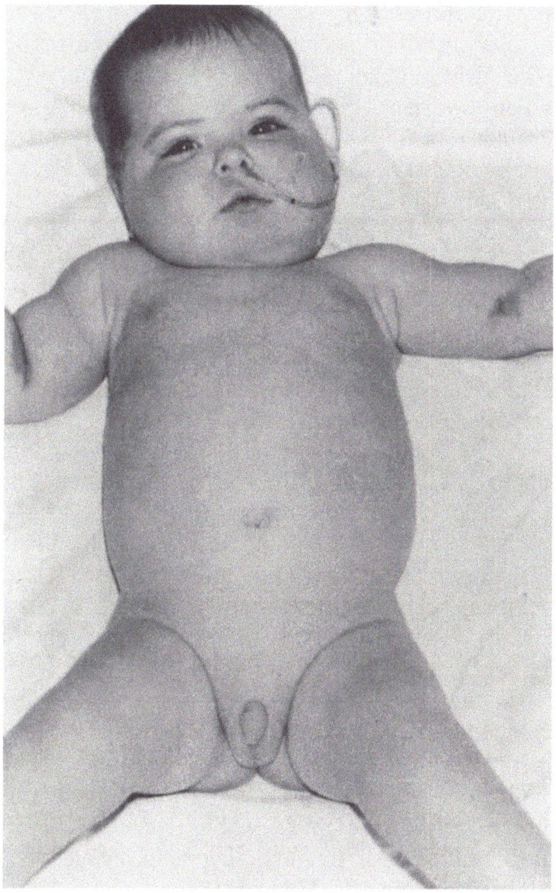

a

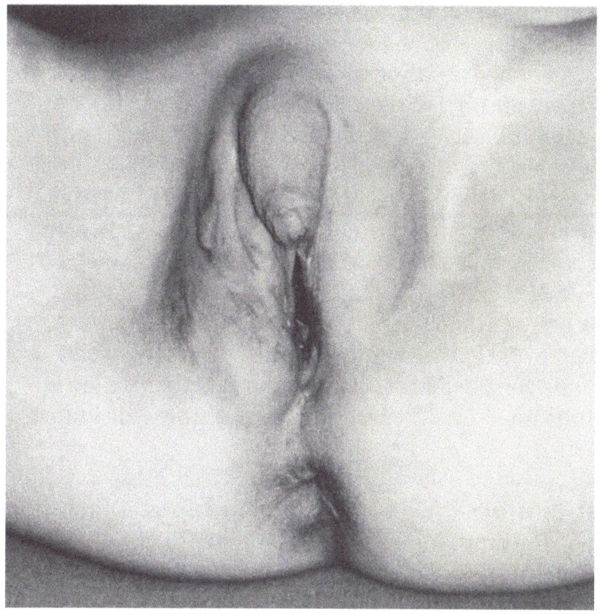

b

Abb. 7.9 a, b. Weibliche Säuglinge mit AGS und Salzverlustsyndrom. **a** Peniforme Klitoris, Virilisierung Grad V (Prader). **b** Peniforme Klitoris, Sinus urogenitalis, Virilisierung Grad IV (Prader)

Diagnostik. Manifeste Erkrankung: Der Nachweis erhöhter Plasma-17-Hydroxyprogesteron-, Testosteron- und Androstendionwert hat heute die größte diagnostische Bedeutung erlangt. Erhöhte Plasmareninaktivität und typische Elektrolytveränderungen (Hyponatriämie, Hyperkaliämie, metabolische Azidose) bestätigen den Salzverlust. Diagnostisch sehr gut verwertbar ist weiterhin die Pregnantriolbestimmung im 24 h-Sammelurin.

Heterozygotennachweis. Die Bestimmung von 17-Hydroxyprogesteron im Serum 60 und 90 min nach Bolusinjektion von ACTH läßt in vielen Fällen eine Abgrenzung heterozygoter Merkmalsträger von Gesunden zu (New et al. 1983). Interpretationsprobleme ergeben sich jedoch bei erwachsenen Frauen wegen deutlicher Zyklusabhängigkeit des 17-Hydroxyprogesterons. Der Test sollte deshalb nur in den ersten Tagen der Follikelphase durchgeführt werden. Wegen deutlich geringerer Alters-, Geschlechts- und Zyklusabhängigkeit bringt die Bestimmung von 21-Desoxycortisol deutliche Vorteile (Heinrich et al. 1984; Fiet et al. 1988). Nach ACTH liegen die 17-Hydroxyprogesteronwerte bei Heterozygoten der klassischen Variante in einem identischen Bereich zu Heterozygoten der Spätform. In Familien mit 21-Hydroxylasemangel ist durch Vergleich des HLA-Typs mit dem Indexfall ebenfalls grundsätzlich ein Heterozygotennachweis möglich.

Frühdiagnose durch Filterpapier-Screening. Die radioimmunologische Bestimmung von 17-Hydroxyprogesteron aus Kapillarblutproben, die am 3.–5. Tag im Rahmen des Screenings auf Hypothyreose und Phenylketonurie entnommen und auf standardisierte Filterpapierplättchen aufgetropft wurden, wurde erstmals von Pang im Jahre 1977 beschrieben und stellt eine zuverlässige Methode der Frühdiagnostik dar. Bis 1988 wurden weltweit 13 Neugeborenenscreeningprogramme etabliert (Pang et al. 1988). Da Neugeborene mit der klassischen Variante der Erkrankung mit Salzverlust in der 2.–3. Lebenswoche durch eine Salzmangelkrise akut-vital gefährdet sind, kann eine generelle Einführung des Neugeborenenscreenings diskutiert werden.

Pränatale Diagnostik und Therapie. Durch eine Bestimmung von 17-Hydroxyprogesteron im Fruchtwasser und HLA-Typisierung bzw. Gendiagnostik in Amnionzellkulturen läßt sich in Risikofamilien mit großer Zuverlässigkeit die Erkrankung des Feten an einem klassischen 21-Hydroxylasemangel diagnostizieren (Frazier et al. 1975; Pang et al. 1980). Eine Amniozentese ist jedoch erst in der 14.–16. Schwangerschaftswoche möglich. Zu diesem Zeitpunkt ist die Genitaldifferenzierung bereits weitgehend abgeschlossen und eine pränatale Therapie käme damit zu spät. Eine Chorionzottenbiopsie, welche bereits in der 9.–11. Schwangerschaftswoche möglich ist, erlaubt eine Feststellung des kindlichen Geschlechts, eine HLA-Typisierung bzw. Gendiagnostik bereits zu einem wesentlichen früheren Zeitpunkt. Eine pränatale Behandlung von Risikofeten mit Dexamethason wurde in den letzten Jahren in einigen Zentren erprobt (Evans et al. 1985; Forest et al. 1987; Dörr et al. 1988; Pang 1990). Die Ergebnisse zeigen, daß durch eine ausreichend frühe und hochdosierte Therapie mit Dexamethason (1,0–1,5 mg täglich, verteilt auf 2–3 Dosen) eine Virilisierung weiblicher Feten weitgehend verhindert werden kann. Fehlbildungen der Feten, Plazentaveränderungen oder ein Absterben des Fetus wurden nicht beobachtet.

Nichtklassische Variante des 21-Hydroxylasemangels

Die nichtklassische (Spät-)Form des 21-Hydroxylasemangels ist eine abgeschwächte Form, die durch unterschiedliche Zeichen der Virilisierung (prämature Adrenarche, Hirsutismus, Akne, Menstruationsstörungen, Infertilität) charakterisiert ist, welche erst im Verlaufe der Kindheit, der Adoleszenz oder bei der erwachsenen Frau auftreten (Newmark et al. 1977; Rosenwaks et al. 1979; Bouchard et al. 1981; Kohn et al. 1982; Temeck et al. 1987). Eine bereits intrauterin einsetzende Androgenisierung wird nicht beobachtet. Das Syndrom der polyzystischen Ovarien beinhaltet eine Untergruppe von Frauen mit nichtklassischem 21-Hydroxylasemangel (Lobo und Goebelsmann 1980; Pang et al. 1980). Die Prävalenz der nichtklassischen Variante des 21-Hydroxylasemangels bei hirsuten, oligomenorrhoischen Frauen liegt in verschiedenen Berichten bei 12–30% (Child et al. 1980; Gibson et al. 1980; Lobo u. Goebelsmann 1980; Chrousos et al. 1982; Chetkowski et al. 1984; Kuttenn et al. 1986). Im eigenen Patientengut konnte bei über 50% der Frauen mit primärer Sterilität und erhöhten Androgenspiegeln ein 21-Hydroxylasemangel nachgewiesen werden. Die von verschiedenen Autoren beobachtete, sehr unterschiedliche Häufigkeit beruht wohl am ehesten auf einer unterschiedlichen Patientenpräselektion und auf ethnischen Unterschieden, denn die Krankheitshäufigkeit ist ethnospezifisch (Speiser et al. 1985). Biochemisch sind Patientinnen mit dieser Variante des 21-Hydroxylasemangels durch eine mäßige Erhöhung der basalen 17-Hydroxyprogesteron-, Testosteron- und Androstendionspiegel (in der frühen Follikelphase) charakterisiert sowie eindeutig erhöhte Steroidwerte nach ACTH (New et al. 1983). In der Diagnostik hat sich allgemein die Metabolitenbestimmung (17-Hydroxyprogesteron, Androstendion, Testosteron, 21-Desoxycortisol) 0 und 60 min nach 0,25 mg Synacthen® bewährt, welche eine eindeutige Abgrenzung des nichtklassischen Defektes von Gesunden und Heterozygoten erlaubt (Fiet et al. 1988). Beim nichtklassischen 21-Hydroxylasemangel besteht eine Assoziation mit dem HLA-Typ B 14 und DR 1 (Pollack et al. 1981).

Es ist möglich, durch eine Glukokortikoidtherapie die Virilisierungssymptome positiv zu beeinflussen. Eine Remission des Hirsutismus ist jedoch in Anbetracht der Lebensspanne der Haarfollikel nicht vor 1–2 Jahren zu erwarten. Nach Wiedereintreten regelmäßiger Menstruationen wurde in vielen Fällen auch eine Reversibilität der Infertilität beobachtet (Birnbaum u. Rose 1979).

Therapie

Medikamentös. Substitution mit Kortisol (Hydrocortison) in Tagesdosen von 15–20 mg/m^2 Körperoberfläche, bei latentem oder klinisch manifestem Salzverlust (erhöhte Plasmareninaktivität), zusätzlich Fluorocortisol 0,1–0,2 mg täglich. Das Kortisol sollte am besten auf 3 Einzeldosen verteilt werden (morgens 50%, mittags und abends je 25% der Gesamtdosis). Nach Abschluß des Körperwachstums kann in vielen Fällen auf eine einmalige Gabe von Dexamethason übergegangen werden (0,5–0,75 mg spät abends), bei Salzverlust in Kombination mit Fluorocortisol.

Operativ. Die Therapie ist abhängig vom Schweregrad der Genitalfehlbildung. Die Herstellung eines weiblichen Phänotyps durch Klitorisreduktionsplastik wird zu einem möglichst frühen Zeitpunkt angestrebt, um eine Verunsicherung von Eltern und Kind bezüglich der Geschlechtszugehörigkeit zu vermeiden (1. Operation mit 12–24 Monaten). Bei stärkerer Virilisierung (Prader Grad III–V) muß eine partielle Vaginalplastik (Introitusplastik) zum Zeitpunkt der Pubertät durchgeführt werden.

11 β-Hydroxylase-Mangel

Vererbung. Der 11 β-Hydroxylase-Mangel wird autosomal-rezessiv vererbt. Eine Assoziation zum HLA-System ist nicht nachweisbar, der Gendefekt wurde auf dem langen Arm des Chromosoms 8 lokalisiert (Chua et al. 1987). Die Erkrankung wurde erstmals von Eberlein und Bongiovanni (1955) beschrieben. Sie macht etwa 5% aller Fälle von adrenogenitalem Syndrom aus. Eine Häufung von Fällen wurde bei nordafrikanischen und türkischen Juden beobachtet (Blunck u. Bierich 1968; Zachmann et al. 1983; Roesler u. Leiberman 1984).

Klinik. Aufgrund der Lokalisation des Enzyms, welches den letzten Schritt der Steroidsynthese zum Kortisol katalysiert (s. Abb. 9.8.), kommt es auch hier über eine vermehrte ACTH-Bildung zu einer Anhäufung von Metaboliten vor dem Enzymblock und einer daraus resultierenden Androgenüberproduktion. In der Zona glomerulosa und fasciculata katalysiert die 11 β-Hydroxylase zudem die Umwandlung von Desoxycorticosteron (DOC) zu Corticosteron. Es findet sich deshalb neben einer häufig sehr ausgeprägten Virilisierung weiblicher Feten (und einer isosexuellen Pseudopubertät bei Knaben) fakultativ ein Hypertonus, eine Hypokaliämie und eine Suppression der Plasmareninaktivität. Die sehr ausgeprägte Maskulinisierung weiblicher Feten ist bislang ungeklärt, ebenso wie der Pathomechanismus der sehr frühen Entwicklung polyzystischer Ovarien. Eine Beziehung zwischen dem Ausmaß des Hypertonus und der Mineralokortikoidspiegel ist nicht nachweisbar, es muß eine individuell unterschiedliche Endorganempfindlichkeit angenommen werden. Unbehandelt stellt der 11 β-Hydroxylasemangel bei hypertensiven Patienten durch die zu erwartenden kardiovaskulären Komplikationen eine lebensbedrohliche Krankheit dar.

Diagnostik. Erhöhung der Ausscheidung von Tetrahydro-11-Desoxycortisol im Urin, erhöhte DOC-, 11-Desoxycortisol-, Androstendion- und Testosteronplasmaspiegel kennzeichnen das klassische Krankheitsbild. Die Plasmareninaktivität ist zumeist sehr niedrig, häufig läßt sich auch eine Hypokaliämie, eine Hypernatriämie und eine metabolische Alkalose nachweisen.

Pränatale Diagnostik. Die Konzentrationen von THS und 11-Desoxycortisol im Fruchtwasser und von THS im mütterlichen Urin finden sich bei Schwangerschaften mit einem erkrankten Fetus erhöht (Roesler et al. 1979; Schumert et al. 1980). Kürzlich wurde das 11 β-Hydroxylasegen kloniert, so daß in Zukunft eine Gendiagnostik möglich werden dürfte (Chua et al. 1987).

Nichtklassische Variante des 11 β-Hydroxylasemangels: Ähnlich wie für den 21-Hydroxylasemangel wurden Fälle von mildem, spät einsetzendem Krankheitsverlauf beschrieben (Gabrilove 1965; Cathelineau et al. 1980; Birnbaum u. Rose 1984).

Therapie. Glukokortikoidsubstitution wie bei dem 21-Hydroxylasemangel. In der Regel sind zur Suppression der Virilisierung und der Mineralokortikoidüberproduktion höhere Kortisoldosen als beim 21-Hydroxylasemangel erforderlich. In Einzelfällen gelingt eine Blutdrucknormalisierung nur bei gleichzeitigem Einsatz von Antihypertensiva und Diuretika. Die operativen Korrekturmaßnahmen entsprechen denen bei 21-Hydroxylasedefekt.

3 β-Hydroxysteroiddehydrogenasemangel

Vererbung. Der 3 β-Hydroxysteroiddehydrogenasedefekt wird autosomal-rezessiv vererbt. Der Gendefekt wurde kürzlich auf dem Chromosom 1 lokalisiert (Berube et al. 1989). Die Erkrankung ist nicht mit dem HLA-System assoziiert. Der Enzymdefekt wurde erstmals von Bongiovanni im Jahre 1962 beschrieben. Obwohl von Bongiovanni als die zweithäufigste AGS-Form bezeichnet (1986), existieren keine klaren epidemiologischen Daten, welche eine Häufigkeitsabschätzung zuließen. Wie beim 21-Hydroxylasemangel gibt es eine Spätform, welche häufiger als die schwere Form beobachtet wird.

Klinik. Klassische Form, schwere Form: Aufgrund des zentral in der Steroidsynthese lokalisierten Enzymdefektes (s. Abb. 7.8. und Tabelle 7.3) besteht neben einer Störung des Testosteronsynthese ein mehr oder weniger ausgeprägter Mangel an Kortisol und Aldosteron. Jungen weisen Hypospadien (oft perineoskrotal) und tastbare Hoden, Mädchen zumeist eine Klitorishypertrophie, sehr selten eine partielle Labienfusion, auf. Die Störung der Mineralokortikoidsynthese führt fakultativ zu einem Salzverlust mit Hyperkaliämie, Hyponatriämie und Erhöhung der Plasmareninaktivität.

Spätform. Die nichtklassische Variante äußert sich wie beim 21-und 11-Hydroxylasemangel in einer prämaturen Adrenarche, in Hirsutismus, Oligomenorrhö oder Infertilität (Bongiovanni 1984). In einer Studie bei 116 hirsuten Frauen fanden Pang et al. (1985) in 15% der Fälle einen 3β-Hydroxysteroiddehydrogenasemangel. Es ist sehr wenig bekannt über die Prävalenz der milden Form des 3β-Hydroxysteroiddehydrogenasemangels bei Männern, da alle Männer, bei denen die Krankheit erst im Erwachsenenalter diagnostiziert wurde (Rosenfield et al. 1980), Hypospadien unterschiedlicher Ausprägung hatten, was auf einen pränatalen Krankheitsbeginn hindeutet.

Diagnostik. Erhöhte Plasmaspiegel von Dehydroepiandrosteron (DHEA) und 17-Hydroxypregnenolon und eine erhöhte 5-Pregnentriolausscheidung sind typisch. Bei der milden Form ist der Enzymdefekt erst nach ACTH-Injektion nachweisbar.

Therapie. Die Behandlung besteht in einer Glukokortikoid- und u. U. Mineralokortikoidsubstitution. Bei Knaben kann zum Pubertätszeitpunkt eine Testosteronsubstitution notwendig sein. Korrekturoperationen sollten nach den gleichen Grundsätzen wie beim 21-Hydroxylasemangel durchgeführt werden.

7.2.2.2 Transplazentare Virilisierung

Die embryonale Sexualdifferenzierung kann durch Substanzen, welche die Plazenta aus der mütterlichen Zirkulation passieren, gestört werden. Dies gilt für Steroidhormone, welche von der Mutter in therapeutischer Absicht eingenommen oder von ihr selbst gebildet werden. Während im kritischen Zeitraum von der 8.–13. Embryonalwoche eine Fusion der Urethral- und Labioskrotalfalten resultieren kann, kommt es zu einem späteren Zeitpunkt lediglich zu einer Klitorishypertrophie. Der Fetus zeigt eine hohe Empfindlichkeit für kleinste Androgendosen. So konnten Grumbach und Ducharme 1966 zeigen, daß bereits 3 mg Methyltestosteron täglich zu einer deutlichen Maskulinisierung des Feten führten. Synthetische Progestagene (Wilkins et al. 1958; Wilson et al. 1981), wie sie in den meisten Ovulationshemmern vorkommen, können keine Maskulinisierung des Feten bewirken. Durch eine hochdosierte Antiandrogenbehandlung (Cyproteronacetat 50–100 mg/Tag) der Mutter zum Zeitpunkt der Geschlechtsdifferenzierung (45.–90. Tag post conceptionem) könnte theoretisch eine Femi-

Tabelle 7.4. Klinik der verschiedenen Testosteronsynthesedefekte

Enzymdefekt	Neugeborene mit intersexuellem Genitale		Salzverlust	Hochdruck	Virilisierung postnatal	Virilisierung pubertär
	weiblich	männlich				
20,22-Desmolase	o	+	+	o	o	o
3β-Hydroxysteroid-dehydrogenase	+	+	+	o	o	+
17α-Hydroxylase	o	+	o	+	o	o
17,20-Desmolase	o	+	o	o	o	o
17β-Hydroxysteroid-dehydrogenase	o	+	o	o	o	+

nisierung des männlichen Feten induziert werden. Allerdings trat diese bisher nur im Tierversuch auf. Durch Androgene und Gestagene, wie sie in den niedrigdosierten Pillen im Handel sind, konnte beim Menschen bisher keine Virilisierung weiblicher Säuglinge nachgewiesen werden (Rabe u. Runnebaum 1982).

Eine mütterliche Androgenüberproduktion, wie man sie bei Ovarialtumoren (Arrhenoblastom, Krukenberg-Tumor, Leydigzelltumor, Granulosa-Thekazell-Tumor, Zystadenom, Brenner-Tumor, s. Kap. 10) oder vermehrter adrenaler Androgenbildung findet, kann selten eine Maskulinisierung weiblicher Feten verursachen. Die Androgenspiegel der Neugeborenen sind hier nicht erhöht, so daß die Virilisierung postpartal nicht fortschreitet. Es muß betont werden, daß zur Abklärung einer Maskulinisierung im Neugeborenenalter stets eine genaue Anamneseerhebung und Untersuchung der Mutter gehört. Operative Korrekturmaßnahmen des weiblichen äußeren Genitales sollten nach gleichen Gesichtspunkten wie beim adrenogenitalen Syndrom druchgeführt werden.

7.2.3 Gestörte Virilisierung genetisch-männlicher Individuen

7.2.3.1 Testosteronsynthesedefekte (Tabelle 7.4)

20,22-Desmolasemangel

Vererbung. Der 20,22-Desmolasemangel wird autosomal-rezessiv vererbt. Das defekte Gen wurde auf dem Chromosom 15 entdeckt (Chung et al. 1986). Bisher wurden 32 Fälle dieses Syndroms (Prader-Syndrom) beschrieben (Prader u. Gurtner 1955; Camacho et al. 1968; Kirkland et al. 1973). Eine geographische Häufung scheint sich in Japan, Deutschland und der Schweiz zu finden.

Klinik. Aufgrund der gestörten Umwandlung von Cholesterin in Pregnenolon, dem 1. Schritt der Steroidsynthese (sog. Side chain cleavage System), liegt eine Störung der Synthese aller aktiven Nebennierenrindensteroide vor. Die Krankheit verläuft deshalb meist bereits im Neugeborenenalter tödlich. Betroffene Knaben haben intersexuelle oder weibliche äußere Genitalien, bei Mädchen findet sich keine Anomalie. Die Störung manifestiert sich gewöhnlich bereits in den ersten Lebensstunden mit den Zeichen der Nebenniereninsuffizienz (Erbrechen, Elektrolytentgleisung, Anorexie). Hauptpigmentierungen werden häufig beschrieben.

Diagnostik. Bei phänotypisch weiblichen Neugeborenen mit frühen Zeichen der Nebennierenrindeninsuffizienz ist durch Nachweis eines männlichen Karyotyps die Diagnose bereits wahrscheinlich gemacht und muß durch Steroiduntersuchungen, am besten im Plasma, rasch gesichert werden. Charakteristisch ist eine Erniedrigung aller Nebennierenrindensteroide und ein völlig fehlendes Ansprechen auf ACTH. Bei Mädchen ist eine differentialdiagnostische Abgrenzung zur kongenitalen Nebennierenrindenhypoplasie schwierig, sollte jedoch durch den sonographischen Nachweis einer Nebennierenhyperplasie möglich sein.

Therapie. Rasch einsetzende, lebenslange Substitution mit Glukokortikoiden und Mineralokortikoiden, Sexualsteroidsubstitution zur Pubertätseinleitung. Es sind nur wenige Langzeitverläufe beschrieben (Kirkland et al. 1973; Grumbach u. Conte 1981; Hauffa et al. 1985).

3β-Hydroxysteroiddehydrogenase-Mangel
(s. Tabelle 7.4)

17α-Hydroxylase-Mangel
(s. Abb. 7.8 und Tabelle 7.4)

Vererbung. Der 17α-Hydroxylase-Mangel wird autosomal-rezessiv vererbt. Der Gendefekt wurde auf dem Chromosom 10 lokalisiert (Nakajin et al. 1984). Seit der Erstbeschreibung durch Biglieri bei einem Mädchen (1966) und eines Jungen durch New (1970) wurden etwa 40 weitere Fälle beschrieben (Mantero u. Scaroni 1984).

Klinik. Durch die Lage des Enzymdefektes ist der 17α-Hydroxylasemangel ähnlich dem 11β-Hydroxylasemangel charakterisiert durch Hypertonus, Hypokaliämie und eine exzessive Produktion von DOC. Im Gegensatz zum 11β-Hydroxylasemangel ist die adrenale und gonadale Sexualhormonsynthese bei beiden Geschlechtern gestört. Dies resultiert bei genetisch weiblichen Individuen in einer ausbleibenden Pubertät, bei genetisch männlichen Individuen im Bild eines Pseudohermaphroditismus.

Knaben weisen zumeist ein weitgehend normales weibliches äußeres Genitale auf und werden deshalb gewöhnlich als Mädchen aufgezogen. Die Urethralöffnung liegt orthotop, die Vagina endet blind, innere Genitalien sind nicht tastbar oder sonographisch nachweisbar. Die Hoden sind u. U. nicht deszendiert. Die Fehlentwicklung resultiert aus der Tatsache, daß sowohl die Ausreifung der

Wolff-Gänge als auch der äußeren Genitalien unter Testosteronkontrolle stehen, welches hier fehlt. Eine Involution der Müller-Strukturen tritt jedoch normal ein, da MIH durch die Hoden in normaler Weise gebildet wird. Die Blutdruckerhöhung kann sehr ausgeprägt sein, die Nierenfunktion ist ungestört.

Diagnostik. Die Kombination von sexuellem Infantilismus, primärer Amenorrhö mit Hypertension und Hypokaliämie ist bei Frauen ein sehr starkes Indiz für diesen Enzymdefekt. Niedrige Östrogen- und hohe Gonadotropinspiegel, niedrige Plasmareninaktivität, Aldosteron- und Kortisonspiegel in Kombination mit exzessiv erhöhtem DOC und Kortikosteron beweisen die Diagnose.

Therapie. Glukokortikoidsubstitution (Dexamethason 0,25–0,5 mg, Cortisol 10–20 mg täglich) ist die medikamentöse Behandlung der Wahl. Während sich die Elektrolytverschiebungen innerhalb weniger Tage zurückbilden, kann ein milder Hypertonus bestehen bleiben und zusätzliche Antihypertensivagaben erforderlich machen. Operative Korrekturen sind nur bei Knaben erforderlich. Bei beiden Geschlechtern muß zum Pubertätszeitpunkt eine entsprechende Sexualhormonsubstitution einsetzen.

17,20-Desmolasemangel

(s. Abb. 7.8 und Tabelle 7.4)

Vererbung. Eine autosomal-rezessive Vererbung ist möglich, jedoch nicht gesichert. Das für die 17,20-Desmolase kodierende Gen wurde auf dem Chromosom 10 lokalisiert und scheint mit dem Gen für die 17α-Hydroxylase (CYP17, P450c17) identisch zu sein (Nakajin 1984). Bisher wurde der Defekt nur bei genetisch männlichen Individuen beschrieben. Von den publizierten 12 Patienten mit 17,20-Desmolasedefekt boten 9 ein intersexuelles äußeres Genitale und 2 ein weibliches äußeres Genitale. Von Winter et al. wurden 1989 6 Kinder aus 3 Familien mit einem kombinierten 17-α- und 17,20-Desmolasemangel beschrieben und eine Mutation des CYP17/P450c17-Locus nachgewiesen (Kagimoto et al. 1988).

Klinik. Bei den von Zachmann et al. 1972 und Lomessy 1978 beschriebenen Patienten fanden sich intersexuelle äußere Genitalien (Hypospadie). Goebelsmann et al. beschrieben 1976 eine 16jährige phänotypische Frau mit XY-Karyotyp, die ihnen wegen primärer Amenorrhö und verzögerter Pubertätsentwicklung vorgestellt wurde. Weitere Patienten wurden in der Folgezeit von Campo et al. (1981) und Kaufmann et al. (1983) beschrieben. In beiden Fällen lagen perineale Hypospadien vor.

Diagnostik. Findet sich bei genetisch männlichen Individuen mit weiblichem oder intersexuellem äußeren Genitale ein fehlender Testosteron- und Androstendionanstieg mit einem vermehrten Anstieg von 17-Hydroxyprogesteron und 17-Hydroxypregnenolon nach ACTH und HCG (der Defekt manifestiert sich in der Nebennierenrinde und den Testes), ist dieser Enzymdefekt wahrscheinlich.

Therapie. Sexualhormonsubstitution zum Pubertätszeitpunkt unter Berücksichtigung der gewählten Geschlechtsidentität. Sollte man sich aus anatomischen Gründen für feminisierende Operationen entschließen, muß vor der Pubertät eine Gonadektomie durchgeführt werden.

17β-Hydroxysteroiddehydrogenase-(17-Ketoreduktase-)Mangel

(s. Abb. 7.8. und Tabelle 7.4)

Vererbung. Die Vererbung des 17β-Hydroxysteroiddehydrogenasemangels ist autosomal-rezessiv. In der Literatur wurden bisher über 80 Fälle beschrieben, größtenteils arabischen Ursprungs (Saez et al. 1971; Knorr et al. 1974; Eckstein et al. 1989).

Klinik. Saez et al. beschrieben 1971 erstmals eine Familie mit diesem Enzymdefekt. Zumeist liegt ein vorwiegend weiblicher, d.h. mäßig intersexueller Genitalphänotyp vor (Prader Grad I–III), weshalb die Kinder meist als Mädchen erzogen werden und die Diagnose erst pubertär gestellt wird, wenn eine zunehmende Virilisierung auffällt. Das klinische Bild ähnelt dem bei 17,20-Desmolasedefekt. Im Gegensatz dazu sind jedoch Wolff-Gangstrukturen, d.h. Nebenhoden, Vas deferens und Samenbläschen normal entwickelt. Diese Diskrepanz zu anderen Testosteronsynthesedefekten ist bislang ungeklärt. Außergewöhnlich ist zudem eine fortschreitende Virilisierung in der Pubertät mit Klitoriswachstum zu peniformen Proportionen. Gleichzeitig tritt Hodenwachstum und Deszensus ein, die Patienten mutieren und entwickeln normale männliche Körperbehaarung. Parallel dazu kann es zu einer ausgeprägten Gynäkomastie kommen. Pathogenetisch scheint hier der Testosteron/Östradiol-Quotient verantwortlich zu sein (Imperato-McGinley 1979). Ein Wechsel der Geschlechtsidentität wurde bei verschiedenen Patienten beschrieben.

Diagnostik. Aufgrund des Enzymdefektes zwischen Androstendion und Testosteron kommt es unter HCG zu einem abnormen Anstieg von ersterem und einem typischen Verhalten des Quotienten Androstendion/Testosteron. Mit diesem Test läßt sich bei Verdacht bereits im frühen Kindesalter die Diagnose stellen. Mit Eintritt der Pubertät ist bereits aufgrund der Kombination von hohen Androstendion- und niedrigen Testosteronwerten die Diagnose zu stellen. Östradiol ist meist zu diesem Zeitpunkt deutlich erhöht, der Testosteron/Östrogen-Quotient, der bei normalen Männern über 200 liegt, ist erniedrigt.

Therapie. Wegen des vorwiegend weiblichen Genitalphänotyps wird in den meisten Fällen eine weibliche Geschlechtszuordnung erfolgen. Dies erfordert eine frühzeitige Kastration und feminisierende Korrekturoperationen (Klitorisreduktionsplastik, Vaginalplastik). Ab Pubertätszeitpunkt ist eine Östrogensubstitution in steigender Dosis und schließlich eine zyklische Östrogen-Gestagen-Therapie erforderlich.

7.2.3.2 Androgenresistenz

Die Androgenresistenz stellt die häufigste Ursache des männlichen Pseudohermaphroditismus dar. Die Testosteronsynthese ist ungestört und die Involution der Müller-Gangstrukturen läuft meist normal ab. Die betroffenen Individuen sind jedoch resistent gegen Androgene. Die Androgenresistenz kann auf jeder der 3 Stufen der Androgenwirkung liegen (s. Abb. 7.10). Es kann eine Störung der Steroid-5α-Reduktase, im Androgenrezeptor oder in der darauffolgenden Phase der Androgenwirkung vorliegen („Postrezeptordefekt"). Mehrere Mutationen der 5α-Reduktase sind bekannt. Die Rezeptorstörungen können mit einem eher weiblichen oder männlichen Genitalphänotyp einhergehen.

5α-Reduktasemangel

Vererbung. Die Vererbung des 5α-Reduktasemangels ist autosomal-rezessiv, betroffene Individuen sind genetisch männlich, Frauen sind symptomfrei.

Klinik. Erstmals im Jahre 1961 haben Nowakowski und Lenz die „pseudovaginale perineoskrotale Hypospadie" als eine besondere Form des männlichen Pseudohermaphroditismus beschrieben. Die ersten Hinweise auf das Vorliegen eines Defektes der 5α-Reduktase und damit des Metabolismus von Testosteron zu Dihydrotestosteron erbrachten Walsh et al. und Imperato-McGinley im Jahre 1974. In der Folgezeit wurden eine ganze Reihe weiterer Patienten beschrieben (Greene et al. 1987; Ivarsson et al. 1988). Die betroffenen Individuen weisen bei normalem männlichen Karyotyp eine perineale Hypospadie, bilaterale Hoden und normal virilisierte Wolff-Strukturen (Nebenhoden, Vas deferens, Samenblase und Ductus ejaculatorius) auf, welche zumeist in eine blind endende Vagina münden. Müller-Gangderivate sind nicht nachweisbar. Die Vaginalanlage kann fehlen. Dann münden die Wolff-Gangderivate neben der Urethra oder auf dem Damm. Prostatagewebe ist bei rektaler Untersuchung nicht palpabel, zystoskopisch fehlt ein Prostata-Utrikel. Zum Pubertätszeitpunkt ist eine sehr variable Virilisierung der äußeren Genitalien zu beobachten. Pubes- und Axillarbehaarung entwickeln sich normal, eine Gynäkomastie entwickelt sich nie. Die Spermatogenese ist defekt, wobei unklar ist, ob dies auf der gestörten Dihydrotestosteronsynthese oder auf dem Maldeszensus beruht. Die pubertäre

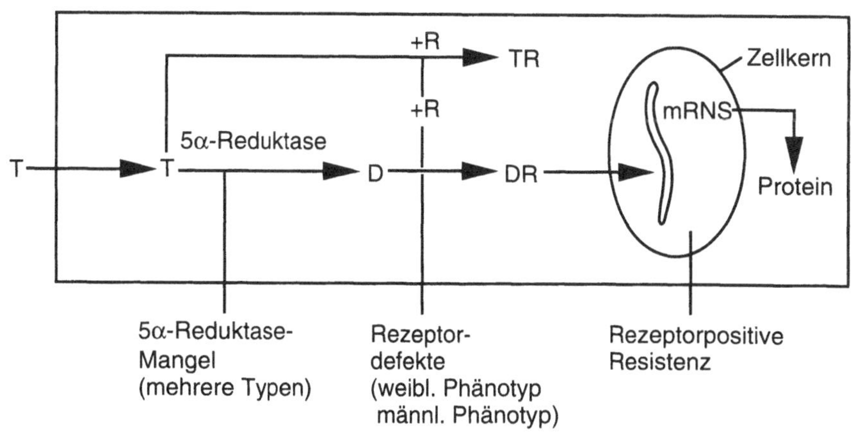

Abb. 7.10. Schema der molekularbiologischen Zusammenhänge bei Androgenresistenz (*T* Testosteron, *D* Dihydrotestosteron, *R* Rezeptor, *mRNS* Messenger-RNS)

Virilisierung geht häufig mit einem Wechsel der Geschlechtsidentität von weiblich zu männlich einher. Dieser Rollenwechsel wurde bei früher Kastration nicht beobachtet.

Diagnostik. Normale Testosteron- und niedrige Dihydrotestosteronwerte sind postpubertär nachweisbar. Vor der Pubertät ist das Verhältnis Testosteron/Dihydrotestosteron nach HCG erhöht (Greene et al. 1987). Durch Inkubation von Genitalhautgewebe und in Genitalhautfibroblasten läßt sich die Erniedrigung der 5α-Reduktaseaktivität nachweisen.

Therapie. Wegen der meist sehr ausgeprägten Fehlbildung der äußeren Genitalien mit vorwiegend weiblichem Aussehen ist eine weibliche Geschlechtszuordnung vorzuziehen. Es muß jedoch unbedingt eine frühzeitige Kastration durchgeführt werden, um die mit Sicherheit zu erwartende Virilisierung mit möglicher Geschlechtsrollenumkehr zu vermeiden. Entscheidet man sich im Einzelfall für eine männliche Geschlechtszuordnung, sind frühzeitige Korrekturoperationen des äußeren Genitales und des Kryptorchismus erforderlich.

Störungen des Androgenrezeptors

Testikuläre Feminisierung (TFS) oder Androgeninsensitivitätssyndrom (AIS)

Komplette Form. Der Vererbungsmodus ist X-chromosomal-rezessiv. Die phänotypisch weiblichen Patientinnen weisen einen normalen männlichen Karyotyp auf. Es handelt sich um die häufigste Form des männlichen Pseudohermaphroditismus (Jagiello u. Atwell 1962; Hauser 1963) und die dritthäufigste Ursache einer primären Amenorrhö nach Gonadendysgenesie und Vaginalaplasie (ca. 10%) (Ross u. van de Wiele 1974). Die Häufigkeit wird mit 1:20000 männlicher Neugeborener angegeben. In einem Drittel aller Fälle scheint eine Neumutation vorzuliegen.

Die Bezeichnung „testikuläre Feminisierung" wurde von Morris 1953 vorgeschlagen. Das klinische Bild ist recht einheitlich. Eine phänotypisch weitgehend unauffällige junge Frau sucht wegen primärer Amenorrhö oder einer Leistenhernie ärztlichen Rat. Brustentwicklung, Körperhabitus und Fettverteilung sind von weiblichem Charakter, Achsel- und Schambehaarung sind schütter oder fehlen. Das äußere Genitale ist eindeutig weiblich, die Klitoris nicht vergrößert. Die Vagina ist kurz und endet blind, manchmal fehlt eine Vagina völlig. Innere Genitalien fehlen, abgesehen von beidseitigen Hoden, welche sich in den Labien, den Leisten oder in der Bauchhöhle befinden. Müller- und Wolff-Gangrudimente sind manchmal in der paratestikulären Faszie oder in fibrösen Gebilden, welche von den Hoden ausgehen, zu finden (Ulloa-Aguirre et al. 1986). Ganz selten sind Uterusrudimente nachweisbar (Oka et al. 1984; Dodge et al. 1985). Die Hodenhistologie entspricht der bei lange bestehendem Kryptorchismus. Eine Spermatogenese ist immer abwesend. Adenombildung der Sertolizellen ist häufig (Justrabo et al. 1978). Maligne Tumoren der Testes werden beschrieben.

Inkomplette Form. Der Vererbungsmodus ist ebenfalls X-chromosomal-rezessiv. Die inkomplette Form macht etwa 10% aller Fälle von testikulärer Feminisierung aus (Griffin u. Wilson 1980). Die Klinik ähnelt der kompletten Form. Der generelle Körperhabitus ist weiblich, es besteht eine primäre Amenorrhö. Es findet sich jedoch eine leichte Virilisierung der äußeren Genitalien mit „Klitorishypertrophie" und zuweilen einer partiellen Labienfusion. Die Vagina ist ebenfalls kurz und endet blind, Müller-Gangrelikte sind selten nachweisbar (Cavallo et al. 1989), jedoch häufig Wolff-Relikte, welche in die Vagina münden. Zum Pubertätszeitpunkt können nebeneinander Zeichen der Feminisierung und Virilisierung auftreten. Die anatomischen Besonderheiten grenzen dieses Krankheitsbild gegen die komplette testikuläre Feminisierung ab.

Partielle, testikuläre Feminisierung (Reifenstein-Syndrom) (Abb. 7.11a, b). Der Vererbungsmodus ist ebenfalls X-chromosomal-rezessiv. Charakteristisch ist eine perineoskrotale Hypospadie, z.T. mit Pseudovagina (Reifenstein 1947; Bowen et al. 1965; Rosewater et al. 1965; Lubs et al. 1959). Axillar- und Pubesbehaarung sind normal, Bartwuchs und Körperbehaarung wenig ausgeprägt, der Stimmbruch ist oft inkomplett oder fehlend. Die Hoden sind häufig klein und nicht voll deszendiert.

Infertile Männer. In Familien mit Reifenstein-Syndrom finden sich phänotypisch unauffällige, jedoch infertile Männer, die endokrinologisch einen gleichen Grad einer Androgenresistenz (Wilson et al. 1974) und in ihren Genitalhautfibroblasten die gleiche Rezeptorstörung aufweisen (Griffin et al. 1976) wie die stärker betroffenen Verwandten. Man nimmt an, daß die Androgenresistenz eine wichtige Ursache der männlichen Infertilität darstellt. Die betroffenen Männer weisen unauffällige äußere Genitalien auf, fallen jedoch durch geringen Bart-

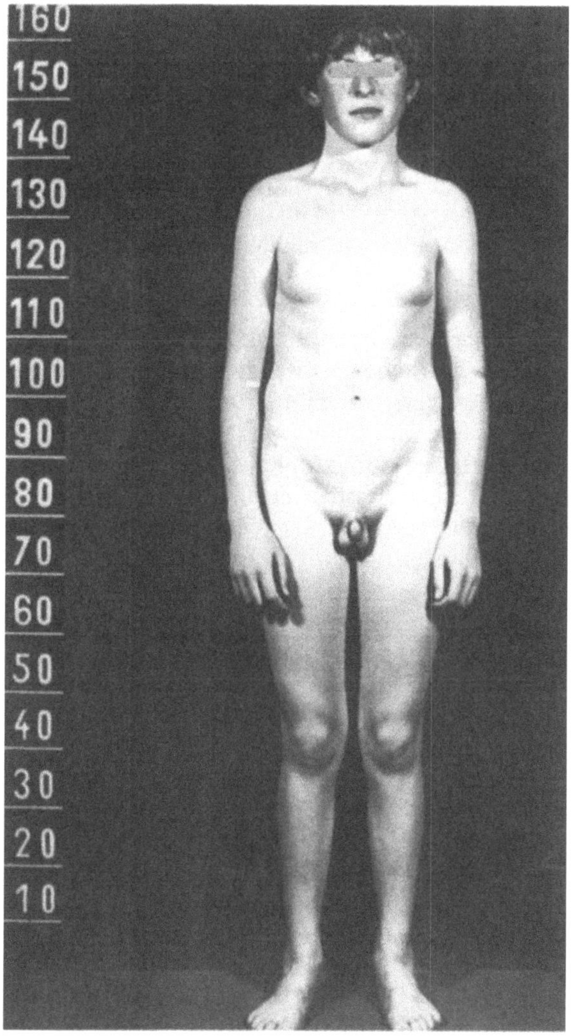

a

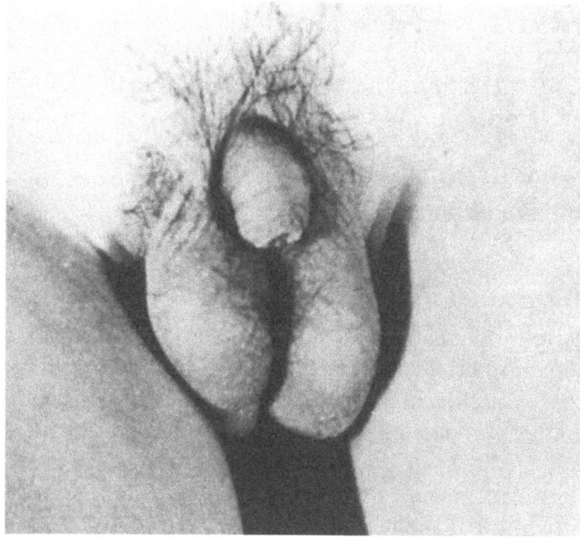

b

Abb. 7.11 a, b. Fall eines 14jährigen Knaben mit Reifenstein-Syndrom. Beachte die Gynäkomastie und skrotale Hypospadie

wuchs und Körperbehaarung auf (Aiman et al. 1979). Die Testes sind von normaler Größe, es besteht eine extreme Oligospermie oder Azoospermie. Die Wolff-Strukturen sind normal differenziert, Müller-Strukturen sind nicht nachweisbar. Eine Gynäkomastie kann sich erst spät entwickeln. In einzelnen Fällen wurde ein Mikropenis als einziges Symptom oder kombiniert mit einer Gynäkomastie beschrieben (Migeon et al. 1984). Über die wahre Häufigkeit dieser Form der männlichen Infertilität lassen sich noch keine klaren Aussagen machen.

Pathogenese. Gemeinsame Ursache aller Formen der testikulären Feminisierung ist eine Störung des Androgenrezeptors (Abb. 7.10). Bei den meisten Patientinnen mit der kompletten Form ist die Bindung von Testosteron und Dihydrotestosteron am intrazellulären Androgenrezeptor stark herabgesetzt oder fehlend (Keenan et al. 1974) („rezeptor-negative Form"), ein Teil der Patienten weist jedoch eine qualitative Störung des Androgenrezeptors auf (Thermolabilität, Instabilität, herabgesetzte Bindungsaffinität, verstärkte Ligand-Rezeptor-Dissoziation u. a.). Bei inkompletter testikulärer Feminisierung kann eine fehlende Bindung, eine qualitative Störung oder eine herabgesetzte Bindung vorliegen. In den meisten Fällen von Reifenstein-Syndrom ist der Defekt qualitativ, in einigen Fällen läßt sich jedoch eine fehlende oder herabgesetzte Bindung nachweisen. Bei infertilen Männern kann die Testosteronbindung herabgesetzt oder qualitativ abnorm sein. In vielen Fällen von inkompletter testikulärer Feminisierung, von Reifenstein-Syndrom und männlicher Infertilität läßt sich die Störung nicht lokalisieren.

Hormonbefunde. Die bei allen beschriebenen Formen der Androgenresistenz zu beobachtenden

Hormonveränderungen sind mit einer generellen Störung auf der Stufe des Androgenrezeptors vereinbar: Die Plasmatestosteronspiegel und die Testosteronproduktionsraten sind normal oder erhöht als Folge erhöhter, mittlerer LH-Spiegel (Boyar et al. 1978). Diese wiederum resultieren aus einer Androgenresistenz auch auf hypothalamischer Ebene. Auch die vermehrte Östrogenproduktion ist auf erhöhte Gonadotropinspiegel zurückzuführen. Androgenunempfindlichkeit und hohe Östradiolspiegel ermöglichen bei kompletter Androgenresistenz zum Pubertätszeitpunkt eine Ausbildung weiblicher Geschlechtsmerkmale, während bei inkompletter und partieller Resistenz mit einer gleichzeitigen Virilisierung zu rechnen ist. Androgen- und Östrogenspiegel unterscheiden sich bei den einzelnen Formen nicht.

Diagnostik. Die Diagnose läßt sich in den meisten Fällen durch eine Untersuchung der Testosteron- oder Dihydrotestosteronbindung in Genitalhautfibroblastenkulturen stellen. Es ist dabei darauf zu achten, daß die Hautprobenentnahme tatsächlich im eigentlichen Genitalbereich (Labien, Penishaut, Skrotalhaut) erfolgt. Die Bestimmung von Testosteron und Dihydrotestosteron sowie Östradiol im Plasma ist postpubertär richtungsweisend. Präpubertär kann ein HCG-Test, insbesondere in der Abgrenzung zum 5α-Reduktasemangel hilfreich sein. Bei inkompletter testikulärer Feminisierung und dem Reifenstein-Syndrom ist eine frühe Diagnosestellung besonders wichtig, um durch eine frühzeitige Kastration eine partielle Virilisierung bzw. Feminisierung zu vermeiden.

Therapie. Als ernste Komplikation werden bei Patientinnen mit testikulärer Feminisierung (komplette und inkomplette Formen) Tumoren der nicht deszendierten Testes beobachtet (Manuel et al. 1976). Es muß deshalb grundsätzlich eine Kastration durchgeführt werden. Der empfohlene Operationszeitpunkt ist bei den kompletten und inkompletten Formen unterschiedlich. Während bei der kompletten testikulären Feminisierung zum Pubertätszeitpunkt mit einer normalen Feminisierung gerechnet werden kann und da Tumoren selten vor Abschluß der Pubertät beobachtet werden, empfiehlt man allgemein eine Kastration nach Abschluß der Pubertät. Bei inkompletter testikulärer Feminisierung ist wegen der zu erwartenden, pubertären Virilisierung eine Kastration rechtzeitig vor Beginn der Pubertät anzustreben. Selbstverständlich ist bei diesen Patientinnen eine Östrogensubstitution zur Pubertätseinleitung erforderlich. Die blind endende Vagina ist gewöhnlich von ausreichender Weite und Länge, um Gechlechtsverkehr zuzulassen und nimmt mit wiederholtem Geschlechtsverkehr an Länge zu. Operative Maßnahmen oder eine Bougierung sind nur bei ausgeprägter Unterentwicklung erforderlich. Die psychosexuelle Ausrichtung ist bei kompletter und inkompletter testikulärer Feminisierung normal weiblich (Money et al. 1968).

Rezeptorpositive Androgenresistenz
Der Vererbungsmodus ist ungeklärt. Das klinische Bild reicht von normal weiblichem Phänotyp (komplette testikuläre Feminisierung) bis zum Bild der männlichen Infertilität (Amrhein et al. 1976, 1977; Keenan et al. 1977; Collier et al. 1978; Kaufmann et al. 1979; Grunstein et al. 1982; Hughes et al. 1986). Die Lokalisierung des Defektes ist bislang nicht gelungen. Androgenrezeptorzahl und Funktion sind normal, eine Thermolabilität besteht nicht. Es ist möglich, daß der Defekt in einem Schritt jenseits der Testosteronrezeptorbindung, z. B. der Bindung des Rezeptor-Hormon-Komplexes an den nuklearen Akzeptor liegt (Gyorgi et al. 1983). Testosteron-, LH- und Östrogenspiegel können normal oder erhöht sein, das T/DHT-Verhältnis ist normal, was auf eine normale 5α-Reduktaseaktivität hinweist.

Die Therapie ist abhängig vom klinischen Bild. Bei intersexuellem äußerem Genitale sind feminisierende Operationen und eine rechtzeitige Kastration vor der Pubertät angezeigt.

7.3 Vorgehen bei intersexuellem äußeren Genitale

7.3.1 Allgemeine Richtlinien

Ist im Neugeborenenalter eine klare Geschlechtszuordnung nicht möglich, muß Zurückhaltung und viel Einfühlungsvermögen in der Elternaufklärung geübt werden. Es ist am günstigsten, von einem Genitale zu sprechen, welches noch nicht „voll ausgereift" ist. Begriffe wie „Zwitter", Hermaphroditismus und Intersexualität müssen dringend vermieden werden, ebenso wie eine klare Auskunft, es sei ein Junge oder ein Mädchen geboren worden. Dabei dürfen andererseits die Eltern nicht in Unsicherheit darüber gelassen werden, daß ihr Kind einem der beiden Geschlechter angehört. Es muß klargemacht werden, daß aufgrund des äußeren Genitalbefundes eine Feststellung darüber noch nicht möglich ist, welchem Geschlecht das Kind angehört und daß zur Klärung eine Reihe von Tests durchgeführt werden müssen.

Im allgemeinen wird es gelingen, innerhalb einer Woche das Geschlecht des Kindes festzustellen, um das weitere diagnostische und therapeutische Vorgehen danach auszurichten. Die standesamtliche Meldung ist bis dahin unbedingt aufzuschieben. Die Geburt des Kindes ist nach Möglichkeit nur dem unmittelbaren Familienkreis anzuzeigen. Die diagnostische Abklärung sollte in der Hand eines erfahrenen Kinderendokrinologen liegen. In die Entscheidung über das therapeutische Vorgehen sind Kinderchirurg bzw. Urologe und der Psychologe mit einzubeziehen. Von großer Wichtigkeit ist, daß in diesem Team am besten der Kinderendokrinologe die Verantwortung für das eingeschlagene therapeutische Vorgehen übernimmt und damit den Eltern als ständiger Gesprächspartner zur Verfügung steht.

Der zentrale Punkt für die Geschlechtszuordnung ist die potentielle spätere Sexualfunktion. Dies bedeutet, daß eine männliche Geschlechtszuordnung nur dann in Betracht gezogen werden sollte, wenn nach Ansicht des an der Entscheidung beteiligten Kinderchirurgen (Urologen) durch die aufbauend-maskulinisierenden Operationen ein funktionsfähiger Penis geschaffen werden kann, welcher Geschlechtsverkehr zuläßt. Bei hochgradiger Hypospadie und Hypoplasie des Phallus wird man sich, auch bei normal männlichem Karyotyp und fehlenden Müller-Strukturen eher für eine weibliche Geschlechtszuordung entscheiden. Während die Rekonstruktion eines normalen äußeren weiblichen Genitales, die operative Bildung einer funktionsfähigen Vagina, ebenso wie eine entsprechende Feminisierung zum Pubertätszeitpunkt heute keine größeren Probleme darstellen (Randolph u. Hung 1970; Spence u. Allen 1973; Garcia u. Jones 1977; Masters u. Johnson 1961; Hecker u. McGuire 1977; Nihoul-Fekete 1981) sind die Rekonstruktion eines funktionsfähigen Penis und eine ausreichende Virilisierung oft unmöglich.

Um die Verunsicherung der Eltern über die Geschlechtszugehörigkeit ihres Kindes und ihrer Befürchtungen bezüglich der späteren psychosexuellen Entwicklung nicht noch zu verstärken, muß in der Aufklärung sehr behutsam vorgegangen werden. Bei Inkongruenz zwischen Phänotyp und Genotyp, wie sie bei der kompletten und inkompletten testikulären Feminisierung, häufig auch bei echtem Hermaphroditismus, vorliegt, sollte unbedingt eine Erwähnung des Karyotyps unterbleiben. Die Darlegung komplizierter pathogenetischer Mechanismen und der Differentialdiagnose ist zumeist unnötig, für einen medizinischen Laien nur belastend und verunsichert die Eltern in ihrem Verhalten dem Kind gegenüber. Sind die Eltern mit der getroffenen ärztlichen Entscheidung über die Geschlechtszuordnung ihres Kindes zufrieden, ist die beste Voraussetzung für eine normale psychosexuelle Entwicklung gegeben.

7.3.2 Differentialdiagnose

Das Aussehen des intersexuellen äußeren Genitales läßt prinzipiell keine Rückschlüsse auf die zugrundliegende Störung zu. Einige Hinweise wird man jedoch bereits durch eine genaue klinische Untersuchung erhalten: 2 skrotale oder inguinale Gonaden sprechen eher für einen männlichen Karyotyp, eine einseitig tastbare Gonade für eine gemischte Gonadendysgenesie oder einen echten Hermaphroditismus. Die Ultraschalluntersuchung hat heute in der Vorfelddiagnostik von Störungen der Genitaldifferenzierung einen festen Platz. Hochauflösende Geräte mit kindgerechten Schallkopfdimensionen lassen eine Darstellung der inneren Genitalien (Uterus, Ovarien) über den gesamten Zeitraum der Kindheit zu.

Eine detaillierte Anamnese, ein genauer klinischer Befund, die Bestimmung des Genotyps und orientierende Hormonuntersuchungen lassen eine vorläufige Diagnose zu. Diese muß dann durch detaillierte Hormonuntersuchungen, zumeist nach Gonaden- oder Nebennierenstimulation, durch eine Kontrastdarstellung des inneren Genitales sowie häufig durch eine Laparoskopie und Biopsie der Gonaden bestätigt werden.

Eine Funktionsprüfung der präpubertären Gonaden ist, abgesehen von den ersten 3–6 Lebensmonaten, in denen eine Periode der physiologischen Stimulation besteht, nur nach Stimulation mit Gonadotropinen möglich. Während die Hoden auf alleinige Stimulation mit HCG reagieren, muß bei weiblichen Gonaden unter Umständen mit HMG und HCG stimuliert werden. Eine quantitative Bestimmung der Testosteron-Metaboliten vor und nach HCG läßt den Nachweis einer Enzymstörung der Testosteronsynthese zu. In Abb. 7.12 ist in einem Flußschema die Diagnostik bei Vorliegen eines intersexuellen äußeren Genitales zusammengefaßt. Bei weiblichem Karyotyp sind die Bestimmungen von 17-Hydroxyprogesteron und 21-Desoxycortisol im Plasma, der Serumelektrolyte und der Plasmareninaktivität, die Bestimmung von Pregnantriol im Urin die folgerichtigen, nächsten diagnostischen Schritte. Eindeutig erhöhte Werte spre-

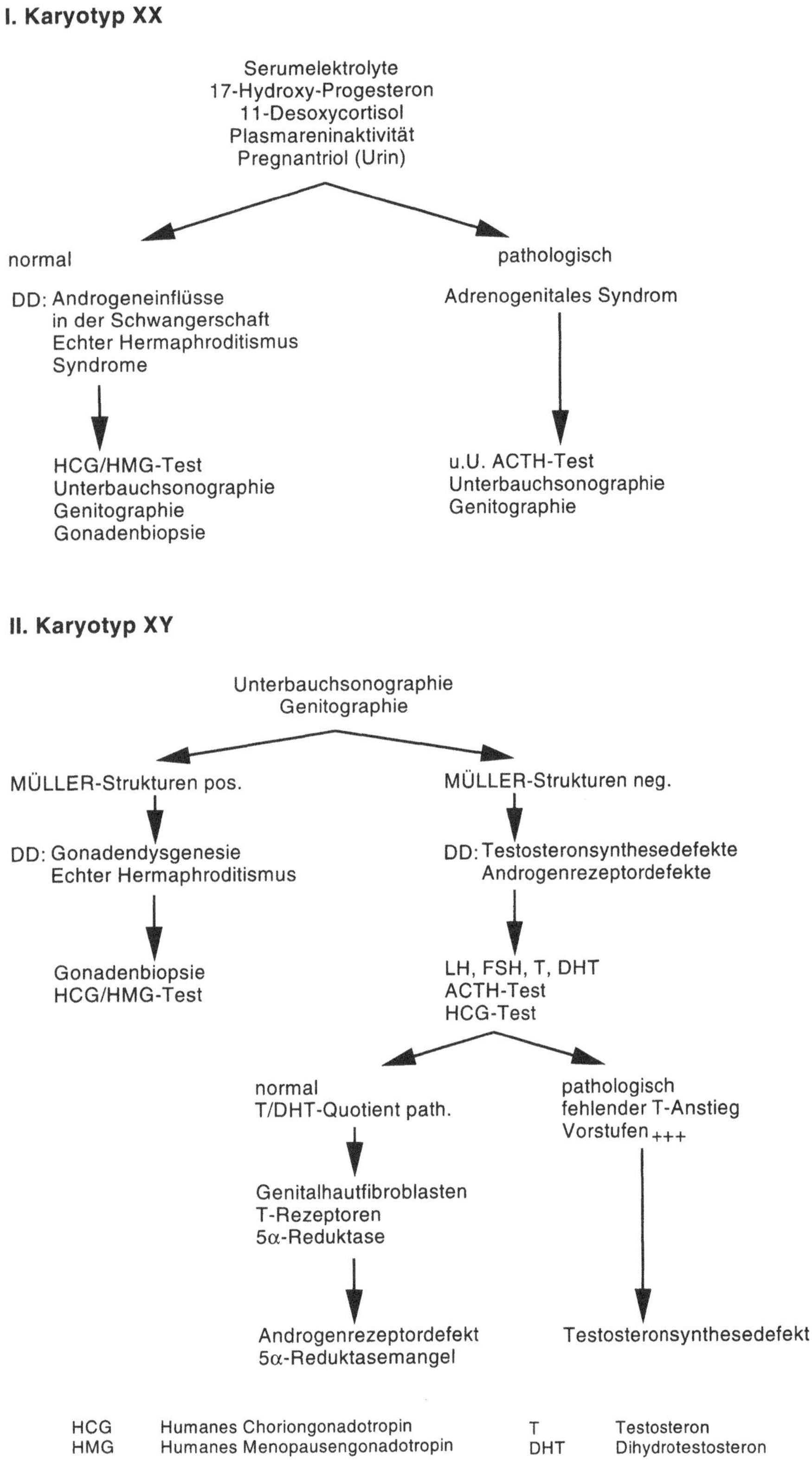

Abb. 7.12. Diagnostik bei Kindern mit intersexuellem äußerem Genitale

chen für das Vorliegen eines adrenogenitalen Syndroms. Eine Ultraschalluntersuchung des Unterbauches und eine Kontrastmitteldarstellung der inneren Genitalien (Genitographie) klärt die anatomischen Verhältnisse. Bei normalen Harn- und Plasmasteroidwerten muß eine transplazentare Virilisierung durch genaue Anamneseerhebung und Untersuchung der Mutter ausgeschlossen werden. Sind exogene Androgeneinflüsse nicht nachweisbar, bleiben eine Reihe weiterer differentialdiagnostischer Möglichkeiten, welche durch zusätzliche Untersuchungen abgeklärt werden müssen (z. B. genaue Karyotypanalyse mit feinstruktureller Chromosomenuntersuchung durch Bandingtechniken, u. U. mit Hilfe Y-chromosomaler Gensonden, Bestimmung von Testosteron und Östradiol nach Gonadotropinstimulation). Bei Vorliegen konstitutioneller Auffälligkeiten muß die Möglichkeit einer Genitalfehlbildung im Rahmen eines Fehlbildungssyndroms erwogen werden.

Liegt hingegen ein männlicher Karyotyp vor, sollte durch Unterbauchsonographie und Kontrastmitteldarstellung der inneren Genitalien nach dem Vorhandensein von Müller-Strukturen gefahndet werden. Sind diese vorhanden, kommt neben dem echten Hermaphroditismus eine XY-Gonadendysgenesie in Frage. Durch eine kombinierte HCG-HMG-Testung und eine Gonadenbiopsie läßt sich die Diagnose gewöhnlich weiter eingrenzen. Sind hingegen keine Müller-Strukturen nachweisbar, muß neben einer, allerdings seltenen, Testosteronsynthesestörung eine Androgeninsensitivität erwogen werden. Durch ACTH- und HCG-Test läßt sich die adrenale und gonadale Steroidsynthese überprüfen. Bei fehlendem Testosteronanstieg nach HCG und einem pathologischen Anstieg der Testosteronvorstufen nach ACTH und HCG kann man meistens den Enzymdefekt lokalisieren. Ein normaler ACTH- und HCG-Test mit Untersuchung der Testosteronvorstufen spricht für das Vorliegen einer Androgeninsensitivität. Ein pathologischer Ausfall des Testosteron/Dihydrotestosteron-Quotienten nach HCG spricht für das Vorliegen eines 5α-Reduktasemangels. Diese Diagnose läßt sich durch Bestimmung der 5α-Reduktaseaktivität in Genitalhautfibroblasten sichern. Bei normalem T/DHT-Quotienten kann durch Bestimmung der Testosteron- bzw. Dihydrotestosteronbindungen an Genitalhautfibroblasten die Diagnose des AIS gesichert werden.

7.3.3 Therapie

Um eine Verunsicherung der Eltern über die Geschlechtszugehörigkeit ihrer Kinder und eine Körperschemairritation des Kindes zu vermeiden, sollten Korrekturoperationen am äußeren Genitale möglichst frühzeitig durchgeführt werden. Eine Penisschaftaufrichtung und Hodenverlagerung als erster Schritt einer maskulinisierenden Therapie sowie Klitoris- und Labienplastik als aufbauend-feminisierende Maßnahmen sollten vor dem 2. Lebensjahr erfolgen. Während der zweite und endgültige Eingriff bei Knaben (Harnröhrenplastik) bis zur Einschulung erfolgen sollte, wird bei Mädchen die körpereigene Östrogenproduktion abgewartet. Im 10.–12. Lebensjahr ist ein Wachstums- und Entwicklungsschub der Vagina am stärksten ausgeprägt und damit der optimale Zeitpunkt für die Introitus- und Vaginalplastik gegeben. Die Durchführung einer totalen Neubildung bzw. Ersatzplastik der Vagina wird man bis in das späte Pubertätsalter hinausschieben.

7.4 Hemmungsmißbildungen der Derivate der Müller-Gänge ohne chromosomale oder hormonelle Störungen

Aufgrund noch unklarer Schädigungen kann die Entwicklung der weiblichen Genitalorgane gehemmt sein, so daß ein völliges Fehlen einzelner Primitivorgane möglich ist (Agenesien) oder lediglich die regelrechte Entwicklung verhindert wird, was zu Aplasien führen kann (Fehlen des Organs) oder zu Atresien (Fehlen des Organhohlraumes). Im folgenden sollen nur die wesentlichen Fehlbildungen dargestellt werden.

Postnatale Untersuchungen ergeben eine Inzidenz von 2–3% von Fehlbildungen der Müller-Gangsysteme. Bei Analyse fertiler Frauen in der Schwangerschaft ergab sich hingegen eine Frequenz von 3–10%. Man nimmt an, daß etwa 10% der primären Amenorrhöen ihre Ursache in einer Anomalie der Müller-Gänge haben. Eine Agenesie der Ovarien kann ein- oder beidseitig sein. Die histogenetische Weiterentwicklung kann gehemmt sein, so daß solide fibröse oder zystische Ovarien resultieren können. Eine einseitige Agenesie des Müller-Ganges führt zur schweren Nierenfehlbildung und einem Uterus unicornis (Abb. 7.13). Eine beidseitige Agenesie ist nicht mit dem Leben vereinbar. Ist nur die weitere Ausdifferenzierung des Müller-Gan-

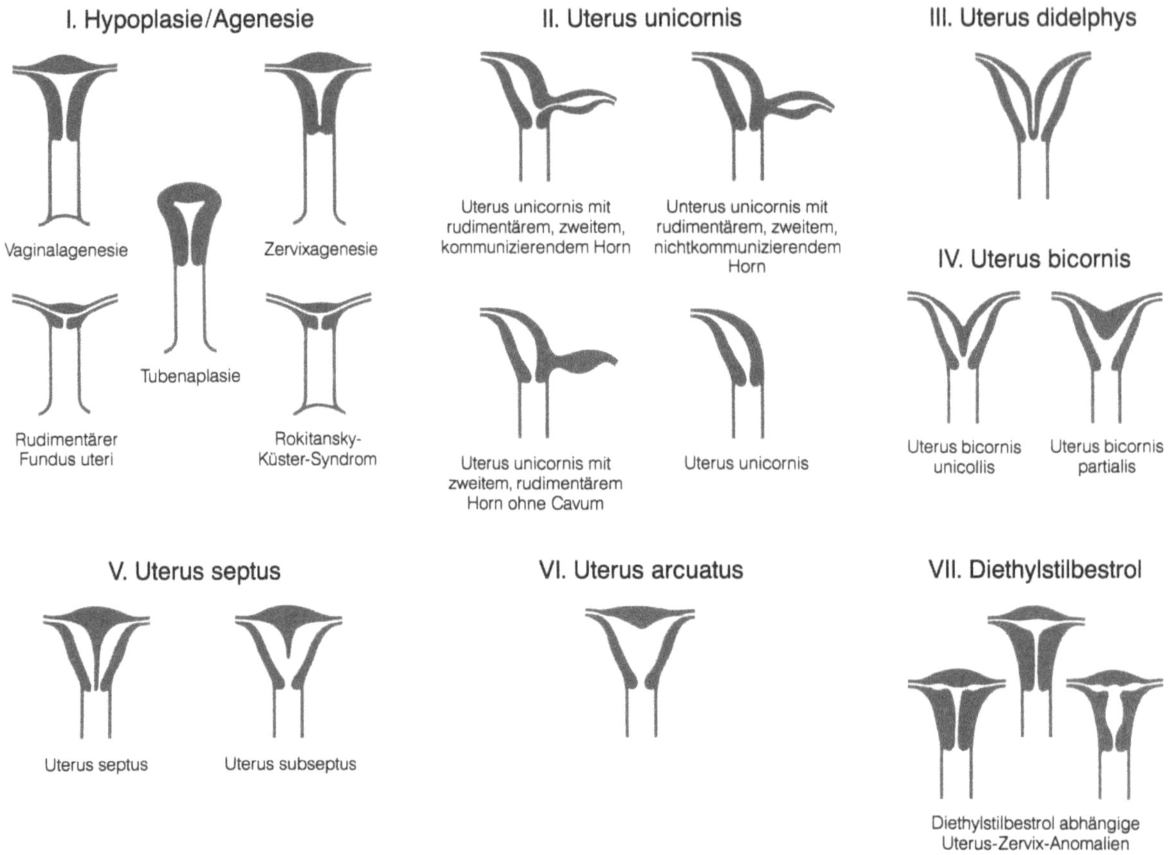

Abb. 7.13. Anomalien der Müller-Gänge. (Nach Göretzlehner 1990)

ges unterblieben, hängt es vom Ausmaß der Störung ab, ob die Tuben vorhanden sind und Uterus und Vagina fehlen (Mayer-v. Rokitansky-Küster-Syndrom) oder ob bei einseitiger Fehlbildung ein Uterus unicornis mit rudimentärem Nebenhorn resultiert. Wenn sich die beiden Plicae urogenitales im Beckenbereich nicht zum Septum urogenitale vereinigen, geht aus jedem Gang ein Uterus und eine Vagina hervor, es entsteht ein Uterus didelphys mit Vagina didelphys.

Da die Verschmelzung der beiden Müller-Gänge in der Mitte des späteren Canalis uterovaginalis beginnt und nach kaudal und kranial fortschreitet, können die verschiedensten Doppelbildungen entstehen, abhängig von Art und Stärke der sekundären Wand: Uterus duplex mit Vagina duplex, Uterus septus mit normaler oder septierter Scheide. Wenn beide Uterushörner nicht zu einem einheitlichen Cavum verschmelzen, entsteht ein Uterus subseptus. Häufig findet man Uterusformen, die einer fetalen Bildungsstufe entsprechen, den Uterus arcuatus und den Uterus infantilis. Die Uterusfehlbildungen werden normalerweise erst in der Pubertät diagnostiziert, wenn eine primäre Amenorrhö auftritt. Bei Molimina menstrualia muß an eine Uterusfehlbildung gedacht werden, wobei Menstruationsblut wegen einer Zervix- oder partiellen Vaginalatresie nicht abfließen kann. Auch bei der primären Dysmenorrhö kann eine Doppelfehlbildung des Uterus vorliegen, wobei ein Horn normal mit der Vagina verbunden ist und die Patientin menstruiert, während das andere Horn ohne Zugang nach außen zu einer Hämatometra mit Hämatosalpinx wird. Häufig werden Uterusfehlbildungen erst bei Frauen mit habituellem Abort entdeckt. 1988 hat das Klassifikationskomitee der American Fertility Society unter Vorsitz von Buttram eine neue Einteilung für die Müller-Anomalien vorgeschlagen: (I) Hypoplasie/Agenesie: Vaginalagenesie, Zervixagenesie, rudimentärer Fundus uteri, Mayer-Rokitansky-Küster-Syndrom, (II) Uterus unicornis, (III) Uterus didelphys, (IV) Uterus bicornis, (V) Uterus septus, (VI) Uterus arcuatus, (VII) Diethylstilbestrol. Die Abortrate ist mit etwa 70% beim Uterus septus doppelt so hoch wie bei Fehlbildungen der Gruppen II bis IV. Vaginalatresien entstehen wahrscheinlich durch eine sekundäre bindegewebige Durchwachsung des Canalis uterovaginalis aufgrund einer ungenügenden Epithelwucherung. Gelegentlich können bereits im Säuglings- und Kindesalter Beschwerden auftreten durch zervikale Hypersekretion und Ausbildung einer Mukometra. In der Regel werden die Scheidenatresien erst bei Schwierigkeiten mit dem Geschlechtsverkehr diagnostiziert.

Angeborene Anomalien des Uterus sind häufig kombiniert mit Fehlbildungen in anderen Systemen, insbesondere den Harnwegen. Aufgrund der engen Verschmelzung der beiden Systeme in der embryonalen Entwicklung ist dieses Phänomen leicht verständlich. Agenesien und Doppelbildungen der Nieren wurden beschrieben. In 10–12% treten neben Fehlbildungen im Genitaltrakt solche im Muskel- und Skelettsystem auf, welche obere und untere Extremitäten und den Gesichtsschädel betreffen. In 7,5% der Frauen mit Uterusfehlbildungen lassen sich antinukleäre Antikörper nachweisen (Göretzlehner 1990). Bei Anus imperforatus finden sich in 12% der Fälle Uterusanomalien. Auch eine Kombination mit Fehlbildungen am Herzen, den Augen und den Ohren wird gefunden.

7.5 Psychische Intersexualität

Im Gegensatz zur morphologischen Intersexualität wird die psychische Intersexualität allgemein nicht als Krankheit bewertet. Man rechnet dazu die Homosexualität, den Transvestitismus und die Transsexualität. Nur bei der Transsexualität besteht eine dauerhafte und komplette Transposition der Geschlechtsidentität, so daß am ehesten eine Störung der Geschlechtsentwicklung intrauterin oder perinatal anzunehmen ist. Von früher Kindheit an fühlt sich der Transsexuelle dem anderen Geschlecht zugehörig. Von dieser Überzeugung läßt er sich nicht abbringen und versucht, die körperliche Angleichung an das andere Geschlecht zu vollziehen. Im Gegensatz zum Transvestitismus will er nicht die Rolle des Gegengeschlechts spielen, sondern selber vom anderen Geschlecht sein, wobei er von dem Verlangen besessen ist, das ganze Geschlecht einschließlich der anatomischen Strukturen zu ändern. Das sexuelle Empfinden ist meist hetero- und nicht homosexuell (Eicher 1984).

7.5.1 Ätiologie und Pathogenese

Die Ursache dieser Störungen ist bis heute nicht bekannt. Chromosomenanomalien wurden nicht häufiger als bei sexuell normalen Individuen gefunden. Auch eine familiäre Häufung von Transsexualität wurde nicht beobachtet. Nachdem Eicher et al. 1980 bei 80% ihrer Transsexuellen ein HY-Antigen nachwiesen, das vom morphologischen Geschlecht abwich, wurde ein genetischer Defekt vermutet. Allerdings ließen sich diese Ergebnisse nicht reproduzieren, da der angewandte Toxizitätstest zu unspezifisch war.

Auch hormonelle Störungen wurden aufgrund von Tierversuchen in Erwägung gezogen. In bestimmten kritischen Phasen der intrauterinen Entwicklung konnte das Sexualverhalten entscheidend durch Androgengabe bzw. Androgendefizit beeinflußt werden. Durch Streß (Goetz u. Dörner 1981), Barbiturate und Antibiotika während der pränatalen Periode gelang bei einigen Tierspezies die Umkehrung der Geschlechtsidentität. Durch Hormoninjektionen postpartum konnten im Ratten- und Hundeversuch bleibende Veränderungen der Gonadotropinsekretion und Veränderungen der geschlechtsspezifischen Verhaltenssituationen im Erwachsenenalter programmiert werden (Neumann et al. 1971; Martins u. Valle 1967; Ehrhardt u. Meyer-Bahlburg 1981). Beobachtungen von Dörner et al. 1975, die einen mangelhaften Östrogen-LH-Feedback-Mechanismus bei androgenisierten männlichen Ratten fanden, könnten für eine Veränderung der geschlechtsspezifischen Zwischenhirn-Hypophysen-Gonadenachse sprechen.

Obwohl bei der körperlichen Untersuchung Transsexueller immer wieder Zeichen der Feminisierung oder Virilisierung auffallen, konnte Eicher 1984 in der Mehrzahl der Fälle völlig normale Hormonprofile nachweisen (Gonadotropine, Testosteron, 17β-Estradiol) ohne Östrogenüberschuß bei Mann-zu-Frau-Transsexuellen oder Androgenexzeß bei Frau-zu-Mann-Transsexuellen. Auch Steroidrezeptorbestimmungen desselben Autors zeigten keine Anomalien.

Aufgrund der pathologischen EEG-Veränderungen bei einem Teil der Transsexuellen wurde eine neurologische Störung mit und ohne bekanntes Schädel-Hirn-Trauma angenommen. Späte (1970) vermutete eine Störung im limbischen System, wodurch das Sexualleben verändert wurde. Kockott und Nusselt (1976) wiesen meist temporal gelegene EEG-Veränderungen nach, so daß im Temporallappen ein Zentrum für die Geschlechtsidentität und das Sexualverhalten angenommen wurde. Durch systematische EEG-Untersuchungen konnte jedoch Eicher 1984 Transsexuellen kein krankhaftes EEG-Muster zuordnen.

Schließlich müssen psychogene Faktoren in Erwägung gezogen werden. In knapp 50% der Fälle besteht eine Störung der Familienstruktur, woraus sich Einflüsse auf die Identifikation und Komplementierung zur Erreichung der Geschlechtsidentität bzw. Störungen in der Ablösungsindividuationsphase ableiten ließen (Eicher 1979). Die große Zahl von Transsexuellen aus unauffälligen Familien gibt jedoch keine überzeugende Erklärung für die Psychogenese.

7.5.2 Diagnostik

Eine eingehende biographische Anamnese ist erforderlich, um mit Hilfe der von Sigusch 1980 aufgestellten Leitsymptome eine echte Transsexualität zu diagnostizieren. Bei der körperlichen Untersuchung ist auf gegengeschlechtliche Veränderungen zu achten, die jedoch z. T. durch bereits vorgenommene Hormontherapie induziert worden sein können. Bei Verdacht auf Zwitterbildung muß eine Chromosomenanalyse durchgeführt werden. Die Gonadotropine, Testosteron, 17β-Estradiol und Prolaktin sollten im Serum bestimmt werden. Hieraus lassen sich Rückschlüsse auf einen substitutionsbedürftigen Hormonmangel bzw. bereits durchgeführte Hormonbehandlung ziehen. Ein EEG ist nur bei Transsexuellen mit Epilepsie oder Schädel-Hirn-Trauma in der Anamnese erforderlich.

7.5.3 Therapie

Die Behandlung erfolgt stufenweise (Richter 1978). Über 1–2 Jahre sollte der Patient unter ärztlicher Betreuung den sog. Alltagstest durchführen. Er soll dabei die angestrebte Geschlechtsrolle in der Familie und am Arbeitsplatz voll leben, Hemmungen abbauen und erfahren, ob dies die Wirklichkeit ist, die er wünscht. Über 1/2 Jahr wird der Patient sodann mit dem gegengeschlechtlichen Hormon therapiert, was die äußerliche Angleichung an das gewünschte Geschlecht einleitet.

Ist der Patient bis zu diesem Zeitpunkt psychisch stabilisiert und kooperativ, kann die chirurgische Angleichung erfolgen. Bei der Mann-zu-Frau Transsexualität wird die Mammaaugmentationsplastik durchgeführt. Nach Kastration und Entfernung des Penisschaftes kann aus der Penishaut eine Vagina gebildet werden. Aus der Skrotalhaut wird eine Vulva geformt (Näheres s. Eicher 1984).

Die Genitaltransformierung bei der Frau-zu-Mann-Transsexualität ist unbefriedigender, da die Bildung eines voll funktionsfähigen Penis nicht möglich ist. Zunächst erfolgt die subkutane Mastektomie, sodann die vaginale Kolpohysterektomie mit Exstirpation der Adnexe. Durch Verlängerung der Harnröhre und Bildung eines Klitorispenoids kann erreicht werden, daß der Patient im Stehen urinieren kann. In die Haut der großen Labien können Silastikgelkugeln als Hodenersatz gepflanzt werden. Andere Operationsmöglichkeiten sind Rollhautlappenpenoide mit Versteifungen durch Plastik- oder Knochenmaterialien. Die funktionellen Ergebnisse in bezug auf die Kohabitationsfähigkeit sind jedoch nach wie vor unbefriedigend.

7.6 Literatur

Aiman S, Griffin JE, Gazak SM, Wilson JD, MacDonald PC (1979) Androgen insensitivity as a cause of infertility in otherwise normal men. N Engl J Med 300:223–227

The American Fertility Society (1988) The American Fertility Society classifications on adnexal adhesions, distal tubal occlusion, tubal occlusion secondary to tubal ligation, tubal pregnancies. Müllerian anomalies and intrauterine adhesions. Fertil steril 49:944–955

Amrhein JA, Klingensmith GJ, Walsh PC, McKusick VA, Migeon CJ (1977) Partial androgen insensitivity: The Reifenstein Syndrome revisited. N Engl J Med 297:350–356

Amrhein JA, Meyer WJ III, Jones HW Jr, Migeon CJ (1976) Androgen insensitivity in man: Evidence for genetic heterogeneity. Proc Natl Acad Sci USA 73:891–894

Apter D, Lenko HL, Perheentupa J, Vihko R (1981) Serum steroid patterns in Turner's Syndrome during pubertal age. Acta Endocrinol 97 (Suppl 243):254

Arnlanatham K, Kramer MS, Gryboski JD (1980) The association of inflammatory bowel disease and x-chromosomal abnormality. Pediatrics 66:63–67

Bercu BB, Kramer SS, Bode HH (1976) A useful radiologic sign for the diagnosis of Turner's Syndrome. Pediatrics 58: 737–739

Bérubé D, Luu The V, Lachance Y, Cagne R, Labrie F (1989) Assignment of the human 3β-hydroxysteroid dehydrogenase gene (HSDB3) to the p 13 band of chromosome 1. Cytogenet Cell Genet 52:199–200

Biglieri EG, Herron MA, Brust N (1966) 17α-hydroxylation deficiency in man. J Clin Invest 45:1946–1954

Birnbaum MD, Rose MI (1979) The partial adrenocortical hydroxylase deficiency syndrome in infertile women. Fertil Steril 32:536–541

Birnbaum MD, Rose LJ (1984) Late onset adrenocortical deficiencies associated with menstrual dysfunction. Obstet Gynecol 63:445–451

Blunck W, Bierich JR (1968) CAH with 11β-hydroxylase deficiency. A case report and contributions to diagnosis. Acta Paed Scand 57:157–161

Bongiovanni AM (1962) Adrenogenital syndrome with deficiency of 3β-hydroxysteroid dehydrogenase. J Clin Invest 41:2086–2090

Bongiovanni AM (Karger, Basel 1984) Congenital adrenal hyperplasia due to 3β-hydroxysteroid dehydrogenase deficiency. Pediat. Adolesc Endocr Vol 13, pp 72–82

Bongiovanni AM (1986) Late onset adrenal hyperplasia (letter). N Engl J Med 314:450

Bouchard P, Kuttenn F, Mowszowicz I, Schaison G, Raux-Eurin M-C, Mauvais-Jarvis P (1981) Congenital adrenal hyperplasia due to partial 21-hydroxylase deficiency. A study of five cases. Acta Endocr Copenh 96:107–111

Bowen P, Lee CSN, Migeon CJ et al (1965) Hereditary male pseudohermaphroditism with hypogonadism, hypospadia, and gynecomastia (Reifenstein's Syndrome). Ann Intern Med 62:252

Brook CGD (1978) Growth hormone dificiency in Turner Syndrome. N Engl J Med 298:1203–1204

Burge DM, Middleton AW, Kamath R, Fasher BJ (1981) Intestinal haemorrhage in Turner's Syndrome. Arch Dis Child 56:557–558

Butenandt O (1980) Growth hormone deficiency and growth hormone therapy in Ullrich-Turner-Syndrome. Klin Wochenschrift 58:99–101

Buttram VC (1983) Müllerian anomalies and their management. Fertil Steril 40:159–163

Camacho AM, Kowarski A, Migeon CJ, Brough AS (1968) Congenital adrenal hyperplasia due to a deficiency of one of the enzymes involved in the biosynthesis of pregnenolone. J Clin Endocrinol Metab 28:153–161

Campo S, Monteagudo C, Nicolau G, Pellizzari E, Belgorosk A, Stivel M, Rivarola M (1981) Testicular function in prepubertal male pseudohermaphroditism. Clin Endocrinol 14:11

Catherineau G, Brerault IL, Fiet S, Julien R, Dreux C, Canivet S (1981) Adrenocortical 11β-hydroxylation defect in adult women with postmenarcheal onset of symptoms. J Clin Endocrinol Metab 51:287–291

Catt KJ, Dufau ML, Neaves WB, Walsh PC, Wilson JD (1975) LH-HCG receptors and testosterone content during differentiation of the testis in the rabbit embryo. Endocrinol 97:1157–1165

Cavello L, Laforgia N, Acquafredda A, Favia G, Leggio A (1989) Incomplete testicular feminization syndrome with partial Mullerian regression. J Pediatr Endocrinol 3: 117–120

Chetkowski R, Defazio S, Shamonki I, Judd HL, Chang RS (1984) The incidence of late-onset congenital adrenal hyperplasia due to 21-hydroxylase deficiency among hirsute women. J Clin Endocrinol Metab 58:595–598

Child DF, Bullick DE, Anderson DC (1979) Adrenal steroidogenesis in hirsute women. Clin Endocrinol 12:595

Chrousos GP, Loriaux DL, Mann DL, Cutler GB (1982) Late onset 21-hydroxylase deficiency mimicking idiopathic hirsutism or polycystic ovarian disease. An allelic variant of congenital virilizing adrenal hyperplasia with a milder enzymatic defect. Ann Intern Med 96:143

Chua SC, Szabo P, Vietk A, Grzeschnik KH, John M, White PC (1987) Cloning of cDNA encoding 11β-hydroxylase (p450c11). Proc Natl Acord Sci USA 84:7193–7197

Chung BC, Matteson KS, Voutilainen R, Mohandas TK, Miller WM (1980) Human cholesterol side-chain cleavage enzyme, P450 sec: cDNA cloning assignment of the gene to chromosome 15, and expression in the placenta. Proc Natl Acad Sci USA 83:8962–8966

Clements JA, Reyes FJ, Winter JSD et al (1976) Studies on human sexual development: II. Fetal pituitary and serum and amniotic fluid concentrations of LH, CG, and FSH. J Clin Endocr Metab 42:9–19

Collier ME, Griffin JE, Wilson JD (1978) Intranuclear binding of (^{3}H)-dihydrotestosterone by cultured human fibroblasts. Endocrinology 103:1499–1505

Collins E (1973) Illusion of widely spaced nipples in the Noonan and Turner syndromes. J Pediatr 83:557–561

Connor JM, Loughlin SAR (1989) Molecular genetics of Turner's syndrome. Acta Paediatr Scand (Suppl) 356:77–80

Conte FA, Grumbach MM, Kaplan SL (1975) A diphasic pattern of gonadotropin secretion in patients with the syndrome of gonadal dysgenesis. J Clin Endocrinol Metab 40:670–674

De la Chapelle A (1983) Sex chromosome abnormalities. In: Emery AEH, Rimoin DL (eds): Principles and practice of medical genetics. Vol I. Edinburgh, Churchill Livingstone, pp 193–215

Dewhurst J (1978) Fertility in 47 xxx and 45 x patients. J Med Genet 15:132

Disteche CM, Casanova M, Saal H, Friedman C, Sybert V, Graham J, Thuline H, Page DC, Fellous M (1986) Small deletions of the short arm of the Y chromosome in 46.XY females. Proc Natl Acad USA 83:7841–7844

Dodge ST, Finkelston MS, Miyazawa K (1985) Testicular feminization with incomplete Mullerian regression. Fertil Steril 43:937–938

Dörner G, Götz F, Rohde W (1975) On the evocability of a positive oestrogen feedback action on LH secretion in female and male rats. Endokrinol 66:369–372

Dörr H, Sippell WC, Bidlingmaier F, Knorr D (1988) Experience with intrauterine therapy of congenital adrenal hyperplasia (CAH) due to 21-hydroxylase deficiency. In: Endocrine Society program and abstracts. 70th Annual Meeting, New Orleans, June 8–11, Bethesda MD: Endocrine Society 21

Donahoe PK, Crawford JD, Hendren WH (1979) Mixed gonadal dysgenesis, pathogenesis and management. J Pediatr Surg 14:287

Donahoe PK, Cate RL, MacLaughlin DT, Epstein J, Fuller AF, Takahashi M, Coughlin JP, Ninfa EG, Taylor LA (1987) Mullerian inhibiting substance: Gene structure and mechanism of action of a fetal repressor. Recent Progr Hormon Res 43:431

Eberlein WR, Bongiovanni AM (1956) Plasma and urinary corticosteroids in the hypertensive form of congenital adrenal hyperplasia. J Biol Chem 223:85

Eckstein B, Cohen S, Farkas A, Rösler A (1989) The nature of the defect in familial male pseudohermaphroditism of Arabs of Gaza. J Clin Endocrinol Metab 68:477–485

Ehrhardt AA, Meyer-Bahlburg HF (1981) Effects of prenatal sex hormones on gender-related behavior. Science 211: 1312–1318

Eicher W (1979) Sexualmedizin in der Praxis. G. Fischer Verlag, Heidelberg

Eicher W, Spoljar M, Murken JD, Richter K, Stengel-Ratkowski S, Cleve H, Martin F (1980) Transsexualität und Intersexualität. Sexualmedizin 1:12–15

Eicher W (1984) Transsexualismus. Gustav-Fischer Verlag, Stuttgart/New York

Engel E, Forbes AP (1965) Cytogenetic and clinical findings in 48 patients with congenital defective or absent ovaries. Medicine 44:135

Evans MI, Chrousos GP, Mann DW, Larsen JW, Green I, McCluskey J, Loriaux DL, Fletcher JC, Koons G, Overpeck J, Schulman JD (1985) Pharmacologic suppression of the fetal adrenal gland in utero. JAMA 253:1015

Felix A, Cepek V, Pashayan M (1974) The neck in the xo and xx/xo mosaic Turner's Syndrome. Clin Genet 5:77–80

Ferguson-Smith MA (1965) Kariotype-phenotype correlations in gonadal dysgenesis and their bearing on the pathogenesis of malformations. J Med Genet 2:142

Fiet J, Gueux B, Gourmelen M, Kuttenn F, Vexiau P, Couillin P, Pham-Huu-Trung M, Vilette J, Raux-Demay M, Galons H, Julien R (1988) Comparison of basal and adrenocorticotropin-stimulated plasma 21-deoxycortisol and 17-hydroxyprogesterone values as biological markers of late-onset adrenal hyperplasia. J Clin Endocrinol Metab 66:659–667

Finkelstein M, Weidenfeld G (1983) Perceptions of the etiology of the polycystic ovary syndrome. In: Fotherby K, Pal SB (eds) Hormones in normal and abnormal human tissues. Vol III, Walter de Gruyter u. Co, Berlin New York, p 45–61

Forbes AP, Engel E (1963) The high incidence of diabetes mellitus in 41 patients with gonadal dysgenesis, and their close relatives. Metabolism 12:428

Ford CE, Jones KW, Polani PE, de Almeida JC, Briggs JH (1959) A sex-chromosome anomaly in a case of gonadal agenesis (Turner's Syndrome). Lancet I:711–713

Forest MG, Sizonenko PC, Cathiard AM et al (1974) Hypophyso-gonadal function in humans during the first year of life: Evidence for testicular activity in early infancy. J Clin Invest 53:819–828

Forest MG, Betuel H, David M (1987) Traitement antenatal de hyperplasie congenitale des surrenales par deficit en 21-hydroxylase: étude multicentrique. Ann Endocrinol (Paris) 48:31

Fraccaro M, Kaijser K, Lindsten J (1959) Chromosome complement in parents of patients with gonadal dysgenesis (Turner's Syndrome). Lancet II:1090

Frazier SD, Thorneycroft IH, Weill BA, Horton B (1975) Elevated amniotic fluid concentrations of 17-hydroxyprogesterone in congenital adrenal hyperplasia. J Petria 86:310–311

Gabrilove SL, Sharman DC, Dorfman RS (1965) Adrenocortical 11β-hydroxylase deficiency and virilism first manifest in the adult women. N Engl J Med 272:1189

Garcia J, Jones HW (1977) The split thickness graft technic for vaginal agenesis. Obstet Gynecol 49:328–332

Garron DC, van der Stoep LP (1969) Personality and intelligence of Turner's Syndrome. Arch Gen Psychiat 21:339

Garron DC (1977) Intelligence among patients with Turner's Syndrome. Behav Genet 7:105

George FW, Wilson SD (1978) Estrogen formation in the early rabbit embryo. Science 199:200–201

George FW, Simpson ER, Milewich L, Wilson JD (1979) Studies on the regulation of the onset of steroid hormone biosynthesis in fetal rabbit gonads. Endocrinol 105:1100–1106

George FW, Wilson JD (1986) Embryology of the genital tract. In: Walsh PC, Gittes RF, Perlmutter AD, Stamey TA (eds): Campbell's urology, Philadelphia, Saunders, p 1804

Gerald PS (1976) Sex chromosome disorders. N Engl J Med 194:706–708

Ghosh SH, Shah PN, Charpure HM (1978) Absence of HY antigen in XY females with dysgenetic gonads. Nature 276: 180–181

Gibson M, Lackritz R, Schiff I, Tulchinsky D (1981) Abnormal adrenal responses to adreno-corticotropic hormone in hyperandrogenic women. Fertil Steril 33:43–48

Gilbert-Dreyfus S, Sébaoun CA, Belaisch J (1957) Etude d'un cas familial d'androgynoidisme avec hypospadie grave, gynécomastie et hyperoestrogénie. Ann Endocrinol 18:93

Goebelsmann U, Zachmann M, Davajan V, Isreal R, Mestman JH, Mishell DR (1976) Male pseudohermaphroditism consistent with 17,20-desmolase deficiency. Gynecol Invest 7:138–156

Göretzlehner G (1990) Anlagestörung in der Gynäkologie. Seculum I:12–17

Goetz F, Doerner G (1981) Homosexual behaviour in prenatally stressed male rats after castration and oestrogen treatment in adulthood. Endokrinologie 76(1):115–117

Goldzieher JW (1981) Polycystic ovarian disease. Fertil Steril 35:371–394

Grcene S, Zachmann M, Manella B, Hesse V, Hoepfner W, Willgerodt H, Prader A (1987) Comparison of two tests to recognize or exclude 5-alpha-reductase deficiency in prepubertal children. Acta Endocrnol 144:113–117

Griffin JE (1979) Testicular feminization associated with a thermolabile antigen receptor in cultured human fibroblasts. J Clin Invest 64:1624–1631

Griffin JE, Wilson JD (1980) The syndromes of androgen resistance. N Engl J Med 302:198–209

Griffin JE, Punyashtiti K, Wilson JD (1976) Dihydrotestosterone binding by culturedhuman fibroblasts: Comparison of cells from control subjects and from patients with hereditary male pseudohermaphroditism due to androgen resistence. J Clin Invest 57:1342–1351

Grunstein HS, Warne GL, Gyorki S, Clifton-Gligh P, Posen S (1982) "Receptor positive" androgen insensitivity: Report of a case with brief interview of the literature. Aust NZ J Med 12:289

Gubbay J, Collignon J, Koopman P, Capel B, Economou A, Münsterber A, Vivian N, Goodfellow P, Lowell-Badge R (1990) A gene mapping to the sex-determining region of the mouse Y chromosome is a member of a novel family of embryonically expressed genes. Nature 346:245–250

Grumbach MM, Ducharme JR (1966) The effect of androgen on fetal sexual development. Fertil Steril 11:157–180

Grumbach MM, Conte FA (1981) Disorders of sex differentiation. In: Williams (ed) Textbook of Endocrinology. Saunders, Philadelphia, p 423

Gyorgi S, Warne GL, Khalid BAK, Funder JW (1983) Defective unclear accumulation of androgen receptors in disorders of sexual differentiation. J Clin Invest 72:819–825

Hauffa BP, Miller WM, Grumbach MM, Conte FA, Kaplan SL (1985) Congenital adrenal hyperplasia due to deficient cholestrol side-chain cleavage activity (20,22-desmolase) in a patient treated for 18 years. Clin Endocrinol 23:481

Hauser GA (1963) Testicular feminization. In: Overzier C (ed) Intersexuality. New York: Academic Press, pp 225–276

Hecker BR, McGuire LS (1977) Psychosocial function in women treated for vaginal agenesis. Am J Obstet Gynecol 129: 543–547

Heinrich U. Milevicz A, Fies A, Vecsai P, Romer T (1984) Further studies on the usefulness of plasma 21-Deoxycortisol (21-DF) prior to and after ACTH for the diagnosis, therapy, and detection of heterocygocity in families with 21-hydroxylase deficiency. Proceedings of C.A.H. Symposium, 7th International Congress of Endocrinology, New York

Heslop BF, Bradley MP, Baird MA (1989) A proposed growth regulatory function for the serologically detectable sex-specific antigen H-Ys. Hum Genet 81:99–104

Höller W, Scholz S, Knorr D, Bidlingmaier F, Keller E, Albert ED (1985) Genetic differences between the salt-wasting, simple virilizing and nonclassical types of congenital adrenal hyperplasia. J Clin Endocrinol Metab 60:757–763

Hook EB (1977) Exclusion of chromosomal mosaicism: tables of 90%, 95% and 99% confidence limits and comments on use. Am J Hum Genet 29:94–97

Hook EB, Warburton D (1983) The distribution of chromosomal genotypes associated with Turner's syndrome: livebirth prevalence rates and evidence for diminished fetal mortality and severity in genotypes associated with structural X abnormalities or mosaicism. Hum Genet 64:24–27

Hughes IA, Evans BAJ, Ismail R, Matthews J (1986) Complete androgen intensitivity syndrome characterized by increased concentration of a normal androgen receptor in genital skin fibroblasts. J Clin Endocrinol Metab 63:309–315

Illig R, Tolksdorf M, Mürset G et al (1975) LH and FSH response to synthetic LH-RH in children and adolescents with Turner's and Klinefelter's Syndrome. Helv Paediat Acta 30:221–231

Imperato-McGinley J, Peterson RE (1976) Male pseudohermaphroditism: the complexities of male phenotypical development. Am J med 61:251–272

Imperato-McGinley J, Peterson RE, Stoller R, Goodwin WE (1979) Male pseudohermaphroditism secondary to 17β-hydroxysteroid dehydrogenase deficiency: Gender role change with puberty. J Clin Endocrinol Metab 49:391–395

Instrabo E, Cabanne P, Michels R, Bastien H, Dusserre P, Panniot F, Cayot F (1978) A complete form of testicular feminization syndrome: A light and electron microscopy study. J Pathol 126:165

Ivarsson SA, Damkjaer-Nielsen M, Lindberg T (1988) Male pseudohermaphroditism due to 5-alpha-reductase deficiency in a Swedish family. Eur J Pediatr 147:532–535

Jacobs PA, Ross A (1966) Structural abnormalities of the Y-chromosome in man. Nature 210:352

Jagiello G, Atwell JD (1962) Prevalence of testicular feminisation. Lancet 1:329

Joss EE (1988) Anabolic steroids in girls with Turner's syndrome. Acta Paediatr Scand (Suppl) 343:38–42

Josso N (1986) Antimullerian hormone: New perspectives for a sexist molecule. Endocrinol Rev 7:421

Jost A (1971) Embryonic sexual differentation. In: Jones HW, Scott WW (eds) Hermaphroditism, genital anomalies and related endocrine disorders. Williams & Wilkins, Baltimore, p 16

Jost A (1947) Recherches sur la différenciation sexuelle de l'embryon de lapin. Arch Anat Microsc Morphol Exp 36:151, 242–271

Johanson AJ, Brasel JA, Blizzard RM (1969) Growth in patients with gonadal dysgenesis receiving fluoxymesterone. J Pediatr 75:1015–1021

Kagimoto M, Winter JD, Kagitomo K, Simpson ER, Waterman MR (1988) Structural characterization of normal and mutant human steroid 17-alpha-hydroxylase gens: Molecular basis of one example of combined 17-alpha-hydroxylase/ 17, 20-desmolase deficiency. Molec Endocrinol 2:564

Kaplan SL, Grumbach MM, Aubert N (1976) The ontogenesis of pituitary hormones and hypothalamic factors in the human fetus: Maturation of central nervous system regulation of anterior pituitary function. Recent Progr Horm Res 32:161

Kaufman M, Pinsky L, Baird PA, McGillivray BC (1979) Complete androgen intensitivity with normal amount of 5-alpha-dihydrotestosterone binding activity in latium majus skin fibroblasts. Am J Med Genet 4:401

Kaufman FR, Costin G, Goebelsmann U, Stanczyk FZ, Zachmann U (1983) Male pseudohermaphroditism due to 17,20-desmolase deficiency. J Clin Endocrinol Metab 57:32–36

Keenan BS, Meyer WJ III, Hadjan AJ, Migeon CJ (1974) Syndrome of androgen insensitivity in man: absence of 5-dihydrotestosterone binding protein in skin fibroblasts. J Clin Endocrinol Metab 38:1143–1146

Keenan BS, Kirkland JL, Kirkland RT, Clayton GW (1977) Male pseudohermaphroditism with partial androgen insensitivity. Pediatrics 59:224–231

King CR, Magenis E (1977) Fetal wastage and chromosomal anomalies in offsprings of patients with Turner Syndrome. Lancet II:928

King CR, Magenis E, Bennett S (1978) Pregnancy and the Turner's Syndrome. Obstet Gynecol 52:617–624

Kirkland RT, Kirkland JL, Johnson CM, Horning MG, Labrik L, Clayton GW (1973) Congenital lipid adrenal hyperplasia in an eight years old phenotypic female. J Clin Endocrinol Metab 36:488–496

Klinga K, Bek E, Runnebaum B (1978) Maternal peripheral testosterone levels during the first half of pregnancy. Am J Obstet Gynecol 131:60–62

Knorr D, Bridlingmaier F, Butenandt O, Engelhardt D (1974) 17-β-Hydroxysteroid-Oxydoreduktasemangel bei Pseudohermaphroditismus maskulinus vom Typ des Reifenstein-Syndroms. Klin Wschr 52:537–543

Kockott G, Nusselt L (1976) Zur Frage der cerebralen Dysfunktion bei der Transsexualität. Nervenarzt 47:310–318

Kuttenn F, Couillin P, Girard F, Billand L, Vincens M, Boncekrine C, Thalabarel JC, Mandefonde T, Spritzer P, Mowszowicz I, Bone A, Manvais-Jarvis P (1985) Late onset adrenal hyperplasia in hirsutism. N Engl J Med 313:224–231

Levin B (1962) Gonadal dysgenesis: Clinical and roentgenologic manifestations. Am J Roent Rad Ther Nucl Med 87:1116

Lippe B (1982) Primary ovarian failure. In: Kaplan S (ed) Clinical pediatric and adolescent endocrinology. WD Saunders, Philadelphia, p 272

Lisser H, Curtis LE, Escarmilla RF, Goldberg MB (1947) The syndrome of congenitally aplastic ovaries with sexual infantilism, high urinary gonadotropins, short stature, and other congenital abnormalities. J Clin Endocrinol 7:665

Litvak AS, Rousseau TG, Wrede LD et al (1978) The association of significant renal anomalies with Turner's Syndrome. J Urol 120:671–672

Lobo RA, Goebelsmann U (1980) Adult manifestation of congenital adrenal hyperplasia due to incomplete 21-hydroxylase deficiency mimicking polycystic ovarian diseases. Am J Obstet Gynecol 138:720–726

Lomessy AA (1978) Pseudohermaphroditisme masculin par déficit en 17,20-desmolase. Thèse, Lyon

Lubs HA Jr, Vilar O, Bergenstal DM (1959) Familial male pseudohermaphroditism with labial testes and partial feminization: endocrine studies and genetic aspects. J Clin Endocrinol Metab 19:1110–1120

Lobo RA, Goebelsmann U (1980) Incomplete 21-hydroxylase and 3βol-hydroxysteroid dehydrogenase deficiencies in hirsute women (abstr). Progr 62nd Annu Meeting Endocrine Society, abstr 456, p 188

Madelung OW (1878) Die spontane Subluxation der Hand nach vorne. Verh Dtsch Ges Chir 7:259–276

Mantero F, Scaroni C (1984) Enzymatic defects of steroidogenesis: 17-alpha-hydroxylase-deficiency. In: New MI, Levine LS (eds) Adrenal diseases in childhood. Pediatric Adolescent Endocrinol Vol 13. Karger, Basel, pp 83–94

Manuel M, Katayama KP, Jones HW Jr (1976) The age of occurrence of gonadal tumors in intersex patients with a Y-chromosome. Am J Obstet Gynecol 124:293–300

Martins T, Valle JR (1967) Micturition behaviour of neonatally testosterone treated female dogs. Experimentia (Basel) 23: 921–922

Masters WH, Johnson VE (1961) The artificial vagina: anatomy, physiologic, psychosexual function. West J Surg Obstet Gyn 69:192

Matthies F, Macdiarmid WD, Rallison M et al (1971) Renal anomalies in Turner's Syndrome. Types and suggested embryogenesis. Clin Pediatr 10:561

Mauthe I, Laspe H, Knorr D (1977) Zur Häufigkeit des kongenitalen adrenogenitalen Syndroms (AGS): München 1963–1972. Klin Pädiat 189:172–176

Migeon CJ, Brown TR, Lanes R, Palacios A, Amrhein JA, Schoen EJ (1984) A clinical syndrome of mild androgen insensitivity. J Clin Endocrinol Metab 59:672–678

Money J, Ehrhardt AA, Masica DN (1968) Fetal feminization induced by androgen insensitivity in the testicular feminizing syndrome: effects of marriage and maternalism. Johns Hopkins Med J 123:105

Morris JM (1953) The syndrome of testicular feminization in male pseudohermaphrodites. Am J Obstet Gynecol 65: 1192–1211

Müller U, Donlon TA, Kunkel SM, Lalande M, Latt SA (1987) Y-190, a DNA probe for the sensitive detection of Y-derived marker chromosomes and mosaicism. Hum Genet 75: 109–113

Naeraa RW, Nielsen J, Pedersen IL et al (1990) Turner's syndrome. Effect of oxaudrolone on growth and final height in syndrome. Acta Paediatr Scand 79:784–789

Nakajin S, Shinoda M, Hanin M, Shively JE, Hall PF (1984) C21 side-chain cleavage enzyme from porcine adrenal microsome. J Biol Chem 259:3971–3976

Nalbandov AV (1971) In: Blandau RJ (ed) The Biology of the Blastocyst. University of Chicago Press, Chicago, p 383

Neufeld ND, Lippe BM, Sperling M, Kaplan SA (1978) Insulin resistance with reduction of monocyte insulin binding in gonadal dysgenesis. Clin Res 26:2, 190A

Neufeld ND, Lippe BM, Kaplan SA (1978) Dysproportionate growth of the lower extremities: A major determinant of short stature in Turner's Syndrome. Am J Dis Child 132: 296–298

Neumann F, Elger W, Steinbeck H (1971) Die Bedeutung der Androgene für die „Prägung des Gehirns". J Neuro-Visceral Relations, Suppl X:296–309

New MI (1970) Hermaphroditism due to 17-hydroxylase deficiency. J Clin Invest 49:1930–1941

New MI, Lorenzen F, Lerner AJ, Kohn B, Oberfield SE, Pollack MS, Dupont B, Stoner E, Levy DJ, Pang S, Levine LS (1983) Genotyping steroid 21-hydroxylase deficiency: hormonal reference data. J Clin Endocrinol Metab 57:320–326

Newmark S, Dluhy RG, Williams GH, Pochi P, Rose LI (1977) Partial 11- and 21-hydroxylase deficiencies in hirsute women. Am J Obstet Gynec 127:594–598

Nielsen J, Sillesen I (1983) Das Turner-Syndrom. Enke Verlag, Stuttgart

Nielsen J, Johansen K, Yde H (1969) The frequency of diabetes mellitus in patients with Turner's Syndrome and pure gonadal dysgenesis. Acta Endocrinol 62:251–269

Nihoul-Fékété C (1981) Feminizing genitoplasty in the intersex child. In: Josso N (ed) The intersex child. Pediatr Adolesc Endocr Vol 8. Karger, Basel, pp 247–260

Nowakowski H, Lenz W (1961) Genetic aspects in male hypogonadism. Recent Prog Horm Res 17:53–95

Nyborg H, Nielson J (1977) Sex chromosome abnormalities and cognitive performance: III. Field dependence, frame dependence, and failing development of perceptual stability in girls with Turner's Syndrome. J Psychol 96:205

Oka M, Katabuchi H, Munemura M, Mizumoto S, Maeyama M (1984) An unusual case of male pseudohermaphroditism: Complete testicular feminization associated with incomplete differentiation of the Mullerian duct. Fertil Steril 41: 154–156

Page DC, Mosher R, Simpson EM, Fisher EMC, Mardon G, Pollack J, McGillivray B, de la Chapelle A, Brown LG (1987) The sex-determining region of the human Y-chromosome encodes a finger protein. Cell 51:1091–1104

Pai GS, Leach DC, Weiss L, Wolf C, van Dyke DL (1977) Thyroid anomalies in 20 children with Turner's Syndrome. J Pediatr 91:267–269

Pang S, Hotchkiss J, Drash AL, Levine LS, New MI (1977) Microfilter method for 17-hydroxyprogesterone radioimmunoassay. Its application for rapid screening for congenital adrenal hyperplasia. Clin Endocr Metab 45:1003–1008

Pang S, Levine LS, Cederquist LL, Fuentes M, Riccardi VM, Holcombe JH, Nitowsky HM, Sachs G, Anderson CE, Duchon MA, Owens R, Merkatz I, New MI (1980) Amniotic fluid concentrations of delta-5 and delta-4 steroids in fetuses with congenital adrenal hyperplasia due to 21-hydroxylase deficiency and in anencephalic fetuses. J Clin Endocrinol Metab 51:223–229

Pang S, Loo M, Pollack MS, Dupont B, Green O, Clayton G, New MI (1984) Pitfalls of prenatal diagnosis of 21-hydroxylase deficiency (21-OH def.), congenital adrenal hyperplasia (abstr.). Proceedings 23. Annual Meeting of the European Society for Pediatric Endocrinology, 1984, Abstr 16

Pang S, Lerner AJ, Stoner E, Levine LS, Oberfield SE, Engel I, New MI (1985) Late onset adrenal steroid 3-β-hydroxysteroiddehydrogenase deficiency. A cause of hirsutism in pubertal and postpubertal women. J Clin Endocrinol Metab 60:428–439

Pang S, Wallace MA, Hofman L, Thukline HC, Dorche C, Lyon ICT, Dobbins RH, Kling S, Fujida K, Suwa S (1988) Worldwide experience in newborn screening for congenital adrenal hyperplasia due to 21 hydroxylase deficiency. Pediatrics 81: 866–874

Passarge E (1968) Gastrointestinalblutungen bei Turner-Syndrom infolge Teleangiektasien in der Darmwand. Dtsch Med Wschr 93:204–206

Passarge E, Wolf U (1981) Genetic heterogeneity of XY gonadal dysgenesis (Swyer's Syndrome). HY antigen negative XY gonadal dysgenesis associated with inflammatory bowel disease. Am J Med Genet 8:437–441

Philip H, Sele V (1976) Turner's Syndrome without evidence of mosaicism in a patient with two pregnancies. Acta Obstet Gynecol Scand 55:283

Polani PE, Hunter WF, Lennox B (1954) Chromosomal sex in Turner's Syndrome with coarctation of the aorta. Lancet II:1205

Polychronakos C, Letarte J, Collu R, Ducharme JR (1980) Carbohydrate intolerance in children and adolescents with Turner Syndrome. J Pediatr 96:1009–1014

Pollack MS, Levine LS, O'Neill GS, Pang S, Lorenzen F, Kohn B, Rondanini GF, Chiumello G, New MI, Dupont B (1981) HLA-linkage and B 14, DR 1, Bfs haplotype association with the genes for late onset and cryptic 21-hydroxylase deficiency. Am J Hum Genet 33:540–550

Prader A (1954) Genitalbefund beim Pseudohermaphroditismus femininus des kongenitalen adrenogenitalen Syndroms: Morphologie, Häufigkeit, Entwicklung und Vererbung der verschiedenen Genitalformen. Helv Paediat Acta 9:231–248

Prader A (1958) Die Häufigkeit des kongenitalen adrenogenitalen Syndroms. Helv Paediat Acta 13:426–431

Prader A, Gurtner HP (1955) Das Syndrom des Pseudohermaphroditismus masculinus bei kongenitaler Nebennierenrindenhypoplasie ohne Androgenüberproduktion (adrenaler Pseudohermaphroditismus masculinus). Helv Paediat Acta 10:397

Rabe T, Runnebaum B (1982) Kontrazeption. Springer, Berlin Heidelberg New York

Randolph IR, Hung W (1970) Reduction clitoroplasty in females with hypertrophied clitoris. J Pediatr Surg 5:224

Ranke MA, Pflüger H, Rosendahl W, Stubbe P, Enders H, Bierich JR, Majewski F (1983) Turner Syndrom: Spontaneous growth in 150 cases and review of the literature. Eur J Pediat 141:81–88

Reifenstein EC Jr (1947) Hereditary familiar hypogonadism. Proc Am Fed Clin Res 3:86

Reveno JS, Palubinskas AJ (1966) Congenital renal abnormalities in gonadal dysgenesis. Radiology 86:49

Reyes FI, Koh KS, Faiman C (1976) Fertility in women with gonadal dysgenesis. Am J Obstet Gynecol 126:668–670

Reyes FI, Winter JSD, Faiman C (1973) Studies on human sexual development. I. Fetal gonadal and sex steroids. J Clin Endocrinol Metab 37:74–78

Richter K (1978) Transsexualität. Die endokrinologisch-chirurgische Angleichung. In: Vogt HJ, Eichner W (eds) Praktische Sexualmedizin 77. Verlag Medical Tribune, Wiesbaden

Rösler A, Leiberman E, Rosenmann A, Ben-Uzilio R, Weidenfeld J (1979) Prenatal diagnosis of 11-β-hydroxylase deficiency congenital adrenal hyperplasia. J Clin Endocrinol Metab 49:546–551

Rösler A, Leiberman E (1984) Enzymatic defects of steroidogenesis: 11β-hydroxylase deficiency congenital adrenal hyperplasia. In: New MI, Levine LS (eds) Pediatric and adolescent endocrinology – adrenal diseases in childhood, Vol 13. Karger, Basel, 47–60

Rosenfeld RG, Hintz RL, Johanson AJ (1988) Three years results of a randomized prospective trial of methionyl human growth hormone and oxandrolone in Turner syndrome. J Pediatr 113:393–400

Rosenfield RL, Rich BH, Wolfsdorf JI, Cassorla F, Parks JS, Bongiovanni AM, Wu CH, Shackleton CHL (1980) Pubertal presentation of congenital delta-5-3-β-hydroxysteroid dehydrogenase deficiency. J Clin Endocrinol Metab 51:345–353

Rosenwaks Z, Lee PA, Jones GS, Migeon CJ, Wemtz AC (1979) An attenuated form of congenital virilizing adrenal hyperplasia. J Clin Endocrinol Metab 49:335–339

Rosewater S, Gwinup G, Hamwi GS (1965) Familial gynecomastia. Ann Int Med 63:377

Ross GT, van de Wiele RL (1974) The ovaries. In: Williams RH (ed) Textbook of Endocrinology, 5th edn. WB Saunders, Philadelphia, pp 368–422

Saez JM, de Peretti E, Morera AM, David M, Bertrand J (1971) Familial male pseudohermaphroditism with gynecomastia due to a testicular 17-ketosteroid reductase defect. I. Studies in vivo. J Clin Endocrinol Metab 32:604–610

Schellhas HF, Trijilo JM, Rutledge FN (1971) Germ cell tumors associated with XY gonadal dysgenesis. Am J Obstet Gynecol 109:1197–1204

Schumert Z, Rosenmann A, Landgau H, Rösler A (1980) 11-Deoxycortisol in amniotic fluid: prenatal diagnosis of congenital adrenal hyperplasia due to 11-β-hydroxylase deficiency. Clin Endocrinol 12:257

Scully RE (1970) Gonadoblastoma. Cancer 24:1340

Sigusch V (1980) Medizinischer Kommentar zum Transsexuellengesetz NJW, 50:2740–2745

Siiteri PK, Wilson JD (1974) Testosterone formation and metabolism during male sexual differentiation in the human embryo. J Clin Endocrinol Metab 38:113–125

Simpson JL (1976) Disorders of sexual differentiation: Etiology and clinical delineation. Academic Press, New York, p 158, 183, 226, 260

Simpson JL (1972) Gonadal dysgenesis in individuals with normal chromosomal complements. Clin Obstet Gyn 15: 157–182

Simpson JL, Blagowidow N, Martin O (1981) XY gonadal dysgenesis: Genetic heterogeneity based upon clinical observation, HY-antigen status and segregation analysis. Hum Genet 58:91–97

Sinclair HS, Berta P, Palmer MS, Hawkins JR, Griffiths BL, Smith MJ, Forster JW, Frischauf AM, Lowell-Badge R, Goodfellow PN (1990) A region from the human sex-determining region encodes a protein with homology to a conserved DNA-binding motif. Nature 346:240–244

Singh RP, Carr DH (1966) The anatomy and histology of XO human embryos and fetuses. Anat Rec 155:369

Smith DW (1981) Recognizable patterns of human deformation. WB Saunder, Philadelphia, pp 119–120

Sohval AR (1965) The syndrome of pure gonadal dysgenesis. Am J Med 38:615

Sparkes RS, Motulsky AB (1963) Hashimoto's disease in Turner's Syndrome with isochromosome X. Lancet I:947

Späte HF (1970) Zum Anteil des limbischen Systems in der Pathogenese des Transvestitismus. Z Psychiatr Neurol med Psychol 22:339–344

Speiser PW, Dupont B, Rubinstein P, Piazza A, Kastelan A, New MI (1985) High frequency of nonclassical steroid 21-hydroxylase deficiency. Am J Hum Genet 37:650–667

Spence HM, Allen TD (1973) Genital reconstruction in the female with adrenogenital syndrome. Br J Urol 45:126

Stoeckel W (1960) Lehrbuch der Gynäkologie, 14. Aufl. Hirzel Verlag, Stuttgart

Temeck JW, Pang S, Nelson C, New MI (1987) Genetic defects of steroidogenesis in premature pubarche. J Clin Endocrinol Metab 64:609–617

Tijo JH, Puck TT, Robinson A (1959) The somatic chromosomal constitution of some human subjects with genetic defects. Proc Natl Acad Sci 45:1008

Turner HH (1938) A syndrome of infantilism, congenital webbed neck and cubitus valgus. Endocrinology 23:566–574

Ulloa-Aguirre A, Mendez JP, Angeles A, Del Castillo CF, Chavez B, Perez-Palacios G (1986) The presence of Mullerian remnants in the complete androgen intensivity syndrome: A steroid hormone mediated defect? Fertil Steril 45:302–305

Ullrich O (1930) Über typische Kombinationsbilder multipler Abartungen. Z Kinderheilkunde 49:271

Ullrich O (1949) Turner's Syndrome and status Bonnevie-Ullrich. Am J Hum Genet 1:179

Urban MD, Lee PA, Dorst JP, Plotnik LP, Migeon CJ (1979) Oxandrolone therapy in patients with Turner Syndrome. J Pediatr 94:823–827

Uson AC, Braham SB, Abrams CAL, Berdon WE (1970) Retrocaval ureter in a child with Turner's Syndrome. Am J Dis Child 119:267–269

van Niekerk WA (1981) True hermaphroditism, Vol 8. Pediat Adolesc Endocr. Karger, Basel, p 80–99

van Niekerk WA (1976) True hermaphroditism: an analytical review with a report of three new cases. Am J Obstet Gynecol 126:890–907

van der Putte SCJ (1977) Lymphatic malformation in human fetuses: A study of fetuses with Turner's Syndrome or status Bonnevie-Ullrich. Virchows Arch H Pathol Anat Hist 376:233

Waber DP (1979) Neuropsychological aspects of Turner's Syndrome. Develop Med Child Neurol 21:58–70

Wachtel SS, Koo GC, Breg WR, Thaler HT, Dillar GM, Rosenthal IM, Dosik G, Gerald PS, Saenger P, New MI, Lieber E, Müller OJ (1976) Serological detection of a Y linked gene in XX males and XX true hermaphrodites. N Engl J Med 295:750–754

Wachtel SS, Ohno S, Koc GG et al (1975) Possible role for HY antigen in the primary determination of sex. Nature 157: 235–236

Walsh PC, Madden JD, Harrod MJ, Goldstein JL, McDonald PC, Wilson JD (1974) Familial incomplete male pseudohermaphroditism, Type 2. N Engl J Med 291:944–949

Weinrieb IS, Fineman RM, Spiro HM (1976) Turner's Syndrome and inflammatory bowel disease. N Engl J Med 294: 1221–1222

Wilkins L, Grumbach MM, van Wyk JJ (1954) Chromosomal sex in "ovarian agenesis". J Clin Endocrinol 14:1270–1271

Wilkins L, Jones HW Jr, Holman GH, Stempfel RS Jr (1958) Masculinization of female fetus associated with administration of oral and intramuscular progestins during gestation. Non-adrenal female pseudohermaphroditism. J Clin Endocr Metab 18:559–585

Williams ED, Engel E, Forbes AP (1964) Thyreoiditis and gonadal dysgenesis. N Engl J Med 170:805

Wilson JD, Griffin JE, George FW, Leshin M (1981) The role of gonadal steroids in sex differentiation. Rec Progr Horm Res 37:1–39

Wilson JD, Harrod MI, Goldstein JL, Hemsell DL, MacDonald PC (1974) Familial incomplete male pseudohermaphroditism, type I: Evidence for androgen resistance and variable clinical manifestations in a family with the Reifenstein-Syndrome. N Engl Med 290:1097–1103

Winter JSD, Couch RM, Müller J, Perry YS, Perreiro P, Baydala C, Shackleton CHL (1989) Combined 17-hydroxylase and 17,20-desmolase deficiencies: evidence for synthesis of a defective cytochrome P450c17. J Clin Endocrinol Metab 68:309–316

Wolf U (1979) XY gonadal dysgenesis and the H-Y-antigen. Report on 12 cases. Hum Genet 47:269–277

Zachmann M, Vollmin JA, Hamilton W, Prader A (1972) Steroid-17, 20-desmolase deficiency. A new cause of male pseudohermaphroditism. Clin Endocrinol 1:369

Zachmann M, Tassinari D, Prader A (1983) Clinical and biochemical variability of congenital adrenal hyperplasia due to 11β-hydroxylase deficiency. A study of 25 patients. J Clin Endocrinol Metab 56:222–229

Zahn J (1948) Über Intersexualität und Nebennierenrindenhyperplasie. Schweiz med Wschr 78:480

8 Hypophysentumoren

K. von Werder

Die Mehrsekretion von Hypophysenvorderlappen (HVL)-Hormonen kann eine hypothalamische und eine hypophysäre Ursache haben, selten ist die ektopische Produktion von HVL-Hormonen bzw. hypophyseotropen Neurohormonen. In der Regel handelt es sich um HVL-hormonproduzierende Hypophysenadenome, die neben ihrer Hormonaktivität durch ihre intra- und supraselläre Raumforderung klinisch in Erscheinung treten können. Der mit Abstand häufigste Hypophysentumor ist das prolaktinsezernierende Hypophysenadenom (Prolaktinom), das auch häufiger als das endokrininaktive (echte chromophobe) Hypophysenadenom gefunden wird. Die Hyperprolaktinämie ist der häufigste HVL-Hormonexzeß auch deshalb, da sie durch andere Ursachen zusätzlich hervorgerufen werden kann (s. Übersicht S. 342). Seltener ist die gesteigerte Wachstumshormonsekretion, die zum Gigantismus und zur Akromegalie führt, bzw. die vermehrte ACTH-Sekretion, die den Morbus Cushing hervorruft. Glykoproteinhormon-produzierende Hypophysenadenome (thyrotropin- und gonadotropinsezernierende Adenome) sind absolute Raritäten. Gelegentlich werden Mischadenome, am häufigsten Prolaktin- und STH-produzierende Adenome beobachtet.

8.1 Prolaktinome

Prolaktinome führen bei Frau und Mann zum hyperprolaktinämischen Hypogonadismus, d.h. zur Lutealinsuffizienz oder anovulatorischen Zyklusstörungen bei der Frau und zu Libido- und Potenzverlust bzw. Infertilität des Mannes.

Hyperprolaktinämische Frauen haben eine primäre oder sekundäre Amenorrhö, Oligomenorrhö oder Corpus-luteum-Insuffizienz und in 70% der Fälle eine häufig nicht spontane, aber auf Provokation nachweisbare Galaktorrhö (Flückiger et al. 1982; von Werder et al. 1994). Eine isolierte Galaktorrhö bei normaler Regelblutung weist hingegen nicht auf eine Hyperprolaktinämie hin. Häufig haben hyperprolaktinämische Frauen Hinweise auf vermehrte Androgenwirkung, d.h. Akne, fettige Haut oder Hirsutismus.

Im Gegensatz zur Hyperprolaktinämie des Mannes, die seltener und in der Regel durch große prolaktinsezernierende Adenome (Makroprolaktinome) hervorgerufen ist (Flückiger et al. 1982; von Werder et al. 1994), ist die Hyperprolaktinämie bei Frauen häufig Ursache gonadaler Störungen. So haben 10–40% aller Frauen mit sekundärer Amenorrhö als Ursache eine Hyperprolaktinämie (Flückiger et al. 1982; Rjosk et al. 1982; von Werder et al. 1994).

Die Prolaktinbestimmung ist deshalb die erste hormonanalytische Maßnahme bei Zyklusstörungen bzw. Untersuchungen der weiblichen Sterilität.

8.1.1 Diagnostik der Hyperprolaktinämie

Die Diagnose der Hyperprolaktinämie wird durch die Erfassung erhöhter basaler Prolaktinspiegel

(Blutabnahme zwischen 8 und 10 Uhr morgens) gesichert (s. Tabelle 8.3). Suppressionsteste bzw. Stimulationsteste sind nicht erforderlich. Basale Prolaktinspiegel über 250 ng/ml oder 5000 μE/ml beweisen ein Prolaktinom (von Werder u. Scriba 1994). Allerdings hat bei jeder Hyperprolaktinämie nach Ausschluß einer Hypothyreose und sorgfältiger Erhebung der Medikamentenanamnese eine Abklärung der anatomischen Verhältnisse im Sellabereich zu erfolgen. Bei radiologisch nachweisbaren Prolaktinomen muß sich der anatomischen Diagnostik eine Abklärung der übrigen HVL-Partialfunktionen anschließen (s. S. 348, Tabelle 8.5).

8.1.2 Ursachen

Nicht nur hypophysäre Prolaktinome, sondern hypothalamische Raumforderungen, die die Bildung des Prolaktin-Inhibiting-Faktors (PIF-Dopamin) stören bzw. Prozesse an der Schädelbasis, die den Transport von PIF zur Hypophyse beeinträchtigen, können eine Hyperprolaktinämie hervorrufen (von Werder u. Scriba 1994).

Ursachen der Hyperprolaktinämie

A. Physiologische Ursachen:
   1. Gravidität,
   2. postpartale Laktation,
   3. Streß (Insulinhypoglykämie, Operationen, schmerzhafte Blutabnahme etc.).
B. Pathologische Ursachen:
   1. Prolaktinproduzierendes Hypophysenadenom (Prolaktinom),
      - Makroprolaktinom (generelle Vergrößerung der Sella turcica),
      - Mikroprolaktinom (normale Sella turcica oder diskrete Veränderungen der Sellakontur),
   2. Störungen der PIF-Produktion, des PIF-Transportes zur Adenohypophyse oder Antagonisierung des PIF-Effektes an der Adenohypophyse:
      - supraselläre Tumoren (z. B. Kraniopharyngeom),
      - Kompression durch einen endokrin-inaktiven, bzw. nicht PRL-produzierenden Tumor der Hypophyse,
      - granulomatöse Erkrankungen der basalen Hirnhäute (z. B. Sarkoidose),
      - Hypophysenstieldurchtrennung,
      - medikamentös induzierte Hyperprolaktinämie (Dopaminantagonisten, Katecholamindepletoren).
   3. Hypothalamische Stimulation bei primärer Hypothyreose (endogenes TRH).
   4. Andere seltene Ursachen:
      - Niereninsuffizienz,
      - Herpes-zoster-Enzephalitis,
      - Trauma der Thoraxwand,
      - ektopische PRL-Produktion.

Eine häufige Ursache der Hyperprolaktinämie ist die Einnahme von Medikamenten, die die Dopaminwirkung an der laktotrophen Zelle antagonisieren (Butyrophenone, Phenothiazine, Sulpirid und Metoclopramid) bzw. zu einer Depletion der zentralnervösen Katecholamine führen (z. B. Rauwolfiaalkaloide).

Die primäre Hypothyreose kann durch die vermehrte Freisetzung von TRH (fehlende negative Rückkoppelung durch Schilddrüsenhormone) zu einem die physiologische Inhibition überwiegenden stimulierenden Einfluß auf die Prolaktinzelle führen und damit zur Hyperprolaktinämie. Deshalb gehört der Ausschluß einer Hypothyreose (basales TSH oder TRH-Test) zur Abklärung der vermehrten Prolaktinsekretion.

8.1.3 Hyperprolaktinämischer Hypogonadismus

Ursache der Amenorrhö bzw. der anovulatorischen Zyklusstörungen und der Libido- und Potenzstörungen bzw. Devirilisierung des Mannes ist ein hypothalamischer Hypogonadismus (von Werder et al. 1994). Prolaktin hemmt über eine Steigerung des Dopaminumsatzes in den TIDA-Neuronen seine eigene Freisetzung. Darüber hinaus stimuliert Prolaktin die Freisetzung endogener Opiate in den Portalkreislauf. Sowohl Dopamin als auch Endorphine haben einen inhibierenden Einfluß auf die Pulsatilität der GnRH-Neurone. Durch die erhöhten Prolaktinspiegel kommt es zu einem gesteigerten Dopaminumsatz in den tuberoinfundibulären Neuronen sowie zu einem Anstieg der Endorphinspiegel im Portalblut, was die Pulsatilität der LH-Sekretion unterdrückt, ein typischer Befund beim hyperprolaktinämischen Hypogonadismus (Berg et al. 1983; von Werder et al. 1994). Nach Normalisierung der erhöhten Prolaktinspiegel wird entsprechend dem Konzept vom funktionellen hyperprolaktinämischen Hypogonadismus eine reguläre Pulsatilität der LH-Sekretion beobachtet. Die fehlende positive Östrogen Feedback-Wirkung auf die LH-Sekretion bei hyperprolaktinämischen Frauen ist ebenfalls als Zeichen für den zentralen Angriffspunkt des Prolaktins auf die Hypothalamus-Hypophysen-Gonaden-Achse zu werten. Das Fehlen der endogenen GnRH-Pulsatilität über Jahre kann zu einer sekundären Atrophie der gonadotrophen Zellen führen, was sich in einer zunehmenden Verminderung der Stimulierbarkeit von LH und FSH durch exogenes GnRH dokumentiert (von Werder u. Scriba 1994).

Übereinstimmend mit der postulierten Pathophysiologie konnte gezeigt werden, daß sowohl die TSH- als auch die LH-Sekretion nach pharmakologischer Antagonisierung des Dopamineffekts stimuliert wird. Auch führt die Gabe des Opiatantagonisten Naloxon beim hyperprolaktinämischen Hypogonadismus zu einer Restitution der pulsatilen LH-Sekretion. Daß in der Tat das Fehlen der endogenen GnRH-Pulsatilität der entscheidende Faktor beim hyperprolaktinämischen Hypogonadismus ist, wird dadurch dokumentiert, daß unter einer pulsatilen Substitutionstherapie mit GnRH trotz persistierender Hyperprolaktinämie eine völlig normale Follikelreifung und Ovulation beobachtet wird (Berg et al. 1983).

8.1.4 Therapie

Die Hyperprolaktinämie ist im Gegensatz zu anderen HVL-Hormonexzessen einer medikamentösen Therapie zugänglich. Dopaminagonisten wie Bromocriptin und Lisurid führen zu einer sofortigen Hemmung der Prolaktinsekretion. Die Medikamente müssen zu den Mahlzeiten eingenommen werden, um Nebenwirkungen wie orthostatische Hypotension, Übelkeit und Erbrechen zu vermeiden. In der Regel wird mit einer niedrigen Dosierung zur Abendmahlzeit (z.B. 1,25 mg Bromocriptin oder 0,1 mg Lisurid per os) begonnen, was am folgenden Tag gesteigert werden kann. Vorausgesetzt der Patient verträgt die Medikation, kann die Dosis alle 3 Tage bis auf die Menge, die zur Normalisierung der Prolaktinspiegel erforderlich ist, gesteigert werden. Seltene Nebenwirkungen der chronischen Therapie sind Kopfschmerzen und eine trockene Nase, sowie kälteempfindliche digitale Vasospasmen. Dyskinesien, psychiatrische Störungen sowie kardiale Arrhythmien werden selten bei ausschließlich älteren Patienten beobachtet.

8.1.5 Behandlung der Mikroprolaktinome

Über die Hälfte der weiblichen Patienten mit Hyperprolaktinämie haben entweder eine völlig normale Sella turcica oder diskrete radiologische Veränderungen der Sellakontur, die auf ein Mikroadenom hinweisen. Sie haben in der Regel nur mäßig erhöhte Prolaktinspiegel, die sich durch niedrige Dosen Bromocriptin oder Lisurid normalisieren lassen (von Werder et al. 1994). Die Normalisierung der Prolaktinspiegel führt zu einer raschen Rückbildung des hyperprolaktinämischen Hypogonadismus (Flückiger et al. 1982; von Werder et al. 1994). So wird bei den meisten Patientinnen das Auftreten normaler Regelblutungen innerhalb von 4 Wochen nach Beginn der Therapie beobachtet. Gelegentlich muß allerdings erheblich länger therapiert werden, um eine Normalisierung des Zyklus herbeizuführen (Flückiger et al. 1982; von Werder 1991). Persistiert die Amenorrhö, obwohl die Prolaktinspiegel normalisiert wurden, so sollte durch einen Test eine Schwangerschaft ausgeschlossen werden, da Patientinnen bei der ersten Ovulation schwanger werden können, ohne daß je eine regelrechte Periode aufgetreten ist (Flückiger et al. 1982; Rjosk et al. 1982).

Bei Patientinnen mit Kinderwunsch und Prolaktinspiegeln über 250 ng oder 5000 μE/ml, deren Adenom über die Sellaeingangsebene hinaus reicht und die eventuell weitere HVL-Partialfunktionsausfälle haben, muß eine operative Entfernung des Adenoms empfohlen werden, um Komplikationen während der Schwangerschaft zu vermeiden. Alternativ können diese Patientinnen auch während der Schwangerschaft durchgehend PRL-suppressiv mit Dopaminagonisten behandelt werden. Letztere unterdrücken die Östrogen-induzierte Tumorvergrößerung und werden vom Kind ohne Nachteile toleriert. Bei allen anderen Patientinnen, insbesondere bei solchen, bei denen keinerlei radiologische Veränderungen auf ein Mikroadenom hinweisen, ist ein operatives Vorgehen nicht indiziert, da hier auch während der maximalen Östrogenstimulation in der Schwangerschaft nicht mit einer klinisch relevanten Adenomexpansion zu rechnen ist (Rjosk et al. 1982).

Vor einer Behandlung mit Dopaminagonisten zur Ermöglichung einer Schwangerschaft muß deshalb

1. *die Hyperprolaktinämie gesichert sein,*
2. *eine größere Raumforderung im Bereich der Sella turcica bzw. im supraselIären Bereich ausgeschlossen sein.*

Die generelle Empfehlung, alle radiologisch nachweisbaren Prolaktinome operativ zu behandeln, ist allerdings nicht mehr aufrechtzuerhalten, da nicht zuletzt auch bei erfahrenen Neurochirurgen nach initialer selektiver erfolgreicher transsphenoidaler

Adenomektomie eine hohe Rezidivrate beobachtet worden ist (Serri et al. 1983).

Bei Patientinnen mit Mikroprolaktinomen, bei denen eine Operation nicht indiziert ist und die Dopaminagonisten wegen ihrer Nebenwirkung nicht vertragen, kann auch durch die pulsatile Gabe von Gonadotropinreleasinghormon eine Schwangerschaft ermöglicht werden (Berg et al. 1983).

8.1.6 Behandlung von Makroprolaktinomen

Die Reduktion des Adenomvolumens ist ein wichtiges therapeutisches Ziel bei Patientinnen mit Makroprolaktinomen. Deswegen wurden solche Adenome, die zu einer Destruktion der Sella turcica oder zu einer suprasellären Extension führten, einer primären operativen Therapie zugeführt. Die Tatsache, daß Dopaminagonisten nicht nur die Prolaktinsekretion hemmen, sondern in über der Hälfte der Fälle zu einem Schrumpfen des Makroadenoms führen (Tindall et al. 1982), hat dazu geführt, daß die medikamentöse Therapie auch bei Patientinnen mit großen Prolaktinomen und Gesichtsfeldeinschränkungen als Primärtherapie akzeptiert wird (von Werder et al. 1994). Die Ergebnisse der neurochirurgischen Primärtherapie bei Makroprolaktinomen sind, was die Normalisierung der Prolaktinsekretion betrifft, äußerst unbefriedigend. Deshalb wird, wenn solche Patientinnen einer operativen Therapie zugeführt werden sollen, in jedem Fall eine präoperative Behandlung mit Dopaminagonisten empfohlen, die den Zweck hat, das Prolaktinomvolumen so weit zu verkleinern, daß aus einem möglicherweise invasiven Makroprolaktinom ein evtl. transsphenoidal resezierbares Prolaktinom wird (Flückiger et al. 1982; von Werder et al. 1994).

Die neurochirurgische Intervention ist dann indiziert, wenn

1. Patientinnen mit großem Makroprolaktinom schwanger werden wollen.
2. Ein rasch verfallenes Gesichtsfeld infolge einer schnellen Adenomexpansion, eventuell durch eine Blutung in den Tumor, beobachtet wird, und
3. bei Patientinnen mit Makroprolaktinomen, die eine Dopaminagonistentherapie nicht vertragen, bei denen das bestehende Chiasmasyndrom oder ein anderes neurologisches Defizit durch die medikamentöse Therapie nicht gebessert wird.

Eine Radiotherapie ist nur in Ausnahmefällen, wenn weder die medikamentöse noch die operative Therapie zum Erfolg führt, gerechtfertigt (Tabelle 8.1).

Unabhängig von der eingeschlagenen Therapie sind bei allen hyperprolaktinämischen Patientinnen regelmäßige Kontrolluntersuchungen indiziert (s. Tabellen 8.6 und 8.7).

8.2 Akromegalie, Gigantismus (somatotrophe Adenome)

Die STH-Mehrsekretion ist der zweithäufigste HVL-Hormonexzeß, der selten vor Epiphysenschluß auftritt (dann zum Gigantismus führt), häufiger zwischen dem 30. und 50. Lebensjahr manifest wird und dann das Krankheitsbild der Akromegalie hervorruft. Die Verdachtsdiagnose wird aufgrund der typischen Stigmata der Akromegalie gestellt.

Tabelle 8.1. Therapie der Prolaktinome

	Normale Sella turcica	Radiologisch nachweisbares Mikroadenom	Makroadenome, invasive Adenome
Medikamentöse Therapie	Therapie der Wahl	Empfohlene Therapie	Sollte in jedem Falle versucht werden, in 50–80% Dauertherapie; vor geplanter Operation
Transsphenoidale selektive Adenomektomie	Nicht indiziert	Bei Dopaminagonisten-unverträglichkeit	Vor einer Schwangerschaft; Bei Unverträglichkeit der Dopaminagonisten bzw. fehlendem Ansprechen; rasch verfallendes Gesichtsfeld
Radiotherapie	Nicht indiziert	Nicht indiziert	Bei Versagen der medikamentösen und operativen Behandlung
Beobachtung	Wenn keine klinischen Beschwerden bestehen	Wenn keine klinischen Beschwerden bestehen	Nicht indiziert

Tabelle 8.2. Häufigkeit der pathologischen Befunde bei Akromegalie. (Modifiziert nach von Werder u. Scriba 1994)

	[%]
Akrenvergrößerung	100
Sellaveränderung	98
Sehstörungen (Chiasmasyndrom)	25
Photophobie	40
Hyperhidrosis	49
Hypertrichosis	27 (bei Frauen)
Gewichtszunahme	70
Mensesanomalien fast	100
Amenorrhö	43
Störung von Libido und Potenz	59 (bei Männern)
Galaktorrhö	5
Karpaltunnelsyndrom	31
Gelenkbeschwerden	22
Pathologische Glukosetoleranz	67
Struma	65
Urethraprolaps, Darmprolaps	(vereinzelt)
Hypertonie	51
EKG-Veränderungen	38
Kardiomegalie	40
Psychische Veränderungen	25

Tabelle 8.3. Symptome des Cushing-Syndroms und ihre Häufigkeit. Die 7 Kardinalsymptome sind kursiv gedruckt

Symptome	Häufigkeit [%]
Rotes, gerundetes Gesicht (Vollmond, Plethora)	90
Stammbetonte Fettsucht	85
Diabetische Stoffwechsellage	85
Hypertonie	80
Hypogonadismus (Amenorrhö, Oligomenorrhö, Anovulation)	80
Osteoporose	65
Striae rubrae, hämorrhagische Diathese	60
Muskelschwäche	65
Hirsutismus (♀)	70
Knöchelödeme	55
Büffelhöcker	55
Akne	55
Rücken- und andere Knochenschmerzen	50
Psychische Veränderungen	45
Schlechte Wundheilung	35
Polyurie, Polydipsie	30
Kyphose	25
Nierensteine	20
Leichte Polyzythämie	20

8.2.1 Klinische Zeichen

Vergrößerung der Akren, Kopfschmerzen, Gelenkbeschwerden, Parästhesien, besonders Karpaltunnelsyndrom, Sehstörungen (Chiasmasyndrom), vermehrte Schweißneigung, Mensesanomalien und Amenorrhö, Asthenie und psychische Veränderungen sowie Hypertonie sind häufige Befunde bei der Akromegalie (Tabelle 8.2).

8.2.2 Diagnostik

Die aufgrund der klinischen Stigmata gestellte Verdachtsdiagnose wird wahrscheinlich gemacht durch den radiologischen Nachweis eines praktisch immer vorhandenen Hypophysenadenoms (vergrößerte Sella turcica in der seitlichen Schädelaufnahme, s. S. 348) und durch erhöhte basale STH-Spiegel.

Die Diagnose wird gesichert durch eine orale Glukosebelastung (s. Tabelle 8.4), bei der sich basal erhöhte STH-Spiegel nicht auf unter 1 ng/ml supprimieren lassen. Darüber hinaus findet sich häufig ein pathologischer Blutzuckerverlauf bei erhöhten Insulinspiegeln (von Werder u. Scriba 1994). Ein wesentlicher Hinweis auf die Aktivität der Akromegalie ergibt sich aus der Messung erhöhter basaler Insulin like growth factor I, IGF I (= Somatomedin C)-Spiegel. Charakteristisch ist in etwa 70% der Fälle ein ekzessiver Anstieg der STH-Spiegel nach Gabe von TRH, weniger häufig nach GnRH, der bei Gesunden nicht beobachtet wird.

8.2.3 Therapie

Die Therapie der Wahl ist die transsphenoidale Resektion des Hypophysenadenoms (Abb. 8.1). Bei sehr großen Hypophysenadenomen mit supra- und besonders parasellärer Ausdehnung muß auch transfrontal operiert werden. Inoperable Patienten bzw. nicht erfolgreich operierte Patienten sollten einer Bestrahlung der Hypophyse mit 5000 rad, die im Verlauf von einem halben Jahr bis einem Jahr zum Abfall der STH-Spiegel führt, zugeführt werden. Mit der Einführung lang wirksamer Somatostatinanaloga besteht seit einiger Zeit eine medikamentöse Alternative zur operativen Behandlung der Akromegalie. Die meiste Erfahrung besteht mit dem Octapeptidanalogon Octreotide, das schon in einer Dosis von 50 µg subkutan zu einem signifikanten Abfall erhöhter STH-Spiegel über einen Zeitraum bis zu 8 h führt. Unter einer Dosierung von 3mal 50–3mal 100 µg Octreotide haben über 80% der Akromegalen normale basale STH-Spiegel (Lamberts et al. 1987). Octreotide ist auch bei solchen Patienten indiziert, die früher als therapierefraktär angesehen wurden, d.h. nach vorausgegangener Operation, Radiotherapie und Dopaminagonistenbehandlung immer noch erhöhte STH-Spiegel aufweisen (Mehltretter et al. 1991).

Eine weitere Möglichkeit, Akromegale medikamentös zu behandeln, ergibt sich aus der Tatsache,

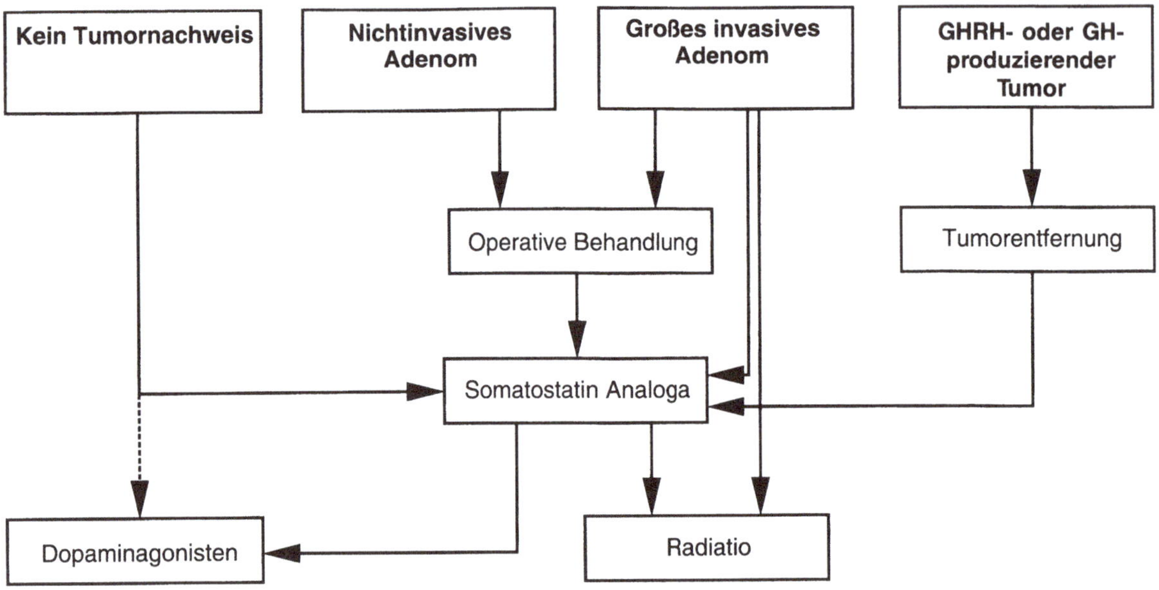

Abb. 8.1. Therapiestrategie bei Akromegalie

daß 30% der Patienten paradox auf eine Therapie mit Dopaminagonisten (Bromocriptin oder Lisurid) ansprechen. Allerdings müssen bei der Akromegalie in der Regel höhere Dosen von Dopaminagonisten als bei der Hyperprolaktinämie eingesetzt werden. Im Gegensatz zur Hyperprolaktinämie führen Dopaminagonisten auch nur ganz selten zu einer Schrumpfung des Hypophysenadenoms, die übrigens unter Octreotide recht häufig beobachtet wird, so daß die Dopaminagonistentherapie als primäre Therapie, besonders zur Behandlung der Raumforderung, nicht empfohlen werden kann.

Da einerseits nach Bestrahlung spätere Ausfälle lebenswichtiger Partialfunktionen nicht auszuschließen sind, zum anderen auch nach erfolgreicher Operation ein Rezidiv auftreten kann, sollten die HVL-Funktionen nicht nur direkt postoperativ (s. Tabelle 8.5), sondern auch halbjährlich, später jährlich, untersucht werden (s. Tabelle 8.6 und 8.7).

8.3 Morbus Cushing (ACTH-Mehrsekretion)

Die hypophysäre Mehrsekretion von ACTH, das zentrale Cushing-Syndrom, führt zum gleichen Krankheitsbild wie das kortisolproduzierende Nebennierenrindenadenom (Tabelle 8.3). Störungen der Ovarialfunktion werden dabei sehr häufig beobachtet (Amenorrhö, Oligomenorrhö).

8.3.1 Diagnostik

Bei Verdacht auf Cushing-Syndrom muß dieses durch den Dexamethasonhemmtest wahrscheinlich gemacht werden (Tabelle 8.4). Fehlende Suppression des Kortisolspiegels um 9 Uhr morgens nach Gabe von 2 g Dexamethason zusammen mit 10 g

Tabelle 8.4. Endokrinologische Funktionsdiagnostik bei HVL-Hormonmehrsekretion

Hormonmehrsekretion	Hormonbestimmung	Suppressionstest	Stimulationstest
Hyperprolaktinämie (PRL)	Basales Prolaktin (8.00–10.00 am Morgen)	Entfällt	TRH, Metoclopramid (geringe Aussagekraft)
Akromegalie (STH)	STH und IGF-1 (Somatomedin C)	Orale Glukosebelastung mit 100 g (Blutabnahme für STH 0 u. 60 min)	TRH und GnRH (GHRH)
Morbus Cushing (ACTH und Kortisol)	Kortisol und ACTH (Tagesrhythmus)	Dexamethasonhemmtest (2 mg = Screeningtest, 8 mg = zur Differentialdiagnose)	CRH, auch nach Katheterisierung des Sinus petrosus inferior. Insulinhypoglykämietest (fehlende Stimulation bei Morbus Cushing)

Valium um 22 Uhr am vorausgegangenen Tag (kann ambulant durchgeführt werden) spricht für ein Cushing-Syndrom, beweist es allerdings keinesfalls. Ist ein Cushing-Syndrom aufgrund der Klinik (Tabelle 8.3) und der fehlenden Dexamethasonhemmbarkeit wahrscheinlich, hat die Diagnosesicherung und die Differentialdiagnose (zentrales, peripheres oder ektopisches Cushing-Syndrom) zu erfolgen (s. Tabelle 8.4).

Ein ACTH-produzierendes Hypophysenadenom wird mit Hilfe der Bestimmung eines durch höhere Dexamethasondosen nur partiell supprimierbaren Kortisols bei gleichzeitiger Bestimmung des ACTH-Spiegels (im oberen Normbereich oder erhöht) gesichert. Gelegentlich ist es schwierig, einen Morbus Cushing mit eutoper hypophysärer ACTH-Mehrsekretion von einem ektopen ACTH-Syndrom abzugrenzen, insbesondere wenn bei letzterem nicht die sonst typischerweise extrem erhöhten ACTH-Spiegel gefunden werden (Müller u. von Werder 1989). In diesen Fällen kann die Diagnose durch eine beidseitige Katheterisierung des Sinus petrosus inferior mit zentraler und peripherer Blutabnahme zur ACTH-Bestimmung vor und nach CRH-Stimulation gesichert werden. Bei Patienten mit zentralem Cushing-Syndrom kommt es zu einem deutlichen zentral-peripheren ACTH-Gradienten nach CRH-Stimulation, der bei Patienten mit ektopem ACTH-Syndrom ausbleibt (Müller u. von Werder 1989). Handelt es sich um eine adrenale autonome Kortisolmehrsekretion, so sind die basalen ACTH-Spiegel supprimiert und lassen sich durch CRH nicht stimulieren. Ebenso führen auch sehr hohe Dexamethasondosen zu keiner Hemmung der Kortisolfreisetzung.

Die *Therapie der Wahl* bei ACTH produzierendem Hypophysenadenom ist die transsphenoidale Adenomresektion (auch bei normaler Sella turcica) (Tyrell et al. 1978). Bei postoperativ persistierendem Cushing-Syndrom hat eine adrenolytische Therapie (Lysodren) oder beidseitige Adrenalektomie zu erfolgen (Müller u. von Werder 1989).

8.4 TSH-produzierende Hypophysenadenome (hypophysäre Hyperthyreose)

Die meisten Patienten mit Hyperthyreose haben entweder zirkulierende schilddrüsenstimulierende Immunglobuline oder eine Autonomie der Schilddrüse. Bei all diesen Patienten ist der TSH-Spiegel unter 0,1 μE/ml supprimiert. TSH-produzierende Hypophysenadenome, die zur Hyperthyreose führen, sind ausgesprochen selten. Dabei gibt es Hypophysenadenome, die isoliert TSH und Alphaketten produzieren und sezernieren, andere, bei denen die TSH-Sekretion mit einer Mehrsekretion von STH und Prolaktin gekoppelt ist (von Werder u. Scriba 1987). In der Regel handelt es sich um Patienten mit einer vergrößerten Schilddrüse, oft sind die Patienten schon an der Schilddrüse voroperiert, wobei die Hyperthyreose, die meist nicht sehr ausgeprägt ist, postoperativ wieder aufgetreten ist. Entsprechend sind die peripheren Schilddrüsenhormone nur mäßig erhöht, die TSH-Spiegel sind aber inadäquat erhöht. In der Regel lassen sich die erhöhten TSH-Spiegel, ebenso wie die α-Subunitspiegel, die bei diesen Patienten regelhaft auch erhöht sind, nicht durch TRH stimulieren, häufiger aber durch L-Dopa oder Dopaminagonisten supprimieren.

Die Diagnose wird gestellt anhand des Nachweises eines Hypophysentumors, erhöhter basaler TSH-Spiegel bei gleichzeitig erhöhten peripheren Schilddrüsenhormonen und einer hyperthyreoten Klinik. In der Regel handelt es sich um große Raumforderungen im Bereich der Sella.

Die autonome, neoplastische TSH-Mehrsekretion muß von einer TSH-Mehrsekretion bei Schilddrüsenhormonresistenz abgegrenzt werden. Handelt es sich um solche Patienten, bei denen ausschließlich die Hypophyse einen Rezeptordefekt für T3 aufweist, findet sich ebenfalls eine vermehrte TSH-Sekretion mit Zeichen der sekundären peripheren Hyperthyreose, da in den übrigen Geweben der Rezeptordefekt nicht vorhanden ist. Im Gegensatz zu TSH-produzierenden Adenomen ist die Sella turcica bei Patienten mit zentraler Schilddrüsenhormonresistenz nicht vergrößert, und die TSH-Sekretion läßt sich in der Regel durch TRH deutlich stimulieren. Darüber hinaus weisen Patienten mit autonomer TSH-Produktion höhere α-Subunitspiegel auf als Patienten mit nichtneoplastischer TSH-Zellhyperplasie.

8.5 Gonadotropinproduzierende Hypophysenadenome

LH- und FSH-produzierende Hypophysenadenome sind ebenfalls sehr selten. Sie führen bei der Frau zu Zyklusstörungen, wobei die Diagnose in der Regel aufgrund der Konstellation erhöhter LH- und FSH-Spiegel, die durch Sexualsteroide nicht supprimierbar sind, gestellt werden kann. Dazu findet sich eine selläre Raumforderung; häufig handelt es sich um große Hypophysenadenome mit supraselIärer Extension und entsprechenden Visusveränderungen.

Untersuchungen mit Hypophysenadenomzellkulturen und molekularbiologische Untersuchungen haben gezeigt, daß eine Reihe der früher als endokrin inaktiv angesehenen sog. chromophoben Adenome auch in der Lage sind, Glykoproteidhormone bzw. α- und β-Ketten zu synthetisieren und freizusetzen. Dabei sind die Spiegel der intakten Gonadotropine in vivo nur gering erhöht und führen per se zu keiner typischen Klinik.

8.6 Symptomatik und Diagnostik von Raumforderungen im Sellabereich

Radiologische Diagnostik

1. Schädelaufnahme (einfach, schnell verfügbar);
2. Kernspintomographie zum Nachweis extrasellärer Ausdehnung des Hypophysentumors;
3. Computertomographie in axialer und koronarer Projektion, wenn Kernspintomographie nicht möglich;
4. Karotisangiographie (nur bei Verdacht auf intraselläres Aneurysma und zum Nachweis des Karotisverlaufs vor größeren Operationen bei invasiven Tumoren).

Ophthalmologische Diagnostik

1. Perimetrie (Goldmann oder Oktopus).
2. Überprüfung der Augenmuskelinnervation.
3. Fundusuntersuchung.

Endokrin aktive und endokrin inaktive Tumoren können durch ihre supraselläre Extension zu Visusstörungen (Chiasmasyndrom, Augenmuskelparesen) und Hirndrucksymptomatik (Foramen-Monroi-Blockade) führen. Dazu kommen die Hinweise auf endokrine Aktivität bzw. auf HVL-Partialausfälle (Frühzeichen Hypogonadismus).

Die Diagnostik der sellären Raumforderung erfordert eine radiologische Diagnostik mit Schädelaufnahme in 2 Ebenen und einer Kernspintomographie, die der Computertomographie zum Nachweis kleiner intrasellärer Mikroadenome und auch zum Nachweis der Beziehungen suprasellärer Strukturen zueinander überlegen ist. Eine Pneumenzephalographie zum Nachweis einer leeren Sella ist nicht mehr indiziert. Eine Karotisangiographie bei Verdacht auf intraselläres Aneurysma oder zum Zwecke einer präoperativen Karotisdarstellung bei geplanten Operationen von Patienten mit parasellär extendierendem Hypophysenadenom ist ebenfalls nur selten indiziert.

Die ophthalmologische Untersuchung zum Nachweis eines Chiasmasyndroms besteht in der Perimetrie, objektivierbar durch die Oktopusuntersuchung, und der Prüfung der Augenmotilität. Dazu sollte routinemäßig der Augenhintergrund (Hirndruck) untersucht werden.

Die endokrinologische Diagnostik zum Nachweis von Ausfällen hypophysärer Partialfunktionen ist in der Tabelle 8.5 zusammengefaßt. Die HVL-Insuffizienz kann durch eine Schädigung des Hypophysenvorderlappens durch Tumorkompression präoperativ – dann allerdings nur bei großen Tumoren – oder als Folge des operativen Eingriffs auftreten. Dazu kann es auch zu Schädigungen suprasellärer Strukturen bzw. der portalen Zirkulation kommen, die sekundär eine HVL-Insuffizienz

Tabelle 8.5. Endokrinologische Funktionsdiagnostik zur Erfassung von Ausfällen hypophysärer Partialfunktionen

1. Basale Hormonspiegel						
a) Hypophysenhormone	ACTH	TSH	LH, FSH	STH	Prolaktin	ADH
b) Periphere Hormone evtl. nach Stimulation	Kortisol (ACTH-Belastung)	T4, T3, TBG	Östrogene, Progesteron, Testosteron	IGF-1 (Somatomedin C)	–	Osmolalität (Serum und Spontanurin gleichzeitig)
2. Stimulationstests						
a) Am Hypothalamus ansetzend	Insulinhypoglykämie (Metopirontest)	(Metoclopramid)	Clomifen	Insulinhypoglykämie, Arginin	Insulinhypoglykämie	Durstversuch, Carter-Robbins-Test
b) Stimulation durch hypophyseotrope Hormone	CRH (100 µg)	TRH (200 µg)	GnRH (100 µg)	GHRH (50 – 100 µg)	TRH (200 µg) Hemmung von PIF: Metoclopramid (10 mg)	–

hervorrufen. In der Regel ist die Hypophysenhinterlappenfunktion auch bei großen Tumoren nicht gestört, postoperativ kann allerdings ein Diabetes insipidus, insbesondere bei radikalen Eingriffen beobachtet werden. Große Urintagesmengen (5–15 l) mit niedrigen spezifischem Gewicht bei erhöhter Serumosmolalität (Na!) weisen auf einen Diabetes insipidus hin.

Frühzeichen einer hypophysären Schädigung sind Zyklusstörungen bei der Frau, da die Gonadotropinsekretion zusammen mit der Wachstumshormonsekretion die labilsten HVL-Partialfunktionen darstellen. Eine sekundäre Hypothyreose bzw. eine sekundäre Nebennierenrindeninsuffizienz werden nur bei schwerer Schädigung des Hypothalamus-Hypophysen-Vorderlappen-Systems beobachtet. Allerdings können, insbesondere nach Radiotherapie, eine latente Hypothyreose und/oder NNR-Insuffizienz bei Streßsituationen akut manifest werden. Deswegen ist die Langzeitüberwachung unbehandelter, medikamentös behandelter, operierter und bestrahlter Patienten mit Hypophysentumoren dringend erforderlich (Tabellen 8.6 u. 8.7).

8.7 Therapie der Hypophysenhormonpartialausfälle

An erster Stelle steht die Substitution mit Nebennierenrindenhormonen (10–5–5–5 mg Hydrokortison/Tag). Bei niedrigem Blutdruck zusätzlich 0,1 mg 9-α-Fluor-Hydrokortison am Morgen (mineralokortikoide Wirkung). Die Therapie der sekundären Hypothyreose erfolgt mit L-Thyroxin (100–150 μg pro Tag) oder L-Thyroxin/L-Trijodthyronin-Kombinationspräparaten (100 μg LT4 plus 10 μg LT3). Die Substitution mit Schilddrüsenhormonen erfolgt immer *nach* der Substitution der NNR-Insuffizienz mit Hydrokortison. Die Substitutionstherapie mit Sexualhormonen wird bei der Frau in der reproduktiven Phase mit Östrogen-Gestagen-Präparaten, nach Hysterektomie in der Postmenopause mit reinen Östrogenpräparaten (konjugierte Östrogene) durchgeführt. Bei Kinderwunsch muß mit Gonadotropin (HMG und HCG) bzw. mit GnRH, pulsatil appliziert, behandelt werden, vorausgesetzt, eine gewisse gonadotrope Funktion ist noch vorhanden.

Der Diabetes insipidus wird mit DDAVP, pernasal appliziert, 2mal 0,1–2mal 0,2 ml pro Tag substituiert. Nur beim partiellen Diabetes insipidus sind orale Alternativpräparate wie Carbamazepin oder Chlorpropamid indiziert.

In letzter Zeit wird diskutiert, ob auch Wachstumshormon, das in der Regel bei allen HVL-Partialausfällen mitausgefallen ist, auch beim Erwachsenen substituiert werden soll. Die bis jetzt vorliegenden Studien scheinen zu zeigen, daß die Substitutionsbehandlung mit Wachstumshormon auch im Erwachsenenalter zu einer signifikanten physischen und psychischen Verbesserung des Allgemeinzustandes hypophyseninsuffizienter Patienten führt.

Substitutionstherapie bei Patientinnen mit Hypophyseninsuffizienz

NNR-Insuffizienz: 25–30 mg Hydrokortison über den Tag verteilt (10–5–5–5 mg), eventuell morgens 0,1 mg 9-α-Fluor-Hydrokortison.

Hypothyreose: 100–150 μg L-Thyroxin (T4), dazu eventuell 10–20 μg L-Trijodthyronin (T3) per os (einmalige morgendliche Dosis).

Hypogonadismus: Östrogen-Gestagen-Präparate (z. B. Cycloprogynova), bei Frauen ohne Uterus reine Östrogenpräparate (konjugierte Östrogene, z. B. Presomen oder Östrogenpflaster, z. B. Estraderm TTS).

Diabetes insipidus: 2mal 0,1 (0,2) ml DDAVP per nasal.

Wichtig: Alle Patienten mit Hypophyseninsuffizienz benötigen einen *Ausweis, aus dem die Diagnose und die Substitutionstherapie hervorgeht.*

Bei fiebrigen Erkrankungen, Traumen, Operationen etc. ist die Hydrokortisondosis zu verdoppeln bzw. zu verdreifachen, im Einzelfall müssen synthetische Glukokortikoide parenteral gegeben werden.

8.8 Literatur

Berg D, Rjosk HK, Jänicke F, von Werder K (1983) Behandlung der hyperprolaktinämischen Amenorrhö durch pulsatile Gabe von Gonadotropin Releasing Hormon. Geburtshilfe Frauenheilkd 43:686–688

Flückiger F, del Pozo F, von Werder K (1982) Prolactin physiology, pharmacology and clinical findings. Monogr Endocrinol, vol 23. Springer, Berlin Heidelberg New York

Lamberts SWJ, Uitterlinden P, del Pozo E (1987) SMS 201–995 induces a continuous decline in circulating growth hormone and somatomedin-C levels during therapy of acromegalic patients for over two years. J Clin Endocrinol Metab 65:703–710

Tabelle 8.6. Langzeitüberwachung bei HVL-Mehrsekretion

Hormonmehrsekretion (Therapie)	Häufigkeit der Kontrollen	Klinik	Labordiagnostik	Hormonbestimmung	Röntgenologische Untersuchungen
Hyperprolaktinämie (Bromocriptin, Lisurid, Operation)	Bis zur Prolaktinnormalisierung wöchentlich, dann halbjährlich. Bei Schwangerschaft monatlich, mindestens 1mal im Trimester	Blutdruck, Puls, Ödeme, Galaktorrhö primäre und sekundäre Sexualbehaarung, Zyklusverhalten (Basaltemperaturkurven), Visus	Entfällt	Basale Prolaktinbestimmung, Östradiol, Testosteron	Bei Hypophysentumor bzw. Zustand nach Operation jedes Jahr Schädelaufnahme (zur Orientierung) und Perimetrie. Bei suprasellär persistierenden Adenomresten anfangs jährlich NMR oder CT
Akromegalie (Operation, Somatostatinanaloga, Dopaminagonisten, Radiatio)	6 Wochen postoperativ, 1/2 Jahr postoperativ bzw. postrad., danach jedes Jahr	Blutdruck, Puls, Ödeme, Schwitzen, Karpaltunnelsyndrom, Arthropathie, Struma, Galaktorrhö, Frage nach Trinkverhalten und Polyurie, Visus	Kreatinin, Na, K, Ca, PO_4, alkalische Phosphatase, Blutzucker	STH vor und 60 min nach 100 g Glukose und nach TRH/GnRH, IGF-1	
Morbus Cushing (Operation, Adrenolytika)	6 Wochen postoperativ, 1/2 Jahr postoperativ, danach jedes Jahr	Blutdruck, Puls, Ödeme, Knochenschmerzen, hämorrhagische Diathese, Virilisierung, Pigmentierung	Blutbild, Kreatinin, Na, K, Ca, PO_4, alkalische Phosphatase, Blutzucker	Kortisol nach Dexamethasonsuppression (2 mg)	

Tabelle 8.7. Langzeitüberwachung bei Hypophyseninsuffizienz

Partialausfälle (Therapie)	Häufigkeit der Kontrollen	Klinik	Labordiagnostik	Hormondiagnostik	Röntgenologische und ophthalmologische Untersuchungen
NNR-Insuffizienz (Hydrokortison)	Bei Einstellung, besonders nach akuter Insuffizienz, wöchentlich, später jedes halbe Jahr	Blutdruck, Puls, Gewicht, Ödeme, Cushing-Zeichen?	Kreatinin, Na, K, Ca, PO_4, alkalische Phosphatase, Gesamteiweiß, Blutzucker	Entfällt	Bei Hypophysentumor bzw. Zustand nach Operation jedes Jahr Schädelaufnahme (zur Orientierung) und Perimetrie. Bei suprasellär persistierenden Adenomresten anfangs jährlich NMR oder CT
Hypothyreose (T4- oder T4/T3)	Nach 1 Monat, dann jedes halbe Jahr	Blutdruck, Puls, Gewicht, Hauttemperatur, ASR-Relaxation, Schilddrüsengröße	(Cholesterin, Triglyzeride)	Bestimmung von T4, T3 und TBG	
Hypogonadismus, Sexualhormone	Nach 1 und 3 Monaten, dann jedes halbe Jahr	Blutdruck, Puls, Gewicht, Ödeme, primäre und sekundäre Sexualbehaarung, gynäkologische Untersuchung	Kreatinin, Na, K, Ca, PO_4, alkalische Phosphatase, Cholesterin, Triglyzeride	Entfällt	
Diabetes insipidus (DDAVP)	Kontrolle nach 1 und 3 Monaten, dann jedes halbe Jahr	Blutdruck, Puls, Gewicht, Ödeme, Frage nach Durst und Urinausscheidung, Nykturie	Blutbild, Hämatokrit, Kreatinin, Na, K, Ca, Gesamteiweiß, Blutzucker, Serum- und Urinosmolalität (Spontanurin)	Entfällt	

Mehltretter G, Heinz S, Schopohl J, von Werder K, Müller OA (1991) Long-term treatment with SMS 201–995 in resistant acromegaly: effectiveness of high doses and continuous subcutaneous infusion. Klin Wochenschr 69:83–90

Müller OA, von Werder K (1989) Diagnostic dilemmas in hypercortisolism: investigation and management. In: Wass JAH, Scanlon M (eds) Neuroendocrine Perspectives, vol 6. Springer, Berlin Heidelberg New York, pp 293–301

Rjosk HK, Fahlbusch R, von Werder K (1982) Influence of pregnancies on prolactinomas. Acta Endocrinol 100:337–346

Serri O, Rasio E, Beauregard H, Hardy J, Sommer M (1983) Recurrence of hyperprolactinemia after selective transsphenoidal adenomectomy in women with prolactinoma. N Engl J Med 309:280–283

Tindall GT, Kovacs K, Horvath E, Thorner MO (1982) Human prolactin producing adenomas and bromocriptine: a histological, immunocytochemical, ultrastructural and morphometric study. J Clin Endocrinol 55:1178–1183

Tyrell JB, Brooks RM, Fitzgerald PA, Cofoid PB, Forsham PH, Wilson CB (1978) Cushing's disease: selective transsphenoidal resection of pituitary microadenomas. N Engl J Med 298:753–758

von Werder K, Müller OA, Fink V, Graef K (1994) Diagnosis and treatment of hyperprolactinemia. In: Imura H (ed) The pituitary gland. Raven, New York, pp 453–489

von Werder K (1990) Fortschritte bei der Diagnostik und Behandlung von Hypophysenerkrankungen. Aktuel Endokrinol Stoffw 11:1

von Werder K (1991) Therapie von Mikro- und Makroprolactinomen. Dtsch Med Wochenschr 116:25–27

von Werder K, Scriba PC (1994) Hypothalamus und Hypophyse. In: Siegenthaler W (Hrsg) Klinische Pathophysiologie, 7. Aufl. Thieme, Stuttgart

9 Nebennierentumoren

R. Ziegler und H.W. Minne

9.1 Einleitung

Tumoren einer der beiden oder auch beider Nebennieren treten klinisch unterschiedlich in Erscheinung (Tabelle 9.1). Am häufigsten sind definierte Krankheitsbilder mit charakteristischen Symptomen, die zur Diagnostik Anlaß geben und dann auf einen Nebennierentumor zurückzuführen sind. Zu nennen sind von Seiten der Nebennierenrinde das periphere Cushing-Syndrom, das Conn-Syndrom und die adrenale Hyperandrogenisierung.

Vom Mark gehen Katecholamine produzierende Tumoren aus, die das Krankheitsbild des Phäochromozytoms zur Folge haben. Schließlich können in der Nebenniere Tumoren entstehen, die endokrin nicht aktiv sind; zu denken ist an mehr oder weniger harmlose Adenome, primäre inaktive Karzinome oder auch Metastasen nichtadrenaler Herkunft. Auch ohne eigene Hormonproduktion können derartige Tumorprozesse dann endokrine Folgen haben, wenn beide Nebennieren zerstört werden und eine Addison-Erkrankung die Folge ist.

Tabelle 9.1. Tumoren der Nebennieren. (Übersicht Ziegler 1982)

Krankheitsbild	Adenom- bzw. Karzinombildung (selten beidseitige Hyperplasie) ausgehend von	Produziertes Hormon
Cushing-Syndrom	NN-Rinde (Zona fasciculata)	Kortisol (und Androgene)
Conn-Syndrom	NN-Rinde (Zona glomerulosa)	Aldosteron
Hirsutismus, Virilismus bei ♀	NN-Rinde (Zona reticularis)	Androgene
Phäochromozytom	NN-Mark	Adrenalin, Noradrenalin
Klinisch stummes Bild, selten Nebennierenrindeninsuffizienz (Morbus Addison)	Primärtumoren aller Zellarten, Metastasen nichtadrenaler Tumoren	Keine gesteigerte Hormonproduktion, selten Ausfälle

Für den Gynäkologen sind naturgemäß die androgenproduzierenden Tumoren in Abgrenzung zu denen der Ovarien das im Vordergrund stehende Problem. Andererseits dient die Kenntnis der tumorösen Endokrinopathien in der Nebenniere der frühzeitigen Erkennung von Erkrankungen, die unterschiedliche Folgen für die weibliche Sexualfunktion haben.

9.2 Glukokortikoidproduzierender Nebennierenrindentumor (Cushing-Syndrom)

9.2.1 Klinisches Bild

Als Vollbild ist das Cushing-Syndrom eine Blickdiagnose (Abb. 9.1 und Tabelle 9.2). Die Kranken sind äußerlich charakteristisch verändert. Das Ge-

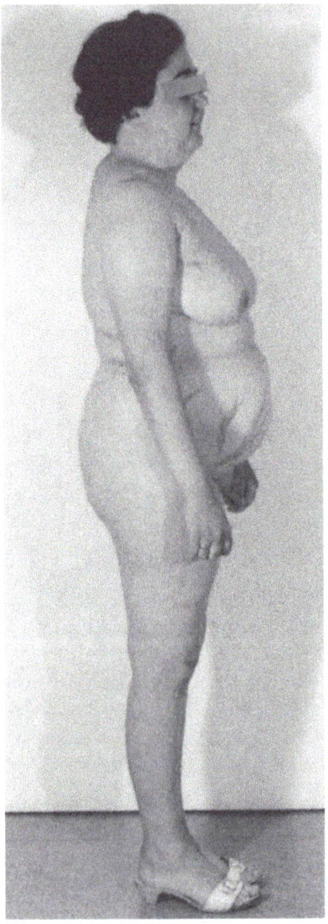

Abb. 9.1. Patientin mit Cushing-Syndrom: Rote Striae, Stammfettsucht, Büffelnacken

Tabelle 9.2. Symptome des Cushing-Syndroms. (Nach Soffer et al. 1961)

Morphologische Veränderungen (Cushing-Habitus)	Häufigkeit [%]
Vollmondgesicht	88
(Stamm-)Fettsucht	86
Gerötetes Gesicht, Plethora	77
Hirsutismus	73
Striae rubrae	60
Hämorrhagische Diathese	59
Osteoporose	58
Büffelnacken	54
Akne	54
Funktionelle Störungen	
Hypertonie	85
Amenorrhö	77
Muskelschwäche	67
Knöchelödeme	57
Endokrines Psychosyndrom	46
Schlechte Wundheilung	35

sicht ist durch Verstärkung der Wangen- und Halspartie vollmondartig gerundet, das Körperfett hat sich zugunsten des Stammes verschoben. Dabei muß das Übergewicht nicht ausgeprägt sein; eine extreme Adipositas mit Einschluß von Armen und Beinen spricht eher gegen ein Cushing-Syndrom. Diese Regel kann allerdings bei Kindern durchbrochen sein.

Das gerundete Gesicht ist meist gerötet, die Kranke imponiert phlethorisch. Patientinnen klagen über einen mehr oder weniger stark ausgeprägten Hirsutismus (Abb. 9.2). Rote Dehnungsstreifen finden sich an Schultern, Brust, Hüften; sie können auch fehlen und sind durchaus nicht pathognomonisch, da z.B. adipöse Jugendliche in der Pubertät auch Striae rubrae entwickeln können.

Besonders an Armen und Beinen imponiert die Haut papierdünn und pergamentartig, die Extremitätenmuskulatur ist reduziert. Die Dünne der Haut geht mit einer verstärkten Verletzlichkeit bis zur hämorrhagischen Diathese einher. Ein Rundrücken tritt zum eine durch die Entwicklung eines sog. Büffelnackens in Erscheinung, zum anderen führt eine länger bestehende unbehandelte Überproduktion an Glukokortikoiden zur Entwicklung einer Osteoporose mit allen möglichen Folgen dieser Osteopathie (Abb. 9.3). Schließlich klagen Cushing-Patienten häufig über eine schwierig zu therapierende Akne.

Zu den äußerlich sichtbaren Veränderungen gesellen sich funktionelle Störungen wie Hypertonie infolge der Mineralkortikoidwirksamkeit der genuinen Glukokortikoide. Frauen im fortpflanzungsfähigen Alter leiden häufig (um 70%) unter Zyklusstörungen und Amenorrhö, da die beim Cushing-Syndrom ebenfalls vermehrt produzierten Andro-

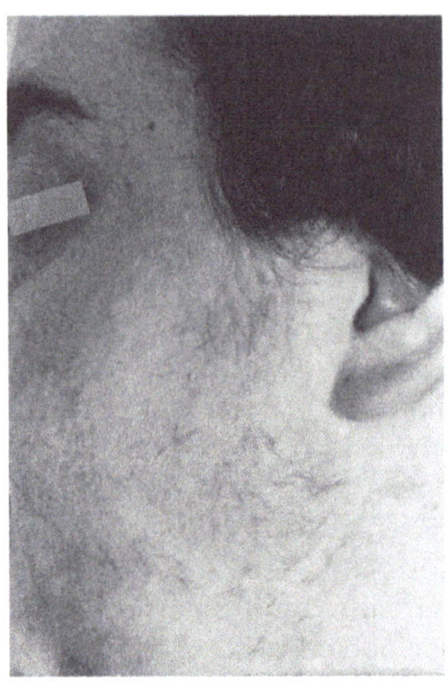

Abb. 9.2. Hirsutismus bei Patienten mit Cushing-Syndrom

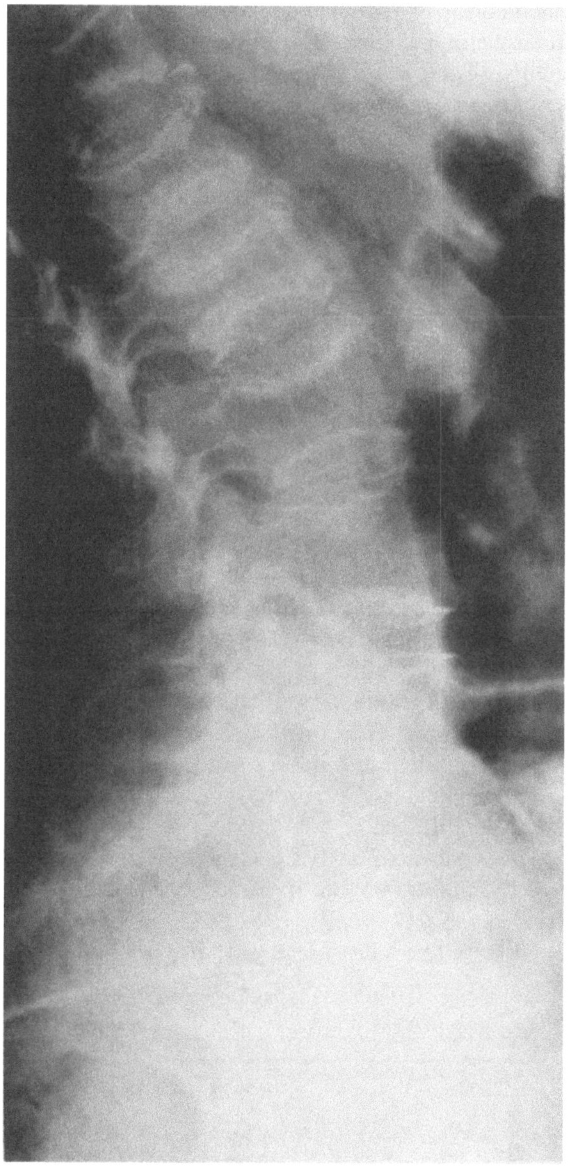

Abb. 9.3. Osteoporose bei Cushing-Syndrom

gene in die endokrine Funktion der Gonaden (via Hemmung der Gonadotropine und Änderung der Reaktion der Ovarien) eingreifen. Nur selten tritt eine Schwangerschaft bei Cushing-Syndrom ein.

Die häufig beklagte Muskelschwäche beruht einerseits auf der katabolen Wirksamkeit der erhöhten Glukokortikoide (ersichtlich an der Muskelatrophie), zum anderen findet sich häufig eine Hypokaliämie. Elektrolytstörungen prädisponieren zur Entwicklung von Knöchelödemen.

Immerhin die Hälfte der Patienten weist ein endokrines Psychosyndrom auf; hier können depressive Verstimmungen im Vordergrund stehen. Diese Beschwerden können bis zur Suizidneigung gehen. Sicherlich handelt es sich nicht nur um reaktive Veränderungen als Folge der äußerlichen Veränderungen, sondern es liegt eine direkte Funktionsstörung im psychoaffektiven Bereich vor.

Die Verminderung der Abwehrschwäche durch Einwirkung erhöhter Glukokortikoidkonzentrationen spiegelt sich in einer verschlechterten Wundheilung wider. Als seltenes Symptom ist mit einem sog. Steroidulkus des Magens zu rechnen.

Die Prognose des unbehandelten Cushing-Syndroms ist schlecht. Im Verlaufe einiger Jahre kommt es zu Komplikationen von seiten der Hypertonie, es entwickelt sich eine Zuckerkrankheit, die bei Persistenz der Glukokortikoidüberproduktion auch insulinpflichtig wird. Infolge der fortschreitenden Osteoporose verfällt die Wirbelsäule. Lungen- und Herzfunktion werden verschlechtert. Komplikationen von seiten des Gefäßsystems, Stoffwechselentgleisungen, schwerbehandelbare Infekte können zum Tode führen.

In der Mehrzahl der Fälle liegt ein gutartiger Tumor zugrunde, d.h. ein hypothalamo-hypophysäres Cushing-Syndrom mit oder ohne Hypophysenvorderlappenadenom oder ein Nebennierenrindenadenom. Seltener findet sich ein Nebennierenrindenkarzinom, dessen frühzeitige Entdeckung und Behandlung für die Prognose entscheidend ist. Wenn bereits zur Zeit der Operation im Nebennierenbereich eine Metastasierung eingetreten ist, bestimmt die Geschwindigkeit und das Ausmaß der Absiedelung der Karzinomzellen das weitere Schicksal. Metastasen bevorzugen Lunge und Leber. Bei beschränkter medikamentöser Behandlungsmöglichkeit wird das Schicksal der Patientinnen durch das Ausmaß der Glukokortikoidüberproduktion und der Tumorausbreitung bestimmt. Eine Rarität ist die erbliche beidseitige Hyperplasie auf dem Boden von die Nebennierenrinde stimulierenden Immunglobulinen mit dem Vorkommen von Spontanremissionen (Young et al. 1989).

Das paraneoplastische Cushing-Syndrom ist Folge einer ACTH-Sekretion durch einen malignen Tumor wie z.B. ein kleinzelliges Bronchialkarzinom. Hier ist der Verlauf und der Behandlungserfolg der Grunderkrankung prognostisch maßgeblich. Als Rarität kann auch einmal ein CRH-produzierender Tumor zum Cushing-Syndrom führen (Howlett et al. 1985).

9.2.2 Diagnostik

Wenn der Arzt die klinischen Verdachtsmomente registriert hat und ein Cushing-Syndrom zur Diskussion steht, sind folgende Fragen zu beantworten:

1. Liegt eine vermehrte Glukokortikoidbildung vor?
2. Liegt die Ursache in der Nebennierenrinde selbst, übergeordnet im Hypothalamus bzw. in der Hypophyse oder auch außerhalb der adrenalen Achse als paraneoplastische ACTH-Sekretion?
3. Welche Komplikationen hat die Erkrankung hervorgerufen?

Mit der Prüfung der endokrinen Aktivität der Nebennierenfunktion lassen sich bereits Auskünfte gewinnen, ob die Ursache im Bereich der Nebenniere selbst oder in der übergeordneten Zentrale liegt.

Tabelle 9.3 gibt eine Übersicht über die diagnostischen Maßnahmen zur Erfassung der Nebennierenfunktion. Für die autonome Glukokortikoidüberproduktion durch ein Nebennierenrindenadenom (oder -karzinom) ergeben sich folgende Konstellationen: die Eingangsdiagnostik ist die Messung der Kortisoltagesrhythmik. Sie ist beim Nebennierentumor aufgehoben, d.h. der Kortisolspiegel verharrt auch tagsüber und abends bzw. nachts auf dem hochnormal bzw. erhöht gemessenen morgendlichen Niveau. Ein Unterschied zu den anderen Ursachen eines Cushing-Syndroms besteht nicht.

Bei der ACTH-Messung findet man beim Nebennierentumor supprimierte Spiegel, während das übergeordnete Hormon sowohl beim zentralen als auch beim paraneoplastischen Cushing-Syndrom meßbar ist; die Problematik der ACTH-Messung bringt es mit sich, daß dabei nicht immer erhöhte Werte gefunden werden.

Urinparameter haben gegenüber früher an Bedeutung verloren, am besten bewährt sich jedoch das freie Kortisol im Urin. Es ist bei allen Formen des Cushing-Syndroms erhöht.

Der wichtigste Test zur Unterscheidung zwischen einer normalen Nebennierenrindenfunktion und einem Hyperglukokortizismus ist der Dexamethasontest. Beim Gesunden kommt es nach nächtlicher Gabe von 1–2 mg zu einem eindeutigen Abfall des morgendlichen Plasmakortisolspiegels. Dieser Abfall fehlt beim Nebennierentumor, selbst wenn man die Dexamethasondosis deutlich steigert. Beim zentralen Cushing-Syndrom findet dagegen eine dosisabhängige Suppression statt: Niedrige Dosen von 1–2 mg Dexamethason beeinflussen das Plasmakortisol ungenügend, während eine Dosissteigerung in einem protrahierten Test auf 8–12 mg/24 h den Plasmakortisolspiegel zu senken vermag. Hier prägt sich der gestörte Regelkreis aus, indem erst höhere Glukokortikoidaktivitäten die Zentrale zur Verminderung der ACTH-Gabe veranlassen.

Das paraneoplastische Cushing-Syndrom läßt sich durch Dexamethason in der Regel nicht beeinflussen.

Als weiterer Test bietet sich in Grenzfällen der

Tabelle 9.3. Diagnostik bei Cushing-Syndrom. (In Anlehnung an Liddle 1972)

Parameter	Normalwert, verhalten	Nebennierentumor	Zentrales Cushing-Syndrom	Paraneoplastisches Cushing-Syndrom
Kortisol im Plasma	70–250 ng/ml morgens, 20–90 ng/ml abends (Tagesrhythmik)	Hoch normal oder erhöht, aufgehobene Rhythmik	Hoch normal oder erhöht, aufgehobene Rhythmik	Hoch normal oder erhöht, aufgehobene Rhythmik
ACTH im Plasma	<20–80 pg/ml, Tagesrhythmik	Supprimiert	Normal bis erhöht	Normal bis erhöht
Freies Kortisol im Urin	25–110 µg/24 h	Erhöht	Erhöht	Erhöht
Dexamethasontest →Kortisolabfall	Deutlich nach 1–2 mg	Fehlt	Kaum nach 1–2 mg, zunehmend bei 8–12 mg	Fehlt (zumeist)
ACTH-Test →Kortisolanstieg	3- bis 5fach	Fehlt bis gering	Lebhaft	Lebhaft (zumeist)
Metopirontest →Anstieg von 11-Desoxycortisol	Bis 10fach (bzw. auf >5 µg/dl)	Fehlt	Vorhanden	Fehlt
ACTH im Plasma nach Adrenalektomie, bei normalem Kortisol	Normal	Niedrig	Hoch bis erhöht	Normal bis erhöht

ACTH-Test an. Die Gabe von ACTH führt beim Nebennierenrindentumor kaum zum Kortisolanstieg, da der Tumor selbst nicht anspricht und das gesunde Gewebe der Gegenseite funktionell stillgelegt ist. Dagegen reagieren die hyperplastischen Nebennieren des zentralen oder paraneoplastischen Cushing-Syndroms durchaus auf eine zusätzliche ACTH-Gabe.

Beim Metopirontest kommt es durch Hemmung der 11-Hydroxylase zum Kortisolmangel und gleichzeitigem Anstieg des 11-Desoxycortisols durch Aktivierung des endogenen ACTH. Diese typische Reaktion fehlt beim Nebennierentumor, während sie beim zentralen Cushing-Syndrom unverändert erhöht bzw. meßbar ist, nach einseitiger Adrenalektomie eines Tumors ist sie zunächst supprimiert, später normal.

Parallel zur biochemischen Diagnostik werden radiologische Techniken zur Lokalisierung des Krankheitsprozesses angewendet. Mit der konventionellen Röntgenologie lassen sich Nebennierentumoren durch Tomographie, etwa in Zusammenhang mit einer intravenösen Pyelographie gelegentlich darstellen. Günstiger ist die Angiographie, d.h. die retrograde Phlebographie. Allerdings ist diese Methodik mit der Verfügbarkeit des Computertomogramms weitgehend überflüssig geworden. (Gleiches gilt für die Schichtung der Nebennieren nach Anlegen eines Retropneumoperitoneums als einer nur noch historisch zu erwähnenden Maßnahme). Die Standarddiagnostik zur Bestimmung der Nebennierengrößen ist die Computertomographie oder Magnet-Resonanz-Tomographie geworden, als Voruntersuchung und Unterstützung kann die Ultrasonographie herangezogen werden.

Weiterhin kann eine Lokalisierung und die Beantwortung der Frage, ob Einseitigkeit oder Beidseitigkeit der Erkrankung vorliegt, durch ein Nebennierenrindenszintigramm versucht werden (Gross et al. 1981). Mit radioaktivem Jod markiertes Cholesterin wird in die Steroidbiosynthese eingeführt und zeigt eine charakteristische Aktivitätsansammlung über einem überaktivem Organ (Abb. 9.4).

Schließlich wird auch die seitengetrennte Venenblutabnahme mit nachfolgender Hormonbestimmung angewendet: Man katheterisiert von der Leistenbeuge aus möglichst organnahe die die Nebennieren ableitenden Venen und zieht jeweils Blutproben für die spätere Hormonbestimmung ab; der Kathetersitz muß bei jeder Blutabnahme möglichst exakt definiert sein. Die nachfolgende Hormonbestimmung in den Blutproben gestattet wertvolle Schlüsse auf den Tumorsitz.

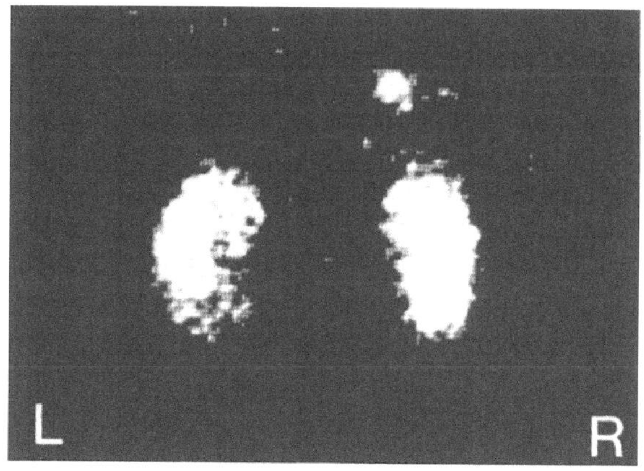

Abb. 9.4. Darstellung eines Rezidivs (*rechts*) einer überaktiven Nebennierenrinde 6 Jahre nach beidseitiger Adrenalektomie mit Hilfe der Jodcholesterinszintigraphie

Bei Verdacht auf zentrales Cushing-Syndrom wird auch die Region der Hypophyse radiologisch untersucht; die Aussagen der konventionellen Röntgenologie, einschließlich Tomographie der Selaregion, wird durch die Computertomographie bzw. MRT-Technik ergänzt und erweitert.

Bei Verdacht auf ein paraneoplastisches Cushing-Syndrom muß eine entsprechende Tumorsuche erfolgen. Am häufigsten liegt ursächlich ein kleinzelliges Bronchialkarzinom zugrunde, aber auch andere Malignome vermögen ACTH zu produzieren, so daß gelegentlich eine Tumorsuche des gesamten Körpers erforderlich ist. Die Körpervenenkatheterisierung kann gegebenenfalls bis zum sinus petrosus inferior ausgedehnt werden. CRH-Messungen sind in spezialisierten Labors möglich.

Selbstverständlich ist nicht in jedem Falle die Anwendung des gesamten geschilderten Arsenals erforderlich. Wenn z. B. die aufgehobene Kortisoltagesrhythmik und die fehlende Suppression des Kortisols bei Dexamethasontest bereits den Verdacht auf ein peripher, d.h. adrenal verursachtes Cushing-Syndrom nahelegt, und dann noch die Computertomographie den Befund eines Tumors in einer der beiden Nebennieren liefert, kann in der Regel auf weitere Zusatzuntersuchungen verzichtet und die Operation angestrebt werden.

9.2.3 Therapie

Die Behandlung des Cushing-Syndroms, bedingt durch einen Nebennierentumor, ist eine chirurgische. Sobald die Diagnose gestellt und der Tumorsitz nachgewiesen ist, erfolgt in der Regel die einseitige Adrenalektomie und damit die Heilung der Erkrankten. Beidseitige Adenombildungen oder primäre Hyperplasien sind eine Ausnahme: bei entsprechenden Befunden muß die beidseitige Adrenalektomie durchgeführt werden, wie sie gelegentlich beim zentralen oder auch bei paraneoplastischem Cushing-Syndrom Anwendung findet.

Kompliziert gestaltet sich das Vorgehen im Falle eines nicht mehr vollständig resezierbaren Nebennierenkarzinoms bzw. wenn dieses bereits lokal Metastasen gesetzt hat. Es empfiehlt sich, das Tumorgewebe einschließlich Metastasen so ausgiebig wie möglich zu entfernen, um bessere Ausgangsbedingungen für eine nachfolgende medikamentöse Therapie zu schaffen. Wenn die Diagnose eines Malignoms nach anscheinend kompletter Entfernung des Tumors erst nachträglich histologisch gestellt wird, ist der Verlauf zunächst abzuwarten (Linder 1980).

Nach erfolgreicher Operation eines glukokortikoidproduzierenden Tumors normalisieren sich die Symptome in erfreulicher Weise innerhalb von Tagen bis Wochen. Die äußerlichen Stigmata bilden sich zurück, die Schwäche nimmt ab, der Blutdruck wird niedriger. Für Frauen ist die allmähliche Abnahme des Hirsutismus besonders erleichternd, der spontane menstruelle Zyklus stellt sich wieder ein. Gelegentlich ist die Cushing-Osteoporose so ausgeprägt, daß die einfache Ausschaltung der Noxe nicht ausreichend ist, sondern eine zusätzliche aufbauende Therapie, etwa mit Natriumfluorid, anzuraten ist.

Besondere Beachtung in der postoperativen Phase verdient die Tatsache, daß der Organismus des Kranken an die erhöhten Glukokortikoidspiegel gewöhnt und zunächst noch in einem gewissen Grade davon abhängig ist. Es wäre ein Fehler, nach Entfernung des überaktiven Nebennierentumors die Aufgabe der Versorgung des Organismus mit Glukokortikoiden abrupt der atrophischen gesunden Nebennierenrinde der Gegenseite zu überlassen. Es empfiehlt sich, beginnend mit dem Augenblick der Entfernung des Tumors, Glukokortikoide (z. B. Hydrokortison) zunächst noch für etwa 2 Tage in einer Dosis von 100 mg zu verabreichen, dann eine Verminderung auf 75 mg/Tag vorzunehmen und diese Dosis für 2–3 Wochen zu belassen, ehe eine weitere Reduktion auf 50 mg erfolgt. Die normale Substitutionsdosis von 30 mg Hydrokortison (oder ca. 40 mg Kortison) pro Tag sollte somit erst in einigen Wochen erreicht werden; danach kann sie stufenweise vermindert werden, bis man sich davon überzeugt hat, daß die erhaltene Nebennierenrinde ihre Aufgabe voll übernommen hat. Im Falle einer beidseitigen Adrenalektomie muß natürlich eine lebenslange Substitution mit den genannten Dosen von 30 mg Hydrokortison bzw. 40 mg Kortison erfolgen; zusätzlich sind Mineralokortikoide erforderlich, z. B. 0,1–0,2 mg Fludrokortison (Astonin H).

Zwar stehen verschiedene adrenostatisch wirksame Medikamente zur Verfügung – ihr Einsatz in der präoperativen Phase hat sich jedoch nicht bewährt, da sie Nebenwirkungen entfalten können. Diese Nebenwirkungen müssen im Falle der erforderlichen Anwendung dieser Substanzen beim Nebennierenkarzinom in Kauf genommen werden.

Als wirksamstes Adrenostatikum im Sinne eines Adrenolytikums hat sich das vom DDT abgeleitete o,p'-DDD erwiesen (USA-Präparat Lysodren/Mitotane) (Hogan et al. 1978). Diese Substanz schädigt selektiv die Nebennierenrindenzellen, und zwar sowohl Tumorzellen als auch die Zellen gesunder Organe. Wenn man es beim Nebennierenrindenkarzinom in täglichen Dosen zwischen 6 und 10 (bis 12 g) verabreicht, sind überraschende Remissionen zu erzielen (Abb. 9.5). Leider entfaltet das Präparat in den therapeutisch erforderlichen Dosen beträchtliche Nebenwirkungen; die Behandelten leiden unter Appetitverlust, Übelkeit bis

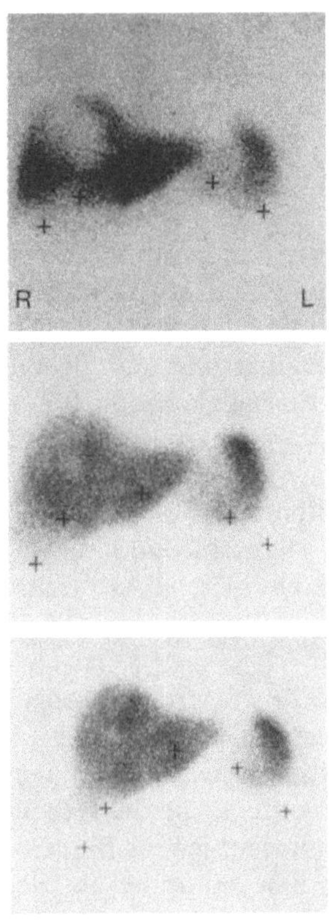

Abb. 9.5 a–c. Verkleinerung von Lebermetastasen eines endokrin aktiven Nebennierenrindenkarzinoms, erkennbar am Verschwinden der Aktivitätsaussparungen im Leberszintigramm (**a** vor Therapie, **b** nach 7 Monaten, **c** nach 9 Monaten)

zum Erbrechen, teilweise Durchfällen. Weiterhin wirkt o,p'-DDD zentralnervös sedierend, was eher als unangenehm empfunden wird. Wegen der Nebenwirkungen erfolgt die Einnahme bei den Patienten daher z. T. unregelmäßig und damit unzureichend.

Bei einer Therapie mit o,p'-DDD ist darauf zu achten, daß die Substanz nicht nur, wie gewünscht, die Tumorzellen angreift, sondern auch die Zellen der gesunden Nebennierenrinde. Aus diesem Grunde kann es bei besonders gutem Ansprechen zur Entwicklung einer Nebenniereninsuffizienz kommen. Hierauf muß man achten, und bei den geringsten Anzeichen hat eine Substitutionstherapie mit Glukokortikoiden und auch ggf. Mineralokortikoiden zu beginnen.

Nach Verfügbarkeit des o,p'-DDD haben ebenfalls adrenostatisch wirksame Medikamente wie Aminoglutethimid (Orimeten) oder auch das Metopiron als Enzymhemmer in ihrer Eigenschaft der symptomatischen Verminderung der Glukokortikoidproduktion ihre Bedeutung verloren, zumal die Wirksamkeit eher geringer war als die des o,p'-DDD.

In neuerer Zeit werden als „Adrenostatika" Medikamente das Hypnotikum Etomidat, das Antimykotikum Ketoconazol (Nizoral) und das Trypanosomen bekämpfende Suramin eingesetzt, ohne das breitere Empfehlungen schon möglich wären (Schulte et al. 1990).

Tabelle 9.4. Symptome des Conn-Syndroms. (Nach Conn et al. 1964)

Subjektive Beschwerden	Häufigkeit [%]
Muskelschwäche	73
Polyurie	72
Kopfschmerzen	51
Polydipsie	46
Paraesthesien	24
Sehstörungen	21
Intermittierende Lähmungen	21
Tetanische Beschwerden	21
Müdigkeit	19
Muskelschmerzen	16
Paralysen	4
Meßbare Befunde	
Hypertonie	100
Hypokaliämie	100[a]
Proteinurie	85
Hyposthenurie	80
EKG-Veränderungen	80
Hypernatriämie	65
Retinopathie	50
Nierenzysten	44
Kardiomegalie	41
Ödem	3
Keine Symptome	6

[a] Mit seltenen Ausnahmen

9.3 Mineralokortikoidproduzierender Nebennierenrindentumor (Conn-Syndrom)

9.3.1 Klinisches Bild

Das klinische Bild der autonomen Überproduktion von Mineralokortikoiden, insbesondere Aldosteron, in der Nebennierenrinde ist das einer Hochdruckerkrankung mit typischen Begleiterscheinungen (Tabelle 9.4) (Conn et al. 1964; Ganguly u. Donohue 1983). Äußerlich sichtbare Symptome liegen nicht vor – unter den Beschwerden der Patienten stehen Muskelschwäche, Polyurie und Polydipsie sowie Kopfschmerzen im Vordergrund; neurologische Symptome wie Tetanie, intermittierende Lähmungen, Paralysen sind nicht häufig. Bei der Untersuchung findet sich der obligatorische Bluthochdruck, der nicht besonders stark ausgeprägt sein muß. Typisch ist auch die konstante Hypokaliämie, die für einen Großteil der Symptomatik, einschließlich Nierenfunktionsstörungen, verantwortlich ist. Hier prägt sich die Hauptwirkung des Aldosterons an den Nieren aus: Kalium wird vermehrt ausgeschieden. Natrium wird dagegen retiniert. Eine Hypokaliämie zeigen alle Conn-Patienten, eine Hypernatriämie nur etwa 2/3, da der Serumpool des Kalium 25- bis 30fach kleiner ist als der des Natriums.

Unbehandelt wird der Patient mit Conn-Syndrom durch Komplikationen von seiten der hypertonen Gefäßerkrankungen bedroht, gleichzeitig kann sich die Nierenfunktionsstörung zur Insuffizienz steigern. Schwerere Hypokaliämien tragen das Risiko des Herztodes in sich. Der zugrunde liegende Nebennierenrindentumor tritt lokal kaum in Erscheinung, sofern es sich um ein solitäres Adenom handelt (oder auch beidseitige Adenombildungen bzw. primäre beidseitige Nebennierenrindenhyperplasie). Karzinome mit Mineralokortikoidüberproduktion können dagegen metastasieren, die Tumorproliferation ist dann für das Schicksal der Kranken entscheidend.

Tabelle 9.5. Diagnostik bei Conn-Syndrom

Parameter	Normalwert, -verhalten	Conn-Syndrom	Sekundärer Hyperaldosteronismus	Pseudohyperaldosteronismus
K im Serum	3,5 – 5 mmol/l	Erniedrigt (nahezu immer)	Erniedrigt	Erniedrigt
Na im Serum	135 – 143 mmol/l	Erhöht (bei 2/3)	Normal bis erhöht	Normal bis erhöht
Aldosteron im Plasma	2 – 10 ng/dl (in Ruhe) 6 – 30 ng/dl (nach Orthostase)	Erhöht	Erhöht	Niedrig
Renin im Plasma (Reninaktivität)	0,2 – 2,0 ng Angiotensin/ml/h	Erniedrigt	Erhöht	Erniedrigt
Aldosteron-18-Glucuronid im Urin („Aldosteronexkretionsrate")	3,5 – 17,5 μg/24 h	Erhöht	Erhöht	Niedrig
Aldosteron unter NaCl-Belastung	Fällt ab	Reagiert nicht	Reagiert nicht	Reagiert nicht

9.3.2 Diagnostik

Eine wichtige Eingangsdiagnostik, die bei jedem Patienten mit Hypertonie erfolgen sollte, ist die Serumkaliumbestimmung (Tabelle 9.5). Selbst wenn selten einmal die Möglichkeit einer normokaliämischen Hypertonie durch primären Hyperaldosteronismus besteht, ist eine zusätzliche grundsätzliche Aldosteronbestimmung bei Normokaliämie nicht anzuraten, sondern nur bei begründetem Verdacht.

Die Serumnatriumbestimmung liefert nicht so häufig erhöhte Werte, wie man es aufgrund der Häufigkeit der Hypokaliämie erwarten würde. Aldosteron kann zum einen im Plasma bestimmt werden – hierbei ist anzuraten, Ruhebedingungen einzuhalten, um nicht den Orthostasestreß mit Erhöhung des Plasmaaldosterons zu übersehen. Zum anderen kann Aldosteron im Urin bestimmt werden (z. B. Aldosteronglukuronid). Ergänzend zum Aldosteron wird die Reninaktivität bestimmt: Sie ist in der Regel bei primärem Hyperaldosteronismus erniedrigt, bei sekundärer Überfunktion erhöht. Auch hier sollten Ruhebedingungen eingehalten werden.

In eindeutigen Fällen des Conn-Syndroms mit größeren Tumoren ist die Diagnosestellung mit dem genannten Methodenarsenal möglich. Schwierigkeiten bereiten jedoch Frühstadien der Erkrankung; hierbei kann es sinnvoll sein, auszutesten, ob eine grenzwertig hohe Aldosteronsekretion nach mehrtägiger Natriumchloridbelastung mit einem Abfall reagiert, also regulativ und nicht autonom ist.

Wenn die Frage beantwortet ist, ob ein primärer Hyperaldosteronismus vorliegt, schließt sich das Problem der Lokalisierung an. Im Prinzip kommen hier die gleichen Methoden in Betracht, wie sie im vorigen Abschnitt für die glukokortikoidproduzierenden Tumoren dargestellt wurden. Die Möglichkeiten der konventionellen Röntgenologie sind durch Computertomographie und (gelegentlich in günstigen Fällen) Ultrasonographie erweitert worden. Beim Sonographieren der Region fiel auf, daß 44% der Patienten Nierenzysten hatten, die vermutlich durch die endokrine Störung der Hypokaliämie hervorgerufen worden waren (Torres et al. 1990). Szintigraphisch können Darstellungen des überaktiven Gewebes mit Hilfe von Jodcholesterin hilfreich sein. Die seitengetrennte Venenkatheterisierung hat ja ihre besondere Bedeutung vor allem bei sekundären Hyperaldosteronismus durch Nierenarterienstenose; die Hormonbestimmung nach Katheterisierung vermag jedoch auch Hinweise liefern, wenn neben einem unilateralen Conn-Adenom auch eine beidseitige Adenombildung bzw. die primäre Hyperplasie in Betracht kommt.

Differentialdiagnostisch sind andere Hochdruckformen abzugrenzen, insbesondere wenn eine Hypokaliämie nichtmineralokortikoider Genese vorliegt. Medikamentöse Einflüsse durch Diuretika sind hier am häufigsten zu diskutieren.

Beim sekundären Hyperaldosteronismus vom Typ der Nierenarteriostenose liegt ein erhöhtes Renin vor, die Diagnostik macht die Nierenarteriendarstellung erforderlich. Die Zustände eines nichtlokalisiert, sondern generalisiert bedingten sekundären Hyperaldosteronismus weisen eher eine Hypotonie auf.

Zu erwähnen ist noch die seltene Möglichkeit eines Pseudohyperaldosteronismus (Rössler et al.

1978) durch Lakritzenexzeß, in dem die Glyzyrrhizinsäure aldosteronartig wirkt, oder durch Carbenoxolon.

9.3.3 Therapie

Die Therapie des Conn-Syndroms besteht in der chirurgischen Entfernung des überaktiven, mineralokortikoidproduzierenden Nebennierenrindentumors. Die Entscheidung zur Operation ist einfach, wenn die biochemischen Werte den autonomen Überfunktionszustand belegen und die Lokalisationsdiagnostik einen eindeutigen Seitenhinweis geliefert hat.

Der therapeutische Eingriff besteht in der Regel in der Adrenalektomie auf der betroffenen Seite, besondere postoperative Vorsichtsmaßnahmen sind nicht erforderlich, da die Nebennierenrinde der Gegenseite im Hinblick auf ihre Glukokortikoidproduktion gar nicht supprimiert ist und die reaktiv verminderte Aldosteronsekretion rasch wieder anspringt.

Schwieriger gestaltet sich die Entscheidung zur Operation beim beidseitigen Betroffensein der Nebennierenrinden. Liegen eindeutig Adenome, d.h. Tumoren vor, wird die beidseitige Adrenalektomie nicht zu umgehen sein. Der Patient muß dann wie beim Morbus Addison eingestellt und lebenslang substituiert werden.

Liefert die Diagnose nur den Verdacht auf das Vorliegen einer primären, beidseitigen Hyperplasie, ist die operative Behandlung nicht auf jeden Fall indiziert und ein konservativer Behandlungsversuch gerechtfertigt.

Das Therapeutikum der Wahl ist der Aldosteronantagonist Spironolacton (z. B. Aldactone, Osyrol). Durch kompetitive Verdrängung inaktiviert die Substanz das im Blut kreisende Aldosteron, die Folgen des Hyperaldosteronismus bilden sich zurück (der Blutdruck fällt ab, der Serumkaliumspiegel steigt an, das Serumnatrium zeigt abfallende Tendenz).

Die beim sekundären Hyperaldosteronismus ebenfalls verfügbaren Pharmaka, die oberhalb der Aldosteronbildung im Renin-Angiotensin-System angreifen, kommen beim autonomen Hyperaldosteronismus naturgemäß nicht in Betracht. Die Dosierung des Spironolacton richtet sich individuell nach dem Verhalten der genannten Elektrolyte im Serum sowie des Blutdrucks.

Liegt ein bereits metastasiertes bzw. nur inkomplett operiertes mineralokortikoidproduzierendes Nebennierenrindenkarzinom vor, kann ein Therapieversuch mit o,p'-DDD unternommen werden; auch hier bestehen wie beim glukokortikoidproduzierenden Nebennierenrindenkarzinom Aussichten auf eine Remission der Erkrankung. Das praktische Vorgehen unterscheidet sich in beiden Fällen nicht (Einzelheiten s. oben).

9.4 Androgenproduzierender Nebennierenrindentumor

9.4.1 Klinisches Bild

Als seltene Neoplasie kommen in der Nebennierenrinde sowohl androgen- als auch östrogenproduzierende Tumoren vor – verständlicherweise treten sie dann klinisch in Erscheinung, wenn die produzierenden Hormone dem Geschlecht des Individuums nicht entsprechen. Somit äußert sich ein androgenproduzierender Tumor beim weiblichen Geschlecht durch Zeichen der äußerlichen Vermännlichung unterschiedlichen Ausmaßes. Das Lebensalter zur Zeit der Manifestation ist neben der endokrinen Aktivität des Tumors von Bedeutung für das resultierende Krankheitsbild (Greenblatt u. Roy 1965).

Entwickelt sich der Tumor bereits beim Mädchen vor der Pubertät, fallen Zeichen wie Klitorishypertrophie, aufschießende Genitalbehaarung, Wachstumsschub mit Zunahme der Muskulatur und beschleunigtem Fortschreiten des Knochenalters, Tieferwerden der Stimme und beschleunigte Entwicklung der Auffassungsgabe im Vergleich zum Alterskollektiv auf.

Ältere Mädchen zeigen neben den Anzeichen der Vermännlichung ein Ausbleiben der Periode (primäre Amenorrhö). Nach eingetretener Menarche kann der androgenproduzierende Tumor eine sekundäre Amenorrhö hervorrufen, indem die produzierten männlichen Hormone über die negative Rückkoppelung die Gonadotropinsekretion vermindern.

Beginnt das Krankheitsbild erst nach vollständigem Abschluß einer normalen weiblichen Pubertät, treten die männlichen Stigmata zunächst neben die weiblichen; später entwickeln sich die weiblichen Ausprägungen zurück (s. Übersicht). Die Brüste können sich verkleinern, die weibliche Fettverteilung ändert sich in den männlichen Typ. Eine Klitorishypertrophie entwickelt sich, wenn der androgene Reiz lange genug einwirkt. Gelegentlich wurde eine Zunahme der Libido angegeben. Durch Vergrößerung des Kehlkopfes tritt die Stimme tiefer. Das Haarkleid kann nach einer Durchgangsphase der Vermehrung im Sinne eines Hirsutismus schließlich wie beim Manne an charakteristischen Stellen ausfallen (Ausbildung von Geheimratsecken, einer Stirn- oder auch Hinterkopfglatze).

Bei der älteren Frau nach der Menopause scheinen die Auswirkungen der vermehrten Produktion von Androgenen nicht mehr so ausgeprägt zu sein. Es ist an ein etwas vermindertes Ansprechen der Endorgane beim älteren Menschen zu denken.

Nach erfolgter Behandlung, d.h. in der Regel operativer Entfernung des androgenproduzierenden Tumors, bilden sich die Erscheinungen deutlich zurück – irreversibel kann das Tieferteten der Stimme sein, auch der Rückgang der vermehrten Behaarung im Gesicht und am Körper kann unvollständig sein.

Symptome eines androgenproduzierenden Tumors beim weiblichen Geschlecht

Haarkleid: Hirsutismus mit Zunahme der Behaarung im Gesicht (Oberlippe, Kinn), auf der Brust (vordere Schweißrinne, perimammillär), auf dem Bauch (aufsteigend zum Nabel), an Oberschenkelinnenseite und Zehenrücken.

Androgentypischer Haarausfall (Geheimratsecken, Glatzenbildung).

Brust: Ausbleiben der Brustentwicklung beim Mädchen, Brustverkleinerung bei der Frau.

Genitale: Primäre oder sekundäre Amenorrhö, Klitorishypertrophie.

Gestalt: Wachstumsschub beim noch nicht ausgewachsenen Mädchen, Entwicklung männlicher Proportionen durch Zunahme der Muskelmasse.

Stimme: Tiefertreten.

9.4.2 Diagnostik

Das diagnostische Problem eines androgenproduzierenden Nebennierenrindentumors stellt sich bei der Frau in der Regel bei der Abklärung eines Hirsutismus mit oder (selten) ohne Störungen des menstruellen Zyklus; unter den Ursachen für einen Hirsutismus bzw. Virilismus kommen die Nebennierenrindentumoren selten vor. Unter den differentialdiagnostischen Möglichkeiten sollte jedoch auch an diesen Tumor gedacht werden, insbesondere da ein derartiger Tumor sowohl benigne als auch maligne sein kann (Rabe u. Runnebaum 1979).

Differentialdiagnose des Hirsutismus (und z. T. Virilismus)

„Idiopathische" Störung: Überempfindliches Ansprechen vom Endorgan auf normale Androgenspiegel, gesteigerte Umwandlung von Testosteron in Androstanolon.

Ovarielle Genese: Polyzystische Ovarien (Stein-Leventhal), androgenbildende Tumoren (Arrhenoblastom, Hiluszelltumor).

Adrenale Genese: Angeborene und erworbene Nebennierenrindenhyperplasie mit Androgenüberproduktion (adrenogenitales Syndrom im engeren Sinne), Cushing-Syndrom, androgenproduzierender Tumor.

Medikamentöse Genese: Androgene bei Tumortherapie, Nortestosteron in Kontrazeptiva, Anabolika.

(Fehlentwicklung bei Intersexen).

Wegweisend bei der praktischen Diagnostik ist die Bestimmung der Androgene. In der Regel reicht es aus, im Plasma das Testosteron und das Dehydroepiandrosteronsulfat (DHEA-S) zu bestimmen (Tabelle 9.6).

Ergibt die Bestimmung der Androgene im Plasma (die früher übliche Bestimmung der 17-Ketosteroide im Urin ist überholt und nicht mehr anzuraten) Normalwerte, ist ein androgenproduzierender Tumor praktisch auszuschließen. Hier liegt der Verdacht auf einen konstitutionellen Hirsutismus vor.

In einem Bereich leicht erhöhter Androgene bis zu einem Testosteronspiegel von 150 ng/dl und DHEA-S-Spiegel bis 600 μg/dl muß die Differentialdiagnostik regulative Ursachen wie ein adrenogenitales Syndrom oder auch polyzystische Ovarien erfassen, da gewöhnlich kein Tumorverdacht besteht. Erst oberhalb der genannten Grenzwerte muß auch an die Möglichkeit eines Tumors gedacht werden, und die entsprechende Lokalisationsdiagnostik, insbesondere zur Differenzierung zwischen ovariellen und adrenalen Tumoren, ist erforderlich. Im Prinzip kommen die gleichen Methoden zur Anwendung, wie sie sich auch bei den anderen Nebennierenrindentumoren bewähren.

Die Hoffnung, mit Hilfe von Suppressionstesten (Dexamethason zur Unterdrückung der Nebennierenrindenfunktion) und Stimulationstesten (Gonadotropine zur Anregung der Funktion der Ovarien) eindeutig zwischen adrenaler und ovarieller Genese einer Androgenüberproduktion unterscheiden zu können, haben sich nicht bestätigt (Moltz 1979). Dennoch wird man derartige Testver-

Tabelle 9.6. Diagnostik bei androgenproduzierendem Nebennierentumor

Labordiagnostik	Normal bei ♀	Tumorverdächtig
Testosteron im Plasma	20 – 80 ng/dl	über 200 ng/dl
DHEA-S im Plasma	233 ± 100 μg/dl	über 700 μg/dl
Ausschlußdiagnostik		
Glukokortikoiddiagnostik:	Cushing-Syndrom?	
Dexamethasontest:	Supprimierbarkeit der Androgene (AGS?)	
Gynäkologische Untersuchung:	Polyzystische Ovarien? Ovarieller Tumor?	
Lokalisationsdiagnostik		
Ultrasonographie, Computertomographie, Kernspintomographie der Nebennieren, ^{131}J-Cholesterin-Szintigraphie		
Phlebographie mit Katheterisierung zur Hormonbestimmung		

suche unternehmen, insbesondere um bei Androgenspiegeln im Grenzbereich zum Tumorverdacht zu überprüfen, ob die Androgenproduktion autonom und nicht beeinflußbar erfolgt oder Dexamethason nicht doch zu einer Verminderung der Androgenspiegel führt. Vor einer Überbewertung der Testaussage sei jedoch gewarnt.

9.4.3 Therapie

Die Behandlung androgenproduzierender Tumoren besteht in der chirurgischen Entfernung. Die vermännlichende Symptomatik bietet die Chance einer frühzeitigen Entdeckung auch im Falle eines Malignoms. Die symptomatische Therapie mit Antiandrogenen, wie sie etwa beim konstitutionellen Hirsutismus zur Anwendung kommt, sollte bei Tumoren nicht verwendet werden, da die Kausaltherapie möglich ist.

9.5 Nebennierenmarktumor (Phäochromozytom)

9.5.1 Klinisches Bild

Die Katecholamine produzierenden Tumoren des Nebennierenmarks führen zu Krankheitsbildern unterschiedlicher Ausprägung. Zum einen kann sich ein Dauerhochdruck entwickeln, zum anderen ist eine überwiegende Normotonie mit anfallsweise auftretenden Hochdruckattacken möglich. Bei dieser anfallsweise in Erscheinung tretenden Form sind die klinischen Symptome gelegentlich leichter erkennbar (Tabelle 9.7). Häufigstes Symptom der Erkrankung sind Kopfschmerzen, die hypertonen Anfälle gehen mit Schweißausbrüchen, Herzjagen und -klopfen, Angstgefühlen einher. Auch Schwächegefühle, Übelkeit und Erbrechen kommen vor. Äußerlich sichtbar kann ein Farbwechsel des Gesichtes sein (zwischen Röte und Blässe) (Melicow 1977).

Gelegentlich geht die anfallsweise Ausschüttung der Katecholamine mit Schmerzempfindungen im Bauchbereich, aber auch im extraadrenalen Tumorbereich einher.

Nachdem die Erkrankung eines Phäochromozytoms recht selten ist, der Bluthochdruck jedoch recht häufig vorkommt, kann das Phäochromozytom als chirurgisch angehbare Ursache einer Hypertonie jahrelang übersehen werden, und die Therapie des Patienten beschränkt sich (wenn sie überhaupt erfolgt) auf symptomatische Maßnahmen zur Blutdrucksenkung. Gar nicht selten wird daher, sekundär verursacht durch die Blutdruckerhöhung, eine Gefäßerkrankung auftreten; Herzinfarkte werden immer wieder von Phäochromozytompatienten

Tabelle 9.7. Symptome des Phäochromozytoms. (Nach Gifford et al. 1964)

Beschwerden	% Häufigkeit bei	
	anfallsweisem Hochdruck	Dauerhochdruck
Kopfschmerzen	92	72
Schweißausbrüche	65	70
Herzklopfen, Tachykardie	73	51
Gesichtsblässe	60	28
Unruhe-, Angstgefühle	60	28
Zittrigkeit, Tremor	51	26
Übelkeit, Erbrechen	43	26
Schwächegefühl	38	15
Thoraxschmerz	32	13
Abdominalschmerz	16	15
Sehstörungen	3	21
Gewichtsabnahme	14	15
Dyspnoe	11	18

in der Anamnese angegeben. Auch eine Verschlechterung der Glukosetoleranz bis zur Entwicklung einer Zuckerkrankheit ist möglich.

Unbehandelt führt das Phäochromozytom zur Entwicklung einer Gefäßerkrankung mit den damit verbundenen Komplikationen kardialer und zerebrovaskulärer Ereignisse. Unter den malignen Phäochromozytomen (2–10%) kann bei nicht rechtzeitiger Operation die Metastasierung für das Schicksal der Kranken entscheidend werden. 70% der malignen Phäochromozytome finden sich beim weiblichen Geschlecht!

Zu erwähnen ist noch, daß das Phäochromozytom familiär gehäuft vorkommen kann, insbesondere im Rahmen der multiplen endokrinen Neoplasie Typ II (Sipple-Syndrom). Es bewährt sich, bei Patienten mit C-Zellkarzinom der Schilddrüse auch an die Möglichkeit eines Phäochromozytoms zu denken, und umgekehrt. Beide endokrine Überfunktionszustände müssen keinesfalls gleichzeitig, sondern können in der Biographie des Patienten hintereinander manifest werden (Raue et al. 1978). Auch Rezidive des Phäochromozytoms sind möglich (Lang et al. 1977).

9.5.2 Diagnostik

Zum Screening bewährt sich bei Phäochromozytomverdacht die Urindiagnostik (Tabelle 9.8). Als Aktivitätsparameter von Nebennierenmarkstumoren kann man zum einen die direkte Bestimmung der Katecholamine im 24-h-Urin wählen; alternativ kommen die Abbauprodukte in Betracht, die als Vanillinmandelsäure oder als Metanephrine je etwa 40% der Produktion repräsentieren (Cordes u. Beyer 1981; Gifford et al. 1964; Plouin et al. 1980).

Es empfiehlt sich, 2 Parameter in mindestens 2, besser 3 getrennten 24-h-Sammelurinen zu bestimmen. Dabei sollte darauf geachtet werden, daß Medikamente während der Sammelperioden nach Möglichkeit nicht eingenommen werden. Bei Patienten mit schwererem Hochdruck kann dies problematisch sein – in diesem Falle empfiehlt sich die Blutdrucksenkung mit Katapresan, das am wenigsten störend wirkt.

Bei begründetem Verdacht auf Phäochromozytom ist die direkte Katecholaminbestimmung im Plasma indiziert (Normwerte s. Tabelle 9.8). Wiederholte Messungen können erforderlich werden, dennoch hat die Blutspiegelbestimmung der Nebennierenmarkhormone die früher angewendeten Stimulationsteste (Glukagon) und Lyseteste (Regitin) überflüssig gemacht. Wenn die Katecholaminwerte fraglich erhöht, d.h. in einem Grauzonenbereich liegen, wird der Clonidintest (Catapresan) empfohlen: Dieses Pharmakon läßt den Plasmanoradrenalinspiegel beim Phäochromozytom unbeeinflußt, während das Hormon bei der nichtphäochromozytombedingten Hypertonie in den Normbereich abfällt (Bravo et al. 1981).

Tabelle 9.8. Diagnostik bei Phäochromozytom

Urindiagnostik	Normalbereich
Katecholamine	bis 100 µg/24 h
Vanillinmandelsäure	bis 6,8 mg/24 h
Metanephrine	bis 0,9 mg/24 h
Plasmadiagnostik	**Normalbereich**
Noradrenalin	0,15 – 3,50 nmol/l
Adrenalin	0,10 – 0,80 nmol/l
Dopamin	0,04 – 4,50 nmol/l
L-DOPA	5,14 – 1104 nmol/l
Clonidintest	Abfall der Plasmakatechdamine in den Normbereich

Für die Lokalisationsdiagnostik stehen die in den anderen Abschnitten diskutierten Möglichkeiten zur Verfügung: Die geringeren Möglichkeiten der konventionellen Röntgenologie wurden durch die Ultrasonographie und die Computertomographie erheblich erweitert. Die Möglichkeit der szintigraphischen Darstellung des Nebennierenmarkes ist über (^{131}J) Meta-Jodbenzylguanidin möglich (Fischer et al. 1982; Sisson et al. 1981). Diese radioaktive Substanz erweist sich nicht nur zur Darstellung überaktiven Nebennierenmarkgewebes als nützlich, sondern findet in Therapieversuche Eingang.

Läßt sich das vermutete Phäochromozytom nicht im Bereich der Nebennieren lokalisieren, muß mit einem extraadrenomedullären Phäochromozytom gerechnet werden (z.B. im Bereich der paraaortalen Ganglien). Hier kann (neben der Szintigraphie und Computertomographie) der Versuch unternommen werden, durch eine selektive Venenkatheterisierung Blutproben zur Katecholaminbestimmung zu gewinnen. Ein Gradientensprung deutet in günstigen Fällen auf die Nähe des Tumorsitzes hin. Dieser Eingriff darf jedoch nur beim medikamentös vorbehandelten Patienten (s. unten) erfolgen.

9.5.3 Therapie

Beim diagnostizierten Phäochromozytom ist die operative Entfernung möglichst bald anzustreben, jedoch ist eine medikamentöse Therapie vor dem Eingriff unerläßlich. Selbst wenn das diagnostizierte Phäochromozytom nicht eine dauernde Hypertonie verursacht hat und die Normotonie eine nur geringe endokrine Aktivität vortäuscht, kann im Augenblick der Tumorentfernung ein Zusammenbruch des Kreislaufs mit irreversiblem Schock erfolgen.

Aus diesem Grunde ist bei jedem Phäochromozytompatienten präoperativ eine Vorbehandlung mit dem α-Blocker Phenoxybenzamin erforderlich. Man steigert diese Substanz im Laufe von 8–10 Tagen auf Dosen von 60–120 mg. Wenn es während dieser Aufsättigung zum Frequenzanstieg kommt, können β-Blocker hinzugefügt werden.

Nach Entfernung eines benignen Phäochromozytoms ist die Prognose des Patienten gut; einschränkend wirken sich nur die bereits eingetretenen Gefäßschäden aus. Liegt ein malignes Phäochromozytom vor, dessen Entfernung nicht vollständig möglich ist, ergibt sich eine deutlich verschlechterte Prognose. Ein selektives Chemotherapeutikum wie für die Nebennierenrindentumoren steht nicht zur Verfügung, polychemotherapeutische Schemata versprechen nicht allzuviel Erfolg. Möglicherweise stellt in Zukunft die Behandlung mit radioaktivem Benzylguanidin eine therapeutische Erweiterung für diese Situation dar.

Beim Vorliegen eines beidseitigen Phäochromozytoms, wie es sich besonders häufig bei der multiplen endokrinen Neoplasie findet, müssen beide Nebennieren entfernt werden. Diese Patienten befinden sich dann in der Situation eines Morbus Addison und müssen entsprechend substituiert werden. Versuche zur Autotransplantation von Nebennierenrindengewebe werden bei dieser Konstellation unternommen (Klempa et al. 1989).

9.6 Endokrin stumme Tumoren

Die begrüßenswerte Entwicklung des Computertomographen hat der Medizin nicht nur die Lösung von Problemen beschert, sondern gelegentlich auch zusätzliche Probleme. Untersuchungen des Bauchraums aus verschiedenen Gründen decken immer häufiger zufällig Vergrößerungen der Nebenniere auf, bei denen sich dann die Problematik des weiteren Vorgehens ergibt (Glazer et al. 1983). Mit geringem Aufwand und ohne invasiv zu werden, lassen sich zunächst endokrine Aktivitäten derartiger Befunde ausschließen: Durch eine Überprüfung der Glukokortikoid- und Aldosteronsekretion, einschließlich der Elektrolyte Natrium und Kalium, sowie der Katecholamine und des Blutdrucks ist eine Aussage möglich, ob einer der klassischen Tumoren, die in diesem Kapitel dargestellt wurden, vorliegt oder nicht.

Bei kleineren raumfordernden Prozessen wird man bei dem Fehlen jeglicher Symptome zunächst abwarten können, wie sich das Gebilde weiter verhält; Kontrolluntersuchungen werden eine Wachstumstendenz aufdecken.

Ist das entdeckte Gebilde dagegen größer und expansiv in die Umgebung übergreifend, wird man sich schneller zur operativen Therapie entschließen (auf jeden Fall ab einem Durchmesser von 5 cm). Neben einem endokrin stummen Tumor kommt natürlich auch eine metastatische Absiedelung in die Nebenniere in Betracht; eine Nadelbiopsie kann hier unter Umständen zur Operationsentscheidung beitragen. Selten kommen Metastasierungen beidseits vor. Die Zerstörung beider Nebennieren durch Absiedelungen eines nichtadrenalen Tumors können in eine Nebennierenrindeninsuffizienz im Sinne eines Morbus Addison münden. Derartige Patienten müssen mit den üblichen Mengen von Glukokortikoiden und Mineralokortikoiden substituiert werden (z. B. mit 30 mg Hydrokortison bzw. 40 mg Kortison und 0,1 mg Fludrokortison = Astonin H pro Tag).

9.7 Literatur

Bravo EL, Tarazi RC, Fouad FM, Vidt DG, Gifford RW (1981) Clonidine-suppression test. A useful aid in the diagnosis of pheochromocytoma. N Engl J Med 305:623–626

Conn JW, Knopf RF, Nesbit RM (1964) Clinical characteristics of primary aldosteronism from an analysis of 145 cases. Am J Surg 107:159–172

Cordes U, Beyer J (1981) Diagnostik des Phäochromocytoms. Med Klinik 76:242–248

Fischer M, Winterberg B, Vetter H (1982) Nebennierenmarksszintigraphie. Nuclear Compact 13:26–27

Ganguly A, Donohue JP (1983) Primary aldosteronism: pathophysiology, diagnosis and treatment. J Urol 129: 241–247

Gifford RW, Kvale WF, Maher FT, Roth GM, Priestly JT (1964) Clinical features, diagnosis and treatment of pheochromocytoma: a review of 76 cases. Mayo Clin Proc 39:281–302

Glazer HS, Weyman PJ, Sagel SS et al. (1982) Nonfunctional adrenal masses: incidental discovery on computed tomography. AJR 139:81–86

Greenblatt RB, Roy S (1965) Virilizing adrenal tumors. In: The hirsute female, 2nd edn. Thomas, Springfield, pp 109–148

Gross MD, Valk TM, Freitas JE et al. (1981) The relationship of adrenal iodomethylnorcholesterol uptake to indices of adrenalcortical function in Cushing's syndrome. J Clin Endocrinol Metab 52:1062–1066

Hogan TF, Citrin DL, Johnson BM, Nakamura S, Davis TE, Borden EC (1978) O,p'-DDD (Mitotane) therapy of adrenal cortical carcinoma. Cancer 42:2177–2181

Howlett TA, Rees LH, Besser GM (1985) Cushing's syndrome. Clin Endocrinol Metab 14:911–945

Klempa I, Menzel J, Baca I (1989) Subtotale Adrenalektomie versus Autotransplantation der Nebennierenrinde – Alternativverfahren bei der bilateralen Adrenalektomie bei MEN II? Chirurg 60:266–272

Lang R, Meurer KA, Kaufmann W (1977) Rezidivierendes Phäochromocytom. Med Welt 28:157–165

LaRocca RV, Stein CA, Danesi R, Jamis-Dow CA, Weiss GH, Myers CE (1990) Suramin in adrenal cancer: modulation of steroid hormone production, cytotoxicity in vitro, and clinical antitumor effect. J Clin Endocrinol Metab 71:497–504

Liddle GW (1972) Pathogenesis of glucocorticoid disorders. Am J Med 53:638–645

Linder F (1980) Maligne Tumoren des endokrinen Systems. MMW 122:423–427

Luton JP, Mahoudeau JA, Bouchard Ph, Tieblot Ph, Hautecouverture M, Simon D, Laudat MH, Touiton Y, Bricaire H (1979) Treatment of Cushing's disease by o,p'-DDD. Survey of 62 cases. N Angl J Med 300:459–464

Melicow MM (1977) One hundred cases of pheochromocytoma (107 tumors) at the Columbia-Presbyterian Medical Centre, 1926–1976. A clinicopathological analysis. Cancer 40:1987–2004

Moltz L (1979) Differentialdiagnostische Abklärung androgenproduzierender Tumoren. Androgenisierungserscheinungen bei der Frau. Symposium 1979, Berlin. In: Hammerstein J, Lachnit-Fixson U, Neumann F, Plewig G (Hrsg) Excerpta Medica, Amsterdam, S 116–126

Müller OA, Stalla GK, von Werder K (1980) Corticotropin releasing factor: a new tool for the differential diagnosis of Cushing's syndrome. J Clin Endocrinol Metab 57:227–229

Plouin PF, Duclos JM, Menard J, Comoy E, Bohnon C, Alexandre JM (1981) Biochemical tests for diagnosis of phaeochromocytoma: urinary versus plasma determinations. Br Med J 282:853–854

Rabe T, Runnebaum B (1979) Androgenisierungserscheinungen bei der Frau. II. Differentialdiagnostik und Therapie. Notabene Medici 10:1164–1174

Raue F, Bayer JM, Rahn KH, Minne H, Ziegler R (1978) Hypercalcitoninaemia in patients with pheochromocytoma. Klin Wochenschr 56:697–701

Rössler R, Heni F, Sadowski P, Blankenhorn H (1978) Pseudoaldosteronismus und primärer Aldosteronismus (Conn-Syndrom). Inn Med 5:5–13

Schulte HM, Benker G, Reinwein D, Sippell WG, Allolio B (1990) Infusion of low dose etomidate: correction of hypercortisolemia in patients with Cushing's syndrome and dose-response ralationship in normal subjects. J Clin Endocrinol Metab 70:1426–1430

Sisson JC, Grager MS, Valk TM et al. (1981) Scintigraphic localization of pheochromocytoma. N Engl J Med 305:12–17

Soffer LJ, Dorfman RJ, Gabrilove JL (1961) The human adrenal gland. Lea & Febiger, Philadelphia

Torres VE, Young WF, Offord KP, Hattery RR (1990) Association of hypokalemia, aldosteronism, and renal cysts. N Engl J Med 322:345–351

Young WF, Carney JA, Musa BU, Wulfraat NM, Lens JW, Drexhage HA (1989) Familial Cushing's syndrome due to primary pigmented nodular adrenocortical disease. N Engl J Med 321:1659–1664

Ziegler R (1982) Nebennierentumoren aus internistischer Sicht. Röntgenpraxis 35:268–272

10 Hormonaktive Ovarialtumoren

G. Leppien, G. Dallenbach-Hellweg, T. Rabe und B. Runnebaum

10.1 Einleitung

Hormonaktive Ovarialtumoren sind selten. Im Vergleich zu den wesentlich größeren nicht hormonaktiven Ovarialtumoren fallen sie häufig durch ihr typisches klinisches Bild auf. Das Bild wird durch die vom Tumor gebildeten Hormone mitbestimmt.

10.2 Einteilung

Die endokrinaktiven Ovarialtumoren können entweder nach endokrinologischen Gesichtspunkten, d.h. nach den vom Tumor gebildeten Hormonen, oder nach morphologischen Gesichtspunkten, d.h. nach ihrer entwicklungsgeschichtlichen Entstehung eingeteilt werden.

10.2.1 Endokrinologische Einteilung

Entsprechend dem hauptsächlich vom Tumor gebildeten Hormon ergibt sich die in Tabelle 10.1 dargestellte Einteilung.

10.2.2 Morphologische Einteilung

Der Ausgangspunkt für hormonproduzierende Neubildungen in der weiblichen Keimdrüse sind vornehmlich Zellen des Keimstrangs und des Keimdrüsenstromas. Diese können ortsständig weiblich differenziert sein als Granulosa- oder Thekazellen, eine heterotope männliche Differenzierung aufweisen als Sertoli- oder Leydig-zellen, oder auf einer indifferenten Zwischenstufe stehen bleiben. Somit können in diesen Ovarialtumoren alle genannten Zelltypen vorkommen. Man unterscheidet demnach reine Keinstrangtumoren, reine Mesenchymaltumoren, gemischte Tumoren aus Keimstrangelementen und mesenchymalen Elementen und Mischformen aus männlich und weiblich differenzierten Keimstrang- und Stromazellen.

Einteilung der Keimstrangkeimdrüsentumoren (WHO 1994)

I. *Granulosa-Stroma-Zelltumoren.*
   - Granulosazelltumor,
   - Thekazelltumor.

Tabelle 10.1. Hormonaktive Ovarialtumoren und Ovarialpathologie. (Modifizierte nach Morris u. Scully 1958)

Hormonaler Status	Syndrom	Pathologisch-klinischer Befund	Ovarialpathologie
Östrogenüberschuß (bzw. nur Östrogen)	„Feminisierung"	Anovulation, Oligoamenorrhö, Menometorrhagie	
	1. Pubertas praecox	1. Menarche und Entwicklung der sekundären Geschlechtsmerkmale vor dem 8. Lebensjahr, anovulatorische Blutungen, beschleunigtes Skelettwachstum	Follikelzysten (Follikelpersistenz)
	2. Dysfunktionelle Blutungen	2. Durchbruchsblutungen bei anovulatorischen Zyklen; glandulär-zystische oder adenomatöse Hyperplasie des Endometriums	Polyzystische Ovarien, Granulosa-Thekazell-Tumoren (ausnahmsweise Lipoidzelltumoren (folliculome lipidique Lecène)
	3. Postmenopause	Glandulär-zystische oder adenomatöse Hyperplasie des Endometriums, „Kornifikation" des Scheidenepithels	Brenner-Tumoren ausnahmsweise: Zystadenome, Ovarialkarzinome
Androgenüberschuß	a) Defeminisierung	a) Anovulation, Oligoamenorrhö, Menometorrhagie; Atrophie der Brüste und Regression der sekundären Geschlechtsmerkmale, Atrophie von Endometrium, Myometrium und Scheidenepithel, Acne vulgaris	Polyzystische Ovarien mit Hyperthecosis, Androblastome, Gynandroblastome, Hiluszelltumoren, Maskulinovoblastome (virilisierende Lipoidzelltumoren)
	b) Virilismus	b) Amenorrhö, Hirsutismus, Klitorishypertrophie, Stirnglatze, „Adamsapfel" und Tieferwerden der Stimme, männlicher Habitus	Gonadoblastome, ausnahmsweise: Muzinkystome, Brenner-Tumoren, primäre und sekundäre Ovarialkarzinome
Kortikosteroidüberschuß	Cushing-Syndrom mit oder ohne Virilisierung	Stammfettsucht, Striae, Polyzytämie, Hypertonie, diabetische Stoffwechsellage, Osteoporose	
Thyroxinüberschuß	Hyperthyreose	Anovulation, Oligoamenorrhö, Nervosität, Tachykardie, Exophtalmus, Hyperhidrosis, Muskelschwäche, gesteigerter Grundumsatz	Struma ovarii (Teratome)

II. *Sertoli-Stromazelltumoren, Androblastome;*
  - Sertoli-Zelltumor (Picksches tubuläres Adenom),
  - Sertoli-Leydig-Zelltumor,
  - Leydig-Zelltumor, Hiluszelltumor,
  - Retiforme Tumoren,
  - Tumoren mit heterologen Anteilen.

III. *Sex-cord-Tumoren mit ringförmigen Tubuli.*

IV. *Gynandroblastome.*

V. *Steroidzelltumoren.*
  - Stromaluteom,
  - Unklassifizierbare Lipidzelltumoren.

VI. *Nichtklassifizierbare Tumoren.*

Als 2. Gruppe potentiell hormonaktiver Ovarialtumoren kommen einige Keimzelltumoren des Ovars in Frage. Der Anteil der Keimzelltumoren an allen Ovarialtumoren beträgt 15–20% (Talerman 1982). Sie leiten sich von den primitiven Keimzellen ab, die vom Dottersack in die Urogenitalleiste und von dort als determinierte Keimzelle in die Gonaden einwandern. Die Pluripotenz der primitiven Keimzelle erklärt die unterschiedlichen histogenetischen Formen dieser Tumoren (Teilum 1958) (Abb. 10.1). Ferner sind hier Mischtumoren aus Keimzell- und Keimstrang-Stroma-Elementen zu nennen.

Eine vollständige histologische Untersuchung aller Tumorabschnitte ist daher notwendig. Die Prognose hängt von dem am wenigsten differenzierten Anteil des Tumors ab.

Etwa 90% der Keimzelltumoren des Ovars sind gutartig und überwiegend reife zystische Teratome

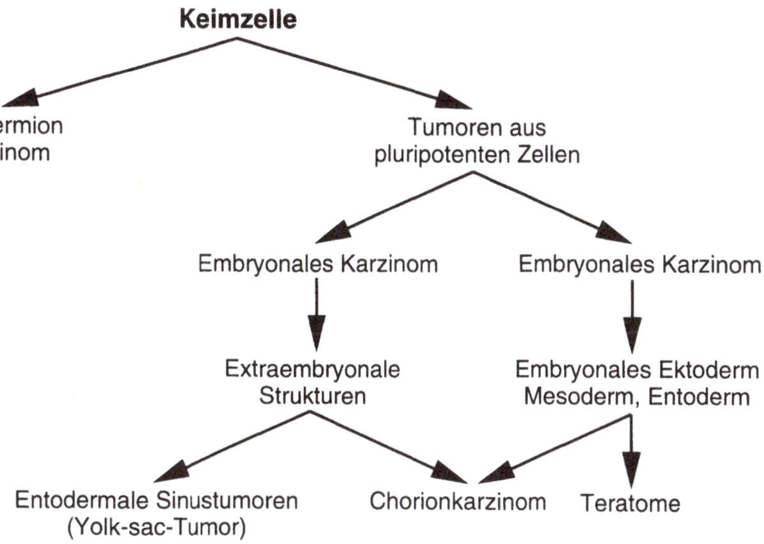

Abb. 10.1. Histogenese der Keimzelltumoren. (Nach Teilum 1976)

oder Dermoidzysten. Der Rest ist als maligne anzusehen, wobei die Dysgerminome den größten Anteil der Malignome dieser Gruppe ausmachen. Der Anteil der Dysgerminome unter den ovariellen Neubildungen im Kindesalter beträgt nahezu 60%, wobei 1/3 als maligne anzusehen ist.

Einteilung der Keimzelltumoren nach der WHO 1994

I. *Keimzelltumoren.*
- Dysgerminom,
- endodermaler Sinustumor (Dottersacktumor),
- embryonales Karzinom,
- Polyembryom,
- Chorionkarzinom,
- Teratome:
  - unreife (solide und/oder zystisch),
  - reife (Dermoidzyste),
  - monodermale (Struma ovarii; Karzinoid).

II. *Tumoren aus Keimzell- und Keimleistenstromaelementen.*
- Gonadoblastom,
- Mischtumoren aus Keimzellen und Keimstromaelementen.

In einer Übersicht (s. Tabelle 10.6) sind Tumortyp, Altersverteilung, Häufigkeit und Wachstumsverhalten (Dignität) hormonaktiver Ovarialtumoren zusammengestellt sowie weitere Befunde zur Pathomorphologie, zum klinischen Stadium und zur Therapie.

10.3 Diagnostischer Überblick

Alle Ovarialtumoren, die unter die beiden aufgeführten Hauptgruppen fallen, sind potentiell hormonaktiv. Bei den sezernierten Hormonen handelt es sich überwiegend um Östrogene und Androgene, nur vereinzelt um andere Hormone. In seltenen Fällen (Struma ovarii) kann eine vermehrte Thyroxinproduktion nachgewiesen werden. Klinisch ergeben sich dadurch je nach Alter der Patientin entsprechende Symptome, die zum Teil als echte Frühsymptome dienen. Über 60% der hormonaktiven Ovarialtumoren entziehen sich der Entdeckung durch die Palpation; sie können aber durch postmenopausale Blutungen oder Virilisierung in Erscheinung treten. Ein deutlich erhöhter 17β-Estradiol-Wert bei niedrigen FSH- und LH-Werten macht die Diagnose eines östrogenproduzierenden Ovarialtumors wahrscheinlich und indiziert eine Laparoskopie oder auch Laparatomie. Andererseits kann eine rasch auftretende Virilisierung Hinweis auf einen androgenproduzierenden Ovarialtumor auch kleinsten Ausmaßes sein. Falls andere Entstehungsorte des Tumors ausgeschlossen werden können, ist ebenso eine operative Abklärung notwendig.

Die hormonaktiven Ovarialtumoren lassen sich somit meistens anhand ihres klinischen Bildes, d. h. anhand der Wirkung des Androgen-, Östrogen-, Kortikoid- oder Thyroxinüberschusses vermuten. Zum Nachweis eines solchen Tumors gehört eine bimanuelle Untersuchung, eine Ultraschalluntersuchung der Ovarien, Hormonbestimmungen im Se-

Tabelle 10.2. Methoden zum Nachweis von hormonaktiven Ovarialtumoren

Untersuchungsmethode	Vorteil	Nachteil
Klinische Untersuchung	Einfach durchführbar Bewertung von Androgenisierungserscheinungen, d.h. – Hirsutismus – Akne – Alopezie – Virilisierung	Nur grob orientierend
Bimanuelle Untersuchung	Erkennung von Zeichen des Hyperandrogenismus: – Klitorishypertrophie – Erkennung von größeren Ovarialtumoren	Erkennung nur von größeren Ovarialtumoren
Ultraschalluntersuchung	Polyzystische Ovarien Erkennung von kleineren zystischen Tumoren (>0,5 cm)	Keine Bewertung der Dignität möglich
Computertomogramm		Nur eingeschränkte Anwendbarkeit bei größeren Tumoren
Laparoskopie	Beurteilung des inneren Genitale; direkte Besichtigung der Ovarien Möglichkeit einer Biopsie	Bei Ovarial-PE werden häufig nur äußere Anteile des Ovars erfaßt
Laparotomie	Beurteilung des inneren Genitale mit Möglichkeit einer Keilsplatung oder -exzision aus den Ovarien	Risiken der Bauchoperation mit postoperativen Komplikationen
Angiographie mit selektiver Blutentnahme	Erkennung kleiner hormonaktiver Tumoren von Ovar und Nebenniere	Schwierigkeit der Organvenenkatheterisierung; Gefahr von ischämischen Nekrosen

Tabelle 10.3. Klinische Symptome bei Patientinnen mit androgenproduzierenden Ovarialtumoren (n = 60). (Nach Mössler 1986)

Tumorart	Klinische Symptome (Fallzahl)									
	n	Hirsutismus	Akne	Alopezie	Klitorishypertrophie	Tiefere Stimme	Zyklusstörungen	Mammahypoplasie	Cushing-Symptome	Hypertonie
Nebennierenresttumor	3	3	3	2	3	1	3			
Lipidzelltumor	7	7		4	7	3	3			2
Hiluszelltumor	8	7	2	5	8	4	5	1	1	2
Androblastom	19	18	6	4	13	8	15	1		
Zystadenom	4	4	3		4	4			1	1
Granulosazelltumor	3	3			2	1	2			
Gynandroblastom	3	3		2	2	2	2			1
Krukenberg-Tumor	4	4	4	1		2				2
Schwangerschaftsluteom	9	9	3		7	4	1			

Tabelle 10.4. Konzentration von Testosteron und DHEA im Serum und der 17-Ketosteroide im Harn bei androgenproduzierenden Tumoren des Ovars (n = 12). (Nach Mössler 1986)

Tumor	Testosteron (ng/ml)	DHEA (ng/ml)	17-Ketosteroide (mg/24 h)	Literatur
Nebennierenresttumor	3,0	5,7	15,0	Parker (1974)
			12,6	Zourlas u. Jones (1969)
Lipidzelltumor	1,4	3,7		Davidson et al. (1981)
	meist stark erhöht		meist stark erhöht	
Hiluszelltumor	1,9		12	Korth-Schütz et al. (1974)
	meist stark erhöht		meist leicht erhöht	
Androblastom	0,9	3,4	11,0	Cruikshank u. Chapler (1974)
	0,67	3,59	15,2	Cruikshank et al. (1974)
	2,2		7,6	Bruce (1967)
	1,4			Younglai et al. (1973)
	2,5			Goldstein u. Lamb (1970)
	2,6			Maschler et al. (1975)
Granulosazelltumor	1,14		7,7	Giuntoli et al. (1976)
			10,0	Norris u. Taylor (1969)
			14,9	Norris u. Taylor (1969)

rum sowie gegebenenfalls eine selektive Katheterisierung mit Blutentnahmen. Eine Computertomographie der Ovarien hilft nur selten weiter. Bei kleinen androgenproduzierenden Tumoren ist es selbst durch Laparoskopie mit Probeexzision aus beiden Ovarien selten möglich, den Tumor zu diagnostizieren. Diese Tumoren können häufig nur bei der selektiven Katheterisierung der Ovarialvenen mit Bestimmung der Steroidhormone nachgewiesen werden.

Vorteile und Nachteile der einzelnen Untersuchungsmethoden zur Beurteilung hormonaktiver Ovarialtumoren sind in der Tabelle 10.2 dargestellt.

Die klinischen Symptome bei Patientinnen mit androgenproduzierenden Ovarialtumoren sind in Tabelle 10.3 zusammengestellt. Es kam bei den beschriebenen Nebennierenresttumoren, Lipidzelltumoren, Hiluszelltumoren sowie beim Zystadenom in allen Fällen zu einer Klitorishypertrophie. Auch bei den anderen hormonaktiven Tumoren wie Androblastom, Granulosazelltumor, Gynandroblastom und Schwangerschaftsluteom war die Klitorisvergrößerung in 70–80% der Fälle nachweisbar. Das Tieferwerden der Stimme wurde in 30–50% der Fälle beobachtet. Ein weiterer sensibler Indikator für diese Tumoren sind auch Zyklusstörungen, die bei 15–80% der Patientinnen auftraten. Eine vermehrte Behaarung wurde nahezu regelmäßig, Akne und Alopezie nur in einem Teil der Fälle beobachtet.

Bei Frauen mit hormonaktiven Tumoren sind nicht immer erhöhte Hormonspiegel zu finden. Dies kommt insbesondere bei Androblastomen sowie Granulosazelltumoren vor. Bei den Nebennierenresttumoren, Lipidzelltumoren, Hiluszelltumoren sowie beim Androblastom war hauptsächlich das Testosteron erhöht (Tabelle 10.4).

Bei einer Analyse der Hormonproduktion (Testosteron und DHEA) von hormonaktiven Ovarialtumoren fällt auf, daß bei den durch Operation histologisch verifizierten Tumoren der unterste Testosteronwert beim Nebennierenresttumor 3, beim Zystadenom 2,4, beim Hiluszelltumor 1,9, beim Lipidzelltumor 1,4 und beim Schwangerschaftsluteom 4,7 ng/ml Serum betrug (Tabelle 10.5). Nur beim Androblastom wurden große Schwankungen der Werte zwischen 0,6 und 10,4 ng/ml angegeben. Diese Befunde sprechen dafür, daß Testosteronspiegel über 1 ng/ml auf jeden Fall hinsichtlich eines Tumorausschlusses abgeklärt werden müßten.

Eine Bewertung des DHEA-S-Parameters bezüglich dieser Tumoren kann nicht vorgenommen werden, da seinerzeit keine zuverlässigen Messungen über das DHEA-S vorlagen.

In der Übersichtstabelle (Tabelle 10.6, S. 374, 375) sind Tumortyp, Altersverteilung, Häufigkeit, Therapie und Pathomorphologie, Stadieneinteilung angegeben.

10.4 Morphologische Übersicht

Der Anteil hormonproduzierender Ovarialtumoren an der Gesamtzahl ovarieller Neoplasmen beträgt zwischen 5 und 10% (Holzner 1982; Janovsky u.

Tabelle 10.5. Androgenproduzierende Tumoren des Ovars (n = 45). (Nach Mössler 1986)

Tumor	Anzahl der Tumoren	Testosteron (ng/ml)			DHEA (ng/ml)			17-Ketosteroide (pro 24-h-Urin)		
		Mittelwert	Spannweite	n	Mittelwert	Spannweite	n	Mittelwert	Spannweite	n
Androblastom	16	3,6	0,6–10,4	13	8,7	3,4–17,9	5	14,3	3,7–30,9	16
Nebennierenresttumor	3	3,9	3,0–4,8	2				19,9	12,6–35	3
Zystadenom	3	20,4	2,4–53,2	3				50,1	33,8–73,8	3
Granulosazelltumor	3							10,6	7,7–14,9	3
Hiluszelltumor	8							24,6	12–52	5
Lipidzelltumor	6	12,7	1,4–31,8	4				47,6	22,7–112	6
Schwangerschaftsluteom	6	16,5	4,7–35,1	6				80,6	20,2–230	6
Gesamtzahl	45			36			5			42

Paramanandhan 1973). Die Mehrzahl dieser Tumoren findet sich in der Gruppe der sog. „sex cord stromal tumors" (Keimstrang-Keimdrüsen-Stroma-Tumoren). Nur wenige Tumoren aus der Gruppe der Keimzellneoplasmen sind hormonell aktiv.

Da die Entwicklungsgeschichte der Keimdrüsen noch nicht geklärt ist, stehen unterschiedliche Hypothesen über die Ätiologie dieser Tumoren zur Diskussion. Zum einen wird die Entstehung aus dem sog. Keimepithel (van Wagenen u. Simpson 1965), zum anderen aus einem primitiven subzölomischen Mesenchym abgeleitet (Pinkerton 1961). Die weitere Differenzierung aus den genannten Vorstufen des entstehenden Gonadenstromas in einen epithelartigen Anteil (Granulosa- oder Sertoli-Zellen) und in einen mesenchymalen Anteil (Theka- oder Leydig-Zellen) wird ebenfalls nicht einheitlich erklärt. Einige Autoren leiten die Entstehung dieser beiden Gewebsanteile aus einem gleichen Muttergewebe ab (Novak 1971). Andere leiten die Herkunft der Thekazellen, der undifferenziert bleibenden Stromazellen und der Leydig-Zwischenzellen aus der subzölomischen Zellmasse (Zellaggregation an der Hinterwand der Zölomhöhle) und die der Granulosazellen und Sertoli-Stützzellen aus dem oberflächlichen Zölomepithel ab (Morris u. Scully 1958). Beim oberflächlichen Zölomepithel handelt es sich um eine Differenzierung aus der Zellaggregation der Zölomhöhle. Die nicht einheitlichen Entstehungstheorien haben auch zu unterschiedlichen Benennungen der Tumoren geführt. Als Kompromißvorschlag wurde von der WHO die Bezeichnung „sex cord stromal tumors" eingeführt (s. Tabelle 10.1). Diese Nomenklatur berücksichtigt, daß diese Tumoren sich aus den primitiven Keimsträngen und Keimballen, aber auch aus dem speziellen Keimdrüsenstroma entwickeln können (Serov et al. 1973).

10.5 Überwiegend östrogenproduzierende Keimstrang-Keimstroma-Tumoren

10.5.1 Granulosazelltumor

Häufigkeit. Unter allen Ovarialtumoren stellen die Granulosazelltumoren einen Anteil von ca. 2%, unter den malignen einen Anteil von 5–10% (Talerman 1982). Sie sind die häufigsten nichtepithelialen mesenchymalen malignen Ovarialtumoren. Die Mehrzahl der Fälle findet sich bei postmenopausalen Patientinnen. Nur ca. 5% treten vor der Menarche auf.

Morphologie. Makroskopisch handelt es sich um solide oder zystisch gekammerte Tumoren, meist mit einer überwiegend typischen Gelbfärbung auf der Schnittfläche. Die Zysten enthalten seröse Flüssigkeit oder Blut. Sie treten in der Mehrheit unilateral auf und zeigen eine Größe von wenigen Millimetern bis zu 40 cm im Durchmesser (Abb. 10.2). Die sehr kleinen Tumoren entziehen sich der klinischen Entdeckung durch die palpatorische Untersuchung.

Histologisch kommen unterschiedliche Formen vor: Der mikrofollikuläre Typ enthält rosettenförmig angeordnete Granulosazellen um Call-Exner-Körperchen (Abb. 10.3), der makrofollikuläre

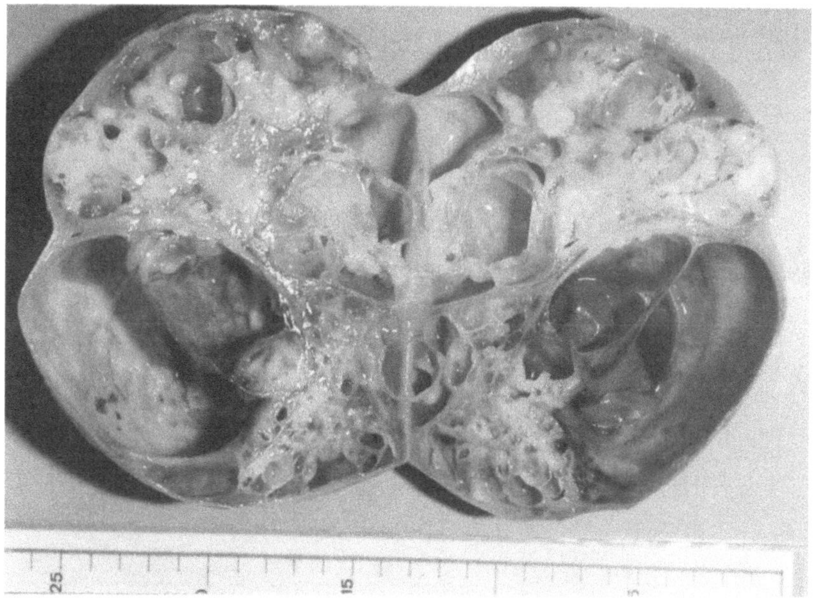

Abb. 10.2. Granulosazelltumor (makroskopisches Bild)

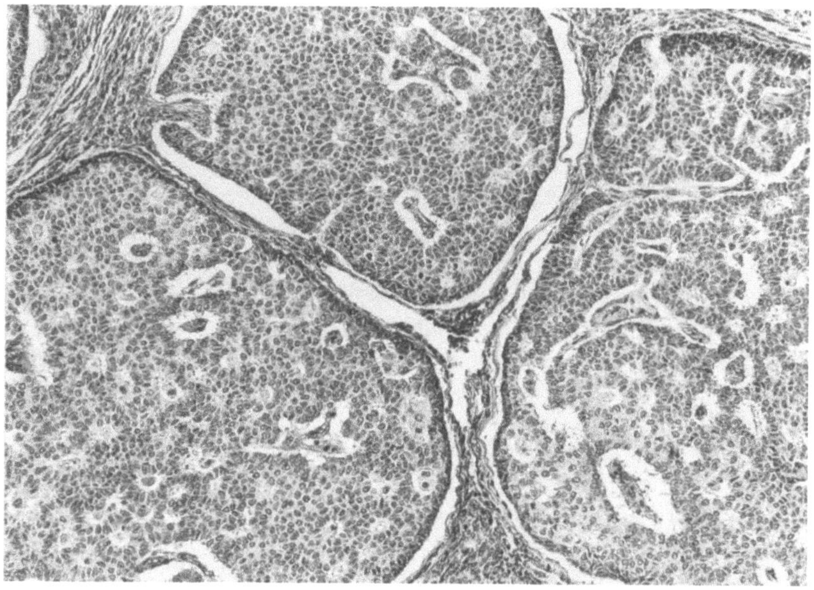

Abb. 10.3. Granulosazelltumor (Histologie). Mikrofollikulär-trabekulär gebauter Granulosazelltumor („Call-exner body")

größere Zysten, die an Graaf-Follikel erinnern, der trabekuläre Typ besteht aus länglichen Zellbalken, der insuläre aus karzinoidähnlichen Zellbändern, der sarkomatoide Typ aus dichtliegenden ungeordneten Zellsträngen. Die länglichen Kerne haben oft Kaffeebohnenformen, das Zytoplasma ist mit Ausnahme der luteinisierten Formen spärlich. Die meist präpubertär auftretenden, juvenilen Granulosazelltumoren enthalten große, unreif erscheinende Granulosa- und Thekazellen mit reichlichem, lipoidhaltigem Zytoplasma (Young et al. 1984) und polymorphen, vielfach in Mitose befindlichen Kernen. Die Prognose ist trotz der Polymorphien günstig. Immunhistochemisch konnten in den Tumorzellen Östradiol, Östriol, Progesteron und Testosteron nachgewiesen werden (Hisaoka et al. 1990); die Zellen zeigen elektronenmikroskopisch alle Merkmale einer Steroidsynthese.

Tabelle 10.6. Typ, Altersverteilung, Häufigkeit und Wachstumsverhalten hormonaktiver Ovarialtumoren

Art des Tumors	Hormonproduktion	Altersverteilung	Häufigkeit	Pathomorphologie	Therapie
Granulosazelltumor	Östrogene, selten Androgene	95% präpostmenopausal, 5% präpubertär	2% aller Ovarialtumoren, 5–10% aller malignen Ovarialtumoren	Makroskopisch: Solide bis multizystische, überwiegend gelb gefärbte Tumoren Mikroskopisch: Granulosazellen in unterschiedlicher Anordnung (kaffeebohnenartige Kerne mit wenig Zytoplasma) Typisch: Call-Exner-bodies; unterschiedlich hoher Anteil von Thekazellen	Stadium Ia (junge Patientin!): einseitige Adnexektomie, sonst: Hysterektomie und Adnexektomie beiderseits Rezidive: Radiatio oder Chemotherapie
Thekazelltumor	Östrogene, ca. 11% auch Androgene	Überwiegend postmenopausal	Weniger als 1% aller Ovarialtumoren	Makroskopisch: Derbe, fibromatöse, weißlich-gelbe Tumoren; zuweilen zystisch Mikroskopisch: Ovale, spindelige Zellen mit runden Kernen und z. T. lipidhaltigem Zytoplasma, dazwischen kollagenhaltige Bindegewebszellen	Tumorexstirpation bzw. Adnexektomie
Androblastom	Androgene (70–85%) (Östrogene)	20.–40. Lebensjahr	0,2% aller Ovarialtumoren	Makroskopisch: Solide, teils zystische, überwiegend gelblich gefärbte Tumoren; z. T. Nekrosen und Blutungen Mikroskopisch: Sertoli- und Leydig-Zellen in unterschiedlicher Zusammensetzung und Ausdifferenzierung	Stadium Ia (junge Patientin!): einfache Adnexektomie, sonst: Hysterektomie und Adnexektomie beiderseits
Sex-cord-Tumor mit ringförmigen Tubuli	Androgene, Östrogene (40%), z. T. inaktiv, häufig Peutz-Jeghers-Syndrom	Junge Frauen bis postmenopausale Frauen	selten	Makroskopisch: Solide Tumoren, ringförmige Tubuli mit Call-Exner-ähnlichen hyalinen Einschlüssen	Stadium Ia (junge Patientin!): einseitige Adnexektomie und Adnexektomie beiderseits
Gynandroblastom	Androgene, Östrogene, z. T. inaktiv		Große Rarität	Makroskopisch: Solide, z. T. auch zystische Tumoren von grauer oder graugelber Farbe Mikroskopisch: Granulosazellstrukturen und Thekazellen sowie Sertoli- und Leydig-Zellen	Stadium Ia (junge Patientin!): einfache Adnexektomie sonst: Hysterektomie und Adnexektomie beiderseits Rezidive: Radiatio

Steroidzelltumoren	Östrogene (Stromaluteome) Androgene (Hiluszelltumoren)	Prä- und postmenopausal	0,1% aller Ovarialtumoren	Makroskopisch: kleine Tumoren, gelblich-braune Schnittfläche Mikroskopisch: Lipidhaltige Zellen, z.T. mit Reinke-Kristallen (→Hiluszelltumor)	Einseitige Adnexektomie
Dysgerminom	Je nach Gewebsanteilen: ca. 7% HCG (Androgene, Östrogene möglich) überwiegend inaktiv	10. – 30. Lebensjahr Durchschnittsalter 20 Jahre	1 – 2% aller Ovarialtumoren 3 – 5% aller Ovarialmalignome, häufigster maligner Ovarialtumor im Kindesalter	Makroskopisch: Sowohl solide als auch zystische, relativ weich elastische Tumoren von graugelber Farbe. Häufig Nekrosen und regressive Veränderungen Mikroskopisch: Isomorpher großer runder Zelltyp, gewöhnlich in Gruppen liegend. Dazwischen Bindegewebssepten mit Lymphozyten. 6 – 8% Trophoblastzellelemente	Je nach Histologie und Stadium Operation Chemotherapie VAC, PVB Strahlentherapie
Chorionkarzinom	HCG→Anregung der Steroidsynthese, insb. Östrogene	50% präpubertär	Als primärer Keimzelltumor selten	Makroskopisch: Weiche, hämorrhagisch durchsetzte graurote Tumoren Mikroskopisch: Zytotrophoblast- und Synztiotrophoblastzellen	Primär chirurgisch evtl. Polychemotherapie, nicht strahlensensibel!
Embryonales Karzinom	HCG→Anregung der Steroidsynthese, insbesondere Östrogene	Junge Patientinnen	Rarität	Makroskopisch: Überwiegend solider weicher Tumor mit Nekrosen und Blutungen Mikroskopisch: Unreife Keimzellelemente unterschiedlichster Aus- bzw. Entdifferenzierung	Chirurgisch (in Stadium Ia einseitige Adnexektomie vertretbar) keine Radiosensitivität
Gonadoblastom	Östrogene, Androgene, z.T. inaktiv	Unter 30 Jahren	Rarität (ca. 150 Fälle bekannt)	Makroskopisch: Kleine, derbe, solide, teils verkalkte Tumoren Mikroskopisch: Zellnester aus unreifen Keimzellen und Keimstrangzellabkömmlingen Verkalkungen!	Gonadenexstriptation beiderseits (Gefahr der Entartung!)
Struma ovarii	Evtl. Thyroxin	Alle Altersklassen	ca. 2% der Teratome (Teratome: ca. 10% der Ovarialtumoren)	Makroskopisch: Bis 10 cm großer, außen glatter, auf der Schnittfläche weicher Tumor mit brauner kolloidartiger Schnittfläche Mikroskopisch: Schilddrüsengewebe	Einseitige Adnexektomie (in ca. 15% bilateral)
Karzinoid	Serotonin (1/3 der insul. Typen) Thyroxin (strumale Formen)	Meist postmenopausal	ca. 150 Fälle beschrieben	Makroskopisch: Bis 25 cm große, derbe Tumoren Mikroskopisch: insul., trabekuläre, muzin. + strumale Typen	Einseitige Adnexektomie (in ca. 15% bilateral)

Endokrinologie. Die für die Tumoren überwiegend charakteristische Östrogenbildung führt in der präpubertären Phase zu Pubertas praecox mit Vorverlegung der Menarche und Entwicklung der sekundären Geschlechtsmerkmale vor dem 8. Lebensjahr, anovulatorischen Zyklen und einem beschleunigten Skelettwachstum. Bei der geschlechtsreifen Frau kann es zur Durchbruchsblutung bei anovulatorischen Zyklen kommen. Aufgrund der anhaltenden östrogenen Überstimulation kommt es zu Endometriumhyperplasien aller Schweregrade, sowie zu einer erhöhten Rate von Endometriumkarzinomen vom überwiegend hochdifferenzierten endometrialen Typ. 5–25% der Patientinnen mit Granulosazelltumoren im postmenopausalen Alter entwickeln Endometriumkarzinome des genannten Typs (Fox et al. 1975). Das kontralaterale Ovar ist aufgrund unterdrückter Ovulationen infolge der östrogenen Überstimulation oft polyzystisch. Das Schleimhautepithel der Tuben ist hoch und zuweilen atypisch proliferiert. In seltenen Fällen wird auch eine Androgenproduktion beobachtet (Nakashima et al. 1984). Etwa 30% der Granulosazelltumoren sind hormonell inaktiv. Nach enzymhistochemischen und ultrastrukturellen Untersuchungen erfolgt die Steroidsynthese sowohl in den Granulosazellen als auch in den Thekazellen (Gaffney et al. 1983); diese produzieren möglicherweise Androgene, welche, ähnlich wie im Graaf-Follikel, in den Granulosazellen zu Östrogenen aromatisiert werden (Young u. Scully 1987b).

Therapie. Die Therapie der Wahl bei Granulosazelltumoren ist die Operation. Bei jungen Patientinnen mit gut abgegrenzten unilateralen Tumoren (Stadium Ia) ist eine alleinige Resektion des befallenen Ovars zu vertreten. Bei älteren Patientinnen ist eine Hysterektomie mit Adnexektomie beiderseits anzuraten. Bei umschriebenen Rezidiven wird zum Teil eine Strahlentherapie angewandt. Bei ausgedehnten Metastasen bzw. lokaler Ausbreitung besteht die Möglichkeit einer platinhaltigen Chemotherapie, wobei Erfolge bis jetzt nicht gesichert sind.

Die *Prognose* der Granulosazelltumoren wird weniger vom histologischen Typ, als vielmehr vom Stadium der Tumorausbreitung beeinflußt (Stenwig et al. 1979). Zehnjahresüberlebensraten von 70–90% werden berichtet (Fox et al. 1975; Norris u. Taylor 1968). Besonders in der Gruppe der juvenilen Patientinnen ist die Prognose mit wenigen Ausnahmen gut (Zaloudek u. Norris 1982). Hämatogene Fernmetastasen sind selten, kommen jedoch, wie auch in einem eigenen Fall beobachtet, vor (Abb. 10.4). Anzumerken bleibt jedoch, daß bei einem Teil der Granulosazelltumoren Spätrezidive auch noch nach 20 Jahren auftreten können. Diese sind meist auf das Becken und das Abdomen beschränkt. Die Dignität dieser Tumoren ist letztendlich schwer zu beurteilen. Insgesamt sind sie als Low-grade maligne Tumoren einzustufen.

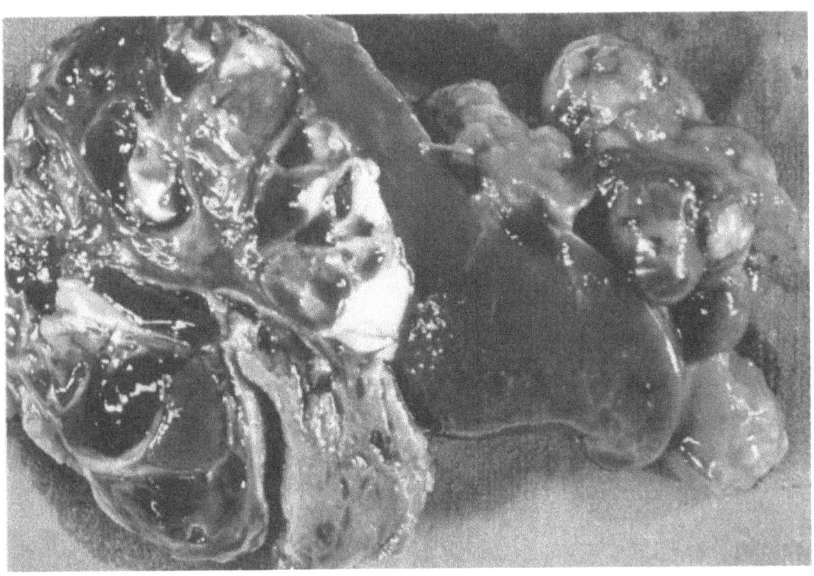

Abb. 10.4. Milzmetastase eines Granulosazelltumors (makroskopisches Bild)

10.5.2 Thekazelltumoren (Thekome)

Häufigkeit. Thekazelltumoren werden überwiegend kurz vor oder nach der Menopause gefunden. Vor der Pubertät sind sie äußerst selten. Sie stellen einen Anteil von ca. 1% aller Ovarialtumoren (Holzner 1982).

Morphologie. Die meist rundlichen Tumoren haben eine grau-gelbe Farbe (Abb. 10.5) und können eine Größe bis ca. 20 cm im Durchschnitt erreichen. Sie bestehen histologisch aus einem Flechtwerk spindliger Zellformen, die Lipide speichern können (luteinisierte Thekome; Abb. 10.6). Ihr Zytoplasma ist ultrastrukturell reich an Mitochondrien, glattem

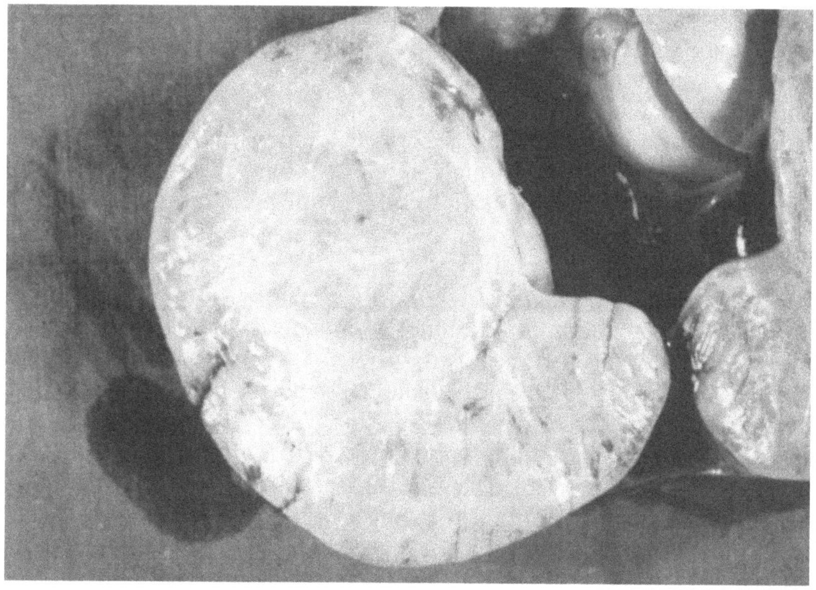

Abb. 10.5. Thekom (makroskopisches Bild)

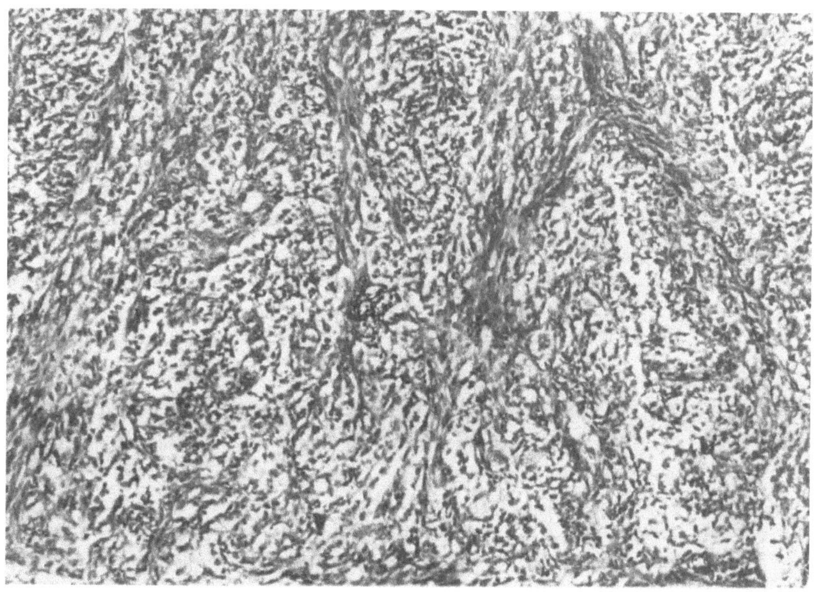

Abb. 10.6. Thekom (Histologie). (Thekofibrom)

endoplasmatischem Retikulum und Lipidtröpfchen. Daneben finden sich kollagenhaltige Bindegewebszellen. Histogenetisch leiten sich die Thekome von den Stromazellen des Ovars ab und entstehen oft auf dem Boden einer Stromahyperplasie. Die histologische Abgrenzung gegen reine Fibrome, gegen einen stromalen Leydig-Zelltumor oder eine einfache Stromahyperplasie kann zum Teil Schwierigkeiten bereiten. Insbesondere das luteinisierte Thekom muß gegen den stromalen Leydig-Zelltumor abgegrenzt werden. Mischformen als Theka-Granulosa-Zelltumoren kommen vor, wobei meistens ein Tumorteil überwiegt. Maligne Formen kommen extrem selten vor und ihre Existenz wird von einigen Autoren überhaupt bezweifelt (Young u. Scully 1982). Bei den als maligne eingestuften Thekazelltumoren handelt es sich somit wohl überwiegend um Fibrosarkome oder auch entdifferenzierte Granulosazelltumoren.

In ihrer *endokrinologischen Wirkung* gleichen die Thekome den Granulosazelltumoren, indem sie überwiegend (50%) Östrogene produzieren. 11% bilden Androgene, 39% sind hormonell inaktiv (Zhang et al. 1982). 21% der Thekome sind mit einem Endometriumkarzinom kombiniert (Björkholm u. Silfverswärd 1980). Die Fähigkeit zur Steroidbildung wurde immunhistochemisch untermauert (Sasano et al. 1990). In ca. 2% der Tumoren wird eine virilisierende Wirkung beschrieben. Thekome sind vereinzelt mit einem Meigs-Syndrom kombiniert.

Die *Therapie* besteht in der Exstirpation des Tumors, bei älteren Frauen aufgrund der Gefahr eines sich entwickelnden Endometriumkarzinoms mit gleichzeitiger Hysterektomie und Adnexektomie.

Sklerosierender Stromatumor

Dieser sehr seltene thekofibromatöse Tumor kommt im Gegensatz zum typischen Thekom häufiger bei jungen Frauen vor und kann ebenfalls Östrogene produzieren. Die Fähigkeit der Tumorzellen zur Steroidbildung konnte auch enzymhistochemisch nachgewiesen werden (Lam u. Geittmann 1988; Sasano et al. 1990).

Hyperthekose

Die den echten Thekazelltumoren verwandte Hyperthekose der Ovarien, welche zu einer diffusen thekomatoiden Stromazellhyperplasie mit umschriebenen Luteinisierungen (s. auch Stromaluteome, S. 380) führt, geht mit sehr ähnlichen endokrinologischen Abweichungen einher. Die luteinisierten Thekazellen im hyperplastischen Stroma produzieren immunhistochemisch nachweisbare Androgene, welche auf dem Wege einer peripheren Aromatisierung in östrogene Substanzen umgewandelt werden (Sasano et al. 1989).

10.6 Überwiegend androgenproduzierende Keimstrang-Keimdrüsen-Tumoren

10.6.1 Androblastome (Sertoli-Leydig-Zelltumoren)

Häufigkeit. Nur 0,2% aller Ovarialtumoren fallen unter die Gruppe der Androblastome. Sie kommen überwiegend zwischen dem 20. und 40. Lebensjahr vor mit einem Durchschnittsalter von 24 Jahren (Young u. Scully 1985), können aber in allen Altersstufen gefunden werden. Die jüngste Patientin war nach Literaturangaben 2,5 Jahre (Novak u. Long 1965). Rund 10% der Patientinnen sind älter als 45 Jahre.

Morphologie. *Makroskopisch* handelt es sich teilweise um winzig kleine bis große, zum Teil das kleine Becken ausfüllende solide bis zystische Tumoren von gelblicher Farbe und weicher Konsistenz, die sich nicht von Granulosazelltumoren oder auch Thekomen unterscheiden lassen (Abb. 10.7). Teilweise finden sich auch ausgedehnte Blutungen und Nekrosen. Die Tumoren sind selten mit der Umgebung verwachsen. Eine Metastasierung (besonders viszerale Metastasen) ist äußerst selten. Nur in 1,5% der Fälle treten die Tumoren bilateral auf.

Histologisch bestehen die Tumoren entweder aus Sertolizellen (Sertolizell-Tumor, tubuläres Adenom (Pick) oder Androblastom, Abb. 10.8) mit oder ohne Lipidspeicherung, aus Leydig-Zellen (Leydig-Zelltumor), zuweilen mit stromatöser Komponente (Stromaler Leydig-Zelltumor). Nach der WHO-Nomenklatur werden gut, mäßig und schlecht differenzierte Tumoren und solche mit heterologen Elementen unterschieden. Die gut differenzierten Tumoren ahmen die testikulären Strukturen mehr oder weniger weitgehend nach und bestehen aus schmalen Tubuli (Sertoli-Zelltumoren) oder Leydig-Zellen, in denen sich außer Lipoiden in etwa 20% der Fälle Reinke-Kristalle nachweisen lassen. In den schlechter differenzierten Formen sind diese Strukturen nur noch angedeutet erkennbar; hier finden sich überwiegend solide Zellstränge, welche sarkomatoiden Strukturen in undifferen-

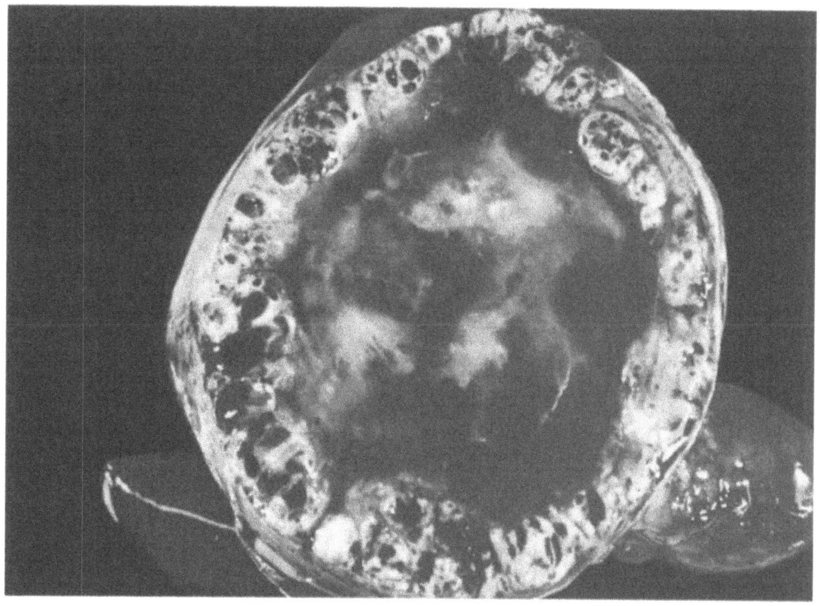

Abb. 10.7. Androblastom (makroskopisch)

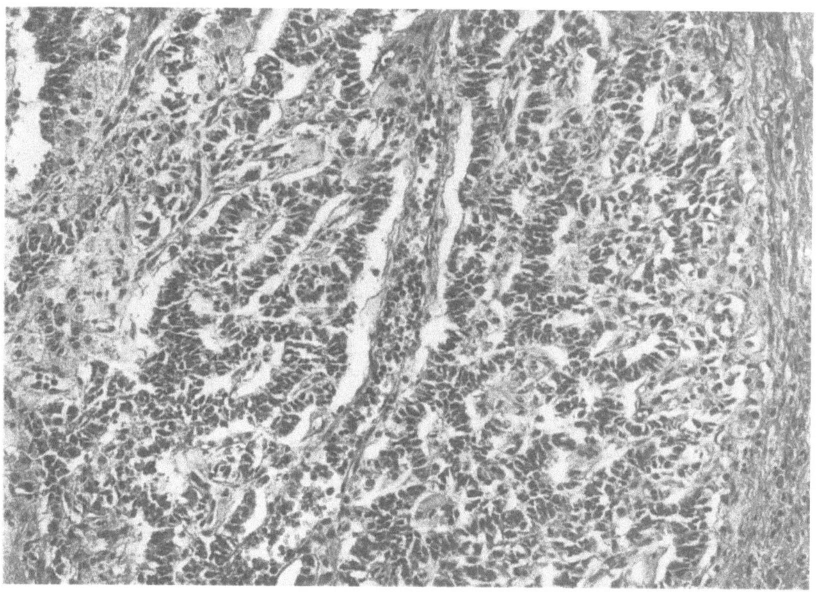

Abb. 10.8. Androblastom (Histologie)

zierten Granulosazelltumoren sehr ähnlich sehen. 15% der Sertoli-Leydig-Zelltumoren bestehen teilweise oder ganz aus retiformen Tubuli und Papillen, die strukturell dem Rete testis entsprechen (Young u. Scully 1985). – In rund 20% der Tumoren kommen außerdem heterologe endodermale und mesodermale Elemente vor, insbesondere Darmepithel, Karzinoidanteile, Muskel, Knorpel, deren Entstehung möglicherweise auf eine Paraneoplasie zurückgeht (Young u. Scully 1987b).

Endokrinologie. Die Sertoli-Leydig-Zelltumoren sind zu ca. 80% hormonaktiv. Zwischen den verschiedenen Differenzierungsformen bestehen keine nennenswerten Unterschiede im Ausmaß der Hormonproduktion, diese ist jedoch bei den Tumoren mit retiformer Struktur oder heterologen Elementen etwas geringer (Young u. Scully 1985). Die Hormonproduktion besteht fast ausschließlich aus Androgenen. Es finden sich deutlich erhöhte Plasmatestosteron- und/oder Androstendionwerte, die im Dexamethason-HCG-Test meistens deutlich ansteigen und nach Östrogen- oder Gestagengaben absinken. Eine Virilisierung erfolgt jedoch nur bei knapp der Hälfte der Patientinnen (Young u. Scully 1985). Die 17-Ketosteroide im Urin sind selten erhöht. Nur ganz vereinzelt findet sich bei den lipidspeichernden reinen Sertoli-Zelltumoren (tubuläres Androblastom mit lipidspeichernden Zellen) eine feminisierende Wirkung durch erhöhte Östrogenproduktion (Novak u. Long 1965) oder Progesteronbildung (Tracy et al. 1985). Die virilisierende Wirkung zeigt sich klinisch frühzeitig durch Amenorrhö und Sterilität, ferner durch einen unterschiedlich stark ausgeprägten Hirsutismus und eine Stirnglatze. Außerdem kommt es häufig zum Tieferwerden der Stimme, zur Klitorishypertrophie und einem männlichen Habitus, Veränderungen, die auch nach Entfernung des Tumors nur mäßig reversibel sind.

Therapie. Die Therapie entspricht im wesentlichen der des Granulosazelltumors. Bei der Mehrzahl der jungen Patientinnen ist zur Erhaltung der Fertilität eine einseitige Adnexektomie (Stadium 1a) angezeigt. Bei älteren Frauen wird die Hysterektomie mit Adnexektomie beiderseits allgemein empfohlen, ggf. mit adjuvanter Strahlen- oder Chemotherapie.

Prognose. Die Androblastome entsprechen in ihrer Dignität den Granulosazelltumoren mit Fünfjahresüberlebensraten von 70–90%. Diese sind abhängig vom Differenzierungsgrad: Klinisch maligne waren in der Serie von Young u. Scully (1985) keine der gut differenzierten, 11% der mäßig differenzierten und 59% der schlecht differenzierten Tumoren. Lokale Rezidive sind weit häufiger als eine Metastasierung. Im Gegensatz zu den Granulosazell-Tumoren treten weit über die Hälfte aller Rezidive bereits während des ersten Jahres auf.

10.6.2 Sex-cord-Tumoren mit ringförmigen Tubuli

Diese meist soliden Tumoren bestehen histologisch aus ineinander verschachtelten Ringen („annulären Tubuli") mit zur Peripherie orientierten Zellkernen um zentrale Hyalineinschlüsse, die an Call-Exner-Körperchen erinnern. Klinisch sind sie sehr häufig mit einem Peutz-Jeghers-Syndrom assoziiert. 40% der Patientinnen haben Anzeichen für eine erhöhte östrogene Stimulation; vereinzelt kommt auch eine gestagene Überstimulierung vor (Czernobilsky et al. 1985). Rund 20% dieser Tumoren sind klinisch maligne.

10.6.3 Steroidzelltumoren

Hauptmerkmal dieser Tumorgruppe, welche 0,1% aller Ovarialtumoren ausmacht, sind ihre Zusammensetzung aus lipoidhaltigen Zellen (Luteinzellen, Leydig-Zellen oder Nebennierenrindenzellen). Sie werden unterteilt in:

Stromaluteome
Diese umfassen 20% der Steroidzelltumoren und sind gleichbedeutend mit einer knotenförmig umschriebenen Hyperthekose (s. S. 378; Scully 1964, Hayes u. Scully 1987). Klinisch besteht fast immer eine östrogene, selten (in 12%) eine androgene Überstimulation.

Leydig-Zelltumoren (Hiluszelltumoren)
Diese meist im Ovarhilus als Hiluszelltumoren enstehenden Neubildungen kommen als nichthiläre Typen auch im Ovarialstroma vor und sind nur dann von den Stromaluteomen zu unterscheiden, wenn sich in ihren Zellen Reinke-Kristalle nachweisen lassen (in 35–40%; Roth u. Sternberg 1973). Makroskopisch handelt es sich um meist kleine, gelblich-braune Tumoren. Histologisch haben die runden Zellen reichlich eosinophiles Zytoplasma, in dem oft neben Reinke-Kristallen Lipofuszinpigment vorkommt. Das Durchschnittsalter der Patientinnen liegt bei 58 Jahren. 3/4 der Patientinnen haben Virilisierungserscheinungen (Paraskevas u. Scully 1989), insbesondere Hirsutismus, der jedoch weniger abrupt auftritt als bei den Sertoli-Leydig-Zelltumoren. Selten kommt es auch zur östrogenen Überstimulation und assoziierten Endometriumkarzinomen.

Vereinzelt vorkommende Kombinationen von Steroidzelltumoren mit Morbus Cushing können auf Verstoffwechselungen von Androgenen oder eine Abstammung der Tumoren von Nebennierenresten hindeuten (Young u. Scully 1987). Auch ein Aldosteron sezernierender Steroidzelltumor wurde bekannt (Kulkarni et al. 1990).

10.6.4 Gynandroblastom

Gynandroblastome sind äußerst selten (Novak 1967). Makroskopisch handelt es sich um solide, partiell auch gering zystische Tumoren von grauweißer bis gelber Farbe (Abb. 10.9 und 10.10.). Hi-

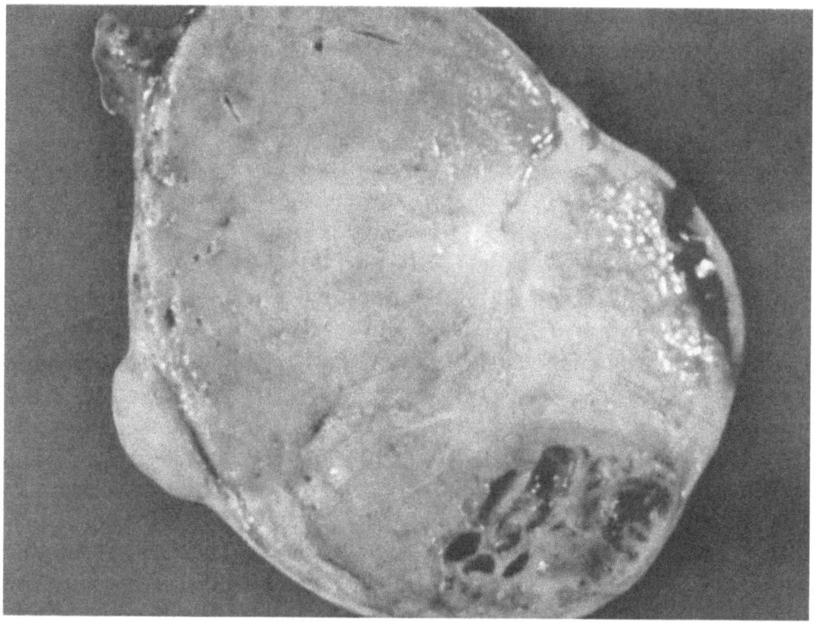

Abb. 10.9. Gynandroblastom (makroskopisches Bild)

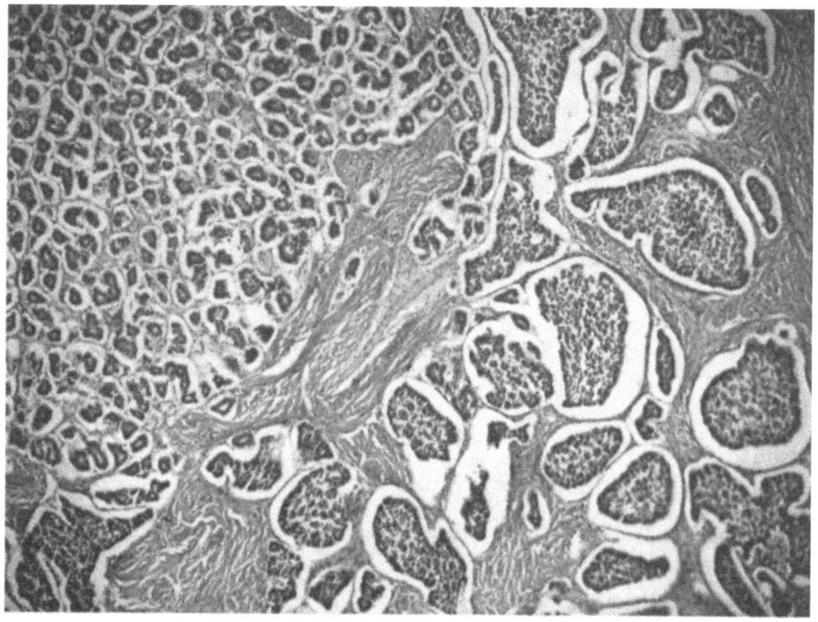

Abb. 10.10. Gynandroblastom (Histologie). *Rechts:* Granulosazelltumoranteil, *links:* Androblastomanteil

stologisch enthalten sie sowohl Granulosa- und Thekazellen als auch Sertoli- und Leydig-Zellen.

Von Young und Scully (1987) wird die Eigenständigkeit dieser Tumoren angezweifelt, da einerseits Granulosa-Stroma-Zelltumoren Sertoli- und Leydig-Zellen enthalten können, andererseits Androblastome weiblich determinierte Gonadenanteile aufweisen können. Diese Tatsache kann allerdings auch die Hypothese unterstützen, daß sich beide Gewebskomponenten aus einem Muttergewebe entwickeln (s. oben). Klinisch können die Gynandroblastome sowohl durch Symptome der Virilisierung als auch des Hyperöstrogenismus in Erscheinung treten.

10.7 Unklassifizierbare Keimstrang-Keimdrüsenstroma-Tumoren

Hierzu zählen ungefähr 10% aller Sex-cord-stroma-Tumoren, die keine eindeutige Ausdifferenzierung in weibliche oder männliche Richtung zeigen. Sie bestehen aus undifferenzierten Keimstrang- und Keimdrüsenstromazellen und werden histologisch zum Teil den Granulosazelltumoren oder den Sertoli-Leydig-Zelltumoren zugeordnet. Entsprechend ihren Zellelementen können sie hormoninaktiv, androgenproduzierend oder östrogenproduzierend sein.

Ihre Malignität soll entsprechend der geringeren Ausdifferenzierung etwas höher sein als die der differenzierteren (Holzner 1982). Die Therapie entspricht der der übrigen Tumoren dieser Gruppe.

10.8 Hormonaktive Keimzelltumoren

10.8.1 Dysgerminom

Häufigkeit. Der Anteil der Dysgerminome an allen Ovarialtumoren beträgt 1–2%, an den Malignomen 3–5% (Talerman 1982). Das Durchschnittsalter der Patientinnen liegt bei 20 Jahren. Ungefähr die Hälfte der Dysgerminome wird bei Patientinnen unter 20 Jahren gefunden. Es ist der häufigste maligne Tumor in Kombination mit einer Gravidität, was in seinem frühen Altersgipfel seine Erklärung findet. 5–10% der Dysgerminome kommen im Zusammenhang mit einer Gonadendysgenesie vor.

Morphologie. Der relativ schnell wachsende Tumor weist makroskopisch solide oder zystische Anteile auf, ist von elastischer Konsistenz und hat überwiegend eine grau-gelbe Farbe auf der Schnittfläche. Nekrosen und Blutungen kommen vor. Histologisch entspricht er dem Seminom mit großen, isomorphen runden Zellen, die gewöhnlich in Gruppen liegen. Dazwischen finden sich mehr oder weniger schmale Bindegewebssepten, die die charakteristischen Lymphozyteninfiltrate aufweisen (Abb. 10.11).

Mischtumoren mit Bestandteilen anderer Keimzellelemente kommen vor, wie beim Gonadoblastom, sowie in wenigen Fällen unreife Keimzellelemente mit Anteilen von Chorionkarzinomen, embryonalen Karzinomen oder endodermalen Sinustumoren. Lymphknotenmetastasen finden sich auch bei den reinen Dysgerminomen häufig.

Endokrinologie. In ca. 7% zeigen die Dysgerminome eine endokrine Aktivität (Talerman 1982). In diesen Fällen handelt es sich dann um Tumoren, die Trophoblastzellelemente enthalten und HCG produzieren. Klinisch kann dies eine Gravidität vortäuschen. Auch sind Fälle mit Pubertas praecox be-

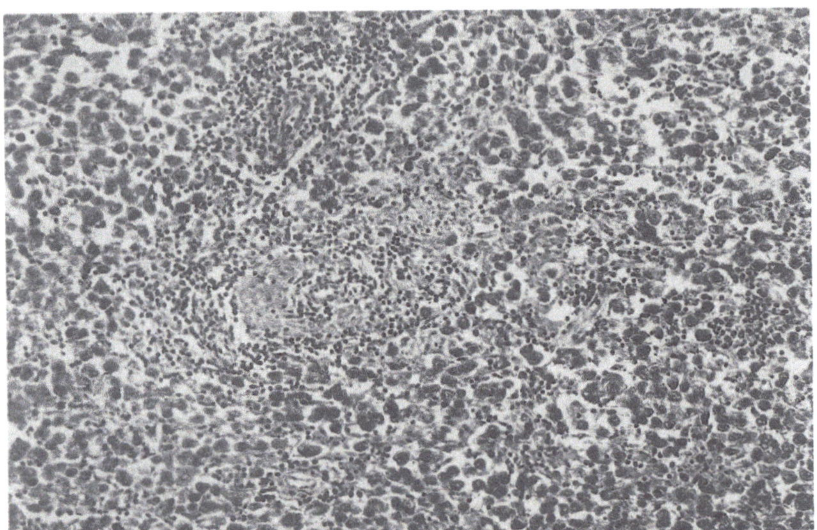

Abb. 10.11. Dysgerminom (mikroskopisches Bild)

schrieben (Ueda et al. 1972). Die Gonadotropinproduktion einzelner Dysgerminome läßt sich auch als Tumormarker verwenden und kann das Auftreten von Rezidiven und Metastasen frühzeitig signalisieren. Gleichzeitig vermag die HCG-Produktion die Steroidsynthese im kontralateralen Ovar durch follikuläre oder Stromaluteinisierung anzuregen (Zaloudek et al. 1981).

Therapie. Die Therapie sollte konservativ-chirurgisch sein, soweit es sich um ein Stadium Ia handelt und die Erhaltung der Fertilität erwünscht ist. Die einseitige Adnexektomie, die sorgfältige Inspektion und Spaltung des anderen Ovars mit Entnahme einer Biopsie und eine exakte Lymphknotenpalpation mit Entfernung aller verdächtigen Lymphknoten sollte dann vertretbar sein. Bei ausgedehnterem Befall sollten beide Ovarien und der Uterus entfernt werden. Obligat ist in diesen Fällen eine sorgfältige Lymphknotenexstirpation der einzelnen Abdominaletagen.

Das Dysgerminom ist ein hochgradig strahlensensibler Tumor. Daher ist eine primäre Bestrahlung bei fortgeschrittenen Stadien und bei Rezidiven bis heute die Therapie der Wahl. Einige bisherige Versuche mit Chemotherapeutika scheinen gute Erfolge zu bringen. Dabei kamen Vinblastin oder Etoposid, Bleomycin und Cisplatin zur Anwendung. Eine Polychemotherapie kann die doch teils stark belastende Bestrahlung ersetzen.

Die *Prognose* der reinen Dysgerminome gilt als gut. Fünfjahresüberlebensraten von 70–90% werden in der Literatur angegeben. Besonders im Stadium Ia ist die Prognose sehr günstig (90 bis 95% Fünfjahresüberlebensraten), auch wenn bis zu 25% Rezidive vorkommen (Talerman 1982). Diese können aber mit der Strahlentherapie gut beherrscht werden. Ungünstiger ist die Prognose bei entdifferenzierten Tumoren mit Anaplasien und hoher Mitoserate und bei Vorhandensein anderer Keimzellelemente.

10.8.2 Chorionkarzinom

Vorkommen und Morphologie. Chorionkarzinome können in seltenen Fällen auch unabhängig von einer Gravidität als primäre Keimzelltumoren im Ovar auftreten. Mehrere Entstehungsmöglichkeiten werden diskutiert. Sie können außerdem im Gefolge einer ektopischen Gravidität im Ovar entstehen, aber auch als Metastase eines primär im Uterus entstandenen Chorionkarzinoms.

Primäre Choriokarzinome als Keimzelltumoren sind oft mit anderen Keimzellelementen vermischt (Jacobsen u. Talerman 1989). Sie finden sich nahezu ausschließlich bei jungen Mädchen, die zu 50% präpubertär sind, und bei jungen Frauen. Makroskopisch handelt es sich um sehr weiche, hämorrhagisch durchsetzte graurote Tumoren. Für die histologische Diagnose ist der Nachweis von Zytotrophoblast- und Synzytiotrophoblastzellen erforderlich.

Endokrinologie. Chorionkarzinome sind hormonaktive Tumoren, die das Schwangerschaftshormon HCG bilden, welches im Urin und Serum nachweisbar ist. Endokrine Manifestationen, meist als östrogene Stimulationen, erfolgen auch hier über die HCG-Anregung der Steroidsynthese (Serment et al. 1970).

Therapie. Chorionkarzinome des Ovars, die unabhängig von einer Gravidität entstehen, sind äußerst maligne. Da sie im Gegensatz zu der nach einer Gravidität auftretenden Form nicht oder nur gering auf Metothrexat und Actinomycin D ansprechen und auch nicht radiosensibel sind, bleiben als Therapie nur chirurgische Maßnahmen. Neuere Mitteilungen lassen hoffen, daß eine Polychemotherapie bessere Erfolge erbringt (Gerbie et al. 1975).

10.8.3 Embryonales Karzinom

Morphologie. Dieses sehr seltene Malignom ist ein makroskopisch solider, weicher, gelblich-hämorrhagischer Tumor, der histologisch aus grossen polygonalen epithelialen Zellen mit bläschenförmigen irregulären Kernen besteht. Kombinationen mit Anteilen eines endodermalen Sinustumors und mit Trophoblasten kommen vor (Jacobsen u. Talerman 1989). Immunhistochemisch wurde eine HCG-Produktion auch in noch undifferenzierten pluripotenten Zellen nachgewiesen (Sekiya et al. 1988).

Endokrinologie. Eine endokrine, überwiegend östrogene Aktivität wurde bei 60% dieser Tumoren beobachtet (Kurman u. Norris 1976).

Therapie. Die Therapie ist primär chirurgisch, wobei eine einseitige Adnexektomie bei frühen Stadien vertretbar ist. Nach neueren Erfahrungen ist auch eine Polychemotherapie erfolversprechend. Der Tumor gilt als nicht radiosensibel. Die meist jungen Patientinnen haben im Stadium I eine Fünfjahresüberlebensrate von etwa 50% (Mount u. Norris 1982).

10.8.4 Gonadoblastom

Vorkommen und Morphologie. Scully beschrieb 1953 erstmals einen Tumor, der Strukturen der fetalen Gonaden aufwies (Keimzellen, Keimstrang-, Keimdrüsenstromaelemente). Seitdem sind gut 150 Tumoren in der Literatur mitgeteilt. Der Tumor ist häufig mit einer Gonadendysgenesie und Chromosomenanomalien der Patientin verbunden. Die kontralaterale Gonade ist oft als Testis ausgebildet. Chromosomal handelt es sich bei einem Großteil der Patientinnen um eine 46 XY oder 45 X / 46 XY Konstellation. Histologisch zeigen sich bei den meist kleinen, derben und zum Teil verkalkten Tumoren Zellnester aus Keimzellen und unreifen Keimstrang-Keimdrüsen-Zellelementen. Typisch sind konzentrisch angeordnete Verkalkungen (Abb. 10.12). 40% sind mit einem Dysgerminom vermischt. Eine Sertoli-Zelldifferenzierung wurde immunhistochemisch untermauert (Roth u. Eglen 1989). Ungefähr 80% der Patientinnen sind phänotypisch weiblich. Diese weisen klinisch eine primäre Amenorrhö auf. Genitale Mißbildungen kommen vor. Virilisierungen mit Unterentwicklung der sekundären Geschlechtsmerkmale werden zu 60% gefunden. Die restlichen 20% sind phänotypisch männlich mit Kryptorchismus, Hypospadie und rudimentären inneren weiblichen Geschlechtsorganen. Hormonell können die Gonadoblastome je nach Zellelementen (Keimzellen, Granulosa-Sertoli-Zellen, Leydig-Zellen) östrogen- und/oder androgenproduzierend sein. Ein Teil ist auch hormoninaktiv.

Therapie. Die chirurgische Exstirpation der Tumoren steht im Vordergrund. Die kontralaterale Gonade sollte wegen der Gefahr der malignen Entartung mitentfernt werden.

Die *Prognose* der reinen Gonadoblastome ist sehr gut. Fälle mit Metastasierung sind bisher nicht bekannt geworden. Auch wenn ein Mischtumor mit Anteilen eines Dysgerminoms vorliegt, ist die Prognose günstig. Finden sich jedoch Anteile eines Chorionkarzinoms, eines embryonalen Karzinoms oder eines endodermalen Sinustumors, so ist die Prognose äußerst schlecht. Cytostatisch können diese Tumoren mit platinhaltigen Chemotherapien behandelt werden (Etoposid, Cisplatin, Bleomycin).

10.9 Sonstige potentiell hormonproduzierende seltene Ovarialtumoren

10.9.1 Struma ovarii

Häufigkeit. Der Anteil der Teratome an allen ovariellen Neubildungen beträgt ca. 10%. Eine Struma ovarii wird unter den Teratomen in 2–3% gefun-

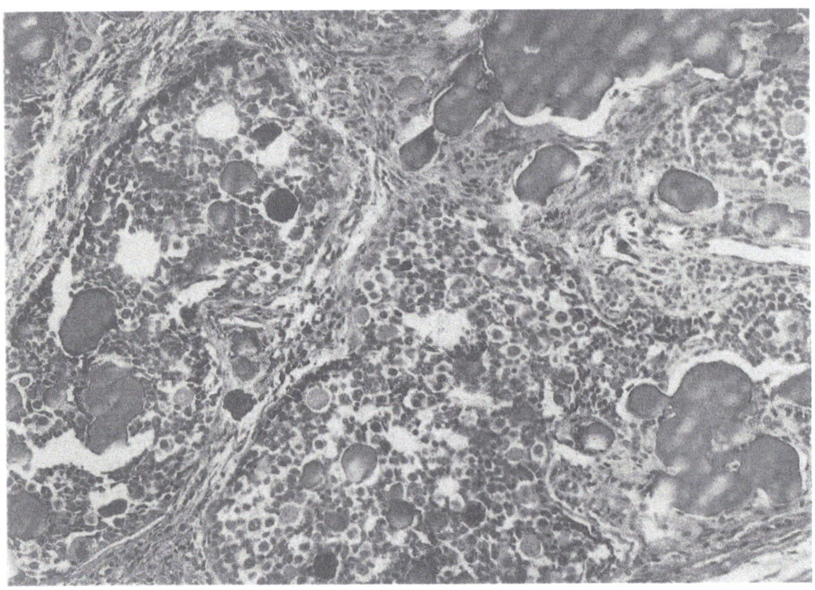

Abb. 10.12. Gonadoblastom (mikroskopisches Bild)

den. Dabei sollte nur von einer Struma ovarii gesprochen werden, wenn der Tumor fast ausschließlich aus diesen schilddrüsenähnlichen Gewebsformationen besteht. Der Tumor kommt in nahezu allen Lebensaltern vor. Er ist in ca. 15% doppelseitig.

Morphologie. Makroskopisch handelt es sich meist um bis zu 10 cm große, überwiegend außen glattwandige Tumoren, die mit der Umgebung geringgradig verwachsen sein können. Auf der braunen Schnittfläche finden sich vorwiegend weiche, follikulär angeordnete, zum Teil einer typischen Struma entsprechende Elemente. Mikroskopisch handelt es sich um typische Schilddrüsengewebe (Abb. 10.13). Der Tumor ist in der Mehrzahl der Fälle benigne. Maligne Entartungen können vorkommen.

Endokrinologie. Die Struma ovarii sezerniert Schilddrüsenhormone (Thyroxin), welche im Blut nachweisbar sind. Klinisch kommt es in ca. 14% zu einer thyreotoxischen Krise (Janovsky u. Paramanandhan 1975). Zum Teil wird auch eine Vergrößerung der Schilddrüse bei den entsprechenden Patientinnen beobachtet.

Therapie. Therapeutisch ist eine einseitige Adnexektomie in der Mehrzahl der Fälle ausreichend.

10.9.2 Karzinoide

Morphologie. Die bisher rund 150 beschriebenen primären Karzinoide des Ovars als monodermale Teratome lassen sich untergliedern in insuläre, trabekuläre, muzinöse und strumale Typen (Talerman 1984). Die meist derben, gelblichen Tumorknoten können einen Durchmesser bis zu 25 cm erreichen.

Endokrinologie. Rund 1/3 der Patientinnen mit insulären Karzinoiden entwickeln aufgrund einer überschießenden Serotoninbildung ein Karzinoidsyndrom. Die strumalen Karzinoide sind oft mit erhöhten Thyroxinwerten assoziiert. Immunhistochemisch ist der Nachweis auf Thyroglobulin positiv (Snyder u. Tavassoli 1986).

10.9.3 Phäochromozytom

In der Literatur ist ein Fall eines Phäochromozytoms des Ovars beschrieben (Fawcett u. Limball 1971). Die 15jährige Patientin zeigte einen großen, im Kleinbecken gelegenen Tumor, der vom Ovar ausging. Histologisch fanden sich Strukturen, die dem Phäochromozytom entsprechen: polygonale große Zellen und alveoläre Formationen mit typischen chromaffinpositiven Zytoplasmaanteilen. Im

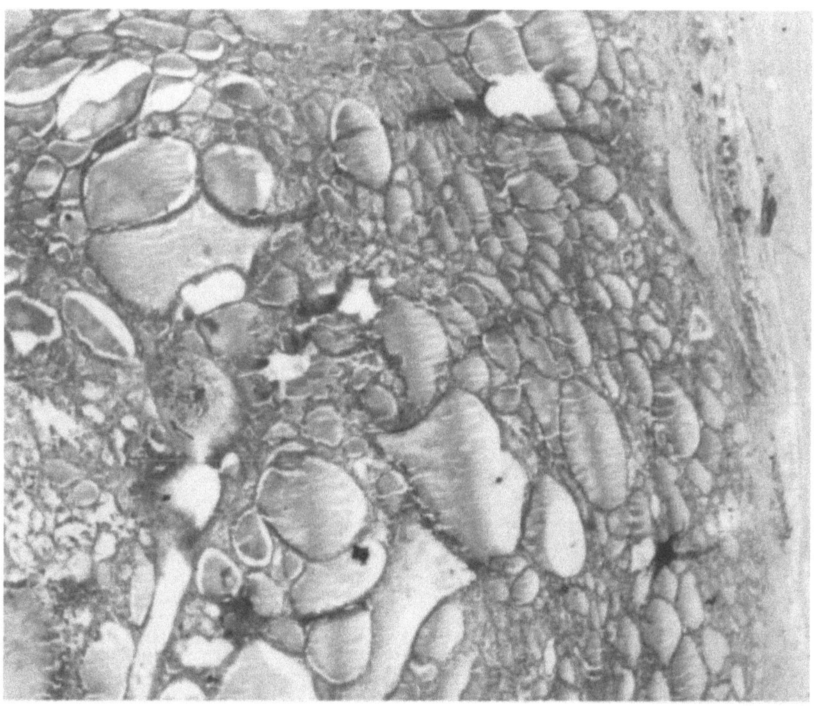

Abb. 10.13. Struma ovarii (mikroskopisches Bild)

Urin fand sich eine eindeutig erhöhte Katecholaminausscheidung. Der Tumor produzierte Noradrenalin und Adrenalin.

Therapie. Exstirpation des Tumors durch Adnexektomie.

10.9.4 Prolaktinom

Ein Prolaktinom in der Wand einer Dermoidzyste führte bei einer 41jährigen Patientin zu einer Hyperprolaktinämie mit Amenorrhö. In den Tumorzellen konnte Prolaktin immunhistochemisch nachgewiesen werden (Palmer et al. 1990).

10.9.5 Ovartumoren mit funktionell aktivem Struma

Zahlreiche weitere Ovartumoren, die nicht zur hormonproduzierenden Gruppe der Sex-cord- und Keimzelltumoren gehören, sind zur Steroidsynthese in den Stromazellen zu deren Luteinisierung fähig und zeigen dementsprechend endokrine Abweichungen. Zusätzlich können in der Tumorperipherie Stromazellen des Restovars durch Druck zur Steroidsynthese angeregt werden (Rutgers u. Scully 1986). Das Vorkommen derartiger Veränderungen schwankt jedoch zahlenmäßig und ist bei einigen Tumorformen häufiger als bei anderen (Scully 1987). Erhöhte Östrogenspiegel wurden z.B. bei 50% der epithelialen Tumoren gemessen (Rome et al. 1981). Dabei traten endokrine Manifestationen insbesondere bei primären und metastatischen muzinösen Tumoren auf (s. Young u. Scully 1987). Immunhistochemisch wurde auch eine Produktion von HCG in den aktiven Stromazellen nachgewiesen (Casper et al. 1984, Matias-Guiu u. Prat 1990). Eine Sonderform östrogenproduzierender Tumoren stellen die Brenner-Tumoren dar (vgl. Tabelle 10.1), die aus hyperplastischen Stromazellen und eingelagerten Epithelinseln bestehen und wegen des häufigen Überwiegens der epithelialen Komponente in der Regel zu den epithelialen Tumoren des Ovars gerechnet werden (Abb. 10.14).

10.10 Literatur

Björkholm E, Silfverswärd C (1980) Theca-cell tumors. Clinical features and prognosis. Acta Radiol Oncol Radiat Phys Biol 19:241

Bruce IEF (1967) An arrhenoblastoma with estimations of androgenic steroids. J Obstet Gynaecol Br Comm 74:589–591

Casper S, van Nagell JR, Powell DF, et al (1984) Immunohistochemical localization of tumor markers in epithelial ovarian cancer. Am J Obstet Gynecol 149:154–158

Cruikshank DP, Chapler FK (1974) Arrhenoblastomas and associated ovarian pathology. Obstet Gynecol 43:539–543

Cruikshank DP, Yannone ME, Chapler FK (1974) Arrhenoblastoma associated with adrenal androgenic hyperfunction. Obstet Gynecol 43:535–538

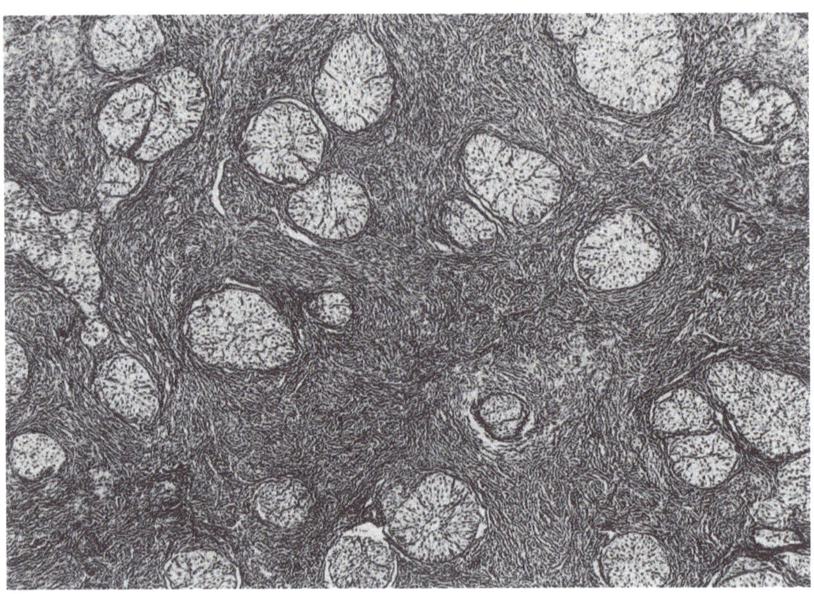

Abb. 10.14. Brennertumor

Czernobilsky B, Gaedcke G, Dallenbach-Hellweg G (1985) Endometrioid differentiation in ovarian sex cord tumor with annular tubules accompanied by gestagenic effect. Cancer 55:738–744

Davidson BJ, Waisman J, Judd HL (1981) Long-standing virilism in a woman with hyperplasia and neoplasma of ovarian lipidic cells. Obstet Gynecol 58:753–759

Fawcett FJ, Limball NBH (1971) Phaeochromocytoma of the ovary. J Obstet Gynaecol Br Comm 78:458

Fox H, Agrawal K, Langley FA (1975) A clinicopathologic study of 92 cases of granulosa cell tumor of the ovary with special reference to the factors influencing prognosis. Cancer 35:231–241

Gaffney EF, Majmudar B, Hertzler GL (1983) Ovarian granulosa cell tumors – Immunohistochemical localization of estradiol and ultrastructure, with functional correlations. Obstet Gynec 61:311–319

Gerbie MV, Brewer JT, Tamimi H (1975) Primary choriocarcinoma of the ovary. Obstet Gynecol 46:720–723

Giuntoli RL, Celebra JA, Wu CH, Wheeler JE, Mikuta JJ (1976) Androgenic function of a granulosa cell tumor. Obstet Gynecol 47:77–79

Goldstein DP, Lamb EJ (1970) Arrhenoblastoma in first cousins. Obstet Gynecol 35: 444–450

Hayes MC, Scully RE (1987) Stromal luteoma of the ovary: A clinicopathological analysis of 25 cases. Int J Gynecol Pathol 6:313–321

Hisaoka M, Horie A, Kajiwara Y (1990) Juvenile granulosa cell tumor in a three-year-old infant: an immunohistochemical and ultrastructural study. Acta Pathol Jpn 40:616–621

Holzner JH (1982) Follikuläre (endokrinaktive) Stromatumoren) In: Dallenbach-Hellweg G (Hrsg) Ovarialtumoren. Springer, Berlin Heidelberg New York

Jacobsen GK, Talerman A (1989) Atlas of Germ cell tumors. Munksgaard Copenhagen

Janovsky NA, Paramanandhan TL (1973) Ovarian tumors. Thieme, Stuttgart

Korth-Schütz S, Levine LS, Merkatz IR, New MI (1974) An unusual case of Cushing's syndrome, hilus cell tumor and polycystic ovaries. J Clin Endocrinol Metab 38:794–800

Kulkarni JN, Mistry RC, Kamat MR, Chinoy R, Lotlikar RG (1990) Autonomous aldosterone-secreting ovarian tumor. Gynecol Oncol 37:284–289

Kurman RJ, Norris HJ (1976) Embryonal carcinoma of the ovary. A clinicopathologic entity distinct from endodermal sinus tumor resembling embryonal carcinoma of the adult testis. Cancer 38:2420–2433

Kurman RJ, Norris HJ (1976) Malignant mixed germ cell tumors of the ovary. Obstet Gynec 48:579–589

Lam RMY, Geittmann P (1988) Sclerosing stromal tumor of the ovary. A light, electron microscopic and enzyme histochemical study. Int J Gynecol Pathol 7:280–290

Maschler I, Weidenfeld I, Fleischer B (1975) Steroidgenesis in virilizing ovarian tumor. Clin Endocrinol (Oxf) 4:427

Matias-Guiu X, Prat J (1990) Ovarian tumors with functioning stroma. An immunohistochemical study of 100 cases with human chorionic gonadotropin monoclonal and polyclonal antibodies. Cancer 65:2001–2005

Morris JM, Scully RE (1958) Endocrine pathology of the ovary. Mosby, St. Louis

Mössler K (1986) Klinische Verlaufskontrollen bei Patientinnen mit Androgenisierungserscheinungen unter Therapie mit Cyproteronacetat oder Spironolacton, Inauguraldissertation an der Medizinischen Fakultät der Ruprecht- Karls-Universität Heidelberg, 1986

Mount PM, Norris HJ (1982) Advances in germ cell tumors of the ovary In: Dallenbach-Hellweg G (Hrsg) Ovarialtumoren. Springer, Berlin Heidelberg New York

Nakashima N, Young RH, Scully RE (1984) Androgenic granulosa cell tumors of the ovary. A clinicopathological analysis of seventeen cases and review of the literature. Arch Path Lab Med 108:786

Norris HG, Taylor HB (1968) Prognosis of granulosa-theca tumors of the ovary. Cancer 21:255–263

Norris HJ, Taylor HB (1969) Virilization associated with cystic granulosa tumors. Obstet Gynecol 34:629–635

Novak ER (1967) Gynandroblastoma of the ovary. Obstet Gynecol 30:709

Novak ER (1971) Feminizing gonadal stromal tumors. Analysis of the granulosa thecacell tumors of the ovarian tumor registry. Obstet Gynecol 38:701–713

Novak ER, Long JH (1965) Arrhenoblastoma of the ovary; a review of the ovarian tumor registry. Am J Obstet Gynecol 92:1082

Palmer PE, Bogojavlensky S, Bhan AK, Scully RE (1990) Prolactinoma in wall of ovarian dermoid cyst with hyperprolactinemia. Obstet Gynec 75:540–543

Paraskevas M, Scully RE (1989) Hilus cell tumor of the ovary: A clinicopathological analysis of 12 Reinke-Crystal-positive and 9 crystal-negative cases. Int J Gynecol Pathol 8:299–310

Parker CR, Servy E, McDonough PG, Mahesh VB (1974) In vivo endocrine studies in adrenal rest tumor of ovary. Obstet Gynecol 44:327–332

Pinkerton JHM (1961) Development of the human ovary – a study using histochemical technics. Obstet Gynecol 18:152–181

Rome RM, Fortune DW, Quinn MA, Brown JB (1981) Functioning ovarian tumors in postmenopausal women. Obstet Gynec 57:705–710

Roth LM, Sternberg WH (1973) Ovarian stromal tumors containing Leydig cells. II. Pure Leydig cell tumor, non-hilar type. Cancer 32:952–960

Roth LM, Eglen DE (1989) Gonadoblastoma. Immunohistochemical and ultrastructural observations. Int J Gynecol Pathol 8:72–81

Rutgers JL, Scully RE (1986) Functioning ovarian tumors with peripheral steroid cell proliferation: a report of twenty four cases. Int J Gynecol Pathol 5:319–337

Sasano H, Fukunaga M, Rojas M, Silverberg SG (1989) Hyperthecoss of the ovary. Clinicopathologic study of 19 cases with immunohistochemical analysis of steroidogenic enzymes. Int J Gynecol Pathol 8:311–320

Sasano H, Mason JI, Sasaki E, Yajima A, Kimura N, Namiki T, Sasano N, Nagura H (1990) Immunohistochemical study of 3β-Hydroxysteroid dehydrogenase in sex cord-stromal tumors of the ovary. Int J Gynecol Pathol 9:352–362

Scully, RE (1953) Gonadoblastoma. A gonadal tumor related to the dysgerminoma (seminoma) and capable of sex hormone production. Cancer 6:455

Scully RE (1964) Stromal luteoma of the ovary. A distinctive type of lipoid cell tumor. Cancer 17:769–778

Scully RE (1987) Ovarian tumors with functioning stroma. In: Haines u. Taylor's Gynaecological and Obstetrical Pathology, 3rd ed., Fox H (ed.). Edinburgh, Churchill-Livingstone

Scully RE, Poulsen HE, Sobin LH (1994) Histological typing of female genital tract tumours. WHO Internat histol classif of tumours, 2nd ed. Springer, Berlin Heidelberg New York

Sekiya S, Ishige H, Yamazawa K, Kawata M, Inaba N, Nagao K, Takamizawa H (1988) The capacity for differentiation and production of human chorionic gonadotropin and -fetoprotein in human embryonal carcinoma cell lines. Int J Gynecol Pathol 7:373–383

Serment HL, Laffargue P, Piana L, Blanc B (1970) Ovarian hormone tumors of female children. Int J Gyn Obst 8:409

Snyder RR, Tavassoli FA (1986) Ovarian strumal carcinoid: immunohistochemical, ultrastructural und clinicopathologic observations. Int J Gynecol Pathol 5:187–201

Stenwig JT, Hazekamp JT, Beecham JB (1979) Granulosa cell tumors of the ovary. A clinicopathological study of 118 cases with long-term follow-up. Gynec Oncol 7:136

Talerman A (1982) Germ cell tumors of the ovary. In: Dallenbach-Hellweg G (Hrsg) Ovarialtumoren. Springer, Berlin Heidelberg New York

Talerman A (1984) Carcinoid tumors of the ovary. J Cancer Res Clin Oncol 107:125

Teilum G (1958) Classification of testicular and ovarian androblastoma and sertoli cell tumors. Cancer 11:769

Teilum G (1976) Special tumors of the ovary and testis. Comparative histology and identification, 2nd edn. Munksgaard, Copenhagen

Tracy SL, Askin FB, Reddick RL, Jackson B, Kurman RJ (1985) Progesterone-secreting Sertoli cell tumor of the ovary. Gynec Oncol 22:85–96

Ueda G, Nobuaki H, Hagakawak et al (1972) Clinical, histochemical and biochemical studies of an ovarian dysgerminoma with trophoblasts and Leydig cells. Am J Obst Gynec 114:748–754

Wagenen G von, Simpson ME (1965) Embryology of the ovary and testis; Homo sapiens and Macaca Mulatta. Yale University Press, New Haven

Young RH, Scully RE (1982) Ovarian sex-cord stromal tumors: recent progress. Int J Gynecol Pathol 1:101–123

Young RH, Scully RE (1985) Ovarian Sertoli-Leydig cell tumor. A clinicopathological analysis of 207 cases. Am J Surg Pathol 9:543–569

Young RH, Scully RE (1987a) Ovarian steroid cell tumors associated with Cushing's syndrome: a report of three cases. Int J Gynecol Pathol 6:40–48

Young RH, Scully RE (1987b) Sex cord-stromal tumors, steroid cell tumors and other ovarian tumors with endocrine, paraendocrine and paraneoplastic manifestations. In: Blaustein's Pathology of the Female Genital Tract. RJ Kurman (Ed.) Springer-Verlag, New York, pp. 607–658

Young RH, Dickersin GR, Scully RE (1984) Juvenile granulosa cell tumor. A clinicopathological analysis of 125 cases. Am J Surg Pathol 8:575–596

Young RH, Welch WR, Dickersin GR, Scully RE (1982) Ovarian sex cord tumor with annular tubules. Review of 74 cases including 27 with Peutz-Jeghers Syndrome and four with adenoma malignum of the cervix. Cancer 50:1384–1402

Younglai EV, Richmond H, Atyeo R, Johnson FL (1973) Arrhenoblastoma: in vivo and in vitro studies. Am J Obstet Gynecol 116:401–407

Zaloudek CJ, Norris HJ (1982) Granulosa tumors of the ovary in children. A clinical and pathologic study of 32 cases. Am J Surg Pathol 6:503–512

Zaloudek CJ, Tavassoli FA, Norris HJ (1981) Dysgerminoma with syncytiotrophoblastic giant cells. A histologically and clinically distinctive subtype of dysgerminoma. Am J Surg Path 5: 361–367

Zhang J, Young RH, Arseneau J, Scully RE (1982) Ovarian stromal tumors containing lutein or Leydig cells (luteinized thecomas and stromal Leydig cell tumors) – A clinicopathological analysis of fifty cases. Int J Gynecol Pathol 1:270–285

Zourlas PA, Jones HW (1969) Stein-Leventhal syndrome with masculinizing ovarian tumors. Obstet Gynecol 34:861–866

11 Ultraschalldiagnostik in der Gynäkologie

W. Leucht (†) und D. Leucht

11.1 Einleitung

Die Beurteilung der weiblichen Genitalorgane ist in erster Linie über die bimanuelle Untersuchung – den Tastbefund – möglich. Daneben ist die transabdominale sonographische Diagnostik – und in den letzten Jahren die transvaginale Sonographie, gerade für den niedergelassenen Gynäkologen, nicht mehr wegzudenken. Der diagnostische Zugewinn durch den Einsatz der Sonographie bei diesen Fragestellungen soll bei 20–50% liegen (Sautter 1990). Die differentialdiagnostische Abklärung eines auffälligen Tastbefundes mit Hilfe des Ultraschalls ist daher inzwischen unverzichtbarer Bestandteil jeder gynäkologischen Untersuchung geworden, zudem sich auch immer häufiger die Möglichkeit bietet, dadurch kleinere invasive Eingriffe aus diagnostischen oder therapeutischen Gründen ambulant durchführen zu können.

11.2 Untersuchungstechnik

Das weibliche kleine Becken läßt sich über verschiedene Zugänge sonographisch abbilden. Zur Zeit besitzen lediglich der transabdominale und der transvaginale Zugangsweg praktische Bedeutung.

11.2.1 Transabdominale Untersuchungstechnik

Die kraniale Verlagerung der luftgefüllten Darmschlingen ist die Voraussetzung für die transabdominale Darstellung der weiblichen Genitalorgane. Die optimal gefüllte Harnblase schafft ein akustisches Schallfenster (full-bladder-technique) durch Verdrängung der störenden Darmschlingen. Gelegentlich ist eine gute Darmentleerung sinnvoll, um die Differentialdiagnose eines zystischen oder soliden Adnextumors von Skyballa zu sichern. Bei gynäkologischen Fragestellungen geben wir aufgrund der einfacheren technischen Handhabung den sektor- oder curved-array-gestalteten Scannern den Vorzug. Die Eindringtiefe beträgt in Abhängigkeit von der Schallfrequenz 8–13 cm, unter Umständen bis 17 cm, wobei die optimale Frequenz bei 3,5 MHz liegt. Die Abbildbarkeit der Organe ist dadurch allerdings begrenzt. Eine höhere Frequenz mit besserer Auflösung limitiert die Eindringtiefe und mindert den praktischen Gewinn der Methode. Üblicherweise erfolgt die Untersuchung in Rückenlage mit standardisierter Bildeinstellung (Längsschnitt: linke Bildseite = kranial, Querschnitt: linke Bildseite = rechte Patientenseite) und Untersuchungsablauf (orientierender Sagittalschnitt in der Nabel-Symphysen-Ebene, danach paralleles bilaterales Versetzen des Schallkopfes). Anschließend erfolgt die Untersuchung in der Transversalebene. Günstig ist das Aufsuchen anatomisch-topographischer Orientierungspunkte, wie z.B. Vagina-Uterus-Längsachse oder die Abbildung der Iliopsoasmuskeln im Transversalschnitt. Traditionell besitzt die transabdominale Sonographie (TAS) die größere Indikationsbreite im Vergleich zu anderen Zugangswegen. Schwierigkeiten bei der Bilddarstellung sind vor allem bei Adipositas und tief im kleinen Becken liegenden und in Adhäsionen eingebetteten Organen und Strukturen zu erwarten. Ebenso bedeutet für manche Patientin und den Untersucher die Vorbereitung einer optimalen Blasenfüllung eine erheblich zeitraubende und mühevolle Prozedur.

11.2.2 Transvaginale Untersuchungstechnik

Die transvaginale Sonographie (TVS) sollte bei nahezu leerer Harnblase der Patientin durchgeführt werden. Die Untersuchung kann im Liegen mit angewinkelten Beinen, optimalerweise in Steinschnittlagerung auf dem gynäkologischen Untersuchungsstuhl an die Tastuntersuchung angeschlossen werden. Nach Einführen der Sonde kommt der Ultraschallkopf in unmittelbarer Nachbarschaft interessierender Organe des kleinen Beckens zu liegen. Damit ist die Verwendung von Schallköpfen höherer Frequenz (5 – 7 MHz) möglich, wodurch die Organabbildung wesentlich verbessert wird.

Die derzeit auf dem Gerätemarkt angebotenen Transvaginalsonden sind in der Regel frontalabstrahlende Sektorscanner mit unterschiedlichem Abstrahlwinkel (70 – 240 °) und teilweise variierbarer Schallfrequenz (5 – 7,5 MHz). Unsere Erfahrungen beruhen hauptsächlich auf dem Einsatz sog. Panoramascanner mit einem Abstrahlwinkel von 240 °. Wie bei der transabdominalen Untersuchungstechnik empfiehlt sich auch transvaginal initial ein standardisiertes Vorgehen. Beginnend mit einem Längsschnitt werden der Uterus in seiner Längsachse sowie die Harnblase bis zur Symphyse (linker Bildrand) abgebildet. Durch Verschieben des Schallkopfes in Längsrichtung, durch seitlich paralleles Versetzen und unterschiedliches Neigen der Sonde sowie durch axiale Drehung des Schallkopfes (linke Bildseite – rechte Patientenseite) kann das gesamte kleine Becken in verschiedenen Schnittbildebenen dargestellt werden. Durch gleichzeitige transabdominale Palpation können, falls notwendig, die Beckenorgane näher zum Schallkopf bewegt werden.

Die Akzeptanz der Untersuchung insbesondere im direkten Anschluß an die gynäkologische Palpation ist hoch. Durch Wegfall der beim transabdominalen Sonogramm notwendigen Full-bladder-Technik wird ein bedeutender Zeitgewinn sowohl für die Patientin als auch für den Untersucher erzielt. Lediglich Patientinnen mit Vaginalstenosen, atrophischem Vaginalepithel oder als virgo intacta müssen auf die transabdominale Ultraschalluntersuchung verwiesen werden. Bei Prozessen im Bereich der Linea terminalis oder höher besitzt die transvaginale Sonographie eine zu geringe Eindringtiefe.

11.3 Sonographische Darstellung des Uterus

Sonographisch ist die Uteruslängsachse über das zentral gelegene Cavum uteri relativ leicht zu identifizieren. Allerdings ist die Stellung und Lage des Uterus bei der TAS vom Füllungszustand der Harnblase und des Rektums abhängig. Die Uterusgröße variiert in Abhängigkeit vom Lebensalter, dem Menopausenstatus und der Parität. Nach Piiroinen (1975) betragen die Normalwerte für die Uteruslänge und den mittleren a.-p.-Durchmesser zwischen 7,6 und 8,9 cm, bzw. 2,9 und 3,8 cm. Corpus und Cervix uteri lassen sich in der Regel gut differenzieren und getrennt vermessen (Abb. 11.1). Das Verhältnis von Korpus- zu Zervixlänge beträgt ungefähr 2 : 1 (5,5 cm : 2,5 cm). Zemlyn (1981) gibt eine durchschnittliche Zervixlänge in Abhängigkeit vom Lebensalter zwischen 2,1 und 3,2 cm, und während der Schwangerschaft zwischen 2,9 und 4,1 cm an. Der retroflektierte Uterus läßt sich transvaginal in seiner Längsachse insgesamt besser beurteilen (Abb. 11.2). In Abhängigkeit vom Zyklus erreicht das Endometrium eine unterschiedliche Höhe und Struktur (Bald u. Hackelöer 1983), wobei postovulatorisch die sekretorische Umwandlung des Endometriums charakteristischerweise als Endometriumringstruktur („Ovulationsring") beschrieben wird (Abb. 11.3 und 11.4).

Postmenopausal variiert die Uterusgröße zwischen 3,5 und 6,5 cm Länge mit einem Durchmesser von 1,2 bis 1,8 cm (Miller et al. 1976).

Das Endometrium stellt sich bei Patientinnen im Klimakterium bzw. in der Postmenopause strichförmig als relativ homogenes Echo dar und kann somit auch hinsichtlich pathologischer Veränderungen sonographisch beurteilt werden (Abb. 11.5) (Schurz et al. 1988).

Uterine Fehlbildungen wie Uterus duplex, Uterus bicornis, Uterus septus oder Uterus subseptus können sonographisch vor allem bei gut aufgebautem Endometrium nachgewiesen werden (Abb. 11.6). Bei entsprechender Diagnose sind zusätzlich die Nieren und die ableitenden Harnwege

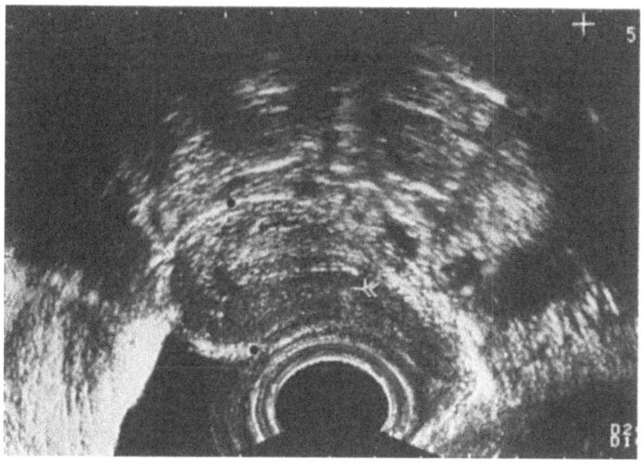

Abb. 11.1. Uterus *Korpus*> > < <und *Zervix*> <getrennt gemessen; · · a.p.-Durchmesser (TVS)

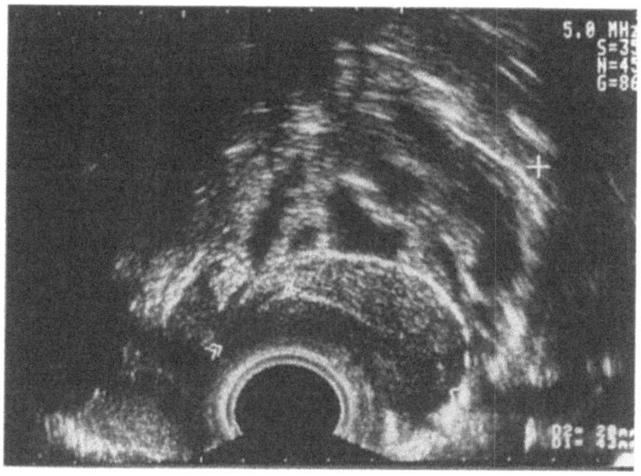

Abb. 11.2. Retroflektierter Uterus (TVS)

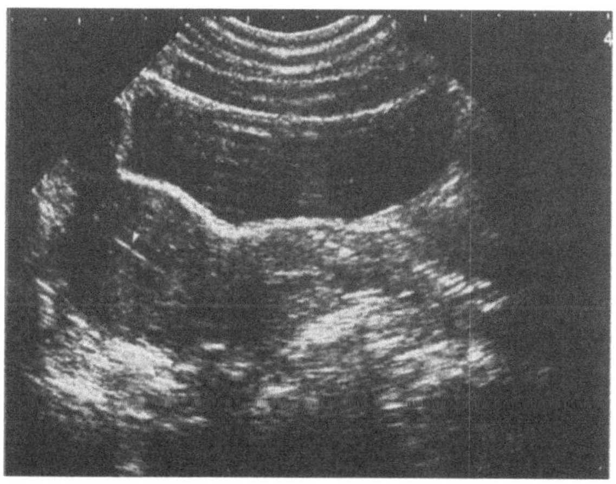

Abb. 11.3. Präovulatorisches Endometrium ▼ (TAS)

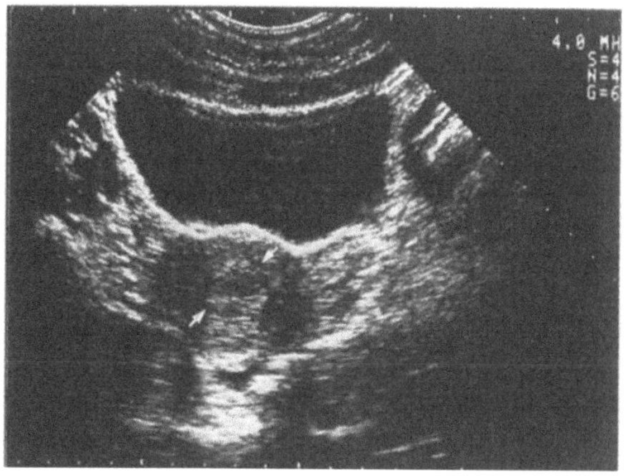

Abb. 11.4. Postovulatorisches Endometrium mit Ovulationsring> < (TAS)

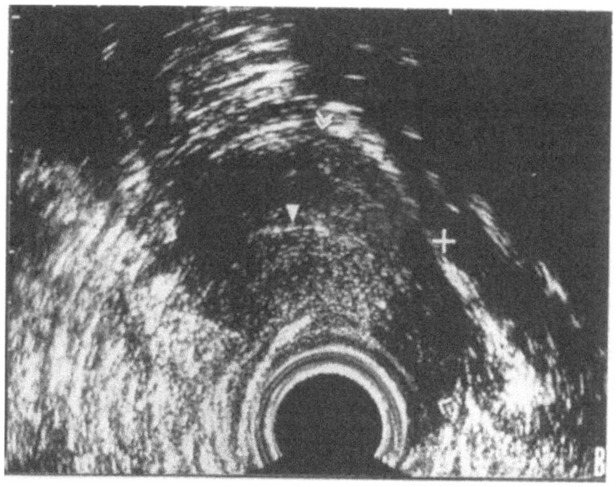

Abb. 11.5. Postmenopausales Endometrium ▼ (TVS)

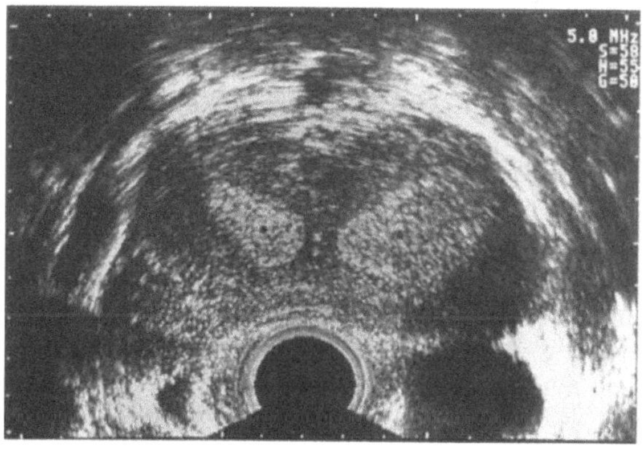

Abb. 11.6. Uterus duplex mit aufgebautem Endometrium (**) (TVS)

zu kontrollieren, wobei nicht selten Doppelfehlbildungen bzw. unilaterale renale Agenesien gefunden werden. Differentialdiagnostisch müssen von den Uterusanomalien Myome unterschieden werden, die sich sonographisch ebenfalls hinsichtlich Größe, Lage und Binnenstruktur gut abbilden lassen. Fundusmyome werden normalerweise transabdominal sonographisch leichter lokalisiert (Abb. 11.7), hingegen werden retrouterine subseröse Myome oder solche bei retroflektiertem Uterus eher transvaginal (Abb. 11.8) identifiziert. Zentrale Verkalkungen der Myomknoten wie auch nekrotische Erweichungsherde sind sonographisch ebenfalls feststellbar. Aufgrund der einfachen Größen- und Lagebestimmung können Myome im Verlauf hinsichtlich Größenzunahme bzw. unter endokriner Therapie auf Einschmelzung kontrolliert werden. Flüssigkeitsansammlungen im Cavum uteri können bei früher intrauteriner wie auch bei Extrauteringravidität (Pseudogestational sac; Marks et al. 1979) beobachtet werden (Abb. 11.9). Hämatometra und Pyometra stellen sich sonographisch mit zystischen Binnenstrukturen dar, die unter Umständen diffuse Eigenstrukturen enthalten können (Leucht u. Schmidt 1985) (Abb. 11.10). Verbliebene Plazentareste bzw. Schwangerschaftsmaterial nach Abortkürettagen sind zu erkennen. Plazentapolypen bilden sich in der Regel als reflexreiche intrauterine Strukturen ab (Abb. 11.11).

Die Unterscheidung zum normalen in Involution befindlichen Uterus post partum ist allerdings nicht ganz einfach und setzt einen erfahrenen Untersucher voraus.

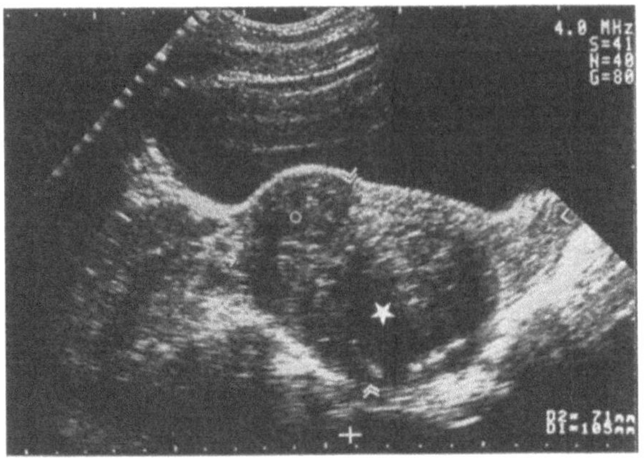

Abb. 11.7. Fundusmyom (○) und Hinterwandmyom (*) (TAS)

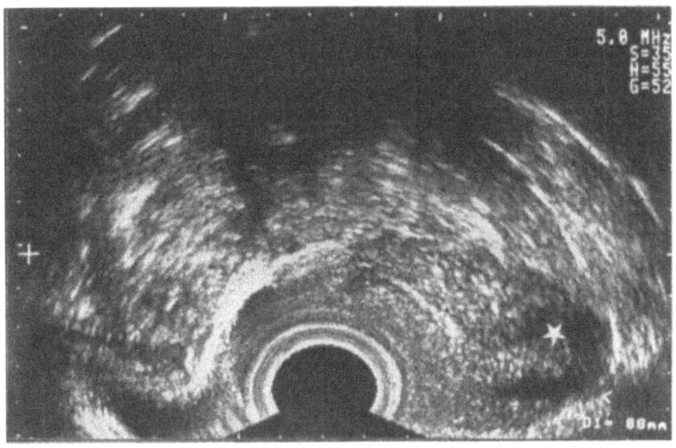

Abb. 11.8. Subseröses Myom (*) bei Retrofexio uteri (TVS)

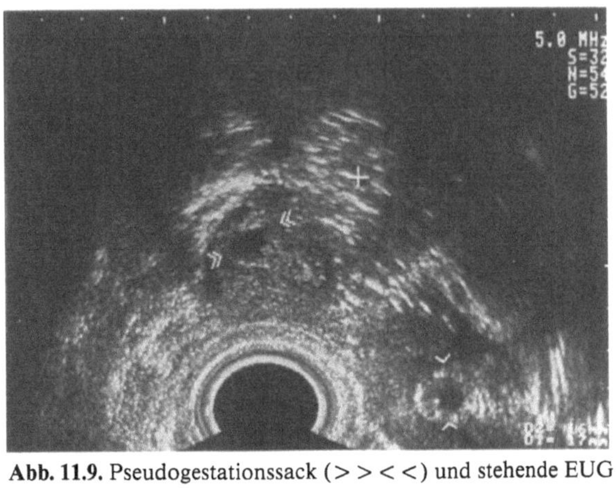

Abb. 11.9. Pseudogestationssack (> > < <) und stehende EUG (> <) (TVS)

11.3.1 Malignome des Uterus

Malignome des Uterus sind ebenfalls sonographisch differenzierbar und lassen sich nicht nur hinsichtlich der prätherapeutischen Stadieneinteilung, sondern auch bezüglich der Rezidivdiagnostik und der entsprechenden Therapieplanung beurteilen. Neben der transvaginalen und transabdominalen Sonographie wird hierbei möglicherweise die transrektale Sonographie zukünftig an Bedeutung gewinnen.

In Ergänzung zur klinischen Klassifikation des *Endometriumkarzinoms* erlaubt die transvaginale Sonographie Aussagen hinsichtlich Lokalisation, Ausdehnung und Infiltration des Tumors. Insbesondere zur Beurteilung der Infiltrationstiefe des Endometriumkarzinoms in das Myometrium (Abb. 11.12) besitzt diese Methode eindeutige Vorteile gegenüber der Hysteroskopie. Gleichzeitig kann der sonographische Nachweis des Befalls der Zervixregion im Sinne eines „Herunterwachsens" des Tumors das therapeutische Management entscheidend beeinflussen. Die Diagnose des Endometriumkarzinoms zeigt neben der entsprechenden Klinik sonographisch eine auffällige Endometri-

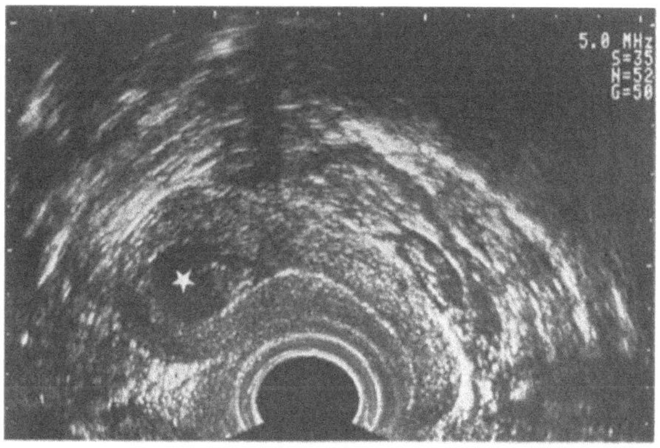

Abb. 11.10. Hämatometra (*) (TVS)

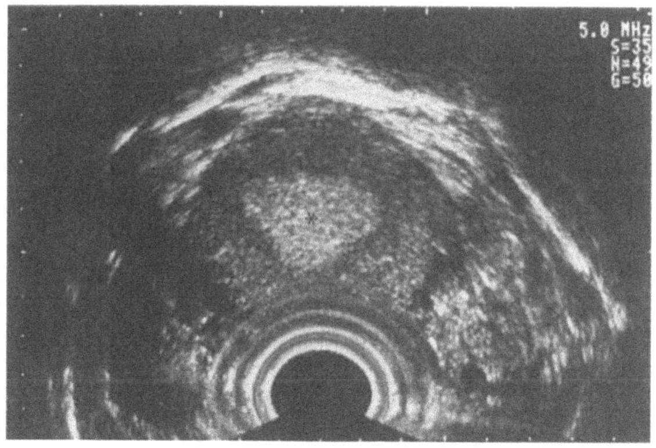

Abb. 11.13. Adenomatöse Hyperplasie (* Endometrium) (TVS)

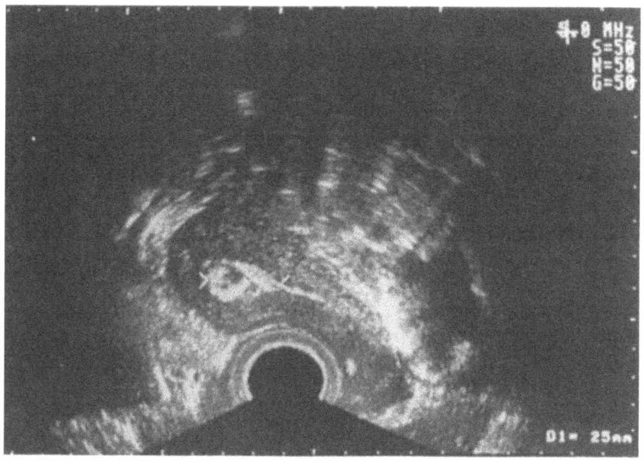

Abb. 11.11. Plazentareste (> <) (TVS)

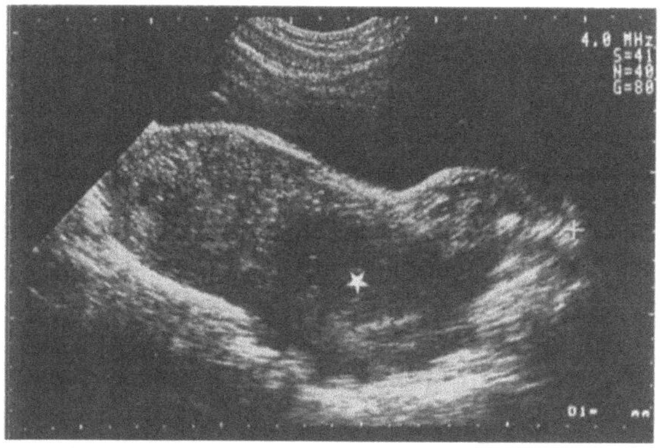

Abb. 11.14. Zervixkarzinom (* Auftreibung) (TAS)

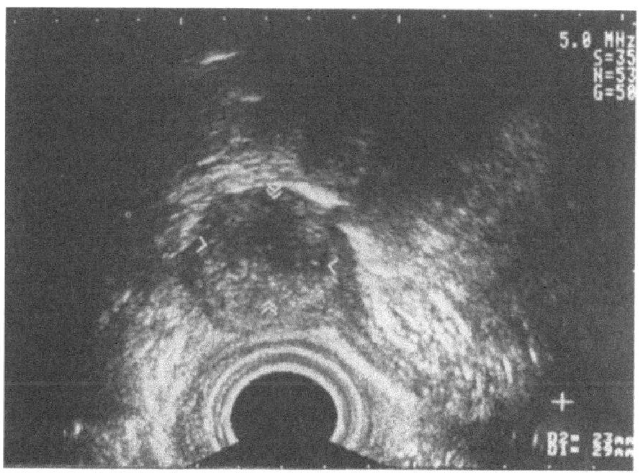

Abb. 11.12. Endometriumkarzinom mit Infiltration ins Myometrium (> > < <) (TVS)

umstruktur, die differential-diagnostisch von einer adenomatösen Hyperplasie (Abb. 11.13) wie auch von einem Korpuspolypen zu unterscheiden ist (Merz 1988). Bei primär inoperablen Patientinnen kann durch Messung der Uteruswanddicke eine entsprechende Dosimetrie im Rahmen einer intrakavitären Brachytherapie berechnet und somit zusätzliche Komplikationen einer Radiatio verringert werden (Chun et al. 1990).

Zervixkarzinome im Vor- und Frühstadium sind sonographisch schwer darstellbar. Am ehesten lassen sich Veränderungen in der Form (als Auftreibung der Zervix) (Abb. 11.14) sowie des normalen Reflexverhaltens feststellen (Sautter 1990). Trotzdem sollte die Transvaginalsonographie in der prätherapeutischen Routinediagnostik einen festen Platz einnehmen. Neben dem Tastbefund und anderen bildgebenden Verfahren kann damit die Frage eines Parametrienbefalls (Abb. 11.15) und einer Ausdehnung bis hin zur Beckenwandinfiltration sowie in Richtung Harnblase und Rektum präziser beantwortet werden. Die transrektale Sonographie erscheint zukünftig als konkurrierendes Verfahren bei der Beurteilung der Parametrieninfiltration an Bedeutung zu gewinnen (Aoki et al. 1990). Trotz allem dürfte die Differenzierung zwischen entzündlicher und karzinomatöser Infiltration der Parametrien auch damit nicht verbessert werden (Bernaschek 1989).

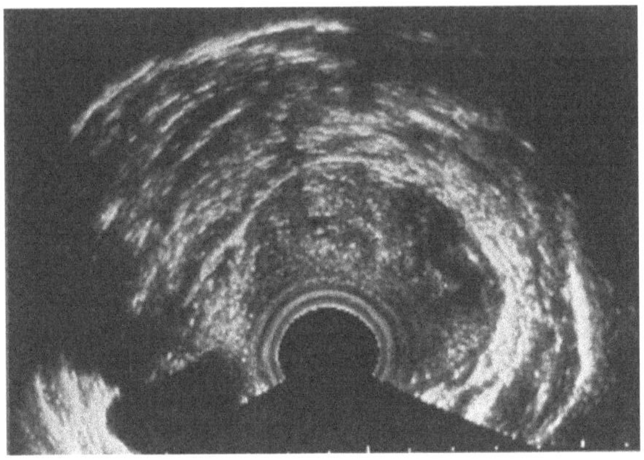

Abb. 11.15. Zervixkarzinom (* Parametriuminfiltration) (TVS)

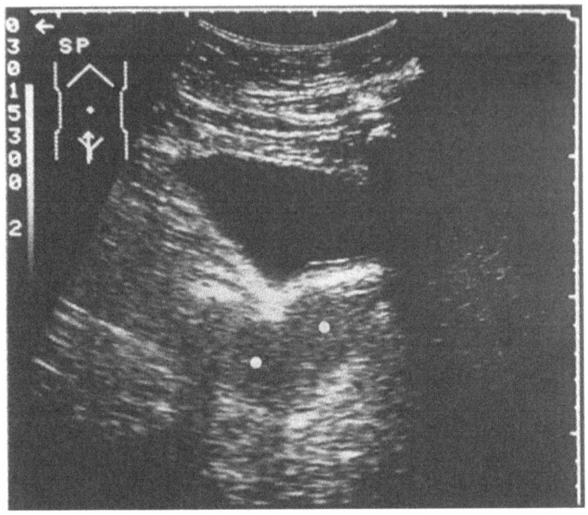

Abb. 11.16. Rezidiv eines Zervixkarzinoms (··) (TAS)

Die Rezidivdiagnostik des Zervixkarzinoms kann transvaginal sonographisch durch Stenosierung oder Atrophie nach Radiatio behindert sein. Transabdominal können Adhäsionen oder fibrotische Veränderungen die Differentialdiagnose zum Lokalrezidiv erschweren. Nach Sautter (1990) lassen sich Lokalrezidive bei vorhandener technischer Durchführbarkeit transvaginal zuverlässig erkennen (Abb. 11.16). Mittelbare Folgen wie Ureterstau oder Blasenwandbeteiligung sind sonographisch einfach zu verifizieren (Merz 1988).

Sonstige Tumoren wie Uterussarkome oder vaginale Zysten (z. B. Gartner-Gangzysten) sind sonographisch ebenfalls darstellbar.

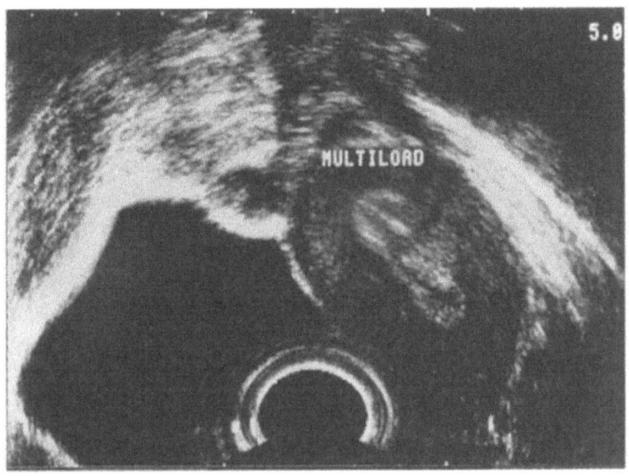

Abb. 11.17. IUP (Multiload (TVS)

11.3.2 Sonographische Darstellung von Intrauterinpessaren

Aufgrund seiner hohen Sicherheit besitzt das Intrauterinpessar als Kontrazeptivum große Bedeutung. Es wird in zahlreichen unterschiedlichen Formen und Modellen (Abb. 11.17) angeboten und läßt sich sonographisch einfach nachweisen (Merz 1988). Nach Insertion des IUP sollte eine Lagekontrolle auf korrekten Sitz sonographisch durchgeführt werden. Neben der Feststellung der intrakavitären Lage wird auch die Distanz zwischen Uterusfundus und oberem Pessarende gemessen (Abb. 11.18). Nach Bernaschek et al. (1981) soll die Distanz zwischen Uterusfundus und oberem Pessarende 20 mm bzw. die Gebärmutterwanddicke nicht um mehr als ein Drittel überschreiten. Eine sonographische Kontrolluntersuchung ca. 6 Wochen bis 3 Monate nach Einlage ist zu empfehlen.

In Abhängigkeit vom Spiralentyp und der Parität unterscheiden sich die Expulsionsraten deutlich. Zu tief gelegene IUP sollten aufgrund der verrin-

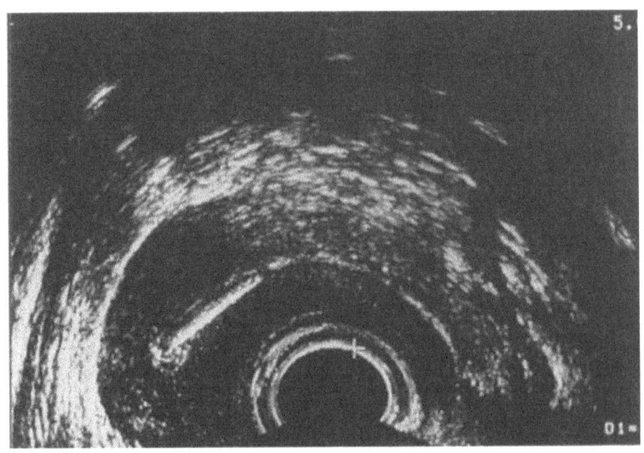

Abb. 11.18. IUP (> < Distanz zum Fundus) (TVS)

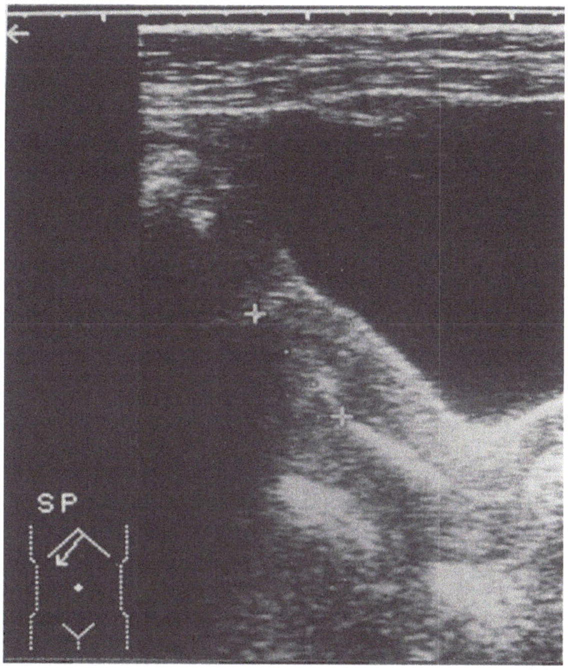

Abb. 11.19. IUP (disloziert) (+ · · +) Distanz zum Fundus) (TAS)

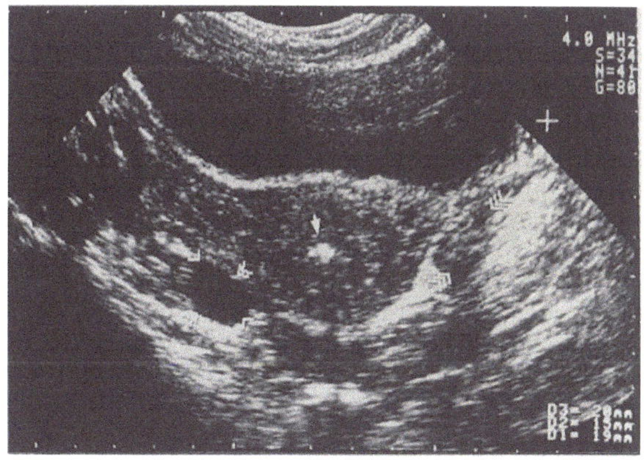

Abb. 11.20. Fundus uteri (quer) beide Ovarien (> <; > > < <; > > > < < <) und IUD ← (TAS)

gerten kontrazeptiven Sicherheit und der erhöhten Infektionsgefahr entfernt werden (Abb. 11.19). Der sonographische Nachweis perforierter oder perforierender IUP ist schwierig und gilt eher als Zufallsbefund. Nach Kratochwil (1976) kann in solchen Fällen das IUP nur so lange nachgewiesen werden, wie es noch zum Teil intrauterin gelegen ist. Eine röntgenologische Kontrolle des kleinen Beckens in 2 Ebenen ist in diesen Situationen empfehlenswert.

11.4 Die Adnexe des inneren Genitale

11.4.1 Sonographische Anatomie der Adnexe

Die Adnexe beinhalten das Lig. latum uteri, die Tuben, die Mesosalpinx und die Ovarien. Die Tuben und Ligg. lata können nur in seltenen Fällen lateral vom Fundus uteri ausgehend als hypoechogener Streifen gesehen werden. Gelegentlich finden sich aber auch ungewöhnlich prominente Adnexe bis über 2 cm im Durchmesser.

Dies kann nicht als Entzündungszeichen gewertet werden und ist meist ohne klinische Relevanz (Kirkpatrick 1979). Die Lage der Ovarien kann extrem verschieden sein und nur selten gelingt die Abbildung beider Ovarien in einer transversalen Schnittebene in Höhe des Fundus uteri (Abb. 11.20). Ist der Uterus retroflektiert, finden sich die Ovarien vor und über dem Fundus uteri. In diesen Fällen können die Pulsationen der A. iliaca interna und der A. ovarica als Leitstrukturen zu den Ovarien benützt werden (Hackelöer 1980).

Das normale Ovar hat in der Phase der Geschlechtsreife eine kleinzystisch-solide Textur, die sich in der Postmenopause zugunsten einer rein soliden homogenen Struktur verändert. Bei Anwendung hochauflösender Real-time-Geräte sollen die Ovarien in 99% darstellbar sein (Goswamy et al. 1983). Atrophische Ovarien mit einem mittleren Durchmesser von weniger als 10 mm können auch vaginalsonographisch gewöhnlich nicht mehr abgebildet werden (Rodriguez et al. 1988; Sautter 1990).

Ein Ovar, das im mittleren Durchmesser mehr als 45 mm beträgt, wird als vergrößert angesehen.

Der Bestimmung der Ovargröße kommt besonders in der Postmenopause eine gewisse Bedeutung für die Früherkennung eines Ovarialkarzinoms zu. Man kann davon ausgehen, daß ein Ovar, das doppelt so groß ist wie das kontralaterale, als suspekt anzusehen ist (Campbell et al. 1982).

11.4.2 Entzündungen der Adnexe

Die topographische Nähe von Tube und Ovar kann es häufig erschweren, zwischen tubaren und ovariellen Strukturen zu unterscheiden. Entzündlich veränderte Tuben fallen durch eine Flüssigkeitsansammlung im Tubenlumen bei Verschluß des Fimbrientrichters als Saktosalpinx auf (Abb. 11.21), die dann häufig im Douglas-Raum zu liegen kommt. Im Falle einer Pyo- oder Hämatosalpinx

(Abb. 11.22) finden sich meist Binnenechos, während eine Hydrosalpinx eher echofrei erscheint. Eine Saktosalpinx kann oft durch ihre ovale Form von der runden Ovarialzyste differenziert werden. Bei chronischen Prozessen kann eine verdickte Tubenwand in Erscheinung treten. Freie Flüssigkeit im Douglas-Raum kann als Begleitsymptom auch ohne Perforation bei allen entzündlichen Prozessen auftreten (Abb. 11.23). Davon sind zystische Raumforderungen im Douglas-Raum zu unterscheiden (Abb. 11.24). Tuboovarialabszesse haben ein unterschiedliches Erscheinungsbild je nach dem Grad der Einschmelzung und des umgebenden Organbefalls (Abb. 11.25). Meist finden sich parauterin mehrkammerige zystische Befunde, wobei der unterschiedliche Binnenechogehalt den Gehalt an eitrigen Bestandteilen widerspiegelt.

Differentialdiagnostische Überlegungen zu allen sonographisch als „zystisch" erscheinenden Adnexbefunden sollten immer im Zusammenhang mit der Anamnese, dem klinischen Befund und relevanter Laborparameter (BKS, HCG) angestellt werden. Die Tatsache, daß ein Befund keine Peristaltik zeigt, schließt eine entzündliche Darmerkrankung noch nicht sicher aus (Seitz 1980). Die wesentliche Rolle der Sonographie bei entzündlichen Erkrankungen der Adnexe liegt in der Verlaufsbeobachtung, der Kontrolle der Therapieeffizienz und der möglichen Erhellung okkulter Ursachen für Infertilität.

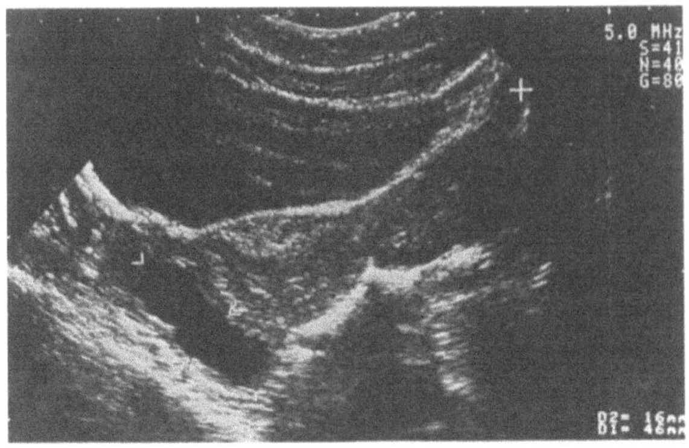

Abb. 11.21. Saktosalpinx (> <; > > < <) (TAS)

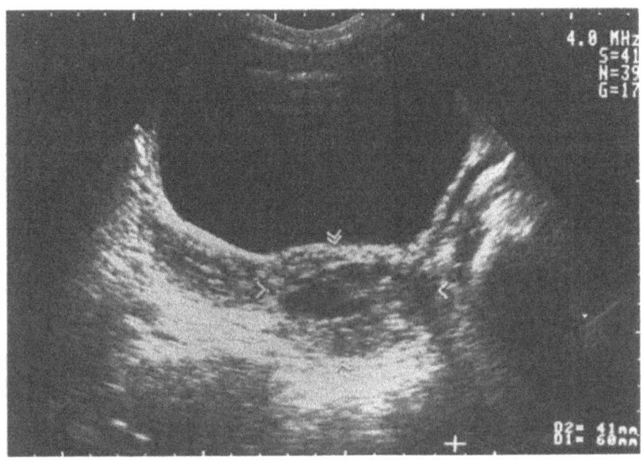

Abb. 11.22. Hämato-Pyosalpinx (> <; > > < <) (TAS)

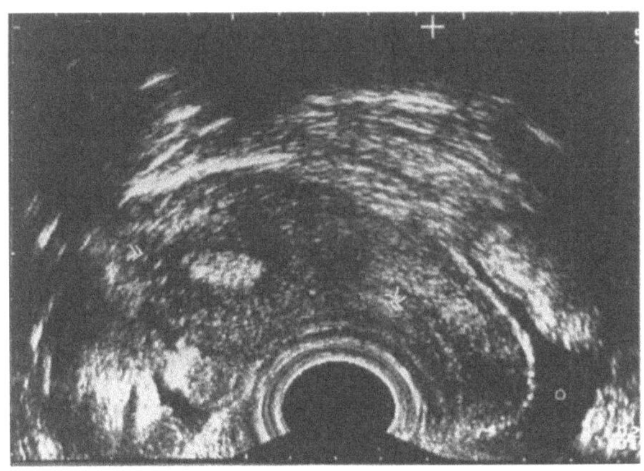

Abb. 11.23. Flüssigkeit im Douglas (o) (> > < < Korpus; > < Zervix (TVS)

11.4.3 Ovarialtumoren

Mehrere Arbeitsgruppen haben sich mit der Ausarbeitung dignitätsspezifischer Kriterien von Ovarialtumoren beschäftigt (Campbell et al. 1982; Moyle et al. 1983; Schillinger et al. 1989; Schmidt et al. 1985). Sichere sonographische Unterscheidungsmerkmale gut- und bösartiger Tumoren konnten jedoch nicht gefunden werden. Das sonographische Erscheinungsbild zeigt sich vor allem in zystischen (Abb. 11.26), zystisch-soliden (Abb. 11.27) oder in soliden Strukturen, wobei der Begriff des „Soliden" immer auch ein enormes Risiko für Malignität signalisiert. Diese auch im Zeitalter der Vaginalsonographie weiter bestehende diagnostische Unsicherheit der Tumordignität, die selbst häufig dem Histologen auffällt (Burghardt 1989), führt zu der klinischen Konsequenz, daß alle persistierenden Ovarialtumoren in toto zu exstirpieren und einer vollständigen histologischen Begutachtung zuzuführen sind (Osmers et al. 1990).

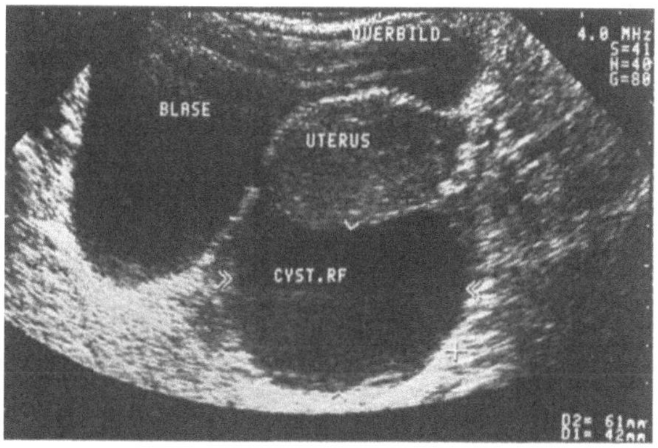

Abb. 11.24. Zystischer Tumor im Douglas (TAS)

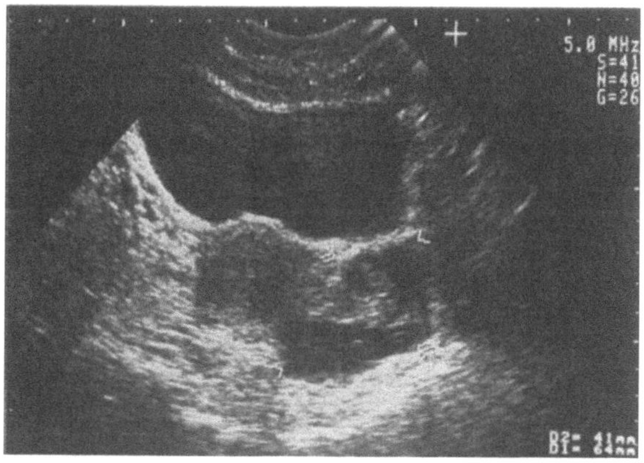

Abb. 11.25. Tubo-Ovarial-Abszeß (> <; > > < <) (TAS)

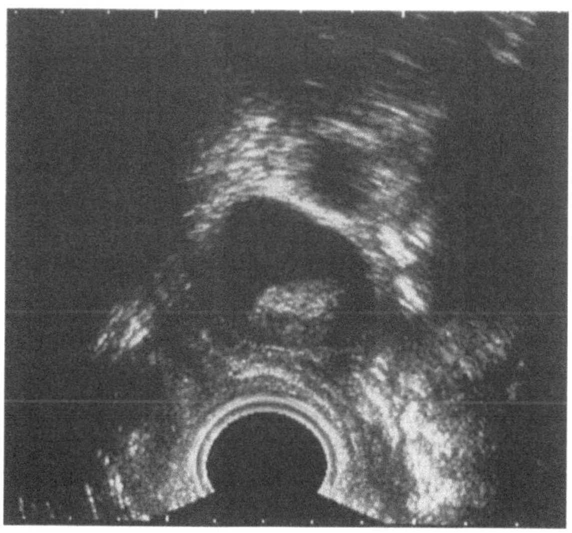

Abb. 11.26. Ovarialtumor, zystisch (TVS)

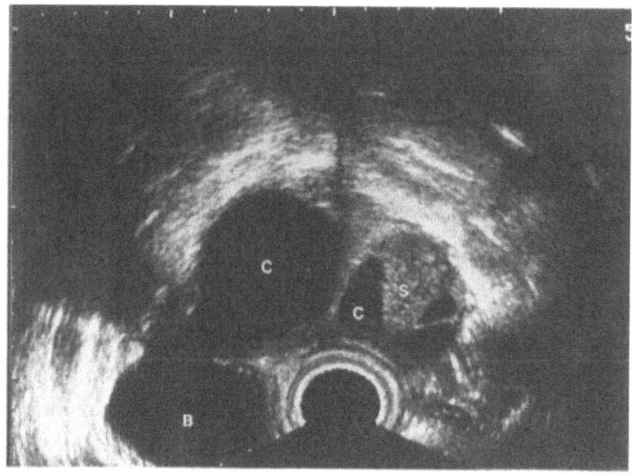

Abb. 11.27. Ovarialkarzinom (*C* zystisch; *S* solide; *B* Blase) (TVS)

11.4.3.1 Gutartige Ovarialtumoren

Einfache Zysten

Die häufigsten gutartigen ovariellen Veränderungen sind Follikel-, Corpus-luteum- oder Luteinzysten.

Follikel- und Corpus-luteum-Zysten (Abb. 11.28) können sonographisch nicht unterschieden werden. Meist sind sie rund, einkammerig und echoleer. Einblutungen in CL-Zysten verursachen Binnenechos. Ihr fast ausschließlich einseitiges Auftreten unterscheidet sie von den Luteinzysten, die bilateral auftreten und im Rahmen überstimulierter Zyklen heute häufiger gesehen werden.

Eine operative Intervention bei Luteinzysten ist kontraindiziert. Sollten sich durch sonographische Verlaufsbeobachtungen (vierwöchentlich) Zweifel an der Diagnose einer Follikel- oder CL-Zyste ergeben, (z. B. weitere Größenzunahme > 50 mm) wäre eine operative Intervention angezeigt.

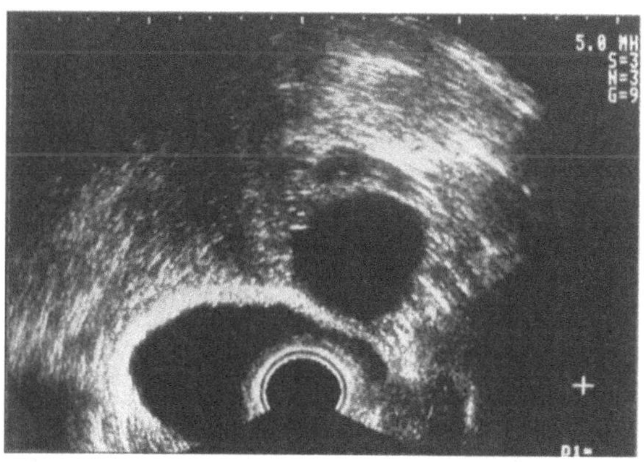

Abb. 11.28. Follikel oder Corpus-luteum-Zyste (TVS)

Endometriosezysten

Das sonographische Erscheinungsbild der Endometriose ist vielgestaltig von rein zystischen bis zu vorwiegend soliden Formen (Walsh et al. 1979) (Abb. 11.29 und 11.30). Die differentialdiagnostische Abgrenzung zu malignen Befunden ist oft unsicher.

Das unterschiedliche Ausmaß des Binnenechogehalts der Zysten ist Ausdruck des zyklusabhängigen Wechselspiels frischer Einblutungen und Resorptionsvorgänge. Gerade weil sonographische Befunde oft unspezifisch sind, führt eigentlich die charakteristische zyklusabhängige Schmerzanamnese zur Diagnose.

Das Hauptproblem für die sonographische Diagnose ergibt sich aber durch die meist diffuse Ausbreitung der Erkrankung. Diese ist gekennzeichnet durch zahlreiche kleine Zysten, die überall im kleinen Becken auftreten und wegen ihrer Kleinheit sonographisch aber nicht erfaßt werden können.

Friedman et al. fanden 1985 bei 37 Patientinnen, bei denen laparoskopisch eine Endometriose nachgewiesen wurde, in nur 11% die vorausgegangene sonographische Diagnose bestätigt. Die Sonographie scheint also nur von begrenztem Wert für die Diagnose der Endometriose zu sein. Zur Überwachung einer medikamentösen Therapie allerdings findet die Sonographie als nichtinvasives Verfahren Anwendung.

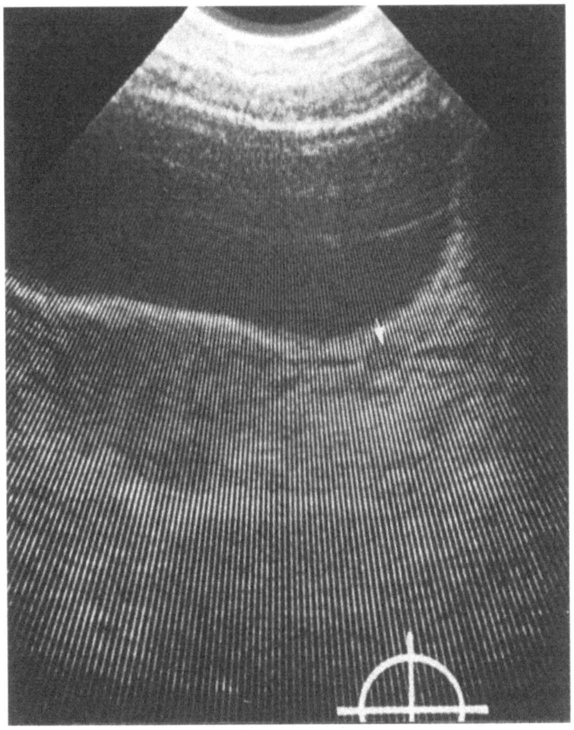

Abb. 11.29. Tubenendometriose (solide) (↓) (TAS)

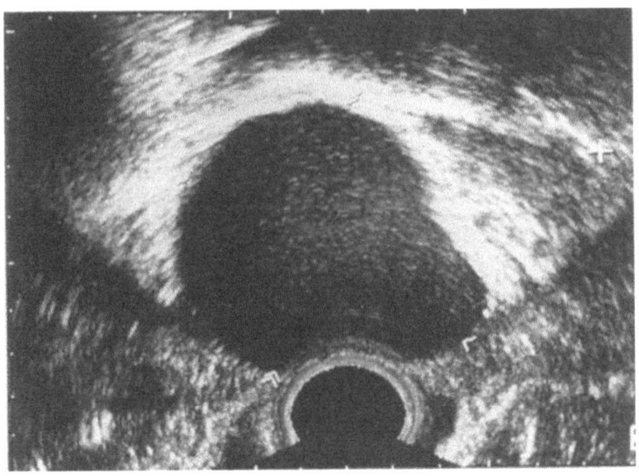

Abb. 11.30. Endometriose (Schokoladenzyste) (> <; > > < <) (TVS)

Seröse Zystadenome

25% der Ovarialblastome sind seröse Zystadenome, die ein- oder mehrkammerig auftreten (Abb. 11.31). Sie haben ein hohes Entartungsrisiko (ca. 50%). Malignitätsverdacht besteht von vornherein in der Postmenopause und bei bilateralem Auftreten.

Es finden sich echoleere Tumoren, die durch unterschiedlich dicke glattwandige Septen getrennt sein können. Follikel- oder Luteinzysten können nicht sicher davon unterschieden werden.

Muköse Zystadenome

Muköse Zystadenome können riesige Dimensionen annehmen und das gesamte Abdomen ausfüllen. Sie entstehen fast immer einseitig und meist mehrkammerig. Sie tragen einen gallertigen Zysteninhalt.

Sonographisch findet man vielkammerige Tumoren, die glatt begrenzt sind. Die einzelnen Zysten zeigen Binnenechos unterschiedlicher Ausprägung. Differentialdiagnostisch kommen Endometriosezysten oder eingeblutete Corpus-luteum-Zysten in Betracht.

Dermoidzysten

Dermoidzysten werden zu den Teratomen gerechnet, wobei alle 3 Keimblätter beteiligt sind. Die unterschiedliche Gewebezusammensetzung bedingt die Variationsbreite des Erscheinungsbildes. Hauptsächlich sind sie aus Haut, Haaren und Talgdrüsen zusammengesetzt, aber auch alle anderen Gewebearten wie Fettgewebe oder Knochen können vorkommen. Die Entartungsrate ist mit 1–2% gering. Das sonographische Erscheinungsbild ist gekennzeichnet durch eine inhomogene echoarme bis

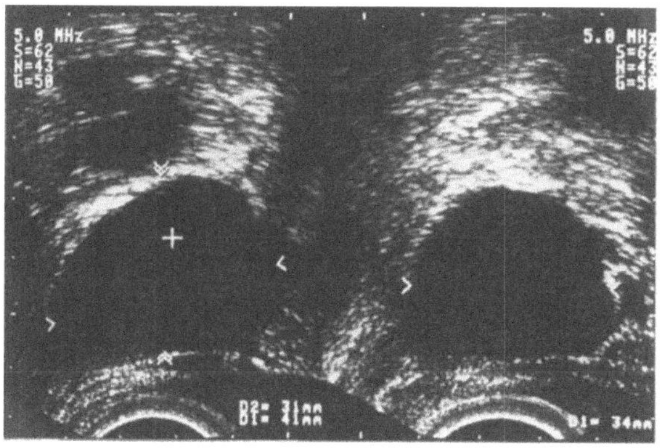

Abb. 11.31. Seröses Zystadenom (einkammrig) (> <; > > < <) (TVS)

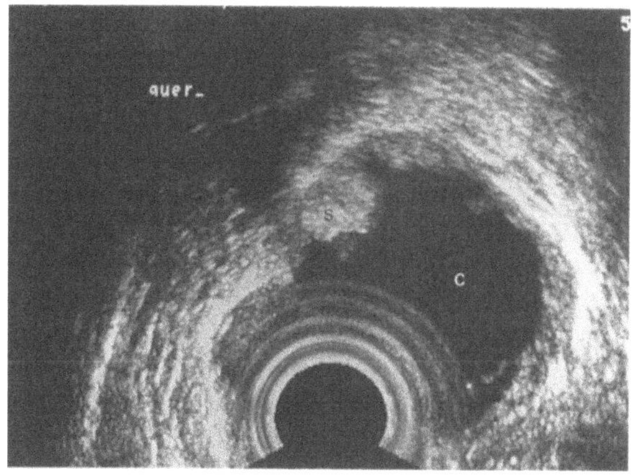

Abb. 11.33. Ovarialtumor, zystisch solide (*B* Blase, *C* cystisch, *S* solide) (TVS)

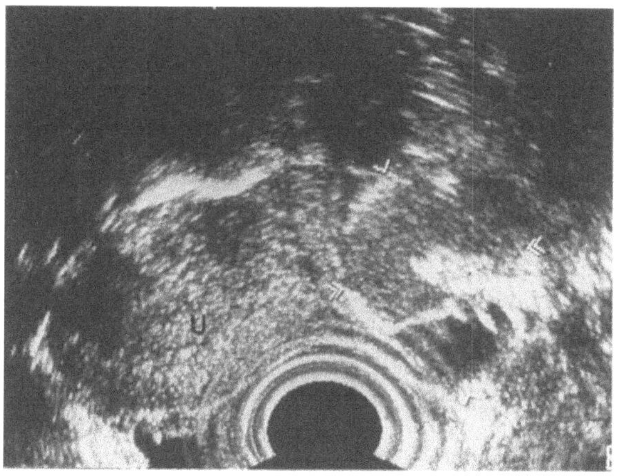

Abb. 11.32. Dermoidzyste (> <; > > < <, *U* Uterus) (TVS)

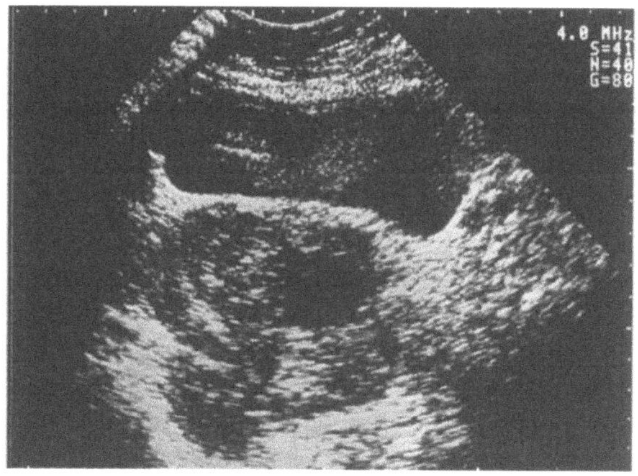

Abb. 11.34. Ovarialkarzinom (TAS)

echoreiche Binnenstruktur (Abb. 11.32). Zystische und solide Anteile wechseln in allen Verhältnissen. Die Randbegrenzung ist meist glatt. Differentialdiagnostisch können in nichttypischen Fällen alle anderen Ovarialtumoren in Betracht kommen.

11.4.3.2 Ovarialkarzinome

Für das Ovarialkarzinom, den vierthäufigsten malignen Tumor der Frau, gibt es bis heute keine effiziente Früherkennungsmöglichkeit. Als einzigem bildgebendem Verfahren gelingt es der Sonographie häufig, Ovarien auch in der Postmenopause darzustellen (Goswamy et al. 1983; Hall et al. 1986). Die Arbeitsgruppe um Campbell (1982) hat als erste versucht, ein Screeningprogramm für das Ovarialkarzinom zu entwickeln, das sich aber bislang nicht durchsetzen konnte.

Die Möglichkeit eines erneuten Screeningversuchs ergibt sich durch die Vaginalsonographie (Duda et al. 1990). Dafür müßte aber in einer Multicenterstudie zunächst unter Kosten-Nutzen-Aspekten die diagnostische Wertigkeit evaluiert werden.

Das sonographische Erscheinungsbild der Ovarialkarzinome ist uneinheitlich. Zystische und solide Anteile variieren in allen Verhältnissen (Requard et al. 1982) (Abb. 11.33 und 11.34). Moyle et al. (1983) fanden eine um so größere Wahrscheinlichkeit für Malignität, je ausgeprägter der solide (echoreiche) Anteil war. Weitere Hinweiszeichen auf Malignität sind papilläre Wuchsformen in zystische Anteile hinein sowie eine unscharfe Randbeschaffenheit.

11.4.4 Ovarielles Zyklusmonitoring

11.4.4.1 Follikelwachstum und Ovulation im Spontanzyklus

Eine wichtige Indikation zum Monitoring des Spontanzyklus ergibt sich aus der genaueren Vorhersage der Ovulation von Frauen, die künstlich inseminiert werden.

Findet man im Ultraschallbild postmenstruell ca. 5–10 kleine zystische Strukturen (antrale Follikel) (Abb. 11.35), die sich in Größe und Erscheinung nicht unterscheiden, kann ab dem 8.–10. Zyklustag der dominante Follikel als echoleere zystische Struktur mit glatter Randkontur und einem Durchmesser von 8–10 mm in einem Ovar gesehen werden. Während der nächsten Tage wächst dieser Leitfollikel weiter und erreicht am Tage vor der Ovulation einen Durchmesser von 20 mm (Range 16–25 mm) (O'Herlihy et al. 1980).

Die Messungen sollten ab dem 10. Tag täglich durchgeführt werden. Die korrekte Messung berücksichtigt den Mittelwert der Innendurchmesser der 3 Ebenen (Abb. 11.36) (Ritchie 1985). Unter einer Follikelgröße von 17 mm ist eine Ovulation selten zu erwarten. Ein anderes zuverlässiges Zeichen der bevorstehenden Ovulation, welches allerdings nur in 15–20% gesehen wird (Kerin et al. 1981), sind die klaren Echos des Cumulus oophorus (Abb. 11.37), worauf innerhalb von 24 h mit der Ovulation gerechnet werden kann. Ein anderes konstantes Merkmal einer bevorstehenden Ovulation ist die Trennung von Theka- und Granulosazellschicht, die als echoarme Linie um den Follikel herum auffällt (Picker et al. 1983). In ca. 80% kollabiert der Follikel nach der Ovulation und füllt sich mit Blut. Dies erscheint sonographisch als echodichte Struktur. Ferner kann freie Flüssigkeit im Douglas-Raum und eine fruchtblasenähnliche Ringstruktur (Ovulationsring) im Cavum uteri eine stattgefundene Ovulation anzeigen. Das Monitoring in der Lutealphase des Zyklus ist vorwiegend von akademischem Interesse und ohne klinische Relevanz (Geisthövel et al. 1983, 1984).

11.4.4.2 Abnormes Zyklusgeschehen

Die Sonographie kann im Zusammenhang mit chronischen anovulatorischen Zyklen nur zur Kontrolle der Effektivität oder der Beurteilung von Nebenwirkungen einer Therapie eingesetzt werden.

PCO-Syndrom (polyzystische Ovarien)

Hier handelt es sich um ein komplexes endokrines Krankheitsbild, das charakterisiert ist durch bilateral vergrößerte Ovarien, die mehrere kleine Zysten peripher zwischen 2 und 6 mm im Durchmesser tragen (Abb. 11.38). Findet sich dieser Befund in Kombination mit der klassischen Trias Sterilität, Hirsutismus und Adipositas, entspricht das dem früheren Stein-Leventhal-Syndrom.

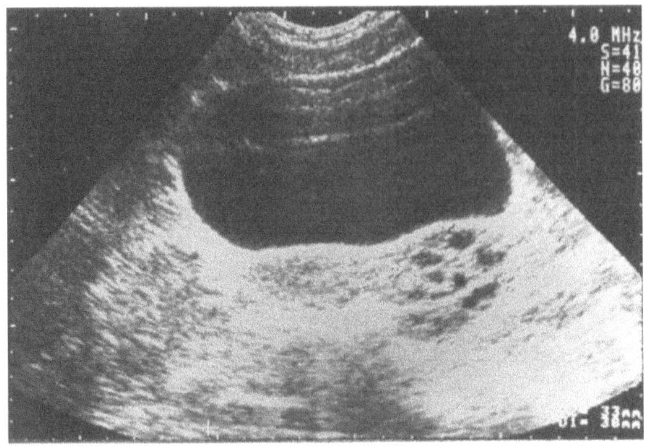

Abb. 11.35. Antrale Follikel (5–10 kleine zystische Strukturen > <; > > < <) (TAS)

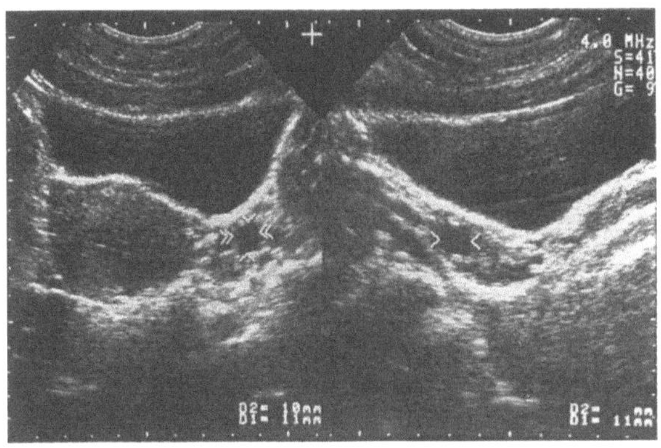

Abb. 11.36. Messung des Follikels in 3 Ebenen (> <; > > < <) (TAS)

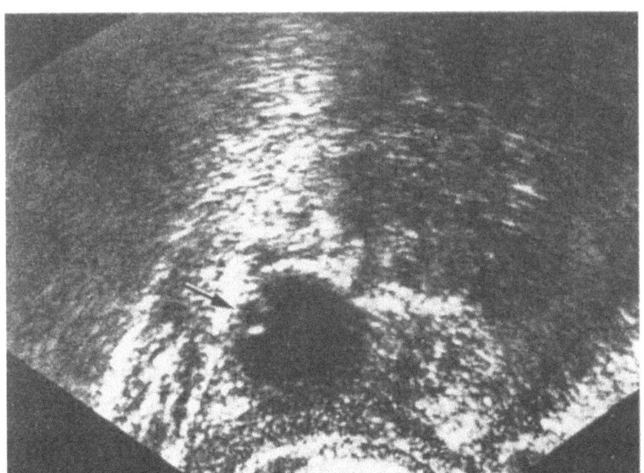

Abb. 11.37. Cumulus oophorus (→) (TVS)

Bei 20% der Patientinnen kann der polyzystische Charakter der Ovarien nicht demonstriert werden (Parisi et al. 1982; Swanson et al. 1981), und in ca. 30% bedingt das PCO-Syndrom keine Vergrößerung der Ovarien (Hahn et al. 1984; Tabbakh et al. 1986). Franks et al. (1985) halten eine sonographisch sichtbare Stromavermehrung für ein wichtiges Unterscheidungsmerkmal der polyzystischen Ovarien von einem multifollikulären Erscheinungsbild.

LUF-Syndrom

Zu den sonographisch diagnostizierbaren Zyklusanomalien gehört das LUF-Syndrom (luteinized unruptured follicle). Bei Patientinnen mit ungeklärter Sterilität wird es in 60% der Fälle gefunden (Kerin et al. 1981). Die sonographische Diagnose des LUF-Syndroms basiert auf der täglichen Beobachtung einer normalen Follikelentwicklung und einer normalen präovulatorischen Follikelgröße. Zum Zeitpunkt der erwarteten Ovulation behält der Follikel seine Größe und Prallheit bei. Die nachfolgende Luteinisierung macht sich durch die Zunahme starker Echos bemerkbar (Coulam et al. 1982); Abb. 11.39). Die Tendenz der Sonographie, die Frequenz des LUF-Syndroms zu überschätzen, hängt damit zusammen, daß im normalen Zyklus sich innerhalb von Stunden der gesprungene Follikel wieder mit Flüssigkeit füllt; dies täuscht eine fehlende Ovulation vor (Ce Crespigny et al. 1981).

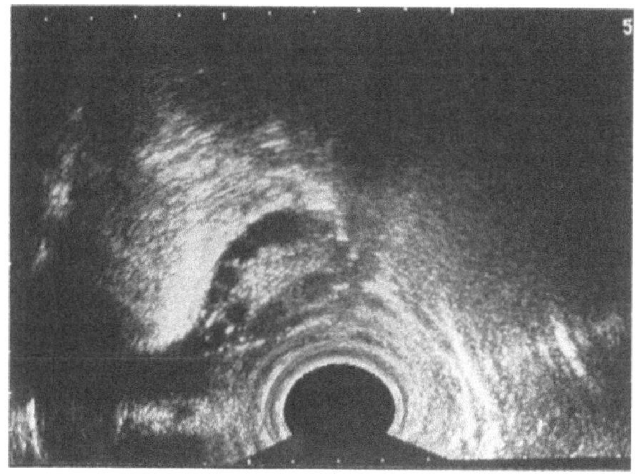

Abb. 11.38. PCO-Syndrom (TVS)

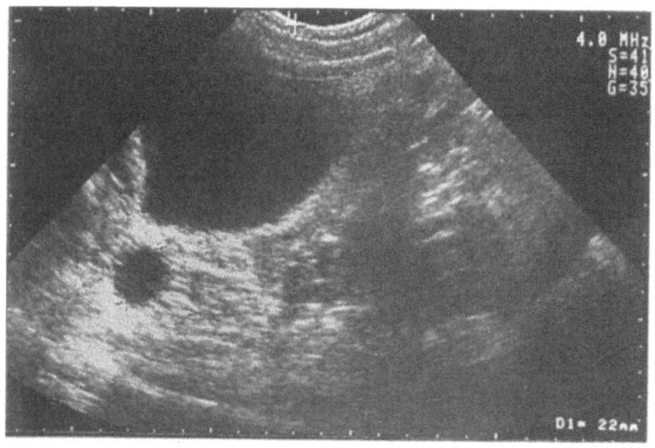

Abb. 11.39. Luteinisierter Follikel (> <) (TAS)

11.4.4.3 Follikelwachstum und Ovulation im stimulierten Zyklus

Die Rolle der Sonographie im Zusammenhang mit der Zyklusstimulation und der induzierten Ovulation beruht auf der Entdeckung der Anzahl sich entwickelnder Follikel, der Überwachung ihrer Weiterentwicklung, dem Timing der HCG-Applikation, der Erkennung der Ovulation und der Erkennung von Komplikationen.

Die Technik der sonographischen Untersuchung ist dieselbe wie im Spontanzyklus täglich beginnend ab dem 9. Tag. Die tägliche Wachstumsrate der Follikel ist ähnlich wie im Spontanzyklus und der Durchmesser des Leitfollikels ist nur unwesentlich größer (Marrs et al. 1979; O'Herlihy et al. 1982).

Die Kenntnis der Anzahl der Follikel ermöglicht eine genaue Interpretation von Plasma-Östrogen-Konzentrationen und kann dazu beitragen, die Entstehung von Mehrlingsgraviditäten zu verringern. Die Verabreichung von HCG zur Ovulationsauslösung sollte in Kenntnis der biochemischen und sonographischen Parameter erfolgen, da das Erreichen eines Follikeldurchmessers von 18 mm und mehr nicht kombiniert sein muß mit der Fähigkeit zu einer ausreichenden Östrogensynthese oder der Oozytenreife.

Überstimulationssyndrom

Die schwerwiegendste Komplikation der Ovulationsinduktion ist die Überstimulation. Sie ist gekennzeichnet durch das Ausbilden multipler Follikel und der massiven postovulatorischen Luteinisierung. Führt eine mäßiggradige Überstimulation allenfalls zu Mehrlingsgraviditäten, kann die schwere Überstimulation ein lebensbedrohliches Krankheitsbild darstellen. Es geht mit einer enormen Vergrößerung der Ovarien einher (über 10 cm im Durchmesser) (Abb. 11.40). Dazu können Aszitesbildung, Pleuraergüsse mit Herz- oder Nierenversagen kommen. Finden sich präovulatorisch zahlreiche gleichgroße Follikel in Kombination mit Östradiolkonzentrationen über 2000 pg/ml Serum, sollte auf eine HCG-Injektion verzichtet werden.

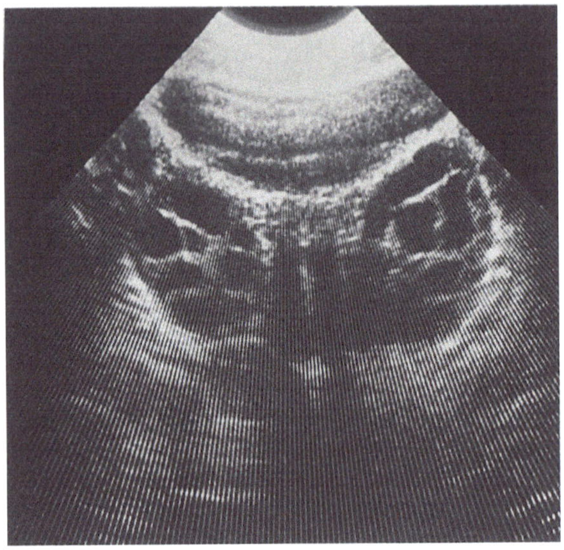

Abb. 11.40. Überstimulationssyndrom (TAS)

Auf die Möglichkeit vaginalsonographisch gesteuerter Follikelaspirationen oder des Embryotransfers wird in Kap. 11, Band 2, eingegangen.

11.5 Literatur

1. Aoki S, Hata T, Senoh D, Makihara K, Hata K, Takamiya O, Kitao M (1990) Parametrial invasion of uterine cervical cancer assessed by transrectal ultrasonography: preliminary report. Gynecol Oncol 36:82
2. Bald R, Hackelöer BJ (1983) Ultraschalldarstellung verschiedener Endometriumformen. In: Otto RC, Jann FX (Hrsg) Ultraschalldiagnostik '82. Thieme, Stuttgart, S 187
3. Bernaschek G, Endler M, Beck A (1981) Zur Lagekontrolle von Intrauterinpessaren. Geburtsh u. Frauenheilk 41:566
4. Bernaschek G (1987) Die endosonographische Diagnostik bei Uterusmalignomen. Ultraschall 4:160–165
5. Burghardt E (1989) Frühe Formen des Ovarialkarzinoms – gibt es Borderline-Tumoren? Arch Gynecol Obstet (Suppl) 588
6. Campbell S, Goessens L, Goswamy R, Whitehead M (1982) Realtime ultrasonography for determination of ovarian morphology and volume. A possible early screening test for ovarian cancer? Lancet I:425
7. Chun M, Ball HG, Doherty F, Tercilla OF, Madock-Jones H, Curry SL (1990) Uterine thickness determination using real-time ultrasonography: a guide for intracavitary brachytherapy in the treatment of endometrial carcinoma. Gynecol Oncol 36:176
8. Coulam CB, Hill LM, Breckle R (1982) Ultrasonic evidence for luteinization of unruptured preovulatory follicle. Fertil Steril 37:524
9. De Crespigny L, O'Herlihy C, Robinson HP (1981) Ultrasonic observation of the mechanism of human ovulation. Am J Obstet Gynecol 139:177
10. Duda V, Rohde G, Thein Ch, Schulz KD (1990) Vaginalsonographie: Pilotstudie für den Einsatz als Ovarial-Screening-Verfahren. Geburtsh u. Frauenheilk 50:388
11. Franks S, Adams J, Mason H, Polson D (1985) Ovulatory disorders in women with polycystic ovary syndrome. Clin Obstet Gynecol 12:605
12. Friedman H, Vogelzang RL, Mendelson EB, Nieman HL, Cohen M (1985) Endometriosis detection by US with laparoscopic correlation. Radiology 157:217
13. Geisthövel F, Skubsch U, Zabel G, Schillinger H, Breckwoldt M (1983) Ultrasonographic and hormonal studies in physiologic and insufficient menstrual cycles. Fertil steril 39:277
14. Geisthövel F, Klosa W, Rakoll B, Schillinger H, Breckwoldt M (1984) Sonographische Kriterien der Ovarialfunktion im physiologischen Menstruationszyklus. Geburtsh u. Frauenheilk 44:225
15. Goswamy RK, Campbell S, Whitehead ML (1983) Screening for ovarian cancer. Clin Obstet Gynecol 10:621
16. Hackelöer BJ, Nitschke-Dabelstein S (1980) Ovarian imaging by ultrasound: an attempt to define a reference plane. J Clin Ultrasound 8:497
17. Hall DA, McCarthy KA, Kopans DB (1986) Sonographic visualization of the normal postmenopausal ovary. J Ultrasound Med 5:9
18. Hann LE, Hall DA, McArdle CR, Seibel M (1984) Polycystic ovarian disease: sonographic spectrum. Radiology 150:531
19. Kerin JF, Edmonds DK, Warnes GM, Cox LW, Seamark RF, Matthews CD, Young GB, Baird DT (1981) Morphological and functional relationship of graafian follicle growth to ovulation in women using ultrasonic, laparoscopic and biochemical measurements. Br J Obstet Gynaecol 88:81
20. Kirkpatrick RH, Nikrui N, Wittenberg J, Hann L, Ferrucci JT (1979) Gray scale ultrasound in adnexal thickening: correlation with laparoscopy. J Clin Ultrasound 7:115
21. Koninckx PR, Heyens WJ, Corvelyn PA, Brosens IA (1978) Delayed onset of luteinization as a cause of infertility. Fertil Steril 29:266
22. Kratochwil A (1976) Ultraschalldiagnostik in der Gynäkologie. Gynäkologe 9:166
23. Leucht W, Schmidt W (1985) Preoperative ultrasound diagnosis of hematocolpos. Eur J Obstet Gynecol Reprod Biol 20:247
24. Marks WM, Filly RA, Callen PW, Laing FC (1979) The decidual cast of ectopic pregnancy: the pseudogestational sac. Radiology 133:451
25. Marrs RP, Vargyas JM, March CM (1983) Ultrasonic and endocrinologic measurements in hMG therapy. Am J Obstet Gynecol 145:417
26. Merz E (1988) Sonographische Diagnostik in Gynäkologie und Geburtshilfe. Lehrbuch und Atlas. Thieme, Stuttgart
27. Miller EI, Thomas RH, Lines P (1976) The atrophic postmenopausal uterus. JCU 5:261
28. Moyle JW, Rochester D, Sider L, Shrock K, Krause P (1983) Sonography of ovarian tumors: predictability of tumor type. AJR 141:985
29. O'Herlihy C, de Crespigny L, Lopata A, Johnston I, Hoult I, Robinson H (1980) Preovulatory follicular size: a comparison of ultrasound and laparoscopic measurements. Fertil steril 34:24
30. O'Herlihy C, Pepperell RJ, Robinson HP (1982) Ultrasound timing of human chorionic gonadotropin administration in clomiphene stimulated cycles. Obstet Gynecol 59:40
31. Osmers R, Völksen M, Kuhn W (1990) Vaginosonomorphologische Befunde bei Adnextumoren und deren histologisches Korrelat. Ultraschall Klin Prax 5:12

32. Parisi L, Tramonti M, Casciano S (1982) The role of ultrasound in the study of polycystic ovarian disease. J Clin Ultrasound 10:167
33. Picker RH, Smith DH, Tucker MH, Saunder DM (1983) Ultrasonic signs of imminent ovulation. J Clin Ultrasound 11:1
34. Piiroinen O (1975) Studies in diagnostic ultrasound. Size of the nonpregnant uterus in women of child-bearing age and uterine growth and foetal development in the first half of normal pregnancy. Acta obstet gynec scand Suppl 46:5
35. Requard CK, Mettler FA Jr., Wicks JD (1982) Preoperative sonography of malignant ovarian neoplasm. Am J Roentgenol 137:79
36. Ritchie WGM (1985) Ultrasound in the evaluation of normal and induced ovulation. Fertil Steril 43:167
37. Rodriguez MH, Platt LD, Medearis AL, Lacarra M, Lobo RA (1988) The use of transvaginal sonography for evaluation of postmenopausal ovarian size and morphology. Am J Obstet Gynecol 159:810
38. Sautter Th (1990) Transvaginalsonographie: Lehrbuch und Atlas. Hippokrates, Stuttgart
39. Schillinger H, Kliem M, Klosa W, Pohl J, Wilhelm Ch, Madjar H, Zalasa J (1989) Dignitätsbeurteilung gynäkologischer Tumore durch einen sonographischen Tumor-Score unter besonderer Berücksichtigung des Ovarialkarzinoms. Arch Gynecol Obstet 245:596
40. Schmidt W, Boos R, Leucht W, Kühn W, Schmid H, Kaufmann M, Heberling D (1985) Zur Diagnostik von benignen und malignen Ovarialtumoren. Geburtsh u. Frauenheilk 45:840
41. Schurz R, Eppel W, Huber JC, Reinold E (1988) Vaginosonographische Darstellung des Endometriums postklimakterischer Frauen. Ultraschall 9:37
42. Seitz K (1980) Sonographische Diagnostik beim Morbus Crohn. Ultraschall 1:35
43. Swanson M, Sauerbrei EE, Cooperberg PL (1981) Medical implications of ultrasonically detected polycystic ovaries. J Clin Ultrasound 9:219
44. Tabbakh GH, Lofty I, Azab I (1986) Correlation of the ultrasonic appearence of the ovaries in polycystic ovarian disease and the clinical, hormonal and laparoscopic findings. Am J Obstet Gynecol 154:892
45. Walsh JW, Taylor KJW, Rosenfield AT (1979) Gray scale ultrasonography in the diagnosis of endometriosis and adenomyosis. Am J Roentgenol 132:87
46. Zemlyn S (1981) The length of the uterine cervix and its significance. JCU 9:267

12 Dopplersonographie in der Gynäkologie

C. Sohn

Die Dopplersonographie ist in der geburtshilflichen Diagnostik mittlerweile ein anerkanntes Verfahren, das wichtige Informationen über den Zustand des Feten liefert. Nicht einheitlich wird dabei die Auswahl der untersuchten Gefäße gehandhabt. Die Interpretation der Befunde hat sich dagegen einheitlich durchgesetzt.

Demgegenüber wird mit der dopplersonographischen Untersuchung bezüglich gynäkologischer Fragestellungen Neuland betreten. Sie wird in erster Linie zur Diagnostik von Tumoren des kleinen Beckens und der Brust eingesetzt. Über die Diagnostik der Durchblutung soll auf die Dignität von pathologischen Veränderungen geschlossen werden. Die Ergebnisse sind vielversprechend, aber von vielen Dingen abhängig, insbesondere von der eingesetzten Gerätetechnik. Dies liegt daran, daß sich benigne und maligne Tumoren vornehmlich in den kleinen Blutgefäßen, in denen nur ein sehr langsamer Blutfluß herrscht, voneinander unterscheiden. In diesen langsamen Flußbereichen muß die eingesetzte Gerätetechnologie in der Lage sein, den Blutfluß zu messen.

Im Gegensatz dazu werden in den geburtshilflichen Flußmessungen schnelle Blutströme gemessen; die Abhängigkeit von der Gerätetechnologie ist hier deutlich geringer, da nahezu alle auf dem Markt erhältlichen Geräte die Messung dieser schnellen Flüsse erlauben.

Es ist also notwendig, detailliert die Gerätetechnologie zu kennen, um falsche Schlüsse aus Untersuchungen, die die gewünschte Fragestellung nicht beantworten können, zu vermeiden (Sohn et al. 1993b).

12.1 Einleitung

In der Gynäkologie kann die Dopplersonographie in der Tumordiagnostik eingesetzt werden, wo extrem langsame Fließgeschwindigkeiten (in Millimeter/Sekunde) untersucht werden, um eine Differenzierung zwischen malignen und benignen Tumoren zu ermöglichen. Da diese Gefäße im B-Bild in aller Regel nicht gesehen werden, kommt hier der Farbdopplersonographie zum Auffinden der Gefäße eine besondere Bedeutung zu (Sohn et al. 1993a, c).

Die Dopplersonographie in der Gynäkologie ist im Gegensatz zum geburtshilflichen Einsatz noch im experimentellen Stadium. Einen allgemeingültigen Einsatz gibt es noch nicht. So soll im folgenden über erste Erfahrungen in der Tumordiagnostik der Brust und des kleinen Beckens eingegangen werden, im Bewußtsein der Vorläufigkeit dieser Ergebnisse.

12.2 Dopplersonographie von Mammatumoren

Viele maligne Tumoren der Brust weisen eine andere Durchblutung auf als benigne Tumoren. Diese Tatsache kann zur Verbesserung der Dignitätsdiagnostik von Brusttumoren genutzt werden, vorausgesetzt, daß die angewandte Methode diese Differenzierung erlaubt, da sich der Unterschied in sehr kleinen Blutgefäßen mit langsamer Blutflußgeschwindigkeit zeigt.

3 Methoden der Durchblutungsdiagnostik stehen zur Verfügung: die Continuous-wave-Dopplersonographie, die Duplexsonographie und die Angiodynographie (Sohn et al. 1992a, b; 1993a, b, c, d).

Da jedoch sehr große gerätespezifische Unterschiede bezüglich der Darstellbarkeit dieser Methoden im langsamen Fließbereich bestehen, ist ein detailliertes Wissen um die angewandte Technologie unerläßlich. Mittlerweile existieren allein in der Angiodynographie 3 Generationen von Techniken, die sich gravierend voneinander unterscheiden. Mit der modernsten Generation – 1992/1993 – steht ein Verfahren zur Verfügung, das nicht mehr ausschließlich nach dem Dopplerprinzip den Blutfluß mißt, sondern direkt die Bewegung des Blutes in Farbe kodiert – das Wort „Farbdopplersonographie" beschreibt also nicht mehr die farbige Darstellung des Blutflusses. Diese neue Technik erlaubt die Messung extrem langsamer Flüsse, was bislang nicht möglich erschien. Doch gerade diese Technik fand bisher kaum Anwendung in der Diagnostik des Blutflusses von Tumoren, da eine entsprechende Verbreitung dieser Technik noch aussteht.

So ist es verständlich, daß die bekannten Ergebnisse nicht in Vergleich zu den Untersuchungen mit dieser neuen Technologie gesetzt werden können, da die beschriebene Tatsache eines nicht vorhandenen Blutflusses gerätebedingt sein kann.

Folgende *Vergleiche* sind für die Durchblutungsdiagnostik von Brusttumoren von Bedeutung:

- Durchblutung der erkrankten Brust und Durchblutung der gesunden Brust derselben Patientin,
- Durchblutung der erkrankten Brust zwischen benignen und malignen Tumoren,
- Dopplerkurvenform bei den unterschiedlichen Kollektiven.

Basis ist die konventionelle B-Bild-sonographische Untersuchung beider Mammae. Falls ein sonographischer Herdbefund nachweisbar ist, kann dieser und dessen Umgebung mit Hilfe desselben Schallkopfes im Duplexmode dopplersonographisch untersucht werden. Mit Hilfe des Sample Volumes erfolgt die systematische Abtastung des auffälligen Befundes und dessen Umgebung in ca. 2 cm radiär um den Befund.

Eine weitere, und durch das leichte Auffinden der Gefäße bessere Möglichkeit, stellt die Untersuchung mit dem Angiodynographen dar. Zuerst erfolgt im B-Bild die Einstellung des Befundes, dann wird im Colour-slow-flow-mode der Tumor und dessen Umgebung systematisch abgetastet. Da eine direkte Quantifizierung im Farbmodus derzeit noch nicht möglich ist, muß der Blutfluß mit Hilfe des gepulsten Dopplers quantifiziert werden. Jeder nachweisbare Farbpunkt, entsprechend einem detektierten Blutfluß, wird daher weiter mit Hilfe des gepulsten Dopplers erneut registriert, die Dopplerkurve unter Berechnung der Dopplerparameter (Resistanceindex = Systolenhöhe – Enddiastolenhöhe / Systolenhöhe) dokumentiert.

Weiter kann die dopplersonographische Untersuchung beider Brüste mit Hilfe des CW-Dopplers erfolgen. Da diese Untersuchung nicht unter B-Bild-Kontrolle stattfinden kann, werden beide Brüste blind mit Hilfe der Stiftsonde des Dopplers meanderförmig abgescant. Für jedes dabei gefundene Gefäß wird dabei der Resistanceindex als Parameter für den Gefäßwiderstand registriert.

Mit Hilfe des Duplexsystems und des Angiodynographen kann gezielt die Durchblutung in und um einen Tumor bestimmt werden. Dagegen wird mit Hilfe des CW-Dopplers die Durchblutung eines gesamten Organs erfaßt, da eine tiefenselektive Darstellung des Blutflusses nicht möglich ist und die gleichzeitige Kontrolle in einem B-Bild ebenfalls entfällt.

Es zeigte sich, daß in mehr als 90% der Malignome ein hoher Blutfluß mittels der Farbdarstellung im oder um den Tumor darzustellen ist, der mit Hilfe des gepulsten Dopplers quantifizierbar wird. Der bestimmte Resistanceindex liegt unserer Erfahrung zufolge bei 65%. In den benignen Veränderungen ist ein signifikant geringerer Fluß nachweisbar, mittels des gepulsten Dopplers läßt sich ein deutlich höherer Resistanceindex um 80% zu erheben. Der CW-Doppler zeigt bei nahezu allen Malignomen in der gesamten Brust einen signifikant höheren Blutfluß als bei benignen Veränderungen. Auch zeigt sich der Blutfluß auf der Seite des Malignoms deutlich erhöht, im Vergleich zur gesunden Gegenseite. Zwischen erkrankter und gesunder Brust ist bei benignen Befunden kein Unterschied zu erkennen (Sohn et al. 1992a, b; 1993b).

Die Analyse der *Kurvenform* zeigt, daß unabhängig von den 3 verwendeten Verfahren, im Falle der Malignität die Kurvenform im Tumor und dessen Umgebung in den meisten der Fälle ein anderes Aussehen hat als bei benignen Tumoren: bei Patientinnen mit malignem Tumor zeigen die Dopplerkurven häufig einen kontinuierlichen Übergang von der relativ runden Systole zur verhältnismäßig hohen Enddiastole. Dies ist ein Hinweis auf einen sehr geringen Gefäßwiderstand. Demgegenüber zeigt sich dieses Merkmal eher selten in oder um eine benigne Veränderung.

Dies stellt unsere vorläufige Erfahrung in der dopplersonographischen Untersuchung von Brusttumoren dar.

Unsere bisherigen Untersuchungen zeigen, daß aufgrund der Blutflußmessungen über 90% der Karzinome der Brust richtig als solche identifiziert werden konnten. Gleich hohe Zuverlässigkeit der Blutflußmessung werden von anderen Autoren unter Zuhilfenahme der CW-Dopplersonographie beschrieben (Bamber et al. 1983; Burns et al. 1983; Heilenkötter u. Jagella 1993; Jellins 1988; Madjar et al. 1990; Madjar et al. 1991; Sohn u. Stolz 1991). Dabei unterscheiden sich jedoch unsere Untersuchungen in der angewandten Technologie und der Interpretation der Ergebnisse.

Entscheidend ist unserer Auffassung zufolge, daß zur Blutflußmessung eine Technologie angewendet wird, die tatsächlich im langsamen Flußbereich (Millimeter/Sekunde Fließgeschwindigkeit) eine Untersuchung erlaubt, da sich in diesem Bereich die hauptsächlichen Unterschiede zwischen den gutartigen und bösartigen Veränderungen ergeben. Die schneller durchflossenen und größeren Gefäße stellen den Unterschied bezüglich der Dignität nicht dar. Daraus ergibt sich, daß von anderen Autoren – ebenfalls unter Einsatz eines Duplexsystems und eines Farbdopplers – teilweise nur in einem Drittel der Fälle ein Blutfluß im Malignom oder dessen unmittelbarer Umgebung gefunden wird, während in unseren Ergebnissen in mehr als 90% im bösartigen Tumor der Blutfluß nachweisbar wird (Delorme et al. 1991; Madjar et al. 1986). Die Diskussion zum Nachweis der Durchblutung von Mammakarzinomen und gutartigen Veränderungen kann also nicht ohne Diskussion um die Gerätetechnologie erfolgen. Es ist also nicht damit getan, zu beschreiben, daß mit Hilfe eines farbcodierten Gerätes gearbeitet wird, die genaue Technik ist mit zu berücksichtigen. Auch bei den Duplexsystemen sind deutliche Unterschiede auszumachen: selbst mit sich entsprechender Technologie unterschiedlicher Hersteller läßt sich mit einem Gerät ein Blutfluß im Tumor darstellen, mit einem anderen dagegen nicht.

Unsere Ergebnisse zeigen, daß mit Hilfe des Angiodynographen mehr als 90% der Tumoren in deren Dignität richtig erfaßt wurden. Das Duplexsystem konnte nicht in allen Fällen einen Fluß nachweisen; in den Fällen, in denen jedoch der Nachweis gelang, war auch in über 90% die Einteilung in die maligne Gruppe richtig erfolgt. Der Grund hierfür liegt darin, daß die kleinen Blutgefäße im B-Bild nicht erfaßt werden und somit das blinde Auffinden der Gefäße mittels des Sample Volumes unsicher ist.

Der CW-Doppler vermag zwar ebenfalls in ca. 90% den richtigen Hinweis auf die Dignität einer Brustdrüsenveränderung geben, wie von anderen Autoren ebenfalls beschrieben (Bamber et al. 1983; Burns et al. 1983; Heilenkötter u. Jagella 1993; Jellins 1988; Madjar et al. 1986, 1990, 1991). Doch stellt diese Methode gleichzeitig das am meisten von der Sorgfalt des Untersuchers abhängige Verfahren dar. Ohne B-Bild-Kontrolle muß die gesamte Brust systematisch untersucht werden, während mit den zuvor beschriebenen Verfahren nur ein sonographisch nachgewiesener Herdbefund untersucht wird.

Erste eigene Erfahrungen zeigen allerdings, daß auch mit dem farbcodierten Ultraschallgerät ein Erfassen der Gesamtdurchblutung der Brust möglich und sinnvoll ist (Sohn u. Stolz 1991; Sohn et al. 1992b).

Da die meisten in der Literatur beschriebenen Untersuchungen mit dem Farbgerät nicht mit Hilfe modernster Technologie (1992/1993) durchgeführt wurden, ist ein Vergleich der vorliegenden Ergebnisse nicht möglich, wohl aber die deutlich höhere Darstellbarkeit des Blutflusses in unseren Untersuchungen zu erklären (Delorme et al. 1991). Auch die reine Duplexuntersuchung, die häufig als nicht sehr zuverlässig beschrieben wird, gelingt mit einem Gerät, das im Slow-flow-Bereich besonders sensitiv ist, deutlich besser. Somit kann der Nachweis eines Blutflusses mit deutlicher Diastole und typischer Kurvenform (keine Kurvenmodulation, d.h. kontinuierliches Abfallen der Kurve von der runden Systole zur relativ hohen Diastole) ein Hinweis auf die Malignität des Tumors sein.

Problematisch ist die Auswertung der gewonnen Blutflußkurven. So gibt Madjar et al. an, daß die Doppler-shift zur Unterscheidung zwischen der Durchblutung gut- und bösartiger Tumoren herangezogen werden kann. Dies ist unserer Auffassung zufolge nicht richtig, da diese Größe vom Winkel zwischen einfallendem Dopplerstrahl und Verlauf des Blutgefäßes abhängt. Bei günstigem Winkel (d.h. spitzem Winkel) fällt die Doppler-shift hoch aus und bei stumpfem Winkel niedrig. So kann unserer Erfahrung zufolge die Doppler-shift nicht zur Dignitätsdiagnostik geeignet sein, ein geringes Kippen der Sonde verändert den Winkel und somit diesen Parameter. Aus diesem Grunde wählten wir den Resistanceindex, da der Einfluß der absoluten Höhe der Doppler-shift durch die Verhältnisbildung in der Errechnung eines Quotienten eleminiert wird. Dieser Parameter untersucht also nicht die absolute Höhe von Systole und Diastole, wie die Doppler-shift, sonderen deren relatives Verhältnis.

Ein weiteres von verschiedenen Autoren aufgeführtes Kriterium für das Vorliegen eines malignen Tumors – die Anzahl der detektierten Gefäße – erscheint uns ebenfalls nicht haltbar, da dies zum einen sehr von der Sorgfalt des Untersuchers abhängt und zum andern mit keinem Verfahren ausgeschlossen werden kann, daß dasselbe Blutgefäß, beispielsweise durch einen gewundenen Verlauf, mehrmals in die Zählung eingeht (Delorme et al. 1991; Jellins 1988; Madjar et al. 1986, 1990).

Das entscheidende Kriterium zum Nachweis eines malignen oder benignen Tumors ist unserer Auffassung zufolge der Nachweis einer Seitendifferenz. Andere Autoren bestätigen diese Meinung. Problematisch ist, daß diese Seitendifferenz nicht zufriedenstellend mit Hilfe des Duplexsystems untersucht werden kann, da mittels des Sample Volumes nicht genau genug und in einer tolerablen Zeit die gesamte Brust untersucht werden kann. Mit dem CW-Doppler gelingt dies, mit dem Angiodynographen ebenfalls, wie eigene erste Untersuchungen zeigen.

Eine Korrelation zum histologischen Typ der malignen Tumoren konnte in unserem Kollektiv nicht gefunden werden, auch keine Korrelation zur Größe des malignen Tumors und einem eventuellen Befall axillärer Lymphknoten. Dagegen konnte bei den benignen Veränderungen gezeigt werden, daß die mastopathisch veränderte Brust eine höhere Durchblutung aufweist, als ein Kontrollkollektiv (Sohn et al. 1992a, b; 1993a, b, c).

Eigene Untersuchungen zeigten, daß der Unterschied der Dopplerparameter bei prä- und postmenopausalen Frauen relativ gering ausfällt und insbesondere bei malignen Tumoren entfällt, so daß in der vorliegenden Arbeit auf diese Unterscheidung verzichtet wurde.

Unsere Erfahrungen lassen den Schluß zu, daß mit Hilfe des Angiodynographen neuester Technologie der beste sonographische Nachweis oder Ausschluß eines malignen Tumors gelingt (Abb. 12.1).

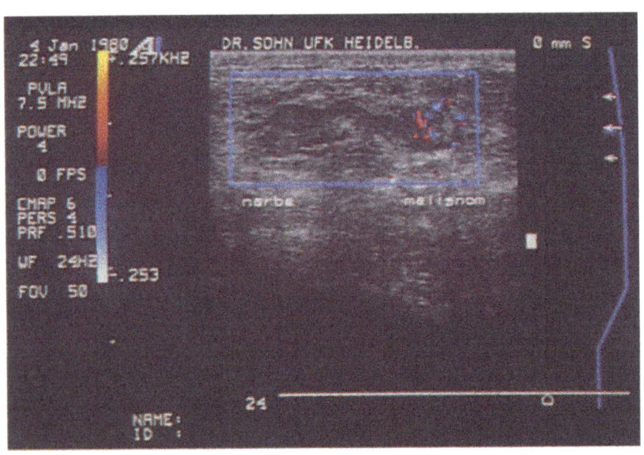

Abb. 12.1. Benigner und maligner Brusttumor nebeneinander gelegen. Im benignen Befund stellt sich kein Blutfluß dar, im malignen Befund ist deutlich viel Blutfluß zu sehen. Die Blutflußmessung erfolgte mittels der MEM-Technik, die bislang nur in einem uns zur Verfügung stehenden Prototypen zur Verfügung steht

Falls mittels dieser Methode in einem Tumor oder dessen Umgebung ein Blutfluß nachweisbar ist, der sich durch eine hohe Anzahl an Farbpixel im Bild auszeichnet, so kann dies für die Malignität des Tumors sprechen. Mit Hilfe des integrierten gepulsten Dopplers kann der Blutfluß analysiert und quantifiziert werden. Eine nichtmodulierte Kurvenform und ein geringer Resistanceindex sind weitere wichtige Hinweise auf Malignität. Kann dann mit Hilfe des Farbmodus nachgewiesen werden, daß der Blutfluß in der tumorerkrankten Brust höher ist, als auf der Gegenseite, so muß von einem malignen Befund ausgegangen werden.

Mit Hilfe der hier vorgestellten Methoden kann zuverlässig ein Blutfluß in Tumoren gemessen werden. Inwiefern in Zukunft aus der Höhe des Blutflusses eines malignen Tumors auf dessen potentielle hämatogene Metastasierung geschlossen werden kann, wird durch prospektive Studien abzuklären sein.

12.3 Dopplersonographie von Tumoren des inneren Genitale

Da die Durchblutung der Ovarien und des Uterus deutlich mehr als die Brust von der hormonellen Situation abhängt, ist die Doppler-sonographische Unterscheidung zwischen benignen und malignen Veränderungen deutlich schwieriger als an der Brust (Bourne et al. 1991a, b; Campbell 1993; De Ziegler et al. 1991; Folkman et al. 1989; Hata et al. 1991; Kurjak u. Zalud 1991a, b; Ramos et al. 1988; Shimamoto et al. 1987; Sohn et al. 1992a, 1993c). Während die Doppler-sonographisch nachweisbare Brustdurchblutung sich zwischen der prä- und postmenopausalen Frau kaum unterscheidet, sind bereits bei der prämenopausalen Frau entscheidende Unterschiede im Zyklus selbst zwischen prä- und postovulatorischer Phase auszumachen. Weiter gilt, daß die Durchblutung dieser Organe physiologischerweise bereits so hoch ist, daß kaum zwischen dem gesunden Gewebe und tumorösem Gewebe unterschieden werden kann. Daraus wird ersichtlich, daß zumindest bei der prämenopausalen Frau kein absoluter Wert der Dopplerparameter für Benignität oder Malignität festzulegen ist. Erschwerend kommt hinzu, daß ein Seitenvergleich nicht möglich ist, der ja bei der Brustdiagnostik von entscheidender Bedeutung ist.

So läßt sich unserer Auffassung zufolge postulieren, daß die Doppler-sonographische Durchblutungsdiagnostik von Tumoren des inneren Genitale

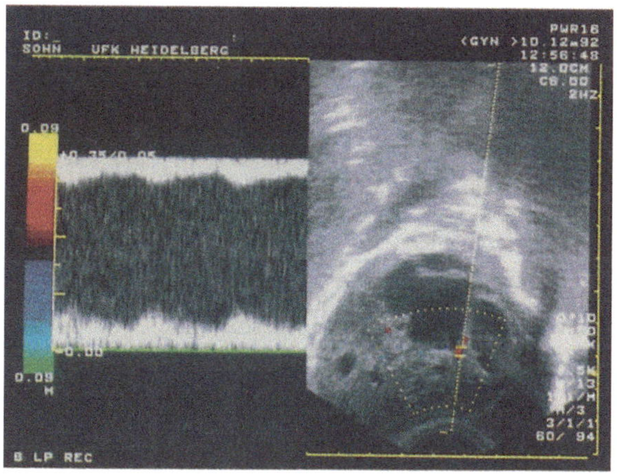

Abb. 12.2. Solid-zystischer maligner Ovarialtumor mit einem sehr geringen Gefäßwiderstand, der an der relativ niedrigen und der entsprechend sehr hohen Diastole abzuleiten ist. Dies ist ein typisches Zeichen für einen malignen Befund

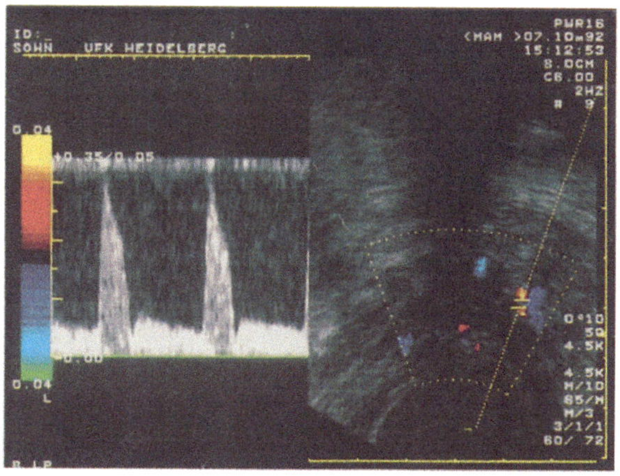

Abb. 12.3. Solid-zystischer benigner Ovarialtumor mit einem sehr hohen Gefäßwiderstand, der an der hohen und der relativ niedrigen Diastole abzuleiten ist. Dies ist ein typisches Zeichen für einen benignen Befund

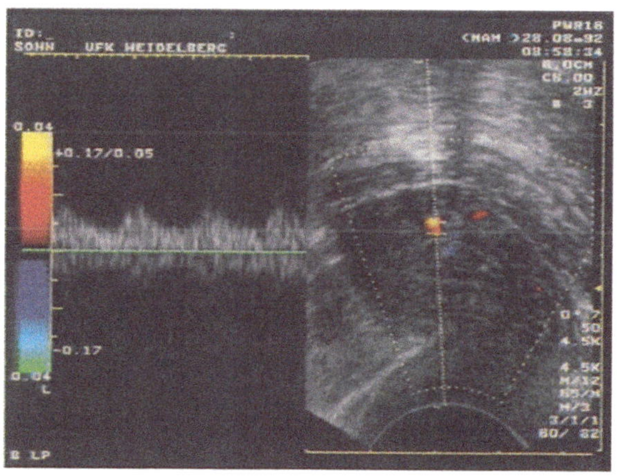

Abb. 12.4. Endometriumkarzinom mit einem sehr niedrigen Gefäßwiderstand, als typisches Zeichen für einen malignen Befund

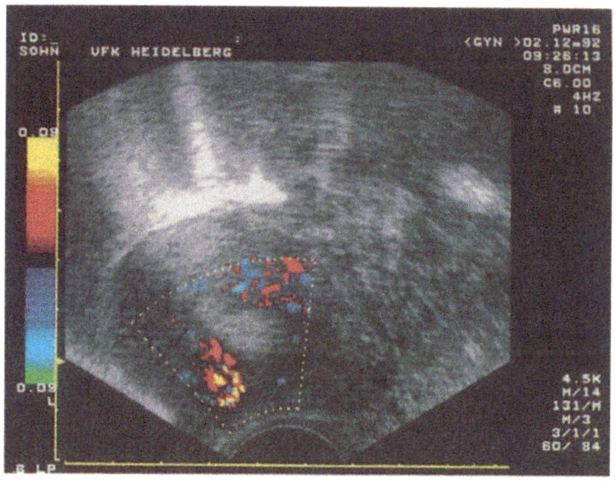

Abb. 12.5. Endometriumkarzinom mit Zeichen eines hohen Blutflusses im Farbdoppler. Eine Quantifizierung ist im Farbdoppler allerdings nicht möglich

nur nach der Menopause, also bei allgemein reduzierter Durchblutung dieser Organe, aussagekräftig ist. Hier gilt, daß der Nachweis eines Blutflusses mittels der Angiodynographie im Tumor oder dessen unmittelbarer Umgebung für dessen Malignität spricht. Im Duplexsystem spricht das Vorhandensein einer Diastole und die nichtmodulierte Kurvenform – d.h. kontinuierlicher Übergang der Systole in die Diastole – für die Bösartigkeit des Befundes. Ein Resistanceindex unter 40–50% scheint pathologisch zu sein (Sohn et al. 1993c, Abb. 12.2–12.5).

Während in der Prämenopause die Durchblutung zyklusabhängig und momentan nicht zur differenzierenden Tumordiagnostik geeignet ist, scheint in der Postmenopause mit Hilfe der Dopplersonographie – insbesondere der farbkodierten – eine geeignete Methode zum Malignomscreening gegeben zu sein.

12.4 Literatur

Bamber JC, Sambrook M, Minasian H, Hill CR (1983) Doppler study of blood flow in breast cancer. In Jellins J, Kobayashi T (eds) Ultrasonic examination of the breast. Wiley&Sons, New York, pp 371–378

Bourne TH, Hillard T, Whitehead M, Campbell S, Collins WP (1991a) Transvaginal ultrasonography with color flow imaging to monitor hormone replacement therapy in postmenopausal women. Br J Radiol 64:657

Bourne TH, Reynolds K, Campbell S (1991b) Ovarian cancer screening. Eur J Cancer 27:655–659

Burns PN, Virjee JM, Gowland M et al (1983) The origin of doppler shift signals from breast tumors. In: Jellins J, Kobayashi T (eds) Ultrasonic examination of the breast. Wiley&Sons, New York, pp 379–384

Campbell S (1993) Die Durchblutung der Tumoren des inneren Genitale. In: Sohn C, Stolz W, Bastert G (Hrsg) Dopplersonographie in Gynäkologie und Geburtshilfe. Thieme, Stuttgart

Delorme S, Anton HW, Knopp MV et al (1991) Vaskularisation des Mammakarzinoms: Quantitative und morphologische Beurteilung mittels farbcodierter Dopplersonographie. (Abstract 423) Ultraschall Klin Prax 6:219

De Ziegler D, Bessis R, Frydman R (1991) Vascular resistance of uterine arteries: physiological effects of estradiol and progesterone. Fertil Steril 55:775–779

Folkman J, Watson J, Ingber D, Hanahan D (1989) Induction of angiogenesis during the transition from hyperplasia to neoplasia. Nature (London) 56:345–355

Hata K, Makihara K, Hata T, Takahashi K, Kitao M (1991) Transvaginal color Doppler imaging for haemodynamic assessment of tumors in the reproductive tract. Int J Gynecol Obstet

Heilenkötter U, Jagella P (1993) Farbdopplersonographie exstirpationsbedürftiger Mammatumoren – Darstellung einer Untersuchungsmethode. Geburtshilfe Frauenheilkd 53: 247–252

Jellins J (1988) Combining imaging and vascularity assessment of breast lasions. Ultrasound Med Biol 14:121–130

Kurjak A, Zalud I (1991 a) Early detection of ovarian cancer by transvaginal color Doppler. J Ultrasound Med 10:57

Kurjak A, Zalud I (1991 b) The characterisation of uterine tumors by transvaginal color Doppler. Ultrasound Obstet Gynecol 1:50–52

Madjar H, Sauerbrei W, Münch S, Prömpeler H, Schillinger H (1990) Methodenanalyse zur Doppleruntersuchung der weiblichen Brust. Ultraschall Med 4:196–201

Madjar H, Jellins J, Schillinger H, Hillemanns HG (1986) Differenzierung von Mammakarzinomen durch CW-Doppler-Ultraschall. Ultraschall Med 7:183–184

Madjar H, Prömpeler H, Wilhelm Ch (1991) Doppler zur Diagnostik und Therapie von Brusterkrankungen. (Abstract 425) Ultraschall Klin Prax 6:220

Minasian H, Bamber JC (1982) A preliminary assessment of an ultrasonic doppler method for the study of blood flow in humam breast cancer. Ultrasound Med Biol 8:357–364

Ramos I, Fernandez LA, Morse SS, Fortune KL, Taylor KJW (1988) Detection of neovascular signals in a 3 day Walker rat carcinoma by CW Doppler ultrasound. Ultrasound Med Biol 14:123–126

Shimamoto K, Sakuma S, Ishigaki T, Makino N (1987) Intratumoral blood flow; evaluation with colour Doppler echography. Radiology 165:683–685

Sohn C, Stolz W (1991) Dopplersonographische Durchblutungsmessung von Brusttumoren. (Abstract 424) Ultraschall Klin Prax 6:219

Sohn C, Stolz W, Grischke EM, Wallwiener D, Bastert G, v. Fournier D (1992 a) Die dopplersonographische Untersuchung von Mammatumoren mit Hilfe der Farbdopplersonographie, der Duplexsonographie und des CW-Dopplers. Zentralbl Gynäkol 114:249–253

Sohn C, Grischke EM, Wallwiener D, Kaufmann M, v. Fournier D, Bastert G (1992 b) Die sonographische Durchblutungsdiagnostik gut- und bösartiger Brusttumoren. Geburtshilfe Frauenheilkd 52:397–403

Sohn C, Grischke EM, Stolz W, Bastert G (1993 a) Untersuchungen zum Zusammenhang zwischen dem Grad der Durchblutung und dem biologischen Verhalten von Mammatumoren. Ultraschall Klin Prax 8:11–14

Sohn C, Stolz W, Bastert G (1993 b) Dopplersonographie in Gynäkologie und Geburtshilfe. Thieme, Stuttgart

Sohn Ch, Meyberg G, v. Fournier D, Bastert G (1993 c) Die Durchblutung maligner und benigner Tumoren der inneren Genitale. Z Geburtshilfe Frauenheilkd 53:395–399

Sohn C, Grischke EM, Bastert G (1993 d) Die sonographische Durchblutungsmessung von Brusttumoren – ein Prognosefaktor für das Mammakarzinom unter Einsatz der MEM-Farbtechnik? Ultraschall Klin Prax Heft 1

13 Kontrazeption

T. Rabe und B. Runnebaum
unter Mitarbeit von S. Kellermeier-Wittlinger

13.1 Allgemeine Aspekte zur Kontrazeption

Zu den sicheren und reversiblen Verhütungsmethoden bei der Frau zählen heute in erster Linie die orale Kontrazeption und die Intrauterinspirale. Für den Mann steht heute außer Kondom und Sterilisation noch keine vergleichbare Methode zur Verfügung.

Seit 1951 unternahm Gregory Pincus systematische Untersuchungen zur Ovulationshemmung durch synthetische Östrogene und Gestagene (Pincus 1956). Im Jahre 1957 konnte Enovid als erste Kombinationspille mit 9,85 mg Norethynodrel und 0,15 mg Mestranol in den USA zuerst zur Behandlung von Dysmenorrhö, dann 1959 zur hormonalen Kontrazeption eingesetzt werden. Bereits 1961 brachte die Schering AG Berlin eine Kombination von 4 mg Norethisteronacetat und 0,05 mg Ethinylestradiol (Anovlar) in Australien und Europa auf den Markt. Spätere Modifikationen der „Pincus-Pille" hatten in erster Linie das Ziel, die Dosierung der Östrogene und Gestagene sowie die Art der Gestagene zu ändern. Auf dem Gebiete der mechanischen Kontrazeption gelang Gräfenberg (1931) ein wesentlicher Fortschritt der intrauterinen Verhütungsmethoden durch einen aus Silberdraht gewickelten Ring. Der Durchbruch auf diesem Gebiet gelang in den USA in den 50er Jahren durch Einführung von Plastikspiralen (z. B. Lippes-Loop) und später durch Entwicklung von Kupferspiralen.

Die Familienplanung stellt heute ein Problem dar, das alle Länder der Erde angeht und nicht aus der Sicht eines Landes gesehen werden darf. Wie notwendig eine effektive Fertilitätskontrolle unter diesen Gesichtspunkten in den nächsten Jahrzehnten sein wird, mögen die folgenden Ausführungen andeuten.

Seit dem Jahr 1650 nimmt die Bevölkerungszahl auf der Erde exponentiell zu. Die Verdopplungsrate betrug über lange Zeit 200 Jahre und hat in jüngster Zeit auf weniger als 50 Jahre abgenommen. Es wird geschätzt, daß um 1650 eine halbe Milliarde, 1850 über 1 Milliarde und 1930 ca. 2 Milliarden Menschen auf der Erde lebten. Anfang 1976 hat die Weltbevölkerung die 4-Milliarden-Grenze überschritten. Nach Hochrechnungen werden im Jahre 2000 etwa 7 Milliarden und bis Ende des 21. Jahrhunderts 10,5 Milliarden Menschen auf der Erde leben.

Man geht davon aus, daß zur Zeit weltweit 390–400 Millionen Paare Kontrazeption betreiben, während 300 Millionen Paaren keine geeigneten Methoden zur Kontrazeption zur Verfügung stehen. Im Jahr 2025 wird die Weltbevölkerung 8,467 Milliarden betragen, 1,811 Milliarden Frauen werden zwischen 15–49 Jahre alt sein, der Anteil der verheirateten Frauen zwischen 15–49 Jahren wird 1,215 Milliarden betragen. Kontrazeptiva werden von 883 Millionen angewandt (nur verheiratete Anwender von Kontrazeptiva) (United Nations 1989). Dies entspricht einer Verfügbarkeit von Kontrazeptiva von 71% der verheirateten Paare im reproduktionsfähigen Alter in den Jahren 2020 bis 2025.

Jedes Jahr werden mehr als 200 Millionen Frauen schwanger und annähernd 136 Millionen Frauen bringen Kinder zur Welt. Es wird geschätzt, daß mehr als 500000 Frauen in diesem Zeitraum an Komplikationen während der Schwangerschaft und der Geburt sterben, wobei die meisten Todesfälle vermeidbar wären. Wesentlich mehr Todesfälle sind jedoch auf endemische, in unterschiedlichen Bezirken der Welt vorkommende Erkrankungen zurückzuführen (z. B. Malaria, Enteritis, Unterernährung, Billharziose). Mehr als 99% dieser Todesfälle treten in den Entwicklungsländern auf, wo 86% aller Kinder auf der Welt geboren werden. Die ungleiche Verteilung der maternalen Todesfälle ist aber auch innerhalb der Entwicklungsländer selbst zu beobachten. So tritt mehr als die Hälfte der Todesfälle (300000) in Asien auf, und dort wiederum am häufigsten (mit einem Anteil von nahezu 3/4) in Südostasien; der Großteil der verbleibenden Todesfälle betrifft Frauen in Afrika.

Das Risiko des maternalen Todes in entwickelten Ländern beträgt zwischen 1:4000 und 1:13000, im Vergleich zu einem Risiko von 1:15 bis 1:50 in den Entwicklungsländern – d.h. 200mal mehr. 25% aller Todesfälle unter Frauen im Alter von 15 bis 49 Jahren in den Entwicklungsländern sind maternaler Art, in den USA sind es im Vergleich hierzu weniger als 1% (Ratnam u. Singh 1991).

Eine wirkungsvolle Familienplanung ist die einzige Möglichkeit zur Kontrolle der Bevölkerungsentwicklung weltweit. Zur Durchführung einer geeigneten Kontrazeption würden 3 US $ pro Jahr weltweit benötigt.

Die verschiedenen Möglichkeiten, die zur Kontrazeption bei der Frau und beim Mann in Frage kommen, sind in Tabelle 13.1 zusammengefaßt.

In den Jahren von 1970 bis 1980 hat sich weltweit die Anwendung kontrazeptiver Methoden deutlich geändert. Die orale hormonale Kontrazeption in Form der sog. „Pille" hat einen weiteren Aufschwung erfahren. Während noch 1970 30 Millionen Frauen die Pille zur Kontrazeption anwendeten, sind es zur Zeit ca. 60–80 Millionen; insgesamt haben 150 Millionen Frauen Erfahrung mit dieser Methode. Auch mechanische Methoden wie das Kondom kommen immer häufiger zur Anwendung. In den angloamerikanischen Ländern sind mechanische Hilfen bei der Frau (Scheidendiaphragma) sowie Verhaltensmethoden (Rhythmusmethode) mehr in den Vordergrund getreten. Das Intrauterinpessar nimmt weltweit an Bedeutung zu, insbesondere ist es vor allem in China weit verbreitet. Man nimmt an, daß zur Zeit mehr als 5 Millionen Frauen in Deutschland die Pille einnehmen, während 2 Millionen Frauen das Intrauterinpessar tragen. Eine schnelle Verbreitung hat vor allem in den Vereinigten Staaten die freiwillige Sterilisation beim Mann erfahren. Während es 1970 noch 20 Millionen Männer und Frauen waren, die sich einer Sterilisation unterzogen haben, waren es 1977 bereits 80 Millionen und 1980 90 Millionen. Trotz der sich immer weiter verbreitenden Möglichkeiten zur Kontrazeption hat die Häufigkeit der legalen Schwangerschaftsabbrüche nur geringfügig abgenommen. Es wird geschätzt, daß zur Zeit weltweit 60 Millionen Schwangerschaften pro Jahr abgebrochen werden (Tabelle 13.2).

Das Ziel bei der Entwicklung neuer Kontrazeptiva besteht darin, Methoden zu entwickeln, die einfach zu handhaben, reversibel in ihren Wirkungen und zu einem günstigen Preis angeboten werden. Sie sollten ferner keine besonderen Verteilersysteme erfordern und unter den verschiedenartigen Gegebenheiten (d.h. Religion, Kultur, Klima, Krankheiten, Hygiene, Verfügbarkeit von Trinkwasser) überall auf der Erde einsetzbar sein.

Ein wichtiges Kriterium für die Sicherheit verschiedener kontrazeptiver Methoden ist die Zahl

Tabelle 13.1. Angriffspunkte der verschiedenen kontrazeptiven Maßnahmen bei der Frau und beim Mann

Geschlecht	Angriffspunkt	Kontrazeptive Wirkung
Frau	Ovulation	Unterdrückung des Eisprungs
	Fertilisierung	Verhinderung der Verschmelzung von Ei- und Samenzelle
	Implantation	Verhinderung der Einnistung der bereits befruchteten Eizelle in die Gebärmutter
	Schwangerschaftsprodukt	Schwangerschaftsunterbrechnung nach bereits erfolgter Implantation
Mann	Spermiogenese	Unterdrückung der Spermaproduktion
	Fertilisierung	Verhinderung der Verschmelzung von Ei- und Samenzelle

Tabelle 13.2. Methoden zur Fertilitätskontrolle und geschätzte Zahl (in Millionen) der weltweit Kontrazeption betreibenden Paare. (Nach Population Reports 1978; Djerassi 1980; Diczfalusy 1991)

Methode	1970	1977	1983	1990
Orale Kontrazeptiva	30	55	55	80
Kondom	25	35	39	45
Andere Methoden (Diaphragma, Spermizide, Rhythmusmethode, Coitus interruptus)	60	65	72	k.A.
Depotgestagene	k.A.	k.A	k.A.	8
Freiwillige Sterilisation	20	80	103	138
IUP	12	15	79	85
Schwangerschaftsabbruch	30	30	40	45
Gesamt (ohne Abruptiones)	137	250	338	k.A.

k.A. keine Angaben.

Tabelle 13.3. Kontrazeptive Sicherheit verschiedener Methoden. (Tietze u. Potter 1967; Potter 1976)

Methode	Pearl-Index[a]
Keine Kontrazeption	115–200
Kombinationspräparate	0,1–0,9
Sequenzpräparate	0,3–0,9
Minipille	0,4–2,5
Pille danach	ca. 0,5
Dreimonatsspritze	0,2–2,6
Kondom	3–28
Portiokappe	ca. 7
Scheidendiaphragma/Gel	3–34
Spermizide Vaginalpräparate	0,7–7,0
Basaltemperatur	1–3
Zeitwahl (Knaus-Ogino)	14–35
Coitus interruptus	8–38
Intrauterinspirale	0,5–5,0
Laparoskopische Tubensterilisation	ca. 0,3

[a] Ungewollte Schwangerschaften auf etwa 1200 Anwendungszyklen bzw. 100 Frauenjahre.

der ungewollten Schwangerschaften bei vorschriftsmäßiger Anwendung der jeweiligen Methode. Die kontrazeptive Sicherheit wird entweder als Pearl-Index (Pearl 1932; Zahl der ungewollten Schwangerschaften pro 100 Frauenjahre) oder mit Hilfe einer „Life-table"-Analyse (Tietze u. Potter 1967; Potter 1976) beurteilt. Im Vergleich zum Pearl-Index untersucht die „Life-table"-Analyse die kontrazeptive Sicherheit in Abhängigkeit von der Anwendungsdauer. Einen Überblick über die Zuverlässigkeit verschiedener kontrazeptiver Methoden gibt Tabelle 13.3.

Die hohe kontrazeptive Sicherheit der oralen Kontrazeption kann nur durch die regelmäßige Einnahme garantiert werden. Die unterschiedliche Compliance in den verschiedenen Altersgruppen ist ein großes Problem wie neuere Untersuchungen hierzu eindrucksvoll zeigen (Emans et al. 1987).

Die meisten Pillenversager sind durch eine fehlerhafte Einnahme bedingt.

13.2 Kontrazeption bei der Frau

13.2.1 Physiologie der weiblichen Fortpflanzung

Der natürliche Ablauf der weiblichen Fortpflanzung verläuft in 3 aufeinanderfolgenden Phasen. Hierzu zählen die Eireifung und Ovulation, die Fertilisierung der Eizelle und die erfolgreiche Implantation der Blastozyste im Uterusendometrium.

13.2.2 Angriffspunkte der Kontrazeption bei der Frau

Zur wirksamen Kontrazeption bei der Frau kommen 3 verschiedene Angriffspunkte in Frage. Einmal kann mit Hilfe von Ovulationshemmern die Follikelreifung und damit die Ovulation unterdrückt werden. Zum anderen kann durch verschiedene Methoden eine Fertilisierung der Eizelle verhindert werden. Falls eine Fertilisierung bereits erfolgt ist, so kann der Eintritt einer Schwangerschaft durch Hemmung der Implantation noch verhindert werden. Alle danach angreifenden Methoden können nur noch den Schwangerschaftsabbruch herbeiführen.

13.2.3 Mortalität

Letalität. Sterbewahrscheinlichkeit an einer Erkrankung (im Gegensatz zur Mortalität das Verhältnis der Todesfälle zur Anzahl der Erkrankten).

Mortalität. Verhältnis der Zahl der Todesfälle (durch eine bestimmte Krankheit während eines bestimmten Zeitabschnitts) zur Gesamtzahl der statistisch berücksichtigten (erkrankten und gesunden) Personen bzw. zur Zahl der Gesamtbevölkerung.

Bei der Beurteilung des Letalitätsrisikos ist zwischen der Letalitätsrate durch die Methode selbst sowie durch mögliche Schwangerschaften nach Versagen der Methode zu unterscheiden (Tabelle 13.4).

Tabelle 13.4. Letalität (pro 1 Million Frauenjahre) in Abhängigkeit von der angewandten Methode. (Aus Greenblatt et al. 1980)

Methode zur Kontrazeption	Schwangerschaften	Tod infolge Schwangerschaft	Tod infolge der Methode	Gesamt
Keine	880000	200	0	200
Intrauterinpessar	30000	7	2	9
Orale Kontrazeption	5000	1	13	14
Diaphragma	120000	27	0	27
Tubenligatur	17600	3	150	153
Vaginale Hysterektomie	0	0	90	90

Tabelle 13.5. Todesfälle (Sterblichkeitsrate) in Zusammenhang mit der Pille, der Intrauterinspirale, dem gesetzlichen Schwangerschaftsabbruch und der Geburt im Vergleich zu einer Kontrollgruppe. (Nach Tietze u. Lewit 1979; Royal College of General Practitioners Oral Contraceptive Study 1981)

Alter (Jahre)	Kontrollgruppe		Pille[a]		Intrauterinspirale	Legaler[b] Abbruch	Geburt[c]
	Nichtraucher	Raucher[d]	Nichtraucher	Raucher[d]			
15–24	0,0	0,0	0,0	10,5	0,8	1,2	10,0
25–34	2,7	4,2	4,4	14,2	1,0	1,8	17,5
35–44	6,4	15,2	21,5	63	1,4	2,7	56,0
>44	11,4	27,9	52,4	206,7			

[a] Pro 100000 Frauen, die die Pille 1 Jahr einnehmen.
[b] Pro 100000 Schwangerschaftsabbrüche im 1. Trimester.
[c] Pro 100000 Lebendgeburten.
[d] Mehr als 15–20 Zigaretten pro Tag.

Das Letalitätsrisiko durch eine Schwangerschaft beträgt ca. 2 : 13000 (Industrienationen); in den Entwicklungsländern ist das Letalitätsrisiko wesentlich höher: ca. 70 : 13000. Beim Intrauterinpessar besteht die Hauptgefahr für die Patientin in einer ungewollten Schwangerschaft, während bei Anwendung der oralen Kontrazeption das Letalitätsrisiko durch die Methode selbst höher zu bewerten ist als das einer ungewollten Gravidität. Das Operationsrisiko bei einer laparoskopischen Tubensterilisation ist aufgrund der Verbesserung der Operationsmethodik niedriger anzusetzen.

In Tabelle 13.5 wurde die Sterblichkeitsrate in Abhängigkeit von der zur Kontrazeption angewandten Methode dargestellt. Hierbei fällt auf, daß durch Rauchen, unter Einnahme der höher dosierten Pillen, das Letalitätsrisiko altersabhängig um einen Faktor 2–4 höher ist als in der jeweiligen Nichtrauchergruppe.

13.2.4 Kontrazeptive Methoden

13.2.4.1 Ovulationshemmer

Orale hormonale Kontrazeption (Pille)

Historische Entwicklung

1919 Haberlandt (Innsbruck) konnte durch Transplantation von Ovarien trächtiger Tiere auf fruchtbare Tiere eine zeitweilige Unfruchtbarkeit erzeugen.

1921 Haberlandt forderte, diese Form der hormonellen Sterilisierung mit Hilfe von Injektionen oder oraler Gabe von Ovarialextrakten bei Frauen zu versuchen.

1922 Fellner (Wien) bestätigt die Richtigkeit der Ergebnisse von Haberlandt mit Ovarial- und Plazentaextrakten. Dabei stellt er die These auf, daß das weibliche Hormon ‚Feminin‘ in hohen Dosen kontrazeptiv wirke.

1929 Strukturaufklärung des Östrons in kristalliner Form durch Butenandt.

Bis 1932 Haberlandt untersucht die Ovulationshemmung bei Frauen mit einem Ovarialextrakt (Infecundin der Firma Richter/Budapest).

1932 Strukturaufklärung der Östrogene durch Marrian (London).

1932 Synthese von Östradiol.

1934 Strukturaufklärung des Progesterons durch eine amerikanische Forschergruppe (Allen u. Wintersteiner), durch 3 deutsche Gruppen (Slotta, u. Fernholz) und eine schweizerische (Hartmann u. Wettstein).

1932 Hohlweg und Junkmann konnten nachweisen, daß die ovariellen Steroidhormone und ihre synthetischen Derivate die Ovulation über eine Beeinflussung des Hypophysenvorderlappens und des Hypothalamus (Sexualzentrum) zu hemmen vermögen.

1935 Ruzicka: Zusammen mit Wettstein Synthese des Methyltestosterons (1939 Nobelpreis für den Zusammenhang zwischen Terpenen und Steroiden).

1937–1939 Makepiece zeigt die Ovulationshemmung durch Progesteron beim Kaninchen.

1938 Synthese von Ethinylestradiol (Inhoffen u. Hohlweg 1938).

1938 Synthese von Ethisteron (17α-Ethinyltestosteron) (Inhoffen u. Hohlweg 1938).

1944 Bickenbach und Paulikovics konnten bei einer Frau die Ovulation durch tägliche Injektion von 20 mg Progesteron unterdrücken (Bickenbach u. Paulikovics 1944).

1951 Synthese von 19-Norethinyltestosteron (im Tierversuch bei oraler Applikation 20mal wirksamer als Ethinyltestosteron; Junkmann und Mitarbeiter synthetisieren das 19-Nor-Ethisteronacetat, welches in der ersten Scheringpille (Anovular) enthalten war.

1952 Rock und Pincus beobachteten, daß unter oraler Gabe von täglich 300 mg Progesteron 4 von 27 Frauen schwanger wurden; als Nebenwirkungen traten Durchbruchsblutungen auf.

1954 Synthese von Norethisteron (Djerassi et al. 1954). Pincus und Mitarbeiter wenden sich der Erprobung neuer synthetischer Gestagene, der 19-Nortestosteronderivate zu. Zur Verfügung standen das Ethisteron, Ethinyltestosteron, das Norethisteron und das Norethynodrel. Nortestosteron und Norethynodrel erwiesen sich bei der Testung von 10 mg pro Tag als sehr wirksame Ovulationshemmer.

1956 Klinische Prüfung von Norethynodrel hinsichtlich dessen kontrazeptiver Wirkung bei Frauen in Puerto Rico (Pincus).

1956 Nach chemischer Reinigung des Norethynodrels war dieses nicht mehr kontrazeptiv wirksam; man fand als Verunreinigung 150 µg Mestranol pro 10 mg Norethynodrel; Geburtsstunde der Kombinationspille: Die kontrazeptive Wirkung beruht in erster Linie auf dem Gestagenanteil; das Östrogen ist verantwortlich für die Zykluskontrolle.

1958 „Enovid“ (10 mg Norethinodrel und 150 µg Mestranol).

1959 Seit der Einführung der oralen hormonalen Kontrazeption im Jahre 1959 durch Pincus, zunächst für die Behandlung der Dysmenorrhö zugelassen, hat sich für die Frau eine neue Ära der Familienplanung eröffnet.

1960 Synthese von Chlormadinonazetat (Brückner et al. 1960).

1961 Einführung von Anovlar (4 mg Norethisteronacetat + 50 µg Ethinylestradiol) in Deutschland.

1963 Inauguration der oralen Zweiphasenmethode (Sequentialverfahren) (Herkunftsland: USA). Ersteinführung von Sequilar: 1964 in Deutschland.

1964 Synthese von Levonorgestrel (Smith et al. 1964).

1965 Synthese von Cyproteronazetat (17α-Hydroxyprogesteronacetat), (Wiechert u. Neumann 1965).

1965 Entwicklung der Minipille. Ersteinführung: 1971 in Deutschland und in Mexiko.

1966 Inauguration von Depotgestagenen (Dreimonatsspritze). Ersteinführung: 1968 in Belgien, 1969 in der Bundesrepublik.

1966 Methode der Interception („Pille danach“). Ersteinführung: 1971 in Holland, 1976 in der Deutschland.

1967 Zweiphasendepotmethode (Monatspille). Ersteinführung: 1969 in Argentinien.

1968 Ergebnisse epidemiologischer Studien über das kardiovaskuläre Risiko in England, USA und Europa führen zur Dosisreduktion, insbesondere von Ethinylestradiol.

1968 Inauguration von Zweistufenpräparaten (Östrogene und Gestagene in 2 Dosisstufen) (Herkunft: Australien). Ersteinführung: 1968 im Ausland, 1969 in Deutschland (nach Hammerstein 1986).

1969 Inauguration von gestagenhaltigen Silastikkapseln (Gestagenkapseln). Ersteinführung 1983 in Finnland.

1970 Inauguration von gestagenhaltigen Pessaren (Progesteronspirale). Ersteinführung 1976 in den USA, 1976/77 in Deutschland.

1970 Inauguration von sexualhormonhaltigen Ringen (Hormonringe). 1.5.1972 Einführung von Microlut (Minipille) (30 µg Levonorgestrel).

1970 *Beagle-Hund-Saga:* Megestrolhaltige Präparate führten bei Beagle-Hunden zum Auftreten von Mammatumoren. Daraufhin wurden megelestrolazetathaltige Präparate aus dem Handel gezogen.

1972 Inauguration von niedrigdosierten Einphasenpräparaten (Mikropille) (<50 µg Ethinylestradiol pro Pille) (Herkunft: USA und Deutschland). Ersteinführung: 1973 im Ausland und in Deutschland (Fa. Schering Berlin).

1973 Einführung der Mikropille (Microgynon 21 und 28 von Schering) (0,15 mg Levonorgestrel und 30 µg EE).

1975 Synthese von Desogestrel (van den Broek et al. 1975).

1975 Synthese von Gestoden (Hofmeister et al. 1975).

1977 Inauguration der Dreizykluspille (84 Tage lang hintereinander Kombinationspille) (Herkunft: Großbritannien).

1977 Inauguration von niedrigdosierten Dreistufenpräparaten (Östrogene und Gestagene in 3 Dosisstufen) (Herkunft: Deutschland). Ersteinführung: 1979 in Deutschland, 1980 im Ausland.

1977 Synthese von Norgestimat (Hahn et al. 1977).

1978 Einführung der Depotspritze zur Kontrazeption: Noristerat (200 mg Norethisteronenantat alle 2 Monate).

1979 Einführung der Dreistufenpille Triquilar (Fa. Schering Berlin).

1992 Einführung von 20 µg Ethinylestradiol enthaltenden Pillen („Ultra-low-dose"-Pille) (Lovelle; Fa. Organon).

1994 Einführung der ersten Dreistufenpille in Deutschland mit einem Gestagen der 3. Generation (= Norgestimat) (Pramino; Fa. Cilag GmbH).

Wirkungsmechanismus

Die Wirkung der oralen hormonalen Kontrazeptiva beruht auf:

- Hemmung der hypothalamisch-hypophysären GnRH- und Gonadotropinausschüttung:
  - Unterdrückung der pulsatilen GnRH-Ausschüttung,
  - Unterdrückung des mittzyklischen LH-Peaks,
  - Verhinderung der ovariellen Follikelreifung, der Ovulation und der anschließenden Lutealphase.
- Beeinflussung des Zervixfaktors (Gestageneffekt führt zur Eindickung des Schleims und Verhinderung der Spermienaszension).
- Unterdrückung des Endometriumwachstums.
- Die ovulationshemmende und kontrazeptive Wirkung wird durch das synthetische Progestagen bedingt; die zyklusstabilisierende Wirkung durch das synthetische Östrogen.
- Beeinflussung der Tubenmotilität und der Tubensekrete.

Risiko-Nutzen-Analyse

Die im folgenden beschriebenen positiven und unerwünschten Wirkungen der Pille sind in einer Studie (Royal College of General Practitioners 1974) analysiert worden, in der nur hochdosierte Präparate (>50 µg EE) verwendet wurden. Weiterhin wurden Daten des Center of Disease Control (Ory 1974) mit einbezogen, die auch z.T. 50 µg und 30 µg ethinylestradiolhaltige Pillen untersucht haben. Ebenfalls werden Studien berücksichtigt, die niedrigdosierte Präparate (30–35 µg) eingesetzt haben.

Vorteile

- Im Vergleich zu anderen kontrazeptiven Methoden zeichnet sich die Pille durch ihre hohe kontrazeptive Sicherheit aus, vorausgesetzt sie wird regelmäßig eingenommen.
- Weiterhin sind zahlreiche positive Wirkungen darin zu sehen, daß bestimmte Erkrankungen durch hormonale Kontrazeptiva therapiert oder verhindert werden können (Tabelle 13.6).
- Ferner stellt die Pille einen Schutz vor manchen neoplastischen Erkrankungen (z. B. Korpus- und Ovarialkarzinom) dar.

Nachteile

- Zu den Nachteilen zählen die tägliche Einnahme und die seltenen gesundheitsbedrohlichen Nebenwirkungen der Pille (kardiovaskuläres Risiko für moderne Mikropillen bei gesunder Patientin < 1 : 100000 pro Jahr).
- Dabei stehen im Mittelpunkt die thromboembolischen Erkrankungen. Ferner sind Stoffwechseländerungen im Lipid- und Kohlenhydrat-

Tabelle 13.6. Vor- und Nachteile der Pille

Vorteile	Nachteile
1. Hohe kontrazeptive Sicherheit	1. Tägliche Pilleneinnahme
2. Methode ist reversibel	2. Schlechte Geheimhaltung
3. Positive Wirkungen (Symptome oder Erkrankungen, die verschwinden oder gebessert werden):	3. Nebenwirkungen = gesundheitliche Schäden
– dysfunktionelle Blutungen	– Kardiovaskuläres System:
– Eisenmangelanämie	– Herzinfarkt
– prämenstruelles Spannungssyndrom	– Thromboembolien
– Akne, Seborrhö, Hirsutismus	– Hypertonie
– Ovarialzysten	– Thrombosen
– gutartige Mammatumoren	– Zerebrale Insulte
– Myome	– Leber:
– Endometriose	– Stoffwechselstörungen
– Dysmenorrhö	– Lebertumoren
– Salpingitis	– Gallenblasenerkrankungen
– rheumatoide Arthritis (?)	
Deutlicher Schutz vor neoplastischen Erkrankungen	– Neoplastische Erkrankungen (?)
– Ovarialkarzinom	– Mammakarzinom (?)
– Endometriumkarzinom	– Partiodysplasien/Zervixkarzinom
4. Keine Störung der Intimsphäre und des Koitus	– Portio

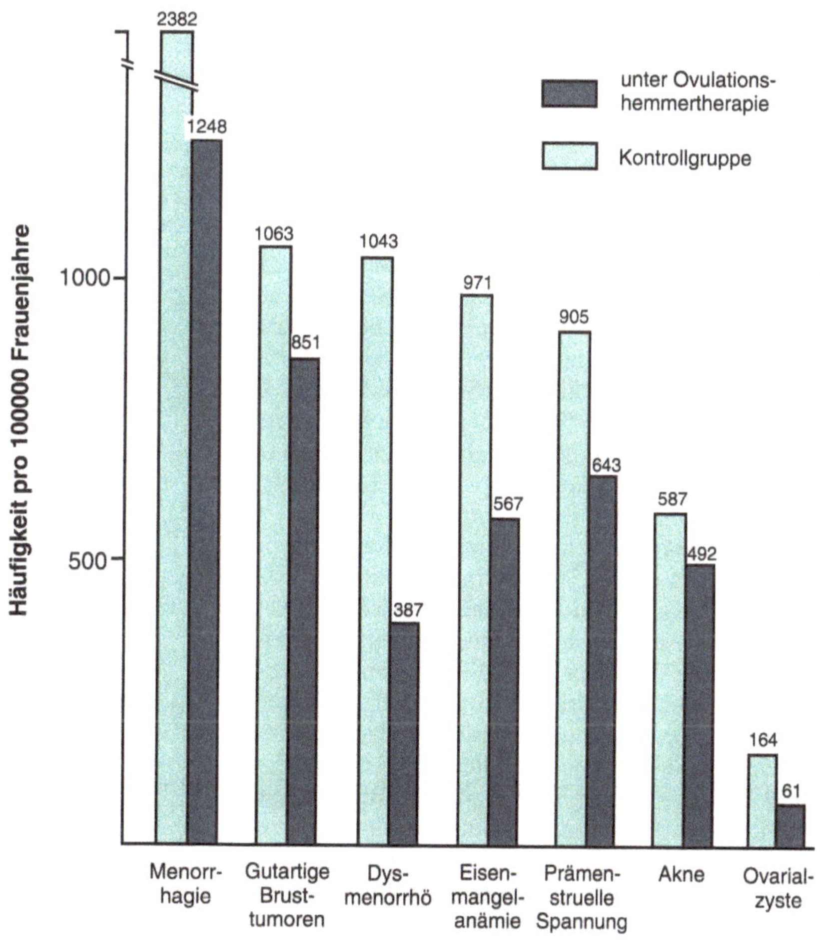

Abb. 13.1. Morbidität (unerwünschte Wirkungen) bei Frauen durch die Einnahme von Ovulationshemmern (≧50 µg EE) im Vergleich zum Kontrollkollektiv. (Nach Royal College of General Practitioners 1974)

stoffwechsel sowie in der Blutgerinnung möglich (s. Abb. 13.1). Unter den Präparaten mit 30 µg EE liegt der Anteil der Fälle mit Bluthochdruck unter 2%.
- Einfluß der Pille auf das Mamma- und Zervixkarzinom noch nicht endgültig geklärt.

Unerwünschte Begleiterscheinungen (UBE)

Unter Einnahme der Pille kommt es zu einer Zunahme von Harnweginfektionen, Hypertonie, Gallenblasenerkrankungen, oberflächlichen Beinvenenthrombosen, Chloasma, tiefen Beinvenenthrombosen sowie zerebrovaskulären Erkrankungen (Abb. 13.1). Weiterhin spielen die Kokarzinogenese für die Tumore mancher Organe sowie der Einfluß auf die Blutgerinnung und den Lipid- und Kohlenhydrat-Stoffwechsel eine Rolle:

1. Kokarzinogenese durch orale hormonale Kontrazeption

Unser Wissen über den Zusammenhang zwischen der Einnahme der Pille und einer möglichen Kokarzinogenese beruht größtenteils auf Fallkontroll-Studien und auf einigen größeren Kohortenstudien. Insgesamt gibt es keine prospektiven, randomisierten Studien. Bei der Bewertung des relativen Risikos (RR = 1 = kein Risiko; RR > 1 = Risikozunahme, RR < 1 = Risikoabnahme) läßt sich die Relevanz der Studie anhand der 95%-Vertrauensgrenzen beurteilen: die Ergebnisse sind nicht signifikant, wenn die obere Grenze des 95%-Vertrauensintervalls oberhalb von 1 und die untere unter 1 liegt; liegen beide Grenzen oberhalb bzw. unterhalb von 1, handelt es sich um statistisch signifikante Ergebnisse; z. B. bei RR 1,3 (0,7 – 1,9) bzw. 0,5 (0,3 – 1,2) sind die Ergebnisse statistisch nicht signifikant, währendessen bei z. B. RR 1,3 (1,1 – 1,4) bzw. 0.7 (0,3 – 0,9) die Ergebnisse statistisch signifikant sind).

Fallkontroll-Studien sind zum Teil schwierig zu interpretieren, da das Studienergebnis von der Auswahl des entsprechenden Kontrollkollektives abhängt. – Diese Studien sind nur dann aussagekräftig, wenn alle Variablen, die die Tumorgenese beeinflussen können, mitberücksichtigt wurden. Bei prospektiv geplanten Studien werden häufig die Studienpatientinnen hinsichtlich der Tumorfrüherkennung intensiver kontrolliert als die Kontrollgruppe.

Man geht davon aus, daß orale hormonale Kontrazeptiva bei der Entstehung von Mammatumoren – wenn überhaupt – Promotoren (Beschleuniger) der Tumorgenese, aber keine Initiatoren (Auslöser) sind, während sie hinsichtlich der Entstehung von Endometrium-und Ovarialkarzinomen eher protektiv wirken. Die Rolle der Pille bei der Pathogenese von Zervixneoplasien ist unklar – hier wird ein möglicher Effekt als (Ko)initiator diskutiert (Delgado-Rodriguez et al. 1990).

Die großen epidemiologischen Studien wurden mit höher dosierten oralen hormonalen Kontrazeptiva (EE ≥ 50 µg) durchgeführt; heutzutage werden jedoch überwiegend niedrig dosierte Präparate (Mikropille) (Ethinylestradioldosis pro Tablette = 30 – 35 µg) verschrieben. Insofern sind die Ergebnisse mit höher dosierten Pillen, die zusätzlich Gestagene der ersten und zweiten Generation enthalten haben, nicht mehr auf Frauen übertragbar, die niedrig dosierte Präparate und Dreiphasenpillen mit Gestagenen der dritten Generation einnehmen.

Bei der Tumorentstehung bestehen regionale und ethnische Unterschiede sowie Unterschiede zwischen Industrie- und Entwicklungsländern. Für die Inzidenz von Zervix- und Endometriumkarzinomen in Industrienationen spielt beispielsweise die Tatsache eine Rolle, daß hier die Anzahl von hysterektomierten Frauen, die nicht mehr an dem entsprechenden Tumorleiden erkranken können, im Vergleich zu den Entwicklungsländern größer ist.

Tabelle 13.7. *Mammakarzinom:* Fallkontrollstudien über den Zusammenhang zwischen der Anwendung oraler hormonaler Kontrazeptiva und dem Mammakarzinomrisiko (Gesamtgruppe). (Nach WHO 1992e)

Originalautor und Jahr	Altersgrenze (obere) (Jahre)	Fallzahl	Kontrollen
Henderson (1974)	64	307	307
Paffenberger (1977)	50	452	872
Sartwell (1977)	74	284	367
Ravnihar (1979)	64	190	380
Kelsey (1981)	74	330	1348
Harris (1982)	54	109	468
Vessey (1983)	50	1176	1176
Rosenberg (1984)	59	1191	5026
Talamini (1985)	79	368	374
Cancer and Steroid Hormone Study (1986)	54	4613	4576
La Vecchia (1986)	60	776	1282
Lee (1987)	58	155	748
Ravnihar (1988)	54	534	1989
Rohan (1988)	69	394	386
Yuan (1988)	69	534	534
Stanford (1989)	>60	2022	2183
WHO Collaborative Study of Neoplasia and Steroid Contraceptives (1990)	62	2116	13072
Paul (1990)	54	891	1864

Tabelle 13.8. *Mammakarzinom:* Fallkontrollstudien über das Mammakarzinomrisiko und über die Anwendung oraler hormonaler Kontrazeptiva vor der ersten ausgetragenen Schwangerschaft. (Nach Vessey 1990)

<table>
<tr><th rowspan="2">Studie</th><th rowspan="2">Fallzahl</th><th colspan="9">Anwendungsdauer oraler Kontrazeptiva vor der ersten ausgetragenen Schwangerschaft (Jahre)</th></tr>
<tr><th>0</th><th>1</th><th>2</th><th>3</th><th>4</th><th>5</th><th>6</th><th>7</th><th>8+</th></tr>
<tr><td>Vessey et al. (1983)</td><td>1176</td><td>1,0</td><td>0,7</td><td colspan="3">0,8</td><td colspan="4">0,8</td></tr>
<tr><td>Cancer and Steroid Hormones Study (1985)</td><td>1874</td><td>1,0</td><td>1,3</td><td colspan="3">1,1</td><td colspan="4">1,2</td></tr>
<tr><td>Paul et al. (1986)</td><td>433</td><td>1,0</td><td>0,8</td><td colspan="2">0,8</td><td colspan="2">0,7</td><td colspan="3">0,6</td></tr>
<tr><td>Meirik et al. (1986)</td><td>411</td><td>1,0</td><td colspan="3">1,2</td><td colspan="4">1,0</td><td>2,0</td></tr>
<tr><td></td><td>194*</td><td>1,0</td><td colspan="3">0,9</td><td colspan="4">1,5</td><td>4;4</td></tr>
<tr><td>Miller et al. (1986)</td><td>521</td><td>1,0</td><td>0,7</td><td></td><td colspan="2">0,8</td><td colspan="2">1,5</td><td colspan="2">1,4</td></tr>
<tr><td>McPherson et al. (1987)</td><td>351</td><td>1,0</td><td>1,0</td><td colspan="3">2,0</td><td colspan="4">2,6</td></tr>
</table>

Tabelle 13.9. *Mammakarzinom:* Fallkontrollstudien über das Mammakarzinomrisiko und die Anwendung oraler Kontrazeptiva vor dem 25. Lebensjahr. (Nach Vessey 1990)

<table>
<tr><th rowspan="2">Studie</th><th rowspan="2">Fallzahl</th><th colspan="9">Anwendungsdauer oraler Kontrazeptiva vor dem 25. Lebensjahr (Jahre)</th></tr>
<tr><th>0</th><th>1</th><th>2</th><th>3</th><th>4</th><th>5</th><th>6</th><th>7</th><th>8+</th></tr>
<tr><td>Cancer and Steroid Hormones Study (1985)</td><td>726</td><td>1,0</td><td colspan="2">1,2</td><td colspan="2">1,3</td><td colspan="2">1,1</td><td colspan="2">1,3</td></tr>
<tr><td>Paul et al. (1986)</td><td>433</td><td>1,0</td><td>1,2</td><td colspan="2">1,0</td><td colspan="2">0,7</td><td colspan="3">0,6</td></tr>
<tr><td>Meirik et al. (1986)</td><td>422</td><td>1,0</td><td colspan="3">1,1</td><td colspan="4">1,1</td><td>2,7</td></tr>
<tr><td>Miller et al. (1981)</td><td>521</td><td>1,0</td><td>0,8</td><td>1,0</td><td colspan="2">1,3</td><td colspan="4">1,1</td></tr>
<tr><td>McPherson et al. (1985)</td><td>351</td><td>1,0</td><td>0,8</td><td colspan="3">0,9</td><td colspan="4">1,3</td></tr>
</table>

Mammakarzinom

Das Mammakarzinom ist der weltweit am häufigsten vorkommende Tumor bei Frauen. 1980 wurden 572000 neue Fälle gemeldet. Die Inzidenz steigt vom 30. bis zum 70. Lebensjahr an mit einem Erkrankungsgipfel zwischen dem 45. und 54. Lebensjahr. Jede 10.–11. Frau wird an einem Mammakarzinom erkranken.

Die Brustbiologie ist sehr komplex. Man nimmt an, daß der Brustkrebs innerhalb der aktiven Komponente, der terminalen duktalen lobulären Einheit (TDLU), entsteht, die aus einer Differenzierung von verschiedenen epithelialen Zelltypen (Taylor-Papadimitriou et al. 1990; Russo et al. 1990) hervorgeht.

Pathophysiologie

- Ein Teil der Tumoren besitzt Hormonrezeptoren für Östrogene und Gestagene:
- Tumorwachstum kann hormonell kontrolliert werden:
  - In-vitro-Tests: Östrogene stimulieren und Antiöstrogene hemmen die Tumorproliferation.
  - in vivo:
    - Wachstumsstimulation bereits existenter Tumoren durch Östrogene.
    - bei rezeptor-positiven postmenopausalen Frauen verbessern Antiöstrogene die Prognose.
    - Hormonentzug (d.h. Östrogenentzug) (exogen: Gn-RH-Analoga, Aromataseblocker; Ovariektomie; endogen: vorzeitige Ovarialinsuffizienz) verbessert die Prognose.
- nicht alle Tumoren sind hormonabhängig
- Langes Intervall zwischen Exposition (Noxe z.B. Steroidhormone) und Tumorgenese.

Medizinische Studien

- Lange Latenzperiode (>20 Jahre) des Brustkrebses vor seiner klinischen Manifestation (Miller et al. 1989; Hildreth et al. 1989). Dadurch nur schwierige Zuordnung hinsichtlich der Exposition gegenüber einer Noxe. Patienten erinnern sich schlecht an früher eingenommene Präparate.
- Vergleich von Kontroll- und Studiengruppe oft schwierig; durch Karzinomangst wird die Studiengruppe möglicherweise intensiver kontrolliert; Auswahl der geeigneten Kontrollgruppe beinhaltet Fehlermöglichkeiten.

- Keine Differenzierung der unterschiedlichen histologischen Formen des Mammakarzinoms.
- Auswahl von kleinen Untergruppen bei der Studienauswertung kann zufällig zu signifikanten, aber klinisch nicht relevanten Ergebnissen führen.
- Die wichtigsten Fallkontrollstudien (n = 18) und Kohortenstudien (n = 5) sind in den Tabellen 13.7–13.9 dargestellt. Eine der größten Kohortenstudien ist die CASH-Studie (Cancer and Steroid Hormone Study 1986) in den USA (siehe unten) und die WHO Collaborative Study of Neoplasia and Steroid Contraceptives (1990).

Gesamtrisiko. Mit Ausnahme einer einzigen Studie (Ravinhar et al. 1988) zeigten alle anderen Fallkontrollstudien keine signifikante Risikoveränderung bei Frauen, die die Pille genommen hatten. Ebenso konnten alle 5 Kohortenstudien keinen signifikanten Risikounterschied finden zwischen Frauen, die die Pille genommen haben und Frauen, die nie orale Kontrazeptiva benutzt hatten (Trapido 1988, Kay und Hannaford 1988, Mills et al. 1989, Romieu et al. 1989, Vessey et al. 1989b, CASH 1986). Selbst nach einer Einnahmedauer bis zu 15 Jahren und einer Beobachtungszeit von 20 Jahren wurde kein erhöhtes Risiko festgestellt.

Junge Frauen (<35 Jahre): Obwohl es – was das Gesamtkollektiv anbetrifft – keinen gesicherten Zusammenhang zwischen oralen Kontrazeptiva und dem Mammakarzinom zu geben scheint, so sind die Studien mit jungen Frauen mit Brustkrebs weniger günstig zu bewerten. In der Kohortenstudie des Royal College of General Practitioners war das Risiko, vor dem 35. Lebensjahr an Brustkrebs zu erkranken, höher bei Frauen, die orale Kontrazeptiva benutzt hatten (Kay und Hannaford 1988). Eine Fall-Kontrollstudie in Schweden und Norwegen fand einen signifikanten Zusammenhang zwischen der Einnahmedauer der Pille und dem Mammakarzinomrisiko bei Frauen unter 40 Jahren (Meirik et al. 1986). Dies zeigte auch die große englische Fall-Kontrollstudie bei Mammakarzinompatientinnen unter 36 Jahren (U.K. National Case Controll Study Group 1989). Das relative Risiko lag bei einer Einnahmedauer der Pille von 4–8 Jahren bei 1,4, bei einer Einnahmedauer von mehr als 8 Jahren bei 1,7. In die WHO Collaborative Study of Neoplasia and Steroid Contraceptives (1990) wurden 2216 Brustkrebspatientinnen und eine Kontrollgruppe von 12077 Frauen aufgenommen; ein signifikanter Risikounterschied zwischen Frauen mit Mammakarzinom unter 35 Jahren und über dieser Altersgrenze konnte nicht gezeigt werden.

Junge Frauen (<25. Lebensjahr) und erste Schwangerschaft:

- Das Karzinomrisiko durch Einnahme der Pille vor dem 25. Lebensjahr und vor der ersten Schwangerschaft wird in der Literatur unterschiedlich beurteilt (Schlesselmann 1988; Thomas 1989);
- während Thomas (1989) kein erhöhtes Risiko fand,
- zeigten einige Studien jedoch ein erhöhtes Risiko bei Frauen unter 25 Jahren und bei längerer OC-Einnahme vor der ersten Schwangerschaft (U.K. National Case Controll Study Group 1989, Meirik et al. 1986; Pike et al. 1981; Mc. Pershon et al. 1987) (siehe auch Tabelle 13.8 und 13.9).

Perimenopause. Nur wenige Studien beschäftigten sich mit Mammakarzinomrisiko bei perimenopausaler Einnahme der Pille; zur Zeit gibt jedoch keinen Anhalt für ein erhöhtes Risiko.

Risikofaktoren für Mammakarzinom. Auch bei Patientinnen mit Risikofaktoren für ein Mammakarzinom konnte kein Zusammenhang zur OC-Einnahme gefunden werden (Schlesselmann 1988; Thomas 1989).

Regionale Unterschiede. Das Brustkrebsrisiko in der WHO-Studie ist in Industrieländern und Entwicklungsländern gleich groß (WHO Collaborative Study of Neoplasia and Steroid Contraceptives 1990).

OC-Präparate. Ein Zusammenhang zwischen der Einnahme spezieller OC-Präparate und dem Brustkrebsrisiko besteht nach der CASH-Studie, die 4711 Frauen mit Mammakarzinom im Vergleich zu 4676 Frauen als Kontrollgruppe untersuchte, nicht (CASH 1986).

Einnahmedauer der OC-Präparate. Ein Zusammenhang zwischen der Einnahmedauer der Pille und dem Mammakarzinomrisiko konnte nichtfestgestellt werden (CASH 1986).

Zusammenfassung

a) Mammakarzinom und Pille

- Inzidenz des Mammakarzinoms in der Prämenopause: ca. $\frac{1}{3}$ aller Mammakarzinomfälle (Kaufmann, 1994; persönliche Mitteilung); altersabhängige Inzidenzzunahme in der Postmenopause; jede 10.–11. Frau erkrankt; zunehmende Inzidenz.

- Proliferationsaktivität des Brustdrüsenepithels schwankt zyklusabhängig.
- Mammakarzinom histologisch sehr heterogen; eine Hormonabhängigkeit besteht nur in einem Teil der Fälle.
- Keine Inzidenzzunahme nach Einführung der Pille; jedoch allgemeine Inzidenzzunahme.
- Gesamtinzidenz (bei Frauen im Alter unter 59 Jahren) unter Einnahme der Pille nicht erhöht.
- Keine Risikoabnahme durch OC-Einnahme.
- Geringe, trendmäßige Risikozunahme in Abhängigkeit der Einnahmedauer bei jungen Frauen (unter 25 Jahre) bei längerer OC-Einnahme vor der ersten ausgetragenen Schwangerschaft (≤5 Jahre: Relatives Risiko von 1,2–1,5).
- Die Pille ist kein Initiatior (= Auslöser), sondern – wenn überhaupt – ein Promotor (= Beschleuniger) der Mammakarzinomentwicklung.

b) Kontrazeption nach Mammakarzinom

- OC-Einnahme nach primär behandeltem Mammakarzinom möglich in Abhängigkeit der Prognose und des rezidivfreien Intervalls; nach der Primärbehandlung werden nicht hormonale Kontrazeptiva (z. B. Spirale; Kondom und Spermizide), als Methode zweiter Wahl reine Gestagenpräparate (z. B. Minipille oder Dreimonatsspritze) bzw. nach 3 (5) Jahren rezidivfreiem Intervall mit Einschränkungen Kombinationspräparate empfohlen.
- Unabhängig vom Mammakarzinom muß in Abhängigkeit der Familiensituation und des Alters der Patientin sowie der Risikofaktoren entschieden werden, inwieweit hormonale Kontrazeptiva vertretbar sind (Alternativen: Spirale, Kondome & Spermizide; Sterilisation bei abgeschlossener Familienplanung).
- Während einer Chemotherapie wird die Einlage von Intrauterinpessaren bzw. eine kombinierte Anwendung von Spermiziden und Kondomen empfohlen. Nach Durchführung einer aggressiven Chemotherapie (z. B. AC-oder EC-Schema) muß überprüft werden, inwieweit die Ovarialfunktion intakt ist. Dazu eignet sich die Bestimmung von FSH und Östradiol.
- Die folgenden Empfehlungen beruhen auf einer Stellungnahme der Deutschen Gesellschaft für Senologie (1989) hinsichtlich der Hormonsubstitution in der Postmenopause bei Mammakarzinompatientinnen (wurde im folgenden auf die Prämenopause und Kontrazeption übertragen) und berücksichtigen nur den Rezeptor- und Nodalstatus; andere Prognosekriterien (Tumorgröße, Anzahl der pos. Lymphknoten/Gesamtzahl, Histologie, S-Phase, Ploidie, Onkogene, Tumorantigene etc.) wurden nicht berücksichtigt. Der Rezeptorstatus spielt jedoch in der Praemenopause nur eine untergeordnete Rolle.

1. **Tumorgeweberezeptor negativ, fehlender Lymphknotenbefall:** Gute Prognose; 5-Jahres-Überlebensrate: 70%. Keine Kontraindikation zur Therapie mit hormonalen Kontrazeptiva. Vorzugsweise sollten monophasische Kombinationspräparate eingesetzt werden.
2. **Tumorgeweberezeptor negativ, axilläre Lymphknoten metastatisch befallen:** Schlechte Prognose; 5-Jahres-Überlebensrate: 45%, vgl. auch 4. Da sich das Schicksal dieser Patienten, d. h. der Krankheitsverlauf zum überwiegenden Teil innerhalb der ersten fünf Jahre entscheidet, bestehen 3-(5) Jahre nach der Primärtherapie keine Bedenken gegen die Therapie mit Sexualhormonen.
3. **Tumorgeweberezeptor positiv, fehlender axillärer Lymphknotenbefall:** Gute Prognose; 5-Jahresüberlebensrate: 90%. Therapie mit Gestagenen (z. B. Mikropille) bzw. Depotgestagenen (z. B. Dreimonatsspritze) ist möglich. Auch eine Kombinationspille wird derzeit nicht als kontraindiziert angesehen.
4. **Tumorgeweberezeptor positiv, metastatischer Befall der axillären Lymphknoten:** Schlechte Prognose; 5-Jahres-Überlebensrate: 60%. Alternative Methoden z. B. Spirale bzw., wenn Familienplanung abgeschlossen Tubensterilisation, vorschlagen. Nach Chemotherapie Klärung, ob hypergonadotrope Amenorrhoe Kontrazeption mit reinen Gestagenen (z. B. Minipille) bzw. Depotgestagenen (z. B. Dreimonatsspritze) möglich, vgl. auch 2.

c) Noch offene Fragen sind

- Welche anderen Noxen (z. B. Pestizide?) haben eine kokarzinogene Wirkung?
- Einfluß der verschiedenen Noxen auf die unterschiedliche histologische Differenzierung der Mammakarzinome.
- Welche Stadien der Karzinogenese werden durch kontrazeptive Steroide beeinflußt?
- Genetisch bedingtes Mammakarzinomrisiko; Möglichkeit der Risikoerkennung durch gentechnologisches Screening?

Ovarialkarzinom

Die Inzidenzrate des Ovarialkarzinomes beträgt weltweit 3–15 Fälle pro 100.000 Frauen pro Jahr. In 75% der Fälle liegt ein epithelialer Tumor vor, in 50% ist bereits das Stadium der Metastasierung erreicht, und die 5 Jahres-Überlebensrate beträgt nur <40%.

Während gutartige Ovarialtumore vorzugsweise um das 20. Lebensjahr und zwischen dem 40. und 50. Lebensjahr auftreten, kommen die malignen Neubildungen vor allem in der Postmenopause (60.–70. Lebensjahr) vor.

Epitheliale Ovarialkarzinome kommen häufiger vor bei weniger fertilen Frauen und Nullipara, deshalb erschien der offensichtlich protektive Effekt der Pille gegenüber einem Ovarialkarzinom verwirrend; neuere Studien sprechen jedoch gegen diese negative Assoziation.

Pathophysiologie

- Erkrankung der epithelialen Oberfläche des Ovars, die sich aus dem Zölomepithel des Embryos bildet.
- Vermehrte mitotische Aktivität im Bereich des Ovarialepithels wie z.B. durch Ovulation erhöht Inzidenz bzw. umgekehrt Inzidenzabnahme bei Anovulation und bei Status nach Tubensterilisation.

Einfluß oraler hormonaler Kontrazeptiva

Wichtigste medizinische Studien. Insgesamt 15 Fallkontrollstudien und 2 Kohortenstudien:

- Fallkontrollstudien: Newhouse et al. 1977; Casagrande et al. 1979; Weiss et al. 1981; Willett et al. 1981; Hildreth et al. 1981; Rosenberg et al. 1982; Cramer et al. 1982; Tzonou et al. 1984; La Vecchia et al. 1986; Wu et al. 1988; Booth et al. 1989; Hartge 1989; Shu et al. 1989; WHO 1989b; die größte Fallkontrollstudie: CASH (Cancer and Steroid Hormones) Study in den USA 1987.
- Kohortenstudien: Beral et al. 1988.

Tabelle 13.10. *Ovarialkarzinom:* Fallkontrollstudien über den Zusammenhang zwischen der Anwendung oraler hormonaler Kontrazeptiva und dem Ovarialkarzinomrisiko

Originalautor und Jahr	Fallzahl	Kontrollen
Newhouse (1977)	300	600
Casagrande (1979)	150	150
Hildreth (1981)	62	1068
Weiss (1981)	112	552
Willett (1981)	47	464
Cramer (1982)	144	139
Rosenberg (1982)	136	539
Tzonou (1984)	150	250
La Vecchina (1986)	406	1282
Cancer and Steroid Hormone Study (1987)	492	4228
Wu (1988)	188	619
Booth (1989)	213	420
Hartge (1989)	189	209
Shu (1989)	172	172
WHO Collaborative Study of Neoplasia and Steroid Contraceptives (1989)	368	2397

Gesamtrisiko. Der Zusammenhang zwischen der Anwendung von oralen hormonalen Kontrazeptiva und dem Risiko, an einem Ovarialkarzinom zu erkranken, wurde in 15 Fall-Kontrollstudien untersucht (Tabelle 13.10–13.12). In 13 Studien betrug das relative Risiko weniger als 1,0 für Frauen, die orale Kontrazeptiva eingenommen hatten. Das relative Risiko aller 15 Studien betrug zusammengefaßt 0,7 (Stanford 1991).

- Die protektive Wirkung der Pille wurde durch 2 englische Kohortenstudien bestätigt: RR 0,3 (0.1–0.7) bzw. 0,6 (0.3–1.4) (Vessey et al. 1987; Beral et al. 1988).

Tumortyp

- Die Pille schützt sowohl vor malignen Ovarialtumoren als auch vor Borderline-Tumoren (CASH-Studie 1987; Harlow et al. 1988); weiterhin vor allen wichtigen histologischen Subtypen des epithelialen Ovarialkarzinoms (Weiss et al. 1981; CASH-Studie 1987a).
- zwei Studien konnten keine protektive Wirkung gegenüber muzinösen Ovarialtumoren zeigen (Cramer et al. 1982; WHO Collaboratorive Study of Neoplasia and Steroid Contraceptives 1989).

Einnahmedauer und Einnahmezeitpunkt

- Das relative Risiko nahm in den meisten Studien mit zunehmender Einnahmedauer ab. In der großen Fallkontrollstudie, der Cancer and Steroid Hormone Studie in den USA (CASH-Studie 1987a), betrug das relative Risiko – verglichen mit Frauen ohne orale Kontrazeption in der Anamnese – 0,2 (0.1–0.4) für Frauen, die die Pille länger als 10 Jahren eingenommen haben.

Beginn der Schutzwirkung. Die Schutzwirkung der Pille in Bezug auf das Ovarialkarzinom setzt mit einer zeitlichen Verzögerung von mehreren Jahren ein.

Dauer der Schutzwirkung. Nach Absetzen der Pille dauert die Risikoabnahme mehrere Jahre an. In der CASH-Studie betrug das relative Risiko bei Frauen mehr als 15 Jahre nach Absetzen der Pille immer noch 0,5 (0.4–0.8).

Tabelle 13.11. *Ovarialkarzinom:* Fallkontrollstudien über die Anwendung oraler hormonaler Kontrazeptiva und dem Ovarialkarzinomrisiko. (Nach WHO 1992e)

Autoren	Land	Ovarialkarzinome		Relatives Risiko (95% Vertrauensbereich)
		Alter	Fallzahl	
Newhouse et al. (1977)	UK	Alle Altersgruppen	300	0,6
Casagrande et al. (1979)	USA	25–49	150	0,7[a]
Weiss et al. (1981)	USA	35–54	112	0,6
Willett et al. (1981)	USA	30–55	47	0,8 (0,4–1,5)
Hildreth et al. (1981)	USA	45–74	62	0,5 (0,2–1,5)
Rosenberg et al. (1982)	USA	–59	136	0,6 (0,4–0,9)
Cramer et al. (1987)	USA	–59	144	0,4 (0,2–1,0)
La Vecchia et al. (1986)	Italien	–60	209	0,6 (0,3–1,0)
Cancer and Steroid Hormones Study (1987)	USA	20–54	546	0,6 (0,5–0,7)

[a] Anwendung über mehr als 6 Monate.

Tabelle 13.12. *Ovarialkarzinom:* Fallkontrollstudien über die Anwendung oraler hormonaler Kontrazeptiva und dem Ovarialkarzinomrisiko. (Nach Vessey 1990)

Autoren	Zunehmende Schutzwirkung durch längere Anwendungsdauer?	Nachhaltige Schutzwirkung nach Anwendungsende?
Newhouse et al. (1977)	keine	keine
Casagrande et al. (1979)	Ja	keine
Weiss et al. (1981)	Nicht nach 3 Anwendungsjahren	keine
Willett et al. (1981)	Nein	keine
Hildreth et al. (1981)	Keine Daten	Keine Daten
Rosenberg et al. (1982)	Ja	Für mindestens 10 Jahre
Cramer et al. (1982)	Nicht nach 3 Anwendungsjahren	Für mindestens 10 Jahre
La Vecchia et al. (1986)	Ja	Für mindestens 6 Jahre
Cancer and Steroid Hormones Study (1987)	Ja	Für mindestens 15 Jahre

Alter

- Zwei der größten Fallkontrollstudien zeigten eine Riskozunahme bei steigendem Alter bei der Ersteinnahme von OC (CASH-Studie 1987a; WHO Collaboratorive Study of Neoplasia and Steroid Contraceptives 1989).
- Die meisten Studien sprechen dafür, daß die Schutzwirkung von oralen Kontrazeptiva altersunabhängig ist, obwohl dies noch nicht endgültig geklärt ist (Stanford 1991).

Parität

- Die Schutzwirkung ist unabhängig von der Parität (CASH-Studie 1987a; Beral et al. 1988), was jedoch durch die Untersuchungen von Rosenberg et al. (1982) und der WHO Collaboratorive Study of Neoplasia and Steroid Contraceptives (1989) nicht bestätigen konnten.
- In der WHO-Studie, die hauptsächlich in Entwickungsländern durchgeführt wurde, hatten Frauen mit einer Geburtenzahl von mehr als 5 und der Einnahme oraler Kontrazeptiva ein relatives Risiko von 0,7 (0.4–1.5) im Vergleich zu Frauen mit der gleichen Geburtenzahl ohne Einnahme der Pille (WHO Collaboratorive Study of Neoplasia and Steroid Contraceptives 1989).
- Die Risikoabnahme bei OC-Einnahme scheint nicht in Zusammenhang mit der OC-bedingten Sterilität zu stehen (ein Risikofaktor für das Ovarialkarzinom, welcher meist in negativem Zusammenhang zum OC-Gebrauch steht).

Zusammensetzung der Präparate. Nach der CASH-Studie gibt es keinen Zusammenhang zwischen der protektiven Wirkung und der Dosis des Östrogens oder Gestagens in Kombinationspillen.

Nichtepithellale Ovarialkarzinome. Das Risiko unter OC-Einnahme an einem nichtepithelialen Ovarialkarzinom zu erkranken, wurde in 2 Fallkontrollstudien in China (Shu et al. 1989) und in den USA (CASH-Studie 1987a) untersucht. Nichtepitheliale Ovarialtumore kamen in 18 und 10% der Fälle vor, bezogen auf sämtliche in den beiden Studien vorkommenden Karzinome. Die Ergebnisse sind jedoch aufgrund der niedrigen Fallzahlen schwer zu interpretieren.

In der chinesischen Fallkontrollstudie (Shu et al. 1989) betrug bei OC-Einnehmerinnen das relative Risiko für ein nichtepitheliales Ovarialkarzinom (alle Typen) 1,0.

In der CASH-Studie (1987a) lag das relative Risiko eines Ovarialkarzinoms vom Keimzelltyp bei 1,6 für die Frauen, die jemals die Pille genommen haben, im Vergleich zum relativen Risiko von 1,0 bei Frauen mit einer Einnahmedauer der Pille von mehr als 5 Jahren. Für Ovarialkarzinome vom Keimzellstromatyp schwankte das relative Risiko mit dem Alter. Frauen unter 45 Jahren, die irgendwann einmal die Pille eingenommen haben, hatten ein relatives Risiko von 1,4, wobei kein Fall auftrat bei Frauen, die 45 Jahre oder älter waren und gleichzeitig die Pille eingenommen hatten.

Zusammenfassung

a) Ovarialkarzinom und Pille

- Die Einnahme von oralen hormonalen Kontrazeptiva schützt vor epithelialen Ovarialkarzinomen.
- Die Pille (EE $\geqq$ 50 µg) ist das einzige Medikament, das wirkungsvoll vor dem Ovarialkarzinom schützt.
- Die Risikoabnahme steht in Zusammenhang zu der Einnahmedauer der orale hormonalen Kontrazeptiva; eine Einnahmedauer von mehr als 5 Jahren führt zu einer 50%igen Risikoreduktion. Die protektive Wirkung hält für mehr als 10 Jahre nach Absetzen der oralen hormonalen Kontrazeption an.
- Es gibt nur unzureichende Daten, inwieweit die Pille die Entstehung sowohl nichtepithelialer Ovarialkrazinome als auch gutartiger Ovarialtumoren (bei ausreichender ovarieller Hemmung sind Ovarialzysten seltener) beeinflußt.

b) Hormonelle Kontrazeption bzw. Hormonsubstitution nach Ovarialkarzinom

- einseitige Ovarialektomie ohne Hysterektomie bei z. B. Borderline-Tumor: OC-Einnahme möglich, da Pille eher protektiv.
- Beidseitige Ovarektomie mit/ohne Hysterektomie: Hormonsubstitution durch Kombinationspräparate (Östrogene/Gestagene).

c) Offene Fragen

- Risikoreduktion durch Low-dose- (30–35 µg EE) und Ultra-low-dose- (<30 µg EE) Pillen.
- Risikoreduktion durch Dreiphasenpillen?
- Dauer der protektiven Wirkung: lebenslang?
- Risikoreduktion bei muzinösen epithelialen Tumoren?
- Risikoreduktion bei nicht-epithelialen Tumoren?
- Altersabhängigkeit der Schutzwirkung?
- Genetisch bedingtes Risiko für Ovarialkarzinom, Tumormarker, Screeningmöglichkeiten?

Endometriumkarzinom

Das Endometriumkarzinom macht den größten Teil der uterinen Neoplasien aus. 1980 wurden 149000 neue Fälle weltweit erhoben. Die Krankheitsrate steigt nach dem 40. Lebensjahr an. Hohe Inzidenzraten kommen bei weißen nordamerikanischen Frauen, auf Hawaii und in Neuseeland vor, während die Erkrankung unter der asiatischen Bevölkerung eher selten vorkommt (Muir et al. 1987).

Als Risikofaktoren für die Entstehung eines Endometriumkarzinoms gelten Adipositas, Diabetes mellitus, Anovulation, polyzystische Ovarien, Kinderlosigkeit, frühe Menarche und späte Menopause (Kelsey u. Hildreth 1983). Man nimmt an, daß die Entstehung eines endometrialen Karzinoms abhängig ist von der endogenen Östrogenstimulation bei gleichzeitig mangelhafter zyklischer Progesteronproduktion (Key u. Pike 1988; Ziel 1982).

Einfluß oraler hormonaler Kontrazeptiva

Das Risiko eines Endometriumkarzinoms unter Einnehmerinnen von oralen hormonalen Kontrazeptiva wurde in 11 Fallkontrollstudien, die auch in Tabelle 13.13 und 13.14 dargestellt sind, und in 3 Kohortenstudien untersucht (Ramcharan et al. 1981; Beral et al. 1988; Trapido 1981). Obwohl viele der Studien sehr klein waren, konnte eine protekti-

Tabelle 13.13. *Endometriumkarzinom:* Fallkontrollstudien über den Zusammenhang zwischen der Anwendung oraler hormonaler Kontrazeptiva und dem Endometriumkarzinomrisiko. (Nach WHO et al. (1992e)

Originalautor und Jahr	Fallzahl	Kontrollen
Horwitz (1979)	83/104[a]	50/87
Weiss (1980)	110	249
Kaufman (1980)	152	516
Hulka (1982)	79	203
Kelsey (1982)	37	342
Henderson (1983)	110	110
La Vecchia (1986)	170	1282
Pettersson (1986)	108	113
Cancer and Steroid Hormone Study (1987)	433	3191
WHO Collaborative Study of Neoplasia and Steroid Contraceptives (1988)	130	835
Koumantaki (1989)	83	164

[a] Die Fallserien in dieser Studie könnten sich überschnitten haben.

Tabelle 13.14. *Endometriumkarzinom:* Fallkontrollstudien über die Anwendung oraler hormonaler Kontrazeptiva und dem Endometriumkarzinomrisiko. (Nach Vessey 1990)

Autoren	Land	Fälle mit Endometriumkarzinom		Relatives Risiko im Verhältnis von stets und niemals angewandten Pillen (95% Vertrauensbereich)
		Altersspektrum	Anzahl	
Weiss u. Sayvetz (1980)	USA	35–54	117	0,5 (0,1–1,0)
Kaufman et al. (1980)	USA	–59	154	0,5 (0,3–0,8)
Kelsey et al. (1982)	USA	45–74	167	0,6
Hulka et al. (1982)	USA	–59	79	0,4
Henderson et al. (1983)	USA	–45	127	0,5
La Vecchia et al. (1986)	Italy	–60	170	0,6 (0,2–1,3)
Cancer and Steroid Hormones Study (1987)	Italy	20–54	433	0,6 (0,3–0,9)

ve Wirkung der oralen hormonalen Kontrazeptiva in allen Studien gefunden werden, mit Ausnahme von 2 Studien (Horwitz u. Feinstein 1979; Trapido 1981), welche beide methodische Fehler aufwiesen (Schlesselmann 1991).

Einnahmedauer. Eine Metaanalyse der Fallkontroll- und Kohortenstudien ergab eine Risikoabnahme für ein Endometriumkarzinom mit steigender OC-Einnahmedauer (Schlesselmann 1991). Die Risikoabnahme bei OC-Einnahme beträgt nach 1, 2, 4, 8 bzw. 12 Jahren 23%, 38%, 51%, 64% bzw. 70%.

Histologie. Die Risikoabnahme hängt nicht von den histologischen Subtypen des Endometriumkarzinoms ab (CASH-Studie 1987b; WHO Collaboratorive Study of Neoplasia and Steroid Contraceptives 1988).

Beginn der Schutzwirkung. In einigen Studien beginnt die protektive Wirkung der Pille bereits nach kurzer Latenzphase nach Einnahmebeginn. In der Cancer and Steroid Hormone Studie (CASH-Studie 1987b) trat die Schutzwirkung jedoch erst nach 10 Jahren nach der ersten Einnahme der oralen Kontrazeptiva auf.

Dauer der Schutzwirkung

- Da das Endometriumkarzinom bei Frauen in geburtsfähigem Alter selten auftritt, müßte die protektive Wirkung nach Absetzen der Pille fortbestehen, um von praktischem Nutzen zu sein.
- In der CASH-Studie z. B. hatten Frauen mit einer Einnahmedauer der oralen Kontrazeptiva von mindestens 5 Jahren, 15 oder mehr Jahre zuvor, ein relatives Risiko von 0,3 (0.2–0.6).

Parität

- Das Risiko eines Endometriumkarzinoms nimmt allgemein mit der Parität ab.
- Zwei Studien zeigten, daß die protektive Wirkung der Pille bei Frauen mit hoher Geburtenzahl abnimmt (Henderson et al. 1983; CASH-Study 1987b); dies konnte durch die WHO-Studie jedoch nicht bestätigt werden (WHO Collaboratorive Study of Neoplasia and Steroid Contraceptives 1988).

Verschiedenes. Es ist unklar, ob der relative Schutz der oralen Kontrazeptiva noch von anderen Faktoren, wie z. B. dem Körpergewicht (Henderson et al. 1983; CASH-Study 1987b), oder einer nachfolgenden Östrogensubstitution (Weiss et al. 1980; Kaufman et al. 1980; Hulka et al. 1982) abhängt.

Zusammensetzung der Präparate. Zwei große Fallkontrollstudien sprechen dafür, daß die Zusammensetzung der Pille keine Rolle spielt (Henderson et al. 1983; CASH-Study 1987b).

Uterussarkom

Der Zusammenhang zwischen der oralen hormonalen Kontrazeption und dem seltenen Uterussarkom wurde in nur 1 Studie untersucht. In der WHO Collaboratorive Study of Neoplasia and Steroid Contraceptives wurden 29 Frauen mit Uterussarkomen (in 24 Fällen ausgehend vom Corpus uteri und in 5 Fällen ausgehend von der Zervix) verglichen mit 198 Kontrollpersonen aus einem Krankenhaus (Schwartz et al. 1989). Obwohl die statistische Aussagekraft dieser Studie begrenzt ist, gab es keinen Anhalt für eine Beziehung zwischen der OC-Einnahme und der Entstehung eines Uterussarkoms; das relative Risiko wurde mit 0,9 angegeben.

Zusammenfassung

a) Endometriumkarzinom und Pille

- Orale hormonale Kontrazeptiva (Kombinationspräparate) (EE $\geqq$ 50 µg) senken das Risiko, an einem Endometriumkarzinom zu erkranken. Die Schutzwirkung hängt von der Einnahmedauer ab; das Erkrankungsrisiko nimmt nach einem Jahr um 20% und nach vier Jahren um 50% ab.
- Der protektive Effekt scheint bis zu 15 Jahren nach Absetzen der oralen Kontrazeption anzuhalten, jedoch beruht diese Feststellung auf den Ergebnissen einer einzigen Studie.

b) Hormonsubstitution nach Endometriumkarzinom

Kombinationspräparate (Östrogen/Gestagen) sind möglich.

c) Offene Fragen

- Risikoreduktion durch Low-dose- (30–35 µg EE) und Ultra-low-dose- (<30 µg EE) Pillen sowie Dreiphasenpillen?
- Einfluß des Körpergewichts auf die Schutzwirkung der Pille?

Zervixkarzinom

Zervikale Neubildungen kommen relativ häufig vor, die Mehrzahl dieser Karzinome gehören zu den Plattenepithelkarzinomen. Es wird weltweit akzeptiert, daß dem invasiven Karzinom meistens eine prämaligne Vorstufe, wie z. B. die Dysplasie oder das Carcinoma in situ, vorausgeht. Diese präinvasiven Stadien werden häufig unter dem Begriff „cervical intraepithelial neoplasia" (= CIN) zusammengefaßt und sollten durch das zytologische Screening erfaßt werden.

Zervikale Adenokarzinome sind sehr selten und haben eine andere Pathogenese.

Epidemiologisch gesehen ist das Zervixkarzinom der zweithäufigste Tumor der Frau. 1980 wurden 465 600 neue Fälle in der Welt beobachtet, davon entfallen 80% auf die Entwicklungsländer, wo das Zervixkarzinom die häufigste maligne Neoplasie ist. Besonders hohe Inzidenzraten gibt es in Afrika (Subsahara-Region), Zentral- und Südamerika sowie in Südostasien.

Ein Zusammenhang zwischen dem Zervixkarzinom und der sexuellen Aktivität ist lange bekannt. Als spezifische Risikofaktoren gelten: multiple Sexualpartner (sowohl des Mannes als auch der Frau), Aufnahme des Geschlechtsverkehrs in frühen Jahren und eine hohe Geburtenzahl (Brinton und Fraumeni 1986; Munoz u. Bosch 1989).

Weiterhin spielt ein spezieller Typ des menschlichen Papillomavirus bei der Ätiologie zervikaler Neoplasien eine Rolle (Munoz et al. 1989).

Das Zigarettenrauchen zählt ebenfalls zu den Risikofaktoren für die Entstehung eines Zervixkarzinoms, obwohl die Meinung diesbezüglich in der Literatur kontrovers ist (Munoz u. Bosch 1989; Winkelstein 1990).

Einfluß oraler hormonaler Kontrazeptiva

- Medizinische Studien über den Zusammenhang zwischen der Pille und dem Zervixkarzinom sind schwierig zu interpretieren. Der Hauptgrund dafür ist, daß die Anwendung von oralen Kontrazeptiva von verschiedenen Parametern abhängen kann, wie z. B. dem Sexualverhalten; dies wiederum beeinflußt die Entstehung eines Zervixkarzinoms (Brinton 1991).
- Wird bei Fall-Kontrollstudien eine OC-Gruppe mit einer Diaphragma- oder- IUD-Gruppe als Kontrollgruppe verglichen, so ist bei der Diaphragmagruppe der Einfluß des Spermas auf die Zervix, bei der IUD-Gruppe der Einfluß von Kupferionen auf die Zervix ein Faktor, der die Erkrankungsinzidenz in der Kontrollgruppe beeinflussen kann. Werden diese Gruppen sogar noch ohne Randomisation ausgewählt, besteht die Möglichkeit, daß persönliche Faktoren (u.a. sog. „life style") die Auswahl der kontrazeptiven Methode und weiterhin des Sexualverhaltens bestimmen.
- Die meisten Studien berücksichtigen den potentiellen Einfluß des männlichen Sexualverhaltens (d. h. Promiskuität) nicht genug. Selbst wenn eine detaillierte Berücksichtigung aller sexuellen Risikofaktoren möglich wäre, würde dies wahrscheinlich nur ein grobes Maß zur Wahrscheinlichkeitsbeurteilung einer Exposition bezüglich sexuell übertragbarer infektiöser Erkrankungen darstellen.
- In vielen Gesellschaftsformen, in denen Frauen orale Kontrazeptiva einnehmen, wird auch oft eine gründlichere Vorsorge mit regelmäßigen Krebsabstrichen getroffen; dieses reduziert natürlich das Risiko der Entstehung eines invasiven Karzinoms, erhöht aber die Wahrscheinlichkeit, daß pathologische Zervixbefunde, wie z. B. die zervikale Dysplasie oder das Karzinoma, in

situ rechtzeitig entdeckt werden. In vielen Studien wurde die Vorsorgeanamnese der Frauen nicht erfaßt.

- Weiterhin muß die Pathogenese der zervikalen Neoplasie berücksichtigt werden. Es ist bekannt, daß sich Plattenepithelkarzinome der Zervix durch die Progression von normalem Epithel über das Stadium der Dysplasie und des Karzinoma in situ bis zum invasiven Karzinom entwickeln. Es ist daher möglich, daß orale Kontrazeptiva die Tumorgenese in jedem dieser Übergangsstadien beeinflussen. Bei einigen Studien wurden Patientinnen mit unterschiedlichen Krankheitsstadien in die Untersuchung mit eingeschlossen.

Gesamtrisiko

- Die Hauptcharakteristika der verschiedenen Fall-Kontrollstudien sind in den Tabellen 13.15 und 13.16 zusammengefaßt.
- Obwohl einige Studien keine Beziehung zwischen der OC-Einnahme und dem Risiko, an einem Zervixkarzinom zu erkranken, finden konnten, spricht doch die Mehrzahl aller Studien, nach Berücksichtung des sozioökonomischen Status, des Sexualverhaltens und der Vorsorgeanamnese, für ein erhöhtes Risiko unter Langzeiteinnahme der Pille. In den Kontrollstudien betrug das relative Risiko 1,5 (1,3 – 1,8) für Frauen, die orale Kontrazeptiva länger als 5 Jahre genommen hatten.

Tabelle 13.15. *Zervixveränderungen:* Fallkontrollstudien über den Zusammenhang zwischen der Anwendung oraler hormonaler Kontrazeptiva und dem Risiko einer zervikalen Neoplasie. (*CIS* Carcinoma in situ, *CIN* zervikale intraepitheliale Neoplasie) (Nach WHO 1992e)

Originalautor und Jahr	Erkrankung	Fallzahl	Kontrollen
Ory (1977)	Dysplasia/CIS	854/147	8553
Harris (1980)	CIN	190	422
Hellberg (1985)	CIN	140	280
Reeves (1985)	CIS/Invasives CA	156	309
WHO Collaborative Study of Neoplasia and Steroid Contraceptives (1985)	Invasives CA	726	5246
Brinton (1986)	Invasives CA	479	789
La Vecchia (1986)	CIN/Invasives CA	202/225	202/225
Peters (1986)	Invasives CA	200	200
Celentano (1987)	Invasives CA	153	153
Ebeling (1987)	Invasives CA	129	275
Irwin (1988)	CIS	415/149	764
Molina (1988)		133	254
Brock (1989)		117	196
Cuzick (1989)	CIN/Invasives CA	135	135
Slattery (1989)	CIS/Invasives CA	266	408
Brinton (1990)	Invasives CA	759	1430
Mandelson (1990)	Invasives CA	140	181
Parazzini (1990)	Invasives CA	367	323

Tabelle 13.16. *Zervixkarzinome:* Seit 1980 veröffentlichte Fallkontrollstudien über Zervikalkarzinome und orale hormonale Kontrazeptiva. (*CIN* zervikale intraepitheliale Neoplasie) (Nach Vessey 1990)

Studie	Land	Fallzahl	Berücksichtigung der Anzahl der Sexualpartner (Kontrollgruppe)	Relatives Risiko der längsten Dauer der Anwendergruppe
Harris et al. (1980)	UK	190 (CIN)	Ja	10+Jahre, 2,1
World Health Organization (1985)	Verschiedene	698 (Invasives Ca)	Ja	>5 Jahre, 1,5
Hellberg et al. (1985)	Schweden	140 (CIN)	Ja	>5 Jahre, 1,0
Clarke et al. (1985)	Kanada	250 (CIN)	Ja	OC früher, 1,7
Reeves et al. (1985)	Panama	156 (meist invasives Ca)	Ja	OC früher, 1,8
Brinton et al. (1986)	USA	481 (Invasives Ca)	Ja	5+Jahre, 1,9
La Vecchia et al. (1986)	Italien	225 (Invasives Ca)	Ja	>2 Jahre, 2,9
		202 (CIN)	Ja	>2 Jahre, 0,9
Ebeling et al. (1987)	BRD	129 (Invasives Ca)	Ja	7+Jahre, 1,8

- Ein Zusammenhang zwischen der Pille und der zervikalen Neoplasie konnte auch in 4 Kohortenstudien gefunden werden (Beral et al. 1988; Peritz et al. 1977; Vessey et al. 1983; Andolesk et al. 1983). Allerdings waren die Ergebnisse aufgrund der oben genannten Faktoren schwierig zu beurteilen. Der enge Zusammenhang zwischen der zervikalen Neoplasie und der oralen Kontrazeption, die von Peritz et al. (1977) beschrieben wurde, kann vom Sexualverhalten abhängen (Swan und Brown 1981). In 51 Studien (21 Fallkontrollstudien, 18 Vergleichsstudien und 12 Kohortenstudien), die von Delgado-Rodriguez et al. durchgeführt wurden, fand man ein relatives Risiko von 1.5 (1.3 – 1.8) für eine zervikale Dysplasie und für ein Carcinoma in situ sowie ein relatives Risiko von 1.2 (1.1 – 1.4) für ein invasives Zervixkarzinom. Es wird außerdem von einem Initiatoreffekt der oralen Kontrazeptiva ausgegangen (Delgado-Rodriguez et al. 1992).

Einnahmedauer

- In der Oxford-Family-Planning-Association Studie stieg die Inzidenz der zervikalen Neoplasie (präinvasiv und invasiv) von 0,9 pro 1000 Frauenjahren bei Frauen mit einer Einnahmedauer der Pille von bis zu 2 Jahren, auf 2,2 bei Frauen mit einer Einnahmedauer der Pille von 8 Jahren (Vessey et al. 1983).
- Auch Andolesk et al. (1983) fanden mehr zervikale Neoplasien bei langer OC-Einnahmedauer, obwohl die Follow-up-Phase dieser Studie mit 4,5 Jahren sehr kurz war. In beiden dieser Studien traten alle Fälle von invasiven Zervixkarzinomen bei Frauen auf, die zuvor die Pille genommen hatten.
- In der Studie des Royal College of General Practitioners (Beral et al. 1988) wurden die Ergebnisse nach folgenden Variablen korrigiert: Alter, sozioökonomischer Status, Geburtenanzahl, Rauchgewohnheiten, sexuell übertragbare Krankheiten in der Anamnese und der Anzahl zervikaler Krebsabstriche. Das Risiko eines Ca in situ der Zervix und des invasiven Karzinoms stieg mit der Einnahmedauer der Pille an; die Inzidenz bei Frauen, die die Pille 10 Jahre oder länger genommen hatten, war bis zu 4mal höher als die der Frauen, die noch nie die Pille genommen haben.
- Der Zusammenhang zwischen der Einnahme der Pille und der zervikalen Neoplasie beruht hauptsächlich auf Fall-Kontrollstudien. Ein Teil der Studien konnte zeigen, daß das Risiko bei Frauen höher ist, die die Pille erst seit kurzem nehmen, im Vergleich zu denjenigen, die die Pille früher einmal genommen haben (Ebeling et al. 1987; Mandelson et al. 1990; Parazzini et al. 1990).

Alter. Weder das Alter einer Frau bei der Ersteinnahme der Pille noch das Intervall seit der ersten Pilleneinnahme scheinen eine Rolle zu spielen.

Sexualverhalten. Nach Parazzini et al. (1990) ist das relative Risiko unter der Pille höher bei Frauen mit multiplen Geschlechtspartnern, während zwei andere Studien größere Bedeutung in genitalen Infektionen sahen (WHO Collaborative Study of Neoplasia and Steroid Contraceptives 1985; Brinton et al. 1986).

Parität. Eine Risikozunahme bei OC-Nehmerinnen soll auch bei Frauen mit hoher Geburtenzahl bestehen (Parazzini et al. 1990; Brinton et al. 1986).

Zusammensetzung der Pille. Zwei Studien zeigten ein höheres Risiko für zervikale Neoplasien unter den Benutzerinnen oraler Kontrazeptiva mit hoher Östrogenkomponente, jedoch war die Bedeutung der Dosis und der Einnahmedauer schwer zu beurteilen (Brinton et al. 1986; Brock et al. 1989).

Adenokarzinom der Zervix

Ein Zusammenhang zwischen der OC-Einnahme und dem Auftreten eines Adenokarzinoms der Zervix wurde von Dallenbach-Hellweg aufgrund einer Studie mit 28 Fällen vermutet (Dallenbach-Hellweg 1984); die Mehrzahl dieser Fälle hat die Pille längere Zeit eingenommen. Gleichzeitig zeigen deskriptive vermehrt zervikale Adenokarzinome bei jungen Frauen; als mögliche Erklärung hierfür wurde die Pille angesehen (Peters et al. 1986; Schwartz und Weiss 1986; Chilvers et al. 1987).

In zwei Fallkontrollstudien war das relative Risiko eines Adenokarzinoms unter oralen Kontrazeptiva größer als das einer Plattenepithelneoplasie (Brinton et al. 1986; Brinton et al. 1990). In drei anderen Studien wurden solche Unterschiede jedoch nicht gefunden (Persson et al. 1985; Parazzini et al. 1988; Jones und Silverberg 1989).

Zusammenfassung

a) Zervixkarzinom und Pille

- Die Beurteilung, ob ein Zusammenhang zwischen der Pille und dem Risiko für ein Platten-

epithelkarzinom der Zervix oder Karzinoma in situ besteht oder nicht, wird durch eine Vielzahl von interferierenden Faktoren erschwert.
- Neuere Studien lassen vermuten, daß die Einnahme der Pille für mehr als 5 Jahre zu einem leichten Anstieg des relativen Risikos für zervikale Neoplasien führt (1,3 bis 1,8).
- Eine wichtige Rolle neben dem Sexualverhalten, HPV-Virusinfektionen scheint das Zigarettenrauchen zu spielen.

b) Kontrazeption/Hormontherapie nach Zervixkarzinom

- Status nach Konisation bzw. Dysplasie bei Ca in situ.
  - Keine oralen hormonalen Kontrazeptiva (Östrogene/Gestagene); Infektion mit Papillomaviren ausschließen (evtl. Kondom), Intrautauterinpessar oder je nach Situation bei abgeschlossener Familienplanung Tubensterilisation.
- Status nach Hysterktomie bei Ca in situ.
  - Keine Kontrazeption erforderlich.
- Status nach Wertheim'scher Radikaloperation.
- Status nach Ovarektomie:
  - Hormonsubstitutionstherapie mit Kombinationspräparaten (Östrogene/Gestagene)
  - Ovarien belassen:
  - keine spezifische Therapie notwendig.

c) Offene Fragen

- Die Bedeutung von möglichen infektiösen Noxen, wie z. B. des menschlichen Papillomavirus, hinsichtlich der Risikobeurteilung bezüglich der OC-Anwendung und der Entstehung eines Zervixkarzinoms ist noch weitgehend unklar.
- Es gibt nur ungenügende Daten, was den Zusammenhang zwischen oralen Kontrazeptiva und der Entstehung eines Adenokarzinoms der Zervix betrifft.
- Weitere Studien sollten die Frage klären, ob der Zusammenhang zwischen dem Langzeitgebrauch der Pille und dem Risiko an einem Zervikalkarzinom zu erkranken, rein zufällig ist. Weitere Studien wären möglich, wenn das infektiöse Agens, was in die Entstehung der zervikalen Neoplasie verwickelt ist, gefunden würde.

2. Kardiovaskuläre Todesfälle

Die Ergebnisse der älteren Studien mit hochdosierten Präparaten lassen sich nicht auf die niedrigdosierte Pille (Mikropille) übertragen. Nach Vessey

Tabelle 13.17. Studienkollektiv: Ethinylestradioldosis und Häufigkeit tiefer Beinvenenthrombose (234218 Pillennehmerinnen) (Gerstman 1991)

Östrogendoseis	Anzahl der Thrombosefälle	Anzahl auf 10000 Frauenjahre
<50 µg	53	4,2
50 µg	69	7,0
>50 µg	20	10

(1990) dürfte unter der niedrigdosierten Pille (30 µg EE) die Inzidenz von Todesfällen bei 1–2 pro 100000 Frauen pro Jahr liegen. Der Hauptrisikofaktor ist das Rauchen; weiterhin werden Störungen im Kohlenhydratstoffwechsel (u.a. Diabetes mellitus), Hypertonie, angeborene Gerinnungsdefekte (Mangel an Antithrombin III, Protein C und Protein S) und Lipidstoffwechselstörungen diskutiert (Abb. 13.1).

Unter der Anwendung der Mikropille (30 µg EE) treten weniger venöse tiefe Beinvenenthrombosen im Vergleich zu höherdosierten (50 mg EE) Präparaten auf (Gerstman et al. 1991) (siehe Tabelle 13.17).

Hinsichtlich der OC-Anwendung nach kardiovaskulären Erkrankungen siehe absolute und relative Kontraindikationen (Tabelle 13.23, S. 441).

Erwünschte Wirkungen. Als positive Wirkungen werden ein Rückgang der Menorrhagien, der gutartigen Brusttumoren, der Dysmenorrhöen, der Eisenmangelanämie, der prämenstruellen Spannung sowie von Akne und Ovarialzysten beobachtet. Die Wirkungen und unerwünschten Begleiterscheinungen der kombinierten oralen hormonalen Kontrazeptiva sind in den Tabellen 13.18 und 13.19 dargestellt.

- *Ovarialkarzinom:* Unter Einnahme der Pille nimmt die Inzidenz um 50% ab; die Schutzwirkung bleibt auch nach Absetzen der Pille bis 15 Jahre bestehen (Ory 1984; Vessey 1990).
- *Endometriumkarzinom:* Unter Einnahme der Pille nimmt die Inzidenz je nach Dauer der Einnahme um mindestens 50% und mehr ab: die Schutzwirkung bleibt auch nach Absetzen der Pille bis 15 Jahre bestehen (Ory 1984; Vessey 1990).
- *Entzündliche Genitalerkrankungen:* Die Häufigkeit von Entzündungen im kleinen Becken nimmt durch die Gestagenwirkung am Zervixschleim mit Aszensionshemmung der pathogenen Keime um 50% ab (Vessey 1990).

Tabelle 13.18. Erwünschte Wirkungen der kombinierten oralen hormonalen Kontrazeptiva. (↑ = erhöht, ↓ = erniedrigt) (Großbritannien und Wales, nach Vessey 1989)

Erwünschte Wirkungen: Schutz gegen (Klinikeinweisung)	Relatives Risiko		Beeinflussung durch	
	Anwendung gegenwärtig	Anwendung früher	Anwendungsdauer	Formulierung
Menstruelle Probleme	0,75	1	Nein	Schutz ↓ bei „low-dose" Pillen
Eisenmangelanämie	0,75	1	Nein	Schutz ↓ bei „low-dose" Pillen
Gutartige Brusterkrankungen	0,5	1	Schutz ↑ wenn Anwendungsdauer ↑	Schutz ↑ wenn Progestogen ↑
Entzündungen im kleinen Becken	0,5	1	?	?
Funktionelle Ovarialzysten	0,25	1	Nein	Wahrscheinlich nicht
Epitheliares Ovarialkarzinom	0,5	0,5	Schutz ↑ wenn Anwendungsdauer ↑	Wahrscheinlich nicht
Endometriumkarzinom	0,5	0,5	Schutz ↑ wenn Anwendungsdauer ↑	Wahrscheinlich nicht

Tabelle 13.19. Unerwünschte Begleiterscheinungen der kombinierten oralen hormonalen Kontrazeptiva. (↑ = erhöht) (Nach Vessey (1989)

Unerwünschte Wirkungen:	Relatives Risiko		Beeinflussung durch	
	Anwendung gegenwärtig	Anwendung früher	Anwendungsdauer	Formulierung
Akuter Myokardinfarkt (Klinikeinweisung/Tod)	2	1	Wahrscheinlich nicht	Risiko ↑ wenn Östrogen/Progestogen ↑
Thrombotischer Infarkt (Klinikeinweisung/Tod)	5	1	Wahrscheinlich nicht	?
Hämorragischer Infarkt (Klinikeinweisung/Tod)	1,5	1,5	Wahrscheinlich nicht	?
Venöse Thromboembolie (Klinikeinweisung/Tod)	5	1	Nein	Risiko ↑ wenn Östrogen ↑
Hepatozelluläres Adenom (Inzidenz)	50	50	Risiko ↑ wenn Anwendungsdauer ↑	Risiko ↑ mit höher dosierten Pillen
Hepatozelluläres Karzinom (Inziden)	3	3	Risiko ↑ wenn Anwendungsdauer ↑	?

Bei der Abwägung von Vor- und Nachteilen der Pille überwiegen bei den unter 40jährigen Frauen ohne Risikofaktoren (Adipositas, Diabetes mellitus, Fettstoffwechselstörungen und starkes Rauchen) eindeutig die Vorteile der Pille (s. Tabellen 13.6–13.16). Bei Frauen über 40 Jahre muß individuell verordnet werden, auf jeden Fall sind Risikofaktoren sorgfältig auszuschließen.

Außer zur Kontrazeption können Ovulationshemmer auch zur Behandlung solcher Erkrankungen (Symptome) eingesetzt werden, deren Häufigkeit bzw. Schweregrad unter diesen abnimmt (Tabelle 13.20).

Pharmakologie der oralen hormonalen Kontrazeptiva

Allgemeines. Die hierzu verwendeten synthetischen Östrogene und Gestagene wurden im Hinblick auf die Grundstruktur in Kap. 3 dargestellt.

Synthetische Östrogene

- Der First-pass-Effekt für Ethinylestradiol beträgt 52–62%, die Bioverfügbarkeit beträgt 38–48% (Goldzieher 1989).
- Die maximalen Blutspiegel treten 2–6 h nach oraler Gabe auf und betragen bei Einnahme von

Tabelle 13.20. Therapeutischer Einsatz von Ovulationshemmern

	Indikationen	Klinik (unter Pilleneinnahme)
Zyklusstörungen	– Hypermenorrhö, Menorrhagie	Abnahme der menstruellen Blutung
	– Oligo- und Polymenorrhö	Zyklusnormalisierung durch regelmäßige Entzugsblutungen
	– Menstruationsverschiebung	Vorverlegung sowie Hinausschieben der Blutung bei bestimmten Indikationen (z. B. Operation, Wettkämpfe, Urlaub)
	– Dysmenorrhö	Abnahme der Dysmenorrhö durch Ovulationshemmung sowie Beeinflussung der Prostaglandinsynthese und -wirkung
	– Prämenstruelles Syndrom	Abnahme der prämenstruellen Beschwerden (Gereiztheit, Depressionen, Ödeme), (Aldosteronantagonisten)
Ovar	– Ovarialzysten	Abnahme der Ovarialzysten durch antigonadotropen Effekt
Haut	– Akne, Hirsutismus, Seborrhö	Unterdrückung der ovariellen Androgensynthese durch antigonadotropen Effekt, Beeinflussung der Steroidogenese des Ovars – günstige Wirkung von Östrogenen und speziellen Gestagenen auf Haut und Hautanhangsgebilde
Mamma	– Mammahypoplasie	Mäßige Volumenzunahme der Mammae (ca. 10%); reversibel bei Absetzen der Pille
	– Mastopathie	Abnahme der Mastopathiebeschwerden, selteneres Auftreten gutartiger Brusttumoren
Verschiedenes	– Endometriose	Besserung der Endometriose sowie Abnahme der Beschwerden (Dysmenorrhö, Menorrhagien und Dyspareunie)

Ethinylestradiol zwischen 20 und 200 pg/ml Maximalkonzentration. In Abhängigkeit des unterschiedlichen Landes, in dem die Untersuchung durchgeführt wurde, schwankt der maximale Serumspiegel nach Gabe von 50 µg Etinylestradiol zwischen 110 pg/ml/m^2 (Nigeria) und 230 pg/ml/m^2 (USA).
- Die Halbwertszeit von Ethinylestradiol beträgt 10 h.
- Zur oralen hormonalen Kontrazeption wird zur Zeit fast nur das Ethinylestradiol eingesetzt.
- Das Mestranol (z. B. Neoeunomin) muß im Körper erst in die biologisch aktive Form – das Ethinylestradiol – konvertiert werden.

Synthetische Gestagene

- Bei den synthetischen Gestagenen wurde versucht, die biologische Halbwertszeit durch Änderung des Grundgerüstes und Einführung einer Äthinylgruppe zu verlängern. Dies führt dazu, daß der First-pass-Effekt für das Norethisteron in der Leber 27–53%, die Bioverfügbarkeit 47–73% beträgt, währenddessen für das Levonorgestrel kein First-pass-Effekt auftritt und die Bioverfügbarkeit nahezu 100% ausmacht (Goldzieher 1989).
- Die Halbwertszeit von Norethisteron beträgt 7,5 h, die von Levonorgestrel 11,5 h.
- Bei der Entwicklung neuer Gestagene wird versucht, Substanzen einzusetzen, die eine hohe gestagene Partialwirkung (z. B. Ovulationshemmung) zeigen und wenig Einfluß auf den Stoffwechsel haben.
- Die verwendeten synthetischen Gestagene sind entweder Derivate des 19-Nortestosterons oder des 17α-Hydroxyprogesterons.
- Alle Derivate des 19-Nortestosterons haben eine geringe androgene Restwirkung, die jedoch bei den Gestagenen der 3. Generation d. h. in der zur Kontrazeption eingesetzten Menge kaum eine klinische Rolle spielt.
- Die Derivate des 17α-Hydroxyprogesterons (d. h. Cyproteronacetat, Chlormadinonacetat) besitzen eine antiandrogene Wirkung und eignen sich insbesondere zur Therapie von Patientinnen mit Androgenisierungserscheinungen.
- *1. Generation der Gestagene:* Alle Derivate des Norethisterons, d. h. Norethisteronacetat, Lynestrenol, Norethynodrel, Ethynodioldiacetat müssen erst in das Norethisteron metabolisiert werden, um biologisch aktiv zu werden. Ihre androgene Restwirkung hängt von der eingesetzten Dosis ab (s. Kap. 3).
- *2. Zweite Generation der Gestagene:* Levonorgestrel (s. Kap. 3).
- *3. Generation der Gestagene:* Desogestrel, Norgestimat, Dienogest und Gestoden (s. Kap. 3).

Die Substanzen zeichnen sich durch eine hohe spezifische Wirkung und nur noch eine geringe androgene Restaktivität aus, die jedoch klinisch keine Rolle mehr spielt.

Während Gestoden, Levonorgestrel und Dienogest als Originalsubstanzen bereits biologisch aktiv sind, ist das Norgestimat als Ausgangssubstanz und in Form seines Hauptmetaboliten (17α-Deacetylnorgestimat) biologisch aktiv. Das Desogestrel wird erst im Körper in das biologisch aktive 3-Ketodesogestrel umgewandelt.

- In den zur Zeit verfügbaren Mikropillen sind die Gestagene weitgehend stoffwechselneutral.

Präparateübersicht

- Über die Zusammensetzung der oralen hormonalen Kontrazeptiva informiert die Abb. 13.2 sowie die Tabelle 13.21. Diese Tabelle erleichtert die Verordnung von Pillen des gleichen Progestagens in verschiedenen Dosierungen. Die hierzu verwendeten synthetischen Östrogene und Gestagene wurden im Hinblick auf die Grundstruktur in Abb. 13.3 zusammengestellt.
- Einen Überblick über die Handelsnamen von oralen hormonalen Kontrazeptiva in Deutschland, Österreich und der Schweiz informiert Tab. 13.22.

Anwendungshäufigkeit

- In der Deutschland wenden zur Zeit 40–50% aller Frauen (d.h. 6–7 Millionen) im reproduktionsfähigen Alter die Pille zur Kontrazeption an (Riphagen et al. 1987).
- In den USA ca. 8% der Frauen im reproduktionsfähigen Alter (Oddens et al. 1993).

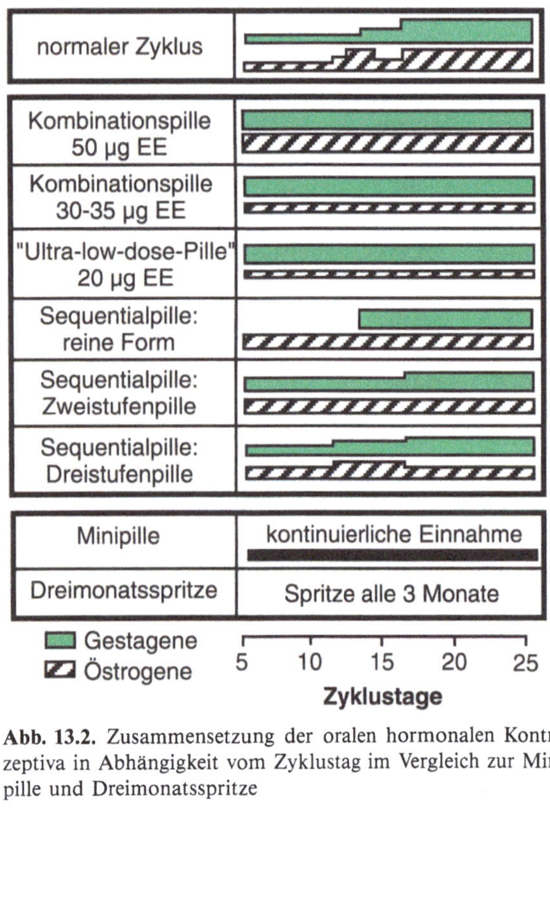

Abb. 13.2. Zusammensetzung der oralen hormonalen Kontrazeptiva in Abhängigkeit vom Zyklustag im Vergleich zur Minipille und Dreimonatsspritze

Verordnung hormonaler Kontrazeptiva

Die Verordnung der Pille beruht auf der Indikation und dem Ausschluß von Risikofaktoren und Kontraindikationen und deren Erkennung in der Anamnese. Ebenfalls muß auf die klinischen Befunde und ergänzende Laborwerte geachtet werden.

Anamnese

- Vor der Verordnung der Pille sollte durch eine sorgfältige Familien- und Eigenanamnese festgestellt werden, inwieweit eine Belastung hinsichtlich genetischer (Mißbildung) sowie kardiovaskulärer Risiken für die hormonale Kontrazeption besteht (s. dort).
- Bei der Familienanamnese ist auch nach kardiovaskulären Komplikationen bei den Eltern vor dem 40. Lebensjahr zu fragen, da diese einen Hinweis geben können auf angeborene Störungen im Blutgerinnungssystem (z. B. Antithrombin III, Protein-C- und Protein-S-Mangel). Solche Störungen treten mit einer Inzidenz von 1 : 500 bis 1 : 5000 in der Bevölkerung auf und führen zu schweren, z.T. tödlich verlaufenden thromboembolischen Erkrankungen im Alter von 40 Jahren.
- Ferner ist nach Rauchgewohnheiten zu fragen, da Rauchen bei Pilleneinnahme der Hauptrisikofaktor für Thromboembolien ist. Umstritten ist die Anzahl von Zigaretten. Ein ernsthaftes Risiko ist bei einem Konsum von mehr als 20 Zigaretten pro Tag zu erwarten.
- Bei der Eigenanamnese ist zu klären, inwieweit eine kontrazeptive Methode erwünscht ist, die eine hohe (z. B. Pille, Intrauterinspirale) oder niedrigere kontrazeptive Sicherheit (z. B. Scheidendiaphragma) besitzt (Akzeptanz einer Schwangerschaft); die Auswahl der entsprechenden Methode sollte vor dem Hintergrund der Akzeptanz einer möglichen Schwangerschaft bzw. dem Wunsch nach einem Schwangerschaftsabbruch bei ungewollter Schwangerschaft erfolgen.
- Weiterhin spielen das Alter der Patientin und die abgeschlossene Familienplanung eine wichtige Rolle bei der Auswahl der kontrazeptiven Methode.

Tabelle 13.21. Zusammensetzung der oralen hormonalen Kontrazeptiva (EE in µ, Gestagene in mg)

		Gestoden	Desogestrel	Norgestimat	Ethinyl-19-nortestosteron (mg)				17α-Hydroxyprogesteronacetat (mg)	
					Levonorgestrel (LNG) oder Norgestrel (NG)	Norethisteron	Norethisteronacetat	Lynestrenol	Chlormadinonacetat	Cyproteronacetat
Kombinationspräparate	Östrogenanteil >50 µg EE								Gestamestrol[b] 100 MES+3	
Kombinationspräparate	Östrogenanteil ≥50 µg EE				Eugynon Stediril 50 EE+0,5 NG Neogynon 21 bzw. 28 Stediril-d 50 EE+0,25 Ediwal 21 Neo-Stediril 50 EE+0,125		Etalontin 50 EE+2,5 Orlest 21 50 EE+1	Lyn-ratiopharm Lyndiol 50 EE+2,5 Anacyclin Ovoresta Pregnon 28 50 EE+1		
Kombinationspräparate	Östrogenanteil <50 µg EE Mikropille	Femovan Minulet 30EE+0,075	Marvelon 30 EE+0,15 Lovelle[a] 20 EE+0,15	Cilest 35 EE+0,25	Microgynon Stediril-30 Stediril-28/30 Femranette micro Femigoa 30 EE+0,15	Ortho-Novum 1/50 50 MES+1 Ovysmen 1/35 35 EE+1 Conceplan M Ovysmen 0,5/35 35 EE+0,5	Neoriest 21 30 EE+0,6	Yermonil 40 EE+2 Ovoresta M 37,5 EE+0,75		Diane 35[b] 35 EE+2
Sequentialpräparate	Östrogenanteil ≥50 µg EE		Oviol 22 bzw. 28 Cyclosa[b] 50 EE+0 7 Tage 50 EE+0,125 15 Tage		Perikursal 21 bzw. 28 Sequilar 21 bzw. 28 50 EE plus 0,05/11 Tage 0,125/10 Tage		Sinovula 50 EE+1,0 11 Tage 50 EE+2,0 10 Tage	Ovanon/Ovanon 28 Lyn-ratiopharm Sequenz 50 EE+0 7 Tage 50 EE+2,5 15 Tage	Eunomin 21 100 MES+0 11 Tage 100 MES+2,0 10 Tage Neo-Eunomin 50 EE+1,0 11 Tage 50 EE+2,0 11 Tage	Androcur 10 Androcur 50 Sequentialtherapie[b] (nach Hammerstein) 40 EE/5.–25. Tag +Androcur 10 oder 50 25–100/5.–14. Tag
Sequentialpräparate	Östrogenanteil <50 µg EE Dreiphasenpillen	Milvane[a] 30 EE+0,05 6 Tage 40 EE+0,07 5 Tage 30 EE+0,1 10 Tage		Pramino 35 EE+0/180 7 Tage 35 EE+0/215 7 Tage 35 EE+0/250 7 Tage	Triquilar/ Triquilar 28 Trinordiol 21 bzw. 28 Triette 30 EE+0,05 6 Tage 40 EE+0,075 5 Tage 30 EE+0,125 10 Tage TriStep 30 EE+0,05 6 Tage 50 EE+0,05 5 Tage 40 EE+0,125 10 Tage	TriNovum 35 EE+0,5 7 Tage 35 EE+0,75 7 Tage 35 EE+1,0 7 Tage Synphasec 35 EE+0,5 7 Tage 35 DEE+1,0 9 Tage 35 EE+0,5 5 Tage				
Minipillen	Keine Östrogene				Micro-30 Wyeth Microlut 0 EE +0,03	Micronovum 0 EE+0,35		Exlutona 0 EE+0,5		

[a] Zulassung beantragt.
[b] kontrazeptiv wirksam, aber nicht als Kontrazeptivum zugelassen

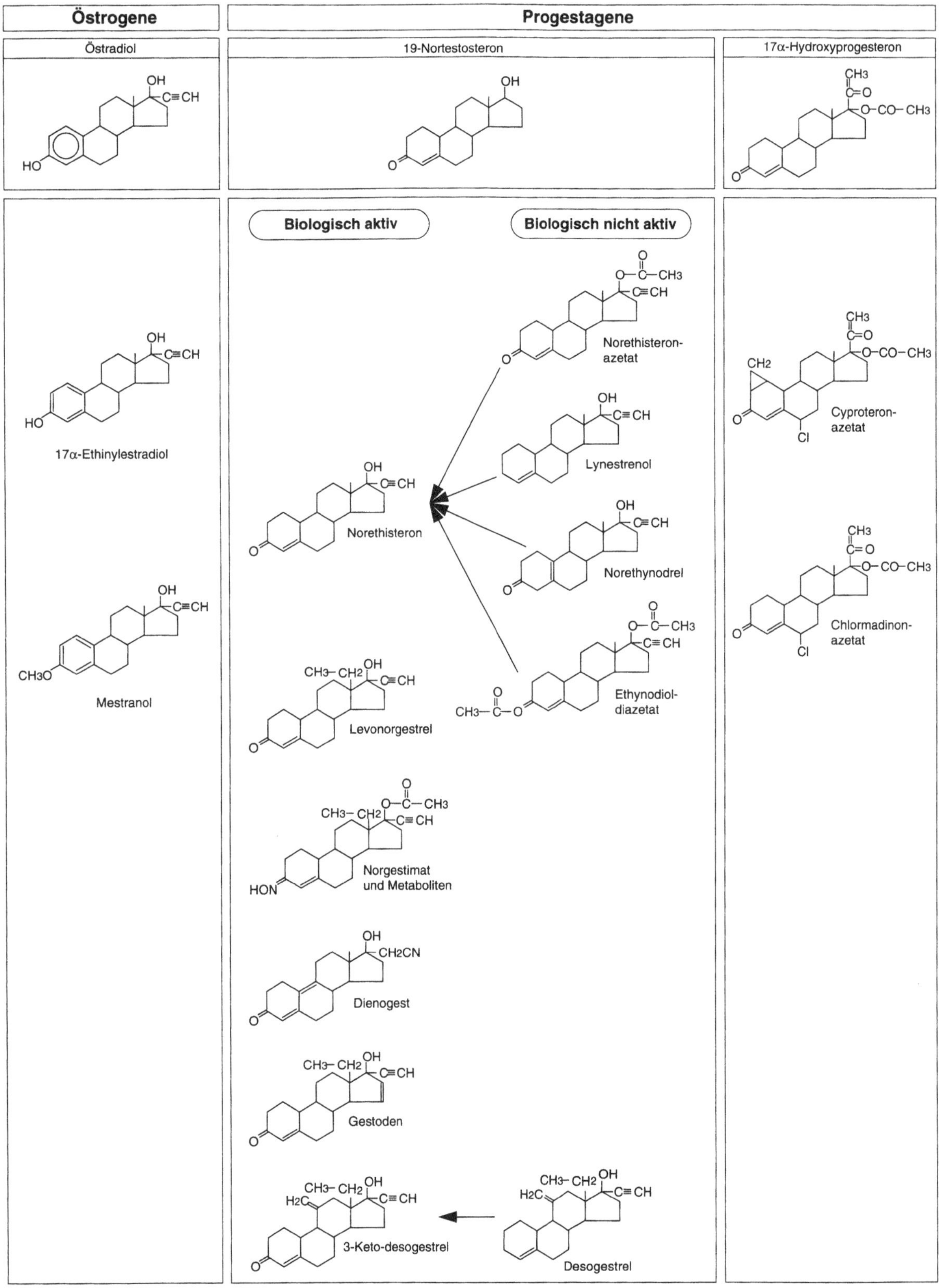

Abb. 13.3 Synthetische Östrogene und Gestagene in oralem Kontrazeptiva

Tabelle 13.22. Zusammenstellung der unterschiedlichen Handelsnamen von oralen hormonalen Kontrazeptiva in deutschsprachigen Ländern

Deutschland	Schweiz	Österreich	Zusammensetzung	[mg]
Anacyclin	Ovostat	–	Lynestrenol	1,0
			Ethinylestradiol	0,05
–	Anacyclin 101	–	Lynestrenol	1,0
			Mestranol	0,1
–	Anovlar 21	Anovlar	Norethisteronacetat	4,0
			Ethinylestradiol	0,05
Certostat			Dienogest	2,0
			Ethinylestradiol	0,05
Cilest	Cilest	Cileste	Norgestimat	0,250
			Ethinylestradiol	0,035
Conceplan M	–	–	Norethisteron	0,5
			Ethinylestradiol	0,03
Cyclosa[b,c]			7 blau: Ethinylestradiol	0,05
			15 weiß: Desogestrel	0,125
			Ethinylestradiol	0,05
			6 Tbl: Plazebo	
Deposiston[d]			2 weiß: Etinylestradiolpropansulfonat	1,0
			2 rot: Norethisteronacetat	5,0
Diane 35[b]	Diane 35	Diane Mite	Cyproteronacetat	2,0
			Ethinylestradiol	0,035
Ediwal 21	Microgynon 50	Microgynon 50	Levonorgestrel	0,125
			Ethinylestradiol	0,05
Etalontin 21	–	Etalontin 21	Norethisteronacetat	2,5
			Ethinylestradiol	0,05
–	Etalontin 28 Fe	Etalontin 28 Fe	21 rosa: Norethisteronacetat	2,5
			Ethinylestradiol	0,05
			7 rosa: Eisen II fumarat	30,0
Eugynon 21	–		Norgestrel	0,5
			Ethinylestradiol	0,05
Eugynon 28	–	–	21 weiß: Norgestrel	0,5
			21 weiß: Ethinylestradiol	0,05
			7 weiß: Plazebo	
Eunomin 21	–	–	11 weiß: Mestranol	0,1
			10 grün: Mestranol	0,1
			Chlormadinonacetat	2,0
Exlutona	Exlutona	–	Lynestrenol	0,5
Femovan	Gynera	Gynovin	Gestoden	0,075
			Ethinylestradiol	0,030
Femigoa			Levonorgestrel	0,150
			Ethinylestradiol	0,030
Femranette mikro	–	–	Levonorgestrel	0,05
			Ethinylestradiol	0,03
–	Normophasic	–	7 blau: Ethinylestradiol	0,05
			15 weiß: Lynestrenol	1,0
			Ethinylestradiol	0,05
Gestamestrol[b]			Chlormadinonacetat	3,0
			Ethinylestradiol	0,05
Gravistat 125			Levonorgestrel	0,125
			Ethinylestradiol	0,05
Lovelle	Mercilon	Mercilon	Desogestrel	150
			Ethinylestradiol	20
Lyndiol	Lyndiol	Lyndiol	Lynestrenol	2,5
			Ethinylestradiol	0,05
Lyn-ratiopharm	–	–	Lynestrenol	2,5
			Ethinylestradiol	0,05
Lyn-ratiopharm Sequenz	–	–	7 orange: Ethinylestradiol	0,05
			15 gelb: Lynestrenol	2,5
			Ethinylestradiol	0,05

[a] Zulassung zur Zeit beantragt.
[b] Nicht als Kontrazeptivum zugelassen.
[c] Identisch mit Oviol.
[d] Einwochenpille

Tabelle 13.22 (Fortsetzung)

Deutschland	Schweiz	Österreich	Zusammensetzung	[mg]
Marvelon	Marvelon	Marvelon	Desogestrel	0,15
			Ethinylestradiol	0,03
Microgynon 21	Microgynon 30	Microgynon 30	Levonorgestrel	0,15
			Ethinylestradiol	0,03
Microgynon 28	–	–	21 Tbl. Levonorgestrel	0,15
			Ethinylestradiol	0,03
			7 etwas größere Tbl. Plazebo	
Microlut	Microlut	–	Levonorgestrel	0,03
Micronovum	Micronovum	Micronovum	Norethisteron	0,35
Mikro-30 Wyeth	Microlut	–	Levonorgestrel	0,03
Minisiston			Levonorgestrel	0,125
			Ethinylestradiol	0,03
Minulet	Minulet	Minulet	Gestoden	0,075
			Ethinylestradiol	0,03
Milvane[a]	Milvane[a]	Milvane[a]	6 Tbl. Gestoden	0,05
			Ethinylestradiol	0,03
			5 Tbl. Gestoden	0,07
			Ethinylestradiol	0,04
			10 Tbl. Gestoden	0,1
			Ethinylestradiol	0,03
Neo-Eunomin	–	–	11 beige: Chlormadinonacetat	1,0
			Ethinylestradiol	0,05
			11 ocker: Chlormadinonacetat	2,0
			Ethinylestradiol	0,05
Neogynon 21	Neogynon 21		Levonorgestrel	0,25
			Ethinylestradiol	0,05
Neogynon 28	–	–	21 weiß: Levonorgestrel	0,25
			Ethinylestradiol	0,05
			7 weiß: Plazebo	
Neorlest 21	–	Neorlest 21	Norethisteronacetat	0,6
			Ethinylestradiol	0,03
Neo-Stediril	Neo-Stediril	Neo-Stediril	Levonorgestrel	0,125
			Ethinylestradiol	0,05
–	Noracyclin 22	–	Lynestrenol	2,5
			Ethinylestradiol	0,05
Non-Ovlon			Norethisteronacetat	1,0
			Ethinylestradiol	0,05
Orlest 21	–	Orlest 21	Norethisteronacetat	1,0
			Ethinylestradiol	0,05
–	Orlest 28 Fe	Orlest 28 Fe	21 gelb: Norethisteronacetat	1,0
			Ethinylestradiol	0,05
			7 gelb: Eisen-II-fumarat	75,0
Ortho-Novum 1/50	Ortho-Novum 1/50	Ortho-Novum 1/50	Norethisteron	1,0
			Mestranol	0,05
Ovanon	Ovanon	Ovanon	7 blau: Ethinylestradiol	0,05
			15 weiß: Lynestrenol	2,5
			Ethinylestradiol	0,05
Ovanon 28	–	–	7 blau: Ethinylestradiol	0,05
			15 weiß: Lynestrenol	2,5
			Ethinylestradiol	0,05
			6 weiß: Plazebo	0,05
Ovoresta	Ovostat	–	Lynestrenol	1,0
			Ethinylestradiol	0,05
Ovoresta M	Ovostat-micro	Restovar	Lynestrenol	0,75
			Ethinylestradiol	0,0375
Oviol 22	Ovidol	–	7 blau: Ethinylestradiol	0,75
			15 weiß: Desogestrel	0,125
			Ethinylestradiol	0,05
Oviol 28	–	–	7 blau: Ethinylestradiol	0,05
			15 weiß: Desogestrel	0,125
			Ethinylestradiol	0,05
			6 weiß: Plazebo	

Tabelle 13.22 (Fortsetzung)

Deutschland	Schweiz	Österreich	Zusammensetzung		[mg]
Ovosiston			Chlormadinonacetat		2
			Mestranol		0,08
–	Ovulen	Ovulen	Ethinodioldiacetat		1
			Mestranol		0,1
Ovysmen 0,5/35	Ovysmen	Ovysmen 0,5/35	Norethisteron		1,0
			Ethinylestradiol		0,035
Ovysmen 1/35	Ovysmen	Ovysmen 1/35	Norethisteron		1,0
			Ethinylestradiol		0,035
Pramino	–	–	7 weiß:	Norgestimat	0,18
				Ethinylestradiol	0,035
			7 hellblau:	Norgestimat	0,215
				Ethinylestradiol	0,035
			7 dunkelblau:	Norgestimat	0,25
				Ethinylestradiol	0,035
Perikursal 21	Binordiol	Perikursal	11 weiß:	Levonorgestrel	0,05
				Ethinylestradiol	0,05
			10 ocker:	Levonorgestrel	0,125
				Ethinylestradiol	0,05
Pregnon 28	–	–	22 Tbl.	Lynestrenol	1,0
				Ethinylestradiol	0,05
			6 Tbl.	Plazebo	
Sequilar 21	Sequilar 21	Sequilar	11 weiß:	Levonorgestrel	0,05
				Ethinylestradiol	0,05
			10 ocker:	Levonorgestrel	0,125
				Ethinylestradiol	0,05
Sequilar 28	Sequilar 28	–	11 weiß:	Levonorgestrel	0,05
				Ethinylestradiol	0,05
			10 ocker:	Levonorgestrel	0,125
				Ethinylestradiol	0,05
			7 weiß:	Plazebo	
Sequostat			6 gelb:	Ethinylestradiol	0,05
			15 grün:	Norethisteronacetat	1,0
				Ethinylestradiol	0,05
Stediril	Stediril	Stediril	Norgestrel		0,5
			Ethinylestradiol		0,05
Stediril-30	Stediril-30	Ovranette	Levonorgestrel		0,15
			Ethinylestradiol		0,03
Steridil-28/30			Norgestrel		0,5
			Ethinylestradiol		0,03
			7 Plazebo		
Stediril-d	Stediril-d	Stediril-d	Levonorgestrel		0,25
			Ethinylestradiol		0,05
Sinovula	–	–	11 weiß:	Norethisteronacetat	1,0
				Ethinylestradiol	0,05
			10 rot:	Norethisteronacetat	2,0
				Ethinylestradiol	0,05
Synphasec	–	–	7 weiß:	Norethisteron	0,05
				Ethinylestradiol	0,035
			9 hellgelb:	Norethisteron	1,0
				Ethinylestradiol	0,035
			5 weiß:	Norethisteron	0,5
				Ethinylestradiol	0,035
Triette	–	–	6 hell-braun:	Levonorgestrel	0,05
				Ethinylestradiol	0,03
			5 weiß:	Levonorgestrel	0,075
Trinordiol 21	Trinordiol	Trinordiol	6 braun:	Levonorgestrel	0,05
				Ethinylestradiol	0,03
			5 weiß:	Levonorgestrel	0,075
				Ethinylestradiol	0,04
			10 ocker:	Levonorgestrel	0,125
				Ethinylestradiol	0,03

Tabelle 13.22 (Fortsetzung)

Deutschland	Schweiz	Österreich	Zusammensetzung		[mg]
Trinordiol 28			6 braun:	Levonorgestrel	0,05
				Ethinylestradiol	0,03
			5 weiß:	Levonorgestrel	0,075
				Ethinylestradiol	0,04
			10 ocker:	Levonorgestrel	0,125
				Ethinylestradiol	0,03
			7 weiß:	Plazebo	
TriNovum	Trinovum	TriNovum	7 weiß:	Norethisteron	0,5
				Ethinylestradiol	0,035
			7 hellrosa:	Norethisteron	0,75
				Ethinylestradiol	0,035
			7 rosa:	Norethisteron	1,0
				Ethinylestradiol	0,035
Triquilar	Triquilar	Trigynon	6 braun:	Levonorgestrel	0,05
				Ethinylestradiol	0,03
			5 weiß:	Levonorgestrel	0,075
				Ethinylestradiol	0,04
			10 ocker:	Levonorgestrel	0,125
				Ethinylestradiol	0,03
Triquilar 28	–		6 braun:	Levonorgestrel	0,05
				Ethinylestradiol	0,03
			5 weiß:	Levonorgestrel	0,075
				Ethinylestradiol	0,04
			10 ocker:	Levonorgestrel	0,125
				Ethinylestradiol	0,03
			7 weiß:	Placebo	
Trisiston			6 rot-braune:	Levonorgestrel	0,05
				Ethinylestradiol	0,03
			6 weiße:	Levonorgestrel	0,075
				Ethinylestradiol	0,04
			9 ocker:	Levonorgestrel	0,125
				Ethinylestradiol	0,03
TriStep	–	–	6 braun:	Levonorgestrel	0,05
				Ethinylestradiol	0,03
			5 beige:	Levonorgestrel	0,05
				Ethinylestradiol	0,05
			10 weiß:	Levonorgestrel	0,125
				Ethinylestradiol	0,04
Yermonil	Yermonil	Yermonil		Lynestrenol	0,2
				Ethinylestradiol	0,04

- *Unregelmäßig stattfindende sexuelle Kontakte:*
  - Bei unregelmäßig stattfindenden sexuellen Kontakten (z. B. Stewardeß, Fernfahrer, Seemann) ist zu überlegen, ob die Frau oder der Mann für die entsprechende Zeit andere Methoden der Kontrazeption anwenden kann (z. B. kombinierte mechanisch-chemische Methoden).
- *Kontrazeption in Abhängigkeit von der beruflichen Situation:*
  - In Abhängigkeit von der beruflichen Situation (z. B. Schichtarbeiterinnen, Stewardessen, Patientinnen in Heil- und Pflegeanstalten) kann unter Umständen die regelmäßige Einnahme der Pille nicht gewährleistet sein.
  - Empfehlung eines Intrauterinpessars (bei beidseits stabiler Partnerbeziehung).
  - In bestimmten Situationen Anwendung der Dreimonatsspritze zu empfehlen.
- *Stabilität der Partnerschaft:*
  - Bei instabiler Partnerschaft möglichst eine Methode mit hoher kontrazeptiver Sicherheit vorschlagen.
  - Problem der Geschlechtskrankheiten (einschließlich AIDS) ansprechen. Bei wechselnden Sexualpartnern ist das Risiko entzündlicher Genitalerkrankungen bei Anwendung von Intrauterinpessaren erhöht. Daher kommt diese Methode für die entsprechende Patientengruppe nicht in Betracht.

Fragenkatalog zur Erkennung von Risikofaktoren vor der Einnahme von hormonalen Kontrazeptiva.

	Nein	Ja	Bei „Ja" weitere Angaben (z. B. Jahr)
1. Allgemeine Fragen			
– Tritt Ihre Monatsblutung unregelmäßig auf?	○	○	....
– Liegt Ihre letzte Monatsblutung länger als 4 Wochen zurück?	○	○	....
– Welche Methoden haben sie bisher zur Schwangerschaftsverhütung durchgeführt?	○	○	....
– Trat eine der folgenden Erkrankungen bei Ihren Eltern auf?			
Herz- und Kreislauferkrankung (vor dem 40. Lebensjahr)	○	○	....
Blutzuckererkrankung	○	○	....
Fettstoffwechselstörung	○	○	....
Krebs	○	○	....
2. Haben oder hatten Sie eine der folgenden Erkrankungen/Beschwerden?			
Kardiovaskuläre Erkrankungen			
– Offene Beine	○	○	....
– Gefäßverschluß im Bereich der Beine	○	○	....
– Verschluß der Lungengefäße	○	○	....
– Anfallsweise auftretende migräneartige Kopfschmerzen	○	○	....
– Lähmung der Arme oder Beine (zeitweise)	○	○	....
– Epilepsie (Fallsucht)	○	○	....
– Hörverlust	○	○	....
– Schwindelerkrankung	○	○	....
– Bluthochdruck	○	○	....
– Herzinfarkt	○	○	....
– Schlaganfall	○	○	....
– Herzfehler	○	○	....
– Bluterkrankung	○	○	....
– Nierenerkrankung	○	○	....
– Blutet es nach Verletzungen länger als bei anderen Menschen?	○	○	....
– Bekommen Sie schnell blaue Flecken?	○	○	....
– Rötung, bläuliche Verhärtung oder umschriebenen Druckschmerz an ihren Beinen	○	○	....
– Dicke Beine nach langem Stehen	○	○	....
– Passen Ihnen abends die Schuhe nicht mehr?	○	○	....
– Kalte Fingerspitzen bei Belastung	○	○	....
– Anfallsweise Kopfschmerzen	○	○	....
– Flimmern vor den Augen	○	○	....
– Plötzlich auftretender stechender Schmerz im Brustbereich oder Atembeschwerden	○	○	....
– Blutarmut	○	○	....
– Schwarzwerden beim Aufstehen	○	○	....
– Krampfartige Schmerzen in der Brust	○	○	....
– Sausen oder Brummen im Ohr	○	○	....
– Nachlassen der Sehkraft	○	○	....
Stoffwechselerkrankungen			
– Hoher Blutzucker (Diabetes mellitus)	○	○	....
– Erhöhter Durst	○	○	....
– Erhöhter Süßhunger	○	○	....
– Schilddrüsenerkrankung	○	○	....
Hepatopathien			
– Leberentzündung (Hepatitis)	○	○	....
– Gelbsucht	○	○	....
– Gallenkolik	○	○	....
– Gallensteine	○	○	....
– Gelbe Augen	○	○	....
Veränderung der weiblichen Genitalorgane			
– Vergrößerung der Gebärmutter (Myom)	○	○	....
– Knoten in der Brust	○	○	....
Bösartige Erkrankungen			
– Krebserkrankung	○	○	....
– Blut im Urin	○	○	....
– Zwischenblutung oder Blutung beim Verkehr	○	○	....
– Unregelmäßige Blutung	○	○	....
– Knoten in der Brust	○	○	....
– Blut im Stuhl	○	○	....
3. Verschiedenes			
– Nächtliche Wadenkrämpfe	○	○	....
– Ameisenlaufen oder Kribbeln an den Armen	○	○	....
– Blaue Lippen bei Belastung	○	○	....
– Plötzliche Hautrötung (Hitzewallung)	○	○	....
– Brennen und Schmerzen beim Wasserlassen	○	○	....
– Schmerzen im Unterbauch	○	○	....
– Pelziges Gefühl um den Mund	○	○	....
– Angstgefühl und Schweißausbruch	○	○	....

	Nein	Ja	Bei „Ja" weitere Angaben (z. B. Jahr)
4. Nehmen oder nahmen Sie folgende Medikamente ein?			
– Gerinnungshemmende Medikamente	○	○	....
– Blutdrucksenkende Medikamente	○	○	....
– Medikamente für den Herzrhythmus	○	○	....
– Medikamente für die Sehkraft	○	○	....
– Hormone	○	○	....
– Schilddrüsenmedikamente	○	○	....
– Blutzuckermedikamente	○	○	....
– Medikamente, die den Blutfettspiegel senken	○	○	....
5. Fragen zu Ihren Lebensgewohnheiten			
– Rauchen Sie (Zigaretten, Zigarren oder Pfeife)?	○	○	....
– Rauchen Sie mehr als 20 Zigaretten pro Tag?	○	○	....
– Müssen Sie mit mehreren Kissen unter dem Kopf schlafen?	○	○	....
– Trinken Sie regelmäßig Alkohol (Bier, Wein etc.)?	○	○	....

Der Fragenkatalog dient zur Anamneseerhebung bei Frauen, die zur Kontrazeptionsberatung kommen.

Klinik

- Die klinischen Untersuchungen dienen in erster Linie dazu, Erkrankungen bei der Frau festzustellen, durch die eine Risikoerhöhung hinsichtlich Morbidität und Letalität bei Einnahme oraler hormonaler Kontrazeptiva eintritt (Tabelle 13.23).
- Es handelt sich hierbei vorwiegend um Erkrankungen des Herz- und Kreislaufsystems, Leberfunktions- und Blutgerinnungsstörungen, Stoffwechselerkrankungen sowie neoplastische Veränderungen der Cervix uteri, des Corpus uteri und der Brust.

In Tabelle 13.24 sind Hinweise für die Anamnese, klinische Befunde und Laborparameter vor einer Verordnung oraler und hormonaler Kontrazeptiva zusammengestellt.

Labor

- Laboruntersuchungen vor und unter Einnahme der Pille dienen dem Ausschluß eines Diabetes mellitus, einer Nephropathie sowie einer Frühschwangerschaft bei unregelmäßigem Zyklus bzw. sekundärer Amenorrhö (s. Tabelle 13.24).
- Bei Hinweisen auf Leberfunktionsstörungen, bei Gallenblasenerkrankungen in der Anamnese, bei Adipositas sowie bei Herz- und Kreislauferkrankungen sollten die Leberwerte und die Blutfette bestimmt werden.
- Bei kardiovaskulären Erkrankungen in der Familienanamnese (Eltern der Patientin) vor dem 40. Lebensjahr sowie bei Zustand nach Thrombosen sollten Protein-C-, Protein-S- und AT-III bestimmt werden.

Kontraindikationen

- Schließlich ist die Frage zu beantworten, ob aufgrund der erhobenen Befunde für die Patientin eine relative oder absolute Kontraindikation zur Verordnung hormonaler Kontrazeptiva besteht (s. Tabelle 13.23).
- Bei relativer Kontraindikation ist eine sorgfältige Aufklärung der Patientin und eine entsprechende Überwachung notwendig.

Erstverordnung

Östrogene

Östrogentyp

- Moderne orale hormonale Kontrazeptiva enthalten das Ethinylestradiol in niedriger Dosierung (20–35 µg EE).
- Natürliche Östrogene werden zur Zeit bezüglich ihrer Zyklusregulation im Rahmen der oralen hormonalen Kontrazeption klinisch geprüft. Sie sind noch nicht verfügbar.

Östrogendosis

- Die Verordnung der Pille (östrogenbetont vs. gestagenbetont) nach körperlichen Merkmalen (gestagenbetonter Frauentyp = „Lukas-Cranach-Typ"; östrogenbetonter Frauentyp = „Rubens-Typ") hat sich klinisch nicht bewährt.
- Unter bestimmten Einschränkungen kann die Erstverordnung der Pille nach bestimmten klinischen Symptomen erfolgen (Tabelle 13.25).
- *20 µg Ethinylestradiol:* Eher geeignet für Patientinnen mit stabilem Zyklus, bei Frauen über 35 Jahre und bei solchen mit geringen Risikofaktoren für kardiovaskuläre Erkrankungen.
- *30–40 µg Ethinylestradiol:* Bei der Erstverordnung der Pille sollte ein niedrigdosiertes Präpa-

rat verordnet werden. Hierzu können alle niedrigdosierten, d.h. 30–40 µg Ethinylestradiol (EE) enthaltenden, Kombinations- und Dreiphasenpräparate eingesetzt werden.

– *50 µg Ethinylestradiol:* Die einzige Ausnahme von dieser Empfehlung besteht dann, wenn Patientinnen aufgrund bestehender Vorerkrankungen gleichzeitig andere Medikamente einnehmen, welche die Sicherheit niedrigdosierter hormonaler Kontrazeptiva beeinträchtigen können (z.B. Antiepileptika, Antibiotika, Tuberkulostatika; vgl. Tabelle 13.26). Weiterhin Patienten mit Neigung zu Ovarialzysten oder Blutungsstörungen unter einer Mikropille.
– Auswahlkriterien für die Verordnung von Pillen mit einem höheren bzw. niedrigeren Gehalt an Ethinylestradiol sind in Tabelle 13.27 zusammengefaßt;

Tabelle 13.23. Absolute und relative Kontraindikationen für die Verordnung hormonaler Kontrazeptiva (nach Guillebaud, 1992)

	Absolute Kontraindikationen	Relative Kontraindikationen
Kardiovaskuläre Erkrankungen	Frauen über 35 Jahre, die mehr als 20 Zigaretten pro Tag rauchen[c]	Frauen über 40 Jahre[a]
	Hypertonie (systol. >160, diastol. >95 mmHg)	Hypertonie (systol. 130–160, diastol. 85–95 mmHg)
	starke Adipositas (>50% über Idealgewicht)	Adipositas (20–50% über Idealgewicht)
	Kardiovaskuläre Erkrankungen (zur Zeit oder anamnestisch):	
	– Arterielle und venöse Thrombose	Starke Varikosis Zustand nach oberflächlicher Beinvenenthrombose Thrombophlebitis
	– Ischämische Herzerkrankung oder Angina pectoris	
	– Hyperlipidämie	Hypercholesterinämie (>300 mg/dl)
	– Schwere oder kombinierte Risikofaktoren für arterielle Erkrankungen	
	– Bekannte Störungen im Blutgerinnungs-/Fibrinolysesystem (u.a. Antithrombin III-, Protein C-, Protein S-Mangel)	Sichelzellanämie (homozygot)
	– Zustand nach Splenektomie bei Thrombozyten über 500×10^9	
	– Andere Risikofaktoren für Thrombose	
	– geplante größere Operationen oder Operationen der Beine	Langzeitimmobilisierung (z.B. Rollstuhl)
	– Zerebrale Blutungen in der Anamnese	
	– Herzklappenerkrankungen (die meisten) (Rücksprache mit dem Kardiologen)	
	– pulmonale Hypertonie	
	– Schwere Migräne (fokal, Crescendo-Typ; Ergotamin-abhängig)	Migräne (unkompliziert, tolerierbar)
Leberstoffwechselstörung	Akute Lebererkrankungen (z.B. Hepatitis)	
	(Nach infektiöser Hepatitis kann die Pille 3 Monate nach Normalisierung der Leberfunktionsteste gegeben werden)	
	Schwerer Leberschaden (z.B. Porphyrie)	
	Akute Gallenblasenerkrankungen	Familiäres Auftreten von Gallensteinen (OC-Gabe nach Cholecystektomie möglich)
	Schwangerschaftsikterus in der Anamnese	
	Wiederkehrender cholestatischer Ikterus,	
	Enzymopathien der Leber	
	– Dubion-Johnson-Syndrom	
	– Rotorsyndrom	
	Leberadenoma	
Stoffwechselerkrankungen	Schwer einstellbarer Diabetes mellitus oder bei Komplikationen (z.B. Retinopathie)	Insulinpflichtiger Diabetes mellitus[b] Gestationsdiabetes[b]
	Akute Pankreaserkrankungen	
Wachstumsstimulierung von hormonabhängigen Geweben	Östrogenabhängige Tumoren:	
	– Mammakarzinom (evtl. nach Rücksprache mit dem Onkologen)	Verwandte ersten Grades mit Brustkrebs*)
	– Hypophysentumoren	
	Schwere Portiodysplasie	Mittelschwere Portiodysplasie*)
		Nach definitiver Behandlung einer intrazervikalen Neoplasie, CIN*)
Endokrine Störungen		Hyperprolaktinämie
		Oligoamenorrhö (Abklärung vor OC-Einnahme)
Verschiedenes	Frühgravidität	Epilepsie
	Herpes gestationis	Morbus Crohn
	Hämolytisches urämisches Syndrom	Schwere Depressionen
	Trophoblastenerkrankungen (bis HCG nicht mehr nachweisbar)	Medikamentöse Langzeittherapie
		Chronische Nierenerkrankungen

[a] Ohne Risikofaktoren ist nach Aufklärung über alternative Methoden zur Kontrazeption eine OC-Einnahme bis zur Perimenopause möglich.
[b] Mikropille möglich aber Langzeitanwendung von OC wird nicht empfohlen!
[c] Englische Empfehlung: >50 Zigaretten.
*) Relative Kontraindikationen zur Zeit in Diskussion.

Tabelle 13.24. Anamnese, klinische und laborchemische Untersuchungen und deren Untersuchungsziel vor der Verordnung hormonaler Kontrazeptiva (vgl. auch Tabelle 13.23)

Anamnese	Familienanamnese	Herzerkrankungen Diabetes mellitus Thrombose Kardiovaskuläre Komplikationen, insbesondere bei den Eltern der Patientin vor dem 40. Lebensjahr
	Eigenanamnese	Thrombosen Thromboembolien Koronare Herzerkrankung Diabetes mellitus Vergleiche „Relative Kontraindikationen"
	Risikofaktoren	Zigarettenrauchen Übergewicht
Klinik	Allgemein	
	– Herz	Herzfehler, Gefäßanomalien, Rhythmusstörungen
	– Leber	Vergrößerung
	– Blutdruck	Hypertonie
	– Gewicht	Übergewicht
	– Haut	Varikosis Lipidablagerungen
	Brustuntersuchung	Knoten, Karzinomerkennung, Mastopathie (fibrös, zystisch)
	Gynäkologische Untersuchung	Karzinomdiagnostik, Ovarialzysten, Myome, Endometriose
	Zytologischer Abstrich von der Portio	Karzinomdiagnostik
Labor	Urin	
	– Glukose	Diabetes mellitus
	– Eiweiß im Sediment	Nephropathie
	– evtl. immunologischer Schwangerschaftstest	Diagnostik einer Schwangerschaft
	Blut	
	– Bei familiärem Thromboserisiko für kardiovaskuläre Erkrankungen der Eltern <40 Jahre	AT III, Protein C und Protein S
	– Nüchternblutzucker	Diabetes mellitus
	– evtl. Glukosetoleranztest	Diabetes mellitus
	– evtl. Leberenzyme	Hepatopathie
	– je nach Alter und Risiko: Gesamtcholesterin, Triglyzeride, HDL-Cholesterin	Fettstoffwechsel

Tabelle 13.25. Erstverordnung der Pille nach bestimmten Symptomen: je nach der Häufigkeit von östrogen- und gestagenabhängigen Symptomen wird eine mehr östrogen- oder gestagenbetonte Pille verschrieben. (Eine Zusammenstellung der unterschiedlichen Pillen erfolgt in den Tabellen 13.21 und 13.22). * Bei Androgenisierung Präparate mit Antiandrogenen

Parameter	Östrogenbetont	Hormonell ausgewogen	Gestagenbetont
Zyklus	Hypomenorrhö Zwischenblutungen		Hypermenorrhö
Haut*	Akne, Hirsutismus		
Uterus	Uterushypoplasie Rezidivierende Soorkolpitis	Für alle Frauen ohne besondere Symptome	Zervikaler Fluor
Brust	Mammahypoplasie		Mastopathie Mastodynie
Körpergewicht	Untergewicht		Ödeme, schwere Beine
Libido	Mangelnde Libido		
Varia	Völlegefühl		

Tabelle 13.26. Einfluß von oralen Arzneimitteln auf orale Kontrazeptiva (*1* gering, *2* mittel, *3* hoch). (Nach Nourypharma)

Hauptgruppe	Präparate	Schwangerschaftsrisiko	Blutungsrisiko	Erhöhter Kontrazeptiver Effekt	Erhöhte Toxizität	Verminderte Arzneimittelwirkung	Erhöhte Arzneimittelwirkung
Analgetika/	Phenylbutazon	2	2	–	–	–	–
Antipyretika/	Paracetamol	–	1	–	–	–	–
Antiphlogistika	Pyrazolderivate	2	2	–	–	–	–
Antibiotika	Amoxicillin	2	–	–	–	–	–
	Ampicillin	2	–	–	–	–	–
	Chloramphenicol	2	–	–	–	–	–
	Erythromycin	2	–	–	–	–	–
	Phenoxymethylpenicillin	2	–	–	–	–	–
	Oxytetracyclin	2	–	–	–	–	–
	Tetracyclin	2	–	–	–	–	–
Antikovulsiva	Barbiturate und verwandte Stoffe	3	–	–	–	–	–
	Carbamacepin	3	–	–	–	–	–
	Ethosuximid	3	–	–	–	–	–
	Phenytoin	3	–	–	–	–	–
Intestinestal-Absorbens	Aktivkohle	2	–	–	–	–	–
Psychopharmaka	Promethazin	–	2	–	–	–	–
Antimykotika	Griseofulvin	2	2	–	–	–	–
Hypnotika/Sedativa	Barbiturate und verwandte Substanzen	2	2	–	–	–	–
	Chlordiazepoxid	2	2	–	–	–	–
	Meprobamat	1	2	–	–	–	–
Blutlipidsenkende Mittel	Colestyramin	–	1	–	–	–	–
Leprostatika	Diaphenylsulfon	2	–	–	–	–	–
Neuroleptika	Chlorpromazin	2	–	–	–	–	–
Sulfonamide	Co-Trimoxazol	2	–	–	–	–	–
	Sulfamethoxypyridazin	2	–	–	–	–	–
Tuberkulostatika	Isoniazid	2	2	–	–	–	–
	Rifampicin	3	3	–	–	–	–
Harntrakt (Chemotherapeutika)	Nitrofurantoin	1	–	–	–	–	–
Vitamine	Vitamin C	–	–	2	–	–	–
Antikoagulantien	Acenocoumarol	–	–	–	–	2	–
	Phenprocoumon	–	–	–	–	2	–
	Warfarin	–	–	–	–	2	–
Antidepressiva	Amitriptylin	–	–	–	1	1	–
	Clomipramin	–	–	–	1	1	–
	Imipramin	–	–	–	2	1	–
	Nortriptylin	–	–	–	1	1	–
Antidiabetika	Biguanid-Derivate	–	–	–	–	1	–
	Sulfonamid-Derivate	–	–	–	–	1	–
	Insulin	–	–	–	–	1	–
Glukokortikoide		–	–	–	–	–	2
Hämostatika	–	–	–	–	–	–	2
Cholelithiasiswirkstoff	Chaenodeoxycholsäure	–	–	–	–	3	–
	Ursodeoxycholsäure	–	–	–	–	3	–
Schilddrüsenhormone		–	–	–	–	1	–

Tabelle 13.27. Verschreibung von höherdosierten (50 μg Ethinylestradiol) bzw. Mikropillen (30–35 μg Ethinylestradiol) bzw. „Ultra-low-dose" Pillen (20 μg EE) aufgrund klinischer Symptome. Bei unregelmäßigem Zyklus kann versucht werden, zuerst höher dosierte Pillen einzusetzen; sollte es nach 3–6 Monaten zu einer Zyklusstabilisierung gekommen sein, Umsetzen auf niedrigdosierte Präparate. Kommt es bei gleichzeitiger Medikamenteneinnahme unter Verordnung von niedrigdosierten Präparaten zu Blutungsstörungen, so müssen höher dosierte Präparate eingesetzt werden

Faktoren (Symptome)	Einsatz von „Ultra-low-dose"-Pillen (20 μg EE) bwz. Mikropillen (30–35 μg EE)	Einsatz von höher dosierten Pillen (50 μg EE)
Zyklus unter Mikropille	regelmäßig	unregelmäßig
Neigung zu Ovarialzysten	nein	ja
Gleichzeitige Medikamenteneinnahme	nein	ja
Risikofaktoren (relativ)	ja	nein

Gestagene

Gestagentyp

- Eine Differenzierung in der Auswahl der Gestagengruppe (Gestagene als Derivate des 19-Nortestosterons versus Derivate des 17α-Hydroxyprogesterons) erscheint klinisch sinnvoll. Das Entscheidungskriterium besteht darin, ob Androgenisierungserscheinungen bestehen und wenn ja, in welchem Schweregrad:
- Bei mittelschweren und schweren Akneformen, bei Hirsutismus und/oder auch Haarausfall sind Pillen mit Cyproteronacetat oder Chlormadinonacetat zu wählen. Aufgrund der spezifischen Antiandrogenwirkung (bei Cyproteronacetat stärker als bei Chlormadinonacetat) ist eine Therapie bei gleichzeitiger Kontrazeption möglich (vgl. Kap. 15).
- Bei leichten Akneformen kann eine gewisse Besserung durch Anwendung aller handelsüblichen Mikropillen erreicht werden.

Gestagendosis

- Die Verordnung einer gestagenbetonten Pille (s. auch Östrogenanteil) nach körperlichen Symptomen hat sich nicht bewährt.
- Bei gleicher Dosis an Ethinylestradiol kann durch Erhöhung der Dosis des gleichen Gestagens ein gestagenbetonteres Präparat gewählt werden.

Zusammensetzung der Pille („Pillentyp")

- Beim Pillentyp muß zwischen einer Kombinations- und einer Sequentialpille unterschieden werden. Bei der Sequentialpille wiederum gibt es die Möglichkeit zwischen einer reinen Sequentialpille (Oviol, Sequostat) und sog. Step-up-Präparaten (Sequilar 21/28) und der Dreiphasenpille (Triquilar, Trinordiol, Trinovum, Trisiston, Pramino).
- *Bevorzugter Einsatz von Kombinationspräparaten*
  - Patientinnen mit prämenstruellem Syndrom.
- *Bevorzugter Einsatz einer reinen Sequentialpille:*
  - Patientinnen mit Neigung zu Infektionen der Scheide.
  - Patientinnen mit Blutungsstörungen während der ersten Zyklushälfte.
  - Patientinnen mit Blutungsstörungen in der ersten Zyklushälfte (relativer Östrogenmangel); wird durch Östrogendominanz der reinen Sequentialpille ausgeglichen.
- Angeblich günstiger Einfluß bei Libidostörungen.
- *Bevorzugter Einsatz von Dreiphasenpillen:*
  - Keine spezielle Patientengruppe.

Patientenaufklärung

Tag der Pilleneinnahme. Bei der Erstverordnung wird die Patientin darauf hingewiesen, daß die Pille im ersten Zyklus mit dem ersten Blutungstag eingenommen wird, damit sofort eine hohe kontrazeptive Sicherheit besteht. Dies gilt insbesondere für Sequentialpillen mit einer reinen Östrogenphase. Bei Kombinationspillen kann im Hinblick auf die bessere Blutungskontrolle das Präparat erst ab dem 3. Zyklustag eingenommen werden.

Tabelle 13.28. Warnhinweise, die zum Absetzen der Pille führen sollten

Erkrankungen	Tiefe Beinvenenthrombose
	Myokardinfarkt
	Gallenblasenkoliken
	Pankreatitis
	Varia
Symptome	Heftige ungewöhnte Kopfschmerzen
	Beinschmerzen
	Ikterus
	Epileptische Reaktionen
	Akute Sehstörungen
	Heftige ungewohnte Kopfschmerzen
Situation	Längere Immobilisierung

Tabelle 13.29. Patientenhinweise bei Vergessen der Pillen

Pillentyp	Anzahl der vergessenen Pillen	
Höher dosierte Pillen (50 μg Ethinylestradiol)	1	neue Pilleneinnahme, sobald das Vergessen der Pille bemerkt wird, und Fortsetzen der Pilleneinnahme
	2	s. oben
	3	keine weitere Pilleneinnahme; Anwenden einer anderen konztrazeptiven Methode; Wiederbeginn der Pilleneinnahme in 7 Tagen
Niedrigdosierte Pillen (30–35 μg Ethinylestradiol)	1	Einnahme der Pille, sobald das Vergessen der Pille bemerkt wird, und Fortsetzen der Pilleneinnahme
	2	keine weitere Pilleneinnahme; Anwenden einer anderen kontrazeptiven Methode; Wiederbeginn der Pilleneinnahme in 7 Tagen

Warnhinweise. Bei den Kontrolluntersuchungen ist nach Warnhinweisen für mögliche schwerwiegende Erkrankungen der Patientin zu fragen. Es handelt sich hierbei um die in Tabelle 13.28 zusammengestellten Symptome.

Pillen vergessen. Hinweise für den Fall, daß eine oder mehrere Pillen vergessen wurden, sind in Tabelle 13.29 zusammengefaßt. Untersuchungen von Guillebaud (1981) in England haben gezeigt, daß das größte Schwangerschaftsrisiko besteht, wenn eine Tablette zu Beginn oder am Ende des Zyklus vergessen wurde und nicht zur Zyklusmitte. Bei Einnahmefehlern sollte die Patientin in jedem Fall ihren behandelnden Arzt befragen.

Sexuell übertragbare Erkrankungen. Die Pille schützt zwar in gewissem Umfang vor aufsteigenden Adnexentzündungen, jedoch nicht vor der Infektion selbst. Je nach Partnersituation sollten Kondome zusätzlich angewandt werden.

Wiederverordnung

Termin. Nach einer Einnahmedauer von 3 Monaten sollte sich die Patientin zu einer Kontrolle vorstellen.

Zykluskontrolle. Die Patientin sollte darauf hingewiesen werden, daß bei niedrigdosierten Präparaten bei ca. 1/3 der Frauen Schmierblutungen oder Zwischenblutungen auftreten können, die gewöhnlich innerhalb der ersten 3–6 Monate nach Einnahmebeginn verschwinden. Weiterhin besteht die Möglichkeit, daß bei Einnahme der Pille im pillenfreien Intervall die Entzugsblutung seltener einmal ausbleiben kann in 1–2% (Pillenamenorrhö). Dies sollte spätestens beim zweiten Auftreten zu einem Arztbesuch und zur Durchführung eines Schwangerschaftstestes führen.

Einnahmedauer. Nach Erstverordnung der Pille und bei guter Verträglichkeit kann die Pille solange eingenommen werden, bis eine Schwangerschaft erwünscht ist oder keine Verhütung mehr notwendig ist. Hierbei ist allerdings zu berücksichtigen, wie alt die Frau ist und inwieweit Risikofaktoren (z. B. Rauchen) vorliegen.

Pillenpause. Eine Pillenpause ist nach heutigen Kenntnissen nicht mehr indiziert. Eine Pillenpause kann dann indiziert sein, wenn zwischen pillenabhängigen und pillenunabhängigen Nebenwirkungen unterschieden werden soll.
In der Pillenpause kommt es zu rückläufigen Stoffwechselveränderungen (z. B. Lipid- und Kohlenhydratstoffwechsel, Blutgerinnung), die sich bei Wiedereinnahme der Pille erst nach 6–12 Monaten wieder stabilisieren.

Absetzen der Pille vor chirurgischen Eingriffen

Die folgenden Empfehlungen beruhen im wesentlichen auf einer Übersichtsdarstellung von Filshie u. Guillebaud (1989) und einer Stellungnahme der Arbeitsgemeinschaft für gynäkologische Endokrinologie und Fortpflanzungsmedizin 1993 (persönliche Mitteilung).

Allgemeines. Eine präoperative Heparinisierung mit 5000 IE Heparin subkutan (2h vor der OP) wahrscheinlich bei allen Frauen sinnvoll, die die Pille bis vor der Operation eingenommen haben.

Klinisches Management

- Keine Übereinstimmung hinsichtlich der Behandlung von Patientinnen, die einer elektiven Operation bedürfen.
- Das „Clinical and Scientific Advisory Committee of the British Association of Family Planning Doctors" (1981) gab die folgenden Empfehlungen:

- Wenn möglich, Absetzen der Pille 4–6 Wochen vor dem geplanten chirurgischen Eingriff.
- In jedem Fall sollte eine individuelle Behandlung im Hinblick auf die geplante Operation, das Vorhandensein zusätzlicher Risikofaktoren und die Möglichkeit einer unerwünschten Schwangerschaft während der Warteperiode berücksichtigt werden.
- Wiedereinnahme der Pille kann 2–3 Wochen nach der Operation begonnen werden, vorausgesetzt, daß zu diesem Zeitpunkt die Patientin aus stationärer Behandlung entlassen wurde.
- Es besteht kein Grund, die Minipille oder die Dreimonatsspritze abzusetzen.

Notfalloperation

- Information des behandelnden Arztes über Pilleneinnahme.
- Präoperative niedrigdosierte Heparinprophylaxe, z. B. 2 h präoperativ 5000 IE sc. (falls zeitlich möglich) sowie postoperativ 2- bis 3mal 5000 IE sc. pro Tag, nach Rücksprache mit dem Operateur.
- Generell frühe Mobilisierung.
- Bei ungeplanten Operationen ist die Pille nach Beendigung der Nahrungskarenz weiterzugeben.

Geplante chirurgische Eingriffe

- Bei allen geplanten Operationen sollte die Patientin ihren behandelnden Arzt rechtzeitig darüber informieren, daß sie die Pille nimmt.
- *Operationen mit längerer Immobilisierung:*
  - Absetzen von OC 6 Wochen vor dem Eingriff insbesondere dann, wenn mit einer längeren Immobilisierung zu rechnen ist (z. B. Bauchoperation, Knochenoperation etc.).
  - Anwendung der Dreimonatsspritze oder mechanische Kontrazeption (wenn sie verläßlich eingesetzt werden kann).
- *Kleinere chirurgische Operationen, die unter Lokalanästhesie oder in Kurznarkose (z. B. Laparoskopie, Minilaparotomie) durchgeführt werden:* Hierbei muß die Pille nicht abgesetzt werden.
  - In der frühen postoperativen Phase kann die Pille auch ohne Intervall weitergenommen werden.
- Stationäre Aufnahme bei tiefer Bein- oder Beckenvenenthrombose:
  - weitere OC-Einnahme möglich, wenn Patientin heparinisiert oder marcumarisiert wird
  - Antithrombin III, Protein C und Protein S bestimmen.

Unerwünschte Begleiterscheinungen (UBE)

Allgemeines

- Bei Wiedervorstellung schildert die Patientin aufgetretene Beschwerden oder wird nach den spezifischen Nebenwirkungen der Pille gefragt (Tabelle 13.30).
- Klärung, ob Nebenwirkungen im Zusammenhang mit der Einnahme der Pille stehen oder unabhängig davon aufgetreten sind.
- Einordnung der Nebenwirkungen in östrogen- oder gestagenbetonte Nebenwirkungen (Tabelle 13.31) soweit möglich.

Zeitpunkt des Auftretens. Treten nicht gravierende Nebenwirkungen (UBE) innerhalb der ersten 3 Monate nach Einnahmebeginn auf, wird der Patientin empfohlen, die Pille vorerst für weitere 3 Monate einzunehmen, bevor eine Umstellung vorgenommen wird.

Östrogenabhängige Nebenwirkungen

Symptomatik:

- Hypermenorrhö,
- zervikaler Fluor,
- Mastodynie und Ödeme.

Therapievorschläge:

- gestagenbetonteres Präparat.

Gestagenabhängige Nebenwirkungen (Symptome)

- Trockene Scheide, Akne, Seborrhö.
- Hypomenorrhö.
- Mögliche Abnahme des Brustumfanges,
- Auftreten von Pigmentstörungen besonders in den Sommermonaten.

Therapievorschläge

- Östrogenbetontes Präparat.
- Bei Pigmentstörungen in den Sommermonaten Einnahme der Pille abends und Sonnenexposition meiden; Sonnencreme mit hohem Lichtschutzfaktor.
- Bei Akne und Seborrhö Umsetzen auf ein Präparat mit antiandrogen wirksamen Gestagenen (d. h. Cyproteronacetat, Chlormadinonacetat).
- Bei rezidivierenden Kolpitiden Sequentialpille versuchen.

Es ist nicht voraussehbar, welche Frau ein bestimmtes Gestagen bevorzugt verträgt.

Tabelle 13.30. Vorgehen bei Nebenwirkungen unter hormonaler Kontrazeption

	Nebenwirkungen	Praktisches Vorgehen
ZNS	Kopfschmerzen	
	– unter der Pille	Niedrigdosierte Pille, evtl. Minipille oder Dreimonatsspritze; vgl. Kontraindikationen, Tabelle 13.23
	– in der Pillenpause	Bei Kopfschmerzen in der Pillenpause Einnahme von natürlichen Östrogenen zur Vermeidung eines zu starken Hormonabfalls (z. B. 1 Progynova mite, 1 Presomen mite)
	Übelkeit	Abendliche Einnahme der Pille nach dem Essen
Zyklus	Zwischenblutungen	
	– prämenstruell	Verordnung einer östrogenbetonteren Pille, Umsetzen von Dreistufenpräparat auf Sequentialpräparat
	– mittzyklisch	Gabe von 20–40 μg Ethinylestradiol vom 12.–18. Zyklustag
	– postmenstruell	Verordnung einer reinen Sequentialpille
	Pillenamenorrhö	Verordnung eines höher dosierten östrogenhaltigen Präparates oder einer reinen Sequentialpille oder einer Dreistufenpille
	Post-pill-Amenorrhö	Bei Kinderwunsch Ovulationsinduktion durch Antiöstrogene Ohne Kinderwunsch: keine spezifische Therapie erforderlich, Kontrolle des Östradiolspiegels
	Hypermenorrhö	Verordnung einer Kombinationspille
Haut	Chloasma	In den Sommermonaten Einnahme der Pille in den Abendstunden, damit die höchsten Steroidspiegel während der Nacht auftreten, evtl. Anwendung einer Sonnencreme mit Lichtschutzfaktor, Reduktion des Gestagenanteils
Varia	Vaginaler Ausfluß	Verordnung einer gestagenbetonteren Pille
	Brustspannen	Verordnung einer gestagenbetonteren Pille
	Libidoveränderungen	Verordnung einer östrogenbetonteren Pille
	Gewichtszunahme	Verordnung eines niedrigdosierten Präparates; Gewichtsschwankungen von 2–3 kg sind normal

Tabelle 13.31. Wiederverordnung der Pille: Berücksichtigung von östrogen- oder gestagenbedingten Nebenwirkungen

Parameter	Östrogenabhängige Nebenwirkungen	Gestagenabhängige Nebenwirkungen
Zyklus	Hypermenorrhö	Hypomenorrhö
Haut	Hyperpigmentation Chloasma Trockene Haut	Akne, Seborrhö Exantheme Haarausfall
Uterus	Myomwachstum	
Vagina	Zervikale Hypersekretion	Trockene Scheide
Brust	Mastodynie	
Körpergewicht	Schnelle Gewichtszunahme	Allmähliche Gewichtszunahme
Libido		Libidoverminderung
Varia	Kopfschmerzen Übelkeit, Erbrechen Beinkrämpfe Varizenbeschwerden	Müdigkeit Antriebsarmut, Verstimmung Affektlabilität
Maßnahme	Evtl. Östrogene senken oder mehr Gestagen	Gestagene senken oder evtl. mehr Östrogene

Blutungsstörungen

Bei Anwendung der Pille kann es zu Zwischenblutungen und selten zu einer Pillenamenorrhö kommen; nach Absetzen der Pille kann eine Postpill-Amenorrhö auftreten.

Bei den Zwischenblutungen („intermenstruell bleedings") muß zwischen Schmierblutung („spottings") (ohne spezielle hygienische Maßnahmen) und Zwischenbutungen (hygienische Maßnahme: Tampon oder Binde) unterschieden werden.

Zwischenblutungen

Häufigkeit

- In den ersten Monaten der Einnahme sind Blutungsstörungen bei Anwendung der niedrigdosierten Pille (20 μg) in 20–30%, der Mikropille (35 μg) in 10–20% und bei höher dosierten Präparaten (50 μg EE) in 5–15% der Fälle zu erwarten.
- Nach 3–6 Monaten kommt es zur Normalisierung des Zyklus, d. h. Rückgang von Zwischenblutungen etwa 5%.

Ätiologie

- Bei postmenstruellen Schmierblutungen unzureichender Aufbau des Endometriums; bei prä-

menstruellem Schmieren relativer Hormonmangel, der zum vorzeitigen Abbluten des Endometriums führt.
- Bei Spottings in Zyklusmitte besteht ein relativer Östrogenmangel.

Therapievorschlag

- Gewöhnlich sollte erst nach 6 Einnahmemonaten entschieden werden, ob wegen Zwischenblutungen eine Umstellung der Pille erfolgen sollte.
- Bei therapieresistenten Zwischenblutungen ist auch an eine Entzündung (Zervizitis, Endometritis z. B. durch Chlamydien- und Mykoplasmen- bzw. HPV- oder Herpesvireninfektion) zu denken. Eine entsprechende Abklärung ist notwendig, unter Umständen durch Sonographie, Hysteroskopie oder in seltenen Fällen auch durch fraktionierte Kürettage.
- Treten bei Einnahme der Pille und gleichzeitiger Medikamenteneinnahme Zwischenblutungen auf, so ist dies möglicherweise auf eine Wechselwirkung des Medikaments mit der Pille zurückzuführen und kann einen Hinweis für eine beeinträchtigte kontrazeptive Sicherheit darstellen. In diesem Fall ist bei länger zu erwartender Medikamenteneinnahme ein höher dosiertes ethinylestradiolhaltiges Präparat (50 µg EE) einzusetzen. Bei Langzeiteinnahme von Medikamenten ist die Anwendung alternativer Verfahren z. B. Intrauterinpessar (s. dort) zu überlegen.

Pillenamenorrhö

Definition. Ausbleiben der Periode unter Einnahme der Pille.

Häufigkeit. 0,5–2% bei den derzeit im Einsatz befindlichen niedrigdosierten Pillen.

Ätiologie. Hormonentzug bei Absetzen der Pille führt nicht zu Abbruchblutungen, da zuvor unzureichende sekretorische Umwandlung des Endometriums.

Therapievorschlag

- Bleibt die Blutung bei regelmäßiger Pilleneinnahme aus, sollte am Ende der Pillenpause ein Schwangerschaftstest im Blut oder Urin durchgeführt werden, und danach die Pilleneinnahme fortgesetzt werden.
- Bei 2maligem Ausbleiben der Periode sollte der Arzt konsultiert werden.

‚Postpill'-Amenorrhö

Definition. Ausbleiben der Periode nach Absetzen der Pille.

Häufigkeit

- Bei den derzeit im Einsatz befindlichen Mikropillen tritt sie in 1–2% der Fälle auf.
- Sie tritt insbesondere dann häufiger auf, wenn vor der Pilleneinnahme bereits eine Oligomenorrhö bestanden hatte.

Ätiologie. Aufgrund von Follikelreifungsstörungen kommt es zu anovulatorischen Zyklen mit einer Amenorrhödauer unterschiedlicher Länge.

Therapievorschlag

- Eine Hyperprolaktinämie als Ursache einer Oligo- bzw. Amenorrhö kann durch die Pille verschleiert werden. In diesem Fall ist eine Prolaktinbestimmung vorzunehmen.
- Da durch die Pille hinsichtlich der Fertilität keine negativen Folgen zu erwarten sind, wird sich der Zyklus nach Absetzen der Pille innerhalb der nächsten 6 (–12) Monate normalisieren.

Hypertonie

Inzidenz

- Bei den Mikropillen liegt die Inzidenz einer schweren Hypertonie unter 1%.
- Die Inzidenz einer schweren Hypertonie (diastolischer Blutdruck >100 mmHg) wurde bei den höher dosierten Pillen häufiger beobachtet (1–2%).

Ätiologie

- Beeinflussung des Renin-Angiotensin-Systems durch synthetische Östrogene.
- Einfluß der Steroidhormone auf den Tonus der Gefäßwand.
- Einfluß der Steroidhormone auf das Prostaglandinsystem (Prostazyklin: Vasodilatation und Thromboxan: Vasokonstriktion).
- Einfluß der Steroidhormone auf das Endothelinsystem bzw. EDPA-system (Epidermal platelet aktivating-system (= Stickstoffmonoxid (No)).

Diagnostik. Ein leichter Blutdruckanstieg (systolisch 5–10 mmHg; diastolisch bis 5 mmHg) unter Langzeiteinnahme der Mikropille wird in 1–5% beobachtet.

Tabelle 13.32. Diagnostik und Therapie beim Auftreten von Hypertonie unter Pilleneinnahme. (Nach Kaulhausen 1977)

Blutdruck	Praktisches Vorgehen
RR <140/90 mmHG	Kontrollen fortsetzen
RR 140–160/90 mmHG	1. Präparat mit geringerem Östrogen- und Gestagenanteil versuchen (z. B. Mikropille, Dreiphasenpille) 2. Nach gründlicher Untersuchung in Ausnahmefällen: gleichzeitige antihypertensive Therapie) 3. Andere Form der Kontrazeption (z. B. IUP, Kondom und Spermizide)
RR ≥160/95 mmHG	1. Pille absetzen 2. Über andere kontrazeptive Maßnahmen (z. B. IUP, Kondom und Spermizide) entscheiden, evtl. nach Normalisierung des Blutdrucks Versuch mit reinem Gestagenpräparat (Minipille) 3. Gründliche Untersuchung
RR ≥200/120 mmHG	1. Hormonpräparat sofort absetzen 2. Intensive Untersuchung

Therapie

- Das Vorgehen bei einer Hypertonieentwicklung richtet sich nach den diastolischen und systolischen Blutdruckwerten (Tabelle 13.32).
- In diesen Fällen ist ein frühzeitiges Erkennen anderer Risikofaktoren (z. B. Adipositas, Diabetes mellitus, Risikoanamnese für kardiovaskuläre Erkrankungen) wichtig.

Kopfschmerzen

Inzidenz

- Die Inzidenz von Kopfschmerzen vor Einnahme der Pille beträgt ca. 6%.
- Die Inzidenz von Kopfschmerzen unter Einnahme der Pille beträgt ca. 5% (mit großer Schwankungsbreite).

Ätiologie

- Beeinflussung des zerebralen Gefäßtonus.
- Eingriff in das Neurotransmitter und Opioidsystem (Noradrenalin-, Dopamin, Serotonin).

Diagnostik

- Migräneartige Kopfschmerzen (Kontraindikation), die bereits vor Einnahme der Pille zeitweise auftreten, können sich unter der Einnahme der Pille manifestieren oder verstärken.

Tabelle 13.33. Wichtige Fragen bei Patientinnen mit Kopfschmerzen

		Andere zerebrovaskuläre Erkrankungen	Migräne
Anamnese	Eigenanamnese oder Familienanamnese mit Migräne		+
	Hypertonie in der Vorgeschichte	+	
Klinik	Verschlechterung innerhalb der letzten 48 h	+	
	Zunahme der Beschwerden seit Einnahme der Pille	+	
	Gleichzeitiges Auftreten von Benommensein, Übelkeit und Schwindel	(+)	+
	Gleichzeitiges Auftreten von schwarzen Punkten vor den Augen, Einengung des Gesichtsfeldes oder Verlust der Sehkraft	+	
	Einseitige oder klopfende Kopfschmerzen		+
	Fortbestehender Kopfschmerz nach Einnahme von Schmerztabletten	+	

- Gefährlich ist eine fokale Migräne und/oder Crescendo-Charakter: OC sofort absetzen.
- In diesem Zusammenhang ist zu klären, ob die Kopfschmerzen während der Einnahme der Pille oder im pillenfreien Intervall aufreten (Tabelle 13.33).

Therapie

- Das Auftreten von Kopfschmerzen unter der Pille sollte dann zum sofortigen Absetzen führen, wenn diese ungewohnt heftig und migräneartig zum ersten Mal auftreten.
- Kopfschmerzen unter der Pille sind meistens therapieresistent und führen somit häufig zum Absetzen der Pille.
- Bei Migräne im pillenfreien Intervall empfiehlt sich die Gabe von natürlichen Östrogenen in niedriger Dosierung (z. B. täglich 1–2 mg Progynova oder 0,6 mg Presomen über 7 Tage), oder die Gabe von 1 mg Östriol (z. B. 1 Tbl. Ove-

stin über 7 Tage) bzw. die Anwendung eines Hormonpflasters (Estraderm TTS am 1. und 3. Tag der Pause), um den Hormonentzug nach Absetzen der Pille teilweise auszugleichen.

Hauterkrankungen

Art der Erkrankung

- Allergien (s. Pillenfarbstoffe).
- Akne, Hirsutismus und Seborrhö (Art des Gestagens beachten).
- Chloasma: Gestagennebenwirkungen.

Inzidenz

- Inzidenz von Hauterkrankungen (zb. Akne, Seborrhö, Hirsutismus) ist abhängig vom Alter sowie von der Bevölkerungsgruppe (bei südländischen Patientinnen erhöhte Inzidenz von Behaarungsstörungen).
- Ohne Einnahme der Pille beträgt die Inzidenz der Akne ca. 5%.
- In seltenen Fällen kann es unter Einnahme der Pille zu allergischen Reaktionen mit Hautausschlag kommen, die auf den Farbstoff- oder Hilfsstoff der unterschiedlichen Präparate zurückzuführen sind.

Ätiologie

- Gestagenwirkung: Chloasma, Akne und Seborrhö.
- Allergische Reaktionen auf Zusatzstoffe sind eher selten (z. B. Hautausschlag). Folgende Zusatzstoffe kommen häufig in oralen hormonalen Kontrazeptiva vor: Laktose, Saccharose, Talkum, Maisstärke, Polyvidon, Magnesiumstearat, Editinsäure, Natriumlaurylsulfat, Natriumstärkeglycolat, Calciumhydrogenphosphat, Cellulose, Siliciumdioxid, arabisches Gummi, Paraffin, Gelatine, Benzlalkohol, Titandioxid, Montanglycolwachs, Macrogol 6000 und Farbstoffe wie z. B. E 104, E 110, E124, E 131, E 132, E 151, E171, E 172. Inwieweit diese Substanzen für allergische Reaktionen verantwortlich sein können, ist individuell unterschiedlich.

Therapie

- Die Hauterscheinungen sollten nach Wechsel auf ein anderes Präparat vollständig verschwinden (s. Kap. 15).
- Bei Verdacht einer allergischen Reaktion auf einen Zusatzstoff der Pille: Beobachtung des kausalen Zusammenhangs zwischen Einnahme der entsprechenden Pille (Zyklusphase) und dem Auftreten der Beschwerden.
- Leichte Akneerscheinungen sowie Seborrhö bessern sich unter Anwendung der Mikropillen in mehr als der Hälfte der Fälle. Bei schwereren Akneformen sollten Präparate mit Cyproteronacetat bzw. Chlormadinonacetat eingesetzt werden.

Gewicht

Inzidenz

- Auch unter Anwendung der niedrigdosierten Pillen kann es in einem Drittel der Fälle zu Gewichtsschwankungen von etwa ±2 kg kommen.
- Nur in Einzelfällen (weniger als 5%) kommt es zu stärkeren Gewichtszunahmen.

Ätiologie

- Steigerung des Appetits.
- Beeinflussung des Wasser-und Elektrolythaushaltes.
- Psychogene Faktoren (z. B. „Kummerspeck“ u. a. bei Fehlen des Partners).
- Anabole Wirkung der Steroide bei der Dosierung für orale Kontrazeption eher ausgeschlossen.

Diagnostik

- Klärung, inwieweit psychogene Ursachen eine Rolle spielen.
- Frage nach dem Eßverhalten.
- Beachtung der Kontraindikationen in Abhängigkeit des Gewichts (vgl. Tabelle 13.23).

Therapie

- Bei Einnahme von höherdosierten Pillen Umsetzung auf niedriger dosierte Präparate (betrifft Gehalt an Ethinylestradiol).
- Umstellung des Eßverhaltens und des Ernährungsplanes.
- Lösung psychologischer Probleme bei Konfliktsituationen.

Brustspannen

Inzidenz

- Etwa 15–20% aller Frauen haben vor Einnahme der Pille eine prämenstruelle Mastodynie.
- Unter Pilleneinnahme nimmt die Inzidenz innerhalb der ersten 3–6 Monate auf 5–10% ab.
- Brustspannen wird häufiger bei Sequentialpillen beobachtet; in diesem Fall empfiehlt sich eine Umstellung auf Kombinationspräparate.

Ätiologie. Durch die synthetischen Östrogen-/Progestagen-Gemische kann es zu vermehrter Wassereinlagerung in der Brust kommen.

Diagnostik

- Ausschluß einer Brusterkrankung.
- Bei Galaktorrhö Bestimmung des Prolaktins.

Therapie

- Versuch einer Lokaltherapie mit z. B. Progestogel oder Einnahme von Agnus castus (Mastodynon).
- Verordnung einer niedrigdosierten Kombinationspille.

Völlegefühl

Inzidenz:. Unter gestagenbetonten Pillen häufiger als unter östrogenbetonten Pillen.

Ätiologie. Gestagene beeinflussen die Zusammensetzung der Gallensekrete.

Therapie

- Ernährungsumstellung: kleinere Mahlzeiten; Nahrungszusammensetzung ändern.
- Das Völlegefühl ist eine gestagenabhängige Nebenwirkung und kann durch Umstellen auf eine Sequentialpille gebessert werden.

Libido

Inzidenz und Ätiologie

- Libido ist zyklusabhängig, alters- und partnerabhängig.
- Libidostörungen sind in der Literatur unzureichend definiert und beschrieben.
- Es wird sowohl Libidozu- als auch Libidoabnahme unter der Pille beobachtet.
- Eine Kolpitis oder trockene Scheide kann für Libidostörungen verantwortlich sein; bei trockener Scheide östrogenbetonte Pille verordnen.

Diagnostik

- Psychosexuelle Anamnese der Patientin bzw. des Paares.
- Ausschluß organischer Erkrankungen (z. B. Kolpitis, Genitalendometriose, Zervizitis, chronische Infektion im kleinen Becken, Harnweginfekt).

Therapie

- Psychologische Analyse möglicher Partnerprobleme.
- Ausschluß organischer Ursachen.
- Wechsel auf östrogenbetonte Pille oder anderes Gestagen mit höherer androgener Partialwirkung.

Wechselwirkung mit Medikamenten

Ätiologie

- Durch Medikamenteneinnahme können Resorption (z. B. Fettlöslichkeit, Passagezeit bei Erbrechen und Diarrhö), Transport (z. B. Eiweißbindung) und Metabolismus in der Leber (Enzyminduktion, durch kompetitive Hemmung der abbauenden Enzymsysteme), der enterohepatische Kreislauf (z. B. Sekretionsstörungen, Resorptionsstörungen, Passagezeit) und der direkte Einfluß am Wirkort (z. B. kompetitive Verdrängung am Rezeptor) beeinflußt werden und damit die Wirkung der Pille.
- Hierfür kommen zahlreiche Medikamente in Betracht, wie Analgetika, Sedativa, Hypnotika, Migränemittel, Antibiotika und Sulfonamide, Muskelrelaxantien, Antihistaminika, lipidsenkende Präparate, Antidiabetika, Antiphlogistika, Antipsychotika, Tuberkulostatika und Antiepileptika.
- Dabei ist insbesondere auf chronische Anwendung von Phenazetin, Barbituraten, Dihydroergotamin, Penizillin, Tetrazyklin, Nitrofurantoin, Phenylbutazon und Phenylbutantoin zu achten (vgl. Tabelle 13.26).

Diagnostik. Frühsymptom einer ungünstigen Wechselwirkung sind Zwischenblutungen.

Therapie

- Evtl. Progesteronbestimmung in der zweiten Zyklushälfte zum Ovulationsausschluß.
- Zusätzliche Anwendung anderer kontrazeptiver Methoden.
- Eventuell Verordnung höher dosierter Pillen.

Alter

Untere Altersgrenze

- Eingetretene Menarche (Umstände sind entscheidend).
- Siehe „Verordnung der Pille an Jugendliche".

Obere Altersgrenze

- Wenn keine Risikofaktoren vorliegen, kann die Pille bis zum Eintritt der Menopause eingenommen werden.
- Es sollte im Einzelfall überlegt werden, ob bei abgeschlossener Familienplanung alternative Methoden (z. B. Tubensterilisation, Vasektomie oder Intrauterinpessar) in Betracht kommen.
- Es gibt bis heute keine epidemiologischen Studien, die eindeutig zeigen können, daß die Pillen-

einnahme bei der gesunden Frau über 40 Jahre ein erhöhtes Risiko beinhaltet.
- Starke Raucherinnen (20 Zigaretten und mehr) ab dem 35. Lebensjahr sollten keine Pille nehmen, da hier die Gefahr einer arteriellen Thrombose deutlich ansteigt.
- Eine Kontrazeption ist nicht mehr erforderlich, wenn vor dem 50. Lebensjahr eine Amenorrhö von 2 Jahren Dauer, bzw. nach dem 50. Lebensjahr von 1 Jahr Dauer besteht. Bei einer Labordiagnostik (FSH, Estradiol) sollte mehrfach der FSH-Wert hoch und das Serumestradiol unter 30 pg/ml liegen, um die Fertilität sicher beurteilen zu können.

Pilleneinnahme und Laboruntersuchungen

Allgemeines. Durch eine entsprechende Labordiagnostik sollte eine Risikokonstellation erkannt und die Patientin diesbezüglich aufgeklärt und beraten werden.

Lipidstoffwechsel

- Vor und unter der Einnahme der Pille sollte in regelmäßigen Abständen zuerst 1–2 Jahre nach Einnahmebeginn, später im Intervall von 5 Jahren, eine Bestimmung von Cholesterin und Triglyzeriden erfolgen, um angeborene bzw. erworbene Fettstoffwechselstörungen rechtzeitig zu erkennen.
- Falls die Lipidwerte pathologisch sind, sollten zusätzlich LDL- und HDL-Cholesterol und Lipoprotein A bestimmt werden. Die Fettstoffwechselstörungen zählen möglicherweise mit zu den kardiovaskulären Risikofaktoren unter Einnahme der Pille. Bei grenzwertigen Cholesterinwerten (200–300 mg/dl) kann die Pille verordnet werden; es sollten diätetische Maßnahmen empfohlen und halbjährliche Lipidkontrollen durchgeführt werden. Eine klinisch relevante Verschlechterung der Cholesterinwerte durch die modernen Mikropillen ist nicht zu erwarten.
- Die Kenntnis der Blutfettspiegel hat auch unabhängig von der Einnahme oraler hormonaler Kontrazeptiva für die Patientin gesundheitliche Vorteile, da eine entsprechende cholesterinarme Diät empfohlen werden kann.

Kohlenhydratstoffwechsel

- Mögliches Auftreten einer Hyperinsulinämie unter der Pille; als Screeningparameter für den Kohlenhydratstoffwechsel eignet sich Nüchternglukose, Glukosebelastungstest oder HBA1c.
- Bei familiärer Diabetes-mellitus-Belastung sollte ein Glukosebelastungstest alle 1–2 Jahre durchgeführt werden, um eine Verschlechterung der Glukosetoleranz rechtzeitig zu erkennen.

Blutgerinnung

- Unter der Einnahme von OC kommt es zu zahlreichen Veränderungen der Blutgerinnung.
- Bei kardiovaskulären Komplikationen in der Familienanamnese (d.h. Eltern der Patientin) vor dem 40. Lebensjahr und nach Thrombosen ist ein Screening für Antithrombin III-, Protein-C- und Protein-S-Mangel notwendig (Inzidenz 1:500 bis 1:5000 mit Risiko schwerwiegender Komplikationen bis 40. Lebensjahr bis zu 80%; vererblich).

Leberdiagnostik

- Die sehr selten vorkommenden Erkrankungen wie Dubin-Johnson- bzw. Rotorsyndrom absolute Kontraindiation für OC.
- Verdacht auf Hepatitis oder bei Zustand nach Hepatitis; Bestimmung der Leberenzyme, differenzierte Hepatitisserodiagnostik.
- Geschlechtskrankheiten.
- HIV je nach Anamnese und Risikoexposition der Patientin.
- Lues-Serologie s. HIV.

Hormondiagnostik

- Nur vor Antiandrogentherapie bei Patientinnen mit Androgenisierung sinnvoll (Tumorausschluß wenn Testosteron <1,5 ng/ml und DHEA-S <7 µg/ml; (s. Kap. 15).
- Bei Verdacht auf PCO-Syndrom: LH, FSH, Testosteron und DHEA-S sowie Vaginalsonographie.

Einwochenpille

Prinzip. Ovulationshemmung mit langwirksamem Ethinylestradiol-Depotpräparat zur oralen Anwendung in Kombination mit Norethisteronacetat.

Präparat. Deposiston (Jenapharm).

Indikationen

- Hormonales Kontrazeptivum.
- Konstitutionell-hereditärer Hochwuchs bei jungen Mädchen.

Dosierung

- am 4., 11. und 18. Zyklustag (wöchentl. Abstand) je 1 Drg. (weiß) (Zusammensetzung: Ethinylestradiolpropansulfonat 1 mg).
- Am 25. Zyklustag 2 Drg. (rot) (Zusammensetzung: Norethisteronacetat 5 mg).

Kontraindikationen. Siehe Kontraindikationen der oralen hormonalen Kontrazeption.

Unerwünschte Begleiterscheinungen. Siehe unerwünschte Begleiterscheinungen der oralen hormonalen Kontrazeption.

Kommentar

- Wurde bis jetzt hauptsächlich in den neuen Bundesländern angewandt.
- Wenig verbreitete Methode.
- Zur abschließenden Stellungnahme fehlen größere klinische Studien.

Zukunftsentwicklungen

- Dreistufenpillen mit modernen Gestagenen (d.h. Norgestimat, Gestoden, Desogestrel, Dienogest).
- Entwicklung von *nichtsteroidalen Östrogenen.*
- *Entwicklung von melatoninhaltigen Kontrazeptiva.* Durch die Gabe von Melatonin kombiniert mit Gestagenen kann unter Umständen auf die Anwendung von Östrogenen verzichtet werden.
- Entwicklung von *nichtsteroidalen Gestagenen.*
- *Neue Anwendungsschemata:*
  - Multiphasenpille,
  - Östrogenpriming: niedrige Dosen natürlicher bzw. synthetischer Östrogene in der pillenfreien Phase.
- *Neue „Ultra-low-dose-Pillen":* Pillen mit 10, 15 oder 20 μg Ethinylestradiol mit unterschiedlichen Gestagenen sind zur Zeit in klinischer Prüfung. Die erforderliche EE-Dosis pro Tablette hängt von der Verwendung des jeweiligen Gestagens sowie dessen Dosierung ab.
- *GnRH-Analoga:* Kombination von GnRH-Analoga mit niedrigen Dosen eines oralen Östrogens (0,625 mg konjugierte Östrogene, für 6 Tage pro Woche) und intermittierende Gabe von oralen Progestagenen (10 mg Medroxyprogesteronazetat, MPA, für 13 Tage alle 4 Monate) (Spicer et al. 1993). Zum Ausgleich des Libidoverlusts teilweiser Einsatz von Androgenen.
- Entwicklung neuer Teste zur Beurteilung der Fertilität; wichtig hinsichtlich der Anwendungsdauer oraler hormonaler Kontrazeptiva.
- Weiterentwicklung der Gestagene vom 17α-Hydroxyprogesteron-Typ.
- Die Zukunft der hormonellen Kontrazeption entscheidet sich an der Frage, ob ein Zusammenhang zwischen der Häufigkeit des Mammakarzinoms und der OC-Anwendung besteht.

13.2.4.2 Verlängerte Stillperiode

Wirkprinzip. Das Stillen gehört zu den ovulationshemmenden Methoden, bei der die Pulsatilität der Gonadotropinsekretion unterdrückt wird und hierdurch eine Amenorrhö eintritt.

Verbreitung. Weltweit werden etwa 100 Millionen Paare durch die verlängerte Stillperiode vor einer erneuten Konzeption geschützt. Die Methode spielt vor allem in Entwicklungsländern eine Rolle, in denen die Stillperiode z.T. 2–3 Jahre beträgt (z.B. Afrika). Dadurch werden die Abstände zwischen den Geburten ausreichend lang, was der Gesundheit der Mutter ebenfalls zugute kommt.

Vorteile

- Einfach anwendbare Methode.
- Alle Vorteile des Stillens (z.B. Mutter-Kind-Beziehung).
- Durch die Muttermilch werden die Kinder vor z.T. tödlich verlaufenden Dysenteritiden geschützt.

Nachteile

- Nur sicher bei Beachtung der Durchführungshinweise.
- Ungeklärte Frage der HIV-Übertragung auf das Kind im Wochenbett, angeblich nur Gefährdung bei frischer Infektion im Wochenbett; bei Infektion während der Schwangerschaft oder zuvor wird die Übertragung von HIV-Antikörpern auf das Kind diskutiert.

Durchführung. Aufgrund von Empfehlungen der WHO ist die Methode in 98% der Fälle wirksam, wenn Folgendes beachtet wird.

- Regelmäßiges häufiges Stillen (ca. alle 3–4 h).
- Kein Zufüttern der Kinder (umstritten, evtl. nicht erforderlich).
- Wenn innerhalb der ersten 6 Monate nach der Geburt keine Menstruationsblutung auftritt.

13.2.4.3 Verhinderung der Fertilisierung

Methoden zur Verhinderung der Fertilisierung verhüten eine Verschmelzung von Ei- und Samenzelle (Fertilisierung). Hierzu zählen Verhaltensmethoden, bei denen ein Geschlechtsverkehr nur statthaft ist, wenn aufgrund der Zyklusphase nicht mit einem Eisprung zu rechnen ist, oder dieser schon stattgefunden hat (periodische Enthaltsamkeit). Der Koitus kann auch kurz vor der Ejakulation (Coitus interruptus) unterbrochen werden. Ferner kann der Kontakt von Spermien und Eizelle durch lokal anwendbare Methoden verhindert werden. Solche Methoden beruhen auf dem Abtöten der Spermien durch Chemikalien, einer veränderten Viskosität und Zusammensetzung des Zervixschleims sowie einer Unterbrechung der Tubenpassage (z. B. Sterilisation). Ferner besteht die Möglichkeit, daß in Zukunft immunologische Methoden eingesetzt werden, die spezifisch an Spermien oder Eizelle angreifen und zu einer Inaktivierung führen.

Verhaltensmethoden

Der Coitus interruptus ist zwar sehr verbreitet, aber wegen mangelnder Sicherheit nicht empfehlenswert. Die Verhaltensmethoden beruhen entweder auf der Änderung der Aufwachtemperatur während des Zyklus (Follikelphase = hypotherm; Gelbkörperphase = hypertherm) bzw. auf der Bewertung von zyklusabhängigen Veränderungen des Zervikalschleims (z. B. Billings-Methode).

Anwendungshäufigkeit. In Deutschland wenden zur Zeit 0,7% aller Paare im reproduktionsfähigen Alter den Coitus interruptus zur Kontrazeption an, 7,1% aller Paare betreiben Kontrazeption durch periodische Abstinenz oder andere natürliche Familienplanungsmethoden (NFP-Methoden) (Oddens et al. 1993).

Coitus interruptus

Der Coitus interruptus kann als kontrazeptive Methode aufgrund der geringen kontrazeptiven Sicherheit sowie möglicher psychosexueller Störungen beider Partner nicht empfohlen werden.

Vorteile. Jederzeit anwendbar.

Nachteile

- Unbefriedigend für beide Partner, wenn der Verkehr nicht vollständig vollzogen wird.
- Angst der Frau, daß sich der Partner nicht rechtzeitig zurückzieht.
- Schlechte kontrazeptive Sicherheit, da bereits mit dem Vorsekret der Samenbläschen befruchtungsfähige Spermatozoen in die Scheide gelangen können.

Zeitwahlmethoden

Kalendermethode (Rhythmusmethode)

Historische Entwicklung. Diese erste natürliche Familienplanungsmethode (NFP-Methode) geht auf Knaus (1933) und Ogino (1932) zurück. In den 30er Jahren fanden beide unabhängig voneinander, daß der Eisprung 12–16 Tage vor der folgenden Regelblutung stattfindet.

Durchführung. Beobachtung des Zyklusverlaufs (Monatsblutung) durch die Frau und Errechnen der fruchtbaren/unfruchtbaren Tage mit Hilfe der aufgestellten Formeln. Die periodische Enthaltsamkeit beruht auf der Grundlage, daß zur Anfangsphase des Zyklus sowie 2 Tage nach erfolgter Ovulation die Frau nicht fruchtbar ist. Zur Erkennung dieser fruchtbaren und unfruchtbaren Phasen der Frau gibt es unterschiedliche Verfahren. Am bekanntesten ist die Zeitwahlmethode nach Knaus-Ogino, die allerdings nur bei regelmäßigem Zyklus anwendbar ist. Diese Methode beruht auf der Festlegung der fruchtbaren Periode bei regelmäßigem und über 12 Monate kontrolliertem Zyklus (Tabelle 13.34).

Pearl-Index. Die Berichte über die Sicherheit der Kalendermethode variieren stark, die Tabelle 13.3 gibt einen Überblick über die Sicherheit der Kalendermethode.

Vorteile

- Frei von gesundheitlichen Nebenwirkungen,
- jederzeit abbrechbar,
- religiös und weltanschaulich akzeptabel,
- keine Vorbereitungshandlungen vor dem sexuellen Kontakt erforderlich,
- Akzeptabilität ist gut, wenn Partner kooperiert.

Nachteile. Schlechte kontrazeptive Sicherheit, hohe Versagerrate! (da in den wenigsten Fällen der Zyklus regelmäßig ist, bzw. auch bei regelmäßigem Zyklus es zu Früh- oder Spätovulationen kommen kann).

Temperaturmethode

Prinzip. Die Methode beruht darauf, daß durch die nach dem Eisprung erfolgende Progesteronsekretion des Corpus luteums, die Aufwachtemperatur sich um 0,3–0,5 °C innerhalb von 1–2 Tagen erhöht. Während der hyperthermen Phase ist die Patientin unfruchtbar.

Durchführung

- Bei der Temperaturmethode wird morgens direkt nach dem Aufwachen vor dem Aufstehen 3–5 min lang oral, vaginal oder besser rektal die Körpertemperatur gemessen.
- Aus den einzelnen Tageswerten resultiert eine Monatskurve, die normalerweise zweiphasig verläuft.
- Bei der Messung der Aufwachtemperatur wird die stattgefundene Ovulation durch einen Tem-

Tabelle 13.34. Berechnung der fruchtbaren Zyklustage nach Knaus-Ogino

	Ogino	Knaus
Fruchtbares Zyklusintervall		
– Erster fruchtbarer Tag	Kürzester Zyklus – 18	Kürzester Zyklus – 17
– letzter fruchtbarer Tag	Längster Zyklus – 11	Längster Zyklus – 13
Beispiel für 26- bis 30tägigen Zyklus		
– Fruchtbare Phase	8. – 19. Zyklustag	9. – 17. Zyklustag

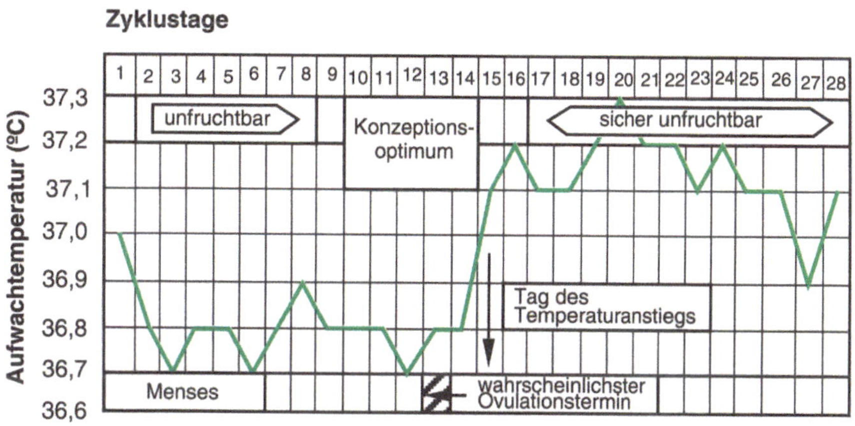

Abb. 13.4. Aufwachtemperaturkurve zur Bestimmung des Ovulationszeitpunkts

peraturanstieg von 0,3 – 0,5 °C innerhalb von 3 aufeinanderfolgenden Tagen festgestellt (Abb. 13.4).
- Auf den ersten niedrigen Teil der Basaltemperaturkurve folgt der gehobene Teil der 2. Zyklushälfte. Sie beginnt 48 h vor Erreichen des LH-Gipfels, der 24 h nach dem Eisprung erreicht wird.

Pearl-Index. Die Sicherheit der Temperaturmethode ist höher als die der Kalendermethode (s. Tabelle 13.3).

Vorteile. (s. Kalendermethode)

Nachteile
- Tägliches Temperaturmessen erforderlich.
- Mögliche fieberhafte Zustände (z. B. Grippe, Schnupfen etc.) müssen notiert werden; ebenso wie unter Nachtschlaf Temperaturerhöhung.
- Nicht anwendbar bei unregelmäßigem Zyklus.

Neuentwicklungen
- In letzter Zeit wurden neue Methoden entwickelt, um die fruchtbare/unfruchtbare Phase im Zyklus leichter und genauer zu bestimmen.
- Elektronische Thermometer wie „Evatherm" und „Roland" sind genau genug (Toleranz 0,1 °C), und für die Messung der Basaltemperatur geeignet.
- Im Vergleich mit herkömmlichen Thermometern ist bei einer höheren Genauigkeit damit die Meßzeit deutlich verkürzt.
- Weiterhin stehen Temperaturcomputer zur Verfügung, die die Aufwachtemperaturen messen und z.T. auch im Verlauf der Aufwachtemperaturen die fertile Phase bewerten: Ladycomp (nur Kontrazeption)/Babycomp (Kontrazeption, zusätzlich spezieller Programmteil für die Planung eines Kindes; s. Abb. 13.5a), Cyclotest D.
- Durch kontinuierliche Messung der Kerntemperatur des Körpers durch ein neu entwickeltes Vaginalmeßtampon (Felibera) (siehe Abb. 13.5b) wird versucht die Methode weiter zu verbessern.

Ovulationsmethode (Billings-Methode)

Prinzip. Die Methode nach Billings et al. (1972) bzw. Billings u. Westmore (1981) ermittelt anhand der östrogenbedingten Veränderungen des Zervixschleims ebenfalls die periovulatorische Phase. Die Methode beruht auf der Tatsache, daß sich wäh-

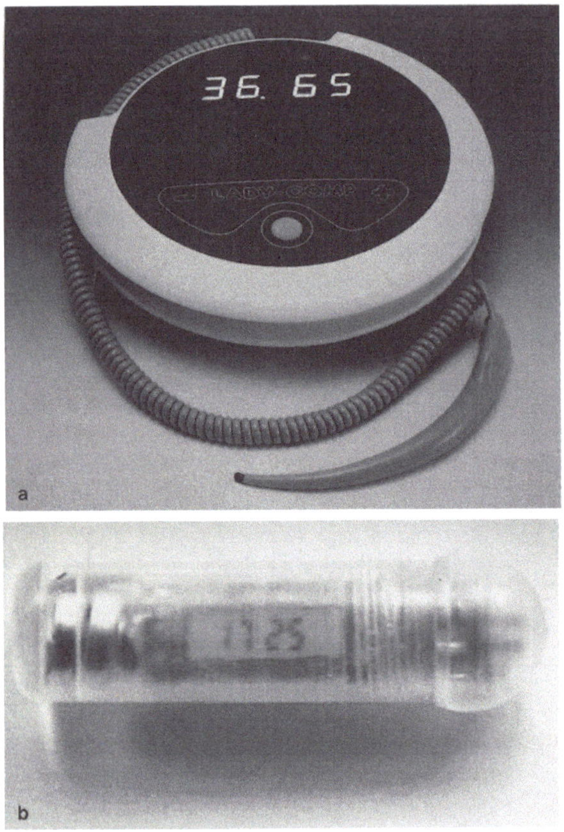

Abb. 13.5. Elektronische Thermometer: a) Ladycomp b) Felibera (Vaginalmeßtampon)

rend des Zyklus die Konsistenz des Zervikalschleims verändert und diese Veränderung von der Frau beobachtet werden kann. Die Veränderung des Zervikalschleims gibt Aufschluß über die fruchtbaren und unfruchtbaren Tage. Kurz vor dem Eisprung wird der Zervikalschleim durch den Einfluß der zu diesem Zeitpunkt hohen Östradiolkonzentration in großer Menge produziert. Der Schleim ist dann glasklar, fadenziehend und für Spermien am besten durchgängig (Spinnbarkeit).

Durchführung. Die Frau überprüft täglich den Vaginalschleim auf Farbe und Viskosität.

Diese Methode setzt jedoch eine Beschäftigung mit den zyklusabhängigen Veränderungen des inneren Genitale voraus, da die Patientin morgens die Schleimmenge und die Viskosität zu bewerten hat (Abb. 13.6 und Tabelle 13.35).

Pearl-Index. 15. Die Methode gilt als zu ungenau, da sie lediglich den Vaginalschleim berücksichtigt.

Vorteile. (s. Kalendermethode). Höhere Sicherheit als Zeitwahlmethode.

Nachteile

- Tägliche Beschäftigung mit dem Zervikalschleim.
- Nicht sicher genug.

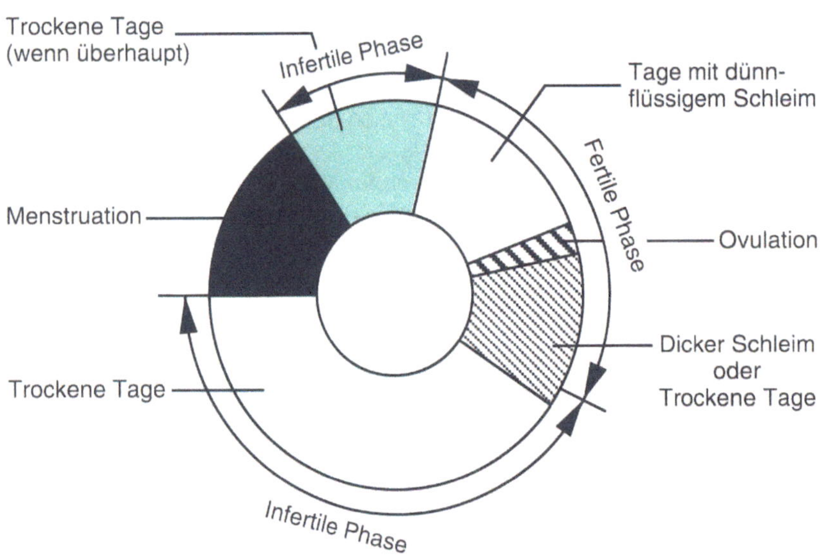

Abb. 13.6. Billings-Methode. Hierzu sollte die Frau direkt nach dem Aufstehen mit Toilettenpapier den Scheideneingang auswischen und die Schleimmenge sowie Spinnbarkeit und Beschaffenheit des Schleims beurteilen. Die unterschiedlichen Charakteristika des Zervikalschleims in Abhängigkeit von der Zyklusphase und die hieraus resultierenden Empfehlungen in bezug auf die Enthaltsamkeit (nach Billings) sind in Tabelle 13.33 dargestellt. (Nach Billings et al. 1972; Billings u. Westmore 1981; Population Reports 1981)

Tabelle 13.35. Kontrazeption mit der Billings-Methode

	Zyklusphase	Wahrscheinliche Anzahl von Tagen bei einem typischen 30-Tage-Zyklus	Charakteristika des Zervixschleims	Beobachtungen bei der Frau	Regel für eine Abstinenz
Phase 1	Menstruation	5 (Tage 1–5)	Schleim als Zeichen des Beginns einer fertilen Periode kann oder muß nicht auftreten oder wird durch die Monatsblutung überdeckt	Feucht und schmierig	Enthaltsamkeit, da der Schleimtyp, falls überhaupt, nicht sicher beurteilt werden kann
Phase 2	Postmenstruell	4 (Tage 6–10)	Kein Schleim („trockene Tage") oder	Trocken oder	Koitus ist erlaubt, aber nicht an den darauffolgenden Tagen, zumal ein Tag nach dem Koitus erforderlich ist, um die Samenflüssigkeit auszustoßen, die die Beurteilung des Schleims verhindert
			Schleim in kleinen Mengen vorhanden	Klebrig und/oder feucht	Enthaltsamkeit
Phase 3	Frühe präovulatorische Tage	2 (Tage 11–13)	Trüber, gelber oder weißer Schleim von klebriger Konsistenz	Klebrig und/oder feucht	Enthaltsamkeit
Phase 4	Unmittelbar vor und nach Ovulation	3 (Tage 14–17)	Klarer, schlüpfriger, „nasser" und spinnbarer Schleim mit der Konsistenz eines rohen Eiweißes	Schmierig und/oder naß	Enthaltsamkeit
Phase 5	Postovulatorische Tage	0–3 (Tage 18–21)	Kleine Mengen von trübem, klebrigem Schleim	Klebrig und/oder feucht	Koitus ist erlaubt ab dem 4. Tag nach dem letzten Tag mit einem nassen spinnbaren Schleim
		13–16 (Tage 18–30)	oder kein Schleim	oder Trocken	
Phase 6	Späte postovulatorische oder unmittelbar vor der Periode	0–3 (Tage 27–30)	Klar und wäßrig	Klebrig und/oder feucht und/oder naß	Koitus erlaubt

Zur Beurteilung des Vaginalschleims kann auch ein Ovumeter verwendet werden (Schleimsauger zur quantitativen Bestimmung der Vaginalschleimproduktion).

Symptothermale Methode (NFP-Methode)

Prinzip

- Bei der Methode wird neben der Veränderung des Vaginalschleims (s. Ovulationsmethode) noch zusätzlich die Körpertemperatur berücksichtigt.
- Diese Kombination der Temperaturmethode mit der Ovulationsmethode stellt die sicherste NFP-Methode dar.

Durchführung

- Die Frau trägt in ein Zyklusblatt die morgendliche Aufwachtemperatur ein.
- Die Temperatur wird morgens, noch vor dem Aufstehen wie bereits angegeben, gemessen.
- Zusätzlich werden in das Zyklusblatt die Veränderungen des Vaginalschleims eingetragen.
- Beurteilung des Vaginalschleims: persönliches Empfinden, Beurteilung der Klebrigkeit und des Aussehens.
- Der Schleim verändert sich in charakteristischer Weise.
  - Nach der Menstruation folgen in der Regel einige Tage, an denen die Frau den Scheideneingang als trocken oder juckend empfindet

und kein Schleim zu sehen ist. Dann kann sich der Schleim erstmals als feuchtes Gefühl bemerkbar machen, ohne daß er am Scheideneingang sichtbar wird. Der Schleim wird dann meist weißlich, dicklich und klumpig.

- Je näher der Eisprung rückt, desto dünnflüssiger wird der Schleim. Er ist dann meistens klar, glasig und spinnbar wie rohes Eiweiß. Danach wird der Schleim trüb, klumpig und verliert seine Spinnbarkeit. Am Scheideneingang ist nur Trockenheit zu spüren. Tabelle 13.36 zeigt wie der Vaginalschleim beschrieben werden kann.

Pearl-Index. Die Methode gilt als die sicherste NFP-Methode. Ihre Sicherheit ist aus Tabelle 13.3 zu entnehmen.

Vorteile. (s. Kalendermethode). Hohe kontrazeptive Sicherheit.

Nachteil. Temperaturmessung und Schleimbeobachtung (= intensive Beschäftigung mit dem Genitale) erforderlich.

Voraussetzung

- Einführung durch ausgebildete Berater und entsprechendes Lehrmaterial.
- Liste lokaler NFP-Berater zu erfahren über:
  - Malteser Werke e.V.
    Steinfelder Gasse 9
    50670 Köln
    Tel.: 0211/1602903, Fax: 0211/1602949

Zukunftsentwicklungen

Beurteilung Beendigung der fertilen Phase der Frau durch

- Anstieg in der Aufwachtemperatur (Einsatz von Vaginalthermometern; Felibera; z.Z. noch nicht im Handel).
- Methoden zur Beurteilung des Zervikalschleimwiderstandes (z.B. Vaginalsonde; z.Z. in klinischer Prüfung).
- Schnelltest zum Nachweis von LH im Urin.
- Nachweis von Progesteron im Speichel.
- Welche Bedeutung die Bestimmung von Ausscheidungsprodukten der Östrogene (Östradiol) im Urin haben als Indikator zur Ovulation, kann zur Zeit nicht beurteilt werden.

Lokal anwendbare Methoden

Zu den lokal anwendbaren Methoden zählen die Barriere- sowie die chemischen Methoden (z.B. Spermizide).

Mechanische Methoden (Barrieremethoden)

Die Barrieremethoden werden häufiger in den angloamerikanischen Ländern angewendet. Sie haben keine systemischen Nebenwirkungen, gehören aber nicht zu den sichersten Methoden und stören den Ablauf des Koitus (Einbringen des Mittels). Im Hinblick auf die steigende Gefahr der HIV-Infektionen erscheint es wichtig, neue Barrieremethoden zu entwickeln, die vor einer Infektion schützen können. Zu den mechanischen Methoden zählen die Scheidenspülung, das Scheidendiaphragma, die Portiokappe und die Tubensterilisation.

Tabelle 13.36. Natürliche Familienplanung nach symptothermaler Methode

Empfinden/Fühlen		Aussehen	Abkürzung
trocken, trocken, rauhes, juckendes, unangenehmes Gefühl	und	nichts gesehen kein Schleim am Scheideneingang	t
nichts gefühlt, keine Feuchtigkeit, keine Empfindung am Scheideneingang	und	nichts gesehen kein Schleim am Scheideneingang	Q
feucht	aber	nichts gesehen kein Schleim am Scheideneingang	f
feucht oder nichts gefühlt	und	dicklich, weißlich, trüb, cremig, klumpig, gelblich, klebrig, etwas zäh-elastisch, nicht ziehbar	S
naß, schlürfig rutschig, glitschig, wie eingeölt, weich, glatt	oder	glasig, glasklar, glasig durchscheinend, wie rohes Eiweiß (glasig mit weißlichen Fäden durchsetzt), dehnbar, spinnbar, fadenziehend, flüssig, so dünnflüssig, daß er „wegrinnt wie Wasser", rötlich, rotbraun, gelb-lich-rötlich	S+

Scheidenspülung

Die Scheidenspülung ist eine unsichere Verhütungsmethode, da bereits 5 min nach dem Geschlechtsverkehr Spermien in der Bauchhöhle (Douglas-Raum) nachweisbar waren.

Scheidendiaphragma

Produktbeschreibung. Eine Scheidenwand aus Silikongummi mit verstärktem Rand, die vorne hinter die Symphyse und hinten ins hintere Scheidengewölbe gestellt wird, um Kontakt zwischen Sperma und Portio zu verhindern (Abb. 13.7a–f) (Pearl-Index: 3–34).

Marktübersicht. Als Beispiel soll das Ortho-Diaphragma (Größen 45, 60, 65, 70, 75, 80, 85, 90, 95) mit Ortho-Universal-Einführungsstab, Ortho-Applikator, Ortho-Vaginalgel genannt werden.

Anwendungshäufigkeit. In Deutschland wendeten 1985 2,1% und 1989 3,5% aller Frauen im reproduktionsfähigen Alter von 15–45 Jahren zur Kontrazeption Diaphragmas an (Döring et al. 1986; Oddens et al. 1993).

Indikationen

- Frauen, die die Pille oder das IUP nicht wollen oder nicht vertragen.
- Frauen, die andere Barrieremethoden nicht wünschen.
- Frauen nach der Geburt des ersten Kindes, die jedoch noch ein weiteres Kind möchten.

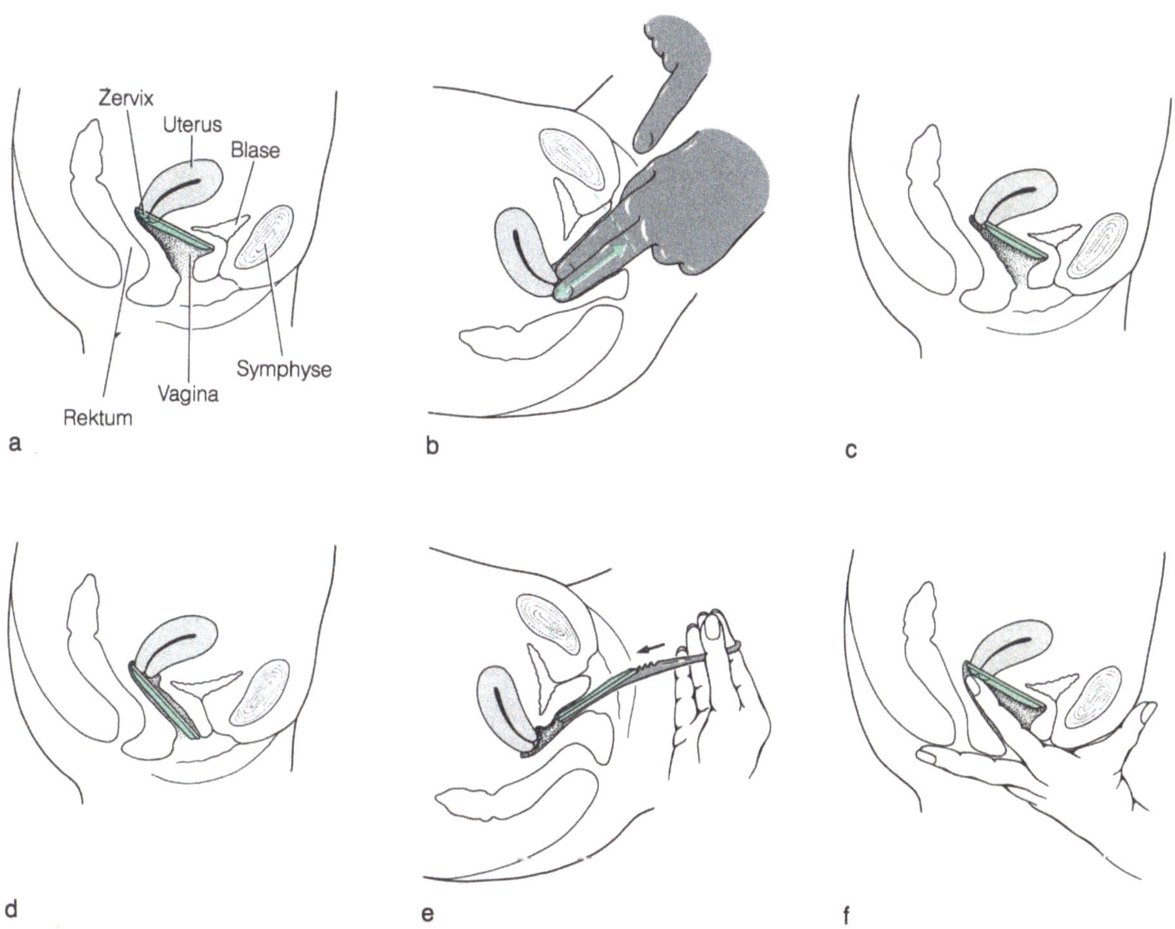

Abb. 13.7a–f. Scheidendiaphragma. **a** Richtige Lage eines Scheidendiaphragmas (Sagittalschnitt). Das Diaphragma reicht von der Symphyse bis in das hintere Scheidengewölbe. **b** Methode zur Bestimmung der richtigen Größe eines Scheidendiaphragmas. **c** Ein zu kleines Diaphragma kann verrutschen; die Portio ist dann nicht bedeckt. **d** Ein zu großes Diaphragma kann vertikal im Scheidenkanal liegen; die Portio ist frei. **e** Ein Plastikinsertionsstab kann zum Einlegen eines Diaphragmas verwendet werden. Der Ring des Diaphragmas wird über das y-artige Ende des Stabes gestülpt und die Gegenseite in einer für die jeweilige Größe vorgesehene Kerbe im Einführungsstab gespannt. **f** Überprüfung des richtigen Sitzes

Kontraindikationen

- Starke Scheidensenkung (Zysto- oder Rektozele),
- Scheidenentzündung,
- narbige Einengung der Scheide,
- starke Retroflexion oder Anteflexion des Uterus,
- Allergie gegen Gummi oder Spermatizide,
- nach der Geburt,
- kurze vordere Vaginalwand,
- Vesiko- oder Rektovaginalfisteln.

Vorteile

- Anwendung nur bei Bedarf.
- Keine systemischen Nebenwirkungen.

Nachteile

- Manipulation am eigenen Genitale.
- Zuverlässigkeit ist weitgehend vom richtigen Sitz abhängig.
- Anwendung muß geübt werden.

Portiokappe

Beschreibung. Bei der Portiokappe handelt es sich um eine Halbkugel aus Gummi oder Hartplastik mit aufgeworfenem Rand, die über den Muttermund gestülpt wird und das Eindringen von Spermien verhindert. Eine Kombination mit Spermiziden ist möglich.

Vorteile

- Fehlende systemische Nebenwirkungen.
- Nicht allzu häufige genitale Manipulationen erforderlich (Liegedauer ca. 3 Wochen).

Nachteile

- Lokale Reizung (Zervizitis, Endometritis).
- Zur Einlage ist häufig ein Arztbesuch notwendig; in 50% der Fälle kann die Portiokapppe nicht selbst plaziert oder entfernt werden.
- Relativ schlechte kontrazeptive Sicherheit (Pearl-Index ca. 6).

Indikationen. Aufgrund der relativ schlechten kontrazeptiven Sicherheit kann die Methode nur bedingt für Frauen mit noch nicht abgeschlossener Familienplanung empfohlen werden, die eine systemische oder intrauterine Kontrazeption ablehnen oder nicht vertragen.

Kontraindikationen. Sie kommt nicht in Frage für Frauen mit Entzündungen im Genitalbereich (z. B. Zervizitis, Endometritis, Eileiterentzündungen).

Die Portiokappe hat sich als Methode zur Kontrazeption nicht durchsetzen können.

Tubensterilisation

Methodenübersicht. Zur endgültigen Sterilisation bei abgeschlossener Familienplanung können die in Abb. 13.8 zusammengestellten Methoden zur chirurgischen Tubensterilisation angewandt werden. Diese Methoden kommen heute selten oder bei Laparotomien aus anderer Indikation zur Anwendung. Als Routinemethode gilt die Laparoskopie mit uterusnaher Bikoagulation der Tuben und gewöhnlich deren Durchtrennung. Die Tubensterilisation kann auch durch Clips (z. B. Filshie-Clip) Laparoskopie erfolgen (Abb. 13.9); die hierzu früher gewählte hintere Kolpozoeliotomie wird nur noch in Ausnahmefällen durchgeführt.

Anwendungshäufigkeit

- Deutschland: insgesamt sind 6% der Frauen sterilisiert (vgl. 0,4 – 1,3% vasektomierte Männer/Jahr).
- USA: Die Hälfte der 17,5 Millionen Frauen verlassen sich auf die Sterilisation (2mal so häufig wie männliche Sterilisierung); die Sterilisation ist die am häufigsten angewandte Methode zur Verhinderung der Schwangerschaft (bei 70% der Paare in den USA).

Indikationen. Empfehlungen zur Sterilisation in Abhängigkeit von der persönlichen Situation der Patientin werden in Tabelle 13.37 gegeben.

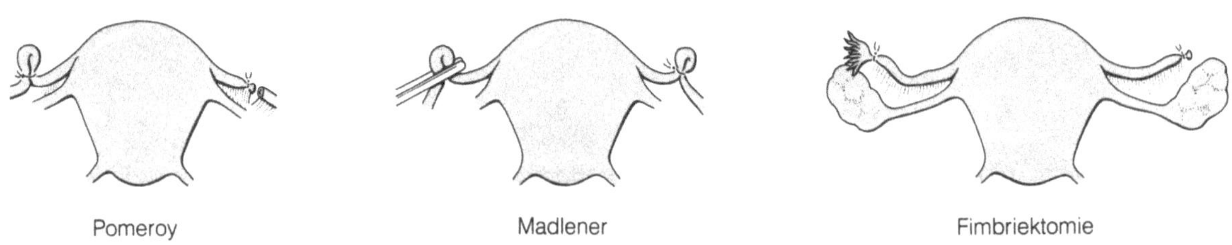

Abb. 13.8. Unterschiedliche Methoden zur chirurgischen Tubensterilisation. (Nach Population Reports 1976)

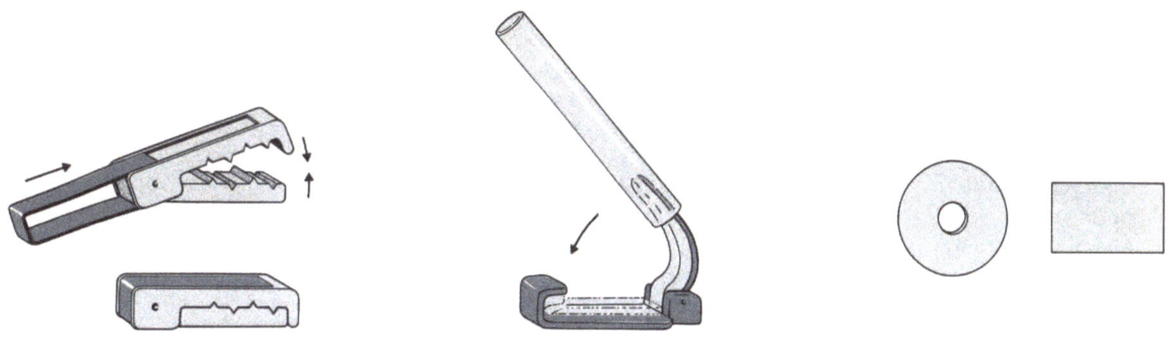

Abb. 13.9. Schematische Darstellung unterschiedlicher Clips bzw. eines Silastikbandes für die Tubensterilisation

Vorteile

- Hohe Zuverlässigkeit.
- Kein Eingriff in die Regulation der Ovarialfunktion.
- Keine Nebenwirkungen oder Beeinflussung von Organfunktionen.

Tabelle 13.37. Empfehlungen zur Auswahl der Sterilisationsmethode

Parameter	Entscheidung
Indikation	Abgeschlossene Familienplanung Internistisches Risiko einer Schwangerschaft Unverträglichkeit kontrazeptiver Methoden
absolut	– Unter 30 Jahre: keine Indikation; bzw. nur in Ausnahmefällen – Über 30 Jahre: Alter oder Kinderzahl
relativ	– Unter 30 Jahre: mehr als 2–3 Kinder – Über 30 Jahre: Alter oder Kinderzahl
Zeitpunkt	Wenn bereits während der Schwangerschaft besprochen: – post abortum – post partum möglich In allen anderen Fällen nach einem Intervall von 6 Wochen
Technik	
Chirurgisch	Transumbilikal Post partum Minilaparotomie – Bei Unmöglichkeit einer laparoskopischen Sterilisation Transvaginal – Bei adipösen Patienten – Adhäsionen nach Voroperationen
Laparoskopische Methode	– Schlanke Patientin – Operationstechnik: Keine größeren Bauchoperationen in der Anamnese – Clips: jüngere Frauen, da bessere Reversibilität – Elektrisch: hohe Sicherheit, schlechte Reversibilität

- Familienplanung ist damit abgeschlossen.
- Eine prospektive Studie von Dr. Suan E. Hankinson von der Harvard School of Public Health in Boston an 121 700 Teilnehmerinnnen ergab, daß eine Tubensterilisation das Risiko, an einem Ovarialkarzinom zu erkranken, um mehr als 30% senkt (Hankinson et al. 1993).

Nachteile

- Häufig irreversibel.
- Kurzer Klinikaufenthalt erforderlich.
- Operations- und Narkoserisiko.
- Bei zu starker elektrochirurgischer Verkochung der Tuben kann es durch Koagulation des Ramus ovaricus der Arteria uterina zu Versorgungsstörungen der Ovarfunktion (z. B. unregelmäßige Zyklen, vorzeitige Erschöpfung) kommen.

Versager

- Häufigkeit: 1–2 Fälle pro 1000. Die Patientin muß zuvor mündlich und schriftlich darüber aufgeklärt werden.
- Verkochung des Ligamentum rotundum anstelle der Tube.
- Sequesterbildung des verkochten Tubenabschnittes mit Fistelung.

Bedenken hinsichtlich der Sterilisierung

- Irreversibilität; (bei Anwendung des Filshie-Clips ist ein spätere Refertilisierung in 70–90% der Fälle möglich, da der Tubendefekt begrenzt ist.
- Einfluß auf die Sexualität.
- Religiöse Bedenken.

Chemische Methoden

Spermizide

Prinzip.
- Es handelt sich um chemische, im wesentlichen oberflächenaktive Substanzen, welche die Spermien in der Scheide abtöten, bevor diese in die Gebärmutter einwandern können.
- Nur 3 Wirkstoffe werden als wirksam und sicher eingestuft: Octoxinol, Nonoxinol und Menfegol.

Anwendungsformen
- Die Anwendung von Spermiziden zur lokalen Kontrazeption kannn Form von Salben, Gel, Schaum oder als Zäpfchen erfolgen.
- Die jüngste Entwicklung ist die Anwendung eines mit Spermiziden beschichteten Vaginalschwamms.

Marktübersicht. In Tabelle 13.38 sind die in Deutschland im Handel befindlichen Spermizide zusammengestellt.

Pearl-Index: 0,7–7,0.

Anwendemodus
- Suppositorien, Schaumovulum, Schaumtablette: Einführung mindestens 10 min vor dem Verkehr und vor jedem weiteren Verkehr.
- Fertigschaum: Direkt vor dem Verkehr anwenden, sofortiger Wirkungseintritt.

Indikationen
- Frauen, welche die Pille oder das Intrauterinpessar nicht vertragen;
- Frauen, die andere Barrieremethoden nicht wünschen;
- Frauen mit seltenem sexuellen Kontakt;
- nach Vergessen von einer oder mehrerer Pillen.

Kontraindikationen
- Vermehrter vaginaler Fluor;
- Unverträglichkeit aufgrund eines starken Wärmegefühls oder von Kontaktallergien.

Vorteile
- Keine systemischen Nebenwirkungen;
- Anwendung bei Einnahmefehlern der Pille möglich;
- Passagere Kontrazeption bei Frauen mit seltenem sexuellen Kontakt;
- Gewisser Schutz vor sexuell übertragbaren Krankheiten.

Nachteile und Nebenwirkungen
- Suppositorien, Schaumovula und Vaginaltabletten müssen 10 min vor dem Verkehr eingeführt werden.
- Unangenehme Schaumbildung;
- Ausfluß möglich.

Versagerursachen
- Bei Suppositorien, Schaumovula und Vaginaltabletten: Koitus zu früh nach Anwendung, d.h. innerhalb von 10 min nach dem Einlegen.

Tabelle 13.38. Vaginal anzuwendende Kontrazeptiva in der Bundesrepublik Deutschland

Handelsname	Spermizide Komponente	Konzentration	Kombination	Präparation als	Hersteller
A-gen 53	Zellulose-tri-schwefelsäure-ester-Na	100 mg/Ovulum	–	Ovulum	Dr. Herbrand
	Nonoxinol-9	230 mg/Ovulum			Dr. Herbrand
Contraceptivum E	Nonoxinol Natriumdioctylsulfosuccinat	24 mg/Zäpfchen 36 mg/Zäpfchen	Milchsäure 6 mg	Ovulum	Koronis GmbH
Lady	p-n-Nonyl-phenoxy-polyaethylenglykol	120 mg/Zäpfchen	Milchsäure 12 mg		Koronis GmbH
Ortho-Gel nur in Verbindung mit Diaphragma anwendbar	Nonoxinol-9	2 g/100 g	–	Gel	Cilag GmbH
Patentex Oval N	Nonoxinol-9	75 mg/Ovulum	–	Ovulum	Patentex GmbH
Patentex Gel	Nonoxinol-9	1 g/100 g	Liquor Aluminii acetici tartarici 3 g/100 g	Gel	Patentex GmbH
Speton	Dinatrium-4-(N-chlor-sulfamoyl)-benzoat	9,5 mg/Tbl.	Weinsäure 165 mg Natriumhydrogencarbonat 170 mg	Tabletten	Nassovia

– Bei Fertigschaum: Anwendung von zu wenig Schaum oder länger als 30 min vor dem Koitus zurückliegende Schaumanwendung.

Scheidenschwämme

Beschreibung. Die Scheidenschwämme bestehen aus weichen Polymeren mit schwammartigem Aufbau, die mit Spermiziden beladen sind.

Wirkungsweise

– Scheidenschwämme töten Spermien ab, sobald es zum Kontakt kommt. Dies geschieht durch die Spermizide, die die Spermienzellwand auflösen.
– Außerdem wird den Spermien der Weg ins Uteruskavum versperrt.
– Ferner absorbieren Scheidenschwämme Spermien und reduzieren so deren Zahl.
– Pearl-Index: nicht angegeben; Sicherheit lt. Hersteller: 90%.

Marktübersicht

– Ein mit Nonoxynol getränkter Schwamm ist der TODAY-sponge (siehe Abb. 13.10). Er besteht aus einem hydrophilen Polyurethanschwamm, an dem zur leichteren Entfernung eine Polyesterschleife befestigt ist. Der Schwamm enthält 1 g Nonoxynol.
– Zur Zeit kein Scheidenschwamm zur Kontrazeption in Deutschland im Handel erhältlich.

Anwendung

– Kurz vor der Anwendung in der Vagina muß Wasser zur Spermizidaktivierung zugesetzt werden.
– Er kann bis zu 24 h vor dem Geschlechtsverkehr eingesetzt werden und wird frühestens 6 h nach dem letzten Verkehr entfernt.
– Die längste empfohlene Tragzeit beträgt 30 h.
– Der Schwamm ist nur für eine einmalige Anwendung bestimmt.

Pearl-Index. 7–9.

Vorteile

– Ohne Rezept in Apotheken (c/o internationale Apotheke) erhältlich.
– Leicht anwendbar.
– Schutz vor Gonorrhö, Syphillis, Chlamydien, da Nonoxynol-9 eine antibakterielle, antimykotische und antivirale Wirkung besitzt.
– Für Mehrfachverkehr geeignet.

Kontraindikationen

– Scheidenentzündung oder Entzündung im kleinen Becken.
– Anwendung während der Menstruation.
– TSS (Toxic-Schock-Syndrom) in der Anamnese.
– Allergie gegen Nonoxynol.

Die Anwendung des Scheidenschwamms sollte beim Auftreten von Beschwerden oder Reizungen, sowie beim Auftreten von vaginalem Fluor abgebrochen werden.

Neuentwicklungen

Femidom (Frauenkondom)

– *Beschreibung.* Das Femidom besteht aus einem dünnen heißverschweißten Polyurethanfilm und ist 15,5 cm lang (s. Abb. 13.11).
– *Wirkungsweise.* Es hängt wie ein großes Kondom locker in der Vagina und bedeckt den Scheideneingang; insofern stellt es einen guten Schutz vor STD dar.
  – Dieses Kondom ist mit Nonoxynol-9 (Spermizid) beschichtet und ist für den einmaligen Gebrauch bestimmt.
– *Kontrazeptive Sicherheit („Pearlindex"):* 1–14
– *Vorteile.* vgl. Kondom; gewisser Schutz vor Geschlechtskrankheiten; stabil in bezug auf Gleitmittel; engt Penis nicht ein;
– *Nachteile.* vgl. Kondome; jedoch schlechtere kontrazeptive Sicherheit; Notwendigkeit eines Gleitmittels; höherer Preis.
– *Akzeptanz:* Variabel.

13.2.4.4 Verbindung der Fertilisierung und Hemmung der Implantation

Intrauterinpessare

Historische Entwicklung

– Über die fertilitätshemmende Wirkung von Intrauterineinlagen wurde bereits aus Ägypten vor Christi Geburt berichtet.
– Dieses Verfahren wurde von Gräfenberg (1930) aufgegriffen, und innerhalb der letzten 20 Jahre wurden zahlreiche unterschiedliche Formen von Intrauterinpessaren klinisch geprüft und in den Handel gebracht.

Wirkprinzip

– Nach ihrem Aufbau unterscheidet man die inerten Plastikspiralen von den medikamentenbeladenen Spiralen.
– Durch das Intrauterinpessar wird das Endometrium mechanisch oder medikamentös (Kupfer oder Gestagene) beeinflußt, so daß durch die medikamentösen Zusätze meistens die Fertilisierung oder die Nidation gestört wird.

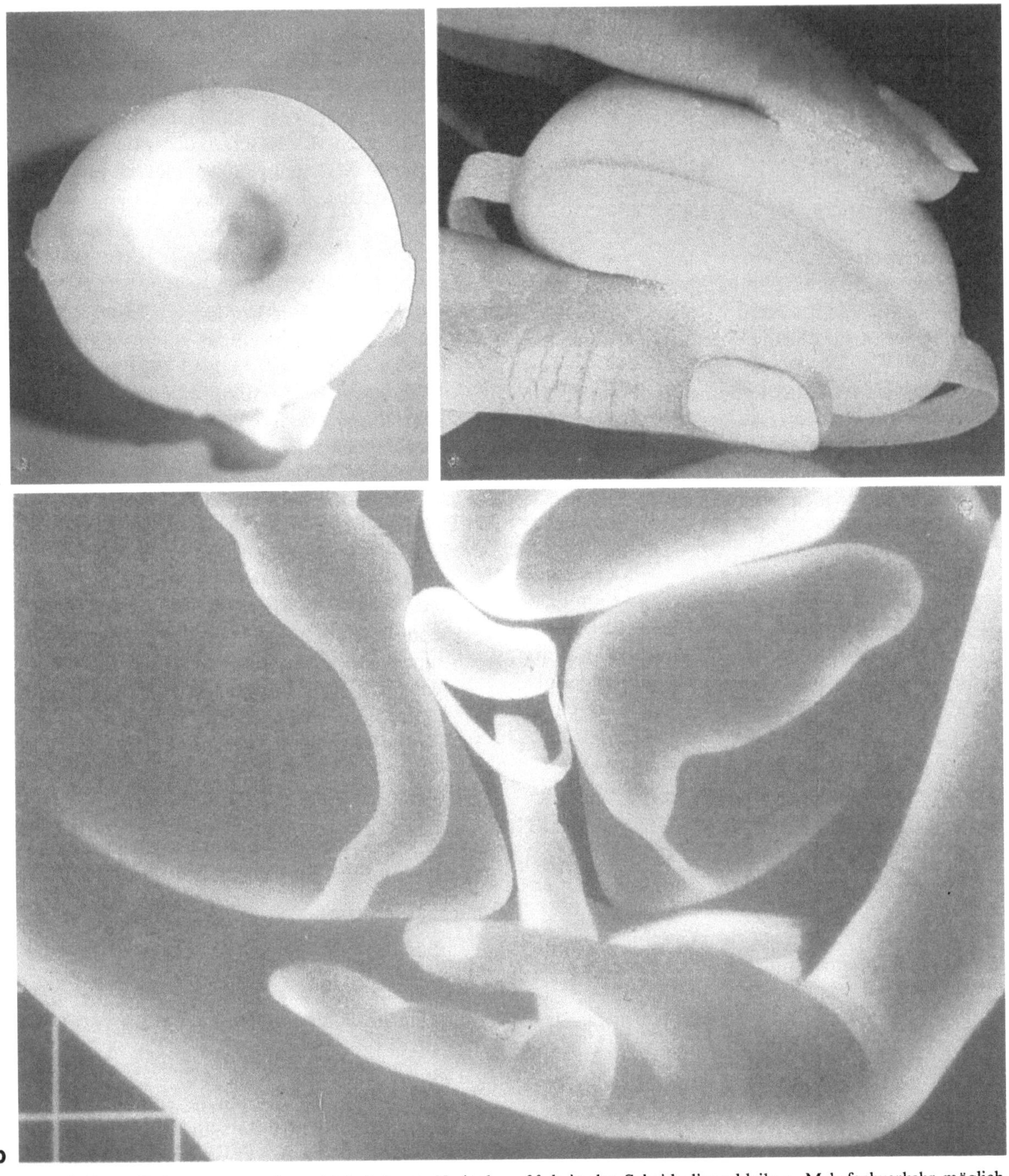

a

b

Abb. 13.10. **a** Today sponge: Spermizidbeladener Vaginalschwamm zur lokalen Kontrazeption. Der entsprechende Schwamm wird vor dem Einlegen angefeuchtet und kann bis zu 30 h in der Scheide liegenbleiben. Mehrfachverkehr möglich. **b** Einsetzen und Entfernen des Scheidenschwammes

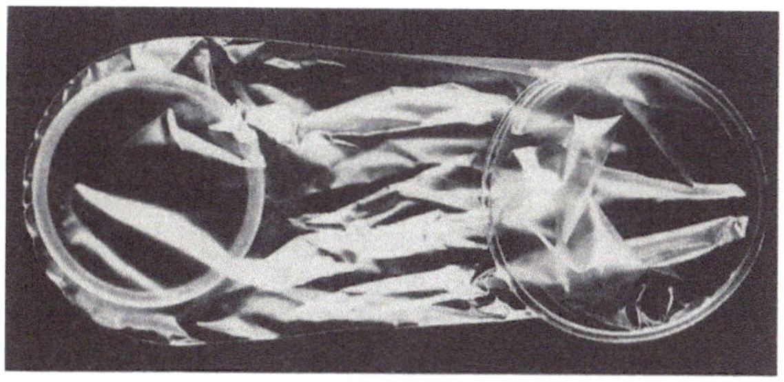

Abb. 13.11. Frauenkondom: der äußere Ring des Frauenkondoms bleibt außerhalb der Scheide liegen, der innere Ring dient zur Fixierung in der Scheide

- Bei den inerten Plastikspiralen beruht die kontrazeptive Wirkung auf einer lokalen Reizung des Endometriums mit sogenannten Entzündungsreaktionen.
- Bei den mit Medikamenten beladenen Spiralen wird zusätzlich zur mechanischen Reizung noch ein Stoff freigesetzt, der eine bestimmte Antifertilitätswirkung besitzt, wie das Kupfer oder Progestagene. Diese IUP's haben direkte Einflüsse auf die Spermatozyten, die Tuben und die Blastozyste; Befruchtungen treten nur selten ein.
- Neuere Untersuchungen belegen die Annahme, daß der Wirkungsmechanismus der IUP nicht auf einer Nidationshemmung, sondern auf einer Verhinderung der Befruchtung der Eizelle in der Tube beruht. (WHO 1987; Segal et al. 1985; Alvarez et al. 1988; Sivin 1989)

Anwendungshäufigkeit

- In der BRD wenden zur Zeit mehr als 1 Million Frauen im reproduktionsfähigen Alter Intrauterinpessare zur Kontrazeption an (Population Reports 1988; Oddens et al. 1993).
- Etwa 80 Millionen Frauen tragen weltweit ein IUP, davon 60–70 Millionen allein in China.

Vorteile

- Methode jederzeit reversibel.
- Einmaliger Eingriff alle 5 Jahre.
- Keine systemisch-metabolischen Wirkungen.
- Störende Faktoren vor und während des Koitus entfallen.
- Libido nicht gestört.
- Geheimhaltung gesichert.
- Patientenfehler entfällt.
- Höchste Fortsetzungsrate von allen reversiblen Methoden.
- Männer an der Schwangerschaftsverhütung und Familienplanung unbeteiligt.
- Mortalitätsrate am geringsten.

Tabelle 13.39. Intrauterinpessare: Vor- und Nachteile

Vorteile	Nachteile
Methode jederzeit reversibel	Häufige Entzündungen der Eileiter (abhängig von erfolgten Geburten u. Alter)
Keine Störungen im endokrinen System der Frau	Häufiger Ausfluß (Zervitis)
Psychosexuell störende Faktoren vor und während des Koitus entfallen	Verstärkte Menstruationsblutungen, Schmerzen im Unterleib
Methode vergleichsweise billig	Nicht so sicher wie die Pille
Einmaliger Eingriff alle (2)–5 (–8) Jahre	Okkultes IUP (Faden nicht zu sehen)
Männer an der Schwangerschaftsverhütung und Familienplanung unbeteiligt	IUP kann perforieren Gefahr der Uterusperforation bei der Einlage
Geheimhaltung gesichert	Spontanausstoßung ist möglich
Unabhängig von der Intelligenz der Frau, Patientenfehler nicht möglich	Akzeptabilität manchmal eingeschränkt, wegen Bedenken, einen 'Fremdkörper' in sich zu tragen
Mortalitätsrate am geringsten	
Libido nicht gestört	
Hoher Grad an Sicherheit	

Nachteile

- Risiko einer Adnexitis (abhängig von der Parität, dem Alter sowie der Anzahl der Sexualpartner).
- Vermehrt Fluor (Zervizitis).
- Verstärkte Menstruationsblutungen.
- Schmerzen im Unterleib.
- Möglichkeit einer teilweisen der kompletten Perforation des IUP (okkultes IUP).
- Faden kann sich in die Gebärmutterhöhle zurückziehen (okkultes IUP).
- Gefahr der Uterusperforation bei der Einlage (0,1–0,2%) (Populations Report 1988).
- Spontanausstoßung ist möglich (1–13%) (Populations Report 1988).

Indikationen für die Anwendung von Intrauterinpessaren

- Als Methode zur langfristigen Kontrazeption bei Frauen, die schon geboren haben.
- Selten aus therapeutischen Gründen, z.B. zur Verhinderung von Adhäsionen im Anschluß an bestimmte rekonstruktive Operationen des Uterus (s. Übersicht).
- *Junge Frauen:* Auch bei jungen Frauen gilt die Nulliparität nicht mehr uneingeschränkt als

Kontraindikation, wenn eine beidseitige monogame Beziehung besteht und die Frau diese Verhütungsmethode wünscht.
- Unverträglichkeit der Pille.
- Parität: geeignet für Frauen, die bereits Kinder geboren haben und die Familienplanung noch nicht definitiv abgeschlossen haben. Ebenso bei Frauen mit abgeschlossener Familienplanung ohne Wunsch einer definitiven Kontrazeption durch z. B. Sterilisation.
  Gute Alternative zu anderen kontrazeptiven Methoden einschließlich der Pille.
- *Risikopatientin:* Cu-IUP sind grundsätzlich eine geeignete Verhütungsmethode für Frauen mit Diabetes mellitus, Nierenerkrankungen (z. B. Zustand nach Nierentransplantation), onkologischen Erkrankungen und unter einer Therapie mit Immunsuppressiva und Antikoagulantien.
- *Bei Patientinnen mit Kontraindikationen für die Pille:*
  - siehe Kontrazeption bei Risikopatientinnen,
  - Wechselwirkungen zwischen Medikamenten und der Pille (z. B. Epilepsie, Tbc).
- Psychiatrische Patientinnen.
- Familienplanung abgeschlossen.
- Nach Abbruch einer Schwangerschaft.
- Unter Umständen zur postkoitalen Kontrazeption nach ungeschütztem Verkehr in Zyklusmitte (spätestens 4 Tage danach).

Kontraindikationen. (Nach Population Reports 1988 sowie Empfehlungen des Arbeitskreises „Intrauterinpessare 1993").

Absolute Kontraindikation

- Entzündungen im kleinen Becken:
  - Bestehende oder kürzlich abgelaufene genitale Infektion (Gonorrhö, Chlamydien, Mykoplasmen, Ausnahme: Candidiasis), eitrige Zervizitis, rezidivierende Entzündungen im kleinen Becken in der Anamnese.
  - Fieberhafter Abort in den vergangenen 3 Monaten.
- Blutungsstörungen:
  - pathologische vaginale Blutungen,
  - starke anämisierende Menstruationsblutungen.
- Malignomverdacht:
  - pathologischer zytologicher Abstrich von der Portio uteri.
  - Karzinom des Gebärmutterhales oder -körpers (nachgewiesen oder vermutet).
- Schwangerschaft:
  - Schwangerschaft (nachgewiesen oder vermutet),
  - Extrauterinschwangerschaft in der Anamnese oder Risikofaktoren hierfür: Adnexitis, Endomyometritis oder Peritonitis im kleinen Beckens in der Anamnese.
- Uterusanomalien:
  - angeborene oder erworbene Fehlbildungen des Uterus und/oder des Zervikalkanals (z. B. Stenose),
  - große oder zahlreiche Myomknoten,
  - Endometriumhyperplasie,
  - intrauterine Sondenlänge unter 5 cm (Prüfung mit der Sonde).
- Varia:
  - Allergie gegen Kupfer,
  - schwere Anämie.

Relative Kontraindikationen

- Häufiger Wechsel des Sexualpartners.
- Kardiovaskuläre Erkrankungen:
  - Herzklappenfehler oder angeborene Herzerkrankungen. Die Einlage eines Intrauterinpessars kann in solchen Fällen das Risiko für eine Bakteriämie und in deren Folge fur eine subakute bakterielle Entzündung der Herzinnenhaut erhöhen. Bei Einlegen und Entfernen des Intrauterinpessars sollte hier eine antibiotische Vorsorgebehandlung in Betracht gezogen werden.
  - Blutgerinnungsstörungen.
  - Einnahme von Arzneimitteln zur Verminderung der Blutgerinnbarkeit.
- Genitalerkrankungen:
  - stark schmerzhafte Regelblutungen (Dysmenorrhö),
  - operative Eingriffe am Uterus mit Ausnahme des Kaiserschnitts, Uterusperforation in der Anamnese,
  - kleine Myome, Polypen der Gebärmutterschleimhaut oder mittelgradige Hyperplasie des Endometriums (Ultraschallkontrollen ratsam).
- Kortikosteroidtherapie oder Therapie mit nichtsteroidalen entzündungshemmenden Medikamenten.
- Immunsuppressive Therapie.
- Störungen des Kupferstoffwechsels (Wilson-Krankheit; selten).

Komplikationen für IUP

- Blutungsstörungen (deutliche Abnahme beim Levonorgestrel-IUP),

- Dauerblutungen,
- Gefahr einer Unterleibsentzündung,
- Perforation,
- Risiko einer Extrauteringravidität (bei alten IUP erhöht, bei neuen Modellen eher gering),
- Infertilität nach IUP-Gebrauch (nur im Zusammenhang mit Pelvic inflammatory disease),
- Expulsionsrate (2–15 pro 100 Frauen im ersten Anwendungsjahr).

Anmerkung. Die Inzidenz der Extraurerinschwangerschaften in Zusammenhang mit dem Gebrauch von IUP ist nach neueren Untersuchungen nicht erhöht, sondern eher reduziert. (Sivin et al. 1991; Li u. Newton 1992)

Produktübersicht. Einen Überblick über die unterschiedlichen zur Zeit auf dem Markt befindlichen Spiralen gibt die Abb. 13.12 sowie die Tabellen 13.40–13.42.

Cu-IUP mit einer Cu-Oberfläche von ≥350 mm^2 sind zu bevorzugen.

Kontrazeptive Sicherheit. Siehe Tabellen 13.21 und 13.22.

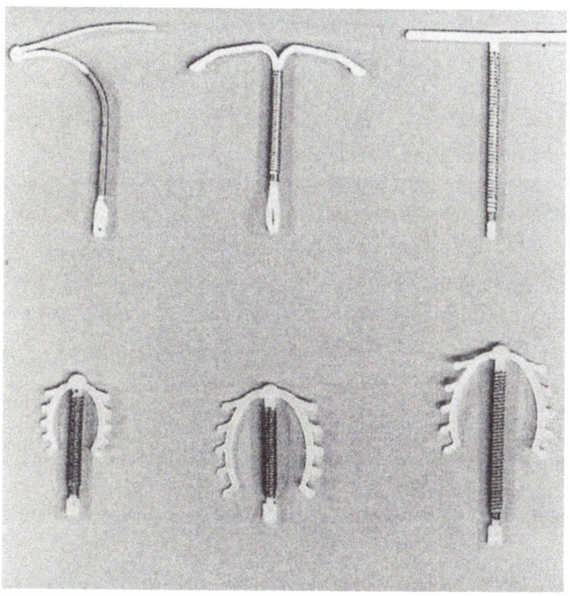

Abb. 13.12. a Übersicht über die unterschiedlichen zur Zeit auf dem deutschen Markt befindliche Intrauterinpessare.
Obere Reihe (von links nach rechts): Gravigard Kupfer 7 (Searle). Nova T (Schering AG). Intrauterinpessar Kupfer T (Cilag Chemie).
Untere Reihe (von links nach rechts): Multiload Cu 250 short, Multiload Cu 250 (Nourypharma), Multiload Cu 375

Tabelle 13.40. Komplikationen bei Intrauterinpessaren und Kontraindikationen

Komplikation	Kontraindikation
1. Blutungsstörungen Dauerblutungen	Nicht abgeklärte Blutungsanomalien Antikoagulationstherapie
2. Gefahr einer Entzündung	Zervizitis, Endometritis, Salpingitis Fieberhafter Abort Malignome des Genitales
3. Perforation	Kavumanomalien – angeobrene Mißbildungen – Stenosen des Zervikalkanals – erworbene Kavumdeformitäten: Uterus myomatosus, Synechien Retroflexio uteri fixata
4. Eintritt einer Extrauteringravidität	Zustand nach Extrauteringravidität Rezidivierende Adnexitiden

Art der Spiralen

- *innerte Plastikspiralen (z. B. Lippes Loop; in der BRD nicht mehr im Handel):* Pearl-Index: 2,4–2,8.
- *Kupfer-IUP:* Siehe Tabelle 13.44.
- *Hormonbeladene IUP (z. B. Levonorgestrel-IUP (Mirena); in der BRD noch nicht im Handel):* Pearl Index: 0,5.

Kupferhaltige IUP

- In Abhängigkeit von der Liegezeit nimmt die Kupferfreisetzung pro Tag ab, während sie nach Insertion ca. 55 µg/Tag beträgt.
- Die Sicherheit von kupferhaltigen IUP hängt von der Gesamtkupferoberfläche ab (Abb. 13.13, Tabelle 13.44).
- Die Schwangerschaftsrate nach einem Jahr in Abhängigkeit des eingestezten IUP ist in Abb. 13.14 dargestellt.
- Anbringen von Kupfer am Querbalken des Kupfer-T setzt Schwangerschaftsrate wesentlich herab.
- Oberflächenveränderung (Korrosion) sowie Auftreten von Kupferdrahtbrüchen (bei reinem Kupferdraht) führt zum Abfall der kontrazeptiven Wirkung in Abhängigkeit von der Zeit.
- Vermeidung von Drahtbrüchen durch Anwendung von z. B. Kupferdrähten mit Silberkern (s. Abb. 13.15) (z. B. Nova T, Multiload IUP, TCu-380Ag).

Tabelle 13.41. Charakteristika von einigen Intrauterinspiralen

	Ohne Medikamentenabgabe Mechanisches IUP	Mit Medikamentenabgabe	
		Kupferhaltiges IUP	Levonorgestrelhaltige IUP[a]
Bauweise	Plastikspirale	Plastikträger mit Kupferdraht	Biologisches Abgabesystem aus Silastic, das konstant Progestagene freisetzt
Wirkung	Mechanische Irritation des Endometriums	Mechanische Irritation des Endometriums Einfluß von Kupferionen auf die Implantation	Mechanische Irritation des Endometriums Veränderung des Endometriums („starre Proliferation") durch lokale Progesteronwirkung
Wirkungsdauer	Unbegrenzt	5 Jahre	Levonorgestrel-IUP: 5 Jahre
Vorteile	Lange Liegedauer EUG-Risiko nicht erhöht		Blutungsstörungen seltener, Dysmenorrhö läßt nach
Nachteile	Geringere kontrazeptive Sicherheit als bei IUP mit Kupfer oder Progesteron. Expulsion, Perforation	Expulsion, Perforation, Fragl. höheres EUG-Risiko	Insertion schwieriger, Expulsion, Perforation, Höheres EUG-Risiko
Modelle	Lippes Loop (1)[a] Größen A, B, C, D	Nova T (3) Gyne T 380[a] (1) Kupfer T (3) Multiload: CU 375 (4), CU 250 (4), CU 250 short (4)	Mirena[a] (4) (5) (= levonorgestrelhaltige IUP)
Hersteller	(1) Cilag GmbH	(1) Cilag GmbH (2) Schering AG (3) Nourypharma GmbH	(4) Leiras, Finnland (5) Pharmacia, Detuschland
Preis	20–30 DM pro Stück?	20–50 DM pro Stück?	ca. 260 DM

[a] In Deutschland zur Zeit noch nicht im Handel (Stand 5.94).

Tabelle 13.42. Vergleich von Intrauterinspiralen; * zur Zeit in der BRD noch nicht im Handel

Name	Breite (mm)	Länge (mm)	Kupfergewicht (mg)	Kupferoberfläche (mm^2)	Grundkörper	Fäden (Zahl/Farbe)	Hersteller
Gyne-T	32	36	100	208	Polyethylen + 22% $BaSO_4$	2 weiß (farblos)	Cilag
Kupfer T CU 200	31,5–32,1	35,7–36,2	107–126	195–221	Polyethylen	2 schwarz/grau	Schering
Nova-T	30,5–33,5	32	107–141	195–221	Polyethylen	2 schwarz/grau	Schering
Multiload CU 250	20	35	181,5	234–max. 301	Polyethylen	ab 1986 farblos	Nourypharma
Multiload CU 250 short	20	25	234,5	239–max. 283	Polyethylen	s. oben	Nourypharma
Multiload CU 375	20	35	345	375	Polyethylen	s. oben	Nourypharma

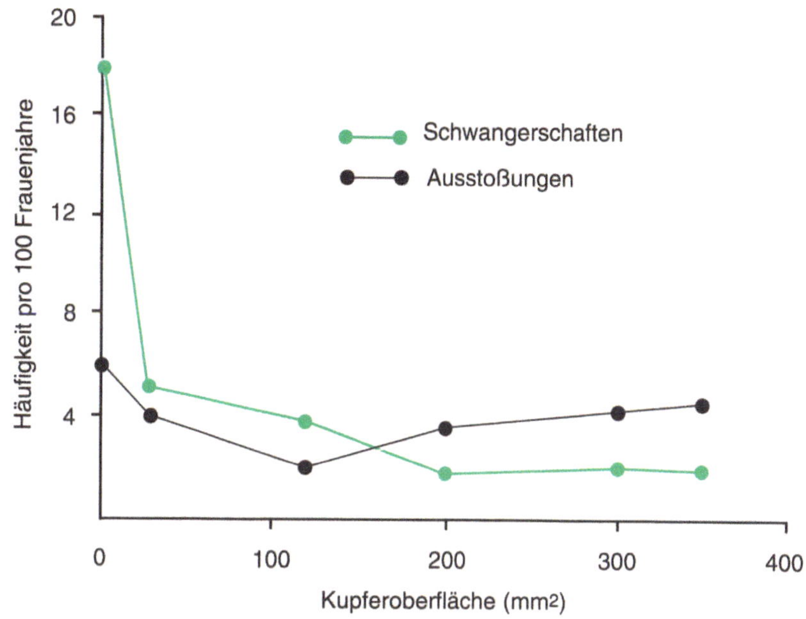

Abb. 13.13. Zusammenhang zwischen der Kupferoberfläche und der kontrazeptiven Sicherheit von Kupferintrauterinspiralen. Schwangerschaftsrate pro 100 Kupfer-IUP-Trägerinnen innerhalb eines Jahres. (Nach Edelmann 1979)

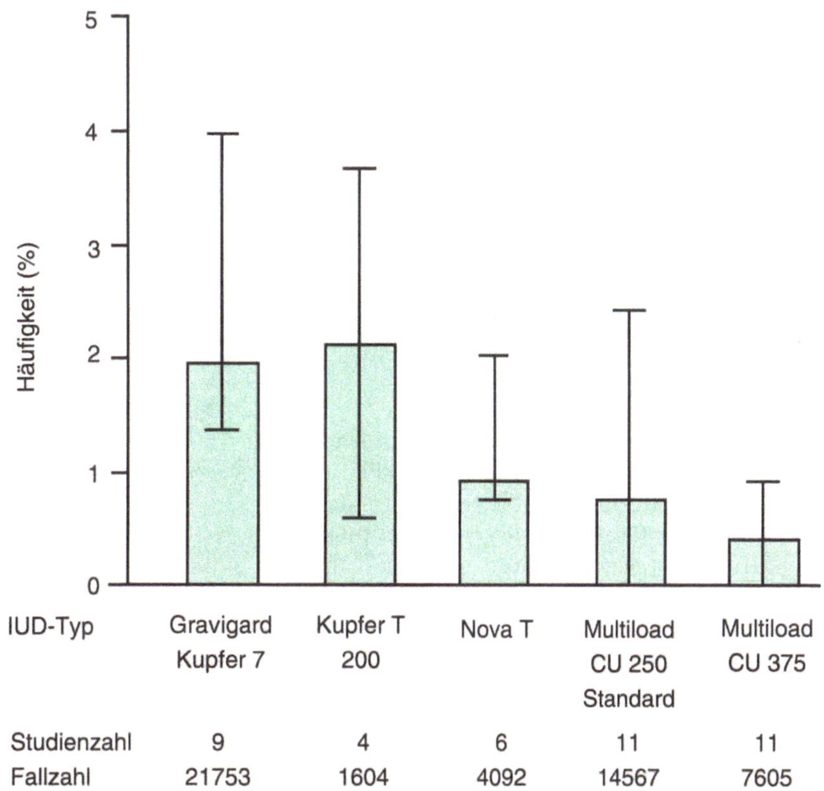

Abb. 13.14. Schwangerschaftsrate nach 1 Jahr (kumuliert) in Abhängigkeit des eingesetzten Intrauterinpessars (Mittelwert ± Spannweite; *N* Anzahl der Studien, *n* Anzahl der Insertionen)

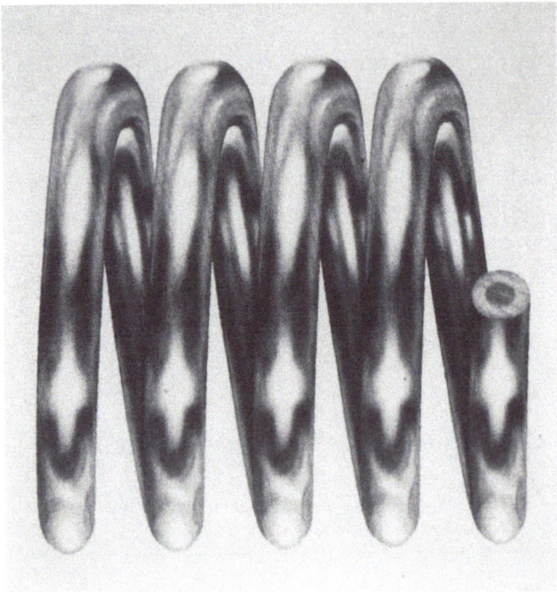

Abb. 13.15. Kupferhaltiges Intrauterinpessar: Aufbau der Kupferspirale mit Silberkern: Stabilisierung und Verhinderung von Drahtbrüchen durch Korrosion (z. B. Nova T)

Tabelle 13.43. Unerwünschte Begleiterscheinungen und deren Ursachen bei liegendem Intrauterinpessar

Ursache	Nebenwirkung
Fremdkörperkontraktionen	Schmerzen, Dysmenorrhö
Entzündungen	Salpingitis, Pelveoperitonitis
Lokale Nekrose des Endometriums	Blutungsstörungen (Zwischenblutungen, Hypermenorrhö)
Fremdkörperreiz	Bei Schwangerschaft und liegendem IUP: – erhöhte Abortrate – erhöhte Frühgeburtenrate – Infektionen im 2. Trimenon
Wirkung auf Cavum uteri beschränkt	Erhöhtes Risiko für Extrauteringraviditäten
Medikamentenabgabe	
– Progesteron (Levonorgestrel) perifokale Umwandlung, starre Sekretion	Blutungsstörungen („Spottings") Positiv: Blutverlust geringer, Dysmenorrhö weniger
– Kupfer	Blutungsstörungen

- Levonorgestrelhaltige IUP:
  - niedrigste Schwangerschaftsrate von allen IUP,
  - Versagerrate von ca. 1% innerhalb der ersten 5 Jahre.

Unerwünschte Begleiterscheinungen (Tabelle 13.43). Die möglichen Nebenerscheinungen von Intrauterinpessaren sind die unbemerkte Ausstoßung, Schmerzen, Schmierblutungen, Hypermenorrhö und ungewollte Schwangerschaften (Tabelle 13.43). Die jährliche Schwangerschaftsrate bei Langzeitbenutzung ist in Tabelle 13.44 aufgeführt.

Ausstoßung

- Die Expulsionsraten variieren stark in den verschiedenen Studien (von 0,6% – 19,0%).
- Die Expulsionsrate ist abhängig vom Alter und von der Parität der Frauen, vom Zeitpunkt der Einlage, von der Liegedauer und der Erfahrung des Arztes.
  - Postpartale Einlage: höchste Ausstoßungsrate (12 – 31%).
  - Bei nulliparen Frauen (8%) höhere Expulsionsrate als bei multiparen Frauen (3 – 4%).
  - Die meisten Ausstoßungen erfolgten während der ersten 3 Monate (50%), besonders während der Menstruation (Jain 1975; Tietze u. Lewit 1970).
  - Zwei Drittel aller Ausstoßungen ereigneten sich im ersten Anwendungsjahr.
  - In Abb. 13.16 ist die Ausstoßungsrate von unterschiedlichen IUP innerhalb des ersten Jahres nach ihrer Einlage vergleichend gegenübergestellt.
- *IUP-Typ.* Die Ausstoßungsrate von IUP hängt auch von der Form und vom Material ab. Während die Ausstoßungsrate bei Anwendung des Gravigards mit 15,7/100 Anwenderinnen im ersten Jahr am höchsten war, lag sie bei Anwendung eines Multiload-CU 250 mit 1,4 pro 100 Frauenjahren sehr niedrig.

Perforation des Uterus

- Perforationen des Uterus kommen selten vor (0,4 bis 1,1 pro 1 000 IUP-Einlagen). Sie sind als ernste Komplikation zu bewerten.
- Die Uterusperforation kann teilweise (Seitenarm) oder vollständig sein (intraabdominale Lage).
- Folgen einer Perforation: Entzündungen, Ileus oder Darmperforation.
- Zur Verringerung des Perforationsrisikos empfiehlt sich bei der Entwicklung neuer IUP ein verdicktes oder kugeliges Ende am vertikalen Stamm des IUP; ferner Anhaken der Portio und Strecken des Uterus beim Ausmessen der Länge und Insertion.

Tabelle 13.44. Jährliche Schwangerschaftsraten bei Langzeitbenutzung verschiedener IUP und Anwendungsdauer. (Newton u. Tacchi 1990)

Spiralentyp	Jährlicher Pearl-Index (Durchschnittsraten)			
	1 Jahr	4 Jahre	5 Jahre	6 Jahre
1. Generation				
Kupfer T 200	3,1	1,1	–	–
Kupfer 7	2,6	1	–	–
2. Generation				
Multiload Cu 250	0,6	0,6	0,8	–
Nova-T	0,8	0,5	0,5	–
3. Generation				
T CU 380 A	0,5	0,6	0,3	0,3
Multiload Cu 375	0,4	0,6	0,4	0,4

Spiralentyp	Zugelassener Gebrauch (in Jahren)			Klinische Anwendungsdauer
	UK	Europa	USA	
Kupfer T 380 S	4	2–5	–	6 und mehr
Kupfer T 380 A	4	5	4	6 und mehr
Multiload 250	4	3	–	6 und mehr
Multiload 375	3	5	–	8 Jahre
Nova-T	5	5	–	bis zu 6 Jahren
Kupfer 7	5	–	–	bis zu 5 Jahren
Kupfer T 200	3	3	–	5 Jahre

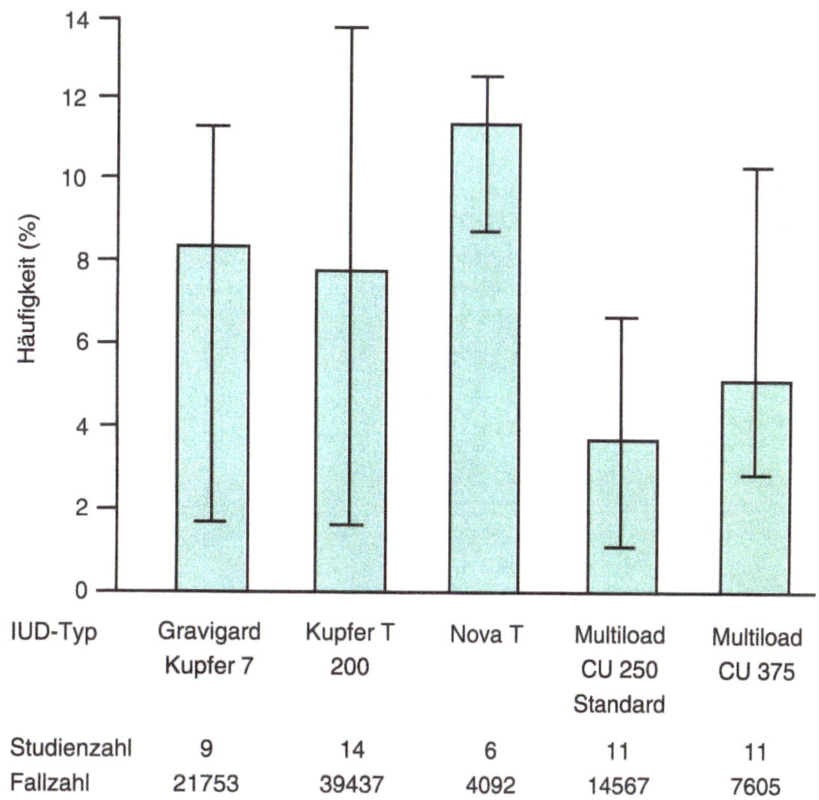

Abb. 13.16. Ausstoßungsrate von Intrauterinpessaren (kumuliert) innerhalb eines Jahres nach ihrer Einlage. (Mittelwert ± Spannweite, *N* Anzahl der Studien, *n* Anzahl der Insertionen)

IUP-Entfernung

- Fortsetzungsrate der IUP-Trägerinnen hängt im wesentlichen von Nebenwirkungen ab (z. B. Blutungen oder Schmerzen)
- Die Entfernungsrate wurde für das Gravigard (Kupfer-7) mit 11%, das Gyne-T mit 9% und das Multiload mit nur 4% der Anwenderinnen angegeben. (Abb. 13.17).

Blutungen und Schmerzen

- Durch die IUP kann die Menstruation verlängert und/oder verstärkt sein. Es können auch Zwischenblutungen oder Spottings auftreten. Gesundheitliche Probleme können bei Frauen mit Eisenmangel auftreten (Entwicklungsländer).
- Blutungen und Schmerzen sind die häufigsten Wirkungen bei liegendem IUP. Sie sind die häufigste Ursache für eine vorzeitige Entfernung des IUP.
- Blutungen und Schmerzen haben in unterschiedlichen Studien bei 4–12% der Frauen innerhalb eines Jahres zur IUP-Entfernung geführt.
- Entfernungsrate wegen Blutungen und Schmerzen s. Abb. 13.17.
- Die Entfernungsrate ist bei den inerten IUP höher. Durch die neuentwickelten levonorgestrelhaltigen IUP (LNG-IUP) werden die Menstruationsschmerzen und Blutungen deutlich verringert (Firma Leiras in Helsinki/Finnland).

Entzündungen im kleinen Becken (Pelvic inflammatory disease = PID)

- Häufigkeit: 1,6 Fälle pro 1000 Frauenjahre im Gegensatz zu 0,14 Fällen pro 1000 Frauenjahre bei Frauen, die andere kontrazeptive Methoden benutzen (Vessey et al. 1981).
- Das Risiko einer PID ist 7mal höher in den ersten 20 Tagen nach der Insertion des IUP. Nicht das IUP selbst ist die Ursache der Infektion; das Hauptrisiko einer Infektion besteht dann, wenn das IUP durch eine bakteriell kontaminierte Zervix inseriert wird (4fach erhöhtes Risiko innerhalb der ersten Monate nach Insertion, nicht mehr signifikant nach dem 4. Monat).

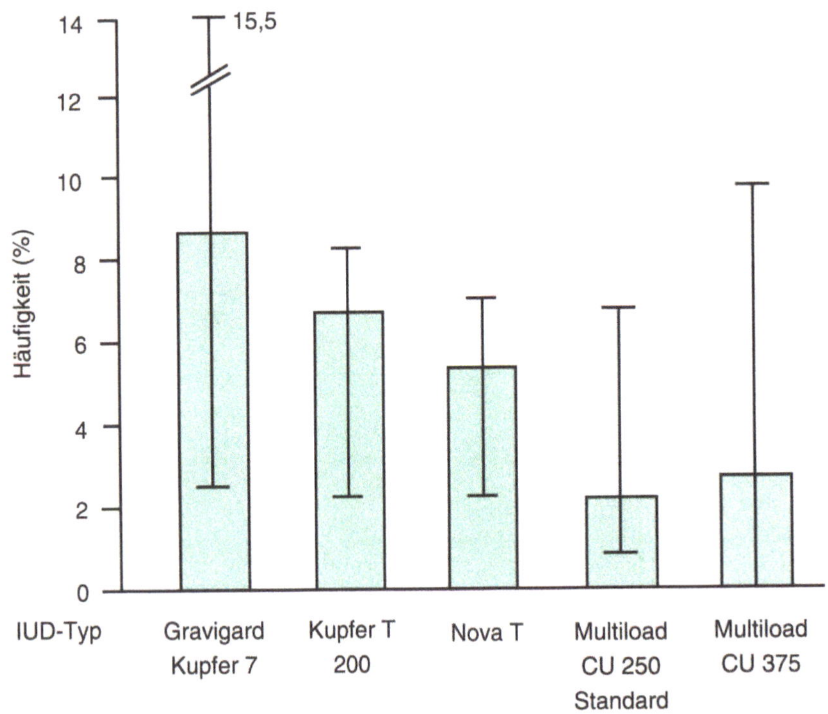

	Gravigard Kupfer 7	Kupfer T 200	Nova T	Multiload CU 250 Standard	Multiload CU 375
Studienzahl	9	14	6	11	11
Fallzahl	21753	39437	4092	14567	7605

Abb. 13.17. Entfernungsrate von Intrauterinpessaren (kumuliert) innerhalb eines Jahres wegen Blutungen und Schmerzen. (Mittelwert ± Spannweite; *N* Anzahl der Studien, *n* Anzahl der Insertionen)

- Einige Autoren halten das Risiko für PID bei IUP-Trägerinnen nicht für erhöht, sondern führten die Infektion auf das unterschiedliche sexuelle Verhalten der Patientinnen zurück (Lee et al. 1988; Kronmal et al. 1991).
- Danach ist das Risiko niedrig und bleibt konstant für mindestens 8 Jahre.
- Es besteht kein Anhalt dafür, daß der Schweregrad einer PID mit zunehmender Anwendungsdauer ansteigt.
- Entzündungen im kleinen Becken sind die Hauptkomplikation bei liegendem Intrauterinpessar. Das Risiko ist bei kupferhaltigen Spiralen im Vergleich zur Pille erhöht; bei gestagenhaltigen Spiralen (d.h. LNG-IUP) erniedrigt.
- Risikofaktoren:
  - Der Faden des IUP erleichtert eine aufsteigende Infektion nicht.
- *PID-Risiko:* ist in den ersten Monaten nach der IUP-Einlage am höchsten und nimmt danach ab; es liegt aber immer deutlich über dem PID-Risiko unter Pilleneinnahme.
- *Klinische Symptomatik:* Fieber, Druckempfindlichkeit oder Schmerzen im unteren Bauchraum, starker Ausfluß aus der Scheide, Schmerzen beim Koitus, Dauerblutungen mit Hypermenorrhö, Schmerzen beim Berühren des Gebärmutterhalses, Schmerzen bei der bimanuellen Untersuchung des Uterus oder der Adnexe.
- *Beginnende Entzündungen* im kleinen Becken (PID) sind manchmal schwierig zu diagnostizieren, wenn diese weitgehend asymptomatisch verlaufen.
- Bei *leichten Fällen* ist eine antibiotische Therapie einzuleiten und innerhalb von 24 h zu entscheiden, ob das IUP entfernt werden muß.
- Bei *mittelschweren Fällen* mit klinischen Zeichen der Entzündung sollte das IUP vor Einleiten der antibiotischen Therapie entfernt werden. Eine Überwachung durch den Frauenarzt ist notwendig.
- Bei *schweren Fällen* mit starken Schmerzen im Unterleib und Fieber mit entsprechendem gynäkologischem Befund sollte das Intrauterinpessar entfernt und die Patientin in ein Krankenhaus eingeliefert werden. Ohne geignete Therapie (Hospitalisierung, Antibiotika, Antiphlogistika, evtl. diagnostische Laparoskopie) kann eine Tubenfunktionsstörung (z.B. Verschluß, Stenose, Adhäsionen, Saktosalpinx, erhöhtes Risiko einer nachfolgenden Extrauteringravidität) zu einer dauerhaften Unfruchtbarkeit führen. Falls sich ein Abszeß im Eileiter oder Eierstock entwickelt, kann sogar die Entfernung der Gebärmutter oder eines Ovars notwendig werden. Deshalb sollte man bei Beratungen über Kontrazeption Frauen, die noch nie geboren haben, und Frauen mit einer kürzlich behandelten Infektion im Beckenraum, genau über die möglichen Gefahren eines Intrauterinpessars aufklären.

Wechselwirkungen mit anderen Mitteln

- Langzeitbehandlung mit Immunsuppressiva, Kortikosteroiden oder nichtsteroidalen Antiphlogistika (z.B. Azetylsalizylsäure) kann die Wirksamkeit von Intrauterinpessaren beeinträchtigen.

Art und Dauer der Anwendung

Auswahl des richtigen IUP

- Die Auswahl des richtigen IUP richtet sich nach der Verfügbarkeit der unterschiedlichen Spiralen im jeweiligen Land.
- Da in Deutschland keine inerten IUP (d.h. Lippes Loop) zur Verfügung stehen und die gestagenhaltigen IUP (LNG-IUP) noch nicht zugelassen sind, stehen zur Zeit nur die kupferhaltigen zur Verfügung.
- Bei den kupferhaltigen IUP richtet sich die Auswahl nach der Länge der Gebärmutter.
- *Gebärmuttersondenlänge 6–9 cm:* Kupferhaltige IUP: Multiload Cu 375, Nova-T, Kupfer 7.
- *Gebärmuttersondenlänge zwischen 5 und 7 cm:* Multiload Cu 250 short.

Anwendungsdauer

- Die Kupfer-IUP (Nova-T, Multiload Cu 375, Kupfer 7) wird für die Dauer von 5 Jahren in die Gebärmutter eingelegt.
- Aufgrund von neueren Untersuchungen ist das Risiko von Spiralbrüchen sowie Nachlassen der kontrazeptiven Sicherheit auch bei langer Liegedauer zu vernachlässigen. Aufgrund dieser Studien können die kupferhaltigen IUP für mindestens 6 Jahre in utero verbleiben (Kjaer et al. 1993).
- Besteht Kinderwunsch, so ist das IUP jederzeit zu entfernen.

Screeninguntersuchung vor einer IUP-Einlage

Anamnese

- Parität und Alter.
- Risikofaktoren für Entzündungen im kleinen Becken.
- Möglichkeit einer bestehenden Schwangerschaft.
- Dauer der notwendigen Kontrazeption.
- Stabilität der Beziehung, insbesondere der beidseits monogamen Beziehung (im Hinblick auf das Infektionsrisiko.
- Epilepsie: Auslösung eines Anfalls bei der Insertion.

Klinische Untersuchung

- Ausschluß von Risikofaktoren, insbesondere einer Infektion.
- Bimanuelle Untersuchung zur Bestimmung der Uterusgröße und -lage:
  - Sonographie zur Bestimmung von evtl. Uterusgröße und -lage, Ausschluß von Myomen;
  - eventuelle Bestimmung der Sondenlänge des Uterus bei Verdacht auf Uterushyperplasie oder deutlich vergrößerten Uterus, wenn kein entsprechendes Ultraschallgerät zur Verfügung steht;
- Uteruspathologie (Myome);
  - bei Verdacht auf intrauterine pathologische Befunde (z. B. Myome) Hysteroskopie.

Labor

- Bei Verdacht auf entzündliche Erkrankung Vaginalbakteriologie (Phasenkontrastmikroskopie) bzw. bakteriologischer Abstrich von der Portio.
- Bei Verdacht auf entzündliche Adnexerkrankungen: BKS und Leukozyten.

Einlage der Spirale (Insertion)

Vorsichtsmaßnahmen

- Unbedingtes Vermeiden einer IUP-Insertion bei genitalem Infekt! Eventuell Bestimmung von BKS und Leukozyten.
- Da es bei der Insertion zu wehenartigen Schmerzen kommen kann, ggf. Bereitstellung von Fenoterol (Berotec-Spray).
- **Cave:** Epilepsieanfall!

Insertionszeitpunkt

- Üblicherweise erfolgt die IUP-Einlage während oder gleich nach der Menstruation. Auf diese Weise wird das Risiko einer möglichen Frühschwangerschaft vermindert.
- Auch periovulatorisch kann ein IUP gut eingelegt werden (Öffnung des Zervikalkanals).

Auf die Einlage eines IUP ohne vorangegangener Schwangerschaft und/bzw. nach vorangegangener Schwangerschaft wird im folgenden eingegangen.

Ohne vorhergehende Schwangerschaft

- *Während der Menstruation:* Günstige Zeiten für das Einlegen eines Intrauterinpessars sind die letzten Tage der Menstruationsblutung oder die ersten Tage danach (sog. Intervalleinlage).
- *Nach ungeschütztem Verkehr:* Um eine Schwangerschaft nach einem Geschlechtsverkehr ohne Empfängnisschutz zu verhindern, kann die Einlage eines Pessars ein wirksames Mittel darstellen, vorausgesetzt, der Geschlechtsverkehr fand höchstens 5 Tage davor statt. Der Arzt sollte das Risiko einer Infektion im Becken nach einer notfallmäßigen Einlage eines Pessars berücksichtigen und die Patientin über diesen Sachverhalt entsprechend aufklären. Das ist besonders wichtig in den Fällen einer Vergewaltigung.

Nach vorausgeganger Schwangerschaft

- Man kann das Pessar auch sofort (nicht später als 15 min) nach einem Abort oder nach einer Geburt einlegen, obwohl in diesem Falle das Risiko einer Entzündung im Becken, einer Gebärmutterdurchstoßung, einer Ausstoßung der Spirale und einer ungewollten Schwangerschaft höher ist.
- Falls das Einlegen der Spirale nach dem Abort oder der Entbindung nicht sofort erfolgt, sollte es verschoben werden, bis die Rückbildung des Uterus abgeschlossen ist, d. h. mindestens 6 Wochen nach der Entbindung oder dem Abort.
- Nach einem Kaiserschnitt sollte erst 12 Wochen danach ein Pessar eingelegt werden.

Einverständniserklärung. Bei schriftlicher Einverständniserklärung muß diese vor Einlage des IUP vorliegen.

Technik der IUP-Einlage

Insertion ohne vorangegangene Schwangerschaft

1. Vorbehandlung der Scheide mit einem antibakteriell-antimykotisch wirksamen Medikament, z. B. Mysteclin oder Fluomycin. Beginn der Vorbehandlung 5 Tage vor Eintritt der erwarte-

ten Menstruation und Weiterführung der Behandlung während der ersten Periodentage bis zur Insertion des IUP. Verordnung des entsprechenden IUP nach dem klinischem Befund.

2. Zur Einlage des IUP sollte die Patientin möglichst mit einer Begleitperson einbestellt werden, um einen sicheren Heimtransport zu gewährleisten.
3. Die Patientin ruft bei Beginn der Menstruation an und vereinbart einen Termin zur IUP-Einlage (3.–5. Tag).
4. Vor der Einlage Bestimmung von BKS und Leukozytenzahl (venöses Blut).
5. Aufklärung der Patientin über Nebenwirkungen und Komplikationen; entsprechende Dokumentation im Krankenblatt. Falls ein Aufklärungsblatt benutzt wird, sollte dieses von der Patientin unterschrieben werden.
6. In manchen Fällen Prämedikation mit einem Spasmolytikum (Spasmo-Cibalgin) und einem Beruhigungsmittel (z. B. Valium, 2–5 mg oral). Bei vegetativ labilen Patientinnen wird prophylaktisch parenteral 0,5 mg Atropinsulfat gegeben.
7. Bimanuelle Untersuchung zur Orientierung über Lage und Größe des Uterus vor der Einlage. Hierbei sollte ein Uterus myomatosus, eine Adnexitis sowie eine Retroflexio uteri mit erhöhter Perforationsgefahr erkannt werden.
8. Steriles Vorgehen. Es ist unbedingt erforderlich, jeden Hautkontakt mit dem Pessar während des Einlegevorgangs zu vermeiden.
   Einstellung der Portio mit einem Spekulum. Die Portio uteri und die oberen Vaginalwände werden mit antiseptischer Lösung desinfiziert und das gesamte Sekret vom äußeren Muttermund entfernt.
   Anhaken der vorderen (selten auch der hinteren) Muttermundslippe, so daß ein konstanter Zug nach unten entsteht, der die Gebärmutter in Richtunq ihrer Achse streckt.
9. In seltenen Fällen ist eine parazervikale Lokalanästhesie (z. B. Meaverin 1%) oder sogar eine Kurznarkose erforderlich.
10. Vorsichtige Sondierung des Cavum uteri und Bestimmung der Sondenlänge und Achsenrichtung des Uterus. Bei engem innerem Muttermund kann es ratsam sein, den Gebärmutterhalskanal mit sterilen, eher spitz zulaufenden Dilatatoren behutsam auf 4–5 mm aufzudehnen.
11. Insertion des jeweiligen IUP nach Empfehlung des Herstellers.
    Es ist unbedingt erforderlich, das empfohlene Verfahren zum Einlegen genau zu befolgen, um die Gefahr einer Einlage unter die Gebärmutterschleimhaut auf ein Minimum zu reduzieren. Sollte dieser Fall auftreten, muß das Pessar unter größerem Kraftaufwand aus seiner falschen Lage befreit werden, wobei die Gefahr besteht, die Seitenarme z. B. eines Multiload Cu 375 abzubrechen. Es ist klinisch schwierig, die subendometriale Lage des Pessars zu sichern, da dies dem Arzt beim Einführen des Pessars normalerweise nicht auffällt und die Patientin wahrscheinlich keine Schmerzen verspürt. Eine routinemäßige Sonographiekontrolle des Sitzes der eingelegten Spirale ist somit sinnvoll.
12. Aufklärung der Patientin über Warnsymptome wie Dauerschmerz und starke Blutungen.
13. Bei geringster Unklarheit über die richtige Lage des IUP ist eine Ultraschallkontrolle erforderlich. (US-Kriterien: IUP-Spitze-Außenkante Fundus uteri – 2 cm Myometriumdicke).

Insertion direkt im Anschluß an eine Geburt. Erhöhtes Perforationsrisiko bei Insertion direkt postpartal (wird vor allem in Entwicklungsländern angewandt); in den Industrienationen nur in seltenen Fällen indiziert, da erhöhtes Risiko der Perforation und Expulsion.

Aufklärung nach IUP-Einlage

- Ausstellen eines *IUP-Passes* (s. Packungsbeilage des entsprechenden IUP).
- Medizinische *Kurz- und Mikrowellentherapie* im Unterleibsbereich sollte nicht angewendet werden, da es über die Kupferdrahtwicklung des Pessars zu Überhitzungen kommen kann.
- *Hinweis auf folgende Warnsymptome,* bei deren Auftreten ein Arzt aufgesucht werden sollte:
  - wenn Sie die Fäden des IUP nicht mehr fühlen;
  - wenn Sie den Kunststoffkörper des IUP in der Scheide/Muttermund fühlen;
  - wenn Sie starke Regelblutungen, lästige Zwischenblutungen oder Blutungen nach dem Geschlechtsverkehr bekommen;
  - wenn eine Periode ausbleibt;
  - bei schmerzhaften Menstruationen oder unter Schmerzen beim Geschlechtsverkehr;
  - wenn Anzeichen einer Entzündung im Unterleib oder einer Bauchhöhlenschwangerschaft auftreten, wie z. B. Schmerzen und eine verlängerte Menstruationsblutung, Fieber

über 38 °C, Schwindel oder Ohnmachtsanfälle;
  - unregelmäßige Blutungen, meist in Form von Abbruch- und/oder Schmierblutungen, eine Verlängerung der Menstruationsdauer und eine verstärkte Blutung sind nach Einlage eines Intrauterinpessars nicht ungewöhnlich, vor allem während der ersten 2 bis 3 Zyklen. Trägerinnen von Intrauterinpessaren können aufgrund der stärkeren Menstruationsblutung eine Eisenmangelanämie entwickeln (Ausnahme: Levonorgestrel-IUP; in der BRD noch nicht im Handel).
- Menstruationsbedingte Schmerzen können auftreten oder verstärkt werden.
- *Warnsignale (Zusammenfassung).* Die Abkürzungen der entsprechenden Symptome ergibt im Englischen das Wort „Pains" (Schmerzen).

P Period	Verspätete Periodenblutung (Schwangerschaft), rezidivierende Schmierblutungen.
A Abdominal pain	Schmerzen im Unterbauch, Schmerzen beim Geschlechtsverkehr.
I Infection	Infektionen (wie z. B. Gonorrhö), anormales Druckgefühl.
N Not feeling well	Unwohlsein, Fieber, Schüttelfrost.
S Strings	Faden fehlt, ist kürzer oder länger.

Kontrolluntersuchungen

Die Kontrolle der intrauterinen Lage eines IUP kann manchmal durch die Patientin selbst oder sonst durch den Arzt erfolgen (Tabelle 13.45).

Kontrolle durch die Patientin

- Nach der Monatsblutung Feststellung, ob der Faden noch zu tasten ist.
- Registrieren von Nebenwirkungen: Dysmenorrhö, Hypermenorrhö, Ausbleiben der Blutung länger als 2 Wochen bei zuvor regelmäßigem Zyklus.
- Bis zum Termin des IUP-Wechsels ambulante Vorstellung zu den vereinbarten Nachuntersuchungen (Wechsel nach spätestens 5 Jahren).

Untersuchung durch den Arzt

- Ärztliche Kontrolluntersuchungen werden 6 Wochen nach der Insertion, und weiterhin in halbjährlichen Zeitabständen empfohlen (s. Übersicht) (Tabelle 13.45).
- *Spiegeleinstellung der Portio:* Kontrolle, ob der Faden des IUP im Zervikalkanal zu erkennen ist. Bei nicht sichtbarem Faden (= „okkultes IUP") Ultraschalldiagnostik, evtl. Hysteroskopie oder wenn diese beiden Methoden nicht zur Verfügung stehen Hysterosalpingographie. Bei Verdacht auf IUP-Perforation in die freie Bauchhöhle Röntgenübersicht des Beckens und ggf. Laparoskopie.
- Durch Ultraschall oder Röntgen kann das IUP lokalisiert werden. Das Kunststoffgerüst selbst ist mittels Röntgen nicht darstellbar, nur die Kupferdrahtwicklung.
- *Bimanuelle Untersuchung:* Deutlicher Druckschmerz bei der Palpation des Uterus oder der Adnexe kann ein Hinweis auf eine Perforation oder eine Adnexentzündung sein; in diesem Fall muß eine wandernde Spirale oder eine bakterielle Aszension ausgeschlossen werden.
- Ratschläge für eine medikamentöse Behandlung von Blutungsanomalien bei liegender Kupferspirale sind in Tabelle 13.46 enthalten.
- Das Vorgehen bei Nebenwirkungen unter liegendem IUP ist in Tabelle 13.47 zusammengefaßt.

Tabelle 13.45. Hinweise und Empfehlungen für IUP-Trägerinnen

Monatsblutung	Gewisse Zunahme der Blutung normal
Periodenschmerz	Gewisse Schmerzen der Periodenblutungen normal
Fadenkontrolle	a) Zur Zyklusmitte b) Nach Auftreten von schmerzhaften Unterbauchbeschwerden
Fehlender Faden	a) Andere kontrazeptive Methoden anwenden b) Arztbesuch bei – Unterbauchschmerzen oder schmerzhaftem Verkehr – ungewöhnlichen Blutungen oder vaginalem Ausfluß – Ausbleiben der Periode oder anderen Zeichen der Schwangerschaft – Temperaturen über 37,5 °C
Kontrolluntersuchungen	Nach der IUP-Einlage nach 6 Wochen, danach alle 6 Monate bis zum IUP-Wechsel

IUP-Entfernung

Liegedauer

- Die Verweildauer im Uterus (Liegezeit) richtet sichallgemein nach den Empfehlungen der Zulassungsbehörde (maximal 5 Jahre).
- Auf Grund neuester Studien können Kupfer-IUP eventuell sogar 6–8 Jahre angewendet werden.

Indikationen für eine sofortige IUP-Entfernung

- Schwangerschaft,
- Entzündungen im Beckenbereich,

Tabelle 13.46. Verschiedene Möglichkeiten der Behandlung von Blutungsanomalien bei liegendem IUP

Erkrankung	Therapie
Blutungsanomalien (allgemein)	Methergin: 2- bis 3mal tgl. 10–20 Tropfen AMCA 3mal tgl. 2–8 Tbl. Cyclocarbon 2–3 Tage Epsilonaminocapronsäure 2–3 Tage, z.B. 3mal 2 Tbl. Anvitoff tgl.
Blutungsanomalien (in der 2. Zyklusphase)	10–20 mg vom 16.–25. Zyklustag z.B. Duphaston oder Östrogen-Gestagen-Gemische vom 16.–25. Zyklustag für 2–3 Monate, z.B. Prosiston (evtl. kombiniert mit den oben genannten Maßnahmen)
Hypermenorrhö und/oder Dysmenorrhö	Partusisten (1–2 Tbl. à 5 mg tgl.) für 3–4 Tage Beginn der oralen Tokolyse unmittelbar bei Einsetzen der Beschwerden
Dysmenorrhö	Therapieversuch durch Prostaglandinhemmung mit Voltaren 50 3mal tgl. Aspirin 3mal 2 Tbl. tgl.
Zervizitis	1. Antibiotika 2. zusätzlich evtl. 1 mg Östriol tgl., z.B. Ovestin für 30 Tage

Tabelle 13.47. Praktisches Vorgehen bei liegendem Intrauterinpessar und Nebenerscheinungen

Nebenwirkung	Praktisches Vorgehen
Dysmenorrhö	Aspirin 3mal 2 Tbl. während der Periode oder Voltaren 50 3mal 1 Tbl.
Schmierblutung	s. Tabelle 13.46
Unterbauchschmerzen	Gefahr der Perforation; Aszension mit Tuboovarialabszeß, Harnweginfekt Arztbescuh erforderlich
Schmerzen beim Verkehr	Dislokation des IUP Teilweise Perforation Kontrolluntersuchungen beim Arzt erforderlich
Fehlender Faden	Kontrolluntersuchung beim Arzt erforderlich
Schwangerschaft	Kontrolluntersuchung beim Arzt erforderlich. Vorgehen in Abhängigkeit vom Gestationsalter

- Dauerblutungen,
- anhaltende krampfartige Unterleibsschmerzen,
- Durchstoßung der Gebärmutterwand oder des Gebärmutterhalses, Verlagerung (auch teilweise) des Pessars in den Gebärmutterhals,
- eine unter Cu-IUP-Anwendung neu auftretende Metallallergie ist in der Regel kein Grund für die Entfernung des Cu-IUP.

Technik der IUP-Entfernung

- Bei der Entfernung des IUP ist in manchen Fällen die Portio vaginalis uteri mit einem geeigneten Instrument zu fassen und der Uterus zu strecken.
- Das IUP wird mit einer Zange nahe am Ausgang des äußeren Muttermundes gefaßt. Unter konstantem Abwärtszug und achsseitigem Strecken der Gebärmutter ist das IUP durch vorsichtiges Ziehen an den Kontrollfäden leicht aus der Gebärmutter zu entfernen.

Probleme beim IUP-Entfernen

- Probleme bei der IUP-Entfernung treten in unter 2% der Fälle auf (Population Reports 1988).
- Falls bei der Entfernung eine stärkere Kraft erforderlich ist, muß an ein eingewachsenes Intrauterinpessar (= teilweise Perforation in die Uteruswand) gedacht werden. Auch an das Abbrechen der Seitenarme des Multiload IUP ist zu denken.
- Bei Verdacht auf Uterusperforation oder eingewachsenes IUP ist eine weitere Diagnostik erforderlich:
  - Durch Röntgen kann lediglich der Kupferdraht des Pessars dargestellt werden.
  - Kunststoffragmente, wie z.B. Seitenarme, lassen sich sonographisch oder durch Hysteroskopie darstellen.
  - Bei einer Hysteroskopie ist gleichzeitig auch die Entfernung möglich.
  - Eine Kürettage führt häufig zur Entfernung eines Fragments.

Schwangerschaft trotz Intrauterinpessar

Kommt es trotz richtig eingelegtem Intrauterinpessar zu einer Schwangerschaft, so muß durch eine Ultraschalluntersuchung ermittelt werden, ob diese innerhalb oder außerhalb der Gebärmutter lokalisiert ist.

Allgemeines

- 3–4% aller Schwangerschaften (1 auf 30), die bei liegendem IUP vorkommen sind ektope Schwangerschaften (Population Reports 1988) (Normalkollektiv: 0,8; 1 auf 125).
- Das EUG-Risiko ist reduziert bei Kupfer-IUP mit zunehmender Kupferoberfläche; am niedrigsten bei levonorgestrelhaltigen IUP.

- Kommt es zur intrauterinen Schwangerschaft mit einem IUP in situ, so besteht erhöhtes Risiko von Spontanaborten (50–60%) (Population Reports 1988);
- Es besteht kein erhöhtes Risiko für fetale Mißbildungen.
- Aus medizinischer Sicht besteht nicht grundsätzlich eine Indikation zum Schwangerschaftsabbruch; im Zweifelsfall ist der Wunsch der Patientin nach einem Schwangerschaftsabbruch zu akzeptieren.
- (Frühgeburtsrate ist erhöht?)
- Kein erhöhtes Risiko von septischen Aborten bei liegendem IUP.

Intrauterinschwangerschaft

Tritt bei einem korrekt liegenden Intrauterinpessar eine intrauterine Schwangerschaft auf, wird folgendes Vorgehen empfohlen:

- *Bis zur 12. Schwangerschaftswoche:* IUP-Entfernung empfohlen.
- Das Vorgehen zur Entfernung der Spirale richtet sich nach der Lage des IUP zur Fruchtblase (retroamnial = hohes Abortrisiko; intrazervial = geringes Abortrisiko). In jedem Fall ist die Patientin über das Abortrisiko aufzuklären.
- *Nach der 12. Woche:* engmaschige Kontrolle der Patientin; es sollte ihr geraten werden, alle pathologischen Symptome wie grippeähnliche Anzeichen, Fieber, Krämpfe und Schmerzen im Bauch, Schmerzen beim Geschlechtsverkehr, Blutungen und Ausfluß aus der Scheide sofort mitzuteilen. Selten kommt es zu einem septischen Abort.

  Bleibt das Intrauterinpessar während der Schwangerschaft liegen, dann wird es meistens zusammen mit der Plazenta und den Eihäuten ausgestoßen.

  Sofort nach der Geburt ist das IUP nachzuweisen, sonst ist das IUP durch eine Ultraschall- bzw. Röntgenuntersuchung (Beckenübersicht) zu lokalisieren.

Extrauteringravidität

Das Vorgehen richtet sich nach Lokalisation, Gestationsalter, künftigem Kinderwunsch und der klinischen Situation.

Wiedereintritt der Fertilität. Schwangerschaftsrate nach Entfernen der unterschiedlichen Spiralen: 88% (WHO-Report 1987)

Karzinogenität. Bei den handelsüblichen IUP besteht beim Menschen kein Anhalt für Karzinogenität.

Neuentwicklungen

Entwicklungsziele. Es wird versucht, Pessare zu entwickeln, die weniger Blutungsstörungen und eine noch höhere kontrazeptive Sicherheit haben, nicht ausgestoßen werden und keine Entzündungen im kleinen Becken hervorrufen. In diesem Zusammenhang hat man folgende Ansatzpunkte verfolgt:

Trägerlose Spiralen. In Belgien wurde ein trägerloses IUP (Cu-Fix) entwickelt. Es handelt sich um einen mit 6 Kupferhohlzylindern bestückten Plastikfaden, der mit seinem geknoteten Ende in der Uteruswand verankert wird.

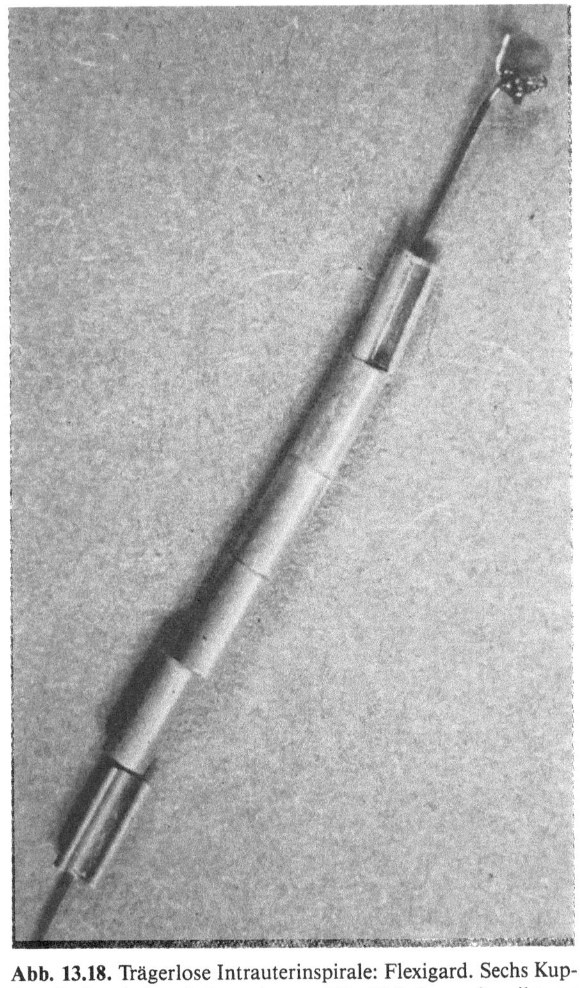

Abb. 13.18. Trägerlose Intrauterinspirale: Flexigard. Sechs Kupferzylinder sind auf einem inerten Plastikfaden aufgereiht, an dessen Ende sich ein Knoten befindet. Mit einem speziellen Inserter wird der Knoten ca. 3–5 mm tief in das Myometrium des Uterus fundus eingeführt. Die Spirale hängt somit frei in das Uterus cavum

Fadenlose Spiralen (Anm.: Infektionsrisiko durch Faden minimal).

Beschichtung von IUP. Verankerungssysteme für neue Spiralen im Uterus (z. B. Verankerung durch Knoten wie beim Flexigard-IUP) (s. Abb. 13.18).

Medikamentenfreisetzung von Spiralen (z. B. Levonorgestrel) (Mirena – Firma Leiras, Helsinki, Finnland; Fa. Pharmacia, Deutschland) (s. Abb. 13.19): Freisetzung von Levonorgestrel über mehr als 5 Jahre; kontrazeptive Sicherheit 5 Jahre; kumulative Schwangerschaftsrate: 0,5 – 1,1% (0 – 5 Jahre); Abnahme von Blutungsstörungen, EUG-Rate nicht erhöht. Weniger Entzündungen im kleinen Becken (2,2 bei Kupfer-IUP- versus 0,8 bei LNG-IUP-Anwenderinnen; kumulative Rate über 5 Jahre). Indikationsbereich: Kontrazeption, Blutungsstörungen, Dysmenorrhoe, evtl. auch Endometriumprotektion in der Postmenopause unter Östrogentherapie.

Weitere hormonelle Methoden

Eine Fertilisierung kann durch Gestagene gehemmt werden, die den Zervixschleim verändern. Unter dem Gestageneinfluß wird dieser zäh und klebrig, so daß eine Aszension der Spermatozoen nicht möglich ist. Die Gestagene können entweder täglich oral (z. B. Minipille) oder als Depotpräparat (z. B. Dreimonatsspritze) gegeben werden. Weiterhin ist eine lokale Applikation in Form von Scheidenringen, die Gestagene freisetzen, möglich. Das letztere Verfahren wird zur Zeit durch die WHO geprüft und ist noch nicht verfügbar.

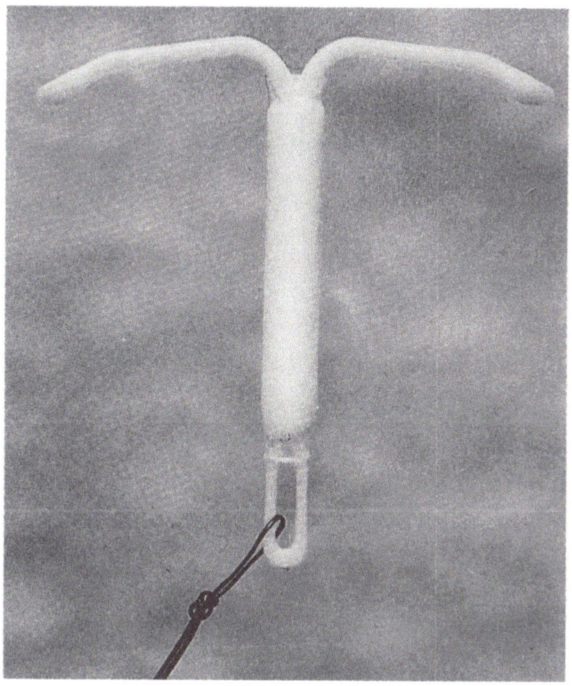

Abb. 13.19. Levonorgestrelhaltiges Intrauterinpessar: Mirena. Der Zentralkörper des IUDs enthält ein Reservoir mit Levonorgestrel, das kontinuierlich über 5 Jahre freigesetzt wird

Oral

Minipille

Produktbeschreibung. Reine Gestagenpille (Übersicht s. Chi 1993).

Wirkprinzip

- Veränderung des Zervikalmukus verhindert Spermapenetration. Geringste Spermapenetration ca. 3 h nach Einnahme des Progestagens; hält für 16 – 19 h an.
- Endometriumveränderung mit Einfluß auf die Überlebensrate der Blastozysten im Uterus oder Verhinderung der Implantation.
- Veränderung der Tubenmotilität mit Einfluß auf den Eitransport; Fertilisierung, Spermakapazitierung sowie -migration.
- Verhinderung der Ovulation in 15 – 40% der Behandlungszyklen (Graham u. Fraser 1982).

Kontrazeptive Sicherheit (Pearl-Index). 1,4 – 4,3 Schwangerschaften pro 100 Frauenjahre (Graham u. Fraser 1982; Zanartu et al. 1977).

Anwendungshäufigkeit

- In Deutschland nehmen ca. 8% aller Frauen im reproduktionsfähigen Alter die Minipille zur Kontrazeption an; 1985 waren es nur 1,3% (Döring 1986).
- In England hat die Anwendung der Minipille zugenommen (z.Z. 8% Anwenderinnen) (Vessey u. Thorogood 1989).

Tabelle 13.48. Produktübersicht (Minipille)

Handelsname	Zusammensetzung	Hersteller
Exlutona	Lynestrenol (0,5 mg)	Organon
Microlut	Levonorgestrel (0,3 mg)	Schering
Micronovum	Norethisteron (0,35 mg)	Cilag
Micro 30 Wyeth	Levonorgestrel (0,3 mg)	Wyeth

Indikationen

- Stillende Frauen, die eine Kurzzeitkontrazeption benötigen und die später auf andere kontrazeptive Methoden umstellen möchten.
- Ältere Frauen (über 35 Jahre), insbesondere Raucherinnen, die eine orale hormonale Kontrazeptionsmethode wünschen.
- Frauen, die orale Kontrazeptiva anwenden, aber Kontraindikationen (z. B. erhöhtes Risiko thromboembolischer Erkrankungen, Diabetes mellitus) für ein Östrogen enthaltendes kontrazeptives Präparat.
- Frauen mit Kopfschmerzen oder leichter Hypertonie in der Anamnese.

Kontraindikationen

- Frauen mit Risiko für schwere arterielle Erkrankungen (z. B. Angina pectoris).
- Frauen, die schwanger sind oder bei denen eine Schwangerschaft nicht ausgeschlossen ist.
- Frauen mit nicht abgeklärter vaginaler Blutung, insbesondere im letzten Drittel ihrer Reproduktionsphase.

Anwendungshinweise

- Minipille muß täglich zur gleichen Zeit (±3 h) eingenommen werden; es dürfen keine Tabletten vergessen werden.
- Kontinuierliche Einnahme auch während der Menstruation; Timing der Tabletten in der Art, daß der Sexualverkehr zum optimalen Zeitpunkt der Minipillenwirkung hinsichtlich des Zervikalmukus fällt (d. h. 3–22 h nach Anwendung).

Nachteile

- Auftreten von Zyklusunregelmäßigkeiten mit Blutungsstörungen.
- Erhöhte Rate von Extrauterinschwangerschaften bei Kontrazeptionsversagern.
- Regelmäßige Einnahme immer zur gleichen Zeit.

Neuentwicklungen

- Einsatz von Antigestagenen als Minipille (z. B. Mifepriston RU 486): 1 mg tgl. oral; vorausgesetzt, daß man eine Dosis findet, die verläßlich die Endometriumreifung stört, ohne die Zykluslänge oder die ovarielle Steroidsekretion zu beeinflussen.

Parenteral

Depotgestagene

Zu den Depotgestagenen zählen die Hormonspritzen („injectables") und die Hormonimplantate („implantables") sowie die hormonbeladenen Scheidenringe.

Vorteile solcher Methoden

- Lange Wirkung mit einer Behandlung,
- hohe kontrazeptive Sicherheit,
- unabhängig vom Koitus,
- frei von der Furcht, eine Pille vergessen zu haben,
- große Akzeptanz und hohe Fortsetzungsraten,
- minimale gastrointestinale Störung,
- Abnahme des menstruellen Blutverlustes,
- Vermeidung des First-pass-Effektes durch die Leber.

Vorteile von einigen Methoden

- Keine starken Schwankungen der Hormonkonzentrationen im Blut (vgl. orale hormonale Kontrazeption),
- geringe Stoffwechselbelastung,
- keine östrogenbedingten Nebenwirkungen,
- Amenorrhö kann ein gesundheitlicher Nutzen sein,
- keine Suppression der Laktation,
- regelmäßige ärztliche Kontrollen.

Hormonspritzen (Depotspritzen) (sog. Dreimonatsspritze)

Produktbeschreibung. Depotform eines Progestagens, das alle 2–3 Monate intramuskulär gespritzt wird und die Wirksubstanz kontinuierlich freisetzt.

Anwendung. Die beiden zur Verfügung stehenden Depotgestagene werden entsprechend den in Abb. 13.20 angegebenen Zeitintervallen intramuskulär gespritzt.

Kontrazeptive Sicherheit (Pearl-Index): 0,2–0,5.

Tabelle 13.49. Produktübersicht (Hormonspritzen)

Handelsname	Zusammensetzung	Hersteller
Depo-Clinovir	Medroxyprogesteronacetat (150 mg)	Upjohn
Noristerat	Norethisteronenanthat (200 mg)	Schering

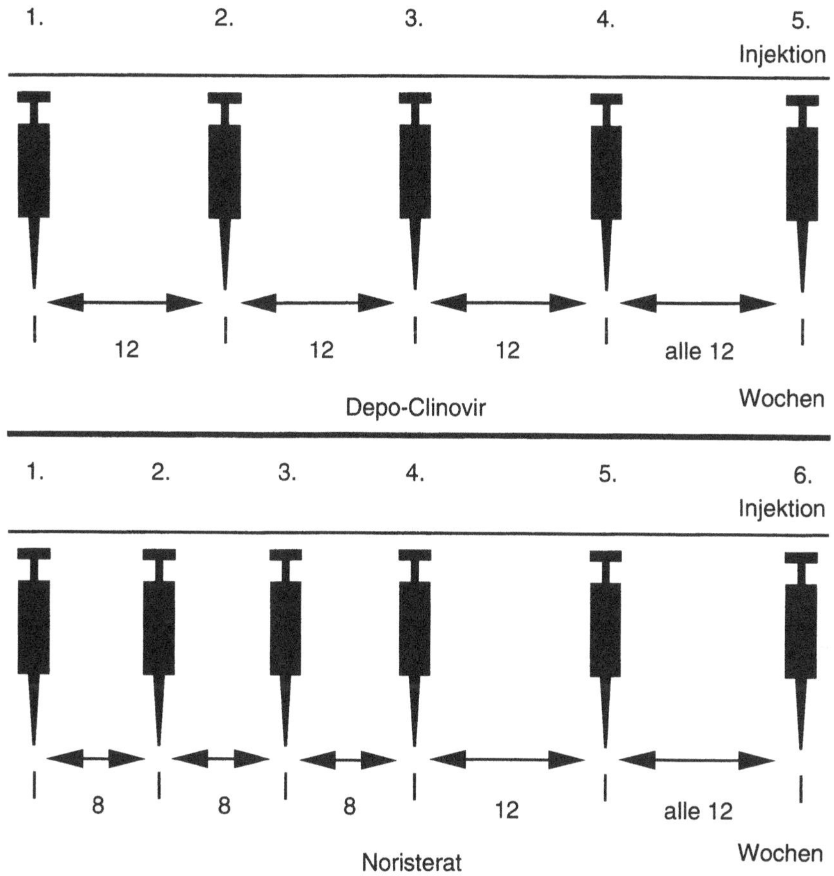

Abb. 13.20. Depotprogestagene. Applikationsschema für Medroxyprogesteronacetat (Depo-Clinovir) und Norethisteronenanthat (Noristerat)

Anwendungshäufigkeit. Derzeit liegen keine näheren Daten über die Anwendungshäufigkeit der Dreimonatsspritze in Deutschland vor.

Indikationen

- Geeignete Verhütungsmethode für Frauen mit abgeschlossener Familienplanung bis zum Eintritt der Menopause.
- Bei Frauen, die vor der Medikation Oligo- oder Hypermenorrhöen hatten, kann sich diese günstig auswirken.
- Frauen, die aufgrund ihrer Lebensumstände hormonale Kontrazeptiva nur unregelmäßig einnehmen können (Schichtberufe), oder psychiatrische Patientinnen.
- Postpartal, Milchproduktion und Qualität der Milch werden nicht ungünstig beeinflußt.
- Status nach operiertem Mammakarzinom vor mehr als 3 Jahren und Wunsch nach sicherer Kontrazeption (Alternative Intrauterinpessar).

Bei der Beurteilung der klinischen Anwendbarkeit hormonaler Depotkontrazeptiva wird häufig ein Vergleich mit der oralen hormonalen Kontrazeption angestellt. Aus dieser Sicht ist eine Zusammenstellung von Vor- und Nachteilen bei der Anwendung von Depotgestagenen hilfreich.

Vorteile

- Lange Wirkdauer (Injektionen nur 3- bis 4mal pro Jahr erforderlich),
- hohe Popularität in Entwicklungsländern,
- Ehemann hat keinen Einfluß auf die Anwendung,
- gynäkologische Untersuchung des kleinen Beckens ist nicht unbedingt erforderlich (z. B. Entwicklungsländer),
- keine Störung der Milchproduktion postpartal,
- s. auch „Allgemeine Vorteile der Depotgestagene“

Nachteile

- Wirkungsdauer einer Spritze kann wesentlich länger als 3 Monate dauern.
- Schlechte Kontrolle der Zyklusfunktion: im ersten Jahr häufig Durchbruchsblutungen, später

zunehmend Amenorrhö (je nach Anwendungsdauer in 30–50% der Fälle).
- Häufig Gewichtszunahme.
- Auftreten von Galaktorrhö ist möglich.
- Anwendung alle 2–3 Monate.

Unerwünschte Begleiterscheinungen
- Irreguläre und nicht vorhersehbare Blutungen, treten bei allen reinen Gestagenmethoden einschl. Norplant und der Minipille auf.
- Es gibt keinen Anhalt dafür, daß die Durchbruchsblutungen negative gesundheitliche Auswirkungen haben.
- Meistens ist der mittlere Blutverlust geringer als bei einer normalen Blutung.
- Trotzdem führen die Blutungsstörungen zu Problemen im täglichen Leben, aus bestimmten soziokulturellen Gründen sind sie oft unakzeptabel.

Kontraindikationen
- Thromboembolien in der Anamnese,
- Funktionsstörungen der Leber,
- junge Frauen, die noch nicht geboren haben (relativ).

Unerwünschte Begleiterscheinungen (UBE)
- Wegen Amenorrhö unter und nach Absetzen der Depotgestagene für kurzfristige Kontrazeption weniger geeignet.
- Auftreten von Blutungen unter Anwendung von Depotgestagenen ist die häufigste Ursache für einen Therapieabbruch.
- Thromboembolische Erkrankungen werden seltener beobachtet.
- Brustsymptome sind selten, insbesondere verschwinden schmerzhafte prämenstruelle Brustschwellungen.
- Auch fehlen die zykusabhängig auftretenden Migräneattacken.
- Möglichkeiten zur Therapie der unerwünschten Begleiterscheinungen sind in Tabelle 13.50 zusammengefaßt.

Kokarzinogenität. Eine erhöhte Inzidenz von Korpus- und Mammakarzinomen konnte nicht nachgewiesen werden.

Neuentwicklungen
- *Einmonatsspritzen:* (WHO 1992c)
  - Cyclofem (25 mg Depot-Medroxyprogesteronacetat plus 5 mg Östradiolcypionat)
  - Mesigyna (50 mg Norethisteronenantat plus 5 mg Östradiolvalerat)
- z. Z. weltweit klinische Prüfung.
- *2- bis 3-Monatsspritzen*
- *6-Monats-Spritzen*

Eine Zusammenfassung über Indikationen, Kontraindikationen, Vor- und Nachteile der Depotgestagene geben Tabelle 13.51 und 13.52.

Tabelle 13.50. Behandlung von unerwünschten Begleiterscheinungen unter Depotgestagengaben

Nebenwirkung	Therapievorschlag
Amenorrhö	1. Gynäkologische Untersuchung und Ausschluß einer Schwangerschaft. 2. Falls die Amenorrhö stört und eine mögliche Östrogentherapie nicht kontraindiziert ist: Verschreibung von Ethinylestradiol 20–40 µg pro Tag für 10 Tage oder länger. 3. Falls Östrogene kontraindiziert sind und die Patientin besorgt ist, Anbieten einer anderen Methode der Kontrazeption: z. B. IUP und Abwarten von Spontanblutungen
Schmierblutungen	Keine wirksame Behandlungsmethode bekannt. Beruhigung der Patientin und Versuch mit niedrigen Östrogengaben (z. B. 20 µg EE tgl. für 10–20 Tage, oder z. B. Estraderm TTS 25 2mal pro Woche)
Verlängerte Blutung	1. Untersuchung zum Ausschluß einer Schwangerschaft oder einer gleichzeitig bestehenden Erkrankung im Genitalbereich; Hämoglobinkontrolle falls angezeigt und Beruhigung der Patientin. 2. Verkürzung des Injektionsintervalls von 12 auf 8 Wochen oder von 8 auf 6 Wochen. Bei DMPA kann die Dosis erhöht werden. 3. Verschreibung von Östrogenen (40–60 µg EE/Tag) oder einer östrogenbetonten Kombinationspille für 10–20 Tage. Falls durch 2 und 3 keine Besserung erreichbar ist, wird eine alternative Methode zur Kontrazeption angeboten und eine Sonographie und/oder eine Ausschabung durchgeführt.
Zunahme der Brustgröße	Untersuchung der Brust zur Erkennung von Erkrankungen (evtl. Ultraschall, Mammographie).

Tabelle 13.51. Indikationen und Kontraindikationen für Depotgestagene zur Kontrazeption bei der Frau

Indikationen	Kontraindikationen
Abgeschlossene Familienplanung Östrogenintoleranz oder Angst vor dem Risiko langdauernder Östrogenbehandlung, d.h. ab dem 30. Lebensjahr z.B. bei Kopfschmerzen, Mastopathie; wenn Östrogengaben kontraindiziert sind: operiertes Mammakarzinom bei jungen Frauen mit intakten Ovarien (Depotgestagene senken endogene Östrogene!) Tägliche Pilleneinnahme nicht erwünscht: Befreiung von der Angst, die Pille zu vergessen Wenn wegen Krankheit (z.B. Geisteskranke) oder Beruf (Frauen im Schichtdienst, z.B. Stewardessen, Krankenschwestern) eine regelmäßige Pilleneinnahme nicht gewährleistet ist Postpartal: mögliche Verlängerung und Zunahme der Laktation Wenn gynäkologische Untersuchungen des kleinen Beckens nicht möglich oder nicht erwünscht sind (z.B. Entwicklungsländer)	Schwere Thrombophlebitis oder Lungenembolie in der Anamnese Funktionsstörungen der Leber Junge Frauen, die noch nicht geboren haben

Tabelle 13.52. Vor- und Nachteile von Depotgestagenen zur Kontrazeption bei der Frau

Vorteile	Nachteile
Hohe kontrazeptive Sicherheit Unabhängig vom Koitus Leichte Anwendbarkeit (tägliche Pilleneinnahme entfällt) Lange Wirkdauer (Injektionen nur 3- bis 4mal pro Jahr erforderlich) Hohe Popularität in den Entwicklungsländern Ehemann hat keinen Einfluß auf die Anwendung Gynäkologische Untersuchung des kleinen Beckens ist nicht unbedingt erforderlich (z.B. Entwicklungsländer) Gute Geheimhaltung Kontrazeption bei jungen Mammakarzinompatientinnen mit intakten Ovarien Keine gastrische Intoleranz Keine Störung der Milchproduktion postpartal	Wirkungsdauer kann wesentlich länger als 3 Monate gehen Schlechte Kontrolle der Zyklusfunktion: im ersten Jahr häufig Durchbruchsblutungen, später zunehmend Amenorrhö (je nach Anwendungsdauer in 30–50% der Fälle) Häufig Gewichtszunahme Auftreten von Galaktorrhö ist möglich

Lokal

Scheidenringe

Beschreibung. Scheidenringe sind elastische Hohlringe aus einem semipermeablen Plastikmaterial (z.B. Silikon), die mit Hormonen (Ein- oder Zweikompartimentesystem) beladen sind; auch möglich als solide Ringe mit Hormonfreisetzung aus Trägermaterial.

Wirkprinzip

- Die Wirkung der Scheidenringe besteht in einer Hemmung der Spermienaszension (vgl. Minipille, Dreimonatsspritze) durch lokale Gestagenwirkung.
- Die Wirkung der Vaginalringe (Levonorgestrelring; Progesteronring) ist mit der der Minipille vergleichbar, der Organon-Ring (Ethinylestradiol/3-Ketodesogestrel) entspricht dem Wirkungsmechanismus der Kombinationspille.

Anwendung

- Anwendung durch die Frauen selbst.
- Der Vaginalring wird durch die Vaginal-Muskulatur gehalten.

Anwendungsdauer des Rings. Die Tragedauer beträgt 3 Wochen, wobei der Ring während der Menstruation für 1 Woche entfernt wird (reiner Progesteronring = POP-Ring durchgehend tragbar).

Kontrazeptive Sicherheit (Pearl-Index):

- WHO-Ring: 3,5,
- Organonring: 0,05.

Eine Schwangerschaft (Kirkman et al. 1992) pro 332 Frauen über 2380 Frauenmonate (Europäische Multizenterstudie) (Coeling-Bennink et al. 1990).

Unerwünschte Nebenwirkungen. Die Hauptnebenwirkungen bei der Anwendung von Vaginalringen besteht in Blutungsstörungen.

- WHO-Ring (Levonorgestrel): Blutungsstörungen in 25% aller Fälle; eher mehr, daher eingeschränkte Akzeptanz.
- Organon-Ring (Schindler et al. 1990): in seltenen Fällen Erbrechen, Ausfluß, Verdauungsstörungen, Wasserretention, Mastodynie, Hypotonie, Fremdkörpergefühl, Candidainfektionen.

Gute Zykluskontrolle

- Blutungsstörungen: 4,6% (Abbruchblutung); 5,3% (Durchbruchsblutung, Schmierblutung) (Venninck 1990).
- Da nur geringe Steroidmengen ins periphere Blut übertreten, ist mitsystemischen Nebenwirkungen nur selten zu rechnen.

Produktübersicht (Abb. 13.21):

- *WHO-Ring* mit Levonorgestrel (20 µg LNG pro Tag) hat einen Durchmesser von ca. 56 mm und eine Ringstärke von 9,5 mm (WHO-Ring, Fa. Roussel-Uclaf; Roussel Laboratories Ldt., England)
- Organon-Ring mit 3-Keto-Desogestrel/Ethinylestradiol-haltigem Scheidenring (Fa. Organon) befindet sich in der 3. Phase der klinischen Prüfung (Vorteil: gute Zykluskontrolle; dünner als WHO-Ring, niedrigerer Pearl-Index durch Ovulationshemmung).
- *Progesteronhaltiger Scheidenring* (z. Z. in klinischer Prüfung).
- Zur Zeit ist kein Scheidenring zur Kontrazeption in Deutschland im Handel. Mit einer Zulassung wird in ca. 2 Jahren gerechnet.

Vorteile

- Geringe Stoffwechselwirkung aufgrund der lokalen Steroidwirkung;
- Umgehung des Leberstoffwechsels;
- Möglichkeit des rezeptfreien Verkaufs;
- die Anwendung ist unabhängig vom Koitus und erfordert keine zusätzliche Anwendung von spermiziden Substanzen;
- hohe Akzeptanz;
- langfristig anwendbar und preiswert,
- die Frau kann den Ring selbst einsetzen oder entfernen.

Nachteile

- Monatliches Einlegen des Scheidenrings (Dreimonatsring in Vorbereitung);
- Pearl-Index mit 3,5 relativ hoch (jedoch nicht beim Organon-Ring);
- Blutungsstörungen in 25%(–50%) der Fälle, die bei 15% zum Therapieabbruch führen (WHO-Ring);
- höhere EUG-Rate bei Kontrazeptionsversagen (um den Faktor 5; beim Organon-Ring keine erhöhte EUG-Rate);
- Risiko der Ringexpulsion; häufiger bei älteren Frauen und bei Frauen mit hoher Parität.

Bewertung. Der Östrogen-Gestagen enthaltende Ring (= Organonring) hat eine bessere Zykluskontrolle und einen niedrigeren Pearl-Index; daher eine bessere Akzeptanz (Schindler et al. 1991).

Hormonimplantate

Prinzip. Implantate sind subdermal einsetzbare Trägersysteme, die Gestagenhormone (z. B. Levo-

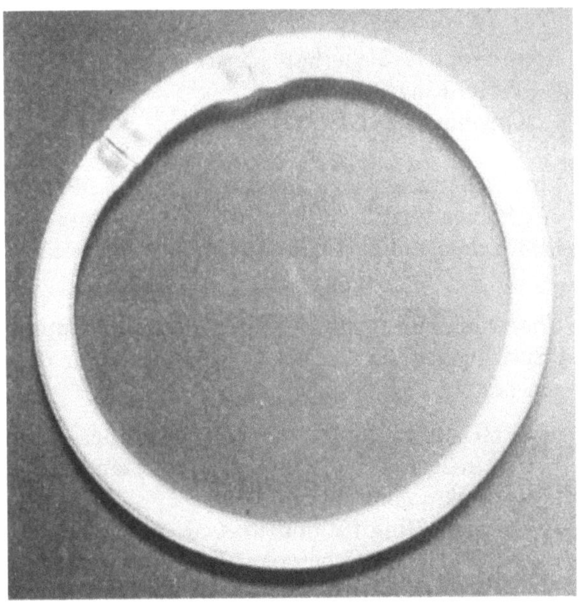

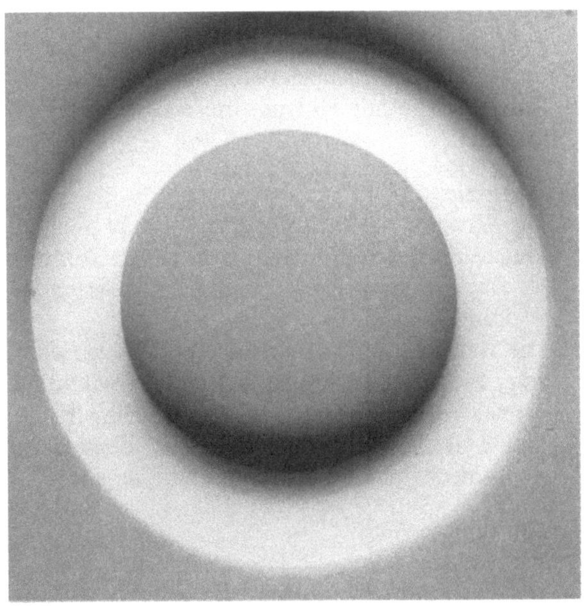

Abb. 13.21. Vaginalringe: Organonring (3-Ketodesogestrel/Ethinylestradiol) (links) und WHO-Ring (Levonorgestrel) (rechts)

norgestrel, Desogestrel) enthalten und kontinuierlich freisetzen. Die Wirkung der Implantate beruht auf:

- der Suppression des mittzyklischen LH-Gipfels und dadurch einer teilweisen Unterdrückung der Ovulation;
- die Spermienpenetration wird durch eine Verdichtung des zervikalen Schleimpfropfs erschwert oder unmöglich gemacht;
- der Nidationshemmung durch Suppression des Endometriums.

Einen Überblick über die wichtigsten Implantate gibt Abb. 13.22.

Norplant

Produktbeschreibung

- Norplant besteht aus 6 dünnen Silastikhüllen (Länge 34 mm, Innendurchmesser 1,57 mm; Außendurchmesser 2,41 mm), Silastikmembran 0,4 mm dick (Abb. 13.22 und 13.23) (Norplant-Produktinformation 1991)
- Inhalt 216 mg Levonorgestrel.
- Entwickelt durch das Population Council, New York/USA zusammen mit Leiras, Helsinki/Finnland.

Wirkungsmechanismus

- Kontinuierliche Freisetzung von Levonorgestrel für 5 Jahre.
- Levonorgestrelspiegel im Blut: 390 pg/ml (1. Jahr), 290 pg/ml (5. Jahr).
- Wirkung wie Minipille: Gestageneffekt auf Zervixschleim und Endometrium.
- In einem Teil der Fälle Ovulationshemmung (während der ersten 6–12 Monate).
- Verhindert positiven Östrogenfeedback, der normalerweise die LH-Freisetzung stimuliert und eine Ovulationsinduktion hervorruft (Follikelregression, Abfall von Östradiol, vaginale Blutung tritt auf nach irregulären Intervallen).

Insertion (Abb. 13.24)

- Insertion der Norplantstäbchen in Lokalanästhesie über Troikar;
- Ort: Innenseite des Oberarms, eine handbreit oberhalb des Ellenbogengelenks.
- Entfernung nach Palpation durch einen kleinen Hautschnitt und Extraktion nach Eröffnung der bindegewebigen Kapsel durch eine kleine gebogene Klemme; Kompressionsverband; bei schwieriger Lokalisation: Ultraschalldiagnostik.

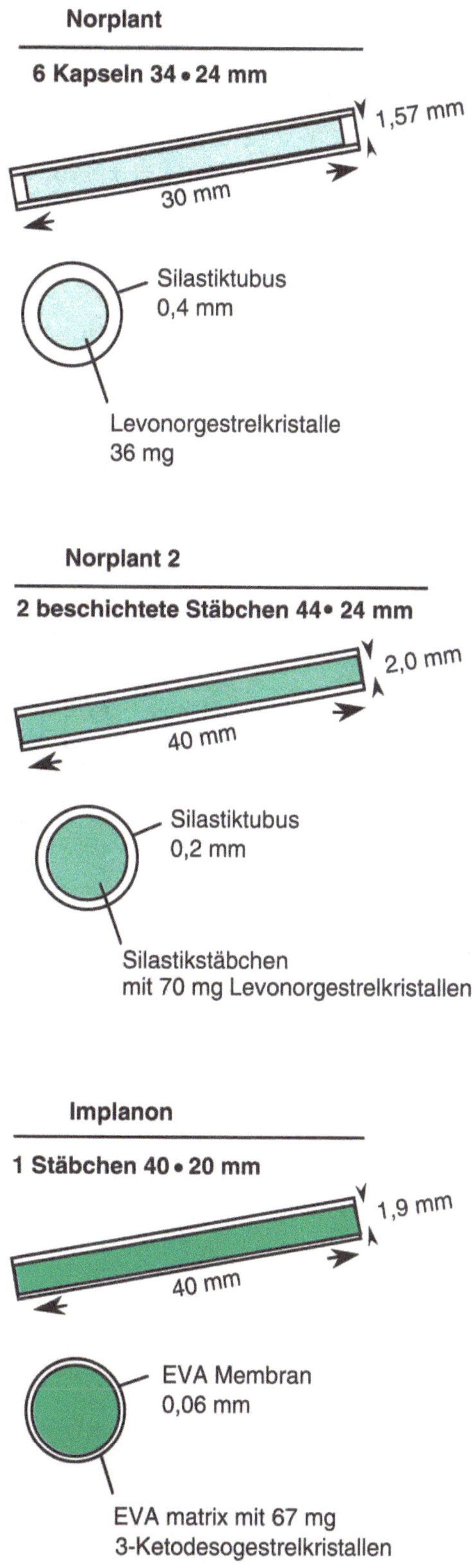

Abb. 13.22. Hormonimplantate zur Kontrazeption: Norplant; Norplant-2 und Implanon. (Nach Sam 1992)

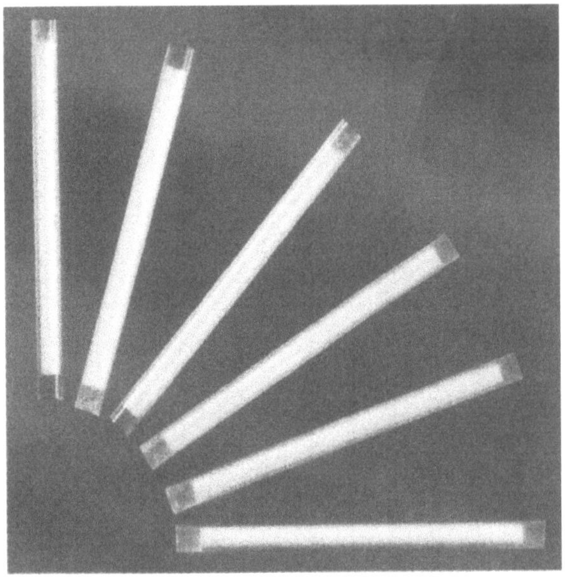

Abb. 13.23. Norplant

Kontrazeptive Sicherheit (kumulative Schwangerschaftsrate). Abhängig vom Körpergewicht: alle Gruppen 3,9; <50 kg: 0,2; 50–59 kg: 3,4; 60–69 kg: 5; >70 kg: 8,5.

Vorteile

- Hochwirksam (kumulative Schwangerschaftsrate über 5 Jahre: 1%),
- reversibel,
- Entnahme des Implantats jederzeit möglich,
- Langzeitwirkung mit 1maliger Behandlung (bis zu 5 Jahren),
- konstanter Hormonspiegel (niedriger als bei der Minipille),
- gute Akzeptanz,
- keine tägliche Einnahme,
- unabhängig vom Geschlechtsverkehr.

Nachteile

- Zyklusstörungen (insbesondere Schmierblutung) bei 20–30% der Frauen; bei 20% der Frauen muß die Kapseln deswegen wieder entfernt werden.
- Hämatom bei der Implantation und Entfernung möglich (<5%).
- Abbruch der Kontrazeption nur durch den Arzt.

Indikationen

- Wunsch nach Langzeitkontrazeption.
- Bei Frauen, die andere Methoden ablehnen.
- Risikopatientinnen (ältere Frauen mit Risiken bei oraler, hormonaler Kontrazeption).
- Kontrazeption post abortum.

Kontraindikation. Unverträglichkeit von Gestagenen.

Verfügbarkeit

- Angewandt in 45 Ländern; ca. 500.000 Frauen wenden diese Methode zur Familienplanung an.
- In den USA durch FDA zugelassen und von der Fa. Wyeth vertrieben.
- In Deutschland ist diese Form der Kontrazeption zur Zeit noch nicht verfügbar.

Norplant-2

Produktbeschreibung

- Norplant-2 besteht aus 2 dünnen Silastikhüllen (Länge 40 mm, Durchmesser 2 mm), Silastikmembran 0,2 mm dick (Abb. 13.22; Sam 1992);
- Inhalt: 70 mg Levonorgestrel Kristalle;
- entwickelt durch das Population Council, New York/USA, zusammen mit Leiras, Helsiniki/Finnland

Wirkungsmechanismus

- Kontinuierliche Freisetzung von Levonorgestrel über 2 (bis max. 3) Jahre.
- Wirkung wie Minipille: Gestageneffekt auf Zervixschleim und Endometrium; in einem Teil der Fälle Ovulationshemmung; vgl. Norplant.

Insertion (vgl. Abb. 13.22)

- vgl. Norplant.
- Norplant-2 wird in Lokalanästhesie nach einer kleinen Stichinzision (0,3–0,5 cm) unter die Haut der Oberarminnenseite eingesetzt.
- Dieser Vorgang dauert etwa 10–15 min.

Weitere Informationen s. Norplant

Verfügbarkeit

- In Deutschland ist diese Form der Kontrazeption z.Z. noch nicht verfügbar;
- Norplant-2 wird z.Z. weltweit klinisch geprüft.

Implanon

Produktbeschreibung:

- Inertes Implantat, das 1,9 mm dick und 40 mm lang ist (Abb. 13.22; Sam 1992).
- Das Implantat enthält in einer EVA-Matrix (= ethylene-vinylacetate copolymer) 37 mg

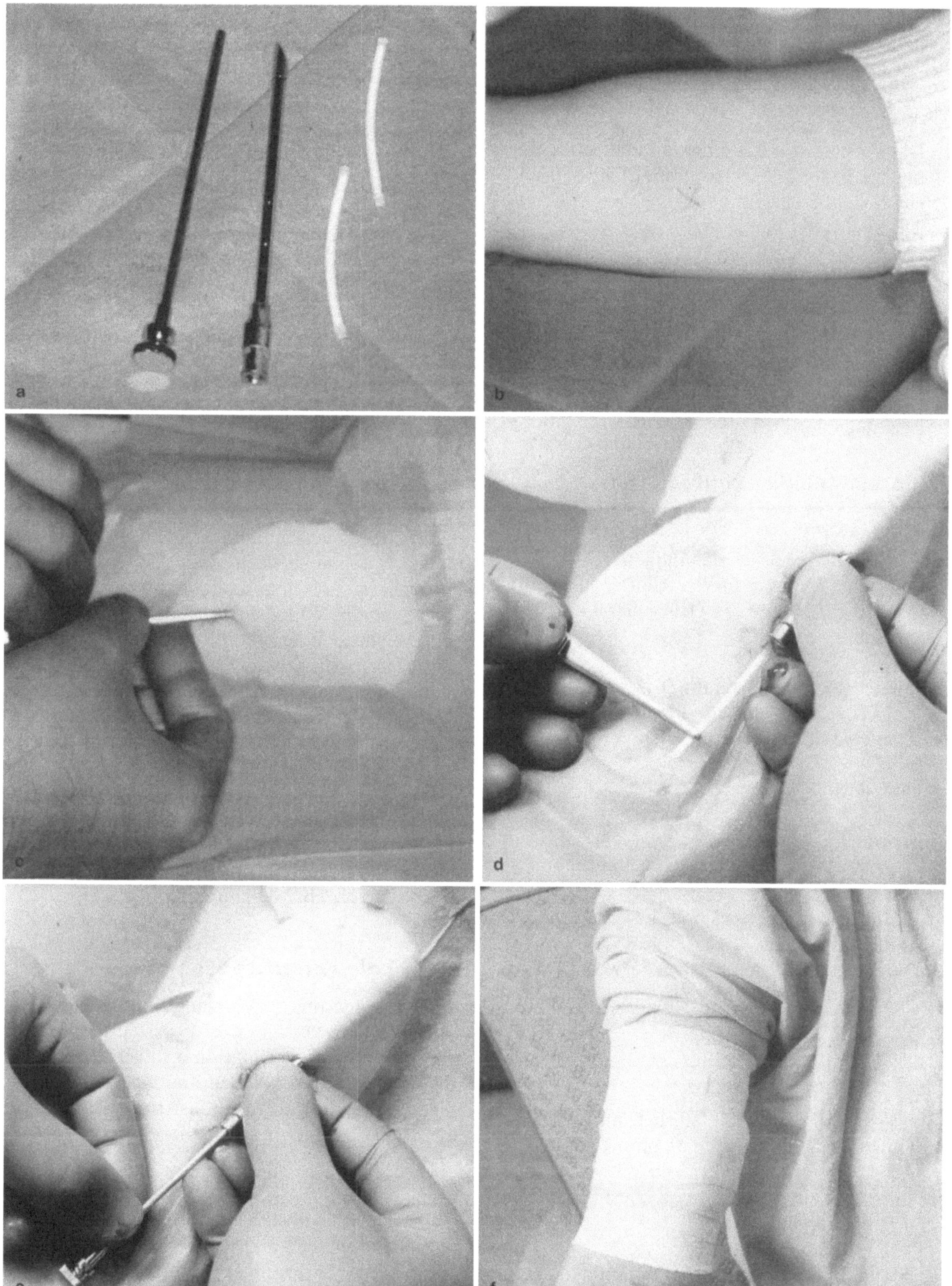

Abb. 13.24. Norplant: Hormonimplantat zur Langzeitkontrazeption. Das entsprechende Hormonimplantat wird subdermal ca. eine Handbreit oberhalb des Ellbogengelenks an der Innenseite des Oberarms subdermal eingesetzt und kann bis zu 5 Jahren liegenbleiben

3-Ketodesogestrel Kristalle. Die äußere Membran ist 0,06 mm dick.
- Entwickelt durch Organon/Akzo, Holland.

Wirkungsmechanismus
- Das Implantat setzt über mindestens 2 Jahre täglich 30 µg 3-Ketodesogestrel/Tag frei; reicht zur Ovulationshemmung.
- vgl. auch Norplant.

Wirkdauer. 2 Jahre.

Insertion
- Steriler Einmalinserter (Hohlnadel beladen mit Implantat).
- Insertion wie Norplant subkutan an der Innenseite des Oberarms.

Kontrazeptive Sicherheit (Pearl-lindex). 0–0,43.

Verfügbarkeit
- Zur Zeit befindet sich das Implanon in Deutschland noch im Stadium der klinischen Prüfung.
- Wird in ca. 2 Jahren in Deutschland im Handel verfügbar sein.

Vorteile. Vgl. auch Norplant. Dieses Implantat ist, da es aus einer einzigen Kapsel besteht, leichter einzusetzen und zu entfernen.

Nachteile. S. Norplant.

Capronor

Beschreibung
- Biologisch abbaubares mit Levonorgestrel gefülltes Implantat.
- Durchmesser 2,4 mm; Länge entweder 2,5 oder 4 cm je nach Beladung mit entweder 12 oder 21,6 mg Levonorgestrel (Sam 1992).

Wirkdauer. 1 Jahr.

Kontrazeptive Sicherheit. Bisher nur vorläufige Ergebnisse (1 Schwangerschaft pro 41 Frauen).

Vorteile. Vgl. auch Norplant. Keine Implantatentfernung notwendig.

Nachteile. Vgl. auch Norplant. Implantat kann bei unerwünschten Begleiterscheinungen nicht so einfach entfernt werden wie Norplant.

Verfügbarkeit
- Zur Zeit klinische Prüfung der Phase II.
- In Deutschland nicht verfügbar.

Neuentwicklungen
- Entwicklungsziel: Biologisch abbaubares Implantat, das so dünn ist, daß keine Inzision zum Einsetzen erforderlich ist.
- Die Struktur des Implantats sollte aber während seiner Wirkungsdauer erhalten bleiben, um es beim Auftreten von Nebenwirkungen entfernen zu können.

Immunologische Methoden

Angriffspunkte. Durch Induktion von Antikörpern der Frau, die gegen Eizelle oder Spermien gerichtet sind, ließe sich eine Fertilisierung der Eizelle verhindern. Als Eizellantigene kommen insbesondere das Zona-pellucida-Antigen und ein an der Eizelloberfläche lokalisiertes Protein (Rezeptorprotein für Spermien) in Betracht. Von den zahlreichen an der Spermaoberfläche lokalisierten Antigenen hat sich für eine immunologische 'Sterilisierung' vor allem das 40-kD-Antigen bewährt. Weiterhin sind Versuche unternommen worden, Antikörper gegen spermaspezifische Enzyme (z. B. Lactatdehydrogenase C4) zu entwickeln (Wang et al. 1990). Neuere Methoden hinsichtlich der immunologischen Kontrazeption liegen in der Entwicklung von Antikörpern gegen Progesteron (Wang, M. W. et al. 1991). Entsprechende Methoden befinden sich im Stadium der klinischen Prüfung. Die Entwicklung der Methode ist jedoch erschwert durch zum Teil unspezifische Kreuzreaktionen der Antikörper und bedenklich im Hinblick auf Autoimmunerkankungen.

Postkoitale Kontrazeption

Eine Verhinderung der Implantation der bereits befruchteten Eizelle kann durch eine Störung des Eitransports oder der Nidation erfolgen. Hierzu stehen wie bei der postkoitalen Kontrazeption kurzfristige Anwendungen hochdosierter Steroidgaben zur Verfügung.

Östrogen-/Gestagenhormone („Pille danach")

Methoden. Zur postkoitalen Kontrazeption (Interzeption) können entweder reine Gestagenpräparate, hochdosierte Östrogengaben oder Östrogen-Gestagen-Kombinationen (Tetragynon) eingesetzt werden. Weiterhin ist die Einlage eines Intrauterinpessars möglich.

Tabelle 13.53. Postkoitale Kontrazeption

Methode	Durchführung	Vor- und Nachteile
Östrogenmethode (Haspels)	Einnahme von 2mal 3 mg Ethinylestradiol über 5 Tage	Relativ sichere Methode zahlreiche östrogenabhängige Nebenwirkungen nicht mehr empfehlenswert!
Östrogen-/ Gestagen-Methode (Yuzpe)	Orale Gabe von 100 µg Levonorgestrel und 35 – 50 µg Ethinylestradiol sofort sowie 12 h danach (Tetragynon)	Ebenfalls sichere Methode wesentlich weniger Nebenwirkungen
Progestagene	Orale Gabe von 600 – 1000 µg Levonorgestrel bis 3 h postkoital	Relativ sicher, schlechte Zykluskontrolle
IUP-Einlage	Postkoitale Einlage eines IUP (bis 4 – 6 Tage postkoidal)	Sichere Methode bis 4 – 6 Tage postkoital

Auswahl der Methode. Die Auswahl des postkoitalen Kontrazeptivums richtet sich nach der Zeitdauer, die zwischen ungeschütztem Verkehr und Arztbesuch liegt (Tabelle 13.53).

Yuzpe-Methode

- Als postkoitale Maßnahmen der Wahl gelten die Einnahme von 4 Tbl. Tetragynon (= 1 mg Levonorgestrel, 200 µg Ethinylestradiol; alternativ auch jeweils 4 Tbl. Neogynon, Stediril-d, Duoluton). Die ersten 2 Tbl. werden bis spätestens 48 h nach dem ungeschützten Verkehr, die weiteren 2 Tbl. 12 h später eingenommen. Je früher nach dem Verkehr die Therapie beginnt, um so höher ist die Sicherheit.
- Die Versagerrate beträgt 1 – 2%, die Verträglichkeit ist gut und die Häufigkeit von Zyklusstörungen niedrig (Yuzpe et al. 1982).

Anwendungshäufigkeit

- Die postkoitale Kontrazeption wird nur in Einzelfällen angewendet. Genaue epidemiologische Daten liegen nicht vor.
- Im Hinblick auf eine postkoitale Kontrazeption wurden 2 randomisierte Studien durchgeführt, die sich mit der Wirksamkeit und den Nebenwirkungen einer einzelnen Gabe von 600 mg Mifepriston beschäftigen, wobei eine östrogen-/gestagenhaltige Kombinationsbehandlung als Vergleichsgruppe diente. Eine Zwischenanamnese dieser Daten zeigte, daß keine klinische Schwangerschaft auftrat bei 500 Frauen, die mit dem Antigestagen behandelt wurden, im Vergleich zu 6 Schwangerschaften, die bei der Behandlung mit der standardmäßigen Östrogen-/Gestagenbehandlung therapiert wurden.

Zukunftsentwicklungen bei der postkoitalen Kontrazeption

- Endometriumabsaugung mit dem Pipell-Katheter kann ebenfalls zur Verhinderung einer ungewollten Schwangerschaft führen (Harel u. Kaplan 1993).
- Anwendung von Antigestagenen zur postkoitalen Kontrazeption zur Zeit in der klinischen Prüfung.

HCG-Immunisierung

Angriffspunkte

- Zur immunologischen Beeinflussung der Implantation und Frühschwangerschaft eignet sich eine Immunisierung gegen das karboxypeptidale Ende der β-Untereinheit des HCG-Moleküls. Die Entwicklung befindet sich in der Phase 2 der klinischen Prüfung.
- Auf dem Gebiet der β-HCG-Vakzine wird besonders in Australien und Indien geforscht.
- Von Talwar (Indien) wurde ein Impfstoff entwickelt, der die Bildung von Antikörpern gegen menschliches Choriongonadotropin (HCG) bewirkt. Dieser Impfstoff ist ein Konjugat der β-Untereinheit des HCG und ist an ein Tetanustoxoid gebunden.

Wirksamkeit. Bisher gibt es nur wenige Studien über die klinische Wirksamkeit der HCG-Immunisierung.

Begleitwirkungen

- Erwähnenswerte Nebenwirkungen sind bisher nicht bekannt.
- Die HCG-Antikörper sind auch für die Tumorforschung interessant.

- HCG-Antikörper zeigen einen hemmenden Effekt auf das Wachstum eines HCG-produzierenden Lungenzellkarzinoms, da diese oft HCG bilden (Talwar 1990).
- Grundsätzkiches Risiko, daß sich Autoimmunerkrankungen entwickeln können.

Beurteilung
- Zur Zeit noch in der Phase der klinischen Prüfung.
- Frühester klinischer Einsatz in ca. 3–5 Jahren möglich.
- Das Problem der Antikörpertiter, von Kreuzreaktionen mit körpereigenen Proteinen sowie das Auftreten von Autoimmunerkrankungen muß sicher ausgeschlossen werden.

Antigestagene
Das von Baulieu (1982) in Frankreich in Zusammenarbeit mit der Firma Roussel Uclaff entwickelte Antigestagen, das Mifepriston (RU 486, ein Derivat des Nortestosterons), eignet sich in Kombination mit Prostaglandinen (s. u.) zur Auslösung von Schwangerschaftsabbrüchen in der Frühschwangerschaft. Die Kombination mit Prostaglandinen wurde gewählt, da die Behandlung mit RU 486 die Empfindlichkeit des Uterus für Prostaglandine erhöht (Ausbildung der Gapjunctions; Steroidrezeptorinduktion). Damit können niedrige Dosen Prostaglandine eingesetzt werden und die Nebenwirkungen der Prostaglandine gehen deutlich zurück.

Antigestagene besetzen die Progesteronrezeptoren im Endometrium und Myometrium und führen zu einer Kontraktion des Uterus und zu Blutungen, d. h. es wird ein Frühabort ausgelöst.

Anwendung von Mifepriston (RU 486)
- Einnahme von 200 mg täglich vom 24.–27. Zyklustag zur Auslösung von Blutungen oder
- Gestationsalter <49 Tage: 600 mg RU 486 oral; 2 Tage später: Gemeprost (1 mg vaginal) oder Sulproston (0,25 mg i. m.) oder Misoprostol (400 μg oral); Nachkontrolle 8–12 Tage später.

Wirksamkeit
- In Abhängigkeit vom Gestationsalter läßt sich bis zum 49. Tag der SS in 95% der Fälle ein vollständiger Schwangerschaftsabbruch induzieren.
- In 4–5% der Fälle ist der Abort unvollständig, bzw. Persistenz der Schwangerschaft.

Unerwünschte Begleiterscheinungen (UBE)
- Selten verstärkte Blutungen.
- Chirurgische Ausräumung des Schwangerschaftprodukts ist in 2–3% notwendig.

Indikationen
- Bis zum 49. Tag der SS,
- gleiche Indikationen wie beim legalen Schwangerschaftsabbruch.

Kontraindikationen. Nicht sicher nachgewiesene intrauterine Schwangerschaft; Alter >35 Jahre; starke Raucherin.

Beurteilung
- Die Zulassung von RU 486 in der Deutschland ist noch nicht erfolgt; der Einsatz sollte genauso erfolgen wie der legale Schwangerschaftsabbruch, d. h. unter ärztlicher Kontrolle ließen sich viele chirurgische Eingriffe vermeiden.
- Von großer Bedeutung vor allem für Entwicklungsländer!

Nähere Einzelheiten zu den Antigestagenen s. Kap. 3.

Prostaglandine
Prostaglandine können entweder zum Zervixpriming oder auch direkt zur Induktion eines Schwangerschaftsabbruchs im 1. und 2. Trimester eingesetzt werden; über den Prostaglandineinsatz zur Geburtseinleitung am Termin siehe entsprechende Fachliteratur.

Einzelheiten über die pharmakologische Wirkung der Prostaglandine s. Kap. 3.

Portiopriming
- Zum Portiopriming vor einem Schwangerschaftsabbruch im 1. Trimester eignet sich das Prepidil-Gel bzw. das Cergem-Vaginalzäpfchen.
- Das Prepidil-Gel kann am Abend vor dem geplanten Eingriff in den vorderen Abschnitt des Zervikalkanals eingespritzt werden. Anschließend Vorlage eines Tupfers.
- Das Cergem-Zäpfchen kann aufgrund seiner höheren Wirksamkeit 3–4 h vor dem Eingriff am Morgen des OP-Tages appliziert werden (hinteres Vaginalgewölbe). Eine Applikation am Vorabend empfiehlt sich nicht, da ein Teil der Patientinnen hierdurch starke Kontraktionen und Blutungen bekommen und ca. 10–20% bereits ausstoßen.

Prostaglandininduzierte Ausstoßung der Schwangerschaftsprodukts
- Anwendung zum Schwangerschaftsabbruch im 1. und 2. Trimester (s. Kap. 3).

13.2.4.5 Schwangerschaftsabbruch

Häufigkeit

- In Deutschland werden zur Zeit pro Jahr etwa 300000 legale Schwangerschaftsabbrüche durchgeführt; die genaue Zahl dürfte noch höher sein.
- Weltweit erfolgen ca. 60 Millionen Schwangerschaftsabbrüche pro Jahr, davon 40–50 Millionen in China; 200000 Todesfälle durch Schwangerschaftsabbrüche pro Jahr.
- Die Anzahl der Schwangerschaftsabbrüche ist regional unterschiedlich; sie hängt im wesentlichen von der Verfügbarkeit anderer kontrazeptiver Methoden ab.
- In Deutschland haben Frauen mit geringem Einkommen nach der am 16.6.93 in Kraft getretenen Übergangsregelung einen Anspruch darauf, daß die Sozialämter für die Abtreibungskosten aufkommen; die Voraussetzungen hierfür sind von Bundesland zu Bundesland verschieden.

In diesem Kapitel soll nur auf den Schwangerschaftsabbruch im 1. Trimester eingegangen werden.

Indikationen

Im Hinblick auf die Indikationsstellung wird auf Übersichten sowie auf die Schrift von Lau (1982) hingewiesen.

Chirurgische Methoden

- Ein Schwangerschaftsabbruch in der Frühschwangerschaft im Sinne einer „menstrual regulation" durch Absaugung mit einer als Einmalartikel verfügbaren Saugspritze hat sich in Deutschland nicht durchsetzen können.
- In Deutschland wird ein Schwangerschaftsabbruch im 1. Trimester allgemein als chirurgischer Schwangerschaftsabbruch durch Vakuumaspiration mit gelegentlicher Kürettage durchgeführt. Bei Nulliparen sowie Patientinnen mit vorherigen Zervixoperationen empfiehlt sich ein lokales Priming durch Prostaglandine (z.B. Prostaglandingel oder -tabletten, Prostaglandinzäpfchen) (Tabelle 13.54 und 13.55). In Abb. 13.25 ist die Zahl der Schwangerschaftsabbrüche in ausgewählten Ländern dargestellt.

Medikamentöse Methoden

Als medikamentöse Methode beim Schwangerschaftsabbruch kommt die Anwendung von Prostaglandinen in Frage. Diese können entweder zum Priming der Zervix oder zur Abortinduktion eingesetzt werden.

Tabelle 13.54. Zahl der Schwangerschaftsabbrüche in einigen Ländern

	Prozentsatz an Frauen, die orale Kontrazeption anwenden (Alter 15–44)	Schwangerschaftsabbrüche pro 1000 Frauen (Alter 15–44)
Niederlande	36	5,1
Belgien	25	7,5
Frankreich	30	13,3
Neuseeland	28	11,4
Australien	28	16,6
Großbritannien	28	14,2
Schweden	23	19,8
Kanada	19	12,1
Finnland	18	11,7
USA	9	28,0
Japan	1	84,0

Ferner können Antigestagene eingesetzt werden wie bereits beschrieben. Nähere Einzelheiten zur Anwendung von Prostaglandinen zum Schwangerschaftsabbruch s. Kap. 3.

13.2.4.6 Gesetzgebung

Im folgenden sind die aus juristischer Sicht wichtigen Paragraphen hinsichtlich des Schwangerschaftsabbruchs aufgeführt:

Gesetz zum Schutz des vorgeburtlichen/werdenden Lebens, zur Förderung einer kinderfreundlicheren Gesellschaft, für Hilfen im Schwangerschaftskonflikt und zur Regelung des Schwangerschaftsabbruchs (Schwangeren- und Familienhilfegesetz)

Vom 27. Juli 1992

Der Bundestag hat mit Zustimmung des Bundesrates das folgende Gesetz beschlossen:

Artikel 1 Gesetz über Aufklärung, Verhütung, Familienplanung und Beratung

§ 1 Aufklärung

(1) Die für gesundheitliche Aufklärung und Gesundheitserziehung zuständige Bundeszentrale für gesundheitliche Aufklärung erstellt unter Beteiligung der obersten Landesbehörden und in Zusammenarbeit mit Vertretern der Familienberatungseinrichtungen aller Träger zum Zwecke der gesundheitlichen Vorsorge und der Vermeidung und Lösung von Schwangerschaftskonflikten Konzepte zur Sexualaufklärung, jeweils abgestimmt auf die verschiedenen Alters- und Personengruppen.

Tabelle 13.55. Vorgehen und Risiken beim Schwangerschaftsabbruch

Methoden	Indikation	Risiken	Vorschläge zur Durchführung
Chirurgischer Schwangerschaftsabbruch durch Vakuumaspiration und Kürettage	Schwangerschaftsabbruch im 1. Trimester	Perforation, Zervixrisse, Infektionen, Spätfolgen, Zervixinsuffizienz, erhöhtes Abortrisiko	Operatives Priming der Portio durch lokale Prostaglandingabe (z. B. Prepidil-Gel oder Cergem)
Prostaglandininduzierte Abruptio	Schwangerschaftsabbruch im 2. Trimester	Prostaglandinabhängige Nebenwirkungen, Zervixrisse, Uterusruptur	Priming der Portio durch lokale Prostaglandingabe, (z. B. Prepidil-Gel oder Cergem); je nach Wehentätigkeit Cergemgabe wiederholen (s. auch Text)

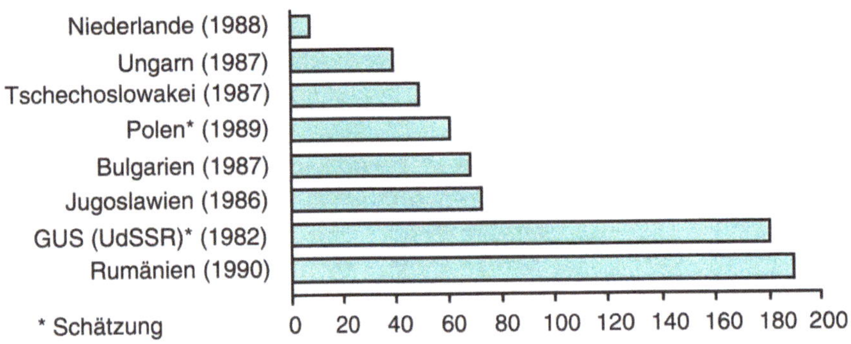

Abb. 13.25. Zahl der Abtreibungen pro 1000 Frauen (15–44) in Zentral- und Ost-Europa und in den Niederlanden

(2) Die Bundeszentrale für gesundheitliche Aufklärung verbreitet zu den in Absatz 1 genannten Zwecken die bundeseinheitlichen Aufklärungsmaterialien, in denen Verhütungsmethoden und Verhütungsmittel umfassend dargestellt werden.

(3) Die Aufklärungsmaterialien werden unentgeltlich an Einzelpersonen auf Aufforderung, ferner als Lehrmaterial an schulische und berufsbildende Einrichtungen, an Beratungsstellen sowie an alle Institutionen der Jugend- und Bildungsarbeit abgegeben.

§ 2 Beratung

(1) Jede Frau und jeder Mann hat das Recht, sich zu den in § 1 Abs. 1 genannten Zwecken in Fragen der Sexualaufklärung, Verhütung und Familienplanung sowie in allen eine Schwangerschaft unmittelbar oder mittelbar berührenden Fragen von einer hierfür vorgesehenen Beratungsstelle oder von einem Arzt oder von einer Ärztin informieren und beraten zu lassen.

(2) Der Anspruch auf Beratung umfaßt Informationen über

1. Sexualaufklärung, Verhütung und Familienplanung,
2. bestehende familienfördernde Leistungen und Hilfen für Kinder und Familien, einschließlich der besonderen Rechte im Arbeitsleben,
3. Vorsorgeuntersuchungen bei Schwangerschaft und die Kosten der Entbindung,
4. soziale und wirtschaftliche Hilfen für Schwangere, insbesondere finanzielle Leistungen sowie Hilfen bei der Suche nach Wohnung, Arbeits- oder Ausbildungsplatz oder deren Erhalt,
5. die Methoden zur Durchführung eines Schwangerschaftsabbruchs, die physischen und psychischen Folgen eines Abbruchs und die damit verbundenen Risiken,
6. Lösungsmöglichkeiten für psychosoziale Konflikte im Zusammenhang mit einer Schwangerschaft,
7. die rechtlichen und psychologischen Gesichtspunkte im Zusammenhang mit einer Adoption.

Die Schwangere ist darüber hinaus bei der Geltendmachung von Ansprüchen sowie bei der Wohnungssuche, bei der Suche nach einer Betreuungsmöglichkeit für das Kind und bei der Fortsetzung ihrer Ausbildung zu unterstützen. Auf Wunsch der Schwangeren können Dritte zur Beratung hinzugezogen werden.

(3) Zum Anspruch auf Beratung gehört auch die Nachbetreuung nach einem Schwangerschaftsabbruch oder nach Austragen der Schwangerschaft.

Artikel 2 Änderung des Fünften Buches Sozialgesetzbuch

Das Fünfte Buch Sozialgesetzbuch – Gesetzliche Krankenversicherung (Artikel 1 des Gesetzes vom 20. Dezember 1988, BGBl I S. 2477), zuletzt geändert durch Artikel 3 des Gesetzes vom 6. Dezember 1991 (BGBl. I S. 2142), wird wie folgt geändert:

Nach § 24 werden folgende §§ 24a und 24b eingefügt:

„§ 24a Empfängnisverhütung

(1) Versicherte haben Anspruch auf ärztliche Beratung über Fragen der Empfängnisregelung. Zur ärztlichen Beratung gehören

auch die erforderliche Untersuchung und die Verordnung von empfängnisregelnden Mitteln.

(2) Versicherte bis zum vollendeten 20. Lebensjahr haben Anspruch auf Versorgung mit empfängnisverhütenden Mitteln, soweit sie ärztlich verordnet werden.

§ 24b Schwangerschaftsabbruch und Sterilisation

(1) Versicherte haben Anspruch auf Leistungen bei einer nicht rechtswidrigen Sterilisation und bei einem nicht rechtswidrigen Abbruch der Schwangerschaft durch einen Arzt. Der Anspruch auf Leistungen bei einem nicht rechtswidrigen Schwangerschaftsabbruch besteht nur, wenn dieser in einem Krankenhaus oder einer sonstigen hierfür vorgesehenen Einrichtung im Sinne des Artikels 3 Abs. 1 Satz 1 des Fünften Gesetzes zur Reform des Strafrechts vorgenommen wird.

(2) Es werden ärztliche Beratung über die Erhaltung und den Abbruch der Schwangerschaft, ärztliche Untersuchung und Begutachtung zur Feststellung der Voraussetzungen für eine nicht rechtswidrige Sterilisation oder für einen nicht rechtswidrigen Schwangerschaftsabbruch, ärztliche Behandlung, Versorgung mit Arznei-, Verbands- und Heilmitteln sowie Krankenhauspflege gewährt. Anspruch auf Krankengeld besteht, wenn Versicherte wegen eines nicht rechtswidrigen Abbruchs der Schwangerschaft durch einen Arzt arbeitsunfähig werden, es sei denn, es besteht ein Anspruch nach § 44 Abs. 1."

Artikel 13 Änderung des Strafgesetzbuches

Das Strafgesetzbuch in der Fassung der Bekanntmachung vom 10. März 1987 (BGBl. I S. 945, 1160), zuletzt geändert durch Artikel 1 des Gesetzes vom 15. Juli 1992 (BGBl. I S. 1302), wird wie folgt geändert:

Die §§ 218 bis 219d werden durch folgende §§ 218 bis 219b ersetzt:

§ 218 Schwangerschaftsabbruch

(1) Der Absatz 1 ist durch Urteil des BVG vom 28. 05. 1993 aufgehoben.

(2) In besonders schweren Fällen ist die Strafe Freiheitsstrafe von sechs Monaten bis zu fünf Jahren. Ein besonders schwerer Fall liegt in der Regel vor, wenn der Täter

1. gegen den Willen der Schwangeren handelt oder
2. leichtfertig die Gefahr des Todes oder einer schweren Gesundheitsschädigung der Schwangeren verursacht.

(3) Begeht die Schwangere die Tat, so ist die Strafe Freiheitsstrafe bis zu einem Jahr oder Geldstrafe.

(4) Der Versuch ist strafbar. Die Schwangere wird nicht wegen Versuchs bestraft.

§ 218a Straflosigkeit des Schwangerschaftsabbruchs

(1) Der Schwangerschaftsabbruch ist nicht rechtswidrig, wenn

1. die Schwangere den Schwangerschaftsabbruch verlangt und dem Arzt durch eine Bescheinigung nach 219 Abs. 3 Satz 2 nachgewiesen hat, daß sie sich mindestens drei Tage vor dem Eingriff hat beraten lassen (Beratung der Schwangeren in einer Not- oder Konfliktlage),
2. der Schwangerschaftsabbruch von einem Arzt vorgenommen wird und
3. seit der Empfängnis nicht mehr als zwölf Wochen vergangen sind.

(2) Der mit Einwilligung der Schwangeren von einem Arzt vorgenommene Schwangerschaftsabbruch ist nicht rechtswidrig, wenn nach ärztlicher Erkenntnis der Abbruch notwendig ist, um eine Gefahr für das Leben der Schwangeren oder die Gefahr einer schwerwiegenden Beeinträchtigung ihres körperlichen oder seelischen Gesundheitszustandes abzuwenden, sofern diese Gefahr nicht auf andere für sie zumutbare Weise abgewendet werden kann.

(3) Die Voraussetzungen des Absatzes 2 gelten auch als erfüllt, wenn nach ärztlicher Erkenntnis dringende Gründe für die Annahme sprechen, daß das Kind infolge einer Erbanlage oder schädlicher Einflüsse vor der Geburt an einer nicht behebbaren Schädigung seines Gesundheitszustandes leiden würde, die so schwer wiegt, daß von der Schwangeren die Fortsetzung der Schwangerschaft nicht verlangt werden kann. Dies gilt nur, wenn die Schwangere dem Arzt durch eine Bescheinigung nach § 219 Abs. 3 Satz 2 nachgewiesen hat, daß sie sich mindestens drei Tage vor dem Eingriff hat beraten lassen, und wenn seit der Empfängnis nicht mehr als zweiundzwanzig Wochen verstrichen sind.

(4) Die Schwangere ist nicht nach § 218 strafbar, wenn der Schwangerschaftsabbruch nach Beratung (§ 219) von einem Arzt vorgenommen worden ist und seit der Empfängnis nicht mehr als zweiundzwanzig Wochen verstrichen sind. Das Gericht kann von Strafe nach § 218 absehen, wenn die Schwangere sich zur Zeit des Eingriffs in besonderer Bedrängnis befunden hat.

§ 218 b Schwangerschaftsabbruch ohne ärztliche Feststellung; unrichtige ärztliche Feststellung

(1) Wer in Fällen des § 218a Abs. 2 oder 3 eine Schwangerschaft abbricht, ohne daß ihm die schriftliche Feststellung eines Arztes, der nicht selbst den Schwangerschaftsabbruch vornimmt, darüber vorgelegen hat, ob die Voraussetzungen des § 218a Abs. 2 oder 3 Satz 1 gegeben sind, wird mit Freiheitsstrafe bis zu einem Jahr oder mit Geldstrafe bestraft, wenn die Tat nicht in § 218 mit Strafe bedroht ist. Wer als Arzt wider besseres Wissen eine unrichtige Feststellung über die Voraussetzungen des § 218a Abs. 2 oder 3 Satz 1 zur Vorlage nach Satz 1 trifft, wird mit Freiheitsstrafe bis zu zwei Jahren oder mit Geldstrafe bestraft, wenn die Tat nicht in § 218 mit Strafe bedroht ist. Die Schwangere ist nicht nach Satz 1 oder 2 strafbar.

(2) Ein Arzt darf Feststellungen nach § 218 Abs. 2 oder 3 Satz 1 nicht treffen, wenn ihm die zuständige Stelle dies untersagt hat, weil er wegen einer rechtswidrigen Tat nach Absatz 1, den §§ 218, 219a und 219b oder wegen einer anderen rechtswidrigen Tat, die er im Zusammenhang mit einem Schwangerschaftsabbruch begangen hat, rechtskräftig verurteilt worden ist. Die zuständige Stelle kann einem Arzt vorläufig untersagen, Feststellungen nach § 218a Abs. 2 und 3 Satz 1 zu treffen, wenn gegen ihn wegen des Verdachts einer in Satz 1 bezeichneten rechtswidrigen Taten das Hauptverfahren eröffnet worden ist.

§ 219 Beratung der Schwangeren

§ 219a Werbung für den Abbruch der Schwangerschaft

(1) Wer öffentlich, in einer Versammlung oder durch Verbreiten von Schriften (§ 11 Abs. 3) seines Vermögensvorteils wegen oder in grob anstößiger Weise

1. eigene oder fremde Dienste zur Vornahme oder Förderung eines Schwangerschaftsabbruchs oder
2. Mittel, Gegenstände oder Verfahren, die zum Abbruch der Schwangerschaft geeignet sind, unter Hinweis auf diese Eignung

anbietet, ankündigt, anpreist oder Erklärungen solchen Inhalts bekanntgibt, wird mit Freiheitsstrafe bis zu zwei Jahren oder mit Geldstrafe bestraft.

(2) Absatz 1 Nr 1 gilt nicht, wenn Ärzte oder auf Grund Gesetzes anerkannte Beratungsstellen darüber unterrichtet werden, welche Ärzte, Krankenhäuser oder Einrichtungen bereit sind, einen Schangerschaftsabbruch unter den Voraussetzungen des § 218a Abs. 1 bis 3 vorzunehmen.

(3) Absatz 1 Nr 2. gilt nicht, wenn die Tat gegenüber Ärzten oder Personen, die zum Handel mit den in Absatz 1 Nr. 2 erwähnten Mitteln oder Gegenständen befugt sind, oder durch eine Veröffentlichung in ärztlichen oder pharmazeutischen Fachblättern begangen wird.

§ 219b Inverkehrbringen von Mitteln zum Abbruch der Schwangerschaft

(1) Wer in der Absicht, rechtswidrige Taten nach § 218 zu fördern, Mittel oder Gegenstände, die zum Schwangerschaftsabbruch geeignet sind, in den Verkehr bringt, wird mit Freiheitsstrafe bis zu zwei Jahren oder mit Geldstrafe bestraft.

(2) Die Teilnahme der Frau, die den Abbruch ihrer Schwangerschaft vorbereitet, ist nicht nach Absatz 1 strafbar.

(3) Mittel oder Gegenstände, auf die sich die Tat bezieht, können eingezogen werden."

2. In § 203 Abs. 1 Nr. 4a wird die Angabe „§ 218b Abs. 2 Nr. 1" durch die Angabe „§ 3 des Gesetzes über Aufklärung, Verhütung, Familienplanung und Beratung vom 27. Juli 1992 (BGBl. I S. 1398)" ersetzt.

13.3 Kontrazeption beim Mann

Im Gegensatz zur Frau stehen für den Mann nur wenige Methoden zur Kontrazeption zur Verfügung. Als kontrazeptive Maßnahmen haben sich beim Mann fast ausschließlich die Anwendung des Kondoms und die Sterilisation (Vasektomie) durchgesetzt. Ein wesentlicher Nachteil aller medikamentösen Verhütungsmethoden beim Mann besteht darin,

- daß diese Methoden in die hormonale Regulation eingreifen und die Testosteronsekretion gleichzeitig unterdrücken. Dadurch kommt es zu einer negativen Beeinflussung der Libido.
- Weiterhin stehen keine geeigneten Tiermodelle zur systematischen Untersuchung der männlichen Fertilitätskontrolle zur Verfügung.

13.3.1 Physiologie

Die männliche Zeugungsfähigkeit ist an die normale Funktion von Hoden und Nebenhoden gebunden. Rein geweblich besteht im Hoden eine enge Nachbarschaft zwischen den Keimzellen und den im Hodenzwischengewebe lokalisierten Leydig-Zellen, die für die Testosteronbildung verantwortlich sind. Einzelheiten finden sich im Kap. 1, Band 2.

13.3.2 Methoden

Einen Überblick über die Ansatzpunkte zur Kontrazeption beim Mann gibt Abb. 13.26. Durch den Einfluß der hypophysären LH-Sekretion wird in der Leydig-Zwischenzelle des Hodens Testosteron gebildet; das hierzu zugehörige Bindungsprotein wird unter FSH-Einfluß von der Sertoli-Zelle synthetisiert. Testosteron steuert intratestikulär die Spermiogenese und ist extratestikulär für die Ausprägung der sekundären männlichen Geschlechtsmerkmale (Körperwuchs, Behaarung, Stimme, Verhalten etc.) verantwortlich.

Nach erfolgter Spermiogenese erfolgt der Transport der noch unreifen Spermien in den Nebenhoden wo eine weitere Reifung und Aktivierung erfolgt. Vor der Ejakulation werden die Spermien durch den Ductus deferens freigesetzt.

Einen Überblick über die unterschiedlichen Methoden, die zur Kontrazeption beim Mann angewandt werden können, gibt die folgende Übersicht.

Überblick über kontrazeptive Methoden beim Mann

1. **Unterdrückung der Spermiogenese.**
   Hemmung der Spermatogenese
   - *Hormone*
   - *nichthormonelle antispermatogene Substanzen.*
2. **Verhinderung der Fertilisierung.**
   Inaktivierung der Spermatozoen:
   - Medikamente,
   - Immunisierung (Spermaantikörper),
   - antienzymatische Kontrazeption.

   Verhaltensmethoden:
   - sexuelle Enthaltsamkeit,
   - Zeitwahl nach Knaus-Ogino,
   - Coitus interruptus,
   - Kondome.

   Sterilisation.
   - Vasektomie,
   - Clips,
   - Ventil.

Anwendungshäufigkeit. In Deutschland wendet die männliche Bevölkerung zur Zeit folgende Methoden zur Kontrazeption an: ca. 1,3% Vasektomie, 6% Kondome (Döring 1986).

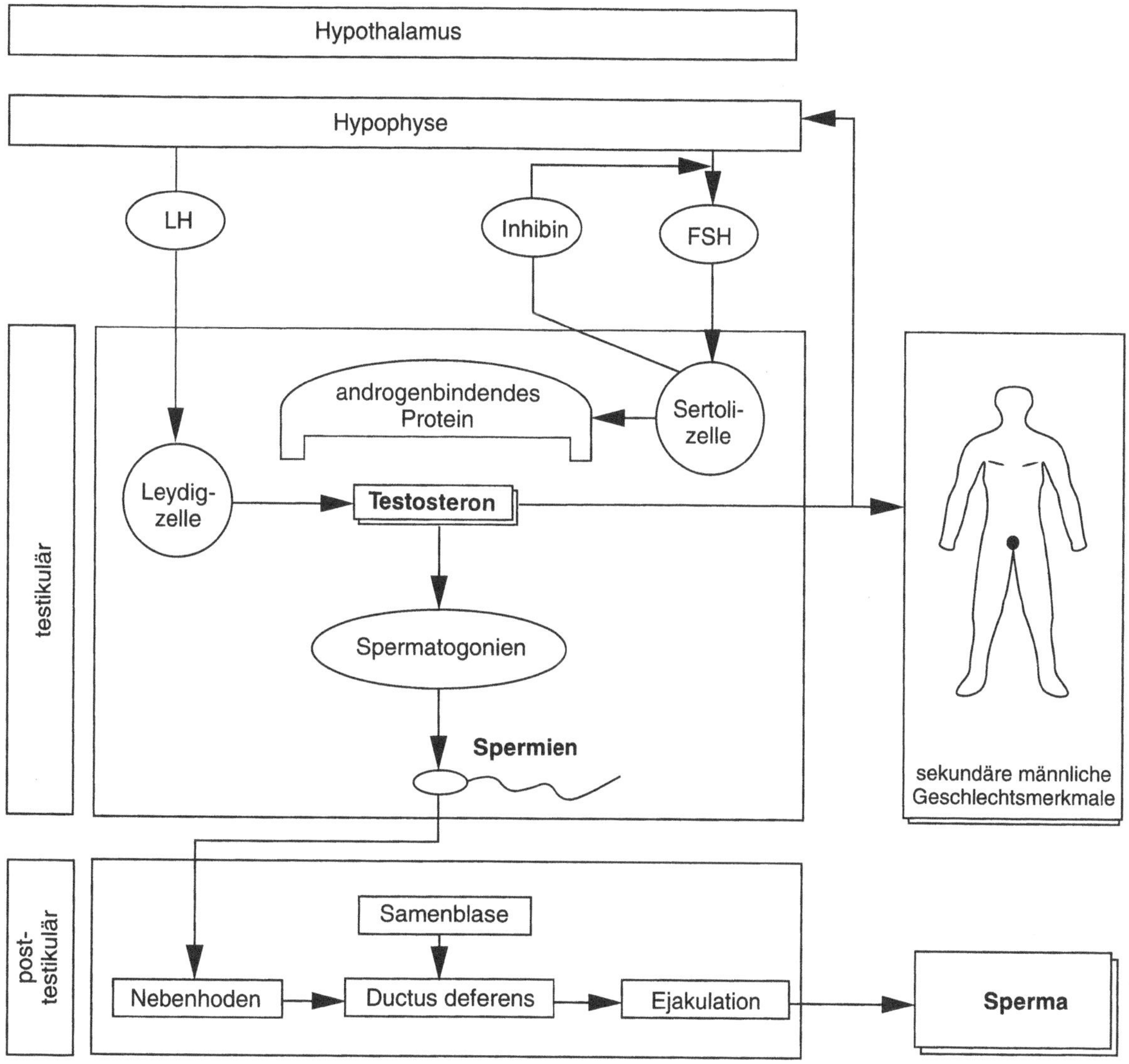

Abb. 13.26. Ansatzpunkte zur Kontrazeption beim Mann

13.3.2.1 Unterdrückung der Spermiogenese

Betrachtet man die Fortpflanzung, so stellt man fest, daß bei der Frau ein einziges Ereignis pro Monat, der Eisprung, verhindert werden muß, während beim Mann ein kontinuierlicher Prozeß, d. h. die Bereitstellung von befruchtungsfähigen Spermien (30 Millionen Keimzellen pro Tag) blockiert werden muß. Auf dem Gebiet der Kontrazeption des Mannes steht zur Zeit nur eine beschränkte Anzahl von Methoden zur Verfügung. Nur wenige Verfahren sind in der letzten Zeit entwickelt worden, die in naher Zukunft erfolgversprechend sein könnten.

Im Mittelpunkt der Kontrazeption beim Mann steht immer noch das Kondom, das sich in der letzten Zeit – auch im Hinblick auf die Übertragung von AIDS – größerer Akzeptanz erfreut.

Angriffspunkte der Kontrazeption. Die kontrazeptiven Angriffspunkte beim Mann können in 2 verschiedene Gruppen eingeteilt werden: testikuläre und posttestikuläre Verhütungsmethoden. Dabei ist es wichtig, daß der periphere Testosteronspiegel nicht gesenkt wird, da es sonst zur Libidoabnahme und zur Verminderung oder Veränderung der sekundären männlichen Geschlechtsmerkmale kommt.

GnRH-Analoga

- GnRH-Analoga hemmen die hypophysäre Gonadotropinsekretion; hierdurch kommt es zu einem Abfall der testikulären Testosteronbiosynthese.

- Das periphere Testosterondefizit muß durch gleichzeitige Substitution mit Testosteron (testosteronhaltige Pflaster, Testosteronester) ausgeglichen werden. In Deutschland liegen erste klinische Ergebnisse vor (Knuth et al. 1985).
- umfangreiche klinische Prüfungen führt Nieschlag mit seiner Arbeitsgruppe in Münster durch.

Gossypol

- Bei der Herstellung von Baumwollsamenöl wird eine Substanz freigesetzt, die bei den männlichen Arbeitern zu einer Azoospermie und zur Sterilität führte.
- Diese Substanz ist das Gossypol, das zur Zeit als potentielles Kontrazeptivum für den Mann von der WHO geprüft wird.
- Die Wirkung von Gossypol beruht auf einer Veränderung des Prostaglandinspiegels und einer hierdurch bedingten Schädigung der Spermatogonien.
- Zu den unerwünschten Begleiterscheinungen von Gossypol zählt eine Hypokaliämie – bedingt durch eine vermehrte Kaliumausscheidung. Eine weitere unangenehme Nebenwirkung ist eine fortschreitende Schädigung der Spermatogenese. Bei ca. 10–20% der Männer zeigten sich anhaltende Störungen der Spermatogenese nach Absetzen der Verbindung.
- Ferner ist noch nicht ausreichend geklärt, ob Gossypol bei Langzeitanwendung kanzerogen wirkt. Es bleibt abzuwarten, ob Studien mit Gossypolderivaten in naher Zukunft einen Fortschritt auf dem Gebiet der männlichen Kontrazeption mit sich bringen.

Bewertung

- Inwieweit eine systemische Kontrazeption vom Mann akzeptiert wird, ist unklar.
- Die oben beschriebenen Methoden dürften frühestens in 3–5 Jahren für die klinische Prüfung Phase III zur Verfügung stehen.

13.3.2.2 Verhinderung der Fertilisierung

Posttestikulär kann die Samenreifung im Nebenhoden, der Samentransport im Ductus deferens sowie der Kontakt zwischen Sperma und Scheide durch mechanische Barrieren (z.B. Kondom) unterbrochen werden.

Kondome

Hersteller

- Mapa GmbH, Industriestr. 19, 27404 Zeven (Blausiegel, Fromms, R 3)
- London Rubber Comp. GmbH, Am Woltershof 46, 41066 Mönchengladbach 1 (London)
- Ritex Rubion GmbH, Artur-Ladebeck-Str., 33602 Bielefeld (Ritex)
- Curafarm GmbH, im Schlangengarten 2 C, 76877 Offenbach a.d. Queich (Cura Fam ABC, Cura FAM ABC de Luxe)
- Beiersdorf AB, Unnastr. 48, 20253 Hamburg (Duo Condom Extra, Duo Condom Regular).

Anwendungshäufigkeit. In Deutschland wendeten 1985 ca. 6% aller Männer Kondome zur Kontrazeption an (Döring et al. 1986), 1989 waren es bereits 25% (Oddens et al. 1993).

Sicherheit (nach Population Reports 1990)

- Laborteste haben gezeigt, daß Spermien und Krankheitserreger intakte Latexkondome nicht durchdringen können. Die meisten Kondome sind nur 0,3–0,8 mm dick. Ein Spermium hat einen Durchmesser von 3 µm (0,003 mm). Erreger der sexuell übertragbaren Erkrankungen sind deutlich kleiner und haben eine Größe von 1/4 bis 1/70 des Spermiums. Trotzdem können sie ein intaktes Latexkondom nicht durchdringen.
- Das relative Risiko einer HIV-Übertragung liegt bei etwa 0,4 für die Kondomanwender, d.h. ist halb so groß wie das Risiko bei Nichtanwendern.
- Auch andere sexuell übertragbare Krankheiten und Entzündungen im kleinen Becken (pelvic inflammatory disease) sind seltener. In einer Studie mit Paaren, die Kondome anwendeten, betrug das Risiko einer Entzündung im kleinen Becken nur 40% des Risikos anderer Frauen (Kelaghan et al. 1982). Bei einer kürzlich durchgeführten Studie, bei der die Sexualpartner der Frauen mindestens 1 Jahr lang Kondome angewandt haben, betrug das Risiko für Eileiterschwangerschaften 75% des Risikos der Frauen, die andere oder keine Kontrazeptiva anwendeten (Li et al. 1990).
- Kondome schützen vor Zervixkarzinomen, man nimmt an, daß dieses durch einen sexuell übertragbaren Virus verursacht wird. In einer kürzlich durchgeführten Studie betrug das Risiko für Zervixkarzinome nur noch die Hälfte, wenn

1 Jahr lang Kondome angewandt wurden (Slattery et al. 1989).

Normen und Qualitätsstandards (Hoffmann, 1991)

- Vor der Erstzulassung wird vom BGA eine Dichtigkeitsprüfung mit Hilfe von Pflanzenviren (T-3-Phagen) durchgeführt.
- Seit Februar 1991 besteht eine DIN-Norm (Nr. 58993):
  - Untersuchung der physikalischen Eigenschaften von Kondomen in etwa 25 Einzelprüfungen, teilweise bei festgelegten Stichproben einer Liefercharge, teilweise aber auch alle Kondome vor der Abpackung (elektronische Durchlässigkeitskontrolle). Weiterhin werden ein Aufblastest zur Bestimmung des Berstvolumens und ein Wasserdurchlässigkeitstest durchgeführt.
  - Das BGA führt diese Untersuchungen nicht selbst durch, sondern eine spezielle staatliche Überwachungsbehörde (Deutsche Material-Prüfungsanstalt Darmstadt) übernimmt die Fremdüberwachung der Firmen und ihrer Produkte und kontrolliert die Protokolle und Ergebnisse der herstellereigenen Prüflabors.
  - Die DIN-Norm fordert eine mikrobiologische Reinheit des einzelen verpackten Kondoms. Leider bestehen zur Zeit kaum Aussichten, diese vom BGFA erzwungene Keimfreiheit auch bei der Schaffung eines gemeinsamen europäischen Standards (Euro-Norm) oder international verbindlich zu regeln (ISO-Norm).
  - Alle genannten Richtlinien gelten ausschließlich für Naturlatexkondome.

Anwendemodus

- Nur Markenkondome verwenden (Gütesiegel). Haltbarkeit auf 5 Jahre begrenzt.
- Kondom kann selbst oder vom Partner übergestreift werden.
- Kondom (ohne Reservoir) sollte am Ende ca. 1 cm überstehen.
- Sicherheit kann durch gleichzeitige Anwendung von Spermiziden oder bei Verwendung von Kondomen mit spermizider Gleitbeschichtung erhöht werden.
- Eine Lubrikation des Kondoms erhöht die Sensitivität und vermindert eine Reizung oder Verletzung.
- Sofortige Entfernung des Kondoms bei Nachlassen der Erektion, wobei das Kondom an der Basis beim Zurückziehen des Penis festgehalten oder mit dem Finger angehakt wird.
  - siehe auch Versagerursachen

Nach: Population Reports (1990) Kestelman u. Trussell 1991; Efficacy of combined barrier contraceptives, unveröffentlicht).

Indikationen

- Als Kontrazeptivum geeignet bei geringer Koitusfrequenz.
- In Kombination mit Spermiziden ähnlich hohe Sicherheit wie bei der Pille.
- Bei häufigem Partnerwechsel gewisser Schutz vor genitalen Infektionen (z.B. Geschlechtskrankheiten, Trichomonaden, Pilze, HIV).
- Bei Frauen, die keine Pille einnehmen wollen oder dürfen und das IUP nicht vertragen.

Kontraindikationen

- Keine Kontraindikationen (Ausnahme: seltene allergische Reaktionen auf Spermizide oder Lubrifikationsmittel).
- Bei häufigem Verkehr weniger geeignet (je nach möglichem HIV- oder STD-Risiko jedoch evtl. zusätzliche Anwendung zur Pille empfohlen).

Vorteile

- Leicht erhältlich,
- frei von medizinischen Risiken,
- sehr effektiv, wenn es konsequent und korrekt angewendet wird,
- keine ärztliche Kontrolle erforderlich,
- Schutz vor Geschlechtskrankheiten,
- gewisser Schutz vor Aids,
- möglicher Schutz vor Zervixkarzinom,
- relativ billig,
- sichtbarer Beweis, daß Kontrazeption betrieben wird,
- Beteiligung des Mannes an der Kontrazeption,
- nützlich bei Ejakulatio praecox,
- keine systemische Kontrazeption erforderlich.

Nachteile

- Benötigt hohen Grad an Motivation,
- Störungen des psychosexuellen Ablaufs beim Verkehr,
- in seltenen Fällen Kontaktdermatitiden (Scheide, Penis) als Reaktion auf Kondom oder Lubrikationsmittel.

Versagerursachen

- Kondomverlust beim Zurückziehen des erschlafften Penis nach dem Orgasmus (Auslaufen des Spermas).

- Platzen eines Kondoms (bei Markenartikeln selten), Prophylaxe: Kondom vorne überstehen lassen oder Reservoir für Spermien.
- Bruchrate: 1–12 pro 100 Vaginal-GV.
- Es ist wichtig darauf hinzuweisen, daß ein kaputtes Kondom nicht jedesmal zu einer Schwangerschaft oder Infektion führt. Eine Frau ist nur einige Tage während des menstruellen Zyklus fruchtbar. Ihre Chance, durch einen Sexualverkehr schwanger zu werden, liegt bei 2–4% (Tietze 1960).
- Mehrfaches Verwenden des gleichen Kondoms.
- Gleichzeitige Anwendung von Mineral- und Pflanzenölen (z.B. Hautlotion, Sonnenöl) als Gleitmittel weichen das Latexmaterial auf (innerhalb von 5 min!; Spermizide und Gleitmittel auf wasserhaltiger Basis sind geeignet; Glyzerin, Eiweißzusatz unbedenklich).
- Es ist noch nicht klar, ob feste Spermizide, Einlagen, Tabletten oder Scheidenzäpfchen eine Beschädigung vom Latex hervorrufen.
- Eine Exposition des Kondoms hinsichtlich ultravioletten Lichts, Hitze, Feuchtigkeit und Ozon führt zu einer Erweiterung des Latex und zur Aufweichung der Kondome. Hohe Versagerrate.

Versagerprophylaxe
- Paare, die Kondome zur Kontrazeption anwenden, sollten für den Fall eines Kondomversagers ein Östrogen-Gestagen-Kombinationspräparat (Tetragynon) bei sich haben. Bei einem Zwischenfall nimmt die Frau so früh wie möglich, spätestens innerhalb der ersten 48 h nach dem Verkehr 2 Tabletten und 12 h später nochmals 2 (Yuzpe et al. 1982).
- Inwieweit Partnern mit positivem HIV-Test die Empfehlung einer notfallmäßigen Einnahme von Retrovir zur HIV-Prophylaxe nach Kondomversagern gegeben werden sollte, kann in HIV-Beratungsstellen erfahren werden.

Bewertung
- Kondome sind zur Zeit der wirkungsvollste Schutz bezüglich sexuell übertragbarer Erkrankungen für Mann und Frau.
- Bei variablen Partnerschaften ist je nach dem Alter bei der Frau die Pille, für den Mann das Kondom die ideale Form der Kontrazeption. Hinweis: das Kondom schützt nicht 100% vor AIDS!, lediglich Risikokoabnahme.
- Anwendungshinweise sind zu beachten.

13.4 Auswahl der geeigneten Methode

13.4.1 Kontrazeption beim Mann

Zur Zeit ist die Anwendung eines Kondoms für den Mann die einzig reversible und verläßliche Methode zur Kontrazeption. Hierbei haben sich insbesondere die mit Spermiziden beschichteten Kondome bewährt.

Immer mehr Männer lassen nach abgeschlossener Familienplanung eine Vasektomie durchführen. In Zukunft werden möglicherweise reversible Verfahren (Sterilisation durch Clips) an Bedeutung gewinnen.

13.4.2 Kontrazeption bei der Frau

13.4.2.1 Auswahlkriterien

Kontrazeptive Beratung
Es werden der Frau oder dem Paar geeignete Methoden zur Kontrazeption vorgestellt unter Berücksichtigung von speziellen Wünschen der Frau, wobei jeweils absolute und relative Kontraindikationen zu besprechen sind. Die Beratung sollte also im einzelnen folgende Punkte umfassen:

- persönliche Situation,
- Eigen- und Familienanamnese,
- klinische Untersuchungsbefunde,
- absolute Kontraindikationen (s. Tabelle 13.23),
- relative Kontraindikationen (s. Tabelle 13.23),
- Vor- und Nachteile der in Frage kommenden kontrazeptiven Methode,
- Sicherheit (s. Tabelle 13.3),
- Reversibilität,
- Handhabung,
- Nebenwirkungen,
- Kosten.

Die Frau oder das Paar soll sich an der Auswahl der Methode beteiligen. Akzeptanz und Nebenwirkungen hängen maßgeblich vom Arzt-Patienten-Verhältnis ab.

Einen Überblick über die unterschiedlichen, zur Kontrazeption zur Verfügung stehenden, Methoden für die Frau und für den Mann gibt Tabelle 13.56.

- Bei der kontrazeptiven Beratung sind die Risikofaktoren der Frau wie Adipositas, Diabetes mellitus, Hyperlipidämie, Hypertonie, Rauchen, kardiovaskuläre Erkrankungen bei der

Tabelle 13.56. Verschiedene Möglichkeiten zur Kontrazeption bei der Frau und beim Mann

Frau	Mann
1. Ovulationshemmer Oral: – Kombinationspräparate – Sequetialpille, reine Kombinationspille (monophasisch) Kombinationspille: Zweistufenpille Kombinationspille: Dreiphasenpille Verlängerte Struperiode: – Einwochenpille	1. Spermiogenesehemmung – Hormone – nichthormonelle antispermatogene Substanzen
2. Verhinderung der Fertilisierung Hormonelle Methoden – Dreimonatsspritze – Einmonatsspritze[a] Verhaltensmethoden: – Periodische Enthaltsamkeit – NFP-Methode Lokal angewandte Methoden – mechanische: Kondom, Scheidendiaphragma, Portiokappe, Frauenkondom – chemische: Spermizide	2. Verhinderung der Fertilisierung Verhaltensmethoden: – Coitus interruptus Mechanische Methoden – Kondome Sterilisierung – Vasektomie
3. Verhinderung der Implantation Intrauterine Pessare – inerte IUP – Kuper IUP – Gestagenhaltige IUP Steroidhormone – Pille danach Antigestagene[a]	

[a] z.Z. in Deutschland noch nicht verfügbar.

Frau sowie bei den Eltern (vor dem 40. Lebensjahr) aufgrund der Anamnese und der klinischen Untersuchungsbefunde, des Alters der Frau und den Vorstellungen über Familienplanung zu berücksichtigen.

– Die unterschiedlichen Altersgruppen sind in Tabelle 13.57 zusammengefaßt. Hierbei werden junge Mädchen gesondert behandelt, bei denen eine hohe kontrazeptive Sicherheit notwendig ist.
– Bei der Gruppe der Frauen von 14 bis 35 Jahren richtet sich die Art der Kontrazeption nach der persönlichen Situation und nach den Vorstellungen über Familienplanung. Bei gesunden jüngeren Frauen ist die Verordnung hormonaler Kontrazeptiva die Methode der ersten Wahl. Die Einlage von Intrauterinpessaren sollte erst nach der ersten Schwangerschaft bzw. bei Pillenunverträglichkeit als Methode der 2. Wahl angewandt werden. Bei der Intrauterinspirale ist zu berücksichtigen, daß das Risiko für eine sog. „Pelvic inflammatory disease“ in erster Linie von der Anzahl der Sexualpartner von Frau und Mann abhängig ist und nur indirekt von Geburten und vom Alter. Hinsichtlich der sog. „Sexually transmitted diseases“ (STD) muß auch bei Pillennehmerinnen die zusätzliche Anwendung des Kondoms erwogen werden.
– Wenn die Frauen über 35 Jahre alt sind, stellt sich die Frage, ob nach abgeschlossener Familienplanung nicht eine definitive Kontrazeption durch Sterilisation des Mannes bzw. der Frau in

Tabelle 13.57. Einteilung der Frauen nach Lebensalter und persönlicher Situation

Altersgruppe	Situation
Junge Mädchen (14–18 Jahre)	(Pubertäre) Entwicklung Berufliche Ausbildung Bindung an das Elternhaus Erste partnerschaftliche Beziehungen (Neugierde)
Junge Frauen (19–35 Jahre)	Fest Bindung Familienplanung Berufsausbildung Unabhängigkeit
Reifere Frauen (ab 35 Jahre)	Familienplanung meist abgeschlossen Identitätsfindung

Frage kommt. Hierbei ist die Sterilisation des Mannes der kleinere Eingriff. In Ausnahmefällen besteht die Möglichkeit der Kryokonservierung des Spermas in einer Samenbank, falls potentieller späterer Kinderwunsch besteht. Alternativ kommt in der Gruppe der über 35jährigen Frauen die Spirale, die Minipille und evtl. die Dreimonatsspritze in Frage.

13.4.2.2 Kontrazeption bei gesunden Frauen

Auch gesunde Frauen sind nach Möglichkeit mit niedrigdosierten hormonalen Kontrazeptiva zu behandeln, da bei den höher dosierten Präparaten eine Verschlechterung der Glukosetoleranz sowie der Insulinsekretion beobachtet wurde. Die Stoffwechselwirkungen der neuen Progestagene (d.h. Desogestrel, Norgestimat, Gestoden) in den sog. „Mikropillen" sind relativ gering.

Vorbedingungen für eine Kontrazeption bei Jugendlichen

- Sichere Methode, da eine Schwangerschaft die gesamte persönliche Entwicklung stören kann.
- Methode muß den anatomischen Verhältnissen angepaßt sein, z.B. IUP nicht bei hypoplastischem Uterus bzw. enger Zervix, Diaphragma nicht bei enger Scheide.
- Die psychomentale Entwicklung sollte nicht beeinflußt werden.
- Methode darf den Ablauf des sexuellen Verkehrs nicht stören, sonst kann es über Anorgasmie zu psychosomatischen Störungen kommen.
- Methode darf die Fertilität nach Absetzen nicht beeinflussen (keine Bedenken bei OL-Anwendung).

Junge Mädchen (14 bis 18 Jahre)

Übersicht. Eine Übersicht über die Gesichtspunkte zur Sexualität und Kontrazeption bei Jugendlichen gibt Tabelle 13.58.

Knochenwachstum. Die Anwendung der Pille bei Jugendlichen führt zu keiner Störung der Zyklusregulation, der Fertilität sowie des Knochenwachstums. Niedrigdosierte orale hormonale Kontrazeptiva führen nicht zu nennenswerten Zyklusstörungen. Eine vorbestehende Zyklusstörung (z.B. Oligomenorrhö) kann jedoch nach Absetzen der Pille wieder auftreten. Das Knochenwachstum ist beim gesunden Mädchen mit einem Alter von 14 Jahren zu 98% abgeschlossen. Insofern ist ein vorzeitiger Epiphysenfugenschluß nicht mehr möglich und auch durch die Gabe von niedrigdosierten Pillen ohnehin unwahrscheinlich.

Psychomentale Entwicklung. Inwieweit die psychomentale Entwicklung der Patientin durch Einnahme der Pille und die hierdurch entstehende kontrazeptive Sicherheit (Compliance) beeinflußt wird, ist schwer zu beurteilen. In einem Gespräch sollte man die Patientin fragen, ob sie bereits Verkehr hatte und welche Vorstellungen sie über Partnerschaft und Kontrazeption hat. Die Vorenthaltung einer hormonalen Kontrazeption ist für die junge Patientin sicherlich kein Hinderungsgrund, von bereits aufgenommenem Geschlechtsverkehr oder vom geplanten ersten sexuellen Kontakt abzusehen. Die alleinige Anwendung von Kondomen oder Scheidenovula zur Kontrazeption beim ersten Verkehr ist nicht ratsam, da die Angst davor und der ungewohnte Umgang mit diesen Methoden die Sicherheit beeinträchtigen kann; zur gleichzeitigen Einnahme der Pille und Anwendung von Kondomen wird geraten, da hierdurch die Angst vor nachfolgenden Genitalinfektionen (insbesondere auch HIV) weitgehend genommen wird.

Reifebeurteilung. Die Kriterien für die Reifebeurteilung von Jugendlichen sind aus Tabelle 13.59 zu ersehen.

Tabelle 13.58. Allgemeine Gesichtspunkte zur Situation von Jugendlichen

Junge Mädchen	Junge Männer
1. Für beide Teile ist eine Heirat häufig ausgeschlossen:	
– Abhängigkeit vom Elternhaus	
– langandauernde Berufsausbildung	
2. Sexuelle Liberalisierung mit mehr Kontaktmöglichkeiten:	
– Gruppe	
– Kino	
– Auto	
– Parties, Disco	
3. Beide Teile haben noch keine ausreichende Information über die Genitalorgane, Kontrazeption, Geschlechtskrankheiten und deren Verhütung.	
4. Vorbilder in Presse, Fernsehen und Kino reizen die Jugendlichen zur Nachahmung:	
– Beweis des „Erwachsenseins"	
– Druck der Peer-Gruppe:	Erfahrung zu besitzen, nicht verklemmt zu sein, Imponiergehabe
5. Opposition gegen das Elternhaus, das im Mädchen nicht die „junge Dame", sondern noch das Kind sieht; ebenso bei den Jungen	
6. Durch Auftreten und Make-up Vorspiegelung eines höheren Alters	Täuschung über Alter
7. Erste Liebe	Erste Liebe
8. Imponiergehabe auf beiden Seiten: man möchte keine Schwächen eingestehen und will sich jeder Situation gewachsen zeigen	
Angst vor Schmerzen beim Koitus, Unsicherheit über Orgasmusfähigkeit	Angst vor einer Ejakulatio praecox, Angst zu versagen

Zwischenblutungen. Ferner ist bei der Verordnung der Pille an junge Mädchen zu bedenken, daß die niedrigdosierten Präparate insbesondere die „Ultra-low-dose"-Pille (20 µg EE) 20–30% der Fälle in den ersten 3 Monaten zu Zwischenblutungen führen. Die Patientin ist darüber aufzuklären. Falls sie mögliche Zwischenblutungen nicht toleriert, sollte ihr für die ersten 3–6 Monate ein höherdosiertes Präparat (d.h. 50 µg EE) verordnet werden.

Pillenamenorrhö. Weiterhin ist die junge Patientin über die Möglichkeit einer Pillenamenorrhö (1–2% der Fälle) aufzuklären, damit nicht beim ersten Ausbleiben der Periode, insbesondere bei Einnahme niedrigdosierter Präparate, gleich eine panische Angst vor ungewollter Schwangerschaft und hieraus resultierender Kurzschlußreaktionen entstehen.

Geschlechtskrankheiten. Insbesondere ist auf die Problematik der Geschlechtskrankheiten wie Aids (z.Z. weltweit 17 Mill. Infizierte, 4 Mill. Aids-Fälle; bis zum Jahre 2000: 30–40 Mill. Infizierte; WHO 1994) hinzuweisen. In diesem Zusammenhang muß betont werden, daß die orale hormonale Kontrazeption keinen Schutz vor Aids bietet und dies nur durch die gleichzeitige Anwendung von Kondomen möglich ist. Allerdings bieten auch diese keinen hundertprozentigen Schutz.

Tabelle 13.59. Kriterien für die Reifebeurteilung bei jungen Mädchen. (Lauritzen 1978)

Kriterium	Reifezeichen	Bemerkungen
Gynäkologisches Alter (Jahre nach Menarche)	3 (bis 5) Jahre	keine Episoden von Oligomenorrhö
Zykluslänge	28±4	80% der Zyklen
Basaltemperatur	Anstieg	12–14 Tage hoch 80% der Zyklen
Tanner-Stadien	P_4 B_{4-5}	Achselbehaarung vorhanden
Knochenalter	>14 Jahre	97% des Wachstums beendet

Verordnungshinweise

- Nach § 176 Abs. 3 StGB ist der Beischlaf mit einem Kind (Alter <14 Jahren) ein besonders schwerer Fall des sexuellen Mißbrauchs.
- Verschreibung der Pille an Minderjährige = Beihilfe zu einem kriminellen Akt und ist somit strafbar.

Strafbestand abhängig von den Umständen

- *Verführung durch Erwachsene*
  §§: Ermittlungsverfahren wegen sexuellen Mißbrauchs eines Kindes: die Eltern dürfen nicht tatenlos hinnehmen, daß ihr eigenens Kind sexuell mißbraucht wird (ansonsten strafrechtliche Verfolgung der Eltern).
  Arzt muß das Personensorgerecht durch die Eltern respektieren, d.h. Minderjährigen darf die Pille ohne Wissen der Eltern nicht verordnet werden. Es spielt jedoch starfrechtlich auch keine Rolle, ob die Eltern in die Verordnung einwilligen;
- *Beischlaf mit minderjährigem Freund*
  §§: Ermittlungsverfahren wegen sexuellen Mißbrauchs eines Kindes bedeutet milderes Urteil bei jugendlichem Alter des Täters.
  Arzt: soll Jugendliche aufklären, daß der Freund eine Straftat begeht.
- *Verführung eines Erwachsenen aus eigenem Antrieb*
  Arzt: Verhütung einer Schwangerschaft; Beteiligung an Ermittlungsverfahren möglich, aber keine Bestrafung wegen Beihilfe zum sexuellen Mißbrauch.
- *Sexueller Mißbrauch (z.B. durch Stiefvater)*
  Arzt: Mutter Weg zum Staatsanwalt weisen; Pillenverschreibung möglich.
  Entscheidung des Arztes: weniger gravierende Gesetzesübertretung, d.h. Bruch der Schweigepflicht versus Unterstützung eines Sexualdelikts.

Kontrazeption bei Jugendlichen

(Mit freundlicher Genehmigung der Firma Organon „Junge Mädchen in der gynäkologischen Sprechstunde"; Beitrag Laufs 1993)

- Die Verordnung der Pille an Jugendliche gehört zu den verantwortungsvollen ärztlichen Aufgaben wegen der spezifischen Probleme und Gefahren einer Schwangerschaft, die bei Nichtanwendung sicherer kontrazeptiver Methoden eintreten können.
- *Arzt.* Der Gynäkologe macht sich nicht schuldig wegen Beihilfe zum sexuellen Mißbrauch von Kindern im Sinne des StGB, wenn die Verordnung indiziert ist. Die Frage ist aber juristisch umstritten geblieben.
- *Indikationsstellung.* Eine indizierte Ordination bedeutet eine medizinisch gebotene, von der ärztlichen Hilfeleistungspflicht umfaßte, Vorteile und Gefahren abwägende Verordnung zum Wohl des Destinatärs oder der Destinatärin.
- *Sexuelle Zwangslage.* Der Arzt darf die Pille nicht verordnen, wenn sich die Patientin in einer sexuellen Zwangslage, z.B. in Abhängigkeit von einem tyrannischen Stiefvater, befindet. Hier trifft ihn die Pflicht, Abhilfe zu ermöglichen, etwa durch die Inanspruchnahme staatlicher Stellen.
- *Zusammenfassung.* Die indizierte Verordnung oraler Kontrazeptiva an Jugendliche stellt sich auch in juristischer Sicht als eine erlaubte und gebotene ärztliche Maßnahme dar, die freilich eingebunden bleibt in gesteigerte Sorgfalts- und Aufklärungspflichten, die auch Sexualberatung aus psychologisch-pädagogischer Sicht beinhalten.
- *Hinweis.* Wichtig bleibt, daß der Arzt seine Entscheidung begründen kann und die Entscheidungsfindung ausreichend dokumentiert hat.

Alter 14–16 Jahre

In der Zwischenphase zwischen 14–16 Jahren eignet sich das Lebensalter nicht als Indikator für oder gegen die Einwilligungsfähigkeit. Hier gilt es die Umstände des Einzelfalles zu beurteilen. Je eindeutiger und dringender die Indikation, desto geringer die Anforderungen an die Aufklärung und damit letztlich an die Einwilligung.

- *Einwilligungsfähigkeit.* Neben der Indikation bedarf der Arzt zu seiner Legitimation der Einwilligung seiner minderjährigen (einwilligungsfähigen) Patientin. Die Einwilligungsfähigkeit hat der Arzt im Einzelfall zu prüfen und festzuhalten.

Alter <14 Jahre

Hier wird die Einwilligungsfähigkeit in aller Regel noch nicht gegeben sein.

Alter >16 Jahre

Bei Jugendlichen, die älter als 16 Jahre sind, wird die Einwilligungsfähigkeit zur Anwendung von Verhütungsmethoden nur ausnahmsweise fehlen (Eser u. Koch 1987).

- *Einverständnis der Eltern.* Erweist sich das Mädchen als einwilligungsunfähig, dann hat der Arzt die Pflicht, sich an die Eltern zu wenden und deren beider Einverständnis einzuholen. Der Arzt darf sich mit schlüssigen Auskünften begnügen. Falls sich die Eltern nicht einigen können, kann der Arzt das Vormundschaftsgericht anrufen mit der Bitte um Klärung und Einigung der Eltern im Sinne des Kindeswohles. Der Arzt und die Eltern dürfen ein Mädchen nicht zur Einnahme von Kontrazeptiva zwingen.

- *Schweigepflicht.* Die jugendliche Patientin, die selbständig einen Arzt aufsucht, steht unter dem Schutz der ärztlicher Schweigepflicht, auch wenn sie wegen mangelnder Reife in eine begehrte oder geplante Behandlung nicht einwilligen kann. Der Arzt darf die Schweigepflicht nur im höherrangigen Interesse der jugendlichen Patientin brechen, wenn sich allein auf solche Weise medizinisch oder mitmenschlich notwendige Hilfe erreichen ließe. Der rechtfertigende Notstand nach § 34 StGB befugt den – der anders nicht abwendbaren Gefahr entgegentretenden – Arzt dazu, sich zu offenbaren, wenn das durch den Geheimnisbruch geschützte Rechtsgut, etwa die Gesundheit, das preisgegebene, nämlich das Patientin-Geheimnis, wesentlich überwiegt.
- *Aufklärung.* Die Aufklärung erfordert ein ausführliches Gespräch, das durch Merkblätter keinesfalls zu ersetzen ist. Die Aufklärung kann mittels eines Formulars erfolgen, das Raum für handschriftliche Zusätze bieten muß (Laufs 1989), oder durch Einträge im Krankenblatt.
- *OC-Verordnung.* Bei der Verordnung oraler Kontrazeptiva gehört es zu den Aufgaben des Arztes, der jugendlichen Patientin das Wirkprinzip und die korrekte Handhabung zu erklären, damit die „Pille" erfolgreich und ohne gesundheitliche Nachteile angewandt werden kann. Eindringlich hat der Arzt auf die erforderlichen medizinischen Kontrollen hinzuweisen. Ferner gehört zur ärztlichen Fürsorgepflicht auch die Aufgabe, Jugendliche über einen verantwortlichen Umgang mit der Sexualität zu belehren und auf die infektiösen Gefahren hinzuweisen. Die wesentlichen Gesichtspunkte bei der Wahl der kontrazeptiven Methode und die wichtigsten belehrenden Hinweise werden im Krankenblatt festgehalten.

Frauen im Alter von 18 bis 35 Jahren

Mit zunehmendem Alter wird es immer wichtiger, Risikofaktoren zu bewerten und Kontraindikationen auszuschließen.

Kontrazeptive Beratung: in Abhängigkeit von
- Familiengröße,
- weiterer Familienplanung,
- sexuellen Bedürfnissen,
- Alter.

Kontrazeptive Sicherheit
- Frage der kontrazeptiven Sicherheit (sicher vs. unsicher im Hinblick auf die Akzeptanz einer ungewollten Schwangerschaft).
- Frage nach der Notwendigkeit eines Schwangerschaftsabbruchs bei Eintritt einer ungewollten Schwangerschaft (Notwendigkeit/Akzeptanz).
- Siehe auch „Hinweise für junge Mädchen".

Familienplanung noch nicht abgeschlossen
- Pille nicht kontraindiziert und erwünscht,
- Pille kontraindiziert:
  - IUP bei beidseits monogamer Beziehung (auch für Nulliparae)
  - bei regelmäßigem Zyklus: natürliche Familienplanungsmethode NFP-Methode

Abgeschlossene Familienplanung
- Sterilisation des Mannes,
- Sterilisation der Frau,
- auch bei abgeschlossener Familienplanung intensive Aufklärung der Patientin und eventuell des Paares über Irreversibilität des Eingriffs.

In allen Fällen muß das Risiko der Übertragung von Geschlechtskrankheiten (einschließlich HIV) mit berücksichtigt werden; evtl. ist zusätzlicher Schutz durch Kondome erforderlich.

Kontrazeptionsproblematik für die Frauen nach 35

- Lange Risikoperiode für eine ungewünschte Schwangerschaft zwischen dem Alter der gewünschten ersten Schwangerschaft (29 Jahre) und dem mittleren Menopausealter (52 Jahre).
- Nachlassende Fertilität.
- Geeignete Teste zum Fertilitätsnachweis fehlen.
- Prämenopausal kann die FSH-Bestimmung manchmal helfen.

OC-Anwendung. Etwa 8% der Frauen zwischen 35 und 39 und weniger als 2% in der Gruppe zwischen 40 und 44; der Grund hierfür liegt darin, daß in den Packungsbeilagen auf das erhöhte Risiko kardiovaskulärer Komplikationen in diesem Alter hingewiesen wird. Bei Ausschluß von erhöhten Risikofaktoren kann die Pille bis zur Menopause genommen werden, wenn die Situation mit der Patientin entsprechend einer Kosten-Nutzen-Analyse besprochen wurde.

Stellungnahme des „American College of Obstetricians and Gynecologists (ACOG) Committee": Gesunde nichtrauchende Frauen zwischen 35 und 44 können weiterhin die Pille nehmen. Zum gleichen Ergebnis kam die „Food and Drug Administration (FDA)": Gesunde Frauen über 40, die nicht rauchen (sollten), sollte es erlaubt sein, die Pille zu nehmen.

- Die Einnahme hormonaler Kontrazeptiva bei der älteren Frau bedarf der genauen Abwägung zwischen Risiko und Nutzen. Wenn eine über 35jährige Patientin ohne Risikofaktoren die niedrigdosierten hormonalen Kontrazeptiva gut verträgt, kann sie nach entsprechender Information über mögliche Risiken und auch Vorteile die Pille bis zur Menopause weiternehmen.
- Als Methode der Wahl bei der älteren Frau gilt das Intrauterinpessar. Bei gleichzeitiger Dysmenorrhö könnte durch Einsetzen einer levonorgestrelhaltigen Spirale (z.Z. Mirena; in Deutschland noch nicht im Handel) eine Besserung der Beschwerden erzielt werden.
- Ebenfalls kann mit der Dreimonatsspritze behandelt werden, wenn sie die Besonderheiten dieser Methode akzeptiert.

Wünschenswerte Merkmale einer Kontrazeption bis zum Klimakterium

- Wirksam in dieser Altersgruppe:
  - Ausgleich eines möglichen Östrogenmangels,
  - Ausgleich eines potentiellen Gestagenmangels,
  - Vorteile der Östrogen-Gestagen-Therapie für das Wohlbefinden sowie für eine Reihe von somatischen Funktionen.
- Prophylaxe klimakterischer Ausfallserscheinungen in der Prämenopause (vasomotorische und psychische Symptome, vesikourethral-Syndrom).
- Therapie unerwünschter Symptome wie prämenstruelles Syndrom, Mastodynie, unregelmäßige oder starke Blutungen.
- Verringert das Vorkommen von dysfunktionellen Blutungen, funktionellen Ovarialzysten und von Ovarial- und Endometriumkarzinomen.
- Guter Schutz vor Osteoporose.
- Menopause wird dadurch nicht verschoben.
- Fehlen von allgemeinen ungünstigen Wirkungen.

Nur eine Kombination von Östrogenen und Gestagenen kann zu den oben genannten Vorteilen führen. Gute Alternativen zur Pille sind die Minipille und bei normal großem Uterus und normalen menstruellen Zyklus das Intrauterinpessar.

13.4.2.3 Kontrazeption bei kranken Frauen

Bei bestehenden Erkrankungen und Wunsch nach adäquater Verhütung muß geprüft werden, inwieweit hormonale Kontrazeptiva notwendig sind und welches Risiko für die Patientin durch Anwendung oraler hormonaler Kontrazeptiva im Vergleich zu Alternativmethoden besteht. Generell gilt die Empfehlung, nach Abschluß der Familienplanung Methoden der definitiven Fertilitätskontrolle (d.h. Tubensterilisation der Frau bzw. Vasektomie beim Mann) in Erwägung zu ziehen.

Bei der Kontrazeption kranker Frauen sollte ein kontrazeptives Verfahren ausgewählt werden, das weder den Verlauf der Erkrankung beeinflußt, noch in seiner kontrazeptiven Sicherheit durch die Grunderkrankung beeinflußt wird. Es handelt sich häufig um die Auswahl kontrazeptiver Methoden bei Diabetes mellitus, Herz- und Kreislauferkrankungen sowie bestimmten Stoffwechselerkrankungen einschließlich Adipositas.

Diabetes mellitus

Häufigkeit. In Deutschland liegt die Zahl manifester Diabetiker bei 4%. Der Anteil der Typ II-Diabetiker liegt dabei deutlich höher (90% aller Fälle) als der Anteil der Typ-I Diabetiker (10%).

Auswahlkriterien. Die Auswahl kontrazeptiver Methoden bei Diabetikerinnen sollte sich nach dem Alter, der Anzahl der Geburten und der Schwere des Diabetes mellitus richten. Ferner ist von Bedeutung, ob ein latenter oder ein manifester Diabetes mellitus vorliegt, der bereits mit Antidiabetika oder Insulin behandelt wird. Ein allgemeines Diabetes-Screening der Bevölkerung vor Einnahme oraler hormonaler Kontrazeptiva wird nicht empfohlen.

Präklinischer Diabetes oder Diabetesrisiko. Bei einer kleinen Gruppe von Frauen mit gestörter Glukosetoleranz, Gestationsdiabetes oder Diabetes mellitus in der Familienanamnese sollten unter Einnahme von hormonalen Kontrazeptiva regelmäßige Kontrollen (Nüchternglukose, evtl. Glukosebelastungstest) durchgeführt werden, um eine evtl. Manifestierung des Diabetes mellitus rechtzeitig zu erkennen. Diesen Patientinnen sind andere Methoden, wie z.B. die Einlage eines Intrauterinpessars, zu empfehlen.

Diabetes mellitus (Typ I). Bei manifestem, insulinpflichtigem Diabetes mellitus kann die Anwendung von hormonalen Kontrazeptiva für eine begrenzte Zeit erfolgen, da ein Fortschreiten der Gefäß- und Neuropathie sowie der Insulinbedarf hierdurch in der Regel nicht erhöht wird. Diese Patientinnen können niedrigdosierte hormonale Kontrazeptiva nehmen, bei entsprechender Überwachung auch längerfristig, wenn es andere Vorteile mit sich bringt.

Alternativmethoden. Anderenfalls ist die Einlage eines Intrauterinpessars oder eine andere geeignete Methode der Kontrazeption (z. B. Kondome plus Spermizide) vorzuziehen.

Ganz allgemein ist einer Diabetikerin zu empfehlen, möglichst jung ihre Kinder zu bekommen und nach abgeschlossener Familienplanung entweder die Spirale zu tragen oder sich einer Tubensterilisation zu unterziehen.

Kardiovaskuläre Erkrankungen

Herzinfarkt

Epidemiologie

- Zusammenhang mit Thrombose und nicht auf einer Atherogenese; beruht auf synergistischer Wirkung von Zigarettenrauchen und Östrogenwirkung der Pille; Risiko mehr als 3fach erhöht bei leichtem Rauchen (weniger als 15 Zigaretten täglich), 20fach erhöht bei starkem Rauchen (mehr als 15 Zigaretten täglich).
- Epidemiologische Aspekte der Pille: alte epidemiologische Studien und Packungsbeilagen sind nicht relevant für die jetzige Praxis (Steroiddosis herabgesetzt; Patienten werden jetzt für Risikofaktoren gescreent); keine neuen epidemiologischen Daten über zur Zeit angewandte OC verfügbar (1982, Seattle-Studie ergab kein signifikantes Risiko für Schlaganfälle und 11 kardiovaskulär bedingte Todesfälle bei Frauen, die keine Pille genommen hatten).

Häufigkeit. Kardiale Komplikationen sind in der Prämenopause eher selten und treten in der Postmenopause gehäuft auf.

Die Pille führt nicht zur Koronarsklerose; das Herzinfarktrisiko durch die Pille ist bei jungen gesunden Frauen sehr gering.

Familienanamnese. Frauen mit einem kardiovaskulären Risiko, d.h. gehäuftes Auftreten solcher Erkrankungen in der Familien- oder in der eigenen Anamnese, zählen mit zu der Risikogruppe, für die die Pille nicht geeignet ist (Risiko für Herzinfarkt und Schlaganfall bei Pillenanwendung). Bei der Familienanamnese ist insbesondere auf kardiovaskuläre Komplikationen vor dem 40. Lebensjahr zu achten, da hierbei in erhöhtem Maße erbliche Störungen im Gerinnungssystem auftreten können (d.h. Antithrombin-III-, Protein-C- und Protein-S-Mangel; Morbidität/Mortalität z.T. bis 80% bis zum 40. Lebensjahr!).

Eigenanamnese. Unterscheidung zwischen oberflächlicher und tiefer Beinvenenthrombose: Eine oberflächliche Beinvenenthrombose in der Anamnese stellt keine Kontraindikation für die Einnahme der Pille dar. Nach tiefer Beinvenenthrombose Gerinnungsdiagnostik (s. oben); keine Pille!

Risikofaktoren. Rauchen, Diabetes mellitus, Hypertonie, Fettstoffwechselstörungen, Adipositas.

Labordiagnostik. Das Risiko kardiovaskulärer Erkrankungen ist bei Störungen des Fettstoffwechsels erhöht. Daher sollten bei adipösen Patienten und bei Diabetikerinnen das Gesamtcholesterin, die Triglyzeride und das HDL-und LDL-Cholesterin im Blut bestimmt werden. Die orientierende Bestimmung von Cholesterin und Triglyzeriden sollte vor und unter Einnahme der Pille erfolgen. Auf die diagnostischen und therapeutischen Konsequenzen wurde bereits eingegangen.

Präparateauswahl. Ähnlich wie für die Frauen mit Diabetes mellitus gilt für Patientinnen mit kardiovaskulärem Risiko, daß nur bei therapeutischem Nutzen niedrigdosierte Präparate in Frage kommen. (20–30 µg EE enthaltende Mikropillen). Der Einsatz sollte nur für eine begrenzte Zeit sein, auf die Warnhinweise (s. Tabelle 13.23) ist besonders hinzuweisen. Regelmäßige Kontrollen mit Überwachung des Blutdrucks (alle 3–6 Monate) sind notwendig.

Alternativmethoden. Als Alternativmethoden kommen unter anderem die Intrauterinspirale oder evtl. die Tubensterilisation in Betracht.

13.4.3 Überwachung und Anwendung kontrazeptiver Methoden

Orale hormonale Kontrazeptiva („Pille")

- Bei der Erstverordnung sollte die Patientin über Risikofaktoren (z.B. Raucherinnen), mögliche harmlose und ernsthafte Nebenwirkungen unter Einnahme der Pille und deren Warnsymptome aufgeklärt werden.
- Weiterhin sind Verhaltensmaßregeln zu geben, wenn sie eine oder mehrere Pillen vergißt, Medikamente einnehmen muß oder starkes Erbrechen in den ersten Stunden nach Pilleneinnahme hat.
- Drei Monate nach der Erstverordnung der Pille und später halbjährlich sollte die Frau zur Kontrolluntersuchung einbestellt werden. Hierbei sind neben der gynäkologischen Untersuchung

einschließlich Blutdruck und Urinanalyse eine Befragung über Nebenwirkungen erforderlich.
- Ein zytologischer Abstrich der Portio uteri ist jährlich durchzuführen.
- Labordiagnostik s. Tabelle 13.24.

Intrauterinpessar

- Die Patientin erhält nach der IUP-Einlage einen sog. IUP-Paß mit den relevanten Daten.
- Aufklärung über mögliche Nebenwirkungen des eingelegten Intrauterinpessars mit dem Hinweis, daß bei Auftreten von Schmerzen im Unterbauch, Dauerblutungen oder stärkerem Ausfluß sofort ein Arzt aufzusuchen ist.
- Weiterhin ist auf die Möglichkeit des Verlustes (Ausstoßung) des Intrauterinpessars aufmerksam zu machen. Deshalb ist es sinnvoll, nach der Menstruation durch digitale Untersuchung festzustellen, ob der Faden des IUP noch am Muttermund fühlbar ist.
- Sechs Wochen nach Einlage eines Intrauterinpessars stellt sich die Patientin zur Kontrolle vor. Ultraschalldiagnostik. Weitere Untersuchungen sind halbjährlich notwendig.

Scheidendiaphragma

- Die Patientin kann die Einlage des Scheidendiaphragmas unter Anleitung von Frauengruppen (z.B. Pro Familia) bzw. des Arztes üben.
- Wenn ein Scheidendiaphragma in der Praxis verordnet wird, so empfiehlt es sich, daß die Patientin dieses unter ärztlicher Kontrolle einsetzt und herausnimmt und die Verhaltensmaßregeln kennt.

Kondome

- Paare, die sich auf die Anwendung eines Kondoms verlassen, sollten eine Packung Pillen (z.B. Eugynon, Stediril oder Tetragynon) bei sich haben. Bei Kondomversager (z.B. Verlust oder Platzen des Kondoms) können innerhalb von 24 h nach dem Verkehr 2 Tabletten und 12 h später weitere 2 Tabletten eingenommen werden. Bei einmaligem ungeschützten Verkehr beträgt die Wahrscheinlichkeit, schwanger zu werden, 3–4%.
- Bei möglichem Risiko hinsichtlich einer HIV-Infektion sollte nach erfolgtem Kontakt mit Sperma oder Blut die frühe (!) Retrovirprophylaxe mit dem behandelnden Arzt besprochen werden.

13.5 Literatur

Allen WM, Wintersteiner O (1934) Science 80:190

Andolesk L et al (1983) Influence of oral conttraceptives on the incidence of premalignant and malignant lesions of the cervix. Contraception 28:505–519

Alvarez F, Brache E, Fernandez B et al (1988) New insights on the mode of action of intrauterin contraceptive devices in women. Fertil Steril 49:768–773

Alza Corporation (1977) The progestasert. Intrauterine progesterone contraceptive system release 65 µg/day progesterone for one year. Alza Product Information, Palo Alto

Arbeitsgruppe NFP, Bonn (1987) Natürlich und sicher, 44. Ehrenwirth, München

Arbeitskreis „Intrauterinpessare" (1993) in Zusammenarbeit mit Nourypharma GmbH. Im Konsens getragen von: Dr. U.J. Koch, Berlin; Prof. P. Tauber, Siegen; Prof.H. Wagner, Minden

Arbeitskreis „Teenager-Sprechstunde" in Zusammenarbeit mit der Organon GmbH (1991) Junge Mädchen in der gynäkologischen Sprechstunde

Austin, H, Louv WC, Alexander WJ (1984) A case-control study of spermicides and gonorrhea. JAMA 251/21:2822–2824

Baker RF, Sherwin RP, Bernstein GS, Nakamura RM, Voeller B, Coulson AH (1988) Precautions when ligthningstrikes during the monsoon. The effect of ozone on condoms. JAMA 260/10:1404–1405

Barlow D (1977) The condom and gonorrhoea. Lancet 2:811–812

Bauer HA (1984) Intrauterinpessar. Eur. Patent Office No. 0.100.924 Al, February 22, 1984

Baulieu EE (1989) Contragestion an dother clinical applications of RU 486, an antiprogesterone at the receptor. Science 245/4924:1351–1357

Beral V et al (1988) Oral contraceptive use and malignancies of the genital tract. Lancet 2:1331–1335

Bickenbach W, Paulikovics E (1944) Hemmung der Follikelreifung durch Progesteron bei der Frau. Zentralbl Gynäkol 68/4

Billings EL, Westmore A (1981) The Billings method: controlling fertility without drugs or devices. Allen Lane, London

Billings EL, Billings JJ, Brown JB, Burger HG (1972) Hormonal changes accompanying ovulation. Lancet 1:282–284

Blume A (1987) Verhüten oder Schwangerwerden. Rowohlt, Reinbek

Boehringer Information (1984) Boehringer Diagnostica

Booth M et al (1989) Risk factors for ovarian cancer: a case-control study. Br J Cancer 60:592–598

Brinton LA, Fraumeni JF (1986) Epidemiology of uterin cervical cancer. J Chronic Diseases 39:1051–1065

Brinton LA (1991) Oral contraceptives and cervical neoplasia. Contraception 43:581–595

Brinton LA, Huggins GR, Lehmandt F (1986) Long-term use of oral contraceptives and risk of invasive cervical cancer. Int J Cancer 38:339–344

Brinton LA et al (1990) Parity as a risk factor for cervical cancer. Am J Epidemiol 130:486–496

Brock KE et al (1989) Sexual, reproductive and contraceptive risk factors for carcinoma in situ of the uterin cervix in Sydney. Med J Aust 150:125–130

Brückner K, Hampel B, Johnson U (1960) Darstellung und Eigenschaften monohalogenierter 3-Keto-4,6-dienosteroide. Chem Ber 94:1225

Bustos-Obregon E, Courot M, Flechon JE, Hochereau-de-Reviers MT, Holstein AF (1975) Morphological appraisal of gametogenesis. Spermatogenic process in mammals with particular reference to man. Andrologia 7:141–163

Butenandt A, Westphal U, Hohlweg W (1934) Über das Corpus luteum. Hoppe-Seylers Z Physiol Chem 227:84–98

Cancer and Steroid Hormone Study (1986) Oral contraceptive use and the risk of breast cancer. New England journal of medicine 315:405–411

Cancer and Steroid Hormones Study (1987a) The reduction in risk of ovarian cancer associated with oral contraceptive use. N Engl J Med 316:650

Cancer and Steroid Hormones Study (1987b) Combination oralcontraceptive use and the risk of endometrial cancer. JAMA 257:796

Casagrande JT, Louie EW, Pike MC et al (1979) "Incessant ovulation" and ovarian cancer. Lancet 2:170–173

Celentano DD et al (1987) The role of contraceptive use in cervical cancer: the Maryland cervical cancer case-control study. American journal of epidemiology 126:592–604

Chi I (1993) The safety and efficacy issues of progestin-only oral contraceptives. An epidemiologic perspective. Contraception 47:1–21

Chilvers C et al (1987) Cervical adenocarcinoma and oral contraceptives. Br Med J 295:1446–1447

Chiozza E (1985) United States Patent No. 4.553.536, November 19, 1985

Clarke AE, Hatcher J, McKeown-Eyssen GE, Lickrish GM (1985) Carvical dysplasia: association with sexual behavior, smoking and oral contraceptive use? Am J Obstet Gynecol 151:612

Cramer DW, Schiff I, Schoenbaum SC et al (1985) Tubal infertility and the intrauterine device. N Engl J Med 312:941–947

Coeling Bennink HJT et al (1990) First results of multicentre pilot efficacy study with a contraceptive vaginal ring releasing ethinylestradiol and 3-ketodesogestrel. Advances in Contraception 6:293

Conant MA, Spicer DW, Smith CD (1984) Herpes simplex virus transmission: Condom studies. Sex Transm Dis 11/2:94–95

Conant M, Hardy D, Sernatinger J, Spicer D, Levy JA (1986) Condoms prevent transmission of AIDS-associated retrovirus. [Letter] JAMA 255/13:1706

Cramer DW, Hutchison GB, Welch WR et al (1982) Factors affecting the association of oral contraceptives and ovarian cancer. N Engl J Med 307:1047–1051

Cuzick J et al (1989) A case-control study of cervix cancer in Singapore. British journal of cancer 60:238–243

Daling JR, Weiss NS, Metch BJ et al (1985) Primary tubal infertility in relation to the use of an intrauterine device. N Engl J Med 312:937–941

Dallenbach-Hellweg G (1984) On the origin and histological structure of adenocarcinoma in women under 50 years of age. Pathol Res Pract 179:38–50

Darriw, WW (1989) Condom use and use-effectiveness in high-risk populations. Sex Transm Dis 16/3:157–160

Defoort P (1985) An Appraisal of the risk of IUD-related genital infections. In: Zatuchni GE, Goldsmith A, Sciarra JJ (eds) Intrauterine contraception: advances and future prospects. Harper u. Row, Philadelphia, pp 390–397

Delgado-Rodriguez M et al (1992) Oral contraceptives and cancer of the cervix uteri: A meta-analysis. Acta Obstet Gynecol Scand 71:368–376

Deutsche Gesellschaft für Senologie (1989) Vorschläge der Arbeitsgruppe „Hormonsubstitution in der Postmenopause nach Mammkarzinom" Gynäkologie und Geburtshilfe 4, Demeter Verlag

Diczfalusy E (1991) Fertility regulation, reproductive health and our common future. In: Runnebaum B, Rabe T, Kiesel L (eds) Female contraception and male fertility regulation. Partheno, Casterton, pp 7–22

Diczfalusy E (1992) Contraceptive prevalence and the 1990s – a critical issue, a critical decade. Scherings Lecture's Publ, Berlin

Djerassi C (1980) The politics in contraception. Norton, New York

Djerassi C, Miramontes L, Rosenkranz G, Sandheimer F (1954) Synthesis of 19-nor-17-α-ethyltestosterone and 19-nor-17-α-methyltestosterone. J Am Chem Soc 76:4092

Dmowski WP, Kapetanakis E, Scommegna A (1980) Contraceptive effect of intrauterine estriol delivery systems in rabbits and baboons. Contracept Deliv Syst 1:11–16

Doering G , Baur S, Frank P et al (1986) Ergebnisse einer repräsentativen Umfrage zum Familienplanungsverhalten in der Bundesrepublik Deutschland 1985. Geburtshilfe Frauenheilkd 46/12:892–897

Ebeling K, Nischan P, Schindler C et al (1987) Use of oral contraceptives and risk of invasive cervical cancer in previously screened women. Int J Cancer 39:427–430

Edelman DA, Berger GS, Keith LG (eds) (1979) Intrauterine devices and their complications. Nijhoff, The Hague, pp 222–231

Elia D, Belaisch J (1985) Worldwide results of Gyne-T 380. Contracept Fertil Sex 13:973–978

Emans SJ, Grace E, Woods ER et al (1987) Adolescents' compliance with the use of oral contraceptives. JAMA 257/24:3377–3381

Eser A, Koch HG (1987) Rechtsfragenbei der gynäkologischen Betreuung minderjähriger Patientinnen In: Huber A, Hiersche HD (Hrsg) Praxis der Gynäkologie im Kindes- und Jugendalter, 18ff.

Fathalla MF (1992) Reproductive health in the world: two decades of progress and the challenge ahead. In: WHO (ed) Biennial Report 1990–1991. Special 20th anniversary issue. WHO, Geneva

Fernholz E (1934) Zur Synthese des Corpus luteum-Hormons (Vorläufige Mitt.). Ber Dtsch Chem Ges 67:1855

Filshie M, Guillebaud J (eds) (1989) Contraception. Science and practice. Butterworths, London

Fox CL, Modak S, Reemtsma K (1986) Infection-resistant materials and methods of making same through use of nalidixic acid derivatives. United States Patent No. 4.563.485, Jan. 7, 1986

Free MJ, Skiens EW, Morrow MM (1980) Relationship between condom strength and failure during use. Contraception 22/1:31–37

Free MJ, Hutchings J, Lubis F, Natakusumah R (1986) An assessment of burst strength distribution data for monitoring quality of condom stocks in developing countries. Contraception 33/3:285–299

Gerstman B, Burt (1991) Oral contraceptive estrogen dose and the risk of deep venous thromboembolic disease. Am J Epidemiol 133:33–36

Gibor Y (1980) Intrauterine contraception with the Progestasert System. In: Hafez ES, Van Os WA (eds) Medicated intrauterine devices. Nijhoff, Amsterdam, pp 146–149

Gibson JW, Dunn RL, Perkins BH, Scommegna A (1985) Development of a fibrous IUD delivery system for estradiol/progesterone. In: Zatuchni GI, Goldsmith A, Sciarra JJ (eds) Intrauterine contraception: advances and future prospects. Harper & Row, Philadelphia, pp 215–227

Glass R, Vessey M, Wiggins P (1974) Use-effectiveness of the

condom in a selected family planning clinic population in the United Kingdom. Contraception 10 6:591–598
Goldman JA, Dicker D, Feldberg D, Samuel N, Resnik R (1985) Barrier contraception in the teenager: a comparison of four methods in adolescent girls. Pediat Adolesc Gynecol 3/1:59–76
Goldman N, Pebley AR, Westoff CF, Paul LE (1983) Contraceptive failure rates in Latin America. [Summaries in SPA, FRE] Int Fam Plan Perspect 9/2:50–57
Goldzieher JW (1989) Pharmacology of contraceptive steroids: A brief review. Am J Obstet Gynecol 160/5 II:1260–1264
Goldzieher JW, Dozier TS, de la Pena A (1980) Plasma levels and pharmacokinetics of ethinyl estrogens in various populations. Contraception 21:1–6
Gräfenberg E (1930) Die intrauterine Methode der Konzeptionsverhütung. Proceedings 3rd Sex Reform Congress, London
Gräfenberg E (1931) The intrauterine silver ring. In: Report of Int. World League for Sexual Reform. Kegan Paul, London
Graham S, Fraser I (1982) The progestogen-only mini-pill. Contraception 26:373–388
Greenblatt RB, Cortés-Prieto J, Campos-da-Paz A (1980) The development of a new triphasic oral contraceptive. The Proceedings of a special symposium held at the 10th world congress on fertility and sterility, Madrid. MTP Press, Lancaster
Guillebaud J (1981) Missed pills – what advice should we give? Br J Fam Plann 7/2:41–44
Guillebaud J (1992) Choosing the right combined oral contraceptive for the individual woman. In: Newton JR, op ten Berg U (eds) Optimizing the estrogen dose in oral contraceptives. Parthenon, Casterton Hall, New Jersey, pp 17–32
Haberlandt L (1921) Über hormonale Sterilisierung des weiblichen Tierkörpers. MMW 68:1877
Hafez ESE (1979) Human ovulation. Mechanism, prediction, detection and induction. Elsevier North-Holland, Amsterdam
Hafez ESE (ed) (1980) Human reproduction: conception and contraception. Harper & Row, Hagerstown
Hahn DW, Allen GO, McGuire JL (1977) The pharmacological profile of norgestimate, a new orally active progestin. Contraception 16:541
Hammerstein J (1986) Einführung. In: Hammerstein J (Hrsg) 25 Jahre hormonale Kontrazeptiva aus Berlin. Excerpta Medica, Amsterdam
Hankinson E et al (1993) Tubensterilisation verringert das Risiko an einem Ovarialkarzinom zu erkranken. JAMA 270:2813
Hansson V (1976) Regelmechanismen männlicher Fertilität. Sexualmedizin 2:91–97
Harel L, Kaplan B (1993) Endometrial suction in luteal phase as a method of late postcoital contraception. Contraception 47:469–474
Harlow BL et al (1988) Case-control study of borderline ovarian tumors: reproductive history and exposure to exogenous female hormones. Cancer Res 48:5849–5852
Harris RWC, Brinton LA, Cowdell RH et al (1980) Characteristics of women with depplasia of carcinoma-in-situ of the cervix uteric. Br J Cancer 42:359
Hartge P et al (1989) A case-control study of epithelial ovaria cancer. Am J Obstet Gynecol 161:10–16
Hartmann M, Wettstein A (1934) Ein kristallisiertes Hormon aus Corpus luteum. Helv chim Acta 17:878
Haukkamaa M, Allonen H, Heikkilä M, Luukkainen T, Lähteenmäki P, Nilsson CG, Toivonen J (1985) Long-term clinical experience with levonorgestrel-releasing IUD. In: Zatuchni GI, Goldsmith A, Sciarra JJ (eds) Intrauterine contraception: advances and future prospects. Harper & Row, Philadelphia, pp 232–237
Hellberg D, Valentin J, Nilsson S (1985) Long-term use of oral contraceptives and cervical neoplasia: an association confounded by other risk factors? Contraception 32:337
Heller GCG, Clermont Y (1973) Spermatogenesis in men: an estimate of its duration. Science 140:184–186
Henderson BE, Casagrande JT, Pike MC et al (1983) The epidemiology of endometrial cancer in young women. Br J Cancer 47:749–756
Hildreth NG et al (1989) The risk of brest cancer after irridatiation of the thymus in infancy. N Engl J Med 321:1281–1284
Hildreth NG et al (1981) An epidemiologic study of the epithelial carcinoma of the ovary. Am J Epidemiol 114:398–405
Hoffmann KOK (1991) Normen und Qualitätsstandards für Kondome. Frauenärztliches Sem 6:8
Hofmeister H, et al (1975) d15–17a-Äthinylsteroide der Östranreihe. Verfahren zu ihrer Herstellung sowie diese enthaltende pharmazeutische Präparate. DE 25 46 062. Berlin/Bergkamen: Schering AG
Hohlweg W, Junkmann K (1932) Die hormonal-nervöse Regulierung des Hypophysenvorderlappens. Klin Wo 11:321–323
Hooper RR, Reynolds GH, Jones OG et al (1978) Cohort study of venereal disease. 1: The risk of gonorrhea transmission from infected women to men. Am J Epidemiol 108/2: 136–144
Horwitz RI, Feinstein AR (1979) Case-control study of oral contraceptive pills and endometrial cancer. Ann of Intern Med 91:226–227
Hulka BS, Chambless LE, Kaufman DG et al (1982) Protection against endometrial carcinoma by combination-product oral contraceptives. JAMA 247:475–477
Inhoffen HH, Hohlweg W (1938) Neue per os-wirksame weibliche Keimdrüsenhormon-Derivate: 17-Aethinyloestradiol und Pregnen-in-on-3-ol-17. Naturwissenschaften 26:96
Irwin KL et al (1988) Oral contraceptives and cervical cancer risk in Costa Rica: detection bias or causal association? Journal of the American medical Association 259:59–64
Jain AK (1975) Comparative performance of three types of IUDs in the United States. In: Hefnawi F, Segal SJ (eds) Proceedings of the Third International Conference on intrauterin contraception, Cairo, Egypt, Dec. 12–14, 1974. Elsevier North-Holland, Amsterdam pp 3–16
Jain AK, Sivin I (1977) Life-wle analysis of IUP's: problems and recommendations. Stud Fam Plann 8/2:25
Jones MW, Silverberg SG (1989) Cervical adenocarcinoma in young women: possible relationships to microgalandlär hyperplasia and use of oral contraceptives. Obstet Gynecol 73:984–989
Joseph W, Goldzieher MD (1989) Pharmacology of contraceptive steroids: A brief review. Am J Obstet Gynecol 160: 1260–1264
Katznelson, S, Drew WL, Mintz L (1984) Efficacy of the Condom as barrier to the transmission of cytomegalovirus. J Infect Dis 150/1:155–157
Kaufman MS, Shapiro S, Slone D et al (1980) Decreased risk of endometrial cancer among oral contraceptive users. N Engl J Med 303:1045–1047
Kaulhausen K (1977) Blutdruckkontrolle bei Einnahme hormonaler Kontrazeptiva. Dtsch Ärzteblatt 45:2695–2697
Kay C-R, Hannaford P-C (1988) Breast cancer and the pill. A furtherreport from the Royal College of General Practitioners, Oral Contraception Study. Br J Cancer 58:675–680
Keep PA v, Davis KE, Wied D de (1987) Contraception in the Year 2001. Excerpta Medica, Amsterdam
Kelaghan J, Rubin GL, Ory HW, Layde PM (1982) Barrier-method contraceptives and pelvic inflammatory disease. JAMA 248(20):184–187

Kelsey JL, Hildreth NG (1983) Breast and gynecologic cancer epidemiology. CRC, Boca Raton

Kelsey JL, LiVolsi VA, Holford TR et al (1982) A case-control study of cancer of the endometrium. Am J Epidemiol 116:333–342

Key TJ, Pike MC (1988) The dose-effect relationship between unopposed oestrogens and endometrial mitotic rate: its central role in explaining and predicting endometrial cancer risk. Br J Cancer 57:205–212

Kirkman RJE, Bounds W, Colliver D, Jackson R, Barden E (1992) Practical experience in the UK with an oestrogen/progestogen contraceptive vaginal ring. Br J Fam Plann 18:12–15

Kjaer A, Laursen K, Thormann L, Borggaard O, Lebech P-E (1993) Copper release from copper intrauterine devices removed after up to 8 years of use. Contraception 47/4: 349–358

Knaus H (1933) Die periodische Fruchtbarkeit und Unfruchtbarkeit des Weibes. Zentralblatt Gynäkologie 57:1393

Knuth UA, Behre H, Belkien L, Bents H, Nieschlag E (1985) Clinical trial of 10- nortestosterone-hexoxyphenylpropionate (Anadur) for male fertilitiy regulation. Fertil Steril 44:814

Koumantaki Y et al (1989) A case-control study of cancer of endometrium in Athens. International journal of cancer 43: 795–799

Krebs D (1992) Der Schwangerschaftsabbruch aus der Sicht des Gynäkologen. Forum „Ärzte und Juristen" Frankfurt am 18.10.1991 im Rahmen der AWMF. Gynakol Geburtshilfe 1:17–21

Kronmal RA, Whitney CW, Mumford SD (1991) The intrauterin device and pelvic inflammatory disease: the Women's Health Study reanalyzed. J Clin Epidemiol 44:109–122

La Vecchia C, Decarli A, Fasoli M et al (1986) Oral contraceptives and cancers of the breast and of the female tract. Interim results from a case-control study. Br J Cancer 54: 311–317

Lau H (1982) Indikationen zum Schwangerschaftsabbruch. Gesetz und Beratung der Konfliktschwangerschaft, 2. Aufl. Demeter, Gräfelfing

Laufs A (1989) Das Aufklärungsformular. Gynäkologe 22/6: 363–368

Lauritzen C, Von de Graaf bis Pinkus und Rock: Die Geschichte der oralen hormonalen Kontrazeption in fünf Folgen von Prof. Dr. Christian Lauritzen, Ulm

Lauritzen C (1983) Persönliche Mitteilung

Lee Nc, Rubin GL, Borucki R (1988) The intrauterin device and pelvic inflammatory disease revisited: new results from the Women's Health Study. Obstet Gynecol 72:1–6

Levrier H (1983) Système endo-utérin contraceptif et thérapeutigue associant cuivre, argent, hormone naturelle et acede isoaminocaproique. Institut de la Propriété Industrielle, Paris, Patent No. 83.003.02, January 7, 1983

Li D-K, Daling JR, Stergachis AS, CHU J, Weiss NS (1990) Prior condom use and and risk of tubal pregnancy. Am J Public Health 80/8:964–966

Li XF, Newton J (1992) Progestogen only contraceptionand ectopic pregnancy. Br J Fam Plann 18:70–84

LR Industries (1976) Contraception information service. The condom. United Kingdom use-effectiveness studies. London, LR Industries

Ludwig H (1976) Das Intrauterinpessar zur Kontrazeption. Wirkungsweise, Erfahrungen, Komplikationen. Geburtshilfe Frauenheilkd 36:97–108

Makepeace AW, Weinstein GL, Friedmann MH (1937) Effect of progestin and progesterone on ovulation in the rabbit. Am J Physiol 119:512–516

Mandelson MT et al (1990) Further evidence that duration and recency of oral contraceeptive use are associated with invasive cervical cancer. Presentation at the 23rd Annual Meeting of the Society of Epidemiology Research, Snowbird, UT, 12.15 June. Am J Epidemiol 132:778

Mann RD (ed) (1990) Oral contraceptives and breast cancer. Parthenon, Casterton

Marrian GF (1929) The chemistry of östrin. Preparation from Urin and separatiom froman unidentified alcohol. Biochem. J 23:1090

McCormack WM, Lee YH, Zinner SH (1973) Sexual experience and urehtral colonization with genital mycoplasmas: a study in normal men. Ann Int Med 78/50:696–698

McPherson K, Vessey M, Neil A et al (1987) Early oral contraceptive use and braest cancer: results of another case-control study. Brit J Cancer 56:653–660

Meirik O, Lund E, Adami H-O et al (1986) Oral contraceptive use and breast cancer in young women. A joint national case-control study in Sweden and Norway. Lancet 2:650–654

Miller N et al (1989) Histopathology of breast cancer in young women in relation to use of oral contraceptives. J Clin Pathol 42/4:387–390

Miller DR, Rosenberg L, Kaufman DW et al (1986) Breast cancer in relation to early oral contraceptive use. Obstet Gynecol 68:863

Mills P-K et al (1989) Prospective study of exogenous hormone useand breast cancer in Seventh-Day-Adventists. Cancer 64:591–597

Minuk GY, Bohme CE, Bowen TJ (1986) Condoms and hepatitis B virus infection. Ann Int Med 104/4:584 (Letter)

Molina R et al (1988) Oral contraceptives and cervical carcinoma in situ in Chile. Cancer Research 48:1011–1015

Moyer DL, Shaw ST (1973) Intrauterine devices: biological action. In: Hafez ESE, Evans TN (Eds) Human reproduction: conception and contraception. Harper & Row, Hagerstown, pp 633–660

Moyer DL, Shaw ST Jr (1980) Mode of action of intrauterine devices. In: Hafez ESE (ed) Human reproduction: conception and contraception. Harper & Row, Hagerstown, pp 661–681

Muir C et al (1987) (eds) Cancer incidence in five continents, vol 5. IARC Sci Publ 88

Munoz N, Bosch FX (1989) Epidemiology of uterin cervical cancer. In: Munoz N et al (eds) Human papillomavirus and cervical cancer. IARC Sci Publs 94:9–39

Munoz N et al (1989) (eds) Human papillomavirus and cervical cancer. IARC Sci Publ 94

Newhouse ML, Pearson RM, Fullerton JM et al (1977) A case-control study of carcinoma of the ovary. Br J Prev Soc Med 31:148–153

Newton J, Tacchi D (1990) Long-term use of copper intrauterin devices. Lancet 335:1322–1323

Ngugi EN, Plummer FA, Simonsen JN et al (1988) Prevention of transmission of human immunodefiency virus in Africa: effectiveness of condom promotion and health education among prostitutes. Lancet 2/8616:887–890

Norplant-Produktinformation (1991) Laras, Turku, Finnland

Oberle MW, Rosero-Bixby L, Lee FK, Sanchez-Braverman M, Nahmias AJ, Guinan ME (1989) Herpes simplex virus type 2 antibodies: high prevalence in monogamous women in Costa Rica. Am J Trop Med Hyg 41/2:224–229

Oddens BJ, Vermer HM, Visser AP, Ketting E (1993) Contraception in Germany: a review. ADV-Contracept 9/2:105–116

Ogino K (1932) Über den Konzeptionstermin des Weibes und seine Anwendung in der Praxis. Zentralblatt Gynäkologie 56:72

Ory HW (1974) Functional ovarian cysts and oral contraceptives: negative association confirmed surgicaly; a cooperative study. J Amer med Ass 228:68–69

Ory HW et al (1977) Preliminary analysis of oral contraceptive use and risk of developing premalignant lesions of the uterin cervix. In: Garattini S und Berendes HW, ed. Pharmacology of steroid contraceptive drugs. New York, Raven Press pp. 211–218

Ory HW (1984) Oral contraception: Benefits and risks European Sterility Congress (VII.ESCO). Monte Carlo 23–26 September 1984 ESCO. NO. 7 (056)

Paul C, Skegg DCG, Spears GFS, Kaldon JM (1986) Oral contraceptive and breast cancer: a national study. Br Med J 293:723

Parazzini F et al (1988) Risk factors for adenocarcinoma of the cervix: a case-control study. Br J Cancer 57:201–204

Parazzini F et al (1990) Oral contraceptive use and invasive cervical cancer. Int J Epidemiol 19:259–263

Parisot J (1987) Dein Kondom, das unbekannte Wesen. Kabel, Hamburg

Pearl R (1932) Contraception and fertility in 2000 women. Hum Biol 4:363–407

Peel J (1972) The Hull family survey: 2. Family planning in the first 5 years of marriage. J Biosoc Sci 4/3:333–346

Peel JA (1969) Male-oriented fertility control experiment. Practitioner 202:677–681

Pemberton J McCann JS Mahony JDH, Mackenzie G, Dougan H, Hay I (1972) Socio-medical characteristics of patients attending a V. D. clinic and the circumstances of infection. Br J Vener Dis 48/5:391–396

Persson E et al (1985) A case-control study of otal contraceptive use in women with adenocarcinoma of the uterin cervix. Eur J Obstet Gynecol and Reprod Biol 26:85–90

Peritz E et al (1977) The incidence of cervical cancer and duration of oral contraceptive use. Am J Epidemiol 106: 462–469

Peters RK et al (1986) Increased frequency of adenocarcinoma of the uterine cervix in young women in Los Angeles country. JNCI 76:423–428

Petterson B et al (1986) Menstruation span-a time limited risk factor for endometrial cancer. Act Obstet Gynecol-scand 65:247–255

Piedrahita C, Hinson K, Foldesy R, Steiner M, Joanis C (1990) Latex condom breakage study Barbados and St. Lucia condom lot site. Family Health International (FHI). Research Triangle Park, North Carolina

Pike MC, Henderson BE, Casagrande JT et al (1981) Oral contraceptive use and early abortion as risk factors for breast cancer in young women. Br J Cancer 43:72–76

Pike MC, Henderson BE, Krailo MD, Duke A (1983) Breast cancer in young women and use of oral contraceptives: possible modifying effect of formulation and age at use. Lancet II:926–929

Pincus G (1956) Some effects of progesterone and related compounds upon reproduction and early development of mammals. Proceed. V. International Conference Planned Parenthood, Tokyo. Acta Endocrinol (Copenh) 28:18–36

Population Reports (1976) Sterilization. Tubal sterilization – review of methods. Popul Rep C 7, C-75, C-79, C-82, C-83, C-86, C-90

Population Reports (1978) Special topic monographs. Voluntary sterilization: world's leading contraceptive method. Popul Rep [M] 2/37

Population Reports (1979) Intrauterine devices. IUP's – Update on safety, effectiveness and research. Popul Rep [B] 3

Population Reports (1982) Population and birth planning in the people's Republic of China. Popul Rep [J] 25

Population Reports (1988) IUDs – a new look. Baltimore, Popul Rep [B] 5

Population Reports (1990) Condoms – now more than ever. Popul Rep [H] 8:1–22

Potter RG (1976) Application of life-table techniques to measurement of contraceptive effectiveness. Demography 3:297–304

Rabe T, Runnebaum B (1982) Kontrazeption. Springer, Berlin Heidelberg New York

Ramcharan S, et al (1981) The Walnut Creek contraceptive study. A prospective study of the side effects of oral contraceptives. Volume 3. Bethesda, National Institutes of Health (NIH Publikation No. 81–564)

Ratnam SS, Singh K (1991) Towards safe motherhood. In: Teoh E-S, Ratnam SS (eds) The future of gynaecology and obstetrics. Parthenon, Casterton Hall

Ravnihar B et al (1988) A case-control study of breast cancer in relation to oral contraceptive use in Slovenia. Neoplasma 35:109–120

Reeves WC, Brinton LA, Brenes MM et al (1985) Case-control study of cervical cancer in Herrera Province, Republic of Panama. Int J Cancer 36:55

Rietmeijer CAM, Judson FN (1989) In vitro testing of condoms for prevention of HIV infection: a review. In: Alexander NJ, Gabelnick HL, Spieler JM (eds) Heterosexual transmission of AIDS. Proceedings of the Second Contraceptive Research and Development (Conrad) Program International Workshop, held in Norfolk, Virginia, Feb. 1–3, 1989. Wiley-Liss, New York, pp 355–363

Rietmeijer CAM, Krebs JW, Feorino PM, Judson FN (1988) Condoms as physical and chemical barriers against human immunodeficiency virus. JAMA 259/12:1851–1853

Riphagen FE (1987) Epidemiology of contraception with steroids in Western Europe. Wien Med Wochenschr 137/20–21:488–491

Robertson WH (1990) An illustrated history of contraception. Parthenon, Casterton

Romieu I et al (1989) Prospective study of oral contraceptive use and risk of breast cancer in women. JNCI 81:1313–1321

Rosenberg L, Shapiro S, Slone D et al (1982) Epithelial ovarian cancer and combination oral contraceptives. JAMA 247:3210–3212

Rosenberg M, Hill HA, Friel PA (1990) Spermicides and condoms for the prevention of HIV and other sexually transmitted diseases. Presented at Strategies for Viricide Research Meeting, World Health Organization, Mar. 28, 1990. WHO, Geneva

Rosenberg MJ, Davidson AJ, Chen J-H, Judson, FN, Douglas, JM (1991) The effect of barrier contraceptives on sexually transmitted diseases in women: a comparison of female-dependent methods with condoms. (Unpublished)

Roumen FJME, Bouckaert PXJM (1989) Contraception using a vaginal ring releasing 3-keto-desogestrel and ethinylestradiol. Recent developments in fertility and sterility series. Parthenon, Casterton, pp 79–81

Royal College of General Practitioners (1974) Oral contraception and health; an interim report from the oral contraception study of the Royal College of General Practitioners. Pitnam, New York, p 71

Royal College of General Practitioners (1981) Further analyses of mortality in oral contraceptive users. Lancet I:541–546

Runnebaum B, Rabe T, Kiesel L (ed) (1991) Female contraception and male fertility regulation. Parthenon, Casterton

Ruzicka L, Wettstein A (1935) Künstliche Herstellung des männlichen Sexualhormons trans-Dehydroandrosteron und des Androsten-3, 17-dions. Helv Chim Acta 28:986–994

Russo J et al (1990) Biology of disease. Comparative study of

human and rat mammary tumorgenesis. Lab-Invest. 62/3:244–278
Sam AP (1992) Controlled release contraceptive devices: a status report. J Controlled Release 22:35–46
Schindler AE, Dennemark N, Herold J et al (1990) Contraception with a vaginal ring containing an estrogen/progestogen combination. A German multicenter study. In: Runnebaum B, Rabe T (eds) Female contraception and male fertility regulation. Parthenon, Casterton, pp 131–134
Schlesselmann JJ (1991) Oral contraeptives and neoplasia of the uterin corpus. Contraception 43:557–579
Schlesselmann JJ et al (1988) Breast cancer in relation to early use of oral contraceptives: no evidence of a latent effect. JAMA 259:1828–1833
Schreiner WE (1976) Ovar. In: Siegenthaler W (Hrsg) Klinische Pathophysiologie, 3. Aufl. Thieme, Stuttgart, S 390
Schreiner WE (1986) Komplikationen der Tubensterilisation. Ther Umschau, 43/5:425–433
Schwartz SM, Weiss NS (1986) Increased incidence of adenocarcinoma of the cervix in young women in the United states. Am J Epidemiol 124:1045–1047
Schwartz SM et al (1989) A case-control study of risk factors for sarcomas of the uterus. Cancer 64:2487–2492
Segal SJ, Alvarez-Sanchez F, Adejuwon CA et al (1985) Absence of chorionic gonadotropin in sera of women who use intrauterin devices. Fertil Steril 44:214–218
Semm K, Giese K-P (1981) Ernst Gräfenberg, das Leben und Werk des Kieler Facharztes. Zum 100. Geburtstag am 26. Sept. 1981. Geburtshilfe Frauenheilkd 41:397–460
Shaw ST (1981) Eur. Patent Office. Nos. 0.024.779 Al; 0.024.780 A1; and 0.024.781 A1, March 11, 1981
Shu XO et al (1989) Population-based case-control study of ovarien cancer in Shanghai. Cancer Res 49:3670–3674
Siboulet A (1972) Maladies sexuelles transmissibles: Intérêt des traitements prophylactiques. [Sexually transmitted diseases: importance of prophylactic treatment.] [FRE] Prophylaxie Sanitaire et Morale 44/5:155–159
Sivin I (1979) Measuring contraceptive efficiency and side effects. J Gynecol Obstet 16:460–465
Sivin I (1989) IUDs are contraceptives, not abortifacients: a comment on research and belief. Stud Fam Plann 20: 355–359
Sivin I, Stern J (1979) Long-acting, more effective copper T IUDs: a summary of U.S. experience, 1970–1975. Stud Fam Plann 10:1263–1281
Sivin I, Stern J, Couthino E et al (1991) Prolonged intrauterin contraception: a seven-year randomized study of the levonorgestrel 20 mcg/day (LNg20) and the copper T380 Ag IUDs. Contraception 44:473–480
Slattery ML, Overall JC, Abbott TM, French TK, Robison LM, Gardner J (1989) Sexual activity, contraception, genital infections, and cervical cancer: Support for a sexually transmitted disease hypothesis. Am J Epidemiol 130/2:248–258
Smith H, Hughes GA, Douglas GH et al (1964) Totally synthetic steroid hormones. Part 2:13-beta-alkyl-gona-1,3 5)10)-trienes, 13beta-alkylgon 4-en-3-ones, and related compounds. L Chem Soc 4:4472–4479
Snowden R (1977a) The statistical analysis of menstrual bleeding patterns. R Biosoc Sci 9:107–120
Snowden R (1977b) The progestasert and ectopic pregnancy. Br Med J II:1600–1601
Sparks RA, Purrier BGA, Watt PJ, Elstein M (1981)
Bacteriological colonisation of uterine cavity; role of tailed IUD. Br Med J 282:1189–1191
Spicer DV, Pike MC, Pike A, Rude R, Shoupe D, Richardson J (1993) Pilot trial of a gonadotropin hormone agonist with replacement hormones as a prototype contraceptive to prevent breast cancer. Contraception 47:427–444
Stadel BV, Rubin GL, Webster LA et al (1985) Oral contraceptives and breast cancer in young women. Lancet 2:970–973
Stanford JL (1991) Oral contraceptives and neoplasia of the ovary. Contraception 43:543–556
Swan SH, Brown WL (1981) Oral contraceptive use, sexual activity and cervical carcinoma. Am J Obst Gynecol 139:52–57
Talwar GP (1990) Zwei Impfstoffe in klinischer Prüfung zur Fertilitätskontrolle und zur Behandlung von hormonabhängigen Karzinomen des Genitaltraktes. Presented at: Internationales Symposium: New aspects in female contraception/ recent advances in the regulation of male fertility, Heidelberg 1990
Tatum HJ (1977) Clinical aspects of intrauterine contraception. Circumspection 1976. Fertil Steril 28/1:3–28
Tatum HJ (1983) Milestones in intrauterine device development. Fertil Steril 39:141–143
Tatum HJ, Connell EB (1986) A decade of intrauterine contraception: 1976–1986. Fertil Steril 46:173–192
Tausk M, Thijssen JHH, Wimersma Gredanus TjB van (1986) Pharmakologie der Hormone, 4. Aufl. Thieme, Stuttgart, 122–145
Taylor-Papadimitriou J (1990) Immunohistochemical analysis of benign and malignant breast tumours. Pathol-Biol 38/8:778
Tejuja S, Saxena NC, Malhotra U, Choudhury SD (1975) Experience with the copper T in India. In: Hefnawi F, Segal S (eds) Analysis of intrauterine contraception. Elsevier/North Holland, Amsterdam, p 165
Thiery M, van der Pas H, van Os WA et al (1978) Three years experience with a multiload Cu 250, a new copper-wired intrauterine contraceptive device. Adv Plann Parent 13:35
Thomas DB (1989) The breast. In: Mchal F (ed) Safety requirements for contraceptive steroids. Cambridge University Press, Cambridge, pp 38–68
Thomas DB (1991) Oral contraceptives and breast cancer: a review of the epidemiologic literature. Contraception 43: 597–642
Tietze C (1960) Probability of pregnancy resulting from a single unprotected coitus. Fertil Steril 11/5:485–488
Tietze C, Lewit S (1962) Intra-uterine contraceptive devices. Proceedings of the Conference on intra-uterine contraceptive Devices, New York, April/May 1962. Int Congr Ser 54. Excerpta Medica Foundation, Amsterdam
Tietze C, Potter RG (1967) Recommended procedures for statistical analysis of clinical data on intrauterine devices. Stud Fam Plann 18:1
Tietze C, Lewit S (1970) Evaluation of intrauterine devices: Ninth progress report of the Cooperative Statistical Program. Stud Fam Plann 55:1–40
Tietze C, Lewit S (1979) Mortality and fertility control. Int J Gynecol Obstet 16:456–459
Timonen H, Luukkainen T (1974) The use-effectiveness of the copper T-200 in a simulated field trial. Contraception 9:1–13
Trapido E-J-A (1981) Aprospective cohort study of oral contraceptives and breast cancer. JNCI 67:1011–1015
Trussell J, Kost K (1987) Contraceptive failure in the United States: a critical review of the literature. Stud Fam Plann 18/5: 237–283
Tzonou A et al (1984) The epidemiology of ovarian cancer in Greece: a case-Control study. Eur J Cancer Clin Oncol 20:1045–1052
U.K. National Case-control Study Group (1989) Oral contra-

ceptive use and breast cancer risk in in young women. Lancet 1:973–982

United Nations Department of International Economic and Social Affairs (1989) Levels and trends of contraceptive use as assesst in 1988 ST/ESA/Ser.A/110.UN Publication, No. E. 89.XIII:4

United States, Centres for Disease Control (1987) Antibody to human immunodeficiency virus in female prostitutes. MMWR 36/11:157–161

van den Broeck AJ, van Bokhoven C, Hobbelen PMJ, Leemhuis J (1975) 11-Alkylicene steroids in the 19-nor series. Recl Trav Chim Paus Bas Belg 94:35

Vessey MP (1983) Contraception and benign breast disease-epidemiological studies. In: Renand R, Gairard B (eds) Contraception et Sein. Masson, Paris, p 63

Vessey MP (1990) The Jephcott Lecture 1989. An overview of the benefits and risks of combined oral contraceptives. In: Mann RD (ed) Oral contraceptives and breast cancer. Parthenon, Casterton Hall, pp 121–135

Vessey MP, Thorogood M (1989c) Patterns of oral contraceptive use in the United Kingdom. Br J Rheumatol 28[Suppl]: 46–47

Vessey MP, Yeates D, Flavel R, Mc Pherson K (1981) Pelvic inflammatory disease and the intrauterin device: findings in a large cohort study. Br Med J 282:855–857

Vessey MP et al (1983) Neoplasia of the cervix uteri and contracepton: a possible adverse effect of the pill. Lance 2:930–934

Vessey MP et al (1987) Ovarian neoplasma, functional ovarian cysts, and oral contraceptives. Br Med J 294:1518–1520

Vessey MP (1989) Oral contraception and cancer. In: Filshie M, Guillebaud J (eds.) Contraception: Science and Practice, pp. 52–68 (London: Butterworth)

Vessey MP, Villard-Mackintosh L, McPherson K, Yeates D (1989a) Mortality among oral contraceptive users: 20 year follow up of women in a cohort study. Br Med J 299:1487–1491

Vessey MP et al (1989b) Oral contraceptives and breast cancer: latest findings in a large cohort study. Br J Cancer 59:613–617

Voeller B, Coulson AH, Bernstein GS, Nakamura RM (1989) Mineral oil lubricants cause rapid deterioration of latex condoms. Contraception 39/1:95–102

Wang MW, Sims MJ, Heap RB, Taussig MJ (1990a) Prevention of pregnancy with immunization with anti-idiotype against a monoclonal anti-progesteron antibody. Dept Immunology, AFRC Institut of Animal Physiology and Genetics Research, Babraham, Cambridge CB2 4AT, United Kingdom

Wang MW, Sims MJ, Symington PR, Humphreys AS , Taussig MJ (1991) Induction of anti-progesteronr immunity and pregnancy blocking by anti-progesterone anti-idio types. Variable efficacy of polyclonal Ab2 antibodies directed against apanel of closely related Ab1 antibodies. Immunology 73/3:348–355

Wang SX, Luo AM, Liang ZG, Song JF, Wang HA, Chen YX (1990b) Preparation and characterization of monoclonal antibodies against sperm-specific lactat dehydrogenase C4. J Androl 11/4:319–324

Weiss NS et al (1980) Incidence of endometrial cancer in relation to the use of oral contraceptives. N Engl J Med 302: 551–554

Weiss NS, Lyon JL, Liff JM et al (1981) Incidence of ovarian cancer in relation to the use of oral contraceptives. Int J Cancer 28:669–671

WHO (1987) Mechanism of action, safety and efficacy of intrauterin devices. WHO Techn Rep Ser 753:91

WHO Collaborative Study of Neoplasia and Steroid Contraceptives (1990) Breast cancer and combined oral contraceptives: results from a multinational study. British journal of cancer 61:110–119

WHO (1985) Collaborative Study of Neoplasia and Steroid Contraceptives. Invasive cervical cancer and combined oral contraceptives. Br Med J 290:961–965

WHO (1988) Collaborative Study of Neoplasia and Steroid Contraceptives. Endometrial cancer and combined oral contraceptives. International journal of epidemiology 17: 263–269

WHO (1989) Collaborative Study of Neoplasia and Steroid Contraceptives. Epithelial ovarian cancer and combined oral contraceptives. Int J Epidemiol 18:535–545

WHO (1992a) Development and assessment of fertility regulation technologies. Biennial Report 1990–1991. WHO, Geneva

WHO (1992b) Prevention of infertility. Biennial Report 1990–1991. WHO, Geneva

WHO (1992c) Expanding family planning options through the systematic introduction and appropriate management of contraceptive methods. Biennial Report 1990–1991. WHO, Geneva

WHO (1992d) Epidemiological research in reproductive health. Biennial Report 1990–1991. WHO, Geneva

WHO (1992e) Oral contraceptives and Neoplasia. WHO Technical Report Series 817. WHO, Geneva

WHO (1993) Menstrual blood loss with use of a vaginal ring releasing 20 μg Levonorgestrel per day. Contraception 47: 455–468

Wiechert R (1977) Fertilitätskontrolle als Beitrag zum Überleben der Menschheit. Angew Chem 89:513

Wiechert R, Neumann R (1965) Gestagene Wirksamkeit von 1-Methyl- und 1,2 Alpha-Methylen-Steroiden. Arzneimittelforschung 15:244

Wildemeersch D (1984) Procédé et dispositif de fixation à la matrice, au cours de la période du post-partum immédiat, d'un dispositif anticonceptionnel intra-utérin. Ministère des Affaires Economiques, Bruxelles. Brevet d'Invention No. 899.286 (A 61F/A 61B)

Wildemeersch D (1985) Dispositif anticonceptionnel intra-utérin nouveau et perfectionné, et son dispositif d'insertion et de fixation à la matrice. Ministère des Affaires Economiques, Bruxelles. Brevet d'Invention No. 901.652 (A 61F)

Willett WC, Bain C, Hennekens CH et al (1981) Oral contraceptives and risk of ovarien cancer. Cancer 48:1648–1687

Winkelstein W (1990) Smoking and cervical cancer- current status: a review. Am J Epidmiol 131:945–957

Wu ML et al (1988) Personal and environmental characteristics related to epithelial ovarian. I. Reproductive and menstrual events and oral contraceptive use. Am J Epidemiol 128: 1216–1227

Yolles S (1982) United States Patent No. 4.344.431

Yuzpe AA, Smith RP, Rademaker AW (1982) A multicenter clinical investigation employing ethinyl estradiol combined with dl-Norgestrel as a post-coital contraceptive agent. Fertil Steril 37:508–513

Zanartu J, Dabances A, Oberti C, Rodriguez-Brovo R, Garcia-Huidobro M (1977) Low-dose oral progestogens to control fertility: I. clinical investigation. Obstet Gynecol 43:87–96

Ziel HK (1982) Estrogen's role in endometrial cancer. Obstetrics Gynecol 60:509–515

14 Klimakterium der Frau

B. Runnebaum, T. Rabe, T. v. Holst und C. Wüster

14.1 Allgemeines

Das Klimakterium stellt im Leben einer Frau eine Übergangsphase dar zwischen dem Erlöschen der Fortpflanzungsfähigkeit und dem Beginn der späten Postmenopause. Es umfaßt nach neueren Erkenntnissen etwa den Lebensabschnitt zwischen dem 47. und 55. Lebensjahr. Während dieser Zeit erlebt die Frau die letzte von den Eierstöcken gesteuerte Menstruationsblutung, die sog. Menopause. In Mitteleuropa tritt die Menopause durchschnittlich mit 51 Jahren ein. Ein Zeitraum von 5 Jahren vor dieser Menopause wird als Prämenopause bezeichnet, der Zeitraum ab 1 Jahr nach der Menopause heißt Postmenopause. Die Perimenopause stellt die Übergangsphase zwischen Prämenopause und Postmenopause dar, d.h. 2 Jahre vor der Menopause bis 1 Jahr danach.

Etwa 2/3 der Frauen haben Beschwerden im Klimakterium, davon 1/3 starke Beschwerden. Die vorwiegend vegetativ und psychisch bedingten Klagen dauern durchschnittlich etwa 5 Jahre, obwohl die Dauer zwischen 1 und 15 Jahren stark variieren kann. Organische und metabolische Veränderungen erreichen 10–15 Jahre nach der Menopause ihren Häufigkeitsgipfel (Lauritzen 1978, 1990a; Strecker u. Lauritzen 1992; Kuhl u. Taubert 1987).

Nach der Menopause treten folgende positive und negative Veränderungen im Leben einer Frau auf:

Zu den positiven Veränderungen zählen:
- Keine Angst vor ungewollten Schwangerschaften,
- keine Menstruation und keine Dysmenorrhö,
- unmittelbare Fürsorge für den Nachwuchs entfällt,
- berufliche Erfolgsbilanz,
- Umstrukturierungen des weiteren Lebensweges,
- mehr Nähe, Zeit und Zärtlichkeit (insbesondere auch für Enkelkinder).

Als mögliche negative Veränderungen werden empfunden:
- Verlust der Fruchtbarkeit,
- Schwinden der biologischen Attraktivität,
- Kinder verlassen das Haus,
- Trennung vom Partner,
- Pflegebedürftigkeit der Eltern,
- Libidoverminderung,
- Kontrolle durch Jüngere (z.B. Mutter wird von der Tochter bevormundet),
- psychosexuelle Veränderungen (z.B. Urogenitalatrophie),
- Lust- und Interessenlosigkeit, Vergeßlichkeit,
- mangelnde Lebensorientierung, Frustration.

Bedeutung des Klimakteriums für die Patientin (n = 131) Rosemeier, Schultz-Zehden (1993) (pers. Mitteilung). 22% Negation, 21% Neuorientierung, 17% Umstellung, 14% Altern, 14% Belastung, 12% Normaler Wandel.

Bedeutung der Frau im Klimakterium in der Gesellschaft (Werbung): Nach Rosemeier, Schultz-Zehden (1993) (pers. Mitteilung). Abwertung (40%), Negation (37%), Altern (18%), Anerkennung (15%), Mißbrauch (7%).

Im Gegensatz zur öffentlichen Meinung fühlen sich 70% der Frauen in der Postmenopause attraktiv.

Vergleiche Prä- und Postmenopause. Was steht im Vordergrund? (n = 145) Nach Rosemeier, Schultz-Zehden (1993) (pers. Mitteilung). Hormonelle Umstellung (59%), psychische Umstellung (18%), psychische und soziale Umstellung (10%).

Patiententypen. Nach einer Untersuchung von Rosemeier, Schultz-Zehden (1993) (persönliche Mitteilung) können aufgrund einer Clusteranalyse drei Gruppen von Patienten unterschieden werden, die sich in ihrem Klimakteriumserleben unterscheiden und deren Persönlichkeit bei einer Therapie in der Postmenopause berücksichtigt werden muß.

- *„Die Leidende“:* Charakterisiert durch hohe klimakterische Beschwerden, geringes Selbstwertgefühl, niedrige Gelassenheit, Attraktivitätseinbußen, Verlusterleben, niedriger Bildungsstand und schlechte soziale Situation. Begleiterscheinungen der Wechseljahre können in Form eines Verstärkers zu einer Verschlechterung des Wohlbefindens führen.
- *„Die Bewußte“:* Mittlere Beschwerdesymptomatik. Charakteristisch ist eine positive Bewertung der eigenen Wechseljahre als eine Phase der Neuorientierung im Sinne eines Neuanfangs. Im Gegensatz zu den beiden anderen Gruppen haben diese Frauen den höchsten Bildungsstand und sind fast ausschließlich berufstätig. Diese Gruppe umfaßt Frauen, die den Lebensabschnitt des Klimakteriums bewußt erleben und sich mit den Anforderungen auseinandersetzen können.
- *„Die Problemlose“:* In dieser Gruppe wurden fast keine klimakterischen Beschwerden geäußert. Hier trat der höchste Grad an Selbstwertgefühl und Gelassenheit auf. Es fällt aber auf, daß die niedrigsten Werte an Offenheit und Körpersensibilität beobachtet wurden. Es handelt sich offensichtlich um eine „scheinbare Problemlose“, die den Anforderungen im Klimakterium im Sinne einer Repressor-Persönlichkeit begegnet.

Ein entsprechender Fragebogen zur Charakterisierung der Frauentypen in der Praxis wird z. Z. von der Arbeitsgruppe um Rosemeier entwickelt (Rosemeier, pers. Mitteilung, 1994).

Ein wichtiger Gesichtspunkt im Hinblick auf eine Hormontherapie in der Postmenopause ist die Tatsache, daß ein Teil der Patientinnen bereits 20 Jahre orale hormonale Kontrazeptiva (d. h. die Pille) eingenommen hat und jetzt Angst davor hat, weitere 20 Jahre Hormone in der Postmenopause einzunehmen. Die Angst vor ständiger Medikamenteneinnahme der Frau ist verbunden mit der Frage nach möglichen gesundheitlichen Risiken der entsprechenden Substanzen.

Aufgrund der verbesserten medizinischen Versorgung hat die Lebenserwartung weltweit zugenommen. So hat eine Frau, die zur Zeit gesund das 50. Lebensjahr erreicht, eine Lebenserwartung von ca. weiteren 35 Jahren. Die durchschnittliche Lebenserwartung der Frau ist regional unterschiedlich. Die größten Unterschiede werden zwischen Entwicklungsländern und Industrienationen gefunden. Die mittlere Lebenserwartung der Frauen ist seit dem Jahre 1900 von 62 auf heute 79–80 Jahre stark gestiegen. Während eines großen Teiles ihres Lebens befindet sich die Frau daher im Zustand des Östrogenmangels (Lobo 1990).

In den Industrieländern wird der Anteil der über 60jährigen bis zum Jahr 2000 auf mehr als 23% der Gesamtbevölkerung anwachsen und jeder 14. Mitbewohner wird 75 Jahre oder älter sein (Janich 1993). In den Industrienationen wird die Lebenserwartung bei der Geburt im Jahr 2000 bei 80 Jahren liegen (Teoh u. Teoh, 1991).

Allgemeine organische Veränderungen mit zunehmendem Alter, werden in den folgenden Abschnitten besprochen.

Organische Ursachen

- Veränderungen der Fließeigenschaften des Blutes,
- gestörte Glukoseutilisation,
- nachlassendes Gedächtnis (zerebrovaskuläre Veränderungen; gestörte Proteinsynthese).

Kardiovaskuläre Erkrankungen

- Herz- und Kreislaufsystem: zunehmende Atherosklerose,
- verminderte periphere Durchblutung.

Knochen- und Skelettsystem
- Osteopenie, Osteoporose
- Wirbelsäulenveränderungen,
- Gelenkbeschwerden.

Urogenitalsymptomatik
- Vaginalatrophie,
- Harninkontinenz.

14.2 Hormonelle Veränderungen in der Prä- und Postmenopause

Die Ursache für das Eintreten des Klimakteriums und der Menopause ist die zunehmende Erschöpfung der Eierstockfunktion durch Atresie der Follikel. Zu Beginn des Klimakteriums ist der in den Ovarien zum Zeitpunkt der Pubertät vorhandene Vorrat von etwa 300000–500000 Primordialfollikeln weitgehend degeneriert (Abb. 14.1) (Block 1952; Baker 1963).

Einige Symptome und die endokrinen Vorgänge im Klimakterium und Senium sind in Tabelle 14.1 zusammengefaßt. Im folgenden soll zunächst auf die hormonellen Veränderungen in der Prä- und Postmenopause eingegangen werden. Anschließend wird über Symptome im Klimakterium berichtet.

14.2.1 Prämenopause

Es kommt in der Prämenopause vermehrt zu Follikelreifungsstörungen mit Anovulation oder verspäteter Ovulation mit Gelbkörperinsuffizienz. Solche Störungen führen häufig zu Zwischenblutungen oder Dauerblutungen.

Die beginnende ovarielle Erschöpfung im Klimakterium zeigt sich in dem Abfall der absoluten Östradiolkonzentrationen und dem deutlichen Ansteigen von FSH. Die LH-Konzentrationen bleiben zunächst noch normal, ebenfalls die Progesteronwerte, falls es zu Ovulationen kommt (Abb. 14.2).

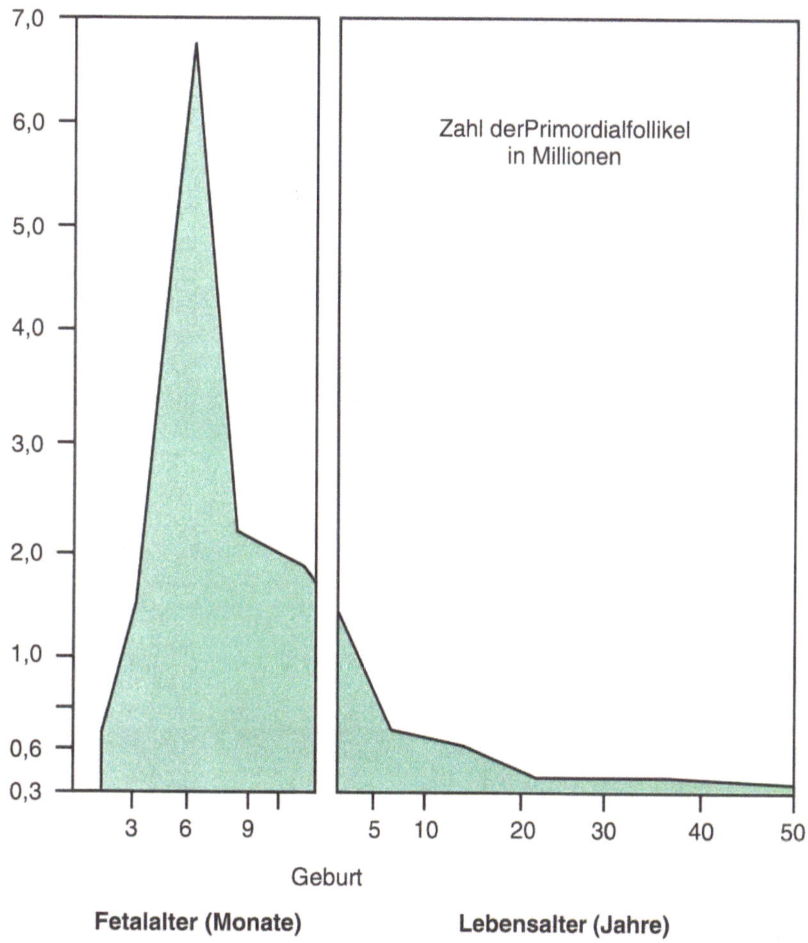

Abb. 14.1. Anzahl der Primordialfollikel in Abhängigkeit des Lebensalters (nach Block 1952; Baker 1963)

Tabelle 14.1. Symptome und endokrine Vorgänge in Klimakterium und Senium

	Prämenopause	Postmenopause (Menopause)	Senium
Symptome	Dysfunktionelle Blutungen, Beginn der vegetativen Störungen, meist Sterilität	Blutungsstop, neurovegetative Störungen, beginnende Osteopenie	Atrophie, Schrumpfungsvorgänge Osteoporose und Folgeerkrankungen Atherosklerose
Hormonale Situation	Relatives Übergewicht der Östrogene, Mangel an Gestagenen	Mangel an Östrogenen	Sehr niedriger Östrogenspiegel
	Anovulation, Gelbkörperinsuffizienz, geringer Anstieg der Gonadotropine, insbesondere von FSH	Fehlende Gelbkörper, starker Anstieg der Gonadotropine; (Dysfunktion von Schilddrüse möglich)	Erhöhte Gonadotropinwerte, oft Abnahme der Nebennierenandrogene insbesondere von DHEA-S

Die starken hormonellen Veränderungen erfolgen nach unseren Ergebnissen 2 Jahre vor und 1–2 Jahre nach der Menopause, d.h. in der Perimenopause. Durch die Rückbildung des Follikelapparates in den Eierstöcken geht die Ansprechbarkeit der Ovarien auf gonadotrope Reize verloren. Die zentralen endokrinen Systeme des Hypothalamus und des Hypophysenvorderlappens bleiben während des Klimakteriums voll funktionsfähig. Sie reagieren auf den Abfall der Sexualsteroide gleichzeitig mit einem markanten Anstieg der Sekretion der Gonadotropine FSH und LH, wobei das FSH besonders steil ansteigt (Abb. 14.3).

Ebenfalls kommt es durch den steilen Abfall der Östrogene in der Perimenopause zu vielfältigen Wechselwirkungen mit Neurotransmittern wie Serotonin, Noradrenalin, Adrenalin, Dopamin, Histamin und Azetylcholin. Auch Veränderungen der Prostaglandinspiegel spielen eine Rolle (Coulam 1981). Die Konzentrationen von Noradrenalin, Serotonin und β-Endorphin fallen ab. Die Östrogene bewirken einen Anstieg dieser Substanzen und haben positive psychotrope Wirkungen (Herrmann u. Beach 1978). Die Östrogene können auch die Bioverfügbarkeit der Neurotransmitter erhöhen und damit insgesamt bessere Voraussetzungen für das Wohlbefinden schaffen (Sherwin 1991a; McEven 1991). Vorstellungen zur endokrinen Regulation im Klimakterium der Frau sind in Abb. 14.4 wiedergegeben.

Der Funktionsausfall der Ovarien ist durch die quantitative Bestimmung von FSH und des 17β-Estradiol im Blut zu ermitteln. Im Durchschnitt tritt der steile Abfall der Östrogene erst im 51. Lebensjahr ein. Wenn die Serumkonzentrationen für 17β-Estradiol unter 20 pg/ml und für Östron unter 40 pg/ml abgefallen sind, so kommt es im allgemeinen nicht mehr zu spontanen Blutungen. Indikationen für FSH und Östradiolbestimmungen im Serum im Verlauf des Klimakteriums ergeben sich z.B. bei Frauen, die hysterektomiert sind. In der Praxis kann der Reifeindex am Vaginalepithel (zytologisch bestimmter Proliferationsgrad) Hinweise geben für die Östrogenbildung im Körper, wie in Abb. 14.5 angegeben.

14.2.2 Postmenopause

Während in der Geschlechtsreife und in der Prämenopause die Ovarien Hauptbildungsorte für Östrogene und Gestagene sind, kommen nach der Menopause in geringem Umfang die Nebennierenrinden und extraglanduläre Produktionsstätten wie Fettgewebe oder Muskulatur in Betracht. In der Postmenopause bilden die Ovarien noch geringe Mengen an Testosteron und Androstendion als Östrogenvorstufen, jedoch keine nennenswerten Mengen an Östrogenen mehr. Das Hauptöstrogen in der Postmenopause ist das Östron (Abb. 14.6).

Zu ähnlichen Ergebnissen kam Vermeulen (1976a,b), der Konzentrationen von einigen Steroidhormonen bei Frauen im reproduktiven Alter, in der Postmenopause und nach Ovarektomie mitteilte (Tabelle 14.2). Diese Befunde können bei der Entscheidung helfen, ob bei Laparotomien während des Klimakteriums Ovarien aus Gründen der Krebsprophylaxe entfernt werden sollen. Das Risiko der malignen Entartung von gesund aussehenden Ovarien zum Zeitpunkt des Klimakteriums ist niedrig und liegt bei 0,15% (Mattingly u. Huang 1969).

Die Gonadotropinkonzentrationen sowie die Konzentrationen von 17β-Estradiol und Testosteron fallen im Alter zwischen 60–98 Jahren nicht mehr weiter ab (Tabelle 14.3). Die Konzentrationen

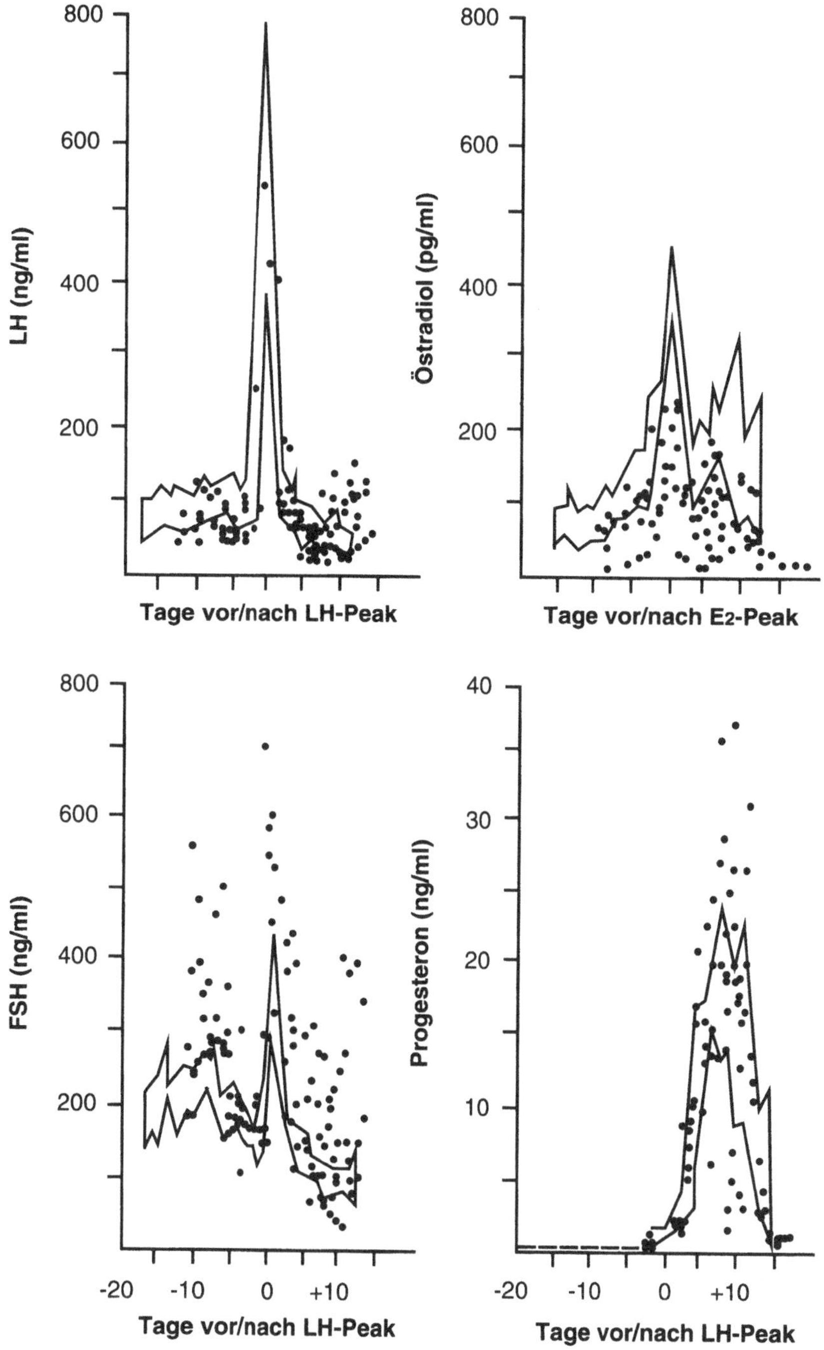

Abb. 14.2. LH, FSH, Östradiol und Progesteron (Serum) in 8 Zyklen von 46–56 Jahre alten Frauen im Vergleich zu dem Mittelwert ± 2 SEM während 10 Zyklen von 18–30 Jahre alten Frauen (eingeschlossene Fläche). LH-, FSH- und Progesteronspiegel wurden synchronisiert auf den Tag des LH-Peaks, der Östradiolspiegel synchronisiert auf den Tag des Östradiolpeaks (Sherman et al. 1976)

des Dehydroepiandrosteronsulfats der Nebenniere beträgt nur noch 1/3 der Serumspiegel vor dem Klimakterium; bis zum Senium jedoch treten keine weiteren Veränderungen mehr auf (Eggert-Kruse et al. 1990).

Bei gesunden, normalgewichtigen Frauen in der Prä-, Peri- und Postmenpause fallen die Androstendion- und Testosteronspiegel von der Prä- zur Postmenopause um ca. 30% ab (Abb. 14.7) (von Holst 1989).

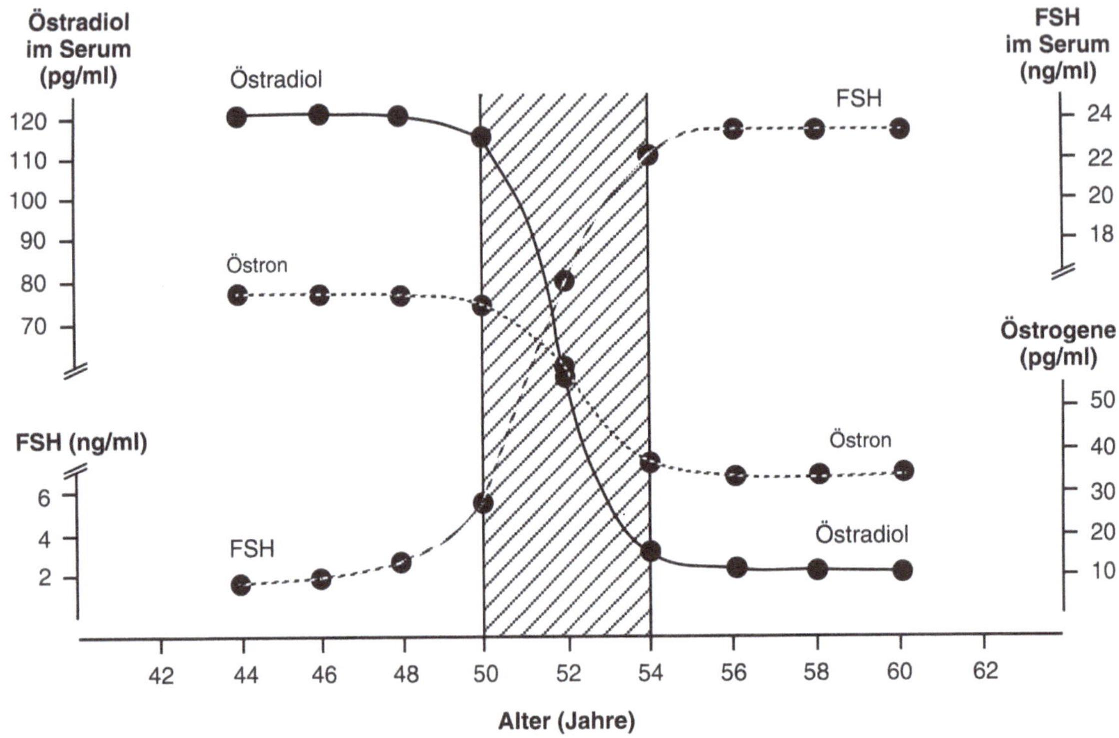

Abb. 14.3. FSH, Östron und Östradiol (Serum) (Medianwerte) bei 250 normalgewichtigen Frauen im Alter von 40–60 Jahren. (Von Holst 1982)

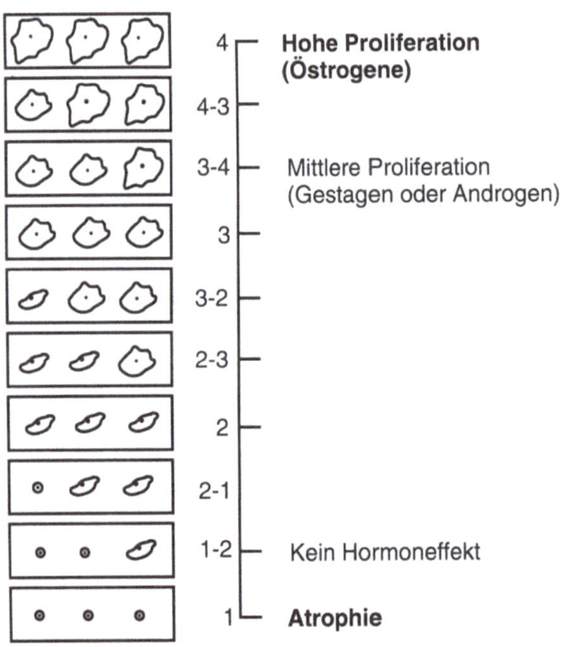

Abb. 14.5. Proliferationsstufen des Vaginalepithels zur Bestimmung des hormonalen Wirkungseffekts

In den ersten 10 Jahren nach der Menopause läßt die adrenale Sekretion von Dehydroepiandrosteron, Androstendion, Androsten-3β, 17β-Estradiol und von Testosteron, die als Vorstufen für die Östrogenbildung gelten, nach (Vermeulen 1980).

14.3 Symptome im Klimakterium

14.3.1 Allgemeines

Je nach dem Alter der Frau können die unterschiedlichen, durch Östrogenmangel bedingten Beschwerden einem vegetativen, psychischen oder organischen Menopausesyndrom zugeordnet werden.

Abb. 14.4. Klimakterium: Auswirkung von Hormonveränderungen auf das endokrine System und den Knochenstoffwechsel. *T* Testosteron, *A* Androstendion, *E1* Östron, *E2* Östradiol. (Nach Rabe 1990)

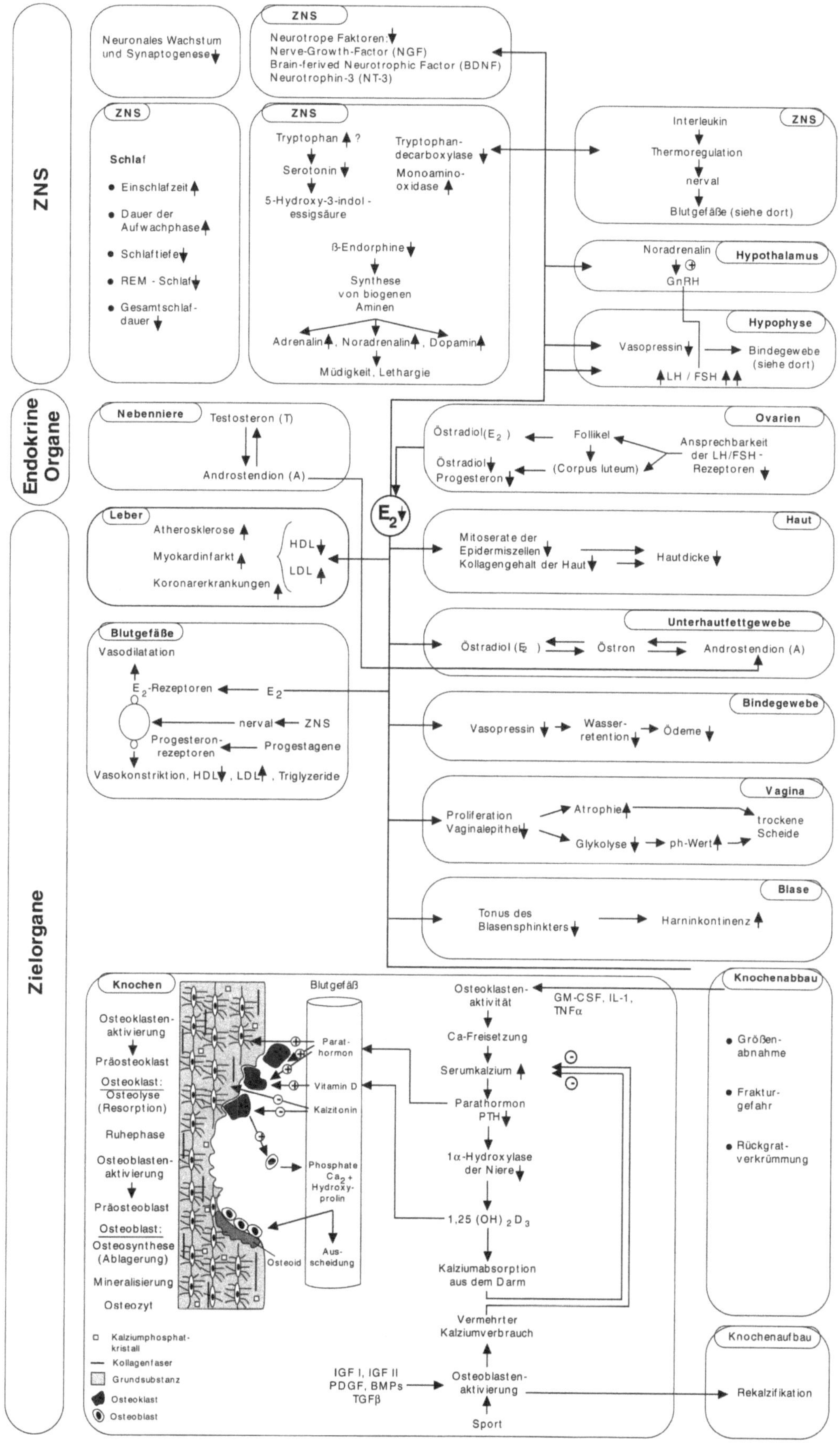
ZNS
Endokrine Organe
Zielorgane
Neuronales Wachstum und Synaptogenese
ZNS
Neurotrope Faktoren:
Nerve-Growth-Factor (NGF)
Brain-ferived Neurotrophic Factor (BDNF)
Neurotrophin-3 (NT-3)
ZNS
Schlaf
Einschlafzeit
Dauer der Aufwachphase
Schlaftiefe
REM - Schlaf
Gesamtschlafdauer
ZNS
Tryptophan ?
Serotonin
5-Hydroxy-3-indol-essigsäure
Tryptophan-decarboxylase
Monoamino-oxidase
ß-Endorphine
Synthese von biogenen Aminen
Adrenalin, Noradrenalin, Dopamin
Müdigkeit, Lethargie
Interleukin
ZNS
Thermoregulation
nerval
Blutgefäße (siehe dort)
Noradrenalin
Hypothalamus
GnRH
Hypophyse
Vasopressin
Bindegewebe (siehe dort)
LH / FSH
Nebenniere
Testosteron (T)
Androstendion (A)
Ovarien
Östradiol(E_2)
Follikel
Ansprechbarkeit der LH/FSH-Rezeptoren
Östradiol
Progesteron
(Corpus luteum)
E_2
Leber
Atherosklerose
Myokardinfarkt
Koronarerkrankungen
HDL
LDL
Haut
Mitoserate der Epidermiszellen
Kollagengehalt der Haut
Hautdicke
Unterhautfettgewebe
Östradiol (E_2)
Östron
Androstendion (A)
Blutgefäße
Vasodilatation
E_2-Rezeptoren
E_2
nerval
ZNS
Progesteron-rezeptoren
Progestagene
Vasokonstriktion, HDL, LDL, Triglyzeride
Bindegewebe
Vasopressin
Wasser-retention
Ödeme
Vagina
Proliferation Vaginalepithel
Atrophie
trockene Scheide
Glykolyse
ph-Wert
Blase
Tonus des Blasensphinkters
Harninkontinenz
Knochen
Osteoklasten-aktivierung
Präosteoklast
Osteoklast: Osteolyse (Resorption)
Ruhephase
Osteoblasten-aktivierung
Präosteoblast
Osteoblast: Osteosynthese (Ablagerung)
Mineralisierung
Osteozyt
Blutgefäß
Parathormon
Vitamin D
Kalzitonin
Phosphate Ca_2 + Hydroxyprolin
Osteoid
Ausscheidung
Kalziumphosphatkristall
Kollagenfaser
Grundsubstanz
Osteoklast
Osteoblast
Osteoklasten-aktivität
GM-CSF, IL-1, TNFα
Ca-Freisetzung
Serumkalzium
Parathormon PTH
1α-Hydroxylase der Niere
1,25 (OH) $_2D_3$
Kalziumabsorption aus dem Darm
Vermehrter Kalziumverbrauch
IGF I, IGF II PDGF, BMPs TGFβ
Osteoblasten-aktivierung
Sport
Knochenabbau
Größenabnahme
Frakturgefahr
Rückgratverkrümmung
Knochenaufbau
Rekalzifikation

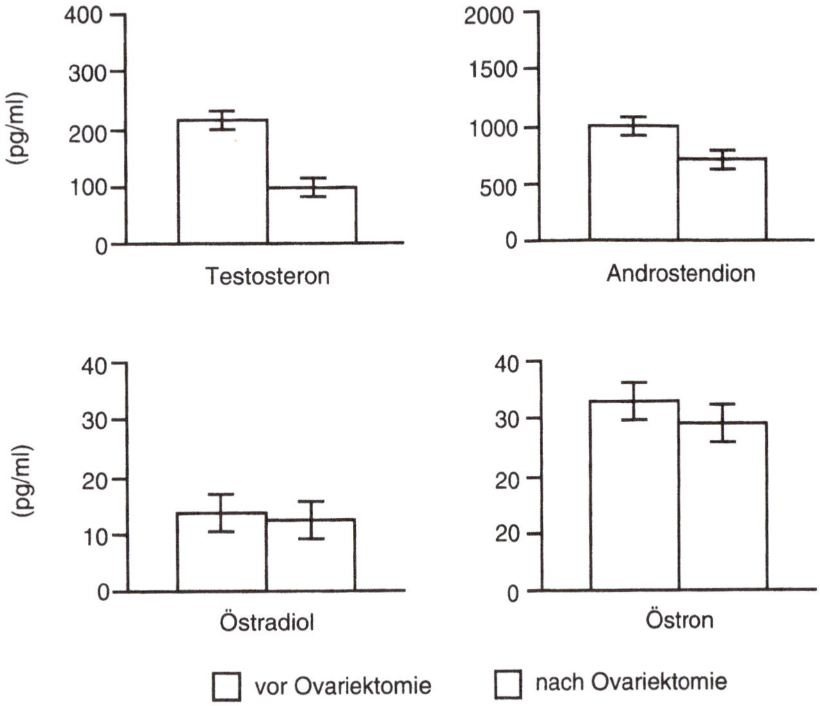

Abb. 14.6. Testosteron, Androstendion, Östron und Östradiol (pg/ml Serum) in der Postmenopause vor und nach Ovarektomie. (Judd 1976)

Tabelle 14.2. Steroidhormone (Plasma) bei gesunden Frauen im reproduktiven Alter, in der Postmenopause und nach Ovarektomie (pg/ml) (Vermeulen 1976b)

	Frauen in der reproduktiven Phase (18–25 Jahre) Mittelwert während des Zyklus (15 vollständige Zyklen)	Mittelwert während der frühen Follikelphase[a] (15 Zyklen)	Postmenopausale Frauen (51–65 Jahre) (n = 13–22)	Ovariektomierte Frauen (51–65 Jahre) (n = 8)
Östrogen	–	58	49	48
17β-Estradiol	–	40	20	18
Testosteron	440	443	297	120
5α-Dihydrotestosteron	330	300	97	50
Androstendion	1840	1660	990	640
Dehydroepiandosteron	5500	5420	1970	1260
17α-Hydroxyprogesteron		610	400	440
Progesteron	–	310	190	180

[a] Frühe Follikelphase: Tag −14 bis −10 bezogen auf Tag des LH-Peak (= Tag 0)

Tabelle 14.3. Gonadotropin, Östradiol-, Testosteron-, Dehydroepiandrosteronsulfat-Konzentrationen im Serum bei Frauen im Alter zwischen 60 und 98 Jahren (n = 136). (Nach Eggert-Kruse et al. 1990)

Hormon	25% Perc.	Median (50. Perc.)	75% Perc.	Bereich
Prolaktin (ng/ml)	4,6	6,9	11,8	1,3–53,2
FSH (mE/ml)	15,4	31,6	49,8	1,0–99,6
LH (mE/ml)	2,4	12,8	19,8	1,0–54
17β-Estradiol (pg/ml)	13,6	16,1	20,6	7,4–96,1
Testosteron (pg/ml)	187	270	411	41,6–909
DHEA-S (ng/ml)	156	306	592	9,8–2747

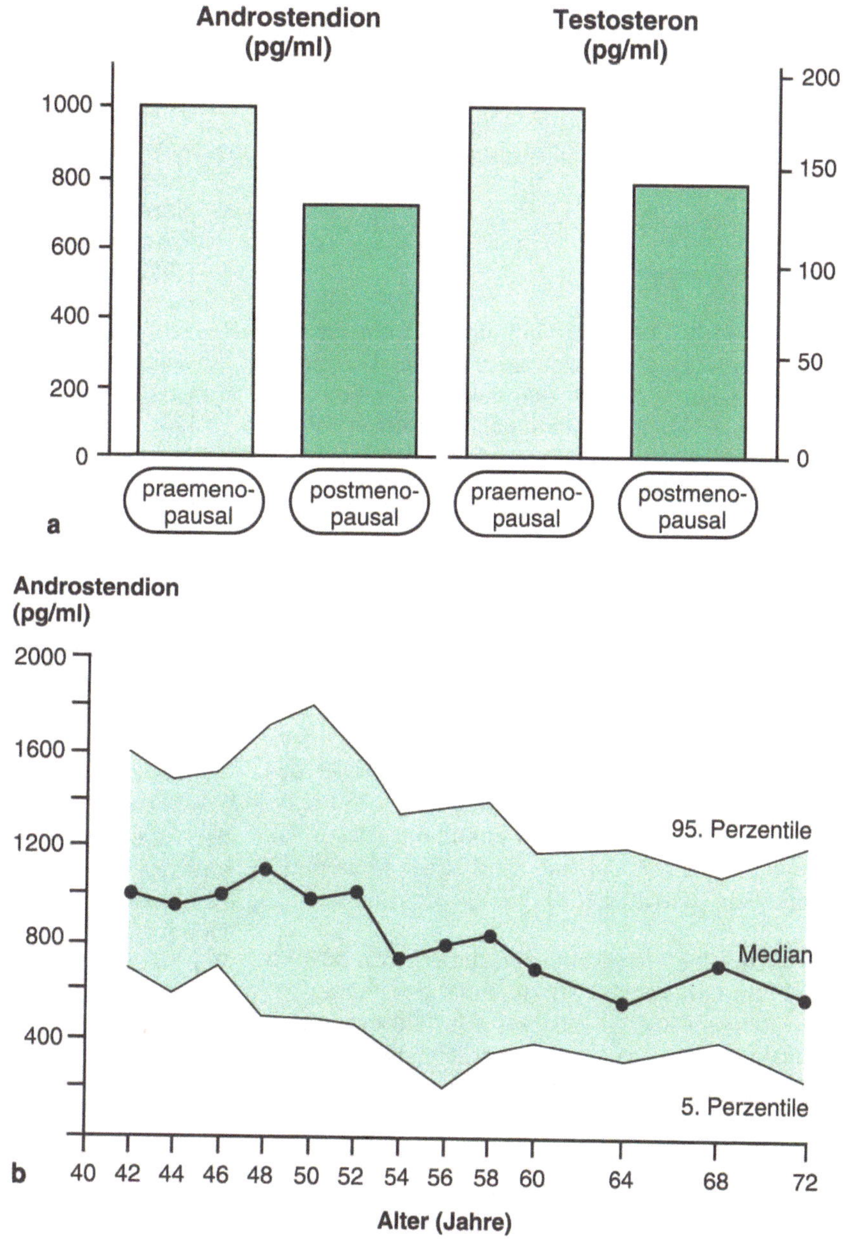

Abb. 14.7. a Androstendion und Testosteron (Serum) in der Prämenopause (*helle Säulen*) und in der Postmenopause (*dunkle Säulen*). (von Holst 1989). **b** Androstendion (Serum) bei 248 gesunden, normalgewichtigen Frauen in der Prä-, Peri- und Postmenopause. Die Medianwerte entsprechen bis zum 60. Lebensjahr 2 Altersjahrgängen, danach wurden wegen der geringeren Zahlen jeweils 4 Altersjahrgänge zusammengefaßt. 5. und 95. Perzentile sind schraffiert dargestellt. (von Holst 1989)

Im Hinblick auf die Bewertung der entsprechenden Symptome, wie z.B. Müdigkeit, Kopfschmerzen, Reizbarkeit, Schwindel und Depressionen, die häufig vor der Menopause schon auftreten, ist es wichtig, bei einer hormonellen Behandlung andere Erkrankungen auszuschließen, die die gleichen Beschwerden machen können.

Im folgenden werden die unterschiedlichen Symptome, die während des Klimakteriums auftreten, hinsichtlich ihrer Symptomatik, ihrer Erkrankungshäufigkeit, ihrer Ätiologie, differentialdiagnostischer Überlegungen analysiert und anschließend die Therapiemöglichkeiten aufgezeigt. Weitere Hinweise zur Therapie s. Kap. 14.4.

14.3.2 Vegetatives Menopausesyndrom

Es umfaßt Hitzewallungen, Schweißausbrüche (60–100%), Herzjagen (30%), Schwindel (45–50%), Erröten, Erblassen und Parästhesien.

Hitzewallungen

Symptomatik. Als Hitzewallung wird ein im Gesicht und Nacken plötzlich auftretendes Wärmegefühl bezeichnet, das bei den meisten der betroffenen Frauen von einer sich wellenförmig über die Brust, den Hals, die Oberarme und das Gesicht ausbreitenden Rötung begleitet wird (Voda 1981). Dabei steigen in etwa 2/3 der Fälle der systolische und diastolische Blutdruck an.

Erkrankungshäufigkeit. Etwa 80% der klimakterischen Frauen leiden länger als 1 Jahr unter den vasomotorischen Beschwerden und bei ca. 30% bestehen die Symptome über einen Zeitraum von 5 Jahren oder länger (Shangold 1983; Edman 1983; Kaiser 1984). Hitzewallungen treten häufiger in den Fällen auf, bei denen sich die Menopause mit unregelmäßig werdenden Zyklen ankündigt (bei 70%), als nach einem plötzlichen Eintritt der Menopause (bei 42%) (Batrinos et al. 1979).

Auslöser. Die Hitzewallungen dauern von 30 s bis zu 3 min und können bis zu 30mal pro Tag auftreten (Schrage 1985). Auslöser für Hitzewallungen können psychische und körperliche Belastungen, Aufregungen, Kaffee und Alkohol sein.

Ätiologie. Die Ursache für diese Symptomatik ist der starke Östrogenabfall, der zu einer hypersympathikotonen Reaktion der Blutgefäße, vornehmlich im Gesichts-, Hals- und Brustbereich sowie der oberen Extremitäten führt. Mit großer Wahrscheinlichkeit ist Noradrenalin der unmittelbare Auslöser, wobei nicht geklärt ist, inwieweit Serotonin, Histamin und Prostaglandine daran beteiligt sind. Eine Hitzewallung beginnt mit einer verstärkten Adrenalinausschüttung, die zu einem Anstieg des Adrenalinspiegels führt (Kronenberg et al. 1984).

Differentialdiagnostik. Herz-Kreislauf-Störungen, vegetative Dystonie, Schilddrüsenunter- und -überfunktion, neurotische Beschwerden, lavierte endogene Depressionen sowie in seltenen Fällen ein Karzinoid.

Therapiemöglichkeiten

- *Hormontherapie:* Hormonsubstitution mit Östrogenen bzw. Östrogen-Gestagen-Gemischen.
- *Nichthormonale Therapie:* Symptomatische Behandlung. β-Blocker (z. B. Propanolol), Reserpinpräparate, Clonidin (Dixarit) Solcosplen und Phytohormone. In einer Studie von Laufer et al. (1982) konnte gezeigt werden, daß eine relativ hohe tägliche Dosis von 0,4 mg Clonidin bei 46% der Patientinnen eine Reduktion der Hitzewallungen erreichte. Die übliche Dosis liegt bei 0,075–0,1 mg tgl. (3- bis 4mal 1 Tbl. Dixarit tgl.). Unterstützend können auch Balneotherapien (z. B. Solebäder, Moorbäder, Moorpackungen) und Bewegungsaktivitäten das Wohlbefinden bessern. Diese Möglichkeit kommt insbesondere dann in Betracht, wenn Kontraindikationen für eine Hormonbehandlung bestehen oder die Patientin eine Hormonsubstitution ablehnt (Schrage 1985).

Schweißausbrüche

Symptomatik. Plötzlicher Schweißausbruch ohne erkennbare Ursache. In einem großen Prozentsatz der Fälle folgt auf die Hitzewallung ein Schweißausbruch oder die Schweißausbrüche treten isoliert nachts auf, wobei der Schlaf erheblich gestört wird. Durch das Schwitzen kommt es im Körper zu einem Wärmeverlust; die Körpertemperatur sinkt vorübergehend ab, so daß die Patientinnen danach ein Kältegefühl verspüren (Schrage 1985).

Ätiologie und Therapie

- wie bei Hitzewallungen ausgeführt.
- *Nichthormonale Therapie.* Bei starkem Schwitzen lohnt sich ein Versuch mit Belladonnaalkaloiden, die peripher eine Verminderung der Schweißsekretion bewirken.

Herzjagen

Symptomatik. Plötzlich auftretende Tachykardie (Sinustachykardie). Das Symptom „Herzklopfen" tritt wie andere Begleitsymptome (z. B. Rötung, Schwindel, Kribbeln) häufig in Zusammenhang mit den Hitzewallungen auf.

Erkrankungshäufigkeit. Etwa 45% der Frauen, die ein psychovegetatives Menopausesyndrom haben, berichten auch über Herzklopfen bzw. Herzjagen (Edman 1983).

Ätiologie. Herzrasen beginnt häufig mit einer verstärkten Adrenalinausschüttung, die zu einem Anstieg des peripheren Adrenalinspiegels führt.

Therapie

- *Hormontherapie:* Hormonsubstitution mit Östrogenen bzw. Östrogen-Gestagengemischen.
- *Nichthormonale Therapie:* β-Blocker: Milderung der gesamten vegetativen Symptomatik, d.h. auch der kardialen Beschwerden. Sollte nur in ausgeprägten Fällen gegeben werden, wenn keine Hormone genommen werden können.

Schwindel

Symptomatik. Entsprechend dem Auftreten anderer Begleit-symptome wie Herzrasen, Rötungen oder Parästhesien treten auch Schwindelgefühle, z.T. auch Ohrensausen, im Zusammenhang mit Hitzewallungen auf.

Erkrankungshäufigkeit. 45–50% der Frauen mit vegetativen Östrogenmangelerscheinungen sind auch von Schwindelgefühlen betroffen (Schrage 1985).

Ätiologie. Die Ätiologie der Schwindelgefühle steht in enger Korrelation zu den Ursachen der Hitzewallungen und ist daher ebenfalls in einer östradiolmangelbedingten Störung der Aktivität verschiedener zentral wirksamer Substanzen zu suchen (Kuhl u. Taubert 1987).

Therapie

- *Hormontherapie:* Hormonsubstitution mit Östrogenen bzw. Östrogen-Gestagen-Gemischen.
- *Nichthormonale Therapie:* z.B. Antihypertensiva wie Clonidin oder Reserpin können die Schwindelanfälle in ihrer Häufigkeit und Schwere mildern (Lauritzen 1982).

14.3.3 Psychisches Menopausesyndrom

Symptomatik. Im Vordergrund stehen Antriebsarmut, Reizbarkeit, Schlaflosigkeit, Nervosität und depressive Verstimmung (etwa 50%). In diesem Zusammenhang sind auch die psychsosexuellen Störungen zu sehen.

Schlaflosigkeit

Symptomatik. Das ausgeprägte Symptom der Schlaflosigkeit stellt sich häufig erst nach der Menopause ein und ist besonders lästig.

Ätiologie. Zum Teil bedingt durch nächtliche Hitzewallungen und Schweißausbrüche, sowie durch niedrige Serotoninspiegel; physiologischerweise nimmt jedoch der Schlafbedarf im Alter ab.

Erkrankungshäufigkeit. Ohne entsprechende Therapie werden bei 50–70% der Frauen in der frühen und späten Menopause Schlafstörungen angegeben (Cardozo et al. 1984; Neugarten u. Krainer 1965).

Therapie

- *Hormontherapie:* Hormonsubstitution mit Östrogenen bzw. Östrogen-Gestagen-Gemischen.
- *Nichthormonale Therapie:* Umstellung der Lebensgewohnheiten, evtl. vorübergehend leichte Beruhigungs- oder Schlaftabletten.

Depressive Verstimmung

Symptomatik. Eine depressive Verstimmung kann sich in Episoden von Traurigkeit, Inaktivität, Schwierigkeiten beim Treffen von Entscheidungen, einer psychomotorischen Verlangsamung, einer herabgesetzten Libido und einer emotionalen Abstumpfung manifestieren.

Ätiologie

- *Östrogenmangel.* Wenn in der Perimenopause die Östrogene stark abfallen, dann kommt es etwa bei der Hälfte der Frauen zu Phasen der Depression bzw. der Verstimmung (Anderson et al. 1987). Solche Verstimmungen infolge des Abfalls von Östradiol und Progesteron sind prämenstruell (Andersch et al. 1986) und im Wochenbett (Kendell et al. 1976) bekannt.
- *Tryptophanstoffwechsel.* Die Besserung des Befindens konnte durch gleichlaufende Bestimmungen der Tryptophanspiegel im Plasma nachgewiesen werden, der unter Östrogeneinfluß ansteigt.

  Offenbar verdrängen Östrogene das Tryptophan im Plasma aus seiner Eiweißbindung, und machen es dadurch biologisch verfügbar, so daß es als Vorläufer für die Biosynthese von biogenen Aminen in das Gehirn eingeschleust werden kann (Aylward 1976).

- Gedächtnisschwund, Gewichtsprobleme und Leistungsabfall sind Zeichen eines Wachstumshormonmangels.
- Für das Gedächtnis spielen Arginin und Citrulin sowie das Stickstoffmonoxyd (NO) eine Rolle.
- 17β-Estradiol aktiviert die NO-Synthetase.

Therapiemöglichkeiten

- *Hormontherapie.* Östrogene wirken sich günstig aus , sie induzieren die Synthese einiger Proteine, wie auch des eigenen Rezeptors, der Ribonucleinsäure sowie einer Reihe von Neurotransmittern. Es gibt Hinweise, daß Östrogene an der Bildung und Bereitstellung von Neurotransmittern, wie Serotonin, Acetylcholin, Dopamin, Gaba, Noradrenalin, Adrenalin und β-Endorphin beteiligt sind (Luine et al. 1975; McEwen et al. 1984; McEwen 1991). So fand man bei Frauen mit Depressionen verminderte Spiegel von 5-Hydroxytryptamin (Coopen u. Wood 1982). Diese sind wahrscheinlich dadurch bedingt, daß bei depressiven Frauen das Enzymsystem Monoaminooxydase erhöht aktiv ist. Östrogene können die Monoaminooxydaseaktivität unterdrücken und damit die Spiegel von 5-Hydroxytryptamin konstanter und niedriger halten.
- Über welche Signalwege sich letztlich Östrogene auf die Hirnfunktion, insbesondere auf Depressionen günstig auswirken, ist wenig Konkretes bekannt (Übersicht bei Sherwin 1991a).
- Im Gegensatz zu den Östrogenen hat Progesteron dosisabhängig eine sedierende und hypnotisierende Wirkung auf die Hirnfunktion (Arafat et al. 1988).
- Es gibt auch Anhaltspunkte dafür, daß Östrogen-Gestagen-Kombinationen sich ungünstig auf die Stimmung auswirken können, im Vergleich zur reinen Östrogentherapie (Sherwin 1991b).
- Es ist zu bedenken, daß ebenfalls die Nebennierenrinden- und die Schilddrüsenhormone an der Stimmungslage beteiligt sind; das Dehydroepiandrosteronsulfat fällt z.B. in der Postmenopause bis auf 1/3 der Werte wie in der Prämenopause ab (Eggert-Kruse et al. 1990).

Psychosomatische Ursachen

- Hinweise auf eine psychosomatische Ursache können Müdigkeit, Leistungsabfall, Reizbarkeit, Ängstlichkeit und Depressionen sein (Winokur 1973; Ballinger 1975).
- Die genannten Symptome sind nicht allein durch den Hormonmangel ausreichend erklärt. Art und Stärke dieser Beschwerden werden beeinflußt von der Einstellung und Persönlichkeit der Frau zu den Vorgängen im Klimakterium und von der psychischen Verarbeitung dieser Vorgänge. Die weibliche Psyche ist in hohem Maße abhängig von biologischen Faktoren wie Aussehen, Jugendlichkeit, Sexualität und Mutterschaft. Das Aufhören eines regelmäßigen Menstruationszyklus läßt viele Frauen den Verlust ihrer Weiblichkeit, Sexualität und Jugendlichkeit, sogar den Verlust ihrer Persönlichkeit befürchten.
- Eine psychische Fehlhaltung gegenüber den Umstellungsvorgängen im Klimakterium führt bei etwa 10% der betroffenen Frauen zu neurotischen Störungen. Es kommt häufig zu Depressionen, zu einem Arzneimittelabusus, Alkoholismus und zu chronisch-depressiver Verstimmung mit ernstzunehmenden Suizidabsichten.
- Neben psychischen Faktoren spielen soziologische Momente eine bedeutende Rolle für die veränderte Situation der Frau im Klimakterium und in der Postmenopause.
- Häufig kommt es zu einer Rollenüberschneidung gegenüber dem Ehemann, den erwachsenen Kindern und den pflegebedürftig gewordenen Eltern. Die Frauen streben jetzt stärker nach Selbständigkeit außerhalb der Familie und versuchen, sich im Beruf und außerhalb des Haushalts eine eigene Tätigkeit aufzubauen.

14.3.4 Sexualität und Partnerschaft

Hinsichtlich der sexuellen Veränderungen mit zunehmendem Lebensalter muß man unterscheiden zwischen:

- Organische Voraussetzungen für einen Koitus bei Mann und Frau,
- Libido und Alter,
- Partnerschaft und Sexualität.

Organische Voraussetzungen

- Der Abfall der Ovarialhormone hat unmittelbar auf Sexualität und Libido keinen maßgeblichen Einfluß (Studd et al. 1977; Hunter 1990).
- Durch den Hormonmangel entsteht eine urogenitale Atrophie mit trockener Scheide und bei einem Teil der Patientinnen Neigung zur atrophischen Kolpitis.
- Gründe für eine Abnahme der Sexualität sind zu suchen in atrophischen Veränderungen im

Genitalbereich mit Dyspareunie, mangelhafter sexueller Aufklärung, und in falschen eigenen Wertvorstellungen bezüglich der Sexualität.
- Andere Gründe sind die erektile Dysfunktion oder die Unfähigkeit des Partners zur sexuellen Stimulierung und eine negative Einstellung der Familie und der Gesellschaft zur Sexualität bei älteren Menschen.

Libido und Alter

Koitusfrequenz bei Paaren in Abhängigkeit vom Alter. Im 50. Lebensjahr haben ca. 88% der verheirateten und 37% der unverheirateten Frauen mindestens 1mal pro Woche Geschlechtsverkehr. Dieser Prozentsatz sinkt bei 60jährigen verheirateten Frauen auf 70%, und nach weiteren 5 Jahren auf 50% ab (Christianson u. Gagnon 1965).

65% der über 65jährigen Verheirateten haben noch Verkehr, von den allein lebenden 12%.

Sexualverlangen. Das sexuelle Bedürfnis und die sexuelle Erlebnisfähigkeit lassen in den Wechseljahren grundsätzlich nicht nach. Wenn sexuelle Unlust auftritt, so hat dies meistens psychologische Gründe: z. B. das Gefühl, nicht mehr attraktiv zu sein oder Partnerschaftskonflikte verschiedener Art.

Sexualität und Alter. Abnahme sexueller Beziehungen aufgrund
- Zärtlichkeitsdefizit,
- Stimulationsmangel,
- psychoendokrine Dysregulation,
- Schmerzen,
- Libidoverlust,
- Beziehungsdefizit.

Sexuelle Befriedigung. Nur 1/3 aller Paare im Klimakterium geben eine sexuelle Befriedigung an.
- Die aus der Sexualität gewonnene Befriedigung scheint bei postmenopausalen Frauen, die aus einem höheren sozioökonomischen Status kommen, höher zu sein (van Keep u. Kellerhals 1974).
- Bisher nicht geübte Sexualpraktiken, wie die Masturbation bei partnerlosen Frauen scheinen im Klimakterium zuzunehmen (Goldfarb et al. 1970).
- Östrogene, haben keinen direkten stimulierenden Einfluß auf die Libido (Greenblatt 1979).
- Dies kann in manchen Fällen durch die Zugabe eines Androgens erreicht werden (Greenblatt 1979; Dennerstein et al. 1977).
- Auch Gestagene haben gewöhnlich keinen Einfluß auf Dyspareunie und Libido (Kuhl u. Taubert 1987).

Partnerschaft und Sexualität

Geschlechtsverhältnis. Das Geschlechtsverhältnis (Männer/Frauen) der 55jährigen beträgt noch 100/120. Mit zunehmendem Alter verschiebt sich das Geschlechtsverhältnis: 65 Jahre: 100/160, 75 Jahre: 100/210, 80 Jahre: 100/250.

Verfügbarkeit von Sexualpartnern. Aufgrund der längeren Lebensdauer der Frau nimmt die Anzahl der möglichen (Sexual-)Partner ab. Die Scheidung oder der Tod des Ehemannes können das Vertrauen der Frau in die eigenen sexuellen Fähigkeiten soweit vermindern, daß schließlich die Sexualität verneint wird. Vielen Witwen oder geschiedenen Frauen bleibt aufgrund des Mangels an geeigneten Partnern keine Möglichkeit, sich aus der sexuellen Vereinsamung zu lösen. Wenn der Mann eine sexuelle Beziehung zu einer wesentlich jüngeren Frau aufnimmt, so wird dies von der Gesellschaft akzeptiert, während im umgekehrten Fall, die Frau auf Vorurteile in ihrem sozialen Umfeld stößt (Kuhl u. Taubert 1987).

Von besonderer Bedeutung ist die Anerkennung des Partners und sein Verhalten. Das gute Verständnis und die Aussprache über Fragen der Sexualität sind die Voraussetzung für eine weiter bestehende Libido und sexuelle Potenz in dieser Zeit.

Heiratsalter und Alter der Ehepartner.
- Der normale Altersunterschied bei einer Ehe in jungen Jahren beträgt zwischen Mann und Frau 4 Jahre.
- Im höheren Lebensalter heiraten eher ältere Männer junge Frauen.
- Umgekehrt wählen ältere Frauen gewußter und genußreicher „jüngere" Männer (Nach Rosemeier, pers. Mitteilung) (1994).

14.3.5 Organische Veränderungen

Diese betreffen vorwiegend die Entstehung einer Osteoporose, Atherosklerose, Arthropathie sowie von Haut- und Schleimhautatrophien.

14.3.5.1 Blutungen

Allgemeines

Bedeutung von menstruellen Blutungen

In der Prämenopause. Menstruelle Blutungen als Hinweis auf eine mögliche Fruchtbarkeit und als Nachweis einer nicht eingetretenen Schwangerschaft.

In der Postmenopause. Blutungen in der Postmenopause sind immer verdächtig auf einen organischen Befund, es muß immer ein Malignom ausgeschlossen werden.

Normalbefunde

In der Prämenopause
- *Ohne Hormontherapie.* Regelmäßige Menstruationen alle 26–31 Tage, Dauer 3–5 Tage.
- *Mit Hormontherapie.* Hormonentzugsblutungen unter zyklischer Gestagen-, oder Östrogen-Gestagen-Therapie.

In der Postmenopause
- *Ohne Hormontherapie.* Keine Blutungen.
- *Mit Hormontherapie.* Regelmäßige Entzugsblutungen in der frühen und späten Postmenopause bei zyklischer Östrogen-Gestagen-Therapie.

Endometrium
- Die Beurteilung des Endometriums richtet sich nach dem Menopausestatus (prämenopausal, menopausal, frühe/späte Postmenopause, Senium), der möglichen Einnahme von Sexualsteroiden, morphologischen Veränderungen (z. B. Uterus myomatosus, prämaligne oder maligne Endometriumveränderungen).
- Das Endometriumkarzinomrisiko nimmt unter der Östrogen-/Gestagensubstitution deutlich ab.

Endometriumdiagnostik

Ultraschall (nichtinvasiv)
- Mit hochauflösenden Vaginalscannern ist es heute möglich, die Endometriumstrukturen in einem Größenbereich von 4–5 mm Durchmesser ausreichend sicher zu differenzieren.
- Bestimmung der Uterusgröße sowie eventueller Formanomalien des Cavum uteri.

Tabelle 14.4. Kriterien für die sonographische Endometriumbeurteilung bei Patientinnen in der Postmenopause (Angabe der Gesamtdicke des Endometriums). (Nach Weigel et al. 1990)

Beurteilung	Ultraschall: Endometrium	Vorgehen
Unauffällig	≤0,6 cm, homogen, echoarm	Jährliches sonographische Screening
Auffällig	≤max. 0,6 cm, inhomogen oder schwach ≥min. 0,7 cm, homogen, echoarm, Mittelecho	Histologische Klärung oder sonographische Kontrollen in 3–4monatigem Abstand
Suspekt	≥min. 0,7 cm, inhomogen oder echoreich *kein* Mittelcho	Abklärung durch fraktionierte Abrasio

- Bestimmung der Endometriumdicke
  - gemessen wird die dopplete Dicke.
  - Angaben über die pathogene Bedeutung der Endometriumdicke in der Literatur uneinheitlich.
  - Wichtig für die Anordnung ist die Feststellung, ob die Patientin zur Zeit hormonell behandelt wird.
  - Ab einer Endometriumdicke von ≧4 mm bei Patientinnen ohne derzeitige Hormontherapie bzw. von 6–7 mm unter Hormontherapie muß ein Karzinom ausgeschlossen werden. Es wurden aber auch schon Karzinome bei geringeren Endometriumdicken gefunden.
  - Bei atrophischem Endometrium kann bei Blutungsstörungen eher zugewartet werden, obwohl auch bei atrophischem Endometrium ein Karzinom nicht sicher ausgeschlossen ist.

Kriterien für die sonographische Endometriumbeurteilung zeigt die Tabelle 14.4.

Suspekte vaginalsonographische Endometriumbefunde
- Inhomogene Veränderungen in Kontur und Struktur des Endometriums.
- Infiltration von Endometriumanteilen ins Myometrium.
- Neovaskularisationen (nur mit farbkodierten Dopplerverfahren sicher darstellbar).
- Für Einzelheiten s. Kap. 11.
- In jedem Fall ist eine Hysteroskopie von Vorteil.

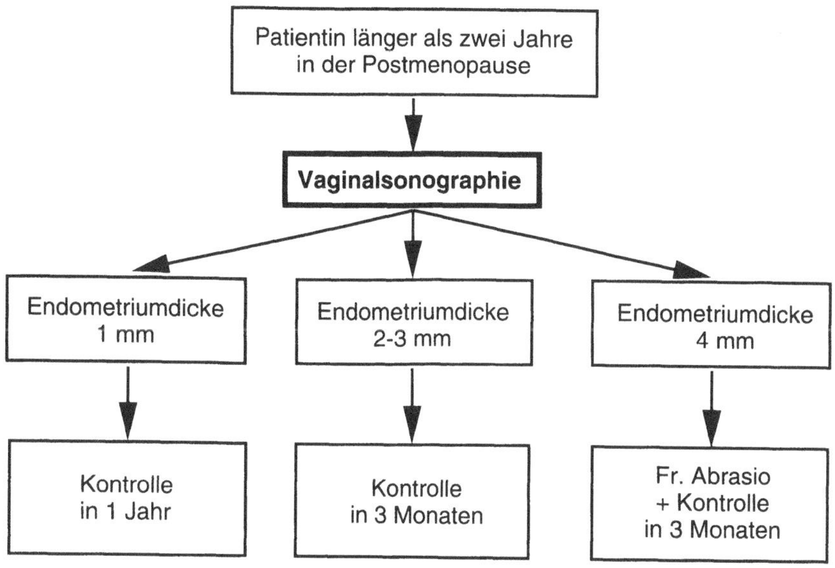

Abb. 14.8. Klinisches Management bei postmenopausalen Patientinnen in Abhängigkeit von der vaginalsonographisch ermittelten Endometriumhöhe (UFK Göttingen). (Nach Osmers et al. 1989)

Fraktionierte Kürettage (invasive Methode)

Diagnostische Bedeutung:

- Die histologische Untersuchung des Endometriums nach Vollabrasio gestattet Aussagen über die hormonale Funktion der Ovarien.
- Gleichzeitig läßt sich auf diese Weise ein pathologischer Endometriumbefund ausschließen (= histologische Klärung).

Klinisches Management

Das klinische Management in Abhängigkeit von der Endometriumdicke hängt davon ab, ob die Patientin in der Postmenopause mit Hormonen behandelt wurde oder nicht (s. Abb. 14.8). Unter Östrogensubstitution gibt es 2 verschiedene Patientinnenklassen mit unterschiedlichem Endometriumwachstum (rasches Wachstum = fast growers, langsames Wachstum = slow growers, nach Meuwissen et al. 1992). Die gleichen Autoren haben unter Östrogensubstitution mit Estraderm TTS (0,05 mg/die 2mal wöchentlich) ein Gestagen zugegeben, wenn eine Endometriumdicke von mehr als 3 mm gefunden wurde.

In Abhängigkeit von der sonographischen Beurteilung ergibt sich folgendes klinisches Management (nach Weigel et al. 1990):

suspekt: Abklärung durch fraktionierte Abrasio,

auffällig: histologische Klärung oder sonographische Kontrollen in 3–4 monatigen Abständen,

unauffällig: jährliches sonographisches Screening.

Die Abb. 14.8 zeigt das klinische Vorgehen in Abhängigkeit von der vaginalsonographisch ermittelten Endometriumhöhe an der Universitäts-Frauenklinik in Göttingen (Osmers et al. 1989).

Indikationen für eine fraktionierte Abrasio

- *Blutungen ohne Hormontherapie.* Alle Blutungen in der Postmenopause.
- *Blutungen unter Hormontherapie*
  - Monophasische Kombinationstherapie,
- Blutungsstörungen auch noch nach 3–6 Therapiemonaten,
- rezidivierende Zwischenblutungen.
- *Keine Blutung*
  - Endometriumdicke im Vaginalultraschall mehr als 6–7 mm (Verdacht auf adenomatöse Hyperplasie oder Endometriumkarzinom),
- bei suspekten sonographischen Endometriumbefunden.

Blutungen in der Prämenopause

Art der Blutungsstörung. Auftreten dysfunktioneller Blutungen, d.h. starker oder verlängerter Blutungen, später Ausbleiben der Menstruation (Menopause).

Häufigkeit

- Bei etwa 50–70% der Frauen in der Prämenopause treten Zyklusstörungen im Sinne von zeitlichen Verschiebungen und von Veränderungen der Blutungsstärke und Blutungsdauer auf (Abb. 14.9).

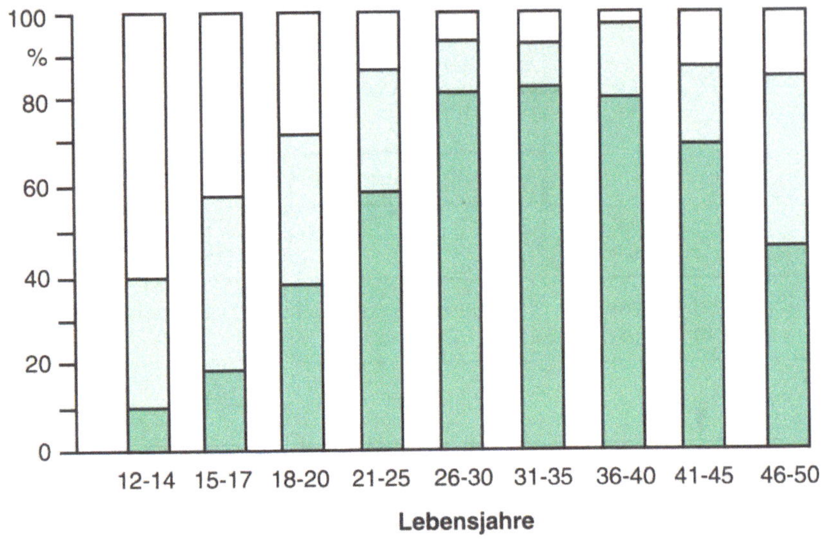

Zahl der Zyklen
168 316 282 287 418 822 640 275 67

Zahl der Versuchspersonen
68 61 57 75 81 62 21 14

Abb. 14.9. Häufigkeit von ovulatorischen Zyklen (*dunkelgrün*), von Zyklen mit Corpus-luteum-Insuffizienz (*hellgrün*) und anovulatorischen Zyklen (*weiße Felder*) in Abhängigkeit vom Lebensalter der Frau. (Döring 1976)

- Häufiges Auftreten dysfunktioneller Blutungen, später Ausbleiben der Menstruation (Menopause).

Ätiologie

- Follikelreifungsstörungen,
- Corpus-luteum-Insuffizienz,
- anovulatorische Zyklen,
- morphologische Veränderungen des Uterus (z. B. Myome, Endometriumpolypen).

Diagnostik

- Beurteilung einer vorzeitigen Erschöpfung der Ovarialfunktion durch Bestimmung von FSH und 17β-Estradiol.
- Bei entsprechender Blutungssymptomatik Ausschluß eines Malignoms (fraktionierte Kürettage und/oder Hysteroskopie, Forcepszytologie).
- Ausschluß entzündlicher Genitalerkrankungen,
- Ausschluß eines Uterus myomatosus (Ultraschalldiagnostik).

Therapie

Allgemeine Therapieempfehlungen:

- *Voraussetzung:* Kein Anhalt für maligne Erkrankungen (Tastbefund, Ultraschall von Endometrium und Ovarien, evtl. Hysteroskopie).
- *Therapieauswahl:* Die Art der Therapie richtet sich nach der klinischen Symptomatik (Lutealinsuffizienz bzw. anovulatorische Zyklen) (s. oben) und nach dem Alter der Frau.

Frühe Prämenopause

Klinik:

- gehäuft Zyklen mit Lutealinsuffizienz,
- noch normal hohe Östradiolspiegel bei bereits ansteigenden Gonadotropinen im Serum (FSH).

Therapie:

- Zyklische Gestagentherapie (u. a. Progesteron Vaginalovula 100 mg/die) (vgl. Kap. 3) in der 2. Zyklushälfte, um die Lutealinsuffizienz zu kompensieren und eine Zyklusregulierung zu erreichen.
- In bestimmten Fällen (keine Risikofaktoren) können niedrig dosierte orale hormonale Kontrazeptiva verordnet werden.

Späte Prämenopause

Klinik:

- vermehrt anovulatorische Zyklen,
- bereits einsetzende Hitzewallungen deuten auf einen Abfall des Serumöstradiolspiegels hin,

- endokrinologisch findet man niedrige Östradiolspiegel bei bereits erhöhten Gonadotropinkonzentrationen (FSH).

Therapie
- Eine Substitution mit Östrogen-Gestagen-Gemischen wird bereits in dieser Lebensphase empfohlen.
- Bei Frauen ohne Kontraindikationen für die Pille kann eine niedrig dosierte Pille bis zum 50. Lebensjahr gegeben werden, besonders bei symptomatischem Uterus myomatosus und symptomatischer Mastopathia fibrocystica; danach kann auf ein Östrogen-Gestagen-Sequenzpräparat übergegangen werden.

Dysfunktionelle Blutungsstörungen
Klinik. Häufig anovulatorische Blutungsstörungen, die gekennzeichnet sind durch eine auf gleicher Höhe bleibende Basaltemperaturkurve sowie durch das histologische Bild einer glandulär-zystischen Hyperplasie des Endometriums. Am Vaginalepithel finden sich Zeichen eines hohen Östrogeneffektes.

Therapie
- zyklische Gestagentherapie,
- zyklische Therapie mit Östrogen-Gestagen-Gemischen,
- bei entsprechender Indikation niedrig dosierte Pille (Mikropille).

Blutungen in der Postmenopause

Art der Blutungsstörung. Bei Postmenopauseblutungen handelt es sich um Blutungen, die nach einem einjährigen blutungsfreien Intervall auftreten und meistens organisch bedingt sind (Tabelle 14.5).

Ätiologie
- Blutungen im Zusammenhang mit Hormontherapie möglich (s. dort).
- Inzidenz von Endometriumkarzinom mit 1–2% erhöht (Whitehead 1986).

Spezielle Ursachen von Postmenopausenblutungen
(Lorrain et al. 1993)

1. Maligne Erkrankungen
   - Endometriumkrebs,
   - Endometriumshyperplasie mit Atypie,
   - andere maligne Erkankungen des Genitaltraktes
     - Vulva,
     - Vagina,
     - Zervixkarzinom, Uterussarkom,
     - selten in Zusammenhang mit Krebs der Tube oder Ovarialkarzinom.
2. Nichtmaligne Erkrankungen des Genitaltraktes
   - Leiomyom (des Uterus: die häufigste Ursache),
   - Polypen,
   - Endometritis, Zervizitis,
   - parasitäre Infektionen,
   - atrophisches Endometrium, Atrophie der Vagina und/oder der Zervix,
     - Vulvaläsionen,
     - Traumata.
3. Andere Ursachen von Blutungen außerhalb des Genitaltraktes
   - Urethrale Ursache (Urogenitaltrakt: Urethralkarunkel, Zystitis etc.).
   - Rektale und intestinale Erkrankungen: Hämorrhiden, Rektalneoplasma etc.

Tabelle 14.5. Blutungsstörungen in der Postmenopause (%)

Funktionelle Ursachen der Postmenopauseblutung	10
Organische Ursachen der Postmenopauseblutung	90
Maligne Tumoren	41
Präkanzerosen	6
Benigne Veränderungen	53

Ursachen für irreguläre oder nicht genau eintretende Entzugsblutungen bei Frauen unter Östrogen-Gestagen-Behandlung (Marsh u. Whitehead 1992) sind:

Schlechte Compliance
- Vergessen von Hormontabletten,
- Fehler beim Pflasterwechsel.

Absorptionsfehler
- Gastroenteritis,
- Antibiotikaeinnahme,
- entzündliche Darmerkrankung,
- Malabsorptionssyndrom,
- schlechte Pflasterhaftung.

Diagnostik
- Bei Postmenopauseblutungen muß durch Ultraschalldiagnostik und und je nach Befund durch fraktionierte Kürettage die Ätiologie der Blu-

tungsstörung geklärt werden. Hierbei ist der Einsatz der Hysteroskopie oft hilfreich.
- Bei der diagnostischen Abklärung müssen ein hormonbildender Tumor (DD: hormonbildender Ovarialtumor, selten), ein Endometrium- bzw. Zervixkarzinom, ein Vaginal- oder Vulvakarzinom ausgeschlossen werden.

Hormonbildende Tumoren
- Bei Verdacht auf einen hormonbildenden Ovarialtumor sind Hormonbestimmungen im Blut (Testosteron, 17β-Estradiol), Tumormarker (CA 125, CASA, CEA, PHI, APP) sowie Ultraschalldiagnostik (s. unten) und die Laparoskopie von entscheidender Hilfe.
- Siehe Kap. 10.
- Mögliche Zusatzdiagnostik: Computertomogramm, Kernspintomographie (Nuclear-Magnetic-Resonance).

Ultraschall
- Sonographie des Uterus und der Adnexe.
- Bei Endometriumdicke ab 4 mm ohne derzeitige Hormontherapie bzw. 6–7 mm unter Hormontherapie: Verdacht auf glandulär-zystische oder adenomatöse Hyperplasie bzw. Endometriumkarzinom.
- Bei Verdacht auf hormonaktiven Ovarialtumor eventuell Blutflußuntersuchung mit farbkodiertem Doppler.
- Pathologische Sonographiebefunde des Endometriums, s. Kap. 12.

Fraktionierte Kurettage (s. Indikationen zur fraktionierten Kurettage):
- Histologische Sicherung des Befundes.
- Nachbehandlung nach fraktionierter Kurettage:
  - bei glandulär-zystischer Hyperplasie Gestagentherapie für 3 Monate, dann Rekurettage;
- bei adenomatöser Hyperplasie gleiches Vorgehen, ggf. auch primäre Hysterektomie empfohlen.

Blutungsstörungen bei hormoneller Therapie
Ultraschall
- Gleiche diagnostische Abklärung wie vorher angegeben.
- Durchführung einer fraktionierten Kürettage in Abhängigkeit der Endometriumdicke ($\geq 6-7$ mm) (s. diagnostische Maßnahmen in der Prämenopause)

Entzugsblutungen mit Hormontherapie

Akzeptanz
- Die Akzeptanz von Entzugsblutungen hängt vom Alter ab, in dem die Hormontherapie begonnen wurde.
- Je später mit der Therapie angefangen wird, desto schlechter ist die Akzeptanz, wieder Blutungen zu tolerieren.

Häufigkeit
- Die Häufigkeit von Entzugsblutungen oder der Eintritt einer Amenorrhö hängt vom zeitlichen Abstand zur Menopause und dem Therapieschema ab.
- Zwischenblutungen treten bei der Östrogen-Gestagen-Therapie in der Postmenopause in 3–25% der Fälle auf (Sturdee et al. 1978, Paterson et al. 1980).
- Bei der monophasischen Therapie hängt dies vom Zeitintervall zwischen Menopause und Therapiebeginn ab (Tabelle 14.6) (Mattson et al. 1982). Die Amenorrhö tritt um so eher ein, je länger das Intervall zwischen Menopause und Behandlungsbeginn ist (Staland 1981). Somit empfiehlt sich diese Therapie besonders für die späte Postmenopause.

Therapieüberlegungen
- *Malignomausschluß:* Bei pathologischen Blutungen im Klimakterium ist erst nach Ausschluß eines Malignoms oder einer anderen organischen Ursache (durch eine fraktionierte Abrasio) eine Hormonbehandlung zu erwägen.
- *Therapieschemata:* Im Hinblick auf das Endometrium in der Postmenopause können verschiedene Therapieansätze unterschieden werden:
  - monophasische Östrogen-Gestagen-Therapie,

Tabelle 14.6. Häufigkeit von Blutungen bei monophasischer Östrogen-Gestagen-Therapie in Abhängigkeit vom Menopausestatus und der Behandlungsdauer. (Nach Mattson et al. 1982)

Behandlungsdauer (Monate)	Blutungen (%)[a]	
	Perimenopausale Frauen [n = 11]	Postmenopausale Frauen [n = 15]
1–3	18	16
4–6	8	6
7–9	6	3
10–12	8	1

[a] Blutungstage bezogen auf die Behandlungstage

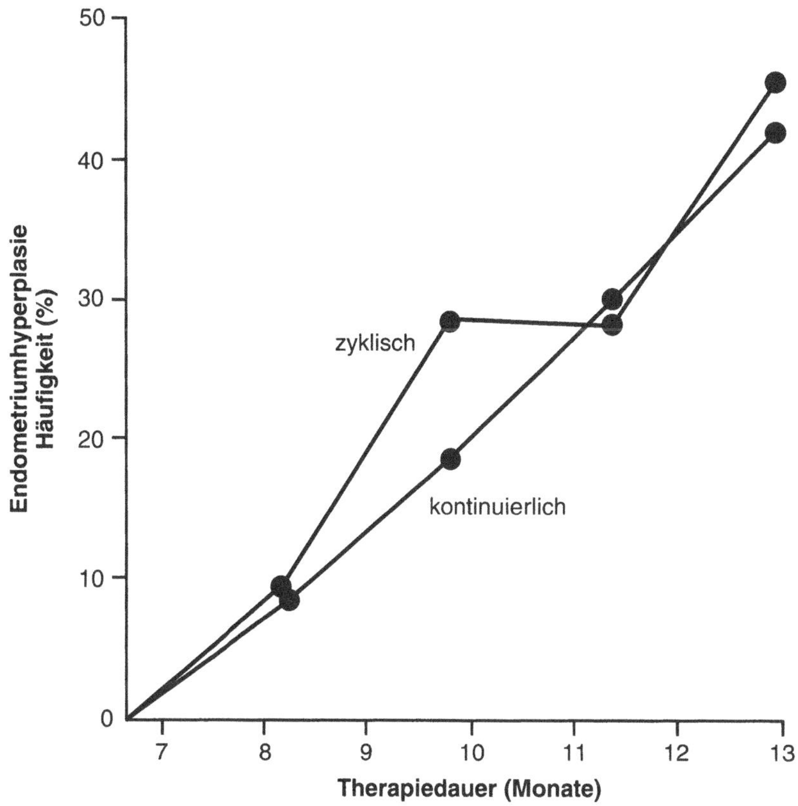

Abb. 14.10. Häufigkeit von Endometriumhyperplasien bei reiner Östrogentherapie (zyklisch oder kontinuierlich). (Nach Schiff et al. 1982)

  - kombiniert („continuous combined"),
  - zyklisch („Intervalltherapie", Gestagenzugabe jeden Monat oder z. B. jeden 3. Monat).
- *Monophasische Östrogentherapie*
  - Nach einer 6- bis 12monatigen reinen Östrogentherapie (zyklisch oder kontinuierlich) treten in 40–45% der Fälle Endometriumhyperplasien auf, wie man durch Biopsiestudien zeigen konnte (Schiff et al. 1982) (Abb. 14.10).

Zur Vermeidung von Entzugsblutungen können in der späteren Postmenopause Östrogen-/Gestagen-Kombinationen kontinuierlich gegeben werden. Allerdings kann es dabei in den ersten Monaten häufiger zu Zwischenblutungen kommen. In diesen Fällen kann eine vorübergehende zusätzliche Gestagengabe das Eintreten der Endometriumatrophie und damit der Amenorrhoe unterstützen.

Indikationen für eine Hormontherapie

- Patientinnen im Senium mit Uterus, (vorher ist mit Blutungsstörungen ist zu rechnen).
- Frauen nach Hysterektomie.
- *Sequentielle Östrogen-/Gestagentherapie:*
  - zyklische Gestagengabe in jedem Zyklus,
  - zyklische Gestagengabe alle 2 oder 3 Zyklen.
- *Östrogen-Gestagen-Gemische:*
  - Die *frühe Postmenopause* (Zeitraum bis 4 Jahre nach der Menopause). Wenn in dieser Phase trotz einer Östrogen-Gestagen-Sequenztherapie Blutungsstörungen auftreten, ist meistens eine Abrasio notwendig. Danach ist zu entscheiden, ob eine höherdosierte Östrogen-Gestagen-Therapie notwendig ist.
  - *Dauer der Gestagentherapie:* Für eine optimale Gestagentherapie erwies sich die Dauer von 12–(13) Tagen als erforderlich, um in allen Fällen eine ausreichende sekretorische Umwandlung zu erzielen. Eine Dosiserhöhung des entsprechenden Gestagens bei kürzerer Dauer brachte nicht den gleichen Erfolg (Whitehead 1986) (Abb. 14.11).

Vorgehen bei Blutungsstörungen unter kombinierter sequentieller Behandlung

Mögliche Ursachen unterschiedlicher Blutungsstörungen (Tabelle 14.7)

- *Starke Blutung:* Zu hohe Östrogen oder- unzureichende Gestagendosis, Pathologie ist auszuschließen.

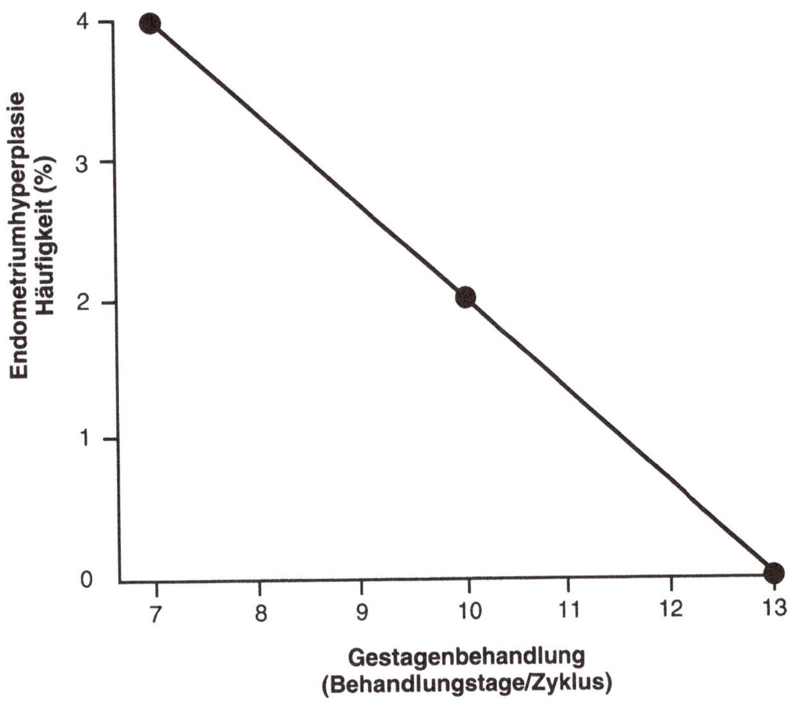

Abb. 14.11. Häufigkeit von Endometriumhyperplasien nach unterschiedlicher Dauer einer Gestagentherapie bei zyklischer Östrogen/Gestagenbehandlung in der Postmenopause. (Nach Whitehead 1986)

Tabelle 14.7. Mögliche Ursachen von pathologischen Blutungen unter kombinierter sequentieller Behandlung mit Östrogenen und Gestagenen

Symptom	Mögliche Ursache
Starke Blutung	Zuviel Östrogen oder unzureichende Progestagengabe oder Pathologie
Blutung früh im Zyklus	Progestagendosis nicht ausreichend oder inadäquate Östrogendosis
Blutung während des Zyklus	Östrogendosis nicht ausreichend oder Pathologie
Keine Entzugsblutung	Nicht ausreichende Östrogendosis, abhängig vom Ziel der Behandlung

- *Vorblutungen (Blutung früh im Zyklus):* Gestagendosis nicht ausreichend oder inadäquate Östrogendosis.
- *Zwischenblutungen (Blutung während des Zyklus):* Östrogendosis nicht ausreichend; Pathologie ist auszuschließen.
- *Keine Entzugsblutung:* Nicht ausreichende Östrogendosis, abhängig vom Ziel der Behandlung.

Auswahl anderer Therapieschemata
- *Monophasische Gestagentherapie:*
- *Indikation:* Nur bei Östrogenintoleranz oder bei Kontraindikationen für Östrogene (z.B. nach operiertem Mammakarzinom).
- *Monophasische Östrogen-/Gestagentherapie:* *Indikation:* Durch den Gestagenanteil Induktion einer Endometriumatrophie und damit Vermeidung von Entzugsblutungen.

Zusammenfassung: Vorgehen bei pathologischen Blutungen in der Postmenopause

- Klärung, inwieweit die Patientinnen die Medikamente überhaupt eingenommen haben.
- In welcher Phase der Hormontherapie (Östrogen oder Östrogen-Gestagenphase) die Blutung aufgetreten ist.
- Änderung der Östrogen- und/oder Gestagendosis.
- Kommt es danach zu keiner Normalisierung, muß eine entsprechende Diagnostik (d. h. Sonographie, Hysteroskopie, Endometriumbiopsie) durchgeführt werden.

14.3.5.2 Kardiovaskuläre Erkrankungen

Die folgenden Ausführungen beschränken sich auf den Zusammenhang zwischen der Atherosklerose und der Einnahme von weiblichen Sexualhormonen.

Im Abschnitt „Hormontherapie bei Risikopatientinnen" wird auf Häufigkeit, Ätiologie, Hormonabhängigkeit, sowie auf Therapiemöglichkeiten bei Patientinnen nach Herzinfarkt und zerebrovaskulären Insulten eingegangen.

Durch eine 10jährige Östrogen-Gestagen-Therapie in der Postmenopause wird die Häufigkeit von Herzinfarkten und Hirnblutungen um 30–50% gesenkt (Stampfer u. Colditz 1990; Bush et al. 1987).

Weiterhin werden unter Östrogentherapie günstige Lipidveränderungen, eine Senkung des Blutdruckes und eine Verbesserung des Gefäßtonus und der Gefäßdurchblutung beobachtet, die selbst einer Ausbildung von kardiovaskulären Erkrankungen entgegenwirken.

Kardiovaskuläres System. Im Rahmen der Pathophysiologie spielen bei kardiovaskulären Erkrankungen der Lipidstoffwechsel (d. h. Cholesterin, Triglyzeride, HDL-, LDL-Cholesterin, Lipoproteine), der Kohlenhydratstoffwechsel (Insulin), sowie die Blutgerinnung und konstitutionelle Faktoren (u.a. Blutdruck, Besonderheiten der Blutgefäße, Fließeigenschaften des Blutes etc.) eine Rolle.

Ätiologie. Als mögliche Angriffspunkte der Östrogene, das Herz- und Kreislaufrisiko reduzieren zu können, kommen in Betracht (Hillard u. Whitehead 1991):

- Lipoproteinstoffwechsel: Reduktion von LDL-Cholesterin und Erhöhung von HDL-Cholesterin erniedrigen die Atherogenese.
- *Direkte Wirkungen:* Rezeptorvermittelte Wirkmechanismen gefäßaktiver Peptide und Prostaglandine; Bindegewebsstoffwechsel.
- *Indirekte Wirkungen:* Blutdruck, Insulin-/Kohlenhydratstoffwechsel.

Östrogenrezeptoren in der Gefäßwand

- Östrogenrezeptoren in der Gefäßwand wurden nachgewiesen.
- In der Postmenopause können diese Rezeptoren nicht mehr besetzt werden; es entwickelt sich eine paradoxe Reaktion auf Acetylcholin, d. h. Vasokonstriktion.
- Unter Substitution mit Östrogenen normalisiert sich diese Gefäßreaktion, ein Effekt der durch Gestagene nicht antagonisiert wird.

Eine Übersicht über die endokrinen Veränderungen in der Endothelzelle gibt Abb. 14.12.

Folgende Gewebehormone spielen bei der Pathogenese von kardiovaskulären Erkrankungen eine Rolle:

Endothelin

- Bewirkt Vasokonstriktion,
- Wirkung auf umschriebene Gefäßbezirke beschränkt,
- Synthese aus intaktem Endothel,

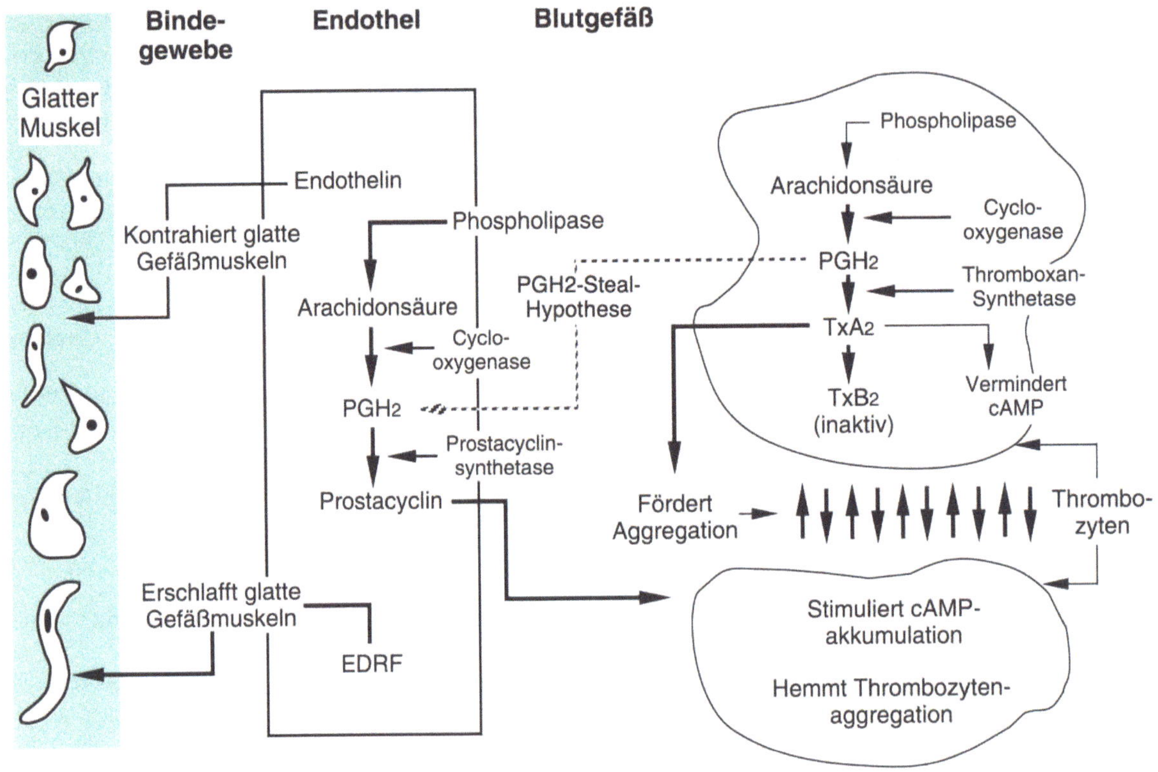

Abb. 14.12. Endokrine Veränderungen in der Endothelzelle bei der Pathogenese von kardiovaskulären Erkrankungen. (Nach Husmann 1993)

- Antagonist vom EDRF (endothelialer gefäßrelaxierender Faktor),
- sehr kurze Halbwertszeit,
- Östrogene stimulieren die Freisetzung von Endothelin nicht.

EDRF (endothelialer gefäßrelaxierender Faktor)

- Entspricht dem Stickstoffmonoxyd (NO),
- Antagonist vom Endothelin,
- EDRF löst Vasodilatation aus,
- sehr kurze Halbwertszeit,
- Wirkung auf umschriebene Gefäßbezirke beschränkt,
- Östrogene stimulieren die EDRF-Bildung.

Prostazykline

- *Prostazyklinstoffwechsel*
  - Wichtigste Substanzen sind Prostazyklin und Thromboxan.
  - Bildung aus Arachidonsäure, die durch die Phospholipase A_2 aus der Zellmembran freigesetzt wird.
  - Im Endothel wird das zyklische Endoperoxid durch die Prostazyklinsynthetase in Prostazyklin umgewandelt.
  - In den Thrombozyten entsteht unter der Einwirkung der Thromboxansynthetase das Thromboxan.
  - Wichtiger Risikofaktor für die Entwicklung einer Atherosklerose ist das gestörte Gleichgewicht zwischen Prostazyklin aus dem Endothel und dem Thromboxan aus den Thrombozyten, z. B. Überwiegen des Einflusses von Thromboxan.
- *Prostazyklin*
  - Prostazyklin wirkt der Thrombozytenaggregation und -adhäsion entgegen.
- *Thromboxan*
  - Löst sowohl die Aggregation als auch die Adhäsion von Thrombozyten aus.
- *Östrogene*
  - Östrogene stimulieren die Bildung des Prostazyklin und hemmen die Auswirkungen des Thromboxans.
  - Vasoprotektive Wirkung durch Stimulation der Prostazyklinsynthese.

Östrogeneffekt auf den Fettstoffwechsel und auf das kardiovaskuläre System

- Senkung der LDL-Cholesterinspiegel:
  - Anlagerung der Östrogene an die LDL-Rezeptoren in den Membranen der Myofibrillen (Husmann 1993).
  - LDL-Cholesterin stimuliert die Bildung von Thromboxan.
- Adrenalin/Noradrenalin fördern die Thrombozytenadhäsion über einen cAMP-abhängigen Mechanismus und senken die Synthese des antikoagulanten Protein S im Endothel.
- Während einer Hitzewallung werden große Mengen an Adrenalin ausgeschüttet, eine Reaktion, die unter einer Substitution mit Östrogenen aufgehoben oder abgeschwächt wird.
- Östrogene steigern die Anzahl der hepatischen LDL-Rezeptoren.
- Auch über letzteren Weg üben die Östrogene einen gewissen vasoprotektiven Effekt aus.

Kardioprotektion durch Östrogene

- *Digitalisähnliche Effekte der Östrogene*
  - Es konnte gezeigt werden, daß Östrogene von Digitalisrezeptoren am Myokard gebunden werden und daß sie eine digitalisähnliche Wirkung entfalten mit positiv inotropem und einem negativ chronotropen Effekt.
  - Dadurch fördern Östrogene die Herzleistung und Erhöhen das Herzzeitvolumen (Husmann 1993).
- Eine entscheidende kardioprotektive Wirkung kommt über eine Hemmung des Einstromes von Kalziumionen in die Herzmuskelzelle im Stadium einer Hypoxie zustande.
- Strömen Kalziumionen ungehindert in eine hypoxämisch geschädigte Myokardzelle ein, kontrahiert sie sich solange, bis der gesamte ATP-Bestand der Zelle verbraucht ist, dann stirbt die Zelle ab.
- Die Gabe von Östradiol führt zu einer Lösung des Gefäßspasmus.

In der Postmenopause fallen die Spiegel der Prostazykline um ca. 60% ab; unter Hormonsubstitutionstherapie kommt es zur Normalisierung der Werte.

Hypertonie

Häufigkeit. Der Anstieg beginnt meistens um das 50. Lebensjahr. 65% aller Patienten mit Hypertonie sind Frauen zwischen 45 und 70 Jahre.

Ätiologie

- Bei Patientinnen mit Bluthochdruck führt eine Herabsetzung des Salzkonsums gewöhnlich zu einer Senkung des systolischen und des diastolischen Blutdrucks bis zu 10 mmHg (McGregor et al. 1982).
- Körperlich inaktive Patientinnen haben ein um 35–52% erhöhtes Risiko, einen Bluthochdruck zu entwickeln im Vergleich zu einer sportlich aktiven Vergleichsgruppe (Paffenberger et al. 1983; Blair et al. 1984).

Atherosklerose

Häufigkeit. Nach epidemiologischen und pathologisch-anatomischen Untersuchungen treten bei Frauen arteriosklerotische Veränderungen 10–15 Jahre später auf als bei Männern (Framingham-Studie, Kannel et al. 1976). Erst nach der Menopause tritt ein Häufigkeitsanstieg ein.

Ätiologie. Bei der Entstehung einer Atherosklerose spielen Faktoren wie Bluthochdruck, Diabetes mellitus, Adipositas, starke psychische Belastung sowie Rauch-, Eß- und Trinkgewohnheiten eine entscheidende Rolle. Die Zunahme der Atherosklerose bei Frauen in der Postmenopause wie die Koronarsklerose, die Häufigkeit des Myokardinfarkts sowie zerebrale Gefäßkomplikationen stehen im Zusammenhang mit dem Anstieg des Gesamtcholesterins und der Lipide niedriger Dichte (LDL und VLDL); das HDL-Cholesterin dagegen sinkt ab. Diese Änderungen wirken sich ungünstig auf den Zustand der Blutgefäße aus.

Eine Übersicht über die unterschiedlichen pathophysiologischen Vorgänge, die zur Atherosklerose sowie zu den kardiovaskulären Erkrankungen führen gibt die Abb. 14.13.

Hormonabhängigkeit. Man nimmt an, daß der protektive Effekt der Östrogene an den Blutgefäßen zu etwa 1/3 durch die Lipide und zu 2/3 durch direkte Östrogeneffekte an den Gefäßen zustande kommt (Clarkson 1992; Bush 1991).

Therapie mit Östrogen-Gestagen-Gemischen und kardiovaskuläre Prophylaxe

- Ein protektiver Mechanismus der Ovarialhormone auf die Blutgefäße ist heute erwiesen (Gruchow et al. 1988).
- Nach der natürlichen Menopause steigen die Lipide an, was sich auf die Endothelien der Blut-

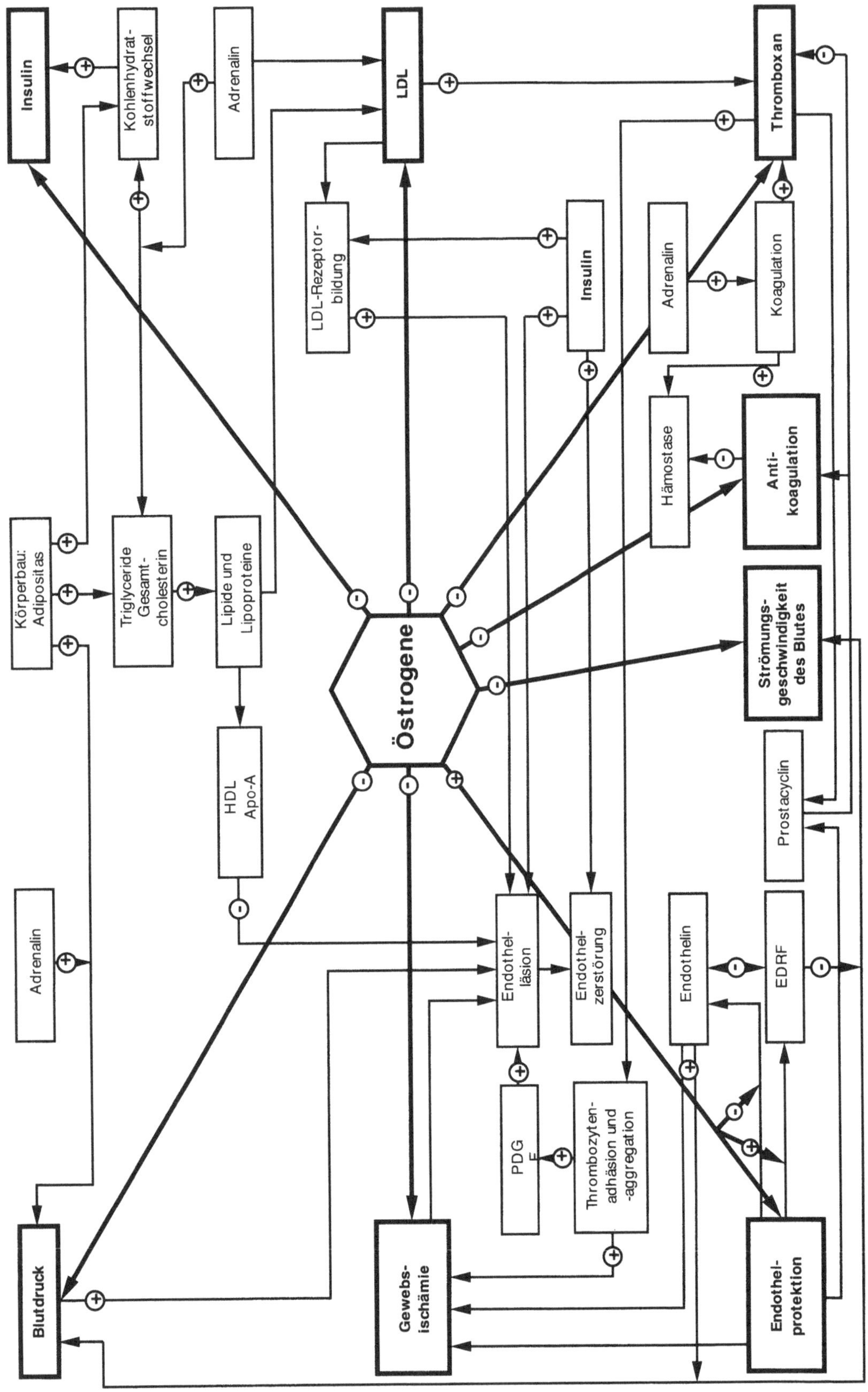
Insulin
Kohlenhydrat-stoffwechsel
Adrenalin
LDL
Thrombox an
LDL-Rezeptor-bildung
Insulin
Adrenalin
Koagulation
Hämostase
Anti-koagulation
Körperbau: Adipositas
Triglyceride Gesamt-cholesterin
Lipide und Lipoproteine
Östrogene
Strömungs-geschwindigkeit des Blutes
HDL Apo-A
Prostacyclin
Adrenalin
Endothel-läsion
Endothel-zerstörung
Endothelin
EDRF
PDG F
Thrombozyten-adhäsion und -aggregation
Blutdruck
Gewebs-ischämie
Endothel-protektion

gefäße ungünstig auswirkt (Kannel 1987). Die Häufigkeit von Myokardinfarkten steigt bei Frauen mit vorzeitiger Ovarialerschöpfung und bei Frauen mit bilateraler Ovarektomie deutlich an.

- In prospektiven Studien konnte gezeigt werden, daß bei Frauen in der Postmenopause durch Östrogeneinnahme das kardiovaskuläre Risiko signifikant gesenkt werden kann (Riedel u. Rafflenbeul 1992). Das durchschnittliche relative Risiko an kardiovaskulären Erkrankungen zu sterben, konnte durch Östrogengabe etwa um die Hälfte gesenkt werden (vorwiegend Studien mit 0,6 oder 1,25 mg konjugierten Östrogenen). Mit dieser Therapie ging ebenfalls die Rate an zerebralen Insulten um 40–50% zurück (Bush et al. 1987; Stampfer u. Colditz 1991; Henderson et al. 1986; Sullivan et al. 1990).

14.3.5.3 Stoffwechselerkrankungen

Kohlenhydratstoffwechsel

Inzidenz

- Die Inzidenz des Diabetes mellitus (Typ I und II) in Deutschland beträgt 1–2% der durchschnittlichen Bevölkerung.
- Die Erkrankungshäufigkeit nimmt mit dem Alter zu.
- Im Alter Abnahme des Insulin-like-growth-factor-binding-protein-3; dadurch Verschiebung zwischen IGF I und Insulin.

Abb. 14.13. Entstehung der Atherosklerose.
Übersicht über die wesentlichen Mechanismen, die an der Auslösung bzw. Prophylaxe arteriosklerotischer Gefäßwandveränderungen beteiligt sind. Pfeile, die durch ein + unterbrochen sind, bedeuten Stimulation, – markiert eine Hemmung. Die Adipositas geht oft mit einer Störung im Kohlenhydrat- und Lipidstoffwechsel sowie mit einer Blutdruckerhöhung einher. Diese drei Mechanismen werden durch Adrenalin ungünstig beeinflußt. Die Hypertonie kann zur Gewebsischämie, zur Endothelläsion oder zur Endothelzerstörung führen; Östrogene und der endotheliale gefäßrelaxierende Faktor wirken antagonistisch, Endothelin synergistisch. Die Insulinresistenz in der Postmenopause führt zu vermehrter LDL-Rezeptorbildung und zur Steigerung der LDL-Einschleusung in die Gefäßwand. HDL und in besonderem Maße die Östrogene wirken antagonistisch. Prostazyklin hemmt, Thromboxan stimuliert die Thrombozytenaggregation und -adhäsion mit Freisetzung des PDGF (platelet derived growth factor, Wachstumsfaktor aus Thrombozyten), der in der Gefäßwand die Proliferation der Myofibrillen anregt. LDL fördert die Thromboxanbildung, Östrogene haben über die Senkung der LDL-Konzentrationen einen hemmenden Einfluß. (Nach Husmann 1993)

Ätiologie (nach Strecker u. Lauritzen (1992):

- Der Östrogenmangel nach der Menopause hat einen Einfluß auf den Kohlehydratstoffwechsel.
- Eine diabetische Stoffwechsellage tritt nach dem Eintritt der Menopause häufiger auf.
- In der Postmenopause steht Östradiol als Antagonist des Kortisols nicht mehr in ausreichender Menge zur Verfügung, es kommt deshalb zu einem Überwiegen derjenigen Stoffwechselvorgänge, die durch Kortisol stimuliert werden, d.h. zu einer Verstärkung der Lipo- und Glukoneognese bei gleichzeitiger Einschränkung der Proteinsynthese.
- Eine Substitution mit Östrogenen und Gestagenen führt bei niedriger Dosierung nicht zu einer Verminderung der Glukosetoleranz.
- Bei Diabetikern wird über den Argininstoffwechsel die Wachstumshormon-(GH)-Synthese stimuliert.
- In der Postmenopause entsteht in gewissem Umfang eine Insulinresistenz mit Erhöhung der Insulinkonzentration im Blut.
  - Verantwortlich hierfür sind die relativ erhöhten ovariellen Androgene.
  - Der Östrogenmangel führt zu einer Verminderung der endogenen STH-Sekretion und bewirkt eine Abnahme des Bindungsproteins für IGF-I (insulin like growth factor), der somit in höherer Konzentration ungebunden im Serum vorkommt.
  - Östrogene können die Insulinresistenz durchbrechen.
- *Diabetes mellitus*
  - Durch Insulindefizit kann die Versorgung des Endothels mit Glukose beeinträchtigt werden, da die Glukoseeinschleusung in die Zelle erschwert ist.
  - Die Prostazyklinbildung ist herabgesetzt.
- *Einflüsse von LDL-Cholesterin und Insulin*
  - Der LDL-Einstrom in die Gefäßwand ist bei Frauen in der Postmenopause erhöht (1,7 μg/g Gefäßwandgewebe/h) und nimmt unter reiner Östrogenbehandlung signifikant auf 0,3 μg/g Gefäßwandgewebe/h ab (Clarkson 1992).
  - Östrogen-Gestagen-Kombinationen sind etwas weniger wirksam.
  - Nicht die LDL-Konzentration im Serum ist ausschlaggebend für den LDL-Einstrom, sondern die Anzahl der gebildeten LDL-Rezeptoren in der Gefäßwand.
  - Eine diesbezügliche Proliferation der Myofibrillen bewirkt eine Gefäßwandverdickung mit Einengung des Gefäßlumens.

- Bereits kleine Veränderungen des Gefäßquerschnittes führen zu einer erheblichen Veränderung der Strömungsgeschwindigkeit (Hagen-Poiseuille-Gleichung).
- Möglicherweise wird durch die Wahl des Appliaktionsweges von Östrogenen, die zu einer vermehrten SHBG-Bildung mit Durchbrechen der Insulinresistenz führen kann und damit zur Abnahme des freien IGF-I, in solchen Fällen ein Nutzen erzielt.

Labordiagnostik

- Die Reaktion im oralen Glukosetoleranztest ist von der Dauer der Östrogeneinnahme abhängig; häufig wurden erhöhte Werte nur in den ersten Wochen der Einnahme gefunden, die sich im Verlauf der folgenden Monate wieder normalisierten (Wüster et al. 1992).
- Bei den üblichen oralen Substitutionsdosen sind diese Veränderungen ohne klinische Relevanz.

Hormonabhängigkeit. In der Postmenopause spielt die Therapie mit natürlichen und konjugierten Östrogenen keine Rolle hinsichtlich der Pathogenese des Diabetes mellitus.

Therapie mit Östrogen-Gestagen-Gemischen. Durch diese Hormonsubstitution wurde bei Normalgewichtigen kein negativer Einfluß auf den Kohlenhydratstoffwechsel beobachtet. Es werden regelmäßige Stoffwechselkontrollen (d.h. Nüchternglukose evtl. Glukosebelastungstest) empfohlen.

Zusammenhang zwischen Hypertonie und Hyperinsulinämie

- Hyperinsulinämie und Hypertonie stehen in engem Wechselspiel.
- Die Hypertonie geht mit einer Vasokonstriktion einher bzw. wird durch sie bedingt. Die enggestellten Gefäße und die Verarmung an Kapillaren haben zur Folge, daß weniger Insulin im Gewebe ankommt. Es bilden sich vermehrt Muskelfasern vom Typ IIB , die auf Insulin schlechter ansprechen. So wie der Bluthochdruck die Insulinresistenz begünstigt, so umgekehrt auch die Hyperinsulinämie den Hochdruck: Das sympathische Nervensystem wird überstimuliert, das provoziert eine Vasokonstriktion und eine Hypertrophie der arteriellen Gefäßwand; außerdem wird vermehrt Natrium retiniert.

Blutgerinnung

Inzidenz. Über die Inzidenz von Blutgerinnungsstörungen (insbesondere Hyperkoagulabilität und Thromboserisiko) liegen in der Literatur nur unzureichende Daten vor; ein vermehrtes Auftreten wurde unter Therapie mit natürlichen Östrogenen nicht beobachtet.

Hormonabhängigkeit

- Es besteht ein Zusammenhang zwischen den Sexualhormonen (insbesondere Östrogenen) und der östrogenabhängigen Synthese von Proteinen der Leber, z.T. auch der Gerinnungsfaktoren.
- Einfluß von Sexualsteroiden auf die Plättchenadhäsivität, Wandspannung der Blutgefäße und Blutdruck wird als günstig angesehen.
- Einfluß der synthetischen Progestagene auf die Thrombozytenfunktion und Adhäsivität ist nur unvollständig.

14.3.5.4 Osteoporose

Krankheitsbild. Osteoporose ist eine Krankheit, die gekennzeichnet ist durch niedrige Knochendichte, niedrige Knochenmasse, Zerstörung der Mikroarchitektur des Knochengewebes (Knochenstruktur) und erhöhte Knochenbrüchigkeit (Kopenhagen, 1990; Hongkong, 1993).

Osteopenie (nach Ziegler 1982). Abnahme der Knochenmasse über das altersphysiologische Maß hinaus ohne Frakturen.

Klinischer Osteoporoseverdacht

- *Klinische Symptome*
  - Rückenschmerzen,
  - Rundrücken,
  - Abnahme der Körpergröße (im Vergleich zur Paßgröße) von mehr als 4 cm,
  - kurzer Rumpf,
  - quere Hautfalten (Tannenbaumphänomen),
  - vorgewölbtes Abdomen,
  - Frakturen.
- *Röntgen der Wirbelsäule*
  - betonte Rahmenstruktur der Wirbelkörper,
  - Ballonierung der Zwischenwirbelräume,
  - erhöhte Strahlentransparenz,
  - vergröberte Spongiosa (Vertikalisierung),
  - Wirbelkörperdeformierungen: Grund- und Deckplatteneinbrüche, Keil-, Fisch-, Plattwirbel,

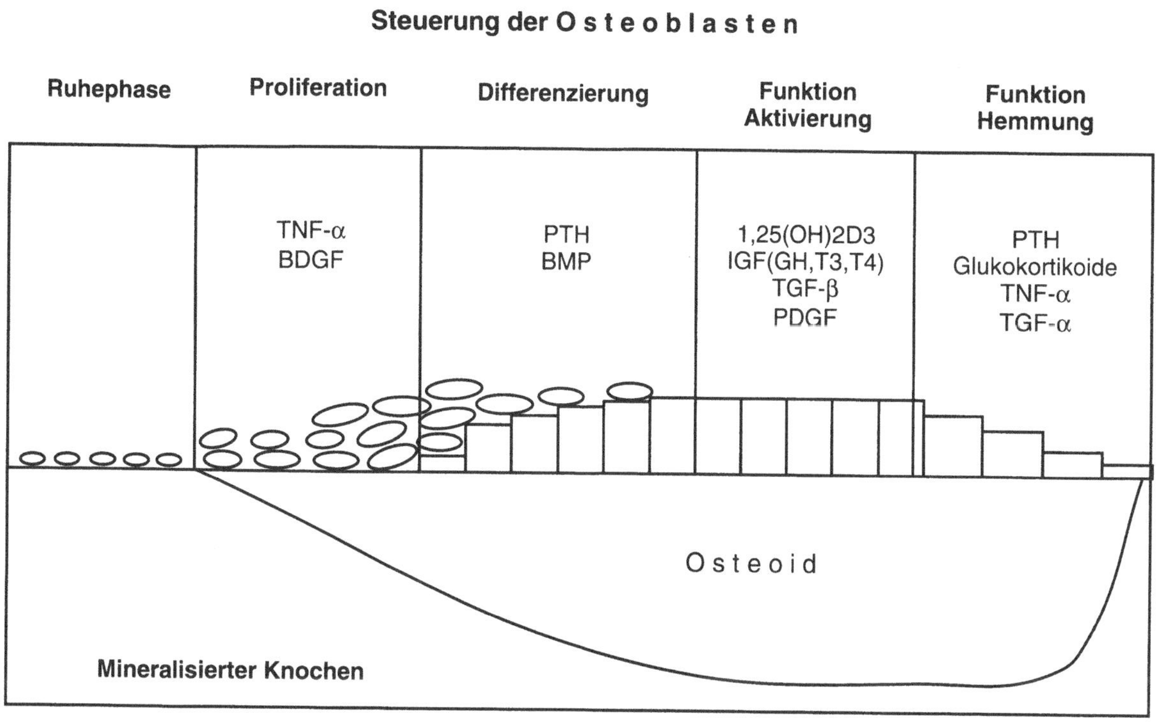

Abb. 14.14. Osteoblasten: Steuerungsfaktoren wirken in verschiedenen Entwicklungsphasen (Differenzierung) der Osteoblasten. Während einige Faktoren die Proliferation von Vorläuferzellen fordern, stimulieren andere die Funktion (Syntheseleistung) des „reifen" Osteoblasten

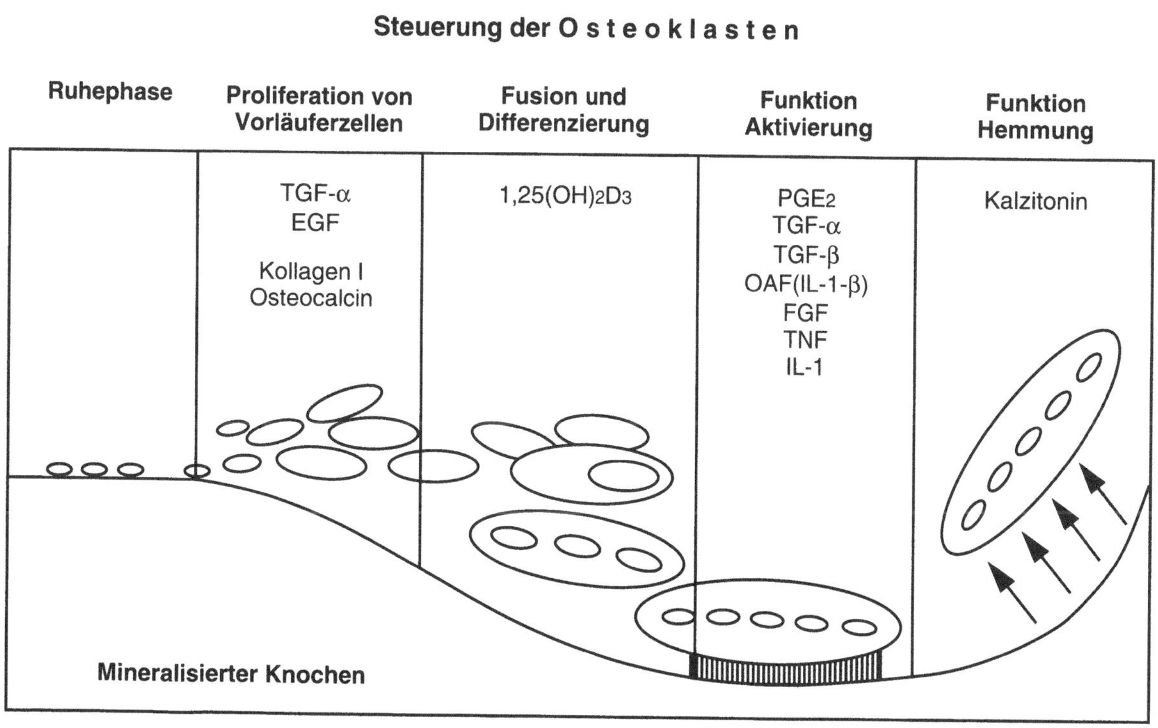

Abb. 14.15. Osteoklastäre Knochenresorptionen: Steuerungsfaktoren, die in verschiedenen Entwicklungsphasen wie der Proliferation, der Fusion einkerniger Vorläuferzellen zu mehrkernigen Riesenzellen und der funktionellen Stimulation angreifen

- Abnahme des Quotienten Kortikalis/Gesamtdurchmesser (Nordin).

Einige Bemerkungen zur Physiologie. Der Knochen ist einem ständigen Umbau unterworfen, der sowohl in der Kortikalis als auch in den Trabekeln stattfindet. Es sind 3 Zellarten an dem Knochenumbau beteiligt:

- *Osteoblasten:* sind für den Aufbau der Knochenmatrix (Mukopolysasaccharide und Kollagen) verantwortlich (Abb. 14.14).
  Aktivierung: Parathormon, Wachstumshormon, lokale Wachstumsfaktoren.
  Hemmung: Glukokortikoide.
- *Osteoklasten:* bauen den Knochen ab (Abb. 14.15).
  Aktivierung: Parathormon, Wachstumshormon, Glukokortikoide.
  Hemmung: Kalzitonin, Östrogene.
- *Osteozyten:* sind für die Aufrechterhaltung der Mineralhomöostase zuständig.

Weitere Faktoren, die den Knochenstoffwechsel beeinflussen, sind in Tabelle 14.8 zusammengefaßt.

Die Ausgangsknochenmasse einer Patientin kann durch die in Abb. 14.16 zusammengestellten Erkrankungen herabgesetzt sein.

Erkrankungshäufigkeit

- Es wird angenommen, daß in den USA, in Europa und in Japan etwa 75 Millionen Menschen an Osteoporose erkrankt sind.
- In Deutschland dürfte die Erkrankungshäufigkeit bei 6 Millionen liegen. Epidemiologische Daten zeigen, daß die Prävalenz von Wirbelkörperfrakturen in Deutschland bei 6,2% (Frauen 7,4%, Männer 5,1%) der über 50jährigen liegt (Scheidt-Nave persönliche Mitteilung 1993).
- 75% aller Unfälle erfolgen im Haushalt (Dambacher 1994, pers. Mitteilung).

Erkrankungsfolgen

- In Deutschland kommt es z. Z. im Jahr zu etwa 68000 Oberschenkelhalsbrüchen (Kunczik u. Ringe, Dtsch. Ärzteblatt 91, 1994, B-854ff).
  - Die medizinischen Kosten dafür belaufen sich schätzungsweise auf rund eine Milliarde DM.
  - Diese Zahlen beziehen sich auf die unmittelbare medizinische Versorgung. Nicht mit einbezogen in diese Kostenrechnung sind die Folgekosten.
- Nach einem Oberschenkelhalsbruch muß sich der Patient mit einer erheblichen Beeinträchtigung abfinden.
  - 50% der Patienten erleiden beträchtliche Funktionseinschränkungen,

Tabelle 14.8. Knochenstoffwechsel: Einfluß verschiedener Faktoren. (Nach Recker 1993)

	Synthese durch Osteoblasten	Vorhanden in der Knochenmatrix	Osteoblastenstimulation			Osteoklastenstimulation			
			Differenzierung	Proliferation	Funktion	Differenzierung	Proliferation	Funktion	Rekrutierung
TGF-β	+	+	+	+	+	−	−		
IGF-I	+	+	+	+	+				
IGF-II	+	+	+	+	+				
FGF	+	+		+	+				
PDGF[a]	+	+		+	+				
BMP	+	+	+	+	+				
β-Mikroglobulin	+		+	+					
PGE						+	+	+	
TNFα	+					+	+	+	+
EGF/TGFα						+	+	+	
MCSF						+	+	+	+
GMCSF						+	+	+	+
IL-1						+	+	+	+
IL-6						+	+	+	+
γ-Interferon						+	+	+	

[a] Indukation der Resorption

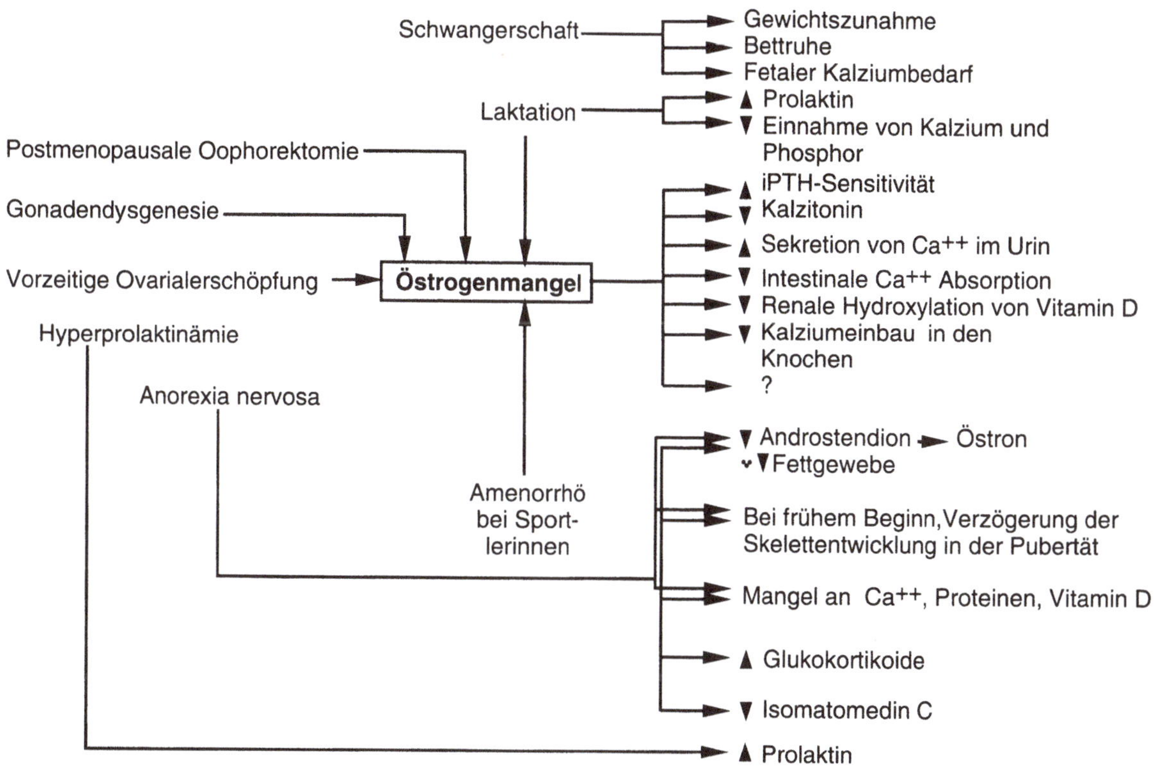

Abb. 14.16. Mögliche Ursachen einer herabgesetzten Knochenmasse während der reproduktiven Phase der Frau. (Nach Lam et al. 1988)

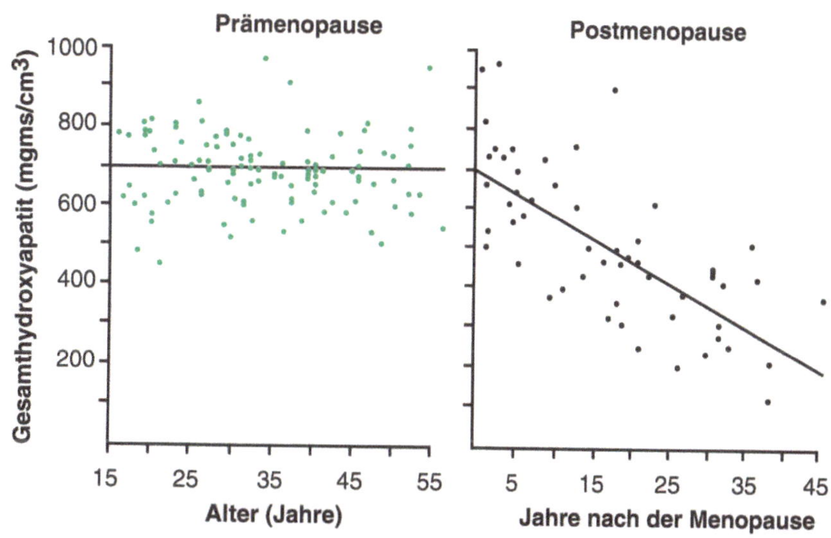

Abb. 14.17. Knochenmineralgehalt bei Frauen, der durch radiodensitometrische Bestimmung vor und nach der natürlichen Menopause bestimmt wurde. Angabe der Werte als Gesamthydroxyapatit (HA) in mg/cm^2. (Nach Meema u. Meema 1976)

- 25 bis 30% sind auf Fremdhilfe angewiesen.
- Pflegebedürfig, und zwar ständig pflegebedürftig sind 15 bis 20% der Patienten mit Oberschenkelhalsbrüchen.
- An den Folgen eines Oberschenkelhalsbruches sterben im Verlauf des ersten Jahres ungefähr 12 bis 20% der Patienten.

- 30% der Patientinnen mit Wirbelsäulenosteoporose benötigen bei alltäglichen Verrichtungen Hilfe.
- Die Folgekosten der Osteoporose werden in der Bundesrepublik auf 1 Milliarde DM pro Jahr geschätzt.

Osteoporose ist eine Massenkrankheit, die große medizinische und volkswirtschaftliche Bedeutung hat und daher zunehmendes Interesse in der Fachwelt sowie in der Öffentlichkeit findet.

Knochenmassenverlust

- Die Abnahme der Knochendichte ist deutlich abhängig vom Zeitpunkt des Abfalls der ovariellen Hormone. Wenige Jahre nach dem Erlöschen der Eierstockfunktion beginnt bereits der vermehrte Knochenmassenverlust (Abb. 14.17).
- *Prämenopause:* In den ersten 3 Lebensjahrzehnten wird unter günstigen Bedingungen optimal Knochenmasse aufgebaut. Danach kann bereits ein allmählicher Abfall der Knochenmasse (ca. 0,5% pro Jahr) eintreten.
- *Postmenopause:* Mit dem Beginn der Menopause und dem starken Abfall der Östrogene kann als Folge ein beschleunigter Abbau der Skelettmasse eintreten, der Knochenmasseverlust beträgt in dieser Zeit durchschnittlich ca. 2% pro Jahr.
- Wie neue Verfahren der Knochendichtemessung zeigen konnten, können in einem Jahr Knochenmassenverluste auch wesentlich höher sein, d. h. in Einzelfällen über 5% pro Jahr (Fast looser). (Dambacher u. Rüegsegger 1985). Ab einem Knochenmasseverlust von 3,5%/Jahr des kortikalen Knochens spricht man von sog. „fast loosern" (Dambacher 1994, pers. Mitteilung); zusammen mit der Gesamtknochenmasse (d. h. Osteoporosestatus) ist die Differenzierung „fast" versus „slow loosers" wichtig für die Therapie.
- Einige Jahre (individuell unterschiedlich) nach der Menopause tritt gewöhnlich ein langsamerer Knochenabbau ein (Slow looser). Ob innerhalb von 10–15 Jahren das Risiko einer Frakturneigung erreicht wird, hängt wesentlich ab von der Knochenausgangssituation und vom Ausmaß und der Dauer des schnellen Knochenmasseverlustes.
- *Frakturrisiko:* Das gehäufte Auftreten von Knochenbrüchen bei Frauen in der Postmenopause geht parallel mit der Abnahme des Knochenmineralgehaltes, der bei Frauen früher und deutlicher abfällt als bei den Männern (Abb. 14.18).

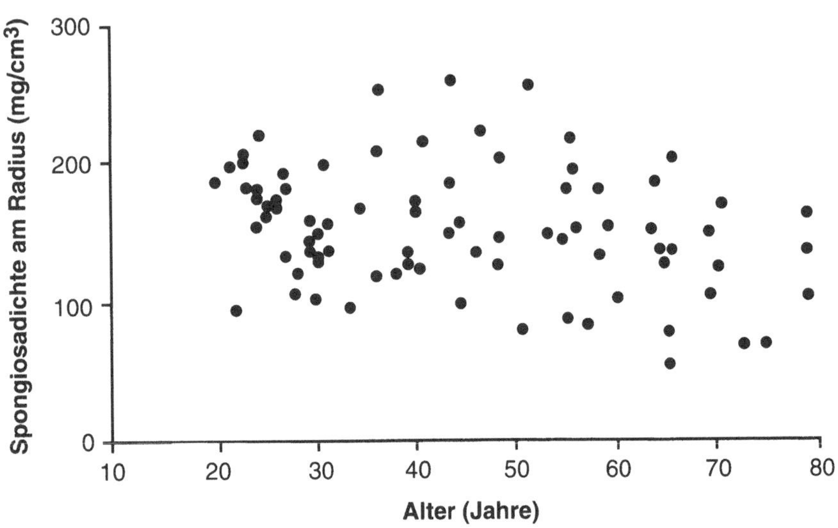

Abb. 14.18. Knochendichte bei gesunden Frauen gemessen mittels peripherer quantitativer Computertomographie (Stratec) im Rahmen einer europäischen Bevölkerungsuntersuchung. Der physiologische Knochenmassenverlust beträgt bei Frauen 0,85% pro Jahr, bei den Männern aus der selben Studie 0,59%/Jahr. (Nach Butz u. Wüster 1993)

Risikofaktoren und Pathogenese

Unterschiedliche Risikofaktoren und eine verschiedenartige Pathogenese sind an der Entstehung einer Osteoporose beteiligt.

Multifaktorielles Geschehen

- Erbfaktoren (Mutter bzw. Großmutter mit Osteoporose) und Alter bestimmen wesentlich die Skelettmasse.
- Sexual-, Wachstums- und Schilddrüsenhormone, Glukokortikoide und andere Faktoren (z. B. Vitamine, Wachstumsfaktoren, andere Hormone).

Ernährung

- wie z. B. nutritive Kalziummangelversorgung und allgemeine Unterernährung,
- ungenügender Knochenaufbau durch Kalzium- oder Hormonmangel in der Pubertät und Adoleszenz.

Lebensgewohnheiten und andere Faktoren

- Nikotin- und Alkoholabusus,
- Krankheitsprozesse (z. B. Entzündungen),
- eingeschränkte Mobilität,
- körperliche Inaktivität,
- übertriebene sportliche Aktivität mit der Folge der Spätmenarche und sekundären Amenorrhö, als Ausdruck eines chronischen Östrogenmangels, kann die Knochenmasse reduzieren (Warren et al. 1986).

Östrogen-/Gestagenmangel

- Peri- und postmenopausaler Östrogenmangel,
- späte Menarche, frühe Menopause, Ovariektomie und Phasen der Amenorrhö.

Östrogene

- Klinische Hinweise, daß Östrogene für den Erhalt des Knochens in der Postmenopause wichtig sind, liegen seit den 70er Jahren vor. (Abb. 14.19) (Christiansen et al. 1981). Eriksen

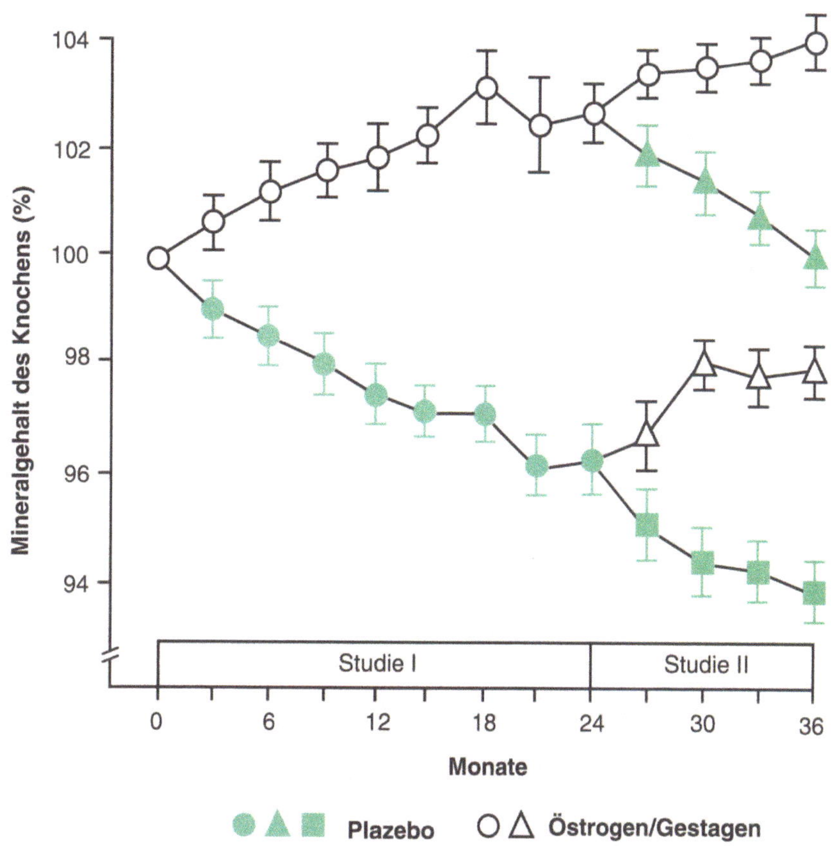

Abb. 14.19. Mineralgehalt des Knochens (%) unter Therapie mit einem Östrogen-Gestagen-Gemisch (12 Tage jeweils 4 mg Östradiol, 2 mg Östriol; 10 Tage jeweils 4 mg Östradiol, 2 mg Östriol, 1 mg Norethisteronacetat; 6 Tage jeweils 1 mg Östradiol, 0,5 mg Östriol) bzw. einem Plazebo in 2 Studienphasen, wobei eine Studiengruppe randomisiert mit dem Hormonpräparat, die andere mit Plazebo behandelt wurde; nach 24 Monaten Umsetzen der Therapie. (Christiansen et al. 1981)

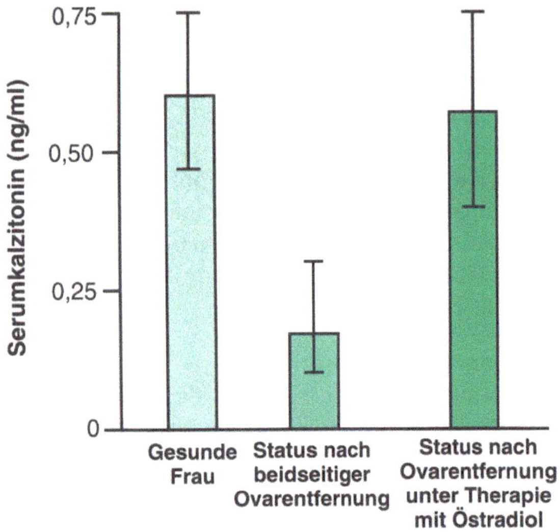

Abb. 14.20. Serumkalzitoninspiegel bei Frauen in der Prämenopause. (Dequeker et al. 1973)

et al. (1988) konnten Östrogenrezeptoren an Osteoblasten nachweisen.
- Siehe auch Kap. 1.
- Unter der Östrogensubstitutionstherapie nimmt erst nach 6 Jahren das Frakturrisiko ab (Ringe 1993).

Sekundäre Osteoporose bei spezifischen Erkrankungen

- Hyperthyreose,
- Hyperkortisolismus,
- einheimische Sprue,
- entzündlich rheumatische Gelenkkrankheiten,
- hämatologische Systemkrankheiten,
- Hypogonadismus,
- Zustand nach Darmoperation,
- Mastozytose,
- Hypophosphatasie (angeborener Mangel an alkalischer Phosphatase)

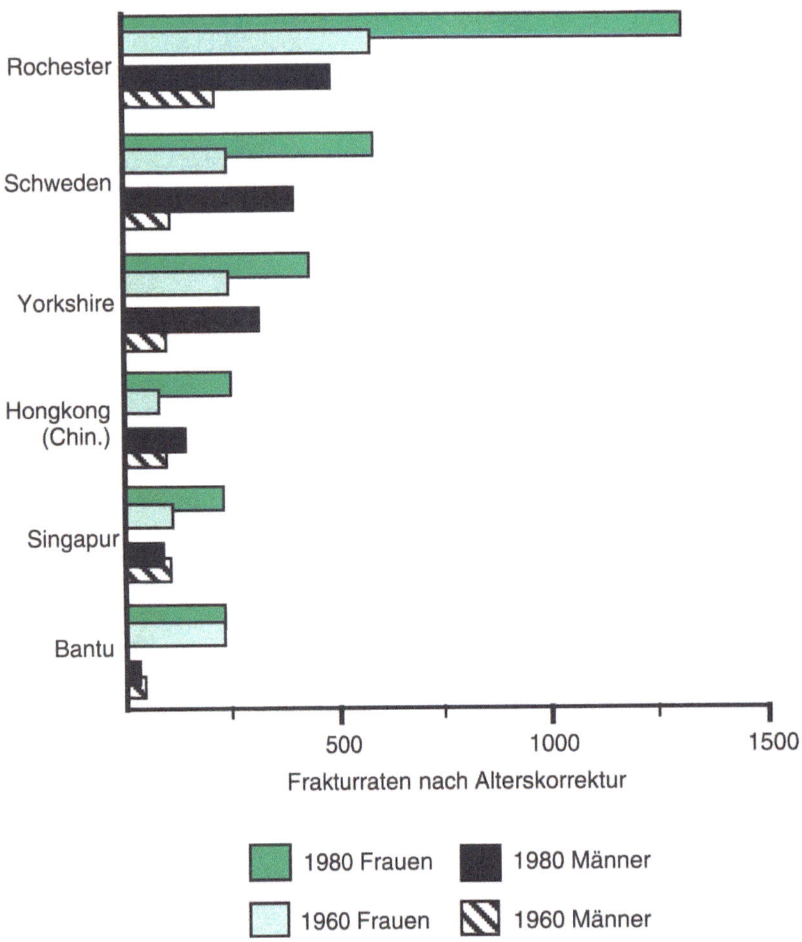

Abb. 14.21. Frakturraten des Oberschenkelhalses (nach Alterskorrektur) in verschiedenen geographischen Regionen. Zwischen 1960 und 1980 ist es zu einer deutlichen Zunahme der Inzidenz von Schenkelhalsfrakturen in allen Regionen der Erde gekommen. (Nach Lau 1993)

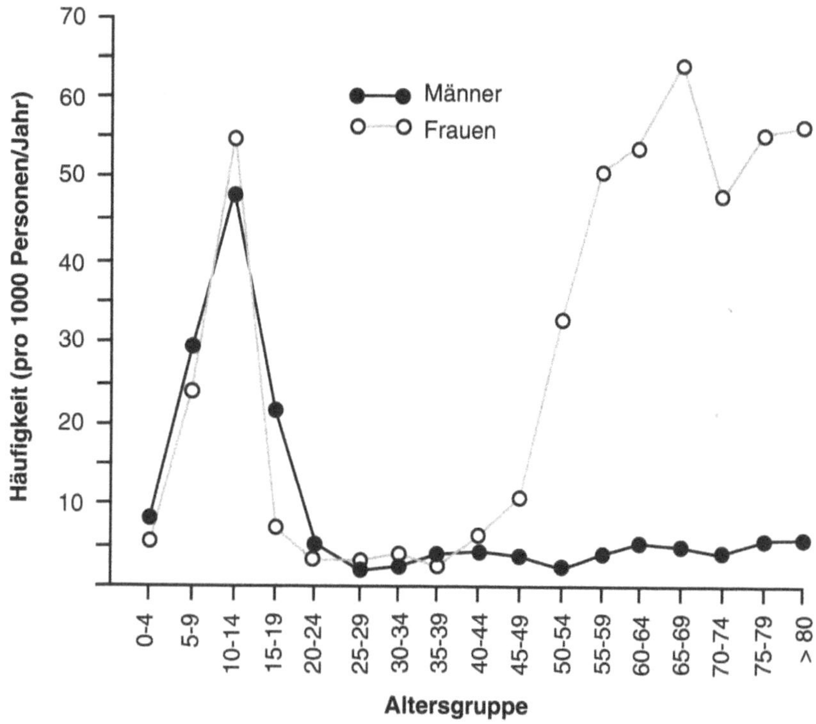

Abb. 14.22. Frakturen des Vorderarms bei 10 000 Personen in Malmö. Nach dem 50. Lebensjahr tritt kein signifikanter Anstieg bei Männern, aber ein 10facher Anstieg bei Frauen auf. (Nach Alffram u. Bauer 1962)

Kalzitonin

- Durch Östrogenmangel sinkt der Serumkalzitoninspiegel; es kommt zu einer Störung im Kalziummetabolismus.
- Nach beidseitiger Ovariektomie fallen die Serumkalzitoninspiegel stark ab und führen dadurch ebenfalls zu einer negativen Kalzium- und Skelettbilanz.
- Dieser Kalzitoninabfall läßt sich durch Östrogensubstitution rückgängig machen wie die Abb. 14.20 zeigt.
- Bei akuter schmerzhafter Osteoporose: Kalzitonintherapie.

Klinisches Vorgehen bei Verdacht auf Osteoporose

Anamnese

- *Beschwerden:* Art, Intensität, Dauer und Lokalisation von Rückenbeschwerden sowie zeitlicher Verlauf; Bewegungseinschränkung, Hilfe- oder Pflegebedürftigkeit; extravertebrale Schmerzlokalisationen.
- *Frakturen:* Wirbelfrakturen; Rippen-, Radius- und Oberschenkelfrakturen; Totalendoprothese; jeweils adäquates oder inadäquates Trauma und Art der Versorgung.
- *Klinische Beschwerden*
  - Frauen mit Wirbelkörperfrakturen klagen über chronische Schmerzen im Rücken und in den Extremitäten.
  - Als Spätfolge kommt es zu dem typischen Kleinerwerden (> 5 cm gegenüber Paßgröße) mit Kyphose und nicht selten zu spontanen Frakturen.
  - Die Häufigkeit von Unterarm- und Oberschenkelhalsfrakturen nimmt bei Frauen nach dem Klimakterium deutlich zu (Abb. 14.21 u. 14.22).
- *Körperstatur:* Größenabnahme, Deformitäten.
- *Familie:* Gehäufte Frakturen oder Rundrücken im Alter bei direkten Verwandten.
- *Risikofaktoren:*
  Längerfristige Immobilisation;
- bestimmte Diäten: Mangel an Milch und Milchprodukten; Protein, Phosphat, Ballaststoffen;
- Alkohol, Nikotin, Koffein,
- Östrogenmangelzustände wie oben erwähnt.
- *Bekannte Vorerkrankungen:*
  u. a. Nephrolithiasis, Niereninsuffizienz; Magen-Darm-Operationen, Sprue, chronische Pan-

Tabelle 14.9. Laborscreening bei Verdacht auf eine Osteoporose. (Nach Wüster 1992)

Routine	Bei klinischem Verdacht
BKS	LH, FSH, Testosteron (weiblich), 17-β-E2 (männlich)
Kleines Blutbild	T3, T4, TSH
Kalzium, Phosphat	Intaktparathormon
Kreatinin	Dexamethasonhemmtest
Transaminase, alkalische Phosphatase, γ-GT	Xylose-, Laktosetoleranztest
Albumin, Eiweißelektrophorese (Immunelektrophorese)	25-OH-D3 Bence-Jones-Protein im Urin

kreatitis, Morbus Crohn, Leberzirrhose; Hyperthyreose; Morbus Cushing, Diabetes mellitus; Karzinome.

– *Hinweise auf okkulte Grunderkrankungen:* u. a. Polyurie, chronische Diarrhö (Stuhlhäufigkeit- und Konsistenz); Gewichtsverhalten, schlechtes Allgemeinbefinden; Tachykardien, Schwitzen; bei Männern Impotenz, bei Frauen Zyklusanamnese,
– *Therapeutika:* Kortikoide, Heparin, Cyclosperin A, GnRH-Analoga.

Diagnostik zur Risikoeinschätzung

– Die Risikoerkennung der Osteoporose ist letztlich schwierig; etwa 7–8% aller Frauen entwickeln in Deutschland in der Postmenopause eine manifeste Osteoporose.
– Da verläßliche epidemiologische Ergebnisse aus prospektiven Studien fehlen, ist es auch aufgrund der Anamnese, der klinischen sowie der biochemischen Parameter schwierig, den tatsächlichen Prozentsatz der osteoporosegefährdeten Frauen in der Postmenopause zu ermitteln.
– Zur Risikodiagnostik können die im folgenden aufgeschlüsselten vordiagnostischen Maßnahmen sowie die Knochendichtemessung hinzugezogen werden.

Labordiagnostik. Die Labordiagnostik bei manifester Osteoporose teilt sich im wesentlichen in 3 Schritte auf:

1. Ein Routinelabor sollte zur Differentialdiagnostik und zum Ausschluß der wichtigsten sekundären Ursachen in jedem Fall durchgeführt werden (Tabelle 14.9).
2. Bei klinischem Verdacht erfolgt eine umfangreichere endokrinologische Diagnostik (Tabelle 14.9).
3. Zur Klassifizierung je nach Höhe des Knochenumsatzes stehen verschiedene „Knochenmar-

Tabelle 14.10. Biochemische Marker zur Beurteilung des Knochenstoffwechsels (*CM* Colorimetrischer Assay, *S* Serum, *U* Urin). (Nach Seibel et al. 1992)

Parameter	Methode	Material	Spezifität	Hauptquelle
Knochenaufbau				
Gesamt-alkalische Phosphatase	CM, RIA	S	+	Leber, Knochen
Knochen-Alkalische Phosphatase	CM, IRMA	S	+++	Knochen (Osteoblasten)
Osteocalcin	RIA	S	+++	Knochen (Osteoblasten)
Carboxy-terminalse Prokollagen-I-Propeptid	RIA	S	+	Knochen (Osteoblasten) Haut (Fibroblasten)
Osteonectin	RIA	S		Knochen (Osteoblasten) Blut (Thrombozyten)
Knochenabbau				
Tartrat-resistente Saure Phosphatase	CM	S/P	++	Knochen (Osteoklasten)
Hydroxyprolin	CM, HPLC	U	(+)	Kollagen (Bindegewebe)
Hydroxy-Lysin-Glykoside	HPLC	U	(+)	Kollagen (Bindegewebe)
Pyridinolin	HPLC, ELISA	U	++	Kollagen (Knochen, Knorpel)
Desoxypyridinolin	HPLC	U	+++	Kollagen (Knochen, Dentin)
Carboxyterminales Kollagen-Typ-I-Crosslink-Telopeptid	RIA	S	?	Kollagen
Aminoterminales Kollagen-Typ-I-Crosslink-Telopeptid	ELISA	U	?	Kollagen

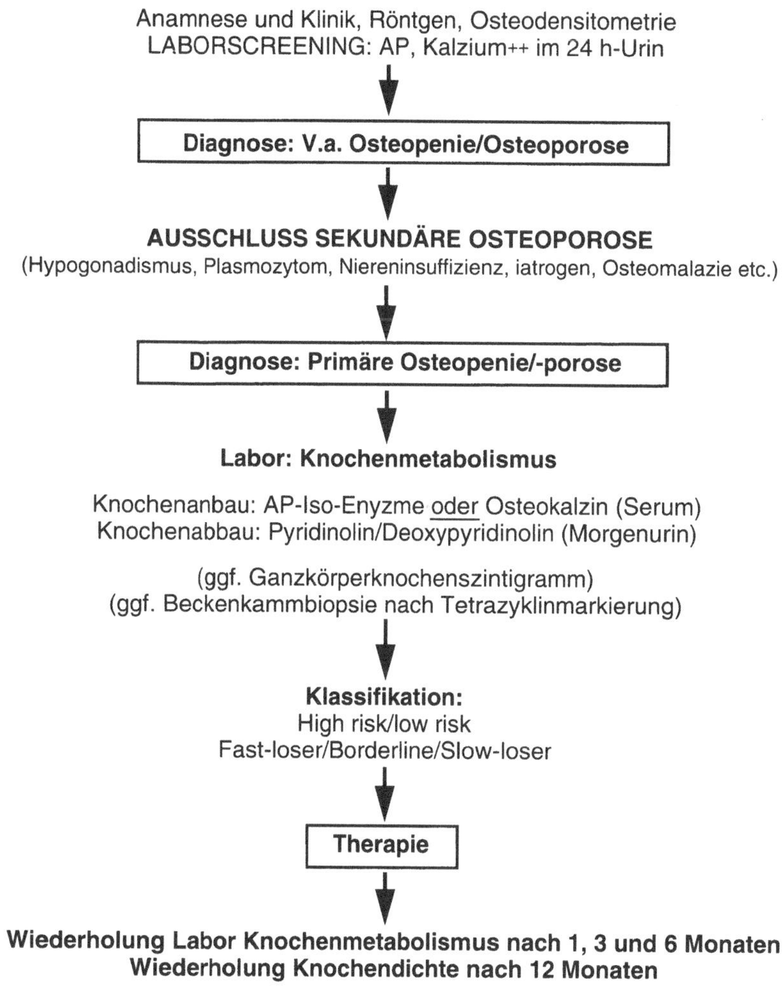

Abb. 14.23. Flußschema zur Abklärung der Osteoporose. (Nach Seibel et al. 1992)

ker" auf der Knochenaufbauseite und Knochenabbauseite zur Verfügung. Am häufigsten werden das Serumosteokalzin (Aufbau) und die Urin-Pyridinolin-Crosslinks (Abbau) bestimmt. Zur Differentialdiagnostik können diese Parameter noch nicht eingesetzt werden, sie haben möglicherweise aber einen Platz in der Therapiekontrolle von Knochenstoffwechselerkrankungen (Seibel et al. 1992).

Eine Übersicht der biochemischen Marker zur Beurteilung des Knochenstoffwechsels enthält Tabelle 14.10.

Die schematische Abklärung bei Patientinnen mit Osteoporose kann nach dem in Abb. 14.23 dargestellten Flußdiagramm vorgenommen werden.

Weibliche Sexualhormone

Serumöstradiolspiegel:

- In Verbindung mit dem FSH-Wert ist der Serumöstradiolspiegel zur Beurteilung der Ovarialfunktion am einfachsten zu beurteilen.
- *Serumöstradiol < 40 pg/ml, gleichzeitig hohes FSH:* Hormonsubstitution empfohlen.
- *Serumöstradiol > 40 pg/ml, FSH normal:* Ausreichende Ovarialfunktion.
- *Serumöstradiol unter Hormontherapie:*
  - Ein Vergleich des Serumöstradiolspiegels unter unterschiedlichen Therapieschemata in der Postmenopause im Vergleich zum prämenopausalen Östradiolspiegel gibt Abbildung 14.24.
  - Bei Östradiolpräparaten kann der Serumöstradiolspiegel zur Beurteilung der Compliance bestimmt werden.

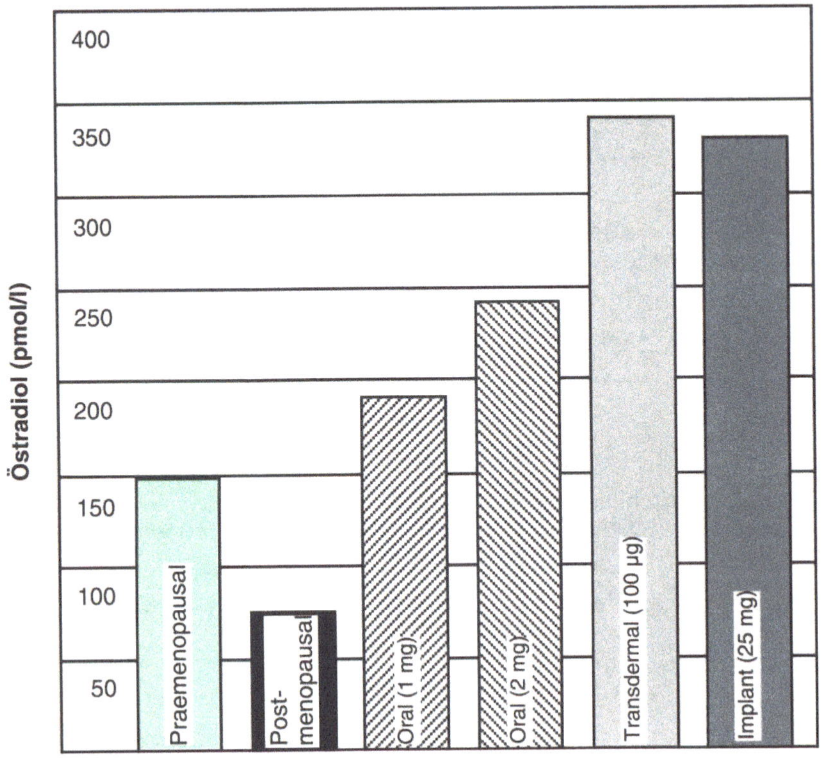

Abb 14.24. Vergleich prä- und postmenopausaler mittlerer Östradiolspiegel mit denjenigen unter verschiedenen Therapieschemata. Die Abbildung zeigt die Plasmaöstradiolspiegel bei menstruierenden prämenopausalen Frauen und den Abfall bei postmenopausalen Frauen. Diese Behandlungsschemata und -dosen werden verglichen mit den endogenen Östradiolspiegeln, der Gabe von 1 und 2 mg täglich, und der transdermalen Gabe von 10 µg täglich und einem Implantat mit 25 mg 6monatlich. (Nach Owen et al. 1989)

  - Inwieweit eine quantitative Beurteilung möglich ist, hängt von der Applikationsform (z. B. oral, trans- oder subdermal) des entsprechenden Präparats, dem Einnahmezeitpunkt (z. B. Tabeletten) oder Applikationszeitpunkt (z. B. Hormonpflaster) und dem Abnahmezeitpunkt der Blutprobe ab.
  - Beim Vergleich der Östradiolbestimmungsmethoden im Serum zeigen sich erhebliche Unterschiede in der quantitativen Messung von Serumöstradiol.
    Estradiolspiegel zwischen 50–200 pg/ml sprechen für ausreichende Substitution. Bei Anwendung von Hormonpflastern (z. B. Estraderm TTS) können die E_2-Spiegel im unteren Normbereich liegen.
- Laboruntersuchungen dienen auch zur Differentialdiagnostik der Osteoporose.
- *Spezielle Labordiagnostik zur Differentialdiagnostik*
  - *Plasmozytom:* BSG, Blutbild und Elektrophorese, ggf. die Immunelektrophorese.
  - *Metabolisch/endokrine Osteopathien:* Kalzium, Phosphor, alkalische Phosphatase.
  - *Schilddrüsenfunktionsstörungen:* Schilddrüsenhormonwerte.
  - *Kortikoidtherapie:* Kortisol unter Suppressionsbedingungen und andere Parameter je nach Situation.

Knochendichtemessung

Hierzu stehen 2 verschiedene radiologische Verfahren zur Verfügung: die absorptiometrischen oder Durchstrahlverfahren und die computertomographischen Verfahren. Die Absorptiometrieverfahren sind in Kap. 2, Band 2 beschrieben. Dabei ist das Meßprinzip bei allen gleich: Ein Körper wird durchstrahlt, die nicht absorbierte Strahlung wird auf der anderen Seite gemessen. Die Grundlagen für diese Messung reichen schon lange zurück (Krokowsky et al. 1974). Die konventionelle Radiologie ist zwar unerläßlich zur Strukturbeurteilung des Knochens, von der wie oben bemerkt, ja auch das Frakturrisiko abhängt. Eine Veränderung des

Knochenmineralgehaltes wird allerdings erst erkannt, wenn dieser mindestens 30% abgenommen hat (Heuck et al. 1989). Die absorptiometrischen Methoden erfassen am Unterarm lediglich einen Hydroxylapatitlängenwert in g/cm und an der Wirbelsäule und am Schenkelhals einen Hydroxylapatitflächenwert in g/cm^2. Einzelne Autoren fordern die Angabe der Knochendichte als Volumenwert in g/cm^3 (Banzer et al. 1979; Reiners 1991). Diese Volumendichtebestimmung ist inzwischen mit den absorptiometrischen Methoden unter Verwendung einer p.a. und Lateralmessung der Wirbelsäule mittels Dual-Röntgen-Absorptiometrie möglich (Von Stetten et al. 1991). Ob hiermit eine höhere Sensitivität bei der Erfassung von Kranken erreicht wird und ob die Spezifität ausreicht, ist noch nicht geklärt. Bisherige Studien bezüglich des Frakturrisikos unter Verwendung des Volumenwertes, haben keine höhere Sensitivität als die absorptiometrischen Verfahren gezeigt (McBroon et al. 1985). Wichtig ist aber bei der Durchführung von Absorptiometriemessungen, daß die Dimension des Meßwertes eindeutig angegeben wird (Reiners 1991). Wegen der in der Vergangenheit häufig problematischen Kalibrierung der unterschiedlichen Meßverfahren, können Normwerte nicht unkritisch aus der Literatur und vom Gerätehersteller übernommen werden. Hinzu kommen auch noch ethnische Unterschiede der Knochenmasse und Geometrie. Die Grundlage der Doppelstrahl-Absorptiometrie-Methoden ist das unterschiedliche Absorptionsverhalten von Knochen, Muskel, Wasser und Fett bei verschiedenen energetischen Strahlungen (Kampke et al. 1982).

Bei der Unterarmmessung mittels Absorptiometrie wird an der proximalen Meßstelle lediglich kortikaler Knochen erfaßt, bei der distalen oder ultradistalen Meßstelle ca. 25% trabekulärer Knochen. Dieselbe Methode wurde früher auch an anderen Knochen z.B. Finger eingesetzt, was sich aber nicht durchgesetzt hat. Die neueren computertomographischen Meßtechniken werden weiter unten besprochen.

Die Methode der Wahl bei den absorptiometrischen Verfahren ist heute das Verfahren der Dual-Röntgen-Absorptiometrie (DXA), einer Weiterentwicklung der Dualphotonenabsorptiometrie (DPA). Hiermit kann die Wirbelsäule, der Ganzkörper, Schenkelhhals, Radius, Kalkaneus und im Prinzip jeder Knochen gemessen werden. Standardisiert sind die Messung p.a. und lateral an der Wirbelsäule, sowie die Schenkelhälse und zum Teil die Ganzkörpermessung. Durch Verwendung der Röntgenröhre bei der DXA, anstelle des Gadolinium-135 bei der DPA, können die Meßzeiten deutlich verkürzt werden, die Präzision und die Genauigkeit steigen. Die Reproduzierbarkeit ist deutlich höher (Wüster et al. 1992).

Tabelle 14.11. Strahlenbelastung bei Knochendichtemessung. (Nach Kalender 1991)

	Effektive Strahlendosis in µSi (organbezogen)
DXA-Methode (a.p. oder lateral)	1
Low-dose-QCT (scout + 3 Sch.)	60
S/DEQCT	300
1 seitliche Röntgenaufnahme	700
Flug London-Chicago und zurück	100
Jährliche natürliche Umweltbelastung	2400

Die quantitative Computertomographie kann am Ganzkörper mittels Einstrahlenenergietechnik (SEQCT) bzw. Zweistrahlenenergietechnik (DEQCT) durchgeführt werden. Es werden mit dem Patienten zusammen Eichstandards aus Kunststoff, die mit K2HPO4 gefüllt sind, mitgemessen. Die Computertomographiewerte werden in Houndsfield-Einheiten angegeben und lassen sich durch die mitgemessenen Eichstandards auf Hydroxylapatitäquivalente umrechnen. Die Messung wird üblicherweise zwischen Th 12 und L 3 durchgeführt. Es wird zunächst eine Übersichtsaufnahme der lateralen Wirbelsäule angefertigt und dann einzelne sagittale Schichten durch jeden Wirbel (meist LWK 2–4). Anschließend können trabekulärer und kortikaler Knochen separat ausgewertet werden. Bei der SEQCT spielt ein Fettfehler noch eine Rolle, der bei der DPA und DXA weniger ins Gewicht fällt. Bei der DEQCT spielt dies keine wesentliche Rolle, wobei neuerdings eine sogenannte Niedrigenergie-QCT angewendet wird (Kalender, persönliche Mitteilung), bei der, zusätzlich zu dem vernachlässigbaren Fettfehler, auch eine deutlich niedrigere Strahlenbelastung entsteht (Tabelle 14.11). Eine weitere Beeinträchtigung der QCT ist die eingeschränkte Reproduzierbarkeit, vor allem durch Repositionierungsfehler und gerät-spezifische Effekte.

Neuerdings werden auch QCT-Messungen am Unterarm durchgeführt (Dambacher et al. 1986; Dambacher u. Rüegsegger 1985; Reiners 1991; Rüegsegger et al. 1991a). Die neuesten Entwicklungen

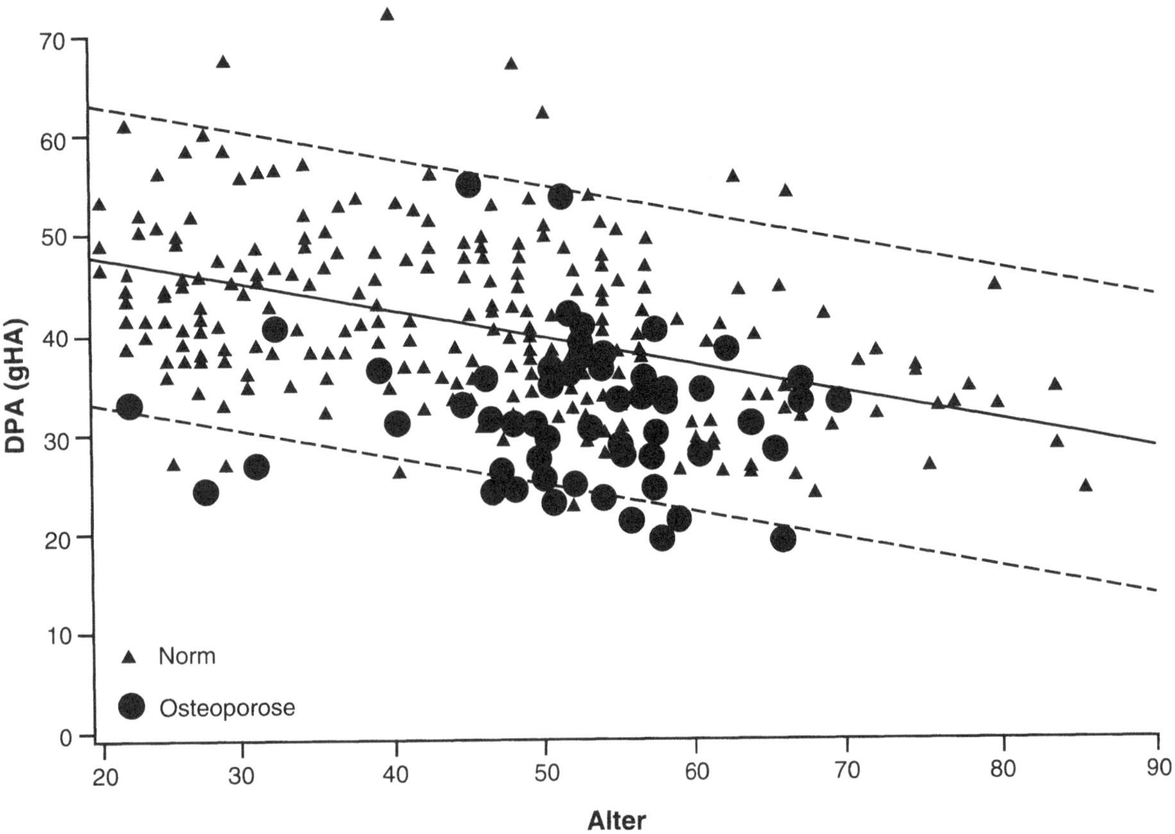

Abb. 14.25. Knochendichte bestimmt durch Dual-Photonen-Absorptionsmessung der Wirbelsäule in Höhe von L2-L4 (g/cm2) (korrigiert nach Körpergröße) bei 346 gesunden Frauen (▲) und 58 Patientinnen mit etablierter primärer Osteoporose (●). Bei Patientinnen mit Osteoporose wurde die ursprüngliche Körpergröße verwendet (nach Wüster et al. 1990)

dieser Geräte lassen eine Strukturbeurteilung des trabekulären Knochens im dreidimensionalen Raum zu (Rüegsegger et al. 1991 b). Eine weite Verbreitung finden ähnliche Geräte aus der Würzburger Arbeitsgruppe (Schneider et al. 1985, 1988; Schneider u. Börner 1990, 1991). Der praktische Nutzen dieser Geräte steht z.Z. noch am Beginn. Eine Studie von Felsenberg, Berlin, zeigte eine Spezifität der pQCT bei der Erfassung von Patienten mit manifester Osteoporose von 38% bei einer Sensitivität von 90% gegenüber einer Spezifität von 70% der QCT an der LWS und von 75% der DXA an der LWS bei identischer Sensitivität (Felsenberg 1991). Inzwischen wurde eindeutig gezeigt, daß die diskrepanten Befunde bei der pQCT durch unterschiedliche Referenzkollektive bedingt sind (Butz et al. 1993).

Die Messung der Knochendichte mittels Ultraschall wird gerade erst erprobt. Dies gilt ebenfalls für die NMR-Spektroskopie.

Wenn die Wertigkeit verschiedener Geräte miteinander verglichen wird, so gibt es für jede Methovorhersage eingesetzt werden. Keine der Methoden ist bezüglich der Sensitivitätserfassung kranker Patienten den anderen entscheidend überlegen (Ott et al. 1987). Die wichtigste Aussage einer Knochendichtemessung ist die Vorhersage von Wirbelkörperfrakturen (Wasnich et al. 1985). Auch das Risiko, eine Schenkelhalsfraktur zu erleiden, kann durch Knochendichtemessungen vorhergesagt werden; untersucht wurde hierzu die Knochendichte am Kalkaneus von 9703 Frauen jenseits des 65. Lebensjahres (Cummings et al. 1990).

Für den einzelnen Patienten muß abschließend betont werden, daß mittels einer Knochendichtemessung keine Diagnose einer Osteoporose gestellt werden kann. Es kann lediglich das Risiko ermittelt werden, mit dem der Patient im verbleibenden Lebenszeitraum eine Fraktur erleiden kann. Dies zeigten Messungen von Patientinnen mit manifester Osteoporose und Wirbelkörperfrakturen im Vergleich zu einem Referenzkollektiv (Wüster et al. 1990) (Abb. 14.25).

Tabelle 14.12. Vergleich von Methoden zur Knochendichtemessung. (*SPA* Singlephotonenabsorptionsmessung, *DPA* Dualphotonenabsorptionsmessung, *DXA* Dual-Energy-X-Ray-Absorptionsmessung (Röntgenquelle), *QCT* Quantitative Computertomographie, *500 = 100 rem)

Methode	Meßort	Präzision (%)	Zeitaufwand (min)
SPA	Radius	1–2	10–20
DPA	WS	2–4	20
	Femur	4	
DXA	WS	0,5–1,2	8
	Femur		
QCT:			
SEQCT	WS	1–3	15
DEQCT		3–5	
QCT peripher	Radius	0,5–0,7	8–12

Die Tabelle 14.12 zeigt einen Vergleich der verschiedenen Methoden zur Knochendichtemessung.

Verhütung der Osteoporose und deren Folgen

Therapie

- Für die Therapie bei Osteoporose ist wichtig: eine ausführliche Anamnese, eine sorgfältige körperliche Untersuchung sowie die Überprüfung der hormonellen Situation.
- Zur Prävention der Osteoporose sind in erster Linie Östrogen-/Gestagenkombinationen von Bedeutung.
- Die manifeste Osteoporose sollte gemeinsam mit dem Internisten behandelt werden.
- Hier kommen Behandlungen mit Kalzium, Kalzitonin, Vitamin-D-Hormonen, Biphosphonaten, Fluoriden und Anabolika in Frage. Solche Behandlungen sind mit Östrogen-/Gestagenbehandlungen günstig zu kombinieren.

Hormontherapie

Östrogendosen zur Verhütung und zur Therapie von Osteoporose (tgl. Dosis in mg, nach Strecker u. Lauritzen, 1992:

- Östradiolvalerat 2,0 mg
- Konjugierte Östrogene 0,625–1,25 mg
- Ethinylestradiol 0,02 mg (zum Vergleich)
- Mikronisiertes 17-β-Estradiol 2,0 mg
- Estraderm TTS 50/100 Pflaster (2x/Woche) (50–100 μg/Tag)

- Östrogen-/Gestagensubstitution als Standard.
- Gestagene wirken am Knochen synergistisch, d. h. sie haben einen knochenprotektiven Effekt (Schneider u. Dören 1993).
- Durch eine frühzeitige Östrogen-Gestagen-Behandlung in geeigneter Dosierung läßt sich nach der Menopause die Knochensubstanz noch vermehren. Bereits Dosen von 0,625 mg konjugierter Östrogene stabilisieren die Knochensubstanz (Abb. 14.26), wie auch bereits Dosen von 0,5 mg mikronisiertes Östradiol pro Tag (Ettinger et al. 1992).

Gestagene

- Gestagene werden sequentiell oder kontinuierlich gegeben.
- Ob dies bei hysterektomierten Frauen angezeigt ist, kann noch nicht endgültig entschieden werden (ist individuell festzulegen).

Kalzium. Die Sicherstellung des nutritiven Kalziumbedarfs (1–1,5 g/Tag) und gezielte körperliche Aktivitäten in jedem Alter fördern Aufbau und Erhalt der Knochenmasse.

Sport. Dabei bewirken körperliche Belastung und sportliche Betätigung nicht nur eine objektiv meßbare Zunahme der Knochendichte, sondern mindern das Risiko frakturverursachender Stürze durch Steigerung der Reaktionsgeschwindigkeit z. B. bei Gangunsicherheiten.

Vermeidung von Risikofaktoren für Frakturen

- Sehstörungen (Übersehen von Hindernissen), Medikamente, die die Reaktionsfähigkeit herabsetzen, und Neigung zu Synkopen aus anderen Ursachen steigern das Frakturrisiko.
- Eine konsequente Behandlung von Osteoporose verursachenden Krankheiten sowie eine sorgfältige Indikationsstellung bei Osteoporose verursachenden Medikamenten und im Einzelfall eine begleitende Pharmakotherapie, beugen der Entstehung sekundärer Osteoporosen vor.

Weitere Maßnahmen (unter internistischer und orthopädischer Überwachung

- Eine konsequente Schmerztherapie ist die Voraussetzung für die dringend indizierte Mobilisierung.
- Das therapeutische Programm umfaßt: systemisch und lokal angewandte Analgetika/Antiphlogistika, lokale Injektionsbehandlung, Krankengymnastik, lokale Wärme- und Kälte-

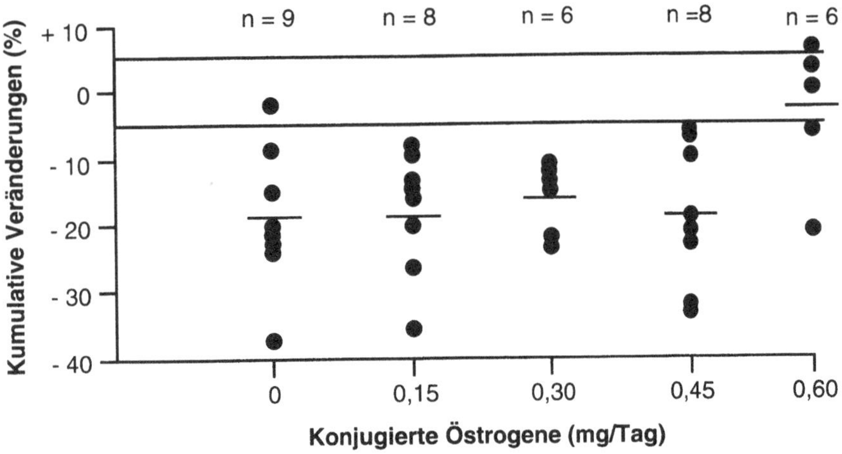

Abb. 14.26. Östrogenabhängige Veränderung der vertebralen Spongiosa (quantitative Computertomographie) bei einzelnen Patientinnen über 24 Monate. Der schraffierte Bezirk entspricht einem Normalbereich ohne Veränderungen (2fache Standardabweichung). (Gordan 1984)

anwendungen, Massagen, Elektrotherapie und Orthesenversorgung.

- In der akuten Phase nach frischer Fraktur gehört Krankengymnastik, sowohl im Wasser als auch im Trockenen, zur Behandlung.

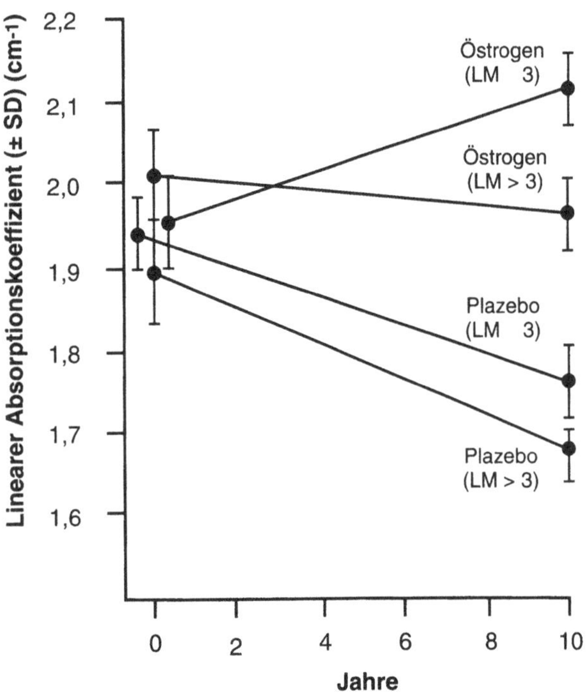

Abb. 14.27. Knochendichte der Mittelhand bei Frauen mit und ohne Östrogenbehandlung in der Postmenopause. Die behandelten Kollektive erhielten 2,5 mg konjugierte Östrogene pro Tag und unterschieden sich im Behandlungsbeginn (Nachtigall et al. 1979). LM ≤ 3: Letzte Menstruation liegt weniger als 3 Jahre zurück.

- Eine ausschließlich medikamentöse Behandlung der Osteoporose ist unzureichend.
- Die Arbeit qualifizierter Selbsthilfegruppen verdient Unterstützung und ist von besonderer Bedeutung.

Patientenauswahl. Zur Zeit werden in der Bundesrepublik Deutschland ca. 20% aller Frauen in der Postmenopause mit Östrogen-Gestagen-Gemischen behandelt.

- Hinsichtlich der Prophylaxe kardiovaskulärer Erkrankungen erscheint es sinnvoll, alle Frauen in der Postmenopause einer Hormonbehandlung zuzuführen.
- Im Hinblick auf die Osteoporose ist die Knochenausgangssituation wichtig. Patientinnen mit niedriger Knochendichte (z < 1 SD) sollten, wenn möglich, eine Östrogenprophylaxe erhalten, während die Patientinnen mit höherer Knochendichte (z > 1 SD) nach 2–5 Jahren kontrolliert werden, falls nicht aus gynäkologischer Sicht eine Östrogentherapie eingeleitet wurde. Wichtig ist eine diesbezügliche Familienanamnese (Mutter und Großmutter) der Patientin.
- Behandelt werden sollten ferner alle Patientinnen, die zu der sog. Risikogruppe für Osteoporose zählen: Untergewichtige, starke Raucherinnnen, Frauen mit wenig Bewegung und viel Streß.

Behandlungsbeginn

- Ein möglichst frühzeitiger Behandlungsbeginn ist anzustreben. Der Zeitpunkt des Behandlungsbeginns nach Eintritt der Menopause hat eine entscheidende Bedeutung hinsichtlich des zu erwartenden Therapieerfolges.

Es gibt Hinweise, daß bei länger als 3 Jahre zurückliegender Menopause sich der Mineralgehalt des Knochens durch eine Östrogentherapie meistens nur stabilisieren läßt, während bei früherem Einsetzen der Therapie der Mineralgehalt im Knochen erhalten und manchmal noch gesteigert werden kann (Abb. 14.27). Aus diesen Befunden ergibt sich, daß die Östrogenbehandlung zur Osteoporoseprophylaxe frühzeitig, d.h. unmittelbar nach der Menopause begonnen und über Jahre durchgeführt werden sollte. Neue Erkenntnisse zeigen, daß eine Knochenzunahme durch Östrogen-Gestagen-Therapie auch noch in der späten Postmenopause möglich ist (Lindsay und Tohme 1990).

- Zusätzlich spielen auch andere Faktoren eine Rolle, wie genügend Bewegung, sowie die Zufuhr von eiweiß- und elektrolytreicher Nahrung.

Behandlungsdauer

- Bei der postmenopausalen Frau wird eine langjährige Therapie empfohlen (mindestens 10–15 Jahre).
- Ein Therapiebeginn auch bei älteren Frauen (z.B. Ende 60) ist nach neuen Erkenntnissen lohnenswert und sollte individuell entschieden werden (Christiansen u. Riis 1990; Lindsay u. Cosman 1991).
- In vielen Studien hat sich gezeigt, daß durch Langzeitsubstitution mit Östrogenen der Mineralgehalt der Knochen in der Mehrzahl der Fälle über Jahre stabilgehalten werden kann. Wenn bei diesen Frauen die Behandlung abgebrochen wird, kommt es zu einem deutlichen Verlust des Knochenmineralgehaltes. Auch die Frakturhäufigkeit läßt sich durch eine Östrogenbehandlung wirksam senken. Dies ist in begrenztem Maße auch durch eine Gestagenmedikation möglich (Gordan 1977). Die Wirksamkeit der Östrogene bei der Senkung der Frakturhäufigkeit zeigt, daß dabei eine deutliche Dosisabhängigkeit besteht.

14.3.5.5 Körpergewicht

Häufigkeit

- Bei der Mehrzahl der Frauen kommt es im Klimakterium zu einer unterschiedlich starken Gewichtszunahme.

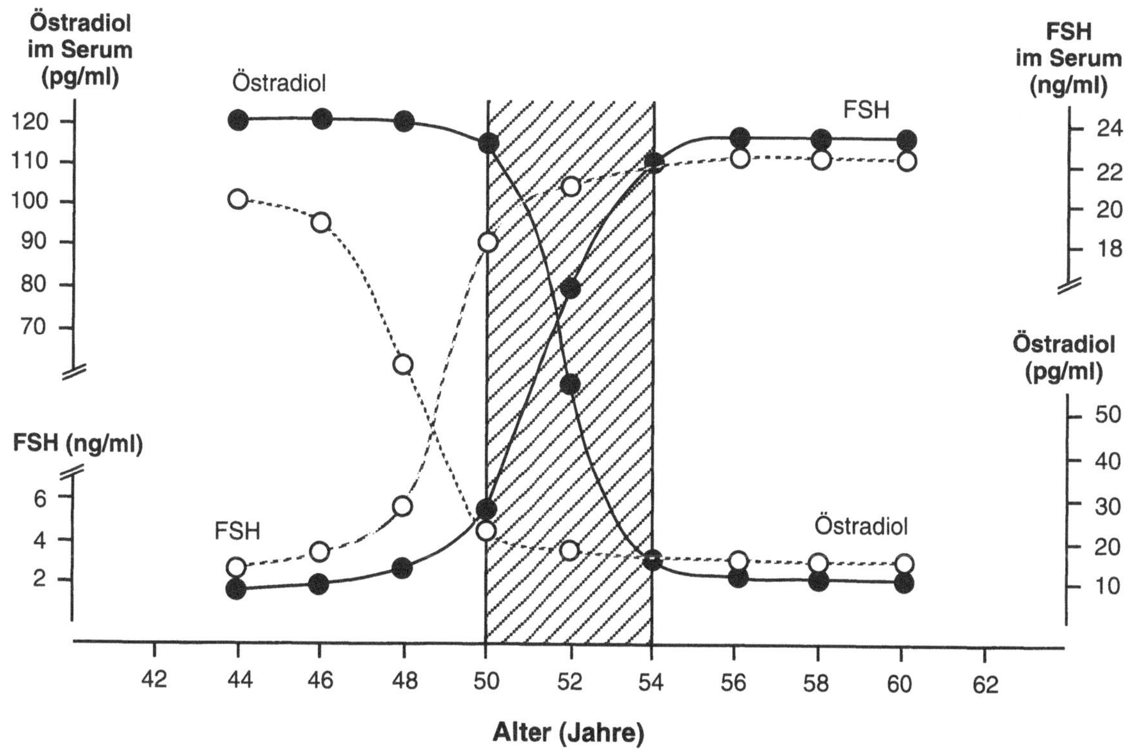

Abb. 14.28. FSH- und Östradiolkonzentration bei extrem adipösen Frauen (mittleres Übergewicht 36 kg) (○) (n = 200) im Vergleich zu gesunden normalgewichtigen Frauen (●) (n = 250). (von Holst 1982).

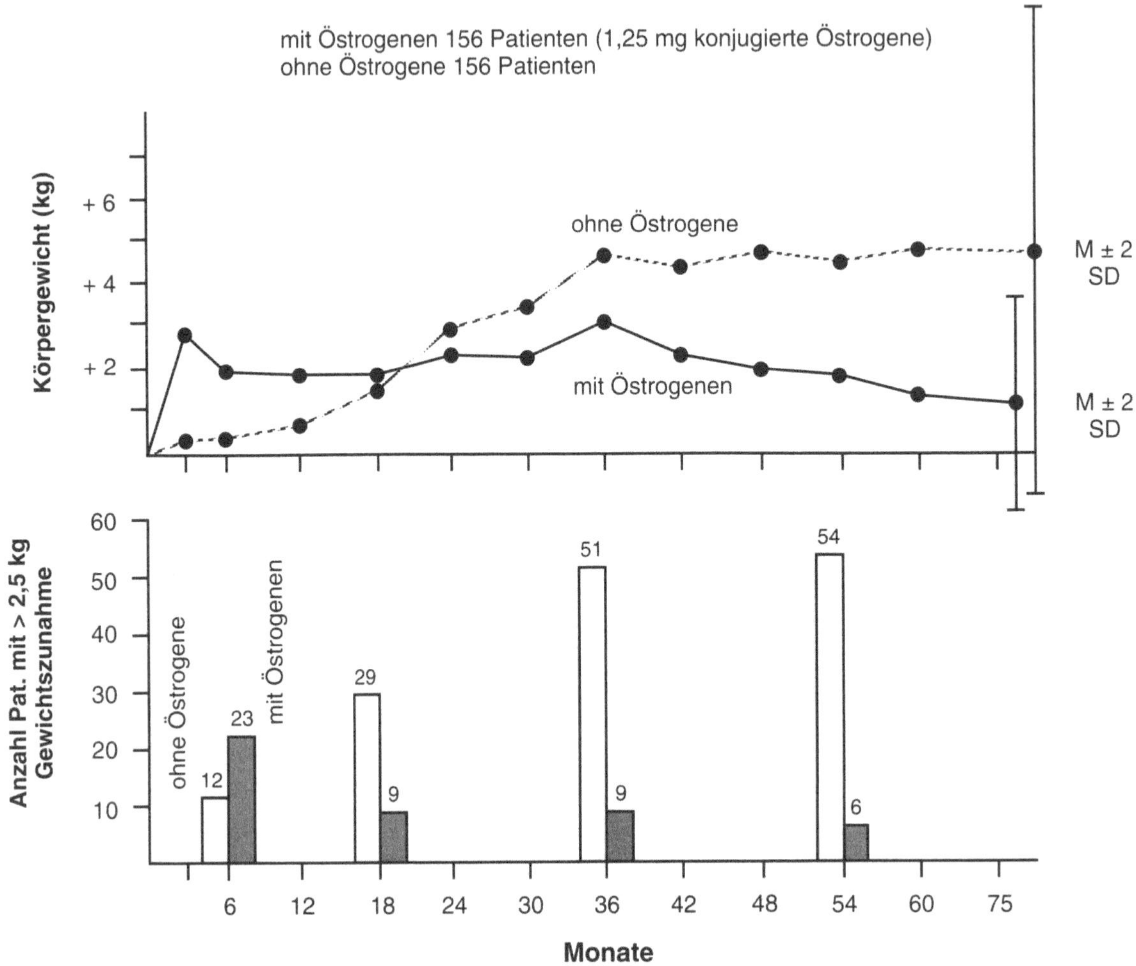

Abb. 14.29. Gewichtszunahme in der Postmenopause bei 156 Patientinnen mit Östrogentherapie (1,25 mg konjugierter Östrogene) und bei 156 Frauen ohne Östrogeneinnahme. (Nach Strecker 1990)

- Die Fettverteilung und das Ausmaß der Adipositas sind im wesentlichen konstitutionell bedingt und verändern sich von der Kindheit bis ins Alter nach biologischen Gesetzen.
- Nach operativer Entfernung der Ovarien, aber auch in der natürlichen Postmenopause, stellt sich bei etwa 50% aller Frauen eine deutliche Gewichtszunahme ein; diese beträgt mehr als 2,5 kg in etwa 30% der Fälle und mehr als 5 kg in 20%. Frauen zeigen einen häufigeren und auch einen stärkeren Gewichtsanstieg als Männer gleichen Alters (Lauritzen 1980).

Ätiologie

- Der Trieb zur Nahrungsaufnahme ist individuell unterschiedlich und auch abhängig von Eßgewohnheiten in der häuslichen Gemeinschaft.
- Neben den erwähnten konstitutionellen Faktoren sind vermehrtes Essen, veränderte Lebensweise und Stimmungswandel von Bedeutung.
- Die Lipogenese wird durch Androgene und Wachstumshormon stimuliert (GH).
- Bei Diabetikern wird über Veränderungen im Argininstoffwechsel die Wachstumshormonsynthese stimuliert.

Menopausealter. In Untersuchungen unserer Arbeitsgruppe konnte festgestellt werden, daß stark übergewichtige Frauen durchschnittlich 4 Jahre früher ins Klimakterium kommen. Diese Befunde sind im Vergleich zu Frauen mit Normalgewicht in der Abb. 14.28 dargestellt.

Hormontherapie

- Es gibt Hinweise dafür, daß mit einer Östrogensubstitution die perimenopausale Zunahme des

Körpergewichtes wieder gesenkt werden kann (Strecker 1990). Die Abb. 14.29 zeigt bei 156 Frauen, daß etwa nach 1,5 Jahren Östrogentherapie sich das Körpergewicht stabilisiert, und daß ab diesem Zeitpunkt die Frauen ohne Östrogentherapie stärker zunehmen als solche, die Östrogene erhalten.

- Dieses ist insofern von Bedeutung, da Übergewicht das Risiko für atherosklerotische Gefäßveränderungen, Diabetes mellitus, Hypertonie, Karzinome des Endometriums, der Mammae und des Kolons ansteigen läßt.
- Andere plazebokontrollierte Studien konnten keinen Einfluß (Lind et al. 1979; Caudron u. Hendicks 1988; Christensen et al. 1982; Utian 1978) einer Hormontherpie auf das Gewicht nachweisen.

Therapievorschläge

- Wichtig ist eine eiweiß- und kalziumreiche angemessene Ernährung, viel Obst, Salate und Gemüse.
- Regelmäßige und zur Gesundhaltung des Bewegungsapparates ausreichende Bewegung zur Regulierung des Körpergewichtes.
- Bei Ödemneigung: z.B. 25 mg Spironolaeton pro Tag bzw. 400 mg Vaginalzäpfchen in der letzten (= 4.) Therapiewoche.

14.3.5.6 Haut- und Schleimhautveränderungen

Krankheitsbild. Die Haut verliert im Verlaufe der Postmenopause an Elastizität. Sie wird dünner, die Hornhautschicht verliert an Wasser. Die Talgsekretion der Haut nimmt deutlich ab. Infolge dieser Veränderungen kommt es zu Faltenbildungen und zu Rissen in der Haut. Ferner schwindet im Senium allmählich das subkutane Fettgewebe. Dieser Vorgang verstärkt ebenfalls die Faltenbildung der Haut. Es treten hyperkeratotische Prozesse und Pigmentierungsstörungen in Form von Hypo- oder Hyperpigmentierungen (Vitiligo, Altersflecke) hinzu. Das Kopfhaar lichtet sich und wird depigmentiert. Ein gelegentlich schon vor der Menopause diskret sich entwickelnder Hirsutismus kann sich in der Postmenopause verstärken. Bei manchen Frauen können im Verlauf der Postmenopause männlich stigmatisierte Behaarungstypen besonders im Gesicht und an den Extremitäten auftreten.

Ätiologie

- Östrogenmangel, relative Hyperandrogenämie,
- andere Faktoren wie z.B. Fehlernährung bei einseitiger Kost.

Diagnostik

- Anamnestische Befragungen nach bisheriger Lokaltherapie (z.B. Kortisionsalbe).
- Inspektion der Hautoberfläche, Dicke, Oberflächenbeschaffenheit einschl. Fettgehalt, oberflächliche Verletzungen, Narbenbildungen.
- In der Postmenopause nimmt der Kollagengehalt der Haut parallel zum Mineralgehalt des Knochensystems (Metakarpalknochen) ab (Brincat et al. 1983).
- Hautfaltenmessung und Hautdicke (Ultraschalldiagnostik).

Therapie

- *Östrogene-Gestagene, systemisch:*
  - Östrogene fördern die Durchblutung der Haut und der Schleimhäute (Marks u. Shahrad 1976).
  - Günstige Wirkungen auf die Haut, Mund- und Nasenschleimhaut sowie auf die Schleimhäute der Augen, ebenfalls auf Gelenke und Muskulatur (Arthralgie, Myalgie).
  - Durch Östrogene werden eine Verbesserung der Zellproliferation, der Mitoserate der Zellen, der Aminosäureeinlagerung in die Zelle und der Wasserbindungsfähigkeit des Gewebes bewirkt (Marks u. Shahrad 1977; Aertgeerts 1974; Rauramo u. Punnonen 1973).
- *Hormontherapie, lokal.* Atrophische Erscheinungen am Genitale wie Lichen sclerosus atrophicans (Craurosus vulvae) sowie die atrophische Urethrozystitis lassen sich durch vaginale Behandlung mit 0,5 mg Östriol täglich günstig beeinflussen. Diese Therapie wirkt lokal und systemisch und kann nach 3–4 Wochen auf eine Erhaltungsdosis von wöchentlich 2mal 0,5 mg reduziert werden.

Allgemeine Therapievorschläge

- Genügend Flüssigkeits-, Mineral und Vitaminzufuhr.
- Ausreichende Behandlung mit Feuchtigkeitscremes ist eine wichtige Voraussetzung für die Erhaltung einer gesunden Haut.

14.4 Hormontherapie im Klimakterium

14.4.1 Allgemeines

Die Ziele einer Hormontherapie in der Perimenopause (1–10) und Postmenopause (2–10) sind:

1. Regulierung des Zyklus.
2. Unterdrückung der vegetativen und psychischen Beschwerden.
3. Günstige Beeinflussung des kardiovaskulären Systems, d. h. Verbesserung der Durchblutung, Senkung des Blutdruckes, günstige Einflüsse auf den Fettstoffwechsel (Atheroskleroserisiko herabgesetzt).
4. Prävention bzw. Minderung von Knochenmasseverlust.
5. Schutz vor Urogenitalatrophie.
6. Günstige Wirkungen auf Haut und Schleimhäute.
7. Verbesserung des psychosozialen Umfeldes, d. h. Verbesserung der Lebensqualität.
8. Verbesserung von Aufmerksamkeit, Konzentration, Merkfähigkeit, Psychomotorik, sozialen Kontakten.
9. Erhaltung der Arbeitsfähigkeit.
10. Prophylaxe von bestimmten Krebsleiden (z. B. Endometriumkarzinom, Ovarialkarzinom).

Vorteilhafte Wirkungen einer langzeitigen Östrogen-Gestagen-Substitution (nach Strecker u. Lauritzen 1992)

Objektive Wirkungen

- Verhütung oder Beseitigung von Urogenitalatrophie mit den damit verbundenen Symptomen und Veränderungen: Brennen, Jucken, trockene Scheide; Fluor, Dyspareunie; Streß- oder Dranginkontinenz; atrophische Zystitis-Urethritis, Ektropium urethrae.
- Verbesserung von Hautstoffwechsel, Epidermisdicke, Durchblutung, Elastizität, Wasserbindungsvermögen.
- Verminderung der Hautatrophie.
- Verhinderung von Entweiblichung oder Virilisierung.

Metabolische Effekte

- Antiatherosklerosewirkungen.
- Verbesserung von Lipidmuster, Anstieg von HDL und Absinken von LDL-Cholesterin.
- Risikominderung in Hinsicht auf Herzinfarkt und Schlaganfall.
- Osteoporoseprophylaxe.
- Herabsetzung der Frakturhäufigkeit.
- Besserung der rheumatoiden Arthritis.
- Herabsetzung der allgemeinen Sterblichkeitsrate.

Bei Gestagenzusatz. Risikominderung für Endometrium-, Ovarial-, und Kolonkarzinom, Mastopathie, Myom- und Endometriosewachstum.

Richtlinien für die Substitutionstherapie im Klimakterium

- *Dosis:* Nötige Dosis für Beschwerdefreiheit (Osteoporoseprophylaxe muß gewährleistet sein). Individuelle Behandlung erforderlich.
- *Zyklische Behandlung:* d. h. 3 Wochen Behandlung, eine Woche Pause.
- Kontinuierliche Behandlung mit Östriolpräparaten (keine Osteoporoseprophylaxe) oder monophasische Östrogen-Gestagen-Gemische.
- *Gestagenzugabe:* Gestagenzugabe in der 2. Zyklushälfte (10–13 Tage, z. B. Medroxyprogesteronacetat tgl. 5 mg oder Norethisteronacetat 1 mg).
- *Östrogenüberdosierung:* Bei Überdosierung (z. B. Brustschmerzen, Gewichtszunahme, Ödembildung), Dosis herabsetzen; bei Dosisreduktion zusätzlich 1000 mg Kalzium pro Tag oral (z. B. Mineralwasser) (Konzentration überprüfen anhand Analyse auf Etikette).
- *Risikopatientinnen:* Bei urogenitalen Beschwerden Östriol bevorzugen (keine Osteoporoseprävention). In üblicher Dosierung von 1–2 mg täglich ist keine zusätzliche Gestagentherapie notwendig.
- *Therapieüberwachung:* Bei atypischen Blutungen vaginale Sonographie bzw. fraktionierte Abrasio, RR-Kontrollen, Mammographien.
- *Risikofaktoren* und *Kontraindikationen* sind selten.
- *Folgeuntersuchung:* Dosierung, Art der Verabreichung und Nebenwirkungen sind bei Kontrolluntersuchungen alle 6 Monate neu zu prüfen.

Eine Übersicht über das diagnostische Vorgehen bei asymptomatischen Patientinnen in der Postmenopause ohne bekannte Risikofaktoren gibt die Tabelle 14.13.

Tabelle 14.13. Vorsorgeuntersuchungen bei asymptomatischen Patientinnen ohne bekannte Risikofaktoren. (Nach Plouffe et al. 1993)

Allgemeine Empfehlungen für alle Patientinnen		
Basisuntersuchungen	Zeitraum	Kommentar
Ausführliche Anamnese	Mindestens alle 5 Jahre; jährliche Aktualisierung	Nachweis spezifischer Risikofaktoren
Körperliche Untersuchungen:		
Blutdruck	Bei jeder Untersuchung	
Gewicht	Mind. 1mal jährlich	
Größe	Mind. 1mal jährlich	
Brustuntersuchung	Mind. 1mal jährlich	
Gynäkologische Untersuchung des kleinen Beckens/zytolog. Abstrich (PAP)	Jährlich	
Hautuntersuchung	Einmal zum Ausschluß von verdächtigen oder prämalignen Läsionen	
Laboruntersuchungen:		
Cholesterin	Alle 5 Jahre	
Mammographie	Alle 1–2 Jahre im Alter zwischen 40–49; jährlich ab dem 50. Lebensjahr	
Ultraschalluntersuchung des kleinen Beckens	Jährlich; bei unklarem Befund, Bestimmung von Tumormarkern für Ovarialkarzinom	
Wahlweise		
Körperliche Untersuchung:		
Auskultation der Karotis	Alle 5 Jahre	
Herzauskultation	Einmal im Leben	
Paraklinische Untersuchungen:		
Sehkraft	Alle 5 Jahre	
Tonometrie	Alle 5 Jahre	
Hörtest	Alle 5 Jahre	
Laborteste:		
Urindiagnostik (Stäbchentest)	Jährlich	
Kolorektale Screeninguntersuchung: Nachweis von okkultem Blut im Stuhl	Jährlich im Alter zwischen 40–50	Sehr kontrovers bezüglich des Wertes bei asymptomatischen Patientinnen mit negativer Anamnese
Sigmoidoskopie	2 Tests im Jahr nach dem 50. Lebensjahr; anschließend alle 3–5 Jahre	(s.o.)
Fakultativ		
(Die folgenden Teste sollten bei Patientinnen mit Risikofaktoren oder Symptomen nach Indikation zusätzlich durchgeführt werden).		
Schilddrüsentest		
EKG		
Röntgenthorax		
Knochendichte		
Ultraschall des kleinen Beckens; ovarielle Tumormarker		
Endometriumbiopsie; Gestagentest		
Nüchternglukose		
Serumkreatinin		
Serumkalzium		

14.4.2 Vordiagnostik

Vor Therapiebeginn ist eine ausführliche Anamnese wichtig

- Menstruationszyklus (Intervall, Regelmäßigkeit).
- Jetziger oder früherer Menstruationsverlauf (Stärke, Dauer, Schmerzen).
- Zwischen-, Vor-, Nach- und Kontaktblutungen.
- Dauer, Stärke und Zeitpunkt der letzten menstruellen Blutung (spontan, induziert).
- Bisherige Einnahme von Hormonen zur Zyklusregulierung oder Behandlung klimakterischer Beschwerden; Anwendung von östrogenhaltigen Kosmetika.
- Bedarf für kontrazeptive Maßnahmen.
- Schwangerschaften (Parität, Verlauf, Komplikationen).
- Vita sexualis, Dyspareunie, Libido.
- Harninkontinz, Senkungserscheinungen und -beschwerden.
- Darmtätigkeit.
- Entzündungen im Genitalbereich, Pruritus.
- Andere gynäkologische Erkrankungen, z. B. Myome, Endometriose, Ovarialzysten oder -tumoren, gynäkologische Operationen.
- Gynäkologische Karzinome.
- Ergebnis bisheriger Vorsorgeuntersuchungen.
- Vasomotorische Symptome (Dauer, Häufigkeit, Schwere).
- prämenstruelle Beschwerden z. B. Mastodynie.
- Gemütsprobleme, depressive Verstimmungen (wenn ja: früher schon gehäuft prämenstruell?, psychosomatische Therapie).
- Gewichtsveränderungen, diätetische Gewohnheiten.
- Familienanamnese (Osteoporose, kardiovaskulär).
- Rücken-, Kreuz- und Gelenkschmerzen, Abnahme der Körperlänge, Kyphose („Witwenbuckel").
- Rauchgewohnheiten, Alkohol.
- Kaffee- und Teekonsum, Einnahme von Medikamenten.
- Allgemeinerkrankungen: Ödeme, Gicht, Hochdruck, ischämische Herz-Kreislauf-Leiden, Diabetes mellitus, Arthritis, rheumatische Erkrankungen, Hyperlipidämien, chronische Leberleiden, Cholezystopathien, nichtgynäkologische Neoplasien.
- Ausschluß von Mammakarzinom (Sonographie, Mammographie).
- Vor Therapiebeginn ist möglichst genau die Phase des Klimakteriums, in der sich die Frau befindet, zu bestimmen. Hierbei sollte man wissen, zu welchem Zeitpunkt in der Postmenopause etwa welche Östrogenmangelsymptome auftreten (Abb. 14.30).
- Klärung inwieweit die Patientin Abbruchblutungen bzw. Blutungsstörungen akzeptiert.
- Frage nach dem Risiko für gynäkologisch Krebserkrankungen (Mamma-, Endometrium-, Zervix-, Ovarialkarzinom).
- Frage, inwieweit eine bereits klinisch manifeste Osteoporose besteht.

Die körperliche Untersuchung sollte, insbesondere vor einer Verordnung von Sexualhormonen, folgende Punkte umfassen:

- Gewicht, Körperlänge, Habitus,
- Blutdruck,
- gynäkologische Vorsorgeuntersuchung einschließlich der Mammae,
- Test auf okkultes Blut im Stuhl,
- Abtastung der Schilddrüse,
- Untersuchung des Urins auf Eiweiß, Blut.

Verordnung einer Hormonsubstitutionstherapie

- Applikationsform der Hormone nach Art, Zusammensetzung und Dosierung richtet sich nach der oben beschriebenen Situation. Die Dosierung der Östrogene in Kombination mit den Gestagenen bereitet in der Postmenopause manchmal Schwierigkeiten, da die Schwellendosis für das Endometrium individuell variiert, aber z. B. für den Knochen bestimmte Steroidkonzentrationen notwendig sind.
- Einbestellung der Patientin nach 6 Wochen und Erfassung der Nebenwirkungen und evtl. Dosierung neu festlegen. Diese Erstberatung nach Therapiebeginn ist für die Compliance sehr wichtig.
- *In der Postmenopause:*
  - Vor Substitutionsbehandlung ist eine vaginalsonographische Beurteilung des Endometriums oft hilfreich.
  - Gestagentest vor zyklischer Substitution, sofern letzte Menstruationsblutung bereits Monate zurückliegt.
  - Die kontinuierlich monophasische Östrogen-Gestagen-Therapie sollte erst in der späteren Postmenopause zur Anwendung kommen, da vorher häufig unkontrollierte Blutungen auftreten.
  - Die Östrogen-Gestagen-Substitution hat nicht nur die Morbidität bei Endometrium-

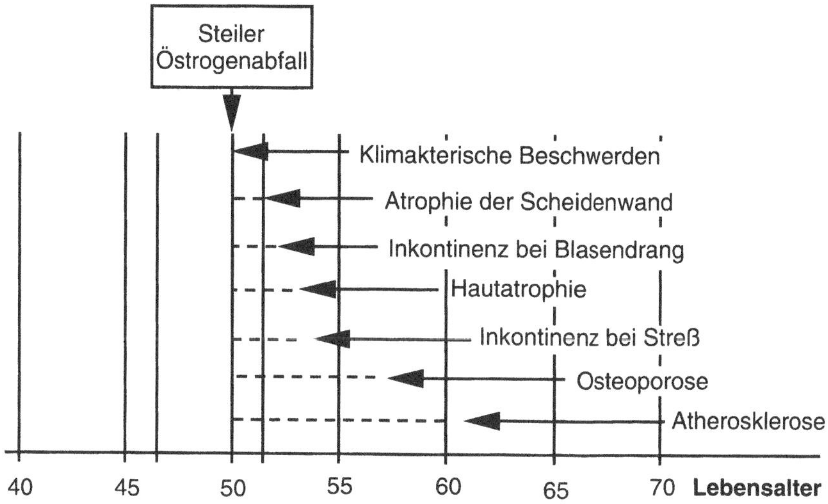

Abb. 14.30. Östrogenmangelsymptome und Alter. (Nach van Keep 1976)

karzinom gesenkt, sondern auch die Mortalität, d.h. ein Endometriumkarzinom wird unter der Substitutionsbehandlung aufgrund ausgelöster Blutungen früher erkannt.
- Möglichst früher Therapiebeginn mit sequentiellen Östrogen-Gestagen- Präparaten in der Peri- und Postmenopause.

14.4.3 Indikationen

Eine Östrogen-Gestagen-Therapie sollte unbedingt durchgeführt werden, bei:
- starken klimakterischen Ausfallerscheinungen,
- erhöhtem Frakturrisiko bei nachgewiesener Osteoporose,
- erhöhtem Risiko für kardiovaskuläre Erkrankungen, (z.B. Familienanamnese).

Absolut
- Primäre Ovarialinsuffizienz; <45. Lebensjahr,
- Osteoporose z.Z. der Menopause,
- Urogentialatrophie mit entsprechender Symptomatik,
- Klimakterische Depression.

Relativ
- Familiäre Osteoporosehäufung,
- Haut- und Schleimhautatrophie.

Siehe auch allgemeine Ziele der Hormontherapie.

14.4.4 Kontraindikationen

Die Kontraindikationen sind in der folgenden Übersicht aufgeführt:
- akute Lebererkrankungen und schwere Leberschädigungen,
- bestehende Thrombose bzw. Embolie,
- Endometriumkarzinom (individuelle Beurteilung je nach Stadium),
- Mammakarzinom (je nach Stadium und Rezeptorstatus).

Es bestehen keine Kontraindikationen beim Plattenepithelkarzinom der Zervix, beim Ovarial- und beim Vulvakarzinom, ebenfalls nicht bei Bluthochdruck, Diabetes mellitus, Varikosis und Hyperlipidämie, außer bei der isolierten Hypertriglyzeridämie (Typ IV und V).

14.4.5 Therapiemöglichkeiten

14.4.5.1 Allgemeines

Zur Therapie klimakterischer Beschwerden eignen sich hormonelle sowie nichthormonelle Behandlungsmethoden.
- In zahlreichen Studien ist bewiesen, daß Östrogene einen protektiven Effekt auf den Knochen haben.
- Aufgrund epidemiologischer Studien ist bewiesen, daß Östrogene ebenfalls einen positiven Ef-

fekt hinsichtlich des kardiovaskulären Systems haben.
- Die Behandlung mit Sexualhormonen setzt eine genaue Kenntnis der Wirkungen und Nebenwirkungen dieser Substanzen voraus.
- *Prämenopause:* Als Hormontherapie zur Regulierung von Blutungsanomalien werden vorwiegend Gestagene oder Östrogen-Gestagen-Gemische in der 2. Zyklusphase eingesetzt.
- *Postmenopause:* Substitutionstherapie, um Störungen im Bereich des Vegetativums, der Psyche, des Knochenstoffwechsels, des kardiovaskulären Systems sowie Rückbildungsprozesse (atrophische Vaginitis, Trigonumzystitis) zu mildern oder auszuschalten. Für diese Therapie werden ausschließlich natürliche Östrogene meistens in Kombination mit Gestagenen eingesetzt, da sie im Gegensatz zu den Ethinylestradiol enthaltenden Präparaten eine günstigere Wirkung auf die Leber und eine protektive Wirkung auf das kardiovaskuläre System haben.

14.4.5.2 Hormonelle Behandlung

Anwendungsformen von Östrogenen und Gestagenen

Orale Anwendung

Vorteile
- Die Medikation kann schnell abgesetzt werden,
- die Dosis läßt sich leicht verändern,
- Östrogene und Gestagene können beliebig miteinander kombiniert werden,
- schon durch die oberen Abschnitte des Magen-Darm-Kanals werden Steroidhormone vollständig absorbiert.

Nachteile
- Direkte Belastung des Magen-Darm-Kanals, wodurch sich Nebenwirkungen, wie Übelkeit, Brechreiz und Völlegefühl etc. entwickeln können.
- Ferner gilt als ungünstig, daß die absorbierten Steroidhormone in hoher Konzentration in den Pfortaderkreislauf und damit in die Leber gelangen und somit deren Stoffwechsel beeinflussen. Dazu gehört vor allem eine vermehrte Bildung von Proteinen.
- Während der Absorption von 17β-Estradiol durch die Darmwand und durch die Verstoffwechselung in der Leber wird ein Großteil des verabreichten Östradiols zu Östron umgewandelt, deshalb ist oral eine verhältnismäßig hohe Östrogendosis notwendig. Ob die dabei auftretenden hohen Östrogenspiegel (besonders Östron) eine negative Wirkung auslösen können, ist nicht bekannt.
- Bei oraler Gabe von Östradiol in der Prämenopause treten im Vergleich zu den synthetischen Östrogenen (Ethinylestradiol) vermehrt Zyklusstörungen auf. Bereits ab 2 mg Östradiol pro Tag klagen viele Patientinnen über Brustspannen; bei Gabe von 4 mg Östradiol pro Tag ist der Östrogenrezeptor abgesättigt, so daß eine weitere Dosiserhöhung keinen Sinn hat.

Parenterale Anwendung
- Zu Therapiebeginn unphysiologisch hohe Konzentrationen.
- Die Verabreichung von Sexualsteroiden z. B. als intramuskuläre Injektion vermittelt eine länger andauernde Wirkung.
- Der bei der oralen Anwendung auftretende „first-pass-Effekt" auf die Leber wird vermieden.
- Die in regelmäßigen Abständen nötig werdenden Injektionen werden von manchen Patientinnen als unangenehm empfunden.
- Sie sind teurer als Tabletten, ferner kann die Östrogenmedikation nicht jederzeit unterbrochen werden.

Transdermale Applikationsform
- *Gelpräparate:* Schon seit einigen Jahren ist bekannt, daß mit Hilfe eines 17β-Estradiolhaltigen Gels, welches auf die Haut aufgetragen wird, eine effektive und schonende Substitutionstherapie durchgeführt werden kann (Basdevant u. de Lignieres 1980). Bei dieser Behandlung steigen die Serumkonzentrationen von Östradiol stärker an als die des Östron (E2/E1-Quotient über 1).
- *Hormonpflaster:* Gute Erfahrungen liegen inzwischen vor mit dem transdermalen therapeutischen System Estraderm TTS. Auch hier liegt wie bei dem Gel der Vorteil darin, daß die Konzentrationen von Östradiol gleichmäßiger sind und der E_2/E_1 Quotient über 1 liegt (Mück, 1990).

Hormonsubstitutionsbehandlung in der Postmenopause

Allgemeines
Im Rahmen der Hormontherapie soll auf die Behandlung mit Östrogenen, Östrogen-Gestagen-Ge-

mischen sowie Hormonen, die in den Kalziumstoffwechsel eingreifen, eingegangen werden.

Die verschiedenen Wirkungen der Östrogene und Gestagene sind abhängig von der Dosierung, der Anwendungsdauer, der Applikationsform, der Absorption, der Verteilung im Körper, der Metabolisierung, der Proteinbindung im Serum sowie der Bindung am Rezeptor. Ferner sind die Konzentration in der Zirkulation sowie letztlich die Konzentration des Hormons in der Zelle von entscheidender Bedeutung. Ebenfalls sind die Ausscheidung der Hormone und das Gewicht der Patientin wichtig. Die peroralen Östrogene und Gestagene beeinflussen ganz erheblich die Proteinsynthese der Leber, wobei sie zum Teil synergistische Wirkungen haben. Durch die unterschiedlichen Applikationsformen besteht auch die Möglichkeit, eine etwas individueller abgestimmte Therapie durchzuführen. Bei gastrointestinalen Beschwerden, bei Leber- und Galleerkrankungen, bei Zustand nach zerebrovaskulären Insulten sowie nach Thromboembolie und bei diabetischer Angiopathie kann es vorteilhaft sein, die Hormone gleichmäßiger und niedrigdosierter transdermal (Runnebaum et al. 1994) zu verabreichen. Hierauf wird später noch eingegangen.

Es ist die Ausnahme, wenn heute eine Frau im Klimakterium mit reinen Östrogenpräparaten behandelt wird (z.B. Zustand nach Hysterektomie, Thromboembolie oder im Senium). Trotzdem soll auf die reine Östrogentherapie eingegangen werden, da Wirkungen und Nebenwirkungen deutlicher erkennbar sind als in der Kombinationstherapie.

Physiologischer Hintergrund von Östrogenwirkungen

- Schlechte Aromatisierung von Androstendion zu Östron bei Patientinnen mit symptomatischer Osteoporose aufgrund von Schlankheit und einer geringen Masse von subkutanem Fettgewebe.
- Östrogene verbessern die Kalziumabsorption und die Kalziumbalance.
- Östrogene erhöhen die Kalzitoninspiegel im Serum (es gibt widersprüchliche Berichte).
- Osteoblasten oder ihre Vorstufen sind Zielzellen der Östrogene.
- Östrogenmangel erhöht die Osteoklastenaktivität.
- Östrogenmangel bedeutet erhöhten Knochenverlust in der Postmenopause.

Nachgewiesen

- Anwendung von Östrogenen nach der Menopause verhindert die beschleunigte Phase des Knochenverlustes, aber nicht notwendigerweise die langsame Phase.
- Östrogene führen zum Stopp des Knochenschwundes beim kortikalen und trabekulären Knochen.
- Verschiedene epidemiologische und Fallkontrollstudien deuten darauf hin, daß Östrogene eine protektive Wirkung hinsichtlich der Osteoporose bedingten Frakturraten haben.

Indikationen

- Symptomatische Osteoporose bei jungen Patientinnen mit natürlichem oder iatrogenem Östrogenmangel, Anorexia nervosa, schwacher Knochenbau.
- Ältere hysterektomierte Patientinnen mit einem erhöhten Knochenumsatz.
- Siehe auch „Indikationen".

Kontraindikationen. Östrogenabhängige Krebserkrankung in der Anamnese (individuelle Bewertung ist notwendig).

Vorteile

- Natürliche Substitutionstherapie.
- Patienten fühlen sich besser.

Nachteile

- Auftreten von irregulären menstruellen Blutungen.
- Erhöhte Inzidenz von Endometriumkarzinom bei reiner Östrogentherapie.
- Kein Fortbestehen des Effektes nach Absetzen.
- Für eine Langzeitanwendung nicht geeignet.
- Schlechte Kompliance.

Unerwünschte Begleiterscheinungen

- Bei hoher Dosierung der Östrogene kommt es häufig zu Magenbeschwerden mit Übelkeit, schmerzhaften Schwellungen der Brüste, Ödemen, Gewichtszunahme, Krämpfen in den Beinen, Kopfschmerzen und uterinen Blutungen.
- Eine Überdosierung der Östrogene ist zu vermeiden bei Uterusmyomen, Endometriose und zystischer Fibrose der Mammae, da eine Verschlimmerung eintreten kann.
- Bei Stoffwechselstörungen sind die entsprechenden Organfunktionen durch Glukosespiegel, Leber- und Lipidwerte zu überprüfen.
- Nach dem heutigen Stand der Erfahrungen mit der Östrogentherapie in der Postmenopause

läßt sich sagen, daß neurovegetative Störungen und trophische Störungen im Genitalbereich sowie zum Teil auch psychische Symptome damit zuverlässig behandelt werden können. Hinsichtlich der Langzeiteffekte sind Wirkungen auf den Knochenstoffwechsel als günstig zu beurteilen. In der Kombination mit den Gestagenen stellt die Östrogenlangzeittherapie hinsichtlich des Endometriumkarzinoms eine Prophylaxe dar. Ein kardiovaskuläres Risiko ist bei Einsatz der natürlichen Östrogene nicht gegeben und der günstige Einfluß der Östrogene auf Haut und Haare ist deutlich, aber individuell unterschiedlich.

Kriterien für die richtige Östrogendosis

- In der Praxis gibt der Reifeindex am Vaginalepithel (zytologisch bestimmter Proliferationsgrad) Hinweise für die Östrogenwirkung im Körper, wie in der Abb. 14.5 angegeben.
- Beurteilung der richtigen Östrogendosis anhand des Therapieerfolges von klinischen Symptomen, die auf einen Östrogenmangel zurückzuführen sind (z. B. Hitzewallungen, Schweißausbrüche, Nachtschweiß, Tachykardie etc.).
- Mehrfache Bestimmungen von 17β-Estradiol im Serum.

Zeichen einer Östrogenunterdosierung. Fortbestehen der Östrogenmangelerscheinungen, wie z. B. Hitzewallungen, Schweißausbrüche.

Zeichen der Überdosierung von Östrogenpräparaten

- Übelkeit,
- Brustspannen,
- Kopfschmerzen,
- zervikaler Fluor,
- Wasserretention (Aufgedunsensein),
- Schlaflosigkeit,
- Cholestase (Gallebeschwerden),
- Blutdruckanstieg,
- Wadenkrämpfe.

Absetzen einer Östrogen-Substitutionsbehandlung (Nach Strecker u. Lauritzen 1992)

- Akute, tiefe Beinvenenthrombose, Myokardinfarkt, Schlaganfall.
- Verstärkung einer Migräne, starker Kopfdruck mit Schwindel.
- Anhaltende Übelkeit und gastrointestinale Beschwerden.
- Gallebeschwerden, Pankreatitis, Gelbsucht.
- Allergische Reaktionen (selten).
- Hormonell nicht stillbare uterine Blutungen, Abrasio mit histologischer Abklärung notwendig.
- Wachstum von Pigmentflecken.
- Neu aufgetretener, starker Blutdruckanstieg (selten).

Einzelsubstanzen

Übersicht

Natürliche Östrogene:

- Reine Östrogene: Östron, Östradiol, Östriol.
- Estrogenester: Estradiolbenzoat, Estradiolphenylpropionat, Estradiolcyclopentylpropionat (= cipionat), Estradiolvalerat (= valerianat).
- Konjugierte equine Östrogene.

Dosierung

- Konjugierte Östrogene 0,625 – 1,25 mg/Tag.
- Estradiolvalerat, 2 mg/Tag.
- Mikronisiertes 17β-Estradiol, 2 mg/Tag.
- Transdermales Estradiol: 25 – 100 µg/Tag.

In seiner osteoporoseprophylaktischen Wirkung noch nicht ausreichend belegt ist die i.m. injizierbare Kombination von Östradiolvalerat mit Dehydroepiandrosteron. Diese Therapieform ist angezeigt, wenn Kontraindikationen gegen eine orale Therapie bestehen oder die Patientin Tabletteneinnahme ablehnt.

Auf die verschiedenen östrogenen Substanzen und ihre Dosierung wird im Kap. 3 näher eingegangen.

Anwendungswege von Östrogenen

Orale Anwendung

- *Vorteile:* Wie bereits erwähnt, kann die Medikation sofort abgesetzt werden, die Dosis läßt sich leicht verändern, und Östrogene und Gestagene können beliebig miteinander kombiniert werden.
- *Nachteile:* Eine direkte Belastung des Magen-Darm-Kanals ist möglich, wodurch sich Nebenwirkungen, wie Übelkeit, Brechreiz und Völlegefühl entwickeln können.

Vaginal

- Vaginale Anwendung von Östriol bei atrophischer Kolpitis, Trigonumzystitis.

- In manchen Fällen lokale Östrogenanwendung bei Harninkontinenz und Descensus, wenn die systemische Behandlung nicht vertragen wird.

Gelpräparate

- Gelpräparate mit Estradiolester sind zur Zeit in klinischer Prüfung.
- Das Problem hierbei ist die reproduzierbare Applikation der gleichen Menge des Gels.

Topische oder transdermale Applikationsform

- *Transdermale Applikation:* Gabe von Östradiol, sowie von synthetischen Gestagenen durch transdermales Hormonpflaster. Kontinuierliche Freisetzung über 3–4 Tage möglich; Freisetzungsrate wird durch die Membran des Pflasters kontrolliert.
- Die applizierte Dosis hängt von der Auflagefläche des Pflasters ab (z. B. Estraderm TTS 25, 50, 100). Das mit Gestagen kombinierte Hormonpflaster ist noch nicht auf dem Markt.
- Bei dem transdermalen Östradiolpflaster (z. B. Estraderm TTS) handelt es sich um eine parenterale Applikationsform des 17β-Estradiols, die auf der Durchlässigkeit der Haut für Östradiol basiert.
- Mögliche Hautreaktionen (z. B. Hautrötung, selten nur Allergien) in unter 5% der Fälle (n = 15194) (Mück et al., 1994).

Pharmakologie

- Die Abgaberate des Östradiols aus dem Wirkstoffreservoir (wöchentlich 2mal ein neues Pflaster) wird dabei durch eine Kontrollmembran konstant gehalten. Mit dieser Therapieform kann man den sog. „First-pass-Effekt" der Leber vermeiden und die Dosen des zugeführten Östradiols sehr gering halten. Sie betragen dabei nur einen Bruchteil von den Dosen, die man bei der Zufuhr von oralen Östrogenen benötigt, um physiologische Östradiolserumspiegel aufzubauen.
- Die Östrogene zirkulieren im Blut gebunden an Albumin, SHBG, CBG und α_1-Glykoproteinen. Eine 3monatige Behandlung mit 0,1 mg transdermalem Östradiol verändert die Verteilung von Östradiol und Östron zwischen freien und proteingebundenen Fraktionen im peripheren Plasma nicht signifikant.
- Die Diffusion von freiem Östradiol in die Zellen des Zielorgans kann durch vorhandene Proteine in der Zellmembran moduliert werden (Lievertz 1987).
- Danach folgt die Bindung an spezifische Östrogenrezeptoren, welche im Hypothalamus, in der Hypophyse, der Vagina, der Urethra, im Uterus, in der Brust, im Knochen und der Leber nachgewiesen werden konnten.
- Die dem Organismus zugeführte Östradiolmenge hängt bei dem Östradiolpflaster von dem Durchmesser der Abgabefläche ab, d. h. mit der Zunahme der Größe des Membranpflasters steigt linear proportional die Östradiolserumkonzentration an (Schenkel 1985; Powers et al. 1985). Die Dosisparallelität zeigt sich auch im Ansteigen der Östradiolmetabolite (Glukuronid und Sulfat) im Urin.
- Therapeutische Östradiolkonzentrationen werden mit dem Östradiolpflaster bereits 4 h nach dem Aufbringen auf die Haut erreicht (Schenkel 1985; Lauritzen 1987; Powers et al. 1985; Stanzyk et al. 1988). Nach einer Sättigungsphase von 12–24 h stellt sich ein Gleichgewichtszustand mit weitgehend konstantem Konzentrationsverlauf ein. Der zeitabhängige Verlauf der Östradiolspiegel nach Gabe von Östradiol bzw. Östradiolester ist in Tab. 14.14 aufgeführt.
- Das Wirkstoffreservoir des transdermalen therapeutischen Systems reicht aus, um über 3–4 Tage die Östradiolserumspiegel relativ konstant zu halten; es kommt somit nicht zu den starken tageszeitlichen Östradiolschwankungen, wie dies unter der oralen Östrogensubstitutionstherapie beobachtet wird.
- Nach dem Entfernen des Membranpflasters sinken die Plasmaspiegel innerhalb weniger Stunden auf vortherapeutische Werte ab, so daß die Hormontherapie schnell unterbrochen werden kann (Schenkel 1985; Powers et al. 1985).

Periphere Östradiolspiegel

- Die meßbaren Östradiolserumspiegel liegen (je nach der applizierten Dosis) dabei im Bereich von 25–100 pg/ml Serum.
- Bei langdauernder Anwendung bleiben die Serumkonzentrationen von Östradiol in den genannten Bereichen.

Östrogenstoffwechsel. Da mit dem transdermalen Östradiolpflaster das physiologische Östradiol direkt dem Blutkreislauf zugeführt wird, verläuft dessen Metabolisierung ähnlich wie bei der Frau vor der Menopause. Östradiol gelangt in geringen Mengen aus dem systemischen Kreislauf in die Le-

Tabelle 14.14. Zeitabhängiger Verlauf der Östradiolspiegel (Serum) nach Gabe von Östradiol bzw. Östradiolester. (Nach Kuhl u. Taubert 1987)

Substanz Östrogene	Östrogenester	Dosis	Anwendungsweise	Östradiolspiegel (pg/ml)							
				Keine Zeitangabe	Stunden 0,5	1	2	3	4	5	6
Östradiol (mikronisiertes)		2 mg	oral			└── 100 (1–6) ──┘					
Östradiol (mikronisiertes)		2 mg	vaginal			200–300	400–500	500	500–600	400–500	400
Östradiol		1 mg	intranasal		220	50–100	50–100	└── 0–50 (3–6) ──┘			
Östradiol		3 mg	perkutan								
Östradiol		100 mg/tgl.	subkutan	80							
		50 mg/tgl.	subkutan	40–50							
		25 mg/tgl.	subkutan	20–30							
	Östradiolvalerat	2 mg/tgl.	oral	100							
		4 mg	oral	150							
		4 mg	i.m.								
		5 mg	i.m.								
		10 mg	i.m.								
	Östradiolbenzoat + Östradiolphenylpropionat	2,5 mg 10 mg	i.m.								
	Östradiolcipionat	5 mg	i.m.								
	Östradiolbenzoat	5 mg	i.m.								

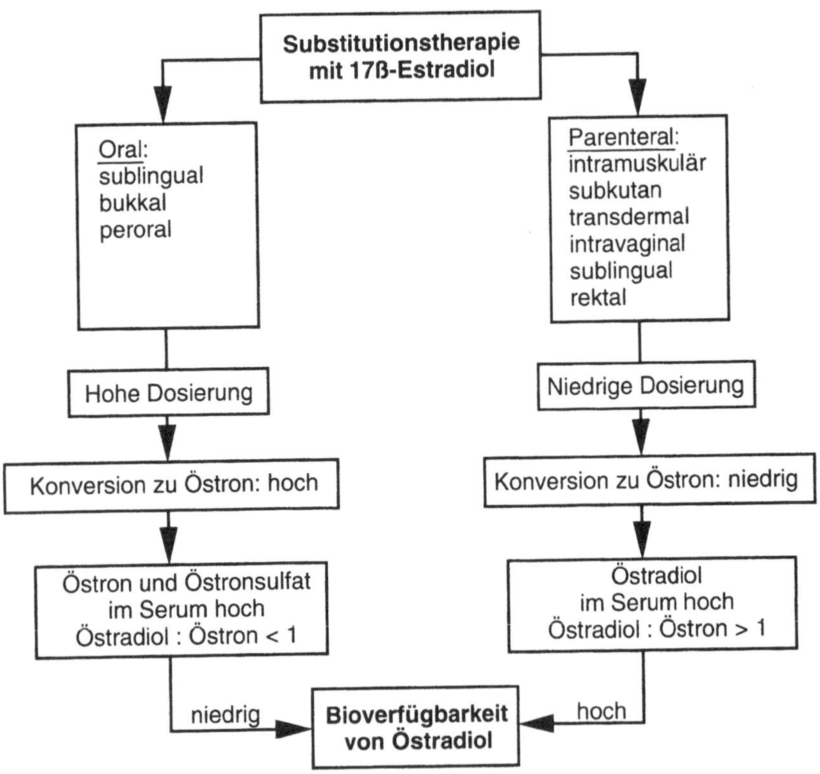

Abb. 14.31. Metabolisierung und Bioverfügbarkeit von Östrogenen nach oraler und parenteraler Verabreichung

Tabelle 14.14 (Fortsetzung)

Tage												
1	2	3	4	5	6	7	8	9	10	11	12	25
200–300												
	└ 100 ┘											
200	300	400	300–400	300	200–300	200–300	100–200	100–200	100–200	100–200	100	
	└ 670 ┘											
1250									120			15
1200									140			
		└ 340 ┘							100			
└ 940 ┘												

ber und wird dort (teilweise auch im Darm) zu Östron metabolisiert, das wegen der niedrigen Ausgangskonzentration nicht in unphysiologischer Weise ansteigt. Der Östradiol/Östronquotient liegt wie unter physiologischen Bedingungen vor der Menopause im Bereich von eins (Schenkel 1985). Die unterschiedliche Metabolisierung und Bioverfügbarkeit von Östrogenen nach oraler und parenteraler Verabreichung zeigt die Abb. 14.31.

Zusammenfassung des Vergleichs transdermal gegen oral

- Zur Behandlung von klimakterischen Beschwerden sind sowohl die orale als auch die transdermale Applikationsform möglich. Bisherige Studien konnten trotz der höheren Stoffwechselbelastung durch die orale Therapie (Leber-Galle-Magen-Darm) auch bei langfristiger Anwendung keine negativen Auswirkungen feststellen (Tabelle 14.15).
- Bei der transdermalen Therapie steht der epidemiologische Beweis noch aus, ob die positiven kardiovaskulären Effekte in gleicher Weise wie bei der oralen Behandlung vorhanden sind.
- Es gibt Hinweise dafür, daß bei manchen Vorerkrankungen (z. B. Leber, Galle) der transdermale Applikationsweg von Vorteil ist (Tabelle 14.15). Die Beweise hierfür haben zukünftige Studien noch zu erbringen (Runnebaum et al. 1994).

Auswahl unterschiedlicher Therapieformen mit Östrogen-Gestagen-Gemischen

Östrogen-Gestagen-Therapie

- Eine Hormontherapie mit Östrogen-Gestagen-Kombinationen sollte grundsätzlich die vorher genannten Beschwerden bessern oder beseitigen, eine wirksame Prophylaxe kardiovaskulärer Komplikationen darstellen und die Ausbildung einer Osteoporose vermindern, bzw. einen bereits eingetretenen Verlust an Knochenmasse wieder ersetzen. Die Problematik besteht nun darin, daß sowohl Östrogene als auch Gestagene, die sich für diese Therapie eignen, außer ihren erwünschten therapeutischen Wirkungen auch Nebenwirkungen (Blutungsstörungen) hervorrufen können. Weiterhin lassen sich durch die unterschiedlichen Substanzklassen nicht alle Beschwerden gleichzeitig behandeln.
- Der behandelnde Arzt sollte sich bewußt sein, daß eine Behandlung der Osteoporose mit

Tabelle 14.15. Vor- und Nachteile der oralen und der transdermalen Therapie

Therapieform	Vorteile	Nachteile
Oral	Einfache Anwendung Bessere Geheimhaltung Östrogen-Gestagen in einer Tablette Gesicherte vielfältige Wirkungen einschließlich kardiovaskulär	Tägliche hohe Östrogendosis Starke Tagesschwankungen von Östradiol und besonders Östron Magenunverträglichkeit Hohe Leber-, Galle- und Darmbelastung
Transdermal	Bei oraler Unverträglichkeit Gleichmäßige Östrogenspiegel und bessere Bioverfügbarkeit Weniger Einfluß auf Leber und Gallenblase	Hautunverträglichkeit Verlust des Pflasters Schlechte Geheimhaltung Zusätzliche orale Einnahme von Gestagenen

Östrogen-Gestagen-Gemischen nicht gleichzusetzen ist mit der Therapie von klimakterischen Beschwerden. Hinsichtlich der Osteoporoseprophylaxe sollte die Östrogendosis nicht weniger als ein Äquivalent von 0,625 mg konjugierte Östrogene täglich betragen. Ferner sollte eine solche Behandlung möglichst 10–15 Jahre dauern.

- Es wurden unterschiedliche Anwendungsformen von Östrogen-Gestagen-Gemischen untersucht mit dem Ziel, je nach Indikationsstellung die unerwünschten Nebenwirkungen abzuschwächen. Hierzu gilt es die bei der ersten Leberpassage beobachtete Aktivierung östrogenabhängiger Stoffwechselreaktionen (z. B. Synthese von Angiotensinogen, Änderung der Lipid- und Peptidprofile) gering zu halten.
- In Europa gilt als Standard routinemäßig eine Kombination von Östrogen-Gestagenen (Ausnahme hysterektomierte Patientinnen) zu verwenden.

Östrogen-Gestagen-Therapie (zyklisch oder kontinuierlich)

- Hinsichtlich der Prävention eines Endometriumkarzinoms sollten Gestagene zusätzlich gegeben werden.
  Hierzu können 3 verschiedene Therapieformen eingesetzt werden:
  1. Östrogene + Gestagene jeden Tag.
  2. Östrogene für 25 Tage + Gestagene von Tag 13 jeden Monats.
  3. Östrogene jeden Tag + Gestagene 12–14 Tage jeden Monat.

Neuentwicklungen

- Sequentialpräparat ‚Climen Tbl.' (Östradiol 2 mg, Cyproteronacetat 1 mg). ‚Climen Tbl.' sind in Österreich, Frankreich und Schweden erhältlich. In Deutschland ist kein vergleichbares Präparat im Handel.
- *Neue Gestagene:* Zur Therapie klimakterischer Beschwerden kann auch das synthetische Steroid Tibolon eingesetzt werden, das durch gleichzeitige östrogene, gestagene und androgene Eigenschaften ausgezeichnet ist. Diese Substanz wie ein Kombinationspräparat in der Postmenopause verwendet, ist aber z. Z. in Deutschland nicht verfügbar. Als Dosis werden 2,5 mg/tgl. empfohlen. In klinischen Studien wurde festgestellt, daß bei einer täglichen Dosierung von 5 mg, bei einigen Frauen vaginale Blutungen auftraten. Eine Dosierung von 1,25 mg linderte vasomotorische Symtome nur in unzureichender Weise.

Synthetische Gestagene (Progestagene)

Die sog. Progestagene werden erst im Körper in die Wirkform umgewandelt.

Physiologischer Hintergrund

- Progesteronrezeptoren am Knochen wurden nachgewiesen.
- Progesteron bindet an Glukokortikoidrezeptoren; nach der Menopause ist der Progesteronspiegel extrem niedrig, die Glukokortikoidwirkung auf den Knochen wird dadurch stärker.
- Einige Progestagene (19-Nortestosteronderivate) haben geringe androgene Restwirkung und gute Wirkungen am Knochen.

Nachgewiesen. Gestagene, die sich von 19-Nortestosteron ableiten, haben eine protektive Wirkung hinsichtlich des Knochenabbaus.

Indikationen
- In Kombination mit der Östrogentherapie.
- Patientinnen, die Östrogene nicht vertragen oder bei denen diese kontraindiziert sind.
- Prävention und Behandlung von kortikoidinduzierter Osteoporose meist in Kombination mit einer Östrogentherapie.

Vorteile. Die Kombination von Östrogenen und Gestagenen hat einen hohen Schutz vor der Entstehung eines Endometriumkarzinoms und scheint wirkungsvoller hinsichtlich der Prävention von Knochenschwund als die alleinige Östrogentherapie.

Nachteile
- Lange Zeit regelmäßige Entzugsblutungen.
- Depressionen und Kopfschmerzen können auftreten.
- Möglicherweise wird die protektive Wirkung der Östrogene auf das kardiovaskuläre System abgeschwächt.

Stoffwechselwirkungen

Fettstoffwechsel
- Entsprechend der Dosis und der androgenen Restwirkung stimulieren Gestagene die hepatische Lipase und damit den Abbau von HDL-Cholesterin. Natürliches Progesteron hat diesen Effekt nicht, und Abkömmlinge von 17α-Hydroxyprogesteron z. B. Medroxyprogesteronacetat nur in sehr geringem Maße. Stärker wirken diesbezüglich 19-Nortestosteronabkömmlinge, so daß hier niedrige Dosierungen zu wählen sind (z. B. täglich 1 mg Norethistosteronacetat oder 5,0 mg Medroxyprogesteronacetat).
- Durch Progestagene werden die Spiegel der Triglyzeride allerdings gesenkt.
- Gestagene senken dosisabhängig HDL-Cholesterin und Apolipoprotein A, während LDL-Cholesterin und Apolipoprotein-B geringfügig ansteigen. Bei hysterektomierten Frauen kann auf Gestagene verzichtet werden. Durch zyklische Gabe der Gestagene (12–13 Tage) können ungünstige Effekte auf HDL-Cholesterin und HDL-2 bei niedriger Dosierung vermieden werden.
- Die Gestagene haben dosisabhängig auch ungünstige Effekte auf den Glukosestoffwechsel sowie auf den Gefäßtonus und die Gefäßdurchblutung, deshalb ist eine niedrige Dosierung zu wählen.

Blutgerinnung
- Der Einfluß der synthestischen Progestagene auf den Kohlenhydratstoffwechsel in der Postmenopause ist klinisch nicht relevant; daher können die entsprechenden Präparate auch bei Patientinnen mit Diabetes mellitus eingesetzt werden.

Substanzen

Natürliches Progesteron
- Natürliches Progesteron kann bei der Therapie in der Postmenopause eine Reihe von Vorteilen haben (Glatzner et al. 1985).
- Natürliches Progesteron einen antidepressiven Effekt, der mit dem β-Endorphin in Zusammenhang steht. Insgesamt wird das psychische Befinden durch Progesteron häufig verbessert (Andersch u. Hahn 1985).
- Durch Progesteron kann der Blutdruck über eine kompetitive Hemmung des Aldosteronrezeptors gesenkt werden (Rylance et al. 1985).
- Ferner kommt es zur Förderung der Diurese, welche häufig einen günstigen Effekt bei der Neigung zu Ödemen hat.
- Durch Progesteron wird der Venentonus erhöht, d. h. der Venendurchmesser nimmt ab. Auf diese Weise können stauungsbedingte Schmerzen im kleinen Becken günstig beeinflußt werden (Reginald et al. 1989; Huber 1991).

Topische oder transdermale Applikationsform
- Die transdermale Anwendung von Progesteron und synthetischen Gestagenen wird zur Zeit in angloamerikanischen Ländern geprüft.

Gelpräparate. Z. B. progesteronhaltiges Gel.

Vaginale Applikation
- Progesteronsuppositorien 100–400 mg (Herstellung nach Jones)
- Rezeptur s. Kap. 3.

Dosierung. 200–400 mg pro Tag für 12 Tage (zyklisch) vgl. Kapitel: Hormontherapie.

Synthetische Gestagene

Dosierung
- Verschiedene Gestagene können jeweils 12 (10–14) Tage lang pro Monat zusätzlich zur oralen oder transdermalen Östrogentherapie gegeben werden:

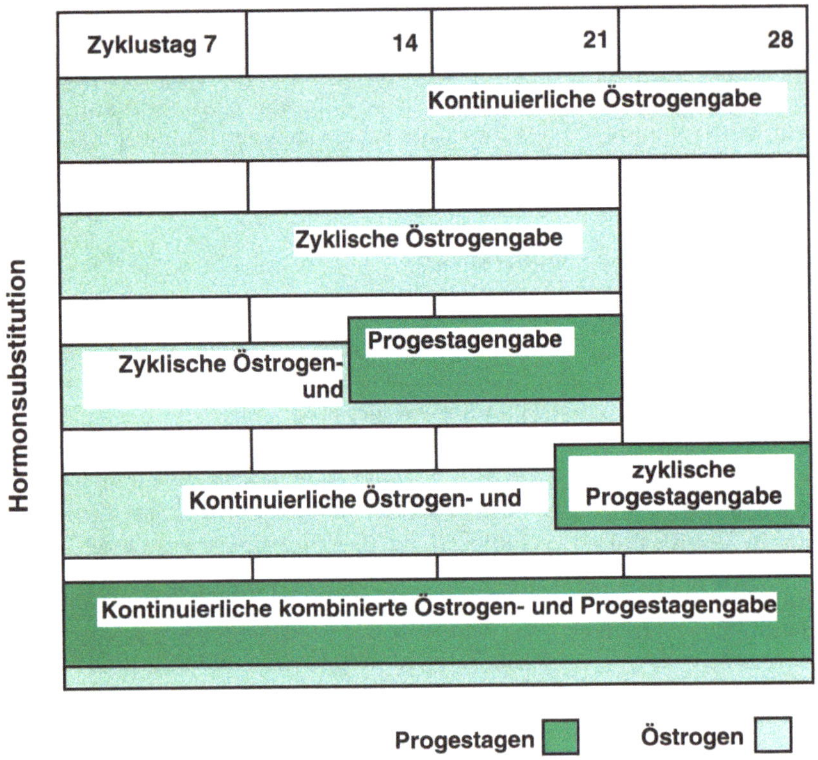

Abb. 14.32. Allgemein anerkannte Schemata für die Hormonsubstitution in der Postmenopause: zeitliche Gabe von Östrogen und Progestagenen. Östrogene sind als helle Balken und Gestagene als schwarze Balken gekennzeichnet

- Medroxyprogesteronacetat 10 mg/Tag,
- Norethisteronacetat 0,7–2,5 mg/Tag,
- Norgestrel 150 µg/Tag,
- Levonorgestrel 0,075 mg/Tag,
- Dydrogeston 10–20 mg/Tag,
- Cyproteronacetat 1 mg/Tag,
- Chlormadinonacetat 2 mg/Tag,
- Mectrogeston 5 mg/Tag.

Empfehlungen

- Gestagene können in manchen Fällen eine nützliche Alternative zu Östrogenen sein, insbesondere bei alten Patientinnen, sowie bei Frauen nach Therapie eines östrogenabhängigen Tumors.
- Bei Frauen mit einem intakten Uterus wird eine kontinuierliche Gestagentherapie befürwortet, um das Endometriumkrebsrisiko herabzusetzen. In Abb. 14.32 sind Schemata für die Hormonsubstitution in der Postmenopause aufgeführt.
- Möglicherweise ist auch der Einsatz des Gestagens in Intervallen von zwei bis drei Monaten ausreichend.

Unerwünschte Begleiterscheinungen der Gestagenbehandlung

- Müdigkeit,
- Depressionen,
- Libidoverminderung,
- abgeschwächte Menstruationsblutungen (oft erwünscht),
- Ödeme,
- trockene Scheide, Genitalatrophie, antiproliferative Wirkung,
- Unterdrückung der Döderlein-Flora, dadurch Begünstigung von Infektionen (z. B. Candida albicans),
- Brustempfindlichkeit,
- selten Akne und Hirsutismus,
- Absinken des HDL-Cholesterins,
- Appetit- und Gewichtszunahme.

Anwendungsformen von Gestagenen. Die Besonderheiten der oralen und parenteralen Gestagentherapie sind ähnlich wie bei den Östrogenen und können dort nachgesehen werden.

Zusammenfassung der wesentlichen Aspekte einer Hormontherapie in Abhängigkeit vom Menopausestatus

Hormonbehandlung in der Prämenopause

In der Prämenopause stehen Zyklusstörungen in Form von Poly- und Hypermenorrhoen sowie auch Dauerblutungen im Vordergrund. Bei den Zwischen- oder Dauerblutungen im Klimakterium ist zunächst eine Diagnostik in Form von Sonographie, Hysteroskopie oder fraktionierter Abrasio durchzuführen. Das histologische Bild des Endometriums trägt nicht selten zur Pathogenese der Zyklusstörung bei. Neben dem Ausschluß eines organischen Prozesses z. B. durch Abrasio ergeben sich aus der Histologie auch Hinweise für die Hormontherapie, obwohl der Proliferationsgrad des Endometriums nur bedingt Rückschlüsse auf die Höhe der endogenen Östrogenbildung zuläßt. Wenn neben den Zyklusstörungen in der Prämenopause auch neurovegetative Beschwerden in stärkerem Ausmaß auftreten wie Hitzewallungen, Schweißausbrüche, Herzklopfen, Nervosität, dann sind andere (neurologische) Erkrankungen und Schilddrüsendysfunktionen auszuschließen.

Auf Wunsch oder bei entsprechender Indikation können Patientinnen, die orale hormonale Kontrazeptiva gut vertragen, die niedrigdosierten Ovulationshemmer auch bis zum 50. Lebensjahr einnehmen. Es muß jedoch sorgfältig geklärt werden, ob hinsichtlich der oralen Kontrazeptiva Risikofaktoren vorliegen und unter Umständen andere kontrazeptive Methoden in Betracht kommen.

Therapieformen

Zyklische Therapie mit Gestagenen oder Östrogen-Gestagen-Gemischen: Wenn die Kontrazeption nicht im Vordergrund steht, kann je nach noch vorhandener Östrogenproduktion mit Gestagenen (tgl. 5–10 mg) oder mit Östrogen-Gestagen-Gemischen vom 16.–25. Zyklustag behandelt werden (z. B. tgl. 1 Tbl. Menova oder 2×1 Tbl. Primosiston).

Östrogen-Gestagen-Kombinationstherapie: Falls gleichzeitig ein Uterus myomatosus, eine Endometriose oder eine Mastopathia cystica et fibrosa vorliegt und Symptome verursacht, so bieten sich niedrigdosierte gestagenbetonte Einphasenpillen an.

Therapie nach klinischen Symptomen (nach Ausschluß von Risikofaktoren):

Neurovegetative Beschwerden: Handelt es sich jedoch um neurovegetative klimakterische Beschwerden, die in der Prämenopause schon häufig beobachtet werden, so können diese günstig mit zyklischen Östrogen-Gestagen-Kombinationen behandelt werden (z. B. Cycloprogynova, Presomen compositum, Trisequens).

Hormonbehandlung in der Postmenopause

Eine Hormontherapie mit Östrogen-Gestagen-Kombinationen sollte die typischen klimakterischen Beschwerden bessern oder beseitigen, eine wirksame Prophylaxe kardiovaskulärer Komplikationen darstellen und die Ausbildung einer Osteoporose soweit wie möglich verhindern.

Therapieformen

Östrogen-Gestagen-Gemische

- Für die Behandlung in der Postmenopause kommen die natürlichen konjugierten Östrogene, die Estradiolester und 17β-Estradiol-Präparationen mit verschiedenen Gestagenen in Frage. Nicht geeignet sind 17α-alkylierte synthetische Östrogene, weil sie ungünstige Effekte auf die Leberfunktion, auf die Lipidzusammensetzung und auf die Blutgerinnung haben. Die Wahl des Östrogenpräparates und die Dosis richten sich nach der Art der Beschwerden und dem Behandlungsziel. Soll das Risiko einer Durchbruchsblutung oder einer Entzugsblutung möglichst ausgeschlossen werden, so bietet sich in erster Linie eine Behandlung mit Östriolpräparaten an. Allerdings ist Östriol am Knochen nicht wirksam, deshalb kommt eine solche Therapie für die Osteoporoseprophylaxe nicht in Frage. Diese Behandlung ist jedoch gut wirksam bei der sog. atrophischen Vaginitis und bei der Trigonumzystitis. In der üblichen Östrioldosierung von 1–2 mg ist keine zusätzliche Gestagenbehandlung notwendig.
- Die Östrogentherapie kann aus symptomatischen Gründen oder aus prophylaktischen Erwägungen (kardiovaskuläres System, Knochen) indiziert sein. Wenn natürliche Östrogenpräparate langfristig zur Anwendung kommen, sind thromboembolische Komplikationen eindeutig seltener.

Die Behandlung mit den oralen natürlichen Östrogenen sollte als Standard in Kombination mit den Gestagenen zyklisch erfolgen. Die Minimaldosis liegt bei etwa 0,625 mg konjugierte Östrogene bzw. 1–2 mg Östradiolvalerat. Bezüglich der transdermalen Applikation ist wöchentlich 2mal 0,5 mg Östradiol notwendig (z. B. Estraderm TTS). Die Erfolge mit der Östrogenbehandlung hinsichtlich der Beseiti-

gung der ovariellen Ausfallerscheinungen sind gut; 90% der Frauen werden beschwerdefrei.
- Bei Frauen nach Hysterektomie ist eine alleinige Östrogentherapie möglich. Für eine Östrogen-Gestagen-Therapie in diesen Fällen könnten Formen einer proliferativen Mastopathie sprechen.
- Es ist ratsam, sich vor Therapiebeginn Aufschluß zu verschaffen über die endogene Östrogenbildung (z. B. Vaginalzytologie, Zervixfaktoren und in manchen Fällen Bestimmung von FSH und 17β-Estradiol im Blut). In Hinsicht auf eine Prävention von Erkrankungen im kardiovaskulären System sowie des Bewegungsapparates ist die Familienanamnese von hoher Bedeutung. Bei entsprechenden Hinweisen sollte auch die Knochendichte der Patientin bestimmt werden.
- Die Dauer der Östrogen-Gestagen-Substitution beträgt unter dem Aspekt der Osteoporose mindestens 10–15 Jahre, ist aber zeitlich nicht limitiert. Bereits nach 5 Jahren Therapie tritt ein deutlicher kardiovaskulärer Vorteil ein.

Es bleibt somit festzustellen, daß eine Langzeittherapie mit Östrogen-Gestagen-Gemischen die Lebensqualität verbessert, d. h. die psychosoziale Situation der Patientin wird erheblich gesteigert schon durch Beseitigung der lästigen Symptomatik. Ferner dient eine langfristige Östrogen-Gestagen-Behandlung als Prävention von Osteoporose und von kardiovaskulären Erkrankungen. Hierdurch wird die Morbidität und Mortalität der Frau deutlich herabgesetzt.

Therapie bei speziellen Krankheitsbildern

Therapie bei trophischen Störungen des Urogenitalsystems

In der Postmenopause sowie im Senium kommt es nicht selten in Folge des anhaltenden starken Östrogenmangels zu trophischen Störungen am Urogenitalapparat (Smith 1972). Der Östrogenmangel läßt sich leicht am Vaginalepithel ablesen. Erscheinungen wie Atrophie der Vulva, Craurosis vulvae (Lichen sclerosus atrophicans) mit lästigem Pruritis, Vaginitis, Craurosis vaginae mit Algopareunie, Ektropium der Urethra und Urethrozystitis geben Indikationen für eine Östrogentherapie. Bei diesen Erscheinungen zeigen Östradiol- sowie auch Östriolpräparate günstige Wirkungen. Im Vaginalbereich wirken östriolhaltige Präparate auch lokal besonders gut. Behandlungserfolge mit konjugierten Östrogenen bei atrophischen Veränderungen am Urogenitalsystem im Klimakterium finden sich in der Tabelle 14.16.

Tabelle 14.16. Behandlungserfolge atrophischer Veränderungen am Urogenitalsystem im Klimakterium (71 Patientinnen, 3–6 Monate 1,25 mg konjugierte Östrogene). (Nach Lauritzen 1975)

Diagnose	Beseitigt [%]	Gebessert [%]	Unverändert [%]
Atrophische Kolpitis	84	16	0
Craurosis vaginae mit Kohabitations-beschwerden	69	22	9
Craurosis vulvae mit Puritus	62	27	11
Atrophische Urethrozystitis	57	39	4

Hormontherapie bei Risikopatientinnen

Entsprechend der Grunderkrankung und der Inzidenz der Erkrankung, werden das Risiko unter der Hormontherapie, mögliche Screeninguntersuchungen zur Bewertung des individuellen Risikos sowie ein entsprechender Therapievorschlag dargestellt.

Aufgrund der heutigen Kenntnisse stellen Hypertonie, Diabetes mellitus, abgelaufene thromboembolische Erkrankungen in der Postmenopause, sowie abgelaufene Lebererkrankungen und Fettstoffwechselstörungen keine Kontraindikationen für die Anwendung von natürlichen Östrogenen in Kombination mit Gestagenen dar; Wegen der guten Steuerbarkeit und des fehlenden first pass Effektes in der Leber Empfehlung der transdermalen Östrogensubstitution.

Herzinfarkt. Nach der Menopause kommt es zu einem starken Anstieg der Herzinfarktrate bei Frauen, der vermuten läßt, daß das Nachlassen der Östrogensekretion für die Zunahme kardiovaskulärer Erkrankungen mitverantwortlich ist.

Therapieempfehlungen

- Bei Patientinnen nach Herzinfarkt kann eine Hormonsubstitution durchgeführt werden, da diese einen günstigen Einfluß auf Blutdruck, Lipidstoffwechsel und Blutgefäße hat.
- Das gleiche gilt grundsätzlich auch für andere Formen von Thromboembolien, wobei die Kontraindikationen zu beachten sind.

Diabetes mellitus

Inzidenz: (s. auch Kohlenhydratstoffwechsel)

Therapieempfehlungen

- Der Diabetes mellitus ist keine Kontraindikation für eine Östrogen-Gestagen-Substitution.
- Übliche Überwachung einer Diabetikerin ist notwendig.

Hormontherapie bei bösartigen Erkrankungen

Endometriumkarzinom

Inzidenz. Bei unbehandelten postmenopausalen Frauen wird das Risiko, an einem Adenokarzinom des Endometriums zu erkranken, auf 2–3 pro 1000 Frauen jährlich geschätzt. Unter einer reinen Östrogentherapie ist das Risiko eines Endometriumkarzinoms mit 3,6 pro 1000 Frauen jährlich höher als bei unbehandelten Frauen. Dabei besteht kein Unterschied zwischen der zyklischen und der kontinuierlichen reinen Östrogenbehandlung (Kuhl u. Taubert 1987).

Hormonabhängigkeit

- Das Auftreten von Endometriumkarzinomen bei Langzeittherapie mit Östrogenen ist abhängig von der Östrogendosis und von der Dauer der Einnahme (Tabelle 14.17).
- Es zeigte sich in prospektiven Studien, daß bei Kombinationen von Östrogenen mit Gestagenen das Risiko, an einem Endometriumkarzinom zu erkranken, deutlich abnimmt (Gambrell 1986a; Lauritzen 1990a) (Tabelle 14.18).
- Zur Prophylaxe von bösartigen Endometriumveränderungen eignen sich zum einen monophasische Östrogen-Gestagen-Kombinationen, unter denen bei einem Großteil der Patientinnen eine Endometriumatrophie eintritt, oder die sequentielle Gestagengabe (z.B. zyklisch oder intermittierend alle 2 oder 3 Monate), die zum Abbluten des Endometriums führt.
- Prospektive Studien haben bewiesen, daß bei Kombinationen von Östrogenen mit Gestagenen das Risiko, an einem Endometriumkarzinom zu erkranken, deutlich vermindert werden kann (Gambrell 1978, 1986b; Lauritzen 1990a).

Tabelle 14.17. Häufigkeit von Endometriumkarzinom und relatives Risiko in Abhängigkeit von Dauer und Dosis der Östrogenbehandlung. (Gray et al. 1977)

Gruppen	Dauer in Jahren		Dosis in mg/Tag	
	5–9	>10	0,3	1,25
Östrogene	7	10	7	11
Keine Hormone	2	1	2	1
Relatives Risiko	4,1	11,6	4,1	12,7

Hormontherapie nach Endometriumkarzinom

- Bei in sano operiertem Endometriumkarzinom ohne Hinweis auf eine Metastasierung kann individuell entschieden werden, ob eine kontinuierliche monophasische Östrogen-Gestagen-Behandlung erfolgen soll.
- Bei Verdacht einer bereits erfolgten Metastasierung kann je nach individueller Situation nach 3–5 Jahren eine monophasische Östrogen-Gestagen-Substitution durchgeführt werden; vorher sind nur reine Gestagenbehandlungen induziert.

Zervixkarzinom

Inzidenz. 16% aller Karzinome und etwa 50% aller Genitalkarzinome der Frau. Es tritt 10–15 Jahre früher als das Korpuskarzinom auf.

Ein operiertes Zervixkarzinom stellt keine Kontraindikation für eine Östrogen-Gestagen-Substitution dar.

Vaginal- und Vulvakarzinom. Diese Erkrankungen stellen keine Kontraindikationen für eine Östrogen-Gestagen-Therapie dar.

Tabelle 14.18. Inzidenz des Endometriumkarzinoms in der Postmenopause in Wilford Hall USAF Medical Center, 1975–1983. (Gambrell 1986a)

Patientengruppe	Beobachtungsjahre (insgesamt)	Patientinnen mit Krebs	Inzidenz (pro 100000)
Östrogen-Gestagene	16327	8	49,0
Reine Östrogengabe	2560	10	390,6
Östrogenvaginalcreme	2716	2	73,6
Progesteron- oder Androgenanwendung	1160	0	–
Keine Hormone	4480	9	245,5
Insgesamt	27243	31	113,8

Mammakarzinom

Inzidenz. Im Gegensatz zum Endometrium kann die Brustdrüse durch Steroidhormone nicht ruhig gestellt werden. Da etwa jede 11. Frau in ihrem Leben am Mammakarzinom erkranken wird, muß ein möglicher Zusammenhang zwischen Entstehung eines Mammakarzinoms und einer langfristigen Hormonbehandlung ausgeschlossen und somit die Patientin sorgfältig klinisch und mammographisch überwacht werden.

Hormonabhängigkeit

- Die Frage, ob durch eine Östrogen-Gestagen-Substitution die Entstehung eines Mammakarzinoms gefördert werden kann, ist noch nicht endgültig geklärt. Eine schwedische Studie von Bergkvist et al. (1989) fand bei Frauen, die mehr als 9 Jahre eine Östrogentherapie bekommen hatten, ein relatives Risiko (RR) von 1,7 und bei Frauen, die mehr als 6 Jahre mit Östrogenen und Gestagenen behandelt worden waren sogar ein relatives Risiko von 4,4. Der negative Einfluß der Gestagene in dieser Studie steht im Widerspruch zu dem bekannten antiproliferativen und differenzierenden Effekt der Gestagene sowie zu den Befunden von Gambrell et al. (1983), der einen protektiven Effekt der Östrogen-Gestagen-Substitution beobachten konnte. In der Studie von Bergkvist et al. (1989) ist die Auswahl der Kontrollen auf der Basis des Krebsregisters mit hoher Wahrscheinlichkeit die Fehlerquelle. Es wurden nämlich die Frauen, die Östrogene vom Arzt verschrieben bekamen, regelmäßig untersucht, und somit wurden die Mammakarzinome früher und häufiger diagnostiziert. Eine andere schwedische Studie zeigt deutlich die Bedeutung des Mammographiescreenings für die Häufigkeit der Diagnosestellung eines Mammakarzinoms (Anderson et al. 1985). Diese Autoren fanden in der Screeningstudie Mammakarzinome mit einer Inzidenz von 7,5 pro tausend Frauen, während in der Vergleichsgruppe nach dem Krebsregister eine Inzidenz von 2,7 auf tausend Frauen errechnet wurde. Die Bedeutung der Auswahlkriterien wird auch durch eine amerikanische Studie deutlich, in der die Überwachung der östrogenbehandelten Gruppe und der Kontrollgruppe durch Mammographie erfolgte. In dieser Studie betrug das RR in der östrogensubstituierten Gruppe 0,5, d.h. es wurde ein deutlicher protektiver Effekt festgestellt (Horwitz u. Stewart 1984). Zu ähnlichen Resultaten kam Gambrell (1986b) wie in Tabelle 14.19 zu sehen ist.
- Im letzten Jahrzehnt sind mehr als 10 weitere größere Fallkontroll – sowie 4 prospektive Kohortenstudien zur Frage des Mammakarzinoms unter einer Östrogen-Gestagen-Therapie mitgeteilt worden. Die meisten Studien finden kein oder nur ein geringfügig erhöhtes Risiko, einige sogar eine Abnahme. In manchen Arbeiten wird in Untergruppen eine Zunahme des relativen Risikos in Abhängigkeit von der Behandlungsdauer oder von der Östrogendosis gefunden. Ferner wurde in einer Studie von Hunt et al. (1987) ein relatives Risiko von 1,6 gefunden, wobei 68% der in der Behandlungsgruppe diagnostizierten Fälle im Stadium I waren.
- Eine Metaanalyse, die die Arbeiten der letzten 15 Jahre zu dieser Frage analysiert, kommt zu dem Ergebnis, daß eine Behandlung über 5 Jahre nicht mit einem erhöhten Mammakarzinomrisiko einhergeht, daß eine Behandlung über mehr als 15 Jahre das relative Risiko, ein Mammakarzinom zu entwickeln, auf 1,3 erhöht (Steinberg et al. 1991). Eine weitere Metaanalyse, die nur die Studien auswertete, bei denen eine Östrogenmonotherapie erfolgt war, ergab ein relatives Risiko bei Langzeittherapie von 1,1 (Dupont et al. 1989).
- In einer Studie von Nachtigall et al. (1993) wurden jeweils 84 postmenopausale Frauen 10 Jahre lang entweder mit einer Östrogen-Gestagen-Therapie oder mit Plazebos behandelt. Nach dieser Zeit betrug die Inzidenz von Brustkrebs in der Plazebogruppe 4,8%, wohingegen in der Gruppe, die mit Hormonen therapiert worden war, keine Krebsfälle auftraten. Nach weiteren 12 Jahren betrug die Gesamthäufigkeit von Brustkrebs bei den Frauen, die keine Hormontherapie erhalten hatten, 11,5%. Bei den Patientinnen, die mit Hormonen behandelt worden waren, traten auch nach dieser Zeit keine Krebserkrankungen auf.
- Insgesamt sprechen die Ergebnisse aus klinischen Studien dafür, daß unter einer Substitutionstherapie mit Östrogenen und Gestagenen das Brustkrebsrisiko nicht zunimmt.

Hormonsubstitution nach Mammakarzinom

- Die Hormonsubstitution in der Postmenopause nach behandeltem Mammakarzinom bedarf einer individuellen Beurteilung und richtet sich insbesondere nach dem Rezeptorstatus und dem metastatischem Befall axillärer Lymphknoten.

Tabelle 14.19. Inzidenz des Mammakarzinoms in der Postmenopause im Wilford Hall USAF Medical Center 1975 – 1983. (Nach Gambrell 1986b)

Patientengruppe	Beobachtungsjahre (insgesamt)	Patientinnen mit Krebs	Inzidenz (pro 100000)
Östrogen-Gestagene	16466	11[a]	66,8
Reine Östrogengabe	19676	28[a]	142,3
Östrogen Vaginalcreme	4298	5[a]	116,3
Progesteron- oder Androgenanwendung	1825	3[a]	164,4
Unbehandelte Frauen	6404	22	343,5
Insgesamt	48669	69	141,8

[a] Enthält frühere Anwender

Bevorzugt wird bei entsprechender Indikation eine monophasische kontinuierliche Östrogen-Gestagen-Therapie. So kann eine solche Behandlung bei postmenopausalen Frauen in Frage kommen, wenn das Tumorgewebe rezeptornegativ ist und die Lymphknoten frei waren.

- Therapieempfehlungen in Abhängigkeit des Rezeptorstatus (Östrogenrezeptor) sowie des axillären Lymphknotenbefalles lassen sich wie folgt geben (z. T. modifiziert).
  - Östrogenrezeptorstatus negativ/Axillae negativ: Östrogen-Gestagen-Therapie.
  - Östrogenrezeptorstatus negativ/Axillae positiv: Gestagentherapie z. B. mit 50 – 100 mg Medroxyprogesteronacetat sinnvoll oder auch eine Monotherapie mit Östrogen plus Gestagen in besonders gelagerten Fällen.
  - Östrogenrezeptorstatus positiv/Axillae negativ: Behandlung mit Gestagenen z. B. täglich mit 50 – 100 mg Medroxyprogesteronacetat für die ersten 5 Jahre. Nach 5 Jahren kommt eine monophasische Behandlung mit Östrogen-Gestagen-Gemischen ebenfalls in Betracht.
  - Östrogenrezeptorstatus positiv/(Rezeptor für Östradiol und Progesteron positiv) Axillae (Lymphknoten) positiv: 2 – 5 Jahre eine Tamoxifenbehandlung. Je nach Beschwerden kann zusätzlich mit Gestagenen behandelt werden.
  - Weitere Informationen zur Hormontherapie beim metastasierenden Mammakarzinom der Frau finden sich in einer Übersicht von Possinger et al. (1991).

Ovarialkarzinom

Inzidenz. Die Inzidenz, ein Ovarialkarzinom ab dem Zeitpunkt der Hysterektomie zu entwickeln, beträgt ca. 0,15% und rechtfertigt nicht die routinemäßige Kastration der perimenopausalen Patientin (Mattingly u. Huang 1969).

Hormonabhängigkeit

- Die Frage, ob sich die Inzidenz des Ovarialkarzinomes durch Östrogen-Gestagen-Therapie senken läßt, kann z. Z. noch nicht beurteilt werden. Während in den meisten Therapiestudien das relative Risiko bei 1 liegt (Hunt et al. 1987; Thomas u. Chu 1986) finden andere Autoren unter Östrogen-Gestagentherapie deutlich erniedrigte Inzidenzen bis zu einem relativen Risiko von 0,6 (Hartge et al. 1988).
- Hormontherapie nach Ovarialkarzinom
  - Eine monophasische Östrogen-Gestagen-Therapie bei Patientinnen mit operiertem und evtl. nachbehandeltem Ovarialkarzinom ist generell indiziert.

Therapieformen der Osteoporose (gemeinsam mit dem Internisten durchzuführen)

Osteoanabole Medikamente

Fluoride

Physiologischer Hintergrund

- Fluoridose führt zu einem hyperdensen Knochen (pathologisch bei Flußsäurearbeiten).
- Stimulation der Trabekularknochenbildung durch direkte Osteoblastenstimulation (Proliferation und Sekretion).
- Prophylaxe von Zahnkaries.
- Mehr Frakturen treten in Bereichen auf, in denen das Trinkwasser kein Fluorid enthält.

Nachgewiesen

- Viele Studien hierzu sind nicht doppelblind durchgeführt.

- Es scheint, als ob es eine unterschiedliche Antwort von bestimmten Teilen des Skeletts hinsichtlich der Fluoridbehandlung für Osteoporose gibt. In den mehr zentralen Teilen (Wirbelkörper und Becken), die reich an Trabekularknochen sind, kommt es zur Zunahme von neuer Knochensubstanz, wohingegen die mehr peripheren Teile (distaler Unterarm, Femur und Metakarpale) kompakten Knochen verlieren oder mindestens keine Knochenzumahme zeigen.
- Die Inzidenz von Wirbelkörperfrakturen ist geringer im 2. Jahr der Fluoridbehandlung als im 1. Jahr (Minne et al. 1988).

Indikationen

- Alle Formen der Osteoporose mit Frakturen.
- Selektive Erkrankungen des Trabekulärknochens bei Patientinnen mit Osteoporose Typ I und beim vertebralen Fraktursyndrom bei ausreichender Knochenreserve an kortikalen Knochen.
- Kortikosteroidbedingte Osteoporose.

Kontraindikationen

- Renale Insuffizienz.
- Osteoporose Typ II, kortikaler Knochenmangel, Oberschenkelhalsfraktur.

Vorteile. Zunahme der trabekulären Knochenmasse ist möglich.

Nachteile

- Fluorid hat eine geringe therapeutische Breite (30–50 (bis 75) mg Natriumfluorid täglich).
- Anstieg des trabekulären Knochens geht möglicherweise zu Lasten des kortikalen Knochens.
- Fluorid führt zu einer Malabsorption von Kalzium, was durch getrennte Gabe verhindert werden kann.
- Eine mangelhafte Mineralisierung führt zur Osteomalazie bei hohen Fluoriddosen ohne gleichzeitige Kalziumsubstitution.
- Die Knochen können bei Fluoridintoxikation sklerotischer und brüchiger werden infolge einer zunehmenden Kristallinität und einer abnehmenden Elastizität.
- Schwankungen in der individuellen Ansprechbarkeit; 25–44% der Patientinnen sprechen auf die Therapieform nicht an.
- Fluorid verursacht dosisabhängig bei 30–50% der Patientinnen Nebenwirkungen; epigastrische Beschwerden, Übelkeit und Erbrechen können auftreten. Rheumatische Symptome sind die hauptsächlich auftretenden Nebenwirkungen und schließen eine Synovitis, Plantar faciitis, Knochenschmerzen und Arthralgie ein (es sind Zeichen guten Ansprechens und verschwinden nach Dosisreduktion).
- Die Reduktion der Wirbelkörperfrakturrate kann durch Gabe von zu hohen Dosen von Natriumfluorid nicht gesenkt werden (Riggs et al. 1990); sie wird erreicht durch Dosisreduktion (Riggs et al. 1992).

Anwendung

- Natriumfluorid (50–75 mg täglich) wird häufig in Kombination mit Kalzium in Deutschland, Frankreich und Belgien verwendet.
- Monofluorophosphat (4–6 Tbl. pro Tag).

Empfehlungen. Natriumfluorid ist heute in Deutschland die Therapie der Wahl bei der manifesten Osteoporose und wirksam in der Hand des Erfahrenen. Es steigert als einzige osteotrope Substanz die Knochenmasse auch noch im 3. oder 4. Jahr (bis zu 6 Jahre) nach Therapiebeginn. Wird überdosiert und steigt die Knochenmasse um mehr als 5% pro Jahr, resultiert möglicherweise minderwertiger Knochen und dadurch keine Frakturhemmung. Die Dosis muß der entsprechenden Nierenfunktion angepaßt werden und es muß zusätzlich Kalzium verabreicht werden. Eine sorgfältige Kontrolle der biochemischen Indizes und der Knochenmasse durch einen spezialisierten Arzt ist erforderlich hinsichtlich einer optimalen Risiko-Nutzen-Analyse.

Anabole Steroide

Physiologischer Hintergrund

- Männer haben mehr Knochen als Frauen.
- Positiver Zusammenhang zwischen Muskelgewicht und Knochenmasse.
- Hauptquelle von Östron nach der Menopause ist die Aromatisierung von Androstendion.
- Direkte Wirkung von anabolen Steroiden auf die Knochenzellproliferation und Osteokalzinproduktion.

Nachgewiesen

- Wirksamkeit bei etablierter Osteoporose, gezeigt in Doppelblindstudien oder kontrollierten Studien, bei denen als Vergleich das Gesamtkörperkalzium bestimmt wurde: Unterarm BMC-Gehalt und lumbar Wirbelsäulen-BMC. Antiresorptiver Effekt und Stimulation der Knochenmasse.

- Wirksam auch bei kortikoidbehandelten Patienten.

Indikationen
- Älteren Frauen und Männern mit reduzierter Muskelmasse.
- Trümmer- und Winkelhalsfrakturen.
- Patienten mit begleitenden Erschöpfungszuständen.
- Kortikoidbehandelten Patienten.

Kontraindikationen
- Junge und perimenopausale Frauen aufgrund der virilisierenden Wirkung.
- Lebererkrankungen und Hyperlipidämie – insbesondere bei 17α alkylierten anabolen Steroiden.
- Männer mit Prostatakrebs oder Frauen mit Brustkrebs.

Vorteile
- Anabole Steroide erhöhen die Muskel- und Knochenmasse; die Wirkung auf die Muskeln ist insbesondere von Wert bei schwachen, älteren sowie bei Patienten mit Schenkelhalsfrakturen.
- Leichte Anwendung, insbesondere bei intramuskulären Präparaten (1mal alle 3–4 Wochen) und guter Compliance.
- Verlängerte Wirkung nach Absetzen.
- Kontrollierbare und meistens reversible Nebenwirkungen (Heiserkeit, Virilisierung).

Nachteile
- Virilisierung in Abhängigkeit des Präparates und der Dosis.
- Einige anabole Steroide, besonders die 17α-alkylierten Präparate, wie Stanozolol, haben signifikante Nebenwirkungen auf die Leberfunktion, aber keine dieser Nebenwirkungen wurde bei Gabe von Nandrolon Decanoat (Deca-Durabolin) beobachtet.
- Drei androgen wirksame anabole Steroide – Stanozolol, Danazol und Oxandrolon – beeinflussen deutlich das High-density-Lipoprotein (HDL). Strukturmäßig besitzen diese anabolen Steroide, die bekanntermaßen diese Wirkung besitzen, eine 17α-Alkyl- oder Alkalin-Substituenten. Die Ester mit einer 17β-Struktur, wie Nandrolondecanoat, haben keinen Einfluß auf die Lipide. Mit einer mittleren Dosis von 25–50 mg Deca-Durabolin alle 3–4 Wochen, die zu einer konstanten proteinanabolen Wirkung führt, sollten keine androgenetischen Nebenwirkungen auftreten.
- Mißbrauch durch Athleten.

Anwendung
- Anabole Steroide werden weltweit durch allgemeine Praktiker seit über 20 Jahren in Europa als einfache und praktikable Therapie bei konsumierenden Erkrankungen, einschließlich Osteoporose, eingesetzt.

Empfehlungen. Aufgrund der schwerwiegenden Nebenwirkungen, verursacht durch einige anabole Steroide (z.B. das 17-α Alkyltyp) und deren Mißbrauch durch Athleten, haben die anabolen Steroide nicht die Meriten geernet, die sie hinsichtlich ihrer therapeutischen Wirkung bei der Osteoporose verdienen. Die vorteilhaften Wirkungen der anabolen Steroide auf die Muskelmasse und Knochen bei Frauen mit nachgewiesener Osteoporose und kortikoidbedingter Osteoporose wiegen jedes Risiko einer beschleunigten Atherogenese auf.

Phosphat

Physiologischer Hintergund
- Stimuliert die Osteoblastenaktivität in Organkulturen.
- Aktiviert die osteoblastische Differenzierung in vivo.
- Erhöht die endogene Parathormonproduktion, die den Wiederaufbau des Knochens aktiviert.

Nachgewiesen
- 1 g elementares Phosphat täglich führt zu einem Stopp des Knochenschwundes in einer Vierjahresstudie mit osteoporotischen Patientinnen, bei denen die Knochenmasse um 0,9% im Vergleich zu einem Knochenverlust von 4,3% in Kontrollen zugenommen hat.
- Eine kombinierte Phosphat- (1,5 g/die) und Kalzitonin- (50 I.E. 5 Tage lang alle 3 Wochen) Therapie führte ebenfalls zu einem Anstieg des trabekulären Knochenvolumens (Darmbeinkamm) bei postmenopausaler Osteoporose. Dies erfolgt durch Reduktion der Knochenresorption in Verbindung mit einer Stimulation der Knochenbildung entlang der trabekulären Knochenoberfläche.
- Zyklische Phosphate und EHDP (Ethyliden-1-hydroxy-1, 1-di-phosphanat) sind nicht wirksamer als Kalzium+EHDP, d.h. Phosphat war in der Kombination unwirksam und nur EHDP+Ca^{++} wirksam.

Indikationen
- Anwendung unter Studienbedingungen als Teil der Koherenztherapie bei Osteoporose mit geringem Knochenumsatz (Wirksamkeit umstritten).
- Hypophosphatämische Rachitis.

Kontraindikationen. Vielleicht Osteoporose mit hohem Knochenumsatz.

Vorteile
- Eine tägliche orale Dosis.
- Phosphat ist billiger als menschliches PTH zur Anwendung in einer Koherenztherapie.

Nachteile. Gastrointestinale Nebenwirkungen (Diarrhö) werden bei hohen Dosen beobachtet.

Anwendung. Phosphattherapie wird in Frankreich eingesetzt.

Empfehlungen
- Phosphat in Kombinationstherapien scheint unwirksam zu sein, aber weitere kontrollierte Studien sind hierzu erforderlich (Watts et al. 1990).

Parathormon

Physiologischer Hintergrund
- PTH stimuliert die Osteoblasten und durch den Kopplungsfaktor, die Osteoklasten ebenso.
- Langzeitanwendung von niedrigdosiertem PTH bei Ratten führt zu einem Anstieg der Knochenmasse.
- Synthetisches menschliches PTH (Aminoterminales-Fragment) ist verfügbar.

Nachgewiesen
- 1–34 PTH bei subkutaner Gabe in einer Dosierung von 50–100 μg/die beim Menschen führt zu einem Anstieg des trabekulären Knochenvolumens; eine positive Kalziumbilanz konnte nicht gezeigt werden.
- Niedrigdosiertes PTH in Kombination mit Östrogenen oder 1,25 Vitamin D (Slovic et al. 1986) führte zu einem deutlichen Anstieg der spinalen Knochenmasse bei osteoporotischen Patientinnen.

Indikationen. Bisher nicht zugelassen.

Vorteile
- Natürliches menschliches Hormonfragment (aminoterminal).
- Zunahme des trabekulären Knochens.

Nachteile
- Tägliche parenterale Gabe.
- Kostspielig.
- Kortikaler Knochenverlust.

Anwendung. In klinischen Studien.

Empfehlungen. Aufgrund der parenteralen Anwendung ist es unwahrscheinlich, daß 1–34 PTH in der Zukunft breit eingesetzt wird, mit Ausnahme in Koherenztherapien.

Osteoklasteninhibierende Therapie

Kalzitonin

Physiologischer Hintergrund
- Kalzitonin hat eine antagonistische Wirkung auf das Parathormon (PTH).
- Kalzitonin hemmt die Knochenresorption durch Inaktivierung der Osteoklasten.
- Serumkalzitoninspiegel sind niedriger nach der Menopause (Stevenson et al. 1982; Taggart et al. 1985; Tiegs et al. 1985). Diese Beobachtungen sind jedoch nicht einheitlich.

Nachgewiesen
- Pharmakologische Dosen von Kalzitonin können den Knochenverlust aufhalten und führen zu einem vorübergehenden Anstieg der Knochenmasse bei Osteoporotikern, wie dies durch Doppelblindstudien gezeigt wurde (Gruber et al. 1984).
- Keine Verstärkung des Knochenmasseverlustes inhibierenden Effektes von Calcitriol durch Kalzitonin (Sambrook et al. 1993).
- Nachgewiesene Wirksamkeit bei Erkrankungen mit hohem Knochenumsatz, wie beim Morbus Paget des Knochens.

Indikationen
- Osteoporose mit hohem Knochenumsatz und Schmerzen.
- Akute Wirbelkörperfrakturen bei Osteoporose.
- Regionale Osteoporose, wie dies der Fall ist beim Morbus Sudeck.

Kontraindikationen. Unverträglichkeit.

Vorteile
- Natürliche Substanz.
- Analgetischer Effekt durch Stimulierung der β-Endorphinsekretion.

Nachteile

- Frakturhemmung bisher nicht bewiesen.
- Nebenwirkungen in 30% der Patientinnen (Wüster et al. 1991).
- Flush, Übelkeit, Erbrechen, Kreislaufkollaps.
- Parenterale Gabe, die mehrere Injektionen pro Woche nötig macht, limitierte Anwendung und Compliance der Patientin. Kalzitoninanwendung durch Nasenspray wird zur Zeit getestet und ist möglicherweise wirkungslos hinsichtlich der Prävention von Knochenschwund bei perimenopausalen Patientinnen.
- Die Behandlung ist teuer, aber eine Herabsetzung in der Häufigkeit der Anwendung kann zur Kostenreduktion führen. Die einmalige wöchentliche Gabe von mehr als 50 I. E. (Humankalzitonin oder Lachskalzitonin) durch subkutane Gabe erwies sich als wirkungsvoll hinsichtlich der Prävention von postmenopausalem Knochenschwund.
- Induktion von neutralisierenden Kalzitoninautoantikörpern.

Anwendung. Hauptsächlich in Südeuropa, insbesondere in Italien und Spanien, sowie in Japan.

Empfehlungen. Zum gegenwärtigen Zeitpunkt gibt es keine universelle Übereinstimmung hinsichtlich der Dosis oder des Anwendungsweges. Weitere Studien hierzu sind notwendig: 100 E 3mal/Woche für 4 Wochen. Solange Kalzitonin parenteral angewendet werden muß, wird seine Anwendung als kontinuierliche Therapie nicht weit verbreitet sein; es könnte aber eine wichtige Substanz in Koherenz-(ADFR) Therapieschemata sein, auf die später eingegangen wird.

Bisphosphonate

Physiologischer Hintergrund

- Bisphosphonate (synthetische Pyrophosphatanaloga) sind potente Inhibitoren des kristallinen Wachstums, der kristallinen Zersetzung, der Knochenresorption und der Knochenmineralisierung.
- Nachgewiesene Wirksamkeit beim Morbus Paget des Knochens.

Nachgewiesen

- Vorläufige Ergebnisse einer Doppelblindstudie (400 mg/die) Etidronatbehandlung über 2 Wochen, gefolgt mit einer 10wöchigen behandlungsfreien Periode, zeigen einen signifikanten Anstieg der Wirbelsäulenknochendichte und einen geringen Abfall in der peripheren Knochendichte bei nicht manifester Osteoporose.
- Bei der kortikoidbedingten Osteoporose verhindert APD (Amino-Propylidene di-phosphonat) einen kortikalen Knochenschwund und führt zu einem signifikanten Anstieg des trabekulären Knochens.
- Etidronat (400 mg/die für 14 Tage) in einer Koherenzstudie nach Phosphat (1,5 g/die für 3 Wochen) war nicht wirksamer als eine alleinige Kalziumgabe und weniger wirkungsvoll als eine Hormonsubstitution hinsichtlich der Prävention von trabekulärem Knochenschwund bei Osteoporose.
- 2 Doppelblindstudien über 4 Jahre zeigten eine signifikante Senkung der Frakturrate (Watts et al. 1990; Storm et al. 1990).

Indikationen

- Morbus Paget,
- Hyperkalziämie,
- Knochenmetastasen.

Vorteile

- Leichte orale oder i.v. Anwendung.
- Geringe Kosten.
- Geringe Nebenwirkungen.

Nachteile

- Die orale Absorption von Bisphosphonaten ist gering.
- EHDP induziert einen Mineralisierungseffekt und eine Osteomalazie, wenn es kontinuierlich in hohen Dosen über einen längeren Zeitraum gegeben wird.
- Bisphosphonate bleiben für lange Zeit konzentriert im Knochen.
- Magen-Darm-Unverträglichkeit bei oraler Gabe.
- Toxische Nierenschädigung bei schneller hochdosierter i.v. Gabe.

Anwendung. Bisher nur Anwendung im Rahmen klinischer Studien.

Empfehlungen. Bisphosphonate haben eine potente Wirkung auf den Knochen, indem sie diskret die Knochenresorption hemmen. Die Ergebnisse laufender Studien werden zeigen, ob insbesondere die Bisphosphanate der dritten Generation (Alendronat, Risedronat, Tiludronat, BM 21.0955 etc.) eine Alternative zur Östrogen-Gestagen-Substitution zur Verhinderung des postmenopausalen Knochenmasseverlustes darstellen.

Ipriflavone

Physiologie

- Isoflavonderivat.
- Flavonoide und Flavone sind Substanzen aus dem Pflanzenreich.
- Einige Substanzen dieser Gruppe haben wachstumsverstärkende Effekte.
- Fragliche Potenzierung von Östrogeneffekten durch Ipriflavone.

Wirkungsmechanismus

- In vitro inhibierender Effekt von Ipriflavone auf die Knochenresorption.
- Tierexperimentelle Untersuchungen zeigen auch histomorphometrische Befunde der Knochenresorbtionshemmung.

Indikationen

- Bisher nur in klinischen Studien.
- Möglicherweise Alternative bei Kontraindikation gegen Östrogene.

Kontraindikationen. Bisher nicht bekannt

Anwendung. Bisher nur in klinischen Studien eingesetzt.

Medikamente mit positiver Kalziumbilanz

Kalzium

Physiologischer Hintergrund

- Essentielles Element im Knochenstoffwechsel; unterdrückt Parathormonaktivität.
- Unterdrückt Knochenwiederaufbau („remodelling").
- Geringe Kalziumaufnahme bei älteren Patientinnen und Orientalen.
- Erhöhter Kalziumbedarf in der Postmenopause.
- Kalziumdefizit führt zur Osteopenie.
- Wichtiger Faktor während der Wachstumsperiode hinsichtlich der Erreichung der maximalen Knochenmasse.
- Kalzitoninfreisetzung nach i.v. Infusion von Kalzium.

Nachgewiesen

- Abnahme aber kein Stillstand des Knochenverlustes in großen Doppelblindstudien sowie in plazebokontrollierten Studien über längere Zeit.
- Beobachtung, daß orale Kalziumgabe die Rate des Knochenverlustes herabsetzt, jedoch nicht bei allen Patientinnen.
- Kalziumsubstitution unterdrückt die Ausscheidung von Hydroxyprolin im Urin am folgenden Morgen.

Indikationen

- Alle postmenopausalen Frauen, insbesondere jene mit einem erhöhten Nachtumsatz.
- Zusätzlich zu anderen Behandlungsschemata, wie z. B. Fluoride.

Kontraindikationen

- Hyperkalziurie
- (Behandlung mit 1,25 oder 1α-Vitamin D)

Vorteile

- Billiges Naturprodukt.
- Sicher bei älteren Patientinnen.
- Hemmt die Nierensteinbildung (Curhan et al. 1993).
- (Mögliche analgetische Wirkung, Kalzium i.v. Infusion)

Nachteile

- Erhöht die Knochenmasse nicht.
- Herabsetzung der Aktivierungsfrequenz eines Knochenaufbaus mit vorübergehend positiver Knochenbilanz.
- Keine konstante Resorption aus dem Darm.
- Malabsorption von Kalzium begrenzt dessen Wirksamkeit.

Anwendung

- Anwendung zur Prävention in aufgeteilten Gaben (2mal 500 mg) plus Diät. Möglicherweise abendliche Gabe (1mal 1000 mg) wirksamer.
- Zusätzlich bei nachgewiesener Osteoporose.

Empfehlungen

- Kalziumsubstitution sollte Bestandteil bei allen Standardtherapien im Klimakterium sein.
- Substitution am Abend, vorzugsweise als entrahmtes Milchgetränk 1 Stunde vor dem Zubettgehen, sollte im Hinblick auf die Unterdrückung der PTH-Aktivität in der Nacht die Regel sein.
- Verschiedene Mineralwasser haben hohen Kalziumgehalt (z. T. 400–500 mg/l) und eignen sich zur Substitutionstherapie.

Vitamin-D und -Metaboliten

Physiologischer Hintergrund

- Ein geringgradiger (möglicherweise auch marginaler) Vitamin-D-Mangel ist oft verknüpft mit einer symptomatischen Osteoporose insbesondere bei sehr alten Patientinnen und denjenigen mit Schenkelhalsfrakturen.
- Niedrige 25-Hydroxyvitamin-D-Spiegel (unzureichende Sonnenexposition, schlechte Resorption) konnten bei älteren Patientinnen nachgewiesen werden.
- Kalziummalabsorption ist häufiger bei älteren Patientinnen.
- 1,25-Vitamin-D-Spiegel sind bei älteren Patientinnen und bei Frauen mit Osteoporoe niedrig (durch eingeschränkte Nierenfunktion).
- Die renale 1α-Hydroxylase ist weniger empfindlich für PTH bei älteren als bei jüngeren Patientinnen.
- Renaler Mangel und eine niedrige Produktion von 1,25-Vitamin-D bei Osteoporose wurde beobachtet.

Nachgewiesen

- Pharmakologische Dosen von 1,25-Vitamin-D oder des synthetischen Analog 1α-Vitamin-D führt zu einem Anstieg der trabekulären Knochenmasse, verbessert die Kalziumbalance und erniedrigt die Frakturrate (Tilyard et al. 1992). In anderen Studien konnte jedoch kein Unterschied in der Knochenmasse zwischen der behandelten und der Plazebogruppe nachgewiesen werden.
- Bei kortikoidbedingter Osteoporose hemmen 1α-Vitamin-D die erhöhte Knochenresorption, während die Knochenbildung im Bereich des Darmbeinkamms nicht unterdrückt wird.
- Signifikante Hemmung der Frakturrate bei postmenopausaler glukokortikoidinduzierter Osteoporose (2 Doppelblindstudien) (1,25 $(OH)_2$ D3) (Sambrook et al. 1993).

Indikationen

- Osteomalazie,
- Kalziummalabsorption,
- niedrige Kalziumausscheidung,
- Schenkelhalsfrakturen (in Assoziation mit Hormonen),
- kortikosteroidbedingte Osteoporose aufgrund einer geringen Kalziumabsorption,
- Hypoparatthyreoidismus,
- Niereninsuffizienz/renale Osteopathie im Frühstadium mit sekundärem Hyperparathyreoidismus.

Kontraindikationen

- Hyperkalziurie,
- Hyperkalzämie,
- Hohe Kalziumaufnahme.

Vorteile

- Physiologische Substitution nur bei genuinem Vitamin D_3.
- Anstieg der Kalziumabsorption.
- Verbessertes trabekuläres Knochenvolumen.
- Verbesserte Muskelkraft.
- Erhöhter Knochenumsatz und erhöhte Osteoblastenaktivität (Osteokalzin).
- In Verbindung mit Östrogen führt es zur besten positiven Balance.

Nachteile

- Hoher Preis für 1,25 $(OH)_2$ D_3.
- Pharmakologische Dosen von 1,25- oder 1α-Vitamin D erhöhen den Knochenverlust an den kortikalen Stellen. Jedoch kann der kortikale Knochenverlust gehemmt werden durch gleichzeitige Östrogen-Gestagen-Therapie.
- Hyperkalzämie/Hyperkalziurie (besonders bei gleichzeitiger Kalziumsubstitution).

Anwendung

- Physiologische Dosen werden in vielen Ländern eingesetzt (Vitamin D_3).
- Pharmakologische Dosen werden in Japan und in spezialisierten Zentren verwendet.

Empfehlungen

- Da die dermale Synthese durch Ultraviolettlichtexposition (Sonne) die Hauptquelle von Vitamin D in allen Altersgruppen ist, sollte eine physiologische Vitamin-D-Substitution (400 I.E.) täglich allen Patientinnen mit unzureichender Sonnenexposition gegeben werden.
- Tägliche pharmakologische Dosen von 10000 I.E. oder 0,5 µg von 1,25-Vitamin-D_3 oder 1 µg von 1-α-Vitamin-D (0,25 µg hat keine Wirkung) sind nur indiziert bei manifester Osteomalazie. Sie sollten aber in Kombination mit antiresorptivem Östrogen (Nordin 1980; Caniggia 1984) oder Gestagen angewandt werden hinsichtlich der Schutzwirkung für den kortikalen Knochen.
- Neuere Studien zeigten Wirksamkeit von physiologischen Dosen von 1,25 (OH)2 D3 bei postmenopausaler oder glukokortikoidinduzierter Osteoporose (Tilyard et al. 1992; Sambrook et al. 1993).

Thiazide

Physiologischer Hintergrund

- Im Gegensatz zu Schleifen-Diuretika, haben Thiazide eine kalziumeinsparende Wirkung und reduzieren die tubuläre Kalziumausscheidung.
- Die idiopathische Osteoporose ist in einigen Fällen assoziiert mit einer Hyperkalziurie (hauptsächlich junge Männer).

Nachgewiesen

- Reduziert die Knochenmasse bei Männern, bestimmt auf der Basis der Knochendichte des Unterarmes.
- Senkt das Risiko für Schenkelhalsfrakturen.

Indikationen. Osteoporose assoziiert mit Hyperkalziurie.

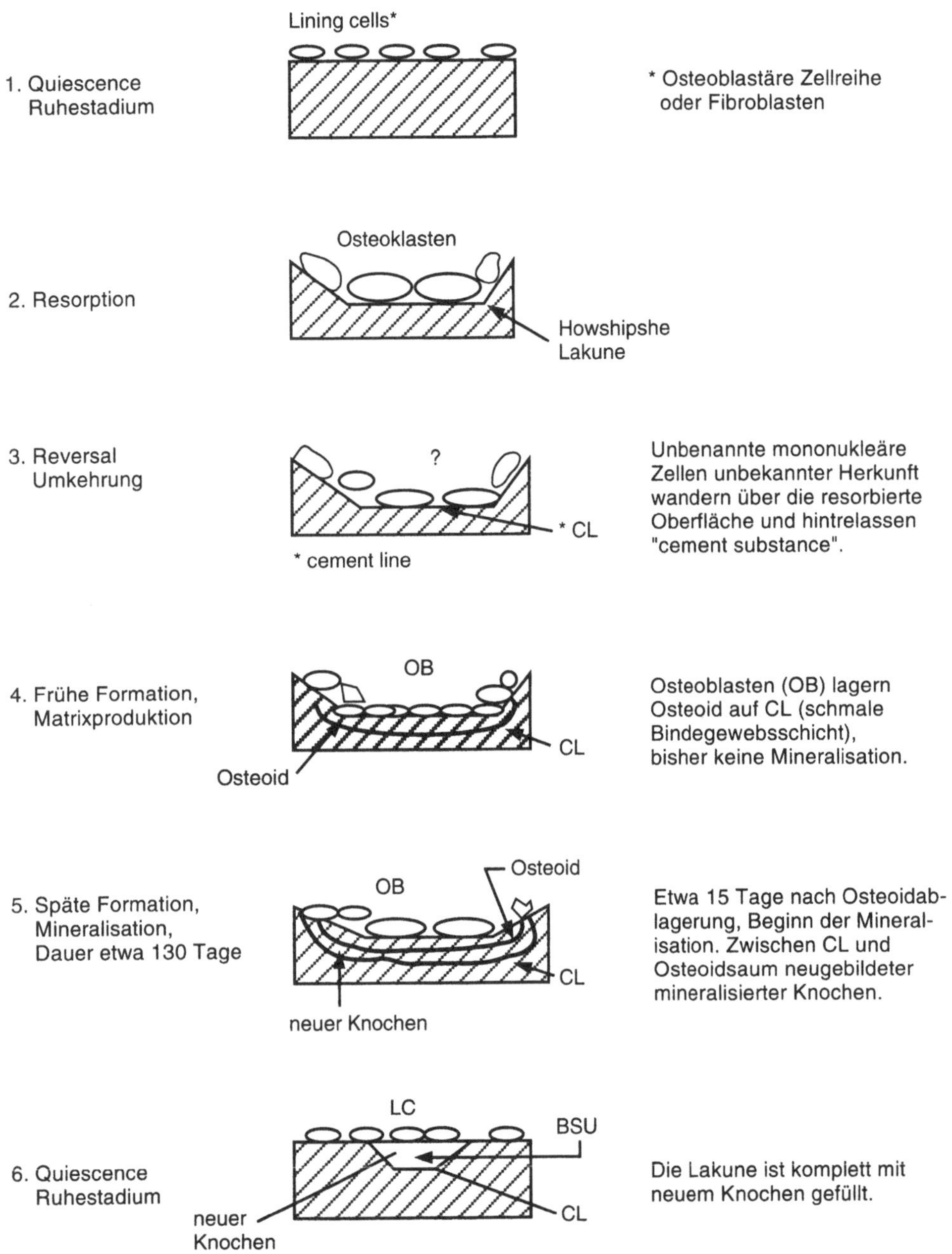

Abb. 14.33. Normales Knochen- „Remodelling“: Entstehung einer einzelnen „Bone Remodelling Unit“ (BRU) mit der Entwicklung einer einzelnen neuen „Bone Structural Unit“ (BSU) (nach Wüster et al. 1992)

Kontraindikationen. Primärer Hyperparathyroidismus (pHPT).

Vorteile. Einfache, selektive und physiologische Therapie.

Nachteile
- Kaliummangel, Hyperurikämie.
- Hyperkalzämie bei Patientinnen mit subklinischem pHPT oder bei höheren Dosen.

Anwendung. Keine weite Verbreitung.

Empfehlungen. Thiazide (z.B. 25–50 mg Hydrochlorothiazid/die) sollten nur bei osteoporotischen Patientinnen mit Hyperkalziurie angewendet werden (>300 mg Ca^{++} im Urin täglich).

ADFR-Schema

Das Skelettsystem ist einem stetigen Umbau durch knochenaufbauende Osteoblasten und knochenabbauende Osteoklasten unterworfen. Dies geschieht aber synchron an verschiedenen Teilen des Skeletts. Eine BMU (= Bone Modelling Unit) stellt eine Skeletteinheit dar, in der der Knochen einmal ab- und wieder aufgebaut wurde. Dies dauert normalerweise ca. 120–150 Tage (Abb. 14.33). Hierbei sind Blasten und Klasten durch das sog. Compling miteinander verbunden, d.h. die aktivierten Klasten stimulieren direkt oder durch den nicht resorbierten Knochen die Blasten zur Knochenneubildung.

Die medikamentöse Beeinflussung dieses Systems wird bei dem ADFR-Schema versucht. Erst wird der Knochenumbau angeregt (A = Aktivate) z.B. durch Phosphat, Parathormon oder Wachstumshormon. Dann werden die Klasten gehemmt (D = Depress), z.B. durch Kalzitonin, Bisphosphonate oder Östrogene, danach folgt eine medikamentenfreie Phase (F = Free), in der die Blasten weiter neuen Knochen produzieren sollen. Dann wird das Ganze wiederholt (R = Repeat).

Physiologie
- A: Aktivierung des Knochenumbaus.
- D: Depression (Hemmung des Knochenabbaus).
- F: Therapiefreies Intervall (Weiterbestehen der Osteoblastenaktivierung).
- R: Repetition.

Nachgewiesen. Einzelne Faktoren des ADFR-Schemas zeigten sich als wirksam (Etidronat), andere als unwirksam (Phosphat).

Indikationen und Anwendung. Nur in klinischen Studien.

Kontraindikationen. Keine.

Vorteile. Physiologische Therapie, man schleicht sich in den normalen Knochenumbau ein. Sowohl Osteoporosen mit erhöhtem als auch erniedrigtem Knochenumbau können therapiert werden.

Nachteile. Theoretisches Konzept versagt in der Praxis, die richtigen Substanzen sind noch nicht gefunden.

Empfehlungen. Die Bisphosphonattherapie als Teil des ADFR-Schemas wird weltweit in großen Studien eingesetzt. Ein Beweis, daß zwischen einer zyklischen und einer kontinuierlichen Bisphosphonattherapie ein Unterschied besteht, konnte bisher nicht erbracht werden.

14.5 Nichthormonelle Behandlungen im Klimakterium

Falls von der Frau im Klimakterium eine Hormontherapie nicht gewünscht wird oder diese kontraindiziert ist, so wird sich die Behandlung zunächst nach den Symptomen richten. Bei den lästigen neurovegetativen Symptomen kommen anfangs Kombinationstherapien mit Clonidin, Bellergal und eine entsprechende Lebensweise mit viel Bewegung und wenig Streß in Betracht. Bei den depressiven Verstimmungszuständen ist eine Psychotherapie zu erwägen, da häufig Konfliktsituationen im Gespräch aufgedeckt werden können und hierdurch schon ein erster therapeutischer Ansatz gegeben ist. Der Einsatz von Psychopharmaka sollte nur für eine begrenzte Zeit als Begleittherapie in Frage kommen. Als wichtigste Unterstützung jeder symptomatischen medikamentösen Therapie gilt immer eine gute ärztliche Führung der Patientin, wobei diätetische Ratschläge, eine Balneotherapie in Form von Solebädern, Atemtherapie und Entspannungsgymnastik eine wichtige Rolle spielen.

Verschiedentlich wurde als Alternative zur Östrogensubstitution Clonidin, ein α-Rezeptoragonist und Antihypertonikum zur Behandlung von Hitzewallungen in Dosen von 0,1–0,4 mg täglich eingesetzt. Erfahrungen in Tablettenform werden von Laufer et al. (1982) und durch intravenöse Verabreichung (0,07 mg) von Tulandi et al. (1983) mitgeteilt. Unter dieser Behandlung kommt es zur Abnahme von Zahl und Intensität der Hitzewallungen sowie auch der Dauer. Bei oraler Verabreichung wurden Müdigkeit, Schwindelgefühl, Irritierbarkeit und Kopfschmerzen beschrieben. Diese Substanz ist nur in Einzelfällen und kurzfristig einzusetzen, da sie alle Vorteile einer Östrogen-Gestagen-Therapie nicht hat. Falls es trotz Östrogentherapie in seltenen Fällen zu lästigen Hitzewallungen kommt, kann diese Behandlung auch zusätzlich eingesetzt werden.

Ferner werden eine Reihe von Organextrakten aus Milz oder Ovar, Pflanzenpräparate und Homöopathika zur Linderung klimakterischer Beschwerden eingesetzt (Lauritzen 1990b). Diese Formen haben den Nachteil, daß sie die vorher beschriebenen Vorteile einer Östrogentherapie nicht besitzen und somit nur Einfluß auf die Symptomatik nehmen.

11. Züricher Gespräche (1994):
Organ- und Pflanzenextrakte können ebenso wie Plazebopräparate klimakterische Beschwerden beeinflussen.

Da *starke Schwankungen* der Serumspiegel der Gonadotropine und Östrogene in der Prä- und Perimenopause physiologisch sind, läßt sich ein Einfluß solcher Präparate auf die ovarielle Aktivität *nicht* beweisen.

Weder Organ- oder Pflanzenextrakte noch Sedativa oder Tranquilizer können die Substitution mit Östrogenen und Gestagenen ersetzen.

14.5.1 Nichthormonale Substanzen zur Behandlung des Östrogenmangelsyndroms

Peptide (Milzextrakt)

- Eiweißfreies Trockendialysat aus frischer Kälbermilz (Solcosplen).
- Im Tierversuch ist eine Stimulation der Follikelreifung beobachtet worden, bei Frauen in der Perimenopause konnte in manchen Studien eine Erhöhung der Serumöstrogenkonzentrationen nachgewiesen werden, andere Autoren konnten keinen Anstieg der Östrogene finden.
- Milzpeptide binden am LH-Rezeptor des Ovars.
- Das Präparat hat positive Wirkungen auf die klimakterischen Beschwerden und kann Wirkungen von Östrogenen und Gestagenen nicht ersetzen.

Clonidin

- Dieses Präparat ist vor allem zur Behandlung des Bluthochdrucks (Catapresan) und als Migränemittel unter dem Namen Dixarit bekannt geworden.
- Zur Behandlung klimakterischer Beschwerden hat es sich in niedrigen Dosen bei vasomotorischen Störungen, wie Hitzewallungen und Schweißausbrüchen, bewährt (Lauritzen 1982).
- Allerdings sind die Erfolge nicht überzeugend, wie mit Hilfe der Kausaltherapie durch Östrogene.
- Es ist möglich, Östrogene durch eine Clonidintherapie (Dixarit) einzusparen, wobei zu beachten ist, daß bei Unterdosierung der Östrogene keine Osteoporoseprophylaxe mehr gegeben ist.
- Es werden täglich 2- bis 3mal 0,025 mg als Dragee verabreicht, die Dosierung kann bis auf maximal 2mal 3 Dragees täglich gesteigert werden. Unter der niedrigdosierten Therapie wird der Blutdruck nur unwesentlich gesenkt, was verständlich ist, wenn man die 3fach höhere Dosierung in einer Tablette Catapresan betrachtet (0,075 mg Clonidin).

Naloxon

- Als Opiatantagonist kann Naloxon ebenfalls zur Behandlung der Hitzewallungen eingesetzt werden.
- Man nimmt an, daß endogene Opiate ursächlich an der Entstehung der Hitzewallungen beteiligt sind.

Vitamin B6 (Pyridoxin)

- Vitamin B6 kann erfolgreich besonders mit Tryptophan zusammen bei Depressionen im Klimakterium und in der Menopause verordnet werden. Das gilt auch für Patientinnen, die schon unter einer Östrogensubstitutionsbehandlung stehen.
- Möglicherweise kommt es zu einer Störung des Tryptophanstoffwechsels mit nachfolgendem Vitamin-B6-Mangel, wenn Östrogen/Gestagenpräparate eingenommen werden.
- Dieses Phänomen ist auch bei der Einnahme oraler hormonaler Kontrazeptiva bekannt.
- Auch ohne Begleitbehandlung durch Östrogene können im Klimakterium depressive Verstimmungen zusätzlich mit Vitamin-B6-Präparaten behandelt werden. Es werden dabei 1mal 100 mg täglich verabreicht.

Sedativa
- Hauptindikationen für barbiturathaltige Sedativa (Anwendung nur zeitweise): Unruhezustände und Ängste.
- Gefahr: Gewöhnung bis zur Abhängigkeit.
- Gegen Schweißausbrüche können auch Belladonnapräparate (Extrakte aus Folia Belladonna) Verwendung finden. Sie haben eine anticholinerge Wirkung (Parasympatholytikum) und können auch mit niedrigen Dosen Phenobarbital kombiniert werden.

Tranquillanzien
- Diese Medikamente werden in diesem Zusammenhang erwähnt, da sie häufig zur Behandlung klimakterischer Symptome mißbraucht werden. Dabei spielt sicherlich eine Rolle, daß die gesicherten Kenntnisse über eine kausale Östrogentherapie der Patientin nicht ausreichend erklärt werden.
- Sie sollten lediglich als zusätzliche Medikation nach ausreichender psychosomatischer Diagnostik zur Behandlung von Phobien, schwerer Schlaflosigkeit und von Erregungszuständen eingesetzt werden.

Antidepressiva
- Ähnlich wie bei der Anwendung der Tranquilizer sollten die Antidepressiva nur bei psychiatrisch abgeklärten Patientinnen eingesetzt werden. Bei Stimmungsschwankungen ist der Einsatz solcher Pharmaka nicht indiziert.

14.5.2 Bewegungstherapie – Rehabilitation

Physiologischer Hintergrund
- Körperliche Fitneß, Knochenmasse des Schenkelhalses und der Lendenwirbelsäule stehen in positiver Relation.
- Langstreckenläufer, Ballettänzer und Leistungssportler haben im Vergleich zum Durchschnitt der Bevölkerung eine höhere Knochenmasse.
- Mechanische Beanspruchung führt zu einer guten Knochenbildung während des Wachstums.
- Es besteht eine Beziehung zwischen Muskelgewicht und Knochenmasse.
- Bettruhe bedeutet einen 4%igen Knochenschwund über eine Zeit von 8 Monaten, d.h. längere Inaktivität bedeutet Knochenmasseverlust.

Nachgewiesen
- Ein 1stündiges Übungsprogramm (3mal wöchentlich) über 12 Monate führte zu einem Anstieg des gesamten Knochenkalziums um 2,6% bei postmenopausalen Frauen.
- Ein 3,5%iger Anstieg der Knochendichte der Lendenwirbelsäule wurde nach einem 8monatigem Übungsprogramm beobachtet.
- Bei gesunden postmenopausalen Frauen im Alter zwischen 50–62 Jahren führten Aerobicübungen zu einer Minderung des Knochenverlustes, wie man durch Neutronenaktivierungsanalyse nachweisen konnte.

Indikationen. Alle Patientinnen, die an Osteoporose leiden.

Vorteile
- Einfach, nicht kostspielig.
- Kann die Inzidenz von Unfällen herabsetzen und die Lebensqualität erhöhen.
- Verringern den Schmerz.

Anwendung
- Spezielle Übungsprogramme sind immer noch selten Bestandteil von Therapieformen für die Osteoporose.
- Spezifische Übungsprogramme sollten in vermehrtem Maße für osteoporotische Patientinnen organisiert werden, mit dem Ziel der Verhinderung eines weiteren Knochenschwundes und der Verbesserung der allgemeinen Gesundheit.

14.6 Literatur

Aertgeerts J (1974). Wirkung oraler Östrogene auf die Haut der Frau in der Postmenopause und nach Kontrazeption. Ther Gegenw 113:1739

Alffram PA, Bauer GCH (1962) Epidemiology of fractures of the forearm. J Bone Joint Surg 44-A:105–114

Alhava EM, Puttinen J (1973) Fractures of the upper end of the femur as an index of senile osteoporosis in Finland. Ann Clin Res 5:398–403

Andersch G, Hahn L (1985) Progesterone treatment of premenopausal tension – a double blind study. J Psychosom Res 29:489

Andersch B, Wendestam C, Hahn L, Ohman R (1986) Premenstrual complaints. I. prevalence of premenstrual symptoms in a Swedish urban population. J Psychosom Obstet Gynaecol 5:39–49

Anderson I, Janzon L, Sigfusson BF (1985) Mammographic breast cancer screening – a randomized trial in Malmö, Sweden. Maturitas 7:21–29

Anderson E, Hamburger S, Liu JH, Rebar RW (1987) Characteristics of menopausal women seeking assistance. Am J Obstet Gynecol 156: 428–433

Arafat ES, Hargrove JT, Maxson WS, Desiderio DM, Wentz AC, Anderson RN (1988) Sedative and hypnotic effects of oral administration of micronized progesterone may be mediated through its metabolites. Am J Obstet Gynecol 159:1203–1209

Aylward M (1976) Estrogens, plasma tryptophan levels in perimenopausal patients. In: Campbell S (ed) The managment of the menopause and postmenopausal years. MTP Press, Lancaster, 135

Baker TG (1963) A quantitative and cytological study of germ cells in human ovaries. Proc Soc 158:417–433

Ballinger CB (1975) Psychiatric morbidity and the menopause: Screening of general population sample. Br Med J 3:344–346

Banzer D (1979) Quantitative Skelettdiagnostik bei demineralisierenden Osteopathien. Röntgenpraxis 32:158–166

Basdevant A, de Lignieres B (1980) Treatment of menopause by topical administration of estradiol. In: Mauvais-Jarvis P, Vickers CFH, Wepierre J (eds) Percutaneous absorption of steroids. Academic Press, London, p 249

Batrinos ML, Panitsa-Faflia C, Pitoulis S et al (1979) The clinical features of the menopause and its relation to the length of pregnancies and lactation. Maturitas 1:26–268

Bergkvist L, Adami H-O, Persson I, Hoover R, Schairer C (1989) The risk of breast cancer after estrogen and estrogen-progestin replacement. N Engl J Med 321:293–297

Blair SN, Goodyear NN, Gibbons LW, Cooper KH (1984) Physical fitness and incidence of hypertension in healthy normotensive men and women. JAMA 252:487–490

Block E (1952) Quantitative morphological investigations of the follicular system in women: variation at different ages. Acta Anat (Basel) 14:108–123

Brincat M, Moniz CF, Studd JWW, Darby AJ, Magos A, Cooper D (1983) Sex hormones and skin collagen content in postmenopausal women. Br Med J 287:1337–1338

Bush TL (1991) Epidemiology of cardiovascular disease in women. In: Redmond GP (ed) Lipids and women's health. Springer, New York Berlin Heidelberg Tokyo

Bush TL, Barret-Connor E, Cowan LD et al (1987) Cardiovascular mortality and noncontraceptive use of estrogen in women: results from the Lipid Research Clinics Program Follow-up Study. Circulation 75:1102–9

Butz S, Wüster C, Scheidt-Nave C, Götz M, Ziegler R (1993) Forearm BMD as measured by peripheral quantitative computed tomography (pQCT) in a German reference population. Osteoporosis Int 1993

Caniggia A (1984) The hormonal form of Vitamin D in the pathophysiology and therapy of postmenopausal osteoporosis. J Endocrinol Invest 7/4:373–378

Cardozo L, Gibb DMF, Tuck SM, Thom MH, Studd JWW, Cooper DJ (1984). The effects of subcutaneous hormone implants during the climacteric. Maturitas 5:177–184

Caudron J, Hendrickx B (1988) Comparison of two equine oestrogen-dydrogestrone regimens in the climacteric. Maturitas 10:133–141

Christensen MS, Hagen C, Christiansen C, Transbol I (1982) Dose-response evaluation of cyclic estrogen/gestagen in postmenopausal women: placebo-controlled trial of its gynaecologic and metabolic actions. Am J Obstet Gynaecol 144:873–879

Christenson, CV, Gagnon JH (1965) Sexual behaviour in a group of older women. J Gerontol 20:351–356

Christiansen C, Riis BJ (1990) 17β-Estradiol and continous norethisterone: a unique treatment for established osteoporosis in elderly women. J Clin Endocrinol Metab 71:836–841

Christiansen C, Christiansen MS, Transböl I (1981) Bone mass in postmenopausal women after withdrawal of oestrogen/gestagen replacement therapy. Lancet I:459–461

Clarkson T (1992) Sex steroids and atherosclerosis in animal models. „Safty aspects of hormone replacement therapy". International Symposium, 4–5 September, wells Medical Limited Copenhagen, pp 101–108

Coopen A, Wood K (1982) 5-Hydroxytryptamine in the pathogenesis of affective disorders. In: Ho BT, Schoolar JC, Usdin E (eds) Serotonin in biological psychiatry. Raven, New York, pp 249–259

Coulam CB (1981) Age, estrogens, and the psyche. Clin Obstet Gynecol 24:219–229

Cummings S, Browner W, Grady D et al. (1990) Should prescription of postmenopausal hormone therapy be based on the results of bone densitometry? (Editorial) Ann Intern Med 113:565–567

Curhan GC, Willett, Rimm EB, Stampfer MJ (1993) A prospective study of dietary calcium and other nutrients and the risk of symptomatic kidney stones. N Engl J Med 328:833–838

Dambacher MA, Rüegsegger P (1985) Nichtinvasive Untersuchungsmethoden bei Osteoporosen. Ther Umsch 42: 339–350

Dambacher MA, Rüegsegger P, Demarmels MA, Fischer JA (1986) Pathogenesis and treatment of osteoporosis. In: Vaganakis A, Soucacos P, Avramides A et al (eds) Osteoporosis. Social and clinical aspects. 2nd International Conference on Osteoporosis. Masson Italia Editori, Mailand, pp 175–194

Dambacher MA, pers. Mitteilung (1994)

Dennerstein L, Wood C, Burrows GD (1977) Sexual response following hysterectomy and oophorectomy. Obstet Gynecol 49:92–96

Dequeker J, Roh YS, Dessel D, van Gautama K, Burssens A (1973) Bone mineral estimation in vivo by photon absorptiometry. Influence of skeletal size and its value for detecting osteoporosis. J Belge Med Phys Rhum 28:293

Döring GK (1976) Klimakterische Beschwerden. Teil 1: Typische klimakterische Beschwerden. Fortschr Med 94:1058–1061

Dupont WD, Page DL, Roger LW, Parl FF (1989) Influence of exogenous estrogens, proliferative breast disease, and other variables on breast cancer risk. Cancer 63:948–957

Edman LD (1983) The climacteric. In: Buchsbaum HJ (ed) The menopause. Springer, Berlin Heidelberg New York Tokyo, pp 77–84

Eggert-Kruse W, Runnebaum B, Kruse W (1990) Hormonprofile in der späten Postmenopause. In: Lauritzen C (Hrsg) Menopause, Hormonsubstitution heute 3. edition informed, München, S 18–25

Eriksen EF, Colvard DS, Berg NJ et al. (1988) Evidence of estrogen receptors in normal human osteoblast-like cells. Science 241:84–86

Ettinger B, Genant HK, Steiger P, Madvig P (1992) Low-doseage micronized 17β-estradiol prevents bone loss in postmenopausal women. Am J Obstet Gynecol 166:479–488

Felsenberg D (1991) Comparison of trabecular bone density at different anatomical sites: a prospective clinical study. (Vorgestellt bei der Jahrestagung der Radiol Soc North Am Chicago)

Gambrell RD (1978) The prevention of endometrial cancer in postmenopausal women with progestogens. Maturitas 1:107–112

Gambrell RD (1986a) Prevention of endometrial cancer with progestogens. Maturitas 8:159–168
Gambrell RD (1986b) Role of progestrons in the prevention ob breast cancer. Maturitas 8:169–176
Gambrell RD, Maier RC, Sanders BI (1983) Decreased incidence of breast cancer in postmenopausal estrogen-progestogen users. Obstet Gynecol 62:435–443
Glatzner CM, Bailey I, Hull MGR (1985) Effectiveness of vaginal administration of progesterone. Br J Obstet Gynaecol 92:364
Goldfarb AF, Daly MJ, Lieberman D, Reed DM (1970) Roundtable: sex and menopause. Med Aspects Hum Sex 64
Gordan GS (1977) Postmenopausal osteoporosis, cause, prevention and treatment. In: Greenblatt RB, Studd J (eds) Clinics in obstetrics and gynaecology 4. Saunders, London, p 169
Gordan GS (1984) Prevention of bone loss and fractures in women. Maturitas 6:225–242
Gray LA, Christopherson WM, Hoover RN (1977) Estrogens and endometrial carcinoma. Obstet Gynecol 49:385–389
Greenblatt R (1979) An endocrinologist comments on hormones for sexual dysfunction. Female Patient 4:43–46
Gruber HE, Ivey JL, Baylink DJ, Matthews M, Help WB, Sisom K, Chesnut CH (1984) Long-term calcitonin therapy in postmenopausal osteoporosis. Metabolism 33:295–304
Gruchow HW, Anderson AJ, Barboriak JJ, Sobocinski KA (1988) Postmenopausel use of estrogen and occlusion of coronary arteries. Am Heart J 115:954–963
Hartge P, Hoover R, McGowan L, Lesher L, Norris HJ (1988) Menopause and ovarian cancer. Am J Epidemiol 127: 990–998
Henderson BE, Ross RK, Paganini-Hill A, Mack TM (1986) Estrogen use and cardiovascular disease. Am J Obstet Gynecol 154:1181–6
Herrmann WM, Beach RC (1978) The psychotropic properties of estrogens. Pharmakopsychiatry 11:164–176
Heuck F (1989) Qualitative und quantitative radiologische Analyse des Knochens. In: Dihlmann W, Frommhold W (Hrsg) Schinz – Radiologische Diagnostik in Klinik und Praxis, Bd 6 Thieme, Stuttgart, S 151–215
Hillard TC, Whitehead MI (1991) Hormon-Substitutionstherapie – Wege der Verabreichung In: Medical Communications Services (Hrsg) Kardiovaskuläre Wirkungen einer Hormonsubstitutionstherapie. Proceedings Internationales Novo Nordisk Symposium Kopenhagen, Dänemark, 1.–2. Februar 1991
von Holst T (1982) Hormonelle Diagnostik im Klimakterium der Frau. Habilitationsschrift, Ruprecht-Karls-Universitäts Heidelberg
von Holst T (1989) Nebennierenrindenfunktion in der Postmenopause und im Senium. In: Lauritzen C (Hrsg) Menopause, Hormonsubstitution heute 2. edition informed, München, S 9–15
Horwitz RI, Stewart KR (1984) Effect of clinical features on the association of estrogens and breast cancer. Am J Med 76:192–198
Huber J (1991) Substitutionstherapie im Klimakterium: Soll bei hysterektomierten Frauen auf Progestogene verzichtet werden? Geburtshilfe Frauenheilkd 51:257–261
Hunt K, Vessey M, McPherson K, Coleman M (1987) Long-term surveillance of mortality and cancer incidence in women receiving hormone replacement therapy. Br J Obstet Gynaecol 94:620–635
Hunter MS (1990) Emotional well-being, sexual behaviour and hormone replacement therapy. Maturitas 12:299–314
Husmann F (1993). Der vaso- und kardioprotektive Effekt der Östrogene. In: Schering AG, Pharma (Hrsg) Fachinformation zum Thema Klimakterium. Schering, Berlin
Janich H (1993) Die Älterenanteile in den Bundesländern und in den Gebietstypen: regionale Unterschiede in der Betroffenheit der Älteren durch die Einrichtung von Landes-AOK's. In: Verband der Kriegs- und Wehrdienstopfer, Behinderten und Renter Deutschland, Landesverband Bayern e.V. (Hrsg) Vdk-Forum in der Evangelischen Akademie Tutzing am 17./18. 2.1993
Judd HL (1976) Hormonal dynamics associated with the menopause. Clin Obstet Gynecol 19:775–788
Kaiser R (1984) Duration of the climacteric syndrome in women treated by hormonal substitution and in controls. Maturitas 5: 207–213
Kalender WA (1991) Abschätzung der effektiven Dosis bei Knochenmineralmessungen mit Photonenabsorptiometrie und Computertomographie. ROFO 155/2:149–154
Kampke D, Walcher W (1982) Physik für Mediziner. Teubner, Stuttgart
Kannel WB (1987) Metabolic risk factors for coronary artery disease in women: perspective from the Framingham study. Am Heart J 114:413–9
Kannel WB, Hjortland MC, McNamara PM, Gordon T (1976) Menopause and risk of cardiovascular disease. The Framingham Study. Ann Intern Med 85:447–452
van Keep PA, Kellerhals J (1974) Die älter werdende Frau. Therapiewoche 45:5170–5194
Kendell RE, Wainwright S, Hailey A, Shannon B (1976) The influence of childbirth on psychiatric morbidity. Psychol Med 6:297–302
Krokowsky E (1974) Radiologie der Osteoporose. Therapiewoche 34: 3485–3494
Kronenberg F, Cote LJ, Linkie DM, Dyrenfurth I, Downey JA (1984) Menopausal hot flashes: thermoregulatory, cardiovascular, and circulating catecholamine and LH changes. Maturitas 6:3–43
Kuhl H, Taubert, H-D (1987) Das Klimakterium. Pathophysiologie, Klinik, Therapie. Thieme, Stuttgart
Lam SY, Baker HWG, Seeman E, Pepperell RJ (1988) Gynaecological disorders and risk factors in premenopausal women predisposing to osteoporosis: a review. Br J Obstet Gynaecol 95:963–972
Lau EMC (1993) Hip fracture in Asia – trends, risk factors and prevention. In: Christiansen C, Riis B (eds) Proceedings 1993, Fourth International Symposium on Osteoporosis, Hong Kong. Aaalborg ApS, pp 58–61
Laufer LR, Erlik Y, Meldrum DR, Judd HL (1982) Defect of clonidine on hot flashes in postmenopausal women. Obstet Gynecol 60:583
Lauritzen C (1975) Erfolge der hormonalen Therapie klimakterischer Beschwerden. Dtsch Ärzteblatt 9:575–580
Lauritzen C (1978) Management of the patient at risk. Front Horm Res 5:230–247
Lauritzen C (1980) Climacteric and obesity. I. Int Congress on Menopause and Obesity. Rome
Lauritzen C (1982) Treatment of menopausal symptons with low doses of clonidine. Dtsch Med Wochenschr 107/9, 335–338
Lauritzen C (1987) Transdermal delivery of 17β-estradiol. In: Lauritzen C (ed) Transdermal estrogen substitution. Huber, Bern, pp 82–83
Lauritzen C (1990a) Praktische Empfehlungen zur Östrogenprophylaxe in der Prä- und Postmenopause. Gynäkol Praxis 14:679–688

Lauritzen C (1990b) Nichthormonale Therapie klimakterischer Beschwerden. Gynäkol Praxis 14:43–56

Lievertz RW (1987) Pharmacology and pharmakinetics of estrogens. Am J Obstet Gynecol 156:1289–1293

Lind T, Cameron EC, Hunter WM et al (1979) A prospective, controlled trial of six forms of hormone replacement therapy given to postmenopausal women. Br J Obstet Gynaecol [Suppl 3] 86:1–29

Lindsay R, Tohme JF (1990) Estrogen treatment of patients with established postmenopausal osteoporosis. Obstet Gynecol 76:290–295

Lindsay R, Cosman F (1991) The risk of osteoporosis in aging women. In: Sitruk-Ware R, Utian WH (1991) The menopause and hormonal replacement therapy. Marcel Dekker, New York Basel Hong Kong, pp 47–72

Lobo RA (1990) Cardiovascular implications of estrogen replacement therapy. Obstet Gynecol 75 [Suppl]:18–25

Luine VN, Khylchevskaya RI, McEwen B (1975) Effect of gonodal steroids on activities of monoamine oxidase and choline acetylase in rat brain. Brain Res 86:293–306

Marks R, Shahrad P (1976) Ageing and the effect of estrogen on the skin. In: Beard RS (ed) Menopause. MTP, Lancastert, pp 143–161

Marks R, Shahrad P (1977) Skin changes at the time of the climacteric. In: Greenblatt RBB, Studd J (ed) Clinics in Obstetrics and Gynaecology 4. Saunders, London, p 207

Marsh MS, Whitehead MI (1992) Managment of the menopause. Br Med Bull, vol 48:426–458

Mattingly RF, Huang WY (1969) Steroidogenesis of the menopausal and postmenopausal ovary. Am J Obstet Gynecol 103:679–693

Mattson LA, Cullberg G, Samsioe G (1982) Evaluation of a continous oestrogen-progesteron regimen for climacteric complaints. Maturitas 4:95–102

Mc Broon JR, Hayes WC, Edwards WT, Goldberg RP, White III AA (1985) Prediction of vertebral body compression fracture using quantitative computed tomography. J Bone Joint Surg 67:1206–1214

McEwen BS, Biegon A, Fischette CT, Luine VN, Parsons B, Rainbow TC (1984) Towards a neurochemical basis of steroid hormone action. In: Martini L, Ganong W (eds) Frontiers in neuroendocrinology. Raven, New York, pp 1153–1176

McEwen BS (1991) Steroid hormones are multifunctional messengers to the brain. Trends Endocrinol Metab 2:62–67

McGregor GA, Best FE, Cam JM et al (1982) Double-blind randomized cross-over trial of moderate sodium restriction in essential hypertension. Lancet 1:351

Meema S, Meema HE (1976) Menopausal bone loss and estrogen replacement. Isr J Med Sci 12:601–604

Melchert F (1987) Comparative clinical study of Estraderm TTS and Presomen (Premarin) in patients with postmenopausal syndrome. 5th International Congress on the Menopause, Sorrent, April 6–10, Panthenon Publishing, Sorrent, Abstr. 98; p 120

Minne HW, Leidig G, Wüster CHR et al (1988) A newly developed spine deformity index (SDI) to quantitate vertebral crush fractures in patients with osteoporosis. Bone Miner 3:335–349

Meuwissen JHJM, van Langen H, Nielen M (1992) Endometriumwachstum während kontinuierlicher, alleiniger Östrogensubstitutionstherapie mit Estraderm TTS (0,05 mg/die) bei 31 postmenopausalen Frauen. Geburtshilfe Frauenheilkd 52:351–354

Mück AO (1990) Transdermales Therapeutisches System zur physiologischen Östrogensubstitution. Therapiewoche 40:41–51

Mück AO, Weber E, Blümner EG, Lippert TH (1994) Transdermale Östrogensubstitution – eine multizentrische Studie mit 15194 Patienten. Münchner Med Wochenschr 136:35–40

Nachtigall LE, Nachtigall RH, Nachtigall RD, Beckmann EM (1979) Estrogen replacement therapy. I. 10-year prospective study in the relationship to osteoporosis. Obstet Gynecol 53:277–281

Nachtigall LE, Nachtigall NJ, Smilen SW, Nachtigall RH, Nachtigall RH (1993) Incidence of breast cancer in a 22-year study of women receiving estrogen-progestin replacement. (Vortrag 7. Weltkongress Menopause, Stockholm, Schweden) Abstr # 9, p 8

Neugarten BL, Krainer RJ (1965) Menopausal symptoms in women of various ages. Psychosom Med 27:266–273

Nordin BEC (1980) The prevention of postmenopausal osteoporosis. Eur J Clin Invest 10/4:259–260

Osmers R, Völksen M, Rath W, Teichmann A, Kuhn W (1989) Vaginosonographische Messungen des postmenopausalen Endometriums zur Früherkennung des Endometriumkarzinoms Geburtshilfe Frauenheilkd 49:262–265s

Ott SM, Chesnut III CH (1987) Calcitriol treatment in patients with postmenopausal osteoporosis. In: Christiansen C, Johansen JS, Riis BJ (ed) Osteoporosis. Proceedings of the International Symposium on Osteoporosis, September 27-October 2, 1987. Osteopress 2:844–849

Ott SM, Kilnoyne RF, Chesnut CH (1987) Ability of four different techniques of measuring bone mass to diagnose vertebral fractures in postmenopausal women. J Bone Miner Res 2:201–210

Owen EJ, Siddle NC, McGarrigle T, Pugh MA (1989) Choosing the optimum dose of oestradiol implant – pharmacokinetics and symptom relief with 25 mg oestradiol implantation. Br Soc Obstet Gynaecol, London

Paffenberger RS, Wing AL, Hyde RT, Jung DL (1983). Physical activity and incidence of hypertension in college alumni. Am J Epidemiol, 117:245–257.

Paterson MEL, Wade-Evans T, Sturdee DW, Thom MH, Studd JWW (1980) Endometrial disease after treatment with oestrogens and progestogens in the climacteric. Br Med J I:822–824

Plouffe L, Nolan JR TE, Speroff L, Lorrain J (1993) Continuing medical care of the menopausal woman In: Lorrain J, Plouffe L, Ravnikar Jr V, Speroff L, Watts N (eds) Comprehensive management of menopause, p 384

Possinger K, Classen S, Beykirch M, Flath B, Wilmanns W (1991) Hormontherapie beim metastasierten Mammakarzinom der Frau. Dtsch Med Wochenschr 116:1921–1929

Powers MS, Schenkel L, Darley PE, Good WR, Balestra JC (1985) Pharmakokinetics and pharmacodynamics of transdermal dosage forms of 17β-estradiol: comparison with conventional oral estrogens used for hormone replacement. Am J Obstet Gynecol 152:1099–1106

Rabe TH (1990) Gynäkologie und Geburtshilfe. Ed. Medizin, VHC, Weinheim

Rauramo L, Punnonen R (1973). Die Wirkung von Kastration und oraler Östrogentherapie auf die Haut der Frau. In: van Keep PA, Lauritzen C (Hrsg) Älter werden und Östrogene. Karger, Basel, S 51

Recker RR (1993) Skeletal physiology: growth and aging. In: Lorrain J, Plouffe L, Ravnikar Jr V, Speroff L, Watts N (eds) Comprehensive management of menopause. pp 24

Reginald PW, Adams J, Franks S, Wadsworth J, Beard RW (1989) Medroxyprogesterone acetate in the treatment of pelvic pain due to venous congestion. Br J Obstet Gynaecol 96:1148

Reiners C (1991) Nicht-invasive quantitative Knochendichtebestimmung: In: Ringe JD (Hrsg) Osteoporose. de Gruyter, Berlin, S 157–216

Riedel M, Rafflenbeul W (1992) Estrogens and cardiovascular diseases in postmenopausal women. Dtsch Med Wochenschr 117/31–32:1205–1211

Riggs BL, Hodgson S, O'Fallon W, Chao E, Wahner H, Muhs J, Cedel S, Melton LJ III (1990) Effect of fluoride treatment on the fracture rate in postmenopausal women with osteoporosis. N Engl J Med 322:802–9

Riggs BL, O'Fallon W, Hodgson S, Chao E, Wahner H, Muhs J, Melton L (1992) Clinical trial of fluoride in osteoporotic women: extented observation and additional analyses.

Ringe JD (1993) Indzidenz der Osteoporosefaktoren steigt weiter. Dtsch Ärztezeitung, S 14

Rosemeier, Schultz-Zehden, pers. Mitteilung, 1993

Rüegsegger P (1991) Einsatz der Knochendichtemessung in der Diagnostik und der Therapie der Osteoporose. Ther Umsch 48:113–119

Rüegsegger P, Durand EP, Dambacher MA (1991a) Differential effects of ageing and disease on trabecular and compact bone density of the radius. Bone 12:99–105

Rüegsegger P, Durand E, Dambacher MA (1991b) Localisation of regional forearm bone loss from high resolution computed tomographic images. Osteoporosis Int 1:76–80

Runnebaum B, Salbach B, von Holst Th (1994) Orale oder transdermale Östrogensubstitutionstherapie im Klimakterium? Geb Fra 54:119–130

Rylance PB, Brincat M, Lafferty K, De Trafford JC, Brincat S, Parsons V, Studd JWW (1985) Natural progesterone and antihypertensive action. Br Med J 290:13

Sambrook P, Birmingham J, Kelly P, Kempler S, Nguyen T, Pocock N, Esiman J (1993) Prevention of corticosteroid osteoporosis. A comparison of calcium, calcitriol, and calcitonin. N Engl J Med 328:1747–1752

Schenkel L (1985) TTS-Estradiol zur physiologischen Hormonsubstitution in der Menopause. Schweiz Rundsch Med (Praxis) 74:277–282

Schiff I, Komarov Sela H, Cramer D, Tulchinsky D, Ryan KJ (1982) Endometrial hyperplasia in women on cyclic or continuous estrogen regimens. Fertil Steril 37:79–82

Schneider HPG, Dören M (1993) Osteoporose aus gynäkologischer Sicht. Gynäkologe 26:83–92

Schneider P, Börner W (1990) Indikationen zur Knochendichtemessung und kritische Bewertung. Nuklearmediziner 13:83–91

Schneider P, Börner W (1991) Prediction of vertebral crush fractures in postmenopausal women with peripheral QCT in comparison to DEXA of the spine. Osteoporosis Int 1:210 (abstract)

Schneider P, Berger P, Moll E (1985) Getrennte Messung von Kompakta- und Spongiosadichte mit einem Transverdal-Rotations-Scanner. ROFO 143:178–182

Schneider P, Börner W, Mazess RB, Barden H (1988) The relationship of peripheral to axial bone density. Bone Miner 4:279–87

Schrage R (1985) Therapie des klimakterischen Syndroms. Edition Medizin, Weinheim, S 5–93

Seibel MJ, Robins SP, Bilezikian JP (1992) Urinary pyridnium crosslinks of collagen. Specific markers of bone resorption in metabolic bone disease. Trends Endocrinol Metab 4:283–291

Shangold MM (1983) Sports and exercise. In: Buchsbaum HJ (ed) The menopause. Springer, Berlin Heidelberg New York Tokyo, pp 199–203

Sherman BM, West JH, Korenman SG (1976) The menopausal transition: analysis of LH, FSH, estradiol, and progesterone concentrations during menstrual cycles of older women. J Clin Endocrinol Metab 42:629–636

Sherwin BB (1991a) The impact of different doses of estrogen and progestin on mood and sexual behavior in postmenopausal women. J Clin Endocrinol Metab 72:336–343

Sherwin BB (1991b) Estrogen and Refractory Depression. Adv Neuropsychiatry Psychopharmacol 2:209–218

Smith P (1972) Age changes on the female urethra. Br J Urol 44: 667–676

Staland B (1981) Continous treatment with natural oestrogens and progestogens. A method to avoid endometrial stimulation. Maturitas 3:145–156

Stampfer MJ, Colditz GA (1991) Estrogen replacement therapy and coronary heart disease: a quantitative assessment of the epidemiological evidence. Prev Med 20:47–63

Stanczyk FZ, Shoupe D, Nunez V, Macias-Gonzales P, Vijod MA, Lobo RA (1988) A randomized comparison of nonoral estradiol delivery in postmenopausal women. Am J Obstet Gynecol 159:1540–1569

Steinberg KK, Thacker SB, Smith SJ, Stroup DF, Zack MM, Flanders WD, Berkelman RL (1991) A meta-analysis of the effect of estrogen replacement therapy on the risk of breast cancer. JAMA 265: 1985–1990

Stevenson JC, Abeyasekera G, Hillyard CJ, Phang KG, McIntyre I, Campbell S, Townsend PT, Young O, Whitehead MI (1981) Calcitonin and the calcium-regulating hormones in postmenopausal women: effect of oestrogens. Lancet 1981/I:693–695

Stevenson JC, White MC, Choplin GF, Macintyre I (1982) Osteoporosis and calcitonin deficiency. Br Med J 285:1010–1015

Storm T, Thamsborg G, Steiniche T, Genant H, Sorensen OH (1990) Effect of intermittant cyclical etidronate on bone mass and fracture rate in women with postmenopausal osteoporosis. N Engl J Med 322:1265–71

Strecker JR (1990) Physiologische Abläufe im Klimakterium. In: Wolf AS, Schneider HPG (Hrsg) Östrogene in Diagnostik und Therapie. Springer, Berlin Heidelberg New York Tokyo, S 67–76

Strecker JR, Lauritzen C (1992) Praxis der Hormonbehandlung im Klimakterium. Enke, Stuttgart (Bücherei des Frauenarztes, Bd 29)

Studd JWW, Collins WP, Chkavarti S, Newton JR, Oram D, Parson A (1977) Estradiol and testosterone implants in treatment of psychosexual problems in postmenopausal women. Br J Obstet Gynaecol 84:314–315

Sturdee DW, Wade-Evans T, Paterson MEL, Thom M, Studd JWW (1978) Relations between bleeding pattern, endometrial history, and oestrogen treatment in menopausal women. Br Med J I:1575–1577

Sullivan JM, Vander Zwaag R, Hughes JP et al (1990) Estrogen replacement and coronary heart disease Arch Intern Med 150: 2557–62

Taggart HM, Chesnut CH, Ivey JL, Baylink DJ, Sisom K, Huber HB, Roos BA (1985) Deficient calcitonin response to calcium stimulation in postmenopausal osteoporosis. Lancet I:475–480

Teoh ES, Teoh LKK (1991) Improving the quality of life after 45.

In: Teoh ES, Ratnam SS (eds) The future of gynaecology and obstetrics. Parthenon, Casterton Hall, Carnforth, Lancs., UK

Thomas DB, Chu J (1986) Nutritional and endocrine factors in reproductive organ cancer: Opportunities for primary prevention. J Chron Dis 39:1031–1050

Tiegs RD, Body IJ, Wahner HW, Barta J, Riggs BL, Health III H (1985) Calcitonin secretion in postmenopausal osteoporosis. New Engl Med 312:1097–1100

Tilyard MW, Spears GFS, Thompson J, Dovey S (1992) Treatment of osteoporosis with calcitriol or calcium. N Engl J Med 326:357–62

Tulandi T, Lal S, Kinch RH (1983) Effect of intravenous clonidine on menopausal flashing and luteinizing hormone secretion. Br J Obstet Gynaecol 90:854

Utian WH (1978) Effects of postmenopausal estrogen therapy on diastolic blood pressure and bodyweight. Maturitas 1:3–8

van Keep PA, Greenblatt RB, Albeauch-Fernet M (eds) (1976) Consensus on menopause research. MTP Press, Lancaster

Vermeulen A (1976a) Postmenopausal ovarian function. In: James VHT, Serio M, Gusti G (Eds): The endocrine function of the human ovary. Academic Press, London New York San Francisco

Vermeulen A (1976b) The hormonal activity of the postmenopausal ovary. J Clin Endocr 42:247–253

Vermeulen A (1980) Sex hormone status of the postmenopausal woman. Maturitas 3:81–89

Voda AM (1981) Climacteric hot flash. Maturitas 3:73–90

Von Stetten EC, Steiger P, Kelly L, Stein JA (1991) Paired a.p. and lateral spine dual x-ray absorptiometry improves precision of repeat lateral scans. J Bone Miner Res 6 [Suppl 1]: 171

Warren MP, Brooks-Gunn J, Hamilton LH, Warren LF, Hamilton WG (1986) Scoliosis and fractures in young ballet dancers. Releation to delayed menarche and secondary amenorrhea. N Engl J Med 314:1348–1353

Wasnich RD, Ross PD, Heilbrun LK, Vogel JM (1985) Prediction of postmenopausal fracture risk with use of bone mineral measurements. Am J Obstet Gynecol 153:745–751

Watts NB, Harris S, Genant HK et al (1990) Intermittent cyclical etidronate treatment of postmenopausal osteoporosis. N Engl J Med 323:73–79

Weigel M, Schmitt W, Lieder H-J, Inthraphuvasak J (1990) Die Wertigkeit verschiedener Parameter zur sonographischen Beurteilung des postmenopausalen Endometriums hinsichtlich benigner und maligner Neoplasien. Geburtshilfe Frauenheilkd 50:870–876

Winokur G (1973) Depression in the menopause. Am J Psychiatry 130:92–93

Whitehead MI (1986) Prevention of endometrial abnormalities. Acta Obstet Gynecol Scand [Suppl] 134:81–91

Wüster CHR, Duckeck G, Ugurel A, Lojen M, Minne HW, Ziegler R (1990) Increased sensitivity of bone mass measurements by inclusion of body height and surface. In: Christiansen C, Overgaard K (eds) Osteoporosis, Osteopress ApS, Copenhagen, pp 623–625

Wüster CHR, Schurr W, Scharla S, Raue F, Minne HW, Ziegler R (1991) Superior tolerability of human versus salmon calcitonin preparations in young healthy volunteers. J Eur Clin Pharmacol 41:211–215

Wüster CHR, Duckeck G, Ugurel A, Lojen M, Minne HW, Ziegler R (1992) Bone mineral content of spine and forearm in osteoporosis and in German normals: influences of sex, age and anthropometric parameters. Eur J Clin Invest 22:366–370

Ziegler R (1982). Hormonale Behandlung und Prophylaxe der Osteoporose. In: HPG Schneider (Hrsg) Klimakerium der Frau. Seminar anläßlich des Kongresses für ärztliche Fortbildung, Berlin, 2. Juni 1982

Zürcher Gesprächskreis (1994) Dt. Ärzteblatt 91:11

15 Androgenisierungserscheinungen bei der Frau

T. Rabe, K. Grunwald und B. Runnebaum

Während beim Mann die Androgene die Steuerung der Reproduktion (d.h. Reifung der Spermatozoen) sowie die Ausprägung der sekundären männlichen Geschlechtsmerkmale steuern, ist die genaue Bedeutung der Androgene für die Frau ungeklärt. Eine vermehrte Bildung von Androgenen führt bei der Frau zu zahlreichen unerwünschten Wirkungen hinsichtlich des menstruellen Zyklus, des Stoffwechsels sowie der Haut und deren Anhangsgebilde mit der Entstehung von Hirsutismus, Akne, Seborrhö und Alopezie. Bei tumorbedingt stark erhöhten Serumandrogenen kann es zu einer Defeminisierung bzw. Virilisierung kommen, die sich als Klitorishypertrophie, Hypoplasie der Mammae, Vermännlichung der Muskelstruktur, tiefer Stimme usw. äußert (Tabelle 15.1).

Diese Symptome der Androgenisierung wirken sich – wenn auch nur in geringerer Ausprägung vorliegend – negativ auf das Äußere der Frau aus. Selbst wenn keine schwerwiegenden Ursachen diesen Veränderungen zugrunde liegen, dürfen die kosmetischen Probleme, die sich insbesondere aus den Behaarungsstörungen ergeben, von dem behandelnden Arzt nicht unterbewertet werden. Die betroffenen Frauen fühlen sich in ihrer Weiblichkeit sehr beeinträchtigt, woraus verschiedene psychosomatische Störungen resultieren können.

Das folgende Kapitel befaßt sich nach einer kurzen Übersicht zunächst mit der Ätiologie, der Häufigkeit und der Pathogenese vermehrter Androgenwirkungen, anschließend mit der Diagnostik der Hyperandrogenämie. Im Mittelpunkt steht dann die Diagnostik bei Krankheitsbildern mit Symptomen der Hyperandrogenämie wie Hirsutismus, Akne, Seborrhö, Alopezie und Virilisierung. Hierbei wird auf die Pathogenese, die klinische Differentialdiagnostik und die Therapie eingegangen.

Tabelle 15.1. Androgenisierungserscheinungen bei der Frau. Vergleich: Hirsutismus, Hypertrichose und Virilisierung (Rabe u. Runnebaum 1979)

Hirsutismus	Virilisierung	Hypertrichose
Definition: Vermehrte Körperbehaarung an Prädilektionsorten. Umwandlung des Flaumhaares in dickes, krauses und stärker prigmentiertes Terminalhaar	Primäre und sekundäre Differenzierung des äußeren weiblichen Genitales und des Körperbaus in männliche Richtung	Allgemeine o. lokale Vermehrung der Körperbehaarung, bei der Gesichts- und Genitalbehaarung nicht bevorzugt werden. Zunahme des hellen, weicheren Sekundärhaares
Symptome: 1. Prädilektionsorte: – Oberlippe – Kinn, Wangen – Linea alba – Genitalbereich – Oberschenkel	1. Leitsymptome – Klitorishypertrophie – tiefe Stimme	Die Symptomatik ergibt sich aus der Definition
2. Alopecia androgenetica mit Bildung von Geheimratsecken	2. Begleitsymptome: – Hirsutismus – Seborrhoe – Alopecia diffusa – Amenorrhoe	
3. Seborrhoe/Akne		
Ätiologie: Androgen bedingt: – vermehrte Androgenbildung – erhöhte Endorganempfindlichkeit	Androgen bedingt: – vermehrte Androgenbildung (obligat!)	Nicht androgen bedingt: Übermäßige Reaktion des Haarfollikels bei verschiedenen Erkrankungen

Anschließend erfolgt eine allgemeine Stellungnahme zu den Therapiemöglichkeiten bei Androgenisierung.

Weiterhin müssen die möglichen Folgen der Hyperandrogenämie, d.h. die Hypercholesterinämie, die SHBG-Senkung mit Zunahme des freien Östradiolanteils und einem erhöhten Risiko für das Korpus- und Mammakarzinomrisiko berücksichtigt werden, ebenso wie der Zusammenhang zwischen Hyperandrogenämie und der Entstehung des PCO-Syndroms sowie der Adipositas und deren Folgen, wie Arteriosklerose.

15.1 Ätiologie, Häufigkeit und Pathogenese vermehrter Androgenwirkung

15.1.1 Allgemeines

Bedeutung der Androgene bei der Frau. Die Androgene sind C_{19}-Steroidhormone, die für die Ausprägung der sekundären männlichen Geschlechtsmerkmale verantwortlich sind. Zu dieser Gruppe von Hormonen gehören Testosteron, 5α-Dihydrotestosteron, Androstendion, Androst-5-en-$3\beta,17\beta$-diol, Dehydroepiandrosteron (DHEA) und dessen Sulfat (DHEA-S), wobei jedoch das Testosteron zur Hälfte an der Gesamtandrogenwirkung beteiligt ist (Rosenfield 1971).

Die Androgene zeigen unterschiedliche genitale sowie extragenitale Wirkungen:

Genitale Wirkungen der Androgene auf die geschlechtliche Ausprägung

1. Primäre Geschlechtsmerkmale (Genitalentwicklung)
2. Sekundäre Geschlechtsmerkmale:
   - Mammaentwicklung,
   - Sekundärbehaarung.
3. Zentralnervensystem:
   - geschlechtsspezifische Differenzierung des Zentralnervensystems,
   - Pubertätsentwicklung, Adrenarche, Menarche, Zyklusfunktion,
   - Sexualverhalten, Libido.

Extragenitale Wirkungen der Androgene

1. Talgdrüsenaktivität
2. Knochenreifung und Knochenstruktur.
3. Proteinanabole Wirkung.

4. Beteiligung an der extraglandulären Östrogensynthese in den verschiedenen Lebensphasen der Frau.

Ursachen der Androgenisierung. Grundsätzlich gibt es zwei Möglichkeiten der vermehrten Androgenwirkung: Hyperandrogenämie aufgrund tumoröser Androgenproduktion (Ovarialtumoren, Nebennierentumoren) bzw. tumoröser Produktion von Substanzen, die eine Hormonproduktion stimulieren (z. B. ACTH-produzierendes Hypophysenadenom, ektope ACTH-Bildung durch kleinzelliges Bronchialkarzinom) und funktionelle Störungen. Funktionellen Störungen mit Androgenisierungssymptomatik können verschiedene Pathomechanismen zugrunde liegen: erhöhte Produktion androgen wirksamer Steroide, Konversion schwach wirksamer in stärker wirkende Androgene in Geweben (Haut, Fettgewebe), verminderte Bindung an Proteine bzw. verminderte Serumspiegel der Bindungsproteine (SHBG) oder Veränderungen im Androgenmetabolismus bzw. der Androgenwirkung im Zielorgan (Abb. 15.1, Tabelle 15.3).

Verschiedene Krankheitsbilder kommen als Ursache für eine vermehrte Androgenbildung in Frage (Tabelle 15.2).

Häufigkeit der Ursachen von Androgenisierungserscheinungen. Die Häufigkeit der Diagnose eines konstitutionellen (sog. idiopathischen) Hirsutismus hat durch die Verfeinerung der Labordiagnostik in den letzten zwanzig Jahren stark abgenommen. Bei einer retrospektiven Auswertung (1971 – 1981) von 404 Patientinnen der Universitäts-Frauenklinik Heidelberg, die an Hirsutismus litten, waren bei 84% die Androgene (Testosteron) im Serum und die 17-Ketosteroide im Urin nicht erhöht (Tabelle 15.3). Bei den meisten dieser Patientinnen wurde von konstitutionellem Hirsutismus gesprochen, da nur bei ca. 9,2% der Fälle eine ovarielle und bei 5,4% eine adrenale Genese der Behaarungsstörung gefunden wurde. Insgesamt konnte in diesem Kollektiv bei 3 Patientinnen ein androgenproduzierender Tumor festgestellt werden. Bei 3 Fällen (0,6%) war der Hirsutismus iatrogen bedingt.

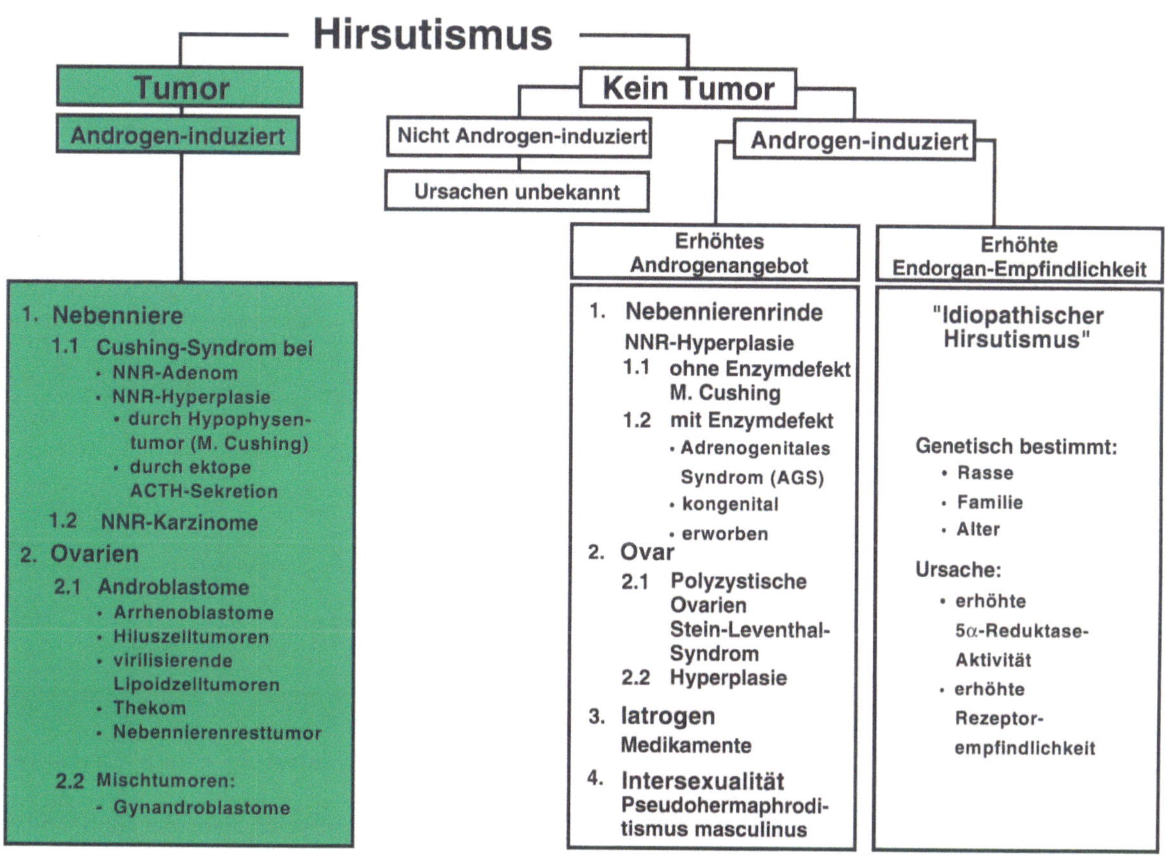

Abb. 15.1. Hirsutismus. Einteilung der Hirsutismusformen nach tumorbedingten und nicht tumorbedingten Krankheitsbildern

Tabelle 15.2. Krankheitsbilder bei Androgenisierungserscheinungen

Tumorbedingte Hyperandrogenämie

1. Hypophysenadenome:
   - basophiles Adenom: (M. Cushing)
   - eosinophiles Adenom: (Akromegalie)
   - chromophobes Adenom: (Prolaktinom)
2. Nebennierenrindentumoren:
   - NNR-Adenome
   - NNR-Karzinome
3. Ovarialtumoren:
   - Arrhenoblastom
   - Hiluszelltumor
4. Paraneoplastische Syndrome:
   - ektope HCG-Sektretion
   - ektope ACTH-Sekretion

Nichttumorbedingte Hyperandrogenämie

1. Adrenale Androgenhypersekretion:
   - kongenitales adrenogenitales Syndrom
   - postpuberale NNR-Hyperplasie
   - Cushing-Syndrom
   - chronischer Streß
2. Gemischt ovariell-adrenale Androgenhypersekretion
3. Ovarielle Androgenhypersekretion:
   - polyzystische Ovarien (PCO-Syndrom)
   - Hyperthekose
   - Hiluszell- und Stromahyperplasie
4. Peripher erhöhte Androgenaktivität:
   - erhöhte extraglanduläre Konversion von Androgenvorstufen
   - SHBG-Mangel (z.B. bei Hypothyreose, Adipositas)
   - reduzierter Androgenabbau (z.B. Niereninsuffizienz)
   - erhöhte Endorganempfindlichkeit
5. Intersexualität:
   - XY-Gonadendysgenesie
   - männlicher Pseudohermaphroditismus

Iatrogene Androgenisierung

1. Hormonpharmaka:
   - Androgene
   - Anabolika
   - Gestagene (19-Nortestosteronderivate)
   - Danazol
   - ACTH
   - Glukokortikoide
2. Nichthormonale Pharmaka:
   - Diuretika (Azetazolamid)
   - Antirheumatika (Penicillamin)
   - Metopiron
   - Antihypertensiva (Diazoxid, Proglicem)
   - Hydantoine

Tabelle 15.3. Androgenisierungserscheinungen (Ätiologie und Häufigkeit) bei Patientinnen der Hormonsprechstunde der Universitäts-Frauenklinik Heidelberg (1971 – 1981)

Ursachen der Androgenisierung	Häufigkeiten	
	Fälle	(%)
Idiopathisch (ungeklärt)	404	84,2
Ovariell		
Gesamt	44	9,2
PCO/Stein-Leventhal Syndrom	42	8,8
unklare Diagnose	2	0,4
Adrenal		
Gesamt	26	5,4
Kongenitales AGS	4	0,8
unklare Genese	22	4,2
Tumoren		
Gesamt	3	0,6
Ovarialtumor	2	0,4
Nebennierenrindentumor	1	0,2
Iatrogen	3	0,6

Tabelle 15.4. Androgenisierungserscheinungen (Symptome und Häufigkeit) bei Patientinnen der Hormonsprechstunde der Universitäts-Frauenklinik Heidelberg (1971 – 1981)

Symptome	Häufigkeiten	
	(%)	Fälle
Hirsutismus	51,2	247
Hirsutismus/Akne	38,9	188
Hirsutismus/Alopezie	5,4	26
Hirsutismus/Akne/Alopezie	3,1	15
Virilisierung	1,4	7
Gesamtzahl	100	483
Alopezie	79	123
Alopezie/Hypertrichose	5	7
Alopezie/Hirsutismus	16	26
Alopezie/Akne	–	–
Gesamtzahl	100	156
Akne	14	33
Akne/Hypertrichose	7	17
Akne/Hirsutismus	68	172
Akne/Alopezie	7	17
Akne/Hirsutismus/Alopezie	4	11
Gesamtzahl	100	250

Die Häufigkeit der unterschiedlichen Ursachen der Androgenisierung, wie diese bei der o.g. retrospektiven Untersuchung in der Universitäts-Frauenklinik Heidelberg festgestellt wurde, ist aus Tabelle 15.4 zu entnehmen.

15.1.2 Androgenisierung durch Tumoren

Die Inzidenz androgenproduzierender Tumoren in der frauenärztlichen Praxis sowie in speziellen, endokrinologisch ausgerichteten Zentren ist relativ niedrig. Die Tumoren fallen durch ihre ausgeprägte klinische Symptomatik (starker Hirsutismus, Virilisierung, Klitorisvergrößerung, Defiminisierung, Zyklusstörungen) auf. Die entsprechenden Krankheitsbildern entwickeln sich meist postpuberal und zeigen eine rasche Progredienz.

Auf Diagnostik und Therapie der verschiedenen Krankheitsbilder wird im Abschnitt 3.6 eingegangen.

15.1.3 Nichttumorbedingte Androgenisierung

15.1.3.1 Androgenmetabolismus im Zielorgan

Das ungebundene freie Testosteron wird an seinen Zielorganen durch ein spezifisches Rezeptorprotein gebunden. Nachdem Testosteron durch die Einwir-

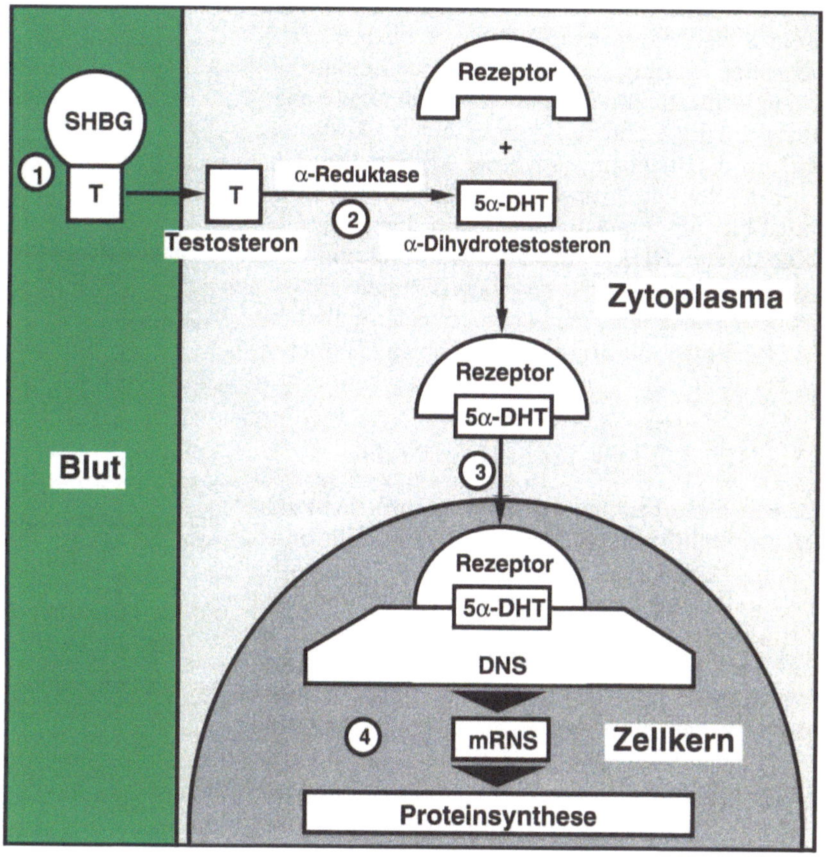

Abb. 15.2. Androgenstoffwechsel im Zielorgan. *1* Testosteron wird im Blut an ein sexualhormonbindendes Globulin gebunden. Die Konzentration des freien Testosterons beträgt nur 1–2%. *2* Nach Erreichen des Zielorgans wird das Testosteron in die Zelle aufgenommen und mit Hilfe einer im Zellzytoplasma lokalisierten 5α-Reduktase in 5α-Dihydrotestosteron umgewandelt. *3* Das 5α-Dihydrotestosteron bindet sich im Zytoplasma der Zelle an einen spezifischen Rezeptor. Mit Hilfe des Rezeptors erfolgt der Transport in den Zellkern. *4* Im Zellkern lagert sich der Androgenrezeptorkomplex an die DNS an. Über die Syntheseinduktion von Messenger-RNS wird die Synthese spezieller Proteine gesteuert

kung der 5α-Reduktase in seine biologisch aktive Form, das 5α-Dihydrotestosteron überführt wurde, gelangt es als Steroidhormonrezeptorkomplex in den Zellkern, wo die Bildung bestimmter Proteine stattfindet (Bruchovsky 1979). Der Androgenstoffwechsel im Zielorgan ist in Abb. 15.2 zusammengestellt. Hierbei spielt das 5α-Dihydrotestosteron (DHT) für die intrazelluläre Androgenwirkung die zentrale Rolle.

Ist ein erhöhtes Androgenangebot bei Frauen mit Androgenisierungserscheinungen nicht nachweisbar, wird entweder eine gesteigerte Rezeptorempfindlichkeit gegenüber Testosteron bzw. DHT oder eine erhöhte Aktivität der 5α-Reduktase (erhöhte intrazelluläre Bereitstellung von DHT) angenommen. Eine andere Hypothese geht davon aus, daß beim Hirsutismus auch die Aktivität der 17β-Hydroxysteroiddehydrogenase gesteigert ist. In der Haut hirsuter Frauen findet man einen stärkeren Umbau von DHEA und eine Umwandlung eines größeren Teils zu den stärker wirksamen 17β-Hydroxysteroiden (zu denen auch Testosteron und 5α-DHT gehören) als bei gesunden Frauen (Thomas u. Oake 1974).

Tabelle 15.5. Verteilung von Testosteron im menschlichen Blut (Vermeulen 1977)

Testosteron	Mann	Frau
Ungebundenes	2%	1%
An Albumin gebunden	40%	20%
An Transcortin gebunden	2%	1%
An SHBG gebunden	56%	78%
SHBG-Konzentration (Serum)	52 nmol/l	82 nmol/l
Testosteronkonzentration	82 nmol/l	17 nmol/l

Tabelle 15.6. Kompetitive Bindung von Androgenen mit (^{3}H)-Testosteron an Bindungsstellen im menschlichen Plasma (SHBG, Globulin, Albumin) (Bindung relativ zu Testosteron = 100%) (Vermeulen u. Verdonck 1968, Kato u. Horton 1968, Murphy 1969)

Androgen	Relative Bindung
5α-Dihydrotestosteron	240–340%
3β-Androstendiol	250%
3α-Androstendiol	200%
Testosteron	100%
Östradiol	60%
Dehydroepiandrosteron	2,5%
Androstendion	1,4%

15.1.3.2 Bindung an Serumproteine

Zu den androgenbindenden Plasmaproteinen zählen das Sexhormonbindende Globulin (SHBG), Albumin, saures α_1-Glycoprotein und Transcortin mit unterschiedlichen Bindungskapazitäten und Affinitäten. Die Verteilung des Testosterons auf die einzelnen steroidbindenden Proteine des Plasmas zeigt Tabelle 15.5. Der Anteil des freien Testosterons beträgt etwa 1–2% (Burke u. Anderson 1972). Quantitativ binden SHBG und Albumin den weitaus größten Teil des Testosterons, wobei Albumin sehr unspezifisch und schwach bindet. Einigen Studien zufolge ist anzunehmen, daß nur der ungebundene Anteil biologische Wirkung hat (Rosenfield 1971, Vermeulen u. Ando 1979). Die Produktion des SHBG in der Leber wird durch Östrogene und Schilddrüsenhormone stimuliert und durch Androgene gehemmt (Burke u. Anderson 1972).

DHEA-S, von dem bekannt ist, daß es in vivo an Albumin bindet, konnte in vitro durch gewöhnliches Sulfat aus der Bindung verdrängt werden. Diese unspezifische Bindung deutet darauf hin, daß Albumin zur Regulation der freien Steroidkonzentration nicht in Frage kommt (Wyss u. Huber 1979). Die beiden anderen Proteine sind von untergeordneter Bedeutung: das Transcortin, weil es Testosteron nur in sehr geringem Umfang binden kann und das α1-Glycoprotein (AAG), weil es trotz hoher Kapazität nur sehr schwach bindet. Im Gegensatz zum Albumin, das sehr unspezifisch Androgene bindet, zeigt sich beim SHBG eine stark ausgeprägte Strukturabhängigkeit und damit Spezifität. Dies spiegelt sich auch in den Bindungsstärken der Androgene, die in Tabelle 15.6 gezeigt werden, wider. Dem Albumin kommt trotz der hohen Bindungskapazität wahrscheinlich nur eine Transportfunktion zu. Die Bindungkapazität des SHBG kann vermindert oder vermehrt sein und somit auch der freie Anteil der Androgene. Man findet erhöhte SHBG-Werte in der Schwangerschaft, bei Hyperthyreose und bei erhöhten Östrogenen, wohingegen Progesteron, Androgene und Kortikosteroide das SHBG vermindern und somit den freien Androgenanteil erhöhen.

15.1.3.3 Periphere Konversion

Neben der direkten Sekretion von Androgenen aus Ovar und Nebennierenrinde wird ein beträchtlicher Anteil durch periphere Konversion aus Vorläufersteroiden in Leber, Haut, Fettgewebe und anderen Geweben produziert (Kirschner u. Bardin 1972; Saez et al. 1972). Die extraglanduläre Umwandlung von Androstendion zu Testosteron im Unterhautfettgewebe ist bei der Frau von großer Bedeutung

(Speroff 1977). Vermeulen u. Ando (1979) beschreiben, daß die Konversion von Testosteron zu 5α-Dihydrotestosteron eine Funktion des freien Testosteronanteils ist, d.h. bei erhöhtem freiem Testosteron findet auch eine erhöhte Konversion von Testosteron zu 5α-Dihydrotestosteron statt.

In welchem Umfang und unter welchen Bedingungen diese extragonadalen Gewebe zur Gesamtsteroidproduktion des Menschen beitragen, ist noch nicht vollständig geklärt. Bekannt ist, daß die Umwandlung von Androstendion zu Östron bei der postmenopausalen Frau den überwiegenden Anteil der Östrogene in diesem Lebensalter ausmacht. Eine Übersicht der Produktionsraten von Ovar, Nebenniere und peripherer Konversion für verschiedene Steroide gibt Tabelle 15.7a,b. DHEA, DHEA-S und Androstendion zeigen die höchsten Plasma-produktionsraten. Tabelle 15.7b gibt den Prozentsatz der extraglandulären Steroidbildung für diese Parameter an. Alle dargestellten Steroide, mit Ausnahme des DHEA, werden demnach in Abhängigkeit des Menstruationszyklus in unterschiedlichen Mengen von Ovar und Nebennierenrinde gebildet. Einen Überblick über den Metabolismus des Testosterons zeigt Abb. 15.3.

15.1.3.4 Konstitutionelle Androgenisierung

In manchen Fällen läßt sich die Androgenisierungssymptomatik auf kein erkennbares Krankheitsbild zurückführen. In diesen Fällen ist die Familienanamnese hilfreich, da häufig genetische und ethnische Faktoren eine Rolle spielen. Meist ist die Androgenisierung nur leicht bis mittelschwer ausgeprägt, Zyklusstörungen bestehen nicht. Im peripheren Blut sind keine erhöhten Androgenspiegel oder Defekte im Steroidmetabolismus nachzuweisen. Man spricht hier von konstitutionellem Hirsutismus. Ursachen wie ein höherer Verbrauch der Präkursoren in der Peripherie, beschleunigte Umwandlung von Androstendion zu Testosteron und DHT, gesteigerte Aktivität der intrazellulären 5α-Reduktase oder eine erhöhte Empfindlichkeit der Endorganrezeptoren für Androgene werden angenommen, lassen sich jedoch nur schwer oder überhaupt nicht nachweisen. Adipositas begünstigt auch einen gesteigerten Androgenmetabolismus; durch gezielte Gewichtsreduktion kann die Symptomatik vollständig verschwinden (Takayasu 1979).

Tabelle 15.7 a, b. Mittelwerte der ovariellen, adrenalen und Gesamt-Plasmaproduktionsraten während der frühen Follikelphase und praeovulatorisch absolut (in mg/24 h) (obere Abb.) und prozentual (untere Abb.) (P_b: Gesamtsekretion, S_{ad}: Adrenale Sekretion, S_{ov}: Ovarielle Sekretion) (nach Baird 1976)

a Hormon (mg/24 Std.)	Frühe Follikelphase			Praeovulatorisch		
	P_b	S_{ad}	S_{ov}	P_b	S_{ad}	S_{ov}
Progesteron	1,00	0,20	0,10	4,0	0,20	2,40
17α-Hydroxyprogesteron	0,50	0,10	0,350	4,0	0,10	3,7
Dehydroepiandrosteron	7,0	6,8	0,2	7,0	6,8	0,2
Androstendion	2,6	1,2	0,9	4,7	1,2	3,1
Testosteron	0,200	0,040	0,040	0,236	0,040	0,080
Östron	0,050	0,01	0,010	0,350	0,010	0,035
Östradiol-17β	0,036	0,000	0,032	0,400	0,000	0,380

b Hormon (%)	Frühe Follikelphase			Praeovulatorisch		
	NNR	Ovar	extra-glandulär	NNR	Ovar	extra-glandulär
Progesteron	20	10	70	5	60	35
17α-Hydroxyprogesteron	20	70	10	3	93	5
Dehydroepiandrosteron	97	3	0	97	3	0
Androstendion	46	35	19	26	66	9
Testosteron	20	20	60	17	34	49
Östron	20	20	60	3	10	87
Östradiol-17β	0	89	11	0	95	5

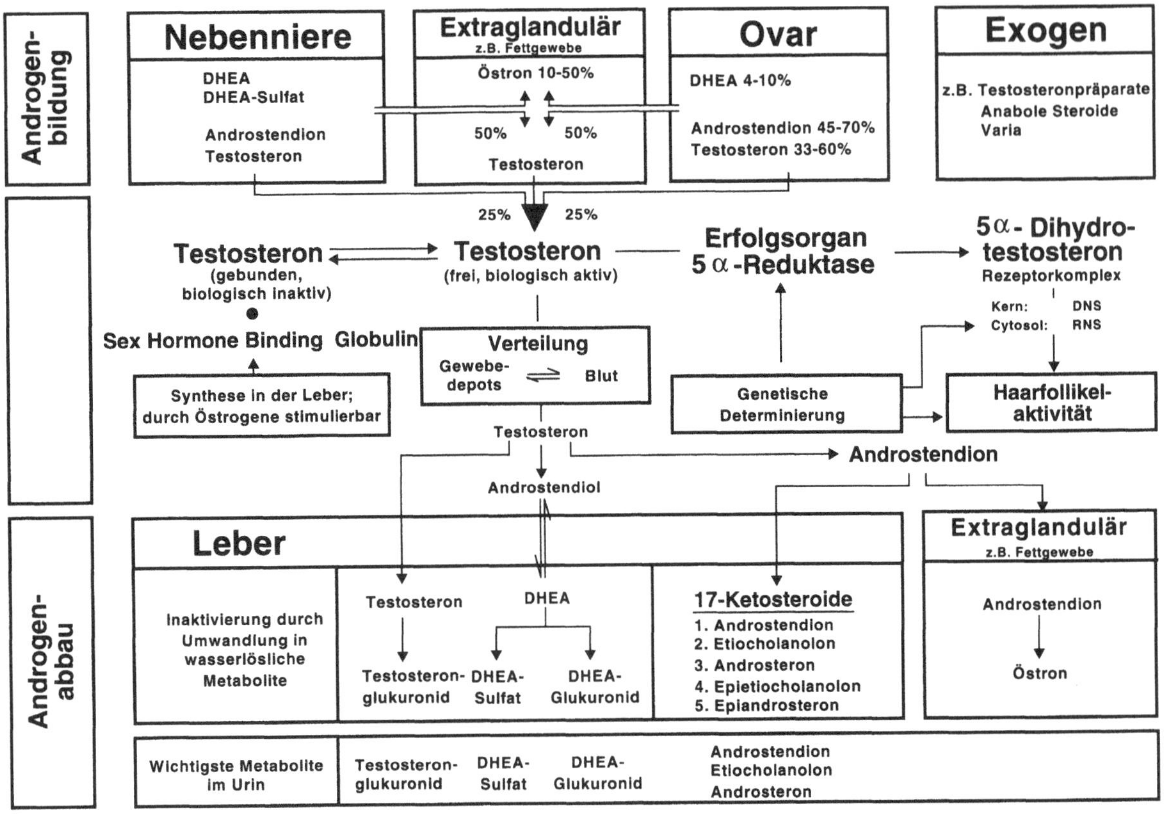

Abb. 15.3. Androgenstoffwechsel bei der Frau

15.1.3.5 Nebennierenrinde

Enzymdefekte (adrenogenitales Syndrom). Zu den adrenalen Ursachen eines Hyperandrogenismus gehört das adrenogenitale Syndrom (AGS). Verursacht wird es durch das Fehlen oder die verminderte Expression eines der Enzyme 3ß-Hydroxysteroiddehydrogenase in Verbindung mit der Isomerase, der 21-Hydroxylase oder der 11β-Hydroxylase.

Der 21-Hydroxylasedefekt (Abb. 15.4) ist die häufigste Ursache des kongenitalen adrenogenitalen Syndroms (95% der Fälle). Die 21-Hydroxylierung scheint ausschließlich in der Nebennierenrinde stattzufinden; die Umsetzung von Progesteron geschieht vorwiegend in der Zona glomerulosa und führt zur Bildung von Aldosteron, wohingegen die Hydroxylierung von 17α-Hydroxyprogesteron in den Zona fasciculata und reticularis stattfinden und zur Bildung von Androgenen und Glukokortikoiden führen. Die Bildung von Glukokortikoiden und zum Teil von Mineralokortikoiden ist beim 21-Hydroxylasedefekt vermindert.

11β-Hydroxylasedefekt. Ein Defekt der 11β-Hydroxylase ist die zweithäufigste Ursache (ca. 4% aller AGS-Fälle) des kongenitalen adrenogenitalen Syndroms. Die Substrate dieses Enzymes sind die 21-hydroxylierten Steroide 11-Desoxykortisol und 11-Desoxykortikosteron (Abb. 15.5). Der kongenitale Defekt führt zu einer verminderten Bildung von Kortisol und Aldosteron, wobei jedoch im Gegensatz zu den vorgenannten Defekten trotz des Aldosteronmangels kein Salzverlustsyndrom auftritt, sondern durch den Anstau von Desoxykorticosteron (DOC) – einem potenten Mineralokortikoid – infolge der Natriumretention eine Hypertonie bei den Neugeborenen zu beobachten ist.

3β-Hydroxysteroiddehydrogenasedefekt. Liegt ein Mangel an den Enzymen des 3β-ol-Dehydrogenasesystems (seltene Ursache eines kongenitalen AGS), das aus einer Dehydrogenase und einer Isomerase besteht, vor, so werden alle Folgeprodukte zumindest vermindert gebildet und 17α-Hydroxypregnenolon, Dehydroepiandrosteron bzw. sein Sulfat sind die Endprodukte des gestörten Stoffwechsels. Die stark wirksamen Androgene Te-

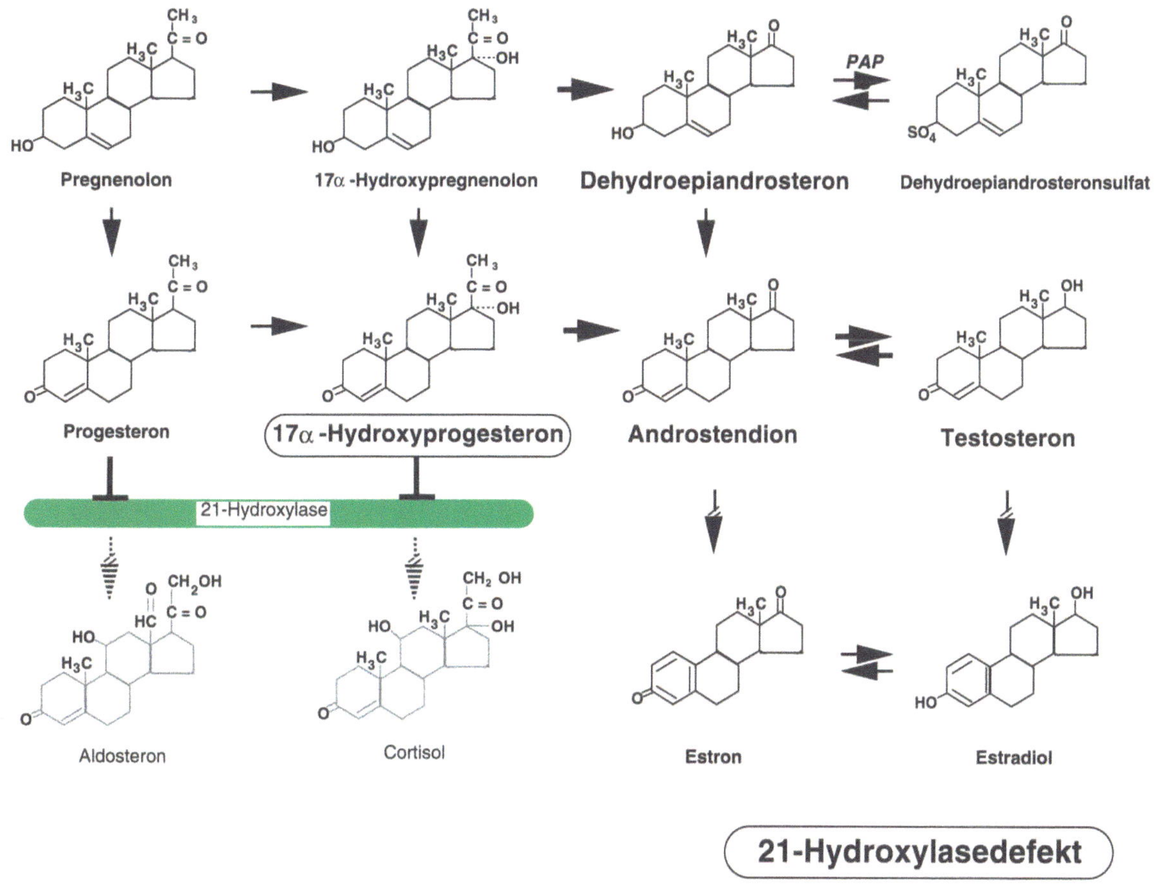

Abb. 15.4. 21-Hydroxylasedefekt (Leithormon (erhöht): 17α-Hydroxyprogesteron; gestrichelt: Steroide, die aufgrund des Enzymdefekts fehlen oder nur in geringem Umfang gebildet werden)

stosteron und Androstendion können nur in geringem Umfang gebildet werden (Abb. 15.6). Betroffen von diesem Defekt ist die Bildung von Glukokortikoiden, Mineralokortikoiden, Androgenen und – da dieses Enzymsystem auch in den Ovarien zu finden ist – auch der Östrogene.

Bei der kongenitalen NNR-Hyperplasie ist das äußere Genitale des Neugeborenen mehr oder weniger vermännlicht, es besteht häufig eine Klitorishypertrophie (Abb. 15.7a,b) und eine skrotumähnliche Umwandlung der großen Labien. Im Kindesalter fallen die Betroffenen zunächst durch ein beschleunigtes Wachstum auf und sind größer und kräftiger als Gleichaltrige (Pubertas praecox). Durch vorzeitigen Verschluß der Epiphysenfugen sind sie als Erwachsene kleiner als normal. Bereits zwischen dem 4. und 7. Lebensjahr kann sich ein Hirsutismus einstellen. Die Hypoplasie der Mammae und eine primäre Amenorrhö kommen später als weitere Symptome der Virilisierung hinzu (Hackenberg 1978). Man unterscheidet das kongenitale von einem erworbenen oder später einsetzenden AGS. Aus Anamnese und körperlicher Untersuchung läßt sich in der Regel feststellen, ob die vermehrte Bildung von Androgenen intrauterin, postpartal oder postpuberal eingesetzt hat. (siehe auch Kap. 7).

Häufigkeit von adrenalen Enzymdefekten. Die Inzidenz des klassischen kongenitalen 21-Hydroxylasedefektes weist erhebliche regionale Unterschiede auf (hohe Inzidenz bei den Eskimos in Alaska, 95% Konfidenzintervall: 1 : 110 bis 1 : 1038; Hirshfeld u. Fleshman 1969). Sie liegt jedoch in Nordamerika und Europa zwischen 1:5000 und 1:15000 Lebendgeborene (Muller et al. 1979), mit einer Heterozygotenrate von etwa 1:40 für den klassischen Defekt (Prader 1958; Mauthe et al. 1977). Die Heterozygotenhäufigkeit für den nichtklassischen Defekt wird noch höher geschätzt. Beim kongenitalen 11β-Hydroxylasedefekt schätzt man eine Inzidenz von etwa 1:100000 wohingegen

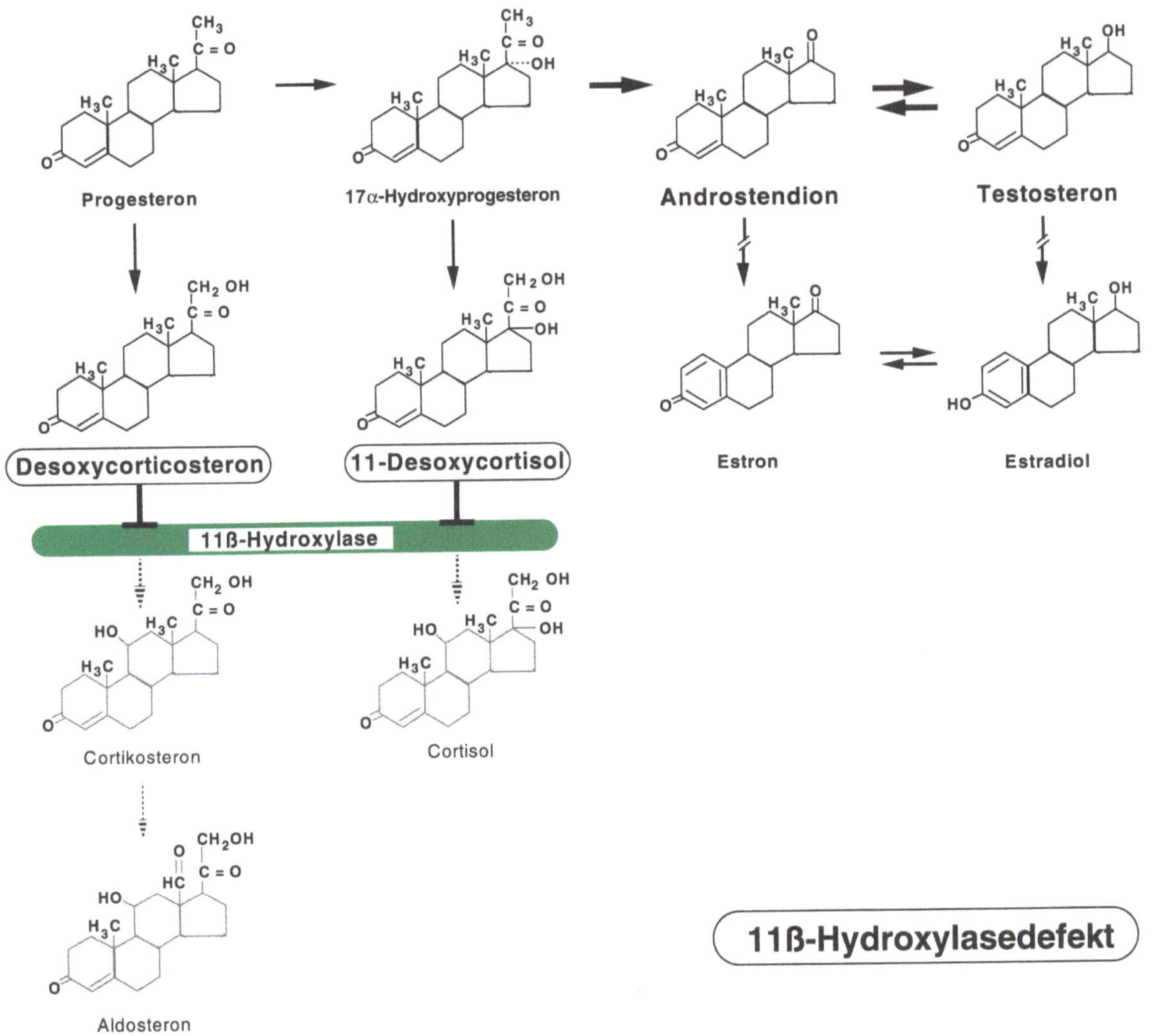

Abb. 15.5. 11β-Hydroxylasedefekt (Leithormon (erhöht): 11-Desoxykortisol, Desoxykortikosteron; gestrichelt: Steroide, die aufgrund des Enzymdefekts fehlen oder nur in geringem Umfang gebildet werden)

für den 3β-Hydroxysteroiddehydrogenasedefekt nur wenige Fälle beschrieben worden sind (Knorr et al. 1983).

Vererbung von Enzymdefekten. Alle drei androgenisierenden Enzymdefekte folgen einem autosomal rezessiven Erbgang (Childs et al. 1956). Inzwischen wurden die Genloci aller 3 Enzymdefekte identifiziert und die entsprechenden Gene sequenziert. Für den Genlokus der 21-Hydroxylase wurde eine enge Beziehung zum Human-Leucozyte-Antigen B (HLA-B) System auf dem Chromosom 6 nachgewiesen (Dupont et al. 1977; Levine et al. 1978; Kohn et al. 1982). Die 21-Hydroxylase wird von 2 Genen codiert: dem CYP21A (nicht funktionelles Pseudogen) und CYP21B (aktives Gen). Nach AZZIZ et al. (1990) könnte die Ratio CYP21A/ CYP21B als genetischer Marker für die Erkennung von late-onset Enzymdefekten verwendet werden. Das Gen für den 3β-Hydroxysteroiddehydrogenasedefekt ist wahrscheinlich auf der p13-Bande des Chromosoms 1 lokalisiert (BERUBE et al. 1989), wohingegen der Genort der 11β-Hydroxylase auf Chromosome 8 zu finden ist (Mornet et al. 1989). Bei der 3β-Hydroxysteroiddehydrogenase wurden zwei Isoenzyme gefunden: Typ I wird fast ausschließlich in der Placenta, der Brustdrüse und der Haut exprimiert; Typ II findet sich in der Nebennierenrinde und den Gonaden. In vitro- Untersuchungen haben gezeigt daß Typ II eine ca. 5mal höhere Aktivität aufweist als Typ I (Rheaume et al. 1991; Lachance et al. 1991) Zur

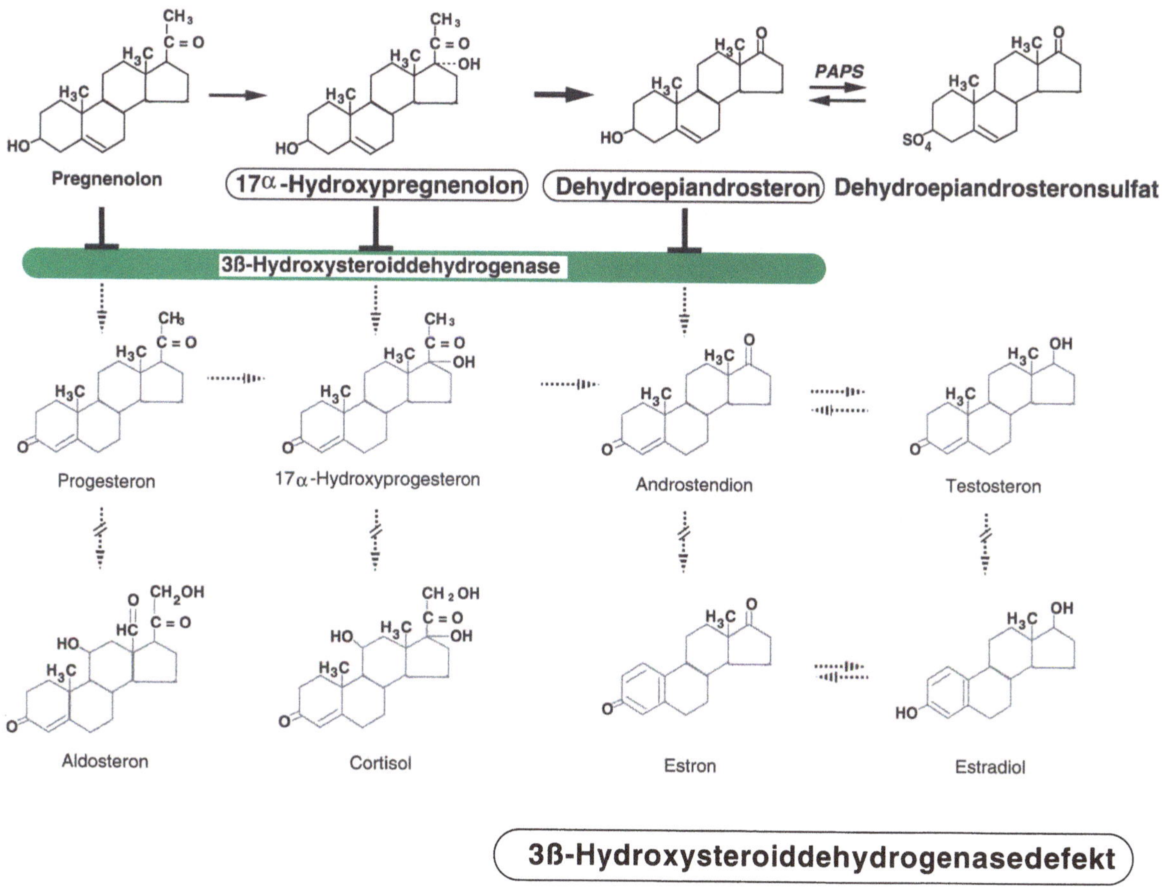

Abb. 15.6. 3β-Hydroxysteroiddehydrogenasedefekt (Leithormon (erhöht): 17α-Hydroxypregnenolon, DHEA; gestrichelt: Steroide, die aufgrund des Enzymdefekts fehlen oder nur in geringem Umfang gebildet werden)

Zeit ist eine routinemäßige molekulargentische Untersuchung im Rahmen der Abklärung von Androgenisierungserscheinungen noch zu aufwendig und bleibt der pränatalen Diagnostik von AGS-Fällen bei entsprechend belastenden Familien vorbehalten (CVS=Chorion vili sampling, Chorionzottenbiopsie) (siehe auch Kap. 7).

Nichtklassische adrenale Enzymdefekte. Werden Enzymdefekte erst peri- oder postpubertär symptomatisch, so werden sie als nichtklassische Enzymdefekte oder Late-onset-Enzymdefekte bezeichnet. Bei diesen Frauen stehen monophasische Zyklusstörungen (Oligomenorrhö, sekundäre Amenorrhö) nach einem zuvor meist regelmäßigen Zyklus sowie der Hirsutismus im Vordergrund. Eine Virilisierung findet sich selten.

Einzelne Arbeiten über das Auftreten von 21- und 11β-Hydroxylasedefekten mit Erstsymptomatik peri- bis postpubertär wurden bereits ab Ende der fünfziger Jahre veröffentlicht (Jayle et al. 1958; Green et al. 1960; Gabrilove et al. 1965). Erst fast 2 Jahrzehnte später beschrieben Rosenfield et al. (1980) bei einem 17jährigen Mädchen mit peripubertär einsetzender Akne, Hirsutismus, primärer Amenorrhoe und leichter Klitorishypertrophie, jedoch sonst normalem Genitalbefund, sekundären Geschlechtsmerkmalen und körperlicher Entwicklung, das typische Hormonmuster eines 3β-Hydroxysteroiddehydrogenasedefektes. Bis zu diesem Zeitpunkt war dieser Enzymmangel ausschließlich bei Neugeborenen gefunden worden (Bongiovanni 1962; Zachmann et al. 1970; Jänne et al. 1970; Parks et al. 1971; Kenny et al. 1971; Schneider et al. 1975). Mit der Verbesserung der laborchemischen Meßmethoden wurde bei einer zunehmenden Zahl von Frauen mit leichten, peri- und postpubertären Androgenisierungserscheinungen der Nachweis von enzymatischen Defekten im Kortisolmetabolismus erbracht (Migeon et al. 1980; Cathelineau et al. 1980; Rosenfield et al. 1980; Pollack et al. 1981; Lobo u. Goebelsmann 1981).

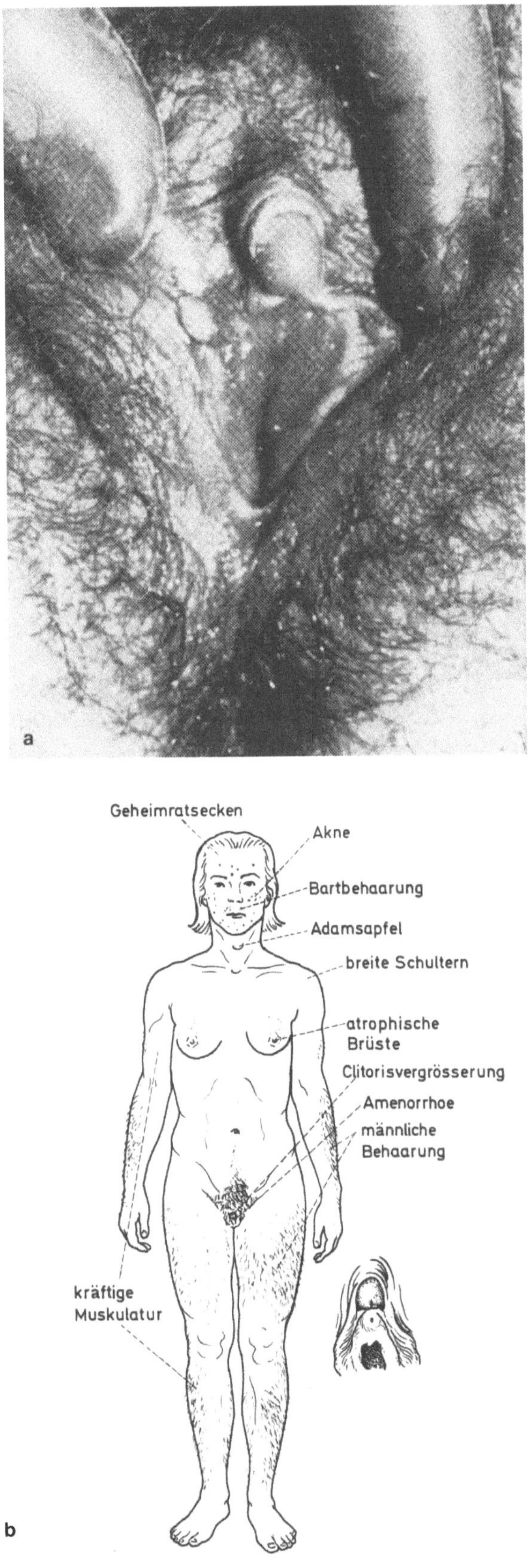

21-Hydroxylasedefekt. Der 21-Hydroxylasedefekt kommt je nach klinischem, hormonellem Befund sowie Genotyp in einer klassischen, nichtklassischen sowie in einer heterozygoten Form vor (Tabelle 15.8).

Genetische und biochemische Befunde. Die klassische Form des 21-Hydroxylasemangels ist als der häufigste androgenisierende Enzymdefekt auch der am besten untersuchte. Studien in den fünfziger Jahren erbrachten bereits Hinweise auf den autosomal rezessiven Charakter dieser Erkrankung (Knudson 1951; Childs et al. 1956). Inzwischen ist bekannt, daß das Gen für die 21-Hydroxylase in enger lokaler Beziehung zu dem Human-Leucocyte-Antigen B System (HLA-B System) auf Chromosom 6 steht (Dupont et al. 1977; Levine et al. 1978; Levine et al. 1980; Levine 1981; Kohn et al. 1982). Kohn et al. (1982) fanden durch HLA-Typisierung bei Angehörigen von Patientinnen mit dem klassischen kongenitalem adrenogenitalem Syndrom, daß es Gene für den schweren (= klassischen Defekt) und Gene für einen leichten Defekt (= nichtklassischen Defekt) gibt. Sie konnten weiterhin in großen Kollektiven durch ACTH-Stimulationstests zeigen, daß einige der Angehörigen von 21-Hydroxylasedefektpatientinnen qualitativ die gleichen biochemischen Veränderungen im Nebennierenrindenstoffwechsel aufwiesen wie Patientinnen mit dem kongenitalen adrenogenitalen Syndrom. Ein Teil dieser Patientinnen wies Androgenisierungssymptome auf, andere hingegen – trotz gleich ausgeprägter biochemischer Auffälligkeiten – nicht. Man bezeichnet diese nichtklassischen adrenalen Enzymdefekte, je nachdem ob eine Androgenisierungssymptomatik vorlag oder nicht, als Late-onset-Enzymdefekte bzw. kryptische Enzymdefekte. Bei diesen beiden nichtklassischen Formen handelte es sich um die gleiche Allelenvariante, die sich jedoch von der dem klassischen Defekt zugrundeliegenden eindeutig unterschied (New et al. 1979). Die beiden Formen der leichteren Enzymdefekte stellten sich als das Ergebnis einer Kombination eines Gens(schwerer Defekt) mit einem anderen Gen(leichter Defekt) heraus.

Abb. 15.7. a Virilisierung beim kongenitalem adrenogenitalem Syndrom (AGS). **b** Klitorisvergrößerung bei einem Kind mit kongenitalem adrenogenitalem Syndrom (AGS)

Tabelle 15.8. 21-Hydroxylasedefekt: Zusammenhang zwischen klinischer Symptomatik, Hormonveränderungen und HLA Typisierung (Aus Kohn et al. 1982)

Art des 21-Hydroxylase-defektes	Klinischer Phenotyp	Hormoneller Phenotyp	Genotyp
Klassisch	Praenatatale Virilisierung, Salzverlustsyndrom	Basal stark erhöhte Plasma-17α-Hydroxyprogesteron- und Androstendionspiegel	21-Hydroxylasedefekt^{schwer} / 21-Hydroxylasedefekt^{schwer}
Nichtklassisch	Asymptomatisch (kryptisch): weder prae- noch postnatale Androgenisierung	Basal mäßig erhöhte Plasma-17α-Hydroxyprogesteron- und Androstendionspiegel. Nach Stimulation deutlich erhöhte Werte	21-Hydroxylasedefekt^{schwer} / 21-Hydroxylasedefekt^{leicht}
	Symptomatische (late-onset): postnatale Virilisierung oder Androgenisierung		21-Hydroxylasedefekt^{schwer} / 21-Hydroxylasedefekt^{leicht}

Diagnostik leichter adrenaler Enzymdefekte. New et al. (1983) zeigten den Zusammenhang zwischen den peripheren Serumkonzentrationen von 17α-Hydroxyprogesteron bzw. Androstendion und dem durch HLA-Typisierung gewonnenen Genotyp mit Hilfe von ACTH-Stimulationstests. Sie führten hierzu ACTH-Stimulationstests bei AGS-Patientinnen und Verwandten dieser Patientinnen, bei denen zuvor eine HLA-Genotypisierung erfolgt war, durch. Ihre Studien ergaben, daß durch Messung der 17α-Hydroxyprogesteronwerte nach ACTH-Stimulation eindeutig zwischen den Patientinnen mit dem klassischen 21-Hydroxylasedefekt und denen mit dem nichtklassischen Defekt unterschieden werden konnte. Zwischen den nichtklassischen Late-onset- (= symptomatischen) Enzymdefekten und den kryptischen (= asymptomatischen) bestand kein Unterschied der Poststimulationswerte; die 17α-Hydroxyprogesteron- und Androstendionwerte nach ACTH-Stimulation überlappten vollständig.

Die 17α-Hydroxyprogesteronwerte der heterozygoten Frauen für den Late-onset-Defekt, den kryptischen Defekt und den klassischen Defekt unterschieden sich untereinander nicht. Die 17α-Hydroxyprogesteronwerte der heterozygoten Patientinnen wiesen nach ACTH-Stimulation eine Überlappung mit den Werten der Kontrollen zu 62% auf (eine Stunde nach ACTH-Stimulation), lagen jedoch eindeutig über den Serumwerten der Frauen, bei denen durch HLA-Typisierung ein 21-Hydroxylasedefekt ausgeschlossen worden war. Dies weist darauf hin, daß Heterozygotie für den 21-Hydroxylasedefekt erheblich häufiger in der Bevölkerung auftritt, als bisher angenommen wurde. Androstendionwerte nach ACTH-Stimulation zeigten ein ähnliches, jedoch weniger deutliches Ergebnis. Die Messung anderer hormoneller Parameter ist nach Lorenzen et al. (1979) nicht zur Unterscheidung von Heterozygoten für den 21-OH-Defekt von gesunden Frauen geeignet.

21-Desoxykortisol ist nach Milevicz et al. (1984) ebenso geeignet, diesen Enzymdefekt zu erkennen und soll zusätzlich den Vorteil einer geringeren Zyklusabhängigkeit haben. 21-Desoxykortisol, normalerweise nur in sehr geringen Mengen im Plasma nachweisbar, entsteht durch die 11-Hydroxylierung des 17α-Hydroxyprogesterons, das sich beim 21-Hydroxylasedefekt anstaut.

3β-Hydroxysteroiddehydrogenasedefekt. In den ersten Beschreibungen des klassischen kongenitalen adrenalen Syndroms verursacht durch einen 3β-Hydroxysteroiddehydrogenasedefekt (Bongiovanni 1961, 1962) wurde die Diagnose durch das Überwiegen von Steroidpraekursoren der 3β-HSDH (Δ^5-Steroide) im Urin gestellt. Klinisch auffällig war, wie bereits oben erwähnt, die geringere Virilisierung als bei den Fällen mit einem Defekt der 21-Hydroxylase und 11β-Hydroxylase. Zusätzlich bestand meist ein Salzverlust-Syndrom, welches neben anderen Faktoren die Ursache für die hohe Sterblichkeit der Säuglinge in den ersten Lebenstagen war. Da Nebennierenrinden- bzw. Ovarialgewebe nur schwierig für Studien zu bekommen ist, wurde der 3β-HSDH-Defekt nur in kleinen Studien direkt im adrenalen und gonadalen Gewebe nachgewiesen (Bongiovanni et al. 1967). Daraus geht jedoch hervor, daß bei einem Ausfall der 3β-HSDH nicht nur die Nebennierenrinde, sondern auch die Ovarien betroffen sind. Diese Besonderheit unterscheidet diesen Enzymdefekt von dem Defekt der 11β- und 21-Hydroxylase, die ausschließlich im adrenalen Gewebe zu finden sind.

Diagnostik. Der partielle oder Late-onset-3β-Hydroxysteroiddehydrogenasedefekt läßt sich durch das Überwiegen der Δ^5-Steroide (DHEA, DHEA-S, 17α-Hydroxypregnenolon) gegenüber den Δ^4-Steroiden (Testosteron, Androstendion, 17α-Hydroxyprogesteron) im Serum und deren Metaboliten im Urin nach ACTH-Stimulation nachweisen (Lobo u. Goebelsman 1980) Dieses für den Defekt charakteristische Steroidmuster im Serum und im Urin zeigt Tabelle 15.9.

Für die Diagnostik des 3β-OH-Steroiddehydrogenasedefektes empfiehlt sich daher die Bestimmung von DHEA, DHEAS und 17a-Hydroxypregnenolon sowie 17α-Hydroxyprogesteron und Androstendion. Die genannten Steroide sind heute leicht zu bestimmen.

Ebenso wie die leichten 21-Hydroxylasedefekte sind nichtklassische 3β- Hydroxysteroiddehydrogenasedefekte, abhängig von dem Umfang des Defektes, meist erst durch die Stimulation mit ACTH zu erkennen. Aufgrund der niedrigen Inzidenz des klassischen 3β-HSDH-Defektes (weniger als 1% aller Fälle eines adrenogenitalen Syndroms) konnte er bei weitem nicht in dem Umfang untersucht werden, wie dies bei dem 21-Hydroxylasedefekt der Fall ist. Außerdem zeigte sich kein Zusammenhang zum HLA-System, so daß keine Referenzmethode zur Verfügung stand, mit Hilfe derer man die Güte eines biochemischen Parameters beurteilen könnte. Diese Möglichkeit hatten Kohn et al. (1982) zur Diagnostik des 21-Hydroxylasedefektes genutzt. Erst in neuerer Zeit lassen sich durch Methoden der Molekulargenetik Enzymdefekte direkt nachweisen; diese Möglichkeit wird zur Zeit noch in geringem Umfang zur pränatalen Diagnostik in belasteten Familien genutzt.

Häufigkeit von Enzymdefekten bei Frauen mit Androgenisierungserscheinungen. Bei Patientinnen mit Androgenisierungserscheinungen treten leichte adrenale Defekte der 21-Hydroxylase in einer Häufigkeit von 7%–31% auf; Defekte der 3β-Hydroxysteroiddehydrogenase wurden bei 13–26% (Glickman et al. 1982; Lucky et al. 1986; Grunwald et al. 1988; Pang et al. 1985) der untersuchten Patientinnen nachgewiesen (Tabelle 15.10; Tabelle 15.11). Menstruationsstörungen traten häufiger bei Patientinnen mit einem 3β-HSDH-Defekt (66%) auf als bei denen mit einem 21-Hydroxylasedefekt (35%) oder bei den Patientinnen ohne adrenalen Defekt (46%) (Abb. 15.8). Bei 20% der Patientinnen mit einem adrenalen Enzymdefekt zeigte die ultrasonographische Untersuchung polyzystische Ovarien, so daß die erhöhte adrenale Androgenproduktion von einer ovariellen überlagert ist (Abb. 15.9).

Tabelle 15.9. 3β-Hydroxysteroiddehydrogenasedefekt: Hormonveränderungen im Urin und im Serum

	Serum Erwachsene	Urinmetaboliten	
		Erwachsene	Kleinkinder
Erhöht	Pregnenolon	5-Pregnendiol	
	17α-Hydroxypregnenolon	5-Pregnentriol	16-Hydroxypregnenolon
	Dehydroepiandrosteron	17-Ketosteroide	16-Hydroxydehydroepiandrosteron
	Dehydroepiandrosteronsulfat	17-Ketosteroide	16-Hydroxydehydroepiandrosteron
Erniedrigt	Progesteron	Pregnandiol	
	17α-Hydroxyprogesteron	Pregnantriol	
	Androstendion		
	Testosteron	Testosteronglukuronid	
	Cortisol	17-Hydroxykortikoide	

Tabelle 15.10. Kriterien zur Erkennung von adrenalen Enzymdefekten (Grunwald et al. 1988)

Enzymdefekt	95. Perzentile der Probanden (nach ACTH-Stimulation)
21-Hydroxylasedefekt	
17α-Hydroxyprogesteron	>4,4 ng/ml
3β-Hydroxysteroiddehydrogenasedefekt	
17α-Hydroxypregnenolon	>18,2 ng/ml
17α-Hydroxyprogesteron	<4,4 ng/ml

Tabelle 15.11. Häufigkeit von adrenalen Enzymdefekten, ultrasonographisch polyzystischen Ovarien und Regelstörungen in einem Kollektiv von 83 Frauen mit Androgenisierungserscheinungen (Grunwald et al. 1990, unpubliziert)

Häufigkeit von adrenalen Enzymdefekten (n = 83)	%	Fallzahl
– Kein Enzymdefekt	42	35
– 3β-Hydroxysteroiddehydrogenase	26	22
– 21-Hydroxylase	31	26
– Adrenale Enzymdefekte (gesamt)	57	48
Häufigkeit polyzystischer Ovarien (Ultraschall) (n = 83)		
– Polyzystische Ovarien	37	31
– Normale Ovarien	63	52
Häufigkeit von Zyklusstörungen (n = 83)		
– Eumenorrhoe	52	43
– Amenorrhoe	11	9
– Oligomenorrhoe	25	21
– Polymenorrhoe	12	10
– Zyklusstörungen (gesamt)	48	30

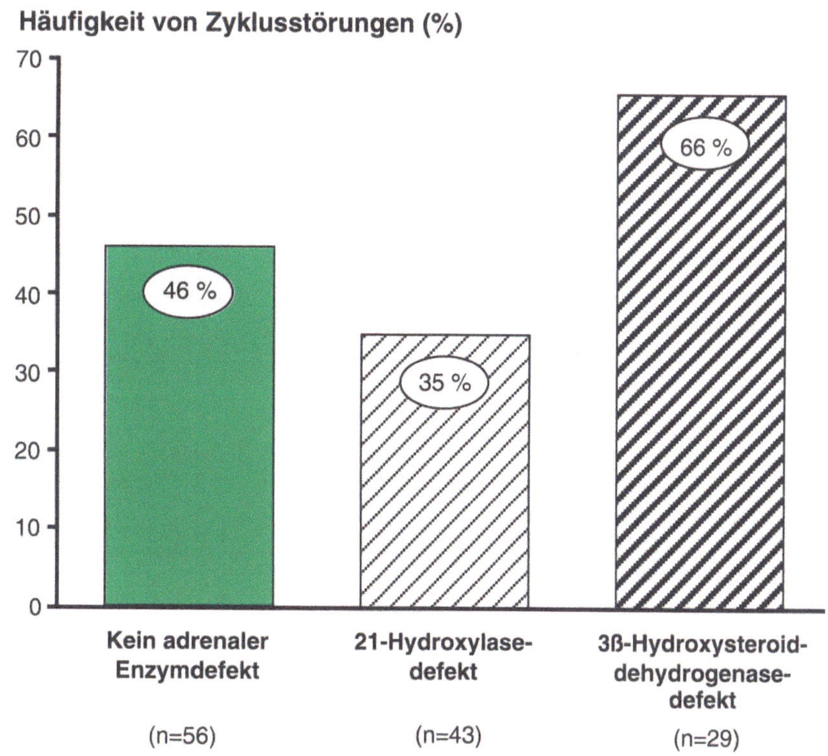

Abb. 15.8. Häufigkeit von Zyklusstörungen bei Patientinnen mit leichten adrenalen Enzymdefekten (n = 128)

15.1.3.6 Ovarien

Das Syndrom der polyzystischen Ovarien. Eine der am häufigsten diagnostizierten spezifisch ovariellen Ursachen einer vermehrten Androgenproduktion ist das Syndrom der polyzystischen Ovarien (PCO-Syndrom) oder auch Stein-Leventhal-Syndrom genannt.

Zystische Veränderungen der Ovarien sind bereits Mitte des letzten Jahrhunderts beschrieben worden; Ende des 19. Jahrhunderts wurde die Therapie dieser Veränderungen durch Teilresektion des Ovars vorgeschlagen und durchgeführt. 1935 beschrieben Stein und Leventhal erstmals ein Krankheitsbild mit Zyklusstörungen, Hirsutismus, Sterilität und Adipositas. Das klassische morphologische Substrat dieses Krankheitsbildes sind auf das 2- bis 5fache vergrößerte Ovarien mit einem weißen, zuckergußartigen Überzug (Tunica albuginea). Unter der verdickten, fibrotischen Kapsel finden sich zahlreiche Follikelzysten. Diese sind oft umgeben von luteinisierten, übermäßig entwickelten Zellen

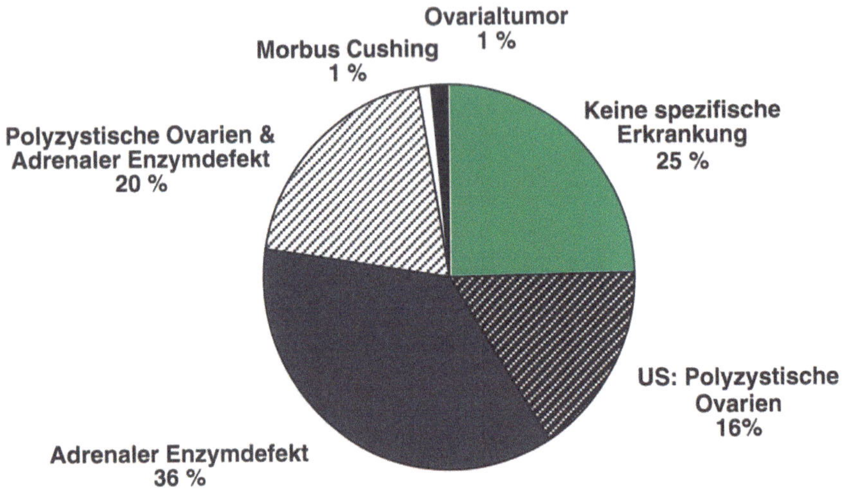

Abb. 15.9. Häufigkeit von spezifischen Erkrankungen in einem Kollektiv von 83 Patientinnen mit Androgenisierungssymptomen

der Theca interna. Heute spricht man allgemein vom Syndrom der polyzystischen Ovarien, da häufig nicht alle ursprünglich beschriebenen Symptome gleichzeitig vorkommen (Abb. 15.10). Hirsutismus ist mit einem Vorkommen von 69% beim PCO-Syndrom neben Sterilität (74%) zweithäufigstes Symptom (Goldzieher 1981) (Tabelle 15.12).

Pathogenese. Die Pathogenese des Syndroms der polyzystischen Ovarien ist seit mehreren Jahrzehnten Thema kontroverser Diskussionen. Ein kritisches Konzept ist es, daß die Mehrzahl aller Fälle von funktioneller ovarieller Hyperandrogenämie von multifaktorieller Ätiologie ist. Darauf weist auch die Assoziation mit verschiedenen anderen spezifischen Erkrankungen hin: kongenitales adrenogenitales Syndrom, Cushing-Syndrom, Hyperprolaktinämie und bei Zuständen von Insulinresistenz. Insgesamt scheint es, daß eine Vielzahl von Mechanismen zu Störungen der Gonadotropinsekretion führen, in deren Folge sich die typischen morphologischen und biochemischen Veränderungen entwickeln können. Zumindest 5 Hormonsysteme tragen zu der Entwicklung von polyzystischen Veränderungen bzw. ovarieller Hyperandrogenämie bei (Abb. 15.11):

1. Hypothalamus-Hypophyse (d.h. vermehrte Gonadotropinsekretion führt u.a. zur vermehrten ovariellen Androgenbildung)
   - primär hypothalamische Ursachen (Sekretion des Gonadotropin-Releasing-Hormons verändert)
   - primär hypophysäre Ursachen (Gonadotropinsekretion verändert)

Tabelle 15.12. Syndrom der polyzystischen Ovarien: Häufigkeiten von Symptomen bei dem Syndrom der polyzystischen Ovarien. Befunde aus 1079 veröffentlichten Fällen (187 Referenzen) (Goldzieher u. Green 1962)

Symptom	Fallzahl (n)	Mittelwert %	Spannweite %
Adipositas	600	41	16–49
Hirsutismus	819	69	17–83
Virilisierung	431	21	0–28
Zyklische Blutungen	395	12	7–28
Funktionelle Blutungen	547	29	6–25
Amenorrhoe	640	51	15–77
Dysmenorrhoe	75	23	–
Biphasische Körpertemperatur	238	15	12–40
Corpus luteum bei OP	391	22	0–71
Infertilität	596	74	35–94

2. Ovar
   - Enzymdefekte der Steroidogenese führen zur vermehrten Bildung von Androgenen.
   - Androgene hemmen intraovariell die Follikologenese mit vermehrter Follikelatresie.
   - Durch erhöhte Spiegel für den freien Wachstumsfaktor IGF-I Verstärkung oder verminderte IGF-B in der LH-Wirkung.
3. Periphere Konversion von Androgenvorstufen und schwächer wirksamen Androgenen in stärker wirkende Androgene (Leber- und Hautmetabolismus).
4. Nebennierenrinde (Enzymdefekte in der Nebennierenrinde führen zum Anstieg von Androgenen)

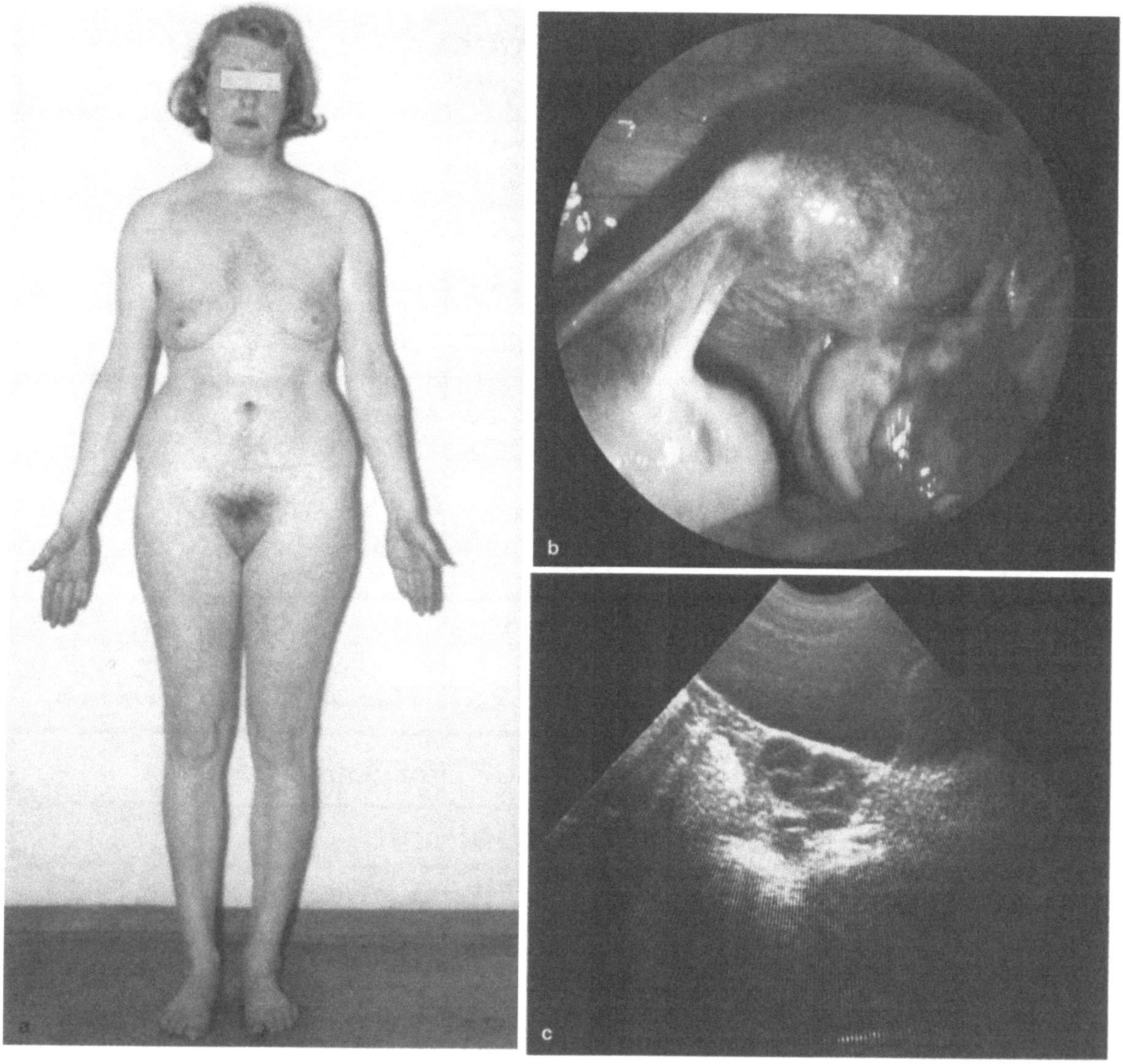

Abb. 15.10. Stein-Leventhal-Syndrom bei einer 29jährigen Patientin. LH mit 6,9 ng/ml sowie Testosteron (im Serum) mit 0,76 ng/ml leicht erhöht, LH/FSH-Ratio 2,8; **a** Gesamtansicht mit deutlicher Adipositas, vermehrter Behaarung im Bereich des Sternums, perimamillär, Haarstraße vom Genitalbereich zum Nabel, beginnende Geheimratsecken; **b** Laparoskopiebefund: bilateral vergrößerte polyzystische Ovarien mit verdickter, weißlicher Kapsel; **c** Ultraschallbefund: mikro-, makrozystische Ovarien

5. Pankreas und andere Gewebe, die den zentralen Metabolismus kontrollieren (Insulinresistenz; primär und/oder sekundär). (Beeinflussung der Energieaufnahme und des Energiestoffwechsels und somit indirekt P450-abhängige Steroidogenese).

Definition. Die Problematik des Syndroms der polyzystischen Ovarien ergibt sich bereits bei dem Versuch einer Definition dieser Erkrankung. Goldzieher u. Green (1962) (Tabelle 15.11) berichteten in einer Übersichtsarbeit, daß Frauen mit chirurgisch nachgewiesenem PCO-Syndrom zu 20% keine Menstruationsstörungen aufwiesen, zu 59% nicht adipös waren und zu 31% keinen Hirsutismus aufwiesen. Daraus ergibt sich eindeutig, daß die klinische Trias Menstruationsstörungen, Adipositas und Hirsutismus nur eine Gruppe der Patientinnen mit dem Syndrom der polyzystischen Ovarien beschreibt. Da demgemäß Patientinnen mit PCO-Syndrom eine Vielzahl von Symptomen aufweisen, erscheint es nicht möglich, eine Kombination von Symptomen zur Basis für eine eindeutige klinische Definition des PCO-Syndroms zu erheben.

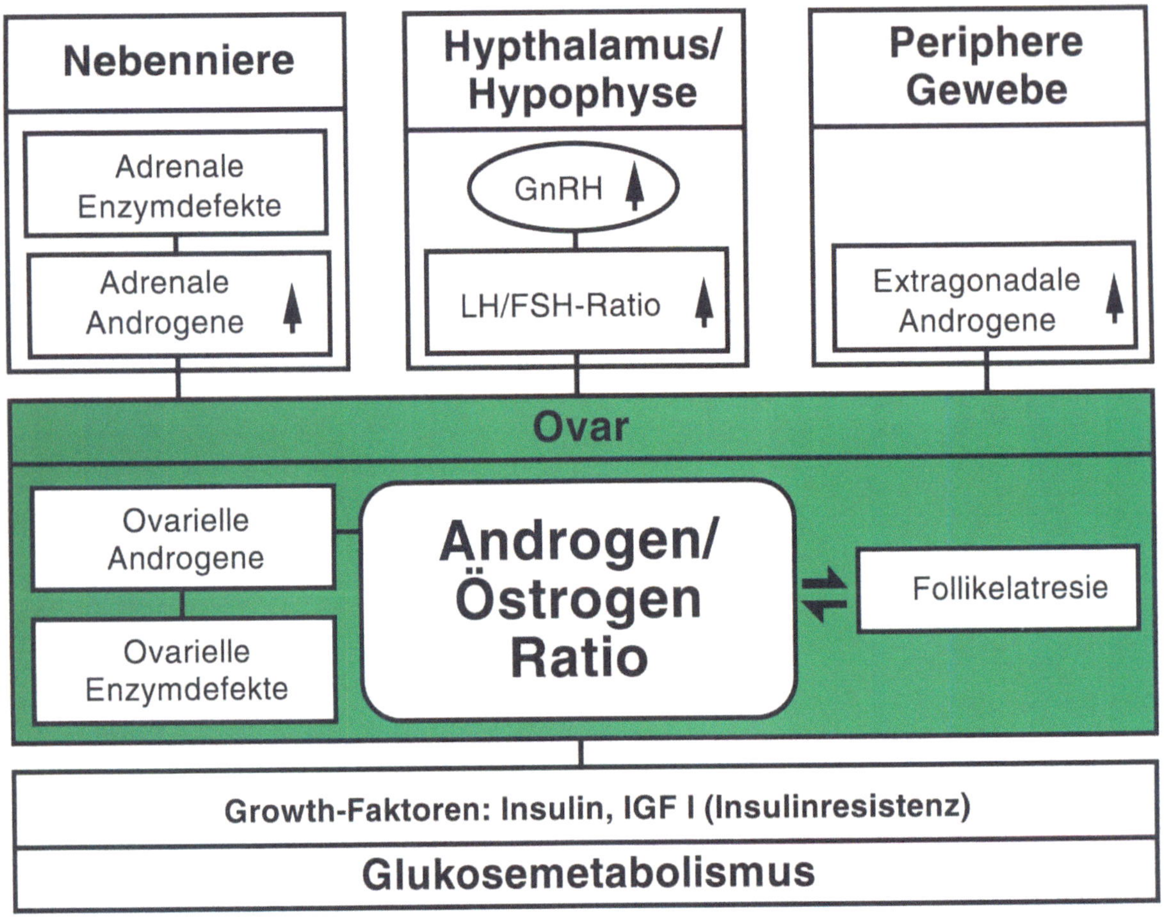

Abb. 15.11. Polyzystische Ovarien (PCO): Faktoren, die bei der Entwicklung des Syndroms der polyzystischen Ovarien eine Rolle spielen

Eine Alternative wäre die strukturell histopathologische Definition dieser Erkrankung. Hierzu wären z. B. erforderlich: 1. vergrößerte Ovarien, 2. eine verdickte Ovarialkapsel, 3. Anovulation, 4. eine erhöhte Anzahl von atretischen Antralfollikeln und 5. eine Stromahyperthekose. Es ist jedoch für Kliniker schwierig, sich an einer histologischen Definition des PCO-Syndroms zu orientieren, da sich hier verschiedene Probleme ergeben. Zum einen zeigte die Übersichtsarbeit von Smith et al. (1965) daß 40% der Fälle mit chirurgisch nachgewiesenem PCO-Syndrom normalgroße Ovarien und 46% keine Verdickung der Tunica albuginea aufweisen. Das zweite Problem besteht darin, daß normalerweise kein Ovarialgewebe für eine histologische Untersuchung vorliegt, da es nur durch eine Laparoskopie oder Laparotomie gewonnen werden könnte.

Der Arzt ist ganz wesentlich auf anamnestische Angaben, körperliche Untersuchungen, Ultraschall und Hormonbestimmungen bzw. Funktionsteste angewiesen. Jedoch ergeben sich auch mit der Diagnostik durch Serumhormone einige Probleme. Die LH/FSH-Ratio wurde z. B. von einigen Untersuchern als Kriterium zur Definition des Syndroms der polyzystischen Ovarien vorgeschlagen. Es gibt jedoch eine Reihe von Einwänden mit dieser Definition:

1. Die pulsatile Ausschüttung von LH macht es schwierig, einen gültigen Wert für die LH/FSH-Ratio zu erhalten. Eine kontinuierliche Messung von LH über mehrere Stunden ist unter den meisten klinischen Umständen nicht durchführbar.
2. Es gibt Frauen mit Adipositas, Amenorrhö, Hirsutismus und polyzystischen Ovarien, die eine LH/FSH-Ratio kleiner als 2 aufweisen.

Letztlich gibt es bis heute noch keine eindeutige Definition dieses Krankheitsbildes bzw. Symptomkomplexes.

Die hypothalamisch-hypophysäre Einheit: Gonadotropinsekretion

Zahlreiche Untersucher haben gezeigt, daß sowohl das basale immunoreaktive LH als auch das bioaktive LH bei dem PCO-Syndrom erhöht sind. Die erhöhten Basalspiegel von LH sind mit einer deutlichen Erhöhung der LH-Pulsamplitude und einer geringen Steigerung der LH-Pulsfrequenz assoziiert (Rebar et al. 1976;, De Vane et al. 1976; Lobo u. Goebelsman 1982; Lobo et al. 1983; Lobo et al. 1984). Zusätzlich zeigte es sich, daß bei Patientinnen mit ovarieller Hyperandrogenämie die Hypophyse sensitiver auf GnRH-Stimulation reagiert. Parallel zu den erhöhten LH-Spiegeln sind die FSH-Werte normal oder erniedrigt. Erhöhte Östrogenkonzentrationen scheinen sowohl für die erhöhte Sensitivität der Hypophyse auf GnRH als auch für die verminderte Sekretion von FSH verantwortlich zu sein. Eine starke ovarielle Produktion von Inhibin kann ebenfalls zu dem Ungleichgewicht der LH/FSH-Sekretion führen. Der molekulare Mechanismus, der für diese abnormale Gonadotropinsekretion verantwortlich ist, ist bis heute noch unklar. Bei Frauen mit Hyperandrogenämie wurden gehäuft erhöhte Endorphin- und Prolaktinspiegel gemessen; dies weist darauf hin, daß noch andere Störungen der hypothalamisch-hypophysären Achse vorliegen könnten (Givens et al. 1980; Luciano et al. 1984).

Ovarielle Ursachen

Der doppelte Defekt in der Gonadotropinsekretion (erhöhtes LH, erniedrigtes FSH) ist gefolgt von einer doppelten Störung der ovariellen Steroidogenese:

1. Erhöhte Produktion von Testosteron und Androstendion durch Theka- und Stromazellen teilweise verursacht durch das erhöhte LH; Verstärkung der LH-Wirkung durch erhöhte freie IGF-I-Spiegel
2. Eine Verminderung der Aromatisierung in den Granulosazellen (und eine abnormale Granulosazell-Zytodifferenzierung) verursacht durch vermindertes FSH und erhöhte intraovariellen Androgenspiegel (Short u. London 1961; Axelrod u. Goldzieher 1962; Laatikainen u. Apter 1979).

Die Folgen erhöhter ovarieller Androgenproduktion und abnormaler Granulosazell-Zytodifferenzierung sind die gestörte Follikulogenese, Oozytendegeneration und die Unfähigkeit, einen großen, gesunden Antralfollikel (>10 mm) zu entwickeln (Short u. London 1961; Short 1962; Axelrod u. Goldzieher 1962; Erickson et al. 1979; Laatikainen et al. 1980). Die Konsequenz daraus ist die Anovulation.

Peripheres Gewebe

Die Hauptandrogene, die von dem menschlichen Ovar produziert werden, sind Androstendion und Testosteron. In der Peripherie spielen zwei Organe, die Leber und die Haut, Schlüsselrollen in der metabolischen Clearance dieser Androgene. So werden bei nicht androgenisierten Frauen die Mehrzahl der Androgene in der Leber in inaktive Metabolite umgebaut (Bardin u. Mahoudeau 1970; Mahoudeau et al. 1971; Kutenn et al. 1977). Bei hyperandrogenisierten Frauen wird im Gegensatz dazu ein erheblicher Anteil des Testosterons und Androstendions in das erheblich stärkere 5α-Dihydrotestosteron (5-DHT) durch die Haut metabolisiert. Erhöhte 5α-DHT-Konzentrationen in der Haut erhöhen dort die Expression der 5α-Reduktase (Mowszowics et al. 1983). 5α-reduzierte Androgene wiederum stimulieren weiter die Expression der 5α-Reduktase und können zusätzlich die Anzahl von 5α-DHT-Rezeptoren erhöhen (Kaufman et al. 1981). Diese positive Rückkopplung scheint ein wichtiger Prozeß zur Erhaltung des Hyperandrogenisierungprozesses zu sein („androgens beget androgens"); Barbieri et al. 1988).

Außerdem bewirkt eine ovarielle Hyperandrogenämie eine Unterdrückung der Leberproduktion des Sexualhormon-bindenden-Globulins (SHBG). Hierdurch vermindert sich die Menge des SHBG und als Folge steigt der Anteil des ungebunden biologisch aktiven Testosterons an (Rosenfield et al. 1984).

Eine weitere Abnormalität, die bei Frauen mit Androgenisierungserscheinungen nachgewiesen wurde, ist die verstärkte Aromatisierung von Androstendion zu Östron (Forney et al. 1981). Vorliegende Erkenntnisse zeigen, daß die Östronproduktion proportional mit der Masse des Fettgewebes ansteigt. Die Erhöhung der Östrogenkonzentrationen kann für das abnormale Sekretionsmuster der Gonadotropinsekretion verantwortlich sein.

Nebennierenrinde

In vielen Fällen funktioneller ovarieller Hyperandrogenämie findet sich assoziiert eine abnorm erhöhte adrenale Androgenproduktion. Eine adrenale Androgen-Überproduktion zeigt sich häufig in einer Erhöhung der DHEA-S-Serumkonzentrationen. Bisher sind die Mechanismen der Nebennieren-/Ovarialinteraktion noch weitgehend unbekannt. Für die Ausbildung einer adrenalen Hyperandrogenämie könnten die vorher beschriebenen adrenalen Enzymdefekte (21-Hydroxylasedefekt, 3β-Hydroxysteoiddehydrogenasedefekt) eine Rolle spielen. Sie könnten auch als Auslöser bei der Entwicklung des PCO-Syndroms mitwirken.

Metabolische Faktoren

Zunehmend zeigt sich, daß metabolische Faktoren eine wichtige Rolle bei der Entwicklung einer ovariellen Hyperandrogenämie spielen. Burghen et al. (1980) zeigten als erste eine positive Korrelation zwischen den Nüchterninsulinspiegeln im Serum und Testosteron- bzw. Androstendionspiegeln im Serum. Diese Ergebnisse konnten von mehreren Untersuchern bestätigt werden (Chang et al. 1983; Pasquali et al. 1983, 1986; Chang u. Geffner 1985; Shoupe u. Lobo 1984; Stuart et al. 1986; Smith et al. 1987). Diese eindeutige Korrelation könnte durch drei Hypothesen erklärt werden:

1. Hyperinsulinämie verursacht eine ovarielle Hyperandrogenämie.
2. Hyperandrogenämie verursacht Insulinresistenz und daraus folgend eine kompensatorische Hyperinsulinämie.
3. Ein bisher unbekannter dritter Faktor verursacht sowohl die Hyperinsulinämie als auch die Hyperandrogenämie.

Eine Hyperandrogenämie kann eine geringe Insulinresistenz hervorrufen (McCullagh u. Lewis 1942; Landon et al. 1963; Furman 1981; Woodard et al. 1981). Es hat sich gezeigt, daß die Beseitigung der Hyperandrogenämie (bilaterale Oophorektomie, GnRH-Agonisten) nicht zur Normalisierung der Seruminsulinspiegel führte (Nagamani et al. 1986; Geffner et al. 1986). Ebenso besserte sich unter der Therapie mit Cyproteronazetat zwar die Hyperandrogenisierung, die Insulinresistenz jedoch blieb (Pasquali et al. 1986). Man ist heute der Ansicht, daß bei prämenopausalen Frauen zwar eine leichte Hyperinsulinämie durch die Hyperandrogenämie verursacht werden kann, die persistierende schwere Insulinresistenz und kompensatorische Hyperinsulinämie sind jedoch auf andere Mechanismen zurückzuführen.

Die Hyperinsulinämie selbst kann eine ovarielle Hyperandrogenämie zur Folge haben. Als Modell für eine ovarielle Hyperandrogenämie in Kombination mit Insulinresistenz diente das HAIR-AN-Syndrom (HA = Hyperandrogenisierung, IR = Insulinresistenz, AN = Acanthosis nigricans). Acanthosis nigricans ist eine dermatologische Erkrankung mit Hyperpigmentierung der Haut besonders im Nacken, den Axillae und unter den Brüsten. Außerdem zeigt sich eine Papillomatose und eine Hyperkeratose. Als Ursache kommen maligne Prozesse (Adenokarzinom des Magens, Pankreas oder Colons) und benigne Prozesse in Frage. Liegt kein Malignom vor, so findet man fast immer eine ausgeprägte Insulinresistenz (Dunaif et al. 1985).

Taylor et al. (1982) postulierten, daß die Hyperinsulinämie die Hyperandrogenämie verursacht. Hierfür sprechen verschiedene Beobachtungen: 1) Der Schweregrad der Androgenisierung korreliert mit dem Schweregrad der Insulinresistenz. 2) Die Verminderung der ovariellen Androgenproduktion, z. B. durch chirurgische Eingriffe, vermindert nicht die Insulinresistenz. 3) In fast allen Fällen der bis heute studierten Fälle eines HAIR-AN-Syndroms ist die Ursache der Hyperandrogenämie ovariellen Ursprungs. 4) Niedrige bis normale Gonadotropinspiegel weisen darauf hin, daß noch andere Faktoren als Gonadotropine für die übermäßige Androgenproduktion des Ovars ursächlich sind.

Drei Kategorien der Insulinresistenz haben Kahn et al. (1976) definiert (Abb. 15.12): Typ A: Verminderung der Insulinrezeptorzahl oder Einschränkung deren funktioneller Kapazität; Typ B: Zirkulierende Antikörper blockieren den Rezeptor; Typ C: ein Postrezeptordefekt verhindert die Insulinwirkung.

Andere Autoren berichten, daß bei eingehender Untersuchung von Frauen mit ovarieller Hyperandrogenämie (Testosteron >1000 pg/ml) in etwa 50% der Fälle Insulinresistenz mit begleitender Hyperinsulinämie nachgewiesen werden kann (Smith et al. 1987). Außerdem finden Nagameni et al. (1986) bei ca. 90% der Patientinnen mit ovarieller Stroma-Hyperthekose eine Insulinresistenz. Hieraus zeigt sich, daß die Hyperandrogenämie-Insulinresistenz-Komponente des HAIR-AN-Syndroms sehr häufig ist. Das Vollbild der Acanthosis nigricans findet man bei etwa 5% der Frauen mit Hyperandrogenämie (Flier et al. 1985; Barbieri et al. 1988).

Insulin und Insulin-like-Growth-Factors (IGF)

Der Zusammenhang Hyperinsulinämie – Hyperandrogenämie wirft die Frage auf, in welcher Weise Insulin und IGF die ovarielle Steroidogenese beeinflussen können. Verschiedene Arbeiten (May et al. 1980; May u. Schomberg 1981; Veldhuis et al. 1983; Veldhuis et al. 1985; Baranao u. Hammond 1984; Davoren U. Hsueh 1984; Adashi et al. 1985) weisen darauf hin, daß neben den Gonadotropinen LH und FSH verschiedene andere Faktoren an der ovariellen Regulation wesentlich beteiligt sind; Insulin

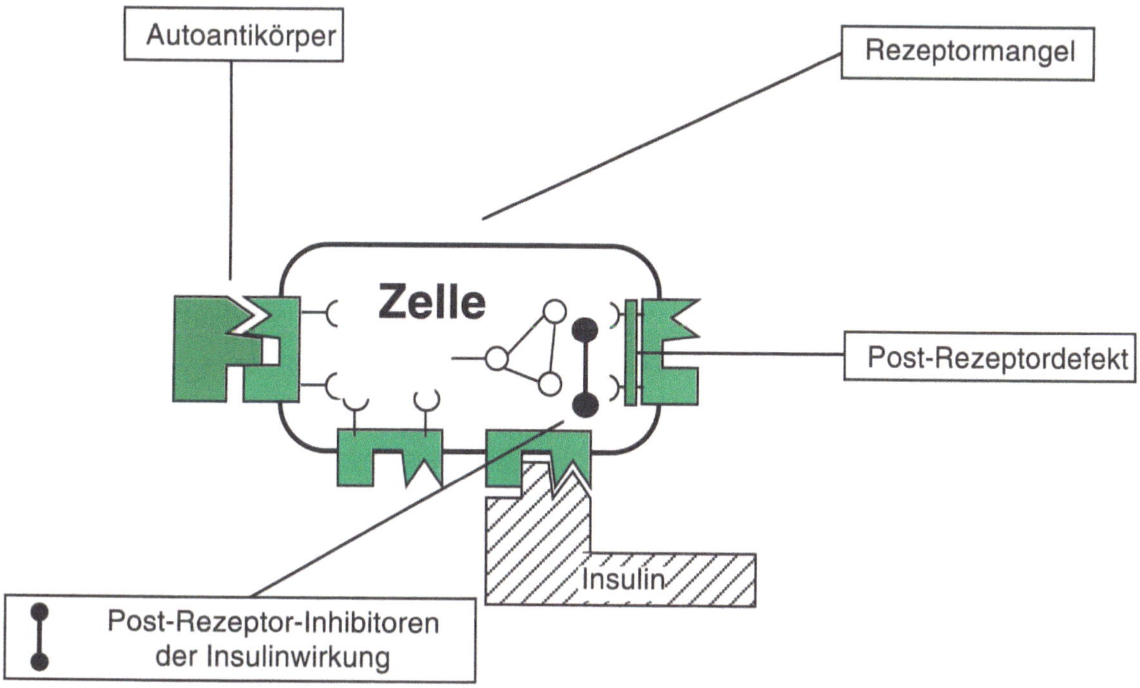

Abb. 15.12. Polyzystische Ovarien: Ursachen der Insulinresistenz

und die IGFs sind sehr wahrscheinlich mit an der intraovariellen Regulation beteiligt (Barbieri et al. 1988). Rezeptoren sowohl für IGF als auch für Insulin sind in menschlichen Ovarien nachgewiesen worden (Poretsky et al. 1984, 1985). Zu der Gruppe dieser Wachstumsfaktoren (growth factors) zählt neben dem Insulin auch das IGF-I (Somatomedin C), IGF-II (Somatomedin A) und das Relaxin. Neuere Arbeiten weisen darauf hin, daß Insulin und IGF-I wichtige Regulatoren der thekalen und stromalen Androgenproduktion des Ovars sein können. (May et al. 1980; May u. Schomberg 1981; Veldhuis et al. 1983; Davoren u. Hsueh 1984; Baranao u. Hammond 1984; Adashi et al. 1985; Barbieri et al. 1983; Erickson u. Case 1983; Erickson et al. 1985).

Smith et al. (1987) zeigten, daß nach oraler Glukosebelastung (100 g Glukose) ein Teil der Patientinnen mit Hyperandrogenämie mit einem überschießenden Anstieg von Insulin und Anstiegen von Androstendion und Testosteron reagierten. In der Kontrollgruppe waren diese Anstiege nicht zu sehen. Außerdem zeigte sich eine gute Korrelation zwischen der Insulinausschüttung und den Androgenanstiegen (Androstendion, Testosteron, 5α-DHT).

Eine neue Klassifikation der ovariellen Hyperandrogenämie in eine Gruppe mit Insulinresistenz und eine zweite Gruppe ohne Insulinresistenz schlugen Barbieri et al. (1988) vor:

Gruppe I
Insulinresistenz, Hyperinsulinämie
Normale Gonadotropine, LH/FSH-Ratio <2

Gruppe II
Normale Insulinspiegel
LH erhöht, LH/FSH-Ratio >2

15.1.3.7 Inhibin

Inhibin ist ein Peptidhormon welches bei Frauen von Granulosazellen, dem Corpus luteum und der Placenta sezerniert wird. Inhibin hemmt die hypophysäre Ausschüttung von FSH und könnte bei Erhöhung die verminderten peripheren FSH-Serumspiegel beim Syndrom der polyzystischen Ovarien erklären. Der Umfang der Bedeutung der ovariellen bzw. folliculären Inhibinproduktion für die Entwicklung von polyzystischen Ovarien z. Zt. noch unklar. Buckler et al. (1988) konnten zeigen daß bei Frauen mit einem PCO-Syndrom die Seruminhibinwerte in der späten Follikelphase, midzyklisch und während der Lutealphase signifikant höher waren als bei Frauen mit normalen Ovarien. Nach Gabe von LHRH-Agonisten zeigte sich kein Unterschied der initialen Inhibin- und Östradiolanstiege in beiden Gruppen. Gleiches zeigte sich bei Stimulationsbehandlung mit Gonadotropinen. Es konnte somit kein primärer Defekt der Inhibinproduktion bei Patienitnnen mit PCO-Syndrom nachgewiesen werden. Pampfer u. Thomas (1989) konnten zeigen, daß ein Defekt der Inhibinproduktion bei vorzeitiger Ovarialinsuffizienz und in der Menopause zu finden ist, jedoch nicht bei Patientinnen mit PCO-Syndrom.

Untersuchungen an menschlicher Follikelflüssigkeit ergaben, daß normale Follikel mehr Inhibin enthalten als atretische Follikel. Andererseits besteht kein Unterschied im Inhibingehalt von Follikeln bei PCO-Patientinnen im Vergleich zu Frauen mit normalen Ovarien. Da jedoch polyzystische Ovarien mehr Antrafollikel enthalten, könnte die ovarielle Gesamtproduktion von Inhibin größer sein und entsprechend zu den Veränderungen der Gonadotropine führen (Tanabe et al. 1990).

Hurkadli et al. (1986) zeigten bei Versuchen mit Ratten, daß die Verabreichung von Inhibinantikörpern zu einem keiner Veränderung der LH- und Prolaktinwerte, jedoch zu einem Anstieg der FSH- und einem Abfall der Testosteronserumwerte führte. Die Gabe von Inhibin hingegen führte zu einem Testosteronanstieg bein unveränderten LH-Serumwerten und zu einem FSH-Abfall bei zunehmender Zystenbildung in den Ovarien.

Inhibin ist mit wahrscheinlich bei der Entwicklung des PCO-Syndroms beteiligt, wobei jedoch zur Zeit noch unklar bei welchen Veränderungen es zu einem Anstieg der Inhibinsekretion kommt.

15.1.3.8 Iatrogene Androgenisierung

Eine Behandlung mit Anabolika (Hochleistungssportlerinnen), die Androgene oder deren Abkömmlinge enthalten (Derivate des Testosterons oder 19-Nortestosteron), kann ebenfalls zu Androgenisierungserscheinungen führen. Je nach Dosierung kann ein iatrogener Hirsutismus ausgeprägt sein und gelegentlich sogar in eine Virilisierung übergehen. Meist stellen sich gleichzeitig Zyklusstörungen ein.

15.2 Diagnostik

Zur Diagnostik von Patienten mit Androgenisierungserscheinungen kommen je nach Schweregrad Hormonbestimmungen sowie paraklinische Verfahren in Betracht.

15.2.1 Hormondiagnostik

Problematik. Abhängig von der Art des zu bestimmenden Hormons können verschiedene Faktoren die Aussagekraft einer Messung beeinflussen. Da die meisten Steroide sowohl von den Ovarien als auch den Nebennieren sezerniert werden, umfaßt die Messung eines Basalwertes (= ohne vorherige Suppression oder Stimulation) die Summe der Sekretion von Ovar, Nebennierenrinde und peripherer Konversion. Zusätzlich ist die Streßabhängigkeit der Nebennierenrinde eine nicht abschätzbare Fehlergröße: verschiedene psychische und physische Faktoren können in kurzer Zeit, individuell unterschiedlich, eine Zunahme der adrenalen Sekretion bewirken. Folgende Einflußgrößen können bei der Bestimmung von Hormonwerten Bedeutung haben:

1. Kurzzeitschwankungen: Stress, körperliche und psychische Belastung (besonders ACTH-stimulierbare Hormone wie Kortisol, DHEA, 17α-Hydroxyprogesteron, 17α-Hydroxypregnenolon).
2. Tagesrhythmik: ausgeprägt bei Kortisol, in geringerem Umfang auch DHEA, 17α-Hydroxyprogesteron, 17-OH-Pregnenolon.
3. Pulsatile Ausschüttung: besonders bei Proteohormonen (LH, FSH, Prolaktin), jedoch auch Progesteron.
4. Zyklusabhängigkeit: zyklusabhängige Schwankungen betreffen den ovariellen Anteil des jeweiligen Steroidhormons (z. B. Östradiol, Progesteron, Testosteron, Androstendion, 17α-Hydroxyprogesteron) und die Proteohormone LH und FSH. Geringe oder keine Zyklusschwankungen bei DHEAS, 17-Hydroxypregnenolon, 21-Desoxykortisol.
5. Lebensalter: Praemenopause, Perimenopause, Postmenopause.
6. Labormethode: Fehlerbreite der Labormethode
7. Körperhaltung: z. B. bei Aldosteronbestimmung
8. Bestimmungsfehler: Zufällige Fehler bei der Messung

Vorraussetzung für die Beurteilbarkeit von Hormonwerten ist die Existenz eines zuverlässigen Normalwertbereiches und die Kenntnis der Umstände, (d. h. Zyklusphase, Tageszeit, Alter der Patientinnen, Labormethode etc.) unter denen der Normalbereich erstellt wurde. Die Probenentnahme muß entsprechend dieser vorgegebenen Standardisierung erfolgen.

Aufgrund eigener Untersuchungen bei Frauen mit Androgenisierungserscheinungen konnte ge-

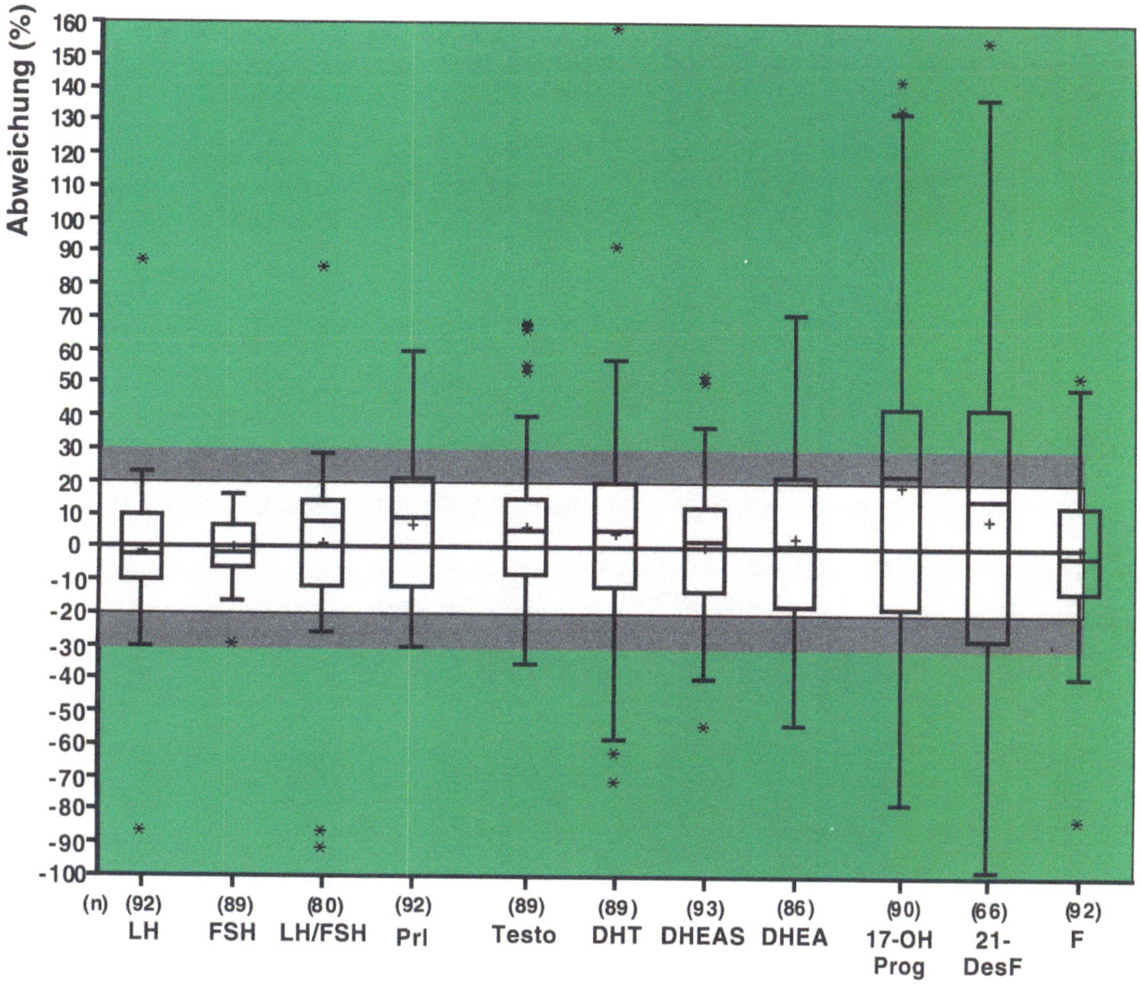

Abb. 15.13. Zeitliche Schwankungen verschiedener Androgene und Kortikoide im peripheren Blut (Darstellung als Boxplot: +Mittelwert, Median, obere Boxbegrenzung: 75. Perzentile; untere Boxbegrenzung: 25. Perzentile; innerhalb der obersten und untersten Begrenzung der Linien liegen 98% aller Werte; * Einzelwerte als „Ausreißer") (Grunwald 1989, unpubliziert)

zeigt werden, daß Kurzzeitschwankungen am stärksten beim 17α-Hydroxyprogesteron und weniger stark beim Testosteron, Dihydrotestosteron, Dehydroepiandrosteron (bzw. -sulfat) und Kortisol auftreten (Abb. 15.13). Alle Bestimmungen erfolgen zwischen dem 3.–5. Zyklustag. 3 Blutproben wurden zwischen 8.00 und 9.00 vormittags vorgenommen. Berechnet wurde die maximale Abweichung (%) einer Einzelmessung gegenüber dem Mittelwert der drei Messungen. Es wird deutlich, daß Abweichungen bis zu 150% des Mittelwertes auftreten können.

Wie die Studie von Abraham (1974) gezeigt hat (Tabelle 15.13), schwankt der adrenale bzw. ovarielle Anteil der zirkulierenden Androgene in Abhängigkeit der Zyklusphase. Der höchste ovarielle Anteil wird zur Zyklusmitte gefunden. Während das Androstendion mit einem maximalen Anteil von 70% größtenteils ovarieller Herkunft ist, stammt das DHEA bzw. DHEA-S hauptsächlich aus der Nebenniere und weist demgemäß auch geringere bis keine Zyklusschwankungen auf.

Wegen dieser zum Teil erheblichen Kurzzeitschwankungen empfehlen manche Autoren stündliche Blutentnahmen über 3 h (Rosenfield 1979).

Die Physiologie, Pathophysiologie und Bedeutung der zur Diagnostik von Androgenisierungserscheinungen gemessenen Hormone im Serum soll im folgenden besprochen werden. Einen Überblick über die differentialdiagnostische Bedeutung der unterschiedlichen Hormonbestimmungen gibt die Tabelle 15.14.

Tabelle 15.13. Zeitliche Schwankungen verschiedener Androgene im peripheren Blut (Abraham et al. 1974)

Rhythmik	Testosteron	Androstendion	DHEA
Interdian (weniger als 1 Tag)	1. Kleine zufällige Schwankungen 2. Kein Zusammenhang mit LH oder Kortisol	1. Mittlere Schwankungen 2. Zusammenhang mit Kortisol, nicht mit LH und Testosteron	1. Große Schwankungen 2. Enger Zusammenhang mit Kortisol
Diurnal (1 Tag)	Signifikante Schwankung aller 3 Steroide, die mit dem Kortisol-Rhythmus korrelieren		
Ultradian (mehr als 1 Tag)	Testosteron und Androstendion sind in Zyklusmitte höher als am Zyklusanfang oder Zyklusende.		Keine Schwankungen während des Zyklus

Tabelle 15.14. Bedeutung verschiedener Hormonbestimmungen im Rahmen der diagnostischen Abklärung von Androgenisierungserscheinungen (Anmerkung: Normalbereich abhängig von Labormethode)

Hormon (Abkürzung)	Normalbereich	Herkunft	Schwankung	Bedeutung
Testosteron (T)	90–775 pg/ml	25% Ovar 25 % NNR 50% peripher	Kurzzeit (> 1 h) Tagesschwankungen Zyklusschwankungen	Tumorerkennung (> 1,5 ng/ml) überwiegend Ovar
Freies Testosteron (fT)	1–2% 1–8 pg/ml		keine Angaben	unklar (?)
5α-Dihydrotestosteron (DHT)	10–240 pg/ml	überwiegend peripher	keine Angaben	keine Bedeutung für Differentialdiagnostik (evtl. 5α-Reduktasemangel)
Androstendion (A)	75–205 pg/ml	Ovar Nebenniere	Kurzzeit (> 1 h) Tageszeit Zyklus	bei Androgenisierung nie allein erhöht
Dehydroepiandrosteron-sulfat (DHEAS)	2–7 μg/ml	95% NNR	geringe Schwankungen	adrenaler Tumor (> 7 μg/ml)
Dehydroepiandrosteron (DHEA)	1,1–11,3 ng/ml	ca. 75% NNR	Kurzzeit (Stress) Zyklus	3β-Hydroxysteroiddehydrogenasedefekt, verstärkte Adrenarche
17α-Hydroxyprogesteron (17-OH-Prog)	0,3–1,9 ng/ml	Ovar abhängig von Zyklusphase	Kurzzeit (Stress) Zyklus	21-Hydroxylasedefekt
17α-Hydroxypregnenolon (17-OHPreg)	1,1–10,9 ng/ml	überwiegend NNR	Kurzzeit (Stress) Zyklus	3β-Hydroxysteroiddehydrogenasedefekt, verstärkte Adrenarche
11-Desoxycortisol (S)	1–3 ng/ml	NNR	Kurzzeit (Stress)	11-Hydroxylasedefekt
21-Desoxycortisol (DesF)	12–130 pg/ml	NNR	Kurzzeit (Stress)	21-Hydroxylasedefekt
Desoxycorticosteron (DOC)	2–15 pg/ml	NNR	Kurzzeit (Stress)	11-Hydroxylasedefekt
Corticosteron (B)	4–20 pg/ml	NNR	Kurzzeit (Stress)	11-Hydroxylasedefekt
Cortisol (F)	75–185 pg/ml	NNR	Kurzzeit (Stress)	Cushing-Syndrom Nebenniereninsuffizienz
Östradiol (E_2)	40–260 pg/ml	Ovar	Pulsatile Sekretion Zyklusschwankungen	Ovarialinsuffizienz Östrogen-produzierende Tumoren
LH	1–10 mI.E./ml	Hypophyse	Pulsatile Sekretion Zyklus	PCO-Syndrom
LH/FSH	< 2	Hypophyse	siehe LH und FSH	PCO-Syndrom
Prolaktin (Prl)	< 20 pg/ml	Hypophyse	Pulsatile Sekretion Tageszeit Zyklus	Prolaktinom Medikamenteninteraktion
Sexualhormonbindendes Globulin (SHBG)	10–60	Leber	keine	„idiopathischer Hirsutismus" unklar

15.2.1.1 Basalwerte

LH und FSH

Bedeutung. Im Hinblick auf Androgenisierungserscheinungen ist das Verhältnis LH/FSH und das veränderte Pulsatilitätsmuster für die Diagnostik des Syndroms der polyzystischen Ovarien von diagnostischer Bedeutung. Werte über 2 mit erhöhten LH-Serumwerten bei normalem oder erniedrigtem FSH in Verbindung mit Adipositas, Regelstörungen und Hirsutismus sind typisch für die ovarielle Hyperandrogenämie (Syndrom der polyzystischen Ovarien).

Prolaktin

Physiologie und Herkunft. Prolaktin wird wie LH und FSH im Hypophysenvorderlappen gebildet. Seine Ausschüttung erfolgt episodisch, wobei es starke Konzentrationsschwankungen aufweist. Eine eindeutige zirkadiane oder zyklusabbhängige Rhythmik läßt sich nicht nachweisen. Körperliche Anstrengungen und Streß stimulieren die Prolaktinausschüttung; gehemmt werden kann sie durch den Prolactin-inhibiting-Factor (PIF = Dopamin). Ein hypothalamischer Prolaktin-Releasing-Faktor wird zwar angenommen, konnte jedoch noch nicht nachgewiesen werden (s. Kap. 4, Band 2).

Bedeutung. Prolaktin kann ein Faktor bei der Entstehung von Androgenisierungserscheinungen sein. Bei Hyperprolaktinämie infolge von Prolaktinomen sind häufig DHEA und DHEA-S erhöht; nach Therapie durch Adenomektomie oder mit Dopaminagonisten konnte ein Abfall von DHEAS und DHEA beobachtet werden. Es wird angenommen, daß bei Hyperprolaktinämie der Δ^5-Stoffwechselweg zu DHEA und DHEAS bevorzugt wird und eine partielle Hemmung der 3β-Hydroxysteroiddehydrogenase vorliegt (Kandeel et al. 1978).

Andererseits haben akute Prolaktinerhöhungen z.B. durch Thyreotropin-freisetzendes Hormon (TRH) oder Sulpirid keinen Effekt auf den Androgenspiegel (Vermeulen 1977; Vermeulen u. Ando 1979).

Meistens besteht bei Frauen mit starken Prolaktinerhöhungen auch eine Amenorrhoe.

Medikamenteneinnahme (z.B. Psychopharmaka) kann auch zur Hyperprolaktinämie führen (vergl. Kap. 1).

Gesamttestosteron

Physiologie und Herkunft. Etwa 50% des Testosterons im Plasma wird zu gleichen Teilen von Ovarien und Nebennieren produziert (Kirschner u. Jacobs 1971). Die restlichen 50% ergeben sich aus der peripheren Konversion von Androstendion (Horton u. Tait 1966). Die Bedeutung von DHEA und DHEA-S als Prähormone für Testosteron ist gering. Kirschner et al. (1973) konnten zeigen, daß nur etwa 0.5% des täglich produzierten Testosterons aus DHEA entstehen. Mehr als 98% des Testosterons im Plasma ist an Proteine gebunden, vorwiegend an SHBG (Moll u. Rosenfield 1979). In der Stärke der androgenen Wirkung rangiert es hinter dem 5-DHT (Dorfman u. Dorfman 1963; Farnsworth u. Brown 1963). Periphere Testosteronspiegel zeigen leichte Tagesschwankungen, die zu den Kortisolkonzentrationen im Serum parallel verlaufen (Givens et al. 1975). Zum Zeitpunkt der Ovulation überwiegt der ovarielle Anteil an Gesamttestosteron im Serum gegenüber dem der Nebennieren (ABRAHAM 1974). Testosteron steigt zur Zeit der Pubertät an und sinkt nach der Menopause wieder ab (Korth-Schütz et al. 1976).

Bedeutung. Erkennung von androgenproduzierenden Tumoren. Tumorverdacht bei Testosteronspiegeln im Serum über 1,5 ng/ml.

Bei hirsuten Frauen (ohne androgenproduzierenden Tumor) findet man in 30%–82% der Fälle erhöhte Testosteronwerte (Rosenfield et al. 1972; Ettinger et al. 1973; Abraham u. Chakmakjian 1974; Paulson et al. 1977; Szamatowicz u. Kulikowski 1979; Maroulis u. Abraham 1980).

Freies Testosteron

Physiologie und Herkunft. Das freie Testosteron ist der an SHBG (Sex hormone binding globulin) nicht gebundene Anteil des Gesamttestosterons. Die Menge des zirkulierenden freien, biologisch aktiven Testosterons hängt von der Konzentration des SHBG ab, welches in der Leber synthetisiert wird.

Freies Testosteron weist keine wesentlichen Kurzzeitschwankungen auf und unterliegt ebenfalls keinen wesentlichen Zyklusschwankungen.

Bedeutung. Erhöhte Spiegel von freiem Testosteron im Serum gehen mit einer erhöhten Androgenaktivität am Endorgan einher.

Eine bessere Beziehung zum klinischen Bild des Hirsutismus wird dem freien, ungebundenen Testosteron zugesprochen. Das freie Testosteron ist bei etwa der Hälfte dieser Patientinnen erhöht (Rosenfield 1971; Paulson et al. 1977).

Bei der differentialdiagnostischen Abklärung von Androgenisierungserscheinungen, ebenso wie bei der Verlaufskontrolle, hat die zusätzliche Bestimmung des freien Testosterons heute noch keine Bedeutung.

Sexual-Hormon bindendes Globulin (SHBG)

Physiologie und Herkunft. SHBG wird in der Leber synthetisiert; Androgene senken die SHBG-Konzentrationen, Östrogene stimulieren die SHBG-Synthese. SHBG bindet Testosteron zu etwa 98% und ist somit ein Regulator der Androgenpotenz, da nur das freie, d.h. nicht gebundene Testosteron biologisch aktiv ist.

Bedeutung. Hormonale Kontrazeptiva (d.h. der Östrogenanteil) erhöhen den SHBG-Spiegel im Blut um den Faktor 2 bis 4 und senken somit die freien Androgenspiegel.

Bei mehr als der Hälfte der Frauen mit Hirsutismus finden sich erniedrigte SHBG-Werte. Wodurch die Bildung von SHBG in manchen Fällen unterdrückt wird, ist noch ungeklärt.

Die Messung des SHBG soll ein empfindlicher Parameter zur Beurteilung des Hirsutismus bei der Frau sein (Mathur et al. 1981).

Dennoch hat die Bestimmung von SHBG für die Diagnostik und Therapie der Patientin bisher keine Bedeutung.

5α-Dihydrotestosteron (5-DHT)

Physiologie und Herkunft. Verschiedene Autoren konnten zeigen, daß die peripheren Spiegel von 5-DHT sehr viel niedriger liegen als die Konzentrationen in adrenalen und ovariellen Organvenen (Maroulis et al. 1975; Meldrum u. Abrahahm 1979; Laatikainen u. Apter 1979). Ovarien und Nebenniere tragen nach Abraham (1974) jeweils 50% zum Plasmaspiegel bei. Bei hirsuten Patientinnen ist 5-DHT nach Maroulis u. Abraham (1980) selten vorwiegend ovarieller Herkunft, sondern meist adrenaler oder gemischt adrenal-ovarieller Herkunft. Barbieri et al. (1988) gehen davon aus, daß die 5-DHT-Produktion nur extraglandulär stattfindet. 5-DHT wird in verschiedenen Zielgeweben wie Prostata (Bruchovsky u. Wilson 1968), Samenbläschen (Warren u. Ahmed 1978), Haut (Dube u. Ngo-Thi 1975) und Haarfollikel aus Prähormonen gebildet (Takaysu et al. 1972; Voigt et al. 1970). Nach Umwandlung aus verschiedenen Steroiden, wobei Testosteron quantitativ das wichtigste ist, gelangt 5-DHT in die Zelle. Das Zellplasma der hormonreaktiven Zelle enthält ein steroidbindendes Effektorprotein, an das 5-DHT binden kann. Der Steroid-Rezeptorproteinkomplex wandert in den Zellkern, wo er die Eigenschaften der DNS, einschließlich dessen Transkription durch RNS-Polymerase, auf verschiedene Art und Weise beeinflußt (Bruchovsky 1979). Der freie ungebundene Anteil ist etwa halb so groß wie der des Testosterons (Ito u. Horton 1971). 5-DHT-Spiegel steigen nach der Pubertät an und fallen nach der Menopause wieder ab (Maroulis u. Abraham 1976); während des menstruellen Zyklus bleiben die Werte konstant ohne Abhängigkeit vom LH-Peak. Das 5-DHT wird im Gewebe zu 3α-Androstendiol, einem starkem Androgen metabolisiert und wird dann als solches im Urin ausgeschieden. Seine Plasmakonzentration soll die 5-DHT-Aktivität auf der zellulären Ebene widerspiegeln (Toscano et al. 1974). Meikle et al. (1979) fanden bei 93% der untersuchten Frauen erhöhte 3α-Androstendiolwerte im Serum.

Bedeutung. Die Inzidenz von erhöhten 5α-Dihydrotestosteronwerten bei hirsuten Frauen schwankt von 30% bis 91% (Abraham et al. 1976; Tulchinsky u. Chopra 1974; Maroulis et al. 1975; Sciarra et al. 1976).

Die Bestimmung von 5a-Dihydrotestosteron im peripheren Blut spielt bei der Abklärung von Androgenisierungserscheinungen bei der Frau bisher keine Rolle.

Androstendion (A)

Physiologie und Herkunft. Androstendion wird zu ca. 90% von Ovarien und Nebennieren sezerniert, wobei in der periovulatorischen Periode der ovarielle Anteil größer wird (Abraham 1974; McNatty et al. 1976). Etwa 10% entsteht peripher, hauptsächlich aus DHEA (Horton u. Tait 1966). Ebenso wie Testosteron zeigt Androstendion leichte tageszeitliche Schwankungen, die denen des Kortisols parallel laufen (Givens et al. 1975). Androstendionspiegel ändern sich zur Pubertät und nach der Menopause (Maroulis u. Abraham 1976). Gebunden ist Androstendion im wesentlichen an Albumin und teilweise an SHBG. Die Bindung an letzteres ist schwach im Vergleich zu Testosteron.

Erhöhte Androstendionwerte werden bei hirsuten Frauen zwischen 47% und 100% gefunden, fast immer in Kombination mit anderen Androgenen. (Abraham u. Chakmakjian 1974; Givens et al. 1974; Maroulis 1981). Bei hirsuten Frauen kann sowohl eine ovarielle als auch eine adrenale Überproduktion bestehen (Givens et al. 1974; Wentz et al. 1976; Maroulis 1981).

Bedeutung. Androstendionspiegel im peripheren Blut sind bei Patientinnen mit dem Syndrom der polyzystischen Ovarien und 21-Hydroxylasedefekt (neben 17α-Hydroxyprogesteron) erhöht.

Dehydroepiandrosteron und -sulfat (DHEA, DHEA-S)

Physiologie und Herkunft. Etwa 60–70% des DHEA werden von der Nebennierenrinde sezerniert, 10–25% von dem Ovar, der Rest entsteht durch Hydrolyse aus DHEA-S (Kirschner et al. 1973; Bird et al. 1978). Nach Abrahahm (1974) wird 20% des zirkulierenden DHEA vom Ovar, die restlichen 80% von der Nebenniere gebildet. DHEA-S weist die höchsten Konzentrationen im Serum auf. Es wird fast ausschließlich von den Nebennieren sezerniert (90–97%), direkt oder durch Konversion aus DHEA (VANDE WIELE et al. 1963).

Dehydroepiandrosteron gehört wie sein Sulfat (DHEA-S) zu den wichtigsten von der Nebenniere sezernierten Androgenen. Die DHEA-Konzentration im Blut unterliegt hierbei einer deutlichen Tagesrhythmik und stressabhängigen Kurzzeitschwankungen. Der Plasmaspiegel von DHEAS unterliegt nur sehr geringen tageszeitlichen und episodischen Schwankungen im Gegensatz zu dem des DHEA, zeigt jedoch Veränderungen während der unterschiedlichen Phasen des Menstruationszyklus (Abraham 1974). Periovulatorisch nimmt der ovarielle Anteil am Gesamt-DHEA zu (Abraham 1974). Zur Zeit der Pubertät steigt der DHEA-Plasmaspiegel an und fällt postmenopausal wieder ab (Korth-Schütz et al. 1976; Maroulis 1981). Tägliche Schwankungen sind denen des Kortisols ähnlich (Rosenfield et al. 1971). Ein Großteil des zirkulierenden DHEA ist schwach an Albumin und Globulin gebunden (Forest et al. 1968). Die peripheren DHEAS-Spiegel werden durch Übergewicht (Feher u. Halmy 1975), Hyperprolaktinämie (Bassi et al. 1977; Vermeulen 1977; Vermeulen u. Ando 1978) und Lebererkrankungen (Hatch et al. 1981) beeinflußt. Wie beim DHEA steigt die Produktion zur Pubertät an und fällt nach der Menopause (Maroulis u. Abrahahm 1976; Korth-Schütz et al. 1976; Eggert-Kruse et al. 1990) ab.

Beide Δ^5-Steroide spielen wahrscheinlich für die Adrenarche eine wichtige Rolle. Es scheint, daß dem Anstieg von DHEA und DHEAS zum Zeitpunkt der Adrenarche eine Änderung im adrenalen Stoffwechsel mit Wachstum der androgenproduzierenden Zona reticularis zugrunde liegt (Rich et al. 1981). Bei Kindern werden niedrige Konzentrationen von DHEA und DHEAS gefunden, die zur Pubertät auf die höheren Werte der Erwachsenen ansteigen. Rich et al. (1981) nennen zwei Möglichkeiten: eine Zunahme der Aktivität der 17,20-Desmolase und eine Verminderung der Aktivität der 3β-Hydroxysteroiddehydrogenase. Letztere vermittelt die Umsetzung von 17-OH-Preg und DHEA zu 17α-Hydroxyprogesteron und Androstendion, wohingegen die 17,20-Desmolase die Metabolisierung von 17-OH-Preg und 17α-Hydroxyprogesteron zu den entsprechenden 17-Ketosteroiden DHEA und Androstendion bewirkt. Die Ursache für diese Umstellung des adrenalen Metabolismus ist noch ungeklärt. Parker u. Odell (1979) postulierten einen Faktor, der spezifisch die adrenale Androgensekretion stimuliert. Für einen solchen Faktor spricht auch der im Vergleich zum Kortisol 4mal stärkere Abfall des DHEA-S im Alter.

Nach ACTH-Kurzzeitstimulation (Bolus von 25 I.E. ACTH) steigen die Serumkonzentrationen des DHEA deutlich und schnell an, wohingegen ein Anstieg der DHEA-S-Konzentrationen innerhalb von 3 Stunden nicht erfolgt. Bei längerdauernden Stimulationen (per infusionem) bzw. bei einem längeren Beobachtungszeitraum kann ein Anstieg beobachtet werden. Daraus kann geschlossen werden, daß die Bildung von DHEA zuerst erfolgt. Dies steht auch in Einklang mit den Befunden von Vaitukaitus et al. (1969), die zeigen konnten, daß die Sulfatierung von DHEA nur sehr langsam erfolgt. Weiterhin sprechen einige Studien dafür, daß diese Sulfatierung vorwiegend in der Nebennierenrinde stattfindet (Vande Wiele et al. 1963; Baulieu et al. 1965; Keymolen et al. 1976).

Bedeutung. Das Serum-DHEAS gilt als Indikator der adrenalen Androgensekretion (d.h. der C_{19}-Steroide) (Lobo et al. 1981a u. b).

Die Bestimmung von DHEAS im Serum hat die Bestimmung der 17-Ketosteroide im 24-h-Sammelurin abgelöst.

Stark erhöhte Werte von DHEA und DHEA-S können bei adrenalen Tumoren gefunden werden.

Serum-DHEAS-Konzentrationen von mehr als 7 µg/ml gelten als hochverdächtig für einen adrenalen Tumor.

Da das als Depotform geltende DHEA-S in weitaus höheren Konzentrationen im Serum (ca. 2 µg/ml) vorliegt, sich relativ einfach und schnell bestimmen läßt und zudem geringeren Kurzzeitschwankungen unterliegt, wird es bei der Messung der Nebennierenandrogene dem Dehydroepiandrosteron vorgezogen.

DHEA-S ist bei 25–76% der hirsuten Frauen erhöht (Abraham u. Chakmajian 1974; Abraham et al. 1975).

Die DHEA-Bestimmung ist wichtig für die Erkennung des 3β-Hydroxysteroiddehydrogenasedefektes. Erhöhte DHEA-Spiegel (basal sowie nach ACTH-Stimulation) im Zusammenhang mit erhöhten 17-Hydroxypregnenolonspiegeln sprechen für diese Enzymstörung.

17α-Hydroxyprogesteron (17-OH-Prog)

Physiologie und Herkunft. 17α-Hydroxyprogesteron wird in der frühen Follikelphase zu zwei Dritteln von den Nebennieren und zu einem Drittel von den Ovarien sezerniert (Tourinaire u. Pugeat 1983).

Zur Zyklusmitte steigt es durch eine gesteigerte ovarielle Steroidogenese an und weist auch in der Lutealphase des Zyklus höhere Plasmakonzentrationen auf als in der Follikelphase. Als stressempfindliches Hormon zeigt es deutliche Kurzzeitschwankungen (adrenaler Anteil).

Bedeutung. Leithormon bei kongenitalen und leichten 21-Hydroxylasedefekten der Nebennierenrinde mit peripubertärer Erstsymptomatik.

Die Bestimmung des 17α-Hydroxyprogesteron kann zur Praenataldiagnostik auch aus dem Fruchtwasser erfolgen.

Erhöhte 17α-Hydroxyprogesteronspiegel im Serum oder während der Schwangerschaft im Fruchtwasser sind ein Hinweis auf einen 21-Hydroxylasedefekt der Patientin bzw. des Fetus.

Bei hirsuten, heterozygoten Frauen zeigt sich der Defekt der 21-Hydroxylase meistens erst nach ACTH-Stimulation. Gelegentlich ist 17α-Hydroxyprogesteron beim 11β-Hydroxylasedefekten erhöht und meist beim 3β-Hydroxysteroiddehydrogenasedefekt vermindert. Erhöhte 17α-Hydroxyprogesteronwerte fanden Abraham u. Chakmakjian (1974) bei Patientinnen mit Hirsutismus in 94% der Fälle.

17α-Hydroxypregnenolon (17-OH-Preg)

Physiologie und Herkunft. Das 17-OH-Preg ist einer der frühen Metaboliten in der Steroidogenese von Ovar und Nebennierenrinde. Es wird fast ausschließlich von den Nebennieren sezerniert (Strott et al. 1970, McKenna et al. 1974), und gilt ähnlich wie DHEA und DHEA-S als Indikator für die adrenale Steroidproduktion.

Die Schwankungen des 17-OH-Preg während des Menstruationszyklus sind gering (Strott et al. 1970; Abraham u. Chakmakjian 1973 oder 1974?). Ob 17-OH-Preg, außer als Zwischenstufe zu den Endprodukten der adrenalen und ovariellen Steroidogenese, eine eigenständige Bedeutung hat, ist unbekannt.

Bedeutung. Ebenso wie DHEA und DHEA-S weist eine Erhöhung von 17-OH-Preg auf eine adrenale Störung hin.

Das 17α-Hydroxypregnenolon im Serum ist bei einem 3β-Hydroxysteroiddehydrogenasedefekt erhöht (Leithormon).

Über die Häufigkeit von pathologisch erhöhten 17-OH-Preg-Werten bei Frauen mit Androgenisierungserscheinungen ist wenig in der Literatur berichtet worden. Lucky et al. (1986) fanden bei 5 von 31 Patientinnen 17-OH-Preg basal erhöht, allerdings zeigten 9 von 31 Patientinnen erhöhte 17-OH-Preg-Werte nach Stimulation mit ACTH. McKenna et al. (1977, 1976) schlossen aus signifikant höheren 17-OH-Preg-Werten und einem stärkeren Abfall der 17-OH-Preg-Werte nach Dexamethasongabe bei hirsuten prämenopausalen Patientinnen auf eine abnormale adrenale Bildung von $\Delta 5$-Steroiden bei einem Teil der Frauen mit Hirsutismus. Lorber et al. (1978) fanden ebenfalls erhöhte 17-OH-Preg-Konzentrationen bei hirsuten Patientinnen, wobei sie aus dem geringerem Abfall des 17-OH-Preg nach Dexamethasongabe auf eine ovarielle Beteiligung schlossen.

11-Desoxykortisol (11-DesF)

Physiologie und Herkunft. Es scheint ausschließlich adrenalen Ursprungs zu sein, da im Ovar die 21-Hydroxylase fehlt, die im adrenalen Cortex die Bildung von 11-DesF aus 17α-Hydroxyprogesteron katalysiert. Die Umsetzung des 11-Desoxykortisol mit Hilfe der 11β-Hydroxylase stellt den quantitativ wichtigsten Stoffwechselweg zum Kortisol dar.

Bedeutung. Das 11-DesF gilt als Leithormon für den 11β-Hydroxylasedefekt. Eine Erhöhung von 11-DesF wird fast nur im Zusammenhang mit einem Defekt der 11β-Hydroxylase gemessen. In diesen Fällen tritt meist eine Erhöhung des Desoxykortikosterons (DOC) bei gleichzeitig erniedrigtem Kortikosteron (B) auf.

Im Rahmen der Diagnostik von Störungen der hypophysären-adrenalen Achse findet man einen starken Anstieg des 11-DesF nach Gabe von Metopyron, welches die 11β-Hydroxylase hemmt.

GUTHRIE et al. (1982) werteten die pathologisch erhöhten 11-DesF-Werte bei 7 von 8 Frauen mit Hirsutismus und zum Teil mit Zyklusstörungen nach ACTH-Stimulation als klare Hinweise auf eine Störung der 11β-Hydroxylase. Die gleichzeitig erhöhte Ratio von Desoxykortikosteron/Kortikosteron (DOC/B) bestärkte diesen Verdacht.

21-Desoxykortisol (21-DesF)

Physiologie und Herkunft. 21-DesF entsteht normalerweise in sehr kleinem Umfang durch 11β-Hydroxylierung von 17α-Hydroxyprogesteron ausschließlich in der Nebennierenrinde und ist unabhängig vom Menstruationszyklus. Es wird im Urin als Pregnantriolon ausgeschieden (Finkelstein u. Weidenfeld 1983).

Über die physiologische Bedeutung des 21-Desoxykortisols ist mit Ausnahme seiner Funktion als Metabolit im Rahmen der adrenalen Steroidogenese nichts bekannt.

Bedeutung. Erhöhte 21-Desoxykortisolspiegel im Blut findet man beim 21-Hydroxylasedefekt in der Nebennierenrinde. Milevicz et al. (1984) schlagen bei Patientinnen mit Verdacht auf 21-Hydroxylasedefekt die Messung des 21-DesF alternativ zu der des 17α-Hydroxyprogesterons vor. Die Vorteile der Bestimmung des 21-DesF bestünden in der Unabhängigkeit vom menstruellen Zyklus, dem Fehlen einer ovariellen Sekretion und dem größeren Anstieg nach ACTH-Stimulation.

Kortisol (7)

Physiologie und Herkunft. Kortisol wird ausschließlich von der Nebennierenrinde in der Zona fasciculata und reticularis produziert. Die Kortisolkonzentrationen weisen gemäß der schwankenden ACTH-Ausschüttung eine ausgeprägte Tagesrhythmik mit hohen Werten am Morgen, die über den Tag bis auf ein Minimum gegen 22.00–23.00 Uhr abfallen. Etwa 90–93% des Kortisol im Serum ist an Proteine gebunden; 80% davon an kortikosteroidbindendes Globulin (CBG oder Transcortin) mit hoher Affinität und Spezifität. Der CBG-Spiegel und damit der Anteil gebundenen Kortisols kann durch Östrogene (Schwangerschaft, orale hormonale Kontrazeptiva) und Schilddrüsenhormone erhöht werden.

Bedeutung. Kortisol ist das wichtigste Glukokortikoid beim Menschen. Es hat eine Vielzahl von Wirkungen an sehr unterschiedlichen Angriffspunkten: Kohlenhydrat- und Lipidmetabolismus, Immunsystem, Leberstoffwechsel, kardiovaskuläres System, Knochen- und Kalziumhaushalt, Muskulatur, Bindegewebe, Gehirnstoffwechsel und andere Organe (siehe Spezialliteratur).

Kortisolbestimmungen morgens um 8 h sowie abends um 22 h geben Aufschluß über den Kortisoltagesrhythmus. Ein erhöhter Basalwert und ein pathologisches Kortisoltagesprofil (22.00 h-Wert höher als 50% des Morgenwertes) geben Hinweise auf einen Morbus Cushing. Erhöhungen der Serum-Kortisolkonzentrationen und/oder pathologisch veränderte Kortisoltagesprofile treten bei ACTH-produzierenden Adenomen der Hypophyse (Morbus Cushing), bei Kortisol-sezernierenden Adenomen und Karzinomen der Nebennierenrinde (Cushing Syndrom und bei ektoper ACTH-Produktion (z.B. Bronchialkarzinom) auf. Veränderungen der Kortisoltagesrhythmik werden allerdings auch bei psychischen Erkrankungen wie Psychosen gefunden. Erniedrigte Werte treten bei Ausfall der Hypophyse (Sheehan-Syndrom) und bei kongenitalen enzymatischen Defekten des Steroidmetabolismus der Nebenierenrinde auf.

Bei androgenisierten Frauen sind von verschiedenen Autoren erhöhte Kortisolwerte gemessen worden, wobei eine tumoröse Ursache ausgeschlossen war (Abraham u. Chakmakjian 1974; Givens et al. 1975; Meikle et al. 1979; Meikle et al. 1984).

15.2.1.2 Dynamische Testverfahren

Die meisten Steroidhormone, die bei der ätiologischen Abklärung der Hyperandrogenämie der Frau eine Rolle spielen, sind nicht spezifisch adrenalen oder ovariellen Ursprungs. Die extraglanduläre Umsetzung der verschiedenen Steroide (z.B. Fettgewebe, Haut) erschwert weiterhin die Interpretation von Basalwerten im Hinblick auf die Ursache der Hyperandrogenämie. Weiterhin bestehen bei vielen Steroiden pulsatile Sekretionsmuster (z.B. Östra-

diol, Progesteron, Kortisol) bzw. die Hormone werden in einer tageszeitlichen (z. B. Kortisol) zyklusabhängigen Rhythmik (z. B. Östradiol, Progesteron) freigesetzt. Zusätzlich können stressabhängige Schwankungen auftreten, die die Interpretation der Basalspiegel beeinflussen. Der Vorteil dynamischer Testverfahren, bei denen die Stimulation oder Hemmung eines Organsystems untersucht wird, besteht in der größeren Unabhängigkeit von der Höhe der Basalspiegel. Durch die selektive Hemmung eines Organsystems läßt sich beurteilen, inwieweit der nicht hemmbare Steroidanteil von einem anderen endokrinen Organ stammt. Durch selektive Stimulation einer endokrinen Drüse kann anhand des spezifischen Sekretionsmusters beurteilt werden, inwieweit Störungen in der Synthesekette von Hormonen bestehen. Das Überangebot von Hormonvorstufen bei einem Enzymdefekt gilt als diagnostischer Hinweis auf die entsprechende Enzymstörung. Das Enzym kann unter „steady state" Bedingungen durchaus in der Lage sein, alle anfallenden Steroidvorstufen zu metabolisieren, ist aber unter Stimulation nicht mehr in der Lage, alle Steroidvorstufen umzusetzen. Daher kommt es unter Stimulation zum Anstau der Steroidvorstufen vor dem jeweiligen Enzymblock bzw. der Enzymschwäche.
Für dynamische Testsysteme bestehen die folgenden Voraussetzungen:

1. Die Stimulation oder Suppression der endokrinen Organe muß organspezifisch und ausreichend groß sein (vgl. Signal-Rauschabstand in der Tontechnik).
2. Der Normalbereich der Basal-, Stimulations- oder Suppresionswerte muß für ausreichend große Kontrollkollektive bekannt sein. Hierbei sind die jeweils angewandten Laborbestimmungsmethoden, ethnische Unterschiede sowie Geschlechtsunterschiede, Körpergewicht, Ernährung, Lebensweise etc. zu berücksichtigen.
3. Die Ergebnisse der Laborbestimmungsmethoden (z. B. Radioimmunoassay) dürfen nicht durch Kreuzreaktionen der Testsubstanzen (d. h. stimulierende oder supprimierende Substanzen) beeinflußt werden.

Die ovarielle oder adrenale Ursache der Hyperandrogenämie kann durch folgende nichtinvasive Verfahren beurteilt werden:

- *Messung der Basalwerte:* Differentialdiagnostik der Hyperandrogenämie anhand erhöhter Basalwerte von Steroiden, die für das Ovar (Testosteron) oder die Nebenniere (z. B. DHEA-S) charakteristisch sind, d. h. von einem dieser Organe bevorzugt gebildet werden.
- *Suppression der Nebennierenrinde:* Messung des ovariellen Steroidanteils, da die Sekretion der Nebenierenrinde durch synthetische Kortikoide (z. B. Prednison, Dexamethason) supprimiert wird.
- *Stimulation der Nebennierenrinde:* Stimulation der NNR durch ACTH führt zum Anstieg adrenaler Steroide; beurteilt werden kann entweder das Ausmaß des Anstieges (z. B.% Basalwert) oder das spezifische Reaktionsmuster der einzelnen Hormone auf ACTH-Gabe (z. B. keine Reaktion, Hormonanstieg, Hormonabfall).
- *Suppression der Ovarien:* Durch GnRH-Agonisten wird die hypophysäre Gonadotropinsekretion (LH, FSH) gehemmt, so daß es zu einem Abfall der ovariellen Steroidogenese kommt. Nach Suppression des Ovars ist der im Serum nachzuweisende Androgenanteil adrenalen Ursprungs.
- *Stimulation der Ovarien:* Durch Stimulation der Ovarien mit HCG kommt es zu einem Anstieg ovarieller Steroide, wohingegen die Nebenniere bis auf seltene Ausnahmen (HCG) nicht reagiert.
- *Kombinierte Stimulation/Suppression von Ovarien und/oder Nebenierenrinde:* Kombinierte Testverfahren, bei denen eine ACTH-Stimulation unter Dexamethason-Suppression, bzw. eine HCG-Stimulation unter Dexamethasonsuppression bzw. eine ACTH-Stimulation unter Dexamethason und GnRH-Agonisten-Suppression durchgeführt wird.

Hinsichtlich der Durchführung und Interpretation der unterschiedlichen Funktionsteste siehe auch Kap. 2, Band 2.

Dexamethasontest. DXM hemmt die hypophysäre ACTH-Sekretion in Abhängigkeit von der Dosis und der Einnahmedauer und führt zu einen Abfall der adrenalen Steroidhormone. Exogen zugeführtes ACTH bewirkt jedoch auch während einer DXM-Medikation einen prompten Anstieg der adrenalen Steroidsekretion, wobei Kortisol die gleichen Serumkonzentrationen erreicht wie ohne DXM-Gabe (Rosenfield et al. 1985). Dies ist ein Hinweis dafür, daß die Streßbereitschaft der Nebennierenrinde bei kurzen Einnahmezeiten und niedrigen Dosierungen von DXM nicht unterdrückt ist und somit die gemessenen Werte nach Suppression noch dadurch belastet sind. Eine direkte Hemmung der Nebennierenrinde durch DXM scheint nach Saito et al. (1969) ausgeschlossen.

Durch den Dexamethasontest soll die Supprimierbarkeit der adrenalen Steroidogenese überprüft werden. Man geht hierbei davon aus, daß die erhöhte Androgenbildung, die sich supprimieren läßt, adrenalen Ursprungs ist. Falls sie nicht wesentlich unterdrückbar ist, ist der Bildungsort der Androgene in den Ovarien zu suchen (wenn eine autonome adrenale Androgenproduktion ausgeschlossen). Als ausreichende Suppressiondauer und -dosierung für Androgene der NNR gilt die Gabe von 4mal 0,5 mg DXM täglich über einen Zeitraum von 10–14 Tagen (Yen u. Jaffe 1978; Judd et al. 1977). Falls die Androgenspiegel nicht eindeutig abfallen, ist eine andere Hormonquelle bzw. ein Tumor auszuschließen (ABRAHAM 1974). Hierzu kann die Dexamethasondosis auf 4mal 2 mg/Tag für 4 Tage erhöht werden.

ACTH-Test. Nach Stimulation der Nebennierenrinde mit ACTH spielt die zusätzliche endogene ACTH-Produktion im Verhältnis zu der sehr hohen exogenen ACTH-Gabe von 25 I.E. keine Rolle mehr (Graybeal u. Fang 1985). Eine stressinduzierte Steroidsekretion kann jedoch zur Erhöhung der Basalwerte führen. Aus diesem Grund können bei Berechnungen von prozentualen Anstiegen (d. h. Stimulationswerte bezogen auf Basalwert) oder Differenzen von Basalwert und Stimulationswert schwer abschätzbare Fehler auftreten. Da die ovarielle Steroidsekretion der pulsatilen Sekretion der Gonadotropine folgt, unterliegt die Messung von einigen Steroidparametern mit höherem ovariellem Anteil diesen Schwankungen. Nach Stimulation durch ACTH wird dieser ovarielle Anteil zwar immer noch mitgemessen, ist jedoch gering im Verhältnis zu der maximalen Sekretion der Nebennierenrinde. Durch geeignete Wahl des Zeitpunktes des ACTH-Stimulationstestes (frühe bis mittlere Follikelphase) läßt sich der ovarielle Anteil der zu messenden Parameter zusätzlich minimieren.

Der ACTH-Test ist eine der wichtigsten Untersuchungsmethoden zur Differenzierung von Enzymdefekten. Die Durchführung von ACTH-Stimulationstests wird in der Literatur unterschiedlich beschrieben: entweder intravenös (10–30 I.E. ACTH als Infusion über mehrere Stunden oder als Einzelgabe) oder intramuskulär. Es wird entweder eine feste Dosis verabreicht oder die Dosierung in Abhängigkeit von Körpergewicht oder Körperoberfläche gewählt. Die verabreichte ACTH-Menge liegt zwischen 20 und 30 I.E. ACTH, bei Langzeitstimulationen über Infusion auch höher. Diese Dosierungen sind für eine maximale Stimulation der Nebennierenrinde ausreichend Graybeal u. Fang (1985). Im Hinblick auf die geringere ovarielle Steroidproduktion wird der ACTH-Stimulationstest meistens in der Follikelphase durchgeführt. Blutentnahmen finden vor und innerhalb von 3 Stunden (d. h. 0, 1, 2, 3 h) nach Einzelgabe von ACTH statt oder bei ACTH-Infusionen in bestimmten Intervallen über mehrere Stunden hinweg. Bei intravenöser ACTH-Stimulation beschreiben die meisten Autoren das Maximum der Stimulationsantwort nach 60 min, falls überhaupt ein Anstieg zu verzeichnen ist. So steigt z. B. DHEAS 60 min nach ACTH nur sehr wenig oder gar nicht an. In einer Studie, die sich mit dem intravenösen und intramuskulären ACTH-Test befaßte, konnte jedoch gezeigt werden, daß nur etwa die Hälfte der Patientinnen nach einer Stunde bereits die maximale Stimulation der Nebennierenrinde aufwies. Dies gilt sowohl für die intramuskuläre als auch für die intravenöse Stimulation; untersucht wurden in dieser Studie DHEA, 17α-Hydroxyprogesteron, 17α-Hydroxypregneneolon und Kortisol (Grunwald et al. 1990) (siehe Kap. 2, Band 2). Aus diesem Grund ist in besonderen Fällen die zusätzliche Bestimmung der Steroide 120 min nach ACTH-Stimulation zu empfehlen.

HCG-Test. Die Stimulaton des Ovars durch 3x5000 I.E. HCG mit oder ohne gleichzeitige Suppression mit DXM (Lehmann u. Lauritzen 1972) an drei aufeinanderfolgenden Tagen sollte die Erkennung von ovarieller Hyperandrogenämie ermöglichen. Der HCG-Test hat jedoch keine größere Bedeutung im Rahmen der Hirsutismusabklärung erlangt, da die Stimulation des Ovars mit HCG keine eindeutigen Resultate für die Klassifizierung in adrenal oder ovariell bedingten Hirsutismus bringt (Ettinger et al. 1971; Lopez et al. 1967). Ebensowenig konnte das Syndrom der polyzystischen Ovarien (PCO-Syndrom) mit Hilfe dieses Testes erkannt (Schwarz 1979) bzw. näher differenziert werden.

GnRH-Suppressionstest. Die Durchführung dieses Testes erfolgt mit Hilfe eines GnRH-Agonisten (z. B. Buserelin 900–1200 µg/die für 4–6 Wochen). Durch die selektive Suppression der ovariellen Steroidogenese kann man eine adrenale Hyperandrogenämie erkennen. Die Durchführung dieses Testes ist sehr zeitaufwendig und auch sehr kostspielig; andererseits hat die Erkennung einer adrenalen Hyperandrogenämie für die Therapie des Hirsutismus z. Z. noch keine Bedeutung.

Tabelle 15.15. Paraklinische Untersuchungsmethoden zu Differentialdiagnostik von Ovarialtumoren bzw. Nebennierentumoren

Untersuchungsmethode	Prinzip	Tumorerkennung	Differentialdiagnostik Ovarialtumoren	Nebennierentumoren
Ultraschall (US)	Reflexion von Schallwellen an den Grenzflächen verschiedener Medien	Ab 0,5–1 cm	Ovarialtumoren solide/zystische; Seitenlokalisation	Nebennierenprozesse Seitenlokalisation
Computertomogramm (CT)	Röntgen-Transmissions-CT; Räumliche Verteilung der Röntgenabsorption in einer transversalen Körperschicht	Ab 0,5 cm	Ovarialtumoren solide/zystische; Lage- und Größenbestimmung	Lage- und Größenbestimmung
Magnetische Resonanz Tomographie (MRT)	Darstellung von Schnittbildern des Körpers je nach Stärke der kernmagnetischen Resonanz; Atome mit Eigenspin werden in einem externen Magnetfeld ausgerichtet	Ab 0,3 bis 0,5 cm	Ovarialtumoren solide/zystisch; Lage-, Größen- und Seitenbestimmung	Lage-, Größen- und Seitenbestimmung; Raumforderungen im kleinen Becken
Szintigraphie	Darstellung der Radioaktivitätsverteilung in bestimmten Organen (NN: Speicherung von radioaktiv markiertem Cholesterin (J 131)	Entfällt	Nicht möglich	Möglich, aber keine Bedeutung
Angiographie	Kontrastdarstellung der Arterien, ersetzt durch US, CT, MRT	Entfällt	Keine Bedeutung	Keine Bedeutung
Phlebographie mit selektiver Blutentnahme	Kontrastdarstellung der Venen; seitengetrennte Blutentnahme für Hormonbestimmung	Je nach Gewebe und Hormonproduktion des Tumors; Keine Größenangaben möglich	Hormonaktive Ovarialtumoren: Seitenlokalisation durch seitengetrennte Bestimmung von Hormonen	Hormonaktive Nebennierentumoren: Seitenlokalisation durch seitengetrennte Bestimmung von Hormonen
Tumormarker	Von Neoplasien synthetisierte bzw. sezernierte Substanzen, welche im Blut oder Urin von Tumorpatienten in unphysiologisch hohen Konzentrationen nachgewiesen werden können	Nur Ovarialtumoren	Spezifische Marker für unterschiedliche Karzinome (CA 125, CA 15-3) Verlaufskontrolle und Diagnostik	Kein spezifischer Tumormarker

15.2.1.3 Paraklinische Diagnostik

Einen Überblick über die paraklinischen Untersuchungsmethoden zur Differentialdiagnostik androgenproduzierender Ovarial- und Nebennierentumoren gibt die Tabelle 15.15.

Ultraschall. Die Ultraschalluntersuchung des kleinen Beckens hat zur Erkennung vergrößerter und/oder polyzystischer Ovarien große Bedeutung. Seit der Einführung der transvaginalen Ultraschalluntersuchung ist insbesondere bei vielen adipösen Patientinnnen mit Hirsutismus eine genaue Beurteilung der Ovarien möglich. Allerdings kann durch Sonograophie die Stroma-hyperplasie bzw. Hyperthekose, die oftmals nicht mit zystischen Veränderungen oder Vergrößerungen der Ovarien einhergeht, nicht erkannt werden. Routinemäßig sollte bei jeder Patientin mit Androgenisierungserscheinungen eine Ultraschalluntersuchung der Ovarien vorgenommen werden.

Die Ultraschalldiagnostik der Nebenniere führt nur zur Erkennung größerer Nebennierentumore und hat im Vergleich zur Computertomographie bzw. NMR (Nuclear magnetic resonance)-Diagnostik an Bedeutung verloren.

Computertomographie. Das Computertomogramm wird im Rahmen der Abklärung der Hyperandrogenämie hauptsächlich zur Erkennung von Nebennierentumoren, weniger zur Ovarial-tumordiagnostik eingesetzt.

Eine Computertomographie der Nebenniere sollte immer bei dringendem klinischen und/oder laborchemischem Verdacht (erhöhten Testosteron- und/oder DHEAS-Werten, sowie bei erhöhten Kortisol-Basalwerten bzw. pathologischem Kortisol-Tagesprofil) auf einen Nebennierenrindentumor durchgeführt werden.

Kernspintomographie (NMR = Nuclear magnetic resonance). Eine Kernspintomographie dient als Ergänzung oder als Alternative zur Computertomographie und kann je nach Verfügbarkeit der Untersuchungsmethode bei entsprechender Indikation eingesetzt werden.

Selektive Venenkatheterisierung mit Blutentnahme. Bei Tumorverdacht kann eine selektive Venenkatheterisierung mit Blutentnahme aus den abführenden Organvenen (Ovarial- und Nebennierenvene) durchgeführt werden. Durch Katheterisierung der adrenalen und ovariellen Venen kann man versuchen, Aufschluß über den Ort der vermehrten Androgenproduktion zu erhalten (Kirchner et al. 1973; Northrop et al. 1975; Oake et al. 1974). Dieser Eingriff ist technisch aufwendig und kann zu schweren Komplikationen führen. Er liefert auch nicht immer eindeutige Ergebnisse. Aus diesem Grunde kommt er als Routinetechnik zur Differentialdiagnose des nichttumorbedingten Hirsutismus nicht in Frage (Wentz et al. 1976). Ausführliche Angaben zur Bedeutung der Organvenenkatheterisierung bei Patientinnen mit Androgenisierungserscheinungen finden sich in einer Übersichtsarbeit von Moltz et al. (1984 a, b).

15.2.1.4 Ursache der Androgenisierung: Ovar oder Nebenniere?

Manche der beschriebenen Methoden zur Differentialdiagnostik der Hyperandrogenämie haben in der Praxis Anwendung gefunden. Die Frage, ob vorwiegend Nebennierenrinde oder Ovar für die vermehrte Bildung von Androgenen bei Frauen mit Androgenisierungserscheinungen (Hirsutismus, Akne oder Alopezie) verantwortlich sind, wurde allerdings sehr widersprüchlich beantwortet. Einige Autoren vertreten die Meinung, daß bei der Mehrheit der Frauen mit Androgenisierungserscheinungen die Ursache in ovariellen Störungen liegt, wohingegen andere die Nebennierenrinde als die häufigere Quelle pathologischer Androgensekretion betrachten.

Diese fehlende Übereinstimmung in den Resultaten der verschiedenen Autoren mag durch Unterschiede in den Patientenkollektiven und durch methodische Probleme zu erkären sein. In allen Studien, die über selektive Katheterisierungen von Ovar und Nebenniere berichten, wurde nur ein Katheter verwendet, wodurch die simultane Entnahme von Blutproben aus Ovar- und Nebennierenvene nicht möglich war. Darüber hinaus war die Tageszeit, zu der der Eingriff erfolgte, nicht standardisiert und nicht in allen Fällen erhielten die Patientinnen Sedativa. Das pulsatile Sekretionsmuster der Ovarien, die starke tageszeitliche Abhängigkeit der Nebennierensekretion und deren Fähigkeit, auf Streß mit rascher Mehrsekretion zu reagieren, blieben unberücksichtigt. Weiterhin sind die Ovarialvenen schwieriger zu katheterisieren als die Nebennierenvenen; insbesondere gilt dies für die linke Ovarialvene, da sie fast rechtwinklig in die Vena cava inferior mündet.

15.3 Klinische Symptomatik der Androgenisierung

15.3.1 Hirsutismus

15.3.1.1 Krankheitsbild

Hirsutismus (hirsutus = struppig) ist definiert als verstärkte Sexual-, Körper- und Gesichtsbehaarung bei Frauen, Alopezie hingegen als Haarschwund oder Kahlheit. Androgene können beides, an der Kopfhaut eine Abnahme der Behaarung, am Körper eine Zunahme der Behaarung, bewirken. In beiden Fällen findet eine Strukturveränderung der Haare statt; bei der Alopezie findet eine Umwandlung in feines, wenig pigmentiertes Vellus- oder Wollhaar statt, beim Hirsutismus zeigt sich die umgekehrte Entwicklung: Bildung von borstigem, dunkel pigmentierten Terminalhaar aus Vellushaar.

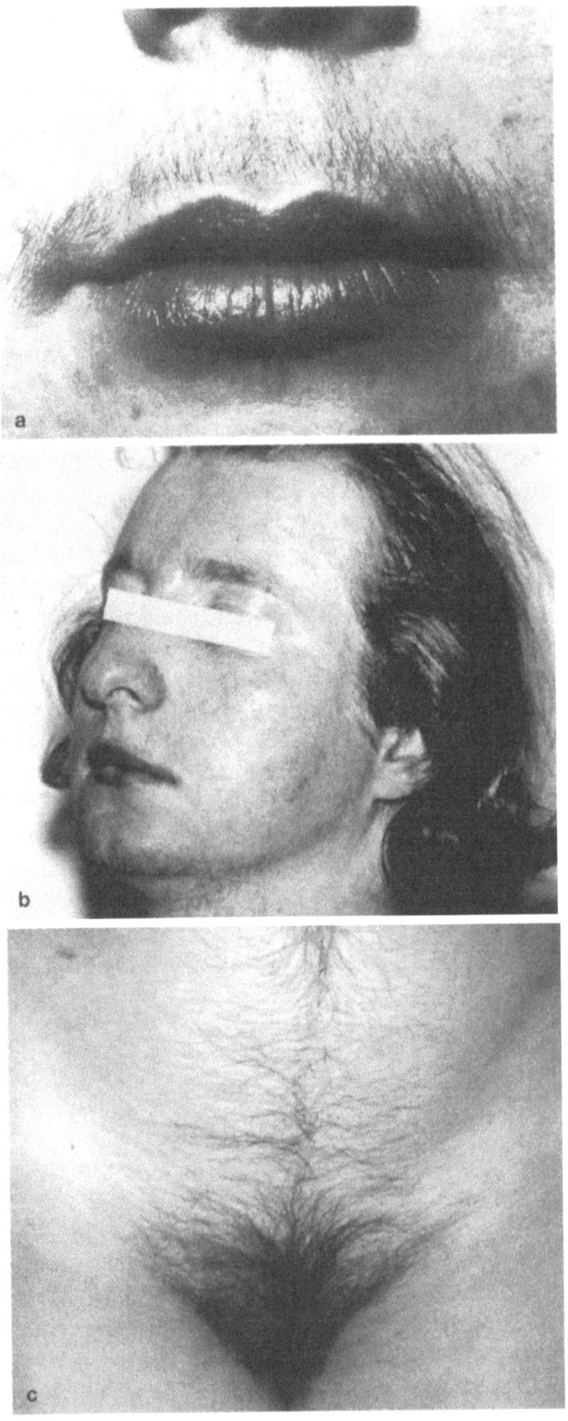

Abb. 15.14. Hirsutismus: **a** ausgeprägter Oberlippenbart. **b** verstärkte Behaarung im Bereich des Kinns. **c** Haarstraße vom Genitalbereich bis zum Nabel (20 Jahre)

Die Ursache dieser unterschiedlichen Reaktionsweise der Haarfollikel an verschiedenen Stellen des Körpers (Kopfhaut – Körperbehaarung) ist weitgehend unbekannt. Angenommen wird ein unterschiedlicher Testosteronmetabolismus der Haarfollikel des Körper und der des Kopfes. Wimpernbehaarung und Augenbrauen (asexuelle Haare) unterliegen keiner Steuerung durch Androgene. Gemeinsam bei Mann und Frau ist Behaarung der Axillae und die Genitalbehaarung mit Terminalhaar, wobei jedoch Form und Fülle der Behaarung unterschiedlich sind.

Die Ausbreitung und Dichte der Haarfollikel auf dem weiblichen Körper sind rassisch und genetisch bedingt; die normale androgenabhängige Terminalbehaarung der gesunden Frau bleibt auf Pubes und Axillae beschränkt. Die Ausprägung, d.h. in welchem Umfang aus Vellushaar Terminalhaar entsteht, wird überwiegend von endokrinen Einflüssen wie einer gesteigerten Produktion oder Ansprechbarkeit der Zielorgane auf Androgene bestimmt. Die Prädilektionsstellen sind Oberlippe, Unterkiefer und Hals, Brustkorb (praesternal und zirkummamillär), Verbindungslinie zwischen Nabel und Symphyse (Abb. 15.14), Perianogenitalregion sowie untere und obere Extremitäten.

15.3.1.2 Diagnostik

Anamnese. Ein androgenproduzierender Tumor erscheint anamnestisch unwahrscheinlich, wenn die Androgenisierung nicht postpuberal aufgetreten ist, keine rasche Progredienz zu verzeichnen ist, keine Stimmveränderung vorliegt, keine Amenorrhoe besteht sowie keine Veränderung der Körperformen vorliegen, die für eine Virilisierung sprechen. Eine anamnestische Beschreibung über die Dauer der Erkrankung sind für die Praxis wichtig.

Klinische Symptomatik. Für die Therapie des Hirsutismus ist die Klassifizierung des Schweregrades lediglich insofern von Bedeutung, als ein stark ausgeprägter Hirsutismus oder eine schnelle Progredienz tumorverdächtig sind und eine entsprechende Diagnostik nach sich ziehen. Zur Klassifizierung der nichttumorbedingten Androgenisierung anhand von Lokalisation, Stärke und Qualität der vermehrten Behaarung sind verschiedene Versuche unternommen worden (Abb. 15.15, Tabelle 15. 16) (Thomas u. Ferriman 1957; Baron 1974), die jedoch in der Praxis kaum Bedeutung erlangt haben, zumal eine Korrelation zu den biochemischen Parametern nicht gezeigt werden konnte. Die Beurteilung des Schweregrades der Erkrankung beruht meist auf dem subjektiven Eindruck des Beobachters und dem Leidensdruck der Patientin selbst.

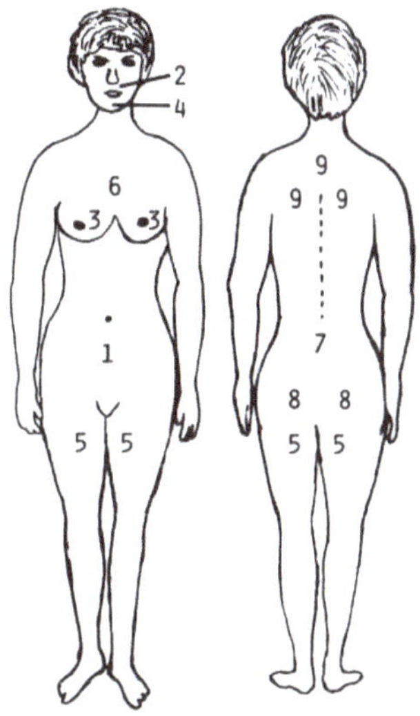

Abb. 15.15. Einteilung des Hirsutismus nach Schweregraden. (Nach Baron 1974)
Eine Abstufung der Behaarungsstärke ist zusätzlich durch Pluspunkte möglich (+ + + = stark; + + = mittel; + = schwach)

Grad I
1 Haarstraße vom Gentialbereich bis zum Nabel
2 Oberlippenbehaarung
3 Perimamilläre Behaarung

Grad II
1, 2, 3
4 Kinn
5 Innenseite der Oberschenkel

Grad III
1, 2, 3, 4, 5
6 Prästernal
7 Rücken (Lendenwirbelsäule)
8 Gesäß
9 Schulter

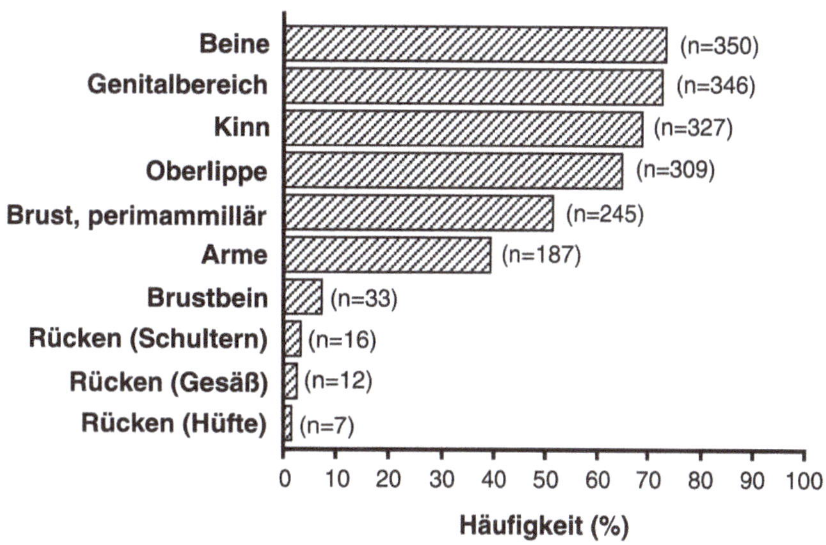

Abb. 15.16. Hirsutismus: Prädilektionstellen vermehrter Behaarung bei 476 Patientinnen mit Hirsutismus (Hormonsprechstunde UFK, 1971–1981)

Tabelle 15.16. Kriterien zur Einteilung von Patientinnen mit vermehrter Behaarung in drei Schweregrade (I = leicht, II = mittel, III = schwer)

Schweregrad	Gesicht Oberlippe Kinn	ganze Bartregion	Brust	Schulter Hüfte Gesäß	Haarstraße Genitalbereich zum Nabel
I	dünnes, pigmentiertes Haar	nicht vollständig betroffen	einzelne Haare um die Brustwarze	keine Haare	keine oder nur einzelne Haare
II	pigmentiertes Haar	nicht vollständig betroffen	leichter Haarkranz um die Mamille	einzelne Haare	deutliche Haarstraße
III	dickes, pigmentiertes Haar	vollständig betroffen	deutlicher Haarkranz um die Mamille	mehrere pigmentierte Haare	stark ausgeprägte Haarstraße

Tabelle 15.17. Dokumentationsbogen für klinische Befunde bei Patientinnen mit Behaarungsstörungen. (kA, keine Angabe)

Untersuchungsbefund					
		kA	normal	Besonderheiten	
1.	Alter	○	○	○	Jahre
2.	Größe	○	○	○	cm
3.	Gewicht	○	○	○	kg
4.	Stimme	○	○	○	männlich tief
5.	Körperbau	○	○	○	männlich
				○	untersetzt
				○	Zwergwuchs
6.	Mamma	○	○	○	hypoplastisch
				○	hyperplastisch
				○	Knoten
				○	Galaktorrhoe
7.	**Genitale**				
	Klitoris	○	○	○	vergrößert
	Vulva	○	○	○	
	Vagina	○	○	○	
	Portio	○	○	○	
	Uterus	○	○	○	klein
				○	groß
				○	anteflektiert
				○	retroflektiert
				○	gestreckt
	Adnexe	○	○	○	vergrößert
				○	klein
				○	nicht tastbar

8.	**Körperbehaarung**	kA	normal	leicht	mittel	stark	
8.1	allgemein	○	○	○	○	○	
8.2	Genitalbereich (Haarstr. z.N.)	○	○	○	○	○	
8.3	Oberlippe	○	○	○	○	○	
8.4	Brust perimamillär	○	○	○	○	○	
8.5	Kinn	○	○	○	○	○	
8.6	Extremitäten	○	○	○	○	○	
	Oberarme	○	○	○	○	○	
	Unterarme	○	○	○	○	○	
	Oberschenkel	○	○	○	○	○	
	Unterschenkel	○	○	○	○	○	
8.7	Handrücken	○	○	○	○	○	
8.8	Brustbein	○	○	○	○	○	
8.9	Rücken (Hüfte)	○	○	○	○	○	
8.10	Rücken (Gesäß)	○	○	○	○	○	
9.	**Akne, Seborrhoe**	○	○	○	○	○	v.a. im Bereich:
10.	**Haarausfall**	○	○	○	○	○	
	Angabe d. Pat.	○	○	○	○	○	....
	nach Inspektion	○	○	○	○	○	
	Geheimratsecke	○	○	○	○	○	
	Alopecia diffusa	○	○	○	○	○	

Eine leichte Behaarung des Gesichtes kann subjektiv als erheblich schwerwiegender betrachtet werden als eine starke Behaarung z. B. der Unterschenkel. Die Häufigkeit von vermehrter Behaarung an bestimmten Praedilektionsstellen ist in Abb. 15.16 dargestellt. Einen Dokumentationsbogen für Patientinnen mit Behaarungsstörungen zeigt Tabelle 15.17.

Labor. Einen Überblick über die unterschiedlichen Laborbestimmungen findet sich in Tabelle 15.14. Der Zusammenhang zwischen dem Schwseregrad

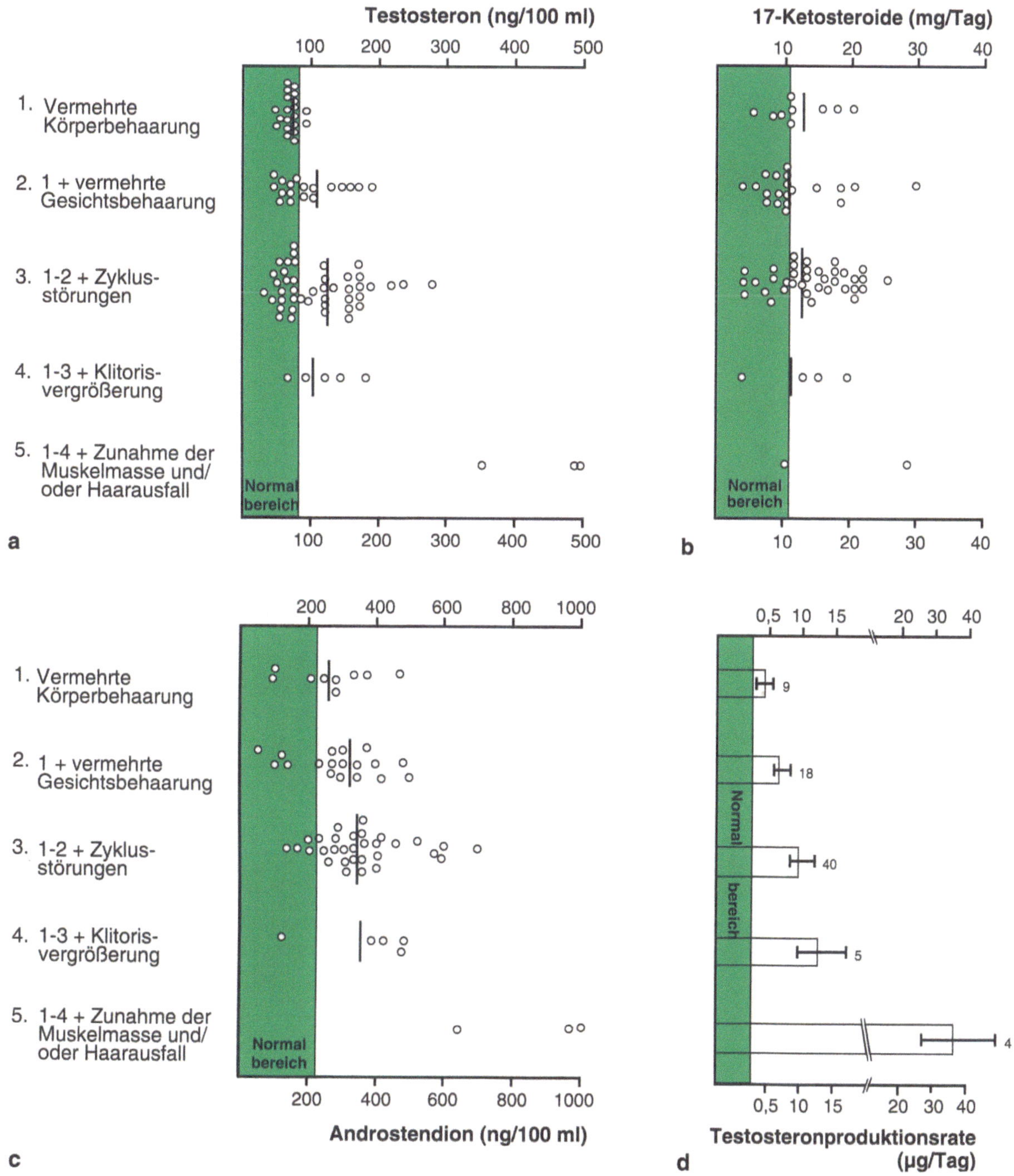

Abb. 15.17. Hirsutismus: Zusammenhang zwischen dem klinischen Erscheinungsbild des Hirsutismus (Schweregrad) und der Androgenbildung bei der Frau. Die Fallzahl wird über der jeweiligen Säule angegeben. (Kirschner u. Jacobs 1971): **a** Testosteronspiegel (Serum); **b** 17-Ketosteroidausscheidung im Urin; **c** Androstendionspiegel (Serum); **d** Testosteronproduktionsrate

der Behaarungsstörung und anderen Veränderungen ist aus Abb. 15.17 ersichtlich.

15.3.1.3 Therapie

Nach Ausschluß eines androgenproduzierenden Tumors kommen zur Behandlung von Patientinnen mit Hirsutismus hormonelle Behandlungsmetho-

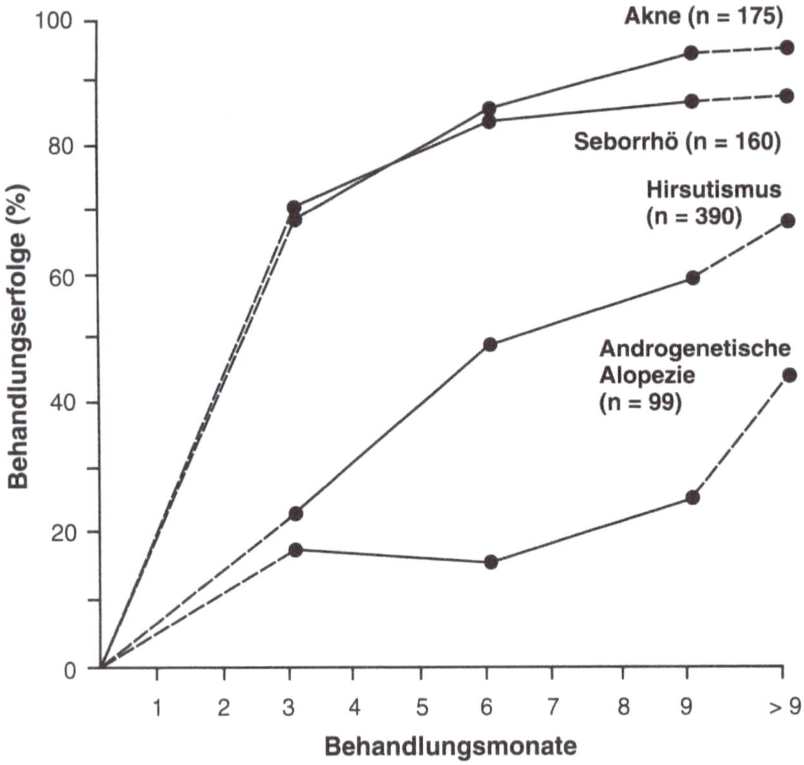

Abb. 15.18. Kumulative Darstellung der Rückbildung von Androgenisierungserscheinungen unter der umgekehrten Sequenztherapie mit Cyproteronacetat (Dosierung 100 mg CPA) und 40 µg Ethinylestradiol in Abhängigkeit von der Therapiedauer (Ergebnisse von 5 gynäkologisch-endokrinologischen Zentren) (Hammerstein et al. 1975)

Tabelle 15.18. Beeinflussung des Hirsutismus verschiedener Lokalisation durch mindestens 6monatige Sequenztherapie mit Cyproteronacetat und Ethinylestradiol. (Nach Leo-Rossberg et al. 1971)

Symptom bzw. Lokalisation	Fallzahl	Verschlechterung (%)	Keine Änderung (%)	Besserung	
				Insgesamt (%)	Voller Erfolg (%)
Hirsutismus Linea alba	57	–	32	68	26
Brustbein und Mammae	44	–	43	57	27
Rücken	6	–	33	67	50
Gesicht	71	–	35	65	8
Extremitäten	64	–	49	51	7
Seborrhö	35	3	6	92	63
Akne	41	12[a]	5	83	76
Alopezie	25	20[b]	24	56	12

[a] Davon 3mal inkurrent aufgetreten
[b] Davon 4mal neu aufgetreten

den sowie als adjuvante Therapie eine kosmetische Therapie in Betracht.

Hormonelle Therapie. Zur Therapie des Hirsutismus eignen sich Derivate des 17α-Hydroxyprogesterons, das Cyproteronacetat (enthalten in Diane 35®, Androcur®) und das schwächer antiandrogen wirksame Chlormadinognacetat (enthalten in Gestamestrol®, Menova®, Eunomin®, Neo-Eunomin®)). Die Patientinnen mit leichtem Hirsutismus können initial 50 mg Cyproteronacetat (1 Tabl. Androcur 50) einnehmen. Später (nach 6 bis 12 Monaten) ist eine Dosisreduktion auf 10–25 mg/die möglich. Bei Patienten mit deutlich ausgeprägtem bis starkem Hirsutismus sollte die Therapie mit 100 mg Cyproteronacetat (die ersten 10 Tage) und gleichzeitiger Gabe von Diane 35 begonnen werden, um den gewünschten Therapieerfolg zu erzielen. Patientinnen, die auf eine über ein Jahr durchgeführte Cyproteronazetatherapie nicht angesprochen haben, kann man parenteral behandeln; am 5. Zyklustag werden 300 mg Cyproteronacetat i.m. und vom 5.–25. Zyklustag jeweils 2mal 1 Tablette Progynon C gegeben (vgl. auch Tabelle 15.19).

Die Behandlungserfolge mit Cyproteronacetat bei Frauen mit Androgenisierungserscheinungen sind in Abb. 15.18 zusammengefaßt.

Durch eine Therapie mit Cyproteroneacetat kommt es in ca. 90% der Fälle zu einer Besserung der Akne und Seborrhö nach 9 Monaten. Die androgenetische Alopezie bessert sich nur in 40% der Fälle. Für den zu erwartenden Therapieerfolg ist weiterhin entscheidend, wo die vermehrte Körperbehaarung lokalisiert ist (Tabelle 15.18). Eine Besserung des Hirsutismus wird in 70% der Fälle nach einem Jahr verzeichnet. Ein voller Behandlungserfolg beim Hirsutismus konnte im Bereich des Rückens erzielt werden, während die Besserung im Bereich der Linea alba sowie der Mammae nur mittelmäßig gut war. Ein guter Erfolg im Bereich des Gesichtes sowie der Extremitäten konnte nur in 7 bzw. 8% erzielt werden.

Ein weiterer Therapieansatz in der Behandlung von hirsuten Patientinnen besteht in der Gabe von Spironolacton (100 mg/die) nach einem von Shapiro u. Evron (1980) angegebenen Schema: 21 Tage täglich 100 (–200) mg, dann 7 Tage Pause (keine Ovulationshemmung!) (ggf. Kalium kontrollieren). Neuere Untersuchungen zeigen gute Therapieerfolge unter dieser Medikation; es ist möglich Spironolacton mit einem oralen Kontrazeptivum zu kombinieren (Cumming et al. 1982; Crobsy u. Rittmaster 1991; O'Brian et al. 1991)

Tabelle 15.19. Therapiemöglichkeiten des Hirsutismus, *bisher keine Zulassung für die angegebene Indikation

Therapieform	Handelsname	Dosierung	Indikation
Epilation		In Kombination mit adrenalen und/oder ovarieller Suppression	Lange bestehender Hirsutismus
Orale Kontrazeptiva	Diane 35 Neo-Eunomin	1. Tabl. 1.–21. ZT 1 Tab. 5.–25. ZT	Ovarieller Hirsutismus Gemischter Hirsutismus bei gleichzeitigem Wunsch nach Kontrazeption Zyklusstörungen
Cyproteronacetat	Androcur 50	CPA 100 mg/die (1.–10. ZT) +EE 40 µg/die (1.–21. ZT) CPA 10 mg/d+EE 50 µg/d oder CPA 2 mg/d+EE 35 µg/d oder CPA 2 mg/d+EE 50 µg/d	Leichter bis mittelschwerer Hirsutismus bei jungen Mädchen
Spironolacton* (oral)	Aldactone 50	100 mg/d für 21 Tage dann 7 Tage Pause	Gemischter und idiopathischer Hirsutismus bei Kinderwunsch oder bestehender Kontraindikation für orale Kontrazeptiva bzw. Dexamethason
Spironolacton* (lokal)	Aldactone 50	30–50 mg in einer Darreichungsform von: SPL 1,5 g; Milchsäure 1 g, Salbengrundlage ad 50 g	Leichter Hirsutismus
Kortikoide	Dexamethason Berco Decortin/Decaprednil Hydrocortison Hoechst	DXM 0,25–2,5 mg/d Prednisolon 5–20 mg/d Kortisol 20–30 mg/m² Körperoberfläche	Adrenaler oder gemischter Hirsutismus bei gleichzeitigem Kinderwunsch oder Zyklusstörungen Adrenogenitales Syndrom
Flutamid	Fugerel	250–750 mg/die 1.–21. ZT	Prostatakarzinom Leichter bis schwerer Hirsutismus*

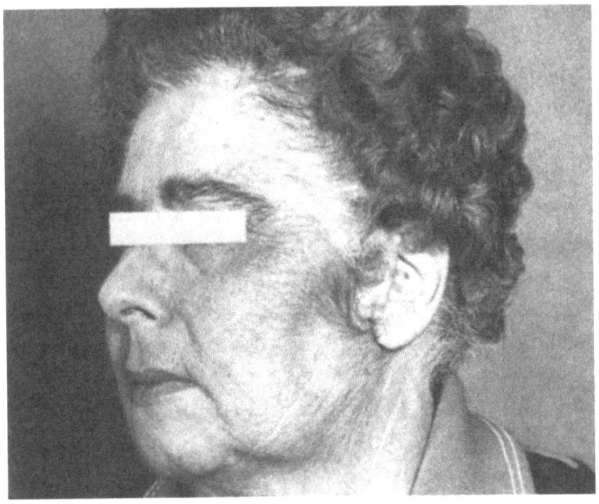

Abb. 15.19. Hypertrichose. 63jährige Patientin mit vermehrter dünnflaumiger Behaarung im Gesicht nach jahrelanger Verwendung einer „Feuchtigkeitscreme". Nach Absetzen der Creme Befundbesserung. Die übrige Körperbehaarung unauffällig. Testosteron im Serum mit 0,33 ng/ml sowie 17-Ketosteroide mit 7,5 mg/24-h-Sammelurin unauffällig

Kosmetische Therapie. Neben hormonellen Behandlungsmethoden eignet sich zur Lokaltherapie ebenfalls eine elektrische, chemische oder mechanische Epilation. Die Anwendung der unterschiedlichen Verfahren hängt von der Lokalisation der Körperbehaarung ab (vgl. Tabelle 15.19).

Zusammenfassung. Die unterschiedlichen Therapiemöglichkeiten bei Patientinnen mit Hirsutismus sind in Tabelle 15.19 zusammengefaßt (siehe auch Moltz 1992).

15.3.2 Hypertrichose

Bei der Hypertrichose tritt androgenunabhängig ein vermehrtes Wachstum von feinem Haar am ganzen Körper oder auch isoliert im Bereich der Unterarme, Unterschenkel und der Lumbosakralregion auf (Abb. 15.19). Sie ist definiert als eine allgemeine oder lokale Zunahme der Anzahl der Körperhaare, bei der die Gesichts- und Sexualbehaarung nicht überwiegend betroffen sind. In diesem Fall besteht vor allem eine Zunahme des weichen, hellen Vellushaares. Die Hypertrichose findet sich als Begleiterscheinung einer Vielzahl von Krankheitsbildern, wie zum Beispiel der Lungentuberkulose, Poliomyelitis, Spina bifida, Epilepsie und der Anorexia nervosa.

15.3.3 Akne

15.3.3.1 Krankheitsbild

Akne ist eine Bezeichnung für eine mit Knötchen- bzw. Knotenbildung einhergehende Erkrankung des Talgdrüsenapparates und der Haarfollikel.

15.3.3.2 Pathogenese

Die Grundlage für die Entstehung der Akne vulgaris ist die Hyperkeratose der Ausführungsgänge der Talgdrüse. Die Hyperkeratose wird durch das Talgdrüsensekret induziert, dessen Menge und Zusammensetzung von Sexualhormonen, insbesondere von Testosteron und 5α-Dihydrotestosteron gesteuert werden. In der Folge kommt es zur Komedobildung und zum Talgstau. Durch Freiwerden von freien Fettsäuren aus Neutralfetten durch Esterasen des Corynebacteriums acnes kommt es zur perifokalen abakteriellen Entzündung des umliegenden Gewebes und evtl. zur Superinfektion mit anderen Keimen. Eine schematische Zusammenstellung der Pathogenese der Akne zeigt Abb. 15.20.

Vererbung. Disponierend für die Entstehung der Akne sind verschiedene Faktoren. An erster Stelle ist die genetische Disposition zu nennen. Fanta (1978) fand bei 200 jugendlichen Patientinnen mit einer Akne vulgaris in 121 Fällen Hinweise in der Familienanamnese. Bei der Vererbung der Aknebereitschaft scheint es sich um eine Polygenie zu handeln, d. h. es sind zahlreiche Gene für diese Erkrankung verantwortlich. Nach Plewig (1979) handelt es sich um einen autosomaldominanten Erbgang mit unterschiedlicher Penetranz. Es sind hauptsächlich 2 Faktoren vererbbar, nämlich die Ansprechbarkeit der Talgdrüsenrezeptoren auf Androgene und die Empfindlichkeit des Follikelepithels auf Androgene.

Hormonelle Regulierung der Talgdrüsenfunktion. Eine androgene Stimulierung der Talgdrüsen und ein gesteigerter Androgenmetabolismus der Haut sind häufig für das Entstehen der Akne verantwortlich, wobei nicht die Talgdrüsen, sondern die Talgdrüsenprodukte das Erscheinungsbild bedingen. Die Akne vulgaris ist eine multifaktorielle hormonabhängige Erkrankung auf seborrhoischer Grundlage. Menge und Zusammensetzung des Talges, sowie die Beeinflußbarkeit der Talgdrüsensekretion durch Androgene, insbesondere Testosteron, spielen für dieses Krankheitsbild eine Rolle.

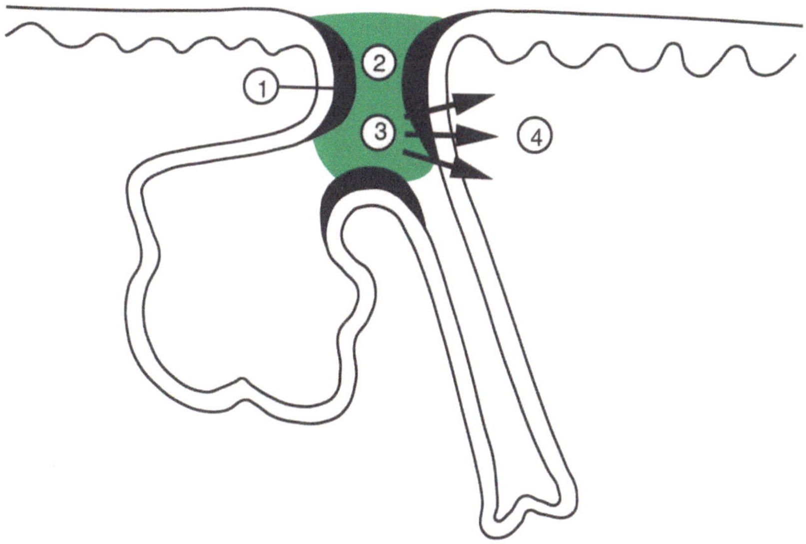

Abb. 15.20. Pathogenese der Akne. *1* Hyperkeratose des Ausführungsganges der Talgdrüse und des Follikeltrichters. Induktion der Hyperkeratose durch Talgdrüsensekret, dessen Quantität und Qualität bei der androgenetischen Akne hormonell gesteuert wird. *2* Komedo. *3* Kalkstau, Freiwerden freier Fettsäuren aus Neutralfetten durch Esterasen des Corynebacteriums acnes. *4* Durchtritt freier Fettsäuren in das umgebende Gewebe, perifokale Entzündung, evtl. mit Sekundärinfektion (Kalkoff 1972)

Nach der Menopause geht bei Frauen die Talgproduktion deutlich zurück.

Die hormonelle Beeinflussung der Talgdrüse ist sehr komplex. Es sind Hormone von Hypophyse, Schilddrüse, Nebennierenrinde und Ovar daran beteiligt. Die periphere Wirkungsweise und der Metabolismus sind nur bei den Androgenen genauer erforscht. Es gibt Hinweise, daß Progesteron durch Beeinflussung der Talgdrüsen prämenstruell die Akne verstärken kann. Einige synthetische Gestagene, die in manchen Ovulationshemmern vorkommen, können durch die androgene Partialwirkung eine Akne hervorrufen. Die Östrogene hingegen bewirken eine Hemmung der Talgproduktion (Strauss et al. 1962; Winkler 1969) und durch die Unterdrückung der Gonadotropine auch eine Abnahme der Androgenspiegel. Von den Nebennierenrindenhormonen besitzen Dehydroepiandrosteronsulfat und das Androstendion eine direkte Wirkung auf die Talgdrüse, die jedoch schwächer ist als die des Testosterons. Ob Kortison ebenfalls eine Rolle für die Talgdrüsenaktivität spielt, ist noch nicht geklärt. Ihm kommt wahrscheinlich eine Vermittlerrolle zu, d.h. die Talgdrüsen sollen durch seine Wirkung besser auf Testosteron ansprechen (Plewig u. Kligman 1978).

Androgenmetabolismus der Haut bei Akne. Sansone u. Reisner (1971) fanden, daß Aknehautstellen 2- bis 20mal mehr 5α-Dihydrotestosteron bilden als entsprechende gesunde Hautstellen. Demnach erfolgt bei der Akne in der Haut eine lokal erhöhte 5α-Dihydrotestosteronbildung.

In den verschiedenen Arealen der Haut findet, wenn auch mit unterschiedlicher Intensität (Talgdrüsen, Haarfollikeln und Fibroblasten) die Umwandlung von Testosteron zu dem hochwirksamen Dihydrotestosteron statt (Fanta et al. 1977). Für diese Metabolisierung wird eine hypophysäre Beeinflussung angenommen (Fanta et al. 1977). Bei einer gesteigerten Dihydrotestosteronproduktion können sich verschiedene Krankheitsbilder entwickeln. Wenn die gesteigerte Metabolisierung an den Talgdrüsen stattfindet, so entsteht über eine vermehrte Talgproduktion die Akne, bei Lokalisation des Prozesses an den Haarfollikeln kommt es zu einem Hirsutismus bzw. androgenetischem Effluvium.

15.3.3.3 Diagnostik

Unter einer Akne vulgaris versteht man in erster Linie eine Pubertätsakne, die sich je nach Überwiegen der einzelnen Akneläsionen in eine Acne comedonica, Acne papulopustulosa und Akne conglobata unterteilen läßt Fanta (1978) (Abb. 15.21). Ebenfalls hormonabhängig ist die Akne neonatorum, die auf eine erhöhte Steroidhormonbelastung vor der Geburt zurückzuführen ist und in den ersten zwei Lebensmonaten von selbst verschwindet.

Die prämenstruelle Akne ist im Erscheinungsbild von der Akne vulgaris nicht zu unterscheiden.

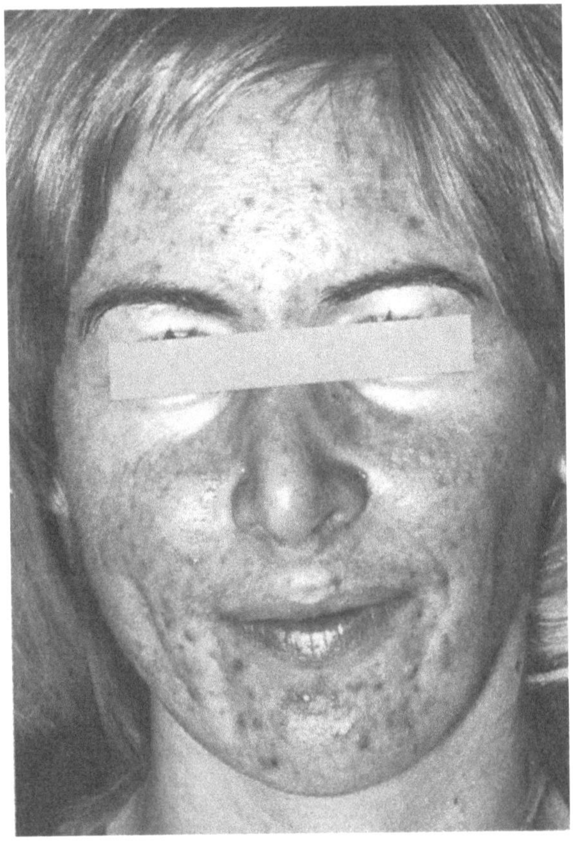

Abb. 15.21. Akne vulgaris im Gesichtsbereich

Ein Absinken der Östrogene und ein relativer Anstieg der ovariellen Androgene kann eine vermehrte Stimulierung der Talgdrüse bewirken.

Bei der androgenetischen Form der Akne finden sich in unterschiedlichem Maße auch andere Zeichen eines Androgeneinflusses, wie Seborrhö, diffuse Alopezie, Hypertrichose und Libidoverlust. Diese Form der Akne tritt hauptsächlich zwischen dem 25. und 35. Lebensjahr auf, sie kann aber auch nach einer Schwangerschaft, nach einem Abort oder nach Hormonbehandlung vorkommen (Meinhof et al. 1974).

Anamnese. Am Anfang steht eine genaue Anamnese mit der Feststellung einer möglichen familiären Belastung, des Krankheitsbeginns und der Dauer der Akne. Bei der Krankheitsanamnese spielen endokrine Erkrankungen (d.h. Ovar, Nebenniere, Schilddrüse) und mögliche Neoplasmen eine Rolle, wobei eine Störung des menstruellen Zyklus auszuschließen ist. Eine Medikamentenanamnese (s.u.) mit der Frage nach Hormoneinnahme sowie Fragen nach Umweltnoxen wie z. B. mögliche Belastung durch Holzschutzmittel oder Schwermetalle sind ebenfalls wichtig (Tabelle 15.19).

Häufig kommt es durch den Kontakt mit Teeren und Paraffin- oder Mineralöl zum Auftreten einer Akne an atypischer Stelle (z. B. Oberschenkel). Weitere berufsspezifische Akneformen sind: Ölakne, Chlorakne sowie Akne bei Exposition gegenüber Chlordiphenyl, Steinkohlen- und Holzteere, Dioxin.

Einige Medikamente können nach kurzer oder langer Einnahmedauer eine Akne verursachen, z. B. Glukokortikoide, Bromderivate, Jod und Jodderivate, Isoniazid (INH).

Klinik. Bei der klinischen Untersuchung werden die Lokalisationen der Akne im Gesicht, an Rücken oder Sternum festgestellt. Ferner ist das Ausmaß von Hirsutismus und anderen Androgenisierungserscheinungen zu beachten. Ebenfalls sind Stellenwert der Erkrankung und psychische Belastung zu beurteilen. Um den Behandlungserfolg beurteilen zu können, ist es wichtig, bei der Erstuntersuchung den Schweregrad der Akne zu bestimmen. Nach Fanta et al. (1977) kann die Akne in folgende 4 Schweregrade eingeteilt werden:

Grad 1: sehr leicht = prämenstruelles Auftreten entzündlicher Akneeffloreszenzen.
Grad 2: leicht = auf einer Gesichtshälfte weniger als 10 Papeln bzw. Pusteln.
Grad 3: mittelschwer = auf einer Gesichtshälfte mehr als 10 Papeln bzw. Pusteln und Ausdehnung auf Rücken und Brust.
Grad 4: schwer = zusätzlich zu den Veränderungen von Grad 3 tiefe infiltrative Herde.

Der Schweregrad der Akne kann durch die Zahl der Mitesser, Papeln und Pusteln pro Gesichtsfeld ermittelt werden. Bei weniger als 10 kann von einer leichten Verlaufsform der Akne gesprochen werden. Etwa ab 20 wird die gezielte Anwendung von Aknemitteln notwendig. Bei schweren Formen werden um die 50 und mehr Mitesser, Pusteln und Papeln gezählt.

Bei zahlreichen Erkrankungen können Aknesymptome als Begleiterscheinungen auftreten. Dies trifft auch unter Einnahme von Kortisonpräparaten (Steroidakne) sowie bei Kontaktallergien (z. B. Ölakne) zu.

Manchmal wird die Akne als eine psychosomatische Krankheit angesehen. Bekannt ist die Verschlimmerung einer Akne in Streßsituationen. Es ist nicht geklärt, ob hierbei Manipulationen an den

Effloreszenzen oder möglicherweise Nebennierenrindenhormone eine pathogenetische Rolle spielen.

Labordiagnostik. Eine Bestimmung von Androgenen bei Patienteninnen mit Akne allein ist für die Diagnostik und Therapie nicht erforderlich, da typische Veränderungen im Androgenstoffwechsel bei Aknepatienten bisher nicht nachweisbar waren.

15.3.3.4 Therapie

Bei Aknepatientinnen kommt aus gynäkologischer Sicht nur die Therapie der androgenetisch bedingten Akne in Betracht. Eine Zusammenarbeit mit dem Hautarzt ist ratsam. Es ist zu berücksichtigen, daß die Akne möglicherweise genetisch bedingt ist (Familienanamnese). Ferner kann eine medikamentös bedingte Akne (z. B. Steroidakne) bzw. eine entsprechende Umweltexposition (z. B. Ölakne) für das Auftreten der Erkrankung verantwortlich sein.

Die unterschiedlichen Aknetherapeutika lassen sich nach ihrer Zusammensetzung (hormonell bzw. nicht-hormonell) und ihrer Anwendungsweise (lokal oder systemisch) bzw. ihren Angriffspunkten einteilen: Sebosuppression, Keratolyse, Bakteriostase und Entzündungshemmung, wobei auch Überschneidungen mit Mehrfachwirkungen möglich sind.

Hormonelle Therapie

Bei leichteren Akneformen können prinzipiell alle oralen hormonalen Kontrazeptiva eingesetzt werden. Ihre Wirkung beruht auf einer Steigerung der SHBG-Konzentration und Senkung der Androgenspiegel. Schneller und effektiver wirken jedoch Östrogen-Gestagen-Kombinationen, bei denen als Gestagen ein Antiandrogen (d. h. Cyproteronacetat, Chlormadinonacetat) eingesetzt wird. Dies zeigte beispielsweise die Doppelblindstudie von Aydinlink (1992), in der es bei 72% der Patientinnen, die mit einer niedrigdosierten cyproteronhaltigen Östrogen-Gestagen-Kombinationspille (Diane 35) behandelt wurden, zu einer deutlichen Besserung der Gesichtsakne kam, während nur bei 35% der Patientinnen, die mit einer levonorgestrelhaltigen Mikropille (Microygnon) behandelt wurden, eine Besserung der Akne eintrat.

Zur Antiandrogentherapie eignet sich das Cyproteronacetat als Östrogen-Gestagen-Kombination (Diane-35) bzw. die reine cyproteronhaltige Pille (Androcur 10 bzw. Androcur), das in Kombination mit Diane-35 eingesetzt werden muß. Die zuletzt genannte Therapieform ist nur in seltenen Fällen bei schwerer Akne notwendig: Kombination von Diane-35 mit Androcur (10–50 mg Cyproteronacetat/die) (1 Tabl. Androcur 10 bzw. 1 Tabl. Androcur). Weiterhin steht für die Aknetherapie eine chlormadinonacetathaltige Pille (Neo-Eunomin, Gestamestrol N oder 2 Tabl. Menova für 21 Tage) bzw., als ein reines chlormadinonacetathaltiges Präparat, Gestafortin zur Verfügung, das ebenfalls zusammen mit Äthinylöstradiol (Progynon C) (40 µg/die) eingesetzt werden muß.

Ein wichtiger Punkt bei der hormonellen Aknetherapie besteht darin, wie lange man behandeln muß und in welchem Prozentsatz mit einem Rezidiv zu rechnen ist. Nach Absetzen von Diane 35 nach dem 3. Behandlungsmonat wurde in 30% der Fälle ein Wiederauftreten von Akne beobachtet, während 70% der Patientinnen symptomfrei blieben (AYDINLINK 1992). Die Rezidivrate bei Frauen mit fettiger Haut, bei denen es unter Diane 35 zu einer Normalisierung der Talgsekretion kam, liegt etwas höher als bei Frauen mit reiner Gesichtsakne ohne stärker ausgeprägte Seborrhoe. Das Wiederauftreten der Akne hängt weiterhin vom Lebensalter ab; mit fortschreitendem Lebensalter treten häufiger Spontanheilungen auf. Eine längere, nach Verschwinden der Symptome über mehrere Zyklen fortgesetzte Therapie führt zu einer weiteren Abnahme der Rezidivrate.

Nichthormonelle Therapie

Allgemeine Empfehlungen

(nach Stiftung Warentest, 1990)

Waschen: Verwendung von Babyseifen, wenn überhaupt Seife nötig wird. Das Parfüm der kosmetischen Seifen kann zu Hautirritationen führen. Kosmetische Seifen sollten bei problematischer Aknehaut überhaupt nicht angewandt werden; sie sind alkalisch und alkalische Seifen können in Verbindung mit Wasser Kalkseifen bilden und der Haut mehr schaden als nützen.

Desinfizieren: Desinfektion mit 80%igem Alkohol oder z. B. Aknefug flüssig, weil dieses Präparat neben der desinfizierenden auch eine talgflußhemmende Wirkung hat.

Cremes: Ob tagsüber eine Hautcreme benutzt werden sollte, hängt vom Hauttyp ab:
- Bei trockener Haut nach dem Waschen normale Feuchtigkeitscreme.
- Nachts eher schälende Substanzen auftragen.

- Bei fettiger Haut nur keine fetthaltigen Präparate.
- Bei Sonnenschutzmitteln nur eine milchige Emulsion verwenden.
- Kein (fetthaltiges) Gel, kein Fett, kein Öl.

Make-up:

- keine Anwendung von tönenden Cremes und Puders (solche Make-up-Cremes verstopfen allzu leicht die Pickelzugänge, so daß der gebildete Talg noch weniger abfließt).
- Anwendung von getönten Aknemitteln aus der Apotheke, z. B. Aknefug simplex.
- Bei stärkerer Akne Aknefug Emulsion (verschreibungspflichtig, da Zusatz von Östradiol).
- Falls erforderlich, besser Puder-Rouge als Creme-Rouge, da es weniger Fett enthält.
- Vor dem Schlafengehen gründliche Reinigung. Anwendung des Make-up einige Minuten nach der jeweiligen Aknebehandlung.
- Vorsicht bei der Anwendung von Haarlack, Gel oder dergleichen, da im Haaransatzbereich verstärkt Pickel auftreten.

Lokaltherapie

1. Pflegemittel mit und ohne Schälmittel. Die zur Aknebehandlung eingesetzten Kombinationspräparate sind zum Teil traditionelle Schälmittel. Sie enthalten neben Salicylsäure Schwefel oder schwefelhaltige Verbindungen, Antiseptika oder Teerpräparate. Diese Aknemittel spielen heute in den Therapieempfehlungen wegen der unzureichenden Wirksamkeit nur noch eine untergeordnete Rolle. Die Salicylsäure zum Ablösen von Hautschuppen und Erweichung von Verhornungen ist häufig zu niedrig dosiert (weniger als 1%), da zur Komedolyse 5 bis 10prozentige Salicyl-Zubereitungen erforderlich sind. Der Schwefelzusatz soll eventuell noch die Bildung von Komedonen fördern. Daher sollten schwefelhaltige Produkte nicht länger als allenfalls zwei Monate angewandt werden.

2. Aknemittel mit den Schälmitteln Benzoylperoxid und Tretinoin. Die Wirkstoffe Benzoylperoxid und Tretinoin (Vitamin-A-Säure) gelten für die äußerliche Behandlung einer Akne als Mittel der Wahl. Benzoylperoxid wird zwar gegenüber Tretinoin als weniger wirksam eingestuft, hat aber die geringeren Nebenwirkungen auf die Haut und ist deswegen einfacher in der Anwendung. Dies auch, weil Aknepatientinnen dieses Mittel wegen seiner geringen Komplikationen eher akzeptieren und daher bereit sind, es langfristig anzuwenden. Eine langfristige Anwendung ist die Voraussetzung für einen Therapieerfolg. In schweren Fällen kommt man nicht umhin, beide Wirkstoffe nebeneinander einzusetzen: abends Tretinoin und morgens Benzoylperoxid.

Benzoylperoxid. Hemmt die Talgproduktion. Wirkt besonders gut bakterienhemmend und antimikrobiell, vor allem in der 10%igen Gelzubereitung. Vorsicht, Benzoylperoxid bleicht Wäsche und Haare. Bei hellhäutigen Menschen können Reizzustände auf den behandelten Hautpartien auftreten (1 bis 2,5% der Fälle). Nebenwirkungen sind Hautaustrocknung, Rötung, Schuppen und Juckreiz. Dies kann man verringern, wenn man Benzoylperoxid in einer alkoholfreien Gelgrundlage verarbeitet bzw. auf die Haut aufträgt. Präparate mit Benzoylperoxid sind nicht rezeptpflichtig. Empfehlenswert sind 5 bis 10%ige Gelzubereitungen.

Tretinoinhaltige Zubereitungen. Tretinoinhaltige Mittel sind insgesamt verschreibungspflichtig und sollten nur nach ausführlicher Erläuterung durch einen Hautarzt angewandt werden. Therapieerfolge stellen sich nach ca. 2 bis 3 Monaten ein. Partien wie Augenlider und Mundwinkel sollten nicht eingerieben werden. Die behandelten Hautpartien sind sehr sonnenempfindlich, direkte Sonnenbestrahlung ist daher zu vermeiden. Zubereitungen mit Vitamin-A-Säure sind in verschiedenen Stärken im Handel und müssen nach dem Aknegrad ausgesucht werden.

Tabelle 15.20. Diagnostische Maßnahmen bei der Akne der Frau

Untersuchung	Diagnostik
1. Familienanamnese	
2. Eigenanamnese	Krankheiten Medikamente Berufliche Disposition Psychischer Streß Bisherige Therapie Umweltbelastung (z. B. Umgang mit polychlorierten Kohlenwasserstoffen)
3. Klinik	Lokalisation Stärke
4. Labor	Prolaktin Testosteron, DHEAS (evtl. freies Testosteron, SHBG) (evtl. FSH/LH, Estradiol-17β) (evtl. TRH-Test)

Antibiotikahaltige Präparate. Als Antibiotika (oral oder lokal) kommen in Betracht Tetracycline, Erythromycin und und Clindamycin. Antibiotika können auch zusammen mit Schälmitteln (z. B. Tretinoin) angewandt werden. wobei das Antibiotikum jeweils unmittelbar vor dem Schälmittel aufgetragen werden sollte. Clindamycinhaltige Mittel wirken besser als erythromycinhaltige und die wiederum besser als tetracyclinhaltige Mittel. Die Therapie mit Antibiotika sollte durch den Hautarzt erfolgen.

Orale Medikation. Oral wirksame Aknemittel wie Isotretinoin (13-cis-Retinsäure) sollten vom Hautarzt verordnet werden.

Zusammenfassung. Nach Fanta (1992) ist eine keratolytische Behandlung vorwiegend bei der Akne comedonica indiziert, jener Akneform, die überwiegend bei sehr jungen Patienten auftritt, bei der Komedonen weit im Vordergrund stehen. Allerdings kann man Komedolytika bei jeder Akneform als Basistherapeutikum einsetzen, da ja Komedonen als primäre Akneläsionen immer vorhanden sind. Die entsprechenden Substanzgruppen sind das Tretionen und das Benzoylperoxid. Eine Bakteriostase ist die Therapieform bei papulopustulöser bzw. papulonodöser Akne sowie während der pustulösen Eruption unter Vitamin-A-Säure-Behandlung indiziert. Als Präparate kommen Antibiotika (d.h. Tetracykline, Clindamycin, Erythromycin) sowie die Azelainsäure in Betracht. Die Sebostase kann über Antiandrogene (siehe hormonelle Therapie) sowie durch Isotretionin beieinflußt werden.

Der Erfolg einer Aknebehandlung beruht darauf, daß erst nach Klassifizierung der vorliegenden Akneform eine individuell angepaßte Therapie – eventuell durch Kombination mehrerer Präparate – verordnet wird (Fanta 1992). Die Patienten müssen dahingehend informiert werden, daß es bis zum Eintreten einer deutlichen Besserung mitunter etliche Wochen dauert und daß unerwünschte Nebenwirkungen vorübergehend in Kauf genommen werden müssen.

Eine Zusammenfassung der Aknetherapie gibt Tabelle 15.21.

15.3.4 Alopezie

15.3.4.1 Krankheitsbild

Haarausfall bis Haarlosigkeit.

15.3.4.2 Physiologie

Die Wachstumsgeschwindigkeit des Haares beträgt rund 0,35 mm/Tag, die Haardichte etwa 80000 bis 150000/Kopf. Das Haarwachstum wird von genetischen, konstitutionellen und exogenen Faktoren bestimmt. Das Kopfhaar zeichnet sich durch eine hohe Stoffwechselaktivität aus. Von einem pathologi-

Tabelle 15.21. Möglichkeiten der Aknetherapie (CPA Cyproteronacetat; CMA Chlormadinonacetat; EE Ethinylestradiol; MES Mestranol)

Stoffgruppe	Wirkstoff	Anwendung	Dosierung	Präparat
Reine Gestagene	Progesteron	lokal	0,5%	
Antiandrogene	Cyproteronazetat	oral	1 Tabl. vom 1.–21. ZT: je 2 mg CPA/35 µg EE	Diane-35
	Cyproteronazetat	oral	1mal 50 mg CPA vom 1.–10. ZT +2mal 20 µg EE vom 1.–21. ZT	– Androcur (Progynon C)
	Chlormadinonazetat	oral	1 mg CMA/50 µg EE vom 1.–11. ZT 2 mg CMA/50 µg EE vom 12.–23. ZT	Neo-Eunomin
	Chlormadinonazetat	oral		
Östradiolester	Östradiolvalerat	i.m.	10 mg	Progynon C
Metallsalze	Zinksulfat	oral	6000 mg	Solvezink
Antibiotika	Minocyclin	oral	2×200 mg	Klinomycin
Schälmittel	Benzoylperoxid	lokal	5%	Pan Oxyl 5 Gel Benoxyl 20 Lotion Emulsion
	Vitamin-A-Säure	lokal	0,05% 0,1%	Airol Epi-Aberel
	Vitamin-A-Säure	oral	400000 I.E.	Arovit

schen Effluvium wird gesprochen, wenn der tägliche Haarverlust [ohne Wäsche] 100 Haare übersteigt. Hierbei ist nicht zu erwarten, daß die Haare schütter werden oder eine Glatzenbildung droht (Tamm 1983; Zaun 1969). Das Wachstum des Kopfhaares verläuft zyklisch; im Gegensatz zu vielen Tieren besitzt jeder Haarfollikel des Menschen einen autonomen, von Nachbarfollikeln unabhängigen Zyklus (Abb. 15.22a-c). Das einzelne Haar durchläuft während seiner Entwicklung (Haarzyklus) die folgenden 3 Phasen: 1. die anagene Phase: in dieser Wachstumsphase ist die Stoffwechselaktivität der Matrix und auch die Empfindlichkeit gegenüber Noxen sehr hoch; 2. die katagenen Phase: in dieser kurzdauerenden Übergangsphase erlischt der Stoffwechsel der Matrix. 3. die telogene Phase oder Ruhephase: hier kommt es zum Ausfall des nicht mehr mit Nährstoffen versorgten Haares. Die Dauer der Zyklen ist unterschiedlich lang. Die Anagenphase dauert durchschnittlich 3 Jahre, die Katagenphase 3 Wochen und die Telogenphase etwa 3 Monate.

15.3.4.3 Diagnostik

Anamnese. Die Diagnostik hat mit einer allgemeinen und speziellen Anamnese zu beginnen (Tabelle 15.22, 15.23). Der Untersuchungsgang und die laborchemischen Untersuchungen bei Patientinnen mit Haarausfall sind in der Tabelle 15.22 dargestellt.

Klinik. Von den vielen unterschiedlichen Alopezieformen (Tabelle 15.22, Abb. 15.23) werden in der Gynäkologie vor allem die Alopecia androgenetica mit ihren Sonderformen Alopecia climacterica und Alopecia postpartualis sowie die Alopecia diffusa gesehen. In zunehmendem Maße stellen sich auch Patientinnen mit einer Alopecia areata vor (Abb. 15.24).

Spezielle Alopezieformen. Völlig unterschiedliche Krankheitsbilder können zu einem übermäßigen Haarverlust führen. Zu den vorrangig dermatologisch zu behandelnden Krankheitsbildern gehören die Alopecia areata und die Alopecia atrophicans, die zum Beispiel beim systemischen Lupus erythematodes (SLE) oder bei einem Lichen ruber vorkommen. Seltener auftretende Alopezieformen sind die Alopecia hereditaria, die autosomal-dominant vererbt wird, oder beispielsweise die Alopecia parvimaculata, die als Folge von Follikulitiden endemisch auftritt, und die Alopecia pityroides, die mit einer kleieförmigen Schuppung einhergeht. Unter der Alopecia areata versteht man einen plötzlich auftretenden kreisrunden Haarausfall, der meist reversibel ist, da die Haarfollikel erhalten bleiben. Im Extremfall kann es zur Alopecia totalis kommen, wobei auch die übrige Körperbehaarung, wie Wimpern, Augenbrauen und Schambehaarung, mitbetroffen sein können. Ätiologisch werden hier genetische, thyreoidale, autoimmune und lymphozytäre Störungen diskutiert.

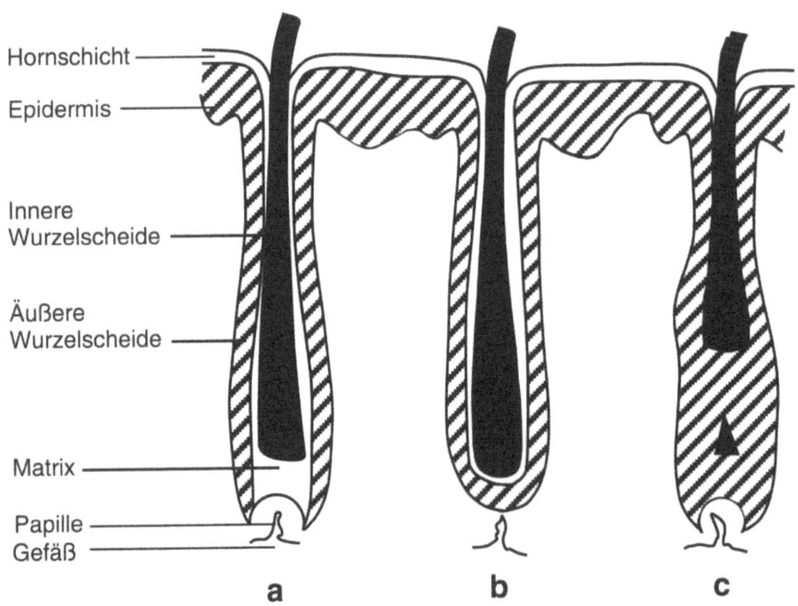

Abb. 15.22a–c. Haarfollikel in den verschiedenen Zyklusphasen: **a** Anagen, **b** Katagen, **c** Telogen

Tabelle 15.22. Anamnese und Untersuchungsgang bei Patientinnen mit Haarausfall

	Krankheitsbild
Anamnese	
1. Familienanamnese	Genetische Belastung
– Eltern	
– Geschwister	
2. Alter	
– Beginn und Dauer des Haarausfalls	akut/chronisch
3. Zyklusanamnese	
– Menarche	hyperprolaktinämische
– Menstrueller Zyklus	Amenorrhoe
– Schwangerschaften	Synchronisierung des
– Menopause	Haarwachstums
	Östrogenmangel
4. Krankheitsanamnese	
– endokrine Erkrankungen	Schilddrüse, Nebennieren
– Infektionen	z. B. Tbc, hochfiebrige Infektionskrankh. – Krebserkrankungen
– operative Eingriffe	Blutverlust, Heparin
– Narkosen	
– psychischer Stress	Hyperandrogenämie
5. Medikamentenanamnese	
– Ovulationshemmer	
– Zytostatika	Hemmung der Zellteilung
– Antikoagulantien	Heparin
– Thyreostatika	Hyperthyreose
– Substanzen mit Wirkung auf Lipidstoffwechsel	
6. Haarbehandlung	
7. Varia	
– Zigaretten rauchen	wichtig für Therapie mit OC
Klinik	
1. Muster des Haarausfalls	
– diffus	Androgenetisch?, toxisch
– herdförmig	Autoimmunerkrankungen
– total	Autoimmunerkrankungen, toxisch
2. Quantitative Beurteilung des Haarausfalls	
– normal (100–200 Haare pro Tag)	
3. Hautstatus	
– androgenetische Symptome	Hyperandrogenämie
– spezielle dermatologische Krankheitsbilder	u. a. Autoimmunerkrankungen

	Krankheitsbild
4. Fingernägel brüchig	Vitaminmangelerkrankungen
5. Histologie	Entzündliche
– Kopfhaut	Hauterkrankungen
6. Weitere Diagnostik	
– endokrinologisch	
– internistisch	
– dermatologisch	
Labor	
1. Allgemeine Labordiagnostik	
– Blutbild	Anämie
– Zink	Zinkmangel
– Eisen	Eisenmangel
– Ferritin	Eisenmangel
– Leberenzyme	Hepatose
2. Hormone	
basale Hormone (3.–5. Zyklustag)	
– Prolaktin	Hypereprolaktinämie
– FSH	Hypergonadotrope Ovarialinsuffizienz
– LH	PCO-Syndrom
– Östradiol	Hypoöstrogenismus
– Testosteron	Hyperandrogenämie
– DHEAS	Hyperandrogenämie
ACTH-Test	Adrenaler Enzymdefekt mit Hyperandrogenämie
Schilddrüsendiagnostik	
– TRH-Test (TSH basal/TSH stimuliert)	Hyper-/Hypothyreose
3. Immunologie	
– Serumautoantikörper (ANF, Anti-DNS)	Autoimmunerkrankungen
– Immunelektrophorese	Autoimmunerkrankungen
– Lymphozytensubsets (T4/T8-Quotient)	Autoimmunerkrankungen
– Multitest Merieux	Autoimmunerkrankungen
4. Umweltintoxikationen	
– Dimavaltest	Schwermetallbelastungen
– Holzschutzmittel	Holzschutzmittelintoxikationen
5. Trichogramm	s. Tabellen 15.10 u. 15.11
– anagen (>80%)	
– telogen (<20%)	
– katagen (<3)	
– dystrophisch (<1%)	

Alopecia androgenetica. Die Alopecia androgenetica wird als ein gesteigerter Haupthaarausfall bei genetischer Disposition definiert. Das Vorliegen einer Hyperandrogenämie ist dabei nicht obligat. Vielmehr besteht ein autonomer Hormonmetabolismus auf Endorganebene, d. h., das Ausmaß der hormonellen Wirkung hängt nicht allein von der Höhe der Serumkonzentrationen ab, sondern vielmehr von der Dichte der Androgenrezeptoren im betroffenen Areal. Es handelt sich somit um eine erhöhte Ansprechbarkeit der Zielorgane auf die zirkulierenden Androgene. Der Haarzyklus bei der androgenetischen Alopezie ist deutlich verkürzt, die Telogenrate im Trichogramm daher deutlich auf 30 bis 50% erhöht. In vielen Fällen bestehen zusätzlich andere Androgenisierungserscheinungen, wie Akne, Seborrhö und Hirsutismus. Ein typisches Beispiel der androgenetischen Alopezie ist die gewöhnliche Glatze des Mannes. Sie kann jedoch auch bei der Frau im geschlechtsreifen Alter auftreten, meistens jedoch nicht in der männlichen Erscheinungsform, sondern mit einer Haarlichtung der Scheitelregion, die zunächst sehr schwach sein kann und einem diffusen Effluvium ähnelt (Abb. 15.23) (Ludwig 1977). Das klinische Bild der

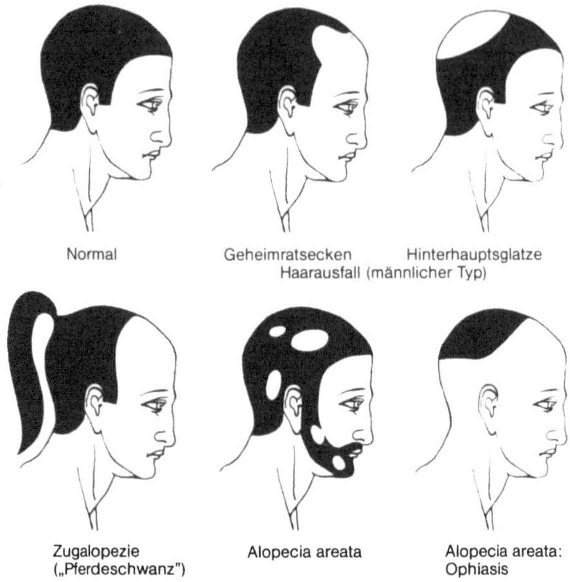

Abb. 15.23. Die häufigsten Formen des Haarausfalls. (Aus Nasemann u. Sauerbrey 1981)

Verdacht auf Androgen-produzierenden Tumor

Klinik
1. Virilisierung
2. rasche Progredienz
3. postpuberal aufgetretener Hirsutismus

Abklärung erforderlich !

Praxis

1. Ausschluß iatrogener Ursachen(selten)
2. Hormondiagnostik unabhängig von Zyklusphase; Tumorverdacht bei:
   - Testosteron (> 1,5 ng/ml)
   - DHEAS (> 7 µg/ml)
   - Cortisol (> 200 pg/ml)
3. Tumorsuche: Labordiagnostik
   - Blutbild
   - BKS
   - Tumormarker
4. Tumorsuche: Paraklinik
   - Ultraschall kleines Becken
   - Ultraschall Leber
   - Röntgen Thorax
5. Zusatzdiagnostik (fakultativ: Narkosefähigkeit)
   - Elektrolyte
   - Gerinnung

Klinik

Labordiagnostik: Basalwerte (8.00 Uhr)
- Testosteron (ovarieller/adrenaler Tumor)
- DHEAS (adrenaler Tumor)
- LH (PCO-Syndrom)
- Cortisol (Cushing)
- 17α-Hydroxyprogesteron (AGS)

Tagesrhythmik (22.00-23.00 Uhr)

Dexamethason-Kurzzeittest (3 mg um 22.00 h; Blutprobe 8.00 folgender Tag) (DD: fehlende Suppression = autonome Androgenproduktion DXM-Stufentest)

Paraklinik Ovar
- Selektive Katheterisierung der Ovarial- und Nebennierenvenen Steroidanalysen zur Seitenlokalisation Angiograhie
- Ultraschall Ovarien (DD: PCO, Ovarialtumor)

(•) Laparoskopie)

Paraklinik Nebenniere
- Selektive Katheterisierung der Ovarial- und Nebennierenvenen Steroidanalysen zur Seitenlokalisation Angiograhie
- Computertomographie Nebenniere
- NMR

Abb. 15.24. Diagnostisches Vorgehen bei Verdacht auf einen androgenproduzierenden Tumor des Ovars oder der Nebenniere

Tabelle 15.23. Fragebogen für Patientinnen mit Alopecia diffusa

1.	Chemische und Umweltursachen	
1.1	Haben Sie beruflich oder auch sonst mit Chemikalien zu tun (z. B. Pflanzenschutzmittel)? Wenn ja, mit welchen?	○
2.	Androgenetische Ursachen	
2.1	Haben Sie Zyklusstörungen?	○
2.2	Ist Ihre Haut sehr fettig?	○
2.3	Leiden Sie an Akne?	○
2.4	Ist bei Ihnen eine vermehrte Behaarung (Kinn, Oberlippe, Brust) aufgetreten?	○
3.	Endokrine Ursachen – Hyperthyreose	
3.1	Leiden Sie unter allgemeiner Nervosität?	○
3.2	Schwitzen Sie bei Aufregung leicht?	○
3.3	Haben Sie zittrige Hände?	○
3.4	Wird Ihnen oft heiß, ohne körperliche Anstrengung?	○
3.5	Haben Sie Herzklopfen?	○
3.6	Bekommen Sie öfters Heißhunger?	○
4.	Endokrine Ursachen – Hypothyreose	
4.1	Werden Sie leicht müde?	○
4.2	Erscheint Ihnen Ihre Haut aufgequollen?	○
4.3	Bemerkten Sie eine Gewichtszunahme, die durch Wassereinlagerung entstanden ist?	○
4.4	Sind Sie antriebslos, fehlt Ihnen der „rechte Schwung“?	○
4.5	Haben Sie trockene, rissige Haut?	○
4.6	Ist Ihre Haut kühl?	○
4.7	Haben Sie oft kalte Hände und Füße?	○
4.8	Hat der Arzt bei Ihnen einen erhöhten Blutfettspiegel festgestellt?	○
4.9	Leiden Sie unter Zahnverlust oder Karies?	○
4.1		
○	Haben Sie oft Verstopfung?	○
4.11	Sind Ihre Fingernägel rissig und spröde?	○
4.12	Geht Ihr Puls langsam?	○
5.	Endokrine Ursachen – Nebenschilddrüse	
5.1	Haben Sie Muskelschmerzen?	○
5.2	Bekommen Sie Muskelkrämpfe an Händen, Füßen, in der Kehle oder am Mund?	○
6.	Endokrine Ursachen – Diabetes mellitus	
6.1	Neigen Sie zu Infektionen? (Grippe, Pilzinfektion)	○
6.2	Ist Ihr Blutzucker erhöht?	○
6.3	Leiden Sie unter Hautjucken?	○
6.4	Haben Sie großen Durst?	○
7.	Mechanische Ursachen	
7.1	Haben Sie eine Dauerwelle oder gefärbtes Haar?	○
7.2	Tragen Sie oft einen Knoten oder Pferdeschwanz?	○
7.3	Trocknen Sie Ihr Haar mit dem Fön oder unter der elektrischen Trockenhaube?	○
7.4	Benützen Sie einen Frisierstab oder elektrische Lockenwickler?	○
7.5	Bürsten Sie Ihr Haar oft („1 ○ ○ Bürstenstriche“)?	○
7.6	Wie oft waschen Sie Ihr Haar?	○
7.7	Welches Shampoo (Packung, Festiger etc.) benützen Sie?	○
8.	Medikamentöse Ursachen Bitte kreuzen Sie an, ob Sie eines oder mehrere der folgenden Medikamente einnehmen, bzw. zu Beginn des Haarausfalls eingenommen haben. Geben Sie auch den Namen des Medikamentes an.	
8.1	Ovulationshemmer („Pille“)	○
8.2	Mittel, die die Zellteilung hemmen (Zytostatika)	○
8.3	Medikamente, die die Blutgerinnung hemmen	○
8.4	Medikamente, die auf die Schilddrüse wirken	○
8.5	Medikamente gegen Gicht	○
8.6	Medikamente gegen Pilzinfektionen	○
8.7	Malaria-Mittel	○
8.9	Antiepileptika (Mittel gegen Fallsucht)	○
8.10	Medikamente, die den Blutfettspiegel senken	○

androgenetischen Alopezie ist oft wenig charakteristisch und erlaubt in der Regel kaum Rückschlüsse auf die auslösende Ursache. Es kann bei der Patientin zu einer Haarlichtung kommen, die in leichten Fällen nur der Betroffenen selbst auffällt (Zaun 1969). Wenn noch keine klinisch sichtbare Alopezie entwickelt ist, findet man an der frontalen Haarlinie mehrere dünne, helle Haare (1–3 cm lang) als Übergang zu Haaren vom Vellustyp. Man spricht dann von einem androgenetischen Haaransatz (Orfanos 1979). Bei der Frau kommen 2 verschiedene klinische Formen der Alopezie vor:

1. Alopezie vom männlichen Typ (Male pattern). Hierbei kommt es zur Ausbildung von Geheimratsecken, und es verbleibt lediglich ein Haarkranz temporal und okzipital (Abb. 15.25).
2. Alopezie vom weiblichen Typ (Female pattern). Der Haarausfall findet sich hier ausschließlich im zentroparietalen Bereich. (Abb. 15.26).

Die unterschiedlichen Schweregrade der Alopezie vom „female pattern" sind in Abb. 15.27 dargestellt.

Trichogramm. Ein Trichogramm ist für die Diagnose von großer Bedeutung. Anhand des Trichogrammes (Haarwurzelstatus) kann die Wachstumssituation der Haare bestimmt werden. Dabei werden 50 bis 80 Kopfhaare epiliert und lichtmikroskopisch betrachtet (Bergefeld 1979). Auf diese Weise wird das Verhältnis Anagen/Katagen sowie die Anzahl von Schaftanomalien, dysplastischen und dystrophischen Haaren festgestellt (Maguire u. Kligman 1964) (Tabelle 15.24). In einem Alopezieschub (Tabelle 15.25) zeigt das Trichogramm nach Orfanos (1979) eine deutliche Vermehrung der Telogenhaare im Parietalbereich und einen normalen Haarstatus im Hinterkopfbereich. Weiterhin stellt Orfanos (1979) fest, daß das Trichogramm keine Veränderungen der Haarschäfte zeigt, sondern ausschließlich Verschiebungen der prozentualen Anteile der verschiedenen Haarwurzeltypen. Zwei Befunde sind für eine androgenetische Alopezie charakteristisch:

1. eine Verminderung des Anteils normaler Anagenhaare bis auf 30%.

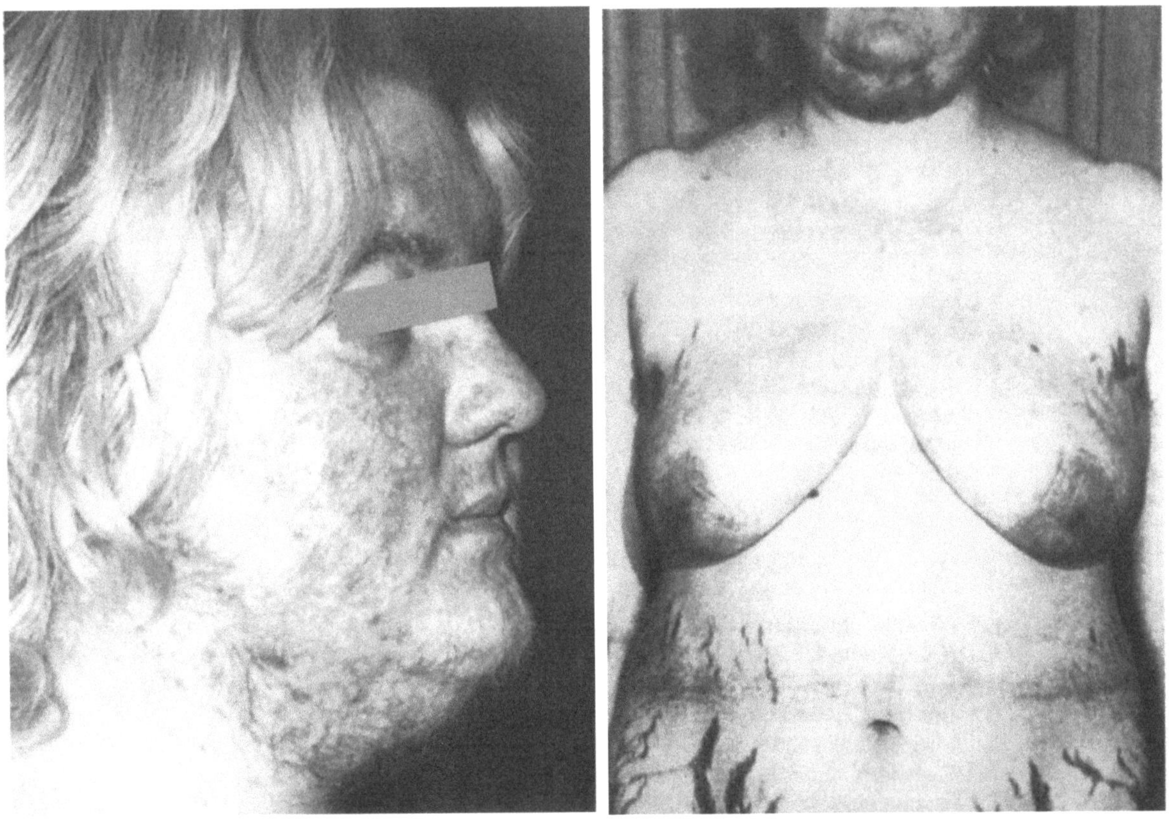

Abb. 15.25. Morbus Cushing. 25jährige Patientin mit Nebennierenrindenhyperplasie. 17-Ketosteroide: 22,6 mg/24 h (erhöht); Gesamtkortikoide: 11,1 mg/24 h (Normbereich); erhöhte Kortisolsekretionsrate: 72 mg/24 h. Pathologischer Dexamethasonhemmtest. (Die Abbildungen wurde freundlicherweise von der Med. Poliklinik, Heidelberg, zur Verfügung gestellt)

Tabelle 15.24. Übersicht der unterschiedlichen Alopezieformen und ihre Definition

Alopezieform	Erklärung
Alopecia diffusa	vermehrter diffuser Haupthaarausfall [>100 Haare/Tag]; reversibel
Alopecia androgenetica	Haupthaarausfall bei genetischer Disposition unter Androgeneinfluß ['male/female pattern']
Alopecia areata	plötzlicher kreisrunder Haarausfall; Haarfollikel erhalten; Sonderform: Alopecia totalis
Alopecia climacterica	Auftreten einer diffusen Alopezie im Klimakterium
Alopecia postpartualis	Haarausfall 2 bis 4 Monate nach der Entbindung aufgrund eines verminderten Haarwechsels
Alopecia traumatica	Z.B. Zugalopezie
Alopecia atrophicans	irreversibeler Haarausfall mit atrophischen Follikeln; z.B. SLE, Lichen ruber
Alopecia medicamentosa	medikamentös ausgelöster Haarausfall (z.B. durch Zytostatika, Antikoagulantien, Thyreostatika, Vitamin A, Antihypercholesterinämika)
Alopecia hereditaria	autosomal-dominant; verstärktes Effluvium zwischen 5. und 12. Lebensjahr, meist vollständige Alopezie
Alopecia specifica	Alopezie bei Syphilis
Alopecia parvimaculata	endemisch auftretender Haarausfall bei Kleinkindern
Alopecia pityroides	Haarausfall mit kleieförmiger Schuppung

Tabelle 15.25. Normales Trichogramm der Frau. (Nach Tronnier u. Essig 1976)

Zyklusphase	Prozentualer Anteil
Anagenhaare	80% oder mehr
Katagenhaare	unter 3%
Telogenhaare	unter 20%
Dystrophische Haare	unter 1%

2. eine Vermehrung von dysplastischen Haaren um 20–30%, von Telogenhaaren um etwa 30%.

Die Diagnose einer androgenetischen Alopezie bei der Frau kann gestellt werden, wenn folgende Kriterien zutreffen:

1. Klinisches Erscheinungbild des männlichen oder weiblichen Typs des Haarausfalls.
2. Periodischer Verlauf des Haarausfalls mit progressiver Transformation von Terminalhaar in Vellushaar und schließlich Lanugohaar.
3. Erbliche Komponente mit Auftreten von Symptomen wie Seborrhö, Akne, Alopezie, Hirsutismus in der Familie.
4. Typischer Trichogrammbefund: Zunahme der Telogen- und dysplastischen Anagenhaare vorwiegend im frontalen und zentro-parietalen Bereich des Kopfes (Tabelle 15.26)

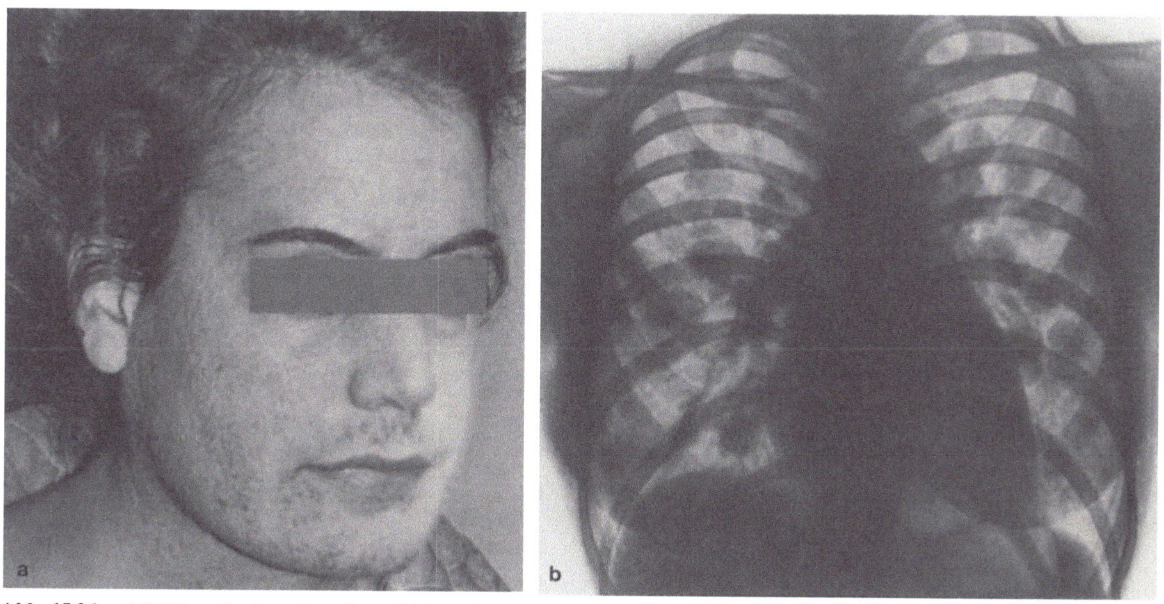

Abb. 15.26. ACTH-produzierendes Bronchialkarzinom mit konsekutiver Nebenierenhyperplasie. 32jährige Patientin mit Zeichen einer Virilisierung bei Bronchialkarzinom und gleichzeitigem Hyperkortizismus aufgrund einer ektopischen ACTH-Bildung (Aus Holzmann et al. 1968). **a** Rasch progredienter Hirsutismus und Aknebildung im Gesichtsbereich. **b** Multiple Rundschatten als Metastasen eines ACTH-bildenden kleinzelligen Bronchialkarzinoms (Thoraxübersicht)

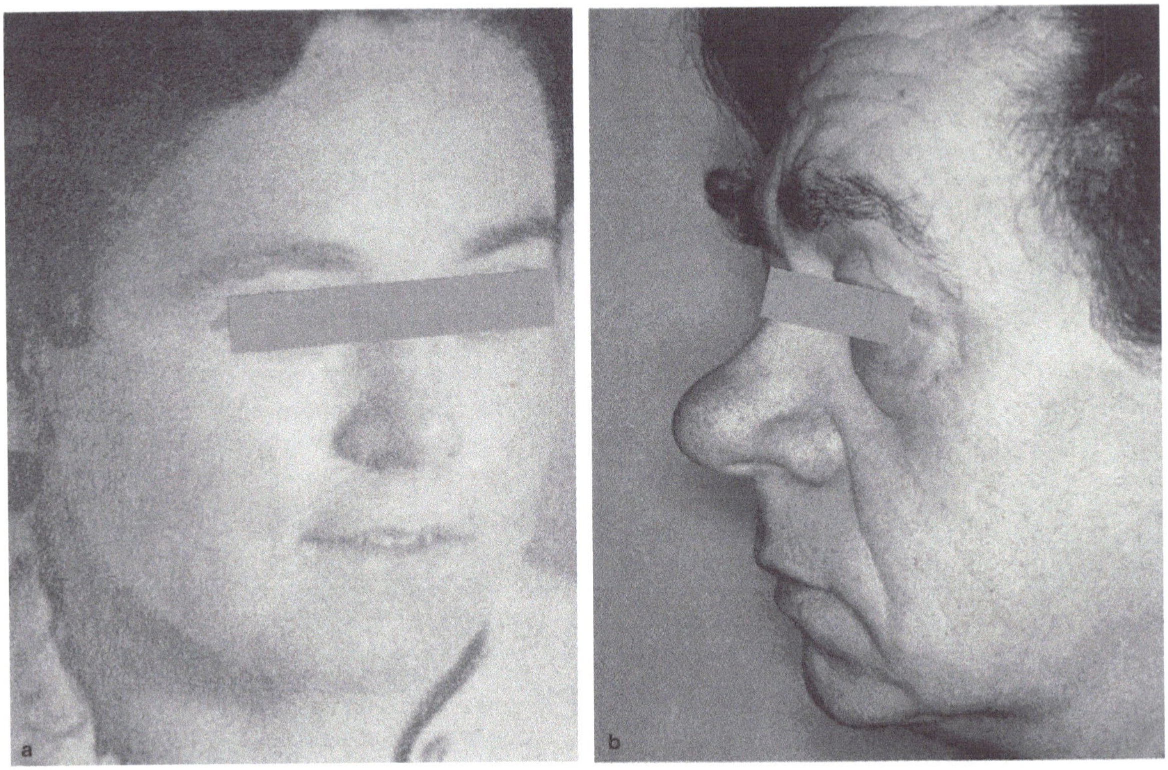

Abb. 15.27. Akromegalie durch Hypophysenadenom. **a** Vor Ausbruch der Erkrankung (Alter: Mitte 30), **b** nach Entwicklung eines Hypophysentumors (Alter: 60 Jahre)

Allgemeine Labordiagnostik. Die diagnostische Abklärung erfolgt morgens nüchtern und beinhaltet zum Ausschluß von internistischen Erkrankungen und Mangelerscheinungen die Durchführung eines Blutbildes, Bestimmung von Zink, Eisen, Ferritin und Vitamine (A, D, E, F) sowie der Leberenzyme und Lipide.

Hormondiagnostik. Bezüglich der hormonellen Abklärung werden zunächst zwischen dem dritten bis fünften Zyklustag einige Hormone, wie Prolaktin, Testosteron und Dehydroepiandrosteronsulfat (DHEA-S), im Serum bestimmt; außerdem wird zum Ausschluß eines adrenalen Enzymdefekts ein ACTH-Test durchgeführt (in der Praxis nicht notwendig). Hinzu kommt ein TRH-Test zum Ausschluß einer Hypothyreose bzw. einer Hyperprolaktinämie. Eine (latente) Hypothyreose ist häufig Ursache einer diffusen Alopezie; deshalb sind die Schilddrüsenhormone zu bestimmen möglichst im Rahmen eines TRH-Testes, um vor allem latente Hypothyreosen zu diagnostizieren. Da Thyroxin die Produktion an sexualhormonbindendem Globulin (SHBG] stimuliert, beeinflußt es auch die Rate an freiem, metabolisch wirksamem Testosteron.

Tabelle 15.26. Differentialdiagnostische Bewertung eines Trichogramms. (Nach Tronnier u. Essig 1976)

	Telogenrate frontal	Telogenrate okzipital	Dystrophische Haare frontal und okzipital
Androgenetisches Effluvium	erhöht	normal	normal
Diffuses Telogeneffluvium	erhöht	erhöht	normal
Gemischtes androgenetisches und diffuses Telogeneffluvium	erhöht frontal höher als okzipital	erhöht	normal
Diffuses dystrophisches Effluvium	normal	normal	erhöht
Gemischtes und androgenetisches und dystrophisches Effluvium	erhöht	normal	erhöht

Prolaktin, dessen Freisetzung ebenfalls durch TRH begünstigt wird, stimuliert die adrenale Kortisol- und Androgenfreisetzung.

Immunologie. Bei Autoimmunerkrankungen läßt sich im peripheren Blut häufig eine starke Verminderung der T-Suppressor-Lymphozyten nachweisen. Auffallend sind auch die Störungen der zellvermittelten Immunität vom verzögerten Typ. Histologisch findet sich ein perifollikuläres lymphozytäres Infiltrat, das als Ausdruck einer Autoimmunreaktion gewertet wird. Um diese Störungen zu erfassen, werden bei uns diagnostisch die Lymphozytensubsets (T4/T8-Quotient) und die Serumautoantikorper (ANF, Anti-DNS) bestimmt und in manchen Fällen eine Immunelektrophorese und ein Multitest Merieux (siehe Kapitel Funktionsteste) durchgeführt. Dadurch können Verschiebungen der T-Helfer/T-Suppressor-Lymphozyten sowie Störungen der zellvermittelten Immunabwehr erkannt werden.

Spurenelemente. Die Spurenelemente Zink und Selen (Nachweis im Serum) sind für enzymatische und immunologische Prozesse wichtig und zudem an der Elimination von Schwermetallen beteiligt.

Schwermetallintoxikationen. Ferner können Umweltbelastungen z. B. durch Schwermetalle, Holzschutzmittel, Pestizide und andere Substanzen eine wichtige Rolle als Auslöser der diffusen Alopezie spielen. Aus diesem Grund wird die Durchführung des „Dimavaltest“ empfohlen, der dem Nachweis mobilisierbarer Kupfer- und Quecksilberspeicherungen im Organismus dient, empfohlen. Im Rahmen des Dimavaltests werden neben Quecksilber und Kupfer die folgenden (Schwer-)-metalle im Urin bestimmt: Quecksilber, Blei, Arsen, Thallium und Cadmium, da diese Substanzen konzentrationsabhängig zu Haarausfall führen können. Schließlich kann zur Verifizierung einer Quecksilberbelastung durch Amalgamfüllungen in den Zähnen der „Kaugummitest“ durchgeführt werden, wobei die Quecksilberkonzentration im Speichel vor und nach dem Kauen eines Kaugummis gemessen wird.

Holzschutzmittelintoxikationen. Bei Verdacht auf eine Holzschutzmittelintoxikation wird das Blut auf Lindan (Hexachlorcyclohexan) (3 Isomere), PCP (Pentachlorphenol) und Ameisensäure (Oxidationsprodukt des Formalins) (Urin) untersucht (siehe Kap. 7, Band 2).

15.3.4.4 Therapie

Die Voraussetzung für eine erfolgreiche Behandlung der Alopecia diffusa der Frau ist eine Differenzierung, ob die Alopezie durch exogene oder endogene Noxen ausgelöst wird. Die Ausschaltung exogener Noxen schließt die Vermeidung von mechanischen und chemischen, d. h. haarkosmetischen Schäden (z. B. Färben, Tönen, Heißluftfön, Dauerwelle, bestimmte Frisuren, die zur Zugalopecie führen, Haarfestiger) ein; hierzu gehören auch die berufsbedingten Umweltnoxen (z. B. Holzschutzmittel in der holzverarbeitenden Industrie). Bei den endogenen Störungen ist zu überlegen, ob es sich um eine passagere Zunahme des Haarausfalls handelt, die auf eine endokrine Umstellung zurückzuführen ist (z. B. Schwangerschaft, Wochenbett, Pille) und keiner Therapie bedarf. Ebenso kann Haarausfall nach febrilen Infektionskrankheiten auftreten. Laborchemisch nachgewiesene Mangelzustände müssen entsprechend therapiert werden: z. B. Eisenmangelanämie: Vitamin- bzw. Eiweißmangel bei Malabsorption bzw. Fehlernährung. Endokrine Störungen (z. B. Schilddrüse) sind abzuklären und entsprechend zu therapieren.

Verhaltensmaßnahmen. Es ist wichtig, das Haar vor schädlichen chemischen und physikalischen Einflüssen zu schützen. Dies bedeutet im einzelnen:

1. das Haar nur so oft wie nötig mit einem milden, alkalifreien Shampoo (z. B. Sebopona) waschen,
2. das Haar an der Luft trocknen lassen; keinen Fön oder Trockenhaube benutzen, da hierdurch die Talgproduktion der Kopfhaut angeregt und vermehrt Fett abgesondert wird – was häufiges Waschen nach sich zieht und somit das Krankheitsbild verschlechtert,
3. keine Dauerwellen, Färbemittel, Spülungen, Glättungsmittel, Haarfestiger oder Sprays anwenden,
4. Knoten oder ein mit Gummibändern straff gefaßter Pferdeschwanz kann den Haarausfall durch starken Zug auf die Haarwurzeln begünstigen,
5. zu empfehlen ist eine Kurzhaarfrisur, wodurch unnötiges Bürsten vermieden wird.

Systemische Behandlung. Wenn die Alopezie mit anderen Symptomen der Androgenisierung kombiniert auftritt (Seborrhö der Kopfhaut, Akne, Hirsutismus) bzw. bei androgenetischer Alopezie, kann die Einnahme von Östrogen-Gestagen-Kombinationen (Gestagen mit antiandrogener Wirkung, wie Cyproteronazetat oder Chlormadinonazetat) oder Spironolacton zum gewünschten Therapieerfolg führen. Die Substitution von möglichen Vitaminmangelzuständen kann durch Verordnung von fettlöslichen Vitaminen A, D, E und F (z. B. ADEB12-Vicotrat Dragees) erfolgen. Bei Patientinnen mit Anämie (niedriges Eisen, niedriges Ferritin im Serum) wird eine Eisensubstitution empfohlen; eine Zinktherapie könnte bei der Entgiftung einer Schwermetallintoxikationen von Nutzen sein, da Zink verschiedene Metalle aus ihrer Eiweißbindung verdrängt und diese somit über den Urin eliminiert werden. Bei nachgewiesenen Zinkmangelzuständen wird eine orale Zinktherapie (z. B. Solvezink) empfohlen.

Einen Überblick über die unterschiedlichen, zur systemischen oder lokalen Behandlung angewandten Präparate gibt die Tabelle 15.26.

Lokaltherapie. Als lokale Behandlungsmethode steht das nur in den USA/Canada zugelassene Präparat Minoxidil zur Verfügung, welches in etwa 40% der Fälle eine Besserung erbrachte. Weiterhin können Haarshampoos und Haarwässer eingesetzt werden, die zum Teil Östrogene und Kortikoide als Zusätze enthalten. Da diese Produkte zu den Kosmetika zählen, fehlen häufig größere klinische Studien mit dem entsprechenden Wirkungsnachweis. In unserer Klinik sowie in der Hautklinik in Darmstadt liegen positive Erfahrungen mit dem thymushaltigen Präparat Thymu Skin vor; bei 2/3 der hiermit behandelten Patientinnen kam es zu einer Besserung des Haarausfalls. Der Wirkmechanismus von Thymu Skin wird zur Zeit noch untersucht. Thymu Skin scheint außer zur Therapie der Alopecia diffusa zur Prophylaxe des Haarausfalls bei milder Chemotherapie wirksam zu sein (Erfolgsrate ca. 30%) (Tabelle 15.26).

Umweltbelastungen. Unsere Untersuchungen bei Patientinnen mit Alopezie und Sterilität haben gezeigt, daß Belastungen mit Quecksilber, Blei, Cadmium, Thallium, Arsen, Nickel und Kupfer, aber auch mit Substanzen wie Ameisensäure, Pentachlorphenol (PCP) oder Hexachlorcyclohexan häufig (ca. 30% aller Patientinnen mit Haarausfall) auftreten. Es ist bekannt, daß bei schweren Intoxikationen mit Substanzen wie Thallium und Cadmium Haarausfall auftritt. In welchem Umfang eine chronische Belastung mit Schwermetallen Bedeutung hat für endokrine Organe des Menschen, ist zur Zeit noch nicht absehbar. Die Therapie dieser Umweltbelastungen beinhaltet in erster Linie, die Quelle der Schadstoffbelastung zu finden, bzw. entsprechende Maßnahmen für deren Beseitigung zu treffen. Dies kann im Einzelfall bedeuten, daß amalgamhaltige Zahnfüllungen durch andere Stoffe ersetzt werden und mit Holzschutzmitteln behandelte Holzverkleidungen entfernt werden müssen. Zur Ausschwemmung von Quecksilber und Kupfer steht der Dimavaltest zur Verfügung. Erste Ergebnisse von Therapiestudien deuten darauf hin, daß bei einem Teil der Patientinnen durch Entfernen der Umweltnoxen gute Resultate erzielt werden können.

Bei der Therapie umweltbedingter Schäden kommt nach Gerhard (1992) folgendes in Betracht:

1. Expositionsquelle eliminieren,
2. Gift mit homöopathischen oder allopathischen Substanzen ausschwemmen,
3. Störfelder sanieren (Tonsillen, Gebiß etc.),
4. Darm sanieren,
5. Mangelzustände substituieren,
6. Immunsystem stimulieren,
7. Psyche stabilisieren.

Zur Substitutionstherapie und zur Entgiftung bei chronischer Schwermetall- und Pestizidbelastung hat sich als unterstützende Behandlung an der Universitäts-Frauenklinik folgende Therapie bewährt (Gerhard 1992): Selen (200 µg/die), Zinkorotat (80 mg/die), Kalzium (500 bis 1000 mg jeden 2. Tag), Ascorbinsäure (2 g/die), Tocopherol (300 mg/die), Pyridoxin (200 mg/die), Knoblauchhaltige Präparate. Die entsprechende Behandlung sollte über 3–6 Monate durchgeführt werden.

Zusammenfassung. Einen Überblick der verschiedenen Therapiemöglichkeiten gibt Tabelle 15.27.

15.3.5 Virilisierung

15.3.5.1 Krankheitsbild

Das androgenbedingte Wachstum der Klitoris kann bereits intrauterin erfolgt sein, wie z. B. beim kongenitalen adrenogenitalen Syndrom. Die Klitorishypertrophie ist postnatal immer die Folge von stark erhöhten Androgenkonzentrationen im Serum, wie sie fast ausschließlich bei androgenproduzierenden Tumoren auftritt. Dies gilt auch für die Hypoplasie der Mammae, Zunahme der Muskulatur, den männlichen Habitus, den Haarausfall vom männlichen Typ mit Bildung von Geheimratsecken

Tabelle 15.27. Vergleich unterschiedlicher Therapieformen bei der Behandlung der Alopecia diffusa: Angaben zum Therapieerfolg bei der Frau (w = weiblich; m = männlich)

Präparate	Handelsname	Inhaltsstoffe	Dosis	Fallzahl	Therapiedauer (Monate)	Therapieerfolg (%)	Autor (Jahr)
Antiandrogene	Androcur	CPA (hoch dosiert)	50 – 100 mg Tag 5 – 14	101 (m.)	44/12	40	Moltz et al. (1980)
	Diane 35	CPA (niedrigdosiert)	2 mg CPA		24/12	80	Moltz et al. (1980)
	Aldactone 50	Spironolacton	200 mg	7 (w.)	6	52	Burke u. Cunliffe (1985)
Orale Zinktherapie	Solvezink	200 mg Zinksulfat	3mal tgl. 1 Tbl.	41 (w.) 58 (m.)	6 (max. 2 Jahre)	83	Wolowa (1980)
	Solvezink	200 mg Zinksulfat	3- bis 6mal tgl. 1 Tbl.	142 (w.) 142 (m.)	Max. 6 Jahre	43	Wolowa (1980)
Minoxidil		Minoxidil 2%-, 3%-Lösung	2mal tgl. (1,0 ml)	56 (m.)	12	32	de Villez (1985)
Topische Immuntherapie		Dinitrochlorbenzol (DNCB)	DNCB in Acetonlösung 1mal wöchentlich DNCB-Creme 1mal tgl.	22 (m.) 20 (w.)	9 – 30	50	de Poust et al. (1982)
Östrogen- und kortikoidhaltige Haarwasser	Ell-Cranell	0,015% 17α-Estradiol 0,01% Dexamethason 0,535% Inositol 0.25% Salizylsäure	1 – 2mal tgl. einmassieren	58 (w.) 42 (m.)	41 – 100 Tage	83	Endres (1980)
	Crinohermal fem.	9-Fluor-11-beta-21-trihydroxy-16-methylasepregna-1-1,4-dien-21-acetat 0,025 g	1mal tgl. einmassieren	17 (w.) 33 (m.)	6	52	Wüstner u. Orfanos (1974)
	Alpicort F	Dienestroldiacetat (0,05 g) Östradiolbenzoat (0,005 g) Prednisolon 0,2 g	1mal tgl.	11	6	52	Wüstner u. Orfanos (1974)
Östrogenhaltige Haarwässer		17β-Estradiol 0,025%	1mal tgl. einmassieren		6	58	Orfanos u. Vogels (1980)
Organextrakte	Thymu Skin	Thymushaltiger Organextrakt in Haarshampoo und Haarwasser	Haarshampoo: alle 2 Tage Haarwasser: 1mal tgl.	42 (w.)	12	60	Klobusch et al. (1990) und (1992) (unveröffentlicht)
				A. androgenetica			Mössler (1991)
				16 (m.)	12	67	
				35 (w.)	12	100	
				A. areata:			
				8 (m.)	12	86	
				8 (w.)	12	86	
				317 onkol. Patienten (w., m.)	6	32 – 93 (je nach Chemotherapie)	Lüpke (1990)

und das Kehlkopfwachstum mit irreversibler Stimmvertiefung. Diese stärkste und zugleich seltenste Form der Androgenisierung bei der Frau ist die Virilisierung (Tabelle 15.1)

15.3.5.2 Diagnostik

Anamnese. Bei Auftreten einer stark ausgeprägten Androgenisierungssymptomatik (Virilisierung) und/oder rascher Progredienz der Symptome (Wochen bis Monate) besteht dringender Verdacht auf einen androgenproduzierenden Tumor. Stammfettsucht, Hypertonie, Hirsutismus und Diabetes mellitus mit kurzer Anamnese deuten auf einen Hypercortisolismus hin.

Labor. Bei klinischem Verdacht auf einen hormonaktiven Tumor sollte die Bestimmung folgender Hormone aus dem Serum erfolgen: DHEAS (>7 µg/ml: V.a. Nebennierenrindenmalignom oder -adenom) Testosteron (>1,5 ng/ml: V.a. Ovarialmalignom, z. B. Arrhenoblastom), Cortisol (>200 pg/ml: V.a. Cushing-Syndrom, Tagesprofil empfohlen), Prolaktin (Prolaktinom insbesondere bei gleichzeitiger sekundärer Amenorrhoe) und LH/FSH (PCO-Syndrom).

Differentialdiagnostik. Für die Differentialdiagnose der Androgenisierung im Hinblick auf die Tumorerkennung sind Anamnese sowie eine genaue körperliche Untersuchung (z. B. Klitorishypertrophie, Körperbau, Behaarungsmuster, Behaarungsstärke) wichtig. Falls sich Hinweise auf eine der vorher genannten Erkrankungen ergeben, ist eine gezielte Diagnostik notwendig, um einen Tumor zu erkennen (Abb. 15.28) (Tabelle 15.28). Für die Lokalisation ist die selektive Katherisierung der abfließenden Nebennieren- und Ovarialvenen mit Bestimmung der Androgenkonzentrationen von Bedeutung. Ebenfalls sind Sonographie, Computertomographie (CT) und Kernspintomographie (NMR) erforderlich.

Eine Übersicht über die unterschiedlichen paraklinischen Verfahren zur Erkennung von Ovarial- und Nebennierentumoren gibt die Tabelle 15.15.

Cushing Syndrom. Beim Morbus Cushing (Abb. 15.25) findet sich in 80% der Fälle ein Hirsutismus, in 77% eine Amenorrhoe und in 19% eine Hypertrophie der Klitoris (Williams et al. 1981). Ursache des Cushing-Syndroms kann ein Hypophysentumor, ein NNR-Adenom oder Karzinom, oder in seltenen Fällen eine ektopische ACTH-Produktion (paraneoplastisches Syndrom) sein. Letztere machen etwa 3–5% der Cushing-Syndrome aus, wobei das Bronchialkarzinom die größte Rolle spielt (Bottermann 1979).

Zur Differentialdiagnostik des Morbus Cushing wird auf die Kapitel „Hormonaktive Tumoren" und „Funktionsteste" verwiesen.

In Abb. 15.26 ist die Virilisierung einer 32jährigen Patientin mit einem Bronchialkarzinom und gleichzeitigem Hyperkortizismus bei ektopischer ACTH-Bildung zu sehen.

Akromegalie. Auch bei der Akromegalie (eosinophiles Adenom der Hypophyse) kann eine vermehrte Körperbehaarung auftreten (Abb. 15.27).

Virilisierende Ovarialtumoren. In seltenen Fällen steht hinter einer progredienten Defeminisierung mit Hirsutismus, sekundärer Amenorrhoe, Rückbildung der Mammae, Stimmvertiefung und Klitoriswachstum ein virilisierender Ovarialtumor. Zu den Ovarialtumoren, die Androgene bilden, rechnet man die Arrhenoblastome, Hiluszelltumoren, gewisse Lipoidzelltumoren, adrenale Resttumoren und Gynandroblastome. Ihr Anteil an den Ovarialtumoren insgesamt ist kleiner als 5% (Strickler 1981). Fast gleichzeitig mit der schnell einsetzenden Virilisierung kommt es zu Zyklusstörungen, meistens zu einer sekundären Amenorrhoe. Das Auftreten von hormonaktiven Ovarialtumoren in Abhängigkeit des Lebensalters zeigt die Abb. 15.28.

Virilisierende adrenale Tumoren. Zu den androgenproduzierenden Tumoren zählt das Nebennierenrindenadenom (M. Cushing) und das seltenere Nebennierenkarzinom (siehe Kapitel „Hormonaktive Tumoren").

15.3.5.3 Therapie

Die Therapie von Patienten mit Virilisierung richtet sich nach der Ätiologie der Erkrankung (siehe Differentialdiagnostik). Einzelheiten zur Behandlung von Nebennierenadenomen und -karzionomen siehe Kapitel „Hormonaktive Tumoren".

15.4 Therapie bei Androgenisierungserscheinungen

15.4.1 Allgemeines

Einen Überblick über die unterschiedlichen Formen und Wirkungen von Medikamenten, die zur

Tabelle 15.28. Therapieansätze bei Patientinnen mit Androgenisierungserscheinungen. ((+) = wird klinisch zur Zeit nicht eingesetzt)

	Hemmung der Androgenproduktion	Antiandrogene Wirkung	Gonadotropinwirkung	Handelspräparat
Kortikoide	+			+
Gestagene	+		+	+
Östrogen-Gestagen-Gemische	+		+	+
Reine Antiandrogene				
Benoteron		+		
Cyproteron		+		
Flutamid		+		
Antiandrogene/Gestagene				
Chlormadinonazetat	+	+	+	+
Cyproteronazetat	+	+	+	+
15-Hydroxycyproteronazetat	+	+	+	
Varia				
Spironolacton	+	+		+
Cimetidin		+		(+)

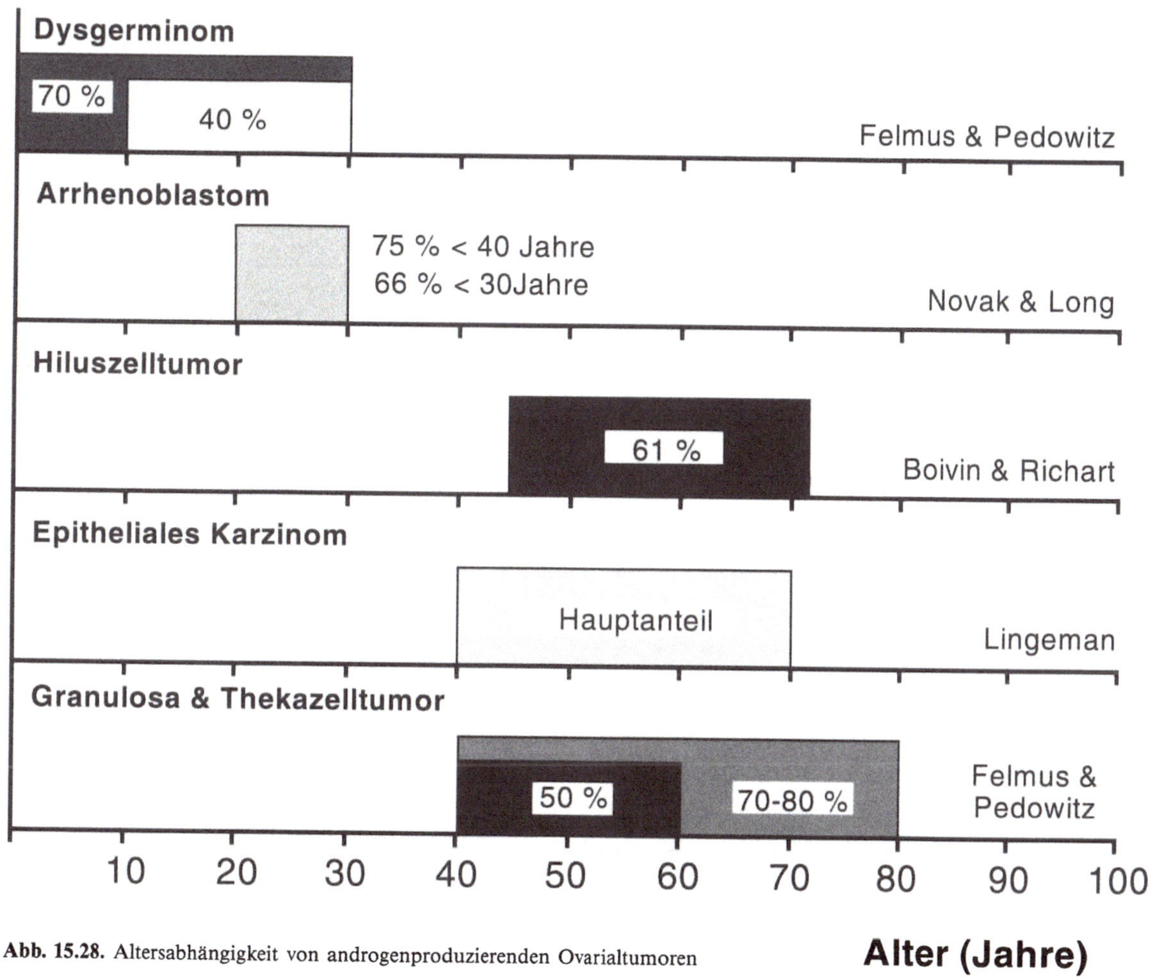

Abb. 15.28. Altersabhängigkeit von androgenproduzierenden Ovarialtumoren

Therapie von Androgenisierungserscheinungen bei der Frau eingesetzt werden können, gibt die Tabelle 15.28.

Positive Wirkungen der Ovulationshemmer auf Akne und manchmal auf den Hirsutismus beruhen vornehmlich auf einer Unterdrückung der ovariellen Androgenproduktion und einer Steigerung des SHBG, wodurch freies Testosteron gebunden wird. Weiterhin können bei der Frau Östrogene in Kombination mit speziellen Gestagenen eingesetzt werden (Tabelle 15.29).

15.4.2 Antiandrogene

Antiandrogene sind Gestagene, die tierexperimentell und klinisch eine antiandrogene Wirkung zeigen. Die beiden z.Z. verfügbaren Antiandrogene, das Chlormadinonacetat und das Cyproteronacetat, leiten sich vom 17α-Hydroxyprogesteron ab. Das Cyproteronacetat ist von beiden Substanzen das stärkste Antiandrogen.

Einzelheiten zum pharmakologischen Wirkprofil von Cyproteronacetat und Chlormadinonacetat

Tabelle 15.29. Wirkungsweise der verschiedenen Steroidhormone zur Behandlung von Androgenisierungserscheinungen

Substanz	Wirkung
Östrogene	Lokale Wirkung auf die Haut (weniger auf die Talgproduktion) Vermehrte Bildung von SHBG (sex steroid binding globulin) in der Leber, Anteil des freien Testosterons im Blut wird gesenkt Östrogene + Gestagene: Hemmung der hypophysären Gonadotropinausschüttung Wegfall der stimulierenden Wirkung von LH auf die ovarielle Androgenproduktion
Spezielle Gestagene (Antiandrogene, Cyproteronacetat)	Inaktivierung des Androgenrezeptorkoplexes im Zytoplasma der Zelle, der inaktivierte Koplex kann nicht in den Zellen aufgenommen werden
Chlormadinonacetat	Antiandrogene Wirkung (wie Cyproteronazetat)
11a-Hydroxyprogesteron	Hemmstoff der 5α-Reduktase, Hemmung der 5α-Dihydrotestosteronbildung (Tamm 1979)

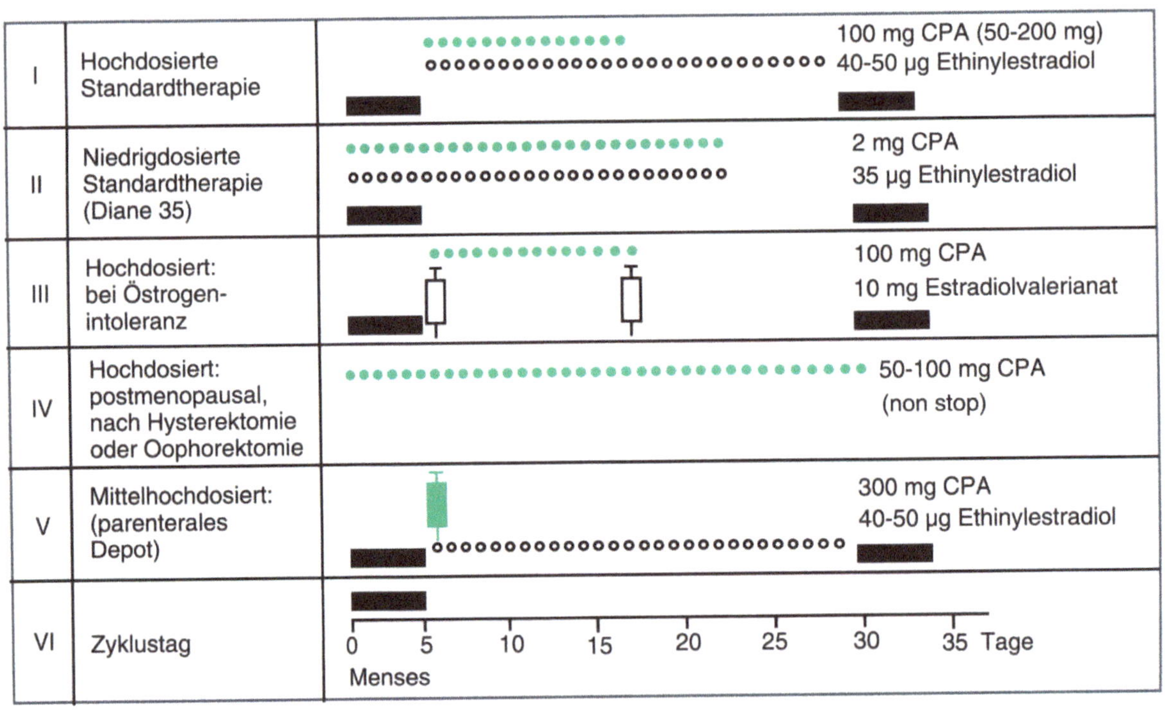

Abb. 15.29. Behandlungsmöglichkeiten von Androgenisierungserscheinungen mit Hilfe von Cyproteronacetat. (Nach Hammerstein et al. 1975)

sowie Spironolacton siehe Kapitel „Hormontherapie".

In Abb. 15.29 sind die unterschiedlichen Therapiemöglichkeiten von Androgenisierungserscheinungen mit Cyproteronacetat zusammengefaßt.

15.4.3 Zusammenfassung

Die Behandlung von Androgenisierungserscheinungen sind in der Abb. 15.29 und Tabelle 15.30 zusammengefaßt.

Tabelle 15.31 zeigt das alterabhängige therapeutische Vorgehen bei Akne und Hirsutismus.

- **Vor der Menarche bis 1 Jahr danach:** nach Möglichkeit Lokaltherapie. Patientinnen mit Akne sollten vom Dermatologen behandelt werden. Bei stärker ausgeprägtem Hirsutismus ist ein Paediater mit endokrinologischer Erfahrung zu konsultieren.
- **Menarche plus 1 bis 16. Lebensjahr:** die entsprechende Medikation richtet sich danach, ob eine

Tabelle 15.30. Übersicht der Gestagen-Östrogen-Gemische zur Behandlung von Androgenisierungserscheinungen bei der Frau (ZT = Zyklustag)

	Chlormadinonazetat (CMA)		Cyproteronazetat (CPA)	
Indikation	Akne, Seborrhö Haarausfall		Akne, Seborrhö Haarausfall Hirsutismus	
Präparate	Neo-Eunomin	50 µg EE 5.–15. ZT 1 mg CMA 5.–14. ZT 2 mg CMA 15.–25. ZT	Diane-35 Androcur 50	Kombination von 2 mg CPA 35 µg EE 50 mg pro Tabl.
	Gestamestrol	Pro Tablette: 100 µg MES 3 mg CMA	Androcur 10	10 mg pro Tabl.
	Menova	Pro Tablette: 20 µg EE 2 mg CMA		
Dosierung	Menova	2 Tbl. vom 5.–25. ZT	Androcur-Schema (nach Hammerstein)	
	Die anderen Präparate wie angegeben		40 µg EE vom 1.–21. ZT 1/2–2 Tabl. Androcur vom 1.–10. ZT. Anstelle von 40 µg EE kann auch Diane-35 gegeben werden Spezielle Therapieformen: 1. Gastrische Östrogenintoleranz: Vom 1.–10. ZT 100 mg CPA, am 1. und 10. ZT 10 mg Estradiol Valeriat i.m. (Progynon Depot 10 mg) 2. Postmenopausal, nach Hysterektomie und nach Ovariektomie: Kontinuierliche Gabe von Androcur 10–50 mg tgl. 3. Therapieresistenter Hirsutismus (keine Besserung auf orale CPA-Therapie): 40 µg EE oder Diane-35 vom 1.–21. ZT, am 1. ZT 300 mg CPA i.m.	
Anmerkungen	Bei üblicher Indikation für o.g. Präparate keine endokrinologische Diagnostik erforderlich Vorstellung beim Dermatologen sinnvoll Einnahme nach vorgegebenem Schema		Diane-35: Bei üblicher Indikation (Akne, Seborrhö) keine endokrinologische Diagnostik erforderlich Vorstellung beim Dermatologen sinnvoll; Pillenpause von 7 Tagen, danach erneute Einnahme Androcur 10 oder 50: Vor der Androcurtherapie eventuell endokrinologische Diagnostik (s. Text) Beginn der Behandlung nach normaler Menstruationsblutung Evtl. Schwangerschaft ausschließen	

Tabelle 15.31. Allgemeine Richtlinien zur Behandlung von Androgenisierungserscheinungen unter Berücksichtigung des Alters

Androgenisierungserscheinungen: Therapie A

Wirkstoff	CPA Dosis	Therapie-dauer	Östrogen-dosis	Therapie-dauer	Therapie-beginn	Therapie-forts.	Indikationen	Therapieerfolg	Anmerkungen
Cyproteron-acetat CPA hochdosiert oral	50–100 mg pro Tag (Androcur)	Tag 1–10 Tag 1–10	40 µg EE_2 (z.B. Progynon C) oder Diane-35	Tag 1–21 Tag 1–21	1. ZT 1. ZT	Immer erst ab 5. Blutungstag nach 7 Tagen Pause	Schwere Androgenisierungserscheinungen: mittelstarker bis starker Hirsutismus, Alopezie, schwere Akne bei Kontrazeptionswunsch	70% Hirsutismus, 90% Akne, Seborrhoe (nach 6 Mon.) 40% Alopecia androgenetica	OC-Kontraindikationen beachten! Patientenaufklärung: Therapieerfolg nach 6–12 Monaten Hochdosiert beginnen, nach Therapieerfolg Dosisreduktion als Erhaltungsdosis
CPA hochdosiert parenteral	300 mg i.m. (Androcur-Depot)	1 × monatlich	40 µg EE_2 (z.B. Progynon C) oder Diane-35 oder parenterale Östrogengabe (E_2-valerat 10 mg i.m.)	Tag 1–21 Tag 1–21 Tag 1 und 10	1. ZT	Immer erst ab 5. ZT nach 7 Tagen Pause	Therapieversager auf hochdosierte orale CPA-Therapie bei Kontrazeptionswunsch		OC-Kontraindikationen beachten! Patientenaufklärung: Therapieerfolg nach 6–12 Monaten
CPA Dauertherapie oral	50–100 mg pro Tag (Andorcur)	kontinuierlich	keine Östrogene		sofort	entfällt	Schw. Androgenisierung Postmenopause, Perimenopausal: Frauen ohne Uterus ab ca. 4 Jahre nach der Menopause: auch Frauen mit Uterus		keine Kardioprotektion Perimenopausal bei Uterus: Blutungsstörungen
CPA mittlere Dosierung oral	5–10 mg pro Tag (Andro-cur-10) oder 2 mg (Diane-35)	Tag 1–15 Tag 1–21	40 µg EE_2 (z.B. Progynon C) oder 35 µg EE_2 (Diane-35)	Tag 1–21 Tag 1–21	1. ZT 1. ZT	} nach 7 Tagen Pause	Leichte bis mittelschwere Androgenisierungserscheinungen: Hirsutismus, Alopezie, ausgeprägte Akne und Seborrhoe bei Kontrazeptionswunsch	gute Therapieerfolge	OC-Kontraindikationen beachten! Patientenaufklärung: Therapieerfolg nach 6–12 Monaten
CPA niedrigdosiert oral	2 mg pro Tag (Diane-35)	Tag 1–21	35 µg EE_2 pro Tag (Diane-35)	Tag 1–21	1. ZT	7 Tage Pause	Seborrhoe, Akne, leichte Formen von Hirsutismus o. Alopezie bei Kontrazeptionswunsch	sehr gut bei Akne	OC-Kontraindikationen beachten!
CPA niedrigdosiert oral	5 mg pro Tag (Androcur-10)	Tag 12–21	2 mg E_2-valerat (z.B. Progynova)	Tag 1–21	1. ZT	7 Tage Pause	Seborrhoe, Akne, leichte Formen von Hirsutismus o. Alopezie bei Kontraind. für EE_2 bei Unvertrgl. von EE_2	Besserung der Androgenisierungserscheinungen	geeignet bei sehr jungen Patientinnen Kontrazeption fraglich!
CPA mittlere Dosierung oral	10 mg pro Tag (Androcur-10)	Tag 1–21	2 mg E_2-valerat (z.B. Progynova)	Tag 1–21	1. ZT	7 Tage Pause	mittelschwere Formen von Seborrhoe, Akne, Hirsutismus o. Alopezie bei Kontraind. für EE_2 bei unvertrgl. von EE_2 Hormonsubstitution bei klimakt. Beschwerden	Besserung der mittelschw. Formen von Androgenisierungserscheinungen. Besserung klimakt. Beschwerden Osteoporoseprophylaxe	nach Moltz [1992] sichere Kontrazeption
CPA niedrigdosiert zyklisch	2(5) mg pro Tag	16.–25. ZT	Keine Östrogene				junge Mädchen mit leichter Akne, Seborrhoe, ohne Kontrazeptionswunsch	Zyklusnormalisierung. Besserung leichter Androgenisierungserscheinungen	kein Handelspräparat! 2 mg Tablette nicht im Handel Sonderanfertigung Apotheke

Chlormadinonacetat (CMA) oral	1 u. 2 mg pro Tag (Neo-Eunomin)	21 Tage	50 µg EE_2 (Neo-Eunomin)	22 Tage	1. ZT	7 Tage Pause	leichter Hirsutismus, Akne, Seborrhoe, Alopezie, Kontrazeption	nach 6–2 Monaten 60–70% bei Hirsutismus	Sequenzpille OC-Kontraindikationen beachten!
	2 mg pro Tag (Gestamestrol N)	21 Tage	50 µg Mestranol	21 Tage	5. ZT	7 Tage Pause	leichter Hirsutismus, Akne, Seborrhoe, Alopezie, Kontrazeption	Besserung leichter Androgenisierungserscheinungen	OC-Kontraindikationen beachten!
	4 mg pro Tag (Menova)	21 Tage	40 µg EE_2 (Menova)	21 Tage	1. ZT	7 Tage Pause	leichter Hirsutismus, Akne, Seborrhoe, Alopezie, Kontrazeption	Besserung leichter Androgenisierungserscheinungen	OC-Kontraindikationen beachten!
	2 mg pro Tag (Gestafortin)	17.–26. ZT	keine Östrogene				junge Mädchen mit leichter Akne oder Seborrhoe ohne Kontrazeptionswunsch	Besserung leichter Androgenisierungserscheinungen, Zyklusnormalisierung	je nach Schweregrad Dosiserhöhung bis 3 Tabl. à 2 mg
							perimenopausal: bei leichter Androgenisierung und unregelmäßigem Zyklus	Besserung leichter Androgenisierungserscheinungen, Zyklusnormalisierung	
Spironolacton oral	100 mg (Aldactone 50 oder 100)	21 Tage	keine Östrogene		1. ZT	7 Tage Pause	Hirsutismus Kontraindikation für EE_2 (z. B. Adipöse, Hypertoniker)	nach 6–12 Monaten 60–70% bei Hirsutismus	Elektrolytkontrolle (Kalium)
	100 mg (Aldactone 50 oder 100)	21 Tage			1. ZT	7 Tage Pause	Hirsutismus und Kontrazeptionswunsch	nach 6–12 Monaten 60–70% bei Hirsutismus	OC-Kontraindikationen beachten!
	plus 2 mg CPA (Diane-35)	21 Tage	35 µg EE_2 (Diane-35)	21 Tage	1. ZT	7 Tage Pause			
Spironolacton lokal	2–3× auf behaarte Stellen auftragen	kontinuierlich 6–12 Monate					Hirsutismus		Spironolacton-Creme
Epilieren mechanisch	alle 2–4 Wochen						Körperbehaarung	gut	schmerzhaft
Epilieren elektrisch	1× pro Woche 30 Sitzungen						Gesichtsbehaarung	dauerhafte Haarentfernung mit Wurzel	leichte Narbenbildung
Rasieren	je nach Haarwachstum						Gesichtsbehaarung Körperbehaarung	gut	mögliche Stimulation des Haarwuchstums (?) rasches Nachwachsen
Haarentferner chemisch	je nach Haarwachstum						Körperbehaarung	gut	passagere Haarentfernung Allergie möglich
Haarentferner Wachs	je nach Haarwachstum						Gesichtsbehaarung	gut	passagere Haarentfernung schmerzhaft
Haarbleichen	je nach Haarfarbe						Körperbehaarung Gesichtsbehaarung	gut	muß häufig wiederholt werden

Tabelle 15.31 (Fortsetzung)

Androgenisierungserscheinungen: Junge Mädchen B													
Altersgruppe		Akne						Hirsutismus					
		leicht		mittel		schwer		leicht		mittel		schwer	
Junge Mädchen		Gestagen-/Östrogendosis pro Tag	Therapiedauer	Gestagen-/Östrogendosis pro Tag	Therapiedauer	Gestagen-/Östrogendosis pro Tag	Therapiedauer	Gestagen-/Östrogendosis pro Tag	Therapiedauer	Gestagen-/Östrogendosis pro Tag	Therapiedauer	Gestagen-/Östrogendosis pro Tag	Therapiedauer
Vor Menarche bis 1 Jahr danach		Dermatika lokale Aknetherapie	je nach Krankheitsbild	Dermatika lokale Aknetherapie	Je nach Krankheitsbild	Dermatologen konsultieren		abwarten		Pädiater, evtl. Endokrinologen konsultieren DD: Tumor/AGS?		Pädiater, evtl. Endokrinologen konsultieren DD: Tumor/AGS?	
Menarche plus 1 Jahr und älter, bis 16. Lebensjahr	Kontrazeptionswunsch*	2 mg CPA 35 µg EE_2 (Diane 35)	Tag 1 – 21 Tag 1 – 21	Dermatologen konsultieren Dermatika lokale Aknetherapie und 2 mg CPA 35 µg EE_2 (Diane-35)	Je nach Krankheitsbild Tag 1 – 21 Tag 1 – 21	Dermatologen konsultieren Dermatika lokale Aknetherapie und 2 mg CPA 35 µg EE_2 (Diane-35)	Je nach Krankheitsbild Tag 1-21 Tag 1 – 21	2 mg CPA 35 µg EE_2 (Diane-35)	Tag 1 – 21 Tag 1 – 21	Pädiater, evtl. Endokrinologen konsultieren DD: Tumor/AGS?		Pädiater, evtl. Endokrinologen konsultieren DD: Tumor/AGS?	
		evtl. Zusatztherapie Dermatika lokale Aknetherapie	 je nach Krankheitsbild	evtl. Zusatztherapie: CPA antizyklisch bzw. kontinuierlich je nach Schweregrad, Zyklus und Verträglichkeit: 5 – 10 mg CPA oder 5 – 10 mg CPA oder 5 – 10 mg CPA (Androcur-10)	 Tag 1 – 10 Tag 1 – 15 Tag 1 – 21	evtl. Zusatztherapie: CPA antizyklisch je nach Schweregrad, Zyklus und Verträglichkeit: 10 – 50 mg CPA oder 10 – 50 mg CPA (Androcur)	 Tag 1 – 10 Tag 1 – 15						

Menarche plus 1 Jahr und älter bis 16. Lebensjahr	Keine Kontrazeption erforderlich	Dermatika lokale Aknetherapie	je nach Krankheitsbild	Dermatologen konsultieren		Dermatologen konsultieren		Beratung, evtl. kosmetische Behandlung		Pädiater, evtl. Endokrinologen konsultieren DD: Tumor/AGS?		Pädiater, evtl. Endokrinologen konsultieren DD: Tumor/AGS?	
				Dermatika lokale Aknetherapie	Je nach Krankheitsbild	Dermatika lokale Aknetherapie	Je nach Krankheitsbild						
				2 mg CPA 35 µg EE_2 (Diane-35)	Tag 1–21 Tag 1–21	2 mg CPA 35 µg EE_2 (Diane-35)	Tag 1–21 Tag 1–21			2 mg CPA 35 mg EE_2 (Diane-35)	Tag 1–21 Tag 1–21	2 mg CPA 35 mg EE_2 (Diane-35)	Tag 1–21 Tag 1–21
		evtl. Zusatztherapie: CPA/CMA zyklisch		evtl. Zusatztherapie: CPA antizyklisch bzw. kontinuierlich		evtl. Zusatztherapie: CPA antizyklisch		evtl. Zusatztherapie: CPA/CMA zyklisch		evtl. Zusatztherapie: CPA antizyklisch bzw. kontinuierlich		evtl. Zusatztherapie: CPA antizyklisch	
		je nach Schweregrad, Zyklus u. Verträglichkeit: 2** – (5) mg CPA oder 2 – (6) mg	 Tag 12 – 21 Tag 12 – 21	je nach Schweregrad, Zyklus u. Verträglichkeit: 5 – 10 mg CPA oder	 Tag 1 – 10	je nach Schweregrad, Zyklus u. Verträglichkeit: 10 – 50 mg CPA oder	 Tag 1 – 10	je nach Schweregrad, Zyklus u. Verträglichkeit: 2* – (5) mg CPA oder	 Tag 12 – 21	je nach Schweregrad, Zyklus u. Verträglichkeit: 5 – 10 mg CPA oder	 Tag 1 – 10	je nach Schweregrad, Zyklus u. Verträglichkeit: 10 – 50 mg CPA oder	 Tag 1 – 10
		CMA (Gestafortin) oder 5 mg CPA (1/2 Tbl. Androcur-10) und jew. plus 2 mg E_2-valerat (z. B. Progynova)	 Tag 12 – 21 Tag 1 – 21	5 – 10 mg CPA oder 5 – 10 mg CPA (Androcur-10)	Tag 1 – 15 Tag 1 – 21	10 – 50 mg CPA (Androcur-10 oder Androcur)	Tag 1 – 15	2 – (6) mg CMA (Gestafortin) oder 5 mg CPA (1/2 Tbl. Androcur-10) und jew. plus 2 mg E_2-valerat (z. B. Progynova)	Tag 12 – 21 Tag 12 – 21 Tag 1 – 21	5 – 10 mg CPA oder 5 – 10 mg CPA (Androcur-10)	Tag 1 – 15 Tag 1 – 21	10 – 50 mg CPA (Androcur-10 oder Androcur)	Tag 1 – 15

* Bei Verordnung an Minderjährige (<16. Lj.)
– strenge Indikationsstellung
– Empfehlung, ein Elternteil zu informieren
– Eintrag in Patientenakte

** Sonderanfertigung der Apotheke

Tabelle 15.31 (Fortsetzung)

Androgenisierungserscheinungen: 16. Lebensjahr bis Perimenopause B													
Altersgruppe		Akne						Hirsutismus					
		leicht		mittel		schwer		leicht		mittel		schwer	
		Gestagen-/Östrogendosis pro Tag	Therapiedauer	Gestagen-/Östrogendosis pro Tag	Therapiedauer	Gestagen-/Östrogendosis pro Tag	Therapiedauer	Gestagen-/Östrogendosis pro Tag	Therapiedauer	Gestagen-/Östrogendosis pro Tag	Therapiedauer	Gestagen-/Östrogendosis pro Tag	Therapiedauer
Ab 16. Lebensjahr bis Perimenopause	Keine Kontraindikationen für OC	2 mg CPA 35 µg EE_2 (Diane-35) Evtl. Zusatztherapie: Dermatika lokale Aknetherapie	Tag 1–21 Tag 1–21 je nach Krankheitsbild	Dermatologen konsultieren Dermatika lokale Aknetherapie 2 mg CPA 35 µg EE_2 (Diane-35) Evtl. Zusatztherapie: CPA antizyklisch bzw. kontinuierlich je nach Schweregrad, Zyklus u. Verträglichk.: 5–10 mg CPA oder 5–10 mg CPA oder 5–10 mg CPA (Androcur-10)	 je nach Krankheitsbild Tag 1–21 Tag 1–21 Tag 1–10 Tag 1–15 Tag 1–21	Dermatologen konsultieren Dermatika lokale Aknetherapie 2 mg CPA 35 µg EE_2 (Diane-35) Evtl. Zusatztherapie: CPA antizyklisch je nach Schweregrad, Zyklus u. Verträglichk.: 10–50 mg CPA oder 10–50 mg CPA (Androcur-10 oder Androcur)	 je nach Krankheitsbild Tag 1–21 Tag 1–21 Tag 1–10 Tag 1–15	2 mg CPA 35 µg EE_2 (Diane-35) Evtl. Zusatztherapie: 5–(10) mg CPA (Androcur-10)	Tag 1–21 Tag 1–21 Tag 1–21	Bei Tumorverdacht: Gyn. Endokrinologen konsultieren DD: Tumor/AGS? Ohne Tumorverdacht: Basistherapie: 2 mg CPA 35 µg EE_2 (Diane-35) oder 40 µg EE_2 (Progynon C) plus Zusatztherapie: (50)–100 mg CPA (Androcur) Blutg. zu spät, Schmieren unter CPA (z.B. adipöse Patientin)	 Tag 1–21 Tag 1–21 Tag 1–21 Tag 10 oder Tag 5–14 Tag 1–8 (9) oder Tag 5–12 (13)	Bei Tumorverdacht: Gyn. Endokrinologen konsultieren DD: Tumor/AGS? Ohne Tumorverdacht: Basistherapie: 2 mg CPA 35 µg EE_2 (Diane-35) oder 40 µg EE_2 (Progynon C) plus Zusatztherapie: 100 mg CPA evtl. 200 mg (Androcur) Blutg. zu spät Schmieren unter CPA (z.B. adipöse Patientin)	 Tag 1–21 Tag 1–21 Tag 1–21 Tag 1–10 oder Tag 5–14 Tag 1–8(9) oder Tag 5–12 (13)
	Therapieversager	Dermatologen konsultieren		Dermatologen konsultieren		Dermatologen konsultieren		Dermatologen konsultieren Epilieren		Basis- u. Zusatztherapie: 300 mg CPA i.m.	zwischen Tag 3–7	Basis- und Zusatztherapie: 300 mg CPA i.m.	zwischen Tag 3–7
16. Lebensjahr bis Perimenopause	EE_2 Unverträglichkeit, wenn CPA-/CMA-Gabe möglich	Östrogenbasistherapie: 2 mg E_2-valerat (oral) (Progynova)		Östrogenbasistherapie: 2 mg E_2-valerat (oral) (Progynova) oder E_2-valerat 10 mg i.m. (Progynon-Depot-10)	Tag 1–21 Tag 1 und 10	Öastrogenbasistherapie: 2 mg E_2-valerat (oral) (Progynova) oder E_2-valerat 10 mg i.m. (Progynon-Depot-10)	Tag 1–21 Tag 1 und 10	Östrogenbasistherapie: 2 mg E_2-valerat (oral) (Progynova) oder E_2-valerat 10 mg i.m. (Progynon-Depot-10)	Tag 1–21 Tag 1 und 10	Ohne Tumorverdacht: Östrogenbasistherapie: 2 mg E_2-valerat (oral) (Progynova) oder E_2-valerat 10 mg i.m. (Progynon-Depot-10)	Tag 1–21 Tag 1 und 10	Ohne Tumorverdacht: Östrogenbasistherapie: 2 mg E_2-valerat (oral) (Progynova) oder E_2-valerat 10 mg i.m. (Progynon-Depot-10)	Tag 1–21 Tag 1 und 10

		plus Zusatztherapie: CPA/CMA zyklisch je nach Schweregrad, Zyklus u. Verträglichk. 2* – (5) mg CPA oder — Tag 12 – 21 2 – (6) mg CMA oder — Tag 12 – 21 5 mg CPA (1/2 Tbl. Andro-cur-10) — Tag 12 – 21	plus Zusatztherapie: CPA antizyklisch bzw. kontinuierlich je nach Schweregrad, Zyklus u. Verträglichk. 5 – 10 mg CPA oder — Tag 1 – 10 5 – 10 mg CPA oder — Tag 1 – 15 5 – 10 mg CPA (Andro-cur-10) — Tag 1 – 21	plus Zusatztherapie: CPA antizyklisch je nach Schweregrad Zyklus u. Verträglichk. 10 – 50 mg CPA oder — Tag 1 – 10 10 – 50 mg CPA (Andro-cur-10 bzw. Androcur) — Tag 1 – 15	plus Zusatztherapie: CPA/CMA zyklisch bzw. antizyklisch je nach Schweregrad Zyklus u. Verträglichk. 2* – (5) mg CPA oder — Tag 12 – 21 2 – (6) mg CMA oder — Tag 12 – 21 5 mg CPA oder — Tag 12 – 21 5 – 10 mg CPA (Andro-cur-10) — Tag 1 – 10	plus Zusatztherapie CPA antizyklisch bzw. kontinuierlich je nach Schweregrad Zyklus u. Verträglichk. 5 – 10 mg CPA oder — Tag 1 – 10 5 – 10 mg CPA oder — Tag 1 – 15 5 – 10 mg CPA oder — Tag 1 – 21 (50) – 100 mg CPA (Andro-cur-10 bzw. Androcur) — Tag 1 – 10	plus Zusatztherapie: CPA antizyklisch je nach Schweregrad Zyklus u. Verträglichk. 10 – 50 mg CPA oder 10 – 50 mg — Tag 1 – 10 CPA oder 100 mg CPA — Tag 1 – 15 evtl. 200 mg — Tag 1 – 10 CPA (Andro-cur-10 bzw. Androcur) — Tag 1 – 10
16. Lebensjahr bis Perimenopause	CPA Unverträglichkeit hochdosiert	Entfällt	Entfällt	Entfällt	Basistherapie: 2 mg CPA — Tag 1 – 21 35 µg EE_2 (Diane-35) — Tag 1 – 21 Evtl. Zusatztherapie: 50 – 100 mg Spironolacton (Aldactone-50) — Tag 1 – 21	ohne Tumorverdacht: Basistherapie: 2 mg CPA — Tag 1 – 21 35 µg EE_2 (Diane-35) — Tag 1 – 21 Evtl. Zusatztherapie: 50 – 100 mg Spironolacton (Aldactone-50) — Tag 1 – 21	ohne Tumorverdacht: Basistherapie: 2 mg CPA — Tag 1 – 21 35 µg EE_2 (Diane-35) — Tag 1 – 21 Evtl. Zusatztherapie: 50 – 100 mg Spironolacton (Aldactone 50) — Tag 1 – 21
	OC-Kontra-Indikationen	Dermatika Aknetherapie — Je nach Krankheitsbild	Dermatologen konsultieren	Dermatologen konsultieren	Beratung, evtl. kosmetische Behandlung Fakultativ: 100 mg Spironolacton — Tag 1 – 21 Bei NNR-Überfunktion: 0,25 – 0,5 mg Dexametason oral, abends	100 mg Spironolacton — Tag 1 – 21 Bei NNR-Überfunktion: 0,25 – 0,5 mg Dexametason oral, abends Kosmetische Behandlung	100 mg Spironolacton — Tag 1 – 21 Bei NNR-Überfunktion: 0,25 – 0,5 mg Dexametason oral, abends Kosmetische Behandlung

* Kein Handelspräparat!
2 mg Tablette nicht im Handel, Sonderanfertigung der Apotheke

Kontraindikationen für OCs

absolut Diabetes mellitus mit Vaso-/neuropathie
- Kardiovaskuläre Erkrankungen (zur Zeit anamnetisch)
- Hypertonie (RR syst > 140; RR diast > 90 mgHg)
- Schwere Andipositas (> 150% Idealgewicht)
- Raucherinnen: über 35 Jahre; > 30 Jahre starke Raucherin (> 20 – 50 Zigaretten/Tag)
- Fettstoffwechselerkrankungen
- Blutgerinnungsstörungen
- Schwere Leberstoffwechselstörungen
- Lebertumoren
- Östrogenabhängige Tumoren

Tabelle 15.31 (Fortsetzung)

Androgenisierungserscheinungen: Peri- und Postmenopause B									
Altersgruppe		Hirsutismus						Anmerkungen	
		leicht		mittel		schwer			
Perimenopause		Gestagen-/Östrogendosis pro Tag	Therapiedauer	Gestagen-/Östrogendosis pro Tag	Therapiedauer	Gestagen-/Östrogendosis pro Tag	Therapiedauer		
Allgemeine Hinweise		Beratung, evtl. kosmetische Therapie. Gewichtsreduktion? Östrogen-/Gestagen-Substitution?						oder 100 mg Spironolacton (Aldactone 50 oder 100) 21 Tage/7 Tage Pause	
Menopause <4 Jahre	mit Uterus	2 mg E_2-valerat (Progynova) plus 5–10 mg CPA oder 5–10 mg CPA (Androcur-10) oder 50 mg CPA (Androcur)	Tag 1–21 Tag 1–21 Tag 1–15 Tag 1–10	2 mg E_2-valerat (Progynova) plus 50–100 mg CPA (Androcur)	Tag 1–21 Tag 1–10	2 mg E_2-valerat (Progynova) plus 50–100 mg CPA (Androcur)	Tag 1–21 Tag 1–10		Kardioprotektion (via Lipide) durch Östrogene Osteoporoseprophylaxe durch Östrogene
	ohne Uterus			50–100 mg CPA (Androcur) oder 300 mg CPA i.m. (Androcur-Depot)	kontinuierlich alle 4 Wochen	50–100 mg CPA (Androcur) oder 300 mg CPA i.m. (Androcur-Depot)	kontinuierlich alle 4 Wochen	oder 100 mg Spironolacton (Aldactone 50 oder 100) kontinuierlich oder 21 Tage/7 Tage Pause	
Allgemeine Hinweise		Tumor unwahrscheinlich Beratung, evtl. kosmetische Therapie Gewichtsreduktion? Öastrogen-/Gestagen-Substitution?		Tumorausschluß Beratung, evtl. kosmetische Therapie Gewichtsreduktion? Östrogensubstitution?		Tumorausschluß Beratung, evtl. kosmetische Therapie Gewichtsreduktion? Östrogensubstitution?		Bei ovarieller Hyperandrogenämie: Frage der Ovariektomie?	
Postmenopause <4 Jahre bis 65 Jahre				50–100 mg CPA (Androcur) oder 300 mg CPA i.m. (Androcur-Depot) Kosmetische Zusatztherapie	kontinuierlich alle 4 Wochen	50–100 mg CPA (Androcur) oder 300 mg CPA i.m. (Androcur-Depot) Kosmetische Zusatztherapie	kontuierlich alle 4 Wochen	CPA-Monotherapie (nur selten indiziert): nur bei vollständigem Erlöschen der Ovarialfunktion oder nach Hysterektomie	Besser Östrogen-/Gestagen-Kombinationstherapie wegen: Östrogene – günstiger Lipideinfluß daher weniger kardiovaskuläre Erkrankungen – Osteoporoseprophylaxe Gastagene – Endometriumprotektion – Brustkrebsprotektion

Kontrazeption erforderlich ist. Bei OC-Verordnung an Minderjährige: strenge Indikationsstellung; Empfehlung, möglichst einen Elternteil zu informieren und Eintrag in die Patientenakte einschließlich der besonderen Umstände.

- Erforderliche Kontrazeption: in dieser Altersklasse kann Cyproteronacetat in niedriger Dosierung (5–10 mg/Tag) vom 1. bis zum 10. Zyklustag und gleichzeitig Diane 35 gegeben werden.
- **16. Lebensjahr bis zur Perimenopause:** einen Überblick über die unterschiedlichen Therapiemöglichkeiten von Akne und Hirsutismus gibt die Tabelle 15.30. Bei Kontraindikation gegen Ethinylestradiol kommen eine lokale Therapie bei Akne bzw. kosmetische Behandlung bei Hirsutismus in Frage. Bei Unverträglichkeit von Ethinylestradiol erfolgt ein Therapieversuch mit 2 mg Östradiolvalerat (oral) anstelle von Ethinylestradiol.
- **Menopause plus 4 Jahre danach:** Kombinationstherapie von Östradiolvalerat (2 mg) und 5–10 mg Cyproteronacetat) bei leichten, bzw. 50–100 mg Cyproteronacetat bei stärker ausgeprägtem Hirsutismus. Alternativ kommt die Behandlung mit Spironolacton in Frage.
- **Postmenopause** > als 4 Jahre: Kontinuierliche Gabe von Cyproteronacetat 50–100 mg/Tag möglich.

Als allgemeine Richtlinien zur Therapie von Androgenisierungserscheinungen mit Antiandrogenen unabhängig von der angewandten Substanz gelten nach Hammerstein 1992:

1. Vor Therapiebeginn ist das Vorliegen eines Androblastoms auszuschließen, damit keine wertvolle Zeit bis zum Beginn der Tumorbehandlung vertan wird.
2. Vor Therapiebeginn ist zur *Vermeidung intersexueller Mißbildungen* bei männlichen Feten eine Schwangerschaft auszuschließen. Aus denselben Gründen ist während der Behandlung der Eintritt einer Gravidität durch geeignete Maßnahmen zu verhindern. Diese Forderung ist bei ausreichender Anwendung von CPA wegen dessen ovulationshemmender Eigenschaft per se erfüllt, nicht dagegen bei Spironolacton.
3. *Auch die übrigen Kontraindikationen* sind zur Risikominimierung streng zu beachten, bei CPA-Medikation beispielsweise alle Gegenanzeigen gegen orale Kontrazeptiva, handelt es sich doch bei der Antiandrogentherapie ebenso wie bei der hormonalen Kontrazeption um einen medikamentösen Eingriff in einen gesunden Organismus.
4. Aus demselben Grund ist nach Erreichen des endgültigen Therapieresultats eine *Dosisreduzierung* anzustreben.
5. Bei der *Aufklärung der Patientinnen* ist auf folgende Punkte ausdrücklich hinzuweisen:

   5.1 Der Beginn der wahrnehmbaren Rückbildung der Androgenisierungszeichen nimmt längere Zeit in Anspruch: Beim Hirsutismus 3–9 Monate, bei der androgenetischen Alopecie sogar 6–9 Monate. Eine Akne kann schon nach 1–2 Monaten abzuklingen beginnen.

   5.2 Aus demselben Grund wird das endgültige Therapieresultat erst nach 9–12 Monaten erreicht, bei der Akne bereits nach 3–6 Monaten.

   5.3 Nach dem Absetzen der Therapie muß mit einer allmählichen Rückkehr der Androgenisierungzeichen gerechnet werden, da es sich um keine kausale, sondern nur um eine symptomatische Behandlungsform handelt. Die androgene Stigmatisierung erreicht dann aber nur selten die ursprüngliche Ausprägung.
6. Die Einnahme von Diane 35 bei einer unbemerkten Frühschwangerschaft ist keine Indikation zum Schwangerschaftsabbruch

Bei Einnahme von 50–100 mg Cyproteronacetat in der Frühschwangerschaft ist das Feminisierungsrisiko von männlichen Föten erhöht; Rücksprache beim Hersteller (Fa. Schering, Berlin) erforderlich.

15.5 Empfehlungen für die Praxis

15.5.1 Allgemeines

Vor der Behandlung von Androgenisierungserscheinungen (Hirsutismus, Akne, Seborrhö, Alopecia diffusa) muß ein androgenproduzierender Tumor ausgeschlossen werden. Insgesamt ist die Inzidenz androgenproduzierender Tumoren bei jungen Frauen sehr gering. Diese Tumoren sind im allgemeinen an ihrer klinischen Symptomatik zu erkennen: Postpuberales Auftreten, rasche Progredienz, Vertiefung der Stimme, starker Hirsutismus, Klitorishypertrophie und Zyklusstörungen, meist als sekundäre Amenorrhoe. Adrenale Störungen (z.B. Morbus Cushing) fallen durch ein gestörtes Kortisol-Tagesprofil, einen pathologischen Dexamethason-Hemmtest sowie erhöhte Kortisol- und DHEAS-Werte auf. Ovarielle Störungen, wie das polycystische Ovarialsyndrom, sind laborchemisch weniger charakteristisch. Häufig finden sich erhöhte LH-Werte (erhöhte LH-FSH-Ratio) sowie ultrasonographisch typische subkortikale Ovarialzysten. Frauen mit polyzystischen Ovarien können Hirsutismus und Adipositas als Symptome haben oder nicht.

Für die Klinik hat eine Diagnostik nur dann Bedeutung, wenn aus deren Ergebnissen therapeutische Konsequenzen erwachsen. Im folgenden wird dargelegt, in welchem Umfang die mögliche Diagnostik Bedeutung für therapeutische Maßnahmen hat.

Das Vorgehen bei der Diagnostik von Androgenisierungserscheinungen der Frau ist der Abb. 15.30 zu entnehmen. Endokrinologische Parameter können nur bedingt Hinweise für die Indikation und Auswahl einer Hormontherapie liefern, da die Wirkungen der Androgene individuell zu Symptomen unterschiedlichen Schweregrades führen. Ob die Androgenisierung durch eine adrenale oder ovariell vermehrte Androgenbildung bedingt ist, spielt für die medikamentöse Therapie der Androgenisierungssymptomatik eine untergeordnete Rolle.

15.5.2 Hormondiagnostik

Das Ausmaß an klinischer sowie laborchemischer und paraklinischer Diagnostik bei Patientinnen mit Androgenisierungserscheinungen richtet sich nach dem Schweregrad der klinischen Symptomatik sowie nach der Progredienz. Die Notwendigkeit möglichst genauer Bestimmung (z.B. Mehrfachanalysen, Poolblut, Kontrolluntersuchungen) von Serumhormonen hängt in hohem Maß von der Konsequenz ab, die aus dieser Bestimmung erwächst. Bei Patientinnen mit leichteren Formen der Androgenisierung, bei denen Kontrolluntersuchungen möglich sind, reicht als Basisdiagnostik eine einmalige Blutentnahme zwischen dem 3.–5. Zyklustag (bei amenorrhoischen Patientinnen zu jedem beliebigen Zeitpunkt), morgens zwischen 8 und 9 Uhr aus. Bei längeren Anfahrtswegen (Probleme bei Wiederholung einer Blutentnahme) und stärker ausgeprägtem Hirsutismus sollte zum oben genannten Zeitpunkt dreimal alle 20 Minuten Blut abgenommen werden und die Hormonanalyse entweder aus den Einzelproben oder aus dem Poolblut erfolgen.

Zum Ausschluß eines androgenproduzierenden Tumors ist die Bestimmung von Testosteron (< 1,5 ng/ml Serum) und DHEA-S (< 7 µg/ml Serum) notwendig, trotz der meistens eindeutigen klinischen Symptomatik.

15.5.3 Therapie und Therapiedauer

Die Therapie von Androgenisierungserscheinungen der Frau erstreckt sich über lange Zeit. Die Patientin muß anfangs darauf hingewiesen werden, daß häufig eine Therapiedauer von 1–2 Jahren und länger erforderlich ist. Sie ist weiterhin darüber aufzuklären, daß möglicherweise nach Absetzen der Präparate die Symptome wieder auftreten können.

15.5.4 Krankheitsbilder

Hirsutismus. Bei Patientinnen mit Hirsutismus ist zu beachten, ob es sich gleichzeitig um eine Virilisierung (z.B. Tieferwerden der Stimme, Klitorishypertrophie, Veränderung des Körperbaus) handelt. In diesen Fällen ist eine primäre Tumordiagnostik der androgenproduzierenden Ovarial- und Nebennierentumoren unbedingt erforderlich. Insgesamt sind die androgenproduzierenden Ovarialtumoren selten; wie eine Literaturübersicht zeigte, waren die Tumoren in allen Fällen durch die erhöhten Testosteronwerte (über 1,5 ng/ml) bzw. DHEAS-Werte (über 7 µg/ml) sowie anhand der typischen oben beschriebenen klinischen Symptomatik zu erkennen.

Bei leichten oder mittelschweren Hirsutismusformen reicht die orientierende Bestimmung von Testosteron und DHEAS im Serum aus. Anschließend kann eine als Langzeittherapie erforderliche Behandlung mit Antiandrogenen (d.h. Cyproteronacetat und Ethinylestradiol) begonnen werden. Bei Patientinnen mit stark ausgeprägtem Hirsutismus sollte eine ätiologische Abklärung erfolgen, wobei die zuvor beschriebenen Funktionsteste eingesetzte werden.

Bei mittelschwerem und starkem Hirsutismus ist auf spezifische Krankheitsbilder zu achten, wie

Abb. 15.30. Abklärungsschema zur differentialdiagnostischen Untersuchung von Patientinnen mit Androgenisierungserscheinungen nach Tumorausschluß (Grunwald et al. 1991, unveröffentlicht)

Diagnostik und Therapie von Androgenisierungserscheinungen

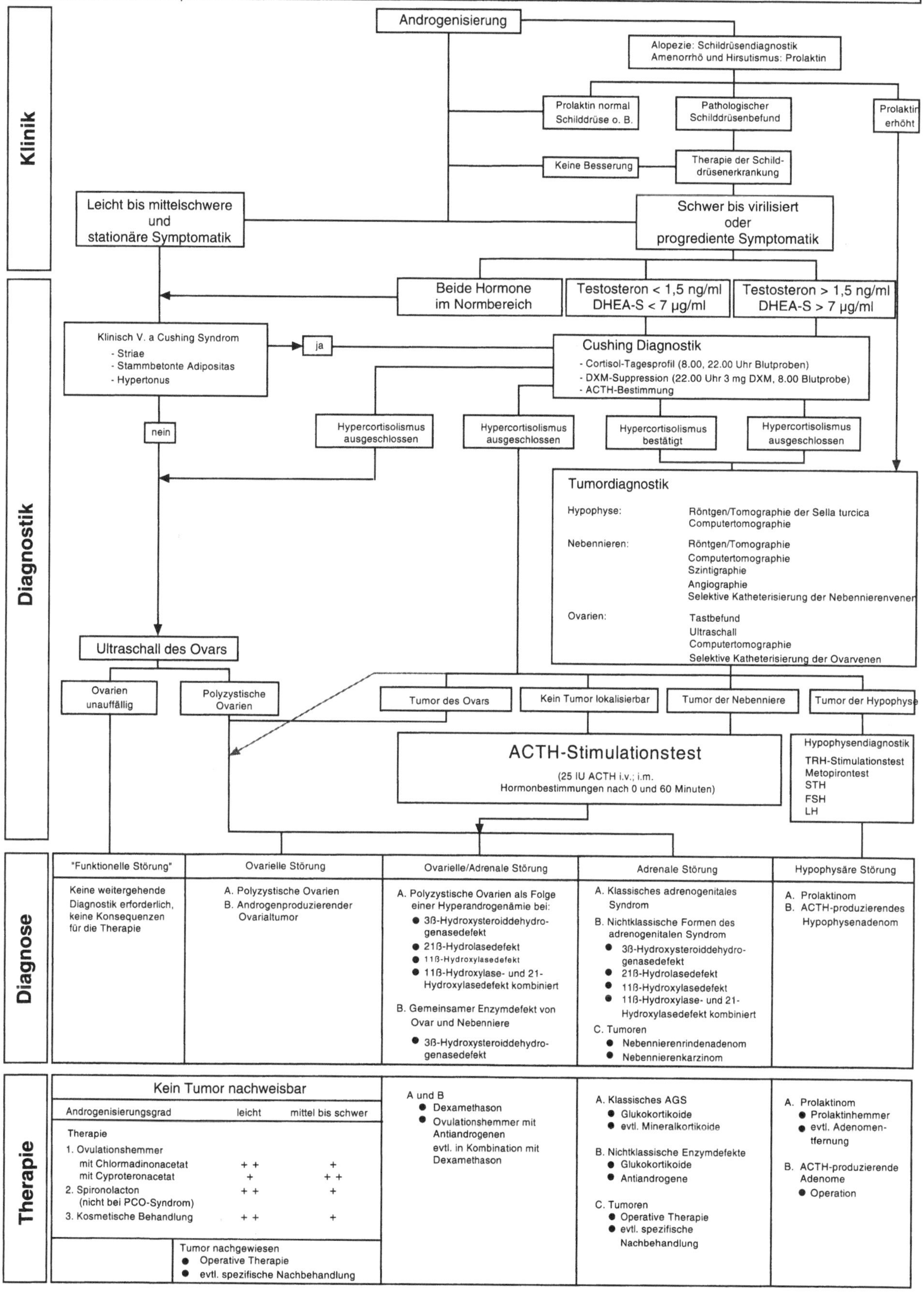

das Cushing-Syndroms bzw. PCO-Syndroms. Als paraklinische Basisdiagnostik sollte bei allen Patientinnen mit Androgenisierungserscheinungen eine Sonographie der Ovarien durchgeführt werden.

Akne. Bei Frauen mit Akne ist zu klären, inwieweit eine dermatologische Untersuchung erforderlich ist, um die Akneformen, die nicht hormonell bedingt sind, zu diagnostizieren und entsprechend zu behandeln. Bei leichteren Akneformen kann auch eine Primärbehandlung mit Östrogen- Antiandrogen-Kombinationen für 6–12 Monate erfolgen. Bereits nach 3–6 Monaten ist in vielen Fällen mit einer kompletten Remission zu rechnen. Der Therapieerfolg kann meistens durch orale Kontrazeptiva ohne Antiandrogene aufrechterhalten werden.

Alopecia. Bei Patientinnen mit ausgeprägter Alopecia diffusa sollte neben der Abklärung einer möglichen Hyperandrogenämie auch eine Belastung mit Umweltnoxen ausgeschlossen werden. In diesem Zusammenhang sei auf chronische Belastungen mit Quecksilber (z. B. Amalgan) und anderen Umweltnoxen (z. B. Lindan, Pestizide) hingewiesen. Ob Umweltnoxen durch Eingriffe in adrenale und/oder ovarielle Enzymsysteme zu einer Hyperandrogenämie führen können, wird zur Zeit noch untersucht.

15.5.5 Spezielle Therapieempfehlungen

Syndrom der polyzystischen Ovarien. Die Therapie des Syndroms der polyzystischen Ovarien richtet sich in erster Linie nach dem Ziel der Therapie; sie kann die Beseitigung der Androgenisierungssymptomatik sein oder aber ein unerfüllter Kinderwunsch. Steht die Androgenisierungssymptomatik im Vordergrund, so ist eine Therapie mit Antiandrogen/Östrogen-Kombinationen zu empfehlen, um eine Ruhigstellung der Ovarien zu gewährleisten. Falls zusätzlich eine adrenale Hyperandrogenämie besteht, kann die zusätzliche Gabe von niedrigdosierten Glukokortikoiden (0,25–0,5 mg Dexamethason oder 5–7,5mg Prednisolon) sinnvoll sein. Bei Patientinnen mit PCO-Syndrom und Kinderwunsch kann zur Behandlung der Androgenisierung einmal Spironolacton eingesetzt werden, das keinen Einfluß auf die Ovarialfunktion hat.

Adrenale Enzymdefekte. Leichte adrenale Enzymdefekte bei Frauen mit Hirsutismus sind häufig (30–50%), zeigen jedoch im Gegensatz zu den kongenitalen Defekten, die durch eine Substitution mit Glukokortikoiden und evtl. Mineralokortikoiden therapierbar sind, keinen Kortisolmangel. Auch findet man bei diesen Frauen in einem relativ hohen Prozentsatz normale bis leicht erhöhte Serumandrogenspiegel, so daß eine Suppression der adrenalen Androgene durch synthetische Kortikoide (Dexamethason, Prednisolon) in den meisten Fällen keinen therapeutischen Nutzen bringt. Dies mag darin begründet sein, daß zur Manifestation einer vermehrten Behaarung die Rezeptorvermittlung eine wichtige Rolle spielt. Darauf weist auch die Tatsache hin, daß selbst bei eindeutig pathologischen ACTH-stimulierten Androstendion- und 17α-Hydroxyprogesteronwerten ein Teil der Patientinnen keine Androgenisierungssymptomatik aufweist, einen normalen menstruellen Zyklus haben und fertil sind (kryptische 21-Hydroxylasedefekte) (Kohn et al. 1982). Da Therapiestudien noch fehlen, bei denen die jeweiligen Enzymdefekte zur Therapieauswahl berücksichtigt wurden, hat die Erkennung der unterschiedlichen Enzymdefekte, bisher keine therapeutische Konsequenz hinsichtlich der Androgenisierungssymptomatik.

15.6 Literatur

Abraham GE (1974) Ovarian and adrenal contributions to peripheral androgens in hirsute women. J Clin Endocrinol Metab 39:340–346

Abraham GE, Chakmakjian ZH (1973) Serum levels during the menstrual cycle in a bilaterally adrenalectomized woman. J Clin Endocrinol Metab 37:581–587

Abraham GE, Chakmakjian ZH (1974) Plasma steroids in hirsutism. Obstet Gynecol 44:171–175

Abraham GE, Chakmakjian ZH, Buster JE, Marshall JR (1974) Ovarian and adrenal contributions to peripheral androgens in hirsute women. J Clin Endocrinol Metab 39:340–346

Abraham GE, Maroulis GB, Buster JE, Chang RJ, Marshall JR (1976) Effect of dexamethasone on serum cortisol and androgens levels in hirsute patients. Obstet Gynecol 47:395–402

Adashi EY, Resnick CE, Swiboda ME, Van Wyk JJ (1985) Somatomedin-C synergizes with follicle-stimulating hormone in the acquisition of progestin biosynthetic capacity by cultured rat granulosa cells. Endocrinology 116: 2135–2144

Axelrod LR, Goldzieher JW (1962) The polycystic ovary. III. Steroid biosynthesis in normal and polycystic ovarian tissue. J Clin Endocrinol Metab 22:359–368

Aydinlink S (1992) Von Diane zu Diane-35. In: Diagnostik und Therapie von Androgenisierungserscheinungen bei der Frau. Hrsg. Breckwoldt M (1992)

Azziz R, Wells G, Acton RT, Zacur HA (1990) Pseudogene/functional gene ratio in late onset 21-hydroxylase-deficient adrenal hyperplasia. AM J Obstet Gynecol 162:633–638

Baird DT (1976) Content and secretion of steroids by the human ovary in vivo, 330. In: James VHT (Hrsg) Endocrinology, Proceedings of the V. International Congress of Endocrinology, Excerpta Medica, Amsterdam-Oxford

Baranao JLS, Hammond JM (1984) Comparative effects of insulin and insulin-like growth factors on DNA synthesis and differentiation of porcine granulosa cells. Biochem Biophys Res Commun 124:484–493

Barbieri RL, Makris A, Ryan KJ (1983) Effects of insulin on steroidgenesis in cultured porcine ovarian theca. Fertil Steril 40:237–241

Barbieri RL, Makris A, Randall RW, Daniels G, Kistner RW, Ryan KJ (1986) Insulin stimulates androgen accumulation in incubations of ovarian stroma obtained from women with hyperandrogenism. J Clin Endocrinol Metab 62:904

Barbieri RL, Smith S, Ryan KJ (1988) The role of hyperinsulinemia in the pathogenesis of ovarian hyperandrogenism. Fertil Steril 50:197–212

Bardin CW, Mahoudeau JA (1970) Dynamics of androgen metabolism in women with hirsutism. Ann Clin Res 2:251–262

Baron J (1974) Diagnostik und Therapie des Hirsutismus. Zentralbl Gynaekol 5:129–142

Bassas, Pinto (1974), S. 37 i. Text

Bassi F, Giusti G, Borsi L, Cattaneo S, Gianotti P, Forti G, Pazzagli M, Vigiani C, Servio M (1977) Plasma androgens in women with hyperprolactinemic amenorrhea. Clin Endocrinol 6:5–10

Baulieu EE, Corpechot C, Dray F, Emiliozzi R, Lebeau MC, Marvais-Jarvis P, Robel P (1965) Dehydroisoandrosteron sulfate: an adrenal-secreted androgen. Rec Prog Horm Res 21:411–494

Bayer S, Seibel M, Gates G, Moses A, Fleir J (1986) Identification of insulin-like growth factor receptors in human granulosa cells. (Abstr. 94) Presented at the 33rd Annual Meeting of the society of Gynecologic Investigation, Toronto, March 19 to 21

Bergfeld W F (1979) Diffuser Haarausfall bei Frauen. In: Orfanos CE (Hrsg) Haar und Haarkrankheiten. Fischer, Stuttgart, S 493–503

Berube D, Luu-The V, Lachance Y, Gagne R, Labrie F (1989) Assignment of the human 3-beta-hydroxysteroid dehydrogenase gene (HSDB3) to the p13 band of chromosome 1. Cytogenet Cell Genet 52:199–200

Bingham KD, Shaw DA (1973) Metabolism of testosterone by human male scalp skin. J Endocrinol 57:111–121

Bird CE, Murphy J, Boroomand K, Finnis W, Dressel D, Clark AF (1978) Dehydroepiandrosteron: kinetics of metabolism in normal men and women. J Clin Endocrinol Metab 47:818–822

Bongiovanni AM (1961) Unusual steroid pattern in congenital adrenal hyperplasia: deficiency of 3β-hydroxy dehydrogenase. J Clin Endocrinol Metab 21:860–867

Bongiovanni AM (1962) The adrenogenital syndrome with deficiency of the 3β-hydroxysteroid dehydrogenase. J Clin Invest 11:2086–2092

Bongiovanni AM, Eberlein WR, Goldman AS, New MI (1967) Disorders of adrenal steroid biogenesis. Rec Prog Horm Res 23:375–439

Bottermann P (1979) Wie erkennt man Nebennierenleiden? Selecta 13:1194–1196

Bruchowsky N (1979) Molekulare Wirkung von Androgenen und Antiandrogenen, 7–21. In: Hammerstein J, Lachnit-Fixon U, Neumann F, Plewig G (Hrsg) Androgenisierungserscheinungen bei der Frau; 1. Auflage, Excerpta Medica, Amsterdam, Oxford, Princeton, S 7–21

Bruchowsky N, Wilson JD (1968) The conversion of testosterone to 17β-hydroxy-5α-androstane-3-one by rat prostate in vitro. J Biol Chem 243:2012–2021

Buckler HM, McLachlan RI, MacLachlan VB, Healy DL, Burger HG (1988) Serum inhibin levels in polycystic ovary sndrome: Basal levels and response to luteinizing hormone-releasing agoist and exogenous gonadotrophin administration. J Clin Endocrinol Metab 66:798–803

Burghen GA, Givens JR, Kitabchi AE (1980) Correlation of hyperandrogenism with hyperinsulinemia in polycystic ovarian disease. J Clin Endocrinol Metab 50:113

Burke C W, Anderson D C (1972) Sex-hormone-binding globulin is a oestrogen amplifier. Nature 240:38–40

Cathelineaux G, Brerault JL, Fiet J, Julien R, Dreux C, Canivet J (1980) Adrenocortical 11β-hydroxylation defect in adult women with postmenarchial onset of symptoms. J Clin Endocrinol Metab 51:287–291

Chang RJ, Geffner ME (1985) Associated non-ovarian problems of polycystic ovarian disease: insulin resistance. Clin Obstet Gynecol 12:675–685

Chang RJ, Nakamura RM, Judd HL, Kaplan SA (1983) Insulin resistance in nonobese patients with polycystic ovarian disease. J Clin Endocrinol Metab 57:356–359

Childs B, Grumbach MM, Van Wyk JJ (1956) Virilizing adrenal hyperplasia: a genetic and hormonal study. J Clin Invest 35:213–222

Corvol P, Michaud J, et al. (1975) Antiandrogenic effect of spirolactones: mechanism of action. Endocrinology 97:52–58

Cremoncini C, Vignati E, Libroia A (1976) Treatment of hirsutism and acne in women with two combinations of cyproterone acetate and ethinylestradiol. Acta Eur Fertil 7:299–314

Crosby PDA, Rittmaster RS (1991) Predictors of clinical response in hirsute women treated with spironolactone. Fertil Steril 55:1076–1081

Cumming DC, Yang JC, Rebar RW, Yen SCC (1992) Treatment of hirsutism with spironolactone. JAMA, 247:1295–1298

Davoren JB, Hshueh AJW (1984) Insulin enhances FSH-stimulated steroidogenesis by cultural rat granulosa cells. Mol Cell Endocrinol 35:97–102

De Prost Y, Paquez F, Touraine R (1982) Dinitrochlorobenzene Treatment of Alopecia Areata. Arch Dermatol 118:542–545

De Vane GW, Czekala NM, Judd HL, Yen SSC (1976) Circulating gonadotropins, estrogens and androgens in polycystic ovarian disease. Am J Obstet Gynecol 121:496–505

De Villez RL (1985) Topical Minoxidil Therapy in Hereditary Androgenetic Alopecia. Arch Dermatol 121:197–202

Dorfman RI, Dorfman AS (1963) Assay of androgens administered by inunction to the chick's comb. Acta Endocrinol 42:1–22

Dube JY, Ngo-Thi NH (1975) Testosterone 5α-reductase in rat skin homogenates: measurement in the skin at various anatomical sites in males and females. Steroids 96:235–247

Dunaif A, Hoffman AR, Scully RE, Flier JS, Longcope C, Levy LL, Crowley WF (1985) Clinical, biochemical and ovarian morphologic features in women with acanthosis nigricans and masculinization. Obstet Gynecol 66:545–552

Dupont B, Oberfield SE, Smithwick EM, Lee TD, Levine LS (1977) Close genetic linkage between HLA and congenital adrenal hyperplasia (21-hydroxylase deficiency). Lancet 2:1309–1312

Eggert-Kruse et al. (1990), i. Text S. 25

Endres H J (1980) Zur Therapie von Haarausfall unterschiedlichster Genese mit einem östrogen-und kortikoidhaltigen Externum. Z Hautkr 55:14–18

Erickson GF, Case E (1983) Epidermal growth factor antagonizes ovarian theca-interstitial cytodifferentiation. Mol Cell Endocrinol 31:71–76

Erickson GF, Hseuh AJW, Quigley ME, Rebar RW, Yen SSC (1979) Functional studies of aromatase activity in human granulosa cells from normal and polycystic ovaries. J Clin Endocrinol Metab 49:514–520

Erickson GF, Magoffin DA, Dyer CA, Hofeditz C (1985) The ovarian androgen producing cells: a review of structure/function relationships. Endocrine Rev 6:371–393

Ettinger B, Goldfield E, Burrill K, von Werder K, Forsham P (1973) Plasma testosterone stimulation/suppression dynamics in hirsute women. Am J Med 54:195–200

Ettinger B, Von Werder K, Thomas GC, Forsham PH (1971) Plasma testosterone stimulation-suppression dynamics in hirsute women. Am J Med 51:170–175

Fanta D (1978) Klinische und experimentelle Grundlagen zur Hormontherapie. In: Fanta D (Hrsg) Akne Springer, Wien New York, S 1–95

Fanta (1977), i. Text im Anhang (S. 83)

Fanta D, Schneider W H F, Spona J, Neufeld T (1977) Die Anwendung von Antiandrogenen in der Behandlung der Akne. Wien Klin Wochenschr 89:622–627

Fanta D (1992) Hormonale und nichthormonale Therapie der Acne vulgaris (1992) In: Diagnostik und Therapie von Androgenisierungserscheinungen bei der Frau. Hrsg. Breckwoldt M (1992)

Farnsworth WE, Brown JR (1963) Metabolism of testosterone by the human prostate. JAMA 183:436–439

Feher T, Halmy L (1975) Dehydroepiandrosterone and dehydroepiandrosterone sulfate dynamics in obesity. Canad J Biochem 53:215–222

Finkelstein M, Weidenfeld J (1983) Perceptions on the etiology of the polycystic ovary syndrome, 45–62. In: Finkelstein M (Hrsg) Hormones in Normal and Abnormal Human Tissues; 1. Auflage, Vol. III, Walter de Gruyter & Co., Berlin, New York

Flier JS, Eastman RC, Minaker KL, Matteson D, Rowe JW (1985) Acanthosis nigricans in obese women with hyperandrogenism. Characterization of an insulin-resistant state distinct from the type A and B syndromes. Diabetes 34: 101–107

Forest MG, Rivarola MA, Migeon CJ (1968) Percentage binding of testosterone, androstenedione, and dehydroepiandrosterone in human plasma. Steroids 12:323–329

Forney JP, Milewich L, Chen GT (1981) Aromatization of androstendione to estrone by by human adipose tissue in vitro: correlation with adipose tissue mass, age and endometrial neoplasia. J Clin Endocrinol Metab 53:192–199

Furman BL (1981) Impairment of glucose tolerance produced by diuretics and other drugs. Pharmacol Ther 12:63–69

Gabrilove JL, Sharma EC, Dorfman RI (1965) 11-beta-hydroxylase deficiency and virilism first manifest in the adult woman. N Engl J Med 272:1189–1194

Geffner ME, Kaplan SA, Bersch N, Golde DW, Landaw EM, Chang RJ (1986) Persistance of insulin resistance in polycystic ovarian disease after inhibition of ovarian steroid secetion. Fertil Steril 45:327–333

Gerhard I (1992) Erst ausschwemmen, dann Dauer-Prophylaxe. In: Medical Tribune 22:37

Girard J, Baumann J B, Graf S, Hees G, van Rosenthal M, Zuppinger K (1979) Assessment of ACTH-adrenal activity after treatment with a glucocoticoid and an antiandrogenic steroid. Arch Toxikol 2:85–92

Girard J, Baumann J B, Graf S, Hees G, van Rosenthal M, Zuppinger K (1979) Assessment of ACTH-adrenal activity after treatment with a glucocoticoid and an antiandrogenic steroid. Arch Toxikol 2:85–92

Givens (1983) Persönliche Mitteilung

Givens JR, Anderson RN, Wiser RL, Fish SA (1974) Dynamics of suppression and recovery of plasma FSH, LH, androstendione and testosterone in polycystic ovarian disease using an oral contraceptive. J Clin Endocrinol Metab 38:727–735

Givens JR, Anderson RN, Ragland JB, Wiser WL, Umstot ES (1975) Adrenal function in hirsutism I. Diurnal change and response of plasma androstenedione, testosterone, 17-hydroxyprogesterone, cortisol, LH, FSH to dexamethasone and 1/2 unit of ACTH. J Clin Endocrinol Metab 40: 989–1000

Givens R, Widerman E, Andersen RN, Labchi AE (1980) β-endorphin and β-lipotropin plasma levels in hirsute women: correlation with body weight. J Clin Endocrinol Metab 50:975

Glickman SP, Rosenfield RL, Bergenstal M, Helke J (1982) Multiple androgenic abnormalities, including elevated free testosterone, in hyper-prolactinaemic women. J Clin Endocrinol Metab 55:251–257

Goldzieher JW (1981) Polycystic ovary disease. Fertil Steril 35:371–394

Goldzieher JW, Green JA (1962) The polycystic ovary. I. Clinical and histologic features. J Clin Endocrinol Metabol 22:325–335

Graybeal ML, Fang VS (1985) Physiological dosing of exogenous ACTH. Acta Endocrinol 108:401–406

Green OC, Migeon CJ, Wilkins L (1960) Urinary steroids in the hypertensive form of congenital adrenal hyperplasia. J Clin Endocrinol Metab 20:929–946

Grunwald et al (1989) unveröffentlicht

Grunwald et al (1991) unveröffentlicht

Grunwald K, Rabe T, Kanakas N, Kiesel L, Münch O, Vecsei P (1988) The ACTH-Stimulation test before and after suppression with buserelin and dexamethason in patients with hyperandrogenism. Recent Research on Gynecological Endocrinology 1:560–569

Grunwald K, Rabe T, Urbancsek J, Runnebaum B, Vecsei P (1990) Normal values for a short time ACTH intravenous and intramuscular stimulation test in women in the reproductive age. Gynecol Endocrinol 4:287–306

Guthrie PG, Wilson A, Quillen L, Jawad MJ (1982) Adrenal androgen excess and defective 11-hydroxylation in women with idiopathic hirsutism. Arch Intern Med 142:729–735

Hackenberg K (1978) Die Nebennieren. In: Klein, Reinwein (Hrsg) Klinische Endokrinologie. Schattauer, Stuttgart, S 169–210

Hamilton J B (1942) Male hormone stimulation is prerequisite and an incitant in common baldness. Am J Anat 71: 451–455

Hammerstein J, Meckies J, Leo-Rossberg T, Moltz L, Zielske F (1975) Use of cyproterone acetate in the treatment of acne, hirsutism and virilism. J Steroid Biochem 6:827–836

Hammerstein J, Moltz L, Schwartz U (1983) Antiandrogens in the treatment of acne and hirsutism. J steroid Biochem 19:591–597

Hammerstein J (1992) Zwei Jahrzehnte Therapie mit Antiandrogenen bei der Frau. In: Diagnostik und Therapie von Androgenisierungserscheinungen bei der Frau. Hrsg. Breckwoldt M (1992). Diesbach Berlin

Hatch R, Rosenfield RL, Kim MH, Tredway D (1981) Hirsutism: Implications, etiology and management. Am J Obstet Gynecol 140:815–830

Hirshfeld AJ, Fleshman JK (1969) An unusually high incidence of salt-loosing congenital adrenal hyperplasia in the alaskan eskimo. Pediatr Res 75:492–494

Holzmann et al (1968), i. Text S. 58

Horst HJ, Bartsch W, Dirksen-Thedens (1977) Plasma testosterone, sex hormone binding globulin binding capacity and per cent binding of testosterone and 5α-dihydrotestosterone in prepubertal, pubertal and adult males. J Clin Endocrinol Metab 45:522–527

Horton R, Tait JF (1966) Androstenedione production and interconversion rates measured in peripheral blood and studies on the possible site of its conversion to testosterone. J Clin Invest 45:301–312

Hurkadli KS, Jayaraman S, Gopalakrishnan K (1986) Role of inhibin in polycystik ovary syndrome. Int J Fertil 31: 165–169

Ito T, Horton R (1971) The source of plasma dihydrotestosterone in man. J Clin Invest 50:1621–1627

Janata J, Starka L (1964) Effect of cortisol on the production of ovarian androgens. J Endocrinol 29:93–100

Jänne O, Perkeentupa J, Vikho R (1970) Plasma and urinary steroids in an eight year old boy with 3β-hydroxysteroid dehydrogenase. J Clin Endocrinol Metab 31:162–165

Jayle MF, Weinmann SH, Baulieu EE, Vallin Y (1958) Virilisme post-pubertaire discret par defience de l'hydroxylation en C21. Acta Endocrinol 29:513–524

Judd HL, McPherson RA, Rakoff JS, Yen SS (1977) Correlation of the effects of dexamethasone administration on urinary 17-ketosteroid and serum androgen levels in patients with hirsutism. Am J Obstet Gynecol 128:408–415

Kahn CR, Flier JS, Bar RS, Archer JA, Gorden P, Marhn MM, Roth J (1976) The syndromes of insulin resistance and acanthosis nigricans. N Engl J Med 294:739–747

Kalkhoff K W (1972) Die Behandlung der Akne aus pathogenetischer Sicht. Therapiewoche 16:1377–1390

Kandeel FR, Rudd BT, Butt WR, Edwards RL, London DR (1978) Androgens and cortisol response to ACTH stimulation in women with hyperprolactinemia. Clin Endocr 9:429–441

Kato T, Horton R (1968) Studies of testosterone binding globulin. J Clin Endocrinol Metab 429–441

Kaufman M, Pinsky L, Feder-Hollander R (1981) Defective upregulation of the androgen receptor in human androgen insensitivity. Nature 297:735–741

Kenny FM, Reynolds IW, Green OC (1971) Partial 3-beta- hydroxysteroid dehydrogenase deficiency and 21-hydroxylase deficiency in a family with congenital adrenal hyperplasia with evidence for increasing 3-beta-hydroxysteroid dehydrogenase activities with age. Pediatrics 48:756–766

Keymolen V, Dor P, Borkowski A (1976) Output of estrogens, testosterone and their precursors by isolated human adrenal cells as compared with that of glucocorticosteroids. J Endocrinol 71:219–229

Kirschner MA, Jacobs JB (1971) Combined ovarian and adrenal vein catheterization to determine the site(s) of androgen overproduction in hirsute women. J Clin Endocrinol Metab 33:199–209

Kirschner MA, Bardin CW (1972) Androgen production and metabolism in normal and virilized women. Metabolism 21:667–688

Kirschner MA, Newark NJ (1979) Hirsutism and virilism in woman. In: Thirty first annual. Postgraduate assembly of the endocrine society, III–44–III–52

Kirschner MA, Sinhamahapatra S, Zucker IR, Lorriaux L, Nieschlag LE (1973) The production, origin and role of dehydroepiandrosterone and 5-androstenediol as androgen prehormones in hirsute women. J Clin Endocrinol Metab 37:183–189

Knorr D, Bidlingmaier F, Höller W, Kuhnle U (1983) Diagnosis of homozygosity and heterozygosity in congenital adrenal hyperplasia (CAH) and control of treatment. J Steroid Biochem 19:645–653

Knudson AG (1951) Mixed adrenal disease of infancy. J Pediatr 39:408–423

Kohn B, Levine LS, Pollack MS, Pang S, Lorenzen F, Levy D, Lerner AJ, Rondanini GF, Dupont B, New MI (1982) Late-onset steroid 21-Hydroxylase deficiency: a variant of classical congenital adrenal hyperplasia. J Clin Endocrinol Metab 55:817–827

Korth-Schütz S, Levine LS, New MI (1976) Serum androgens in normal prepubertal and pubertal children and in children with precocious adrenarche. J Clin Endocrinol Metab 43:117–124

Krieg M (1992) Molekulare Wirkung der Androgene und Antiandrogene. In: Diagnostik und Therapie von Androgenisierungserscheinungen bei der Frau. Hrsg. Breckwoldt M (1992). Diesbach Berlin

Kutenn F, Mowszowics I, Schaison G, Mauvais-Jarvis P (1977) Androgen production and skin metabolism in hirsutism J Endocrinol 75:83–92

Laatikainen TJ, Apter DL (1979) Steroid secretion by normal and polycystic ovaries. 9. World Congress of Gynecology and Obstetrics, Tokyo, Abstract 232

Laatikainen TJ, Apter DL, Paavonen JA, Wahlstrom TR (1980) Steroids in ovarian and peripheral venous blood in polycystic ovarian disease Clin Endocrinol 13:125–134

Lachance Y, Luu-The V, Verreault H, Dumont M, Rheaume E, Leblanc G, Labrie F (1991) Structure of the human type II 3 beta-hydroxysteroid dehydrogenase/delta 5- delta 4 isomerase deficiency (3 beta-HSD) gene: adrenal and gonadal specificity. DNA Cell Biol 10:701–711

Landon J, Wynn V, Samols E (1963) The effect of anabolic steroids on blood sugar and plasma insulin levels in man. Metabolism 12: 924–930

Lehmann W D, Lauritzen Ch (1972) Kombinierter Funktionstest mit Dexamethason und Choriongonadotropin zur Diagnose androgenbildender Ovarialtuomren. Geburtshilfe Frauenheilkd 32:913–918

Leidenberger FA (1992) Parameter zur Wirksamkeit von Cyproteronacetat. In: Diagnostik und Therapie von Androgenisierungserscheinungen bei der Frau. Hrsg. Breckwoldt M (1992). Diesbach Berlin

Leidenberger FA (1991) Klinische Endokrinologie für Frauenärzte. Springer

Leo-Roßberg I, Laur S, Zielske F, Hammerstein J (1971) Reverse sequential therapy of hirsutism using cyproterone acetate. I. Further clinical observations. Acta Endocrinol (Copenh) 66 (Suppl 152):14

Levine LS (1981) Genetic and hormonal characterization of cryptic 21-hydroxylase deficiency. J Clin Endocrinol Metab 53:1193–1198

Levine LS, Dupont B, Lorenzen F, Pang S, Pollack M, Oberfield S, Kohn B, Lerner A, Cacciari E, Mantero F (1980). Cryptic 21-hydroxylase deficiency in families of patients with classical congenital adrenal hyperplasia. J Clin Endocrinol Metab 51: 1316–1324

Levine LS, Zachmann M, New MI, Prader A, Pollack MS, O'Neill GJ, Yang SY, Oberfield SE, Dupont B (1978) Genetic mapping of the 21-hydroxylase-deficiency gene within the HLA linkage group. N Engl J Med 299:911–915

Lobo RA, Goebelsmann U (1982) Effect of androgen excess on inappropriate gonadotropin secretion as found in the polycystic ovary syndrome. Am J Obstet Gynecol 142:394–401

Lobo RA, Goebelsman U (1980) Adult manifestation of congenital adrenal hyperplasia due to incomplete 21-hydroxylase deficiency mimicking polycystic ovary syndrome. Am J Obstet Gynecol 138: 720–735

Lobo RA, Kletsky OA, Kaptein EM, Goebelsmann U (1980) Prolactin modulation of dehydroepiandrosterone sulfate secretion. Am J Obstet Gynecol 131:780–791

Lobo RA, Goebelsmann U (1981) Evidence for reduced 3-ol-hydroxysteroid dehydrogenase activity in some hirsute women thought to have polycystic ovary syndrome. J Clin Endocrinol Metab 53:394–400

Lobo RA, Kletzky OA, Campeau JD, di Zerega GS (1983) Elevated bioactive luteinizing hormone in women with the polycystic ovary syndrome. Fertil Steril 39:674–678

Lobo RA, Paul WL, Goebelsmann U (1981a) Serum levels of DHEAS in gynecologic endocrinopathy and infertility. Obstet Gynecol 57:607–612

Lobo RA, Paul WL, Goebelsmann U (1981b) Dehydroepiandrosterone as an indicator of adrenal androgen function. Obstet Gynecol 57:69–76

Lobo RA, Shoupe D, Chang SP, Campeau J (1984) The control of bioactive luteinizing hormone secretion in women with the polycystic ovary syndrome. Am J Obstet Gynecol 148:423–428

Lopez JM, Migeon CJ und Jones GES (1967) Hirsutism and evaluation of the dexamethason suppression and chorionic gonadotropin stimulation test. Am J Obstet Gynecol 98: 749–758–763

Lorber DL, McKenna TJ, Rabinowitz D (1978) Plasma pregnenolone and 17-OH-pregnenolone in hirsute amenorrhoeic patients. Acta Endocrinol 87:566–576

Lorenzen F, Pang S, New MI (1979) Hormonal phenotype and HLA-genotype in families of patients with congenital adrenal hyperplasia (21-hydroxylase deficiency). Pediatr Res 13: 1356–1370

Luciano AA, Chapler FK, Sherman BM (1984) Hyperprolactinemia in polycystic ovary syndrome. Fertil Steril 41:719–725

Lucky AW, Rosenfield RL, McGuire J, Rudy S, Helke J (1986) Adrenal androgen hyperresponsiveness to adrenocorticotropin in women with acne and/or hirsutism: Adrenal enzyme defects and exaggerated adrenarche. J Clin Endocrinol Metab 62:840–848

Ludwig E (1977a) Androgenetische Alopezie. Arch Dermatol 113:109

Ludwig E (1977b) Classification of types of androgenetic alopecia (common baldness) occuring in the female sex. Br J Dermatol 97:247–254

Lutz G, Kreysel HW (1989) Die Therapie der Alopecia areata im Augenbrauenbereich mit Diphenylcyclopropenon und ihre möglichen Risiken. Z Hautkr 64:898–900

Mahoudeau JA, Bardin CW, Lipsett MB (1971) The metabolic clearance rate and origin of plasma dihydrostestosterone in man and its conversion to the D5-androstanediols. J Clin Invest 50:1338–1344

Maguire HC, Kligman AM (1964) Hair plucking as a diagnostic test. J Invest Dermatol 43:77–80

Maroulis GB, Abraham GE (1976) Ovarian and adrenal contributions to peripheral steroid levels in postmenopausal women. Obstet Gynecol 48:150–168

Maroulis GB, Abraham GE (1980) Concentrations of androgens and cortisol in the various zones of the human adrenal cortex, 49–52. In: Genazzani AR, Thijssen JHH, Siiteri PK (Hrsg) Adrenal androgens; 3. Auflage, New York, Raven Press

Maroulis GB, Lindstrom R, Abraham GE, Marshall JR (1975) Testosterone and dihydrotestosterone secretion by the adrenal and ovary in hirsute patients. 57. Annual meeting of the Endocrine Society,Abstract 471, 286

Maroulis GB (1981) Evaluation of hirsutism and hyperandrogenaemia. Fertil Steril 36:273–305

Mathur RS, Moody LO, Landgrebe S, Williamson HO (1981) Plasma androgens and sex-hormone-binding globulin in the evaluation of hirsute females. Fertil Steril 35:29–35

Mauthe I, Laspe H, Knorr D (1977) Zur Häufigkeit des kongenitalen adrenogenitalen Syndroms (AGS) München 1963–1972. Klin Paediatr 189:172–176

May JV, McCarty K, Reichart LE, Schomberg DW (1980) Follicle-stimulating hormone-mediated induction of functional luteinizing hormone/ human chorionic gonadotropin receptors during monolayer cultur of porcine granulosa cells. Endocrinilogy 107:1041

May JV, Schomberg DW (1981) Granulosa cell differentiation in vitro: effect of insulin on growth and functional integrity. Biol Reprod 25:421

McCullagh EP, Lewis LA (1942) Carbohydrate metabolism of patients treated with methyl testosterone. J Clin Endocrinol 2:507–512

McKenna TJ, DiPietro DL, Brown RD (1974) Pregnenolone in man: Plasma levels in states of normal and abnormal steroido-genesis. J Clin Endocrinol Metab 38:480–485

McKenna TJ, Jennings AS, Liddle GW, Burr IM (1976) Pregenolone, 17-OH-Pregnenolone, and testosterone in plasma of patients with congenital adrenal hyperplasia. J Clin Endocrinol Metab 42:918–925

McKenna TJ, Miller RB, Liddle GW (1977) Plasma pregnenolone and 17-OH-pregnenolone in patients with adrenal tumors. J Clin Endocrinol Metab 44:231–236

McNatty KP, Baird DT, Bolton A, Chambers P, Corker CS, McLean H (1976) Concentration of estrogens and androgens in human ovarian venous plasma and follicular fluid throughout the menstrual cycle. J Endocrinol 71:77–85

Meikle AW, Stringham JD, Wilson DE, Dolman LI (1979) Plasma 5α-reduced androgens in men and hirsute women: role of adrenals and gonads. J Clin Endocrin Metab 48:969–975

Meikle AW, Worley RJ, West CD (1984) Adrenal corticoid hyperresponsiveness in hirsute women. Fertil Steril 41: 575–579

Meldrum DR, Abraham GE (1979) Peripheral ovarian venous concentrations of various steroid hormones in virilizing ovarian tumors. Obstet Gynecol 53:36–43

Meinhof W, Kaiser E, Loch E G (1974) Die androgenetische Akne der Frau. Hautarzt 25:34–38

Menard RH, Stripp B, Gillette JR (1974) Spironolactone and testicular cythochrome P-450: decreased testosterone formation in several species and changes in hepatic drug metabolism. Endocrinology 94:1628–1636

Migeon CJ, Rosenwaks Z, Lee PA, Urban MD, Dias WB (1980) The attenuated form of congenital adrenal hyperplasia as an allelic form of 21-hydroxylase deficiency. J Clin Endocrinol Metab 51:647–649

Milevicz A, Vecsei P, Korth-Schütz S, Haack D, Rösler A, Lichtwald K, Lewicka S, von Mittelstaed G (1984) Development of plasma 21-desoxycortisol radioimmunoassay and application to the diagnosis of patients with 21-hydroxylase deficiency. J Steroid Biochem 21:185–191

Moll GW, Rosenfield RL (1979) Testosterone binding and free plasma androgen concentrations under physiological conditions: Characterization by flow dialysis technique. J Clin Endocrinol Metab 49:730–736

Moltz L, Meckies J, Hammerstein J (1979) Die kontrazeptive Betreuung androgenisierter Frauen mit einem niedrig dosierten cyproteronacetathaltigen Einphasenpräparat. Dtsch med Wschr 104:1376–1382

Moltz L et al. (1984a) Ovarian and adrenal vein steroids in patients with non-neoplastic hyperandrogenism: selective catheterization findings. J Steroid Biochem 20:69

Moltz L, Pickartz H, Sörensen R, Schwartz U, Hammerstein J (1984b) Ovarian and adrenal vein steroids in seven patients with androgen-secreting ovarian neoplasms: selective catheterization findings. Fertil Steril 42:585–593

Moltz L (1992) Differenzierter Einsatz von Cyproteronacetat bei verschiedenen androgenbedingten Krankheitsbildern der Frau. In: Diagnostik und Therapie von Androgenisierungserscheinungen bei der Frau. Hrsg. Breckwoldt M (1992)

Mornet E, Dupont J, Vitek A, White PC (1989) Characterization of two genes encoding human steroid 11 beta-hydroxylase (P-450(11) beta). J Biol Chem 264:20961–20967

Mowszowics I, Melanitou E, Kirchhofer MO, Mauvais-Jarvis (1983) Dihydrotestosterone stimulates 5α-reductase activity in pubic skin fibroblasts. J Clin Endocrinol Metab 56:320–325

Muller W, Prader A, Kofler J (1979) Frequency of congenital adrenal hyperplasia. Paediatr Padol 14:151–155

Murphy BEP (1969) Protein binding and the assay of nonantigenic hormones. Rec Prog Horm Res 25:563–572

Nagamani M, Dinh TV, Kelver ME (1986) Hyperinsulinemia in hyperthecosis of the ovaries. Am J Obstet Gynecol 154: 384–389

Nasemann T, Sauerbrey W (1981) In: (Hrsg) Lehrbuch der Hautkrankheiten und venerische Infektionen, 4. Aufl Springer, Berlin Heidelberg New York

Neumann F, Schleusener A, Hümpel M (1979) Antiandrogene. Gynäkologie 12:228–242

Neumann F, Schleusener A, Albring (M) (1979) Pharmakologie der Antiandrogene. In Hammerstein J, Lachnit-Fixson V, Neumann F, Plewig G (eds) Androgenisierungserscheinungen bei der Frau. Excerpta Medica Amsterdam, pp 149–194

Neumann F (1988) Pharmakologische Aspekte von Cyproteronacetat. In: Schindler AE (Hrsg) Antiandrogen-Östrogentherapie bei Adrogenisierungserscheinungen. Walter de Gruyter, Berlin New York, S 23

New MI, Lorenzen F, Lerner AJ, Kohn B, Oberfield SE, Pollack MS, Dupont B, Stoner E, Levy J, Pang S (1983) Genotyping Steroid 21-Hydroxylase deficiency: Hormonal reference data. J Clin Endocrinol Metab 57:320–326

New MI, Lorenzen F, Pang S, Gunczler P, Dupont B, Levine LS (1979) "Aquired" adrenal hyperplasia with 21-hydroxylase deficiency is not the same genetic disorder as congenital adrenal hyperplasia. J Clin Endocrinol Metab 48:356–359

Nielsen PG (1983) Treatment of female acne vulgaris with a cream containing the antiandrogen canrenone. Dermatologica 166:275–276

Northrop G, Archie JT, Patel SK, Wilbans GD (1975) Adrenal and ovarian vein androgen levels and laparoscopic finding in hirsute women. Am J Obstet Gynecol 122:193–198

Oake RJ, Davies SJ, McLachlin MSF (1974) Differential ovarian and adrenal vein catheterization. Q J Med 43:603–612

O'Brian RC, Cooper ME, Murray RML, Seeman E, Thomas AK, Jerums G (1991) Comparison of sequential cyproterone acetate/estrogen versus spironolactone/oral contraceptive in the treatment of hirsutismus. J Clin Endocrinol Metab 72:1008–1013

Orentreich N (1959) Autografts in alopecia and other selected dermatological conditions. Ann NY Acad Sci 83:463–479

Orfanos CE (1979) Alopecia androgenetica. In: Orfanos C E (Hrsg) Haar und Haarkrankheiten, Bd 23. Fischer, Stuttgart, S 575–604

Orfanos CE, Vogels L (1980) Lokaltherapie der Alopecia androgenetica mit 17a-Östradiol. Eine kontrollierte, randomisierte Doppelblindstudie. Dermatologica 161:124–132

Pampfer S, Thomas K (1989) THe clinical value of inhibin in women. J gynecol Obstet Biol Reprod 18:279–287

Pang S, Lerner AJ, Stoner E, Levine LS, Oberfield SE, Engel I, New MI (1985) Late-onset adrenal steroid 3β-hydroxysteroid dehydrogenase deficiency. I. A cause of hirsutism in pubertal and postpubertal women. J Clin Endocrinol Metab 60:428–439

Pang S, Levine LS, Stoner E, Opitz JM, Pollack MS, Dupont B, New MI (1983) Nonsalt-losing congenital adrenal hyperplasia due to 3β-hydroxysteroid dehydrogenase deficiency with normal glomerulosa function. J Clin Endocrinol Metab 56:808–818

Parker L, Odell W (1977) Control of adrenal androgen secretion by a new pituitary factor: cortical androgen stimulating hormone (CASH). Abst Clin Res 25:299–305

Parker L, Odell W (1979) Control of androgen secretion. Endocr Rev 1:392–410

Parks GA, New MI, Bermudez JA, Anast CS, Bongiovanni AM (1971) A pubertal boy with a 3ß-hydroxysteroid dehydrogenase deficiency. J Clin Endocrinol Metab 33:269–278

Pasquali R, Casimirri F, Venturoli S, Paradisi R, Mattioli L, Capelli M, Melchionda N, Labo G (1983) Insulin resistance in patients with polycystic ovaries: its relationship to body weight and androgen levels. Acta Endocrinol (Copenh) 104:110–116

Pasquali R, Fabbri R, Venturoli S, Paradisi R, Antenucci D, Melchionda N (1986) Effect of weight loss and antiandrogenic therapy on sex hormone blood levels and insulin resistance in obese patients with polycystic ovaries. Am J Obstet Gynecol 154:139–144

Paulson JD, Keller DW, Wiest WG, Warren JC (1977) Free testosterone concentration in serum: elevation is the hallmark of hirsutism. Am J Obstet Gynecol 128:851–857

Plewig G (1979) Krankheiten der Talgdrüsenfollikel. In: Korting GW (Hrsg) Dermatologie in Praxis und Klinik, Bd 3. Thieme, Stuttgart, S 27

Plewig G, Kligman A (1978) Akne: Pathogenese, Morphologie, Therapie. Springer, Berlin Heidelberg New York

Pollack MS, Levine LS, O'Neill GJ (1981) HLA linkage and b14, DR1, Bfs haplotype association with the genes for late onset and cryptic 21-hydroxylase deficiency. Am J Hum Genet 33:540–550

Poretsky L, Grigorescu F, Seibel M, Moses AC, Flier JS (1985) Disrtibution and characterization of insulin and insulin-like growth factor. I. Receptors in normal human ovary. J Clin Endocrinol Metab 61:728–734

Poretsky L, Smith D, Seibel M, Pazianos A, Moses AC, Flier JS (1984) Specific insulin binding sites in human ovary. J Clin Endocrinol Metab 59:809–811

Prader A (1958) Die Häufigkeit des kongenitalen adrenogenitalen Syndroms. Helv Paediatr Acta 13:426–431

Rabe T, Runnebaum B (1979a) Androgenisierungserscheinungen bei der Frau: I. Ätiologie und Androgenstoffwechsel. Notabene Medici 9:1112–1118

Rabe T, Runnebaum B (1979b) Androgenisierungserscheinungen bei der Frau: II. Differentialdiagnostik und Therapie. Notabene Medici 9:1164–1174

Rabe T, Runnebaum B (1980) Alopezie bei der Frau. Notabene medici 10:427–434; 11:525–528

Rabe T, Grunwald K, Runnebaum B (1992) Differentialdiagnostische Abklärung androgenbedingter Krankeitsbilder. In: Diagnostik und Therapie von Androgenisierungserscheinungen bei der Frau. Hrsg. Breckwoldt M (1992)

Rebar R, Judd HL, Yen SSC, Rakoff J, Vandenberg G, Naftolin F (1976) Characterization of the inappropriate gonadotropin secretion in polycystic ovary syndrome. J Clin Invest 57: 1320–1329

Rheaume E, Lachance Y, Zhao HF, Breton N, Dumont M, de Launoit Y, Trudel C, Luu The V, Simard J, Labrie F (1991) Structure and expression of a new complementary DNA encoding the almost exclusive 3 beta-hydroxysteroid dehydrogenase/ delta 5-delta 4-isomerase in human adrenals and gonads. Mol Endocrinol 5:1147–1157

Rich BH, Rosenfield LR, Lucky AW, Helke JC, Otto P (1981) Adrenarche: Changing adrenal response to adrenocorticotropin. J Clin Endocrinol Metab 52:1129–1136

Richard GE, Cavallo A, Meyer WJ, Prince MJ, Peters EJ, Stuart CA, Smith ER (1985) Obesity, acanthosis nigricans, insulin resistance, and hyperandrogenemia: pediatric perspective and natural history. J Pediatr 107:893

Rosenfield RL (1971) Plasma testosterone binding globulin and indexes of the concentration of unbound plasma androgens in normal and hirsute females. J Clin Endocrinol 32: 717–728

Rosenfield RL (1979) Plasma free androgen patterns in hirsute women and their diagnostic implications. Am J Med 66: 417–421

Rosenfield RL, Rich BH, Wolfsdorf JI, Cassorla F, Parks JS, Bongiovanni AM, Wu CH, Shackleton HL (1980) Pubertal presentation of congenital 5–3β-hydroxysteroid dehydrogenase deficiency. J Clin Endocrinol Metab 51:345–353

Rosenfield RL, Ehrlich EN, Cleary RE (1972) Adrenal and ovarian contributions to the elevated free androgen levels in hirsute women. J Clin Endocrinol Metab 34:92–98

Rosenfield RL, Helke J, Lucky AW (1985) Dexamethason preparation does not alter corticoid and androgen responses to adrenocorticotropin. J Clin Endocrinol Metab 60:585–589

Rosenfield RL, Hellman L, Roffward H, Weitzman ED, Fukushima DK, Gallagher TF (1971) Dehydroisoandrosterone is secreted episodically and synchronously with cortisol by normal man. J Clin Endocrinol Metab 33:87–92

Rosenfield RL, Maudelonde T, Moll GW (1984) Biologic effects of hyperandrogenemia in polycystic ovary syndrome. Semin Reprod Endocrinol 2:281–290

Saez JM, Forest MG, Morera AM, Betrand J (1972) Metabolic clearance rate and blood production rate of testosterone and dihydrotestosterone in normal subjects, during pregnancy and hyperthyreoidism. J Clin Invest 51:1226–1232

Saito E, Ichikawa Y, Homma M (1969) Direkt inhibitory effect of dexamethasone on steroidogenesis of human adrenal in vivo. J Clin Endocrinol Metab 29:479–486

Salomon T (1968) Genetic factors on male alopecia. In: Baccaredda-Boy A, Morretti G, Frey JR (Hrsg) Biopathology of pattern alopecia. Karger, Basel, S 39–49

Sansone G, Reisner R M (1971) Differential rates of conversion of testosterone to dihydrotestosterone in acne and normal human skin: a possible pathogenic factor in acne. J Invest Dermatol 56:366–372

Schneider G, Genel M, Bongiovanni AM, Goldman AS, Rosenfield RL (1975) Persistent testicular 5-isomerase-3β-hydroxysteroid dehydrogenase (5–3βHSD) deficiency in the 5–3βHSD form of congenital adrenal hyperplasia. J Clin Invest 55:681–690

Schwarz A (1979) Aussagewert des Dexamethason-HCG-Tests zur Abklärung eines adrenal- oder ovariell bedingten Hirsutismus. Medizin. Dissertation, Universität Heidelberg

Schweikert H U, Wilson J D (1974) Regulation of human hair growth by steroid hormones: I. Testosterone metabolism in isolated hairs. J Clin Endocrinol Metab 38:811–819

Schwenk WF, Rizza RA, Mandarino LJ, Gerich JE, Hayles AB, Haymond MW (1986) Familial insulin resistance and acanthosis nigricans. Presence of a postbinding defect. Diabetes 35:33

Sciarra E, Toscano V, Concolino G, Marocchi A (1976) Simultaneous estimation of four plasma androgens before and after dynamic tests in women with hirsutism: correlation with long-term therapy. Horm Res 7:16–27

Shapiro G, Evron S (1980) A novel use of spironolactone: Treatment of hirsutismus. J Clin Endocrinol Metab 51:429–432

Short RV (1962) Further observations on the defective synthesis of ovarian steroids in the Stein-Leventhal syndrome. J Endocrinol 24:359–368

Short RV, London DR (1961) Defective synthesis of ovarian steroids in the Stein-Leventhal syndrome. Br Med J1: 1724–1731

Shoupe D, Lobo RA (1984) The influence of androgens on insulin resistance. Fertil Steril 41:385–388

Siiteri PK (1971) Qualitative and quantitative aspects of adrenal secretion of steroids, 1–39. In: Christy NP (Hrsg) The human adrenal cortex; 2. Auflage, New York, Harper & Row

Smith S, Ravnicar VA, Barbieri RL (1987) Androgen and insulin response to an oral glucose challenge in hyperandrogenic women. Fertil Steril 48:72–77

Smith KD, Steinberger E, Perloff WH (1965) Plycystic ovarian disease. A report of 301 patients. Am J Obstet Gynecol 93:994–1004

Speroff L (1977) Androgens and anovulation. J Clin Reprod Endocrinol 4:19–30

Stein IF, Leventhal ML (1935) Amenorrhoea associated with bilateral polycystic ovaries. Am J Obstet Gynecol 29:181–185

Strauss J S, Kligman A M, Pochi P E (1962) The effect of antiandrogens and estrogens on human sebacious glands. J Invest Dermatol 39:139–155

Strickler R (1981) Androgen-producing tumors of the ovary. In: Ludmerer KM, Kissane JM (Hrsg) Clinicopathologic conference: hirsutism progressing to virilization in an older woman. Am J Med 70:1255–1266

Strott CA, Bermudez JA, Lipsett MB (1970) Blood levels and production rate of 17-hydroxypregnenolone in man. J Clin Invest 49:1999–2009

Stuart CA, Peters EJ, Prince MJ Richards G, Cavallo A, Meyer WJ (1986) Insulin resistance with acanthosis nigricans: the roles of obesity and androgen excess. Metabolism 13:197–204

Stuart CA, Peters EJ, Prince MJ Richards G, Cavallo A, Meyer WJ (1986) Insulin resistance with acanthosis nigricans: the roles of obesity and androgen excess. Metabolism 13:197

Szamatowicz M, Kulikowski (1979) Serum testosterone, dihydrotestosteron and sex hormone binding globulin (SHBG) in girls with hirsutism and menstrual disturbances. Endokrinologie 73:20–26

Takashima, Montagna (1971), i. Text S. 37

Takayasu S, Adachi K, Masuda T, Matsuka G, Mimura T, Inui Y, Takeuchi S, Adachi H, Matsumoto K (1972) The conversion of testosterone to 17β-hydroxy-5-androstan-3-one (dihydrotestosterone) by human follicles. J Clin Endocrinol Metab 34:1089–1101

Takayasu S, Adachi K (1972) The conversion of testosterone to 17β-hydroxy-5-androstan-3-one (dihydrotestosterone) by human hair follicles. J Clin Endocrinol Metab 34:1098–1101

Takayasu S (1979) Metabolism and action of androgen in the skin. Int J Dermatol 18:681–691

Tamm, J (1983) Androgenetischer Haarausfall. Dtsch Apoth-Z 123:156–157

Tanabe K, Saijo A, Park JK, Kohriyama S, Sano Y, Nakamura Y, Lizuka R (1990) The role of inhibin in women with polycystic ovary syndrome. Horm Res 33:10–17

Taylor SI, Dons RF, Hernandez E, Roth J, Gordon P (1982) Insulin resistance associated with androgen excess in women with autoantibodies to the insulin receptor. Ann Intern Med 97:851–855

Teichmann AT (1992) Der Einfluß von Cyproteronacetat (CPA) auf ausgewählte Stoffwechselfunktionen. In: Diagnostik und Therapie von Androgenisierungserscheinungen bei der Frau. Hrsg. Breckwoldt M (1992)

Thomas JP, Oake RJ (1974) Androgen metabolism in the skin of hirsute women. J Clin Endocrinol Metab 38, 19–22

Thomas PK, Ferriman DG (1957) Variation in facial and pubic hair growth in white women. Am J Phys Anthropol 15: 171–180

Toscano V, Sciarra F, Adamo MV, Petrangeli E, Foli S, Caiola S, Conti Carlo (1974) Is 3-androstendiol a marker of peripheral hirsutism ? Acta Endocr 99:314–320

Tourniaire J, Pugeat M (1983) Strategic approach of hyperandrogenism in women. Horm Res 18:125–134

Tronnier H, Essig F (1976) Zur internen Therapie des Haarausfalles. Acta Dermatol 2:147–154

Tulchinsky D, Chopra IJ (1974) Estrogen-androgen imbalance in patients with hirsutism and amenorrhea. J Clin Endocrinol Metab 39:164–169

Vaitukaitus JL, Dale SL, Melby JC (1969) Role of ACTH in the secretion of free dehydroepiandrosterone and its sulfate ester in man. J Clin Endocrinol Metab 29:1443–1447

Vande Wiele RL, MacDonald PC, Gurpide E, Lieberman S (1963) Studies on the secretion and interconversion of the androgens. Rec Prog Horm Res 19:275–292

Veldhuis JD, Furlanetto RW, Juchter D, Garmey J, Veldhuis P (1985) Tropic actions of human somatomedin C/IGF-1 on ovarian cells; in vitro studies withe swine granulosa cells. Endocrinology 116:1235

Veldhuis JD, Kolp LA, Toaff ME, Strauss JF, Demers LM (1983) Mechanisms subserving the tropic actions of insulin on ovarian cells: in vitro studies using swine granulosa cells. J Clin Invest 72:1046

Vermeulen A (1977) Effect of prolactin on plasma DHEA(S) levels. J Clin Endocrinol Metab 44:1222–1225

Vermeulen A, Ando S (1979) Metabolic clearance rate and interconversion of androgens and the influence of the free androgen fraction. J Clin Endocrinol Metab 48:320–326

Vermeulen A, Ando S (1978) Prolactin and adrenal androgen secretion. Clin Endocr 8:295–302

Vermeulen A, Verdonck L (1968) Studies on the binding of testosterone to plasma. Ann Endocr (Paris) 29:149–156

Vermeulen A (1977) Transport and distribution of androgens at different ages. In: Androgens and antiandrogens Martini & Motta: Raven Press, New York, 53–58

Voigt W, Fernandez EG, Hsia SL (1970) Transformation of testosterone into 17β-hydroxy-5α-androstane-3-one by microsomal preparations of human skin. J Biol Chem 245: 5594–5599

Warren DW, Ahmed N (1978) In vitro conversion of 5a-reduced metabolites of testosterone by the seminal vesicles, ventral prostrate gland and testes of rats. Steroids 31:259–267

Wentz AC, White RI, Migeon CJ, Hsu TH, Barnes HV, Jones GS (1976) Differential ovarian and adrenal vein catheterization. Am J Obstet Gynecol 125:1000–1007

Williams GH, Dluhy RG, Thorn GW (1981) Deseases of the adrenal cortex. In: Isselbacher K, Adam SR, Braunwald E, Petersdorf R, Wilson G (Hrsg) Harrison's principles of internal medicine, 9. Aufl. McGraw-Hill, New York, S 1720

Winkler (1969) Hormonbehandlung in der Dermatologie. de Gruyter, Berlin

Wolowa F (1982) Behandlung von Alopecia areata totalis und maligna mit Solvezinkr. Z Hautk 57:393–405

Wolowa F, Stachów A (1980) Behandlung der Alopecia areata mit Zinksulfat. Z Hautkr 55:1125–1134

Woodard TL, Burghen GA, Kitabchi AE (1981) Glucose intolerance and insulin resistance in apalstic anemia treated with oxymethalone. J Clin Endocrinol Metab 53:905–912

Wüstner H, Orfanos CE (1974) Alopecia androgenetica und ihre Lokalbehandlung mit östrogen- und corticoidhaltigen Externa. Z Hautkr 49:879–888

Wynn V (1977) Metabolic effects of danazol. J Int Med Res 5 (Suppl 3):25

Wyss HI, Huber PR (1979) Transport und Clearance der Androgene bei der Frau, 51–73. In: Hammerstein J, Lachnit-Fixon U, Neumann F, Plewig G (Hrsg) Androgenisierungserscheinungen bei der Frau Akne, Seborrhö, androgenetische Alopezie und Hirsutismus, Vorträge und Diskussionen, Berlin

Yen SSC, Jaffe RB (1978) Reproductive endocrinology. Saunders (Hrsg), Philadelphia

Zachmann M, Vollmin JA, Murset G, Kurtius H, Prader A (1970) Unusual type of adrenal hyperplasia due to deficiency of 3-beta-hydroxysteroid dehydrogenase. J Clin Endocrinol Metab 30:719–726

Zaun H (1969) Diffuse Haarausfälle. Landarzt 45:541–547

16 Gutartige Brusterkrankungen

H. Junkermann

16.1 Mastopathie

16.1.1 Definition

Die klinische Diagnose „Mastopathie" umfaßt gutartige, mehr oder weniger diffuse Veränderungen der weiblichen Brustdrüse (Verdichtung, Knoten) und damit einhergehende Beschwerden (Mastodynie). Pathologisch-anatomisch findet sich bei klinischer Mastopathie ein buntes Bild histologischer Veränderungen. Neue pathologisch-anatomische Einteilungen differenzieren in erster Linie nach dem Entartungsrisiko.

16.1.2 Klinisches Bild der Mastopathie

Klinische Symptome der Mastopathie

- Schmerzen/Spannungsgefühl,
- überwiegend zyklusabhängige Beschwerden,
- diffuse oder umschriebene Verdichtungen/Knoten,
- bevorzugt bilateral im oberen äußeren Quadranten,
- Knoten können asymptomatisch sein,
- pathologische Sekretion.

Die Mastopathie geht mit prämenstruellen Schmerzzuständen der weiblichen Brust und gutartigen diffusen oder lokalisierten Knotenbildungen einher. Die Schmerzen können auch ohne palpable Veränderungen auftreten. In diesem Fall wird die Mastodynie häufig als ein Symptom des prämenstruellen Syndroms aufgefaßt. Umgekehrt sind mastopathische Knoten oft nicht schmerzhaft. Die subjektiven Beschwerden sind im allgemeinen zyklusabhängig. Dies läßt sich manchmal erst aus regelmäßigen Aufzeichnungen erkennen. Wenn Schmerzen bzw. Knoten auftreten, führt meist die Angst vor einer bösartigen Erkrankung die Patientin zum Arzt. Nur wenige Frauen haben so starke Beschwerden, daß sie deshalb eine Behandlung benötigen. Gelegentlich sind Brustschmerzen der erste Hinweis auf ein okkultes Karzinom (Preece et al. 1982).

16.1.3 Diagnostik der Mastopathie

Diagnostische Maßnahmen bei Mastopathie

1. Klinische Untersuchung,
2. Mammographie,
3. Ultraschall,
4. Magnetresonanztomographie,
5. Punktionszytologie, Drillbiopsie, Stanzbiopsie,
6. chirurgische Biopsie.

Die wichtigste diagnostische Maßnahme bei Brustbeschwerden ist die sorgfältige klinische Untersuchung mit Inspektion und Palpation. Bei einem Karzinom lassen sich in der überwiegenden Zahl der Fälle bei der klinischen Untersuchung Retraktionsphänomene nachweisen. Tastet man einen Tumor, so sind die Konsistenz, die Oberflächenbeschaffenheit und die Verschieblichkeit im Gewebe differentialdiagnostisch zu verwerten (Haagensen 1971).

Die wichtigste paraklinische Untersuchung bei der Abklärung von Brusterkrankungen ist die Mammographie. Ergibt die klinische Untersuchung keinen Hinweis auf Malignität, sollte eine Mammographie ab dem 30. Lebensjahr zur Bestätigung der Gutartigkeit immer durchgeführt werden. Bei jüngeren Frauen wird die Mammographie nur dann durchgeführt, wenn klinische Untersuchung und Sonographie Zweifel an der Gutartigkeit des Befundes bestehen lassen.

Die Ultraschalluntersuchung eignet sich vor allen Dingen zur Differenzierung von zystischen und soliden Prozessen in der Brust. Erfahrene Untersucher können auch bei tastbaren soliden Geschwülsten mit einiger Sicherheit eine Aussage zur Dignität treffen (Teubner et al. 1984; Leucht et al. 1984). Die Sonographie ist die wichtigste Zusatzuntersuchung zur Mammographie; sie kann die Mammographie im Regelfall jedoch nicht ersetzen.

Die Bedeutung der Magnetresonanztomographie (MRT) läßt sich noch nicht endgültig beurteilen. Sie hat bei klinischen Karzinomen eine Sensitivität von nahezu 100% und verspricht in Zukunft eine wichtige zusätzliche Untersuchung bei der Abklärung unklarer Brustveränderungen zu werden (Heywang et al. 1989; Kaiser et al. 1993). – Die Bedeutung der Thermographie wird heute gering eingeschätzt.

Die Aussagekraft sämtlicher paraklinischer Methoden ist jedoch nicht so groß, daß auf die histologische Abklärung bei soliden palpablen Tumoren verzichtet werden könnte; in manchen Fällen trägt die Punktionszytologie oder eine Drill- bzw. Stanzbiopsie zur Abklärung eines unklaren Befundes bei (Junkermann et al. 1993).

In ca. 10% der Fälle (Bässler 1978) geht die Mastopathie mit einer pathologischen Sekretion einher. Dabei ist darauf zu achten, ob es sich um eine diffuse, mehrere Gangsysteme betreffende, funktionelle pathologische Sekretion handelt, oder ob nur ein Gang betroffen ist. In letzterem Falle ist eine weitere Abklärung zum Ausschluß eines intraduktal raumfordernden Prozesses erforderlich. Durch die radiologische Darstellung des betreffenden, mit Kontrastmittel aufgefüllten Milchgangssystemes (Galaktographie), lassen sich intraduktale Raumforderungen darstellen. Diese müssen grundsätzlich histologisch abgeklärt werden.

Pathoanatomie

Aus pathologisch-anatomischer Sicht liegt bei der Mastopathie eine Proliferation einer oder mehrerer Gewebestrukturen der Mamma vor. Die verschiedenen Typen der Mastopathie unterscheiden sich darin, in welchem Ausmaß das lobuläre Epithel, das duktale Epithel, das Myoepithel, oder das umhüllende Mantelbindegewebe proliferiert sind (Bässler 1978). Die Kombination dieser proliferativen Veränderungen mit regressiven Veränderungen (Zystenbildung) führt zum Vollbild der fibrös-zystischen Mastopathie. Die Korrelation zwischen klinischer, paraklinischer und histologischer Ausprägung der Mastopathie ist nur mäßig. Histologisch ist bei ca. 50% aller Frauen im geschlechtsreifen Alter eine Mastopathie nachweisbar (Frantz et al. 1951).

Krebsrisiko

Neben der oftmals schwierigen Abgrenzung der gutartigen Mastopathie zu bösartigen Veränderungen in der Brustdrüse ist die Frage, ob bei dieser Erkrankung ein erhöhtes Krebsrisiko vorliegt, von großer Bedeutung. Wiederholt wurde bei Frauen, bei denen wegen einer gutartigen Brusterkrankung eine Gewebebiopsie durchgeführt wurde, ein erhöhtes Krebsrisiko festgestellt. Der Risikofaktor wird in der Literatur sehr variabel angegeben (Ernster 1981).

Haagensen (1981) unterscheidet zwischen der großzystischen Form der Mastopathie, d. h. Zysten, die makroskopisch mit bloßem Auge sichtbar sind, und der mikrozystischen Form. Die mikrozystische Form wird als physiologische Normvariante angesehen. Bei klinisch auffälliger, makrozystischer Mastopathie konnte Haagensen (1981) ein 3,5fach erhöhtes Karzinomrisiko nachweisen. Diese Ergebnisse wurden von Bundred et al. (1991) bestätigt (4,4faches Risiko). Mit der Zahl der Zystenaspirationen nimmt das Krebsrisiko zu.

Aus pathologisch-anatomischer Sicht wird heute die Bedeutung epithelialer Proliferationen für das Entartungsrisiko in den Vordergrund gestellt (Bässler 1978; Azzopardi 1979; Dupont u. Page 1985; s. Übersicht).

Histologische Indikatoren eines erhöhten Entartungsrisikos bei Mastopathie (American College of Pathologists Consensus Statement: Winchester DP 1986):

- leicht erhöhtes Risko (ca. 1,5 bis 2fach):
  Epithelhyperplasie (mäßig bis ausgeprägt)
  Papillom mit fibrovaskulärem Kern
- mäßig erhöhtes Risiko (4- bis 5fach):
  Atypische Hyperplasie (duktal oder lobulär).

In jüngster Zeit wurde auch der ausgeprägten sklerosierenden Adenose ein leicht erhöhtes Risiko

(1,7fach) zugesprochen (McDivitt et al. 1988; Jensen et al. 1989). Nach Dupont und Page (1985) ist bei der Risikoabschätzung neben dem histologischen Befund auch die familiäre Belastung zu berücksichtigen. Sie fanden bei Frauen mit atypischen Proliferationen ohne familiäre Karzinombelastung ein 5fach erhöhtes Brustkrebsrisiko, bei atypischen Proliferationen mit familiärer Belastung stieg das Risiko auf das 11fache an. Bei der Bewertung dieser *relativen* Risikofaktoren ist zu berücksichtigen, daß das erhöhte Risiko in erster Linie in den ersten 10 Jahren nach der Diagnose einer proliferativen Mastopathie besteht. Danach nähert sich das Risiko wieder dem durchschnittlichen, niedrigeren Risiko an (Dupont u. Page 1989).

Aus der Mammographie können ebenfalls Hinweise auf das Brustkrebsrisiko gewonnen werden (Wolfe 1976; Arabin et al. 1985). Die quantitative Bestimmung der mammographischen Verdichtungen korreliert besser mit dem Brustkrebsrisiko als die qualitative Bestimmung des Parenchymmusters (Saftlas et al. 1991). Wenn die röntgenologischen Verdichtungen über 65% der Fläche ausmachen, ist das Risiko der Entartung 4,3fach erhöht (Warner et al. 1992). Bei Frauen mit röntgenologischen Risikozeichen und positiver Familienanamnese war das Risiko doppelt so hoch wie bei Frauen mit Risikozeichen ohne Familienanamnese. Frauen mit Familienanamnese, jedoch ohne röntgenologische Risikozeichen hatten demgegenüber kein erhöhtes Brustkrebsrisiko (Saftlas et al. 1989).

Bestimmte Formen der Mastopathie sind mit einem erhöhten Brustkrebsrisiko behaftet. Die Risikopatienten stellen jedoch nur einen kleinen Anteil des gesamten Kollektivs der Patienten mit Mastopathie dar. Histologische, mammographische, klinische und anamnestische Befunde müssen für die Einschätzung des Risikos herangezogen werden. Ein hohes individuelles Brustkrebsrisiko kann vor allem bei der Kombination verschiedener Risikofaktoren vorliegen (Haagensen 1981; Dupont u. Page 1985).

16.1.4 Ätiologie

Klinische Beobachtungen über den Verlauf der Erkrankung führten schon früh zu der Hypothese, daß gutartige Brusterkrankungen eine endokrine Ursache haben müssen. Die Mastopathie tritt praktisch nur bei vorhandener Ovarialfunktion auf. Nach der Menopause kommt es meist zur spontanen Rückbildung der subjektiven und objektiven Symptome. Histologisch lassen sich jedoch epitheliale Proliferationen auch bei postmenopausalen Frauen in einem hohen Prozentsatz nachweisen (Frantz et al. 1951; Kramer u. Rush 1973). Die genauen Beziehungen zwischen den Ovarialhormonen und den Brustdrüsenveränderungen müssen auch heute noch als ungeklärt gelten. Divergierende Befunde in der Literatur lassen sich zum Teil auf die unterschiedliche Definition des Begriffes der gutartigen Brusterkrankung zurückführen.

Ursächlich wird nach Geschickter (1948) eine verstärkte östrogene Stimulation der Brustdrüse angenommen. So lassen sich experimentell bei der Ratte durch chronische Östrogenapplikation epitheliale Proliferation, Zystenbildung und Fibrosierung auslösen, die morphologisch der fibrozystischen Mastopathie bei der Frau ähnlich sind (Bässler et al. 1970). Auch beim Rhesusaffen lassen sich nach hochdosierter östrogener Stimulation über Jahre Fibrosierungen auslösen (Geschickter u. Hartmann 1959). Obwohl diese experimentellen Befunde eine verstärkte östrogene Aktivität bei Frauen mit Mastopathie nahelegen, haben Hormonuntersuchungen bisher kein einheitliches Bild ergeben. Für die Pathogenese der gutartigen Brusterkrankungen wird vorwiegend den Östrogenen, den Gestagenen, Androgenen, dem Prolaktin und den Schilddrüsenhormonen eine Bedeutung zugesprochen.

Östrogene

Ursache einer erhöhten Östrogenwirkung an der Brustdrüsenzelle kann erstens eine vermehrte ovarielle Östrogensekretion, weiter ein verminderter Abbau, oder auch eine vermehrte Umwandlung von Präkursoren in der Brust oder in anderen Körpergeweben, dann eine Verminderung der Östrogenbindung an Transportglobuline, oder eine Änderung des Rezeptorgehaltes der Brustdrüsenzelle sein. Alternativ kommt die Verminderung östrogenantagonistischer Hormone in Betracht. Die meisten Untersuchungen haben normale Östrogenwerte bei Patientinnen mit Mastopathie und Mastodynie nachgewiesen (Sitruk-Ware et al. 1977; Ayers u. Gidwani 1983). England et al. (1974) konnten bei Frauen mit zystischer Mastopathie in der Lutealphase erhöhte Östradiolwerte nachweisen, bei Frauen mit Mastodynie dagegen jedoch nicht. Walsh et al. (1984) fanden erhöhte Östradiolwerte in der späten Lutealphase bei Patientinnen mit Mastodynie und bei Patientinnen, denen Gewebe bei gutartiger Brusterkrankung entnommen wurde. Martin et al. (1978) konnten in der Lutealphase erhöhte Östradiolwerte bei Frauen mit Fibroadenomen messen.

Das wichtigste Transportglobulin für Östradiol ist das SHBG (sexhormonbindendes Globulin). Berta et al. (1983) fanden bei Frauen mit gutartigen Brusterkrankungen erniedrigte SHBG-Spiegel. Dadurch könnte die Bioverfügbarkeit der Plasmaöstrogene erhöht sein. Im Gegensatz dazu konnten mehrere Arbeitsgruppen erhöhte SHBG-Spiegel bei Frauen mit gutartigen Brusterkrankungen finden (Rannevik et al. 1983; Junkermann et al. 1989; Parlati et al. 1988). Die erhöhten SHBG-Spiegel werden als Indikatoren eines verschobenen Östrogen-Androgen-Gleichgewichtes gedeutet mit Überwiegen des biologischen Östrogeneffektes, da Östrogene die Bildung von SHBG in der Leber stimulieren und Androgene sie unterdrücken.

Eine eindeutige Erhöhung des freien „bioverfügbaren" Östradiols konnte in mehreren Studien bei Patientinnen mit gutartigen Brusterkrankungen nicht nachgewiesen werden (Ernster et al. 1987; Bennett et al. 1990; Ingram et al. 1990). Auch bei Karzinomen sind die Ergebnisse bezüglich des freien Östradiols widersprüchlich (Moore et al. 1982; Reed et al. 1983; Bruning et al. 1985; Ernster et al. 1987).

Bisher ist der direkte Nachweis erhöhter zirkulierender Östrogenwerte bei der Mastopathie nicht gelungen, obwohl indirekte Hinweise eine erhöhte Östrogenaktivität bei Frauen mit Mastopathie vermuten lassen. In diesem Zusammenhang ist interessant, daß im Mamillensekret vielfach höhere Östrogenkonzentrationen als im peripheren Blut gemessen werden konnten (Ernster et al. 1987; Rose et al. 1986), sodaß möglicherweise bisher unbekannte intramammäre Faktoren die Östrogenexposition der Brustdrüsenzelle bestimmen.

Gestagene

Das Progesteron hat östrogenantagonistische Eigenschaften, die vor allen Dingen am Endometrium nachgewiesen worden sind (Kaiser 1969). Seit Geschickter (1948) wird meist ein relativer Hyperöstrogenismus bei erniedrigtem Progesteron (Lutealinsuffizienz) für gutartige Brusterkrankungen verantwortlich gemacht. Auch Sitruk-Ware et al. (1977) wiesen anhand der Progesteronspiegel im Blut eine ausgeprägte Lutealinsuffizienz bei gutartigen Brusterkrankungen nach. Andere Autoren bestätigen diese Befunde jedoch nicht (England et al. 1974; Gorins u. Cordray 1984; Kumar et al. 1984; Walsh et al. 1984). Bei 50% des Kollektivs von Ayers und Gidwani (1983) fand sich sonographisch eine fibrös-zystische Mastopathie, die nicht mit einer Lutealinsuffizienz korreliert war. Unabhängig von der sonographisch definierten Mastopathie fanden sie jedoch eine Lutealinsuffizienz bei Patientinnen mit Mastodynie.

Ob der am Endometrium machgewiesene östrogenantagonistische Effekt in gleicher Weise auch am Brustdrüsengewebe wirksam ist, muß offen bleiben, da im Endometrium die höchste Proliferationsrate mit dem präovulatorischen Östrogenpeak zusammenfällt (Ferenczy 1979; Nordquist 1970), während im Gegensatz hierzu im Brustdrüsengewebe der Gipfel der Proliferationsrate in der Lutealphase liegt, wenn die Progesteronspiegel hoch sind (Ferguson u. Anderson 1981; Masters et al. 1977).

Androgene

Die Bedeutung der Androgene für die Pathogenese gutartiger Brusterkrankungen ist noch völlig unklar. Grattarola (1978) fand bei Patientinnen mit gutartigen Brusterkrankungen eine erhöhte Testosteronausscheidung im Urin. Im Gegensatz zu Wang et al. (1966) konnten Secreto et al. (1984) mit moderner radioimmunologischer Methodik auch im Blut von Patienten mit Mastopathie erhöhte Testosteronwerte nachweisen. Die Hyperandrogenämie soll zur Anovulation führen und der resultierende Progesteronmangel Ursache der Mastopathie sein (Grattarola 1978). Im Gegensatz hierzu stehen Berichte mit Nachweis erniedrigter Plasma-17-Oxysteroide (Brennan et al. 1973) bei Patientinnen mit gutartigen Brusterkrankungen. Auch erniedrigte Plasmadehydroepiandrosteron- (Thomas et al. 1976) und Dehydroepiandrosteronsulfatspiegel (Brennan et al. 1973) wurden im Blut nachgewiesen. Demgegenüber berichteten Carlström et al. (1984) wie auch Bruning et al. (1984) über erhöhte DHEA- bzw. DHEA-S-Werte im Blut.

Prolaktin

Cole et al. (1977) fanden bei Patientinnen über 30 Jahren mit Mastodynie wie auch bei Frauen über 40 Jahren mit großzystischer Mastopathie erhöhte basale Prolaktinwerte. Erhöhte basale Prolaktinwerte fanden auch Watt-Boolsen et al. (1981) bei Mastodyniepatienten, Bischoff et al. (1980) bei großzystischer Mastopathie und Tarquini et al. (1981) bei Patientinnen mit histologisch bestätigter fibrozystischer Mastopathie. Peters et al. 1981; Kumar et al. 1984; Gorins u. Cordray 1984; Graziottin et al. 1984 sowie Ayers und Gidwani (1983) fanden die basalen Prolaktinwerte nicht erhöht. Jedoch konnten Peters et al. (1981) und Kumar et al. (1984) bei Mastodyniepatientinnen prämenstruell eine erhöhte Ausschüttung von Prolaktin im Stimulationstest nachweisen. Ayers und Gidwani (1983) fanden die erhöhte Stimulierbarkeit des Prolaktins auf TRH-Gabe bei Mastodyniepatienten unabhängig davon, ob eine sonographisch objektivierbare fibrozystische Mastopathie vorlag oder nicht.

Schilddrüsenhormone
Die Schilddrüsenfunktion hat durch neuere Erkenntnisse über den Zusammenhang der Regulation von Prolaktin und Schilddrüsenhormonen an Bedeutung für die Ätiologie der gutartigen Brusterkrankungen gewonnen. Bei hypothyreoten Frauen wird kompensatorisch die TRH Ausschüttung des Hypothalamus gesteigert. Da TRH gleichzeitig Prolaktin ausschüttet, steigt der periphere Prolaktinspiegel an.

Subklinische Schilddrüsenfunktionsstörungen bei gutartigen Brusterkrankungen mit verstärkter Stimulierbarkeit der Prolaktinausschüttung wurden von Peters et al. (1981) beschrieben.

16.1.4.1 Zusammenfassende Beurteilung der Befunde zur endokrinen Ätiologie gutartiger Brusterkrankungen

Die Befunde zur endokrinen Ätiologie gutartiger Brusterkrankungen sind weiterhin widersprüchlich. Das Fehlen einer allgemein anerkannten, sowohl pathomorphologischen als auch klinischen Kriterien entsprechenden Klassifizierung der gutartigen Brusterkrankungen erschwert die Bewertung. Das seit Geschickter (1948) weitgehend akzeptierte Modell der relativen Hyperöstrogenisierung wird durch eine Reihe von tierexperimentellen und klinischen Befunden gestützt. Die endgültige Klärung des Pathomechanismus mit Hilfe von Hormonanalysen ist jedoch bisher nicht gelungen. Möglicherweise trägt hierzu auch die Heterogenität des Krankheitsbildes bei, in dem Sinne, daß für verschiedene Untergruppen verschiedene Pathomechanismen existieren.

Hierfür sprechen zum Beispiel die Ergebnisse von Ayers und Gidwani (1983) (Abb. 16.1). Hiernach läßt sich bei Frauen mit zyklischen Brustschmerzen eine Lutealinsuffizienz und eine überschießende Reaktion des Prolaktins im Stimulationstest nachweisen. Im Gegensatz hierzu konnten bei Frauen mit sonographisch verifizierter Mastopathie Störungen des endokrinen Gleichgewichtes nicht nachgewiesen werden. Obwohl experimentelle Befunde und klinische Beobachtungen dafür sprechen, daß sowohl die Mastodynie als auch die morphologisch definierte Mastopathie östrogenabhängig sind, sprechen diese Befunde für unterschiedliche Pathomechanismen.

Alle Untersuchungen mit Prolaktinstimulationstests haben bei Patientinnen mit zyklischer Mastodynie eine vermehrte Stimulierbarkeit nachgewiesen. Dies spricht für eine zentrale Bedeutung der latenten Hyperprolaktinämie in der Pathogenese der Mastodynie. Für eine primäre Bedeutung des „Streßhormons“ Prolaktin bei der Mastodynie spricht auch die Beobachtung, daß Frauen mit Mastodynie meist über eine Verstärkung der Beschwerden unter Belastungssituationen berichten. Andererseits könnte die erhöhte Prolaktinstimulierbarkeit Folge einer erhöhten endogenen Östrogenaktivität sein.

Die Befunde zum Gestagenmangel in der Lutealphase sind nicht eindeutig. Während eine Reihe von Autoren eine Lutealinsuffizienz bei Mastodyniepatienten nachweisen konnte, wurden in anderen Studien normale Progesteronspiegel nachgewiesen. Es scheint also so, daß nur bei einem Teil der Mastodyniepatienten eine Lutealinsuffizienz vorliegt – möglicherweise als Folge einer Hyperprolaktinämie. Die Tatsache, daß bei Patienten mit Mastodynie häufig normale Progesteronwerte gefunden werden, spricht dagegen, daß die Lutealinsuffizienz wesentlich ursächliche Bedeutung für das Krankheitsbild hat.

Bei den Formen der Mastopathie, die mit einem erhöhten Brustkrebsrisiko einhergehen, sollten die gleichen Mechanismen wie beim Mammakarzinom wirksam sein. Auch hierzu liegt bisher kein allgemein akzeptiertes Konzept vor. Die Messung des freien „bioverfügbaren“ Östradiols hat leider auch nicht zur Klärung dieser wichtigen Frage beigetragen.

16.1.5 Therapie

Für die Behandlung der Mastopathie wird eine Reihe von nichthormonellen (Tabelle 16.1) und hormonellen (Tabelle 16.2) Maßnahmen empfohlen.

Häufig lindern kühlende Salben und Alkoholumschläge die Beschwerden ausreichend (v. Fournier et al. 1984). *Agnus castus*-haltige Pflanzenextrakte sind in Deutschland zur Behandlung weit verbreitet (Göbel 1984; Kubista et al. 1984). Diuretika werden unter der jedoch von Preece et al. (1975) widerlegten Annahme empfohlen, daß eine allgemeine Wassereinlagerung Ursache der Beschwerden ist. Über hervorragende Ergebnisse mit Akupunktur wurde berichtet (Bauer et al. 1982). Der Verzicht auf Methylxanthine (Alkaloide, die z.B. in Kaffee, Tee und Schokolade enthalten sind) wurde unter der Vorstellung empfohlen (Minton et

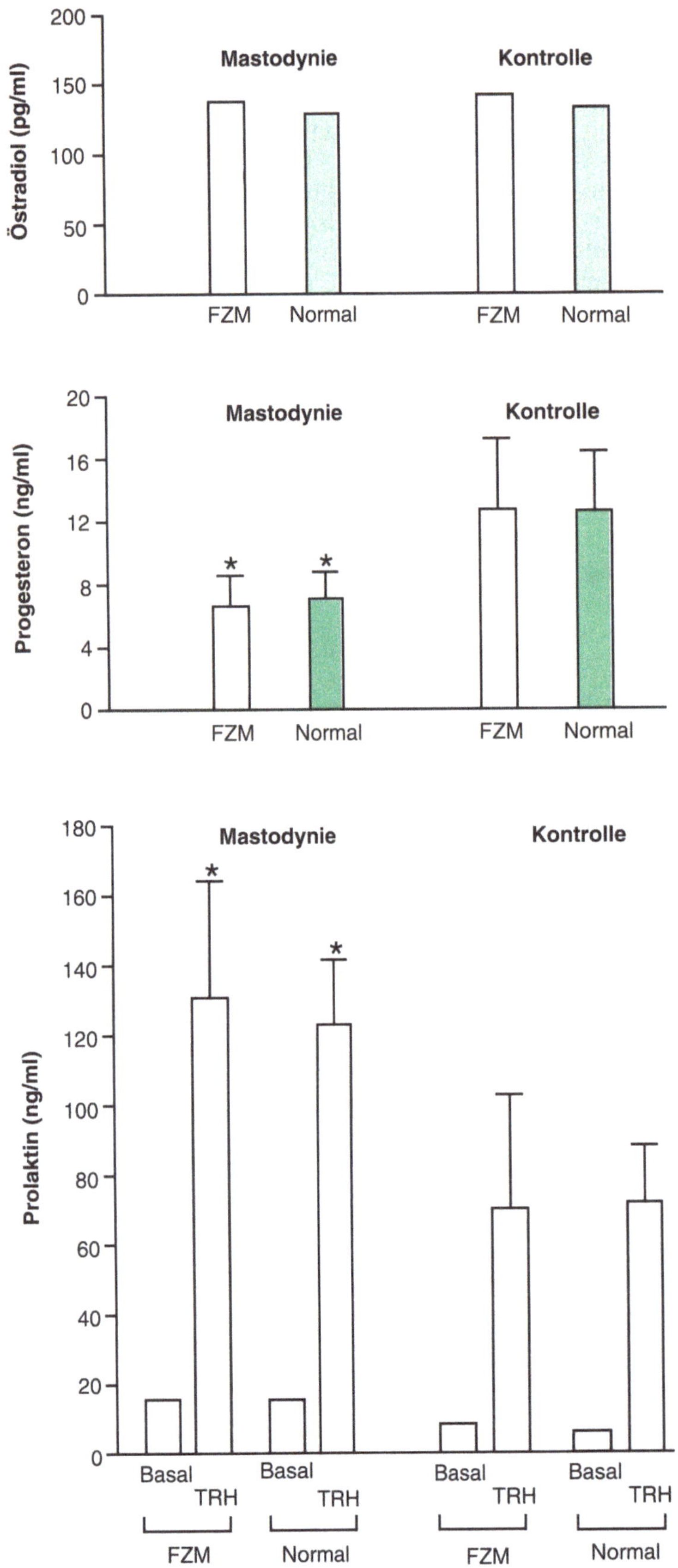

Fig. 16.1. Östradiol, Progesteron und Prolaktin nach TRH-Stimulation in der mittleren Lutealphase bei Frauen mit Mastodynie und Kontrollen. Nach dem sonographischen Bild wurde eine Gruppe mit fibrös-zystischer Mastopathie (*FZM*) und eine Gruppe mit normalem Gewebebild unterschieden. Frauen mit Mastodynie haben niedrigere Progesteronwerte und einen stärkeren Anstieg der Prolaktinwerte nach Stimulation ($*p = 0{,}05$). Frauen mit FZM ohne Mastodynie zeigten keine endokrinen Auffälligkeiten. (Aus Ayers u. Gidwani 1983)

Tabelle 16.1. Konservative nichthormonelle Behandlung der Mastopathie

Behandlung	Tagesdosis	Literatur
Kühlende Salben/Alkoholumschläge	nach Bedarf	von Fournier et al. 1984
Agnus castus-haltige Pflanzenextrakte	nach Gebrauchsanweisung	Goebel 1984; Kubista et al. 1984
Diuretika	nicht zu empfehlen	Preece et al. 1975
Akupunktur	–	Bauer et al. 1982
Methylxanthinentzug (Kaffe, Tee, Schokolade)	–	Minton et al. 1981
Vitamin B_1	60–100 mg	Lang et al. 1972
Vitamin E	600 IE	Sundaram et al. 1981
Öl der Nachtkerze	6 Kapseln tägl.	Pashby et al. 1981

Tabelle 16.2. Konservative hormonelle Behandlung der Mastopathie

Behandlung	Tagesdosis	Behandlungsdauer	Literatur
Androgene	obsolet	–	Atkins 1949
Schilddrüsenhormone	100 µg LThyroxin + 20 µg Liothyronin-Na	?	Peters et al. 1983
Gestagene lokal	50 mg Progesteron in Gelgrundlage	nach Bedarf	Mauvais-Jarvis et al. 1974
Gestagene systemisch	10 mg Lynestrenol vom 10.–24. Tag	6 Monate	Colin et al. 1978
Östrogen-Gestagen-Kombinationen	225–450 µg Mestranol + 15–30 mg Norethynodrel	bis 1 Jahr	Ariel 1973
Prolaktinhemmer	Bromocriptin 2mal 1,25–2,5 mg	6 Monate und länger	Andersen et al. 1977; Blichert-Toft et al. 1979; Mansel et al. 1980; Durning u. Sellwood 1982; Mansel u. Dogliotti 1990
Antiöstrogene	Tamoxifen 10 mg vom 5.–25. Tag	6 Monate	von Fournier et al. 1984; Fentiman et al. 1986
Abgeschwächtes Androgen,	Danazol 200 mg	6 Monate	Dhont et al. 1979; Mansel et al. 1982;
Gonadotropinhemmer	Gestrinon 2×2,5 mg pro Woche	?	Peters 1992
LHRH-Agonisten	z. B. Goserelin 1mal pro Monat	6 Monate	Richardson u. Njemanze 1990; Mansel 1989

al. 1981), daß diese Substanzen über eine Anreicherung von zyklischem AMP Proliferationsvorgänge in der Brustdrüse fördern. Lang et al. (1972) empfehlen die Gabe von Vitamin B_1, welches den Abbau der Östrogene in der Leber beschleunigen soll. Vitamin E soll durch Beeinflussung des Steroid- und Lipidstoffwechsels einen guten Effekt bei der Mastopathie haben (Sundaram et al. 1981). Dies konnte jedoch im Doppelblindversuch nicht bestätigt werden (Ernster et al. 1985). Die Wirkung des Öles der Nachtkerze (Efamol®) soll auf seinem hohen Anteil an essentiellen Fettsäuren beruhen.

Die Behandlungsverfahren dieser Gruppe sind mit regional unterschiedlichen Schwerpunkten weit verbreitet. Es liegen jedoch außer für ein *Agnus castus*-haltiges Präparat (Mastodynon®) und für das Öl der Nachtkerze keine kontrollierten Studien vor, die eine sichere Bewertung dieser Verfahren zulassen. Bei der Bewertung der Behandlungserfolge muß ein erheblicher Plazeboeffekt in Rechnung gestellt werden.

Die endokrine Ätiologie des Krankheitsbildes legt eine Behandlung mit direkt in den Hormonhaushalt eingreifenden Medikamenten nahe. In der Frühzeit der Hormonbehandlung wurden Androgene (Atkins 1949) oder Androgen-Gestagen-Kombinationen mit Erfolg bei Patientinnen mit Mastopathiebeschwerden eingesetzt. Aufgrund der Gefahr einer teilweise persistierenden Androgenisierung wird die Androgenbehandlung heute nicht mehr empfohlen. Entsprechend der von Geschickter (1948) erstmals formulierten Gestagenmangeltheorie hat die zyklische Gabe von Gestagenen weite Verbreitung gefunden, z. B. 5 mg Medroxyprogesteronazetat oder Medrogeston vom 15.–25. Zyklustag (v. Fournier et al. 1984). Von Mauvais-Jarvis (1974) wurde die perkutane Progesteronbehandlung empfohlen, die jetzt auch in Deutschland eingeführt ist. Progesteron kann aus einem geeigneten Gel durch die Haut in das Brustdrüsengewebe diffundieren (de Boever et al. 1983). Es liegen jedoch fast keine Studien vor, die die Wirksamkeit von oralen oder lokalen Gestagenen beweisen. Colin et al. (1978) haben Lynestrenol in einer Doppelblindstudie geprüft. Der Wirkungsnachweis ließ sich jedoch nur erbringen, wenn zusätzlich zum klinischen Ergebnis die Thermographie herangezogen wurde, da sonst in der Plazebogruppe der Behandlungserfolg klinisch so gut eingeschätzt wurde, daß keine signifikanten Unterschiede zwischen beiden Gruppen bestanden.

Ariel (1973) hat die Behandlung mit – einer Pseudogravidität entsprechend – hochdosierten Östrogen-Gestagen-Kombinationspräparaten vorgeschlagen. Die günstigen Behandlungsergebnisse wurden nicht durch eine Doppelblindstudie belegt. Mehrere epidemiologische Studien (Übersicht bei Ernster 1981) haben jedoch gezeigt, daß gutartige Brusterkrankungen unter langdauernder Behandlung mit Ovulationshemmern abnehmen. Allerdings scheint es so zu sein, daß die proliferativen Veränderungen, die mit einem erhöhten Brustkrebsrisiko einhergehen, unter Ovulationshemmern nicht zurückgehen (Li Volsi et al. 1978). Aufgrund der oben angeführten neueren Erkenntnisse zur Ätiologie der Mastodynie greift die Behandlung mit einem Prolaktinhemmer möglicherweise am gezieltesten in den Pathomechanismus ein. Schulz et al. (1975) haben als erste Bromocriptin mit Erfolg bei der Mastodynie eingesetzt. Mittlerweile wurde die Effektivität des Bromocriptin auch in mehreren Doppelblindstudien eindeutig belegt (Andersen et al. 1977; Blichert-Toft et al. 1979; Mansel et al. 1980; Durning u. Sellwood 1982). Eine Verminderung der Sekretionskapazität des Hypophysenvorderlappens für Prolaktin soll auch die Behandlung mit Schilddrüsenhormon bewirken (Peters et al. 1983).

Der günstige Effekt des „Gonadotropinhemmers" oder „abgeschwächten Androgens" Danazol bei der Mastopathie wurde zuerst von Greenblatt et al. (1971) beschrieben und von seiner und anderen Gruppen bestätigt (Lauersen u. Wilson 1976; Aksu et al. 1978; Asch 1977; Greenblatt u. Ben-Nun 1980). Seine Wirksamkeit ist durch Doppelblindstudien belegt (Dhont et al. 1979; Mansel et al. 1982). Obwohl über den Wirkungsmechanismus noch keine endgültige Klarkeit besteht, muß Danazol als eines der effektivsten Medikamente bei der Behandlung der Mastopathie und Mastodynie angesehen werden. Neben subjektiver Beschwerdebesserung lassen sich auch eindrucksvolle objektive Remissionen erzielen (Ouimet-Oliva et al. 1981; v. Fournier et al. 1984). Durch eine Danazolbehandlung kann bei rezidivierenden Zysten die Neubildung von Zysten um 90% reduziert werden (Rasmussen et al. 1984; Hinton et al. 1986).

Wirkungsmechanismus, Effektivität und Nebenwirkungsspektrum sind ähnlich beim Gestrinon (Peters 1992), welches jedoch in Deutschland noch nicht im Handel ist. Die pro Behandlungszeitraum zu verabreichende Substanzmenge ist bei Gestrinon um das 200–300fache niedriger als beim Danazol.

Die Antiöstrogenbehandlung mit Tamoxifen wurde zuerst von Ricciardi und Ianniruberto (1979) beschrieben. In einer von uns durchgeführten Vergleichsstudie war Tamoxifen subjektiv und auch objektiv gleich wirksam wie Danazol (v. Fournier et al. 1984). Ebenso effektiv scheint die Behandlung mit LHRH-Agonisten zu sein (Richardson u. Njemanze 1990). Die Ergebnisse einer randomisierten Studie (Mansel 1989) sind noch nicht veröffentlicht. Ob sich die LHRH-Analogabehandlung ohne Beeinträchtigung der Wirksamkeit mit einer niedrig dosierten Östrogen-Gestagen-Substitution kombinieren läßt (Mortola et al. 1991), muß erst durch weitere Untersuchungen bestätigt werden.

Die Wahl zwischen Danazol, Tamoxifen und LHRH-Analoga muß im Einzelfall je nach Verträglichkeit und Nebenwirkungsspektrum entschieden werden.

Vorgehen bei der medikamentösen Behandlung der Mastopathie:
Wenn die subjektiven Beschwerden (Mastodynie) im Vordergrund stehen, reicht häufig die Aufklärung der Patientin über die Gutartigkeit der Brusterkrankung aus. Falls eine Behandlung dennoch gewünscht bzw. für erforderlich gehalten wird, kommen die oben erwähnten Lokalapplikationen bzw. nichthormonellen systemischen Behandlungsverfahren in Betracht. Deren in der Praxis immer wieder festgestellte gute Wirksamkeit beruht zum Teil auf dem gerade bei diesem Krankheitsbild stark ins Gewicht fallenden Plazeboeffekt sowie darauf, daß in vielen Fällen die Beschwerden nur sporadisch auftreten und sich nach kurzer Zeit spontan wieder zurückbilden. Orale Gestagene empfehlen wir vor allen Dingen dann, wenn gleichzeitig eine Regulierung des Zyklus erzielt werden soll.

Nach den derzeitigen Erkenntnissen über die Pathophysiologie der Erkrankung ist bei Patientinnen, deren Beschwerden anhalten, die Behandlung mit einem Prolaktinhemmer, z. B. Bromocriptin 2mal 1,25 – 2,5 mg/Tag, sinnvoll. Nachteilige Stoffwechselwirkungen sind auch bei Langzeitbehandlung nicht zu erwarten. Allerdings ist diese Therapie mit einer hohen Quote an subjektiv ausgeprägten Nebenwirkungen (Übelkeit, Kreislaufbeschwerden) behaftet. Bei ca. 1/3 der Patienten sind die Beschwerden so stark, daß die Fortsetzung der Behandlung nicht gerechtfertigt erscheint. Danazol stellt eine ebenso wirksame, meist besser verträgliche Alternative dar. Wir geben 200 mg/Tag durchgehend. Nebenwirkungen sind zwar häufig, werden jedoch im allgemeinen gut toleriert. Am belastendsten wird meist die Gewichtszunahme empfunden, die sich jedoch durch entsprechende Aufklärung und diätetische Maßnahmen in Grenzen halten läßt. Zyklusstörungen werden nach vorheriger Aufklärung hingenommen. Androgenisierungserscheinungen sind bei der von uns empfohlenen Dosierung äußerst selten. Treten sie auf, ist die Behandlung sofort abzubrechen. Nachteilig ist vor allem bei Langzeitbehandlung der starke Eingriff in den Stoffwechsel (z. B. Lipidstoffwechsel). Wir begrenzen die Behandlung deshalb auf 6 Monate. Eine Dosisreduktion (100 mg tgl. bis 2 tgl.) ist nach Einsetzen einer Besserung der Beschwerden (6 – 8 Wochen) ohne weiteres möglich, insbesondere wenn subjektive Beschwerden im Vordergrund stehen. Bei Nebenwirkungen setzen wir alternativ Tamoxifen oder in jüngster Zeit zunehmend LHRH-Analoga ein.

Prolaktinhemmer, Danazol, Gestrinon und Tamoxifen sind die Medikamente, deren Wirksamkeit bei der Behandlung der Mastopathie durch Doppelblindstudien eindeutig belegt sind. Tamoxifen ist bisher jedoch – ebenso wie LHRH-Analoga – vom Bundesgesundheitsamt für die Behandlung der Mastopathie nicht zugelassen. Gestrinon ist im Handel noch nicht erhältlich.

Wir empfehlen im allgemeinen, die Behandlung über 6 Monate fortzuführen. Nach Absetzen ist nach einiger Zeit mit einem Wiederauftreten der Symptomatik zu rechnen. Nach Danazol und auch nach Tamoxifen kann mit Anhalten der Wirkung über ca. 6 Monate nach Absetzen der Medikation gerechnet werden.

Bei großzystischer Mastopathie ist eine Rückbildung der Zysten unter Bromocriptin (Bischoff et al. 1981) nur in geringem Ausmaß zu erwarten. Deutlicher sind die Effekte von Danazol und Tamoxifen (eigene unveröffentlichte Ergebnisse). Die Ergebnisse von Rasmussen et al. (1984) sprechen dafür, daß sich besonders die Neubildung klinisch erfaßbarer Zysten durch eine 6monatige Danazol-Therapie anhaltend unterdrücken läßt.

Hormonsubstitution bei Frauen mit Mastopathie. Während die Verminderung gutartiger mastopathischer Knoten unter kombinierter Östrogen-Gestagen-Behandlung (Antibabypille) seit langem etabliert ist, ist unklar, ob bei Patientinnen mit Risikomastopathie eine Östrogensubstitution zu einem erhöhten Brustkrebsrisiko führt. Die kürzlich veröffentlichte Studie von Dupont et al. (1989) zeigt, daß die Östrogensubstitution in der Menopause ebenso wie die Antibabypille bei Frauen mit histologisch bestimmter Risikomastopathie nicht zu einer erhöhten Brustkrebsrate führte. Nur für eine Gruppe von Frauen, die vor 1956 mit damals noch üblichen höheren Östrogendosen behandelt wurde, war das Brustkrebsrisiko 2,3fach erhöht.

16.2 Galaktorrhö

16.2.1 Definition

Unter Galaktorrhö wird eine milchige Sekretion der Brustdrüse außerhalb von Schwangerschaft und Wochenbett verstanden. Sie ist abzugrenzen von anderen, nichtmilchigen pathologischen Absonderungen, die Folge morphologischer Veränderungen der Brustdrüse sind.

16.2.2 Klinik

In einem „unausgelesenen", gynäkologischen Krankengut kommt eine Galaktorrhö in 0,8 – 1.0% vor (Nyirjesy 1968; Vetter et al. 1974; Jones u. Gentile 1975). Die Grenzen von physiologischer zu pathologischer Sekretmenge sind fließend. Durch Aspiration konnten Wynder et al. (1981) 38% und Petrakis et al. (1975) in 70% bei gesunden Frauen Sekret gewinnen. Die funktionelle Galaktorrhö tritt im allgemeinen beidseitig auf. Das Sekret entleert sich hierbei aus mehreren Milchgängen. Durch Superinfektion (Mastitis obliterans) kann das Sekret eine eitrige grünliche Färbung annehmen. Der Altersgipfel liegt im 4. Lebensjahrzehnt (Mühlenstedt et al. 1983). Häufig, jedoch nicht in allen Fällen, tritt eine Galaktorrhö in Kombination mit Zyklusstörungen auf.

Galaktorrhö-Amenorrhö-Syndrome

Ein Zusammenhang zwischen postpartal persistierender Galaktorrhö und Amenorrhö wurde erstmals von Chiari (1852) und Frommel (1882) erkannt. Ahumada und del Castillo (1932) und

Argonz und del Castillo (1953) beschrieben das Galaktorrhö-Amenorrhö-Syndrom bei Frauen, die zuvor nicht schwanger waren. Forbes et al. konnten 1954 zeigen, daß beim Galaktorrhö-Amenorrhö-Syndrom häufig Hypophysentumoren nachweisbar sind.

Heute läßt sich für die Galaktorrhö-Amenorrhö-Syndrome eine einheitliche Pathophysiologie nachweisen. Bei diesen Frauen sind nahezu immer erhöhte Prolaktinwerte nachweisbar (Kleinberg et al. 1977; Davajan et al. 1978). Die möglichen Ursachen der Hyperprolaktinämie sind vielfältig. Die Differentialdiagnose ist in Kap. 8 abgehandelt.

Galaktorrhö bei regelmäßigem Zyklus

In großen Serien haben 20% (Davajan et al. 1978) bis 30% (Kleinberg et al. 1977) aller Patientinnen mit Galaktorrhö einen regelmäßigen Zyklus. In dieser Gruppe ist die Frequenz der Hyperprolaktinämie deutlich geringer (60% bzw. 13%). Die Fertilität ist nicht zwangsläufig gestört (Kleinberg et al. 1977).

Die Ursache der Galaktorrhö bei Frauen mit normalen Prolaktinwerten ist unklar. Bei Frauen mit gestörtem Zyklus finden sich im Gegensatz zu Frauen mit normalen Menses nicht selten radiologisch Hinweise auf Hypophysentumoren (Davajan 1978). Falls bei normalen Prolaktinwerten radiologisch eine erweiterte Sella turcica nachgewiesen wird, muß computertomographisch ein „Empty-sella-Syndrom" (erweiterte mit Zerebrospinalflüssigkeit gefüllte Sella ohne Tumor) ausgeschlossen werden (Kleinberg et al. 1977). Bei einem Teil der Patientinnen mit Galaktorrhö und normalen basalen Prolaktinwerten konnte eine vermehrte nächtliche Prolaktinausschüttung nachgewiesen werden (Kleinberg et al. 1977; Gangemi et al. 1981; Mancini et al. 1978; D'Agata et al. 1982). Die nächtliche Prolaktinausschüttung korreliert mit der Prolaktinausschüttung im Metoclopramidtest und im TRH-Test (Bohnet 1981; Peters et al. 1983). Auf mechanische Bruststimulation reagieren gesunde Frauen z. T. mit einer Prolaktinausschüttung (Kolodny et al. 1972; Noel et al. 1974). Dies kann jedoch nicht als Ursache der Galaktorrhö bei normoprolaktinämischen Frauen angesehen werden (Kleinberg et al. 1977).

Es muß angenommen werden, daß in manchen Fällen eine Sekretion durch „normale" Prolaktinspiegel in Gang gehalten werden kann. In der späten Stillperiode liegen ebenfalls normale basale Prolaktinspiegel vor. Hier könnte die Affinität der Prolaktinrezeptoren erhöht sein, wie von Bohnet et al. (1977) bei der Ratte am Ende der Laktation nachgewiesen wurde. Diese Erklärung wird durch die Tatsache unterstützt, daß bei 2/3 der Fälle die Galaktorrhö nach dem Abstillen trotz Wiederaufnahme der zyklischen Ovarialfunktion persistierte.

16.2.3 Diagnose (Abb. 16.2)

Die Diagnose einer Galaktorrhö wird aufgrund des klinischen Untersuchungsbefundes gestellt. Zu beachten sind Menge, Farbe und Konsistenz des Exprimates. Weiter ist darauf zu achten, ob eine oder

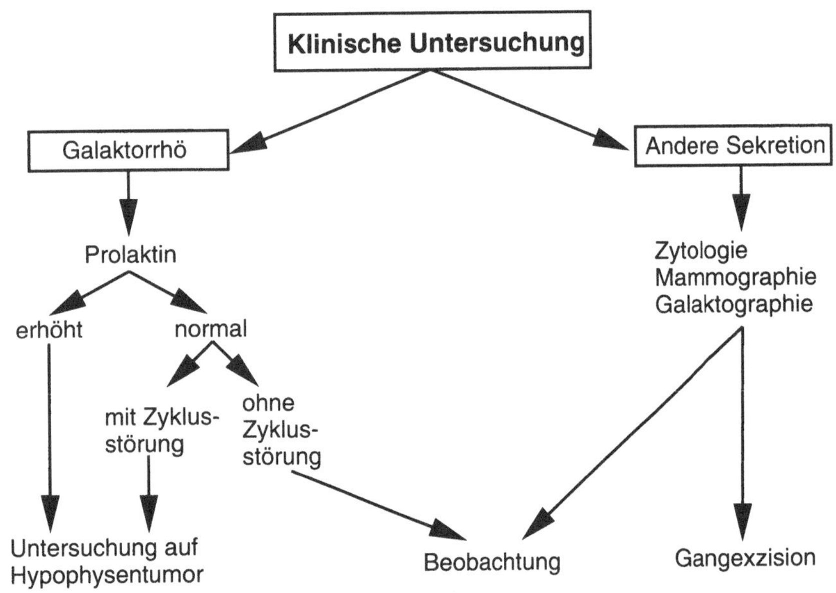

Abb. 16.2. Diagnostik bei Brustsekretion

mehrere Gangsysteme bzw. eine oder beide Brüste betroffen sind. Bei seröser oder blutiger Sekretion sind weitere Maßnahmen (Mammographie, Galaktographie) zur Abklärung erforderlich. Bei einer milchigen Sekretion, die typischerweise an beiden Brüsten bei mehreren Gängen nachweisbar ist, sind die genannten Untersuchungen weder sinnvoll noch erforderlich.

Bei jeder Galaktorrhö sollte Prolaktin bestimmt werden. Hierzu reicht die Bestimmung des postmenstruellen Basalwertes aus. Bei erhöhten Werten ist eine weitere Abklärung erforderlich.

Bei Patientinnen mit Galaktorrhö-Amenorrhö-Syndromen sollte in jedem Fall durch Schichtaufnahmen der Sella turcica und ein Computertomogramm oder MR ein intrasellärer oder parasellärer Tumor ausgeschlossen werden.

16.2.4 Therapie

Falls die diagnostische Abklärung eine pathologische Ursache der Galaktorrhö nachweist, muß diese gezielt behandelt werden (s. Kap. 8). In Fällen von normoprolaktinämischer, idiopathischer Galaktorrhö ist meist eine Behandlung nicht erforderlich. Es reicht eine Aufklärung der Patientin über die Gutartigkeit des Prozesses. Falls die Sekretion so ausgeprägt ist, daß die Patientin nicht nur beunruhigt ist, sondern subjektiv darunter leidet, ist die Behandlung mit einem Prolaktinhemmer, z. B. Bromocriptin 2mal 1,25 bis 2,5 mg/Tag, Lisurid 2mal 0,2 mg/Tag, zu empfehlen. Die Effektivität ist allerdings bei der normoprolaktinämischen nicht so gut wie bei der hyperprolaktinämischen Galaktorrhö.

16.3 Inadäquate Größenentwicklung der weiblichen Brust

Die Beurteilung der weiblichen Brustgröße wird weitgehend von ästhetischen Normen bestimmt, die neben ausgeprägten individuellen Variationen auch ethnologischen und historischen Einflüssen unterliegen. Die Einstufung einer gegebenen Brustgröße als über- bzw. unterentwickelt wird damit häufig einen subjektiven Charakter haben müssen.

16.3.1 Makromastie

Ein übermässiges Wachstum der weiblichen Brust kann in jedem Alter eintreten. Am häufigsten tritt es während der Pubertät (80%), während einer Schwangerschaft (11%) oder im Zusammenhang mit einer Gewichtszunahme (6%) auf (Strömbeck 1964).

Die Tatsache, daß sich manchmal eine einseitige Makromastie entwickelt, weist auf lokale anlagebedingte Faktoren hin. Eine familiäre Belastung wird in 65% angegeben (Strömbeck 1964). Andererseits lassen sich hormonelle Faktoren schon aus dem Prädilektionsalter für diese Störung vermuten. Zyklusstörungen und diskrete hormonelle Imbalancen werden gehäuft gefunden (Peters et al. 1981). Eine obligate Hormonstörung läßt sich bei diesen Patientinnen jedoch nicht nachweisen. Eine Längsschnittuntersuchung während der Pubertät, die endokrine Profile mit der endgültigen Brustgröße korreliert, liegt allerdings nicht vor. Auch exogen mit der Nahrung zugeführte Steroide (Fara et al. 1979; Bongiovanni 1983) sowie Medikamente (z. B. D-Penicillamin: Taylor 1981; Digitalis: Bloch 1961) können eine Brustvergrößerung auslösen.

Therapie. Therapeutisch kommen einerseits medikamentöse Maßnahmen mit dem Ziel der Östrogen- bzw. Prolaktinsuppression in Betracht, andererseits eine chirurgische Korrektur. Kasuistische Erfahrungen mit der Behandlung der Makromastie mit Danazol, Bromocriptin oder Tamoxifen liegen vor (Goebel et al. 1989; Peters 1991; Taylor 1981). Ein dauerhafter Rückgang einer einmal eingetretenen Makromastie ist nicht zu erwarten. Jedoch läßt sich während einer Wachstumsphase das Fortschreiten des Wachstumsprozesses unterdrücken, wie am besten bei der seltenen Gigantomastie in der Schwangerschaft dokumentiert. In der Schwangerschaft kommt wegen möglicher Nebenwirkungen einer Danazol- bzw. Tamoxifentherapie am Feten nur eine prophylaktische Behandlung mit einem Prolaktinhemmer (Bromocriptin oder Lisurid) in Betracht (Kullander 1976; Hedberg et al. 1979), die jedoch bei sehr fortgeschrittenen Fällen der Gigantomastie nicht mehr in jedem Falle wirksam ist (Knitza et al. 1989). Sonst ergibt sich die Indikation zur medikamentösen Therapie der Makromastie nur selten, da die jungen Mädchen und Frauen sich im allgemeinen erst beim Arzt vorstellen, wenn die Brust ihre Übergröße schon erreicht hat. In diesem Falle wird in den meisten Fällen eine operative Behandlung (Reduktionsplastik) nicht zu umgehen sein.

16.3.2 Mikromastie

Während die zu große Brust häufig mit somatischen Beschwerden von Krankheitswert einhergeht (z. B. Haltungsschäden), stellt die Mikromastie ein kosmetisch-ästhetisches Problem mit möglichen psychologischen Störungen dar.

Ursachen für eine Unterentwicklung der Brust sind:
1. primäre Ovarialinsuffizienz (Gonadendysgenesie),
2. Androgenüberproduktion (adrenogenitales Syndrom),
3. Anlagestörung (z. B. Poland-Syndrom),
4. präpuberale Behandlung mit ionisierenden Strahlen.

Die Brustanlage reagiert sehr empfindlich auf ionisierende Strahlen. Schon niedrige therapeutische Dosen von wenigen Gray beeinflussen die Brustentwicklung (Fuerst et al. 1989). Im Falle der Unterentwicklung aufgrund des Mangels an Ovarialhormonen läßt sich durch eine kausale Therapie der Störung oder durch eine Substitutionstherapie ein Wachstum der Brüste induzieren. Bei gesunden postpuberalen Patientinnen mit anlagebedingt kleinen Brüsten, die noch nicht schwanger waren, läßt sich nach Lauritzen (1990) mit einer Pseudogravidität bei einem Teil der Fälle eine gewisse Vergrößerung der Brust erreichen, die nach Beendigung der Behandlung bestehen bleibt, bzw. durch geringe unterstützende Hormongaben (Ovulationshemmer, perkutane Östrogen- bzw. Progesterontherapie) aufrecht erhalten werden kann.

In Fällen einseitiger Mikromastie oder bei Versagen der Hormontherapie kommen nur kosmetische Operationen meistens mit Einlage von Silikonprothesen, selten durch Eigengewebeaufbau in Betracht. Trotz jahrelanger Erfahrungen ist kürzlich die gesundheitliche Unbedenklichkeit der Silikonimplantate in Frage gestellt worden.

16.4 Gynäkomastie

Definition und Klinik. Unter Gynäkomastie wird die Brustdrüsenentwicklung beim Mann verstanden, die doppelseitig aber auch einseitig auftreten kann. Typischerweise läßt sich eine scheibenförmige Verhärtung retromammillär tasten. Diese ist häufig während ihrer Entstehung druckempfindlich. Die Gynäkomastie kann in jedem Lebensalter auftreten. Am häufigsten ist die transiente Gynäkomastie im Pubertätsalter. Bei bis zu 65% aller Jungen in der Pubertät läßt sich eine Gynäkomastie nachweisen (Nydick et al. 1961), die sich in den meisten Fällen wieder spontan innerhalb von 1–2 Jahren zurückbildet. Postpuberal steigt die Inzidenz der Gynäkomastie von 17% bei jungen Männern unter 20 Jahren auf 57% bei über 50jährigen Männern an (Nuttal 1979). Unterschieden werden muß die Gynäkomastia vera von der Pseudogynäkomastie, die nur in einer brustähnlichen Ausbildung des Fettgewebes ohne Entwicklung einer Brustdrüse besteht. In unklaren Fällen eignen sich zur Differenzierung die Mammographie und die Sonographie. Die Mammographie sollte insbesondere zum Ausschluß des seltenen Mammakarzinoms des Mannes bei der einseitigen Gynäkomastie älterer Patienten eingesetzt werden (Dershaw 1986).

Im Gegensatz zu dieser physiologischen Gynäkomastie stehen die pathologischen Formen als Folge von Erkrankungen oder als Nebenwirkung von Medikamenten (Tabelle 16.3).

Ursachen der pathologischen Gynäkomastie
1. Erniedrigte Androgenproduktion:
   - angeborene Störungen (z. B. Klinefelter-Syndrom, Kryptorchismus),
   - entzündliche oder traumatische Hodenläsionen,
2. Androgenresistenz:
   - testikuläre Feminisierung,
3. erhöhte Östrogensekretion:
   - Hodentumoren (Seminome, Teratome),
   - feminisierende Nebennierentumore,
   - Bronchialkarzinom (paraneoplastisches Syndrom),
4. erhöhte periphere Aromatisierung:
   - Leberinsuffizienz,
   - Erholungsphase nach Unterernährung,
   - Schilddrüsenfunktionsstörung.

Als gemeinsamer Pathomechanismus für die Pubertätsgynäkomastie (Moore et al. 1984) als auch die Gynäkomastie des erwachsenen Mannes (Eversmann et al. 1984) kann eine Verminderung der Androgen/Östrogenratio angesehen werden.

Die medikamentöse Behandlung versucht das gestörte Gleichgewicht wieder in Richtung auf ein Überwiegen des Androgeneffektes zu verschieben. Die variable Wirkung von Androgenen (Myhre et al. 1970) muß auf die Suppression der endogenen Androgenproduktion und die mögliche periphere Aromatisierung zurückgeführt werden. Bei Einsatz eines nichtaromatisierbaren Dihydrotestosteronderivates wurde von Eberle et al. (1986) über gute Erfolge bei 4 Patienten in der Pubertät berichtet. Die

Tabelle 16.3. Medikamente, die eine Gynäkomastie auslösen können

Medikament	Wirkungsweise
Cyproteronacetat Spironolacton	Antiandrogen
Digitalis Cannabis Griseofulvin D-Penicillamin	Östrogen am Rezeptor
Phenothiazin Reserpin Trizyklische Antidepressiva Cimetidin, Ranitidin Alpha-Methyldopa Isoniazid Metoclopramid	indirekte Wirkung über Störung der Gonadotropinregulation

meisten Erfahrungen liegen mit Tamoxifen (20 mg/Tag) (Jeffreys 1979; Hooper 1985; Parker et al. 1986) und Danazol (200–600 mg/Tag) (Buckle 1979; Swoboda et al. 1977) vor. Eine wesentliche Besserung kann bei Behandlung mit diesen Medikamenten in 50–70% der Fälle erwartet werden. Rückbildungen sind vor allem dann zu erwarten, wenn die Ausbildung der Brust noch im Anfangsstadium ist.

Falls eine Pubertätsgynäkomastie sich nicht spontan zurückbildet und die medikamentöse Behandlung erfolglos ist, kommt eine subkutane Mastektomie in Betracht, falls der Patient sich durch die Gynäkomastie belästigt fühlt.

Bei der gegengeschlechtlichen Hormonbehandlung des Prostatakarzinomes ist eine vorbeugende Strahlenbehandlung der männlichen Brustdrüse mit 3mal 4 Gy üblich.

16.5 Literatur

Ahumada JC, del Castillo EB (1932) Amenorrhea y galactorrhea. Bol Soc Obstet Ginec of Buenos Aires 11:64–67

Aksu MF, Tzingounis VA, Greenblatt RB (1978) Treatment of benign breast disease with danazol: a follow up report. J Reprod Med 21:181–184

Andersen AN, Larsen JF, Steenstrup OR, Svendstrup B, Nielsen J (1977) Effect of bromocriptine on the premenstrual syndrome. A double-blind clinical trial. Br J Obstet Gynaecol 84:370–374

Arabin B, v Fournier D, Kubli F, Müller A, Weber E (1985) Probleme und Grenzen der mammographischen Karzinomdiagnostik: Vergleich der präoperativen radiologischen Diagnose mit dem histologischen Befund bei 335 Patientinnen mit subkutaner Mastektomie. Geburtshilfe Frauenheilkd 45:595–603

Argonz J, del Castillo EB (1953) A syndrome characterized by estrogenic insufficiency, galactorrhea, and decreased urinary gonadotropin. J Clin Endocrinol 13:79

Ariel IM (1973) Enovid therapy (norethynodrel with mestranol) for fibrocystic disease. Am J Obstet Gynecol 117:453–459

Asch RH (1977) The use of an impeded androgen – danazol – in the management of benign breast disorders. Am J Obstet Gynecol 127:130–134

Ashikari R, Huvos GH, Snyder RE, Lucas JC, Hutter RVP, McDivitt RW; Schottenfeld D (1974) A clinicopathologic study of atypical lesions of the breast. Cancer 33:310–317

Atkins HJB (1949) The effect of endocrines on fibroadenosis. Br Med J: 750–752

Ayers JWT, Gidwani GP (1983) The „luteal breast“: hormonal and sonographic investigation of benign breast disease in patients with cyclic mastalgia. Fertil Steril 40:779–784

Azzopardi JG (1979) Problems in breast pathology. Saunders, London

Bässler R, Schulze G, Schriever D (1970) Histochemische Untersuchungen am Bindegewebe der hormonal stimulierten Mamma. Beitr pathol Anat 140:212–236

Bässler R (1978) Pathologie der Brustdrüse. In: Dörr W, Seifert G, Uehlinger E (Hrsg) Spezielle pathologische Anatomie, Bd 11. Springer, Berlin Heidelberg New York

Bauer M, v Fournier D, Späh U, Kubli F, Jansa J (1982) Behandlungsergebnisse bei der Mastopathie. In: Frischbier HJ (Hrsg) Die Erkrankungen der weiblichen Brustdrüse. Thieme, Stuttgart

Bennett IC, McCaffrey JF, McCaffrey E, Wyatt B (1990) Serum oestradiol in women with and without breast disease. Br J Cancer 61:142–146

Berta L, Frairia R, Bumma C, Navello C, Mossetti C, Rovero E, Gaidano G (1983) Hormonal pattern and sex hormone binding globulin in plasma of women with cystic breast disease. In: Angeli A, Bradlow HL, Dogliotti L (eds) Endocrinology of cystic breast disease. Raven, New York, pp 123–126

Bischoff J, Rebhan EM, Prestele H, Becker H (1980) Serum-Prolaktin und Anamnesevergleich bei Mammazysten und zystischer Mastopathie. Geburtshilfe Frauenheilkd 40:65–71

Bischoff J, Mulz D, Knüpfer A, Becker H (1981) Therapie vom Mammazysten mit 2-alpha-Bromergokriptin. Geburtshilfe Frauenheilkd 41:635–637

Blichert-Toft M, Nyboe Andersen A, Henriksen OB, Mygind T (1979) Treatment of mastalgia with bromocriptine: a double-blind cross-over study. Br Med J:237

Bloch K (1961) Zur Pathogenese der Mammahypertrophie bei der Digitalisapplikation. Z Kreislaufforsch 50:591–595

De Boever J, Verheugen C, van Maele G, Vandekerckhove D (1983) Steroid concentrations in serum glandular breast tissue, and breast cyst fluid of control and progesterone-treated patients. In: Angeli A, Bradlow HL, Dogliotti L (eds) Endocrinology of cystic breast disease. Raven, New York, pp 93–99

Bohnet HG (1981) Prolaktin und seine Bedeutung für die Frau. In: Schirren C, Semm K (Hrsg) Forschritte der Fertilitätsforschung 9. Grosse, Berlin

Bohnet HG, Gómez F, Friesen HG (1977) Prolactin and estrogen binding sites in the mammary gland of the lactating and non-lactating rat. Endocrinology 101:1111–1121

Bongiovanni AM (1983) An epidemic of premature thelarche in Puerto Rico. J Pediatr 103:245–246

Brennan MJ, Bulbrook RD, Deshpande N, Wang DY (1973) Urinary and plasma androgens in benign breast disease. Lancet I:1076–1079

Bruning PF, Bonfrèr JMG, Bobrow L, de Jong-Bakker M, Hart AAM, Misdorp W (1984) Plasma hormones in premenopausal women with benign breast disease. In: International Congress, endocrinology of the breast, Torino, Italy. NY Acad Sci (Abstract 102)

Buckle R (1979) Danazol therapy in gynaecomastia; recent experience and indications for therapy. Postgraduate Med J 55 (suppl 5) 71–78

Bundred NJ, West RR, O'Dowd J, Mansel RE, Hughes LE (1991) Is there an increased risk of breast cancer in women who have had a breast cyst aspirated? Br J Cancer 64:953–955

Carlström K, Döberl A, Gershagen S, Rannevik G (1984) Peripheral levels of androgens and of some steroid sensitive plasma proteins in patients with fibrocystic breast disease. In: International Congress, endocrinology of the breast, Torino, Italy. NY Acad Sci (Abstract 103)

Chiari J (1852) Anomalien der Größe. In: Klinik der Geburtshilfe und Gynäkologie. Enke, Erlangen

Cole EN, Sellwood RA, England PC, Griffiths K (1977) Serum prolactin concentrations in benign breast disease throughout the menstrual cycle. Eur J Cancer 13:597–603

Colin C, Gaspard U, Lambotte R (1978) Relationship of mastodynia with its endocrine environment and treatment in a double blind trial with lynestrenol. Arch Gynäkol 225:7–13

D'Agata R, Aliffi A, Maugeri G, Mongioi A, Vicari E; Gulizia S (1982) Dynamics of Prl release in galactorrhoeic normoprolactinaemic women. Acta Endocrinol 101:1–4

Davajan V, Kletzky O, March ChM, Roy S, Mishell DR jr (1978) The significance of galactorrhea in patients with normal menses, oligomenorrhea, and secondary amenorrhea. Am J Obstet Gynecol 130:894–904

Dershaw DD (1986) Male mammography. Amer J Roent 145:127–131

Dhont M, Delbeke L, Van Eyck J, Voorhoof L (1979) Danazol treatment of chronic cystic mastopathy; a clinical and hormonal evaluation. Postgrad Med J 55:66–70

Dupont WD, Page DL (1985) Risk factors for breast cancer in women with proliferative breast disease. N Engl J Med 312:146–151

Dupont WD, Page DL, Rogers LW, Parl FF (1989) Influence of Exogenous Estrogens, Proliferative Breast Disease, and Other Variables on Breast Cancer Risk. Cancer 63:948–957

Dupont WD, Page DL (1989) Relative Risk of Breast Cancer Varies With Time Since Diagnosis of Atypical Hyperplasia. Hum Pathol 20:723–725

Durning P, Sellwood RA (1982) Bromocriptine in severe cyclical breast pain. Br J Surg 69:248–249

Eberle AJ, Sparrow JT, Keenan BS (1986) Treatment of persistent pubertal gynaecomastia with dihydrotestosterone heptanoate. J of Pediatrics 109:144–149

England PC, Skinner LG, Cottrell KM, Sellwood RA (1974) Serum oestradiol-17β in women with benign and malignant breast disease. Br J Cancer 30:571–576

Ernster VL (1981) The epidemiology of benign breast disease. Epidemiol Rev 3:184–202

Ernster VL, Goodson WH, Hunt TK, Petrakis NL, Sickles EA; Miike R (1985) Vitamin E and benign breast „disease“: A double-blind, randomized clinical trial. Surgery 97:490–494

Ernster VL, Wrensch MR, Petrakis NL, King EB; Miike R, Murai J, Goodson WH, Siiteri PK (1987) Benign and Malignant Breast Disease: Initial Study Results of Serum and Breast Fluid Analyses of Endogenous Estrogens. JNCI 79:949–960

Eversmann T, Moito J, von Werder K (1984) Testosteron- und Östradiospiegel bei der Gynäkomastie des Mannes. Dtsch Med Wschr 109:1678–1682

Fara GM, Del Corvo G, Bernuzzi S et al. (1979) Epidemic of breast enlargement in an Italian school. Lancet ii:295–297

Fentiman IS, Caleffi M, Brame K, Chaudary MA, Hayward JL (1986) Double-blind controlled trial of tamoxifen therapy for mastalgia. Lancet I:287–288

Ferenczy A (1979) Proliferation kinetics of human endometrium during the normal menstrual cycle. Am J Obstet Gynecol 133:859–867

Ferguson DJP, Anderson TJ (1981) Morphological evaluation of cell turnover in relation to the menstrual cycle in the „resting“ human breast. Br J Cancer 44:177–181

Forbes AP, Hennemann PH, Griswold GC, Albright F (1954) Syndrome characterized by galactorrhea, and low urinary FSH: Comparison with acromegaly and normal lactation. J Clin Endocrinol 14:265

von Fournier D, Kubli F, Junkermann H, Bauer M, Legler U, Arabin B, Müller A (1984) Medikamentöse und operative Therapie der Mastopathie in Abhängigkeit vom Entartungsrisiko. Frauenarzt 4:27–39

Frantz VK, Pickren JW, Melcher GW, Auchincloss H Jr (1951) Incidence of chronic cystic disease in so-called "normal breasts." A study based on 255 postmortem examinations. Cancer 4:762–783

Frommel R (1882) Über puerperale Atrophie des Uterus. Z Geburtsh Gynäkol 7:305–318

Fuerst CJ, Lundell M, Ahlbaeck SO, Holm LE (1989) Breast hypoplasia following irradiation of the female breast in infancy and early childhood. Acta Oncol 28 (4):519–523

Gangemi M, Velasco M, Graziottin A, Licori D, Marchesoni D (1981) Bromoergocriptin therapy in eumenorrhoic patients presenting galactorrhea. Clin Exp Obstet Gynaecol 2:79–82

Geschickter ChF (1948) Diseases of the breast; diagnosis, pathology, treatment, 2nd edn. Lippincott, Philadelphia

Geschickter ChF, Hartman CG (1959) Mammary response to prolonged estrogenic stimulation in the monkey. Cancer 12:767–781

Goebel R (1984) Results of the clinical evaluation of danazol in benign breast disease compared with local treatment, gestagens and bromocriptine. In: Baum M, George WD, Hughes LE (eds) Benign breast disease. The Royal Society of Medicine, London 76:115–120

Goebel R, Junkermann H, von Fournier D (1989) Danazoltherapie bei gutartigen Brusterkrankungen. Gynäkologe 22:262–270

Gorins A, Cordray JP (1984) Hormonal profile of benign breast disease and premenstrual mastodynia. Eur J Gynaecol Oncol 1:1–10

Grattarola R (1978) Anovulation and increased androgenic activity as breast cancer risk in women with fibrocystic disease of the breast. Cancer Res 38:3051–3054

Graziottin A, Sopracordevole F, Velasco M, Grella PV (1984) Plasma prolactin in women with mastodynia. Clin Exp Obstet Gynecol 3:113–115

Greenblatt RB, Dmowski WP, Mahesh VB, Scholer HFL (1971) Clinical Studies with an antigonadotrophin – Danazol. Fertil Steril 22:102–112

Greenblatt B, Ben-Nun I (1980) Danazol in the treatment of mammary dysplasia. Drugs 19:349–355

Haagensen CD (1971) Diseases of the breast, 2nd edn. Saunders, Philadelphia

Haagensen CD, Bodian C, Haagensen DE Jr (1981) Breast carcinoma: risk and detection. Saunders, Philadelphia

Hammond GL, Nisker JA, Jones LA, Siiteri PK (1980) Estimation of the percentage of free steroid in undiluted serum by centrifugal ultrafiltration-dialysis. J Biol Chem 11:5023–5026

Hedberg K, Karlsson K, Lindstedt G (1979) Gigantomastia during pregnancy: Effect of a dopamine agonist. Am J Obstet Gynecol 133:928–931

Heywang SH, Wolf A, Pruss E, Hilbertz T, Eiermann W, Permanetter W (1989) MR Imaging of the breast with Gd-DTPA: Use and Limitations. Radiology 171:95–103

Hinton CP, Williams MR, Roebuck EJ, Blamey RW (1986) A controlled trial of danazol in the treatment of multiple recurrent breast cysts. Br J Clin Pract 40:368–370

Hooper PD (1985) Puberty gynaecomastia. J of the Royal College of General Practitioners 35:142

Hughes LE, Mansel RE, Webster DJT (1989) Benign Disorders and Diseases of the Breast: Concepts and Clinical Management. Ballière Tindall, London Philadelphia Toronto Sydney Tokyo

Ingram DM, Nottage EM, Willcox DL, Roberts A (1990) Oestrogen binding and risk factors for breast cancer. Br J Cancer 61(2):303–307

Jeffreys DB (1979) Painful gynaecomastia treated with tamoxifen. Brit Med J i:1119–1120

Jensen RA, Page DL, Dupont WD, Rogers LW (1989) Invasive Breast Cancer Risk in Women With Sclerosing Adenosis. Cancer 64:1977–1983

Jones JR, Gentile GP (1975) Incidence of galactorrhea in ovulatory and anovulatory females. Obstet Gynecol 45:13–14

Junkerman H, Klinga K, Weber E, von Fournier D (1989) Endocrinology of Benign Breast Disease in Relation to the Severity of Radiological Dysplasia. Horm Res 32 (suppl 1):10–14

Junkermann H, Anton H-W, Krapfl E, Harcos A, von Fournier D (1993) Abklärung von Mammaläsionen durch Stanz-, Drill-, und Feinnadelbiopsie. Radiologe 33:267–270

Kaiser R (1969) Zur Ätiologie und Prophylaxe des Endometriumkarzinoms. Geburtshilfe Frauenheilkd 29:431

Kaiser WA, Diedrich K, Reiser M, Krebs D (1993) Moderne Diagnostik der Mamma. Geburtshilfe und Frauenheilkunde 53:1–14

Kleinberg DL, Noel GL, Frantz AG (1977) Galactorrhea: a study of 235 cases, including 48 with pituitary tumors. N Engl J Med 296:589–600

Knitza R, Eiermann W, Wisser J, Huber B (1989) Schwangerschaftsinduzierte Gigantomastie. Geburtsh und Frauenheilk 49:915–916

Kolodny RC, Jacobs LS, Daughaday WH (1972) Mammary stimulation causes prolactin secretion in non-lactating women. Nature 238:284–286

Kramer WM, Rush RF (1973) Mammary duct proliferation in the elderly. Cancer 31:130–137

Kubista E, Müller G, Spona J (1984) Treatment of painful mastopathy. A prospective randomized trial. In: International congress, endocrinology of the breast. Torino, Italy. NY Acad Sci (Abstract 120)

Kullander S (1976) Effect of 2 Br-alpha-ergocryptin (CB 154) on serum prolactin and the clinical picture in a case of progressive gigantomastia in pregnancy. Ann Chir Gynecol Fenn 65:227

Kumar S, Mansel RE, Hughes LE, Woodhead JS, Edwards CA, Scanlon MF, Newcombe RG (1984) Prolactine response to thyrotropin-releasing hormone stimulation and dopaminergic inhibition in benign breast disease. Cancer 53:1311–1315

Lang WR, Renwick S, Johnson L, Wyse E (1972) Benign mammary dysplasia. Med J Aust 2:147–149

Lauersen NH, Wilson KG (1976) The effect of danazol in the treatment of chronic cystic mastitis. Obstet Gynecol 48:93–98

Lauritzen C (1990) Hormonelle Substitutionstherapie zur Brustvergrößerung. Curation 39–41

Leucht W, Rabe D, Boos R, Humbert KD, v. Fournier D, Schmidt W (1984) Stellenwert der hochauflösenden Real-Time-Sonographie beim Mammakarzinom. Geburtshilfe Frauenheilkd 44:557–562

LiVolsi VA, Stadel BV, Kelsey JL, Holford TR, White C (1978) Fibrocystic breast disease in oral-contraceptive users. A histopathological evaluation of epithelial atypia. N Engl J Med 299:381–385

Mancini AM, Aparicio NJ, Vargas DA, Debeljuk L, Guitelman A (1978) Serum levels of prolactin under basal conditions and after administration of sulpiride in normal and galactorrheic women. Fertil Steril 29:459–461

Mansel RE, Dogliotti L (1990) European multicentre trial of bromocriptine in cyclical mastalgia. Lancet 335:190–193

Mansel RE, Preece PE, Hughes LE (1980) Treatment of cyclical breast pain with bromocriptine. Scott Med J 25:65–70

Mansel RE, Wisbey JR, Hughes LE (1982) Controlled trial of the antigonadotropin danazol in painful nodular benign breast disease. Lancet 1:928–930

Mansel RE (1989) Goserelin – the British multicentre trial. Br J Clin Pract 43, Suppl 68:33

McDivitt RW, Rubin GL, Stevens JA, Wingo PA (1988) Lab Invest 58:62A

Martin PM, Kuttenn F, Serment H, Mauvais-Jarvis P (1978) Studies on clinical hormonal and pathological correlations in breast fibroadenomas. J Steroid Biochem 9:1251–1255

Masters JRW, Drife JO, Scarisbrick JJ (1977) Cyclic variation of DNA synthesis in human and breast epithelium. JNCI 58:1263–1265

Mauvais-Jarvis P, Kuttenn F, Ohlgiesser C (1974)(Résultats du traitement des mastodynies et des mastopathies par la progestérone percutanée. Nouv Presse Mèd 16:1027–1028

Minton JP, Abou-Issa H, Reiches N, Roseman JM (1981) Clinical and biochemical studies on methylxanthine-related fibrocystic breast disease. Surgery 90:299–304

Moore JW, Clark GMG, Bulbrook RD, Hayward JL, Murai JT, Hammond GL, Siiteri PK (1982) Serum concentrations of total and non-protein-bound oestradiol in patients with breast cancer and in normal controls. Int J Cancer 29:17–21

Moore DC, v Schlaepfer L, Paunier L, Sizonenko PC (1984) Hormonal changes during puberty vs transient pubertal gynaecomastia and abnormal androgen estrogen ratios. J Clin Endocr Metabol 58:492–499

Mortola JF, Girton L, Fischer U (1991) Successful treatment of severe premenstrual syndrome by combined use of gonatotropin-releasing hormone agonist and estrogen/progestin. J Clin Endocrinol Metab 72:252A–252F

Mühlenstedt D, Böttcher HD, Osmers F (1983) Endokrinologisch-radiologische Aspekte der Galaktorrhö. Medwelt 34:302–307

Myhre SA, Ruvalcaba RHA, Johnson HR, Thuline HC, Kelley VC (1970) The effects of testosterone treatment in Klinefelter's syndrome. J Pediatr 76:267–276

Noel GL, Suh HK, Frantz AG (1974) Prolactin release during nursing and breast stimulation in postpartum and nonpostpartum subjects. J Clin Endocrinol Metab 38:413–423

Nordquist S (1970) The synthesis of DNA and RNA in normal human endometrium in shortterm incubation in vitro and its response to oestradiol and progesterone. J Endocrinol 48:17–28

Nuttall FQ (1979) Gynaecomastia as a physical finding in normal men. J Clin Endocr Metabol 48:338–340

Nydick M, Bustos J, Dale JH, Rawson RW (1961) Gynaecomastia in adolescent boys. J Amer Med Assoc 178:449–457

Nyirjesy I (1968) Galactorrhea without amenorrhea. Obstet Gynecol 32:52–57

Ouimet-Oliva D, van Campenhout J, Hébert G, Ladouceur J (1981) Effect of danazol on the radiographic density of breast parenchyma. J Can Assoc Radiol 32:159–161

Parker LN, Gray DR, Lai MK, Levin ER (1986) Treatment of gynectomastia with tamoxifen: A double blind cross-over study. Metabolism 35:705–708

Parlati E, Travaglini A, Liberale I, Menini E, Dell'Acqua S (1988) Hormonal profile in benign breast disease. Endocrine status of cyclical mastalgia patients. J Endocrinol Invest 11(9):679–683

Pashby NL, Mansel RE, Hughes LE, Hanslip J, Preece PE (1981) A clinical trial of evening primrose oil in mastalgia. British Journal of Surgery 68:801

Peters F (1991) Gutartige Erkrankungen der Brust: Leitfaden für die Praxis. Urban & Schwarzenberg, München

Peters F (1992) Multicentre study of gestrinone in cyclical breast pain. Lancet 339:205–208

Peters F, Pickardt CR, Breckwoldt M (1983) Hormonal status of women with benign cystic breast disease: clinical implications. In: Angeli A, Bradlow HL, Dogliotti L (eds) Endocrinology of cystic breast disease. Raven, New York, pp 113–122

Petrakis NL, Mason L, Lee R, Sugimoto B, Pawson S, Catchpool F (1975) Association of race, age, menopausal status, and cerumen type with breast fluid secretion in nonlactating women, as determined by nipple aspiration. JNCl 54:829–833

Preece PE (1989) Medical Treatment of Benign Breast Disease. In: Kubli F, von Fournier D, Junkermann H, Bauer M, Kaufmann M (eds) Breast Diseases. Springer, Berlin Heidelberg New York, pp 507–512

Preece PE, Richards AR, Owen GM, Hughes LE (1975) Mastalgia and total body water. Br Med J 4:498–500

Preece PE, Baum M, Mansel RE, Webster DJT, Fortt RW, Gravelle IH, Hughes LE (1982) Importance of mastalgia in operable breast cancer. Br Med J 284:1299–1300

Rannevik G, Döberl A, Gershagen S, Rasmussen Th, Tobiassen T (1983) Elevated serum concentrations of sex hormone binding globulin in fibrocystic breast disease. In: Angeli A, Bradlow HL, Dogliotti L (eds) Endocrinology of cystic breast disease. Raven, New York, pp 127–134

Rasmussen Th, Döberl A, Rannevik G, Tobiassen T (1984) The Hjørring project on fibrocystic breast disease. In: Baum M, George WD, Hughes LE (eds) Benign breast disease. The Royal Society of Medicine, London, 76:135–1329

Reed MJ (1983) Plasma levels of estrone, estrone sulfate, and estradiol and the percentage of unbound estradiol in postmenopausal women with and without breast disease. Cancer Res 43:3940–3942

Richardson MR, Njemanze J (1990) Management of severe fibrocystic disease of the breast with leuprolide acetate. Fertil Steril 54:942–943

Ricciardi I, Ianniruberto A (1979) Tamoxifen-Induced Regression of Benign Breast Lesions. Obstet Gynecol 54:80–84 fluid prolactin and estrogen levels in healthy Finnish and American women and patients with fibrocystic disease. Cancer 57:1550–1554

Saftlas AF, Wolfe JN, Hoover RN, Brinton LA, Schairer C, Salane M, Szklo M (1989) Mammographic parenchymal patterns as indicators of breast cancer risk. Am J Epidemiol 129(3):518–526

Saftlas AF, Hoover RN, Brinton LA, Szklo M, Olson DR, Salane M, Wolfe JN (1991) Mammographic Densities and Risk of Breast Cancer. Cancer 67:2833–2838

Schulz KD, Del Pozo E, Lose KH, Künzig HJ, Geiger W (1975) Successful treatment of mastodynia with the prolactin inhibitor bromocryptine (CB 154). Arch Gynäkol 220:83–87

Secreto G, Recchione C, Fariselli G, Di Pietro S (1984) High testosterone and low progesterone circulating levels in premenopausal patients with hyperplasia and cancer of the breast. Cancer Res 44:841–844

Sitruk-Ware LR, Sterkers N, Mowszowicz I, Mauvais-Jarvis P (1977) Inadequate corpus luteal function in women with benign breast diseases. J Clin Endocrinol Metab 44:771–774

Strömbeck JO (1964) Macromastia in Women and its Surgical Treatment. Acta Chir Scand (Suppl 341), Stockholm

Sundaram GS, London R, Margolis S, Wenk R, Lustgarten J, Nair PP, Goldstein P (1981) Serum hormones and lipoproteins in benign breast disease. Cancer Res 41:3814–3816

Swoboda W, Turnheim E, Frisch H, Spona J (1977) Ein neues „Antigonadotropin" in der Behandlung der Pubertas praecox und der Pubertätsgynäkomastie. Pädiat Pädol (Suppl)5:109–120

Tabar L, Dean PB (1982) Mammographic parenchymal patterns. Risk indicator for breast cancer? JAMA 247:185–1890

Tarquini B, Benvenuti M, Legnaioli M, Bazzani M, Cagnoni M, Halberg F (1981) Mammary cancer risk: circulating TSH and prolactin fibrocystic breast disease in chronoepidemiologic perspective. Cancer Detec Prev 4:525–534

Taylor PJ, Cumming DC, Corenblum B (1981) Successful treatment of D-penicillamine-induced breast gigantism with danazol. Br Med J 282:362–363

Teubner J, Junkermann H, van Kaick G, Pickenhan L, Wesch H, Eggert-Kruse W, v. Fournier D, Kubli F (1984) Diagnostische Wertigkeit der Mammasonographie bei Anwendung eines linearen 5 MHZ-Realtime-Scanners (LS 3000, Fa. Picker). Ergebnisse einer prospektiven Studie. In: Lutz H, Reichel L (Hrsg) Ultraschalldiagnostik 83. Thieme, Stuttgart, S 89–92

Thomas BS, Kirby P, Symes EK, Wang DY (1976) Plasma dehydroepiandrosterone concentration in normal women and in patients with benign and malignant breast disease. Eur J Cancer 12:405–409

Vetter L, Kraner F, Wyss H (1974) Galactorrhea. Arch Gynecol 216:81–90

Walsh PV, Morris K, McDicken IW, Whitehouse GN, George WD (1984) Luteal phase function and benign breast disease. In: Baum M, George WD, Hughes LE (eds) Benign breast disease. The Royal Society of Medicine, London, pp 53–62

Wang DY, Hayward JL, Bulbrook RD (1966) Testosterone levels in the plasma of normal women and patients with benign breast disease or with breast cancer. Eur J Cancer 2:373–376

Warner E, Lockwood G, Math M, Tritchler D, Boyd NF (1992) The Risk of Breast Cancer Associated with Mammographic Parenchymal Patterns: A Meta-Analysis of the Published Literature to Examine the Effect of Method of Classification. Cancer Detection and Prevention 16:67–72

Watt-Boolsen S, Andersen AN, Blichert-Toft M (1981) Serum prolactin and oestradiol levels in women with cyclical mastalgia. Horm Metab Res 13:700–702

Winchester DP (1986) ACP consensus statement. The relationship of fibrocystic disease to breast cancer. Am Coll Surg Bull 71:29–31

Wolfe JN (1976) Risk for breast cancer development determined by mammographic parenchymal pattern. Cancer 37: 2486–2492

Wynder EL, Hill P, Laakso K, Littner R, Kettunen K (1981) Breast Secretion in Finnish women: a metabolic-epidemiologic study. Cancer 47:1444–1450

Sachverzeichnis

Springer-Verlag und Umwelt

Als internationaler wissenschaftlicher Verlag sind wir uns unserer besonderen Verpflichtung der Umwelt gegenüber bewußt und beziehen umweltorientierte Grundsätze in Unternehmensentscheidungen mit ein.

Von unseren Geschäftspartnern (Druckereien, Papierfabriken, Verpakkungsherstellern usw.) verlangen wir, daß sie sowohl beim Herstellungsprozeß selbst als auch beim Einsatz der zur Verwendung kommenden Materialien ökologische Gesichtspunkte berücksichtigen.

Das für dieses Buch verwendete Papier ist aus chlorfrei bzw. chlorarm hergestelltem Zellstoff gefertigt und im pH-Wert neutral.

SPRINGER NATURE

GPSR Compliance

The European Union's (EU) General Product Safety Regulation (GPSR) is a set of rules that requires consumer products to be safe and our obligations to ensure this.

If you have any concerns about our products, you can contact us on ProductSafety@springernature.com

In case Publisher is established outside the EU, the EU authorized representative is:

Springer Nature Customer Service Center GmbH
Europaplatz 3
69115 Heidelberg, Germany

FSC
www.fsc.org
MIX
Papier | Fördert
gute Waldnutzung
FSC® C083411

Zeitfracht Medien GmbH
Ferdinand-Jühlke-Straße 7
99095 Erfurt, Deutschland
produktsicherheit@kolibri360.de